Cristalino de las Américas

La Cirugía del Cristalino Hoy

2da. Edición

Dr. Virgilio Centurión

Dr. Carlos Nicoli

Dr. Eduardo Chávez Mondragón

Cristalino de las Américas

La Cirugía del Cristalino Hoy

2da. Edición

Dr. Virgilio Centurión

Dr. Carlos Nicoli

Dr. Eduardo Chávez Mondragón

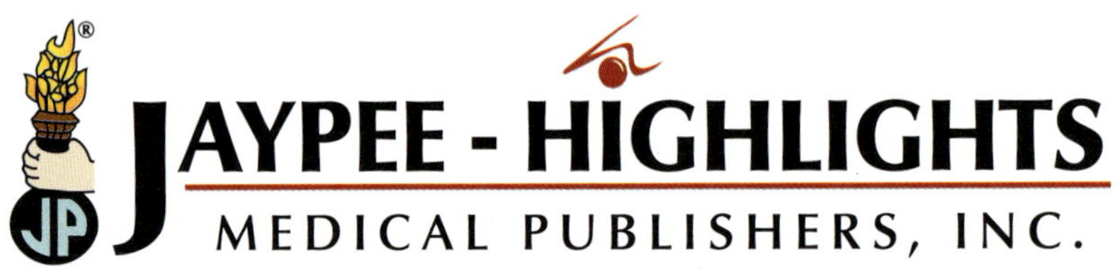

Una División Editorial de Jaypee Brothers Medical Publishers (P) Ltd.

PRODUCCION
Editor en Jefe: Dr. Samuel Boyd
Directora de Producción: Kayra Mejía
Jefe, Composición Digital: Laura Durán

MERCADEO
Director de Mercadeo y Ventas para América Latina: Srinivas Chaubey
Servicio al Cliente: Sheyla Marengo

Como este libro llegará a los oftalmólogos y especialistas afines de diferentes países con diferente entrenamiento, cultura y antecedentes, los procedimientos y prácticas descritas en este libro deben ser implementadas en cumplimiento de los diferentes estándares que determinen las circunstancias de cada situación específica. Se han realizado grandes esfuerzos para confirmar la información presentada y para relacionarla con las prácticas de aceptación general. El autor, el director y el productor no pueden aceptar la responsabilidad por los errores o exclusiones o por el resultado de la aplicación del material aquí presentado. No existe ninguna garantía expresa o implícita de este libro o de la información por él impartida.

Cualquier reseña o mención de compañías o productos específicos no pretende ser un respaldo por parte del autor o del productor.

Cristalino de las Américas - La Cirugía del Cristalino Hoy - 2da. Edición
Dr. Virgilio Centurión., Dr. Carlos Nicoli., Dr. Eduardo Chávez Mondragón

ISBN: 978-9962-678-77-9

Publicado por:
Jaypee - Highlights Medical Publishers, Inc.
Ciudad del Saber
Tecnoparque Industrial, Edif. 237
Gaillard Highway, Clayton
Panamá, Rep. de Panamá

Tel: (507) 301-0496 / 97 - Fax: (507) 301-0499
E-mail: cservice@jphmedical.com // Worldwide Web: www.jphmedical.com

Printed in India

Autores

Dr. Virgilio Centurión

Director del IMO - Instituto de Moléstias Oculares Sao Paulo - Brasil.
Publicó 11 libros de catarata, cirugía refractiva y administración en oftalmología, 22 capítulos y más de 130 trabajos científicos.
Diversos premios en video competición de la ASCRS, ESCRS, SBCII, SBCR, PAAO, CBO.
Editor Jefe de la revista electrónica, Noticiero ALACCSA-R
Participa del cuerpo editorial de las revistas: Highlights – Master Consultants, Ocular Surgery News - edición internacional, Revista Brasileira de Oftalmologia (Brasil), Revista Española de Oftalmología (España).
Fundador y coordinador del Simposio Oftalmológico Interactivo vía Satélite (1994-1998) y Phaco-clube (1997-1999).
Ex-presidente de la Sociedade Brasileira de Administração em Oftalmologia (2000-2002).
Ex-presidente de ALACCSA-R – Asociación Latinoamericana de Cirujanos de Córnea, Catarata, Segmento Anterior y Refractiva (2006-2007).

Dr. Carlos Nicoli

Médico egresado de la Facultad de Medicina de la Universidad del Salvador (Argentina) en 1970.
Médico Residente del Hospital Pedro Lagleyze , Buenos Aires. (1971-1973)
Médico de Planta del Hospital Pedro Lagleyze , Buenos Aires (1973-1983)
Profesor Adjunto de Oftalmología de la Universidad de Buenos Aires (UBA)
Encargado de enseñanza en Oftalmología del "Hospital General de Agudos Carlos G. Durand"
Ex Presidente de la Sociedad Argentina de Oftalmología (SAO).
Ex Secretario Tesorero para habla hispana de la Asociación Panamericana de Oftalmología (APO).
Ex Presidente de la Asociación Latinoamericana de Cirujanos de Catarata y Segmento Anterior y Refractiva (ALACCSA-R).
Director del Curso Superior de Oftalmología del Colegio Médico de la Prov. de Buenos Aires – Distrito IV. (2005-2006)
Médico Director del Instituto Oftalmos.

Premios Recibidos: Primer Premio Video Científico.Congreso Internacional, San Pablo, Brasil (1992) Primer Premio. Video Científico Congreso Internacional. Recife, Brasil (2004)
Primer Premio. Video científico. Curso Anual SAO. Argentina (2005)
Primer Premio. Video Científico Congreso Internacional. Natal, Brasil (2010)
Miembro de numerosas sociedades oftalmológicas nacionales e internacionales.
Ha escrito varios trabajos científicos en distintos libros y revistas de oftalmología y dirigido diversos cursos y congresos tanto a nivel nacional como internacional.

Dr. Eduardo Chávez Mondragón

Jefe del Departamento de Segmento Anterior, Instituto de Oftalmología Fundación "Conde de Valenciana" .
Profesor Titular de Posgrado en Segmento Anterior, Universidad Nacional Autónoma de México
Profesor Titular de Pregrado en Oftalmologia, Universidad Anahuac, México
Presidente ALACCSA-R.

Colaboradores

Alberto Castro R.: Jefe de Retina, Hospital Universidad del Valle, Clínica de Oftalmología de Cali, Profesor de Oftalmología Universidad del Valle y Universidad Javeriana, Cali, Colombia.

Alejandro Gonzáles: Optómetra, Jefe, Departamento Optometría, Clínica Oftalmológica del Caribe, Barranquilla, Colombia.

Alejandro Lavaque: Jefe Servicio de Retina, OFTALMOLOGICA, Tucumán – Argentina.

Alejandro Mujica Valinotti: Director del Departamento de Retina y Vítreo, Fundación Banco de Ojos Fernando Oca Del Valle, Director del Departamento de Retina y Vítreo, Instituto de la Visión Asunción, Paraguay.

Alfredo Castillo Gómez: Jefe de Servicio de Oftalmología del Hospital Universitario Quirón de Madrid, Profesor de Oftalmología, Universidad Europea de Madrid. España

Amarylis Avakian: Doutora em Oftalmologia pela USP, Chefe do Setor de Catarata do Hospital das Clinicas da USP, Brasil.

Ana Aurora Lorenzo Mejía: Médico Adscrito Segmento Anterior, Hospital "Dr. Luis Sánchez Bulnes"de la Asociación para Evitar la Ceguera en México.

Ana Carolina Vieira: Doutora em Oftalmologia pela Universidade Federal de São Paulo – EPM Brasil.

Ana Luisa Höfling-Lima: Titular e Chefe do Departamento de Oftalmologia da Universidade Federal de São Paulo – EPM, Brasil.

Ana Maldonado-Junyent: Clínica de Ojos Maldonado-Bas, Córdoba, Argentina.

Angel Pineda-Fernández: Centro Oftalmológico de Valencia-CEOVAL, Clínica Oftalmológica El Viñedo, Valencia, Venezuela.

Arnaldo Espaillat Matos: Director Médico del Centro Oftalmológico, "Instituto Espaillat Cabral", Santo Domingo, República Dominicana, Miembro de la mesa ejecutiva de la Asociación Latino-Americana de Cirujanos de Catarata, Segmento Anterior y Refractiva (ALACCSA-R)., Editor de la sección de catarata del NOTICIERO ALACCSA-R (revista digital). Ex presidente de la Sociedad Dominicana de Oftalmología. Rep. Dominicana.

Arturo Alezzandrini: Medico Oftalmólogo, Docente de Oftalmología, Universidad de Buenos Aires Argentina, Director de Oftalmos Instituto Oftalmológico de Alta Complejidad. Argentina

Arturo Maldonado-Bas: Clínica de Ojos Maldonado-Bas, Córdoba, Argentina.

Arturo Maldonado Junyent: Médico Cirujano, Especialista en Oftalmología, Master en Oftalmología, Jefe del Departamento de Segmento Anterior en Clínica de Ojos Maldonado Bas, Profesor Adjunto en la Carrera de Post-Grado para la especialización en Oftalmología de la Universidad Católica de Córdoba, Director del Curso Bienal en Oftalmología de la Sociedad de Oftalmología de Córdoba. Argentina.

Augusto Cézar Lacava: Director Clínico, Oftalmología Clínica Quirúrgica, São Paulo – SP, Brasil.

Betty Lorente: Médico Interno Residente III, Centro de Oftalmología Barraquer, España.

Blanca Alzamora: Profesor Principal de Oftalmología, Universidad Peruana Cayetano Heredia, Ex Jefe de Oftalmología, HN Arzobispo Loayza, Consultor, Pennsylvania Eye Consultants. Perú

Bruna V. Ventura: University of Pernambuco, Brazil., Specialist in Ophthalmology – Brazilian Council of Ophthalmology., Masters Degree - Federal University of Alagoas, Brazil., Postdoctoral fellowship in Cataract and Refractive Surgery - Baylor College of Medicine, EUA.

Carlos L. Nicoli: Médico egresado de la Facultad de Medicina de la Universidad del Salvador (Argentina) en 1970, Médico Residente del Hospital Pedro Lagleyze (Buenos Aires), Profesor Adjunto de Oftalmología de la Universidad de Buenos Aires (UBA), Ex Presidente de la Sociedad Argentina de Oftalmología (SAO), Ex Secretario Tesorero para habla hispana de la Asociación Panamericana de Oftalmología (APO), Ex Presidente de la Asociación Latinoamericana de Cirujanos de Catarata y Segmento Anterior (ALACCSA) Director del Curso Superior de Oftalmología del Colegio Médico de la Prov. de Buenos Aires – Distrito IV, Miembro de sociedades oftalmológicas nacionales e internacionales, Médico Director del Instituto Oftalmos, Autor de trabajos científicos en distintos libros y revistas de oftalmología y director de cursos y congresos tanto a nivel nacional como internacional.

Carlos Ferroni: Docente Universidad Abierta Interamericana, Docente de Post Grado de Universidad del Salvador, Delegado Científico ALACCSA -R. Rosario Santa Fe. Argentina

Carlos Lisa: Instituto Oftalmológico Fernández-Vega, Oviedo, España.

Carlos Martínez Franco: Jefe de Clínica 3, Cirugía de Catarata y Segmento Anterior, México.

Carlos Palomino Bautista: Jefe de Servicio de Oftalmología, Hospital Universitario Quirón de Madrid. Universidad Europea de Madrid. España

Carlos W. Arzabe: Hospital del Ojo, Jefe Vítreo-Retina & Cirugías Microincisionales, Presidente Sociedad Boliviana de Oftalmología. Santa Cruz de La Sierra, Bolivia.

Carmen Demetrio: Jefa de Sala y de Interconsulta Médica de Planta Sección Retina. División Oftalmología. Hospital de Clínicas "José de San Martín". Universidad de Buenos Aires, Argentina.

Carmen M. Padilla González: Especialista en Medicina General Integral. Especialista en Bioestadística. Master en Economía de la Salud. Investigador Agregado. Profesor Asistente Instituto Cubano de Oftalmología "Ramón Pando Ferrer". Cuba.

Claudia Palacio Pastrana: Jefa del Departamento Microcirugía del Segmento Anterior del Ojo Fundación Hospital Nuestra Sra. De la Luz. Profesor titular de curso de alta especialidad en Segmento Anterior Universidad Autónoma de México. Profesor titular del curso de oftalmología Universidad Anáhuac Sinodal del Consejo Mexicano de Oftalmología. México.

Claudio Moreno: Facultativo especialista oftalmología, Complexo Hospitalario Universitario Ourense España.

Claudio Orlich: Clínica Oftalmológica 20/20, San José, Costa Rica.

Crisanti Stangogiannis Druya: Director Médico LaserLens, Instituto Oftalmológico, Unidad de Córnea y Cirugía Refractiva, Ioannina, Grecia.

Cristián Cartes: Residencia oftalmologia Fola 2013, Diplomado análisis avanzado datos estadísticos universidad católica 2012. Fellow segmento anterior Fola 2014. Miembro ASCRS. Chile

Cristián Greene: Residencia Oftalmología FOLA 2004. Fellow Córnea y Polo anterior FOLA 2005. Director Médico Banco de Ojos APABO 2005. Miembro ASCRS ESCRS PANAM. Docente y Coordinador Bloque de Cirugía. Refractiva CFPO. Sociedad Chilena de Oftalmología. Chile

Cristina Villanueva Mendoza: Médico Genetista, Jefe de Servicio de Genética del Hospital "Dr. Luis Sánchez Bulnes" de la Asociación para Evitar la Ceguera en México. Profesor Titular del Curso de Alta Especialidad de Oftalmogenética de la Universidad Nacional Autónoma de México. México.

Daniel Badoza: Director Médico, Instituto de la Visión. Buenos Aires, Argentina.

Daniel Sánchez Di Martino: Director del Departamento de Córnea, Fundación Banco de Ojos Fernando Oca Del Valle, Director del Departamento de Catarata, Córnea y Cirugía Refractiva. Instituto de la Visión Asunción, Paraguay.

Daniela Pulido London: Médico Adscrito al Departamento De Segmento Anterior, Instituto de Oftalmología Fundación Conde de Valenciana, México.

Darcy A. Domingues: Fellow em Cirurgia Refrativa e Catarata pela USC, Los Angeles, Califórnia. Diretor-Geral e Responsável pelo Setor de Catarata e Cirurgia Refrativa da Clínica de Olhos Darcy Domingues, Brasil.

David Carmona González: Jefe de Sección de Optometría, Hospital Universitario Quirón de Madrid. España.

David Flikier: Director Médico, Instituto de Cirugía Ocular, San José, Costa Rica.

Durval Carvalho: Especialista en Oftalmología. Director del Servicio de Catarata del Centro Brasileño de Cirugía de Ojos. Goiânia GO, Brasil.

Durval M. Carvalho, Jr.: Residência em oftalmologia pelo Instituto de Oftalmologia Tadeu Cvintal, Doutor em oftalmologia pela Universidade de São Paulo(USP). Diretor da Oculare Centro Oftalmológico Jundiaí-SP, Brasil.

Edna Almodin: Diretora do Provisao Hospital de Olhos de Maringa. Mestrado e MBA de Administração em Oftalmologia pela UNIFESP. Membro do Conselho Deliberativo da Sociedade Brasileira de Cirurgia Refrativa Secretaria Geral da SBCR. Ex presidente da Sociedade Brasileira de Administração em Oftalmologia. Brasil.

Eduardo C. Ayup A.: Departamento De Segmento Anterior, Instituto de Oftalmología Fundación Conde de Valenciana, México.

Eduardo Chávez Mondragón: Jefe, Departamento de Segmento Anterior Fundación Conde de Valenciana. Profesor Titular de Segmento Anterior Universidad Autónoma de México, México.

Eduardo Viteri: Director Médico de Centro Oftalmológico Humana Visión. Coordinador Científico de Soc. Ecuatoriana de Córnea y Segmento Anterior (SECSA), Guayaquil, Ecuador.

Eneida de la C. Pérez Candelaria: Especialista en Oftalmología. Profesor Auxiliar. Investigador Auxiliar. Máster en Enfermedades Infecciosas. Instituto Cubano de Oftalmología "Ramón Pando Ferrer". Cuba

Enrique Graue Hernández: Jefe del Departamento de Córnea y Cirugía Refractiva, Instituto de Oftalmología Fundación Conde de Valenciana, México.

Evangelia Stangogiannis Druya: Micro-cirujano de segmento anterior, Metodología de Investigación en Oftalmología, Jefa del servicio de Segmento Anterior, LaserLens, Instituto Oftalmológico, Ioannina, Grecia.

F. Hampton: Director Medico World Eye Foundation, Profesor Clínico de Oftalmología de la Universidad de Arkansas, EEUU.

Fernando Aguilera Zárate: Director Médico, Instituto de Ojos de Baja California, Especialista en Cirugía de Segmento Anterior. México.

Fernando Cesar Abib: Doutor em Medicina - Oftalmologia, Professor Adjunto do Departamento de Anatomia. Diretor Presidente da Ocular & Press. Chefe do Serviço de Oftalmologia do Hospital Erasto Gaertner, Brasil.

Fernando L. Soler Ferrández: Director, Clínica Oftalmológica Dr. Soler. Jefe de Servicio, Hospital General Universitario de Elche, España.

Fernando Solorio M.: Médico Oftalmólogo, Microcirugía de Segmento Anterior. Médico Adscrito del Departamento de Segmento Anterior en el Instituto de Oftalmología Fundación Conde de Valenciana. Miembro del Centro Mexicano de Cirujanos de Catarata. Miembro de la Sociedad Mexicana de Oftalmología, México.

Filomena Ribeiro: Asistente de Oftamología, Hospital da Luz, Lisboa. Profesora Invitada de Oftalmología, Facultad de Medicina, Lisboa, Portugal.

Flavia Almodin: Residente de Oftalmologia do Centro de Oftalmologia Tadeu Cvintal, Brasil.

Flavio Araujo Shinzato: Medico Colaborador e Orientador Cirurgico, Setor de Catarata do Hospital das Clinicas da USP, Brasil.

Francisco Arnalich: Vissum Corporación Oftalmológica, España.

Francisco Contreras Campos: Profesor, Universidad Peruana Cayetano Heredia. Ex-Director y Fundador del Instituto Nacional de Oftalmología (INO), Lima, Perú.

Francisco Javier Ascaso Puyuelo: Especialista en Oftalmología. Profesor Asociado en Ciencias de la Salud, Facultad de Medicina, Universidad de Zaragoza. Servicio de Oftalmología (Sección de Retina), Hospital Clínico Universitario "Lozano Blesa" de Zaragoza, Zaragoza, España.

Gina Guerra: Optómetra, Clínica Oftalmológica del Caribe, Barranquilla, Colombia.

Gonzalo Bargalló Benegas: Instituto Quirúrgico del Callao, Medicina Asistencial de Servicios, Centro de Ojos Lomas, Argentina.

Guadalupe Márquez: Médico adscrito, Departamento de Segmento Anterior del Ojo, Fundación Conde de Valenciana IAP. México.

Guido Bregliano: Consultorios Oftalmologicos Privados Instituto Oftalmologico OFTALMOS.

Guilherme de Almeida Horta: Acadêmico da Faculdade de Medicina Souza Marques. Graduado em Administração pela Pontifícia Universidade Católica do Rio de Janeiro, Ipanema. Rio de Janeiro, Brasil.

Homero Gusmão de Almeida: Professor Adjunto da Faculdade de Medicina da Universidade Federal de Minas Gerais. Chefe dos Serviços de Glaucoma e de Catarata do Instituto de Olhos de Belo Horizonte Ex-Presidente da Sociedade Brasileira de Catarata e Implantes Intraoculares, Brasil.

Ibrain Piloto Díaz: Jefe, Departamento Glaucoma Instituto Cubano de Oftalmología. Especialista Oftalmología. Profesor Auxiliar. Investigador Auxiliar. Cuba.

Iramis Miranda Hernández: Especialista en Oftalmologia. Investigador Agregado. Instituto Cubano Oftalmologia. Cuba.

Iris Iriarte: Optómetra, Clínica Oftalmológica del Caribe, Barranquilla, Colombia.

J. Fernando Arévalo: Executive Vice-President of the Pan-American Association of Ophthalmology. Chief of Vitreoretinal Division, Senior Academic Consultant, The King Khaled Eye Specialist Hospital, Riyadh, Kingdom of Saudi Arabia. Edmund F. and Virginia B. Ball. Professor of Ophthalmology, Wilmer Eye Institute. The Johns Hopkins University University School of Medicine. Baltimore, MD, EEUU.

Jaime Zapata: Oftalmólogo, Egresado de APEC. México.

Javier Pascual Segarra: Oftalmólogo, Hospital General "Lluis Alcanys" de Játiva, España.

Jesús Salvatierra Flores: Clínica Oftalmológica El Viñedo. Valencia, Venezuela.

João Crispim: University of Illinois at Chicago. Fellow Catarata e Cirurgia Refrativa -UNIFESP Doutorado, Pos Graduacao em Oftalmologia e Ciencias Visuais. Mestrado Profissional Associado a Residencia Medica, Oftalmologia. Brasil.

João M. Furtado: Departamento de Oftalmología, Otorrinolaringología y Cirugía de Cabeza y Cuello, Escuela de Medicina de Ribeirão Preto, Universidad de São Paulo, Brasil

Jorge Alejandro Jaramillo: Universidad de Carabobo - Venezuela. Hospital Dr. Elías Santana - Rep. Dominicana. Profesor ICOPH. Prof. Cirugía de Catarata Avanzada de CEOVAL, Valencia - Venezuela.

Jorge L. Alió: Departamento de Oftalmología, Universidad Miguel Hernández, Alicante, España. Vissum Corporación Oftalmológica, España.

Jorge Luis Buonsanti: Centro Buonsanti, Buenos Aires, Argentina.

José Angel Cristóbal Bescos: Jefe del Servicio de Oftalmología, Hospital Clínico Universitario "Lozano Blesa"; Profesor Asociado, Departamento de Cirugía Universidad de Zaragoza, Zaragoza, España.

José F. Alfonso Sánchez: Instituto Oftalmológico Fernández-Vega, Oviedo, España.

José Luis Rincón R.: Director y Fundador del Instituto Oftalmológico IUMO, Caracas. 2000-2015 Vicepresidente de la Sociedad Venezolana de Oftalmología (SVO), 2014-2016 Miembro de American Society of Cataract and Refractive Surgery (ASCRS), Miembro de la Sociedad Panamericana de Oftalmología (PAAO) Miembro Asociación Latinoamericana de Cirujanos de Catarata y Refractiva (ALACCSA-R) Delegado por Venezuela Coeditor Revista digital Alaccsa-R, Autor y Colaborador en diferentes publicaciones científicas. Venezuela.

José Manuel Vargas Sarquís: Centro Oftalmológico de Valencia-CEOVAL, Valencia, Venezuela.

Juan Batlle: Gerente Regional, Agencia Internacional para la Prevención de la Ceguera (IAPB) Latinoamérica, Hospital Elías Santana, Santo Domingo, República Dominicana.

Juan Carlos Sánchez Caballero: Instituto de Molestias Oculares – IMO, Sao Paulo, Brasil.

Juan Carlos Zenteno: Departamento de Córnea y Cirugía Refractiva Instituto de Oftalmología Fundación Conde de Valenciana, México.

Juan Guillermo Ortega J.: Profesor titular de Oftalmología, Universidad de Antioquia; Jefe, Sección Córnea y Catarata, Clínica de Oftalmología San Diego, Medellín, Colombia.

Juan Manuel Paulín Huerta: Médico Adscrito al Departamento De Segmento Anterior, Instituto de Oftalmología Fundación Conde de Valenciana Profesor Adjunto en Oftalmología, Univ. ANAHUAC.

Juan Raúl Hernández Silva: Doctor en Ciencias Médicas Vice-Director del Instituto Cubano de Oftalmología Profesor e Investigador Titular Universidad de la Habana. Actual Presidente Sociedad Cubana de Oftalmología, Cuba.

Juana Maria Londoño: Sub-especialista en segmento anterior. Profesora Residencia oftalmología Universidad del Norte. Jefe de Educación Médica Clínica Oftalmológica del Caribe Coordinadora del programa de Fellowship de Segmento Anterior, Barranquilla, Colombia.

Juliana Almodin: Médica responsavel pelo setor de glaucoma e visao sub normal do Provisao Hospital de olhos de Maringa. Preceptora do Departamento de Catarata e Glaucoma do Centro de Oftalmologia Tadeu Cvintal. Ex fellow Wills Eye Institute Philadelphia. Brasil.

Kristen A. Eckert: Consultor de Salud Pública, Fort Collins, CO, EEUU.

Larissa Gouvêa: Doutoranda Do Curso de Medicina Da UEA- Universidade Do Estado Do Amazonas Brasil.

Laura Leticia Arroyo Muñóz: Asesora del Depto. de Segmento Anterior de la Fundación. Hospital Nuestra Señora de la Luz. Ex Presidente de la Sociedad Mexicana de Oftalmología. Ex Presidente del Centro Mexicano de Cirujanos de Catarata, México.

Laura Rojas: Médico Interno Residente, Servicio de Oftalmología Complexo Hospitalario Universitario Ourense, España.

Leila Gouvêa: Mestre em Oftalmologia - USP - Ribeirão Preto - SP. Diretora Clínica do Centro Amazonense de Oftalmologia. Manaus - AM - Brasil.

Leonardo García-Rojas Castillo: Coordinador del Oftalmología, Hospital de Alta Especialidad Morelia, ISSSTE. Presidente de la Sociedad de Oftalmólogos de Michoacán, A.C. Oftalmólogo, Hospital Ángeles Morelia y Centro Médico ABC. Ex-Médico Adjunto Instituto de Oftalmología Fundación Conde de Valenciana, I.A.P., México.

Liamet Fernández Argones: Especialista Oftalmología. Profesor Instructor. Investigador Auxiliar. Directora Revista Cubana Oftalmología. Cuba.

Liana O. Ventura: President of the Altino Ventura Foundation (FAV), Recife, Pe. Brazil, Chairman of the Specialization Course in Ophthalmology of the Altino Ventura Foundation. Coordinator of the Department of Pediatric Ophthalmology and Strabismus of the Hospital de Olhos de Pernambuco (HOPE). MD – Federal University of Pernambuco, Brazil., Specialist in Ophthalmology – Brazilian Council of Ophthalmology. Fellowship in Pediatric Ophthalmology and Strabismus – University of San Juan, Puerto Rico, EUA. Masters Degree - Federal University of Sao Paulo, Brazil. PhD - Federal University of Minas Gerais, Brasil.

Liang Shih Jung: Vice-Chefe, Setor de Catarata, Departamento de Oftalmologia da UNIFESP. Brasil.

Libe Leizaola: Director y Fundador del Instituto Oftalmológico IUMO, Caracas 2000-2015 . Miembro de American Society of Cataract and Refractive Surgery (ASCRS) Miembro Asociación Latinoamericana de Cirujanos de Catarata y Refractiva (ALACCSA-R).

Liliana Werner: Associate Professor, Co-Director, Intermountain Ocular Research Center, John A. Moran Eye Center, University of Utah. EUA.

Lincoln Lemes Freitas: Head of Cataract Section - Federal University of São Paulo. Brasil.

Linda Nasser Nasser: Médico Oftalmólogo. Subespecialista de Segmento Anterior y Catarata. Egresada del Instituto Oftalmológico Fundación Conde De Valenciana, México. Director Médico Visión Cirugía Ambulatoria. Director Médico Instituto Para la Prevención de la Ceguera en Nuevo León, México.

Lourdes Fernández de Ortega: Adscrito de Segmento Anterior en la Asociación para Evitar la Ceguera en México, Miembro del Centro Mexicano de Cirujanos de Catarata. México.

Luis Escaf: Sub-especialista en Catarata, Córnea y Refractiva, Director Científico Clínica Oftalmológica del Caribe y Fundación Oftalmológica del Caribe, Profesor Residencia Oftalmología Universidad del Norte y Universidad Javeriana, Jefe programa de Fellowship de Segmento Anterior. Barranquilla, Colombia.

Luis Felipe Vejarano: Director, Programa de Fellowship para Segmento Anterior Fundación Oftalmólogica Vejarano, Popayán, Colombia.

Luis Fernández-Vega Sanz: Director Médico, Instituto Oftalmológico Fernández-Vega, Oviedo, España.

Luis W. Lu: Profesor Honorario de Oftalmología, Universidad Peruana Cayetano Heredia, Consultor de Biomedicina. Miembro Fundador, Pennsylvania Eye Consultants. EUA.

Luis Zunino: Hospital de Clínicas «José de San Martín» Universidad de Buenos Aires (UBA), Docente UBA, Universidad del Salvador y Maimonides. Especialista en segmentos intraestromales y Lentes Artisan/Artiflex, Buenos Aires, Argentina.

Luz Marina Melo: Sub-especialista en Segmento Anterior y Cirugía Plástica. Profesora Residencia oftalmología Universidad del Norte, Coordinadora del programa de Fellowship de Segmento Anterior. Barranquilla, Colombia.

Lyle Newball: Especialista en Glaucoma y Segmento Anterior. Director Clinica Lynd Newball. San Andrés Islas, Colombia.

Manuel A. Tavares C.: Director, Servicio de Oftalmología, Hospital da Misericordia de Riba de Ave Portugal. Práctica privada, Ciudad de Porto, Portugal.

Marcelino Río Torres: Microsurgery Center Cuban Institute of Ophthalmology Ramon Pando Ferrer Habana, Cuba.

Marcelo C. Ventura: Vice-Presidente of the Altino Ventura Foundation (FAV), Recife, Pe. Brazil. Academic coordinator of the Fellowhip Course of Altino Ventura Foundation, Coordinator of the Department of Cataract of Hospital de Olhos de Pernambuco (HOPE). MD - University of Pernambuco, Brazil. Specialist in Ophthalmology - Santa Casa de Misericordia - San Paulo, Brazil. Fellowship in Retina and Cataract – University of San Juan, Puerto Rico, EUA. Masters Degree - Federal University of Sao Paulo, Brazil. PhD - Federal University of Sao Paulo, Brasil.

Marco Bordón: Consultor del Departamento de Córnea. Fundación Banco de Ojos Fernando Oca Del Valle, Consultor del Departamento de Catarata, Córnea y Cirugía Refractiva Instituto de la Visión Asunción, Paraguay.

María Ángeles del Buey: Facultativa Especialista del Servicio de Oftalmología del Hospital Clínico Universitario "Lozano Blesa". Profesora Asociada del Departamento de Cirugía, Universidad de Zaragoza. España.

María Belén García: Médica Oftalmóloga, Universidad de Buenos Aires. Argentina.

María Elena Morales Gómez: Ex Presidenta, Asociación de Cirujanos de Catarata; Ex Jefa, Departamento de Segmento Anterior, Fundación Conde de Valenciana; Sub-Directora Médica, Instituto Oftalmológico, Fundación Conde de Valenciana, México.

María Julia Zunino: Docente adscripto Facultad de Medicina Universidad de Buenos Aires, Hospital de Clínicas «José de San Martín» Universidad de Buenos Aires, Argentina.

María Maldonado-Junyent: Clínica de Ojos Maldonado-Bas, Córdoba, Argentina.

Mariana Fuentes: Centro Buonsanti, Buenos Aires, Argentina.

Marina Rodríguez: Especialista en Oftalmología, Hospital Miguel Pérez Carreño, Universidad Central de Venezuela. Fellowship en Segmento Anterior en Clínica Oftalmológica IUMO, Caracas, Venezuela.

Marisol Garzón: Médico Oftalmólogo, Sub-Especialista de Segmento Anterior. Médico Adscrito Departamento de Segmento Anterior Hospital Conde de Valenciana. Ex-Presidente del Centro Mexicano de Cirujanos de Catarata. Profesor Adjunto del Curso de Posgrado para Médicos Especialistas Universidad Autónoma de México, México.

Mateo de Regil Romero: Ex Presidente del Centro Mexicano de Cirujanos de Catarata. Ex jefe de Servicio Clínica 3, Hospital Asociación para Evitar la Ceguera en México. Coordinador de Oftalmología, Hospital Médica Sur., México.

Meisy Ramos López: Doctora en Ciencias Médicas Profesora e Investigadora Titular de la Universidad de la Habana, Especialista Vítreo-Retina del Instituto Cubano de Oftalmología. Cuba.

Melisa Moreno: Médica del Instituto de la Visión. Buenos Aires, Argentina.

Miguel Srur: Profesor Titular de Oftalmología Universidad de Los Andes, Jefe del Departamento de Segmento Anterior de la Fundación Oftalmológica Los Andes, Santiago de Chile.

Newton Kara-Junior: Professor Colaborador, Livre-Docente e Professor de Pós-graduação da Faculdade de Medicina da Universidade de São Paulo, Brasil.

Noberto Amado: Director del Instituto de Oftalmología Santa Fe. Profesor Honorario de la Maestría en Oftalmología a distancia del Consejo Argentino de Oftalmología, Argentina.

Obniel Pérez Padrón: Doctor en Medicina, Magna Cum Laude, Instituto Tecnológico de Santo Domingo, República Dominicana. Residente de oftalmología, Centro Cardio-Neuro-Oftalmológico y de Transplante (CECANOT), Asistente de investigación, Instituto Espaillat Cabral. Rep. Dominicana.

Patrícia Cabral Zacharias Serapicos: Especialista em Oftalmologia pelo Conselho Brasileiro de Oftalmologia (CBO) – AMB. Especialista em Córnea, Cirurgia Refrativa e Plástica Ocular pela Universidade Federal de São Paulo (UNIFESP). Fellow do setor de Córnea e Doenças Externas do Hospital Oftalmológico de Sorocaba (HOS/BOS). Brasil.

Paula Vázquez de Parga: Facultativo especialista oftalmología Complexo Hospitalario Universitario Ourense, España.

Paulo Fadel: Oftalmologista do Centro de Microcirurgía Ocular de Curitiba (CEMOC), Diretor Médico do Hospital UNION. Ex-presidente da SBAO., Brasil.

Pedro Paulo Fabri: Instituto de Olhos Fabri, Cascavel -PR, Brasil.

Rafael I. Barraquer C.: Director Médico, Centro de Oftalmología Barraquer. Profesor Asociado de Oftalmología, Universidad Internacional de Catalunya. Titular de la Cátedra "J. Barraquer", Instituto Universitario Barraquer, Universidad Autónoma de Barcelona, Barcelona, España.

Rafael Vanegas: Optómetra, Clínica Oftalmológica del Caribe, Barranquilla, Colombia.

Ramón Lorente: Jefe de Servicio de Oftalmología Complexo Hospitalario Universitario Ourense. Director, Clínica Lorente Oftalmólogos. España.

Raúl Barroso Lorenzo: Especialista Oftalmología. Cuba.

Reinaldo García Arismendi: Clínica Oftalmológica El Viñedo, Valencia, Venezuela.

Reinaldo Ríos Caso: Especialista en Oftalmología. Profesor Auxiliar. Director Médico. Investigador Agregado. Instituto Cubano de Oftalmología "Ramón Pando Ferrer. Cuba.

Renato Ambrósio Jr.: Profesor Adjunto de Oftalmología, Universidad Federal Fluminense. Director de Córnea y Cirugía Refractiva Instituto de Olhos Renato Ambrósio. Visare Personal Laser and Refracta Rio de Janeiro, Brasil.

René Moreno: Oftalmólogo Fundación Oftalmológica Los Andes. Santiago. Chile. Miembro del International Council ISRS de la AAO. Profesor Agregado de Oftalmología. Facultad de Medicina. Universidad de Los Andes. Santiago. Chile.

Ricardo Glikin: Oftalmólogo, Profesor Asistente de Oftalmología, Universidad de Buenos Aires, Argentina. Profesor, Hospital de Clínicas, Universidad de Buenos Aires, Argentina.

Rick Potvin: Especialista en Optometría, Investigación y Desarrollo (Alcon, Bausch & Lomb). Director, "Science in Vision". Es autor y co-autor de 17 publicaciones "peer-reviewed en Catarata y Cirugía Refractiva.

Robert A. Kaufer: Director Médico, Clínica de Ojos Kaufer. Buenos Aires, Argentina.

Roberto M. B. Teixeira: Servico de Glaucoma e Catarata do Instituto de Olhos de Belo Horizonte, Preceptor de Glaucoma e Catarata do Hospital Sao Geraldo HC UFMG, Doutorado em Oftalmologia pela Fac. de Medicina da UFMG, Brasil.

Rodrigo Donoso R.: Clínica Oftalmológica Pasteur, Profesor Asociado, Universidad de Chile, Hospital Salvador, Chile.

Roger Onnis: Director de Onnis Instituto Oftalmológico Privado, Tutor de la Maestría de Oftalmología de la Universidad Católica de Salta, Córdoba, Argentina.

Rogério Corrêa Horta: Mestre em Oftalmologia pela UFRJ. Professor Associado da Faculdade de Medicina de Campos. Membro Titular do Conselho Brasileiro de Oftalmologia, Ipanema. Rio de Janeiro, Brasil.

Santiago García Arroyo: Profesor del curso de Alta Especialidad en Microcirugía del Segmento Anterior del Ojo, Universidad Nacional Autónoma de México. Médico Adscrito al Servicio de Segmento Anterior, Hospital "Dr. Luis Sánchez Bulnes", Asociación para Evitar la Ceguera en México, IAP, México.

Santiago Medrano Vázquez: Ingeniero Industrial, Aplicador de Optimédica, Madrid, España.

Sebastián Amado: Médico Oftalmólogo U.B.A. - International Council of Ophthalmology, Jefe de residentes del Instituto de Oftalmología Santa Fe, Argentina.

Sebastián Onnis: Director Ejecutivo de Onnis Instituto Oftalmológico Privado, Córdoba, Argentina.

Sérgio Kwitko: Ex-fellow Doheny Eye Institute – University of Southern California, USA. Médico do Setor de Córnea do Serviço de Oftalmologia do Hospital de Clínicas de Porto Alegre, Mestre e Doutor em Oftalmologia. Brasil.

Susana Oscherow: Médica Oftalmóloga, Departamento Investigación y Desarrollo Centro de Cirugía Refractiva y Clínica de Ojos Dr. Carlos Ferroni. Rosario Santa Fe.

Tania Vallory Gosset: Consultora del Departamento de Retina y Vítreo, Fundación Banco de Ojos Fernando Oca Del Valle, Consultora del Departamento de Retina y Vítreo Instituto de la Visión Asunción, Paraguay.

Van C. Lansingh: Regional IAPB / VISION 2020. Coordinador para América Latina. Profesor Asistente Voluntario de Oftalmología, Miller School of Medicine, University of Miami. Director of International Outreach, Departamento de Oftalmología, Hamilton Eye Institute, University of Tennessee Health Science Center. EUA

Vianney Cortés González: Médico Genetista, Servicio de Genética del Hospital "Dr. Luis Sánchez Bulnes" de la Asociación para Evitar la Ceguera en México. Profesor Adjunto del Curso de Alta. Especialidad de Oftalmogenética de la Universidad Nacional Autónoma de México. Profesor de la Universidad Anáhuac de México, México.

Victor Rojas H: Sub especialista en Segmento Anterior, Caracas, Venezuela.

Victoria de Rojas: Jefe de Servicio de Oftalmología, Complexo Hospitalario Universitario A Coruña España.

Virgilio Centurión: Director, Instituto de Molestias Oculares – IMO, Sao Paulo, Brasil.

Wagner Zacharias: Especialista em Oftalmologia pelo Conselho Brasileiro de Oftalmologia (CBO) – AMB. Título de especialista em Ultrassonografia em Oftalmologia, Diretor clinico do "Centro de Cirurgia Ocular Jardins"- , São Paulo, Brasil.

Walter Arzabe F.: Oftalmólogo Hospital del Ojo, Santa Cruz, Bolivia.

William De La Peña: Regente de la Universidad de California, Profesor Honorario de Oftalmología, Director De La Peña Eye Clinic, Los Angeles, California, (USA). Presidente de la mesa directiva ALACCSA-R. EUA

Yan Chen: Centro Oftalmológico de Valencia-CEOVAL, Valencia, Venezuela.

Prólogo – Pocas Palabras 2ª edición

Una segunda edición modificada, y actualizada se hacía necesaria, pues desde el 2007, cuando se hizo de la primera edición, hemos tenido un avance significativo en el campo de la cirugía del cristalino.

Los editores responsables por esta edición han hecho lo mejor posible para mantener la filosofía inicial, o sea, aglutinar lo mejor de América Latina en una edición histórica, cuando ALACCSA-R cumple 20 años de edad… y fue por intermedio de la ALACCSA-R que, a pesar de las típicas mudanzas y características regionales, hemos mantenido nuestro objetivo principal, que es el de direccionar el conocimiento y estimularlo para que cada día seamos mejores profesionales.

Una edición moderna, electrónica y digitalizada, como exigen los tiempos que corren, que esperamos sea del agrado de todos, tanto de los autores como de los lectores.

Los conceptos aquí descriptos y que son "verdades de una época", que sean superados si es para el bienestar de nuestros pacientes.

Los autores

Dedicatoria

Personal

Homenajeamos y dedicamos este trabajo a,

Nuestros antepasados… nuestros padres,

A nuestras compañeras…, esposas, amigas,

A nuestro futuro…, nuestros hijos

Profesional

Este trabajo de pocos, en beneficios de muchos, es dedicado a todos los oftalmólogos que, remando contra la corriente, contra las incertezas sociales, económicas,…van adelante gracias a la tenacidad y a un ideal mayor: el de servir a su semejante.

Agradecimientos

Sin la dedicación, el empeño y desprendimiento de todos los autores y co-autores este libro no existiría. Muchas gracias!

Un especial agradecimiento al Dr. Samuel Boyd, Kayra Mejía, Laura Durán por su constante esfuerzo, orientación, dedicación y paciencia, mucha paciencia en la producción de esta obra.

Los autores

In memorian

Esta segunda edición es en homenaje al Dr. Jorge Villar-Kuri, cuya ausencia sentimos en lo más profundo, por haber sido un gran amigo, un exelente colega, una inspiración y un ejemplo a seguir.
Dr. Jorge Villar-Kuri, gracias por haber compartido momentos inolvidables.

Dr. Virgilio Centurión
Dr. Carlos Nicoli
Dr. Eduardo Chávez Mondragón

Tributo al Dr. Jorge Villar-Kuri

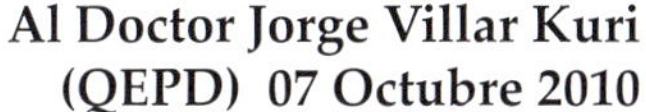
Al Doctor Jorge Villar Kuri
(QEPD) 07 Octubre 2010

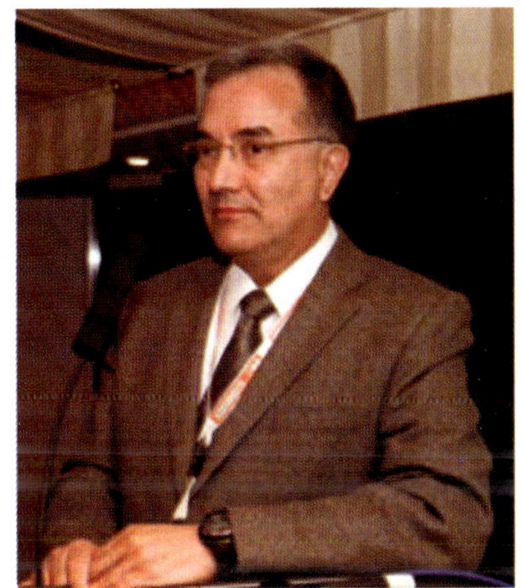

Tuve el privilegio de conocer muchos colegas y hacer grandes amigos en varias partes del mundo … Jorge Villar fue uno de ellos. Más que un leal y fraterno amigo, fue un ser humano excepcional. Extremadamente educado, siempre dispuesto a dar un abrazo afectuoso sea cual fuere la ocasión, muy ponderado en sus actitudes y absolutamente criterioso en sus opiniones. Con una formación oftalmológica sólida, participaba de los debates siempre defendiendo con mucha claridad y gran elegancia sus opiniones y todos somos testigos de su amor por la verdad.

En este momento siento que hay un gran vacío en la Oftalmología Panamericana. Su pérdida nos entristece, a todos los que tuvimos su amistad a lo largo de tantos años. No sólo la Oftalmología Mexicana está de luto. También todo el continente se apena por su pérdida prematura.

Lamento no saber expresar en español el profundo sentimiento de pesar que tengo al pensar que no tendremos más oportunidades en el futuro de abrazarnos …

Solicito a Dra. Leticia Arroyo Muñoz que haga llegar a los parientes de Jorge nuestras más sinceras condolencias, así como a sus alumnos, colegas y amigos más íntimos en México.

Con gran tristeza,

Dr. Miguel Padilha
Rio de Janeiro, Brasil
Fuente: Noticiero ALACCSA-R Octubre de 2010

Obituario Dr. Jorge Villar-Kuri

Con hondo pesar y gran amargura quiero rendir homenaje a un gran compañero y mejor amigo que nos ha dejado de forma prematura.

En los últimos 10 años he tenido el privilegio de compartir con Jorge su ordenada ciencia y su leal amistad. El Dr. Villar-Kuri ha conseguido el cariño y la amistad de muchos oftalmólogos españoles y ha fomentado desde el principio la unión entre la SECOIR y ALACCSA, en cada congreso y en cada reunión, en todos los foros de la oftalmología mundial a los que acudía.

También expresó especial cariño a la reunión anual de Faco-Elche donde tuvimos la oportunidad de disfrutar de su presencia y de compartir su alto nivel científico en numerosas ocasiones.

Su seriedad en el trabajo y en sus presentaciones, así como su entrega como Subdirector, primero y posteriormente como Director de la Asociación para Evitar la Ceguera en México, "Hospital Luis Sánchez Bulnes", ha hecho que en estas dos últimas décadas hayan acudido a formarse a su hospital decenas de nuestros residentes regresando a nuestro país con la impronta de la ciencia y del cariño que Jorge dejó en ellos.

Así Jorge deja un hondo vacío en nuestra vida oftalmológica y una inmensa tristeza en nuestros corazones, será extraño para nosotros el hecho de no poder abrazarle y compartir esas interminables tertulias en el próximo congreso internacional al que asistamos, sin embargo nadie podrá borrar la huella que Jorge ha dejado en nuestros corazones.

El Dr. D. Jorge Octavio Villar-Kuri nació en la ciudad de Oaxaca, Oax, México el 7 de Diciembre de 1949, donde vivió su infancia y realizó sus estudios de educación básica.

Cont....

En el año 1969 ingresa en la Universidad Nacional Autónoma de México para realizar sus estudios para titularse como médico cirujano en 1974.

El Dr. Villar-Kuri se formó como especialista en Oftalmología en la Asociación para Evitar la Ceguera en México, I.A.P., Hospital "Dr. Luis Sánchez Bulnes" y posteriormente realizó dos años de becariato en segmento anterior en el mismo Hospital.

Realizó en el Baylor College of Medicine Methodist Hospital, Texas Medical Center la subespecialización en Cirugía Extracapsular de Catarata, Facoemulsificación y Lentes Intraoculares.

Su actividad profesional institucional la desarrolló en la Asociación para Evitar la Ceguera en México, I.A.P., Hospital "Dr. Luis Sánchez Bulnes" donde desempeñó cargos como:

- Médico adscrito de Clínicas de 1981 a 1984.
- Jefe de Servicio de la Clínica 5 por oposición de 1995 a 1998.
- Jefe de Consulta Externa de 1998 a 2001.
- Subdirector Médico de 2002 al 2008.
- Director Médico del 2008 hasta su fallecimiento en Octubre de 2010.

El Dr. Villar-Kuri en su compromiso con la Oftalmología y especialmente en el campo del segmento anterior desempeñó diversos cargos en Organismos y asociaciones científicas tanto nacionales como internacionales de las que fue miembro hasta el momento de su fallecimiento en Octubre de 2010:

- Miembro de la Asociación Panamericana de Oftalmología desde 1979 donde desempeñó cargo en el Consejo de Directores del 2007 al 2009.
- Miembro de la Sociedad Mexicana de Cirujanos de Catarata e Implantes de 1998 hasta su transformación en la Sociedad Mexicana de Cirujanos de Catarata e Implantes en 2001 de la que fue miembro fundador.
- Presidente de la Asociación Mexicana de Microcirugía de Cataratas e Implantes en el bienio 1993-1994 de la que continuó siendo asesor.
- Presidente de la Sociedad Oftalmológica "Manuel Covarrubias" de la Asociación para Evitar la Ceguera en México I.A.P., Hospital "Luis Sánchez Bulnes" de 1994 a 1995
- Vocal de la Junta de Gobierno del Consejo Mexicano de Oftalmología por la Asociación para Evitar la Ceguera en México, I.A.P. Hospital "Luis Sánchez Bulnes" de 1998 al 2000.
- Miembro Honorario de la Sociedad Ecuatoriana de Oftalmología en 1998.
- Miembro de la American Academy of Ophthalmology desde 1984.
- Miembro de la American Society of Cataract and Refractive Surgery desde1998.
- Delegado de ALACCSA-R capítulo México desde 1999.
- Presidente de ALACCSA-R del 2008 al 2009.
- Presidente del IV Congreso Nacional del Hemisferio Norte, Centroamérica y el Caribe ALACCSA-R, CMCC en 2009.
- Socio activo de la SECOIR desde 2004 hasta su fallecimiento.

En cuanto a su difusión científica participó en numerosos congresos con la presentación de cientos de trabajos y la exposición de cirugía en vivo tanto en Sudamérica como en Norteamérica, producto de su alto conocimiento y de su gran experiencia profesional.

Entre sus obras publicadas, fue colaborador del libro "Procedimientos combinados en cirugía faco-refractiva" (SECOIR 2008). Coautor del "Libro del Cristalino de las Américas" (2007).

Así mismo publicó numerosos artículos en revistas científicas nacionales e internacionales, indexadas y de alto reconocimiento.

Así nuestro amigo Jorge paseó su ciencia y el cariño por sus amigos a lo largo de su vida. Descanse en Paz.

Dr. Carlos Palomino – España
Fuente: Noticiero ALACCSA-R Noviembre de 2010

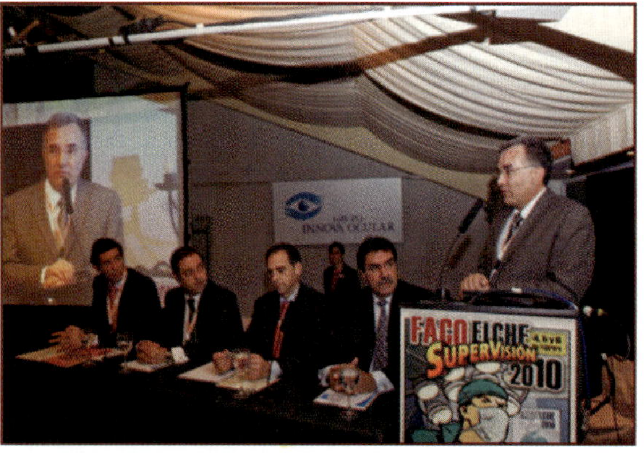

Fallece el Dr. Jorge Villar Kuri

Con hondo pesar queremos comunicar el fallecimiento en México D.F. el día 7 de Octubre de 2010 del Dr. Jorge Villar-Kuri. Eminente oftalmólogo mejicano especializado en cirugía de cataratas, estaba muy vinculado a FacoElche y a la Secoir. Participó en nuestra última edición mostrando la novedad más importante del año, la cirugía de cataratas con láser de Femtosegundo. Director del Hospital Luis Sánchez Bulnes de la Asociación para la Prevención de la Ceguera en México, impulsó los convenios de colaboración de su hospital con FacoElche y con la Secoir para el disfrute de las becas de sus socios en ese centro de tanto prestigio.

Queda en nuestro recuerdo. FacoElche quiere transmitir su pesar a su familia y a todos sus colaboradores. Descanse en paz.

Dr. Fernando L. Soler, (Elche, España)
Fuente: http://www.facoelche.com/noticias/fallece-el-dr-jorge-villar-kuri/

Contenido

SECCIÓN V: PREOPERATORIO

SECCIÓN VI: TÉCNICAS QUIRÚRGICAS

SECCIÓN VIII: COMPLICACIONES TRANS QUIRÚRGICAS

SECCIÓN IX: COMPLICACIONES POST QUIRÚRGICAS

SECCIÓN X: SITUACIONES ESPECIALES

SECCIÓN XI: ASPECTOS SOCIOECONÓMICOS DE LA CIRUGÍA DE CATARATA - PROGRAMAS SOCIALES

Sección I

LAS BASES / LO BÁSICO

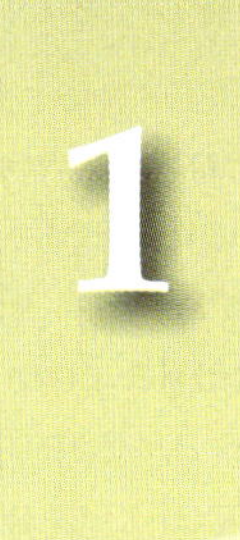

1 Historia de la Asociación Latinoamericana de Cirujanos de Catarata, Segmento Anterior y Refractiva (ALACCSA-R)

Dr. William De La Peña

Desde su fundación en el año 1991, la Asociación Latinoamericana de Cirujanos de Catarata, Segmento Anterior y Refractiva (ALACCSA-R), ha sido una asociación pionera y líder con una "misión" de mejorar el nivel de educación a los oftalmólogos en esta especialidad de la oftalmología. Su misión puramente educacional y científica queda reflejada en el hecho de que fuera registrada en Estados Unidos bajo las muy estrictas reglas de una sociedad sin ánimo de lucro 501 (C)[3], y que todas las posiciones de los miembros de su junta directiva y ejecutiva han sido siempre voluntarias y nunca remuneradas. La dedicación de los miembros de la sociedad queda patente no sólo en la no remuneración de sus directivos, sino en su compromiso con ella. En una época en la que el Internet todavía no existía, los congresos de ALACCSA-R se convirtieron en un referente de educación e importante actividad social que fomentó la amistad y colaboración profesional de oftalmólogos a nivel pan-regional e internacional. ALACCSA-R fue y sigue siendo la única sociedad regional latinoamericana para la especialidad de catarata y cirugía refractiva. Hoy en día ALACCSA-R se ha convertido en una asociación latinoamericana de gran proyección internacional, y los lazos de amistad forjados hace tantos años continúan creciendo para incluir a nuevas generaciones y a sus familias. Recordemos como empezó todo.

ALACCSA (Asociación Latinoamericana de Cirujanos de Catarata y Segmento Anterior)- 1991 - INICIOS DE UNA ASOCIACION PIONERA

En los años 80 logré crear en California unas de las prácticas más grandes de facoemulsificación en Estados Unidos. Muchos de mis pacientes viajaban de Latinoamérica para operarse con esta técnica puesto que con muy contadas excepciones, ésta era una técnica que todavía no se practicaba en Latinoamérica. Una tarde me llamó Carlos Coscia, el gerente de Alcon Latinoamérica, y concretamos una cita donde discutimos el realizar unos cursos práctico-teóricos para los oftalmólogos de Latinoamérica sobre este tema. Estos fueron los primeros cursos que se llevaron a cabo en muchos países de la región incluyendo cirugías en vivo. Más de 1000 oftalmólogos pasaron por estos cursos. A raíz de esta experiencia tuve la oportunidad de conocer e identificar a un grupo de líderes de opinión en Latinoamérica, y les propuse la idea de crear una sociedad latinoamericana para cirujanos de catarata y segmento anterior que sirviera de referente para los oftalmólogos latinoamericanos, tal como lo era ASCRS (American Society of Cataract and Refractive Surgery) para su región. El liderazgo y contribución de estos miembros fundadores, dos de ellos el Dr. Jorge Villar Kuri y el Dr. Carlos Argento, tristemente ya fallecidos, fueron fundamentales en la creación y crecimiento de la asociación. Agradecemos la contribución de los fundadores.

FUNDADORES DE ALACCSA

Dr. Carlos Argento
Dr. Everardo Barojas
Dra. Carmen Barraquer
Dr. Humberto Belloso
Dr. Arturo Chayet
Dr. José Antonio Claros
Dr. Eduardo Cornú
Dr. Tadeu Cvintal
Dra. Delia D'Auria
Dr. José De La Garza Viejo
Dr. William De La Peña
Dr. Arturo Maldonado Bas
Dr. Antonio Méndez Gutiérrez
Dr. Antonio Méndez Noble
Dr. Enrique Merhoff
Dr. Walter Merhoff
Dr. Hugo Nano Padre
Dr. Hugo Nano Hijo
Dr. Miguel Angel Padilha
Dr. Guillermo Pereira
Dr. Marcelo Ventura
Dr. Jorge Villar Kuri

El modelo de la Asociación Latinoamericana de Cirujanos de Catarata, Segmento Anterior y Refractiva como asociación, fue indudablemente también inspirado por el ejemplo de mi padre, el Dr. Adalberto De La Peña, un profesor de ortopedia, quien en su día fundó en Estados Unidos la asociación CHAMA (California Hispanic Medical Association). Gracias a su ejemplo, aprendí el impacto positivo que puede tener una asociación en la vida profesional y social de sus miembros.

En 1991 se fundó y registró oficialmente en Estados Unidos la sociedad con el nombre original de ALACCSA (Asociación Latinoamericana de Cirujanos de Catarata y Segmento Anterior). Su sede ha radicado siempre en Montebello, California. La sociedad cuenta con una mesa directiva, una mesa ejecutiva, comités científicos, delegados de los diferentes países, y una secretaría para el trabajo administrativo. Desde el principio se estableció una presidencia de dos años después de los cuales el presidente pasa automáticamente a ser parte de la mesa directiva. Este sistema asegura un nivel de experiencia constante en la mesa directiva.

PRESIDENTES DE ALACCSA

1991 - 1993	William de la Peña (EEUU)
1994 - 1995	Carlos Argento (Argentina)
1996 - 1997	Miguel Angel Padilha (Brasil)
1998 - 1999	Antonio Méndez Gutiérrez (México)
2000 - 2001	Marcelo Ventura (Brasil)
2002 - 2003	José de la Garza Viejo (México)
2004 - 2005	Carlos Nicoli (Argentina)
2006 - 2007	Virgilio Centurión (Brasil)
2008 - 2009	Jorge Villar Kuri (México)
2010 - 2011	Néstor Gullo Hijo (Argentina)
2012 - 2013	Miguel Srur (Chile)
2014 - 2015	Eduardo Chávez Mondragón (México)

El lanzamiento de la sociedad fue apoyado por la Fundación Oftalmológica De La Peña, y el patrocinio de Alcon. Tal como ya se ha mencionado, ningún director ha recibido jamás una remuneración económica. Hay que destacar que el éxito continuo de la sociedad ha sido también posible gracias a la generosidad y colaboración de tantos médicos de primera línea quienes hasta el día de hoy financian personalmente sus viajes y gastos a los congresos. Este tipo de colaboración por parte de los médicos no era común en Latinoamérica.

Desde un principio se decidió que la misión educativa de la sociedad se fortalecería dictando los cursos en español para poder aprovechar el gran nivel de conocimiento de los doctores latinoamericanos, y porque al hablar en su idioma natal pensábamos que los docentes se expresarían con más facilidad y los asistentes aprenderían más.

ALACCSA pronto forjó una identidad propia como la sociedad que abrió espacios para la oftalmología Latinoamericana internacionalmente en nuestra especialidad. Es decir, siempre se ha caracterizado por ejecutar su misión con una filosofía de inclusión, apertura y acercamiento a otras sociedades. Esta filosofía implicaba de por sí utilizar políticas muy novedosas. Por ejemplo, los fundadores establecieron desde un inicio relaciones con otras asociaciones nacionales y de su subespecialidad en Latinoamérica con una política de inclusión que permitió la difusión de su misión educativa. Se permitió que los miembros de las asociaciones filiales de la sociedad se convirtieran automáticamente en miembros de ALACCSA. Esta filosofía permitió ampliar el alcance de la sociedad, y fue una parte fundamental de su desarrollo como sociedad. ALACCSA fue la primera sociedad en crear lazos de colaboración y amistad entre oftalmólogos latinoamericanos de nuestra especialidad en diferentes países. Hoy en día, la tecnología nos permite una comunicación casi instantánea, pero en esos primeros años de su inicio, el trabajo de ALACCSA fue el nexo de comunicación entre oftalmólogos de diferentes países latinoamericanos, ampliándose aún más gracias a las colaboraciones con sociedades de Estados Unidos, Europa y Asia.

Guiados por esta política de acercamiento internacional y colaboración con otras sociedades en 1997 se registró el nombre de Latinamerican Society of Cataract and Refractive Surgeons (LASCRS). En el 2008 ALACCSA también adopta la sigla R para subrayar en nuestras siglas la importancia de la cirugía refractiva para la sociedad, aunque en nuestros eventos siempre dividíamos por igual los temas de cirugía refractiva y de catarata. En este capítulo, nos referimos a la sociedad como ALACCSA al relatar los eventos ocurridos antes del 2008, y como ALACCSA-R (sus siglas actuales), al hablar de su historia a partir del 2008.

Hoy en día es una sociedad auto sostenible gracias al apoyo y generosidad de muchos miembros e individuos que creen en su misión de educación. Así mismo, el apoyo de las casas comerciales ha sido fundamental para el desarrollo de la sociedad. Entre ellas cabe destacar a: Alcon, Abbott, Allergan y Bausch + Lomb, asi como a muchas otras empresas (ver lista). Una mención muy especial para Carlos Coscia y para Tim Sear de Alcon que creyeron en nuestra misión y nos apoyaron en esos primeros años críticos que fueron fundamentales para nuestro éxito. Agradecemos también el apoyo posterior de: Robert Warner, David Nutchey y Kevin Buehler también de Alcon; Nelson Marques, Mauro Naddeo, y David Pyott de Allergan; Jim Mazzo, Giulia Newton y Don Brydon de Abbott; y, a Hugo Cole y Gerardo Pozos de Bausch & Lomb. Por supuesto, este éxito no hubiera sido posible sin los asistentes a nuestros cursos y congresos, quienes con su voluntad de superación profesional alimentan a nuestra misión.

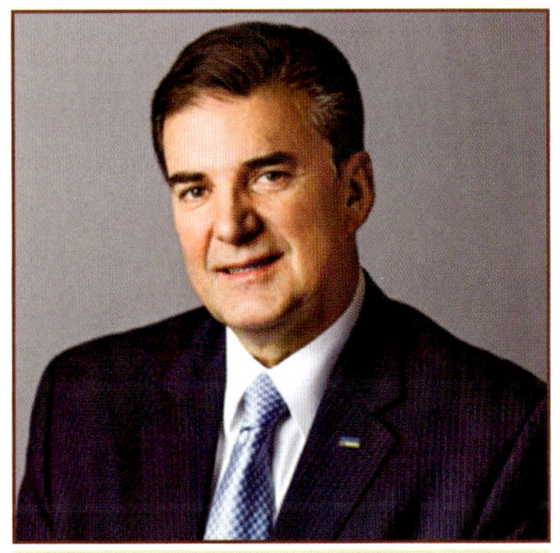

Carlos Coscia
Gerente de Alcon Latinoamérica

LISTA DE EXPOSITORES
Apoyo de la Industria (Orden Alfabético)

1. Abbott
2. Advance Vision
3. Alcon
4. Allegan
5. Alt Eye
6. Bahamonde
7. Bausch&Lomb
8. Carl Zeiss
9. Casin
10. Farbac
11. Farmacia Colon
12. Grin
13. Grupo Aldai
14. Inst. Científica
15. Iskowitz
16. Italmoda
17. Iqueo
18. Kevork
19. Lab. Nueva Luz
20. Lab. Pisa
21. Laser Ocular Lomas
22. Latinos Opticos
23. Librerias
24. LH Instrumental
25. Magister
26. MED
27. Oft. Internacional
28. Pfortner
29. Poen
30. Rosinov
31. Multedo
32. Ofcor SR
33. Profit Sistemas
34. Rocol
35. Sophia
36. Tecnivision
37. Tecvision

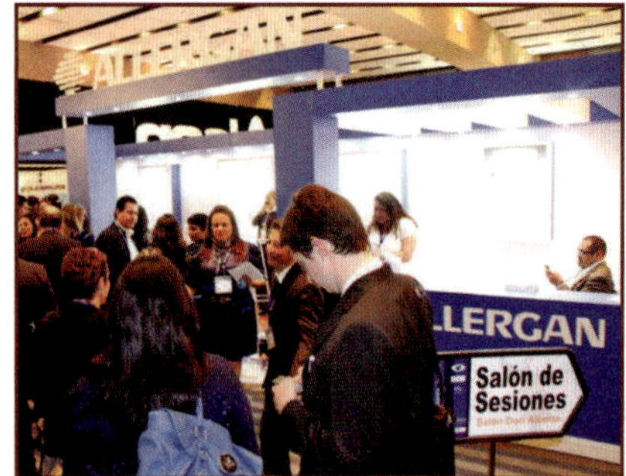

Exposición Comercial durante congresos de ALACCSA-R

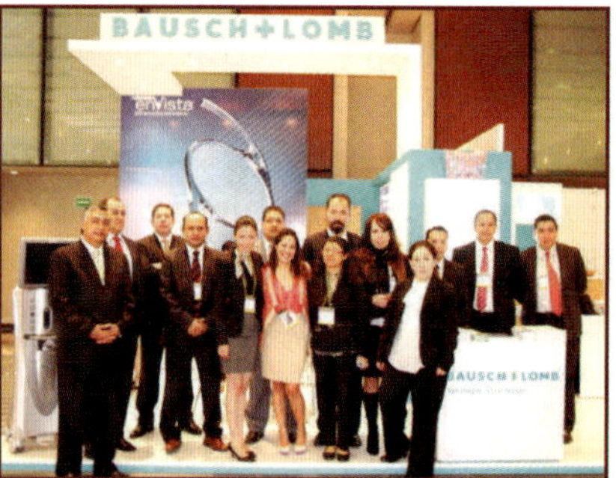

Exposición Comercial durante congresos de ALACCSA-R

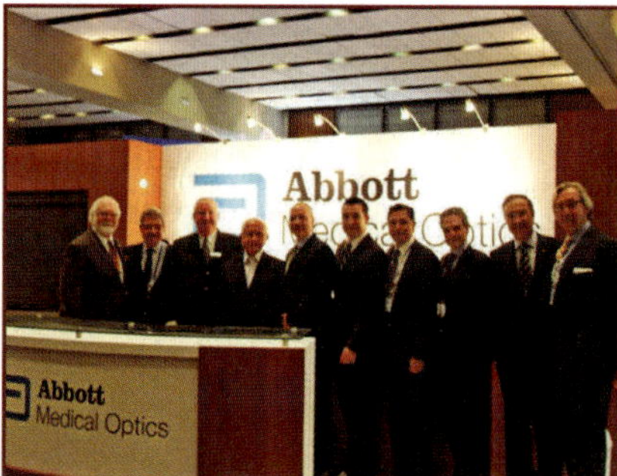

Exposición Comercial durante congresos de ALACCSA-R

CONGRESOS Y COLABORACIONES CLAVES EN LA HISTORIA DE ALACCSA-R: NUEVOS ESPACIOS PARA LA OFTALMOLOGÍA LATINOAMERICANA

CURSO DE ALACCSA DE PRE-ACADEMIA EN LA ACADEMIA AMERICANA DE OFTALMOLOGÍA (1991 - 2002)

La primera reunión de ALACCSA-R como sociedad fue en el marco de la Academia Americana de Oftalmología en Anaheim, California en 1991. Esta importante reunión consistió de un curso Pre-Academia, el sábado antes que empezara la Academia. Este programa fue patrocinado durante muchos años por Alcon. Era un programa muy popular donde se dictaron muchos temas de catarata y refractiva teórico-prácticos, y durante muchos años ofrecimos un wet lab paralelo para cirugía de faco . Hubo una participación de los doctores de ALACCSA-R en la enseñanza de cursos durante la Academia lo cual contribuyó a crear importantes lazos profesionales y de amistad para los oftalmólogos latinoamericanos.

PRIMER CURSO LATIONAMERICANO DE ACTUALIZACION EN CIRUGIA DE CATARATA

Señalización del Primer Curso

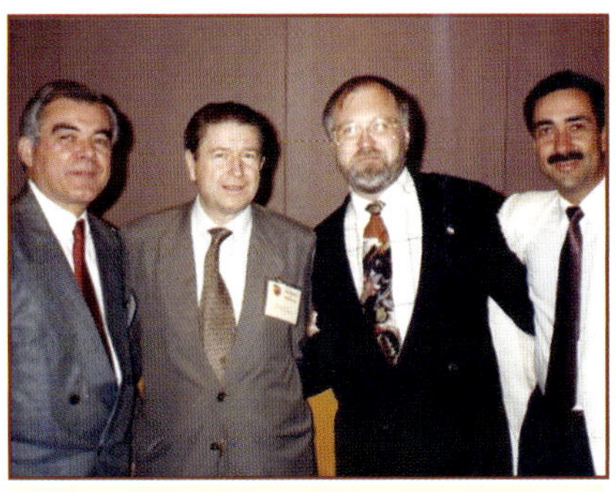

Asistentes de Nuestro Primer Curso
Dr. Miguel Angel Padilha, Dr. Tadeu Cvintal, Dr. William De La Peña y Dr. Marcelo Ventura

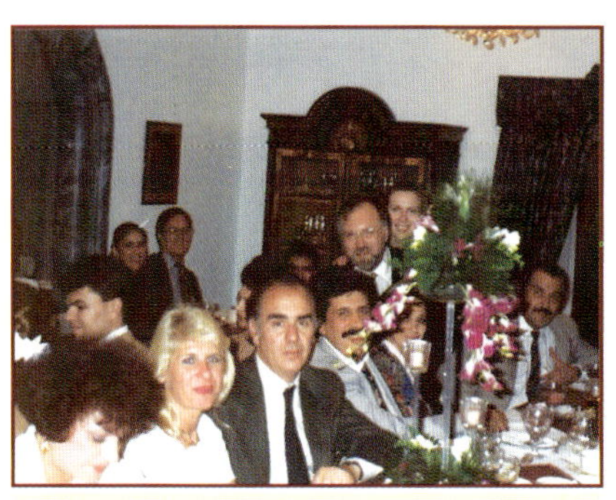

Primera Reunión Social en Anaheim 1991

Fue una reunión que tuvo un gran éxito y en la que se involucraron además nuestras familias tanto en la parte de organización como social. Nuestras esposas (Las ALACCSETS) nos apoyaron en muchos aspectos con la organización y logística del curso como con registro y audiovisual, así como en las funciones sociales que hoy en día forman un elemento muy importante de nuestra sociedad.

COLABORACIÓN Y APOYO PIONERO A OTRAS SOCIEDADES LATINOAMERICANAS

Desde su fundación en 1991 hasta la fecha ALACCSA-R ha ayudado a muchas sociedades nacionales y locales en sus propios congresos en la organización de programas de alto contenido científico para catarata y cirugía de refractiva. Apoyó también la celebración de Congresos en lugares donde generalmente no ha habido congresos internacionales.

A lo largo de los años ALACCSA-R ha organizado y participado en congresos en los siguientes países: Estados Unidos, México, El Salvador, Costa Rica, Panamá, Aruba, Cuba, Puerto Rico, Venezuela, Colombia, Perú, Bolivia, Paraguay, Uruguay, Brasil, Argentina, Chile, España.

La iniciativa de ALACCSA-R ha sido siempre pionera. En 1997, ALACCSA-R fue la primera sociedad oftalmológica internacional en organizar un congreso de oftalmología en Cuba en 1997, después de casi 40 años, con la colaboración local del Dr. Marcelino Rio. El congreso se repitió en 1999. Esta participación pionera de ALACCSA-R abrió el camino para otros eventos que se celebrarían después.

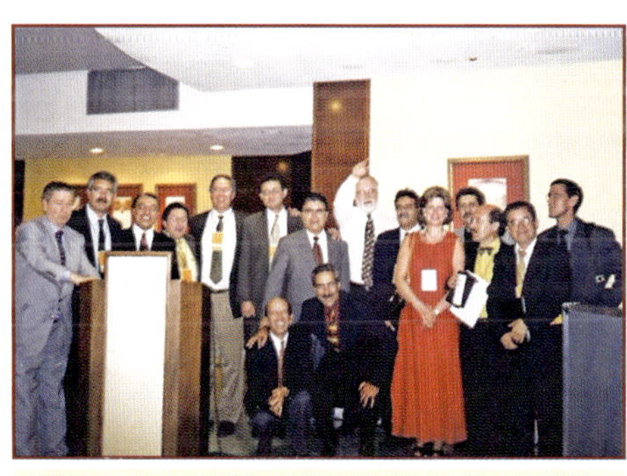

Congreso Cuba

La colaboración con otras sociedades nacionales ha fortalecido la misión de ALACCSA-R. En el año 2008, ALACCSA invitó a los miembros de una nueva sociedad, ALCRS (Asociación Latina de Cirugía de Catarata, Refractiva y Segmento Anterior), a integrarse a ALACCSA-R y aceptaron con el fin común de fortalecer la especialidad de catarata y cirugía refractiva. Les dimos la bienvenida a nuestra mesa directiva a los siguientes doctores: Carlos Argento, César Carriazo, Maria José Cosentino y Enrique Suárez.

AFILIACIÓN CON LA ASOCIACÓN PANAMERICANA DE OFTALMOLOGÍA (PAAO)

En 1995 en Ecuador se celebró una junta entre las mesas directivas de la PAAO y de ALACCSA. Durante esta reunión se acordó una afiliación académica mutua con la cual ALACCSA se convirtió en la sociedad afiliada de la PAAO para catarata y cirugía refractiva. Si bien ambas sociedades mantuvieron su independencia, a partir de ahí, ALACCSA quedó a cargo de la organización de cursos de las especialidades de catarata y cirugía refractiva durante el Congreso bianual de la PAAO. Sus cursos siempre han disfrutado de una gran concurrencia.

CONGRESOS DE ALACCSA-R

En 1998 la sociedad decidió empezar a crear sus propios congresos. Estos Congresos se alternan entre el Cono Norte en la Ciudad de México y el Cono Sur entre Argentina y Uruguay. Estos son los congresos anuales básicos de la sociedad, y se han alternado anualmente desde 1998. Los doctores Jorge Villar Kuri (descanse en paz), Leticia Arroyo, Eduardo Chávez Mondragón y Guadalupe Cervantes Coste en Hemisferio Norte, y en el Hemisferio Sur los doctores Carlos Nicoli, Nestor Gullo Hijo y Maria José Cosentino han sido los pilares locales con el apoyo del comité académico internacional del Dr. Miguel Angel Padilha, Virgilio Centurion, Marcelo Ventura, Miguel Srur, Luis Izquierdo, Carlos Palomino y su servidor.

COLABORACIONES INTERNACIONALES

ALACCSA-R (LASCRS) (Latin American Society of Cataract and Refractive Surgeons), ASCRS (American Society of Cataract and Refractive Surgery), ESCRS (European Society of Cataract and Refractive Surgery), APACRS (Asia Pacific Association of Cataract and Refractive Surgeons) crean el World Federation of Ophthalmology.

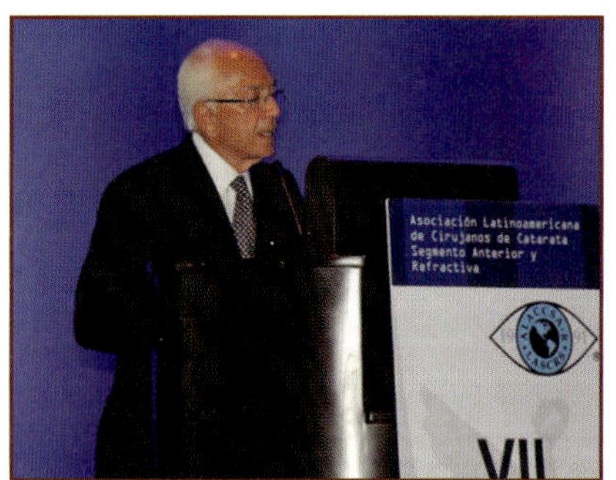

Dr. Virgilio Centurión

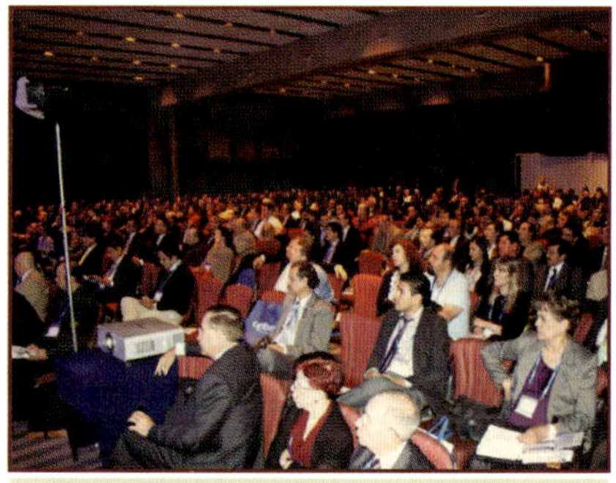

Asistentes en el Congreso ALACCSA-R

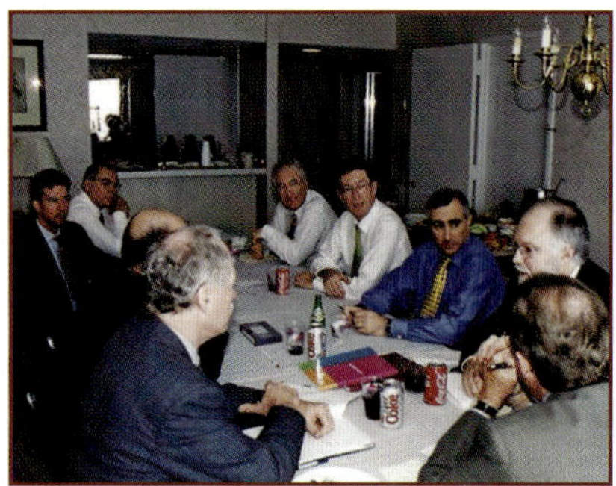

Reunión Directivas ALACSSA-R, ASCRS, ESCRS

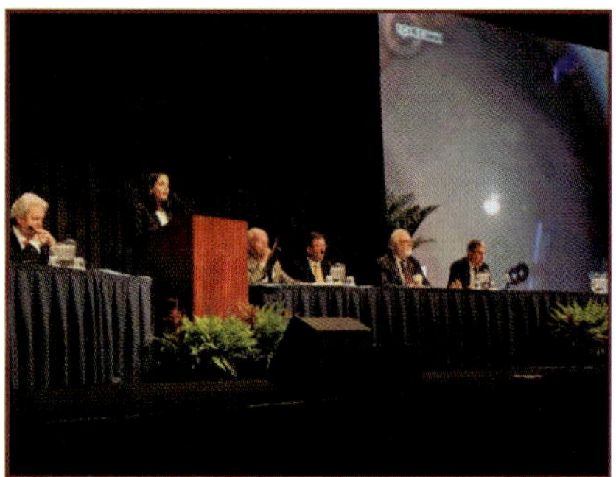

Combined Symposia of the Cataract and Refractive Societies en Estados Unidos. Moderadores de ESCRS, ASCRS, ALACCSA-R y APACRS

La política de afiliaciones de la sociedad continúa expandiéndose, y en 1997 ALACCSA empieza a dialogar con ASCRS, ESCRS y APACRS para fomentar la colaboración académica entre las cuatro sociedades, y buscar proyectos en conjunto. El resultado de la colaboración de las cuatro sociedades de catarata y cirugía refractiva fue la creación en 1999 del World Federation of Ophthalmology celebrándose con gran éxito su primer congreso en Buenos Aires, Argentina en el año 2000 con casi 2000 asistentes. Yo tuve el honor de ser nombrado el primer presidente del World Federation, y es un proyecto que ha evolucionado de manera constante creando nuevas oportunidades de participación a nivel internacional para los oftalmólogos latinoamericanos. Hoy en día, el legado de este proyecto es la celebración desde 2009 del Combined Symposia of the Cataract and Refractive Societies , que es la celebración de simposios organizados conjuntamente por las cuatro sociedades cada año en nuestros congresos anuales.

COLABORACIÓN ENTRE ALACCSA Y ASCRS

Durante la década de los 90, se establece una relación académica con ASCRS (American Society of Cataract and Refractive Surgery). En 1997, ALACCSA- registra el nombres de LASCRS (Latin American Society of Cataract and Refractive Surgeons) para crear un paralelo con nuestros colegas de otras sociedades regionales de catarata y cirugía refractiva. A partir del año 2000 ALACCSA empieza una estrecha colaboración preparando cursos para el curso anual de de ASCRS en Estados Unidos.

En el año 2015 se planifica un congreso conjunto entre ASCRS y ALACCSA-R en San Diego.

En el año 2000 empezó una estrecha colaboración entre SECOIR y ALACCSA que sigue hasta hoy en día. En el año 2003 se celebró el primer congreso conjunto entre ALACCSA y SECOIR en la ciudad de Sitges, en España. Otros han seguido. Los miembros de SECOIR han realizado una gran contribución científica a nuestros congresos a lo largo de los años.

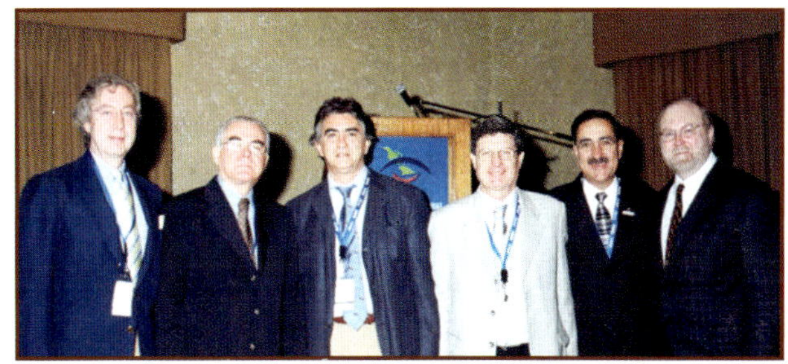

Colaboración con SECOIR – Sociedad Española de Cirugía Ocular Implanto Refractiva
(De izquierda a derecha : Dr. Carlos Palomino (España), Dr. Miguel Angel Padilha (Brasil), Dr. José Angel Béscos (España), Dr. Carlos Nicoli (Argentina), Dr. Marcelo Ventura (Brasil), Dr. William De La Peña (USA).

FRONTERAS Y NOTICIERO ALACCSA

La misión educativa de ALACCSA también se transmitió por su publicación científica impresa. Su primer nombre fue Fronteras y su lanzamiento fue en 1996. Era una publicación física trimestral distribuida sin costo en toda Latinoamérica. Yo y el Doctor Antonio Méndez Noble fuimos los editores durante los primeros años. El Dr. Virgilio Centurion asumió esta función en el año 1999, y como editor se convierte en la figura clave del desarrollo y reconocimiento de la publicación. Su dirección científica e impecable disciplina y organización convierten a esta publicación en un referente de consulta para los médicos latinoamericanos.

En 2006 el nombre de la publicación cambia a Noticiero y ALACCSA también se suma a la vanguardia en el mundo de las publicaciones adoptando un formato digital. En unos años más se suman al comité editorial la Dra. Maria José Cosentino (Argentina) y el Dr. Arnaldo Espaillat (República Dominicana), quienes bajo la guía del Dr. Centurion han sido instrumentales en difundir el mensaje del Noticiero a una nueva generación de doctores.

Asociación Latinoamericana de Cirujanos de Córnea, Catarata y Segmento Anterior

FRONTERAS EN OFTALMOLOGIA

Volumen 1, Número 1
Junio 1996

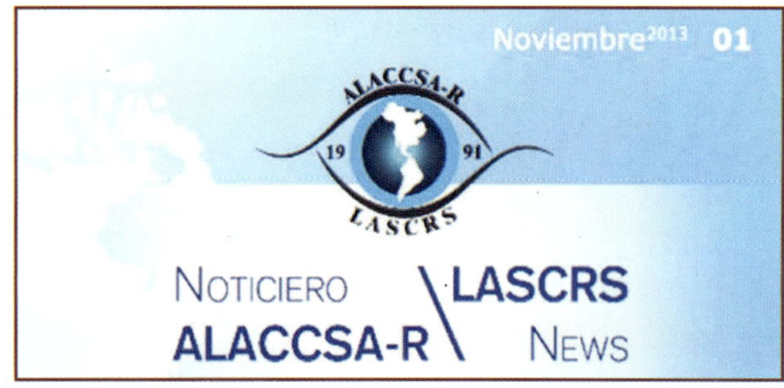

Los directivos de ALACCSA-R, siempre a la vanguardia, deciden modernizar el formato digital del Noticiero en el 2013 convirtiéndola en una revista digital interactiva.

SITIO WEB DE ALACCSA-R

A finales de los años 90 se lanza el sitio web de ALACCSA. Hoy en día el Dr. Miguel Srur y el Dr. Luis Escaf están liderando el proyecto de la página. La nueva página web, es de más fácil acceso, un diseño mucho más limpio, una interfaz mucho más rápida y ágil y una interactividad mejorada entre el usuario y la página. Cuenta con galerías de fotos de los eventos pasados de ALACCSA-R, videos/entrevistas que se han realizado en los diferentes eventos, artículos de investigación sobre catarata y refractiva, y además, integra el nuevo y renovado Noticiero Alaccsa-R.

Los invitamos a que visiten y compartan la nueva página de ALACCSA-R (alaccsa.com) y sus contenidos que son de gran interés y de vital importancia para toda la comunidad oftalmológica internacional.

VOCES DE ALACCSA-R

A continuación quiero compartir con ustedes un pequeño mosaico con las opiniones y comentarios de los líderes de ALACCSA-R.

"Para mí ALACCSA-R tiene una característica única como entidad global: todo oftalmólogo latinoamericano puede participar de sus actividades, no hay que pagar nada y los que se ofrecen y participan de las actividades científicas, para mí son como voluntarios de asociaciones no gubernamentales que donan de su tiempo para mejorar el nivel profesional de otros y así tener un efecto multiplicador. Esto es muy importante, ya que al participar de congresos, cursos, revistas, videos, libros estamos donando nuestro tiempo, dejando de trabajar en nuestros consultorios, pagando nuestros pasajes y hoteles. ¿Existe algún mejor ejemplo que se pueda dar a los más jóvenes?"

Dr. Virgilio Centurión
(Presidente 2006-2007, Editor Sr. del Noticiero de ALACCSA-R 1999- al presente).

"Desde el principio me entusiasmé con la idea de crear una asociación fuerte que reuniera a los oftalmólogos de América Latina interesados en cirugía de segmento anterior, en un periodo donde persistía mucha resistencia a la facoemulsificación y a los implantes intraoculares."

"Desde mi perspectiva personal, Alaccsa-R ha sido creada para que los miembros de la la oftalmología Latinoamericana puedan conocerse mejor entre ellos. Ha habido muchos logros, pero uno de los más importantes ha sido la creación de un espacio dentro del escenario de los congresos internacionales donde muchos colegas Latinoamericanos de altísima calidad profesional con poca o ninguna oportunidad de presentar en dichos congresos pudieron mostrar sus experiencias personales hablando en portugués o español."

Dr. Miguel Angel Padilha
(Presidente 1995 - 1997 y Fundador de ALACCSA)

Ayer, hoy y mañana ALACCSA es la mejor forma de integrar a la región, darle fuerza y la representatividad global que se merece. Estamos cada día más cerca de lograrlo. Prueba de ello es ALACCSA México 2013.

Dr. Eduardo Chávez Mondragón
(Presidente 2013-2015)

"El mayor logro de ALACCSA-R es el haber podido superar barreras políticas, ideológicas, intereses personales y de grupo, y llevar lo mejor y más actual de nuestro campo en la oftalmología y en nuestro idioma, creando una base de profesores de altísima calidad, en su mayoría, que crece con el tiempo, y dar la oportunidad a nuestros colegas jóvenes de tener un foro para expresarse".

Dr. Eduardo Cornú
(Fundador de ALACCSA)

Mi participación con ALACCSA empezó antes de su fundación, en el marco de uno de los Congresos Argentinos de Buenos Aires, en la década de los 80. Era una madrugada, y Bill de la Peña y yo estábamos tomándonos un café en el Palace Hotel Alvear, y fue ahí donde esbozamos la idea de la Asociación. La idea, que se logró, era crear una asociación con objetivos en dos aspectos. En el científico, queríamos intercambiar experiencias y divulgar la técnica de la facoemulsificación entre los países latinoamericanos. En el aspecto social, queríamos crear un nuevo foro, al que tuvieran acceso muchos oftalmólogos para presentar y compartir sus contribuciones científicas, a menudo muy importantes, y que no tenían oportunidad de ser muy bien divulgadas. Queríamos que este foro se celebrara de manera consistente, en un ambiente de fraternidad, relajado y agradable.

Dr .Tadeu Cvintal
(Fundador de ALACCSA)

"Cuando era presidente, Carlos Argento me dijo: "Ahora que vas a la Academia Americana podés dar una charla en el día previo con un grupo de gente amiga, que presentan charlas muy buenas". Yo era tan joven e inexperta que ¡no sabía quién era quién! Después, mi compañera de residencia y yo fuimos a rotar por los consultorios de Los Angeles durante una semana, y ahí Bill y Robin (De La Peña) comenzaron a mostrarnos la esencia de la sociedad. ALACCSA-R tiene hoy una proyección internacional en permanente crecimiento: por los congresos, por el Noticiero, la página, las comunicaciones que entablamos. Y lo más importante: trasciende hacia los jóvenes de todos los países latinoamericanos".

Dra. Maria José Cosentino, Argentina
(Editora del Noticiero de ALACCSA-R, Miembro Mesa Directiva)

"Tuve el privilegio de ingresar a ALACCSA como uno de sus fundadores en 1991. Estaba haciendo mis primeros facos cuando Bill fue a darnos unos cursos a México. Presenté cursos de extracapsular, y me sentí en la prehistoria cuando mis colegas latinoamericanos presentaron temas de faco en la bolsa, lo cual fue una gran motivación para mí. La calidad de los videos, también fue una gran motivación para mejorar mis presentaciones. Recuerdo un video impresionante del Dr. Carlos Argento con música de Richard Strauss. Todo esto influyó en que eventualmente gané un Oscar al mejor video en ASCRS."

Dr. José de la Garza Viejo
(Presidente 2002-2003. Fundador de ALACCSA)

"El mayor logro de ALACCSA es sin duda la unión de nuestra especialidad a nivel latinoamericano, en un ambiente único de amistad y camaradería junto a una intensa y cada vez mejor actividad académica. Además un posicionamiento a nivel global cada vez más importante, con participación activa en un número cada vez mayor de eventos internacionales."

Dr. Miguel Srur, Chile
(Presidente 2012-2013 y Organizador del Sitio Web)

"El crear hace años ALACCSA-R joven, donde los oftalmólogos recién graduados tienen la habilidad de desarrollar trabajos científicos y un foro donde presentarlos certeramente tendrá un impacto positivo en la oftalmología latinoamericana"

Dr. Carlos Nicoli
(Presidente 2004-2005. Fundador de ALACCSA)

"Para mí significa una importante sociedad a nivel mundial en la que me siento bien no solo tratando de aportar conocimiento, sino aprendiendo y compartiendo conocimientos con mis compañeros profesores. Pero además el nivel es tan elevado que se reconoce con un Congreso conjunto con ASCRS en 2015.
Resumiendo, diré que me siento orgulloso de ser parte de ALACCSA-R y haré lo posible para poder colaborar con vosotros.

Dr. Carlos Palomino
(Miembro Mesa Ejecutiva, Delegado de España, Miembro del Comité Científico)

"En ALACCSA vi una gran oportunidad de aprender y enseñar la nueva técnica de facoemulsificación con LIO, lo que hasta entonces era un privilegio para unos pocos. ALACCSA cumple con su objetivo, y en hoy día cosecha lo que sembró de amistades, conocimiento y enseñanza para nuevas generaciones de oftalmólogos".

Dr. Marcelo Ventura
(Presidente 2000-2001. Fundador de ALACCSA)

CONCLUSIÓN

El legado de ALACCSA-R 22 años después de su creación, a mi parecer, se pudiera resumir en cinco logros.

Primero: Sin duda, fuimos fundamentales en llevar la técnica de Facoemulsificación a los oftalmólogos Latinoamericanos.

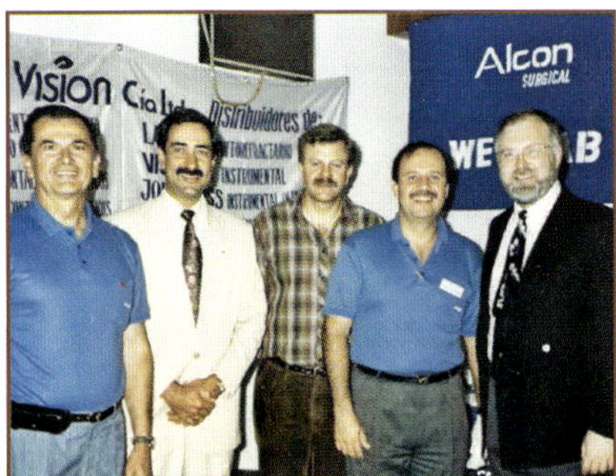

ALACCSA WET LAB 1992 con Directivos de Alcon

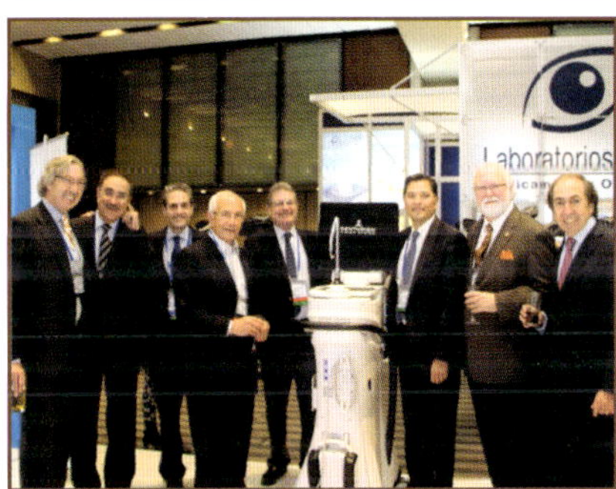

ALACCSA-R Faco 2013

Segundo: Abrimos espacios en congresos en muchas partes del mundo con diferentes sociedades para los expositores Latinoamericanos de nuestra subespecialidad. Al igual, posicionamos a ALACCSA-R como la Sociedad que representa a nuestra subespecialidad en Latinoamérica con las otras sociedades regionales como ASCRS, ESCRS, APACRS y la PAAO.

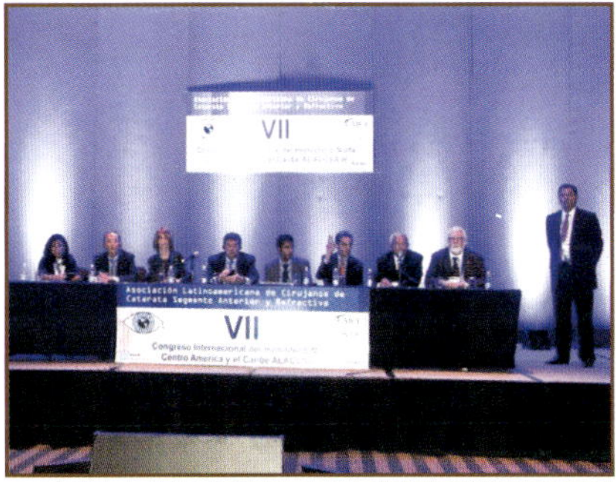

Panel ASCRS, ESCRS y ALACCSA-R

Tercero: Su estructura organizacional fue pionera. Esto ha permitido el enfocarse en la importancia de aportar tiempo y recursos propios para la educación, sin el objetivo de ningún beneficio monetario o político.

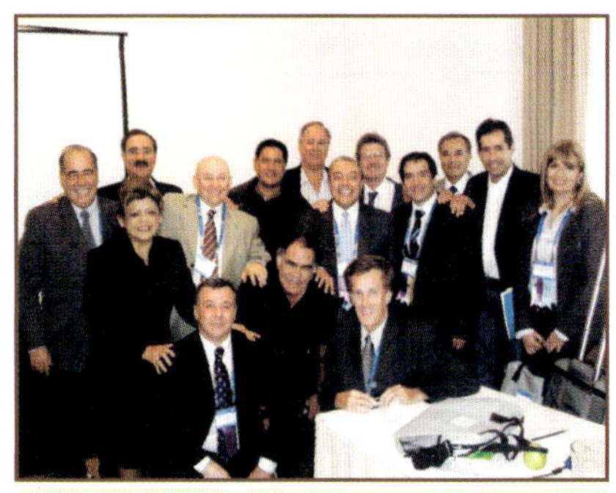

Mesa Directiva y Ejecutiva

Cuarto: Esta sociedad fundada con la misión y visión de velar por el progreso de la educación en su especialidad, ha conseguido convertirse en un referente de liderazgo y educación a nivel internacional gracias a su visión pionera y a los lazos de colaboración entre sus miembros que se han forjado a lo largo de los años. Nuestros cursos y congresos han seguido evolucionado, y siempre se han caracterizado por su gran calidad y su alto nivel científico.

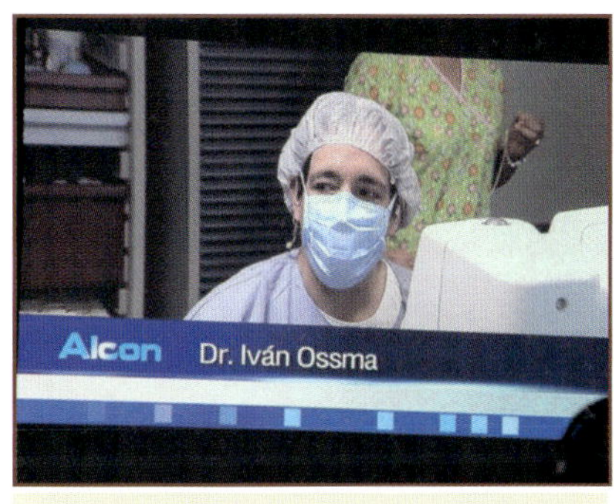

Cirugía en vivo durante el Congreso de ALACCSA-R

Quinto: Ha tenido un gran impacto a nivel social no sólo entre sus oftalmólogos sino con sus familias. Se han creado muchas amistades de por vida que abarcan incluso a diferentes generaciones en las familias. Un día, alguien comentó que éramos una sociedad de amigos. Estoy de acuerdo, que gran legado.

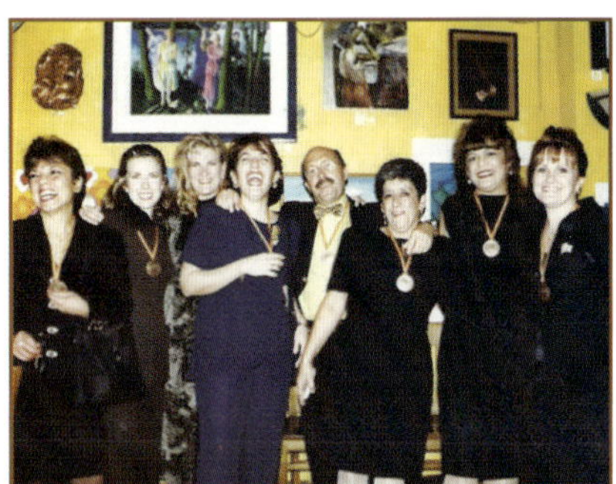

ALACCSETS y
Dr. Manuel García Marcos

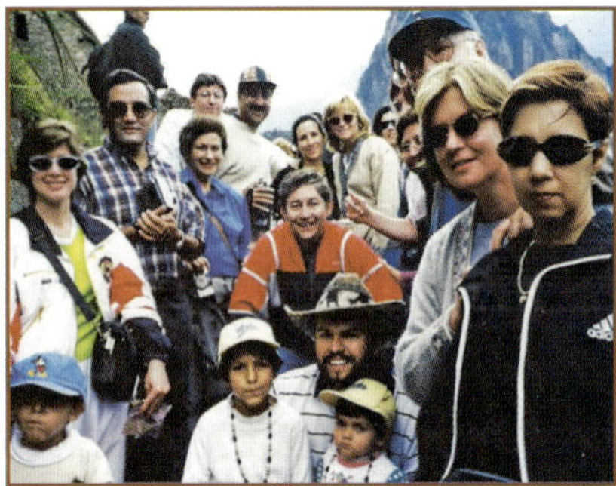

Profesores y sus familias
en Machu Pichu

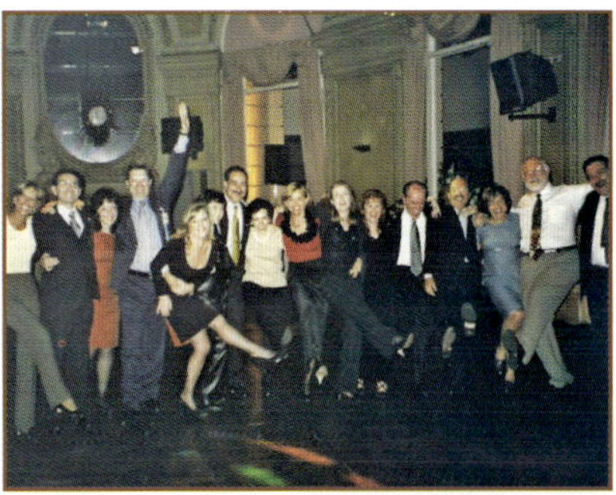

ALACCSA / World Congress
Federation, Argentina 2000

2

Historia de la Cirugía de la Catarata

Dr. José Angel Cristóbal Bescos,
Dr. Francisco Javier Ascaso Puyuelo

Para el hombre primitivo era primordial no padecer ninguna minusvalía sensorial, especialmente visual. No en vano, el órgano de la visión proporciona el 60% de la información que nos llega del exterior. Durante los tiempos prehistóricos era necesario un estado permanente de alerta para poder defenderse en un mundo hostil. El *Homo Habilis* y el *Homo Sapiens*, cazadores y guerreros, padecerían frecuentes traumatismos craneales, algunos de los cuales conducirían a cataratas complicadas. Aunque no se pueden documentar, es lógico pensar que las cataratas traumáticas eran habituales en aquellos tiempos. Sin duda, un individuo con cataratas u otros defectos oculares sería mucho más vulnerable, peor cazador y pescador, y estaría mal protegido ante los ataques de animales o de otros miembros de su especie.[1]

Desde tiempos inmemoriales se ha tratado de resolver la ceguera por medios mágicos, médicos o quirúrgicos. Uno de los escritos más antiguos se encuentra en la Biblia, concretamente en el libro de **Tobías** (xi: 13), uno de los textos apócrifos del Antiguo Testamento (c 200 a J.C.), Allí se relata como el joven Tobías, de regreso de Nínive, y siguiendo las indicaciones del arcángel Rafael, curó la ceguera de su padre con bilis extraída de un milagroso pez que había capturado en el río Tigris.[2,3] El arcángel instruyó a Tobías cómo aplicar la hiel del pescado a los ojos de su padre.

"Enseguida le aplicó el remedio. Luego, con las dos manos, le desprendió las nubes de los extremos de los ojos. Entonces Tobit abrazó a su hijo, y llorando le dijo: ¡Por fin puedo verte, hijo mío, luz de mis ojos!.[4]

Los anatomistas de la antigüedad pensaban que la coloración blanca o con tinte café que se percibe tras la pupila del paciente afecto de catarata avanzada, se debía a la acumulación de un "humor" que caía del cerebro. Negaban la existencia del cristalino en el ojo vivo. Este concepto, posiblemente originario de la India, se extendió al mundo helénico, especialmente a la Escuela de Medicina de Alejandría, tras las incursiones de Alejandro de Macedonia en aquel continente. Así, para **Aristóteles** se trataba de "flema" acumulada post mortem o una vez enucleado el ojo.[5]

El actual término "catarata", que significa tanto *opacidad del cristalino* como *torrente de agua*, procede de la palabra griega καταϱάκτης (katarákte s), y significa *caída de agua*. Los romanos la denominaron *suffusio*, una extravasación y coagulación de humores detrás del iris; y posteriormente, los árabes depositarios del conocimiento médico, la llamaron *"nusul-el-ma"*, que quiere decir *caída de agua*. Basándose en esta expresión, **Constantino el Africano,** monje cartaginés del siglo XI, perteneciente al monasterio de Monte Cassino y traductor de numerosos manuscritos médicos árabes al latín del medievo tardío, acuñó el término "catarata", con el que se conoce hasta la actualidad.[6]

La catarata, causa más común de ceguera remediable, se debe a la opacificación del cristalino por diversas causas, e impide que la luz pase y estimule adecuadamente la retina. Ante la catarata han fracasado todos los tratamientos médicos, ya sea empíricos (tocar el ojo con la turquesa de un anillo previamente sumergido en agua, como se acostumbraba a hacer en Afganistán), alópatas (polisulfonato sódico de azapentaceno, pirenoxina) u homeopáticos (cineraria marítima). El fracaso de los tratamientos médicos impulsó tempranamente a buscar su curación por medio de la cirugía.

Es imposible concretar la fecha en que se inició el tratamiento quirúrgico de la catarata. Las creencias religiosas y filosóficas predominantes en cada época -que condicionaron el estudio de la anatomía y las interpretaciones de la fisiología normal del organismo- fueron fundamentales en el desarrollo de las diversas modalidades de la cirugía de catarata. A lo largo de los siglos, se pueden identificar cuatro etapas en la evolución de las técnicas quirúrgicas, bastante bien definidas aunque a veces solapadas:

1. Etapa del reclinamiento cristaliniano
2. Cirugía extracapsular de Jacques Daviel en 1748
3. Cirugía intracapsular
4. Regreso y evolución de las técnicas extracapsulares

La primera referencia escrita a una cirugía de catarata procede del *"Sushruta Samhita, Uttar Tantra"*, un tratado médico-quirúrgico indio escrito en sánscrito cuyos versos se remontan aproximadamente a 800 años antes de la era cristiana.[7] Su autor, el noble y anciano cirujano hindú Susruta, fue aprendiz de Dhanwantari, padre de la medicina india que se cree vivió hacia el año mil antes de Cristo. En él se describe la técnica de la reclinación del cristalino. Dicho procedimiento se basaba en la creencia de que el cristalino era el órgano central de la visión y el que recibía y emitía luz, concepto derivado de la observación del reflejo rojo. Por lo tanto, no se concebía la extracción del *órgano central de la visión*, dado que esto conduciría a la ceguera. Se consideraba que una membrana se formaba delante del cristalino por coagulación en el *locuus vacuus* (cámara anterior) del *humor visual* (humor vítreo), y se suponía que la cirugía eliminaba dicha membrana.[8]

El procedimiento quirúrgico consistía en el reclinamiento del cristalino cataratoso. El cirujano, sentado enfrente del paciente, también sentado y con la cabeza firmemente sostenida por un ayudante que desde atrás le abría los párpados, introducía en la porción inferior del limbo esclerocorneal o a través de una esclerotomía realizada *"en un punto medio entre lo negro del ojo y el ángulo externo"* una lanceta afilada hasta penetrar en la cámara anterior del ojo; luego, con una espátula roma, desinsertaba las fibras zonulares y volteaba la opacidad blanca para hacerla caer en la cavidad vítrea, concluyendo así la cirugía. Susruta describía así este procedimiento: *"(...) el cirujano incide el globo ocular con una lanceta envuelta con un paño (que marcaba profundidad) (...) si el paciente reconoce formas, la lanceta es retirada lentamente, y se coloca manteca derretida sobre el ojo (…)."* El libro de Susruta recomendaba que los instrumentos fuesen nuevos, así como medidas de higiene y sahumerios con ciertas hierbas, tal vez para fines analgésicos e incluso antisépticos **(Figuras 1 a 3)**.

Sin embargo, la cirugía de la catarata surgió, probablemente, mucho antes y de forma casi simultánea en las culturas más antiguas de Oriente Medio y Asia Central. De acuerdo con algunas interpretaciones muy discutidas de ciertos textos cuneiformes, el procedimiento quirúrgico debió ser bastante habitual durante la Edad de Oro del Imperio Babilónico, puesto que es mencionado en el artículo 15 del célebre Códex Hammurabi (1750 a.c.), un rey babilonio que vivió hace casi 4000 años:

"(…) Si un médico lleva a cabo una operación mayor o cura un ojo enfermo, él recibirá diez monedas de plata. Si el paciente es un hombre libre, pagará por su consulta al médico cinco monedas de plata. Si es esclavo, su amo pagará por este servicio dos monedas

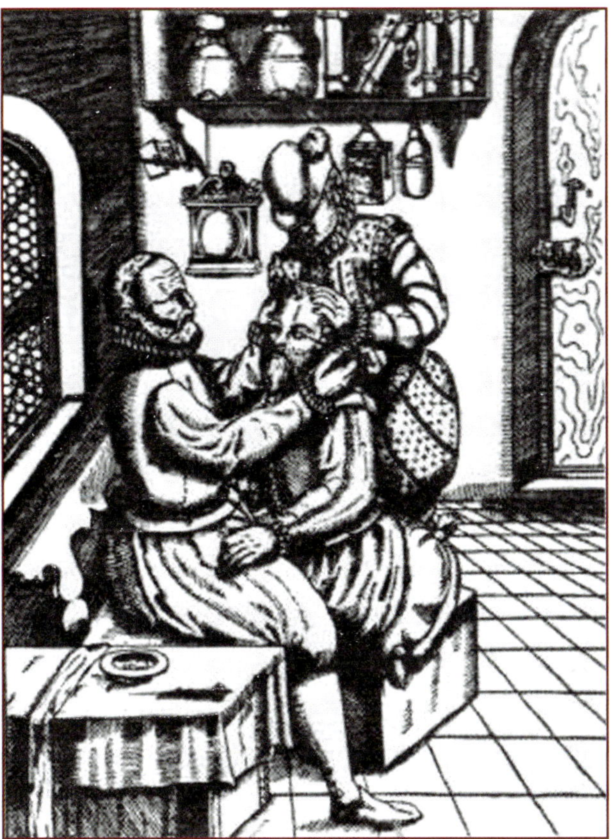

Figura 1. Técnica del reclinamiento.

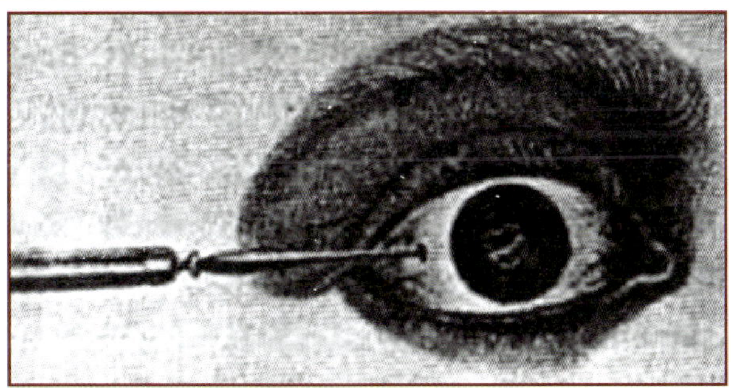

Figura 2. Incisión de la esclera según la descripción del cirujano hindú Susruta.

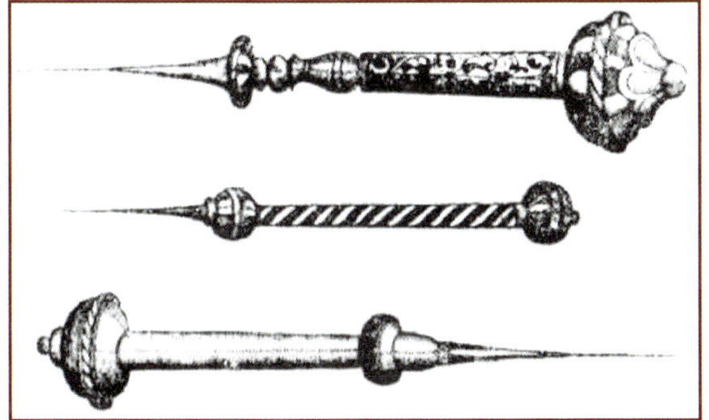

Figura 3. Lancetas para el reclina- miento del cristalino cataratoso.

de plata. Pero si el paciente perdiere un ojo o la vida durante la operación, la mano derecha del médico será cortada. Si el paciente era un esclavo, el médico deberá reponer el esclavo a su amo (...)"[9-12]

En el año 2001 nuestro equipo informó de la catarata documentada más antigua de la historia en una famosa estatua de madera que alberga el Museo Egipcio de El Cairo.[13] Esta estatua, descubierta en 1860 en Saqqara, data del Imperio Antiguo (5ª dinastía, c. 2457-2467 a.C.) y representa de forma muy realista una figura masculina, el sacerdote-lector Ka-âper, también llamado Cheikh el-Beled, que significa El Alcalde, término con el que la denominaron varios miembros de la excavación por el enorme parecido que tenía con el alcalde de su pueblo.[14] La talla, realizada en madera de sicomoro muestra una evidente leucocoria, esto es, un reflejo pupilar blanco en su ojo izquierdo. Dicho hallazgo, en un hombre de edad avanzada, indica con toda probabilidad la presencia de una catarata madura. Además, dicho rasgo no aparece en el ojo derecho. Sugerimos que el autor inspeccionó cuidadosamente un hombre afecto de catarata y reprodujo fielmente el signo físico de la leucocoria en uno de sus ojos.[13]

Mediante el análisis de antiguos instrumentos quirúrgicos es posible definir la historia de las especialidades médicas, y estudiar la evolución de operaciones y técnicas quirúrgicas específicas a lo largo de los siglos. Los científicos han discutido, a menudo, si la catarata fue primeramente operada en el antiguo Egipto. La literatura médica procedente de los papiros egipcios no permite concluir la práctica de operaciones de catarata en el Antiguo Egipto, siendo la primera intervención de que se tiene constancia practicada en el siglo II a.C. por **Antillus de Alejandría**, quien adoptó el método de **Chrysippus el Chipriota**.[6] No obstante, la hipótesis planteada parece plausible. Así, una pintura mural que puede contemplarse en la tumba del maestro constructor Ipwy en Tebas (1200 a. C.) muestra un oculista tratando el ojo del trabajador de una cantera. Debido a la excesiva longitud del instrumento que porta, la escena podría ser también interpretada como una cirugía de catarata mediante la técnica de la reclinación del cristalino, al interior de la cavidad vítrea. Por otra parte, el **templo de Kom Ombo**, construido por Tutmosis III (1479-1425 a.C.) contiene un bajorrelieve excavado en la roca de la fachada interna del segundo muro, que muestra una cadena de instrumentos quirúrgicos que incluyen varias agujas. Finalmente, los **Museos Nacionales de Liverpool**, en Inglaterra, albergan una serie de agujas de cobre que carecen de orificio ni terminación en gancho, por lo que no parece que fueran útiles para coser. Fueron descubiertas en 1900 por Flinders Petrie en la **tumba del rey Khasekhemwy** (2700 a.C.), en la necrópolis real de Abydos, Alto Egipto.[15]

Además de todo lo mencionado, en el año 2001, cerca del complejo de pirámides de Saqqara (2630 a.C.), 25 km, al sur de El Cairo, los arqueólogos hicieron un fascinante descubrimiento, la tumba más antigua de un cirujano faraónico, con más de 4000 años de antigüedad. Se trataba de la **tumba de Skar,** el cirujano jefe de uno de los gobernantes de la quinta dinastía. Escrito en sus muros constaba que allí se había practicado cirugía. Pero lo más curioso fue el hallazgo en su interior de una treintena de instrumentos quirúrgicos de bronce, incluyendo varias agujas, usados por los cirujanos egipcios, y que constituyen la muestra más antigua jamás encontrada. Este hecho confirma el alto grado de destreza quirúrgica logrado por los antiguos egipcios, y la posibilidad de que sus cirujanos, al igual que los babilonios, precedieran a los hindúes en la técnica del reclinamiento para abatir el cristalino opacificado a la cavidad vítrea.[15]

Es también probable que, a través de las expediciones de **Alejandro Magno**, esta modalidad quirúrgica pasara de la India a Alejandría, y de ahí a la Grecia continental. Después sería continuada por los médicos romanos, quienes abatían la catarata con el mismo instrumento cortante que habían empleado para realizar la paracentesis de la cámara anterior, por lo que la rotura de la cápsula cristaliniana era una complicación más frecuente que entre sus colegas hindúes. Escritores latinos como **Aulus Cornelius Celsus** (15 a.C.-50 d.C), enciclopedista que vivió durante el mandato del emperador Tiberio, y Galeno (131-201 d.C.), en tiempos del emperador Marco Aurelio, conocían esta disciplina quirúrgica e indicaron que la misma era practicada en la Escuela Alejandrina, posiblemente importada de la medicina indostánica, siendo mencionados los nombres de **Herophilos** (344-280 a.C.) y **Philoxenes** (250a.C). El propio **Celsus,** en su tratado *"De Medicinae libri acto"*, una de las principales fuentes de conocimiento de la medicina antigua, refiere detalladamente la primera cirugía de catarata en el mundo occidental (29 a.C.), pensando que dispersaba una formación por delante del cristalino, al que ya reconocía su existencia "in vivo"; en aquellos casos en que no se podía efectuar la reclinación, recomendaba la discisión, consistente en una incisión en la cápsula anterior para propiciar la lenta reabsorción de la catarata.[16]

La **cataratopiesis o reclinación** se extendió y se hizo habitual en todo el mundo conocido. Era realizada, sin anestesia ni asepsia, por cirujanos que en la antigüedad itineraban de pueblo en pueblo. Las complicaciones serían muy variadas y frecuentes, bien como consecuencia de infecciones o debido a que el cristalino simplemente retornaba a su posición original.

Debido a la ignorancia que de la anatomía y fisiología humanas se tuvo durante milenios, esta modalidad prevaleció hasta el advenimiento de nuevos conocimientos derivados de la disección y estudio del ojo.

La técnica de reclinación de la catarata preconizada por Susruta se ha venido realizando hasta mediados del siglo pasado en remotas regiones de India, Tibet y Egipto. Incluso, en algún país africano, como Mali, se sigue practicando en la actualidad. Por otra parte, libros de cirugía ocular escritos en el siglo XX todavía describen el procedímiento.[17-19]

Los médicos árabes conservaron y modificaron dicha técnica en los siglos del oscurantismo, intentando otros métodos que no llegaron a desplazarla **(Figuras 4 y 5)**. Así, Rhazes (Al-Razi) (865-925), en su obra del siglo IX *"Contenido de Medicina"*, consideraba que Antylos, contemporáneo de Galeno, había puncionado una catarata y succionado su contenido a través de una pipeta de cristal, en lo que sería un claro

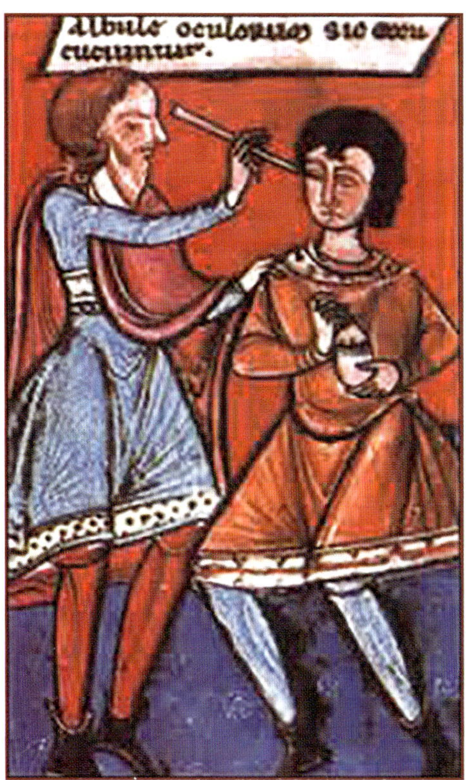

Figura 4. Oculista árabe operando cataratas. Manuscrito turco de la ´Chirugia´ de Saraf al-Din. Siglo XV.

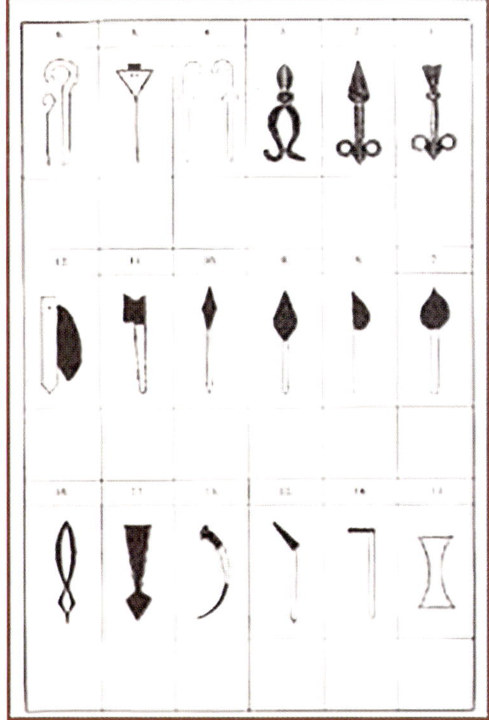

Figura 5. Instrumentos árabes empleados en la cirugía de catarata. Manuscrito de Yani Jame (1560) tomados del libro de Khalifah.

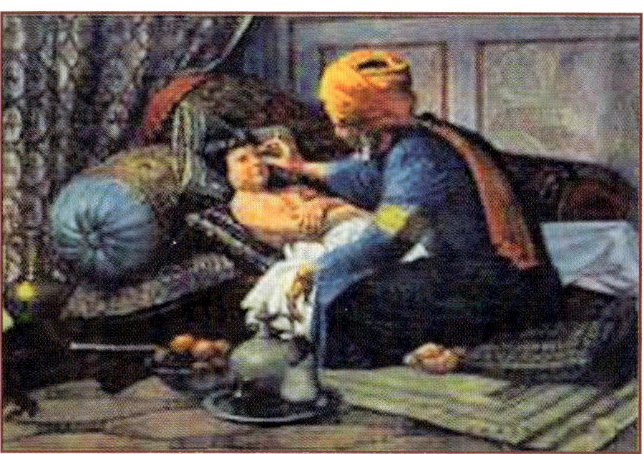

Figura 6. El oculista árabe Rhazés.

antecedente de la actual facoemulsificación cristaliniana **(Figura 6)**. El historiador de la Oftalmología Julius Hirschberg[20] atribuía los primeros intentos para la extirpación de cataratas a los médicos árabes y persas de los siglos X y XI. Ibn Sina, conocido como **Avicena** (c. 958-1037), extrajo una catarata después de abrir el borde inferior de la córnea. También hay evidencias de que ese mismo método de aspiración fue usado por **Ammar** (996-1020), tal vez el médico árabe más innovador, de principios del siglo XI, quien estableció que las cataratas que no pudieran ser extraídas enteras tenían que romperse y sus fragmentos extraerse mediante succión practicada con una cánula por el ayudante.[21] Otros importantes médicos fueron el persa **Al-Razi**, con sus obras *El continente y de la visión y De la preeminencia del sentido de la vista.* **Al-Husain Ibn Al-Haytham Al-Basri (Alhacén),** conocido como el médico musulmán más grande y uno de los mejores investigadores de óptica de todos los tiempos. Sus tratados sobre el tema se han considerado los más importantes hasta los de Kepler, ya en el siglo XVIII. **Ali Ibn Isa,** también conocido como **Jesús Halí,** autor del famoso *Tadkirat el Kabalín o Memorial de los oculistas.* **Khalaf Ibn Abbas Al Zahrawi (Abulcasis),** médico de la corte cordobesa que describió la curación de la catarata mediante cauterización en primer lugar, para después proceder a su extracción. Este autor coincidió con el máximo esplendor de la cultura andalusí, gracias al apoyo y mecenazgo del califa Al-Hakam II, el más sabio gobernante del Islam. Su obra fue difundida por la Escuela de Toledo, traduciéndose al latín y al provenzal. **Muhammad Ibn Yahya Ibn Al Saig**

(Avenpace), zaragozano controvertido que terminó sus días en el destierro, fue el que más influyó en la obra de **Muhammad Ibn Rushd (Averroes),** que nos dejó un texto muy divulgado por ser traducido por diferentes escuelas.

No nos explica la medicina griega la formación de la catarata. Sin embargo, sí lo hacen los oculistas árabes, con varias teorías que la consideran un engrosamiento del humor acuoso, un líquido (exudación) que coagula en la superficie anterior de la pupila **(Ali Ibn Isa)** o un precipitado fino de un vapor húmedo proveniente del cerebro que se coagula en el área pupilar **(Ammar)**:

"La catarata es una exudación que coagula en la superficie anterior de la pupila, de forma que constituye un obstáculo entre el cristalino y la luz emitida. Los estadíos tempranos de la catarata son difíciles de reconocer. El médico puede observar dentro de la pupila una especie de nube. El paciente se queja de ver moscas o mosquitos. Si la catarata evoluciona, se hace fácilmente visible, la visión del paciente empeora y el color de la pupila cambia. Hay once colores de la catarata: el color del aire, el del cristal, blanco, azul claro, verde, amarillo, rojo dorado, azul marino, el color del yeso, negro y el color del mercurio". (…) El color de la catarata operable es el del acero o plomo. Si el otro ojo se cierra, la pupila de la catarata se dilatará. El ojo de la catarata todavía tiene que tener percepción de luz". La regla general de la época, como escribió **Ammar** era *"en una catarata operable, el paciente todavía podrá percibir la luz, la pupila se dilatará en la oscuridad y se contraerá en la luz".* Y como sugerencia que este autor nos dejó *"el consejo útil y humano de decir unas palabras amables al paciente tras la introducción de la aguja para aliviar su ansiedad (…), el paciente debe purgarse y limpiarse, no debe toser, estornudar, tener dolor de cabeza o estar sobreexcitado. El ojo no debe estar rojo, lloroso o doloroso, los signos de una catarata benigna deben estar presentes".*

En cuanto a la cirugía, el persa **Abu Rut Muhammad** refería tres tipos: con cuchillete y aguja, solo con la aguja sólida y con la aguja hueca. Y aseveraba:

"El cirujano debe tener buena visión, de mente abierta, gran conocedor de la anatomía del ojo y de la teoría de la visión. No puede tener temblores en las manos. Debe realizar la operación con coraje, sin miedo, sin titubeos. No debe estar ansioso y debe escoger el mejor momento".

Mientras **Hipócrates** recomendaba elegir cualquiera de los dos equinoccios, evitando los solsticios y esperar 20 días del inicio de cada estación, **Alí Ibn Isa** prefería un día soleado entre el solsticio de otoño y primavera, y **Hunayn** recomendaba el final de los meses. Estas tendencias, que eran comunes, a **Ammar** no le parecían aspectos importantes.

La incisión se realizaba en la zona del limbo o próxima al limbo esclero-corneal, en función del tamaño de la aguja, sobretodo del grosor de la misma. En general, casi todos los autores recomendaban entre tres y cuatro milímetros del limbo: *"marcamos el lugar de la incisión presionando el extremo no punzante del instrumento sobre las conjuntiva, o mediante polvos negros de mercurio en algunas ocasiones. Luego girar la aguja y situar la punta triangular sobre la zona marcada. Presionar con fuerza hasta atravesar conjuntiva y esclera, notando que el instrumento entra en un espacio grande".* Esta **Regla de Paulos** fue seguida por la mayoría de cirujanos durante centurias.

Siguiendo a **Ali Ibn Isa,** *"Tras la perforación, sigue un pequeño intervalo de tiempo, en el que el cirujano, vuelve a asegurar la posición del paciente y sopla en el ojo para mantenerlo quieto. Luego hay que mover la aguja para verla por encima de la catarata. La punta de la aguja no debe ser muy afilada para no lesionar el iris, debe moverse atrás o delante hasta que esté exactamente encima de la catarata, sin sobrepasarla o quedarse corto. En ese momento, mueve la aguja para que deprima la catarata". Y por fin "(…) después de empujar la catarata, no extraer la aguja para ver si vuelve a aparecer, extraer la aguja lentamente rotándola, el dolor de la cirugía es mínimo".*

En la Edad Media, la Oftalmología fuera de las escuelas árabes fue realmente pobre. Con la caída del Imperio Romano y la desaparición de los *Ocularii*, quedó en manos de las *Comadronas cuidadoras de ojos*. Las tribus germánicas, sin ningún tipo de conocimiento científico, contribuyeron en gran medida a la extensión de la ignorancia por la Europa cristiana. Los únicos relativamente instruidos eran los monjes, que fundaban sus artes médicas en rezos y encantamientos. ***Monte Cassino,*** es de las pocas escuelas médicas que merece ser resaltada. De ella se sirvió **Constantino el Africano** para legarnos *De Oculis.* Nacido árabe musulmán, se convirtió al cristianismo y fue uno de los benefactores de la **Escuela de Salerno,** una de las primeras escuelas de medicina que realizaba exámenes para conseguir certificados, que permitían el ejercicio de la Oftalmología y una de las Facultades de Medicina más prestigiosas entre las cristianas de su tiempo, en la que seguían los métodos griegos de los escritos árabes. El otro gran centro de enseñanza fue la **Escuela de Montpellier,** fundada en gran parte por médicos judíos, en la que destacaron **Arnaldo de Villanova y Guy de Chauliac.** Villanova, gran estudioso de la patología ocular, fue muy seguido por las escuelas europeas posteriores. Sus tratados de patología e higiene ocular fueron estudiados en muchas facultades.[21]

Entre los oftalmólogos no árabes del medievo español destaca en el siglo XI **Bienvenido Grapheus, de Jerusalén o de Salerno (Figura 7).** Aunque muy probablemente de origen judío converso, es considerado el oftalmólogo europeo cristiano más famoso de la Edad Media, y uno de los mejores cirujanos de catarata del momento. Parece que ejerció la Medicina por Italia hasta que se estableció como profesor en la Facultad de Medicina de Montpellier. Sus obras *De Oculis Eorumque Aegritudinibus y Compendie* constituyen los trabajos más importantes de la Oftalmología de aquel tiempo, siendo traducidos al Hebreo, Provenzal, Francés e Inglés.

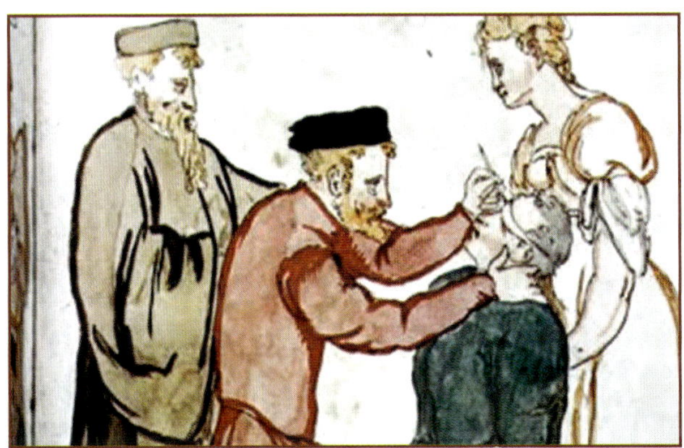

Figura 7. Oftalmólogos no árabes del medioevo español destaca en el siglo XI Bienvenido Grapheus, de Jerusalén o de Salerno.

Maestro de **Guy de Chauliac,** autor de la famosa *Chirugie,* texto que fue seguido durante siglos. Aconsejaba para evitar que el cristalino "volviese" a su posición natural, mantener la posición de empuje de la aguja durante el rezo de tres *Pater Noster.*

El oscense **Pedro Alfonso o Mosen Sefardi,** también judío converso, **Pedro Hispano (Papa Juan XXI), Musa Ibn Maimun (Maimónides),** máxima figura del pensamiento judío medieval, o **Abraham de Aragón,** fueron médicos que dedicaron gran parte de su ejercicio a la Oftalmología. **Abi-Abor (Crexcas Abiabar),** rabino leridano que operó de catarata con éxito al **rey Juan II de Aragón.**

Con la expulsión de los árabes fuera de Europa se detuvo todo progreso en el campo de la cirugía de catarata. Durante la oscuridad intelectual de la Edad Media, los conocimientos sobre la anatomía ocular fueron olvidados, y no se volvió a tomar contacto con los trabajos pre-medievales sobre cirugía oftálmica hasta los siglos XVI y XVII.

Los grandes anatomistas del Renacimiento, incluido **Vesalio,** no lograron ubicar adecuadamente el cristalino. **Leonardo da Vinci** lo situaba en el centro del globo ocular.[20] **Fabricius de Aquapendente** (Padua, 1537-1619) fue el primero en señalar, en 1600, su posición anatómica exacta, aunque sin relacionarlo con la catarata. Criticó y condenó la operación de la catarata por el peligro de dañar dicho cristalino durante el proceso quirúrgico. **F. Quarre** (1643), **P. Borel** (1653), **W. Rolfinok** (1656) y **M.P. Brisseau** (1703), definieron la catarata como la opacificación del cristalino.

No deja de causar asombro que, mientras tanto, y al igual que en Europa, las grandes civilizaciones mesoamericanas y la cultura incaica, en el mayor apogeo de su arte médico, llegaran a operar la catarata también por reclinación, valiéndose de instrumentos de oro, cobre, obsidiana o púas de maguey. Hay indicios suficientes para suponerlo. Sabemos, con seguridad, que usaban medicamentos tópicos para afecciones oculares, tal como vemos en la *Historia General de las Cosas de la Nueva España* (Códice Florentino) de **Fray Bernardino de Sahagún.** En el panteón Azteca, Xipe-Totec-Tezcatlipoca- Rojo era el encargado de castigar con enfermedades dérmicas y oculares. Había médicos dedicados a curar ojos, llamados *"Teixpati"* en náhuatl, y *"Tzinangaricuhperi"* entre los purépechas o tarascos. El vocablo nahoa *"Ixiepella"* designaba a la cataratatata[21,22] La reclinación era la cirugía de elección para la catarata en todo el mundo y así se practicaba en la Nueva España.[25]

En dicha época se aconsejaba buscar las condiciones climáticas idóneas para reclinarla. Así lo describe un soneto escrito en 1622 por el notable cirujano inglés **Richard Banister** (¿-1626)[26] (se respeta la ortografía inglesa del siglo XVII):

"The fit time for couch of cataracts"
Couch cataracts upon a day so faire,
That the neither wind nor clouds disturb the Ayre,
When spring with simples fils the Earih's rich lap,
Or autumme makes the tree put off his cap"
The moone ith full, or in conjunction sly, or tracing Aries, or in Gemini.

A principios del siglo XVIII, Kepler demostró que el cristalino, uno de los medios refringentes del ojo, era esencial para enfocar los rayos de luz en la retina.[27]

Los conocimientos anatómicos oculares aportados por **Vesalio, Scheiner, Kepler, Rolfink, Maitre-Jan, Petit, Zinn** y otros, así como la introducción del microscopio por **Van Leeuwenhoek** en el siglo XVII, permitieron el reconocimiento del papel del cristalino en el ojo y el de la retina como tejido de recepción e interpretación de las señales luminosas, siendo fundamentales para el cambio conceptual que condujo al desarrollo de la **cirugía extracapsular.**

En 1668, **Stephan Bluukaart,** uno de los discípulos holandeses del gran **Franciscus Sylvius de Leyden,** parece que extrajo una catarata a través de una incisión corneal. En 1705, el francés **Michael Pierre Brisseau** demostró, ante la *Académie Royale des Sciences* de París, que la catarata era una opacificación del cristalino y no un humor coagulado depositado delante del mismo. Su posición intelectual en torno al origen de la catarata abrió nuevos horizontes en su tratamiento quirúrgico. Así, en 1707 **Charles de Saint-Yves** (1677-1736) extrajo de un ojo vivo una catarata luxada accidentalmente a la cámara anterior durante un procedimiento de reclinación;[28] y un año después **Jean Louis Petit,** en París, programaba la extracción de cataratas luxadas espontáneamente a la cámara anterior del ojo. **Benedict Duddell,** en 1736, insertando a través de la cápsula cristaliniana una lanceta encubierta en una cánula, extrajo casos de catarata blanda que no podían ser reclinados en el vítreo, pero que habían sido dislocados en la cámara anterior.

El 8 de abril de 1747, el cirujano francés **Jacques Daviel** (1696-1762) operó de cataratas a M. Garion, un maestro fabricante de pelucas. Sin embargo, y a pesar de la aparente sencillez del caso y de la experiencia del cirujano, éste fue incapaz de deprimir el cristalino.[29] En ese momento, decidió abrir ampliamente la córnea derecha, pasó una pequeña espátula a través de la pupila, y extrajo el cristalino desde la cámara posterior. El año de 1748 marca un hito en la historia de la cirugía de catarata. Ese año, **Daviel (Figura 8)** publica su técnica para la extracción de la catarata desde su posición original detrás del iris, iniciándose el primer avance significativo en dicha cirugía desde la invención de la reclinación en el Antiguo Oriente. Se trataba de un

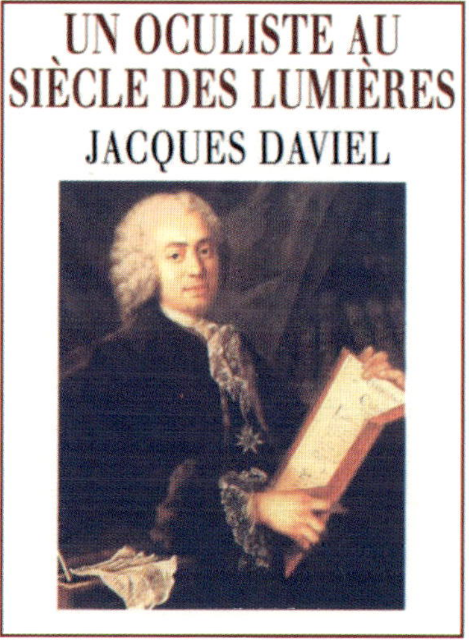

Figura 8. Jacques Daviel.

procedimiento de ejecución rápida que requería gran habilidad, pues se realizaba sin anestesia, ni medidas de asepsia, ni suturas. Favorecido por el fenómeno de Bell del paciente, y empleando un cuchillete triangular, practicaba una incisión corneal inferior de 180º, que posteriormente agrandaba con tijeras **(Figura 9)**. A continuación, rasgaba la cápsula cristaliniana a través de la pupila, y mediante maniobras de presión digital sobre el globo ocular lograba la facoexéresis extracapsular; reponía la pupila y vendaba el ojo.[22] En París, debido al gran éxito de sus operaciones, **Daviel** fue nombrado cirujano oculista del rey Luis XV en 1749, perteneciendo en seguida a la Real Academia de Cirugía, donde en 1752 presentó su novedosa técnica quirúrgica. La nueva operación precisaba de una gran incisión, que la hacía muy dolorosa para el paciente. **Daviel** hubo de diseñar una serie de instrumentos quirúrgicos que, según relata él mismo, encargó a un cuchillero de París. Dicho instrumental estaba fabricado en acero de gran calidad y montado en mangos de marfil, en los que se incrustaba una fina lámina de ébano para indicar el sentido del corte.[30]

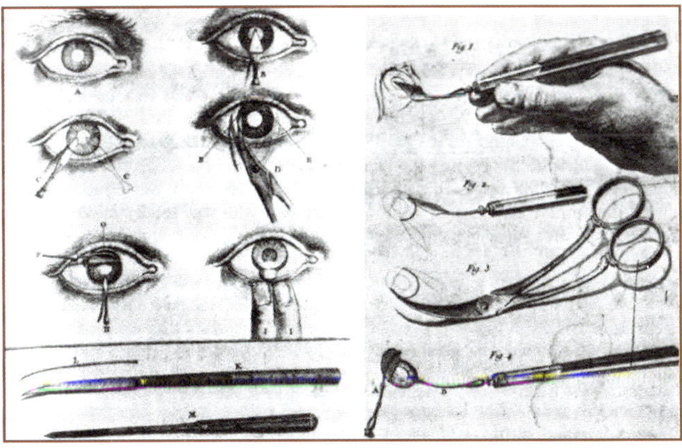

Figura 9.
Técnica de Daviel.

Jacques Daviel recibió grandes homenajes, odas en su honor, retratos, etc. Como todo lo nuevo en medicina y cirugía, su técnica desató pasiones, se fue imponiendo y, obviamente con variaciones posteriores, terminó por ser aceptada en todo el mundo, relegando a la reclinación, al reducir el número de complicaciones.[31]

Daviel es considerado el padre de la **extracción extracapsular de la catarata,** aunque no debemos olvidar que los antiguos persas y, sobretodo la escuela de Alejandría, ya describían métodos extracapsulares y de aspiración. Se discute si el propio cirujano hindú **Sushruta** practicó ya la expulsión extraocular del contenido cataratoso a través de una paracentesis y ayudándose por maniobras de Valsalva.[32] Sin embargo, esta técnica no puede considerarse una técnica extracapsular de extracción de la catarata preconizada por **Daviel**.[33] Esta última fue sumando adeptos entre 1753 y comienzos del siglo XX, e indudablemente marca el inicio de la era moderna en esta modalidad quirúrgica.[3,34]

El creciente auge de la *"extracción"* frente a la tradicional *"depresión"* de la catarata hizo que ambas entraran en competencia. Ninguna de las dos técnicas estaba libre de complicaciones.

Así, en 1750, el famoso compositor alemán Johann Sebastian Bach (1685-1750), fue operado de cataratas en ambos ojos por el cirujano ambulante británico **John Taylor,** que empleaba la reclinación estándar. Una semana después, Bach fue reintervenido debido a la reaparición de la catarata. Se especula con las complicaciones que pudieron derivarse de estas operaciones: uvetitis, endoftalmitis, glaucoma secundario, hemorragia, desprendimiento de retina, e incluso oftalmía simpática. Lo cierto es que el músico quedó ciego tras las mismas, y murió cuatro meses más tarde.[35] Otro ejemplo sería el del célebre compositor sajón George Friedrich Handel (1685-1759), quien según consta en el Registro Teatral de Londres de 1753, fue intervenido de catarata mediante la clásica *"depresión"*, viendo ensombrecidos los últimos años de su vida por la ceguera que sufrió tras tres intentos quirúrgicos.

La *"extracción"* tampoco aseguraba el resultado, y en 1775 el poeta Goethe fue testigo del fracaso de una extracción bilateral de cataratas practicada en Frankfurt a un distinguido paciente, por el famoso cirujano alemán **Johann Heinrich Jung-Stilling** (1740-1817) **(Figura 10)**.

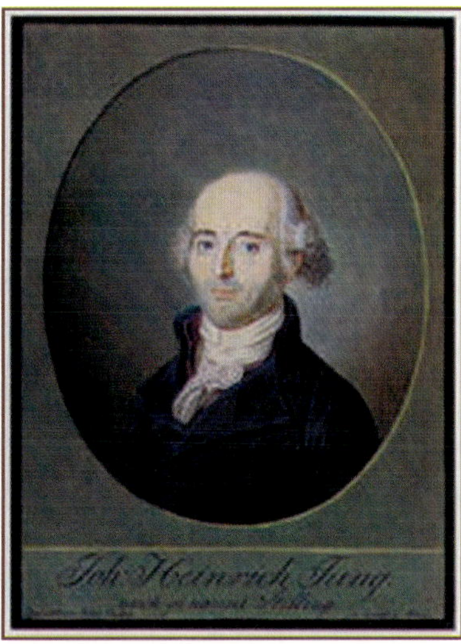

Figura 10. Johann Heinrich Jung-Stilling (1740-1817).

El propio **Daviel,** considerado un cirujano sobresaliente, tuvo que reconocer que se malograban aproximadamente un 10% de los ojos que intervenía. Leydhecker informó de las primeras extracciones de catarata realizadas entre 1766 y 1767 por **Karl Kaspar von Siebold,** cirujano de Wurzburg que usaba el método de Daviel. En aquel momento no existía el concepto de antisepsia. Tampoco se llevaba a cabo la corrección óptica de la afaquia. De los catorce ojos que componen la serie, cuatro se perdieron como consecuencia de una infección quirúrgica, y en otros cuatro empeoró la agudeza visual tras la cirugía por la irregular cicatrización corneal. En los seis casos restantes, sin embargo, los resultados fueron satisfactorios tanto para el médico, como para el paciente. Los informes médicos de Siebold revelan un alto grado de franqueza y autocrítica.[36] **Friedrich von Jaeger** (1784-1871), quien trabajaba en Viena, consiguió, sin anestesia ni asepsia, reducir esta cifra al 4,5%. Si comparamos el método de **Jaeger** con los procedimientos habituales del siglo XVIII, la explicación de los éxitos de éste último se hace aparente. Mientras **Daviel** abría dos tercios de la parte baja del perímetro corneal, **Jaeger** hacía incisiones mucho más pequeñas en el borde superior, de modo que las heridas quedaban cubiertas por el párpado superior.

El procedimiento de **Daviel** se puso de moda más tarde y -como hoy- comenzaron a surgir múltiples modalidades y detalles técnicos para capsulotomías, diseños de queratomos, métodos de irrigación de masas, midriasis prequirúgica, ubicación y forma de las incisiones, cada una con el nombre respectivo de su autor. Así, **Pierre Francois Benezet Pamard de Avignon** modificó la técnica entre 1759 y 1784, incidiendo el limbo superior; y **Carl Himly de Göttingen** aplicó en 1801 la midriasis farmacológica previa a la extracción de catarata.

En 1753, **Samuel Sharp** (1700-1778), de Londres, introdujo el concepto de **cirugía de catarata intracapsular,** utilizando su pulgar para extraer el cristalino intacto a través de una incisión. La **cirugía intracapsular (extracción *"in toto"* del cristalino) (Figura 11)** tuvo su auge desde comienzos del siglo XIX hasta alrededor de 1970, aunque aún se sigue realizando en algunos lugares del mundo. Surgió como consecuencia de la dificultad que entrañaba la extracción de las cataratas no maduras con la técnica de **Daviel,** y de las complicaciones que acarreaba (pérdida vítrea, discoria, inflamación severa). Como en ese momento todos los pacientes resultaban afáquicos, la cápsula del cristalino no tenía la importancia que tiene hoy en día. Junto a **Sharp, Von Graefe, Christiaen, Reuling, Williams, Smith** y muchos otros contribuyeron a su desarrollo.

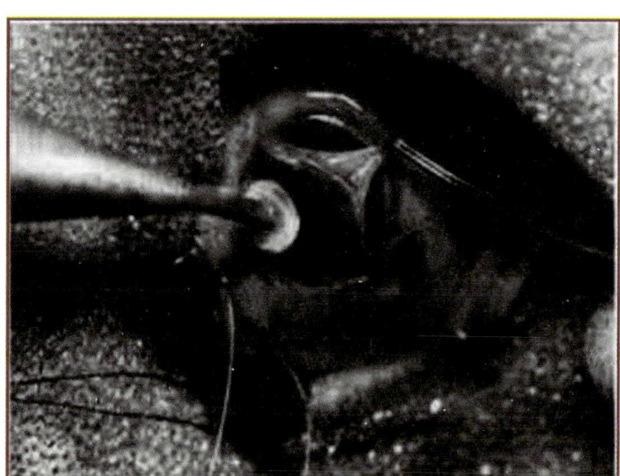

Figura 11. Técnica de la crioextracción ´in toto´.

La transición del siglo XVIII al XIX conoció la figura del anteriormente citado **Johan Heinrich Jung-Stilling** (1740-1817), fisioteólogo alemán y cirujano de catarata al final de su vida, conocido como el *"Oculist of the Age of Goethe"*. Consideraba el ojo como un órgano metafísico, y supuso un poderoso estímulo para la vida intelectual europea de la época, contribuyendo al resurgir del interés por la oftalmología, y en particular la cirugía de catarata. En una obra de Goethe (Poesía y Verdad, libro 16) hay una descripción de la operación de cataratas según la realizaba **Jung-Stilling:**

"Como regla, y yo lo he presenciado varias veces en Estrasburgo, nada parece más sencillo en el mundo (...). Después de que una incisión indolora ha sido practicada en la insensible córnea, la lente opaca (cristalino) salta afuera por sí misma y, al mismo tiempo, el enfermo puede percibir los objetos de su alrededor".[37,38]

Sin embargo, esta cirugía no adquirió importancia hasta comienzos del siglo XX, cuando se introdujeron los agentes hiperosmóticos, la magnificación con lupas, la asepsia y antisepsia, nuevos materiales de sutura, y la mejora de los procedimientos anestésicos.

El cristalino era extraído con diversos procedimientos, pinzas, aspiradores, erisífaco, crioextractor, zonulolisis, etc. Según Arruga[39] fue el alemán Paul Stoewer, ignorado hasta entonces por la literatura oftalmológica, quien introdujo a principios del siglo XX el método de vacío para la cirugía de catarata.

En 1849, **J. Ch. Jüngken** llevó a cabo en Berlín, por vez primera, una operación de catarata bajo anestesia clorofórmica, introduciendo la anestesia general en el terreno de la cirugía oftálmica. La anestesia tópica con cocaína, descrita por **Wohler** en 1860, fue redescubierta en 1884 por **Karl Koller,** obviando los riesgos de la anestesia general y sus complicaciones postoperatorias.[40] En 1892, la introducción por **Carl Ludwig Schleich** de la anestesia retrobulbar por infiltración y bloqueo del nervio, abrió el camino para la aplicación de estos procedimientos en el terreno de la Oftalmología.

Albrecht von Graefe (1828-1870), que tuvo una gigantesca importancia en la oftalmología de su época, murió a la temprana edad de 42 años **(Figura 12)**. Cuando contaba 39, **Von Graefe,** que ya era una figura única en el panorama in-

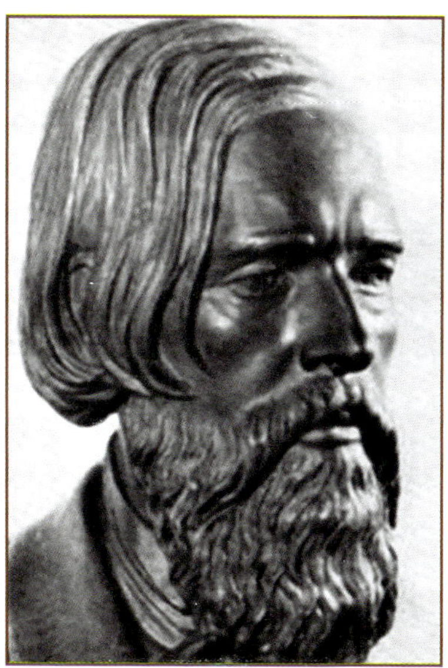

Figura 12. Albrecht Von Graefe (1828-1870).

ternacional, presidió el *3rd International Congress of Ophthalmology,* celebrado en París en 1867. Su contribución más notable fue la exposición de su "extracción lineal modificada" como una nueva técnica para la operación de catarata. **Von Graefe** sostenía que una pequeña incisión escleral de los dos quintos del borde superior era el método de elección.[41]

La extracción de catarata mediante la incisión con el **cuchillete de Graefe,** fue el mayor avance en esta disciplina quirúrgica durante el siglo XIX. Sin embargo, con la técnica de **Graefe** se alcanzaba una agudeza visual postoperatoria de 20/200 en un 63% de los casos, y de 20/40 en tan sólo un 5%. Las principales complicaciones eran la catarata secundaria (30% de los ojos), el aplanamiento de la cámara anterior (20%), el cierre insuficiente de la herida operatoria, un astigmatismo elevado, y la afaquia como problema refractivo.[42]

Para evitar algunas complicaciones postoperatorias se adoptaron dos medidas: **la sutura de la incisión y la iridectomía.** Las suturas conjuntivales fueron usadas por **Desmarres** en 1858. **Henry Willard Williams,** de Boston, fue el primero en suturar la córnea en 1867. Los nombres de **S.L. Ziegler,** de Filadelfia (1890), y de **M. Kalt,** de París (1894), están ligados a la introducción de la sutura esclerocorneal. Corría el año 1864 cuando

Albert Mooren (1828-1899), trabajando en Dusseldorf, recomendaba la iridectomía como un procedimiento rutinario previo a la extracción de la catarata para evitar el bloqueo pupilar.[43]

El coronel **Henry Smith** (1859-1948) realizó la operación de cataratas tan frecuentemente en la India que, en 1910, pudo publicar un informe sobre una serie de 24.000 casos. Practicaba la extracción sin introducir instrumentos, haciéndolo únicamente para la zonulólisis en la mitad inferior, y ejercía presión aprovechando el efecto de bisagra que generaba la zónula superior intacta. Reconocía un índice de fracasos de tan sólo un 1%, pero esta cifra tan excesivamente baja resulta muy dudosa. También en 1910, **G. Stanculaneu y A. Knapp,** independientemente, informaron haber realizado la expresión del cristalino después de haber *"aflojado"*, por medio de pinzas, su aparato de sostén. En 1915, **F. Torok y F. Verhoeff** describieron la expulsión del cristalino, mediante presión y dislocamiento, utilizando simultáneamente el apoyo digital y la tracción con pinzas.

Una ventosa de succión, usada inicialmente por **Stoewer** (1902) y **Hulen** (1910), fue popularizada en 1917 por **Ignacio Barraquer** (1884-1965) **(Figura 13)**, que diseñó un **erisífaco** controlado por vacío **(Figura 14)**. **Anton Elschnig** (1863-1939) en Praga, y **Hermenegildo Arruga** en Barcelona, perfeccionaron de tal modo la técnica de la extracción intracapsular, que el éxito que obtenían era total en la mayoría de los casos.

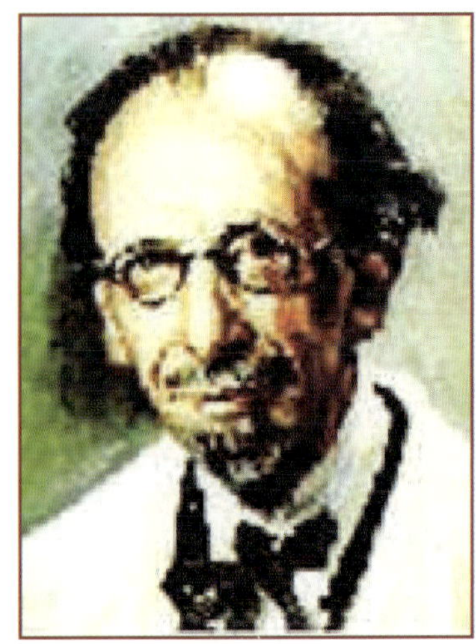

Figura 13. Ignacio Barraquer (1884- 1965).

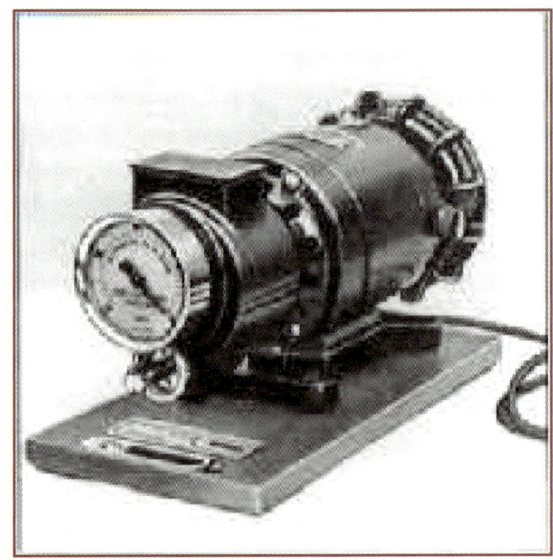

Figura 14. Erisífaco de Barraquer.

Aunque en el siglo XVIII, un cirujano había intentado reemplazar la catarata con una pequeña lente de cristal, ésta era demasiado pesada, y rápidamente se hundió en el fondo del ojo. Así, en el capítulo 11 de las memorias de Giácomo Casanova, soldado, espía, escritor, diplomático y aventurero, se explica que en una reunión con su amigo **Tadini**, oftalmólogo itinerante, le comentó su idea de implantar lentes dentro del ojo y como esta idea fue llevada a cabo por **Casamata** en Leipzig a finales del siglo XVIII, con desastrosos resultados. La técnica consistía en introducir unas bolitas de cristal dentro de la cámara anterior. Desconocedores del valor del endotelio corneal y de la necesaria compartimentación del globo ocular, las complicaciones fueron tantas y tan importantes que se abandonó. Por aquel entonces, con el cristalino natural extraído, la única posibilidad que tenía un paciente cataratoso de ver tras la cirugía era usar gruesas y pesadas gafas. **Daza de Valdés,** cordobés afincado en Sevilla, fue el primer autor que recomendó el uso de lentes biconvexas para la corrección de la afaquia, en su tratado *Uso de los anteojos.* Baste recordar que, hasta esos momentos e incluso siglos después, los pacientes operados de catarata recuperaban la visión pero con una mala agudeza visual. No fue hasta el siglo XVIII cuando se comenzó a corregir de forma rutinaria con gafas a los operados de catarata.

En el siglo XX, los cirujanos aprendieron a extraer solo el cristalino opacificado, dejando en el ojo la cápsula vacía. La aparición de las **lentes intraoculares** llegó a finales de los años 40 como resultado de un hallazgo casual. Durante la II Guerra Mundial, cirujanos británicos observaron que fragmentos de plexiglas, procedentes de las carcasas de los aeroplanos, no provocaban ninguna reacción de rechazo en los ojos de los pilotos heridos. A finales de los años 40, **Harold Ridley** (1907-2004), que era oftalmólogo de la RAF *(Royal Air Force)*, basándose en la buena tolerancia al polimetilmetacrilato (PMMA) acrílico que componía dichas carcasas, y viendo que era un material inerte compatible con los tejidos oculares, diseñó una fina lente de plástico **(Figura 15)**.

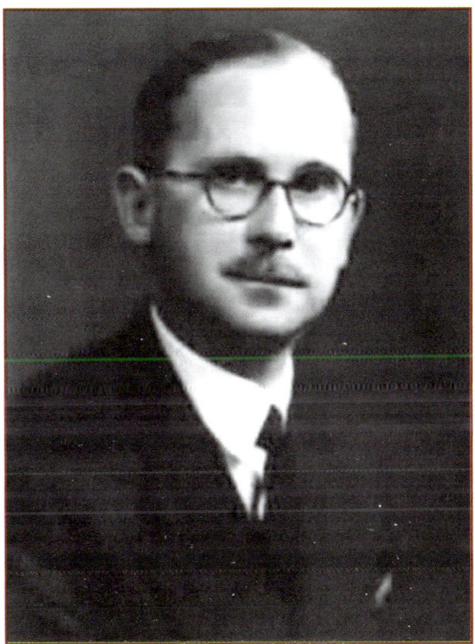

Figura 15. Harold Ridley (1907- 2004).

El 29 de noviembre de 1949, **Ridley** reemplazó -con relativo éxito- un cristalino natural cataratoso por un cristalino artificial de material plástico.[44-49] La intervención, que se llevó a cabo una paciente de 45 años de edad en el St. Thomas' Hospital de Londres, se realizó en dos tiempos, implantándose la lente artificial tres meses después. Ridley presentó su primer trabajo sobre lentes acrílicas intraoculares ante el *Oxford Ophthalmological Congress* el 9 de julio de 1951, antes de lo que él había planeado. Había trabajado calladamente y sin publicidad, implantando solo tres lentes en 1950, superando el problema sobre cálculo del poder del injerto. No había querido presentar los resultados hasta obtener los de los dos últimos años, pero las noticias de su trabajo se dieron a conocer antes.

A pesar de las críticas iniciales, la implantación permanente de lentes intraoculares para sustituir la lente cristaliniana se impuso, e hizo posible una rehabilitación visual cómoda y eficiente tras la cirugía de catarata, desterrando para siempre la imagen de los gruesos cristales empleados en los afáquicos. Ello supuso una de las innovaciones más importantes en la Oftalmología del siglo XX, constituyendo el inicio de una época dorada en el desarrollo de la cirugía de la catarata.[50-55] **Ridley** falleció en mayo de 2001 a la avanzada edad de 94 años, permitiéndole recibir en sus últimos años los merecidos premios y honores que se le habían negado a lo largo de su vida. Así, en febrero de 2000 recibió el título de *Sir* de manos de la Reina Isabel II. No en vano, el primer desarrollo de las **lentes intraoculares por Sir Harold Ridley** no sólo fue una nueva modalidad terapéutica, sino que *"cambió el mundo, ya que nuestros pacientes pueden verlo mejor"*.[56-60]

Los primeros en probar la técnica de **Ridley** e implantar su lente fueron **Edward Epstein** (Suráfrica), **Warren Reese** (USA), **Peter Choyce** (Reino Unido), **Cornelius Binkhorst** (Holanda), **Benedetto Strampelli** (Italia) y **Joaquín Barraquer** (España).

En 1957, el holandés **Cornelius Binkhorst** ideó el implante de cuatro asas, de fijación pupilar, colocado tras la entonces clásica extracción intracapsular. Los problemas de descompensación corneal y edema macular, y el redescubrimiento de la extracción extracapsular, le llevaron a diseñar en 1965 el famoso "iris clip", cuya óptica prepupilar y sus hápticos posteriores fijados dentro del saco capsular, aseguraban la estabilidad del implante.

Peter Choyce fue otro de los pioneros en la cirugía de los implantes intraoculares, procedimiento ampliamente criticado por el *establishment* oftalmológico europeo y norteamericano de la época. En 1966, debido a la oposición a las lentes intraoculares, **Choyce** fundó junto a **Ridley** el *International Intraocular Implant Club*, que fue responsable de la gradual aceptación de las lentes artificiales. **Choyce** diseñó varios modelos de lentes intraoculares, pero no patentó la mayoría de ellos. En 1981, la *Choyce Mark IX*, fabricada por *Rayner Intraocular Lenses*, fue la primera lente intraocular en ser aprobada por la FDA estadounidense.[61]

Aunque el desarrollo de las lentes intraoculares se acompañó de grandes éxitos y fracasos, su matrimonio con las mejoras producidas en la cirugía de la catarata en los últimos 15 años (EECC, facoemulsificación, capsulorexis, ...) fue un rotundo éxito.[62,63]

La **destrucción zonular** supuso evidentemente una ayuda en la extracción intracapsular de la catarata, pues se requería menos fuerza para liberar y extraer el cristalino. Fue realizada primero mecánicamente por **Di Luca** (1866), quien deslizaba una cánula curva alrededor del cristalino. En 1957, **Joaquín Barraquer** usó en España la **alfa-quimotripsina** para disolver enzimáticamente las zónulas, y facilitar así la extracción del cristalino. Y al mismo tiempo realizó grandes series de implantes intraoculares de cámara anterior. Tras un período inicial de entusiasmo (de 1950 a 1961) el autor abandonó las técnicas de **Ridley, Strampelli y Dannheim,** debido a la considerable incidencia de graves complicaciones directamente atribuibles a las lentes intraoculares.[64,65]

Aunque las bajas temperaturas fueron aplicadas por vez primera en Oftalmología a finales del siglo XIX, aquellos experimentos no fueron suficientemente documentados ni ampliamente usados. Por ello, se considera al polaco **Krwawicz** el introductor, en 1960, de la moderna criocirugía. Este sencillo y extremadamente eficaz método fue ampliamente utilizado. Tras la exposición quirúrgica del cristalino opacificado, se aplicaba sobre él un **crioextractor** de cobre, congelado a -72ºC. La fina sonda congelaba una pequeña área de la superficie de la catarata, permitiendo la suave extracción de la misma tras romper las fibras del ligamento suspensorio de la zónula de Zinn. Debido a su seguridad y a la baja tasa de complicaciones, ésta técnica condujo a una verdadera revolución en la cirugía de catarata, comparable a la de **Daviel** dos siglos antes. Sin embargo, la importancia de la crioextracción no se limitó a una mejora en el procedimiento quirúrgico, sino que se mostró eficaz en numerosas enfermedades oculares, entre las que se incluían las queratitis *virales*, hemorragias vítreas, *glaucoma*, etc. Ello dio lugar al nacimiento de una nueva rama en la Oftalmología denominada Criooftalmología.[66]

La necesidad de un soporte adecuado para la implantación de las lentes intraoculares condujo a la reintroducción de la cirugía extracapsular. Se necesitaba la cápsula del cristalino para sostener la lente intraocular. No obstante, no fue hasta el desarrollo de ciertas innovaciones, como los microscópios coaxiales, nuevos diseños de lentes intraoculares, y posteriormente los materiales viscoelásticos, cuando esta técnica sustituyó a la anterior.

En 1967, un cirujano de Nueva York, **Charles D. Kelman** (1930-2004) **(Figura 16)** adaptó una nueva tecnología basada en los ultrasonidos a la extracción de cataratas. En sus memorias, *"Through My Eyes: The Story of a Surgeon Who Dared to Take On the Medical World"* (Crown, 1985), el **Dr. Kelman** describió cómo surgió la idea durante una visita a su dentista para someterse a una limpieza dental: *"Yo estaba sentado en la silla, cuando él me acercó un largo instrumento plateado y lo puso en marcha (...). Una fina niebla salió de la punta, la cual no parecía moverse. El aplicó la punta a mis dientes, sentí una exquisita vibración y escuché un sonido agudo. Le pregunté qué era aquello y él me contestó que una sonda ultrasónica (...). Sabía que éste era el momento"*. **Kelman** se dio cuenta de que aquellas vibraciones ultrasónicas podían ser empleadas para emulsificar el cristalino envejecido a través de una pequeña incisión.[67-70]

En un principio, esta nueva técnica, la **facoemulsificación cristaliniana,** no sumó adeptos por sus potenciales complicaciones. Sin embargo, la **capsulorrexis -capsulotomía circular continua- del alemán Neuhann,** y la hidrodisección e hidrodelaminación -entre otras modificaciones-contribuyeron a dar impulso a la facoemulsificación, al disminuir sus complicaciones y mejorar sus resultados.

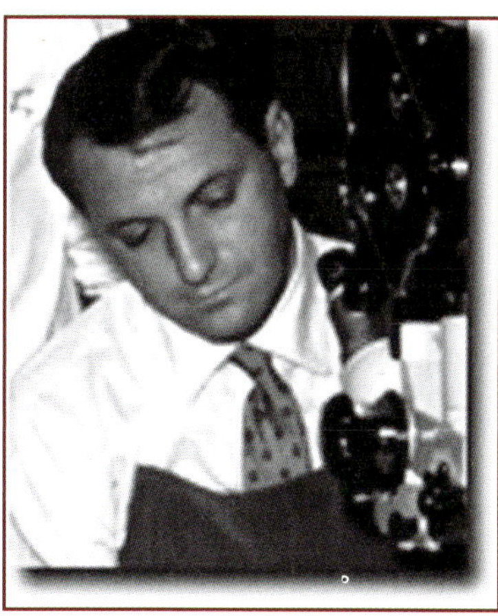

Figura 16. Charles D. Kelman (1930- 2004).

Las técnicas y resultados de la cirugía de catarata han sufrido cambios trascendentales durante las pasadas cuatro décadas. Las incisiones corneales mínimas, la mejora en los materiales y diseños de las lentes intraoculares, el desarrollo sincrónico de los agentes viscoelásticos, junto a los avances en las técnicas y equipamiento, han popularizado la facoemulsificación como el método de elección para todos los cirujanos, incrementando su seguridad y eficiencia. La mejora en las técnicas quirúrgicas para la eliminación de la cápsula anterior del cristalino ha disminuido la incidencia de complicaciones capsulares intra y postoperatorias. La emulsificación del núcleo, realizada inicialmente en la cámara anterior, es ahora practicada en la cámara posterior, reduciendo el daño al endotelio corneal. La mejora en la arquitectura de la herida quirúrgica permite dejar sin suturar muchas incisiones, acortando el tiempo de recuperación visual. Una tecnología en continua evolución promete mejorar, en el futuro, el resultado funcional del paciente operado de catarata.[71]

En los últimos años han surgido nuevas opciones para el manejo de ciertas situaciones complicadas, como la aparición de anillos de distensión capsular con o sin orificios para suturar a la esclera, nuevas sustancias viscoelásticas; diversos diseños de lentes intraoculares, con filtros UV, de materiales flexibles, multifocales y tóricas, que pueden ser plegadas e introducidas mediante inyector a través incisiones cada vez más pequeñas.

En 1994, **Nagamoto** y cols.[72] diseñaron varios prototipos de un anillo de distensión capsular, capaz de soportar y preservar la integridad postoperatoria del saco capsular, tras una capsulorrexis curvilínea contínua, independientemente de la lente intraocular implantada.

La facoemulsificación es, actualmente, la opción más utilizada para el tratamiento de la mayoría de las cataratas, y el recurso más utilizado por aquellos cirujanos de mayor habilidad y experiencia, incluso en cataratas de extrema dureza. Ha transformado una cirugía que requería una excesiva estancia en un procedimiento ambulatorio.[73]

Hoy en día, después de décadas de desarrollo, la moderna cirugía de catarata es considerada de la técnicas quirúrgicas más seguras, siendo millones los procedimientos que anualmente se realizan con éxito a lo largo y ancho del mundo. La cirugía de la catarata, además de buscar la recuperación de la transparencia de los medios oculares, ha adquirido un compromiso más elevado, que es alcanzar un mayor grado de confort en nuestros pacientes convirtiéndose en un verdadero procedimiento refractivo.[74]

La constante evolución de esta tecnología, con la introducción de los láseres de femtosegundo, promete en un futuro próximo mejorar incluso los extraordinarios resultados de la cirugía de catarata que acabamos de mencionar. La aparición de lentes intraoculares tóricas parece que colma las expectativas para solucionar el defecto esférico y cilíndrico postoperatorio. La posibilidad de seleccionar lentes multifocales que además corrijan la presbicia, hace que podamos lograr una emetropía lejos-cerca, es decir, dejar al paciente sin gafas.

Las décadas de la segunda mitad del siglo XX han sido denominadas la **Edad de Oro de la Oftalmología y de las Ciencias de la Visión.** Verdaderamente, sus descubrimientos han cambiado el mundo de tal manera que podemos contemplarlo cada vez mejor a través de nuestros ojos, permitiéndonos conservar el don de la visión incluso a edades avanzadas de la vida.

Referencias

1. Esteban de Antonio M. Historia de la Oculística. Ed. Mac Line. Madrid, 2011.
2. Ascaso FJ, Peiro C, Cristóbal JA. La artística ceguera de Tobías. Arch Soc Esp Oftalmol (en prensa).
3. Lozano J. La cirugía de la catarata hasta 1748. Cir Ciruj 2001; 69(3):141-143.
4. Libro de Tobit. La Biblia con Deuterocanónicos. 2nd ed. México: Sociedades Bíblicas Unidas, 1987: 14.
5. Duke-Elder S. The anatomy of the visual system. System of ophthalmology. Vol. II. London: Kimpton 1961: 3-38.
6. Vos TA. Cataract surgery in the course of the centuries. Ophthalmologica 1975; 171: 79-81.
7. Duke-Elder S. "Sushruta Samhita-Uttar Tantra", chap. 17, verses 57-70. In: Duke-Elder S. System of Ophthalmology. Kimpton. London. 1969. Vol. II. 249.
8. Thakur SK, Panda A. Susruta´s role in the development of cataract surgery. Surv Ophthalmol 2000; 44(6):541-2.
9. Lozano J. 3000 años de cirugía de la catarata. Boletín Oftalmológico1977; 96: 132-138.
10. Johns CHW. Babylonian and Assyrian Laws, Contracts and Letters.1904. In: The Library of Ancient Inscriptions, from a facsimile produced by The Legal Classics Library, Division of Gryphon Editions, New York 1987.
11. Bieganowski L. Ophthalmology in the ancient river cultures. Was cataract surgery performed during the time of King Hammurabi? Klin Oczna 2003; 105(3- 4):240-4.
12. Wyplosz J. Could Hammuarabi have had a cataract operation? Rev Prat 2001; 51(17):1865-9.
13. Ascaso FJ, Cristóbal JA. The Oldest Cataract in the Nile Valley. J Cataract Refract Surg 2001; 27: 1714-1715.
14. Vandersleyen CL. La date du Cheikh el-Beled. J Egyptian Archaeol 1983; 69: 61-65.
15. Ascaso FJ, Lizana J, Cristóbal JA. Cataract surgery in ancient Egypt. J Cataract Refract Surg 2009 Mar;35(3):607-8.
16. Marganne MH. Innovation in Hellenistic surgery: cataract operation. Medizinhist J 2001; 36(1):23-33.
17. Arruga, H. Chirurgie oculaire. 4th ed. Barcelona, Spain: Salvat Editores 1964:451.
18. Fank KW. Couching for cataract and Sino-Indian medical exchange from the sixth to the twelfth century AD. Clin Experiment Ophthalmo1 2005; 33(2):188-90.
19. Schemann JF, Bakayoko S, Coulibaly S. Traditional couching is not an effective alternative procedure for cataract surgery in Mali. Ophthalmic Epidemiol 2000; 7(4):271-283.
20. Hirschberg J. Geschichte der Augenheilkunde. In: Graefe-Saemisch, Hdb ges Augenhk 2. Aufl. XII-XV, Engelmann, Leipzig und Springer, Berlin, 1899-1902.
21. Cristóbal JA. La Oftalmología de la Edad Media. El legado de los árabes. Real Academia de Medicina de Zaragoza. Instituto de España. 2004.
21. Cristóbal JA. Cirugía de la catarata. De la reclinación al láser. Anales de la Real Academia de Medicina de Zaragoza. Instituto de España. 2014.
22. Duke-Elder S. Diseases of the lens and vitreous; glaucoma and hypotony. System of Ophthalmology. Vol. XI. London: Kimpton 1969: 248-263.
23. Graue DGE. Historia de la oftalmología en México. Conferencia Uribe y Troncoso, XI Cong Mex de Oftalmol. Guadalajara: Sophia: 18-20.
24. Dulanto-Gutiérrez E. La Medicina primitiva en México. Artes de México. 1970; 135: 15,20,40,64.
25. Neri-Vela R. La cirugía de la catarata en la Nueva España. Cir Ciruj 2000; 68: 211-214.
26. Banister R. The fit time for couch of cataract. Am J Ophthalmol1973; 75: 141.
27. Neri-Vela, R. Desarrollo histórico de la terapéutica quirúrgica de las cataratas. Rev Mex Oftalmol 2000; 74 (6): 295-301.
28. Loudon SE. Strabismus 2005; 13(3):143-4.
29. Obuchowska 1, Mariak Z. Jacques Daviel. The inventor of the extracapsular cataract extraction surgery. Klin Oczna 2005; 107(7-9):567-571.
30. López de Letona C. Jacobo Daviel (1693-1762) y la extracción de la catarata. Arch Soc Esp Oftalmol 2000; 75(10):713-714.
31. Kearney J, Tanaka S. Historical image. Doctor Jacques Daviel. Ophthalmology . 2001; 108(6):1081.
32. Grzybowski A, Ascaso FJ. Sushruta in 600 B.C. introduced extraocular expulsion of lens material. Acta Ophthalmol 2013 (en prensa)
33. Grzybowski A, Ascaso FJ. Sushruta did not introduce extracapsular cataract removal. Surv Ophthalmol. 2012 Nov;57(6):584; author reply 584-5.
34. Galst JM. A look at the past. Jacques Daviel, 1693- 1762. Arch Ophthalmol l998; 116(4):486.
35. Zegers RH. The eyes of Johann Sebastian Bach. Ned Tijdschr Geneeskd 2005; 149(52):2927-32.
36. Leydhecker W. Staroperationen vor 220 Jahren (Cataract surgery 220 years ago). Klin Monatsbl Augenheilkd 1989; 195(5):334-6.
37. Propach G. Die Welt des Auges bei Johann Heinrich Jung-Stilling (1740-1817). (The world of the eye of Johann Heinrich Jung-Stilling (1740-1817). Klin Monatsbl Augenheilkd 1985; 187(2):147-50.

38. Della F. Burgdorf und seine "Stars". (Burgdorf and cataracts). Klin Monatsbl Augenheilkd 1985; 186(3): 239-244.
39. Arruga A. Paul Stoewer, the forgotten inventor, a belated recognition. Ophthalmologica 1992; 205(4):211-4.
40. Hutchisson B, Nicoladis CB. Topical anesthesia - a new approach to cataract surgery. AORN J 2001; 74(3):340-60.
41. Haas LE Albrecht van Graefe (1828-70). J Neurol Neurosurg Psychiatry 1998; 64:504.
42. Schlote T, Sobottka B, Kreutzer B, Thiel HJ, Rohrbach JM. Cataract surgery at the end of the 19th century at Tubingen. Surv Ophthalmol l997; 42(2):190-4.
43. Pienkowska-Machoy E, Karczewicz D, Stepinski W. Cataract surgeries in 1820-1900. Klin Oczna 2000; 102(3):221-4.
44. Ridley NHL. Intraocular acrylic lenses. Trans Ophthalmol Soc UK & Oxford Ophthalmol Congress 1951; LXXI:617-21.
45. Ridley NHL. Further observations on intraocular acrylic lenses in cataract surgery. Trans Am Acad Ophthalmol Otolaryngol 1953; 57:98-106.
46. Ridley NHL. Intraocular acrylic lenses after cataract extraction. Lancet 1952; 1:118-19.
47. Choyce DP. 50th anniversary of Ridleys pioneering procedure. Lancet 1999; 354(9153):1912-3.
48. Choyce DP. Harold Ridley´s first patient. J Cataract Refract Surg 1999; 25(6):731.
49. Spalton DJ. Harold Ridley´s first patient. J Cataract Refract Surg 1999; 25(2):156.
50. Obuchowska 1, Mariak Z. Sir Harold Ridley – the creator of modern cataract surgery. Klin Oczna 2005; 107(4-6):382-4.
51. Ridley H. Intrao-ocular acrylic lenses after cataract extraction. 1952. Bull World Health Organ 2003; 81(10):758-61.
52. Apple DJ. A pioneer in the quest to erradicate world blindness. Bull World Health Organ 2003; 81(10).756-7.
53. Apple DI, Sims J. Harold Ridley and the invention of the intraocular lens. Surv Ophthalmol 1996; 40:279-92.
54. Apple DJ. Harold Ridley MA, MD, FRCS: A golden anniversary celebration and a golden age. Arch Ophthalmol l999; 117:827-28.
55. Apple DJ, Peng Q, Ram J. The 50th anniversary of the intraocular lens and a quiet revolution. Ophthalmology 1999; 106:1861-62.
56. Trivedi RH, Apple DJ, Pandey SK, Werner L, Izak AM, Vasavada AR, Ram J. Sir Nicholas Harold Ridley. He Changed the World, So that We Might Better See lt. Indian J Ophthalmo1 2003;51:211-216.
57. Apple DJ. Sir Harold Ridley receives England's highest honor. Surv Ophthalmol 2000; 44:542.
58. Apple DJ. Sir Nicholas Harold Ridley: All's well that ends well. Am J Ophthalmol 2002; 133:131-33.
59. Auffarth GU, Schmidbauer I, Apple DJ. The life work of Sir Nicholas Harold Lloyd Ridley. Ophthalmologe 2001; 98(11):1012-6.
60. Apple DI, Peng Q. Harold Ridley knighted. Ophthalmology 2000; 107(3):412-3.
61. Pandey SK, Apple DJ. Professor Peter Choyce: an early pioneer of intraocular lenses and corneal/refractive surgery. Clin Experiment Ophthalmol 2005;33(3):288-93.
62. Auffarth CU, Apple DJ. History of the development of intraocular lenses. Ophthalmologe 2002; 99(5):379.
63. Meur G. The artificial lens: the folly of yesterday, the standard of today. Bull Mem Acad R Med Belg 1999; 154(5-6):273-8.
64. Barraquer J. Cataract surgery and IOL implantation. More than 40 years of personal experience. My present criteria and considerations. Doc Ophthalmol 1992; 81(3):267-80.
65. Barraquer J. La chirurgie de la cataracte: passe, present et futur (Cataract surgery: past, present and future). Bull Mem Acad R Med Belg 1992; 147(3-5):228-34; discussion 234-5.
66. Toczolowski J. Thirty years after the creation of cryoophthalmology. Ann Univ Mariae Curie Sklodowska (Med) 1992; 4739-43.
67. Pandey SK, Milverton El, Maloof AJ. A tribute to Charles David Kelman MD: ophthalmologist, inventor and pioneer of phacoemulsifcation surgery. Clin Experiment Ophthalmol 2004; 32(5):529-33.
68. Goldstein JL. How a jolt and a bolt in a dentists chair revolutionized cataract surgery. Nat Med 2004; 10(10):1032-3.
69. Oransky 1. Charles Kelman. Lancet 2004; 364 (9429):134.
70. Kelman CD. In tune with the father of phacoemulsification. J Cataract Refract Surg 1997; 23(8):1128-9.
71. Linebarger El, Hardten DR, Shah GK, Lindstrom RL. Phacoemulsification and modern cataract surgery. Surv Ophthalmol 1999; 44(2):123-47.
72. Nagamoto T, Bissen-Miyajima H. A ring to support the capsular bag after continuous curvilinear cap sulorhexis. J Cataract Refract Surg 1994; 20(4):417-420.
73. Cristóbal JA, Ascaso FJ. Historia de la Cirugía de la Catarata. En: Centurión V, Nicoli C y Villar-Kuri J. El libro del Cristalino de las Américas. Livraria Santos Editora. 2007. p 25-37.
74. Cristóbal JA, Faus F, Mateo A. Incisiones y efecto astigmático en la cirugía del cristalino. En: Cristóbal JA. Corrección del Astigmatismo. Monografía de la Sociedad Española de Cirugía Ocular Implanto-Refractiva. 2006, p129.

3

Epidemiología de la Catarata y de la Ceguera

Dr. Van C. Lansingh,
Dr. João M. Furtado

Introducción

Las cataratas son el resultado final de las alteraciones irreversibles en la transparencia del cristalino que, sin tratamiento provoca una disminución de la visión y puede terminar en ceguera. Este proceso puede producirse en unos pocos meses, pero por lo general tarda muchos años y se suele relacionar con la edad del individuo.[1] Aunque se pueda producir de forma simultánea en ambos ojos, por lo general la agudeza visual suele ser peor en un ojo que en otro. En la actualidad la cirugía de la catarata con implante de lente intraocular es el procedimiento más habitual de tratamiento de la catarata y de restauración de la visión.

Prevalencia

En conjunto, la prevalencia de ceguera por catarata ha ido en aumento de forma mantenida a lo largo de las últimas décadas y las estimaciones de la Organización Mundial de la Salud (OMS) de la catarata como causa de ceguera en 2010 eran de un 51%, seguida por el glaucoma (8%) y la degeneración macular asociada a la edad (5%, con una agudeza visual inferior a 20/400 en el mejor ojo).[2]

Se han llevado a cabo múltiples estudios en los USA para determinar la prevalencia de las cataratas y de la pérdida de visión que provocan. El primero de ellos fue el Framingham Eye Study,[3] realizado en 1977, en una población cercana a Boston, que comprobó que un 15.5% de los individuos presentaban cataratas secundarias a la edad que provocaban una disminución de la visión por debajo de 20/30. En adultos mayores de 75 años esta cifra se elevaba al 45.9%.

El estudio Beaver Dam Eye Study,[4] fue aún más exhaustivo. Se trata de un estudio continuado, longitudinal de seguimiento de 4926 individuos de una pequeña ciudad de Wisconsin, en el que los exámenes basales se llevaron a cabo entre 1988-1990 con seguimiento cada 5 años aproximadamente. Entre los mayores de 74 años, y para una misma definición de disminución de visión, la prevalencia basal de la catarata era de un 38.8% en hombres y de un 45.9% en mujeres.[5] Catorce años más tarde, la prevalencia global de la catarata entre los supervivientes de todos los grupos de edades era de un 21%, y solo un 3% había sido intervenido, mientras que las cifras correspondientes para los fallecidos en ese periodo era de un 55.9% y un 11.1%, respectivamente.[6] Otros estudios como el Maryland Watermen Study[7] y el National Health and Nutritional Examination Survey (NHANES),[8,9] daban un 25%, para el grupo de edad de 65-74, cuando se utilizaba la definición de catarata de NHANES.[10]

El número total de norteamericanos mayores de 40 años con cataratas en 1994 se estimaba en 12.9 millones,[11] y a los 10 años se había elevado a 20.5 millones, con una proyección de 30 millones para 2020.[12] Según el estudio *Proyecto Ver* sobre una población hispana del sur de Arizona (USA) menores de 40 años de edad, la prevalencia de la catarata era mayor en mujeres (3.2%) que en hombres (2.2%), y se mantiene en los distintos subgrupos de edades, como en los mayores de 70 de un 29.3% y un 24%, respectivamente.[13]

El Barbados Eye Study, realizado a finales de los 90s, descubrió que la primera causa de ceguera era la catarata relacionada con la edad (mayores de 40 años) con un 28%.[14] Una investigación posterior de este estudio, cuatro años más tarde reveló que la ceguera bilateral por catarata y catarata asociada con glaucoma se había elevado a un 61%, con un incremento de un 60% en el número de casos de ceguera bilateral (agudeza visual < 20/200).[15]

En 1994, la OMS estimó que las cataratas suponían un 57.6% de los casos de ceguera en Sudamérica.[16] En aquel momento los estudios de buena calidad sobre población escaseaban y las estimaciones se basaban en parte en estudios hospitalarios o en muestras pequeñas que no daban una imagen demasiado exacta del impacto de la catarata sobre la calidad visual en un país o una región determinada.

A finales de los años 90s, con los estudios de Evaluación Rápida de Servicios Quirúrgicos de Cataratas (Rapid Assessment of Cataract Surgical Services, RACSS) y más tarde en su versión actualizada de Evaluación Rápida de Prevención de la Ceguera (Rapid Assessment of Avoidable Blindness, RAAB)[17] en la región se pudo extrapolar los datos a toda la ciudad (y en ocasiones a todo el país) donde se realizaba el estudio, y se pudo obtener una estimación adecuada de la prevalencia de ceguera en adultos mayores de 50 años y sus causas en múltiples lugares del continente. Hasta ahora ha habido 16 estudios RACSS/RAAB en Latino América, dos de ellos en Paraguay,[18,19] dos en Perú[20,21] y uno en cada uno de los siguientes países: Argentina,[22] Brasil,[23] Chile,[24] Colombia,[25] Cuba,[26] República Dominicana,[27] Ecuador,[28] El Salvador,[29] Guatemala,[30] México,[31] Uruguay[32] y Venezuela.[33]

En todos estos estudios la catarata fue la principal causa de ceguera, entre un 41% (Campinas, Brasil)[23] a un 74% (Ecuador)[28] del total de casos de ceguera.

Otro estudio de población importante sobre la prevalencia y las causas de la ceguera que se basaba en una metodología diferente y merece ser mencionado es el São Paulo Eye Study.[34] En una zona de clase media-baja de la ciudad de São Paulo, Salomão et al encontraron que el 28% de los casos totales de ceguera se debían a las cataratas, la segunda causa de ceguera por detrás de la patología retiniana.

En aquellos países en los que no se han realizado estudios de población de la frecuencia y causas de ceguera se puede emplear de forma aproximada la Tasa Quirúrgica de Catarata (Cataract Surgical Rate, CSR; definida como el número de cirugías de cataratas llevadas a cabo por millón de personas y año)[35] como alternativa para estimar si el número de cirugías realizadas durante el año es adecuada para las necesidades de la población. Como las cataratas suelen ser la primera causa de ceguera en todo el mundo, un número muy elevado de cirugías en un país determinado indica que el número de personas con ceguera bilateral por catarata debe ser bajo. Pero el CSR considera el total de cirugías realizadas, sin importar la agudeza visual preoperatoria del paciente. Además, tampoco ofrece datos sobre la restauración visual.

Referencias

1. Asbell PA, Dualan I, Mindel J, Brocks D, Ahmad M, Epstein S. Age-related cataract. Lancet. 2005; 365:599-609.
2. Pascolini D, Mariotti SP. Global estimates of visual impairment: 2010. Br J Ophthalmol. 2012 May;96(5):614-8.
3. Kahn HA, Leibowitz HM, Ganley JP, et al. Am J Epidemiol. 1977;106:17-32
4. Klein R, Klein BE, Linton KL, De Mets DL. The Beaver Dam Eye Study: visual acuity. Ophthalmology.1991;98:1310-1315.
5. Klein BE, Klein R, Linton KL. Prevalence of age-related lens opacities in a population. Ophthalmology; 99:546-552.

6. Knudtson MD, Klein BEK, Klein R. Age-related eye disease, visual impairment, and survival. The Beaver Dam Eye Study. Arch Ophthalmol. 2006;124:243-249.
7. Adamsons I, Munoz B, Enger C, Taylor HR. Prevalence of lens opacities in surgical and general population. Arch Ophthalmol. 1991;109:993-997.
8. Hiller R, Sperduto RD, Ederer F. Epidemiologic associations with nuclear, cortical, and posterior subscapular cataracts. Am J Epidemiol. 1986;124:916-925.
9. Leske MC, Sperduto RD. The epidemiology of senile cataracts: a review. Am J Epidemiol. 1983;118:152-165.
10. Javitt JC, Wang F, West SK. Blindness due to cataract: Epidemiology and prevention. Annu Rev Public Health. 1996;17:159-177.
11. Tielsch JM. Visual problems in the U.S. Prevent blindness in America, Schaumburg, IL, 1994.
12. Congdon N, Vingerling JR, Klein BE, et al. Prevalence of cataract and pseudophakia/aphakia among adults in the United States. Arch Ophthalmol. 2004;122:487-494.
13. Broman AT, Hafiz G, Muñoz B, et al. Cataract and barriers to cataract surgery in a US Hispanic population. Arch Ophthalmol. 2005;123:1231-1236.
14. Hyman L, Wu SY, Connell AMS, et al. Prevalence and causes of visual impairment in the Barbados Eye Study. Ophthalmol. 2001;108:1751-1756.
15. Leske MC, Wu SY, Hyman L, et al. Four-year incidence of visual impairment. Ophthalmol. 2004;111:118-124.
16. World Health Organization. Global data on blindness: an update. Geneva, Switzerland, WHO, 1994, 4-10 (WHO/PBL/94.40).
17. Kuper H, Polack S, Limburg H. Rapid assessment of avoidable blindness. Community Eye Health. 2006 Dec;19(60):68-9.
18. Duerksen R, Limburg H, Carron JE, Foster A. Cataract blindness in Paraguay—results of a national survey. Ophthalmic Epidemiol. 2003;10:349-357.
19. Duerksen R, Limburg H, Lansingh VC, Silva JC. Review of blindness and visual impairment in Paraguay: changes between 1999 and 2011. Ophthalmic Epidemiol. 2013 Oct;20(5):301-7.
20. Águila LP, Carrión R, Luna W, Silva JC, Limburg H. Cataract blindness in people 50 years old or older in a semirural area of northern Peru. Pan Am J Public Health. 2005;17:387-93.
21. Peru (Personal communication)
22. Nano ME, Nano HD, Mugica JM, et al. Rapid assessment of visual impairment due to cataract and cataract surgical services in urban Argentina. Ophthalmic Epidemiol. 2006; 13:191—7
23. Arieta CE, de Oliveira DF, Lupinacci AP, Novaes P, Paccola M, Jose NK, Limburg H. Cataract remains an important cause of blindness in Campinas, Brazil. Ophthalmic Epidemiol. 2009 Jan-Feb;16(1):58-63.
24. Barría F, Silva JC, Limburg H, et al. Análisis de la prevalencia de ceguera y sus causas, determinados mediante encuesta ra´pida de ceguera evitable (RAAB) en la VIII región, Chile. Arch Chil Oftalmol. 2007;64:69—77
25. Ramírez VG, Serrano JJ, Villamizar LA, et al. Prevalencia de ceguera en el Departamento de Santander—Colombia. MedUNAB. 2009;12:66—73
26. Silva JR, Torres MR, Gonzalez CM. Resultados del RACSS en Ciudad de La Habana, Cuba, 2005. Rev Cubana Oftalmol. 2006;19:1--9
27. Kuper H, Polack S, Limburg H. Encuesta Nacional de Ciegos RAAB Republica Dominicana. Santo Domingo, The Dominican Republic, Amigo del Hogar
28. Chang C, Cañizares R, Cuenca V J, et al. Investigación rápida de la ceguera evitable. Estudio RAAB—Ecuador. Quito, Ecuador, RM Soluciones Graficas
29. El Salvador (Personal communication)
30. Beltranena F, Casasola K, Silva JC, et al. Cataract blindness in 4 regions of Guatemala: results of a population-based survey. Ophthalmology. 2007;114:1558--63
31. Polack S, Yorston D, López-Ramos A, Lepe-Orta S, Baia RM, Alves L, Grau-Alvidrez C, Gomez-Bastar P, Kuper H. Rapid assessment of avoidable blindness and diabetic retinopathy in Chiapas, Mexico. Ophthalmology. 2012 May;119(5):1033-40.
32. Uruguay (Personal communication)
33. Siso F, Esche G, Limburg H. Test Nacional de Catarata y Servicios Quirúrgicos. Primera Encuesta Nacional. Rev Oftalmol Venez. 2005;61:112--39
34. Salomao SR, Cinoto RW, Berezovsky A, Araujo-Filho A, Mitsuhiro MR, Mendieta L, Morales PH, Pokharel GP, Belfort R Jr, Ellwein LB. Prevalence and causes of vision impairment and blindness in older adults in Brazil: the Sao Paulo Eye Study. Ophthalmic Epidemiol. 2008 May-Jun;15(3):167-75
35. Lansingh VC, Resnikoff S, Tingley-Kelley K, Nano ME, Martens M, Silva JC, Duerksen R, Carter MJ. Cataract surgery rates in latin america: a four-year longitudinal study of 19 countries. Ophthalmic Epidemiol. 2010 Mar;17(2):75-81.

4 Sistema de Clasificación por Grados de Dificultad de las Cataratas Programadas para Facoemulsificación

Dr. Luis Escaf,
Dr. Victor Rojas H, Luz Marina Melo,
Juanita Londoño, Dr. Alberto Castro R.

Introducción

Se puede asignar preoperatoriamente a cada paciente un puntaje basado en ciertos factores de riesgo, para intentar predecir la posibilidad de complicaciones durante el procedimiento.

Este capítulo solo pretende ser una guía para el cirujano de catarata que comienza su entrenamiento y que sea consciente de que son múltiples los factores de riesgo que están presentes en una cirugía de catarata y no solo la dureza del núcleo es el factor más relevante al considerar el riesgo de una cirugía.

La cirugía de catarata es uno de los procedimientos más frecuentemente practicados en el mundo. Citando ejemplos de países que tienen buenos registros de estos procedimientos, en el periodo 2001-02 se realizaron 247.000 cirugías de catarata en el Reino Unido, siendo este número sobrepasado sólo por las endoscopias gastrointestinales, las cistoscopias y los nacimientos.[1] En 1.996 en los Estados Unidos se practicaron más de dos millones de cirugía de cataratas, siendo así por un amplio margen la cirugía más frecuentemente practicada.[2] Es posible que en todo el mundo se realicen más de 25 millones de cirugía de catarata. En definitiva la catarata es una patología muy común en todo el mundo, pero mientras que en los países desarrollados la catarata es una causa menos importante de ceguera, por la accesibilidad a los servicios de salud ocular, aún continúa siendo la principal causa de ceguera globalmente en el mundo, causando casi la mitad de todos los casos de ceguera, debido a su importancia en los países en vías de desarrollo (incluyendo a Latinoamérica) donde viven un 85% de las personas ciegas por catarata.[3-6] Por otra parte, aunque la cirugía de catarata ha progresado notoriamente en las últimas décadas, mejorando su nivel de eficacia y seguridad, muchos factores pre o intraoperatorios pueden aumentar el riesgo de complicaciones.[7] Varios estudios han evaluado la incidencia de complicaciones y su relación con los resultados visuales, y han encontrado que sobre todo en los países en vías de desarrollo, pueden encontrarse valores preocupantes en cuanto a calidad del resultado visual.[8] Por ejemplo en India, se han hecho reportes indicando que en ciertos centros, sobretodo rurales, entre un 25% y un 35% de los pacientes no llegan a una visión postoperatoria de 20/200.[9,10] En otro estudio este porcentaje se elevó a un 45% y se requirieron procedimientos refractivos adicionales para disminuirlo a un 15%.[11] Resultados similares se han reportado en Nepal (21%) y en China (39%), y no tenemos argumentos firmes para pensar que en Latinoamérica no existan casos similares.[12,13] Así el panorama, es probable que se pueda afirmar que mientras que la catarata es la primera causa de ceguera, las complicaciones de la cirugía de catarata ocupan un lugar importante , aun no cuantificable.

Considerar la catarata como un diagnóstico único y por tanto la cirugía como un procedimiento estándar es un error conceptual que posiblemente genera buena parte de las complicaciones asociadas con la cirugía. Por ello, la evaluación preoperatoria del paciente para cirugía de catarata es crucial para asegurar los dos propósitos fundamentales de la cirugía de catarata actual: la curación de la catarata y el efecto refractivo del procedimiento, y dentro de esa evaluación se deben intentar identificar todos los posibles factores de riesgo que puedan contribuir a la aparición de complicaciones intraquirúrgicas.[14]

Nosotros, así como otros grupos independientemente también lo han hecho,[1] basándonos en los factores de riesgo publicados en la literatura y en los que extrajimos de nuestra propia experiencia, decidimos diseñar un sistema de clasificación de la catarata en grados de complejidad. En cuanto a factores que se han encontrado relacionados con mayor riesgo de complicaciones se ha reportado, por ejemplo que una profundidad de la cámara anterior menor de 2.5 mm incrementó en casi cinco veces la posibilidad de complicaciones en un grupo de pacientes con pseudoexfoliación.[15] La pseudoexfoliación en si misma puede incrementar el riesgo de ruptura de la cápsula posterior o pérdida de vítreo en 2.6 veces.[16] En casos de ojos con el segmento anterior muy pequeño, se han inclusive desarrollado técnicas especiales.[17] Por otro lado una longitud axial elevada y una cámara anterior profunda se han relacionado con un mayor riesgo de desprendimiento de retina pseudofáquico.[18] Las cataratas blancas también se han asociado con mayores riesgos relacionados con capsulorrexis incompletas, rupturas de la cápsula posterior o necesidad de conversión a técnicas extracapsulares de incisión amplia.[19,20] En facoemulsificación de cataratas muy duras otros riesgos, como quemaduras de la incisión, ruptura de la cápsula posterior o zonulodiálisis se pueden incrementar.[21]

El antecedente de vitrectomía se ha asociado con cambios súbitos intraoperatorios de la profundidad de la cámara anterior, laxitud excesiva de la cápsula posterior y placas de opacidad en la cápsula posterior.[22,23]

Ciertos tipos específicos de cataratas, como la polar posterior, se asocian con riesgo de ruptura de la cápsula posterior hasta en la tercera parte de los casos, y requiere maniobras intraoperatorias específicas. Nosotros estamos de acuerdo con otros autores y recomendamos sólo hidrodelaminación, sin hidrodisección, con posterior aspiración muy cuidadosa de la corteza y el epinúcleo remanente en la zona de la opacidad polar posterior.[24-30]

Otros estudios han mostrado un incremento de las complicaciones en pacientes de edad muy avanzada.[31]

Además estos pacientes tienen mayor tendencia a que sus pupilas sean más mióticas y requieran maniobras para dilatarlas.[32]

La cirugía de catarata con facoemulsificación y la implantación de un LIO plegable se han convertido en la técnica de elección. En los Estados Unidos se practica rutinariamente por más del 98% de los cirujanos de catarata, y en Latinoamérica el número de cirujanos entrenados que ejecutan esta técnica crece cada año. Cada vez se considera más como una cirugía simple y rápida, que puede ser realizada por cualquier oftalmólogo entrenado.

Aunque es cierto que la cirugía de catarata ha llegado a ser más simple desde el punto de vista del paciente, se ha transformado en algo cada vez más complejo para el cirujano. Los cirujanos deben tomar muchos factores en cuenta, incluyendo el manejo de los parámetros y de la tecnología del sistema empleado en el procedimiento, mantener una concentración completa en la cirugía, calcular el poder del LIO de acuerdo a las diferentes fórmulas y manejar al paciente bajo anestesia tópica.

Por diversas razones (incluyendo las de mercadeo y publicidad) nosotros mismos, los cirujanos, hemos estado promoviendo la idea que la cirugía actual de catarata es un procedimiento fácil, con pocas complicaciones, que puede ser hecha en alrededor de 10 minutos, sin necesidad de colocar un parche en el ojo, y que el paciente puede regresar a sus actividades normales al día siguiente. Presentamos esta imagen tanto a los pacientes como a sus familias, pero cuando se presentan las complicaciones, es donde nos enfrentamos a problemas.

Por otro lado, quienes terminan su entrenamiento en oftalmología, muchas veces con un volumen de práctica quirúrgica por debajo del ideal, llegan ocasionalmente a creer que pueden enfrentarse aún a casos complejos, olvidando que en cirugía hay enseñanzas que sólo las dan el tiempo y la experiencia.

Lo que como cirujanos pretendemos es obtener los mejores resultados para el paciente pero definitivamente existen casos que implican mayores riesgos. Lo que consideramos fundamental es identificar estos casos en el preoperatorio, para poder así discutirlo previamente con el paciente y los familiares, y tomar las medidas necesarias para minimizar al máximo los riesgos intraoperatorios. La presencia de ciertos factores de riesgo no es un evento raro. En su estudio sobre factores de riesgo preoperatorios, Muhtaseb[1] encontró que el 42% de los pacientes tenían al menos uno de ellos, lo que significa que a muchos pacientes los podemos estar considerando "casos de rutina" cuando en realidad no lo son. Ellos también encontraron una definitiva relación entre cuatro diferentes grupos, divididos de acuerdo a un puntaje según la presencia de doce factores de riesgo seleccionados por ellos, en cuanto a la posibilidad de complicaciones, pasando del 4.3% al 32%.

Método de Clasificación

El objetivo es establecer un sistema de registro, previo a la cirugía, que nos permitirá predecir cuáles casos pueden presentar problemas, al clasificar los casos de catarata de acuerdo a su nivel de complejidad. Este registro debe ser fácil de llenar durante el examen, fácil de leer en la sala de cirugía y fácil de entender por parte de los pacientes, familiares y del personal involucrado con la cirugía. Luego de que toda la información se registra en una Tabla, podemos evaluar el nivel de dificultad de acuerdo a un puntaje.

En resumen, dentro de las múltiples ventajas que genera el tener un método adecuado de clasificación de la catarata de acuerdo con su dificultad quirúrgica podemos mencionar:

1) Se podrán comparar resultados e incidencia de complicaciones de distintos centros de manera coherente. Al reconocer que no todas las cataratas son iguales, no estaremos comparando "peras" con "manzanas" y podremos hablar el mismo lenguaje.
2) Se podrán programar los casos más complejos en los centros de mayor complejidad y con los cirujanos de mayor experiencia o entrenamiento especifico.
3) Se podrá programar el entrenamiento de residentes de forma que se inicie con los casos de menor dificultad y vaya ascendiendo gradualmente
4) Se podrán asignar en forma programada tiempo y recursos para el tratamiento de los casos más complejos
5) Si se estructura esto en un grupo médico cohesionado, se podría llegar negociar con los agentes de pago (compañías de seguros o administradoras de servicios de salud) una tarifa más ajustada a cada caso de acuerdo a su complejidad
6) Se podrá informar al paciente y familiares en relación a la dificultad especifica de su caso y probabilidad de complicaciones

7) Se dispondrá de suficiente sustento informativo en caso de reclamaciones medico legales.

El sistema de clasificación publicado por Muhtaseb incluye el análisis de 13 variables, en el sistema que nosotros desarrollamos, de manera independiente, incluimos 20 variables ya que consideramos que se deben tener en cuenta todas las variables que puedan tener una influencia significativa en la dificultad de la cirugía.[1] El peso relativo de cada variable es un estimado que se hace en base a nuestra experiencia y a las publicaciones.
La clasificación que proponemos se fundamenta en un sistema de puntaje para cada parámetro que hemos considerado, dándole un puntaje mínimo a las situaciones consideradas normales e ir aumentando en la medida que estas condiciones normales se vayan volviendo más complejas.

De esa manera podrán hacerse cálculos estadísticos y podrán hacerse ajustes al peso específico de cada variable según se vaya estableciendo con su uso, empleando un modelo estadístico mediante el cual se realice una retroalimentación con los datos de los resultados y complicaciones.

Se podría realizar una aplicación en Internet y ser cargada en los diferentes dispositivos electrónicos para ser consultada rápidamente al lado del paciente.– de carácter gratuito- para uso de todos los cirujanos de catarata. El usuario podrá llenar los datos para obtener un puntaje específico, y de acuerdo a la clasificación en grados de dificultad se le darían una serie de recomendaciones o precauciones en cuanto al procedimiento, y en contraprestación retroalimentaría el sitio de Internet con datos sobre sus propias complicaciones en relación con los grados de la clasificación. Este puntaje se generaría en una página electrónica fácil de leer o de imprimir e incluir en la historia.

SISTEMAS DE CLASIFICACION

Variables

A cada variable se le asigna un puntaje según su importancia. La mayoría de las variables se pueden definir preoperatoriamente pero hay algunas que se encuentran o generan en la cirugía.

Se enumeran las variables con su respectivo método de evaluación y puntaje (Para los valores de puntaje específicos **(Tabla 1)**.

1- Edad: La edad tiene dos efectos. Entre más temprano en edad, mas difícil es la cirugía, por el tamaño del ojo, la elasticidad de los tejidos y específicamente de la cápsula anterior, y la dificultad del seguimiento. Por otro lado en la edad avanzada aparece de nuevo dificultad por la delgadez y laxitud de las cápsulas del cristalino y de las zónulas. Se establece entonces un puntaje diferencial.

2 – Factores Sistémicos: Hay varios factores sistémicos que están asociados a dificultad por diversas razones: dificultad para lograr el decúbito o mantenerlo, dificultad respiratoria, tos, incremento de la presión venosa, movimientos. A continuación se enumeran los más frecuentes:

EPOC moderada.
EPOC severa..
Dificultad para el decúbito de origen respiratorio.
Dificultad para el decúbito por cuello o columna.
Cuello corto- Obesidad.
Parkinson.
Diabetes sin retinopatía.
Diabetes con retinopatía no proliferativa.
Diabetes con retinopatía proliferativa.

3- Cirugías Anteriores: Esta definido que ciertas cirugías pueden hacer más difícil la cirugía.

Tabla de Variables

VARIABLES	Grado 1	Puntos 1	Grado 2	Puntos 2	Grado 3	Puntos 3
EDAD	40-60 años		Mayor de 60 años		Menor de 30 años	
Factores Sistémicos	NORMAL		Tolerancia moderada al decúbito		Intolerancia al decúbito	
Cirugías Anteriores	No		De segmento anterior		De segmento posterior (vitrectomía)	
Factor de estrés	No		Amigo o personaje social importante		Familia directa	
Longitud Axial	Normal 21.5 -23,5		24 a 27		Menor de 20 Mayor de 27	
Arco Superciliar	normal		prominente		nariz y arco prominente	
Hendidura palpebral	normal		Semi estrecha		fimótica	
Transparencia corneal	normal		Opacidad periférica		Opacidad central	
Cámara Anterior	Normal de 3 mm a 4mm		Menor de 2.5 mm		Muy amplia o estrecha	
Iris	normal		acartonado		Flácido IFIS	
Cámara Anterior	normal		Inserción zonular anterior		Fibrosa Exfoliada Calcárea morganianas	
Corteza	normal		rígida		Licuada. ausente	
Núcleo	Facorrefractiva Núcleo transparente		Núcleo 3-4 cruces		Negro Blanco brunescente	
Cápsula posterior	normal		Subcapsular posterior		Polar posterior	
Zónulas	normal		Diálisis menor de 60°		Diálisis mayor de 60°	
Pupila	Dilatación mayor de 7mm		Dilatación media menor de 5 mm		Dilatación menor de 4 mm	
Pseudoexfoliación	no		no		si	
Endotelio	Normal. 2.000 a 3.000 cel x mm^2		de 1.500 cel x mm^2 a 1.900		menor 1.500 x mm^2	
Reflejo Rojo	presente		Parcialmente presente		ausente	
Anestesia	general		infiltrativa		local	
PUNTAJE TOTAL						
GRADO DE DIFICULTAD					10	

Como ya se explicó la vitrectomía profundiza la cámara anterior y altera el balance de presiones entre las cámaras posterior, anterior y la cavidad vítrea. Además hay más probabilidad de zonulodiálisis. La cirugía de pterigión amplia, especialmente si se empleó beta terapia, puede dejar cicatrices en el limbo, y alterar la cicatrización postoperatoria si compromete el área de la incisión. En casos de antecedente de cirugía filtrante de glaucoma las ampollas filtrantes dificultan técnicamente el procedimiento.

4- Factor de Estrés: Cuando el cirujano está muy tenso porque está comprometido afectivamente con el paciente o el caso significa mucho para él, o es el único ojo del paciente. Igualmente si el paciente es una persona pública o conocida, en la que un fracaso podría tener consecuencias devastadoras para el prestigio del cirujano.

5- Longitud Axial: Los ojos muy pequeños o muy grandes se salen del estándar al que está acostumbrado el cirujano, y se pueden comportar de manera diferente intraoperatoriamente ante una misma técnica quirúrgica.

6- Arco Superciliar: Un arco superciliar prominente dificulta el acceso de los instrumentos. Si el cirujano es diestro, la introducción de un instrumento recto de facoemulsificación se torna muy difícil en ojo izquierdo y lo inverso para el cirujano con la mano izquierda dominante.

La dificultad producida por la órbita se debe evaluar de dos maneras. Se coloca una regla que haga contacto con el reborde orbitario superior e inferior. Si el globo con párpado cerrado hace contacto con la regla o está ligeramente aprisionado o queda un espacio apenas visible se considera un ojo normal. Si el ojo queda muy aprisionado o no permite que la regla toque los rebordes orbitarios se considera que es un globo prominente u órbita poco profunda. Si debajo de la regla queda un espacio visible entre el parpado y la regla se considera un globo enoftálmico. Si el párpado puede abrir cómodamente sin que las pestañas toquen la regla se considera un ojo profundo.

Además se debe medir la distancia entre los dos rebordes orbitarios con una regla. En enoftálmicos o muy enoftálmicos se debe medir la distancia entre rebordes orbitarios en el centro. Si es menor de 10mm se duplica el puntaje. En estos casos una alternativa que puede tomar el cirujano es realizar un abordaje totalmente temporal, sentado al lado del paciente.

7- Hendidura Palpebral: Una hendidura palpebral muy estrecha dificulta también el acceso al globo, hace difícil la colocación del blefarostato y genera roce de este con los instrumentos. La hendidura se mide con una regla desde el canto externo hasta el canto interno

8- Transparencia Corneal: Este es uno de los factores claves en la visualización. Cualquier nivel de opacidad dificulta todos los pasos intraoculares de la cirugía aumentando el riesgo de complicaciones. La opacidad corneal se puede descomponer en: área, localización y severidad de la opacidad.

9- Cámara Anterior: Es también un parámetro reconocido como muy importante. Si es muy estrecha, dificulta mucho las maniobras intraoculares y aumenta el riesgo de daño endotelial, o ruptura de la cápsula posterior. Si es muy profunda exige verticalizar mucho los instrumentos y dificulta la capacidad para enfocar el área en la que se está trabajando.

10- Iris: El comportamiento del iris en cirugía puede crear dificultades. Hay factores relacionados con el iris que pueden definirse preoperatoriamente como las sinequias. El iris acartonado rígido tiene importancia en cuanto a la dilatación pupilar que se mide como una variable independiente. El iris fláccido que se hernia fácilmente o se encarcela fácilmente en cualquier instrumento de aspiración es un factor que se puede definir solo intraoperatoriamente.

En los pacientes que estén recibiendo tamsulosin (Flomax®), un antagonista sistémico de los receptores α-1 adrenérgicos empleado en el manejo sintomático de la hipertrofia prostática se ha descrito el "síndrome del iris fláccido" intraoperatorio, por lo que ello también constituye un factor de riesgo. [33]

11- Cápsula Anterior: La capsulorrexis circular continua es reconocida como uno de los factores de mayor importancia en el resultado de una cirugía de facoemulsificación. Las capsulas con cambios de fibrosis o calcificaciones hacen más difícil la rexis y pueden correlacionarse con dificultades con la capsula posterior. En niños también es más difícil, pero este parámetro ya se tuvo en cuenta en "edad".

12- Corteza: es un indicativo de la severidad de la catarata. Cuando la corteza forma parte de un gran núcleo oscuro, la cirugía es más difícil. Igualmente una corteza que se ha licuado formando una catarata intumescente plantea dificultades en varios de los pasos quirúrgicos: la rexis se dificulta por la mala visualización del colgajo de cápsula anterior (requiriendo tinción) y evitar la cápsula posterior, que suele ser fláccida y excesivamente móvil, es complejo. Además dificulta valorar la real dureza del núcleo, lo cual es muy importante, ya que una corteza blanca puede rodear a un núcleo blanco, más bien blando, pero también puede estar rodeando a un núcleo color ocre muy oscuro, de consistencia muy firme.

13- Núcleo: La dureza del núcleo es uno de los factores más críticos en cirugía, especialmente si se trata de dividir el núcleo antes de la facoemulsificación. La dureza del núcleo se correlaciona con la cantidad de energía ultrasónica necesaria para emulsificarlo. La dureza relaciona muy estrechamente con el color. El núcleo y el reflejo rojo se deben examinar con máxima dilatación pupilar.

Existe una clasificación descrita para evaluar la densidad de la catarata, el Sistema de Clasificación de las Opacidades Cristalinianas III (en inglés Lens Opacities Classification System III – LOCS III) basada en la comparación contra unos patrones fotográficos de diferentes opacidades, y que ha demostrado utilidad clínica.[34,35]

Nosotros desarrollamos nuestra propia escala de clasificación para el color del núcleo de acuerdo a unas fotografías estándar. El valor del reflejo rojo se entiende en ausencia de otra patología que lo comprometa, como opacidad corneal o patología vítreo-retiniana. Otra forma de clasificar la dureza del núcleo seria comparando el color y aspecto en lámpara de hendidura con la densitometría de la catarata obtenida con Pentacam. Este método seria el ideal, pero no está al alcance de todos los oftalmólogos.

14- Cápsula Posterior: La principal dificultad aquí tiene que ver con la identificación de una catarata polar o de un lentiglobo posterior donde, como ya se comentó, puede presentarse ruptura de la cápsula en la maniobra de hidrodisección o aspiración de la corteza.

15- Zónulas: La debilidad zonular lleva a que se formen diálisis durante el procedimiento, lo que incrementa el riesgo de luxación o sub-luxación del núcleo, pérdida de vítreo, dificultad para implantar o centrar el lente intraocular, y riesgo de subluxación o luxación del mismo. Es importante interrogar en cuanto a antecedente de trauma contundente.

La debilidad zonular se debe investigar con máxima dilatación pupilar buscando cuidadosamente facodonesis, descentración del cristalino o diálisis evidentes.

16- Pupila: Esta es una de las variables más estudiadas y más claramente asociadas a dificultad en la cirugía y complicaciones intraoperatorias. Una pupila pequeña dificulta todas las maniobras quirúrgicas con cualquiera de las técnicas. Cuando la pupila es muy pequeña es necesario hacer maniobras intraoperatorias para ampliarla, ya sea usando ganchos para maniobras de estiramiento o colocando ganchos externos de iris o dilatadores anulares.

17- Pseudoexfoliación: Este es un factor que dificulta varios pasos de la cirugía. Se asocia a pobre dilatación pupilar, capsulas y zónulas débiles lo que dificulta la capsulorrexis y facilita la ruptura de la posterior o zonulodiálisis con la consecuente pérdida de vítreo en cualquiera de las maniobras. La clasificación de la exfoliación se realiza comparándola con unas fotos que sirven como parámetros.

18- Endotelio: Aunque la disminución del conteo endotelial no plantee una dificultad en sí misma, el riesgo de edema corneal postoperatorio si se aumenta en forma muy significativa. Por lo tanto un pobre conteo endotelial si incrementa las exigencias en términos de refinamiento de la técnica quirúrgica.

19- Reflejo Rojo: Aunque este parámetro se relaciona con algunos de los anteriores, tales como opacidad corneal o cristaliniana, debe considerarse como un factor independiente porque su ausencia en caso de patología vitreoretiniana, como hemorragia vítrea, hialosis asteroide, o desprendimiento de retina, puede crear dificultad adicional varias de las maniobras quirúrgicas: capsulorhexis, aspiración de la corteza.

20- Anestesia: La anestesia general, aunque representa riesgo sistémico y mayor costo, es la que menos riesgo ocular tiene.

La anestesia local, retro o peribulbar, tiene mayor riesgo de complicaciones oculares. El incremento de la presión por un exceso de anestesia o hemorragia orbitaria pueden dificultar las maniobras de la cirugía.

La anestesia tópica exige máxima destreza del cirujano.

GRADOS DE DIFICULTAD DE LA CIRUGÍA DE CATARATA

GRADO DE DIFICULTAD 1

Puntuación de 20

Bajo nivel de dificultad significa que la cirugía es potencialmente fácil. Puede ser realizada por un cirujano principiante, que tenga experiencia con la faco a través de la práctica, la observación y los videos Siempre que sea posible debe estar acompañado por un cirujano con más experiencia. Posibilidad de complicación de 0% a 3%.

GRADO DE DIFICULTAD 2

Puntuación Desde 21 a 40

Nivel de dificultad moderado Puede ser considerado un procedimiento potencialmente difícil. Esta clasificación incluye algunos puntos de los grupos 1 y algunas características de los grupos 2 y 3. El cirujano debe haber realizado al menos 100 procedimientos. **Posibilidad de complicación hasta 10 %.**

GRADO DE DIFICULTAD 3

Desde 41 Hasta 60

Nivel de dificultad muy alto. Estos procedimientos deben ser realizados sólo por expertos, que sepan cómo manejar complicaciones serias, que controlen adecuadamente situaciones tensas y que dispongan de los equipos adecuados.

Estos puntajes y posibilidades de complicaciones son obtenidas por la experiencia de los autores y pueden variar de acuerdo a la experiencia de cada cual. Son solo una guía que se puede ir retroalimentando con el concurso de todos los cirujanos de catarata de América y del Mundo.

FOTOS CATARATA EN DIFERENTES SITUACIONES DE DIFICULTAD

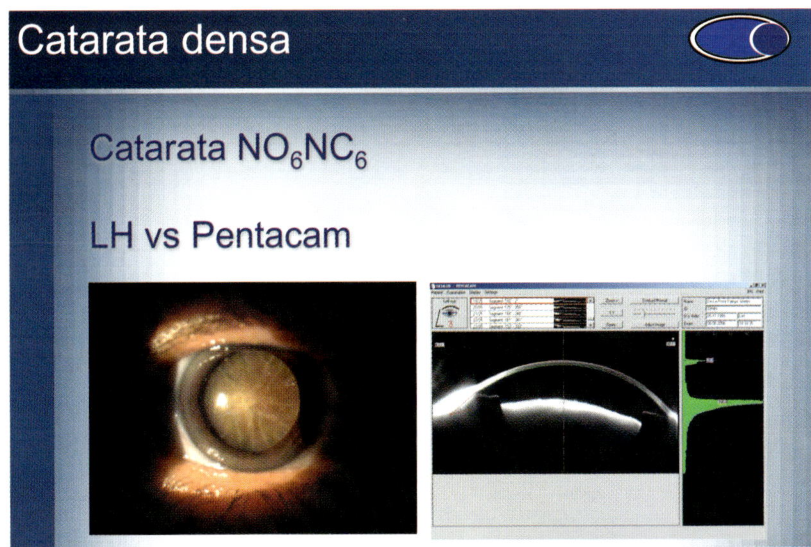

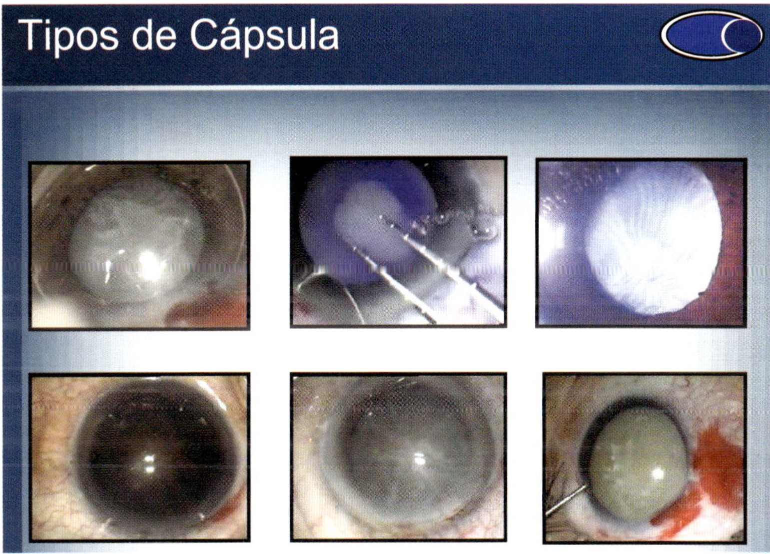

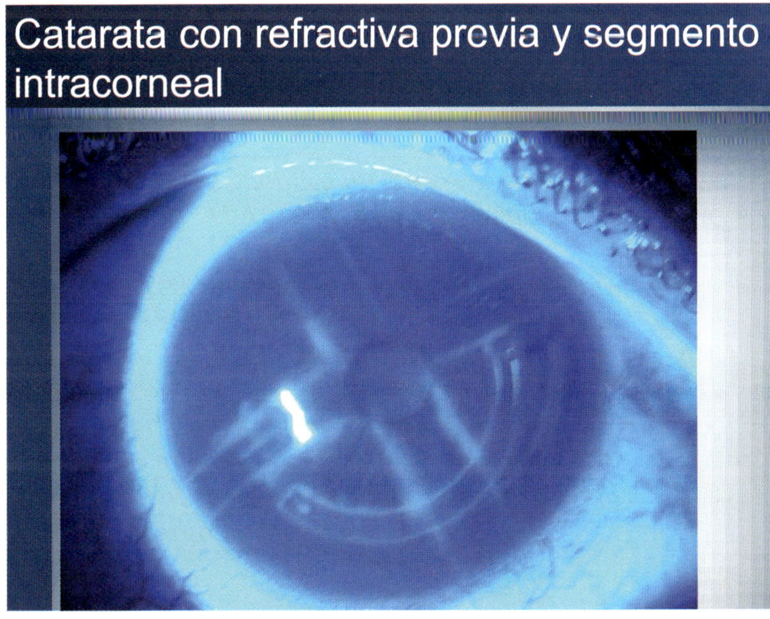

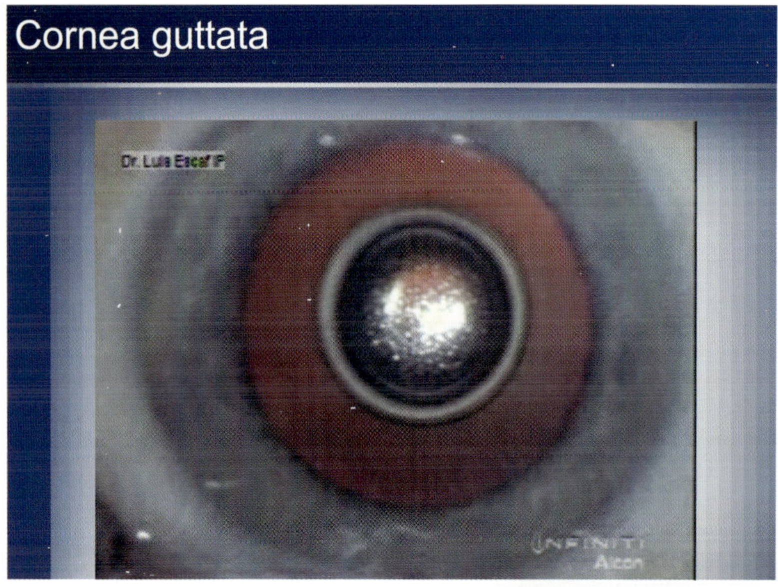
Cornea guttata
Dr. Luis Escaf IP
Alcon

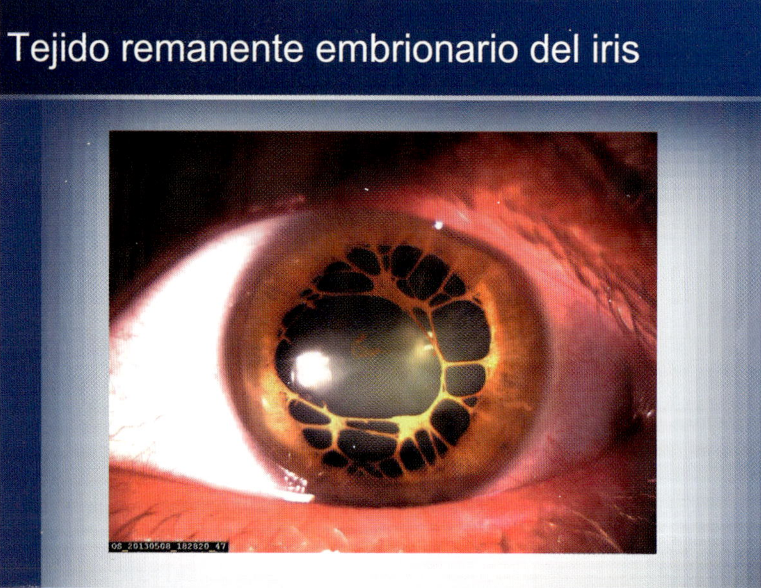
Tejido remanente embrionario del iris

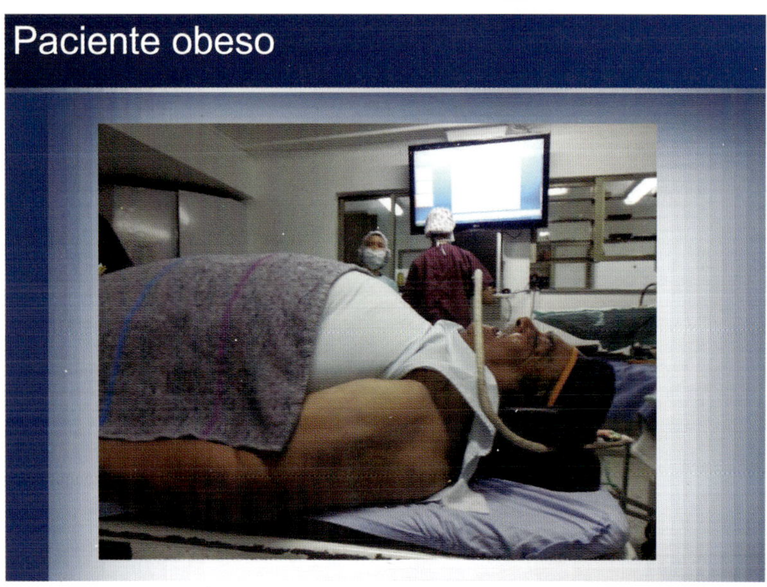
Paciente obeso

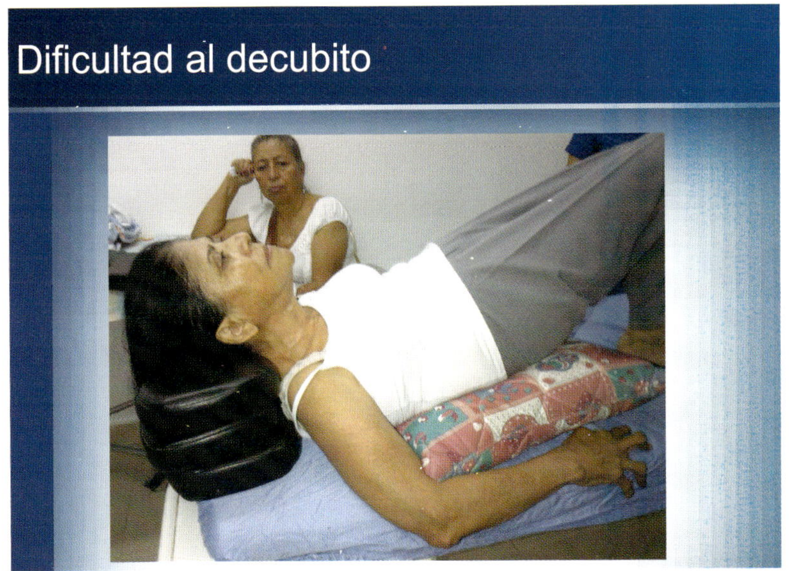
Dificultad al decubito

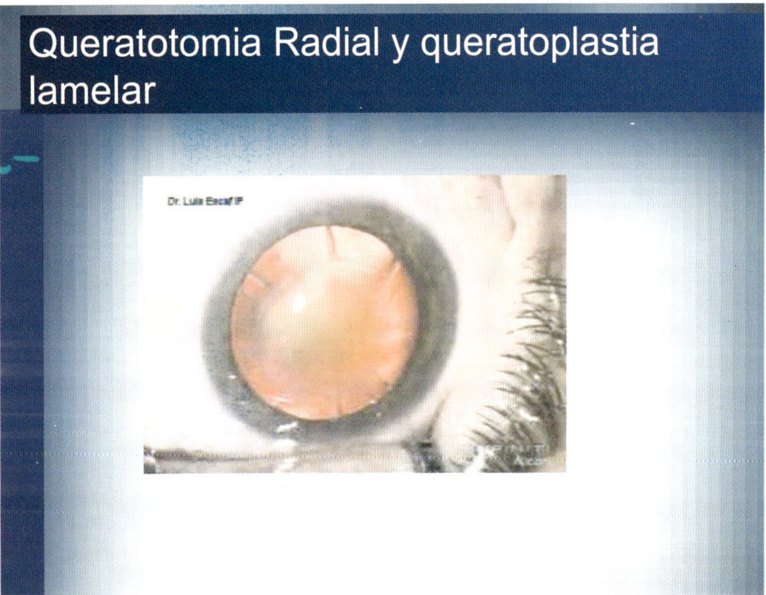
Queratotomia Radial y queratoplastia lamelar

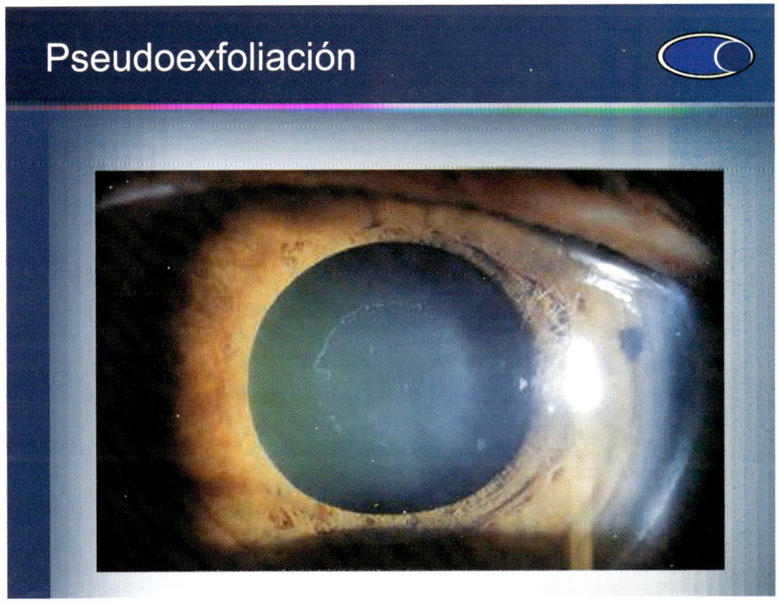
Pseudoexfoliación

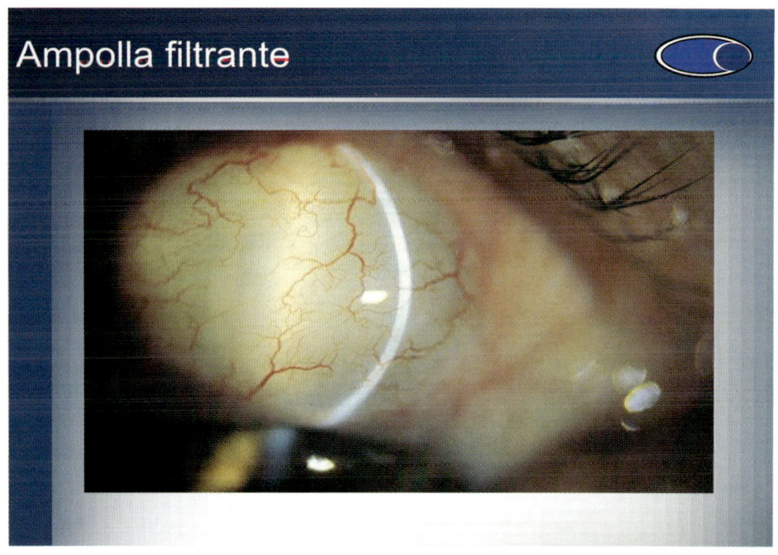
Ampolla filtrante

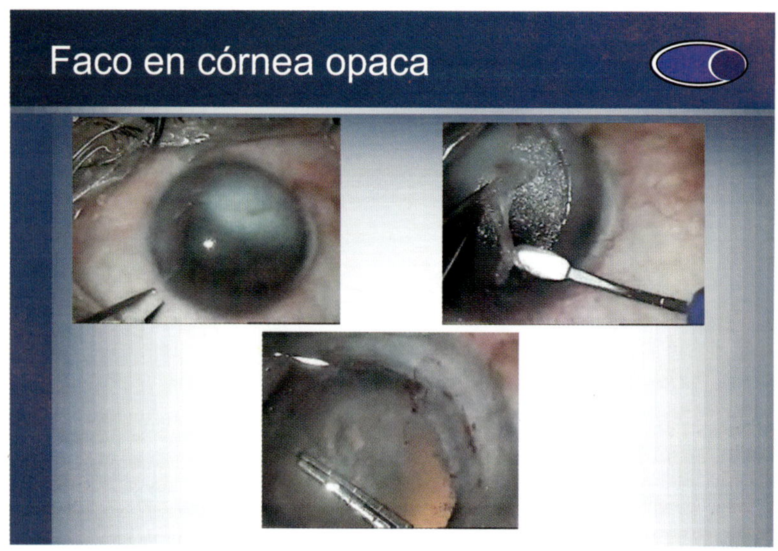
Faco en córnea opaca

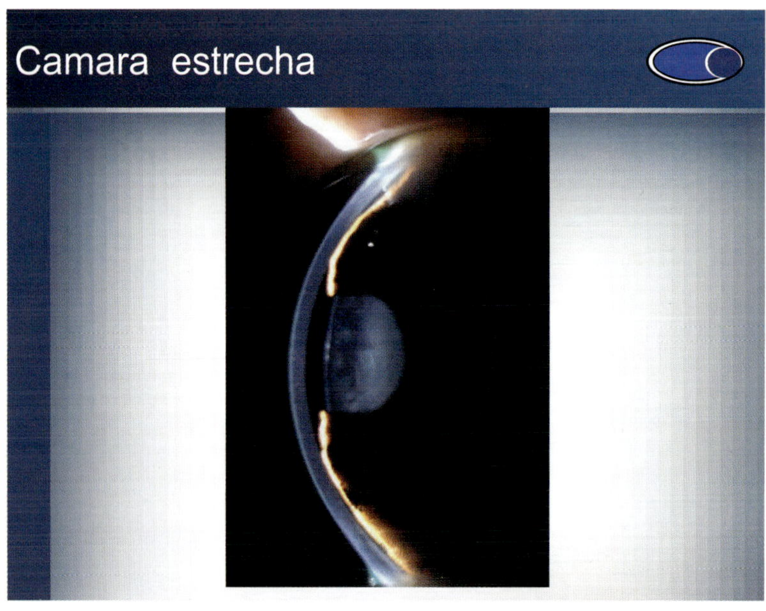
Camara estrecha

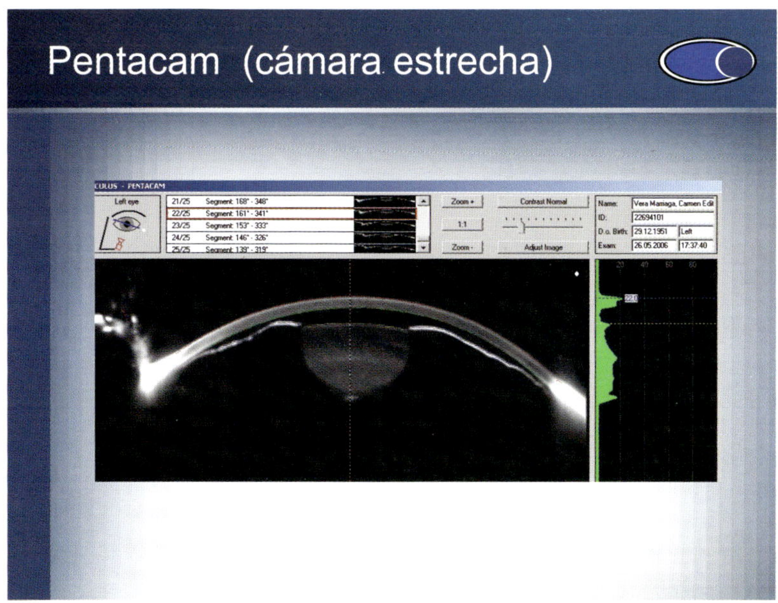
Pentacam (cámara estrecha)

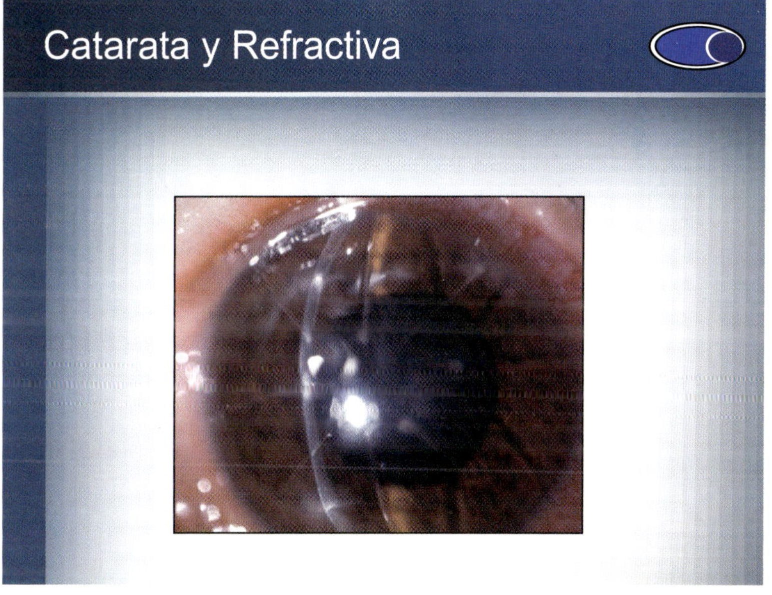
Catarata y Refractiva

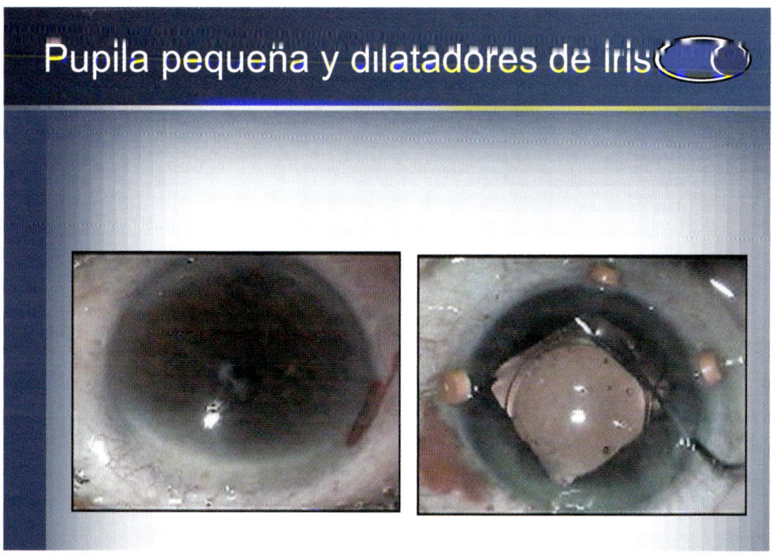
Pupila pequeña y dilatadores de iris

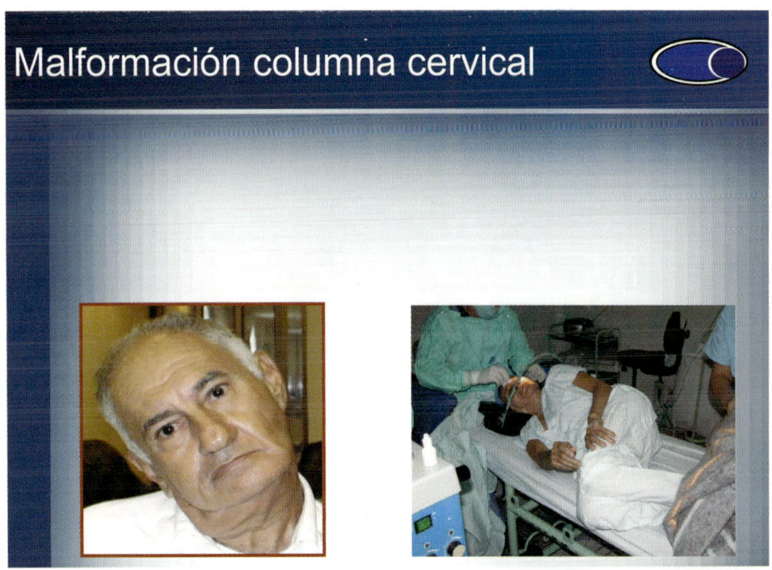
Malformación columna cervical

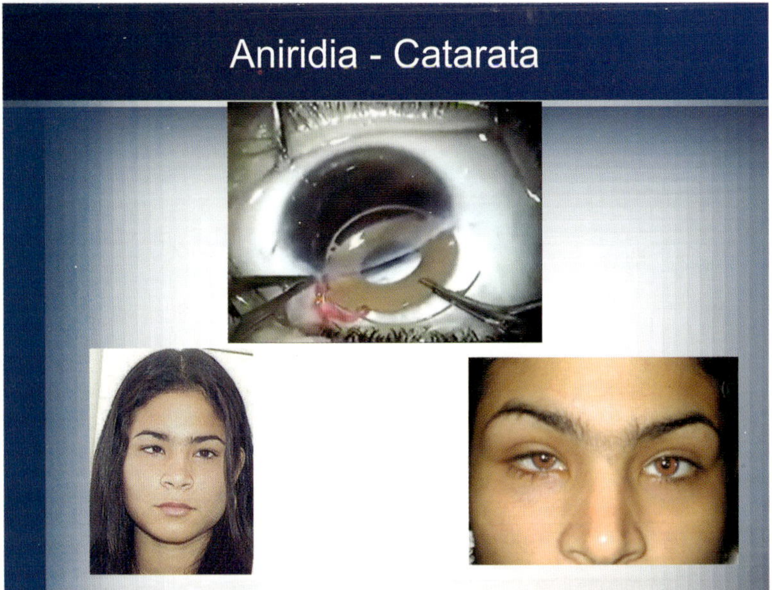
Aniridia - Catarata

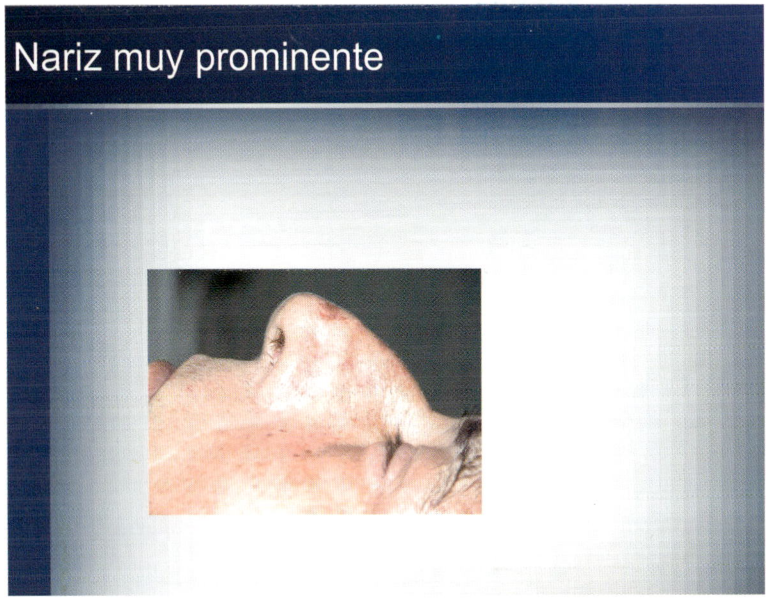
Nariz muy prominente

Referencias

1- M Muhtaseb, A Kalhoro and A Ionides A system for preoperative stratification of cataract patients according to risk of intraoperative complications: a prospective analysis of 1441 cases Br. J. Ophthalmol. 2004;88;1242-1246.

2- www.cdc.gov/nchs/data/ad/ad300t4.pdf.

3- Resnikoff S, Pascolini D, Etya'ale D, et al. Global data on visual impairment in the year 2002. Bull World Health Organ 2004;82:844–51.

4- Ceklic L, Latinovic S, Aleksic P. [Cataract as a leading cause of visual disability and blindness in the region of Eastern Sarajevo and Eastern Herzegovina]Med Pregl. 2005 Sep-Oct;58(9-10):449-52.

5- Tello A. La catarata sigue siendo la principal causa de ceguera en Latinoamérica. Highlights of Ophthalmology, 2005, 33 (6):6-7.

6- K M Anjum, M B Qureshi, M A Khan, N Jan, A Ali, K Ahmad, M D Khan. Cataract blindness and visual outcome of cataract surgery in a tribal area in Pakistan. Br J Ophthalmol 2006;90:135–138.

7- Chang DF. Phaco Chop: Mastering Techniques, Optimizing Technology, and Avoiding Complications. SLACK Incorporated, Thorofare, NJ; 2004.

8- Johnson GJ. Improving outcome of cataract surgery in developing countries. Lancet 2000;355:158–9.

9- Limburg H, Foster A,Vaidyanathan K, Murthy GVS. Monitoring visual outcome of cataract surgery in India. Bull World Health Organ 1999; 77:455–460.

10- Singh AJ, Garner P, Floyd K. Cost-effectiveness of public-funded options for cataract surgery in Mysore, India. Lancet 2000; 355:180-184.

11 Dada VK, Murthy GVS, Gupta SK, Pandey RM. Cataract blindness and surgical outcomes survey, Bharatpur, Rajasthan. Report. New Delhi: Dr Rajendra Prasad Centre for Ophthalmic Sciences, All India Institute of Medical Sciences, 1999.

12- Pokharel GP, Selvaraj S, Ellwein LB.Visual functioning and quality of life outcomes among cataract operated and unoperated blind populations in Nepal. Br J Ophthalmol 1998; 82: 606–10.

13- Zhao J, Sui R, Jia L, et al.Visual acuity and quality of life outcomes in patients with cataract in Shunyi county, China. Am J Ophthalmol 1998; 126: 515–23.

14- Centurión V. Perla I. La importancia de la evaluación pre-operatoria en la cirugía de catarata. Highlights of Opthalmology 2005, 33 (6):2.

15- Kuchle M, Viestenz A, Martus P, et al. Anterior chamber depth and complications during cataract surgery in eyes with pseudoexfoliation syndrome. Am J Ophthalmol 2000;129:281–5.

16- Drolsum L, Haaskjold E, Sandvig K. Phacoemulsification in eyes with pseudoexfoliation. J Cataract Refract Surg 1998;24:787–92.

17- David F. Chang, MD Pars plana vitreous tap for phacoemulsification in the crowded eye. J Cataract Refract Surg 2001; 27:1911–1914.

18- Bhagwandien AC, Cheng YY, Wolfs RC, van Meurs JC, Luyten GP.Relationship between retinal detachment and biometry in 4262 cataractous eyes. Ophthalmology. 2006 Apr;113(4):643-9.

19- Chakrabarti A, Singh S, Krishnadas R. Phacoemulsification in eyes with white cataract. J Cataract Refract Surg 2000;26:1041–7.

20- Brazitikos P, Tsinopoulos I, Papadopoulos N, et al. Ultrasonographic classification and phacoemulsification of white senile cataracts. Ophthalmology 1999;106:2178–83.

21- Singh R, Vasavada A, Janaswamy G. Phacoemulsification of brunescent and black cataracts. J Cataract Refract Surg 2001;27:1762–9.

22- Lacalle V, Garate F, Alday N, et al. Phacoemulsification cataract surgery in vitrectomized eyes. J Cataract Refract Surg 1998;24:806–9.

23- Pinter S, Sugar A. Phacoemulsification in eyes with past pars plana vitrectomy: Case-control study. J Cataract Refract Surg 1999;25:556–61.

24- Vasavada A, Singh R. Phacoemulsification in eyes with posterior polar cataract. J Cataract Refract Surg 1999;25:238–45.

25- Osher R, Yu B C-Y, Koch D. Posterior polar cataracts: a predisposition to intraoperative capsular rupture. J Cataract Refract Surg 1990;16:157–62.

26- Allen D, Wood C. Minimizing risk to the capsule during surgery for posterior polar cataract. J Cataract Refract Surg. 2002 May;28(5):742-4.

27- Masket S . Posterior polar cataract: an "invitation" to posterior capsular rupture. Supplement to Cataract & Refractive Surgery Today February 2003.

28- Fine IH, Packer M, Hoffman RS. Management of posterior polar cataract. J Cataract Refract Surg. 2003 (1);29:16 19.

29- Vasavada AR, Raj SM. Inside-out delineation. J Cataract Refract Surg. 2004;30 (6):1167-1169.

30- Vasavada AR, Raj SM. Approaches to a Posterior Polar Cataract. Cataract & Refractive Surgery Today, April 2005.

31- Berler DK. Intraoperative complications during cataract surgery in the very old. Trans Am Ophthalmol Soc 2000;98:127–32.

32- Shepherd DM. The pupil stretch technique for miotic pupils in cataract surgery. Ophthalmic Surg 1993; 24: 851–852

33- Chang DF, Campbell JR.Intraoperative floppy iris syndrome associated with tamsulosin.J Cataract Refract Surg 2005; 31:664–673.

34- Chylack LT Jr, Wolfe JK, Singer DM, et al. The Lens Opacities Classification System III; the Longitudinal Study of Cataract Study Group. Arch Ophthalmol 1993; 111:831–836.

35- Davison JA, Chylack LT. Clinical application of the Lens Opacities Classification System III in the performance of phacoemulsification. J Cataract Refract Surg 2003; 29:138–145

5

Sistema de Clasificación de Cataratas BCN 10

Dr. Arnaldo Espaillat Matos,
Dr. Rafael I. Barraquer Compte

Introducción

Según la nota descriptiva N° 282 de octubre 2013 de la Organización Mundial de La Salud, en el mundo existen 285 millones de personas con discapacidad visual. De éstas, el 90% habitan en los países en vías de desarrollo. El 80% del total mundial de las personas con discapacidad visual padece de alguna condición que se puede evitar o curar. De ellas, el 33% son por cataratas no operadas.

En el tiempo se han desarrollado diferentes clasificaciones para evaluar el tipo de catarata presente en un paciente y asignar un grado de avance o progresión de la misma. Esto es de mucha importancia por diferentes motivos:

1- Permite informar con mayor confianza al paciente si su catarata está estable o ha progresado.
2- Facilita valorar el mejor momento de hacer la cirugía para optimizar la cantidad y/o calidad de visión del paciente.
3- Es parte de la información que nos ayuda a explicar al paciente el grado de riesgo que existe durante su cirugía de catarata, basado en el grado de dureza de la misma.
4- Contribuye a planificar la técnica quirúrgica que será utilizada durante la cirugía y las medidas a tomar para prevenir complicaciones.
5- En caso de que fuese necesario, sirve de instrumento para explicar y justificar la cirugía de catarata de un paciente ante las compañías aseguradoras de salud.
6- Es de mucha utilidad para documentar el grado presente de catarata y su progresión en estudios clínicos o epidemiológicos.

Clasificaciones de Cataratas

Existen varias clasificaciones clínicas (basadas en el uso de fotografías, examen en la lámpara de hendidura, medida de la mejor agudeza visual corregida, edad del paciente, etc.) que han sido utilizadas para evaluar el grado de las cataratas, como lo son por ejemplo, el Sistema de Clasificación de Opacidad Lenticular (LOCS III, por sus siglas en inglés), el Estudio de las Enfermedades Oculares Relacionadas con la Edad (AREDS, por sus siglas en inglés), el Sistema Wilmer, el Sistema Oxford y la Evaluación con Lámpara de Hendidura Láser[1, 2, 3, 4, 5]. La LOCS III es la más ampliamente utilizada y en su publicación original se determinó una reproducibilidad intra e interpersonal con un intervalo de confianza de 95% [3, 6] **(Figura 1)**.

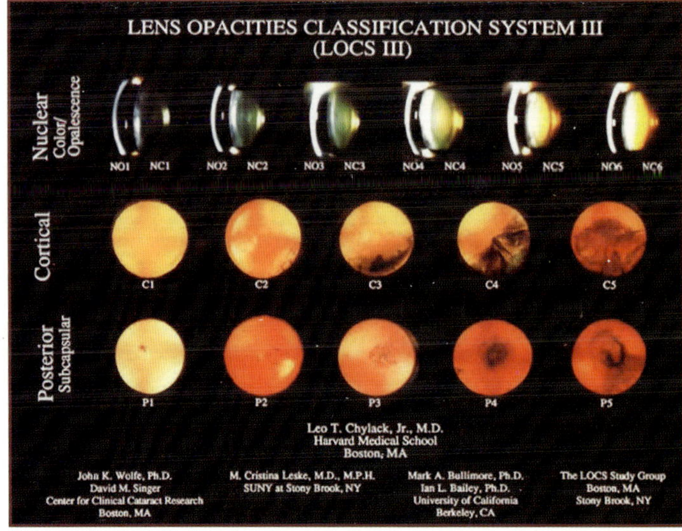

Figura 1. Clasificación de Cataratas LOCS III.

En los últimos años se ha intentado desarrollar un método cuantitativo de clasificación de las cataratas basado en imágenes Scheimpflug, de modo que se pueda reducir al mínimo las inconsistencias subjetivas que se pudieran producir en las clasificaciones basadas en imágenes fotográficas y evaluación del cristalino con la lámpara de hendidura[7,8]. Las primeras imágenes Scheimpflug de catarata fueron descritas por Brown en 1972[7]. Desde entonces se desarrollaron diferentes sistemas de este tipo pero se basaban en imágenes Scheimpflug de hendidura que tomaban una imagen en un único meridiano. En la actualidad, el equipo Pentacam (Oculus, Wetzlar, Germany) tiene un sistema rotatorio de imágenes Scheimpflug que puede hacer en 2 segundos la captura de hasta 50 cortes en un paso único de 180° alrededor del eje central del cristalino, lo cual permite una evaluación de la densidad del mismo en los 360° **(Figura 2)**.

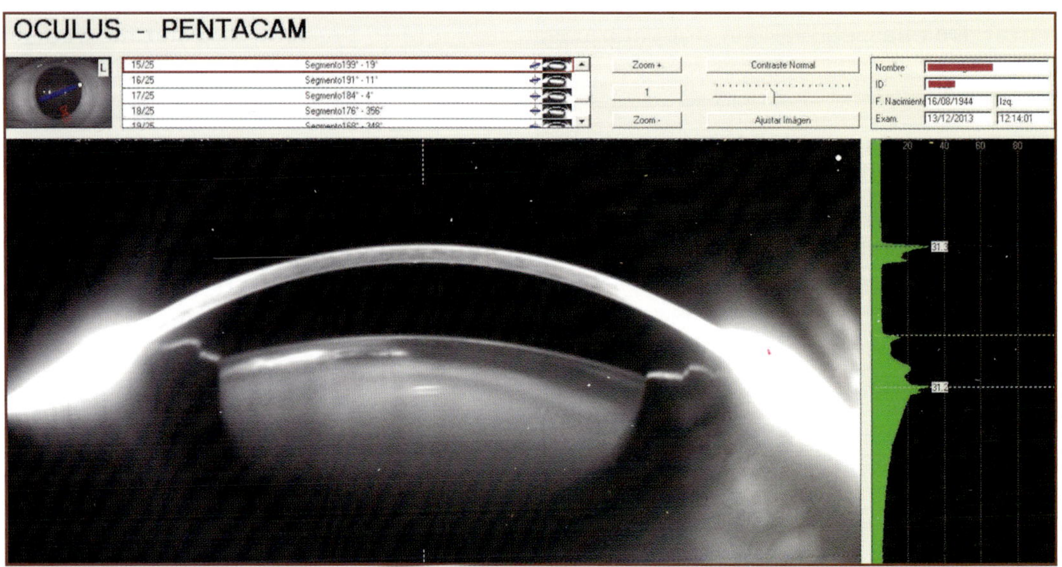

Figura 2. Imagen Scheimpflug de catarata tomada con Pentacam.

Entre las limitaciones que puede tener el sistema Scheimpflug está el que las estructuras internas del cristalino son observadas a través de otras estructuras refractivas como lo son la córnea y la superficie anterior del cristalino, y la refracción de estas superficies distorsiona la forma de las estructuras internas del cristalino que se examina. Otra limitación del Pentacam resulta de la falta de correlación de las imágenes Scheimpflug con la inclinación que pueda tener el lente del ojo. Además, resulta difícil medir con este aparato la dispersión de luz que pueden producir la corteza posterior y la cápsula posterior, lo cual puede afectar la medida de la densidad real del cristalino.

Existen diferentes reportes que confirman la correlación que existe entre las medidas de densidad lenticular promedio obtenidas con el sistema de imágenes Scheimpflug (calculada a partir de los meridianos completos en los 360° del cristalino y analizadas con el programa ImageJ –http://rsb.info.nih.gov/ij-) y el sistema de clasificación LOCS III [7, 9]. La correlación de la densidad lenticular nuclear fue más alta que la promedio cuando se comparaba con el sistema LOCS III. Esto evidencia que el sistema LOCS III es efectivo y un método económico para clasificar las cataratas en situaciones clínicas normales. El sistema basado en imágenes Scheimpflug tiene el inconveniente del costo pero puede disminuir la variabilidad que pudiera producirse con el examinador y permitir un mejor estimado de cambio en la progresión de la catarata cuando se emplea el índice de densidad lenticular nuclear, sobre todo al momento de realizar estudios de investigación clínica. Otro problema común a todas las densitometrías es que miden sólo el *backward scatter*, es decir, la luz que rebota hacia la cámara. Esto no sólo difiere de la que se dispersa hacia la retina del paciente, sino que disminuye a medida que el núcleo se hace oscuro, sin correlación con la verdadera opacidad ni la dureza a partir de cierto nivel.

Otro sistema objetivo de clasificación de catarata es el Sistema de Análisis de Calidad Óptica (Visiometrics SL, Terrassa, España). Este instrumento cuantifica el efecto combinado de las aberraciones ópticas y la dispersión de luz que producen las cataratas[10,11]. Ofrece mayor información sobre el estado de función visual que tiene el paciente con cataratas que los simples cambios morfológicos del cristalino que se pueden graduar con el sistema LOCS III, o que los cambios en la mejor agudeza visual corregida que se puedan medir. Los estudios reportados muestran que existe correlación significativa con la severidad de la catarata clasificada con el sistema LOCS III y los resultados obtenidos con el Sistema de Análisis de Calidad Óptica[10]. Al igual que el sistema de imágenes Scheimpflug, tiene como desventaja el costo del equipo con respecto a la clasificación LOCS III.

Sistema de Clasificación BCN 10

El Dr. Rafael I. Barraquer y su equipo desarrollaron una clasificación clínico-quirúrgica de la catarata llamada BCN 10 **(Figura 3)**, cuyo objetivo principal es orientar al cirujano en cuanto al grado de dificultad que puede tener la cirugía (basada en el grado de dureza de la catarata) y en planificar la mejor técnica que permita un resultado quirúrgico exitoso.

Al igual que la clasificación LOCS III, este sistema se basa en imágenes fotográficas y evaluación del cristalino en midriasis con la lámpara de hendidura. Puede clasificar las cataratas en base a tres parámetros según sea el tipo de opacidad: en nuclear, cortical y subcapsular posterior. El más importante es el nuclear, pues es ahí donde generalmente radica el mayor grado de dificultad para la división y emulsificación de la catarata. La ventaja del sistema BCN 10 resulta de abarcar los grados más avanzados de catarata nuclear, ya que su clasificación es del 0 al 10, mientras que los grados nucleares del sistema LOCS III comprenden del 0 al 6 **(Figura 4)**.

La clasificación BCN 10 utiliza una escala decimal. El grado que asigna al componente nuclear (N) se basa en la combinación de la densidad óptica y el color del núcleo, asignándole incluso, la descripción de un color a cada grado (Figura 2). Los componentes cortical (C) y subcapsular posterior (SCP) tienen más bien un interés

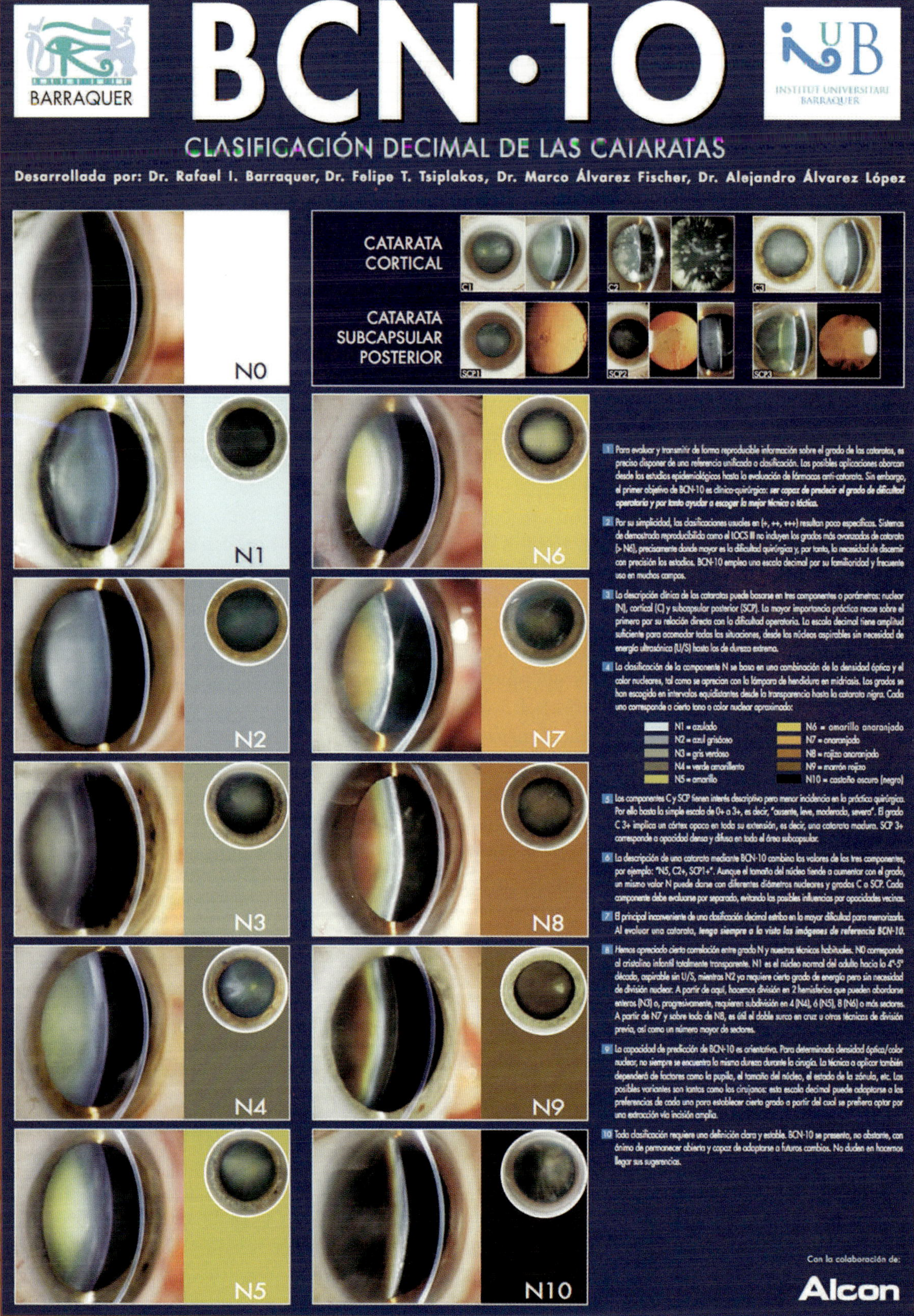

Figura 3. Clasificación BCN 10.

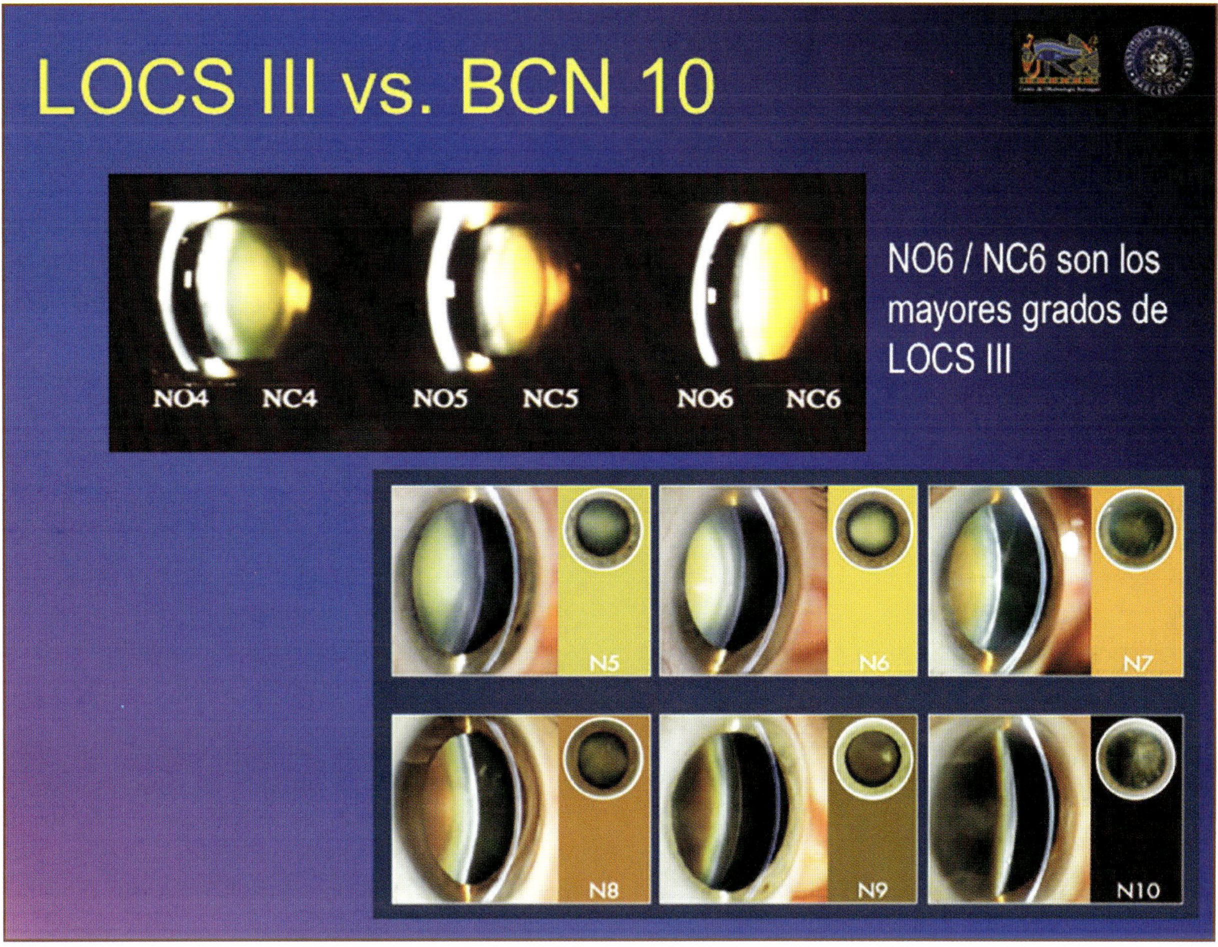

Figura 4. Comparación Clasificación LOCS III y BCN 10 en núcleos duros.

descriptivo pero no tanto de importancia quirúrgica, por lo tanto, la división de estos componentes es tan sólo de 0 a 3 cruces (+). La clasificación final de una catarata puede incluir todos los componentes que estén presentes (nuclear, cortical y/o subcapsular posterior) y su nivel de avance, por ejemplo: N6, C2+, SCP 3+.

Por otro lado el sistema LOCS III considera una gradación de la opalescencia (NO) y otra del color nuclear (NC), que pueden *variar de forma independiente* en cada caso (lo cual no se refleja en la foto del LOCS III que suele difundirse). Esto da lugar en realidad a una matriz de al menos 7x7=49 posibles tipos de grados nucleares, sin contar con que deben valorarse en una escala con 9 intermedios (los decimales) entre cada dos valores enteros. Es este sentido, la BCN-10, aun considerando grados intermedios, es bastante más simple.

La mayor dificultad que tiene una clasificación decimal es la memorización de la misma. Por ello, los autores recomiendan siempre tener a mano las imágenes de referencia del sistema BCN 10 al momento de clasificar una catarata.

Se ha evaluado y confirmado el buen grado de repetibilidad intra e inter-observador de este sistema de clasificación de cataratas[12], en la que participaron 11 distintos observadores en 2 exámenes practicados en momentos de tiempo diferentes en 107 casos, utilizando vista frontal y de 45° en la lámpara de hendidura. Ese estudio también demostró que la repetibilidad intra e inter-observador se puede mejorar con entrenamiento y cuando se emplean valores intermedios, por ejemplo, de 0 a 10: 0, 0.5, 1.0, 1.5, etc.

En ese mismo trabajo[12] se comprobó que los mayores grados de clasificación nuclear BCN 10 se correlacionaban bien con mayores parámetros de energía de ultrasonido: entre los grados 3 y 5 la energía utilizada era casi constante. A partir del grado 6 le energía empleada era mayor a medida que aumentaba el grado de clasificación nuclear. En cuanto al tiempo efectivo de facoemulsificación sucedió lo mismo: entre los grados 2 y 6 fue prácticamente constante. Por encima del grado 6 el tiempo efectivo se incrementó exponencialmente (utilizando faco en modo "burst" o "ráfaga").

En conclusión, la clasificación BCN 10 de cataratas resulta ser un método económico y de gran orientación para el cirujano de catarata pues va a guiar, de una manera más eficiente que la LOCS III, la planificación de estrategia quirúrgica a ser empleada en la división del núcleo y la emulsificación de la catarata, tanto en la cirugía de facoemulsificación estándar como en la cirugía asistida con láser de femtosegundo. Emplea la unidad decimal, lo cual resulta familiar por su amplio uso en muchos campos. Tiene buena repetibilidad intra e inter observador, la cual se incrementa con entrenamiento, práctica y el empleo de valores intermedios.

Bibliografía

1- Chew EY, Kim J, Sperduto RD, et al. Evaluation of the Age-Related Eye Disease Study Clinical Lens Grading System. AREDS Report No. 31. Ophthalmology 2010;117:2112-2119.

2- Hall NF, Lempert P, Shier RP, et al. Grading nuclear cataract: reproducibility and validity of a new method. Br J Ophthalmol 1999;83:1159-63.

3- Chylack LT Jr, Wolfe JK, Singer DM, et al. Longitudinal Study of Cataract Study Group. The Lens Opacities Classification System III. Arch Ophthalmol 1993;111:831-6.

4- Sperduto RD, Clemons TE, Lindblad AS, et al. Cataract classification using serial examinations in the Age-Related Eye Disease Study: Age-Related Eye Disease Study Report No. 24. Am J Ophthalmol 2008;145:504-508.

5- West SK, Valmadrid CT. Epidemiology of risk factors for age-related cataract. Surv Ophthal 1995;39:323-334.

6- Davison JA, Chylack LT Jr. Clinical application of the Lens Opacities Classification System III in the performance of phacoemulsification. J Cataract Refract Surg 2003;29:138-145.

7- Grewal DS, Brar GS, Pal Singh Grewal S. Correlation of nuclear cataract lens density using Scheimpflug images with Lens Opacities Classification System III and visual function. Ophthalmology 2009;116:1436-1443.

8- Bosem ME, Sample PA, Martínez GA, et al. Age-related changes in the human lens: a comparison of Scheimpflug photography and lens density index. J Cataract Refract Surg 1994; 20:70-73.

9- Pei X, Bao Y, Chen Y, Li X. Correlation of lens density measured using the Pentacam Scheimpflug system with the Lens Opacities Classification System III grading score and visual acuity in age-related nuclear cataract. Br J Ophthalmol 2008;92:1471-5.

10- Cabot F, Saad A, McAlinden C, et al. Objective assessment of crystalline lens opacity level by measuring ocular light scattering with a double-pass system. Am J Ophthalmol 2013;155:629-635.

11- Saad A, Saab M, Gatinel D. Repeatability of measurements with a double-pass system. J Cataract Refract Surg 2010; 36(1):28–33.

12- Barraquer RI, Pinilla L, Montenegro G, et al. Lens slit lamp image grading and nuclear hardness. Oral presentation. European Association for Vision and Eye Research (EVER). Niza, Francia. Septiembre 18-21, 2013.

Sección II

EXÁMENES PREOPERATORIOS

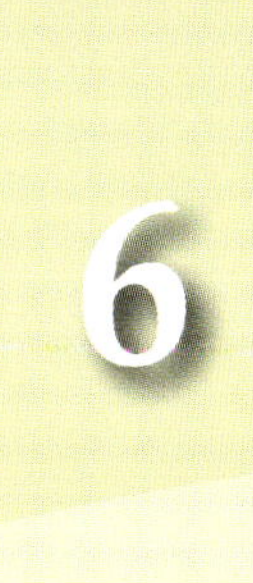

6

Calidad de Visión en Cirugía de Catarata

Dra. Evangelia Stangogiannis Druya,
Dra. Crisanti Stangogiannis Druya

Introducción

El ojo es un sistema óptico que consta de 3 componentes principales: la córnea junto con la película lagrimal, la pupila y el cristalino quienes permiten enfocar los haces de luz en la retina para así crear una imágen.[1]

La luz solar está compuesta por un conjunto de radiaciones electromagnéticas; la parte correspondiente al espectro radiante (radiaciones ultravioleta) está entre los 100 y 390 nm. Hay tres tipos de radiaciones untravioleta: UVA, UVB y UVC. La córnea tiene la capacidad de filtrar las radiaciones UVA (baja energía) y el cristalino las UVB (mediana energía), por lo que a los lentes intraoculares se les ha agregado, casi desde el inicio de su uso, un filtro que absorbe estas radiaciones tipo B.

La córnea es un elipsoide de revolución, cuya curvatura prolata (Q:- 0.26) genera una aberración esférica positiva (+25 μm) la cual es neutralizada en la tercera década de la vida por la aberración esférica negativa del cristalino (-25 μm), sin embargo, en la 6ª década de la vida el cristalino genera una aberración esférica positiva (+25 μm) ocasionada por el envejecimiento del mismo dando como resultado una aberración esférica total de +50 μm, lo que ocasiona que el enfoque de los rayos marginales sea por delante de los rayos paraxiales, reduciendo la sensibilidad al contraste y, por consiguiente, ocasionando un deterioro de la calidad visual.[2] **(Figura 1)**.

La calidad visual depende de factores ópticos y neuronales. Los factores ópticos son aquellos que determinan la imagen que se forma en la retina, las cuales se ven afectadas por las aberraciones oculares como son los defectos refractivos, la difracción y el *scattering* (esparcimiento). Las dos primeras dependen de la longitud de onda y del tamaño de la pupila y el *scattering* depende fundamentalmente de la turbidez de los medios oculares.[3] Existen diferentes condiciones oculares que afectan de forma importante la calidad de la imagen retiniana como son la edad, la implantación de lentes intraoculares, el desarrollo de catarata o la cirugía refractiva. Los factores neurales incluyen entre otros el tamaño y espaciado de los fotoreceptores de la retina y la suma espacial a diferentes niveles de procesamiento que se lleva a cabo desde la retina hasta la corteza visual.[3]

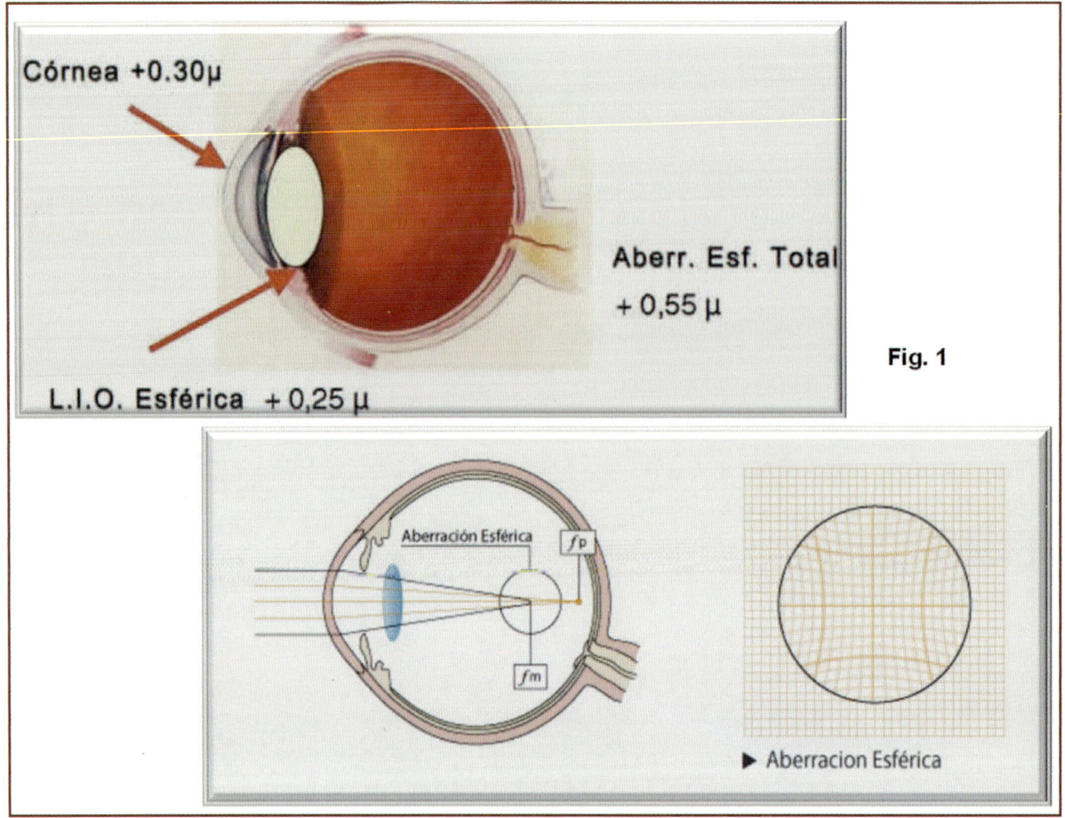

Figura 1: Calidad Visual. Aberración esférica positiva.
fp: punto focal paraaxial
fm: punto focal marginal

Con el envejecimiento, se modifica la percepción de los colores, bien sea por la disminución en el número de los fotorreceptores, así como también, por la esclerosis del cristalino, lo que produce una atenuación en la percepción de la luz en el rango comprendido entre la radiación azul y la violeta (330 a 400 nm).[4]

Acorde con la teoría tricromática divulgada por Von Helmohltz, existen tres poblaciones diferentes de conos, cada una con una sensibilidad específica a diferentes longitudes de onda. [5] **(Figura 2)**.

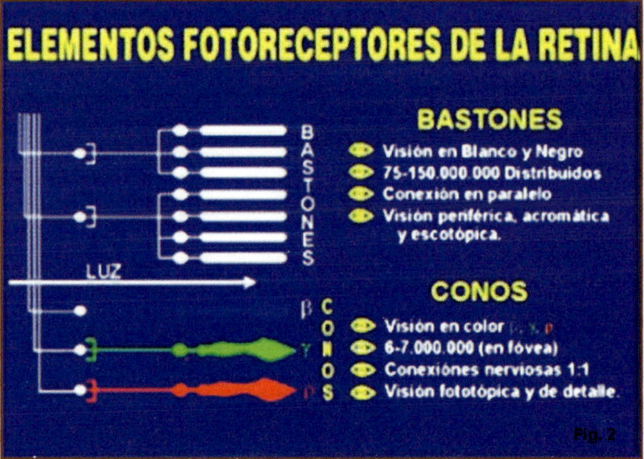

Figura 2. Sensibilidad especifica de Fotoreceptores de la retina

Medidas Psicofísicas

La función visual se mide en su manera más básica a través de la agudeza visual. Una valoración completa de la visión funcional se realiza mediante la prueba de sensibilidad al contraste (CVS-1000E de VectorVision™) **(Figura 3)** que nos da la capacidad de detectar no solo el detalle más pequeño, sino todos los detalles, independientemente del tamaño de la imagen. La unidad para la medida del CVS-1000E, se lleva a cabo a través de los canales de visión en los rangos de

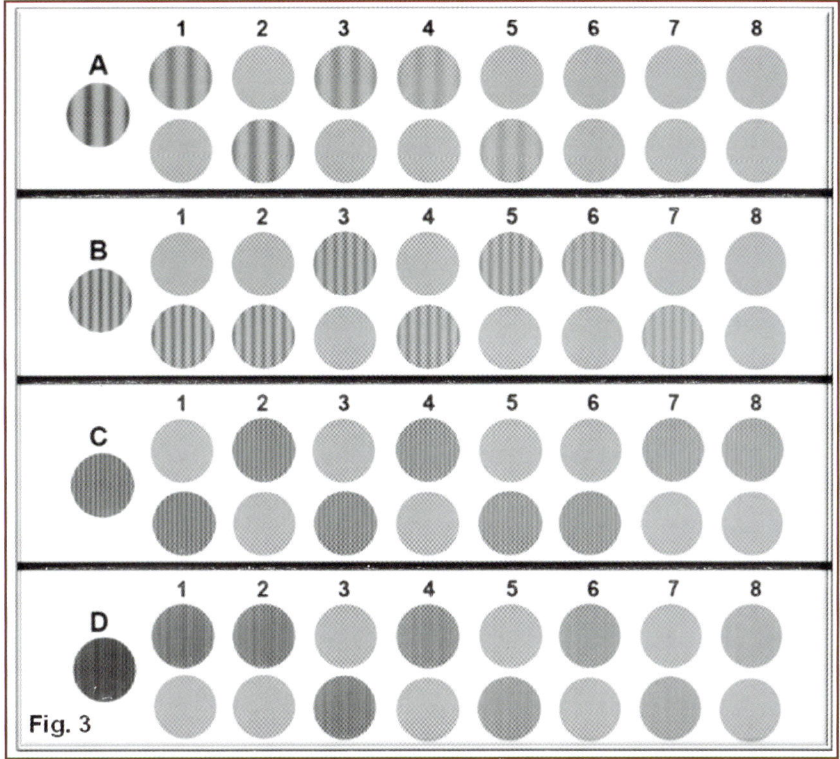

Figura 3. Sensibilidad al Contraste CSV-1000E. Pantalla portátil. Distancia recomendada de 2.5 m. Proporciona 4 filas de curvas de ola que nos permite evaluar las frecuencias espaciales de 3, 6 12, 18 ciclos/grados en los pacientes con su mejor corrección.

frecuencias espaciales 3, 6, 12 y 18 ciclos/grados (cpg) a diferentes contrastes, proporcionándonos una descripción de la visión funcional y de alguna manera su calidad visual[6] **(Figura 4)**.

Para valorar la visión de los colores la prueba más sensible es la de Fransworth-Munsell 100 por medio de la cual podemos determinar la habilidad, la discriminación fina del color y la capacidad de confusión del color. La secuencia con la que el paciente ordena los colores de los tambores en forma creciente va desde el espectro rojo al violeta y se representa en gráficas específicas que nos permite determinar el tipo de anomalía mediante la impresión visual **(Figura 5)**.

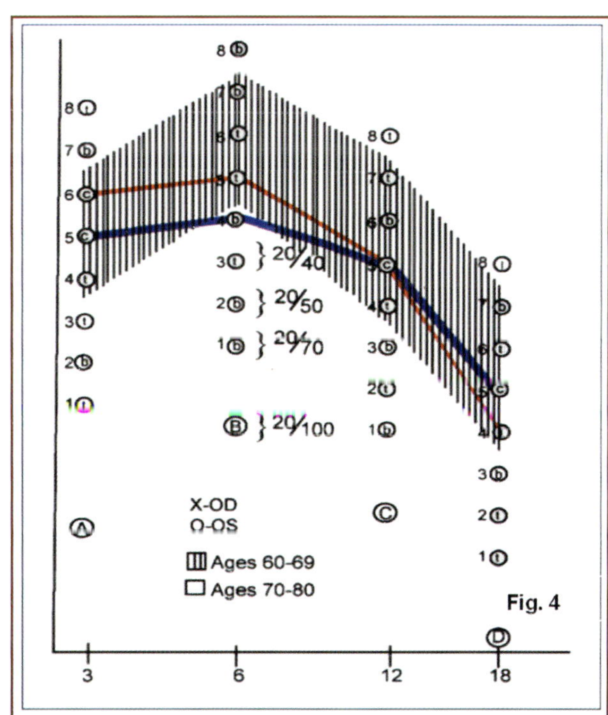

Figura 4. Curva de Sensibilidad al Contraste. Mide los canales de visión en el rango de frecuencias espaciales 3.6.12 y 18 ciclos/grados.

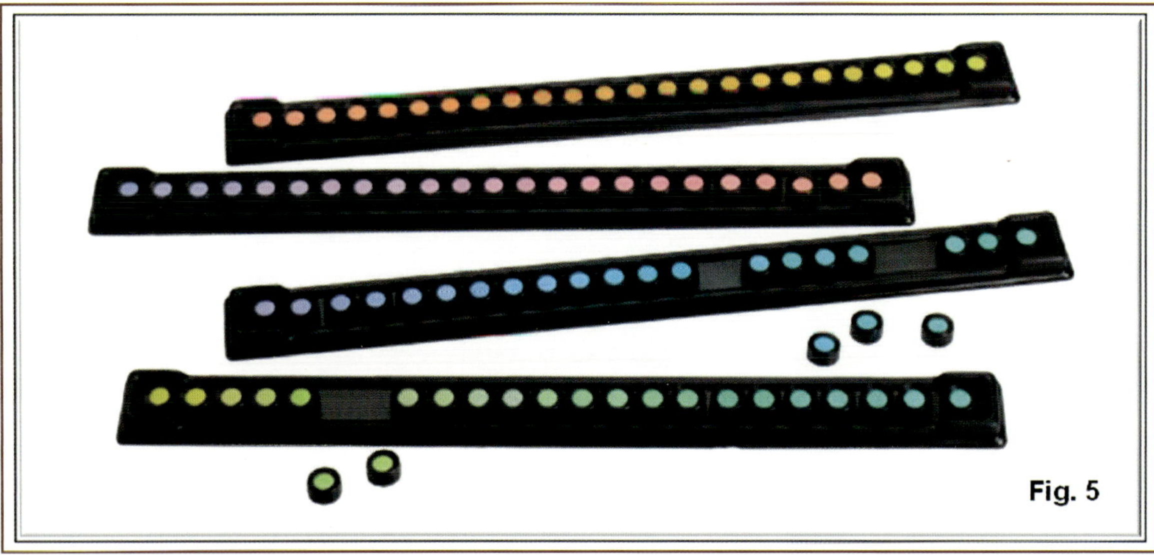

Figura 5. Prueba 100-Hue (FM) o prueba de disposición empleada para evaluar la gravedad de la deficiencia de la visión del color.

Medidas Objetivas

Para poder estimar la calidad óptica de la imagen retiniana se puede utilizar un sistema basado en la técnica de doble paso asimétrico (OQAS- Optical Quality Analysis System, Visiometrics S.L. Tarrasa, España). Esta técnica utiliza una fuente puntual (un diodo laser infrarrojo, de λ=780nm) que permite proyectarse en la retina, y después de reflejarse y atravesar por segunda vez todos los medios oculares, se registra la imagen resultante del doble paso[7] **(Figura 6)**.

Este sistema estudia variables de calidad óptica como: el MTF (Modulation Transfer Function), razón de strehl y dispersión óptica; el MTF nos ofrece el grado de detalle, esto es, la reducción del contraste en función de la frecuencia espacial de la imagen a su paso por un sistema óptico. El MTF es una función que brinda información sobre la pérdida de contraste debido a las imperfecciones de la óptica ocular para estímulos cuya luminancia varía sinusoidalmente a distintas frecuencias espaciales, en función de dicha frecuencia **(Figura 7)**.

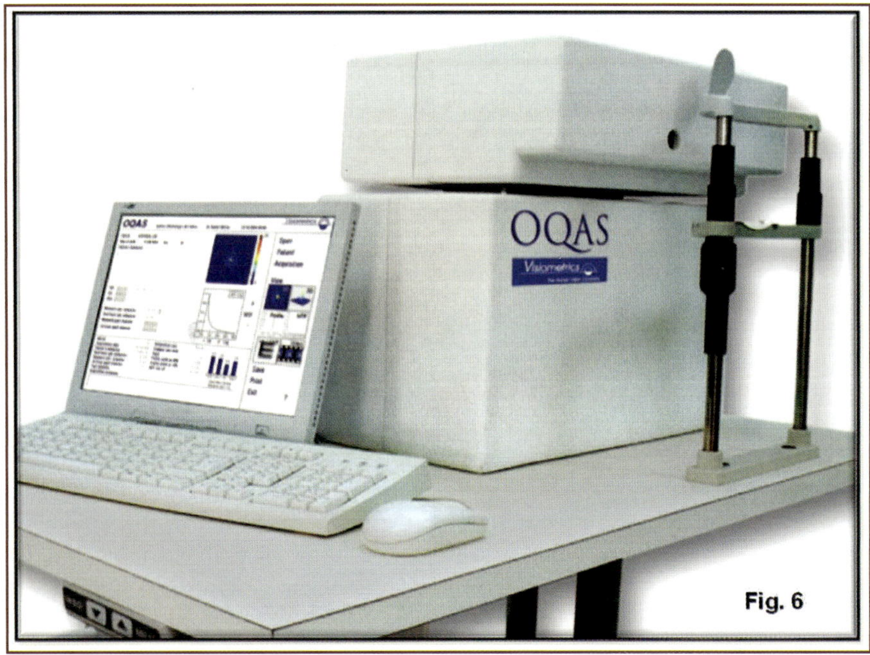

Figura 6. Instrumento de doble paso OQAS™.

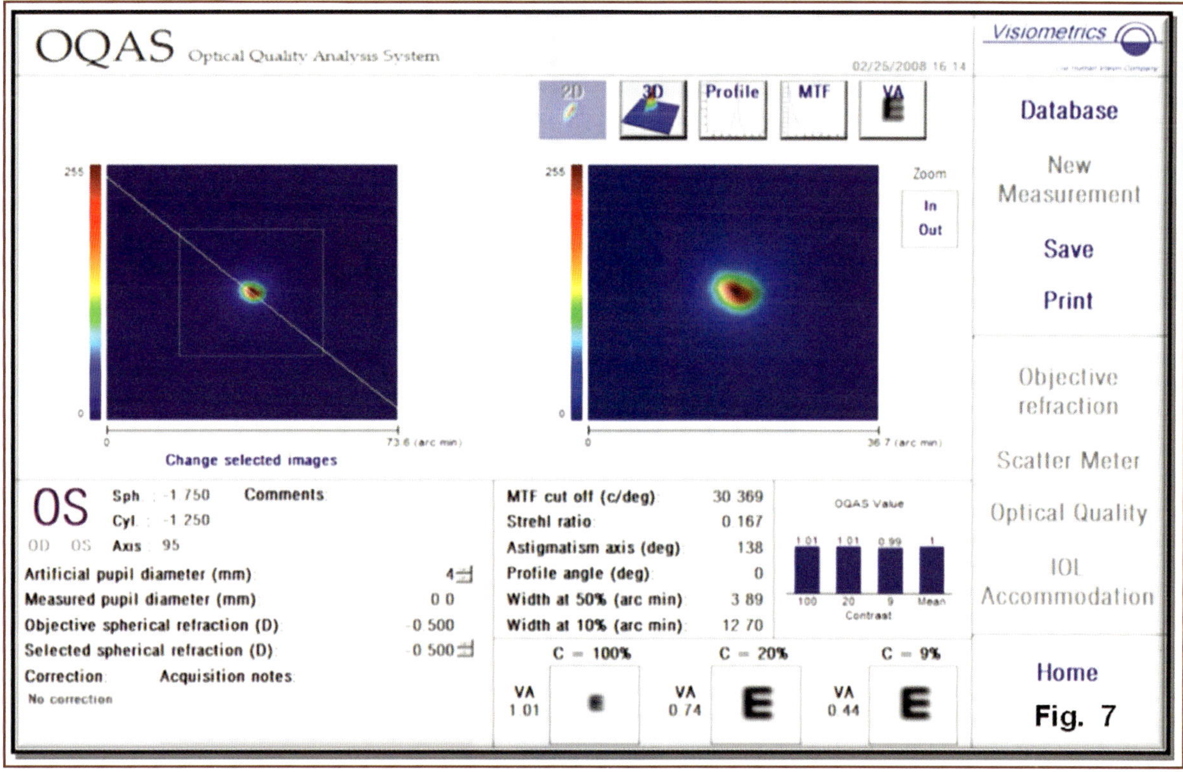

Figura 7. Pantalla de visualización del sistema OQAS en 3 dimensiones

Para describir la calidad de un sistema óptico suele recurrirse a la razón de strehl, es una métrica que representa la calidad de la imagen en un punto en la retina del sistema óptico con relación al máximo de la PSF (Point Spread function o funcion de punto extendido) de un sistema sin aberraciones.

El índice de dispersión óptica (OSI) nos permite cuantificar el grado de luz dispersada por el sistema óptico del ojo, causada por la pérdida de transparencia en una o más estructuras oculares, como opacidad corneal, cataratas y opacidades vítreas **(Figura 8)**.

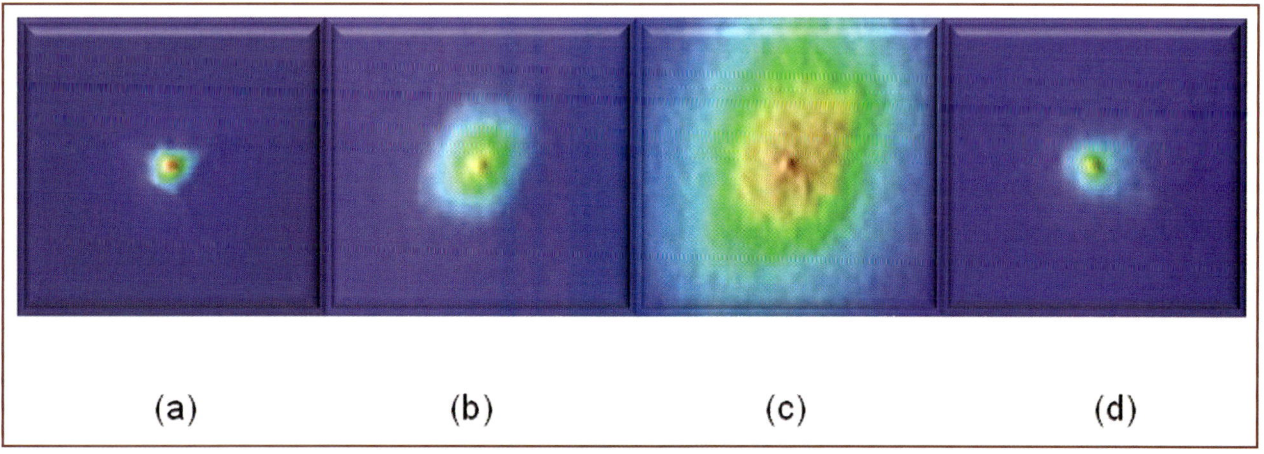

Figura 8. Imágenes típicas del OSI representadas por OQAS™ en ojos: a) normales b) viejos, c) con catarata, y d) tras cirugía LASIK.

Calidad Visual tras Cirugía de Catarata

La formación de la catarata induce una serie de cambios en cuanto a la formación de la imagen proyectada en la retina. Conjuntamente, existe una disminución de la agudeza visual, pérdida de la sensibilidad al contraste, dispersión de la luz y diversos fenómenos que contribuyen a empeorar la calidad visual.[8]

Los pacientes con opacidad del cristalino manifestan una discromatopsia inespecífica (protanomalía), es decir una ceguera entre los rangos azul y violeta, los pacientes con discromatopsias presentan una alteración en la percepción de los colores desaturados, mas no así en la percepción de colores saturados. Otros estudios han aceptado que el uso de filtros de longitud de onda amplia mejora la percepción de colores en las personas con algunos trastornos discromatópsicos.[9]

El grado de dureza de la catarata se correlaciona mucho con el deslumbramiento de luz dispersa más que con la sensibilidad al contraste y la agudeza visual. La dispersión de la luz media para un grado mínimo de catarata (LOCS = 0,1) es de aproximadamente 1,0 log(s) y con un grado correspondiente a una catarata leve (LOCS >0,75) alcanza 1,4 log(s), observando que existe un incremento de la dispersión de luz generada en un ojo normal.

La cirugía de catarata es el procedimiento quirúrgico más practicado y con mejores resultados curativos a nivel mundial. El rendimiento en cuanto a estos resultados visuales y refractivos han ido mejorando continuamente debido a los avances en tecnología y técnicas quirúrgicas.

A pesar de que la cirugía de catarata puede contribuir a una degeneración de la calidad óptica debido a:

1. Los cambios inducidos sobre la cara anterior de la córnea pueden ocasionar un aumento del astigmatismo corneal y aberraciones de alto orden.
2. La influencia de la película lagrimal.
3. Defecto difractivo a nivel del borde pupilar.
4. Las características ópticas de las lentes intraoculares.

Lentes Intraoculares y Calidad Visual

Las técnicas quirúrgicas y la tecnología se han ido perfeccionando, así como los equipos e instrumentos; los lentes intraoculares tienen mejores diseños, mayor calidad y biocompatibilidad, una mayor gama en índices de refracción, disminución en el grosor de los lentes intraoculares, configuración de la óptica de los lentes intraoculares con superficies asféricas que permiten la reducción o abolición de la aberración esférica de la córnea y de esta forma la córnea y el cristalino forman un sistema óptico dual en el cual cada componente es capaz de compensar las aberraciones generadas por el otro.[6,10] Se han hecho cambios recientes en el diseño de los lentes intraoculares para obtener una lente asférica que puede reducir o inclusive neutralizar la aberración esférica positiva de la córnea, lo que permite una mejoría en la calidad visual y una mayor sensibilidad al contraste.[6,11,12]

La calidad óptica de los lentes intraoculares está condicionada por las características ópticas del mismo, es lógico pensar que el diseño y material de los lentes intraoculares proporcionan diferencias en cuanto a la calidad visual del paciente.

Los lentes intraoculares convencionales (LIO) cumplen con los estándares de protección de los rayos ultravioleta (UV), pero transmiten aproximadamente el 90% de las longitudes de onda superiores a 400 nm. Recientemente, las lentes intraoculares que no sólo bloquean la luz UV, sino también atenúan la luz de longitud de onda corta en un intento de aproximarse a las propiedades que un cristalino humano adulto nos proporciona. La adición de un filtro cromóforo amarillo polimerizable al 0,04% en los lentes intraoculares es capaz de bloquear la luz violeta, azul y parcialmente la verde como lo haría el cristalino de un adulto de 50 años. Esta capacidad de filtrado evitaría la sobre exposición retiniana a la luz y especialmente a la luz azul. Se acepta que el filtrado de la luz azul de las lentes amarillas no altera ni la calidad de visión ni la percepción de los colores.[13] La inclusión de los filtros son capaces no sólo de limitar el paso de la luz ultravioleta, sino particularmente impiden el paso de radiaciones entre los 440 y 400 nm. Sin embargo, algunos autores sugieren que dicho filtrado pudiera tener también repercusiones negativas en determinadas situaciones clínicas, pudiendo disminuir la sensibilidad escotópica.[13] Los lentes intraoculares con filtro cromóforo amarillo polimerizable al 0,04% han demostrado que no deterioran la visión e incluso incrementan el nivel de sensibilidad al contraste y que los beneficios conferidos por los lentes intraoculares que absorben la luz azul (longitud de onda corta) incluyen una reducción en la cantidad de luz de longitud de onda corta de alta energía que se transmite a la retina y una adecuada percepción cromática. A pesar de todos estos intentos de mejorar los lentes intraoculares, éstos aún no han logrado tener las mismas características ópticas que un cristalino normal.[15]

Aunque la cirugía de catarata soluciona en un principio casi todas las variables que influyen en la calidad visual ideal; existen ciertas condiciones en que la dispersión de la luz se puede volver a condicionar. Inclusive el tipo de material de los lentes intraoculares pueden influir en el grado de dispersión de la luz, siendo ésta en promedio mayor para los lentes intraoculares acrílico hidrófobas que para los lentes intraoculares acrílico hidrófilas. Aunque la presencia de glistenings, un hallazgo frecuente en algunos lentes acrílicos hidrófobos, podría causar esta dispersión de luz, sin embargo, no hay nada publicado que corrobore este hallazgo. En casos donde se presenta opacidad de la capsula posterior el paciente puede referir una visión en neblina, que se asocia a un aumento de la dispersión de luz, más que a la reducción misma de la agudeza visual.

Influencia del Astigmatismo en la Calidad Óptica

Con el advenimiento de nuevos aparatos de facoemulsificación y nuevos lentes intraoculares plegables, en las ultimas décadas se ha reducido el tamaño de las incisiones en córnea clara de 2.2 mm (Coaxial pequeña incisión) a 1.4 mm (micro-incisión bi-manual).

La cirugía coaxial y microincisional (MICS) empleadas en la actualidad en cirugía de cataratas buscan reducir el astigmatismo generado por la propia cirugía a nivel de la incisión disminuyendo el tamaño de la incisión por debajo de 2 mm de diámetro. Al reducir el tamaño de la incisión, se reduce el astigmatismo inducido (SIA) y por lo tanto podemos obtener una mejor calidad visual final en nuestros pacientes.[16] Sin embargo, sabemos que no existe una relación entre un defecto refractivo residual y la agudeza visual, debido a que hay múltiples factores que determinan la calidad de visión de un paciente. Uno de los factores que influyen en la calidad visual es el tipo de lente intraocular implantado, pese a la reducción del tamaño de la incisión. En el caso de los lentes intraoculares multifocales, el mismo defecto astigmático conlleva a un empeoramiento de la agudeza visual tanto en las distancias intermedias como cercana en comparación con los lentes monofocales.

La disminución en el tamaño de la incisión, y la consiguiente reducción del astigmatismo inducido por la cirugía, los avances en cuanto al diseño y materiales empleados en los lentes intraocula res nos ayudan entre otras a obtener una mejoría en la calidad visual de nuestros pacientes.

Conclusiones

La calidad visual tras una cirugía de catarata es hoy por hoy un aspecto crítico donde debemos de tomar encuenta:

1. La edad adecuada para realizar la cirugía de catarata y así mejorar la calidad óptica del paciente.
2. Evaluar las diversas técnicas quirúrgicas y la influencia de las mismas sobre la calidad visual.
3. Evaluar las características y diseños de los lentes intraoculares para así compensar las aberraciones de la córnea previa y poder mejorar la calidad óptica y la calidad de vida del paciente.

Bibliografía

1. Artal P, Benito A, Tabernero J. The eye is an example of robust optical design. J Vision 2006; 46 (1): 1-7.
2. Negishi K. Effect of chromatic aberration and contrast sensitivity in pseudophakic eyes. Arch Ophthalmol 2001; 119:1154-1158.
3. J. Pujol, M. Arjona, F. Díaz-Doutón, S. O. Luque, M. Aldaba, J. Gispets, C. Seres, J. C. Ondategui, V. Lapuente, F. Sanabria. Areas of research in Visual Optics in the Center for Sensors, Instruments and Systems Development (CD6) of the Universidad Politécnica de Cataluña. Opt. Pura Apl. 39 (3), 277-286 (2006)
4. Mainster MA. The stectra. Classification of ultraviolet-protective intraocular lenses. Am J Ophthalmol 1986; 102:727-732.
5. Artigas JM, Capilla P, Felipe A, Pujol J. Óptica Fisiológica. Psicofísica de la Visión. Interamericana McGraw Hill.1995:220-240.
6. Centurión V, Nicoli C, Villar-K J. Condiciones ópticas que debe reunir un lente intraocular para mejorar la calidad visual. El Cristalino de las Américas. 2007; VII: 197-221.
7. Guell, J. L., Pujol, J., Arjona, M., Diaz-Douton, F. and Artal, P. Optical Quality Analysis System: Instrument for objective clinical evaluation of ocular optical quality. Journal of Cataract and Refractive Surgery. 2004: 30, 1598-1599.
8. Alio JL, Schimchak P, Negri HP, Montes-Mico R. Crystalline lens optical dysfunction through aging. Ophthalmology 2005; 112: 2022-2029.
9. Marmor MF, Ravin JG. The eye of the artist. The CV Mosby Co. Saint Louis 1997:168-190.
10. Rawer R, Stork W, Spraul CW. Lingenfelder C. Imaging quality of intraocular lenses. Journal of Cataract and Refractive Surgery 2005; 31: 1818-1631.
11. Wang Li. High order aberrations from the internal optical of the eye. 2005; 31: 1512-1519.
12. Guirao A, Redondo M, Geraghty E, Piers P, Norrby S. Corneal optical aberrations and retinal image quality in patients whom monofocal intraocular lenses were implanted. Arch Ophtalmol 2002; 120:1143-1151.
13. Cionni R. Color perception testing of blue-light filtering IOLs using the FM-100 test. San Diego: ASCRS; 2004.
14. Jackson GR, Owsley C. Scotopic sensitivity during adulthood. Vision Res 2000; 40:2467-2473.
15. Guirao A, Redondo M, Geraghty E, Piers P, Norrby S. Corneal optical aberrations and retinal image quality in patients whom monofocal intraocular lenses were implanted. Arch Ophtalmol 2002; 120:1143-1151.
16. Alio JL, Rodriguez-Prats JL, Galal A, Ramzy M. Outcomes of microincision cataract surgery versus coaxial phacoemulsification. Ophthalmology. 2005 Nov; 112 (11): 1997-2003.

7

A Sensibilidade ao Contraste e a Catarata

Dr. Augusto Cézar Lacava

Introdução

Pode-se afirmar que a qualidade de visão depende de vários de fatores, dentre eles o neural, o óptico e o psicológico.

O fator neural inclui: o tamanho e o espaço entre os fotorreceptores retinianos; as propriedades de grau das ondas dos fotorreceptores, também chamado efeito Stiles-Crawford, do grau de processamento das informações da retina ao córtex visual.[1] O fator óptico inclui aberrações oculares, difração e reflexão de luz.

Muito tem sido escrito sobre a inadequação da acuidade visual como único fator para avaliar a performance visual.[1,2] A tabela de Snellen mede a habilidade do olho em perceber letras de alto contraste, mas não avalia adequadamente a habilidade de ver em padrão de baixo contraste.[4]

A fisiologia do sistema visual tem sido pesquisada usando padrões de barras senoidais, nas quais o contraste através das barras varia de acordo com a função seno quadrada. Uma vantagem da barra senoidal é sua adequação para análise e descrição matemática.[5]

O limiar de contraste é medido através de um conjunto de várias frequências espaciais. A frequência espacial é definida como o número de ciclos por grau de ângulo visual *(cycles per degree)*. Um ciclo é formado por um par de barras, branca e preta.[5,6] O recíproco do limiar de contraste é referido como sensibilidade ao contraste.[7] Silva[8] define que ela é a expressão do mínimo contraste que o sistema visual é capaz de detectar, sendo, ainda, a menor variação de luminosidade que o olho está em condição de discernir.

O ofuscamento é o prejuízo na função visual causado pela presença de uma fonte de luz localizada no campo visual.[9] A perda visual induzida pelo ofuscamento pode ser medida determinando:

- A perda de sensibilidade ao contraste.
- A perda da acuidade visual induzida pelo ofuscamento.

Apesar de não ser unânime, a medida da acuidade visual utilizando a sensibilidade ao contraste é mais informativa que a medida da acuidade visual por meio da tabela de Snellen. As vantagens dos testes de sensibilidade ao contraste baseado, nas barras senoidais é que eles medem o contraste em varias frequências espaciais.[2] Muitos pesquisadores preferem usar a escala em logaritmo para descrever a sensibilidade ao contraste, porque o sistema visual apresenta um padrão de comportamento não linear[10] para a detecção do contraste.

O tamanho pupilar tem papel significativo na detecção do baixo contraste, no entanto, não há estudos conclusivos sobre a relação entre a luminância circunjacente e qualquer característica de medida pupilar.[11]

O Blue Mountains Eye Study mostrou que cataratas corticais precoces e a opacificação da cápsula posterior inicial provocam significante alteração de sensibilidade ao contraste nas frequências de 6, 12 e 18 ciclos por grau, e que cataratas nucleares precoces somente atenuaram a sensibilidade ao contraste na frequência de 12 ciclos por grau.[12]

Hoskins[10] afirma que o teste de glare ou de ofuscamento e a sensibilidade ao contraste desempenham papel na quantificação ou na descrição do prejuízo visual de alguns pacientes com catarata. As indicações específicas desses testes ainda necessitam ser determinadas. Cabe enfatizar, como fez Silva,[8] que a medida de acuidade visual pelos cartões com letras não é uma mensuração em conflito com a curva de sensibilidade ao contraste, pelo contrario, completam-se.

Descrevemos abaixo a aplicação do teste de ofuscamento. A finalidade é estudar sua aplicação e a medida da função de sensibilidade ao contraste em pacientes com diagnóstico de catarata, para averiguarmos sua utilidade na indicação cirúrgica.

Estudo

Foram selecionados 20 olhos de vinte pacientes consecutivos (sendo 8 do sexo masculino), portadores de catarata em ambos os olhos, com idade variando entre 53 e 78 anos, média de 64,9 anos.

Os critérios de inclusão foram: apenas 1 olho de cada paciente; acuidade visual com correção ≥ 20/40; se ambos os olhos possuíssem acuidade visual igual, selecionava-se a catarata mais severa. A opacidade do cristalino foi separada em grupos (subcapsular posterior, cortical e mista) e em severidade (escala de 3 pontos). Foram excluídos os pacientes com outras patologias oculares ou sistêmicas.

A acuidade visual com tabela de Snellen foi obtida à 6 m, com iluminação de penumbra.

A tabela do VCTS 6500 (Vistech Consulyants) mede a sensibilidade ao contraste, apresenta círculos preenchidos por listras com frequências espaciais diferentes, chamadas de barras senoidais, representadas pelas letras A, B, C, D e E. Em cada frequência espacial, apresenta diferenças de contrastes que são representadas por números de 1 a 9. Segundo o fabricante, a medida precisa da sensibilidade ao contraste é obtida sob iluminação de 30-70 Foot Lambert. Usa-se um medidor de luz da Vistech Consultants para medir a luminância da tabela no ambiente a ser realizado o exame, o que, segundo o fabricante, permite a padronização do exame. Ele deverá estar a uma distância de 3,048 m da tabela. Ele informará a posição das listras, se estão à esquerda, à direita, vertical ou ausentes. O menor contraste visualizado para cada frequência é anotado num gráfico **(Gráfico 1)**.

Após a avaliação de diferentes frequências espaciais, é traçada a curva de visão e o equivalente visual em Snellen, que nos é dado pela chave que passa pela menor acuidade visual do gráfico. O exame é feito com correção, monocularmente.

O MCT 8000 (Vistech Consultants) mede a sensibilidade ao contraste e o ofuscamento. Utiliza a fonte de iluminação de 40 Foot-Lamberts *(day time)* e 1 Foot-Lambert *(night time)*. Para o máximo ofuscamento central *(glare)* é utilizada iluminação de 30 Foot-Candels e, para o máximo ofuscamento periférico, são utilizados 400 Foot-Candels. O exame é realizado em quarto sob penumbra, para reduzir a possibilidade de o ofuscamento externo afetar os resultados.

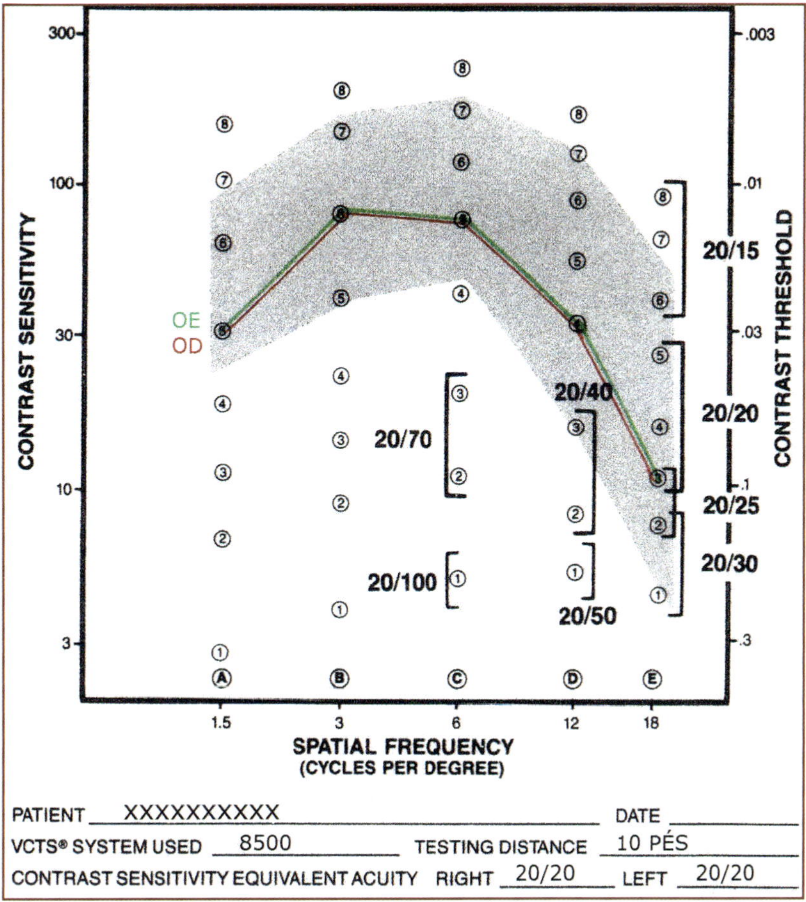

Gráfico 1

O aparelho possui 5 *slides*, cada um com listras de frequência espacial diferentes, representadas por letras (A, B, C, D e E). Na mesma frequência espacial apresenta contrastes diferentes, representados por números de 1 a 7. O exame é feito com correção e monocularmente. Em cada *slide* (A, B, C, D ou E), avaliamos o menor contraste que o paciente visualizou e anotamos no gráfico o número correspondente. Realizamos essa rotina para cada tipo de iluminação visual: noturna, visão noturna com ofuscamento central, visão diurna e visão diurna com ofuscamento periférico. No gráfico 1 existe uma região acinzentada que representa a faixa de normalidade para cada condição de iluminação.

Para comparar com a acuidade visual da tabela de Snellen existe no gráfico o valor equivalente, indicado nas chaves ([ ]). Deve-se considerar a primeira chave que a curva cruzar, mesmo que cruze duas ou mais. Existe também um *slide* transparente que avalia o potencial visual do olho.

A sequência da avaliação é a seguinte:

a. Realização de avaliação através do VCTS 6500 com iluminação de 30-70 Ft-L.
b. Potencial visual: para pacientes com catarata ou opacificação de cápsula posterior (iluminação 80-84 Ft-L).
c. Acuidade visual com letras (iluminação 84-88 Ft-L).
d. Teste de sensibilidade ao contraste para visão noturna (iluminação 7-8 Ft-L).
e. Teste de sensibilidade ao contraste para visão noturna associado ao ofuscamento central (iluminação 30-34 Ft-L).
f. Teste de sensibilidade ao contraste para visão diurna (iluminação 84-88 Ft-L).
g. Teste de sensibilidade ao contraste para visão diurna (iluminação 84-88 Ft-L) associado ao ofuscamento periférico (iluminação 32-36 Ft-L).

Resultados

Para ilustrarmos o propósito do estudo, demonstramos abaixo **(Gráfico 2)** a curva de sensibilidade ao contraste de um paciente com catarata e boa acuidade visual na tabela de Snellen.

Na **Tabela 1** observamos de forma comparativa os resultados obtidos nos três testes aplicativos para avaliação da performance visual do paciente portador de catarata. Os resultados foram convertidos para a escala logMAR (logaritmo do ângulo mínimo de resolução).[13]

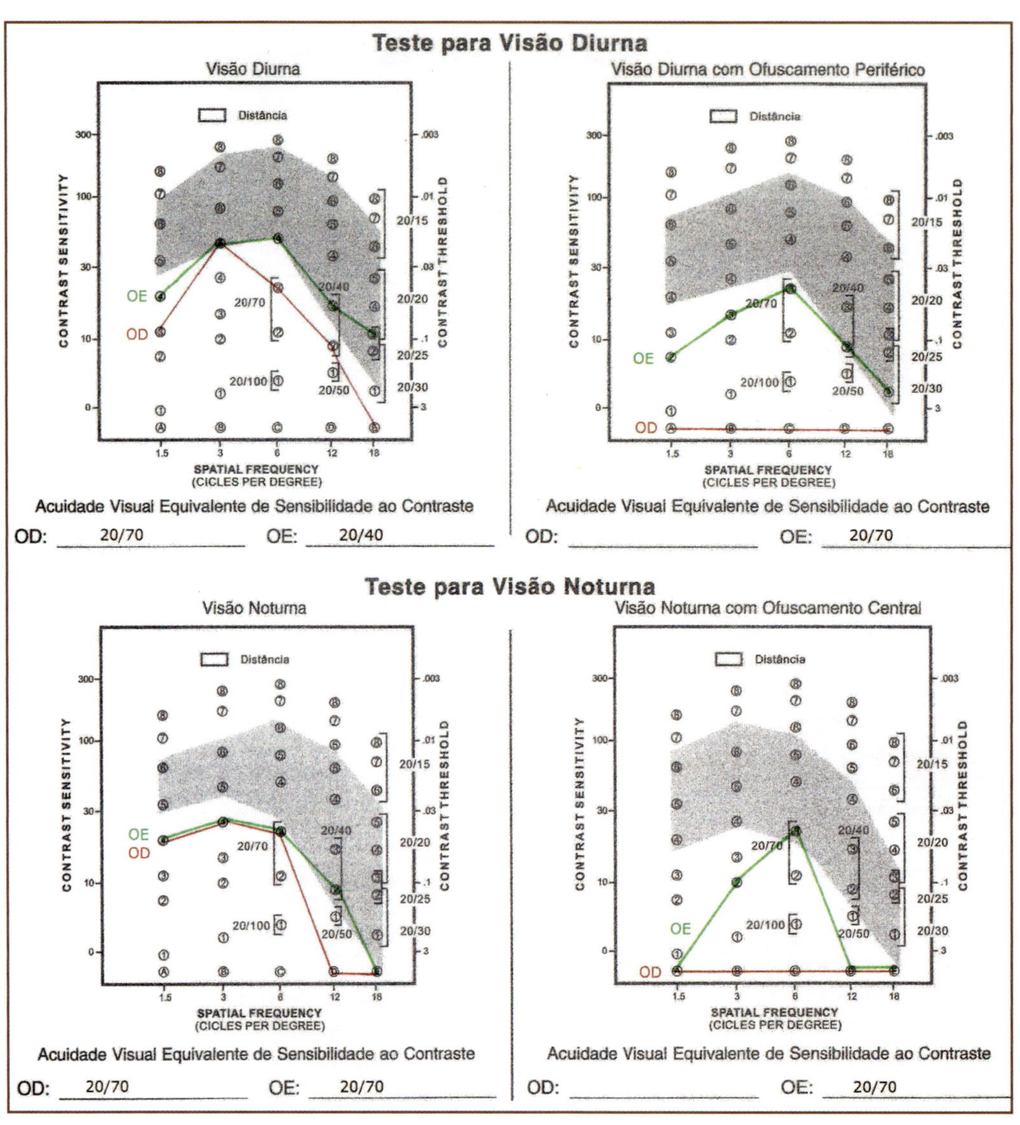

Gráfico 2

Tabela 1- Acuidade visual através das tabelas de Snellen, VCTS 6500 e MCT 8000, transformadas para a escala logMAR.

AV Snellen	AV VCTS 6500	AV MCT 8000			
		Diurna	Diurna com ofuscamento	Noturna	Noturna com ofuscamento
0,3	0,5	0,5	0,5	0,6	0,6
0,2	0,3	0,3	0,3	0,6	0,6
0,5	0,6	0,6	0,6	0,6	0,6
0,3	0,5	0,5	0,5	0,6	0,7
0,3	0,5	0,5	0,5	0,7	0,7
0,3	0,6	0,6	0,6	0,7	0,7
0,2	0,3	0,3	0,3	0,6	0,6
0,2	0,3	0,3	0,3	0,6	0,6
0,3	0,5	0,5	0,5	0,7	0,7
0,3	0,6	0,6	0,6	0,7	0,7
0,3	0,5	0,5	0,5	0,7	0,7
0,2	0,5	0,5	0,5	0,7	0,7
0,2	0,2	0,2	0,2	0,5	0,6
0,3	0,3	0,3	0,3	0,6	0,6
0,3	0,6	0,6	0,6	0,7	0,7
0,3	0,5	0,5	0,5	0,7	0,7
0,3	0,6	0,6	0,6	0,7	0,7
0,3	0,6	0,6	0,6	0,7	0,7
0,3	0,5	0,5	0,5	0,7	0,7
0,3	0,5	0,5	0,5	0,7	0,7

Dos 20 olhos examinados, utilizando-se a tabela de Snellen, 75% apresentavam AV = +0.3 ou melhor, e 25% com +0.2 ou melhor.

Ao observarmos os dados das **Tabelas 2 e 3**, verificamos que o TSC mostra alteração significativa, ao compararmos com teste de Snellen.

Nas **Tabelas 4 e 5** podemos observar que somente 20% apresentam AV = +0.3 ou melhor, e 5% AV = +0.2 ou melhor quando submetidos ao teste da visão diurna. Os restantes 75% apresentam perda de até 3 linhas de visão, e equivalem aos dados da tabela 3.

Tabela 2- Acuidade visual mensurada com a tabela de Snellen transformada para a escala logMAR.

AV (logMAR)	Nº olhos	%
0,2	05	25
0,3	15	75

Tabela 3 - Acuidade visual mensurada através do VCT 6500 transformada para a escala logMAR.

AV (logMAR)	Nº olhos	%
0,2	01	5
0,3	04	20
0,5	09	45
0,6	06	30

Tabela 4 - Medida da acuidade visual diurna através do MCT 8000 transformada para a escala logMAR.

AV (logMAR)	Nº olhos	%
0,2	01	5
0,3	04	20
0,5	09	45
0,6	06	30

Tabela 5 - Medida da acuidade visual diurna com ofuscamento periférico através do MCT 8000 transformada para a escala logMAR.

AV (logMAR)	Nº olhos	%
0,2	01	5
0,3	04	20
0,5	09	45
0,6	06	30

Tabela 6 - Medida da acuidade visual noturna através do MCT 8000 transformada para a escala logMAR.

AV (logMAR)	Nº olhos	%
0,2	00	---
0,3	00	---
0,5	01	5
0,6	07	35
0,7	12	60

Tabela 7 - Medida da acuidade visual noturna com ofuscamento através do MCT 8000 transformada para a escala logMAR.

AV (logMAR)	Nº olhos	%
0,2	00	---
0,3	00	---
0,5	01	---
0,6	07	35
0,7	13	65

Ao analisarmos as **Tabelas 6 e 7**, podemos ter ideia da influência do ofuscamento ou deslumbramento no período noturno.

Finalmente, voltamos a comparar a tabela 2 com a tabela 7 para termos uma ideia da alteração visual dos pacientes portadores de catarata, quando comparamos a AV com a tabela de Snellen e o teste de ofuscamento.

A análise estatística, utilizando o teste de Friedman e o de comparações múltiplas, mostrou que a acuidade visual com a tabela de Snellen é estatisticamente diferente da acuidade visual mensurada com o VCTS 6500 e o MCT 8000; a acuidade visual diurna mensurada pelo VCTS 6500 é igual à acuidade visual diurna e diurna com ofuscamento mensurada pelo MCT 8000 (não há diferença estatisticamente significativa). A acuidade visual diurna mensurada pelo MCT 8000 é estatisticamente diferente da acuidade visual noturna, medida pelo MCT 8000, não importando se há ou não ofuscamento (ou seja, não há diferença estatisticamente significante) (H cal = # (valor)) ($p \geq 0{,}05$ (5%)).

Discussão

Os resultados obtidos indicam que o Vistech 6500 e o MCT 8000 têm técnicas adequadas para avaliar a função visual em cataratas iniciais e moderadas.

Esses resultados estão de acordo com Lasa,[14] que, utilizando o MCT 8000 e a tabela de Pelli-Robson, afirma serem esses dois equipamentos uma boa técnica para a avaliação da função visual em portadores de catarata moderada.

Nossos resultados mostraram redução de contraste em todos os pacientes (tanto na catarata cortical como na subcapsular), associado com diminuição da acuidade visual. Lasa,[14] em seu trabalho, afirma só haver tido perda da sensibilidade ao contraste nos pacientes com catarata subcapsular posterior e cortical em fase avançada.

A catarata refrata de modo imperfeito a luz que adentra o globo ocular, o que ocasiona dispersão, e consequente redução do contraste na imagem retiniana.[15]

Chen[16] correlacionou a função de sensibilidade ao contraste com a classificação de opacidade do cristalino e observou diminuição da sensibilidade ao contraste em cataratas nuclear ou cortical, principalmente na baixa frequência espacial.[17]

A performance ruim nos testes de sensibilidade ao contraste a distancia e de percepção de profundidade são fatores preditores independentes de oscilação corporal em adultos, ou seja, maior possibilidade de queda nos idosos com catarata.[18]

Martins[19] descreve a utilização da função de sensibilidade ao contraste na catarata congênita, em sete artigos pesquisados no MedLine, LILACS, ScIElo e PubMed que mostraram redução em todas as frequências, sendo maior na alta frequência espacial.

Isso nos induz à procura de dados científicos objetivos que sustentem uma indicação cirúrgica baseada na alteração da qualidade de vida do nosso paciente. Pelos dados aqui obtidos, podemos concluir que o teste de ofuscamento associado ao teste de sensibilidade ao contraste nos mostram que a acuidade visual tradicionalmente fornecida pela tabela de Snellen não corresponde à visão do dia-a-dia dos pacientes, e que, com base nos dados obtidos, a cirurgia da catarata precocemente indicada pode trazer benefícios principalmente ao utilizarmos técnicas como a da facoemulsificação, que permite uma rápida e eficaz recuperação da acuidade visual, e por que não, da performance visual.

Esse fato está de acordo com a literatura,[13] a qual afirma que o teste de sensibilidade ao contraste propicia maiores informações sobre visão espacial do que a simples mensuração da acuidade visual.

A aceitação da importância desses achados pela comunidade médica tem sido vagarosa devido à falta de familiaridade com os principais testes de sensibilidade ao contraste. Existe um problema em comparar os resultados dos vários métodos de mensuração do ofuscamento devido à falta de padronização entre os equipamentos. Apesar de os resultados do ofuscamento serem algumas vezes imprecisos para avaliar ou predizer a acuidade visual em ambientes externos, ainda assim possuem maior previsão que acuidade visual através do Snellen para os ambientes externos.[13,20]

Referências

1. Sarver EJ, Applegate RA. The importance of the phase transfer function to visual function and visual quality metrics. Journal of Refractive Surgery 2004;20:504-7.
2. Pesudovs K, Hazel CA, Doran RML, Elliott DB. The usefulness of Vistech and FACT contrast sensitivity charts for cataract and refractive surgery outcomes research. British J Ophthalmol 2004;88:11-6.
3. Lacava AC, Centurion V. teste de sensibilidade ao contraste e teste de ofuscamento no paciente portador de catarata. Arq Bras Oftal 1999;62(1):38-43.
4. Cataract management guideline. Pannel management of functional impairment due to cataract in adults. Ophthalmol 1993;100:Suppl.
5. Jindra LF, Zemon V. Contrast sensitivity testing: a more complete assessment of vision. J Cataract Refract Surg 1989;15:141-8.
6. Arden GB. The importance of measuring contrast sensitivity in cases of visual disturbance. British J Ophthalmol 1978;62:198-209.
7. Imamura PM, Ohba N. Sensitividade ao contraste espacial: interposição de lentes positivas. Arq Bras Oftal 1980;43:201-5.
8. Silva AC, Hu T, Rispoli E, Moretti S, Tommasini P. Estudo da sensibilidade ao contraste com nova metodologia e equipamento de teste. Rev Bras Oftal 1992;51:29-37.
9. Abrahamsson M, Sjöstrand J. Impairment of contrast sensitivity function (CSF) as a measure of disability glare. Invest Ophthalmol Vis Sci 1986;1131-6.
10. Eperjesi F, Wolffsohn J, Bowden J, Napper G, Rubinstein M. Normative contrast sensitivity values for the back-lit Melbourne Edge Test and the effect of visual impairment. Ophthal Physiol Opt 2004;24:600-6.
11. Vizmanos JG, Fuente I, Matesanz BM, Aparicio J. Influence of surround illumination on pupil size and contrast sensitivity. Ophthal Physiol Opt 2004;24:464-8.

12. Chua BE, Mitchell P, Cumming RG. Effects of cataract type and location on visual function: the Blue Mountains Eye Study. Eye 2004;18:765-72.
13. Hoskins Jr HD. Cataract surgery: maintaining the excellence. J Cataract Refract Surg 1996;22:643-4.
14. Lasa MS, Datiles III MB, Pagdor MJ, Magno BV. Contrast and glare sensitivity: association with the type and severity of cataract. Ophthalmol 1992;99:1045-9.
15. Bailey IL, Bullimore MA, Raash TW, Taylor HR. Clinical grading and the effects of scaling. Invest Ophthalmol Vis Sci 1991;32:422-32.
16. Cheng Y, Shi X, Cao XG, Li XX, Bao YZ. Correlation between contrast senstivity and lens opacities classification system III in age related nuclear and cortical cataracts. Chin Med J (Engl). 2013;126(8):1430-5.
17. Shandiz JH, Derakhshan A, Daneshyar A, Azimi A, Moghaddam HO, Yekta AA, Yazdi SH, Esmaily H. Effect of cataract type and severity on visual acuity and contrast sensitivity. J Ophthalmic Vis Res 2011;6(1):26-31.
18. Macedo BG, Pereira LSM, Rocha FL, Castro ANBV. Associação entre visão funcional, equilíbrio e medo de cair em idosos com catarata. Rev. Bras. Geriatr. Gerontol. 2012;15(2):265-274.
19. Martins CMG. Impacto da catarata congênita na sensibilidade ao contraste espacial de luminância em crianças. Dissertação (mestrado em Neurociências e Comportamento). Instituto de Psicologia – Universidade de São Paulo, São Paulo 2012.
   Disponível em: <www.teses.usp.br/teses/disponiveis/47/47135/.../cristiane_corrigida.pdf>.
   Acesso em: 23 de outubro de 2013.
20. Bal T, Coeckelbergh T, Van Looveren J, Rozema JJ, Tassignon MJ. Influence of cataract morphology on straylight and contrast sensitivity and its relevance to fitness to drive. Ophthalmologica 2011;225(2):105-11.

8

Biometria e Cálculo do Poder Dióptrico da Lente Intraocular

Dr. Wagner Zacharias,
Dra. Patrícia Cabral Zacharias Serapicos

Generalidades

A biometria consiste na tomada de medidas do comprimento axial ocular (*axial length* - AL) e da curvatura da córnea ou Ceratometria (K), com finalidade de calcular o poder de uma lente intraocular (LIO), assentada a uma determinada distância do ápice da córnea (ELP), para obter uma determinada refração ocular (refração alvo). Para o cálculo da LIO, utilizam-se fórmulas matemáticas que computam esses dados e fornecem o valor em dioptrias da lente a ser implantada. Diversos fatores influenciam a precisão do cálculo da LIO, a serem considerados:

Medida do Comprimento Axial (AL)

A Ecobiometria de imersão é comparável aos biômetros ópticos nos casos de olhos com comprimento axial médio, mas naqueles olhos alto míopes, alto hipermétropes ou patológicos, a biometria óptica é mais precisa, seja por Interferometria a LASER (IOL Master®- Zeiss) ou por Reflectometria de baixa coerência (Lenstar®-Haag-Streit).

Ceratometria

Dada a precisão dos biômetros atuais, a ceratometria passou a ser a causa mais importante dos desvios da refração, seja devido ao equipamento utilizado, ou a alterações corneanas. Pode-se ter bons resultados com ceratômetros manuais, mas autoceratômetros, topógrafos e tomógrafos corneanos dão resultados mais consistentes e permitem analisar a córnea de forma mais completa, considerando sua aberrometria para a escolha da LIO ideal. A autoceratometria dos biômetros ópticos é também precisa e suficiente para a maioria dos casos.

Importância da Superfície Ocular

A qualidade da superfície ocular e do filme lacrimal são consideradas causas importantes de dificuldades ou de medidas errôneas da ceratometria, devendo ser reconhecidas e tratadas antes de definir a ceratometria a ser utilizada no cálculo da LIO, com objetivo de diminuir os desvios refracionais e melhorar o processo de cálculo e de personalização de constantes.

Posição Efetiva da Lente (*Effective Lens Position* – ELP)

A LIO implantada deverá assentar-se a uma determinada distância em milimetros do ápice corneano (ELP) e seu poder irá variar dependendo dessa distância, ou seja, se a LIO está mais ou menos próxima da retina. O ELP varia por vários fatores, dentre os quais: anatomia do olho, modelo da LIO e a técnica de cada cirurgião, por isso aconselha-se sua personalização. Conhecer o valor correto do ELP para cada caso é fundamental para a precisão do cálculo, pois as fórmulas necessitam dessa informação. Diversas constantes são utilizadas com esse propósito, dependendo da fórmula utilizada: constante "A", ACD constante, *surgeon factor* (Sf). No futuro, todas serão representadas pelo ELP (mm).

Fórmulas

Diversas fórmulas matemáticas computam os valores medidos para o cálculo da LIO. As mais modernas utilizam quatro ou mais fatores no cálculo e são mais precisas que as antigas. Atualmente, não devem ser utilizadas fórmulas de primeira geração (*Fiodorov, Binkhorst* 1, *Colembrander*) e fórmulas de regressão de segunda geração (SRK1 e SRK2).[1] São aceitáveis as fórmulas adaptativas (Holladay 1[2], Hoffer Q[3], SRK/T[4]) e as mais modernas de quarta geração (*Holladay 2*[5], *Haigis, Besst, Olsen*, entre outras).

BIOMETRIA NOS CASOS ESPECIAIS

Olhos Míopes

Nos alto míopes, a grande dificuldade é o estafiloma posterior e o fato de a Ecobiometria medir o eixo anatômico, e não o eixo óptico. Nesses casos, a biometria óptica é ainda mais importante, pois o paciente fixando a luz, o fará com a fóvea e estaremos medindo o eixo óptico, que é o que nos interessa.

A fórmula SRK/T sempre foi considerada ideal para os olhos míopes e tem bom desempenho em olhos de 24 a 27,0mm. Entretanto, nos alto míopes mostra tendência à hipermetropização; seu desempenho também não é satisfatório nos olhos com ceratometria média acima de 47,0D.

Nos olhos alto míopes em que resultam lentes de baixo poder ou planas, as constantes tradicionais não se aplicam, devido à geometria dessas lentes. Por exemplo, nas lentes de três peças, com constante "A" nominal de 118,4, deve-se considerar a constante "A" de 126,7 para lentes positivas e planas e 103,8 para as negativas.[6]

Outra forma de evitar a hipermetropização nesses casos, usando a fórmula SRK/T e as constantes habituais, é corrigir o valor do AL, segundo Koch et al[7]:

AL otimizado =

0,8981 x AL do IOL Master + 2,5637.

Olhos Hipermétropes

Nos olhos com comprimento axial menor que 22,0mm, o ideal é a medida do AL com biometria óptica, pela melhor precisão. A Ecobiometria de imersão é aceitável e comparável aos métodos ópticos, enquanto que a Ecobiometria de contato deve ser evitada pela possibilidade de compressão da córnea, alterando o AL.

Nos olhos pequenos, a estimativa correta do valor do ELP é crítica, pois tratam-se de lentes de alto poder em que pequenas diferenças em sua posição resultam em grandes desvios da refração. Por isso, fórmulas de quarta geração, como a *Hoffer Q, Holladay 2 e Olsen* são mais indicadas por utilizarem múltiplos fatores para estimar o ELP.

Polipseudofacia (*Piggyback*)

O implante de lentes múltiplas para a correção de alta hipermetropia foi realizado pela primeira vez por Gayton em 1993,[7,8] observando-se que lentes múltiplas num mesmo olho apresentam qualidade óptica superior que lente única de alto grau, devido a menores aberrações esféricas.[9]

O *Piggyback* é primário quando utilizado para tratar altas ametropias (alta hipermetropia ou miopia), sendo as lentes implantadas no mesmo ato cirúrgico e secundário, quando utilizado para tratar erros refracionais ou presbiopia com auxílio de lentes complementares.

Para o cálculo do poder da LIO em *Piggyback* primário, seguimos os 6 passos propostos por Warren Hill :

1° passo: Biometria confiável (*IOL Master, Lenstar* ou Ecobiometria de imersão); 2° passo: Calcular o poder total da LIO para o saco capsular; 3° passo: Calcular a LIO residual, subtraindo-se do poder total, o poder que se pretende implantar no saco capsular; 4° passo: determinar o ajuste da LIO residual para o sulco, segundo a tabela abaixo, ou calcular a LIO residual pela fórmula Holladay R.

LIO no saco capsular	Correção para o sulco
+ 1,0 a + 8,0	0
+ 8,5 a + 15,0	- 0,50
+ 15,5 a + 25,5	- 1,0
+ 25,0 a + 30,0	- 1,5

5° passo: Subtrair o ajuste para o sulco do poder da LIO residual calculado para o saco; 6° passo: Escolha da LIO para o sulco.

Para calcular o poder da LIO complementar, no caso de *Piggyback* secundário, adotamos uma regra prática proposta por Holladay: multiplicar o valor do Equivalente esfero-cilíndrico (EEC) por 1,5 no caso de erros refracionais positivos e por 1,0 no caso de negativos. O poder resultante será de uma lente em *Piggyback* a ser implantada no sulco ciliar.

Pós Cirurgia Refrativa

Quando a córnea foi modificada por uma cirurgia refrativa, como RK (Ceratotomia Radial), MLASIK (*laser in situ keratomileusis* miópico) ou HLASIK (*laser in situ keratomileusis* hipermetrópico), teremos dificuldade para medir corretamente a ceratometria, pois os ceratômetros e topógrafos foram desenhados para medir córneas normais, sendo a ceratometria real avaliada errôneamente, seja hiperestimada nos casos pós RK e MLASIK, ou hipoestimada nos pós HLASIK.

A ceratometria manual e a ceratometria simulada (SIM K) da topografia não são aceitáveis, pois não medem o poder central da córnea. O *Effective Refractive Power* (EffRp) do programa HDS (*Holladay Diagnostic Summary*) do topógrafo *EyeSys*™, ou outro método correspondente de avaliação da ceratometria média de uma área central apresentam erros menores. O EKR (*Equivalent Keratometry Readings*)[10,11] do programa *Holladay Report* do Pentacam™, oferece a medida média da área central da córnea e um gráfico de dispersão que permite prever a precisão do cálculo da LIO naquele olho.

Além disso, a ceratometria modificada não está relacionada com as dimensões internas daquele olho (ELP).

Outro aspecto importante é escolher a fórmula adequada, que utilize duas ceratometrias para o cálculo da LIO: a ceratometria pré refrativa (Kpré) para o cálculo do ELP e a ceratometria atual, pós refrativa (Kpós), para o cálculo da vergência corneana. As fórmulas *Double K* de Aramberri[12] ou a *Holladay 2*, que consideram as duas ceratometrias, têm bom desempenho.

Nos casos de múltiplas cirurgias corneanas, como retoques, HLASIK sobre RK hipermetropizado, etc, não são consideradas as etapas intermediárias. Utiliza-se a Kpré e a Kpós atual (EKR) na fórmula do duplo K. Quando não se conhece a Kpré, deve-se utilizar o valor de 43,5D, proposto por Aramberri ou 43,8D proposto por *Holladay*.

Em publicação recente,[13] a ceratometria média a 6,0 mm no mapa tangencial posterior do Pentacam® (Km post) pode ser utilizada para prever o Kpre nos casos de LASIK ou PRK, segundo a fórmula: **Kpre = -4.907 x Kmpost + 12.371.**

As fórmulas Haigis-L miópica e hipermetrópica podem ser usadas pós MLASIK e HLASIK, mas não nos casos pós RK. A fórmula de Haigis não utiliza a ceratometria para predizer o ELP, mas sim o valor da profundidade anatômica da câmara anterior.

Nos olhos com catarata portadores de lente fácica (bifácicos), o valor do AL obtido pela Ecobiometria deve ser corrigido, pois a velocidade de propagação do som quando atravessa a LIO fácica é diferente da velocidade no humor aquoso, alterando o valor do comprimento axial.

Hoffer publicou uma fórmula para corrigir o comprimento axial medido com ecobiometria em olhos bifácicos:[14]

$$AL_{corrigido} = AL_{1555} + XT$$

sendo: **AL1555=** comprimento axial medido na velocidade média de 1555 m/s.
X = Constante dependente do material da lente fácica: (+ 0,42 p/ PMMA; +0,23 p/ acrílica; +0,11p/ collamer e -0,59 para silicone).
T = Espessura da lente fácica.

Se dispusermos de biometria óptica, como a velocidade de propagação da luz pouco ou nada se altera pela presença da lente fácica, os valores obtidos de AL podem ser usados no cálculo do poder da LIO.

Comparamos num caso clínico, o cálculo da LIO com Ecobiometria e correção do AL pela fórmula de *Hoffer*, com o cálculo com o AL medido com Interferometria a laser e analisamos o erro refracional em cada um deles, sendo de 0,12D e 0,78D, respectivamente. Com isso concluimos que a fórmula de *Hoffer* para olhos bifácicos é satisfatória quando não se dispõe de biometria óptica.

Biometria e Cálculo de LIO nas Cirurgias Tríplices

Nos pacientes que apresentam catarata e opacidade corneana significante, com indicação de transplante de córnea penetrante, o procedimento de escolha é a cirurgia tríplice, que consiste na facectomia com implante de LIO associada ao transplante de córnea penetrante, num único tempo cirúrgico. Há evidências suficientes na literatura de que o procedimento combinado resulta em reabilitação visual mais rápida, com maior transparência e sobrevida do enxerto.[15]

A ecobiometria é realizada usando-se os mesmos princípios que num olho com córnea transparente, já que a opacidade corneana não modifica a facilidade da medida.[15] O AL não se altera de modo estatisticamente significante, mesmo nos casos de ceratocone, assim como a ACD e a constante A, desde que realizada com a mesma técnica cirúrgica e o mesmo modelo de LIO.

A maior dificuldade é o desconhecimento da ceratometria média final da córnea transplantada, após a estabilização ceratométrica, sendo a principal causa de erro no cálculo da LIO nestas situações, comprometendo a acuidade visual final.

Recomenda-se que o cirurgião padronize sua técnica cirúrgica, uniformizando o tipo de trepanação, a diferença receptor-doador, o tipo de sutura, entre outros e calculando a K média final dos transplantes. Adicionalmente, deve realizar o mesmo tipo de capsulotomia e utilizar o mesmo modelo de LIO, para que possa calcular a sua constante A ou o seu *Surgeon Factor*, o que minimiza os erros de cálculo da LIO, além de revisar os cálculos da ceratometria média final de seus transplantes frequentemente, a fim de melhorar a precisão para os casos futuros.

No caso do desconhecimento da K final média, deve-se estabelecer um valor padrão baseado na K média da população (43,8D), já que o equivalente esférico do poder da córnea doadora influencia o EEC final após a ceratoplastia.

Assim como a personalização das constantes, a escolha da fórmula a ser utilizada é igualmente importante. Recomenda-se o uso das fórmulas adaptativas de *Holladay* ou SRK/T ou a fórmula de *Haigis*, já que não há significativa alteração na ACD com a cirurgia.

Nos últimos anos, a cirurgia de catarata associada às modernas técnicas de transplante endotelial emergiu como procedimento de escolha nos casos de catarata associada a endoteliopatia, oferecendo benefícios em relação à cirurgia tríplice convencional, como pequena incisão cirúrgica, mínimo astigmatismo induzido, manutenção da inervação e resistência biomecânica da córnea, menor alteração do poder refrativo corneano e reabilitação visual mais rápida.

Sabe-se que o enxerto lamelar posterior confeccionado manual ou com microcerátomo é mais espesso na periferia que no centro, agindo como uma lentícula negativa, reduzindo o poder corneano total, o que interfere na acurácia do cálculo do poder da LIO e em menor previsibilidade no resultado refrativo final16. Assim, a fim de optimizar o erro refrativo residual após a cirurgia de catarata combinada com DSAEK (*Descemet Stripping Automated Endothelial Keratoplasty*), preferivelmente, ou DSEK (*Descemet Stripping Endothelial Keratoplasty*), a K utilizada para o cálculo da LIO deve ser reduzida, em torno de -1,19D,[17] como já publicado, ou considerar hipermetropização de + 1,5 D na refração final para a escolha da LIO. Isso também deve ser considerado nos pacientes com risco de evoluir com descompensação endotelial após cirurgia de catarata, podendo necessitar de DSAEK ou DSEK futuramente.

No caso do DMEK (*Descemet membrane endothelial keratoplasty*), o enxerto endotelial apresenta espessura homogênea, sendo um procedimento em que não há tecido adicionado, já que a descemet doada substitui a que foi retirada da córnea receptora. Assim, ainda que um erro hipermetrópico também possa ocorrer após o DMEK, possivelmente resulta da recuperação pós-operatória do erro miópico induzido pelo edema estromal posterior, o que não interfere na acurácia do cálculo da LIO para cirurgia de catarata prévia ou associada ao DMEK.[18]

Ceratocone e Ectasias

A maioria dos pacientes com ceratocone apresenta a estabilização da ectasia na idade adulta e obtém acuidade visual satisfatória com lentes de contato rígidas. No caso de piora da visão, se atribuída ao surgimento de catarata, o cálculo do poder da LIO é um desafio, principalmente nos casos de ceratocone moderado a severo, devido a alto astigmatismo irregular e miopia.

A origem dos erros biométricos nos casos de ceratocone é multifatorial: a relação da curvatura anterior e posterior da córnea é alterada nos olhos com ceratocone, o eixo visual não está localizado na região mais curva da córnea, como num olho normal, já que na maioria dos casos, o ápice do cone é deslocado inferior e temporalmente. Além disso, a distribuição do filme lacrimal na córnea irregular dificulta a reprodutibilidade das medidas, que apresentam erros devido a K muito curvos e irregularidade nos 3 mm centrais. Adiciona-se a isso que a profundidade da câmara anterior é significantemente maior que nos olhos normais, o que influencia o ELP. Tipicamente, hiperestima-se o poder da córnea e hipoestima-se o poder da LIO, com tendência a hipermetropia pós-operatória, sendo mais significativo nos casos moderados e severos da doença.[19]

Cirurgia de catarata com implante de LIO tórica deve ser considerada nos casos de miopia e astigmatismo corneano, ainda que irregulares e que tinham correção satisfatória com refração antes do surgimento da catarata, sendo aconselhável o uso do EKR ou EffRp para o cálculo.[20] Ressalta-se que os pacientes que possam necessitar de transplante de córnea futuro não são candidatos ao implante de LIO tórica na cirurgia de catarata prévia, pois deverá ser explantada nessa ocasião, uma vez que o astigmatismo da LIO poderá se tornar manifesto.[20]

Nos pacientes com ceratocone moderado a avançado, córnea transparente e que apresentam boa adaptação à lente de contato rígida e possivelmente manterão o uso após a cirurgia, sugere-se o uso do valor da curva posterior da lente ou o uso do EKR ou EffRp como ceratometria.

Nos últimos anos, os segmentos de anel intra-estromais vem ganhando cada vez mais destaque no tratamento dos pacientes com ceratocone que não se adaptam às LCR ou não obtêm boa visão com as mesmas. Atuam induzindo aplanamento central da córnea, com adição de tecido na periferia, o que reduz a ectasia paracentral.

Não há dados consistentes na literatura referentes ao cálculo de LIO nos pacientes submetidos ao implante de anel intra-estromal previamente. Sabe-se que os mesmos alteram a curva anterior e posterior da córnea e consequentemente há a perda da relação entre elas. Sugerimos o uso da fórmula da dupla ceratometria, considerando a ceratometria média de 43.8 D para o cálculo do ELP e da ceratometria pós implante do anel para a vergência da córnea.

Nos casos de ectasia pós-LASIK e Degeneração marginal pelúcida, deve-se considerar o que foi exposto anteriormente, ou utilizar a K média se houver possibilidade de transplante de córnea futuro.

Nas córneas ectásicas com possível indicação de *crosslinking*, deve-se considerar o aplanamento de 1,5 a 2 D na K após o procedimento.

Em relação às fórmulas sugeridas, pode-se usar as fórmulas de *Holladay* II ou *Haigis* optimizada em todos os casos.

Cálculo da LIO em Doenças Vitreorretinianas

O cálculo da LIO em doenças vitreorretinianas muitas vezes impõe desafios ao examinador, visto as intervenções retinianas alterarem a K, o AL e até o índice de refração do olho, dificultando o cálculo do poder da LIO.

O óleo de silicone é um endotamponante vítreo, largamente utilizado no tratamento de descolamentos de retina complexos. Após a vitrectomia, frequentemente o paciente evolui com opacidade cristaliniana, necessitando de cirurgia. A velocidade de propagação do som é menor no óleo que no vítreo, e deste modo o comprimento axial é falsamente aumentado. Nestes olhos, a velocidade é de 1052 m/s para olhos fácicos e 1139 m/s para os afácicos.[21,22] O cálculo do comprimento axial pode ser ajustado através da utilização de fatores de conversão; considera-se a velocidade no vítreo de 1532 m/s e o fator de conversão seria dado pela razão entre a velocidade no agente e no vítreo normal. A **Tabela 1** mostra as diferentes velocidades de óleos de diferentes densidades e os respectivos fatores de conversão.

Tabela 1 - Velocidade do som em diferentes endotamponantes oculares e respectivo fator de correção na cavidade vítrea

Tipo de óleo de silicone	Velocidade (m/s) a 37°C	Fator de conversão
Óleo de 1000 centistoques	976 ± 10	0,637
Óleo de 5000 centistoques	970 ± 10	0,633
Oxane HD	930± 10	0,607
Densiron 68	914± 10	0,597
F-Decalina	645± 10	0,421

Entretanto, sempre que houver transparência adequada de meios, a biometria óptica é a melhor opção, pela precisão e reprodutibilidade.[23] Os biômetros *IOL Master* (Carl Zeiss Meditec, Jena, Alemanha) e Lenstar (Haag-Streit AG, Koeniz, Suiça) utilizam os métodos de interferometria de coerência parcial e reflectometria de baixa coerência, respectivamente, para realizar medidas de alta precisão do AL, do ápice da córnea ao epitélio pigmentar retiniano (EPR), utilizando o índice refracional médio. A presença de óleo de silicone é considerada pelo *software* do aparelho, que ajusta os índices refracionais para o cálculo do AL. Como o índice de refração do óleo de silicone é maior que o do vítreo, a velocidade da luz diminui no óleo, e consequentemente o AL real será menor que o medido pelo biômetro óptico sem ajuste para óleo de silicone. Deste modo, deve-se sempre programar o aparelho para a presença do óleo. A medida da ACD não deve ser realizada na ecobiometria em decúbito dorsal horizontal, pois o óleo tende a subir e diminuir artificialmente a medida correta.

De modo geral, todo paciente submetido a vitrectomia via pars plana deve ser submetido a biometria óptica logo que possível, para evitar as dificuldades de medida num cálculo futuro.

No caso de buracos maculares ou edema macular, não há necessidade de ajuste do AL, pois a distância da córnea ao EPR não varia. Pequena variação poderá ocorrer no caso da ecobiometria, com a resolução do edema macular.

Nos casos de suturas de implantes ou explantes em cirurgias vítreo-retinianas, o aumento do AL deve ser levado em consideração.[24] Após a colocação de pneu segmentar e faixa circunferencial com introflexão moderada, o aumento médio do AL é de 0,77 mm após 1 mês e de 0,57 mm após 12 meses. Há um acréscimo na ceratometria após introflexão escleral, com média de 0,22 e 0,43 D após 1 e 12 meses, respectivamente, que deve ser considerado no cálculo da LIO.

Biometria para Lentes Tóricas

A biometria para lentes tóricas não difere da rotina, com atenção especial ao poder e eixo do astigmatismo corneano. O poder e o eixo do astigmatismo refracional não deve ser considerado no cálculo da LIO, nesses casos. W. Hill recomenda avaliar o eixo mais curvo da cornea através da imagem da topografia e conferir a toricidade pelo ceratômetro manual.

Diversas calculadoras dos fabricantes de lente tórica estão disponíveis, assim como fórmulas para o cálculo da toricidade corneana. Nelas indica-se o poder e o eixo das curvaturas mais plana e mais curva da córnea, o valor do poder da LIO calculado pela ceratometria média, o eixo da incisão e o astigmatismo induzido pelo cirurgião para obter o valor da toricidade da LIO e o eixo em que deve ser implantada. A fórmula Holladay 2 também dispõe de um cálculo muito preciso para lentes tóricas, com a vantagem de nos oferecer 3 opções de toricidade e os respectivos astigmatismos residuais em cada uma delas.

Biometria para as Lentes Multifocais

Esses casos são mais preocupantes, pois trata - se de uma lente *premium* em que os desvios refracionais, mesmo pequenos, não são tolerados. Se disponível, deve-se preferir a biometria óptica com atenção à ceratometria, comparando as medidas de mais de um aparelho utilizando fórmula de quarta geração, como a Holladay 2, com as constantes otimizadas.

Cálculo da Lente Reserva (Back - up)

Realizamos um cálculo para uma lente a ser implantada no sulco, como reserva, nos casos de ruptura da cápsula posterior e impossibilidade de implantação da LIO no saco capsular. Como o valor da LIO reserva varia com a ceratometria e o comprimento axial, o cálculo é baseado na distância média em milímetros entre o equador do saco capsular e o sulco ciliar. Convertendo matematicamente essa medida para constante "A", que nos é muito familiar, chegamos ao valor de **uma** unidade de constante "A", o que significa que devemos utilizar uma unidade a menos para calcular a LIO para o sulco.

Por exemplo, se quero ter de reserva uma LIO de constante A = 118.4, digito no biômetro o valor de 117,4. O poder resultante corresponderá a uma lente de constante 118, 4, implantada no sulco ciliar.

Bibliografia

1) Sanders, D.R., Kraff, M.C.: Improvement of intraocular lens power calculation using empirical data. AIOIS J, 1980; 6: 263-267.
2) Holladay, J. T., Praeger, T. C., Chaudler, T.Y., Musgrove, K. H.: A three-part system for refining intraocular lens power calculation. J.Cataract Refract Surg, 1988; 14:17-24.
3) Hoffer, K. J.: The Hoffer Q formula: A comparison of theoretic and regression formulas. J Cataract Refract Surg, 1993; 19: 700-711.
4) Retzlaff, J., Sanders, D.R., Kraff, M.C.: Development of the SRK/T intraocular lens implant power calculation formula. J Cataract Refractive Surg, 1990; 16(3): 333-340.
5) Haigis, Wolfgang, MS, PhD. Intraocular lens calculation in extreme myopia. JCRS 2009; 35: 906-911.
6) Li Wang, MD,PhD, Mariko Shirayama, MD, Xingxuan Jack Ma, Thomas Kohren, MD, PhD, FEBO, Douglas D. Koch, MD: "Optimizing intraocular lens power calculations in eyes with axial lengths above 25,0mm". JCRS 2011; 37:2018-2027.
7) Gayton,J.L.: Implanting two posterior chamber intraocular lenses in microphthalmos. Ocular Surgery News, 1994: 64-5
8) Holladay JT.: Achieving emmetropia in extremely short eyes with piggy-back posterior chambre IOLs. ASCRS Symposium on Cataract, IOL and Refractive Surgery, Seattle, WA, June,1-5, 1986.
9) Smith, W.J.: Modern optic engineering: The design of optical systems. New York: Mc Graw Hill Book Co. 1996:50-2.
10) Jack T. Holladay, MD, MSEE, FACS; Warren E. Hill, MD, FACS; Andreas Steinmueller, MsC: Corneal Power Measurements Using Scheimpflug Imaging in Eyes With Prior Corneal Refractive Surgery. J Refract Surg. 2009; 25:862-868.
11) Richard J. Symes, BSc, MRCOphth, Paul G. Ursell, MD, FRCOphth: "Automated keratometry in routine cataaract surgery: Comparision of Scheimpflug and conventional values". JCRS 2011;37:295-301.
12) Aramberri, J. Intraocular lens power calculation after corneal refractive surgery: double-K method. J Cataract Refract Surg, 2003. 29 (11): p. 2063-8.
13) Megumi Saiki, MS, Kazuno Negishi, MD, Naoko Kato, MD, Rika Ogino, Hiroyuki Arai, MD, Ikuko Toda, MD, et al. Modified double-K method for intraocular lens power calculation after excimer laser corneal refractive surgery. JCRS 2013; 39;556-562.
14) Hoffer KJ. Ultrasound axial lenght measurement in biphakic eyes. J Cataract Refract Surg. 2003;29(4):961-965.
15) Geerards A J M, Hassmann E, Beekhuis W H, Remeyer L, Rij G V, Rijneveld W J. Triple procedure; analysis of outcome, refraction, and intraocular lens power calculation. British Journal of Ophthalmology 1997; 81: 774–777.
16) Covert D J, Koenig S B. New triple procedure: descemet's stripping and automated endothelial keratoplasty combined with phacoemulsification and intraocular lens implantation. Ophthalmology 2007;114: 1272–1277.
17) Sanctis U, Damiani F, Brusasco L, Gringnolo F. Refractive Error after Cataract Surgery Combined with Descemet Stripping Automated Endothelial Keratoplasty. Am J Ophthalmol 2013; 156: 254–259.
18) Ham L, Dapena I, Moutsouris K, Balachandran C, Melles G R J, et al. Refractive change and stability after Descemet membrane endothelial keratoplasty. Effect of corneal dehydration-induced hyperopic shift on intraocular lens power calculation. J Cataract Refract Surg 2011; 37:1455–1464.
19) Watson M P, Anand S, Bhogal M, Gore D, Moriyama A, Pullum K, et al. Cataract surgery outcome in eyes with keratoconus. Br J Ophthalmol 2013;0: 1–4.
20) Visser N, Gast ST, Bauer NJ, Nuijts R M. Cataract surgery with toric intraocular lens implantation in keratoconus: a case report. Cornea. 2011; 30:720–723.
21) Hoffer KJ. Ultrasound velocities for axial eye length measurement. J. Cataract Refract Surg 1994; 20, 554–562.
22) Siddiqui MA, Awan MA, Fairhead A, Atta H. Ultrasound velocity in heavy ocular tamponade agents and implications for biometry. Br J Ophthalmol 2011; 95: 142-144.
23) Roessler G F, Huth J K, Dietlein T S, Dinslage S, Plange N, Walter P, et al. Accuracy and reproducibility of axial length measurement in eyes with silicone oil endotamponade. Br J Ophthalmol 2009; 93:1492–1494.
24) Malukiewicz-Wiśniewska G, Stafiej J. Changes in axial length after retinal detachment surgery. Eur J Ophthalmol 1999; 9:115-9.

9

Fuentes de Error en Queratometría y Biometría

Dr. Fernando L. Soler Ferrández,
Dr. Javier Pascual Segarra,
Dra. Filomena Ribeiro

INTRODUCCIÓN

La ciencia que estudia las medidas de los fenómenos y procesos biológicos es conocida como biometría. Cuando nos referimos a ella a nivel ocular nos centramos por lo general en el estudio de las técnicas que nos van a aportar datos medibles para el cálculo correcto de la lente intraocular (LIO) a implantar.

En un principio, en 1949 Sir Harold Ridley intentaba emular la curvatura, tamaño y forma del cristalino, asumiendo una potencia estándar de +18 dioptrías para el mismo. Esta situación se mantuvo durante muchos años, con un refinamiento posterior que duró hasta mediados los 70 en la que se asumía que la potencia de la lente a implantar se podía calcular con el uso de una ecuación basada en la historia clínica:

$$P = 18 + (1.25 \times Ref)$$

En donde P es la potencia de una lente (en aquella época una de soporte iridiano) y Ref es la refracción en dioptrías del paciente previa al desarrollo de la catarata. Este desarrollo empírico se basaba en que la mayor parte de los ojos tienen unos promedios biométricos, como mostrara Holladay en el Congreso de la ASCRS de 1997 **(Tabla 1)**.

Tabla 1- Características biométricas medias de una población cataratosa, presentado por Holladay en el Congreso de la ASCRS de 1997.

Características Biométricas Medias De Una Población Cataratosa *(N=1079)*

Longitud Axial	23.5 mm, ± 1.25
K Media	43.81 dp, ± 1.6
Blanco-blanco	11.7 mm, ± 0.46
Refracción	-0.60 dp , ± 2.00
aACD	3.1 mm, ± 0.30
Grosor de Cristalino	4.7 mm, ± 0.41
Edad	72 años, ± 12

No obstante, el método era tan impreciso que errores mayores de 1 dp se producían en el 50% de los casos, siendo algunos tan grandes que dieron lugar a la denominada *"nine diopters surprise"*, es decir, la sorpresa de las nueve dioptrías. Ésta se producía por la dificultad de determinar el estado refractivo previo del paciente y por la gran variabilidad en la potencia de los cristalinos humanos.

En 1967 Fyodorov publicó la primera fórmula para el cálculo de la LIO de un ojo concreto. Desde entonces, y arrancando en los primeros años 80, las fórmula y los dispositivos biométricos han ido mejorando, de manera que han ido doblando su exactitud cada 5 o 10 años. De esta forma, si a principios de los 90 la exactitud de cálculo permitía un resultado de ± 1 dioptría y al final del pasado milenio el estándar de calidad se movió hacia ± 0.5 dioptrías, desde el 2001, y con la llegada de la biometría por interferometría óptica y la mayor exactitud de las fórmulas de cálculo, podemos obtener de forma regular y para ojos normales resultados dentro de las ± 0.25 dioptrías de equivalente esférico.

Una fórmula clásica de regresión, la SRK, nos va a mostrar las bases comunes a los aspectos biométricos y de fórmulas para el cálculo de la LIO a implantar **(Figura 1)**:

$$P = A - 2.5 * ALX - 0.9 * K$$

Vemos que la potencia de una lente a implantar (P) depende de una constante específica de cada lente, en este caso la "constante A". Depende asimismo de la longitud axial (ALX) expresada en mm y medida desde la superficie corneal hasta la cara anterior de la retina y de la potencia media de la córnea (K) expresada en dioptrías.

Lo didáctico de la fórmula SRK estriba en que observamos las tres claves en el cálculo de la lente:

- Una constante dependiente de las características de la lente (perfil, grosor, índice de refracción, etc.) y de su posición en el ojo.

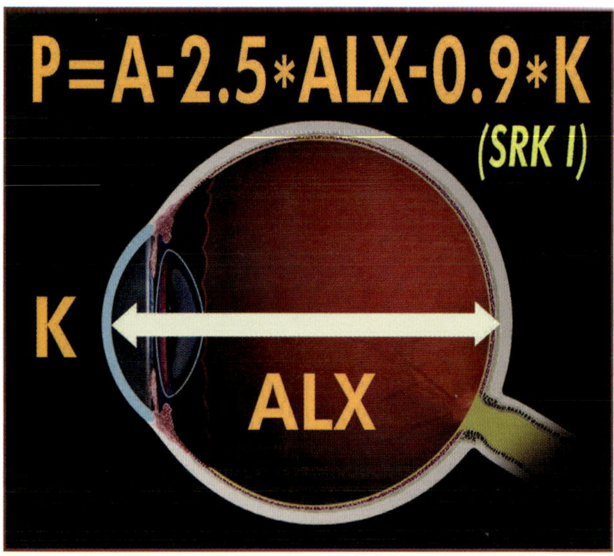

Figura 1. Vemos con la fórmula SRK I, que la potencia de una lente a implantar (P) depende de una constante específica de cada lente, en este caso la "constante A". Depende asiamismo de la longitud axial (ALX) expresada en mm. y de la potencia media de la córnea (K) expresada en dioptrías. Los errores en la ALX se multiplican por 2.5 y los de K por 0.9.

- Una medida correcta de la ALX, dado que podemos apreciar que un error de 1 mm. en la misma induce un error en la LIO de 2.5 dioptrías.
- Una queratometría adecuada ya que un error de K de 1 dioptría induce casi otra en la LIO.

Debemos tener presente que existen otros parámetros complementarios y con papel importante en diferentes fórmulas como son el cálculo de la profundidad de la cámara anterior (AC), el grosor del cristalino (L), el diámetro corneal mediante la medición del diámetro de iris visible o la distancia limbo/limbo o blanco-blanco (WTW) y la propia refracción del paciente.

No obstante, y como podemos ver en la **Tabla 2**, el mayor peso en todas las fórmulas para conseguir resultados emetropizantes al implantar una LIO lo tienen la obtención de un cálculo fiable de la ALX y de la K y serán por ello las principales fuentes de error biométrico, y a las que vamos a dedicar el presente capítulo.[1,2,3]

Tabla 2 - Holladay da a cada variable su peso en la fórmula y el utilizar todas ellas hace que sea posiblemente la fórmula más exacta para cualquier tipo de ojo.

Holladay II: Importancia de las Variables como Predictores de la ELP

Longitud Axial	100
K Media	76
Blanco-blanco	24
Refracción	18
aACD	8
Grosor de Cristalino	7
Edad	1

QUERATOMETRÍA

Tras la longitud axial, la queratometría es el segundo factor más importante a la hora de calcular la potencia de la lente intraocular a implantar. Un error de una dioptría en el cálculo del poder corneal supone un error de casi la misma cantidad en la refracción postoperatoria.

Los dispositivos queratométricos miden la curvatura de la cara anterior de la córnea central, lo que les hacen muy precisos en condiciones normales para determinar los radios. La queratometría mide dos ejes complementarios que llamamos K_1 y K_2, siendo la media de ambas lecturas el K medio que utilizan las diferentes fórmulas. No obstante los diferentes dispositivos piden los valores de K_1 y K_2, por separado, sacando de manera directa la K media el mismo dispositivo.

Los radios corneales se miden realmente en milímetros y no por su poder dióptrico, pero estos radios corneales tienen un equivalente en dioptrías que denominamos como valor "K", siendo esta la forma usual de manejar estos datos en Oftalmología. Es importante señalar que la conversión de radios a dioptrías se hace utilizando una fórmula que emplea un índice de refracción que es propio para cada sistema de queratometría y que su desconocimiento nos puede hacer utilizar valores de K inadecuados para el cálculo de la LIO.

Podemos obtener los valores queratométricos mediante sistemas manuales, automáticos y topográficos. En los dos primeros se efectúan las medidas sobre un área de córnea central de aproximadamente 3mm de diámetro (desde 2.8 hasta 3.2), mientras que en los topógrafos se analiza toda la superficie corneal **(Tabla 3)**.

La técnica de ***queratometría manual*** fue descrita por Helmholtz en 1854, el cual desarrolló el queratómetro que lleva su nombre. Posteriormente Javal presentó otro sistema, si cabe más simple

Tabla 3 - Comparación entre los sistemas manuales y automáticos de queratometría

Medida Del Valor De K

Sistema	Ventajas	Inconvenientes
MANUAL • Javal • Helmholtz	• Costo • Disponibilidad • Técnica Estandar	• Práctica • Reproducibilidad • Calibración
AUTOMÁTICO • Combinado • Específico	• Exactitud • Reproducibilidad • Rapidez • Sin práctica	• Costo • Disponibilidad
TOPOGRÁFICO	• Corneas complejas	• Disparidad en la K central • Disponibilidad

lo que hizo que se popularizara más su uso desde entonces. Pese a que puede existir cierta variabilidad entre exploradores, en determinados protocolos para nuevas lentes se exige su uso para el cálculo de la LIO **(Figura 2 a-c)**.

La ***queratometría automática*** se hace bien con aparatos específicos o acoplados a otros dispositivos. Los aparatos específicos se introdujeron como unidades independientes y de complemento de los refractómetros para finalmente acoplarse a los mismos en dispositivos combinados.

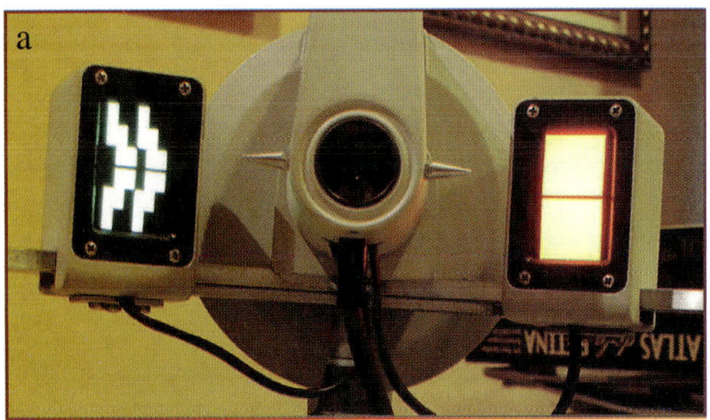

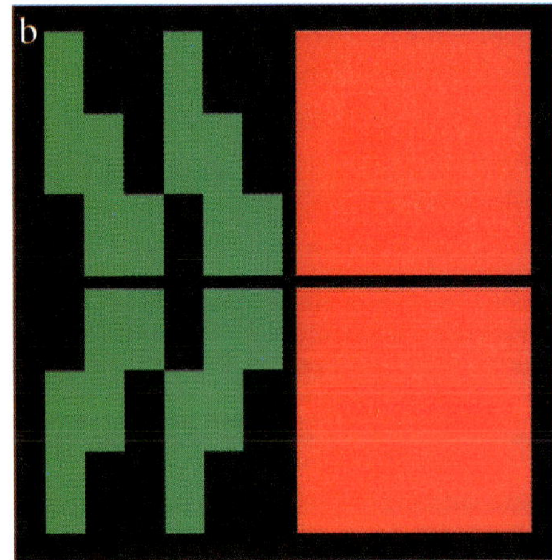

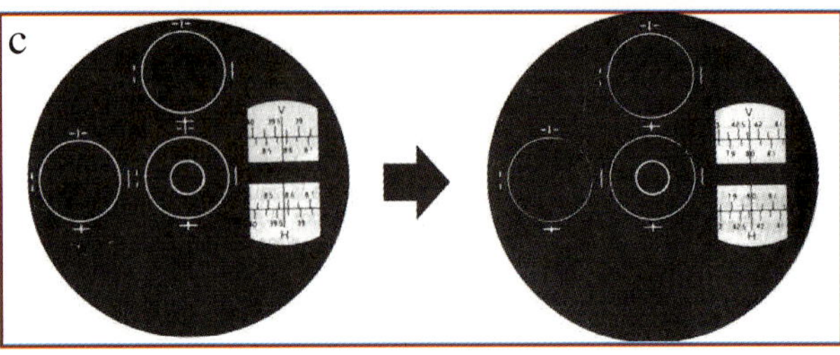

Figura 2a-c. a) Las miras de un Javal se reflejan sobre la córnea del paciente dando la clásica imagen de ese queratómetro. Cada es- calón representa una dioptría, y se aprecia la diferencia entre meridianos girando 90o las miras. b) Por el contrario, en el sistema Helmholtz. c) la imagen no se desplaza sino que girando unos tambores laterales se obtiene la lectura directa.

Se realiza también queratometría automática en los aparatos de interferometría pero en este caso es muy importante tener en cuenta que la queratometría obtenida con el interferómetro (IOL Master) maneja un índice de refracción diferente al de los otros dispositivos manuales y automáticos, por lo que los datos no son directamente intercambiables.

La queratometría automática aporta rapidez, exactitud y una gran reproducibilidad entre exploradores, lo que a nuestro modo de ver la hace de elección para determinar el valor de K. No obstante, hay que recordar que los queratómetros tanto manuales como automáticos, están sujetos a errores de lectura y de enfoque, así como de descalibración, por lo que se requieren ajustes periódicos de los mismos **(Figura 3 a-b)**.

a

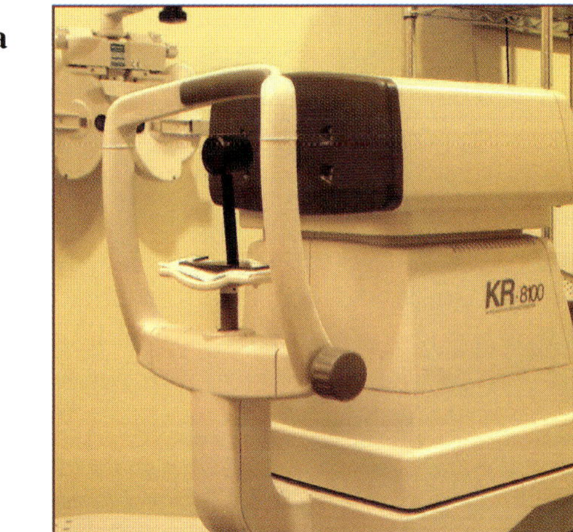

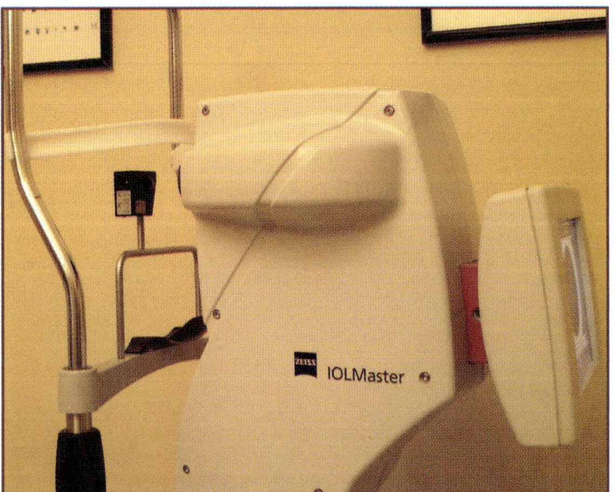

b

Figura 3a-b. Todos los aparatos de medida deben ser calibrados periódicamente como vemos en en un refractómetro-queratómetro automático (a) y en un Iol-Master (b).

La ***queratometría topográfica*** que parecía iba a convertirse en la forma más exacta de determinar el poder dióptrico corneal ha quedado relevado en la práctica como ayuda en el cálculo de casos complejos. Así, la queratometría topográfica se muestra útil para valorar mejor:

- Córneas más planas de 40 dp o más curvas de 46 dp.
- Obtener una representación gráfica de astigmatismos medios y altos preoperatorios para una mejor valoración del mismo.
- En córneas irregulares como en queratocono o tras un traumatismo.
- En ojos con cirugías corneales previas bien refractivas o de otro tipo.

Por otra parte, la topografía corneal toma un valor nuevo en estos momentos dado que el desarrollo de las lentes intraoculares esta en la actualidad cerrando el círculo evolutivo. En estos momentos de gran desarrollo de técnicas aberrométricas y topográficas, volvemos al principio intentando emular algunas de las propiedades ópticas más sutiles del cristalino **(Figura 4 a-b)**.

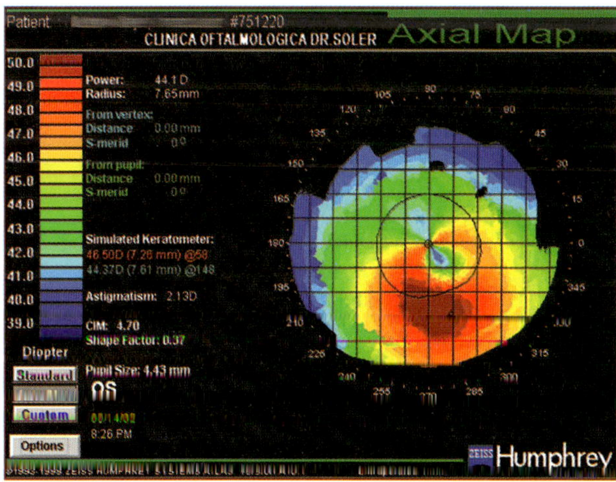

a

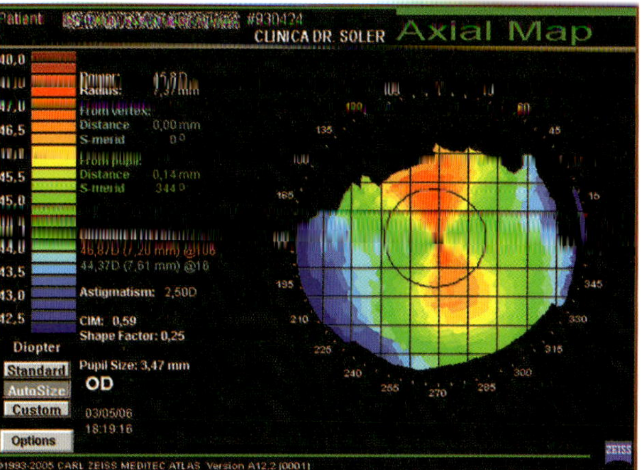

b

Figura 4 a-b. La determinación del valor de K mediante topografía no es tan exacta como con los queratómetros convencionales, por lo que la utilidad de los topógrafos queda relegada a la valoración corneal de casos complejos (4a) o bien para una mejor imagen del astigmatismo corneal que nos oriente en el plan quirúrgico (4b).

FUENTES DE ERROR EN LA QUERATOMETRÍA

Superficie Corneal

Dado que las medidas queratométricas se realizan por un procedimiento de reflexión sobre la superficie corneal ésta debe estar en perfectas condiciones de regularidad. El mejor momento para realizar la medición es inmediatamente después de realizar un parpadeo que es cuando la película lagrimal es más homogénea.[4]

Los problemas de sequedad ocular o una película lagrimal inadecuada conllevan por lo general a lecturas erróneas de la potencia corneal. En estos casos es conveniente la instilación previa de una lágrima artificial que humedezca y homogenice la superficie corneal. No obstante en ojos normales no es necesario realizar dicha instilación, ya que en ellos se ha demostrado que no es necesario.[4]

Asimismo, la queratometría debe realizarse con anterioridad a la realización de exploraciones de contacto tales como biometría por Eco A, tonometría de aplanación o paquimetría corneal. De esta forma evitamos inducir irregularidades corneales transitorias por la manipulación de la superficie con los terminales de contacto corneal.

Los pacientes portadores de lentes de contacto tanto blandas como rígidas deben suspender su uso hasta obtener lecturas queratométricas estables. En el caso de las blandas con un par de días puede ser suficiente, pero con portadores de lentes rígidas de cualquier tipo pueden ser necesarias varias semanas e incluso meses para poder obtener lecturas adecuadas, dado la gran deformidad que inducen (corneal warpage de los autores sajones).[5]

Índices de Refracción

Hemos comentado que los queratómetros miden radios de curvatura, los cuales se convierten en valores dióptricos por una fórmula de conversión. Dicha fórmula utiliza un índice de refracción que es diferente según el queratómetro utilizado; así los queratómetros en Europa utilizan un índice de 1.332, mientras que en América es más común un índice de 1.3375. Si se intercambiaran dichos índices se induciría un error en el cálculo de la lente de 0.8 dioptrías aproximadamente.[6]

Es probablemente una fuente de error muy frecuente en la actualidad, especialmente desde la introducción del IOL-Master, el cual utiliza índices muy diferentes. Así si se comparan en un mismo paciente medidas tomadas por interferometría y por un sistema manual o automático, podremos ver diferencias dióptricas cercanas a una dioptría. Si introducimos los datos queratometricos externos y no realizamos la conversión al índice de refracción del IOL-Master obtendremos errores cercanos a la dioptría anteriormente comentada.

Lógica y Sentido

Las lecturas que obtengamos han de tener lógica y sentido. Consideramos que las córneas comprendidas entre 40 y 47 dioptrías están dentro de un rango de normalidad. Las inferiores a 40 y superiores a 47 deben ser valoradas adecuadamente pues pueden asociarse a otros problemas como queratoconos o ectasias que nos van a distorsionar los resultados.

Desde que Holladay publicara su clásico esquema de combinaciones entre longitud axial y tamaño del polo anterior,[7] sabemos que existen combinaciones biométricas variadas. Vemos que es frecuente que ojos con medidas de K muy bajas o muy altas se asocien a diámetros corneales superiores a 12.5 mm e inferiores a 11mm, respectivamente, por lo que en valores extremos habrá que cotejar los resultados entre varias fórmulas ya que algunas de ellas no asocian adecuadamente estas combinaciones.

Este supuesto también es válido para aquellos ojos a los que se les supone emetropia preoperatorio y en los que no es inusual encontrar la asociación córnea curva/ojo corto y córnea plana/ojo largo **(Tabla 4)**.

Por otro lado diferencias queratométricas superiores a una dioptría entre ambos ojos, o una disparidad entre el astigmatismo refractivo y el corneal, nos deben asimismo hacer revisar y cotejar los datos obtenidos. Esta situación se produce con relativa frecuencia en presencia de una catarata, donde es fácil encontrar cilindros

Tabla 4 - Esquema de Holladay sobre las formas y tamaños de los ojos.

Longitud Axial

Polo Anterior	Corto	Normal	Largo
Corto	Ojo Pequeño Nanoftalmos	Microcórnea	Microcórnea + Miopía Axil
Normal	Hipermetropía Axil	Normal	Miopía Axil
Largo	Megalocórnea Hiperm. Axil	Megalocórnea	Buftalmos + Miopía Axil

refractivos que son realmente artefactos producidos por la misma catarata.

Si trabajamos con diferentes sistemas de queratometría, debemos revisar los resultados obtenidos con ellos para asegurar que los datos que obtenemos son coherentes.

Transcripción de Datos

Aunque es una obviedad, esta es una de las principales fuentes de error en cálculo de lentes. No podemos decir más que se deben extremar las precauciones a la hora de transcribir datos e incluso pedir que sean revisados por una tercera persona, o bien el clínico comprobar todos los datos cuando no es él directamente quien los obtiene sino sus técnicos.

Forma Anormal de la Córnea

Puesto que la superficie óptica reflectante de la córnea es esférica o esfero-cilíndrica, si su forma central no cumple estas premisas las medidas que obtengamos no serán correctas. Esta situación se produce cuando existen cicatrices corneales, los mencionados anteriormente problemas de portadores de lentes de contacto, astigmatismo irregular (queratocono, ectasia, etc.), cirugía refractiva corneal previa, etc.

Las cicatrices corneales producen una distorsión de las miras queratométricas, lo que hace que al igual que en los comentados problemas de superficie se deban valorar muy cuidadosamente los datos obtenidos. Se puede realizar un análisis topográfico para valorar si disponemos de valores de K aceptables en el área central de la córnea.

En casos extremos se puede utilizar los valores queratométricos del ojo adelfo, en el caso de que sean alteraciones monoculares. Si la afectación es binocular y no se dispone de una K fiable, ésta se tendrá que utilizar por estimación en función de las exploraciones de que dispongamos.

Mención aparte es el caso de los ojos operados previamente de cirugía refractiva corneal. En condiciones normales el radio de curvatura de la cara posterior es 1.2 mm menor que el de la cara anterior, pero a efectos biométricos se toma un valor medio para obtener la potencia corneal total. En los casos tratados con láser excimer se altera la relación entre la cara anterior (aplanada) y la posterior (no alterada), por lo que se sobreestima el poder corneal entre un 14 y un 25%.

Calibración

Todos los queratómetros están expuestos a descalibración de los mismos.[8] Es por ello que periódicamente debe ser calibrados y ajustados con los ojos y bolas de prueba que se suministran con los diferentes aparatos (Figura 3a-b).

Acomodación del Observador

Este es un problema exclusivo de los queratómetros manuales dado que el observador explora a través de una mira la cual puede estar desenfocada y utiliza en este caso su propia acomodación para compensar el error de enfoque. En estos casos se obtienen medidas de potencia inferior a la real, induciendo errores de hasta una dioptría. Para evitarlo se debe ajustar el ocular y relajar la acomodación del explorador.

BIOMETRIA

Aunque el término biometría englobaría a nivel ocular el estudio de las técnicas que nos van a aportar datos medibles para el cálculo correcto de la lente a implantar, en la práctica nos referimos como biometría a las técnicas que nos determinan la longitud axial (AXL), la profundidad de cámara anterior (aACD) y grosor de cristalino.

Existen dos formas diferenciadas de realizar la biometría, una acústica, mediante ultrasonidos y otra óptica, basada en métodos de interferometría. Cada una tiene sus técnicas y aplicaciones diferenciadas que consideraremos ahora.

MÉTODOS ACÚSTICOS: ULTRASONIDOS

Los ultrasonidos (US) son ondas acústicas que consisten en la oscilación de partículas en un medio y que por definición tienen una frecuencia superior a los 20000 ciclos/seg (20KHz), estando los usados en oftalmología en un rango entre los

8 y los 10 Mhz (8 a 10 millones de ciclos por segundo). Estas ondas al atravesar tejidos van por un lado progresando y por otro produciendo un rebote de la misma, un eco, que se registra y da una imagen en pantalla denominada ecograma.

Los US viajan a velocidades distintas dependiendo de la densidad del tejido que atraviesan, siendo mayor cuando éstos son más densos. En el ojo hay varias velocidades de transmisión en función de las diferentes estructuras, con sus propios índices de refracción: 1641 m/seg para córnea y cristalino, 1550 m/seg para retina y 1532 m/seg para cámara anterior y humor vítreo. Por defecto, los ecógrafos habituales asignan una velocidad global media que varía en función de si el ojo es fáquico (1550 m/seg) o afáquico (1532 m/seg), dando la posibilidad de poder ajustar las diferentes velocidades para cada medio atravesado. Cada estructura ocular (córnea, cara anterior y posterior del cristalino y retina) produce un eco diferente que se puede remarcar con unas marcas denominadas "gates" **(Figura 5)**.

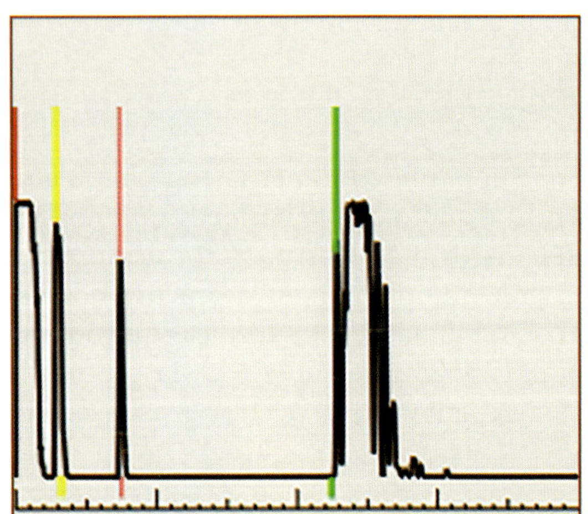

Figura 5. Ecograma tipo con todos los picos ultrasónicos adecuados y con las marcas y "gates" colocadas. Los colores son para una mejor visualización en pantalla de ordenador.

Un aparato convencional de US dispone de una sonda emisora de la energía ultrasónica, que puede estar en contacto con la córnea (método de aplanación o de contacto) o bien lo puede hacer a través de una interfase líquida (método de inmersión).

Método de Aplanación

La técnica de aplanación o de contacto es la más corriente en nuestro medio por su sencillez y rapidez, pero no es el procedimiento más exacto a la hora de determinar la ALX. En el método de aplanación la sonda al estar en contacto con la córnea produce una discreta compresión de la misma, lo que lleva a que las medidas que se realizan tengan pequeñas variaciones en función de dicha compresión **(Figura 6)**. Ésta, obviamente, ha de ser la mínima posible, pero incluso en manos de expertos biometristas, la compresión puede oscilar entre los 0.20 y los 0.35 mm.

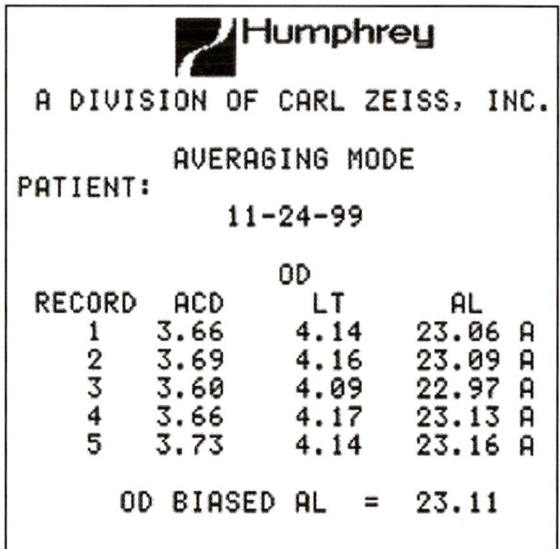

Humphrey

A DIVISION OF CARL ZEISS, INC.

AVERAGING MODE

PATIENT:

11-24-99

OD

RECORD	ACD	LT	AL
1	3.66	4.14	23.06 A
2	3.69	4.16	23.09 A
3	3.60	4.09	22.97 A
4	3.66	4.17	23.13 A
5	3.73	4.14	23.16 A

OD BIASED AL = 23.11

Figura 6. Gráfica de impresión de una biometría por aplanación, donde se representa la AC, L y la ALX, mostrando variaciones de una lectura a otra por la compresión.

Ecograma Tipo

El ecograma normal debe mostrar las siguientes imágenes (Figura 5):

- El eco corneal siempre es el valor 100% de altura.
- Los ecos cristalinianos anterior y posterior deberían ser de, al menos un 70% del corneal (en cataratas densas el eco posterior puede ser inferior).
- El eco retiniano debería ser siempre perpendicular a la línea base, y con una altura del 70% del corneal.
- Presencia de ecos de grasa orbitaria.
- Siempre el de mayor profundidad de cámara anterior, teniendo en cuenta que tiene que

coincidir con un eco retiniano bueno, dado que en ojos con ACD buena, pero con medición oblicua, el eco retiniano se amortigua.

De estos ecogramas tipo deberíamos obtener tres o cuatro de cada ojo, con una desviación estándar inferior a 0,15 mm respecto de la media de LA de dichos valores elegidos.

Técnica de Medición

La biometría en Eco A se debe realizar en modo automático, utilizándose el modo manual sólo para pacientes que fijan mal la luz de la sonda o con enfermedades intraoculares. La realizaremos siempre tras la queratometría y hay que adoptar una posición cómoda para paciente y explorador, el cual debe poder ver la pantalla del ecógrafo **(Figura 7)**.

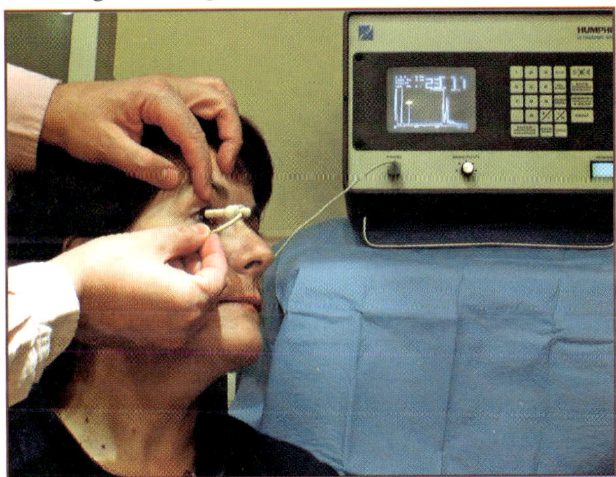

Figura 7. Al realizar la biometría por aplanación el paciente debe estar sentado o recostado, se anestesia la córnea y la sonda se pone en suave contacto con la superficie corneal. Es conveniente que el biometrista controle la pantalla del ecógrafo para elegir la imagen adecuada.

Hay que revisar continuamente la posición de las marcas o "gates", de manera que después de obtenido el primer ecograma, posicionaremos las 3 marcas inferiores sobre la línea base, consiguiendo con ello que las velocidades de paso sean las adecuadas en cada uno de los tres espacios: cámara anterior, cristalino, y cavidad vítrea.

Cuando tengamos elegidos los 3 ó 4 ecogramas correctos finales, posicionaremos las cuatro marcas lineales perpendiculares a la línea de base (córnea, cara anterior del cristalino, cara posterior del cristalino y retina) que nos determinarán la medida de cada uno de los tres segmentos medibles (cámara anterior, grosor de cristalino y cavidad vítrea), cuya suma nos dará el valor final de la LA **(Figura 8 a-b)**.

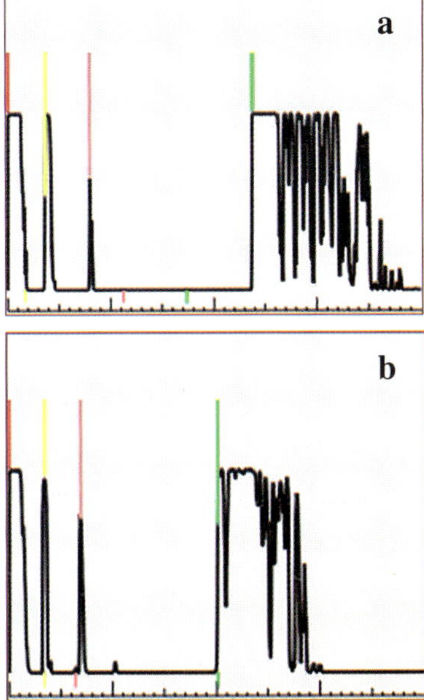

Figura 8a-b. Se eligen los ecogramas adecuados y se sitúan las marcas que nos darán las lecturas que nos determinarán la medida de cada uno de los tres segmentos medibles (cámara anterior, grosor de cristalino y cavidad vítrea), cuya suma nos dará el valor final de la ALX.

Algunos ecógrafos incorporan funciones para lectura de "catarata densa" las cuales amplifican la intensidad del "eco" retiniano, apareciendo ecos fantasma en los ecos cristalinianos, que no valoraremos, porque lo que nos interesa es asegurarnos la presencia de un eco retiniano de al menos el 70% del eco corneal **(Figura 9)**.

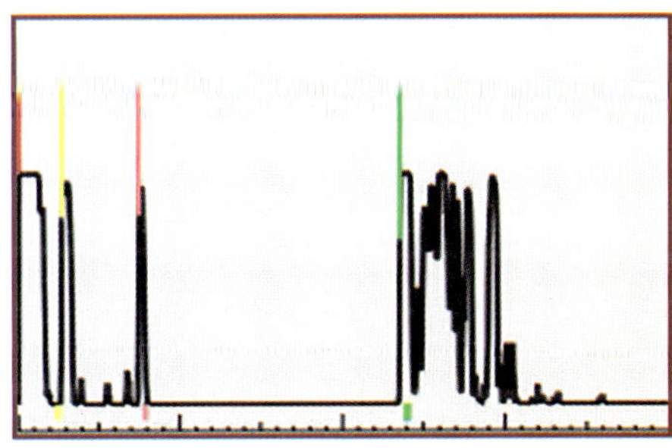

Figura 9. Ecograma obtenido con modo "catarata densa", apreciándose ecos artefactos en cristalino.

Método de Inmersión

En la técnica de inmersión se coloca al paciente en decúbito supino y tras aplicar colirio anestésico se coloca un cilindro de plástico que se rellena con fluido hasta un medio o dos tercios de su altura. El fluido puede ser metilcelulosa en la base y el resto suero salino o lágrimas artificiales. Se sumerge la sonda en el cilindro hasta casi 1 cm de la córnea, se pide al paciente que fije la mirada en la sonda y se realizan las mediciones **(Figura 10)**.

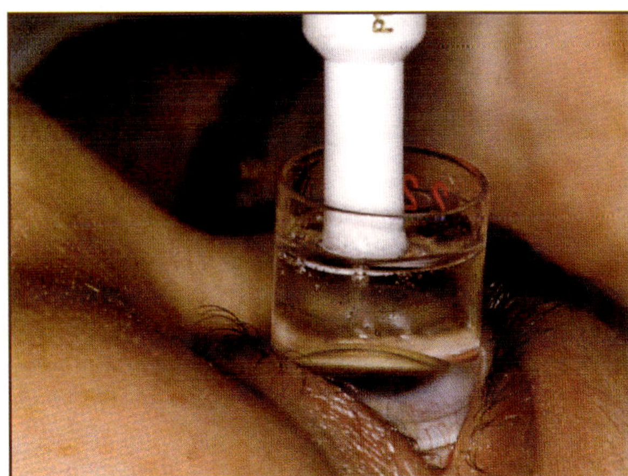

Figura 10. En la técnica de inmersión el paciente está recostado y se le coloca un cilindro de plástico que se llena de BSS y metilcelulosa. La sonda no entra en contacto con la córnea sino que hace las medidas unos milímetros fuera, sin contacto, dando lecturas muy exactas. *(Imagen por cortesía del Dr. Mendicute).*

La técnica de inmersión fue la primera que se empleó perdiendo popularidad por lo sencilla que resultaba la técnica de aplanación. En los últimos tiempos la técnica de inmersión tiene un resurgir al haberse simplificado su realización y por sus resultados más exactos **(Figura 11 a-b)**. Se considera que la fiabilidad de este método está dentro de 0,1 mm,[9] obteniendo medidas que con respecto al método de aplanación son mayores en 0,28 mm debido a:

- Se elimina el factor de compresión del explorador que aplana algo la córnea y acorta la lectura.
- Se realiza la medida desde fuera de la cara anterior de la córnea por lo que la lectura de ALX se realiza incluyendo un pico de superficie corneal.
- Por todo ello se mide la ALX real dada.

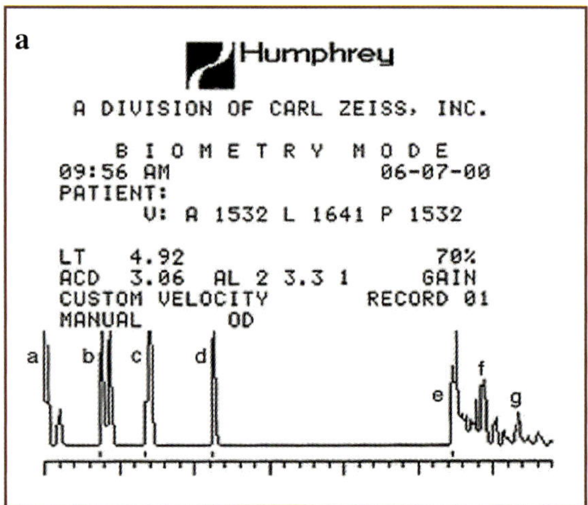

a

Humphrey

A DIVISION OF CARL ZEISS, INC.

B I O M E T R Y   M O D E
09:56 AM   06-07-00
PATIENT:
V: A 1532 L 1641 P 1532

LT 4.92   70%
ACD 3.06 AL 2 3.3 1   GAIN
CUSTOM VELOCITY   RECORD 01
MANUAL   OD

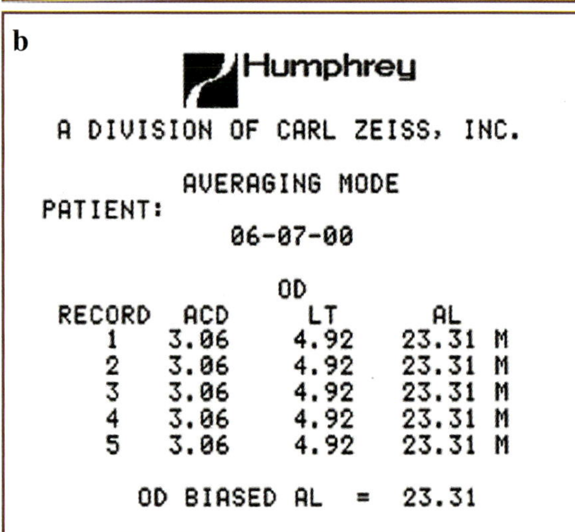

b

Humphrey

A DIVISION OF CARL ZEISS, INC.

AVERAGING MODE
PATIENT:
06-07-00

OD

RECORD	ACD	LT	AL
1	3.06	4.92	23.31 M
2	3.06	4.92	23.31 M
3	3.06	4.92	23.31 M
4	3.06	4.92	23.31 M
5	3.06	4.92	23.31 M

OD BIASED AL = 23.31

Figura 11a-b. Sonograma realizado por inmersión, donde hay un pico "a" inicial que corresponde a la sonda, "b" es un doble pico que muestra la cara anterior y posterior de la córnea; "c" es la cápsula anterior del cristalino y "d" la posterior, mientras que "e" es el pico retinal, siendo "f" y "g" esclera y grasa orbitaria. Podemos apreciar que las medidas tomadas por inmersión son muy reproducibles al no existir compresión corneal.

Lógicamente y por lo comentado, aquéllos que pasen de una técnica de aplanación a una de inmersión deben ajustar las constantes que usan en sus fórmulas, puesto que al dar una lectura algo mayor de ALX el resultado final sin ajustar las fórmulas puede ser de una hipermetropización de + 0,75 D en ojos de ALX normales.

Hay un matiz de perfeccionamiento propuesto por Holladay para mejorar la exactitud de las medidas en inmersión, ajustando la velocidad de transmisión a 1532 m/seg y añadiendo al resultado que se obtiene un + 0,32 mm. Así una

ALX de 23,41 mm obtenida por inmersión y con la velocidad ajustada a 1532 m/seg, la ALX real que se usaría para los cálculos sería 23,72 mm (23,41 + 0,32 = 23,72).

ERRORES EN ECOGRAFÍA POR ULTRASONIDOS

La mayor parte de los errores que se producen con los ultrasonidos aparecen en la técnica de aplanación, siendo menores con inmersión, especialmente los problemas de perpendicularidad y de compresión corneal.

En general los factores que van a influir en una correcta medición de la ALX por biometría ultrasónica son:

- ***Ángulo de Incidencia Perpendicular:***

  La incidencia oblicua de la sonda con la córnea produce dispersión de ultrasonidos, produciéndose ecos de baja intensidad, y un eco retiniano no perpendicular a la línea de base. La elección del ecograma correcto final se basa en la presencia de picos de los ecos de buena intensidad. Es muy típica la presencia de un eco post-cristaliniano muy bajo como podemos ver en la **Figura 12**.

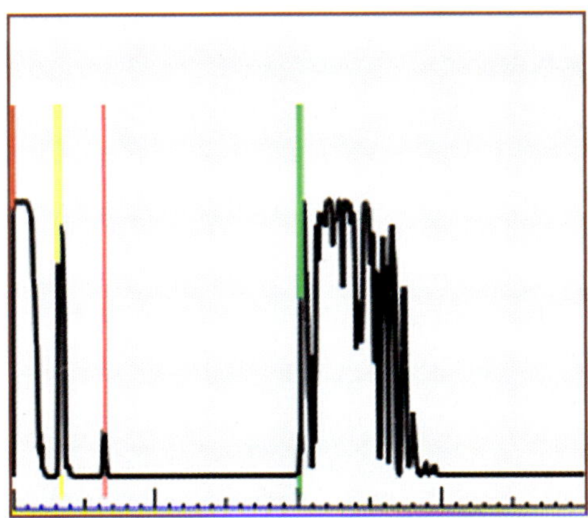

Figura 12. Eco post-cristaliniano muy bajo por mala posición de la sonda.

- ***Utilización Correcta de la Ganancia: Artefactos***

  La ganancia es la posibilidad que tenemos de amplificar los ecos, con lo cual, cuando la aumentamos, tendremos una mayor resolución (ecos más grandes), pero también la aparición de ecos artefactos. Se debe utilizar "ganancias" medias-bajas, aumentándola en cataratas densas y más bajas en casos con sangre en el interior del ojo. Se debe visualizar bien los ecogramas y la morfología de los picos, variando los cursores y ajustándolos en los lugares adecuados.

- ***Compresión Corneal:***

  Es tal vez el mayor problema en esta técnica y lo que más errores induce en ojos normales. Para evitarlo conviene obtener el ecograma en el momento que la sonda contacta con la córnea separando la sonda en cada medida. Nos fijaremos en el valor numérico de la profundidad de la cámara anterior, comprobando su mantenimiento dentro de valores constantes y descartando aquellos con menor profundidad.

- ***Descartar Ecogramas con Ausencia de Ecos de Grasa Orbitaria:***

  En este caso estaríamos midiendo sobre el eje del nervio óptico y no sobre el plano macular, por lo que al no estar en le plano macular inducimos un error biométrico **(Figura 13)**.

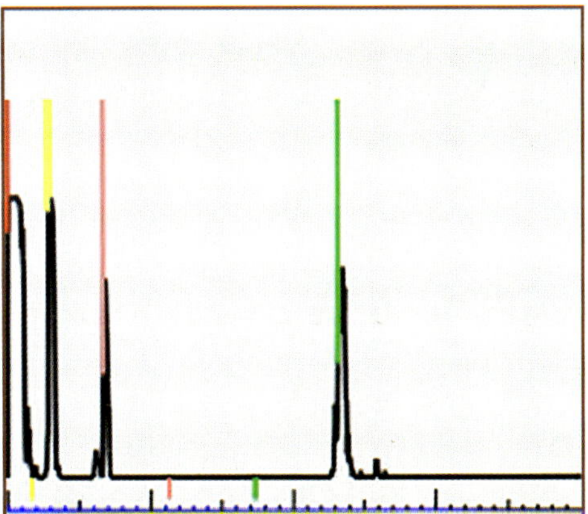

Figura 13. Ausencia de grasa orbitaria en el ecograma.

- ***Alteraciones Intraoculares:***

  Si se sabe de problemas asociados se deben de tener en cuenta a la hora de realizar la biometría por aplanación. Una sospecha de levantamiento retiniano, especialmente en el polo posterior, nos dará una mediada más corta de ALX respecto al ojo adelfo. Pero si no conocemos la existencia de dichos problemas hay ciertos datos que nos pueden poner sobre aviso:

- Existencia de picos en la línea de base del vítreo
- Separación anormal entre el pico retiniano y el correspondiente a esclera y grasa orbitaria
- Variación mayor de 0.2 mm entre lecturas repetidas de un ojo o mayor de 0.3 mm entre ambos ojos.

- *Atenuación de los Ecos*

Se produce cuando se refleja o absorben excesivamente los ultrasonidos, llegando a imposibilitar incluso una medida fiable. Esta situación se produce en presencia de gas o silicona intraocular, cataratas muy densas, siendo necesario tomar medias en el ojo adelfo para comparar ambos ojos.

- *Estafiloma Miópico*

En caso de miopía magna con un gran estafiloma miópico, podemos encontrar medidas erróneas al caer el ultrasonido en la ladera del estafiloma y no en le punto de fijación. En estos casos es conveniente ayudarse de una ECO B que nos sitúe bien la forma y podamos evaluar mejor las lecturas.

Las sondas que tienen un punto de fijación luminosos interno en su cabeza y el IOL-Master ayudan a una mejor fijación por parte del paciente, al ser éste el que centra la mirada. No obstante, si el centro de la mácula no puede ser identificado, la ALX debe medirse 4.5 mm temporal al centro de la cabeza del nervio óptico.

- *Errores de Transcripción*

Son menos frecuentes que con la queratometría dado que el mismo ecógrafo incorpora las fórmulas de cálculo. No obstante cuando se utilizan fórmulas alojadas en otros dispositivos como es el caso de la Holladay II en un ordenador o en alguna calculadora o agenda de mano, se pueden producir errores de transcripción de datos. Una vez más el clínico debe cotejar toda la información suministrada.
Aunque es una obviedad, esta es una de las principales fuentes de error en cálculo de lentes. No podemos decir más que se deben extremar las precauciones a la hora de transcribir datos e incluso pedir que sean revisados por una tercera persona, o bien el clínico comprobar todos los datos cuando no es él directamente quien los obtiene sino sus técnicos.

- *Constates Inadecuadas*

Hemos comentado anteriormente la diferencia de ALX que se produce en las medidas por inmersión y por aplanación. Se debe tener esto en cuenta a la hora de aplicar las constantes de cálculo ya que según el método empleado pueden diferir, induciendo errores significativos.[2, 3]

- *Lógica y Sentido*

Las lecturas que obtengamos han de tener lógica y sentido como comentamos para la queratometría. Las ALX comprendidas entre 22 y 26 mm corresponden a ojos normales y se debe aplicar una técnica automática estándar, buscando un ecograma de características normales, según se ha descrito anteriormente.

Hay una serie de circunstancias que nos sugieren la conveniencia de repetir la biometría por ultrasonidos y son, entre otras:

- ALX menor de 22 mm o mayor de 26 mm, indicativa de ejes axiales correspondientes a ojos cortos o muy grandes. En estos casos hay que asegurar las lecturas, dado que los errores aquí pueden ser mayores.
- Diferencia mayor de 0.3 mm en la ALX de los dos ojos, lo que nos debe hacer revisar la historia clínica en busca de anisometropías que expliquen el hallazgo.

- Cuando la ALX es mayor de 26.00 mm. y hay un pico retiniano atenuado o variedad en las lecturas, es posible que exista une estafiloma y convenga hacer, como hemos comentado anteriormente, un Eco B para determinar su presencia.
- Longitudes axiales que no se correspondan con la refracción del paciente.
- Escasa colaboración y / o mala fijación.

MÉTODOS ÓPTICOS: INTERFEROMETRÍA

La biometría por métodos ópticos se basa en la utilización de dispositivos que por el principio físico de la interferometría miden sin contacto la distancia desde el vértex corneal hasta la capa del epitelio pigmentario de la retina con una fiabilidad de ± 0,02 mm o incluso mejor.

El primer dispositivo comercializado, el IOL Master de Zeiss, basado en un sistema conocido como interferometría de coherencia parcial, es un biómetro que de forma rápida y precisa mide la longitud axial (ALX), la profundidad de la cámara anterior del ojo (ACD) y a nivel corneal su curvatura (K) así como su diámetro mediante la medida blanco-blanco ocular (WTW). Al realizarse todas las medidas sin contacto con el ojo, es un dispositivo biométrico muy confortable y seguro para el paciente,[10] recordando en su forma y manejo al de un auto refractómetro **(Figura 14)**.

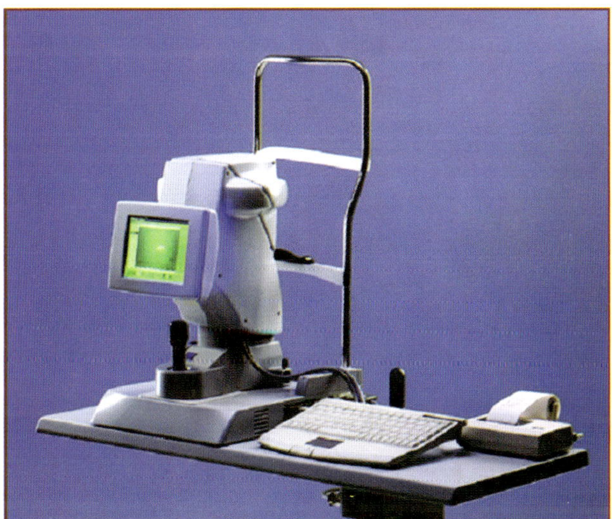

Figura 14. Imagen del IOL Master, aparato que asemeja a un refractómetro y que nos permite en el 95% de las cataratas realizar los estudios biométricos con gran precisión.

Este dispositivo, de interferometría de coherencia parcial, está calibrado frente a sistemas de muy alta resolución de 40 MHz, de manera que un algoritmo interno aproxima la distancia a la interfase vitreorretiniana, realizando una medida análoga a la de un sistema A de inmersión.

Considerando el hecho de que las medidas de ALX por ultrasonidos en modo A (utilizando una sonda de hasta 10 MHz) tienen una resolución entre 0,10 y 0,12 mm, la determinación de la ALX por interferometría supone ser cinco veces superior a la de los US ya que su fiabilidad es de ± 0,02 mm.

La exactitud frente a los sistemas convencionales de US deriva de que mide exactamente en el eje de la visión, mientras que en aquéllos las medidas pueden quedar en un rango de entre –3° a +8°. Por otra parte los US se quedan en la limitante interna, mientras que por interferometría se llega hasta el epitelio pigmentario de la retina. Esta diferencia de puntos de lectura hace que las medidas del IOL Master sean 0,20 mm mayores que las de US por aplanación.[11]

Una de las grandes ventajas que aporta este sistema de medida es su fiabilidad y reproducibilidad. Esto es así tanto para exploraciones repetidas en un ojo por un mismo explorador, como para el mismo supuesto realizado por diferentes examinadores, con una variación media en las medidas tomadas de 0,02 mm **(Tabla 5)**.[12]

Tabla 5 - Tanto realizado por varios observadores como por uno solo las lecturas del IOL-Master son altamente reproducibles

Reproducibilidad: Variación de Lecturas

TÉCNICO	UNO (Lecturas Repetidas Por UN Mismo Explorador)	VARIOS (Lecturas Realizadas Por Diferentes Exploradores)
ALX	0,0256 mm	0,0215 mm
K	0,0334 mm	0,0298 mm
ACD	0,0129 mm	0, 0159 mm

Como hemos comentado anteriormente, la gran ventaja del IOL-Master es su simplicidad de uso; el paciente una vez situado en posición y seleccionada la opción de medida de ALX, con un simple clic en el centro de la pantalla se obtendrá una lectura de ALX. Cuatro de las medidas que hagamos deben de estar comprendidas entre los 0,02 mm para ser válidas y dar una buena imagen gráfica.

La **Figura 15** nos muestran una típica lectura de IOL Master en el caso de una catarata moderada. La mejor imagen de la ALX se compara al perfil de la torre Chrysler de Nueva York, según una idea de Warren Hill **(Figura 16)**.

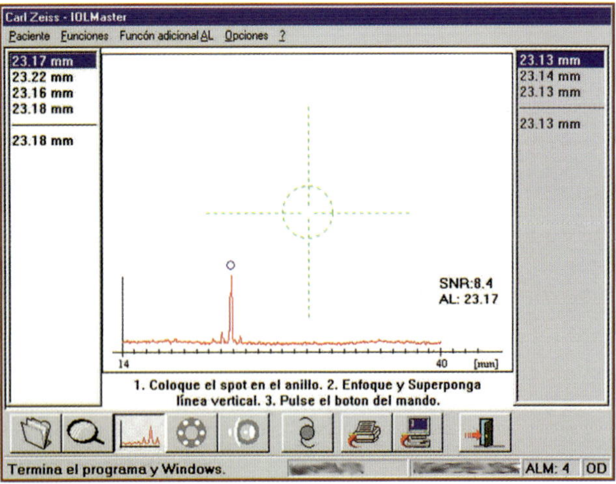

Figura 15. Imagen típica de una lectura de ALX en la pantalla del IOL Master. Se representa la determinación de OD pero podemos ver las lecturas de ambos ojos.

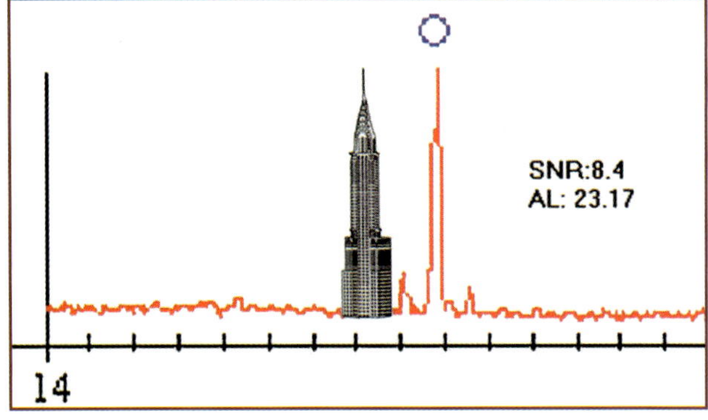

Figura 16. La mejor imagen de la ALX se compara al perfil de la torre Chrysler de Nueva Cork, según una idea de Warren Hill.

Es importante tener en cuenta que los resultados de las medidas de la longitud axial deben ser interpretados en base no sólo a las gráficas, sino también a la relación entre la señal emitida y el ruido producido, lo que se conoce en inglés como SNR o signal-to-noise ratio. Esta relación se considera como un indicador de la calidad de la medida, de manera que las lecturas por encima de 2,0 son correctas, mientras que los casos límite se plantean con la SNR comprendida entre 1,6 y 2,0. En esta situación el dispositivo advierte de que la medida debe ser valorada; asimismo, lecturas por debajo de 1,6 dan un mensaje de error y por lo general se desestiman. Podemos observar en las **Figura 17 a-c** tres perfiles de medida en cataratas medias, duras y con opacidad de medios.

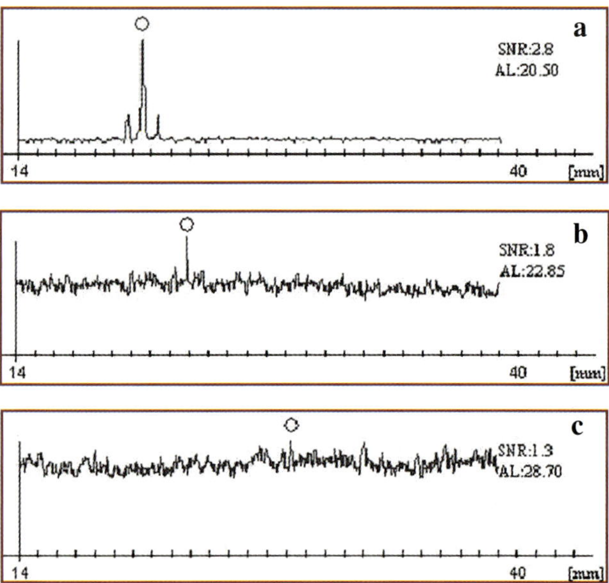

Figura 17a-c. Señal clara con SNR>2,0 en una catarata media (a); al límite con SNR de 1,8 (b) y con la línea base de lectura elevada, debiendo ser valorada para poder ser utilizada. La medida de la (c) es para descartar, pues tiene una señal débil (SNR<1,6), la cual no puede ser distinguida claramente del ruido.

Como comentaremos después, los inconvenientes de este dispositivo de medida estriban en que cataratas muy densas, ojos con dificultad de fijación o deformidades corneales pueden bien no ser siquiera medidos o bien recibir mensajes de error que obligan a una valoración selectiva del caso e incluso a realizar una biometría acústica, lo que representa el 5% del total de casos **(Tabla 6)**.

No obstante y pese a ello, se considera que la biometría ocular más exacta y por tanto el estándar de calidad aceptable en estos momentos

Tabla 6 - Ventajas e inconvenientes de la interferometría óptica.

Interferometría Óptica

Ventajas	Inconvenientes
• Exactitud biométrica • Facilidad de uso • Confortable para el paciente • ALX, K, AC y WTW en el mismo aparato • Rapidez exploratoria • Sin contacto • Sin aprendizaje • Incorpora fórmulas de 3ª y 4ª generación	• Costo • 5% De cataratas no medibles - Medios opacos - Mala fijación - Distorsión corneal • Indices de refracción para queratometría propios • Personalización de constantes de las lentes • No mide espesor de cristalino • No incorpora holladay ii

en Oftalmología es la obtenida mediante interferometría óptica o mediante ultrasonidos por inmersión.[10,12,14,15]

ERRORES EN ECOGRAFÍA POR INTERFEROMETRÍA ÓPTICA

• *Errores de Transcripción*

Al igual que hemos comentado con la ecografía por ultrasonidos, son infrecuentes al incorporar el IOL-Master las fórmulas de cálculo incluidas de 3ª y 4ª generación. No obstante cuando se utilizan fórmulas alojadas en otros dispositivos como es el caso de la Holladay II en un ordenador o en alguna calculadora o agenda de mano, se pueden producir errores de transcripción de datos.

Un error específico de transcripción en el uso del IOL-Master se produce cuando las lecturas no son del todo fiables para el dispositivo y da un mensaje de evaluación. En esos casos el explorador debe elegir y marcar la más correcta para así incorporar dicha lectura al cálculo, momento en el que la transcripción puede ser errónea.

• *Constantes Inadecuadas*

De la misma forma que ocurre en las medidas por inmersión y por aplanación, existe una diferencia de medida de ALX por lo que debemos al igual que con la inmersión ajustar las constantes habituales que se dan como referencia la hora de calcular las lentes con el IOL-Master.

El uso de índices de refracción propios en el tema de la queratometría y ese 0,2 mm mayor de ALX frente al US convencional, hace que las constantes de las lentes se deban modificar, puesto que si no es así se producirá una hipermetropización de aproximadamente una dioptría.

No obstante esto es soslayable toda vez que la página Web de ULIB, que es el grupo de usuarios del IOL Master (Users group of Laser Interference Biometry), y cuya URL es (www.augenklinik.uni-wuerzburg.de/ulib) edita mensualmente actualizaciones de constantes para la mayor parte de las lentes que se comercializan. Esto se realiza a partir de series comunicadas amén de que se da la opción de acceder a sistemas propios de personalización de constantes.

• *Errores Refractivos Altos*

En ocasiones el dispositivo es incapaz de realizar lecturas en errores refractivos muy altos. En estos casos se puede realizar con sus gafas o lentillas puestas, debiendo cotejarse los datos obtenidos con ultrasonidos **(Figura 18)**.

• *Gran Opacidad de Medios*

Existe un 5% de ojos que no son leíbles por el IOL-Master, incluyéndose aquí

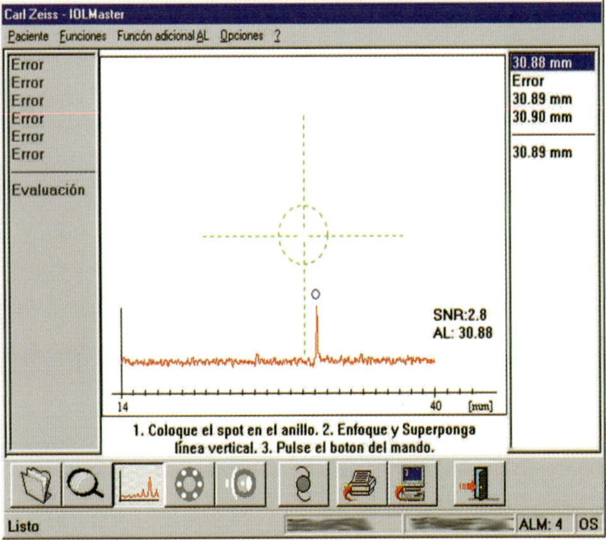

Figura 18. Imagen en pantalla de la determinación de ALX por interferometría en un paciente miope alto. El OD ha dado un mensaje de error, teniendo que realizarse la biometría por otro método, mientras que el OI da una lectura aceptable.

fundamentalmente los ojos con gran opacidad de medios. Es de destacar que las cataratas nucleares muy avanzadas casi brunescentes son en ocasiones más fáciles de medir que otras con menos opacidad como algunas subcapsulares posteriores no muy avanzadas. En todos estos casos podemos o no obtener ninguna lectura de ALX o algunas con un SNR muy bajo y poco validable, por lo que igualmente se deben realizar determinaciones por ultrasonidos.

Asimismo en cataratas muy avanzadas dado el cambio importante del índice de refracción del cristalino se deben cotejar las lecturas con ultrasonidos porque se pueden inducir errores de lectura en la interferometría.

Errores Comunes en Ultrasonidos e Interferometría Óptica: Lógica y Sentido

Como ya hemos comentado, las lecturas deben tener lógica y sentido, siendo compatibles con el presumible status refractivo previo del paciente. Por ello, hay una serie de circunstancias que nos sugieren la conveniencia de repetir o asegurar la biometría y son, entre otras:

- ALX menor de 22 mm o mayor de 26 mm, indicativa de ejes axiales correspondientes a ojos cortos o muy grandes. En estos casos hay que asegurar las lecturas, dado que los errores aquí pueden ser mayores.
- Diferencia mayor de 0.3 mm en la ALX de los dos ojos, lo que nos debe hacer revisar la historia clínica en busca de anisometropías que expliquen el hallazgo.
- Cuando la ALX es mayor de 26.00 mm. y hay un pico retiniano atenuado o variedad en las lecturas, es posible que exista une estafiloma y convenga hacer, como hemos comentado anteriormente, un Eco B para determinar su presencia.
- Longitudes axiales que no se correspondan con la refracción del paciente.
- Escasa colaboración y/o mala fijación.

Conclusión y Futuro Inmediato: El Decálogo del Cálculo Correcto de la LIO

A modo de corolario podemos resumir todo lo anteriormente expuesto en lo que consideramos es el decálogo del cálculo correcto de la potencia de la lente intraocular a implantar **(Tabla 7)**:

1. Ninguna fórmula es válida si no se le introducen datos fiables.
2. Los datos más fiables lo dan los sistemas automáticos.
3. La ALX más exacta la da la interferometría y la biometría por inmersión.
4. Los datos biométricos deben ser coherentes con la historia del paciente.
5. Comprobar ALX superiores a 26.00 mm e inferiores a 22.00 mm.
6. Comprobar valor de K superior a 47.00 dp. e inferior a 40.00 dp.
7. Utilizar fórmulas de 4ª o 3ª generación. Con éstas utilizar la adecuada a la ALX.
8. Cada lente tiene su propia constante y su propio cálculo.
9. Con cambios de aparatos y lentes personalizar constantes.
10. En casos y situaciones complejas, apoyarse en las lecturas y páginas Web recomendadas en la **Tabla 8**.

Aunque hay un principio básico y es que si no tenemos datos válidos la información que introduzcamos a cualquier sistema de cálculo será errónea de base, no debemos olvidar el utilizar la fórmula adecuada a las características de cada ojo. En este sentido a nosotros nos resulta muy

Tabla 7 - Un resumen, el decálogo del cálculo correcto de la potencia de la lente intraocular a implantar

Decálogo Del Cálculo Correcto de LA L.I.O.

1º	Ninguna fórmula es válida sin datos fiables
2º	Los datos más fiables los dan los sistemas automáticos
3º	ALX más exacta: Interferometría y U.S. por inmersión
4º	Datos biométricos coherentes con la historia del paciente
5º	Comprobar ALX > 26.00 mm. y < 22.00 mm.
6º	Comprobar K > 47.00 dp. y < 40.00 dp.
7º	Usar fórmulas de 3a o 4a generación y adecuadas a la ALX
8º	Cada lente tiene su propia constante y su propio cálculo
9º	Con cambios de aparatos y lentes personalizar constantes
10º	Dudas y casos complejos consultar lecturas y web especificas

Tabla 8 - Algunas direcciones en Internet donde podemos localizar utilidades y aplicaciones como son las hojas de cálculo para optimización de constantes.

Biometría Y Cálculos en Internet

www.doctor-hill.com Manual on line de biometría Información exhaustiva sobre IOL Master Utilidades biométricas Descargas para personalización de constantes
www.augenklinik.uni.wuerzburg.de/ulib Página de usuarios del IOL Master Actualización de constantes Utilidades biométricas Descargas para personalización de constantes
www.augenklinik.uni.wuerzburg.de/uslab/iolfrme.htm Cálculo on line de lentes intraoculares Utiliza Hoffer Q, SRK II y Haigis
www.previze.com Cálculo on line de lentes intraoculares Cálculo on line de lentes en situaciones complejas Utilidades biométricas
www.docholladay.com Utilidades biométricas Compra del programa para Holladay II

útil y práctica la guía de Warren Hill mostrada en la **Tabla 9** sobre la fórmula con menos error en cada caso.

No debemos olvidar tampoco que el resultado refractivo final tras un procedimiento de implantación de lentes intraoculares no acaba sólo en la exploración previa con sus cálculos y elección de fórmulas. Se debe asegurar con un procedimiento quirúrgico correcto, hasta el punto de que las circunstancias quirúrgicas nos van a inducir cambios refractivos que nos provoquen errores que no serán biométrico, sino refractivos secundarios a la cirugía.[16] Algunos serán más previsibles como las quemaduras corneales que nos inducirán variaciones astigmáticas.[17,18] También serán previsibles cambios refractivos en rotura de cápsula posterior con una colocación de la lente en sulcus debiendo ajustar su poder refractivo.[19, 20]

Otros cambios serán menos previsibles como una capsulorrexis inadecuada que puede tener más impacto refractivo que la propia biometría. Si la CCC es mayor que la óptica de la lente a implantar, las fuerzas de contracción del saco capsular empujarán hacia delante la óptica de la lente. De esta forma si una lente de +21 dioptrías se desplaza anteriormente tan solo 0.5 mm, su poder dióptrico efectivo será como el de una lente de +22 dp, induciendo un error refractivo que no lo será por la biometría.

Finalmente debemos pensar que el desarrollo de las lentes intraoculares esta en la actualidad cerrando el círculo evolutivo. Así, si en un principio, en 1949 Sir Harold Ridley intentaba emular la curvatura, tamaño y forma del cristalino, la evolución natural fue a una mejora progresiva de materiales, mecánica y funcionamiento óptico. En estos momentos de gran desarrollo de técnicas aberrométricas y topográficas, volvemos al principio intentando emular algunas de las propiedades ópticas más sutiles del cristalino. El implante de lentes asféricas o con perfiles para disminuir las aberraciones del sistema óptico del ojo nos va a obligar en el futuro muy próximo a introducir nuevos aspectos biométricos a considerar tales como el estudio de la aberración esférica corneal y total[21] o el uso de técnicas de Trazado de Rayos (Ray Tracing),[22] buscando así el alcanzar la supervisión real para nuestros operados.

Tabla 9 - Esquema de Warren Hill (www.doctor-hill.com) donde resume las indicaciones de uso de las fórmulas de 3ª y 4ª generación

¿Qué Fórmula Usar?
W. Hill 2006

ALX (MM.)	HAIGIS A0	HAIGIS A0, A1, A2	HOFFER Q ACD	HOLLADAY 1 SF	HOLLADAY 2 ACD	SRK/T A
18.00-19.99	0,50 D	0,50 D	0,50 D	1,00 D	0,50 D	2,00 D
20.00-21.99	0,25 D	0,25 D	0,25 D	0,50 D	0,25 D	1,00 D
22.00-25.99	0,25 D	0,25 D	0,25 D	0,25 D	0,25 D	0,25 D
26.00-27.99	0,25 D	0,25 D	0,50 D	0,25 D	0,25 D	0,25 D
28.00-30.00	0,50 D	o,25 D	0,50 D	0,25 D	0,25 D	0,50 D
Lentes Negativas	1,00 D	0,50 D	1,00 D	0,50 D	0,50 D	1,00 D

Lecturas Recomendadas

Las páginas Web indicadas en la Tabla 8 dan mucha información actualizada y orientan en el manejo de casos complejos. Existe numerosa bibliografía sobre biometría, destacando las siguientes monografías:

- "Cálculo del poder dióptrico en lentes intraoculares. Revisión actualizada" Director y Coordinador: Javier Pascual Segarra. Editorial Edicamed, 1998
- "IOL power calculation for the unusual eye". Jack Holladay, en :"Cataract Surgery: The state of the art" Coordinado por James P. Gills. Ed. Slack, Thorofare, USA, 1998
- "Facoemulsificación". Autores: J. Mendicute, L. Cadarso, R. Lorente, J. Orbegozo, J.R. Soler. Ed. CF Comunicación,1999
- "Biometría, fórmulas y manejo de la sorpresa refractiva en la cirugía de la catarata". Autores: J. Mendicute, J. Aramberri, L. Cadarso y M. Ruiz. Tecnimedia Editorial, Madrid, 2000. Monografía nº2 de la SECOIR
- "Facoemulsificación y emetropia". Autor: L. Fernández-Vega. Monografías de la SECOIR. MADRID, 2001
- "Intraocular Lens Power Calculations". H. John Shammas. Ed. Slack, Thorofare, USA, 2003
- "Cirugía Microincisional de la Catarata". Autores: F. Soler, R. Lorente, O. Asís. Monografías de la SECOIR. MADRID, 2004
- "Guía práctica para biometría, cálculo y selección del paciente, en lentes mono y multifocales". Autores: J. Pascual, F. Soler, O. Asís, J. Aramberri. EDITA: Raíz Publicidad SL, Madrid, Abril 2006

Bibliografía

1. Olsen, T.: Prediction of the effective postoperative (intraocular lens) anterior chamber depth. J Cataract Refract Surg. 2006 Mar;32(3):419-24
2. Holladay JT: Standardizing constants for ultrasonic biometry, keratometry, and intraocular lens power calculations. J.Cataract Refract Surg. 1997; 23: 1356 – 1370
3. Gale, RP., Saha, N., Johnston, RL.: National Biometry Audit . Eye. 2004 Jan;18(1):63-6.
4. Németh J., Fekete O., Pesztenlehrer N.: Comparison of optical and ultrasound measurement of axial eye length and anterior chamber depth for intraocular lens power calculation. J Cataract Refract Surg 2003; 29: 85-88
5. Nguyen, DQ., Hakin, KN.,: Contact lens wear and IOL power calculation before cataract surgery: a cautionary tale. . J Refract Surg. 2006 Feb;22(2):204.
6. Haigis, W.: The keratometer index problem. (2003) En: www.augenklinik.uni-wuerzburg.de/eulib/texte/kprobl/kprobl.htm
7. Holladay JT, Gills JP, Leidlein J, Cherchio M: Achieving emmetropia in extremely short eyes with two piggyback posterior chamber intraocular lenses . Ophthalmology. 1996; 103: 1118-23.
8. Olsen T, Thorwest, M.: Calibration of axial length measurements with the Zeiss IOLMaster.. J Cataract Refract Surg 2005 Jul;31(7):1345-50.
9. Gale, RP., Saha, N., Johnston, RL.: National Biometry Audit II. Eye. 2006 Jan;20(1):25-8.
10. Velásquez-Estades, LJ, Wanger, A., Kellaway, J., Hartden, DR., Prager, TC.: Microbial contamination of immersion biometry ultrasound equipment. Ophthalmology.2005 May;112(5):e13-8.
11. Tehrani M, Krummenauer F, Kumar R, Dick HB.: Comparison of biometric measurements using partial coherence interferometry and applanation ultrasound. J Cataract Refract Surg. 2003 Apr;29(4):747-52.
12. Findl O, Kriechbaum K, Sacu S, Kiss B, Polak K, Nepp J, Schild G, Rainer G, Maca S, Petternel V, Lackner B, Drexler W.: Influence of operator experience on the performance of ultrasound biometry compared to optical biometry before cataract surgery. J Cataract Refract Surg. 2003 Oct;29(10):1950-5
13. Haigis W, Lege B, Miller N, Schneider B. : Comparison of immersion ultrasound biometry and partial coherence interferometry for intraocular lens calculation according to Haigis. Graefes Arch Clin Exp Ophthalmol. 2000 Sep;238(9):765-73.
14. Gantenbein CP, Ruprecht KW. Comparison between optical and acoustical biometry. J Fr Ophtalmol. 2004 Dec;27(10):1121-7.
15. Kutschan, A., Wiegand, W.: Individual postoperative refraction after cataract surgery: a comparison of optical and acoustical biometry. Klin Monatsbl Augenheilkd. 2004 Sep; 221(9):743-8.
16. Soler-Ferrández, F.L.: "Complicaciones de la cirugía refractiva del cristalino". En "Complicaciones de la cirugía refractiva intraocular", 87-101. Cisneros Lanuza, A. y Mtez.-Costa R.. Comunicación solicitada. 79 Congreso de la SEO, Valencia, 2003. Ed. S.O.E. MADRID
17. Grabow HB, Gills JP, Fish JR et al: Advanced cataract incisions. En Cataract Surgery: The state of the art 29-51; Gills JP ed. SLACK, Thorofare, NJ 1998
18. Ernest PH, Fine IH, Fishkind WJ: Complications of wound construction and closure. En Complications of Phacoemulsification, 28-35; Fishkind WJ ed. THIEME, NY, 2002
19. Holladay JT: Intraocular lens power calculation and lens selection following vitrectomy. En Complications of Phacoemulsification, 140-143; Fishkind WJ ed. THIEME, NY, 2002
20. Suto, C., Hori, S., Fukuyama, E., Akura, J.: Adjusting intraocular lens power for sulcus fixation. J Cataract Refract Surg. 2003 Oct;29(10):1913-7.
21. Hill, W.: Monofocal IOL provides optimal spherical aberration compensation. Ophthalmology Times, Jan 1, 2006 (edición electrónica)
22. Rabsilber, TM., Reuland, AJ., Holzer, MP., Auffarth, GU.,: Intraocular lens power calculation using ray tracing following excimer laser surgery. Eye, Feb 24, 2006; (edición electrónica)

Modelos Personalizados e Traçado de Raios para o Cálculo da Potência da Lente Intra-Ocular

Um importante objectivo nesta nova era da "Cirurgia Refractiva da Catarata" é melhorar a previsibilidade dos resultados refractivos na correcção das aberrações ópticas do olho pseudofáquico. Para responder a esta necessidade temos que lograr evoluir em dois aspectos fundamentais:

Evolução dos Métodos Paraxiais para Métodos da Óptica Exacta

Durante quase dois séculos todos os cálculos ópticos têm sido realizados usando aproximações paraxiais. O cálculo exacto com a aplicação da Lei de Snell, para a refracção de cada raio em cada superfície óptica, leva a equações transcendentais e portanto impossíveis de resolver pela aritmética. A simplificação gaussiana da Lei de Snell facilita o cálculo, mas está limitada à zona paraxial e portanto não permite definir a totalidade das aberrações -**Figura 1**.

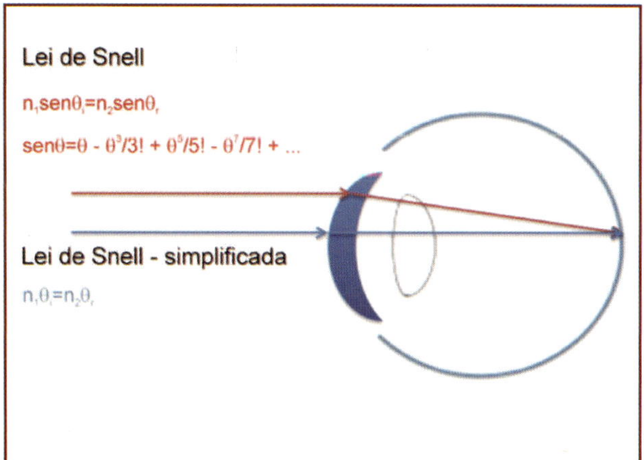

Figura 1 - Refracção segundo a Lei de Snell. A teoria paraxial baseia-se na hipótese de que, quando o ângulo de incidência dos raios é muito pequeno em relação à normal, sen θ é aproximadamente igual a θ. No entanto, quando consideramos os raios periféricos e o seu contributo para a formação da imagem, esta aproximação não é aplicável e terão que ser considerados os outros termos do desenvolvimento da equação ($sen\ \theta = \theta - \theta3/\ 3! + \theta^5/5! - \theta^7/7! + ...$) que permitem definir as aberrações ópticas do sistema.

A actual capacidade computacional permite a solução deste problema através de métodos numéricos impulsionando a transição da óptica paraxial para a óptica exacta. Esta evolução permite ultrapassar as limitações das actuais fórmulas de vergência, de lentes finas, cuja definição óptica da córnea se baseia no poder dióptrico utilizando um índice refractivo fictício (índice queratométrico), e em que a definição da Lente Intra-Ocular (LIO) é apenas um número, a sua constante.

Por outro lado, a aberrometria clínica veio também alertar para a necessidade de conhecer a influência das aberrações de elevada Ordem (HOA) na correcção esfero-cilíndrica, e para a selecção da adequada asferecidade da LIO a implantar (com diferentes alternativas já comercializadas). A incorporação da aberração esférica é crucial para a precisão do cálculo, sobretudo em olhos pequenos, córneas muito curvas e em casos de cirurgia refractiva da córnea prévia. O facto de as fórmulas ignorarem as HOA é uma das suas maiores limitações.

Evolução dos Métodos Genéricos para os Métodos Personalizados

Dada a natureza regressiva das fórmulas, dependentes de extensos estudos populacionais para obter os factores correctivos que as tornam eficazes, e a variabilidade populacional, as fórmulas não são adaptáveis a todos os olhos e a todas as circunstâncias com a mesma eficácia. Para cada nova técnica de medição, cada nova LIO, cada nova técnica cirúrgica, torna-se necessário encontrar novos factores correctivos, por forma a optimizar e personalizar a constante usada nas fórmulas.

Esta necessidade, faz-nos assistir a "paradoxos do desenvolvimento". Um exemplo é a introdução da biometria óptica, que rapidamente se estabeleceu como novo padrão, mas os valores obtidos da medição dos comprimentos axiais por esta nova técnica têm que ser convertidos para dados ultrassónicos, que são aqueles com que as fórmulas foram desenvolvidas. Outro exemplo é a actual existência de instrumentos como as câmaras de scheimpflug e tomógrafos de coerência óptica, com capacidade de melhor determinar o real poder dióptrico da córnea, mas cujos valores têm que ser convertidos para valores similares à queratometria manual, utilizando o índice queratométrico que sabemos não ser o índice refractivo fisiológico da córnea, simplesmente porque são os dados que as fórmulas esperam.

A introdução de novas lentes com novas capacidades correctivas como lentes tóricas, multifocais e asféricas, bem como o evoluir das indicações terapêuticas com cirurgia *Presbyopic Lens Exchange* (PRELEX), aliadas à crescente população de doentes submetidos a cirurgia refractiva da córnea, exige novas abordagens. Se por um lado é necessária uma melhoria na capacidade de medição, por outro é também necessária uma metodologia de cálculo que acompanhe os desenvolvimentos tecnológicos, por forma a optimizar o resultado cirúrgico.

O cálculo da potência da LIO com fórmulas convencionais e utilizando biometria óptica atingiu um elevado patamar de eficácia, uma vez que os erros sistemáticos podem ser corrigidos através da constante da lente, com diferentes factores correctivos e normogramas. No entanto, não existe nenhuma fórmula universal para todos os casos. A nossa metodologia de cálculo deve responder à rápida evolução a que assistimos, e o traçado de raios constitui uma tecnologia promissora, de especial interesse para a investigação e desenvolvimento e actualmente de particular interesse nos casos especiais.

Como Utilizar o Traçado de Raios no Cálculo da Potência da LIO?

Os softwares de traçado de raios em conjunto com a tecnologia de frente de onda, permitem não só fazer cálculos exactos incorporando todas as aberrações ópticas, mas também incorporar algumas características para além da óptica, relacionadas com a fisiologia da retina e do sistema nervoso central (SNC).

O primeiro requisito é definir um olho virtual com os dados biométricos personalizados, clinicamente mesuráveis[1] - **Figura 2**.

O modelo de olho pode incorporar todos os fenómenos ópticos conhecidos do olho humano, [3]

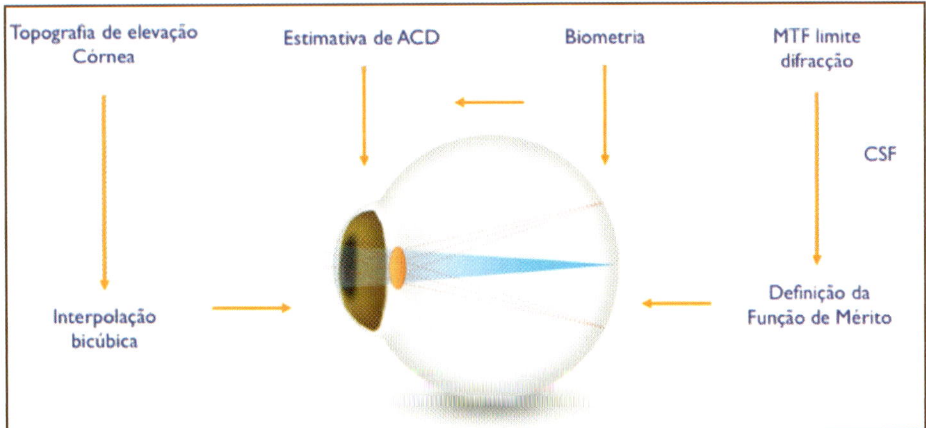

Figura 2 - Representação esquemática do olho virtual. A córnea é definida de forma tridimensional a partir dos dados topográficos de elevação. São introduzidos os dados biométricos dos comprimentos axiais. A estimativa de câmara anterior pós-operatoria é obtida pela definição de Liou-Brennan[3] do equador do cristalino (Câmara anterior pré-operatória + 0,4 * Espessura cristalino). A escolha da potência da LIO é feita através de um sistema numérico iterativo de optimização da função de mérito, previamente definida, com o objectivo de escolher a lente cuja geometria permite a obtenção dos melhores valores da função de modulação do contraste (MTF). Como sabemos que o SNC é mais sensível a determinadas frequências de acordo com a Função de Sensibilidade ao Contraste (CSF) humana, são atribuídos diferentes pesos às diferentes frequências do MTF.[2]

com influência no erro refractivo e na qualidade de imagem[4-10]: os índices refractivos dos diferentes meios ópticos, o ângulo alfa, o tamanho, excentricidade e apodização pupilar, a dispersão cromática, e a sensibilidade espectral dos fotoreceptores. Podemos utilizar uma folha de Excel auto-programada, ou um software de design óptico como o Zemax® - **Figura 3**, OSLO® ou Winlens®, que permitem modelar o olho atendendo às características e fenómenos ópticos.

Uma vez inseridos os dados biométricos, o software modula a propagação da luz até ao plano da formação da imagem, a retina. Assim, o traçado de raios é um método para calcular o trajecto dos raios de luz através de um sistema óptico, e desde que o olho tenha sido correctamente modelado a sua eficácia será sempre superior à óptica gaussiana.

Existem já comercialmente disponíveis *softwares* que utilizam o traçado de raios, para o cálculo da LIO, com uma interface similar aos *softwares* utilizados para as fórmulas: Okulix®,[11] PhacoOptics® ou OphthaRAY®. No entanto, nem todos utilizam o traçado de raios exacto mas sim um traçado de raios paraxial. Também divergem entre si, na definição da córnea e sua asferecidade, no algoritmo de estimativa de posição intra-ocular da LIO e na definição da função de mérito para a optimização do sistema e escolha da potência da LIO.

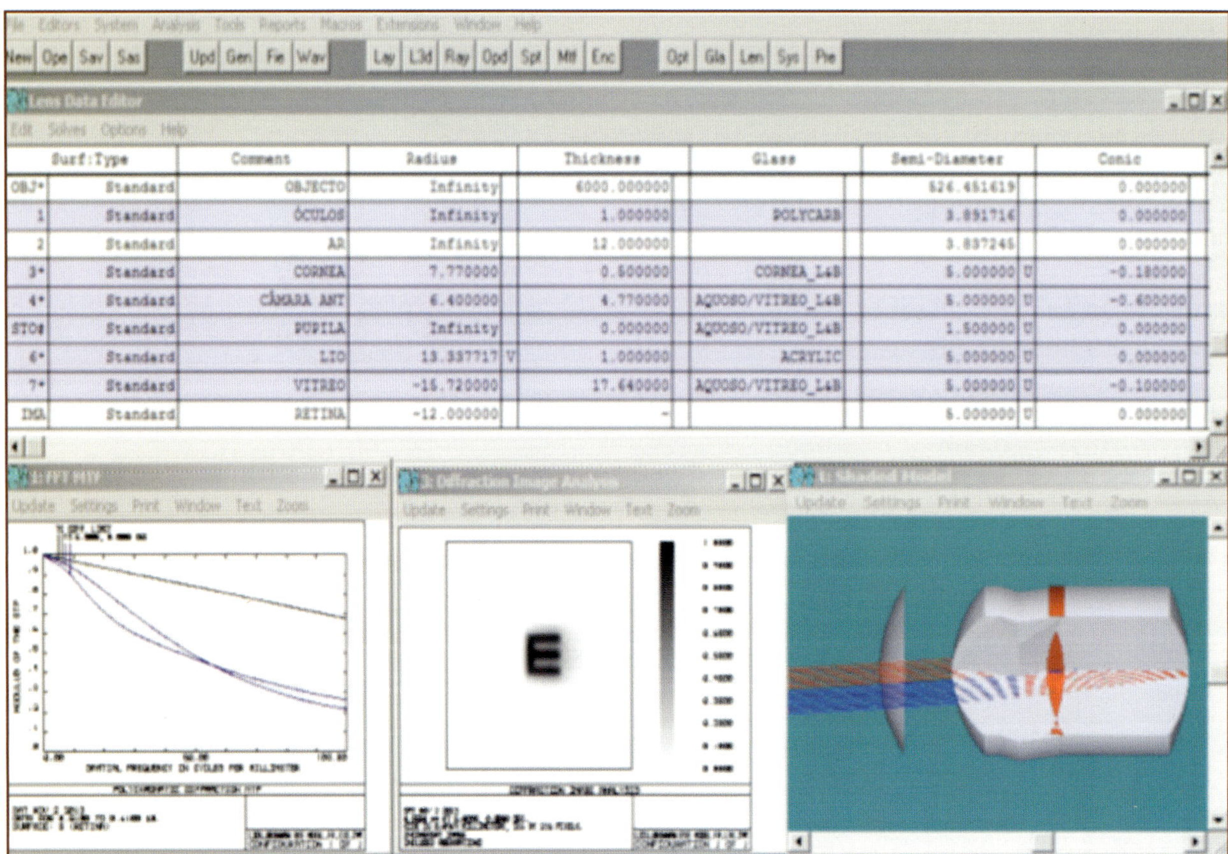

Figura 3 - Interface do programa Zemax®. No editor de lentes podemos introduzir todos os dados biométricos do olho. O cristalino é substituído pela LIO definida pelos raios de curvatura anterior e posterior, asferecidade, espessura e índice de refracção. Após a introdução dos dados podemos analisar o sistema segundo diversos critérios de avaliação óptica. Na figura vemos, da esquerda para a direita, a avaliação das curvas de MTF, a convolução do PSF com a imagem "E", correspondente aos 20/20 da tabela de Snellen, e o layout do olho pseudofáquico definido no editor de lentes.

Porquê e Quando Utilizar o Traçado de Raios?

Dada a reconhecida importância e contribuição dos diferentes fenómenos ópticos para a correcção refractiva e a possibilidade de incorporar na avaliação, de forma personalizada, todas as medidas clinicamente disponíveis, o traçado de raios e a tecnologia de frente de onda podem contribuir para o futuro da avaliação refractiva.

A precisão da metodologia do traçados de raios não difere significativamente das fórmulas quando consideramos olhos normais.[(12-14)] Nestes olhos a estimativa da posição da lente é a principal causa de erro e mais relevante do que as diferenças entre os dois métodos. No entanto, se considerarmos outras circunstâncias, como por exemplo a utilização de lentes asféricas[(15)] ou olhos muito diferentes da média populacional, tem uma eficácia superior.

O traçado de raios apresenta diferentes vantagens. Primeiro, esta metodologia considera a interacção e balanço entre as diferentes aberrações, que é o objectivo final para melhorar a qualidade visual. Segundo, permite utilizar, de forma imediata, os dados dastecnologias mais recentes e eficazes de medição biométrica. Este último aspecto torna-se ainda mais relevante ao considerarmos a definição do poder dióptrico da córnea e a possibilidade de integrar as medidas da câmara anterior e do cristalino. Terceiro, permite definir a "real" posição da LIO e não uma posição fictícia como a definida pela *Effective Lens Position* (ELP). Apesar de o traçado de raios e as fórmulas partilharem o erro associado ao facto de a posição da LIO ser sempre uma estimativa, o traçado de raios apresenta a vantagem de permitir melhorar os nossos resultados ao possibilitar a comparação directa da estimativa com a posição intra-ocular medida no pós-operatório.

A eficácia do traçado de raios fica limitada apenas pelos erros de medição biométrica e dos erros aleatórios tais como o erro associado à avaliação subjectiva do erro refractivo e o erro de produção ou etiquetagem das LIOs. Considerando os métodos de medição actualmente disponíveis, podemos obter uma eficácia de 0.28D.[(16)] Esta capacidade preditiva refere-se ao olho médio e é diferente para olhos extremos uma vez que os erros de medição são, nestes olhos, também mais importantes (eg 0.38D nos olhos com córneas muito curvas e 0.31D para olhos pequenos). No entanto, se considerarmos o cálculo para lentes asféricas, esta eficácia será ainda maior.[(11, 17)]

Atingindo este limiar de eficácia correctiva torna-se mais relevante a correcção das aberrações de elevada ordem e a personalização. Este é o desafio do futuro para o qual as fórmulas clássicas de vergência não têm capacidade de resposta. A metodologia de traçado de raios possibilita incorporar de forma imediata as evoluções tecnológicas que vão surgindo e permite o mais elevado grau de personalização. E customização terapêutica do erro refractivo.

Referências Bibliográficas

1. Ribeiro FJ, Castanheira-Dinis A, Dias JM. Personalized pseudophakic model for refractive assessment. PLoS One. 2012;7(10):e46780.
2. Ribeiro F, Castanheira-Dinis A, Sanches J, Dias JM. Assessment of Image Quality Using a Pseudophakic Eye Model for Refractive Evaluation. In: Sanches JM, Micó L, Cardoso JS, editors. IbPRIA 2013: Springer-Verlag Berlin Heidelberg; 2013. p. 543-50.
3. Liou HL, Brennan NA. Anatomically accurate, finite model eye for optical modeling. J Opt Soc Am A Opt Image Sci Vis. 1997;14(8):1684-95.
4. Norrby S. Sources of error in intraocular lens power calculation. J Cataract Refract Surg. 2008;34(3):368-76.
5. Olsen T. Calculation of intraocular lens power: a review. Acta Ophthalmol Scand. 2007;85(5):472-85.
6. Preussner PR, Olsen T, Hoffmann P, Findl O. Intraocular lens calculation accuracy limits in normal eyes. J Cataract Refract Surg. 2008;34(5):802-8.
7. Preussner PR, Wahl J, Lahdo H, Dick B, Findl O. Ray tracing for intraocular lens calculation. J Cataract Refract Surg. 2002;28(8):1412-9.
8. Prakash G, Prakash DR, Agarwal A, Kumar DA, Agarwal A, Jacob S. Predictive factor and kappa angle analysis for visual satisfactions in patients with multifocal IOL implantation. Eye (London, England). 2011;25(9):1187-93.
9. Artal P, Benito A, Tabernero J. The human eye is an example of robust optical design. Journal of vision. 2006;6(1):1-7.
10. Park CY, Oh SY, Chuck RS. Measurement of angle kappa and centration in refractive surgery. Current opinion in ophthalmology. 2012;23(4):269-75.
11. Hoffmann P, Wahl J, Preussner PR. Accuracy of intraocular lens calculation with ray tracing. Journal of refractive surgery. 2012;28(9):650-5.

12. Jin H, Rabsilber T, Ehmer A, Borkenstein AF, Limberger IJ, Guo H, et al. Comparison of ray-tracing method and thin-lens formula in intraocular lens power calculations. J Cataract Refract Surg. 2009;35(4):650-62.
13. Norrby S, Lydahl E, Koranyi G, Taube M. Clinical application of the lens haptic plane concept with transformed axial lengths. J Cataract Refract Surg. 2005;31(7):1338-44.
14. Haigis W, Duzanec Z, Fischer P. Refraktionsbilanz bei Implantation von Bikonvex-Hinterkammerlinsen. In: Wenzel M, Reim M, Freyler H, Hartmann Ch (Hrsg). 5.Kongr. d. Deutsch. Ges. f. Intraokularlinsen Implant., Aachen 1991; Springer-Verlag Berlin, Heidelberg, New York; 1991. p. 198-210.
15. Hoffmann PC, Lindemann CR. Intraocular lens calculation for aspheric intraocular lenses. J Cataract Refract Surg. 2013;39(6):867-72.
16. Ribeiro F, Castanheira-Dinis A, Dias JM. Refractive error assessment: influence of different optical elements and current limits of biometric techniques. Journal of refractive surgery. 2013;29(3):206-12.
17. Langenbucher A, Eppig T, Seitz B, Janunts E. Customized aspheric IOL design by raytracing through the eye containing quadric surfaces. Current eye research. 2011;36(7):637-46.

10

Cálculo de Lente Intraocular Después de Cirugía Refractiva

Dr. Juan Guillermo Ortega J.

El cálculo de un lente intraocular se hace mediante fórmulas que hacen parte de los programas regulares que ofrecen las diferentes reglas biométricas. Dicho cálculo se hace con base en una serie de medidas del ojo, entre las cuales tienen importancia: la longitud axial, el tamaño del segmento anterior (profundidad de cámara anterior), la posición efectiva del lente (ELP) y particularmente el poder dióptrico de la córnea. Los cálculos que se hacen a partir de fórmulas de tercera y cuarta generación, son obtenidos mediante análisis regresivos de grupos poblacionales amplios, tienen una mayor confiabilidad, y por lo mismo resultados refractivos postoperatorios más precisos. En pacientes hipermétropes Hoffer Q y Haigis, mientras que en miopes SRK/T y Holladay permiten cálculos más exactos.

El poder dióptrico total de la córnea se establece por la suma de las potencias de la cara anterior que es convexa, y de la cara posterior, que es cóncava, después de cirugías corneales refractivas, la curva anterior de la córnea se modifica, y se pierde su relación con la cara posterior. Los sistemas tradicionales de lectura queratométrica estiman valores midiendo los 3,2 mms centrales de la córnea, y utilizan un índice de refracción de 1,3315; por esta pérdida de relación antero posterior, las lecturas se alteran, miden porciones mas periféricas de las córneas aplanadas y no asumen en el cálculo los cambios de asfericidad generados por las cirugías. Adicionalmente generan otro error: asumen una posición efectiva del lente (ELP) equivocada. Por lo mismo, en el cálculo de lente intraocular posterior a cirugía refractiva, los errores obtenidos dependen de este inadecuado cálculo estimado; en consecuencia, las fórmulas que no dependen del poder refractivo corneal, serían las más adecuadas.

Las fórmulas de cuarta generación, en particular las de Haigis, combinan elementos teóricos y de regresión. El valor dado a la Posición efectiva del Lente ELP (d) está determinado por una función matemática y se basa en el efecto de la geometría del lente en posición. Adicionalmente tiene en cuenta el tamaño de la cámara anterior lo que le da un mayor grado de confiabilidad.[5,6]

Con el advenimiento de las primeras cirugías de catarata en pacientes con cirugía refractiva previa, quedó claro que los resultados obtenidos eran inapropiados, y que las sorpresas refractivas eran casi constantes y en muchos casos muy altas. El problema básico radica en el cambio del poder dióptrico de la córnea, que los programas normalmente no tienen en cuenta, al utilizar el valor refractivo estándar de la superficie anterior de la córnea (1,3376), y no el real, que cambia en córneas operadas. El cálculo del poder corneal ya no se basa en la relación de curvatura anterior y posterior que ya no es de 7,5/6,3. ninguna de estas fórmulas está concebida para cálculos a partir de córneas que han sido "modificadas", y en particular cuando desconocemos el verdadero poder dióptrico generado después de uno o múltiples procedimientos refractivos. Por la misma razón el esfuerzo del cálculo del lente en estos casos deberá orientarse en determinar el cálculo real del poder refractivo corneal o usar fórmulas independientes de este factor.

Procedimientos como la queratotomía radial aplanan el radio de curvatura anterior sin pérdida de espesor, mientras que los procedimientos fotorefractivos (Lasik, PRK) alteran la curvatura anterior, la curvatura posterior, el espesor y el contorno de manera variable **(Figura 1)**. En general en los pacientes que tienen córneas aplanadas postoperatorias, el cálculo del lente intraocular a partir de las queratometrías actuales resultará por debajo de lo correcto (hipocorrección) que conducirá a una hipermetropía postoperatoria. Este desfase en el cálculo se incrementará cuanto mayor corrección miópica se haya realizado previamente.[1]

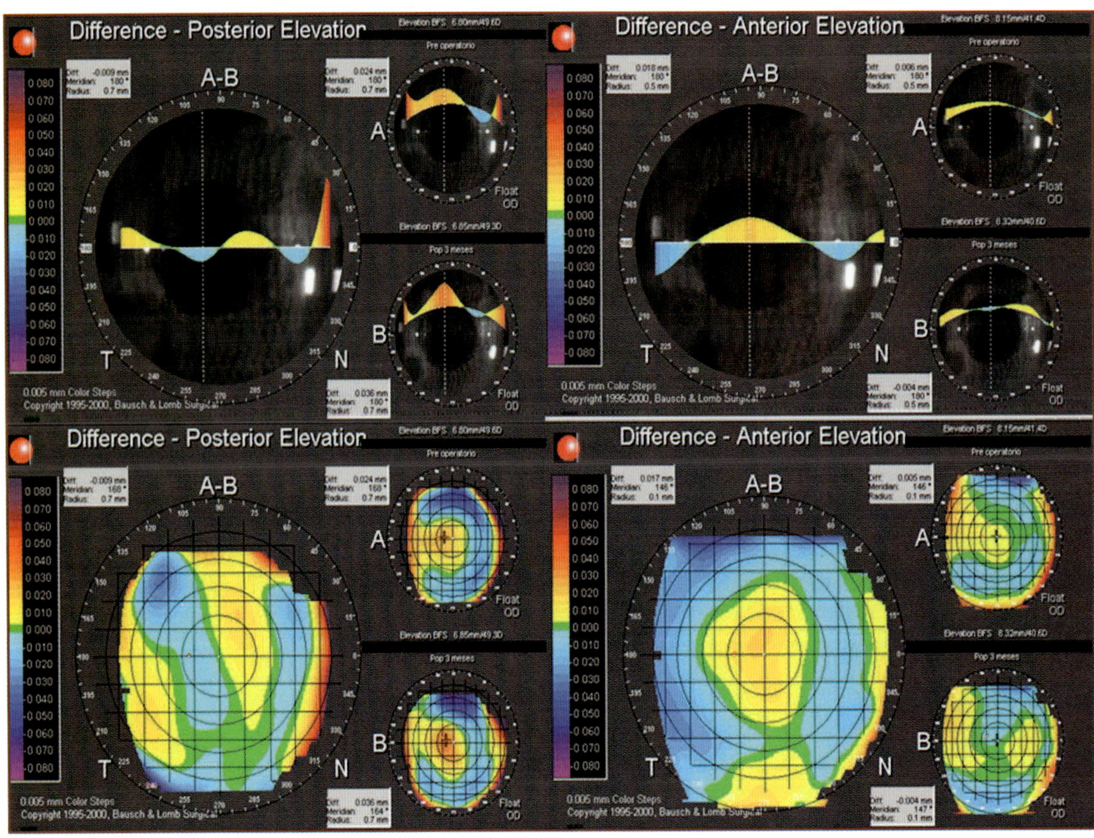

Figura 1. Se observa claramente la elevación de cara posterior que acompaña a los procedimientos de corrección miópica, así como el aplanamiento de la cara anterior. *(Cortesía Dras. Nuñez y Blanco 2004, Cali, Col.).*

En el caso de los pacientes operados de hipermetropía, si bien el cambio queratométrico suele ser menos severo, con frecuencia se da un fenómeno similar y si se calcula el lente a partir de las queratometrías actuales se subestima el poder real del lente que se necesita, lo que genera una hipermetropía residual significativa. Llamativamente, los pacientes operados de Lasik hipermetrópico exhiben un comportamiento biomecánico similar a los operados de queratotomía radial: la relación entre la cara posterior y la anterior se aumenta, a pesar de que se trata de procedimientos enteramente opuestos. Tal vez esto explique el hallazgo de una menor probabilidad de aciertos en estos pacientes que en aquellos que fueron sometidos a cirugía lasérica de miopía. Estos hallazgos han sido reportados por el doctor Warren Hill[19] y están claramente explicados en la página web del ASCRS.

Los métodos utilizados tradicionalmente en la práctica clínica incluyen el cálculo del LIO por historia clínica, cálculo de la queratometría (k) a partir de lentes de contacto, el uso del topógrafo para utilizar la k más plana, los métodos de cálculo a partir de la modificación queratométrica obtenida, como el método de la doble k de Aramberri, el método de Shammas, el de Hamed, el de Feis y otros muchos con resultados variables, están condicionados a conocer datos previos a la cirugía refractiva o deducirlos mediante fórmulas rígidas.

En el método de la historia clínica, el poder dióptrico corneal postoperatorio se calcula sustrayendo el cambio en la refracción manifiesta en el plano corneal inducido por el procedimiento refractivo quirúrgico de los valores corneales obtenidos antes de dicha cirugía.[3] Para este caso, se usa la siguiente fórmula:

$$Kpost = Kpre - SEpre + SEpost$$

SEpre: Equivalente esférico pre-operatorio.
SEpost: Equivalente esférico post-operatorio

El sistema de calcular la k sobre un lente de contacto rígido de curva base conocida funciona, siempre y cuando los medios del paciente permitan una refracción más o menos precisa, usualmente con visiones de 20/70 o mejores.

El método de la doble k de Aramberri, propone utilizar las queratometrías pre y postoperatorias, para poder calcular la posición efectiva del lente y por lo mismo el poder refractivo del ojo. Dado que la posición efectiva del lente intraocular no varía, el cambio en el poder de la córnea por efecto de la cirugía, altera las fórmulas originales y provoca que el cirujano subestime el poder del lente. Las fórmulas de 3.ª generación asumen una relación proporcional entre los segmentos anterior y posterior del ojo, utilizan una combinación de medida de longitud axial y lecturas queratométricas para determinar la posición efectiva de la lente. Si el poder refractivo de la córnea central es muy bajo, como sucede tras cirugía refractiva de tipo miópico, estas fórmulas asumirán que la cámara anterior es poco profunda originando un cálculo erróneo de la LIO. En la fórmula de doble k, Aramberri recomienda sumar el valor de la profundidad de la cámara anterior con el espesor del cristalino, y con base en el resultado establecer 3 grupos: < 7,5 mm = k preop 42,0 D. 7,50 -8,10 = k preop 43,5. > 8,2 = k preop 45,0. De nuevo, existe un margen de error significativo al final.

El topógrafo permite establecer la k más plana en la zona central, o en el anillo 3, y utilizar este valor como k para el cálculo del lente, como ha sido propuesto por F. Torres (Venezuela). Este método es relativamente preciso pero evidentemente desconoce el verdadero poder central de la córnea y carece de precisión en casos con cirugías refractivas múltiples o en defectos preoperatorios altos. Algunos programas incluidos en el software de los Topógrafos como el "Total Mean Power" del Orbscan ®, con el cual se determina el promedio de la curvatura calculado en cada punto de la superficie corneal, funciona mejor cuando se analiza un área de 2 mm centrales y se usa el mapa del poder promedio total.[7]

El Optovue y los sistemas de OCT de segmento anterior, estiman con precisión las caras anterior y posterior de la córnea, así como la paquimetría, y pueden ser usados como alternativa para calcular el poder real de la córnea. Los datos biométricos se obtienen mediante el IOL Master, con una estimación bastante precisa del poder de LIO, cuando se ajusta al programa de Haigis.

El ASCRS tiene un calculador on-line abierto a todos los oftalmólogos desde el 2006, y ha contado con la colaboración de los doctores Warren Hill, Koch y Wang. Este sistema que incluye un número importante de valores numéricos en el cálculo, pretende obtener la mejor medida de poder corneal a partir de topógrafos, para el ajuste del cálculo. Basados en este sistema, Galvis, Tello y colaboradores hicieron un seguimiento de un grupo de pacientes, y obtuvieron porcentajes de emetropía (-0,50 a + 0,50) así: los miopes 87,5%, y en los hipermétropes solo 35,3%.[20,21]

Particular interés tienen las fórmulas desarrolladas por Ianchulev[2] y Escaf[8] originalmente descritas por Mckool en Astoria, New Cork, para ojos inusualmente grandes, en las cuales se realiza la cirugía de facoemulsificación de manera convencional y antes de implantar el lente, se reforma la cámara anterior con solución salina balanceada, dejando el ojo con una PIO cercana a 15 mms; a continuación mediante un refractómetro portátil o por métodos manuales se realiza una refracción intraoperatoria y a este valor dióptrico se lo multiplica por una constante, P = (2.01499 x Ref) + (A – 118.4) en el caso de Ianchulev. Para Escaf, el cálculo se hace de manera parecida, pero el factor de multiplicación es más simple: P (A 118.0) = (2,0 X Ref.). En ambos casos, deberá tenerse en cuenta la constante del lente y ajustar los resultados de acuerdo a la experiencia del cirujano. Particular importancia tiene ajustar la presión intraocular al momento de hacer la refracción.

Otro abordaje es usar sistemas de Ray Tracing para calcular los lentes intraoculares en estos casos. Debe añadirse manualmente la longitud axial (IOL Master o Lenstar) y los valores queratométricos ajustados para cada caso. Un trabajo publicado por Rabsiller[16] mostró un promedio del equivalente esférico de -3,51 +/- 2,77 dioptrías, con un rango postoperatorio de -1,01 +/- 1,08, que no es muy superior a lo obtenido con otros sistemas, y que mostró que los pacientes con correcciones laséricas extremas están más propensos a errores postoperatorios más grandes.

El cálculo del tente intraocular por el método de historia clínica que ofrece el IOL Master ®, que permite de manera simple calcular el poder del lente cuando se conocen la queratometría promedio y la refracción preoperatoria al procedimiento refractivo, y la refracción postoperatoria (que debe ser la obtenida después de la cirugía refractiva y previa a la provocada por la catarata en sus primeras fases). Con este método y corriendo el cálculo del lente en el programa más adecuado (Haigis para hipermétropes y SRK/T para miopes), he obtenido resultados satisfactorios en un grupo de pacientes con cirugías refractivas previas.

Cuando no es posible obtener los datos preoperatorios del paciente y en particular cuando el paciente ha tenido múltiples procedimientos refractivos (KR, Lasik, retoques diversos o incisiones para astigmatismo), el cálculo del lente intraocular se vuelve particularmente complejo y la posibilidad de obtener sorpresas refractivas significativas muy alta. La fórmula de BESSt propuesta por Borasio y colaboradores, se encamina en la misma dirección: usar las fórmulas del Pentacam para cálculo del poder corneal central, apoyado en un estudio de análisis de regresión[15] actualmente, Borasio ha perfeccionado sus fórmulas para ajustes específicos en casos de miopía o hipermetropía, y reporta resultados satisfactorios.

De nuevo, la fórmula de Haigis, y en especial Haigis L, que no dependen de la queratometría, e incluyen la profundidad de la cámara anterior en el cálculo, resultan mucho más precisas. Hay estudios que han demostrado que los análisis de la posición efectiva del lente (ELP) sin considerar la queratometría, son equivalentes a los que dependen de valores queratométricos en cuanto a predictibilidad en el poder del lente.[10]

Otro problema que se presenta con alguna frecuencia es que los aplanamientos corneales pueden ser tan extremos, que las reglas biométricas no los acepten para el cálculo (queratometrías por debajo de 28, en casos de queratotomía radial, o en ablaciones miópicas extremas, como las que se hacían mediante multizonas). En estos casos, una propuesta de Juan C. Mesa y colaboradores (Barcelona, 2007) es introducir el menor valor posible en el equipo de biometría, y ajustar la refracción en esa misma medida. La diferencia entre la queratometría real del paciente y la mínima introducible en el equipo, debe ajustarse la refracción pretendida en el POP en esa medida: recordar que una dioptría queratométrica corresponde a 0,8 dioptrías refractivas. En otras palabras, se multiplica la diferencia queratométrica por 0,8 y ese valor se introduce en el programa como refracción deseada (en valores negativos).[12]

Ejemplo:

Queratometría actual del paciente 24,00 dioptrías.

Mínimo valor permitido en la regla biométrica. 28,00 dioptrías.

Diferencia: 4,00 dioptrías X 0,8 (ajuste) = -3,2 dioptrías.

Refracción deseada en POP: -3,5

Los trabajos de Freydell (FacoMaster®), hacen hincapié en la importancia de utilizar fórmulas independientes del valor queratométrico (específicamente Haigis) y descomponer refractivamente el ojo, identificando la fuente del error refractivo: longitudinal, corneal o lenticular), adicionalmente incorpora cálculos sobre asfericidad corneal, y la refracción ideal postoperatoria, que reduciendo aberraciones, permita una mejor sensibilidad de contraste.

El Pentacam ofrece el "True Net Power" (Poder Queratométrico Total) que calcula valores queratométricos centrales al analizar valores de las caras anterior y posterior y permite desarrollar el cálculo basado en un poder más preciso de la córnea. Usando para la superficie anterior = Ir corneal- Ir aire / r de curvatura anterior y para la superficie posterior: Ir corneal- Ir acuoso / r curvatura lo que permite una mayor exactitud en el cálculo del lente. No obstante, puede inducir errores en un rango entre 0,50 y 1,75 Dioptrías de nuevo por la falta de precisión en casos de córneas muy planas o muy curvas **(Figuras 2 y 3)**. El nomograma diseñado por Holladay, (Holladay Report®) calcula el poder

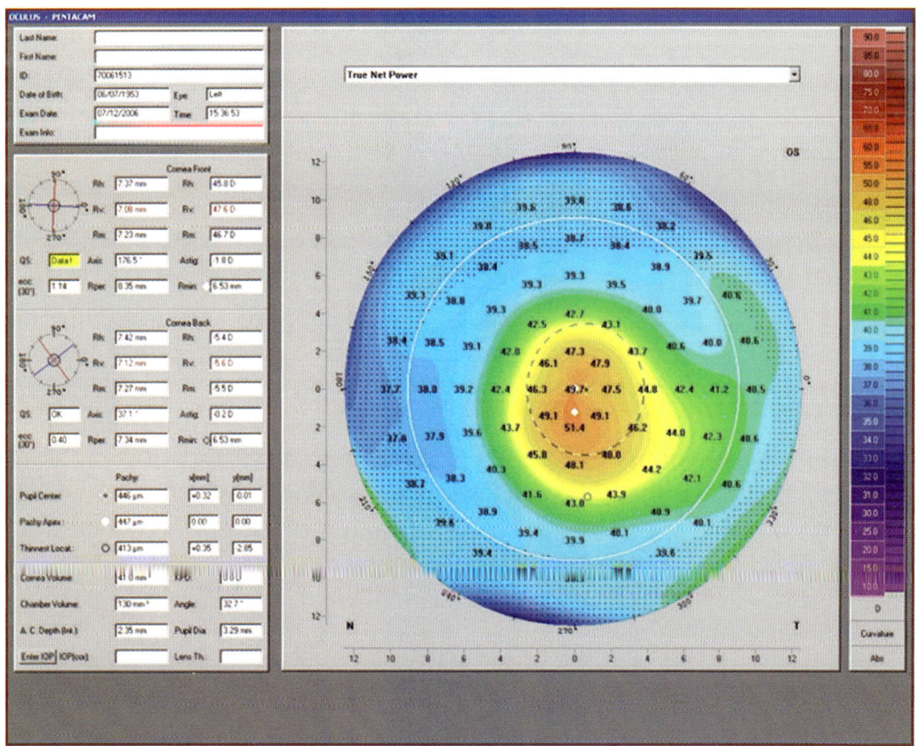

Figura 2. Imagen del True Net Power, en paciente con cirugía hipermetrópica previa.

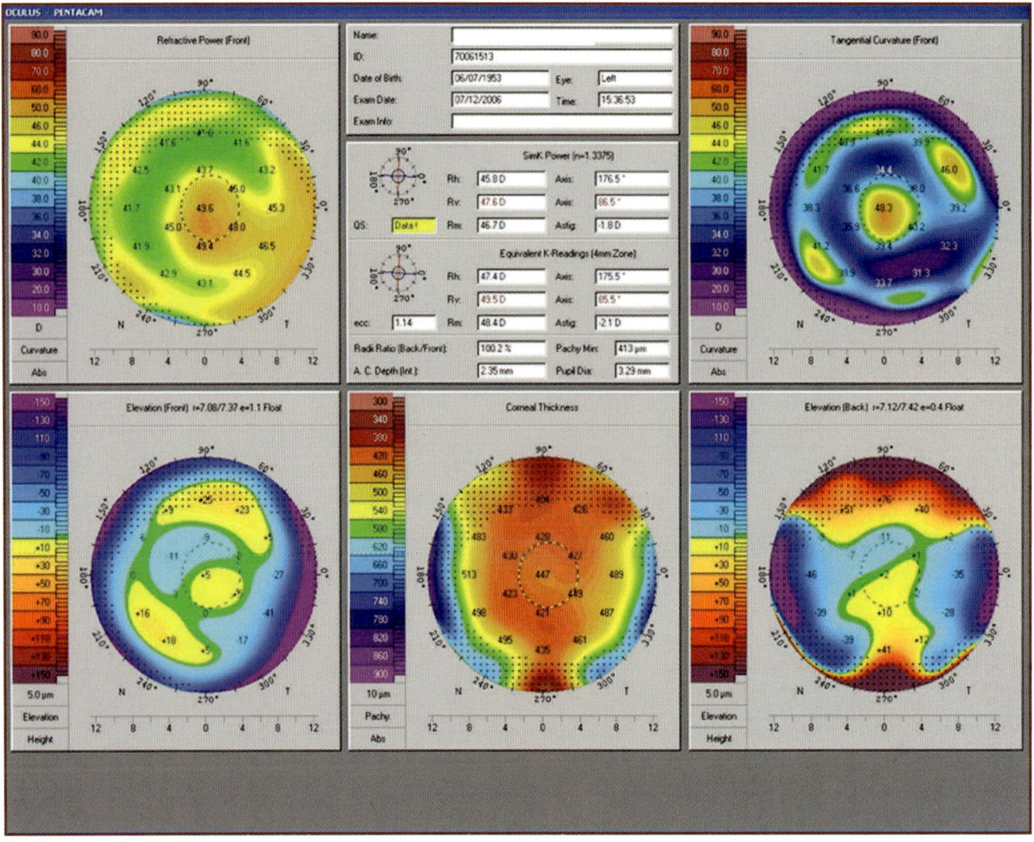

Figura 3. Holladay Report del mismo paciente de la gráfica 2. Obsérvese que el poder central corneal es similar al reportado por el True Net Power.

real de la córnea a partir de fórmulas de sustracción, y brinda una relativa precisión para los cálculos del poder del lente, sin embargo, en nuestra experiencia el True Net Power ofrece valores corneales consistentes. Adicionalmente, el resumen de Holladay muestra perfiles corneales de cara anterior y posterior para detectar astigmatismos irregulares y eventuales ectasias.

Mi sugerencia es utilizar el "True Net Power" del Pentacam ® y solicitar el Reporte de Holladay (Holladay Report), que nos presenta valores definidos del poder corneal central, con frecuencia coinciden con los del True Net Power, si bien en casos extremos, los análisis de las fórmulas de Holladay son algo más imprecisos **(Figuras 4 y 5)**.

Otra gráfica que conviene analizar es el EKR que muestra cuanta dispersión de valores queratométricos hay en la zona central de la córnea y permite establecer un parámetro indirecto de calidad visual esperada desde el preoperatorio **(Figura 6)**.

En un grupo de 94 pacientes con cirugía refractiva previa calculados con valores centrales del True Net Power y con fórmula de Haigis, los resultados globales dan un porcentaje de emetropía (+/- 0,50), total de 83%. Al discriminar los grupos con base en la cirugía refractiva previa, los que han tenido Lasik o PRK miópico, obtienen resultados muy adecuados (94% de emetropía en POP), los hipermétropes un porcentaje cercano a 59%, con una tendencia clara hacia la hipercorrección por subestimación del poder del lente, y en un pequeño grupo de Queratotomía Radial, los resultados son algo mejores en aquellos casos sin hipercorrecciones tardías (67%), y más malos en los que tenían hipercorrecciones (43%). Los estudios de Caballero y Centurión, con base en el método de Haigis L, muestran porcentajes de alrededor del 70% en un rango de +/- 0,50 dioptrías en pacientes después de queratotomía radial o Lasik.

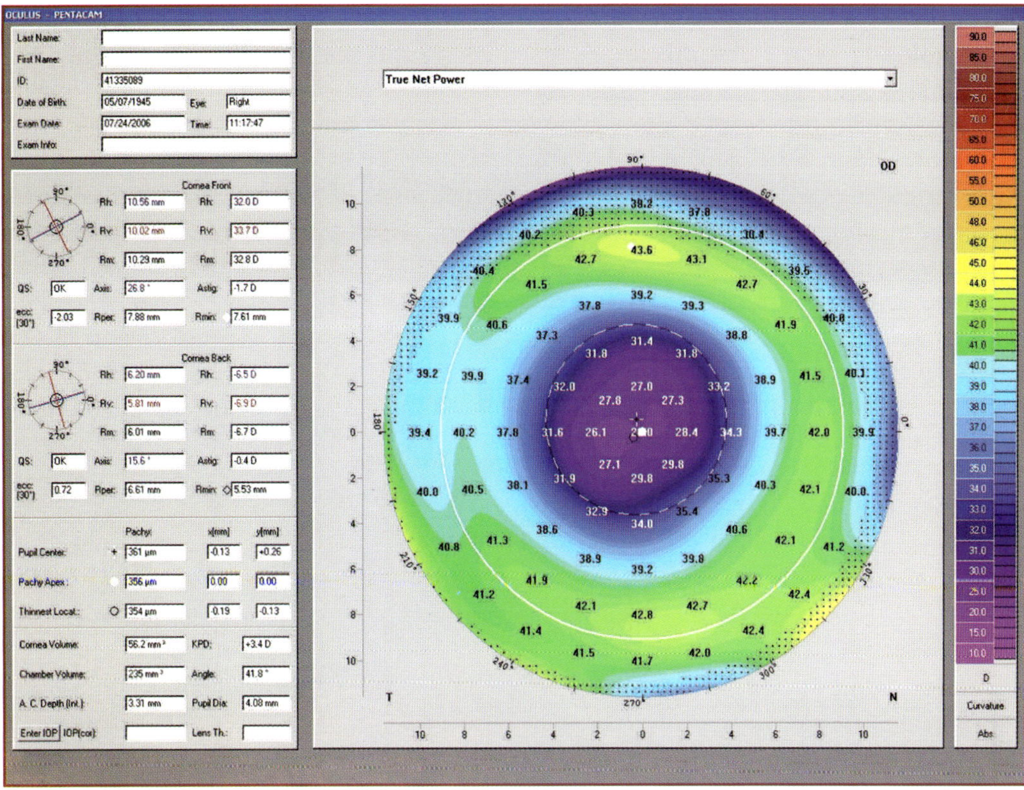

Figura 4. True Net Power con poder central en 26,0 dioptrías en postoperatorio de miopía.

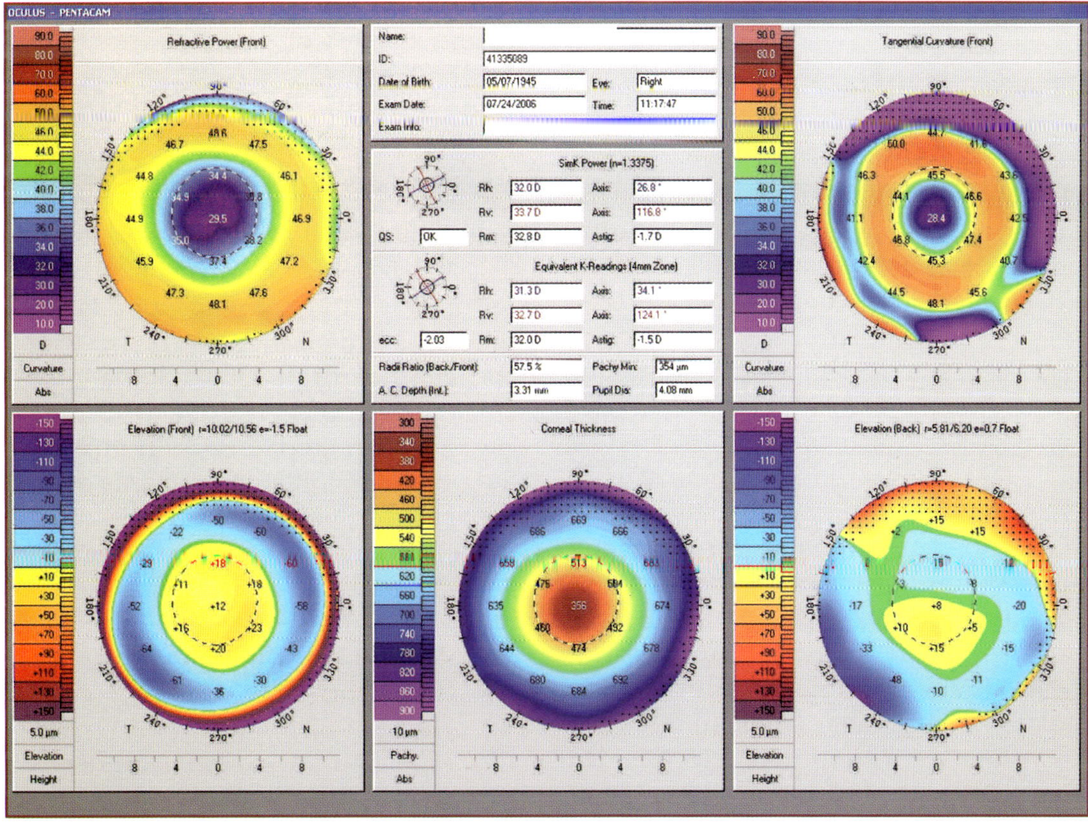

Figura 5. Holladay Report, del mismo paciente anterior con poder central en 29,5 dioptrías.

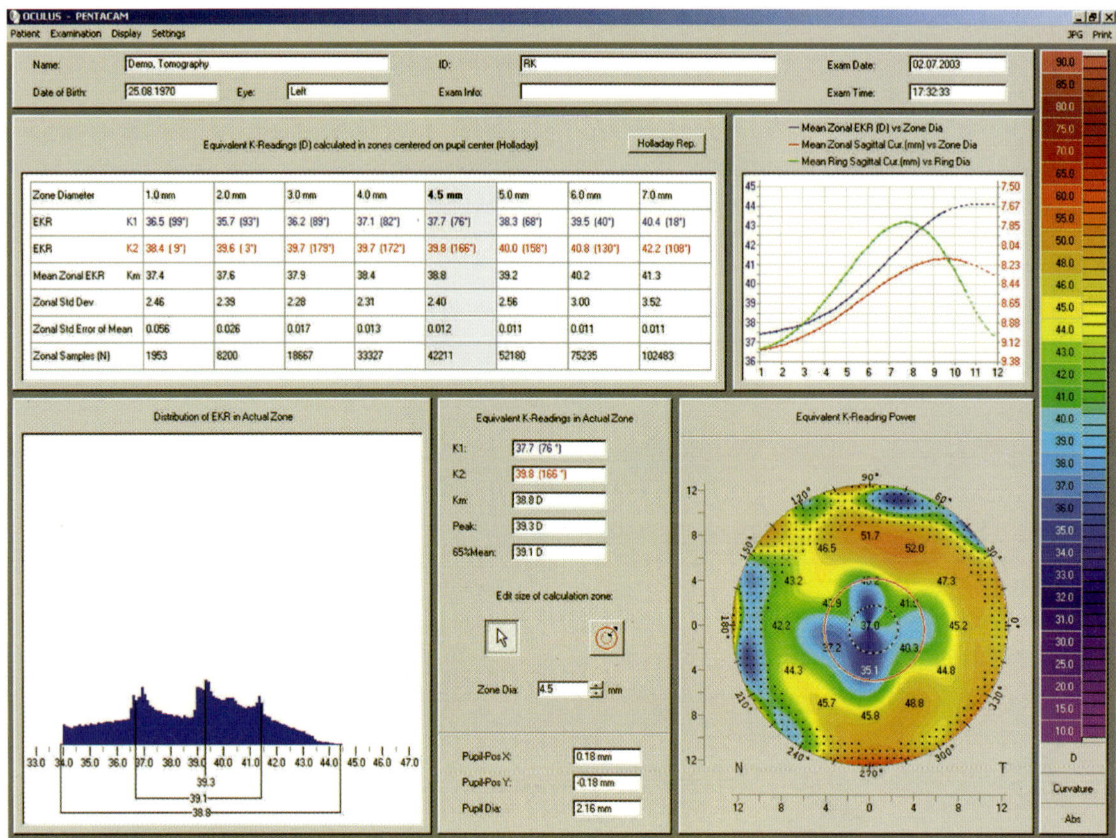

Figura 6. EKR para análisis de regularidad central de la córnea.

Manejo del Astigmatismo Posterior a Cirugía Refractiva

La incidencia de astigmatismo en la población general en edad de someterse a cirugía de catarata o de recambio de lente intraocular alcanza hasta 60%. Los pacientes que han tenido cirugías laséricas suelen desarrollar astigmatismos secundarios leves a moderados, mientras que los operados con queratotomía radial tienen astigmatismos más frecuentemente, que suelen ser irregulares, inestables y difíciles de corregir. Si bien la mayoría son astigmatismos inferiores a 1,5 dioptrías, que pueden compensarse mediante incisiones sobre el eje más curvo de la córnea, existe un creciente entusiasmo en los últimos años por el uso de lentes tóricos o procedimientos corneales (Incisiones arqueadas manuales o con Intralase). Las incisiones ayudan a reducir el astigmatismo, pero son imprecisas, pierden su efecto en el tiempo o incluso pueden generar astigmatismos secundarios. La corrección del astigmatismo debe ser precisa, estable y segura en el tiempo.

El astigmatismo superior a 0,75 produce un impacto importante en la calidad visual postoperatoria, y por lo mismo existe un consenso general frente a buscar su corrección durante la cirugía de catarata. Por lo mismo, habrá que hacer todo el esfuerzo por corregirlo, para garantizar la mejor calidad visual posterior a la cirugía. Una dificultad importante es que los lentes tóricos corrigen a partir de 1, 00 dioptría, y existe la posibilidad de obtener discretas desviaciones del eje ideal durante la inserción de los lentes por falta de precisión en el implante del lente. Una propuesta de Villegas, Alcon & Artal es llevar el defocus residual a un valor cercano a cero del equivalente esférico, con el ánimo de llevar el punto de mínima confusión al plano retinal.[18] Los astigmatismos inferiores a 0,5 deberán ser dejados sin corrección en este tipo de pacientes.

El abordaje propuesto es incluir dentro del análisis de cada caso, la cantidad de astigmatismo que el paciente tiene, así como su tolerancia a éste. El uso de lentes tóricos es una excelente alternativa cuando el astigmatismo es mayor de una dioptría y es significante para el paciente. En astigmatismos bajos, el desfase de 10 grados en el eje propuesto, representa un 35% de menor efecto sobre el cilindro, además de la inducción de esfera positiva, que claramente son un problema para el ajuste visual del paciente.

Casos más extremos ocurren cuando los lentes tóricos se colocan en el eje opuesto al indicado. Además del incremento del cilindro preoperatorio, aparece una hipermetropía secundaria a la toricidad del lente, que desaparece cuando éste orienta de la manera correcta **(Figura 7)**.

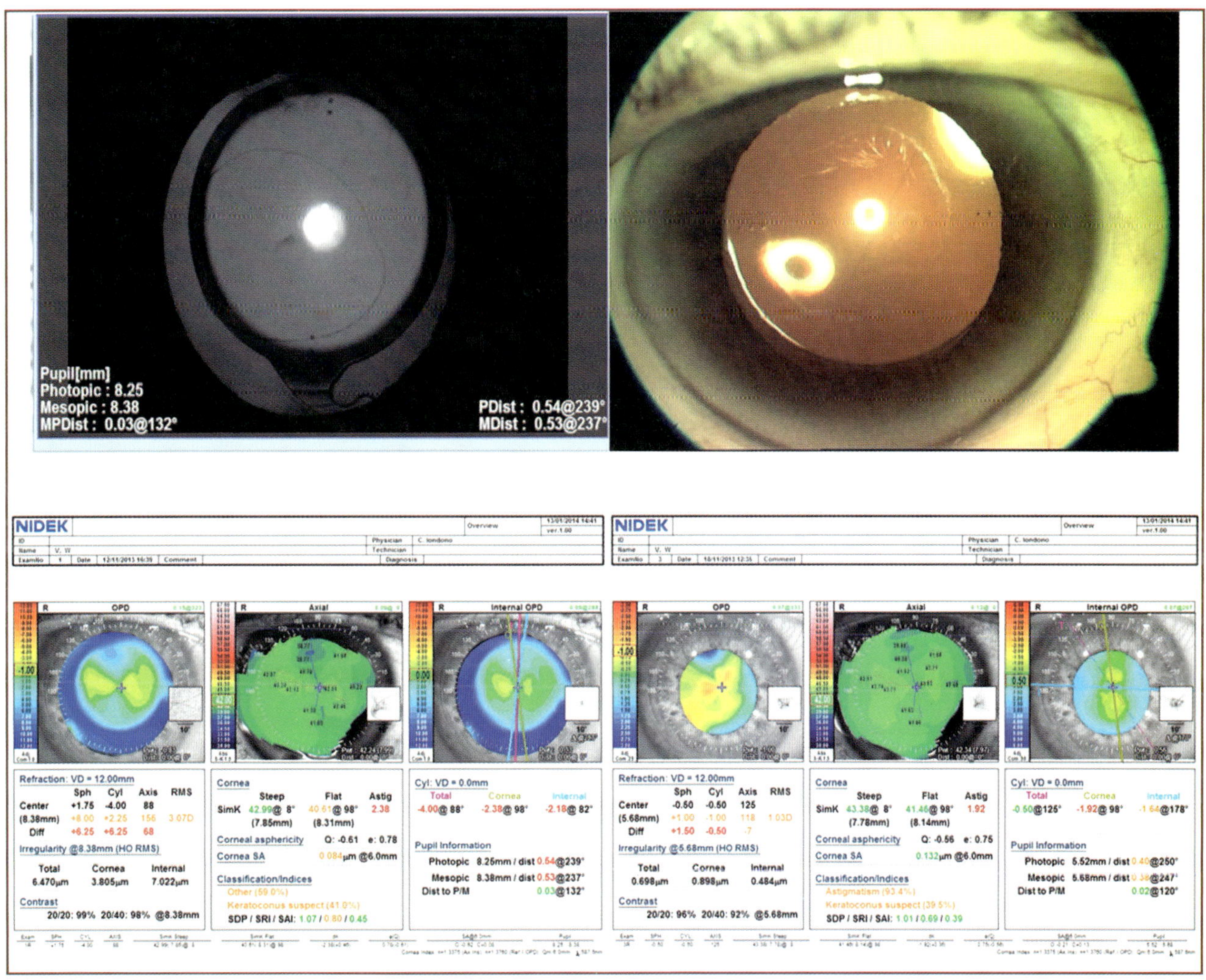

Figura 7. LIO tórico rotado 90 grados del eje correcto y luego de la reacomodación. Obsérvese la inducción de astigmatismo hipermetrópico por efecto de colocar el lente rotado, y como corrige al rotarlo al eje correcto 180°.

Aberrometría en Cirugía Refractiva Previa

Otro aspecto muy importante es el estudio aberrométrico de los pacientes con cirugía refractiva previa. En pacientes con córneas deformadas por procedimientos refractivos previos, es muy importante integrar la aberrometria a los análisis preoperatorios. Durante los últimos años, aportes muy significativos se han hecho para establecer el tipo de lente a escoger en cada caso, y a incorporar la aberración esférica y la asfericidad corneal dentro de los criterios de selección del lente intraocular en estos pacientes **(Figura 8)**.

Particularmente los aportes de Pablo Artal en Murcia (España) y de Carlos Arce en Campinhas (Brasil), han permitido entender conceptos más precisos sobre las indicaciones y limitaciones de lentes en los pacientes con cirugía previa, con base en la aberración esférica inducida por el procedimiento refractivo previo. Incluso determinar cuáles son los límites de aberraciones corneales para elegir un lente multifocal, tanto en operados de refractiva previa, como en los que no **(Figura 9)**.

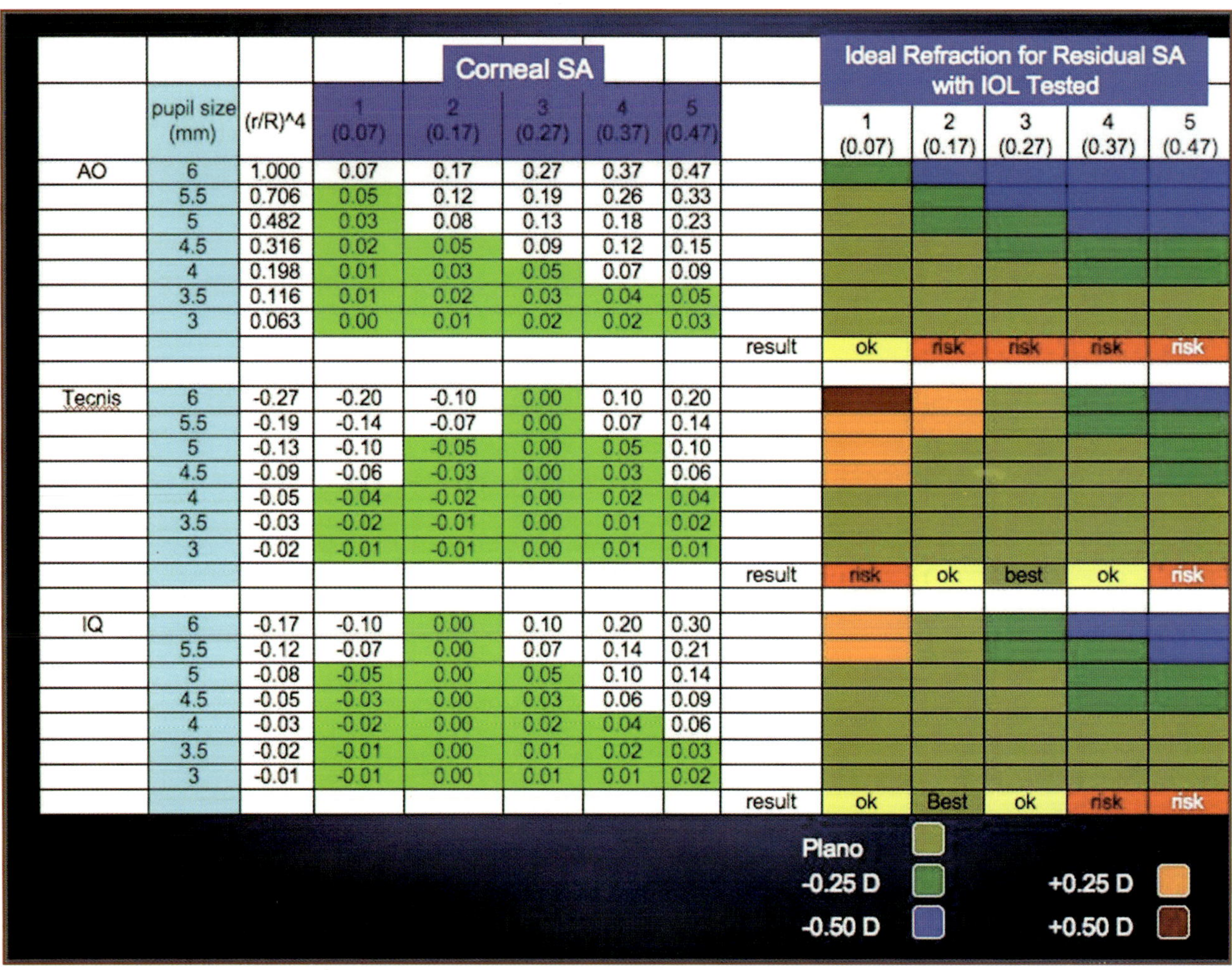

	pupil size (mm)	(r/R)^4	Corneal SA 1 (0.07)	2 (0.17)	3 (0.27)	4 (0.37)	5 (0.47)		Ideal Refraction for Residual SA with IOL Tested 1 (0.07)	2 (0.17)	3 (0.27)	4 (0.37)	5 (0.47)
AO	6	1.000	0.07	0.17	0.27	0.37	0.47						
	5.5	0.706	0.05	0.12	0.19	0.26	0.33						
	5	0.482	0.03	0.08	0.13	0.18	0.23						
	4.5	0.316	0.02	0.05	0.09	0.12	0.15						
	4	0.198	0.01	0.03	0.05	0.07	0.09						
	3.5	0.116	0.01	0.02	0.03	0.04	0.05						
	3	0.063	0.00	0.01	0.02	0.02	0.03						
								result	ok	risk	risk	risk	risk
Tecnis	6	-0.27	-0.20	-0.10	0.00	0.10	0.20						
	5.5	-0.19	-0.14	-0.07	0.00	0.07	0.14						
	5	-0.13	-0.10	-0.05	0.00	0.05	0.10						
	4.5	-0.09	-0.06	-0.03	0.00	0.03	0.06						
	4	-0.05	-0.04	-0.02	0.00	0.02	0.04						
	3.5	-0.03	-0.02	-0.01	0.00	0.01	0.02						
	3	-0.02	-0.01	-0.01	0.00	0.01	0.01						
								result	risk	ok	best	ok	risk
IQ	6	-0.17	-0.10	0.00	0.10	0.20	0.30						
	5.5	-0.12	-0.07	0.00	0.07	0.14	0.21						
	5	-0.08	-0.05	0.00	0.05	0.10	0.14						
	4.5	-0.05	-0.03	0.00	0.03	0.06	0.09						
	4	-0.03	-0.02	0.00	0.02	0.04	0.06						
	3.5	-0.02	-0.01	0.00	0.01	0.02	0.03						
	3	-0.01	-0.01	0.00	0.01	0.01	0.02						
								result	ok	Best	ok	risk	risk

Figura 8. Correlación entre diámetro pupilar, aberración esférica de la cornea y asfericidad del lente intraocular, para determinar refracción POP ideal. Tomado de Beiko y cols.

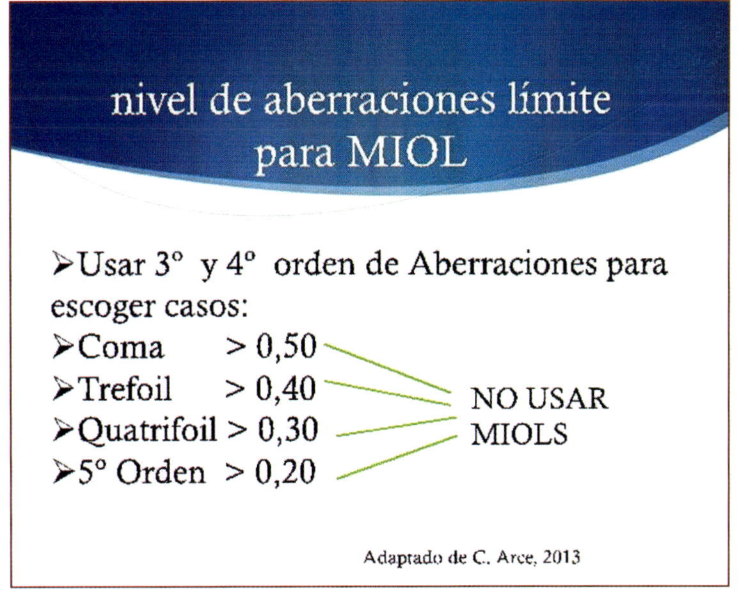

Figura 9. Aberraciones límite para considerar multifocales.

Los pacientes sometidos a Lasik Miópico quedan con una córnea oblata, con una asfericidad y una aberración esférica de la córnea muy positivas, por lo mismo el lente intraocular a escoger debería ser un lente asférico, y la refracción ideal postoperatoria debe ser ligeramente negativa. Los pacientes sometidos a Lasik hipermetrópico, quedan por el contrario con una aberración esférica y una asfericidad de la córnea muy negativas, por lo que el lente ideal para estos casos debería ser esférico, y la refracción ideal sería ligeramente positiva. Los pacientes sometidos a queratotomía radial quedan con una aberración corneal positiva pero con una asfericidad negativa pero son muy variables. Dependiendo de los valores de cada una, habría que considerar qué tipo de lente iría mejor, si esférico o asférico. Probablemente la mayoría de los casos pudieran manejarse con lentes asféricos.

Si bien seguramente algunos refinamientos serán necesarios antes de tener cálculos más exactos, implantar lentes multifocales con precisión en pacientes con córneas regulares, procedimientos refractivos previos simples (Lasik o PRK para miopías o hipermetropías moderadas), luego de un estudio cuidadoso puede brindar resultados muy satisfactorios **(Figuras 10, 11,12)**.

Situaciones Especiales

En los casos de KR, se sugiere hacer incisiones esclerales o evitar tocar las incisiones radiales, no hidratar las paracentesis al final del procedimiento, y esperar 8 a 12 semanas para establecer el resultado refractivo real. En las primeras semanas se presenta una hipermetropía transitoria, que desaparece gradualmente, y puede irse hasta miopías significativas. Cuanto más inestables estas córneas, mayores cambios refractivos se van a presentar en el postoperatorio. Cambio refractivo promedio: 2,4 dioptrías (rango: 1,8 a 4,2 dioptrías).

En casos de queratoplastias anteriores automatizadas después de cirugía refractiva (por lesiones del flap, crecimientos epiteliales severos o cicatrices de diferente origen) el cálculo del lente deberá hacerse sobre la queratometría que propone el gráfico queratométrico central del Pentacam, sin ajustes refractivos adicionales. Astigmatismos significativos requerirán lentes tóricos.

En pacientes que han tenido cirugías "extremas" de hipermetropía con astigmatismos secundarios importantes, se puede considerar hacer

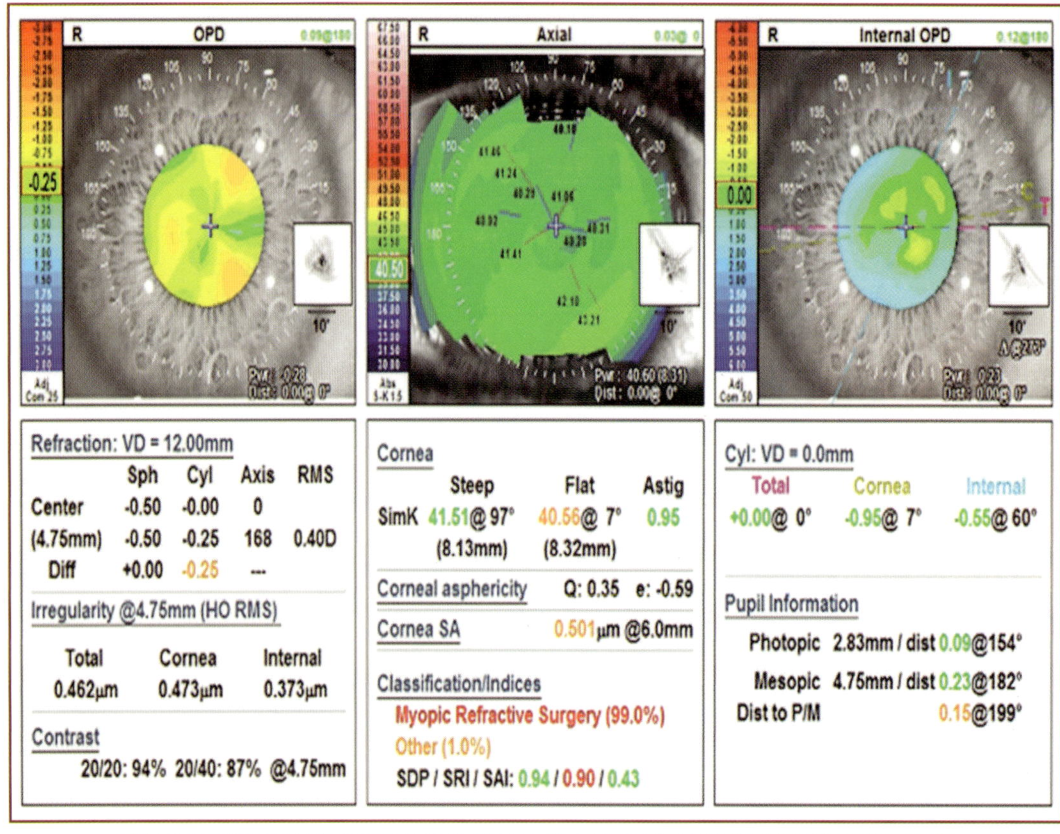

Figura 10. OPD postoperatorio de paciente con Lasik miópico previo y MIOL.

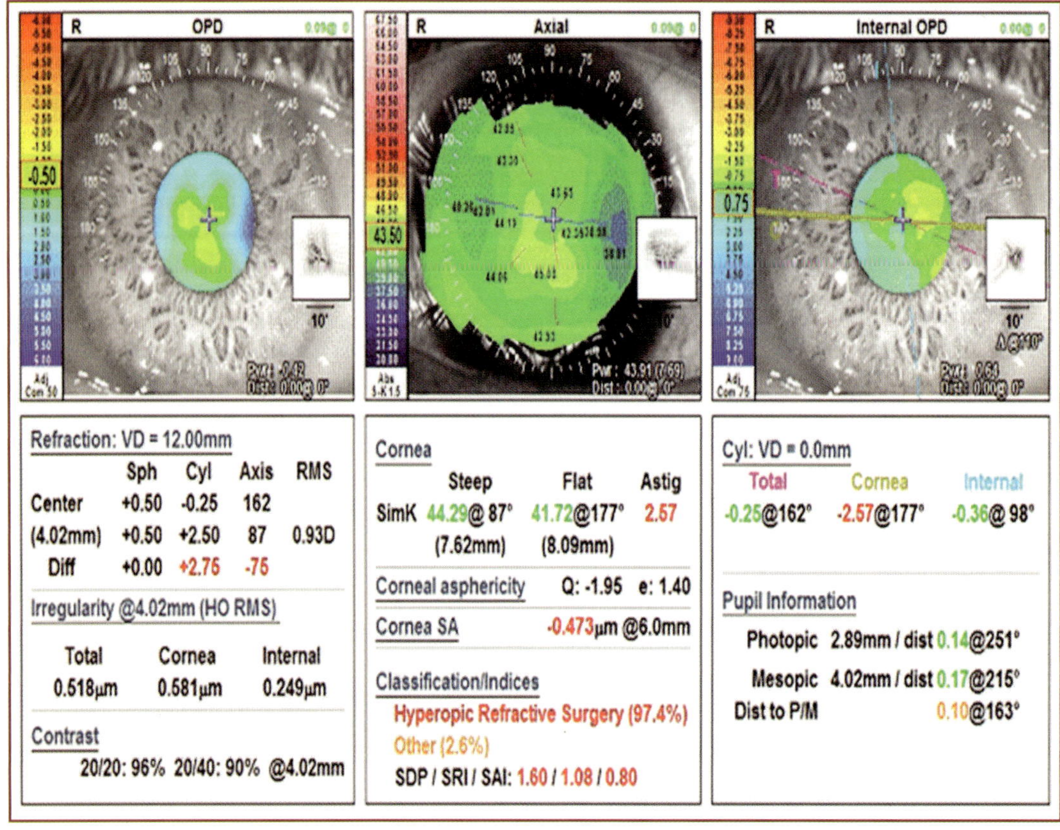

Figura 11. OPD postoperatorio de paciente con Lasik hipermetrópico previo y MIOL.

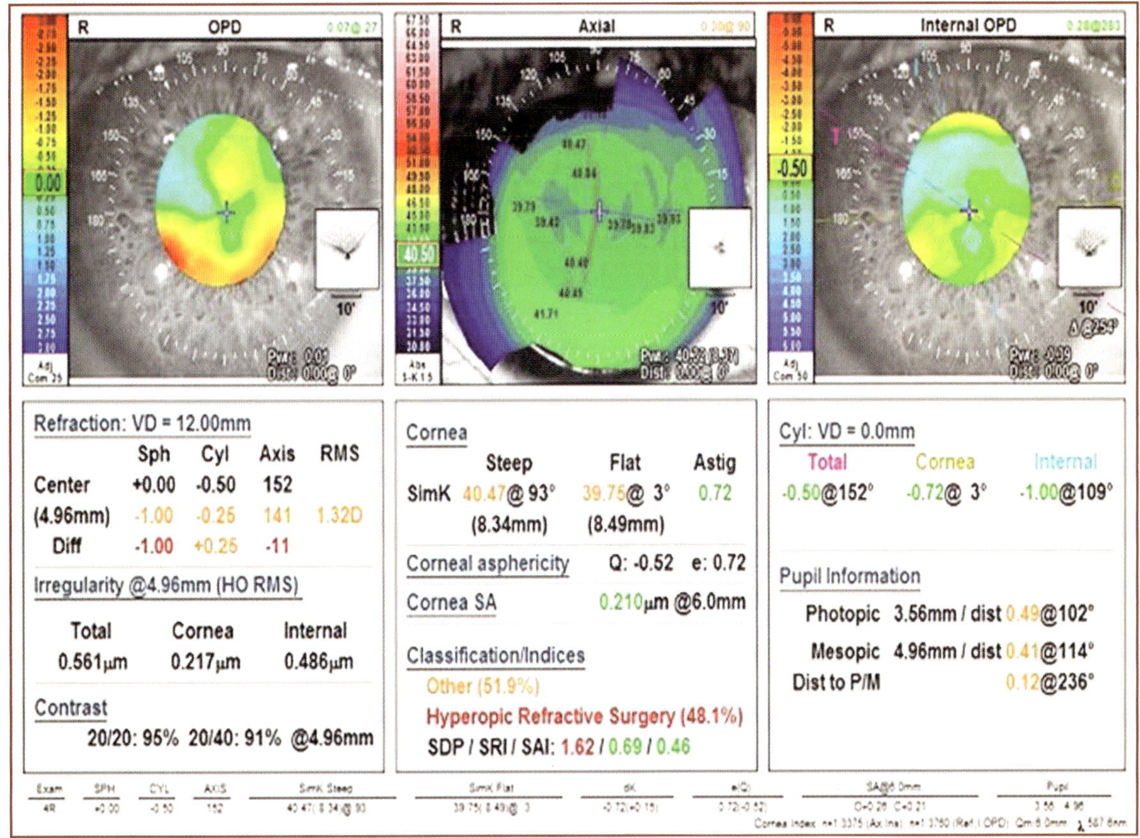

Figura 12. OPD postoperatorio de paciente con Queratotomía radial previa y MIOL.

bioptics (Faco + Lasik secundario). En estos casos, que suelen ser muy difíciles de calcular, una propuesta es dejar al paciente deliberadamente miope, para corregir en un segundo tiempo con el excimer, ese astigmatismo miópico, que es más simple de abordar con el láser, que un astigmatismo hipermetrópico simple o mixto. Otro beneficio significativo de este enfoque, es que al aplanar la córnea del paciente, se mejora el perfil corneal, y por lo mismo, la calidad visual postoperatoria **(Figura 13)**.

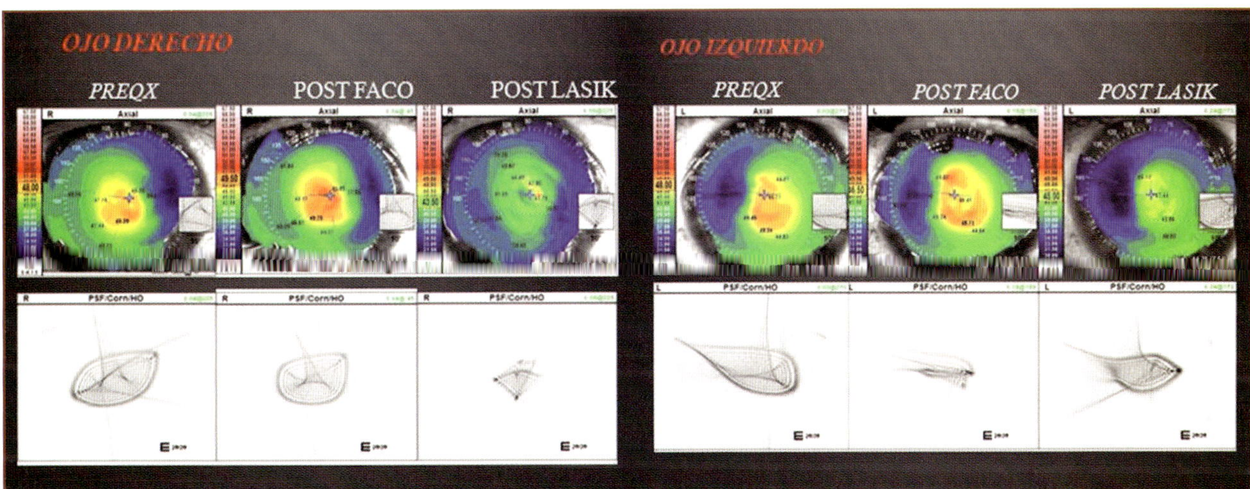

Figura 13. Aspecto de la córnea después de cirugía de hipermetropía alta con lasik, después de la faco y luego del retoque de lásik para corregir astigmatismo miópico inducido y mejorar el perfil al reducir la hiperprolaticidad corneal.

Resumen

El cálculo de lente intraocular después de procedimientos refractivos corneales, es más preciso en la medida en que no dependa del poder corneal. Haigis L es una excelente fórmula para este tipo de casos, ya que al no depender de queratometrías, permite un cálculo más preciso. Diversos estudios han mostrado que los resultados obtenidos con estos sistemas, permiten obtener resultados refractivos satisfactorios. El uso de lentes intraoculares multifocales, si bien tiene una serie de limitaciones importantes, puede ser considerado y con un buen criterio y un cuidadoso análisis, se obtienen resultados adecuados. A medida que los pacientes operados de refractiva van envejeciendo, el tema de los lentes multifocales tendrá cada vez mayor importancia para esta población.

Mi sugerencia es utilizar el valor central corneal del True Net Power como valor queratométrico para el cálculo del lente, y Haigis para todos los casos con cirugías corneales previas. En casos de cirugía refractiva, habrá que ajustar poderes del lente, con base en la experiencia del cirujano. El estudio del ojo a partir de todas sus medidas, conocer y controlar astigmatismos y elegir lentes esféricos y/o asféricos de acuerdo a la aberración esférica corneal, permitirá obtener resultados más consistentes.

El manejo de las sorpresas refractivas, incluye más cirugía corneal lasérica, recambios de lentes intraoculares en casos donde no sea posible añadir cirugía a la córnea, o incluso Piggyback para implantar un segundo lente cuando se trate de errores muy significativos.

En el futuro, mejores fórmulas de cálculo de lentes a partir de lecturas ópticas (Ray Tracing[16]), o de interferometría[17], o medidas tomadas durante la cirugía, y lentes ajustables con rayos UV que sean independientes de la situación corneal harán los resultados refractivos tan adecuados como los que se obtienen en la actualidad en pacientes con córneas sin cirugías previas.

Referencias

1. LATKANY, ROBERT, ET AL. Intraocular Lens Calculations alter Refractive Surgery. JCRSC, 2005; 31: 562-570.
2. IANCHULEV, T. ET AL. Intraoperative Optical Refractive Biometry for intraocular lens estimation without axial length and keratometry measurements. JRCRS, 2005 vol. 31:1530 – 1536.
3. MESA, JC, MARTI, T y ARRUGA, J. Cálculo del poder dióptrico de la lente intraocular (LIO) tras cirugía refractiva. Arch Soc Esp Oftalmol, 2005, vol.80, no.12, p.699-703. ISSN 0365-6691.
4. ARAMBERRI J. Intraocular lens power calculation after corneal refractive surgery: double-K method. J Cataract Refract Surg 2003; 29: 2063-2068.
5. HAIGIS W. Corneal Power After Refractive Surgery for Myopia: contact lens method. J Cataract Refract Surg 2003; 29: 1397-1411.
6. FEIZ, VAHID ET AL. Intraocular Lens Power Calculation After Laser In Situ Keratomileusis for Myopia and Hyperopia: A Standarized Approach. Cornea. 20(8):792-797, November 2001.
7. KENT, CRISTOPHER. Cómo calcular el LIO cuando hay cirugía refractiva previa. Review of Ophthalmology,. edición No. 13. 16-21. Feb-mar, 2006.
8. HAIGIS, W. IOL Calculation according to Haigis. http://www.augenklinik.uni-wuerzburg.de/uslab/ioltxt/haie.htm
9. ESCAF, Luis J. Método de Escaf para el cálculo del LIO en pacientes con Cirugía Refractiva Previa basado en la Refracción Afáquica intraoperatoria. El Libro del Cristalino de las Américas, edit. Centurion V., Nicoli, C. Villar-Kuri, J. Editorial Livraria Santos, Brasil. 2007: 123-129
10. DOOLEY, J., et all. Estimation of Effective Lens Position Using a Method Independent of Preoperative Keratometry Readings. JCRS, 2011: 37: 506-512
11. CABALLERO, JC; Centurion V. Refractive Results Of Cataract Surgery using Optical Biometry and Haigis Formula in eyes with refractive Keratotomy. Revista Brasileira de Oftalmología. 2013; 72 (2): 103-107
12. MESA G., JC et all. Calculo Biométrico tras cirugía refractiva. Revista Laboratorios Thea, Ed. Doménec Pujades, 2007.
13. McCARTHY, M. Gavasky, G., Paton, K., Holland, S.P. Intraocular Lens Power Calculations After Myopic Laser Refractive Surgery: A Comparison of Methods in 173 Eyes. Ophthalmology 2011; 118: 940-944
14. AYMAN N. McLeod, S. Cataract Surgery After refractive Surgery. Current Opinion in Ophthalmology, 2010; 21: 35-38.
15. BORASIO, E., Stevnes, J., Smith, G. Estimation Of True Corneal Power After Keratorefractive Surgery in Eyes Requiring Cataract Surgery: BESSt Formula. JCRS 2006; 32: 2004, 2014
16. RABSILVER, TM et all. Intraocular lens Power calculation using ray Tracing Following Excimer Laser surgery. Eye (2007) 21, 697-701
17. MELLO, GR. Roberts CJ. Smadja, D. Serpe, CC, Krueger RR, Santhiago, MR. Comparison of keratometric changes after myopic ablation: ray Tracing versus simulated keratometry. JCRS 2013, sep. 29 (9): 604-610
18. VILLEGAS, E., Alcón, E. & Artal, P. Minimum Amount of astigmatism that Should be corrected. JCRS 2014, 40: 13-19
19. Hill, W. IOL Calculations After Refractive Surgery. Advanced Ocular Care, Nov-Dec, 2011: 17-19
20. Galvis V., Tello A., y cols. Evaluation of methods included in ASCRS Calculator for calculating Intraocular Lens Poer in Patients with Previous Refractive Surgery. Revista de la Sociedad Colombiana de Oftalmología. 2011. Vol 44 (3): 191-290.
21. Jonna, G., Channa, P. Updated Practical Intraocular Lens Power Calculation After Refractive Surgery. Current Opinion in Ophthalmology, 2013, 24:275-280.

Cálculo de Lente Intraocular pos Ceratotomia

Dr. Virgilio Centurión,
Dr. Augusto Cézar Lacava,
Dr. Juan Carlos Sánchez Caballero

Introdução

Pacientes submetidos a cirurgia de correção de miopia, com ou sem astigmatismo, pelo métodos da ceratotomia radial no início da década de 80, estão chegando aos consultórios com catarata.

É uma situação muito especial, devido às características muito peculiares não somente pelas modificações anatômicas induzidas pela ceratotomia como também pelo comportamento dos pacientes, assim denominados de "refrativos".

Peculiaridades, Desafios, Objetivos

A córnea

As córneas que foram submetidas à ceratotomia radial e sem complicações, seguindo os protocolos da época, quando bem indicados e realizados com as normas em voga, apresentaram bom resultados refracionais pós-operatórios. Porém, com o decorrer do tempo foram aparecendo certos efeitos colaterais que comentamos a seguir:

1. Aplanamento progressivo da córnea, em mais de 30% dos casos, segundo o *PERK Study*[1], o que provocou o aparecimento de hipermetropia secundária.
2. Flutuação diurna da córnea, mais plana pela manhã ao acordar e mais curva à tarde, o que provoca variação na refração de longe e perto, com queixas e pacientes pedindo explicações para este fato. Caso esteja evoluindo para hipermetropia, será mais hipermetrope ao acordar (tendo maior dificuldade à leitura) e menos hipermetrope no período da tarde (com melhora da qualidade de visão).
3. Aplanamento temporário da córnea, pós-cirurgia de catarata quando por incisão corneana. Quando temos uma hipermetropia secundária no pós-operatório imediato, de ± 2-3 dioptrias, tendo realizado uma biometria confiável, devemos alertar o paciente que este fenômeno é passageiro e que é recomendável aguardar 6-8 semanas para estabilizar (geralmente há regressão total) e não proceder a outros tratamentos como explante, piggyback, etc.
4. O *número* de cortes radiais na córnea influencia na instabilidade. O comportamento de uma córnea com 4 radiais é diferente de outra com 16, que tem tendência a ter maior instabilidade.

5. O diâmetro da zona óptica da ceratotomia é um dado relevante; quanto menor (± 2.5mm) maior é a dificuldade em colher os dados da ceratometria **(Figura 1 a-d)**.
6. A flutuação varia de acordo com a altura do nível do mar.

O Paciente

Já teve a experiência de uma cirurgia refrativa, usufruiu das suas vantagens e ao apresentar catarata chega aos nossos consultórios com muita informação sobre novas técnicas cirúrgicas

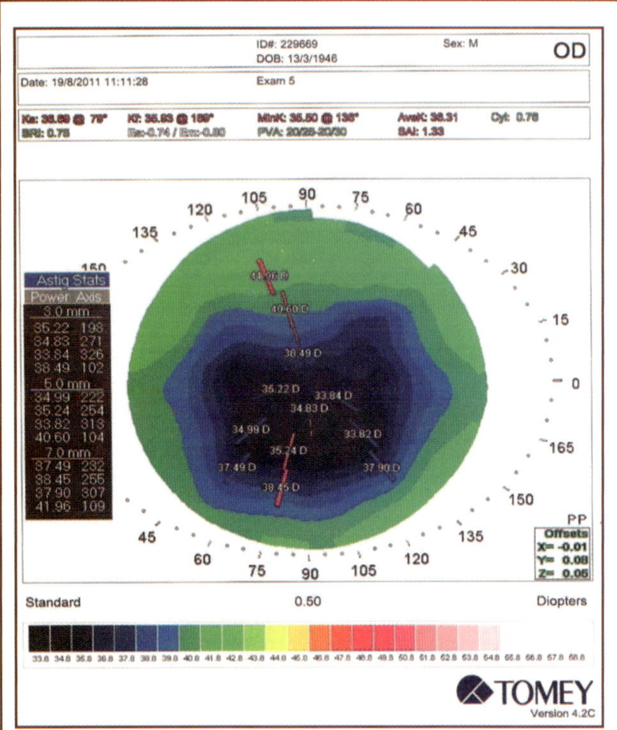

a

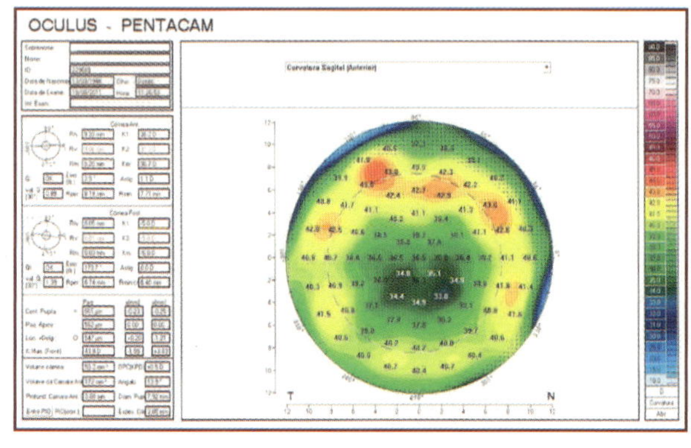

b

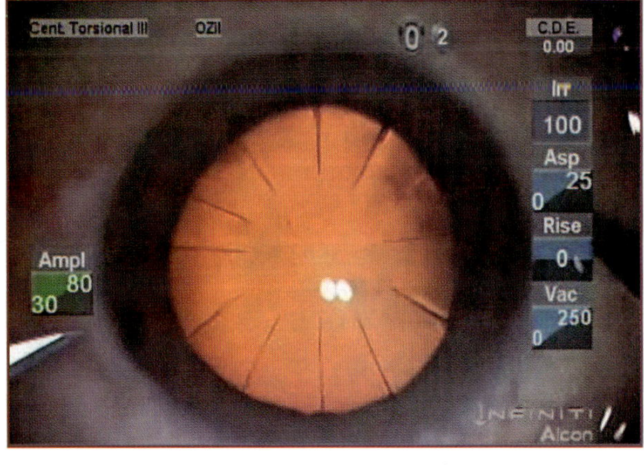

c

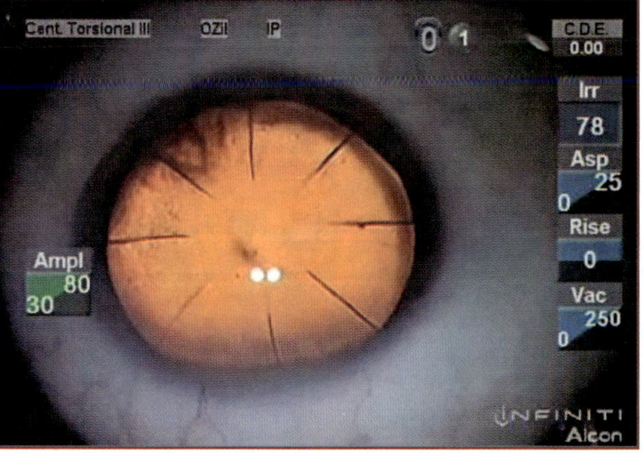

d

Figura 1a-d. a) Topografia em ceratotomia. b) Tomografia em ceratotomia. c) 12 radiais. d) 8 radiais.

refrativas, cirurgias de catarata, o laser, a correção da presbiopia, ... são personalidades que se habituaram ao progresso da ciência em todas as áreas do conhecimento e gostam de aceitar novidades, "o último", portanto facilmente induzíveis.

Submetidos a exames oftalmológicos complementares devem ser alertados das contraindicações formais e efeitos colaterais de algumas formas de correção como LIOs multifocais, bifocais ou similares.

Devem ser educados e informados para terem uma expectativa real de resultado.

O Pré-operatório

Exame oftalmológico: dando ênfase ao segmento anterior, à córnea em especial com o número de incisões, as condições das mesmas (se são regulares, simétricas, com cistos, corando com fluoresceína, possível diâmetro da zona óptica da CR, associada ou não a ceratotomia astigmática).

Exames oftalmológicos complementares:

- ***Topografia de contorno:*** a fim de avaliar a superfície corneana, as características do astigmatismo e a lubrificação.
- ***Microscopia especular da córnea:*** avaliar a saúde das células endoteliais.
- ***Paquimetria:*** a maneira de avaliar a função das células endoteliais e serve para acompanhar o pós-operatório.
- ***Aberrometria, tomografia ...,*** e outros exames quando se fizerem necessários.
- ***Biometria:*** avaliar a dioptria da LIO ... o grande desafio.

O Cálculo da Lente Intraocular

Em base a nossa experiência,[2] a nossa rotina atual se baseia no binômio biometria óptica + fórmula de Haigis. Justificativas:

1) *Biometria óptica por interferometria de coerência parcial – IOL Master®, Zeiss:* utilizando há ± 12 anos, em todas as suas versões e atualizações nos oferece a possibilidade de medidas muito confiáveis no comprimento axial (AL), na medida da profundidade da câmara anterior (ACD), o poder da córnea pela ceratometria (K) numa área de 2.5mm. É um método de alta reprodutibilidade, previsibilidade e independe da experiência do operador, não tendo contato com a córnea do paciente. [3]
2) *A fórmula Haigis,* que para justificar a sua utilização, não utiliza o cálculo da ceratometria (K) como fator preditivo e sim o valor da profundidade da câmara anterior (ACD) e o comprimento axial (AL), conforme se acompanha na **Figura 2**, de autoria do Dr. Aramberri.[4]

ELP Predicting Variables Used by Theoretic Formulas

Formula	*K*	*AL*	*ACD*	*LT*	*CD*	*Rx*	*Age*
Binkhorst 2	No	Yes	No	No	No	No	No
SRK/T	Yes	Yes	No	No	No	No	No
Hoffer Q	Yes	Yes	No	No	No	No	No
Holladay 1	Yes	Yes	No	No	No	No	No
Holladay 2	Yes	Yes	Yes	Yes	Yes	Yes	Yes
Haigis	No	Yes	Yes	No	No	No	No
Olsen	Yes	Yes	Yes	Yes	No	Yes	No

K = corneal power, AL = axial length, ACD = preoperative anterior chamber depth (anterior cornea to anterior lens), LT = lens thickness, Rx = Refraction, and CD = corneal diameter (horizontal white-to-white distance.)

Figura 2. Variáveis utilizadas em fórmulas.

A relação entre o raio posterior e anterior da córnea é de ± 82,2%, considerando que uma córnea standard possui +48.00D de potência na face anterior e -6.00D de potência na face posterior. Este percentual (82.2%) corresponde a um índice de refração de 1.3375.

As fórmulas de terceira geração (SRKT, Hoffer-Q, Holladay I) utilizam o poder corneano como fator preditivo no cálculo da LIO utilizando o índice de refração de 1.3375. Em situações que modificam este índice (lasik - PRK miópicos), estas fórmulas erram no cálculo da LIO levado a erros refracionais, principalmente hipermetropia indesejada.

A fórmula Haigis utiliza três constantes, a0 = constante A, do fabricante; a1 = medida da câmara anterior (ACD) e a2 = medida do comprimento axial.

$$ELP = a0 + a1 * ACD + a2 * AL$$

Na **Figura 3** podemos avaliar a mudança na anatomia da córnea com ceratotomia radial, na qual vemos a manutenção do paralelismo da face anterior e posterior da córnea. Este fato não modifica o índice refrativo da córnea. O índice de refração é de 1.3375.

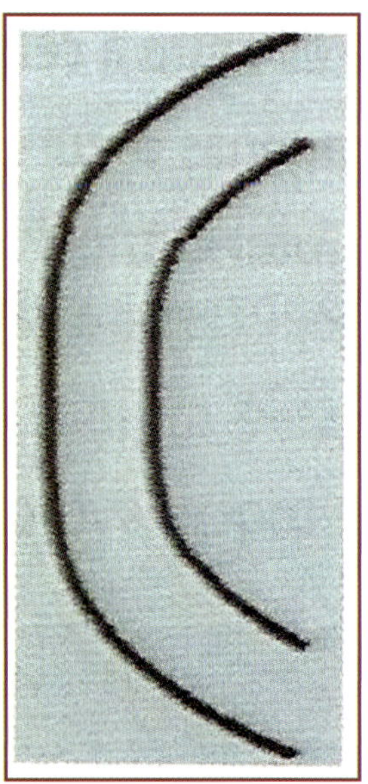

Ceratotomia

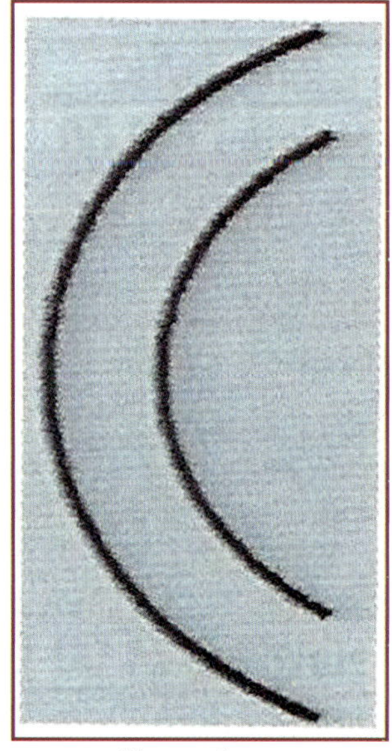

Normal

Figura 3. Anatomia comparada. *Fonte: Berbel RF, Fabri PP. Cálculo da lente intra-ocular pós-cirurgia refrativa. Oftalmologia em Foco, ed. 132, p. 17, março/abril 2011.*

Não utilizamos outros métodos de cálculo de LIO em olhos submetidos à ceratotomia radial, como o da história clínica, Double K, da lente de contato.

Nossos Resultados no Cálculo da Lente Intraocular

Na nossa primeira experiência[2] com 20 olhos, que podemos acompanhar nas **Tabelas 1 e 2**, onde a refração pós-operatória em 85% dos casos variou de +0.50 D a -1.00 D e nos 15% restantes houve um astigmatismo relevante, que dá no equivalente esférico com um residual miópico.

Num outro trabalho, aguardando a sua publicação, com 50 olhos, avaliamos o equivalente esférico (EE) pré e pós-operatório da refração e podemos acompanhar na **Tabela 3** e no **Gráfico 1**.

No tratamento estatístico foi realizado o test t pareado para comparação de médias, e obtivemos p estatisticamente significante no valor de 0,01694.

Na realização do test não paramétrico de Wilcoxon, também obtivemos $p < 0,001$, confirmando a diferença estatística de médias entre os dois grupos **(Gráfico 2)**.

A Cirurgia

Habituados a realizar a facoemulsificação por córnea clara, esta se mostrou "pouco confiável" quando na presença de cicatriz de ceratotomia radial, em especial acima de 6 cortes, pois frequentemente tínhamos abertura das incisões que deviam ser suturadas provocando astigmatismo e instabilidade refracional no pós-operatório, em especial hipermetropia secundaria temporária. Com a incisão escleral a ± 1-1.5mm do limbo, com 2.2mm na córnea, estes problemas foram resolvidos. As outras etapas da cirurgia correspondem a uma faco de rotina, e a nossa LIO de preferencia é a AcrySof® IQ, SN60WF, Alcon, acrílica hidrofóbica, asférica e monofocal **(Figura 4)**.

Tabela 1 - Refração pós-operatória

Plana	8	40%	
+0.50 a -0.50	7	35%	85%
-0.75 a -1.00	2	10%	
> -1.00	3	15%	
Total:	20	100%	

Tabela 2 - Refração e equivalente esférico pré e pós-operatório

Nº	RX Pré	E.E. Pré	RX Pós	E.E. Pós
1.	-0.50 -1.75 70º	-1.37	+0.50 -2.50 90º	-0.75
2.	+1.50	+1.50	Plana	Plano
3.	+1.50	+1.50	Plana	Plano
4.	+2.75 -0.50 30	+2.50	-1.75 140º	-0.87
5.	+4.00 -1.00 180	+3.50	-0.50 160º	-0.25
6.	+0.50	+0.50	+0.50	+0.50
7.	+2.00 -5.00 135º	-0.50	-5.00 120º	-2.50
8.	+1.50 -1.00 85º	+1.00	-1.00 115º	-0.50
9.	-1.00 145º	-0.50	Plana -5.50 105º	-2.75
10.	-1.00 -4.00 90º	-3.00	+1.00 -4.50 92º	-1.25
11.	-4.00 -2.00 35º	-5.00	+0.50 -1.50 15º	-0.25
12.	-1.00 80º	-0.50	+0.50 -0.75 105º	+0.25
13.	+1.00 -0.50 90º	+0.75	Plana	Plano
14.	+2.00	+2.00	Plana	Plano
15.	-4.75 -0.75 180º	-5.12	Plana	Plano
16.	-2.00 -0.50 45º	-2.25	-1.00 145º	-0.50
17.	-0.50 70º	-0.25	+0.50 -0.50 70º	+0.25
18.	+1.50 -0.25 50º	+1.38	Plana	Plano
19.	+3.50	+3.50	Plana	Plano
20.	+3.00 -1.00 110º	+2.50	-1.00 120º	-0.50

Tabela 3 - Equivalente esférico.

	Pré-operatório		Pós-operatório	
E.E.	Olhos	%	Olhos	%
Plano	1	2.00	10	20.00 ↑
Hipermetropia	32	64.00	10	20.00 ↓
Miopia	17	34.00	30	60.00 ↑
Total	50	100.00%	50	100.00%

Gráfico 1: Refração total antes e depois da cirurgia.

Gráfico 2: Boxplot do equivalente esférico antes e depois da cirurgia.

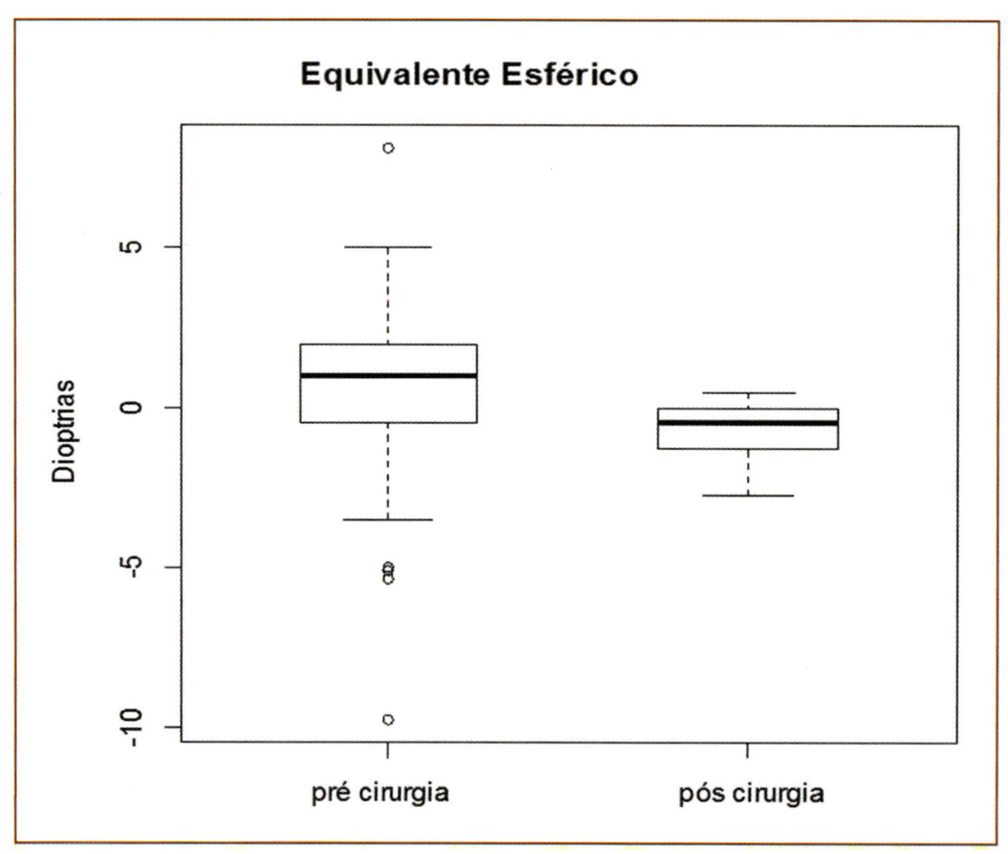

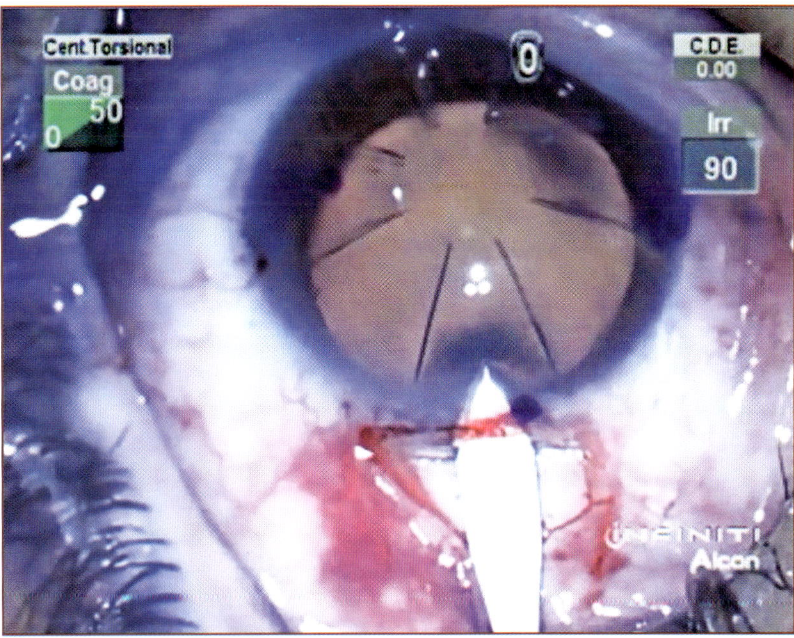

Figura 4. Incisão.

O pós-operatório

Tanto no pré-operatório, 1 dia antes, como no pós-operatório nosso esquema medicamentoso é:

1. Antibiótico, moxifloxacin 0,5%, 6/6 horas por 15 dias.
2. Anti-inflamatório hormonal, dexametasona 0,1% por 15 dias.
3. Anti-inflamatório não hormonal, nepafenac 0,1%, 12/12 horas por 30 dias.
4. Lubrificante, Systane® UL – Alcon, 6/6 horas por 30 a 60 dias.

Recomendações

O que fazer:

a) A melhor relação médico-paciente mostrando ao paciente das vantagens e possíveis efeitos colaterais da cirurgia. Conseguir uma expectativa real.
b) *Consentimento informado:* sempre uma *arma educativa* que pode ser utilizada em casos de "dúvidas pós-operatórias".

O que não fazer:

a) Utilizar LIO multifocal, qualquer que seja o princípio óptico delas.
b) Se precipitar para corrigir erro refracional hipermetrópico no pós-operatório imediato. Aguardar ± 8 semanas, acompanhar com topografia e paquimetria.

Comentário Final

O cálculo de LIO outrora se baseava no tripé: fórmula, ceratometria e comprimento axial e o método utilizado era pelo ultrassom.

No momento desta publicação, o método utilizado é o da interferometria de coerência parcial ou o da reflectometria, associado a fórmula de última geração que além da ceratometria, do comprimento axial, levam em consideração a profundidade da câmara anterior, o diâmetro branco a branco, a refração e a espessura do cristalino.

O objetivo é calcular o poder dióptrico do implante e a posição da LIO dentro do globo ocular, a fim de se obter o melhor resultado refracional pós operatório.

Acreditamos, em base a nossa experiência, que o fato de "não se preocupar" com o valor da K nos olhos submetidos previamente a ceratotomia radial ao utilizar a fórmula de Haigis, descomplica o cálculo da LIO e este cálculo é extremamente previsível e reproduzível ..., talvez precisando de um refinamento.

Com a experiência adquirida a nível global com a introdução das LIOs tóricas para os astigmatismos que frequentemente acompanham estes olhos, ainda que não tão regulares nem simétricos, porém podem auxiliar a diminuir o grau do astigmatismo.

Não compartilhamos da ideia de realizar novas cirurgias na córnea para correção de refração residual, devido aos sintomas que já carregam estes pacientes com as cicatrizes de ceratotomia radial.

Referências bibliográficas

1. Waring GO, Lynn MJ, McDonnell PJ. Results of the Prospective Evaluation of Radial Keratotomy (PERK) Study 10 years after surgery. Arch Ophthalmol. 1994;112:1298-1308.
2. Caballero JCS, Centurion V. Refractive results of cataract surgery using optical biometry and Haigis formula in eyes with refractive keratotomy. Rev Bras Oftalmol. 2013;72(2):103-107.
3. Potvin R, Hill W. New algorithm for post-radial keratotomy intraocular lens power calculations based on rotating Scheimpflug camera data. J Cataract Refract Surg. 2013;39(3):358-365.
4. Jaime Aramberri. Special circumstances: double-k method. In: Hoffer KJ. IOL Power. Thorofare: Slack Incorporated, 2011, chapter 34, p. 199-206.

12

Método de Escaf para el Cálculo del LIO en Cirugía Refractiva Previa

Dr. Luis Escaf,
Dr. Alejandro Gonzáles,
Dr. Rafael Vanegas,
Dra. Iris Iriarte,
Dra. Gina Guerra

Los procedimientos refractivos se han hecho muy populares en las últimas décadas, especialmente las realizadas con excimer láser: Lasik, Lasek y PRK. Para el año 2009 se habían practicado aproximadamente 28 millones de procedimientos de LASIK en el mundo.[1] Adicionalmente miles de pacientes se operaron en la décadas de 1980 a 1990 con Queratotomía radial y Queratoplastia conductiva.

Muchos de los pacientes que durante estos años han sido sometidos a estos procedimientos ya han empezado a desarrollar catarata y llegarán requerir la implantación de un lente intraocular.

El problema que surge es saber cuál método es el adecuado para calcular el poder del LIO y poder alcanzar la emetropía y evitar resultados refractivos inesperados. La dificultad primordial en estos casos radica en dos fuentes de error: la primera es que con los queratómetros y los topógrafos actuales, en general, no obtenemos un valor real del poder corneal central del paciente. La queratometría es imprecisa en las córneas operadas por una parte porque el poder refractivo corneal se estima basándose en la curvatura de cuatro puntos localizados aproximadamente a 1.5 – 1.8 mm de distancia (diámetro de aproximadamente 3.0 mm) del vértice corneal y haciendo asunciones del área corneal dentro de estos puntos. Ya que la imagen retiniana se forma por una sumatoria de todos los rayos luminosos que penetran por la pupila, y el perfil corneal postoperatorio se cambia, estas asunciones de los queratómetros (basadas en córneas con prolaticidad normal) son erróneas al aplicarse a los pacientes operados de cirugía refractiva. Por otra parte los queratómetros y los topógrafos para obtener las mediciones del poder corneal utilizan al índice queratométrico (1.3375), valor que no corresponde al índice de refracción de ningún medio, sino que es un valor teórico calculado para compensar el poder negativo de la cara posterior, teniendo en cuenta una relación fija entre las curvaturas corneales anterior y posterior. Esta relación entre las caras anterior y posterior de la córnea cambia con la cirugía refractiva, y el emplear este índice se induce un error.[2-4]

Desde los tiempos de la queratotomía radial ya se sabía que la queratometría sobre estima el poder corneal central de los pacientes con cirugía refractiva para corrección de defectos miópicos, esto es el queratómetro asume que la córnea es más curva de lo que realmente lo que llevó a errores refractivos hipermetrópicos luego que estos pacientes fueron sometidos a cirugía de catarata, introduciendo en las fórmulas los valores de poder corneal obtenidos con los queratómetros.[5] Además las fórmulas en sí mismas, presentan otro problema, y es que ellas (hasta las de tercera generación) calculan la posición efectiva del lente intraocular basadas en las queratometrías y la longitud axial, asumiendo una relación proporcional entre los segmentos anterior y posterior del ojo, y por ello al emplear las queratometrías postoperatorias por el poder refractivo bajo de la córnea central, estas fórmulas asumirán que la cámara anterior es poco profunda originando un cálculo erróneo de la posición del lente y por ende del poder del LIO, induciendo un factor de error adicional. Por ello algunos recomiendan utilizar un factor de corrección a las fórmulas de tercera generación o emplear las de cuarta generación,[6] y se han propuesto métodos específicamente para compensar este error en la predicción de la posición efectiva del lente, como la doble K de Aramberri.[7]

En conclusión la queratometría y la topografía convencionales sobre-estimarán el poder corneal en ojos previamente miopes y lo sub-estimarán en ojos previamente hipermétropes, sometidos a cirugía refractiva.[2]

Ya desde 1.995 Celikkol et al. habían propuesto tener un método para el cálculo del poder corneal basados en la topografía para los casos operados de queratotomía radial.[8] Posteriormente se han desarrollados múltiples métodos para el cálculo del poder del LIO en estos pacientes incluyendo:[6, 9]

1- El método del lente de contacto: El poder corneal se calcula evaluando la diferencia entre la refracción manifiesta antes y después de colocar un lente de contacto duro, de poder neutro, con una curva base conocida. El cambio en la refracción se sustrae de la curva base, y se asume que este valor resultante corresponde al poder de la córnea (a este valor se le suma el poder del lente de contacto, si este no es neutro). Ha quedado en desuso debido a la dificultad de refractar a pacientes con catarata, y a que depende mucho de la subjetividad del examinador.

2- El método de la historia clínica que ya había sido sugerido desde tiempos de la queratotomía radial, se fundamenta en el cálculo del poder corneal tomando en cuenta la magnitud del cambio refractivo logrado con la cirugía inicial para restárselo (o sumárselo, según sea un postoperatorio de corrección de miopía o de hipermetropía) al valor queratométrico preoperatorio de la catarata y este poder corneal se emplea en la fórmula SRK/T para determinar el poder del LIO.[3, 9-13]

Existen nuevas variantes basadas en la refracción preoperatoria y en el empleo de fórmulas de regresión, como la de Masket[2] o la que sugieren Latkany y coautores.[14] En estos métodos se ajusta proporcionalmente el poder del LIO de acuerdo a la experiencia del cirujano con casos previos usando los datos del defecto refractivo previo a la cirugía fotorrefractiva, sin requerirse los datos de queratometría pre-LASIK. Esto significa una ventaja con respecto al método de la historia clínica, ya que este dato se puede obtener más fácilmente de unas gafas antiguas del paciente. El poder del lente es ajustado por Masket en 1 dioptría por cada 3 dioptrías de corrección del equivalente esférico intentado con el procedimiento refractivo. Latkany hace un ajuste al poder del LIO calculado con la queratometría más plana, adicionándole a este poder el valor dado por la fórmula:

-[0.47 (Equivalente esférico miópico pre-LASIK –manteniendo su signo negativo)+0.85].

Otra alternativa similar es el método de Feiz-Mannis, en el cuál se determina primero el poder dióptrico de la LIO tal y como si el paciente no se hubiera sometido a cirugía refractiva. A continuación calculamos el poder dióptrico de la LIO utilizando las lecturas queratométricas

Pre-Lasik y la longitud axial medida antes de la cirugía de catarata. A este valor se le añade el cambio inducido por el LASIK en el error refractivo dividido entre 0,7, para compensar el cambio de la distancia al vértice al sitio del LIO, detrás del iris, característica que constituye otra diferencia con el método de la historia clínica, que considera la relación 1 a 1.[15] Estos autores reportaron la modificación de su método por el de un nomograma, basado en un principio similar a las fórmulas de regresión ya enunciadas, de manera que con sólo la queratometría y la biometría post-cirugía refractiva se calcula el poder del LIO y luego este se modifica de acuerdo al dato del cambio en la refracción causado por la cirugía previa.[16]

3- Métodos derivados de la topografía o la queratometría:
   a) Empleo del Poder Central Promedio Topográfico. [17]
   b) Empleo de una K ajustada (la lectura de la queratometría menos 1.00) y las fórmulas Binkhorst II o la Holladay I calculadas para -0.75 a -1.00 D.[18]
   c) Empleo del Poder Refractivo Efectivo (Effective refractive power /EffRP, Holladay Diagnostic Summary, EyeSys Topographer) en la fórmula Holladay 2.[19] El EffRP es el poder refractivo corneal dentro de los 3.0 mm centrales tomando en cuenta el efecto Stiles-Crawford, a diferencia de la queratometría simulada que sólo toma en cuenta los puntos del perímetro de los 3 mm.[20] La fórmula Holladay 2 (Holladay IOL Consultant) utiliza el poder corneal para una fórmula de vergencia con el fin de determinar la Posición Efectiva del Lente, junto con un total de 7 variables.[21] Fine y coautores explican detalladamente cómo utilizar este método, con resultados alentadores.[19] Otras variantes de este método son el uso del Poder Refractivo Efectivo Ajustado (EffRPadj): El EffRpadj se calcula multiplicando el error refractivo inducido por el LASIK por 0,15 y sustrayendo este valor del medido como poder refractivo efectivo (EffRP) de la topografía corneal[6] y el método de Maloney en el cual se calcula el poder dióptrico central de la córnea (EffRp) y se modificamos de acuerdo con la fórmula: Kpost= (EffRp x 1.114)-6.[22]
   d) Valor de K obtenido a partir de la topografía Orbscan II (Bausch & Lomb) postoperatoria del LASIK aplicando la fórmula de óptica Gaussiana (CalK). [23]

4- Método de la Doble K de Aramberi: La queratometría previa a la cirugía refractiva se utiliza para estimar la posición efectiva del lente intraocular en una fórmula de tercera generación y la queratometría postoperatoria, calculada por el método de la historia clínica, se emplea para calcular el poder del lente a implantarse.[7]

   Adicionalmente se han diseñado dos métodos que con factores de corrección intentan corregir el error en la medición del poder corneal postoperatorio, y utilizan fórmulas que no cometen el error en la predicción de la posición efectiva del lente: el método de Shammas y la fórmula Haigis L.

Con esta multiplicidad de métodos el cirujano puede sentirse algo confuso al enfrentarse a estos casos. Afortunadamente contamos con herramientas virtuales disponibles en la red de Internet, como el calculador de poder de lente post-cirugía refractiva, disponible en la página de la American Society of Cataract and Refractive Surgery (ASCRS), que incluyen 9 métodos para ojos operados de hipermetropía y 13 para ojos operados de miopía.

En los últimos años se han desarrollado nuevos métodos que utilizan el trazado de rayos junto con los datos topográficos.[24,25]

Adicionalmente existen métodos basados en la refracción intraoperatoria como el que nosotros desarrollamos en 2.002. La gran ventaja de este método es que no se requieren datos de queratometría ni de longitud axial. Un método similar, pero empleando autorefractómetro, fue descrito de manera independiente por otros autores. [26]

Se debe tener en cuenta que el paciente con catarata y refractiva previa es mucho más exigente que el paciente que tiene catarata y no ha sido intervenido de refractiva, ya que este paciente puede no haber disfrutado la emetropía y será más tolerante ante defectos refractivos residuales. Por otro lado el paciente con catarata y antecedente de cirugía refractiva previa no entiende por qué no puede quedar igual o mejor de lo que estaba antes de que le apareciera la catarata (esto es emétrope o muy cercano a la emetropía). Esta situación puede constituir una dificultad para el oftalmólogo que tiene que sacar a relucir todo sus habilidades y armarse de paciencia para explicarle al paciente la posibilidad que no quede emétrope. Sin embargo, con frecuencia, después de muchas explicaciones, detalladas y agotadoras, el paciente sigue sin comprender cómo en esta época de tanta tecnología no exista el método que asegure un resultado refractivo como el que tenía antes de la aparición de la catarata.

Se le debe informar, además, que existe la posibilidad de requerirse otro procedimiento posterior (LASIK, cambio de LIO, implante secundario en piggy-back) si el defecto refractivo residual post-facoemulsificación es muy alto.

En cuanto a los métodos mencionados, el método del lente de contacto puede resultar engorroso, y si el paciente tiene una catarata significativa no funciona, ya que no permite realizar la sobre-refracción o esta puede verse afectada por una miopización secundaria a la esclerosis nuclear.[27]

Para poder aplicar el método de la historia clínica se requieren datos de la refracción y queratometría previos a la cirugía refractiva, y la refracción postoperatoria, información que muchas veces no está disponible. Las variaciones que usan fórmulas de regresión en general también requieren los datos de refracción previa al procedimiento refractivo.

Por otra parte sus resultados han sido poco consistentes en varios reportes.[16] Algunos de los métodos topográficos, como el Empleo del Poder Refractivo Efectivo requieren de ciertos equipos específicos, y los resultados con los otros métodos han tenido reportes variables.

Para tener otra alternativa, que no dependiera de la difícil medición del poder corneal post-cirugía refractiva, decidimos en 2.002 pensar en un método alternativo que no requiriera de este valor, ni de poseer datos de refracción o queratometría previos al procedimiento refractivo. Nos basamos en el principio publicado por Gayton sobre corrección de defectos residuales en pacientes pseudofáquicos con la implantación de un lente en piggy-back. En su trabajo Gayton calculó el poder del segundo lente a implantar basado en la refracción. Gayton recomendó multiplicar el defecto refractivo hipermetrópico residual post-operatorio por 1.5 para obtener el poder del lente que sería implantado en el sulcus.[28]

Decidimos realizar un estudio prospectivo para determinar una constante para alcanzar la emetropía, que nos permitiera colocar el LIO en el saco capsular basándonos en la refracción afáquica intraoperatoria. En julio del 2002 tomamos un grupo de 10 pacientes al azar con cataratas y sin cirugía refractiva previa, y les calculamos el poder del LIO para emetropía con el IOL Master (Zeiss). Todos los poderes los calculamos con la constante 118 y la fórmula SRKT.

Estos resultados preliminares los presentamos en el Congreso de la Fundación Oftalmológica Nacional de Bogotá (FUNDONAL- febrero 2003) y posteriormente en Congreso Panamericano de Oftalmología en Puerto Rico (Abril/2003). Posteriormente este método fue publicado en 2.005.[29]

Se les practicó facoemulsificación con anestesia tópica, por cornea transparente, con incisión en triplanar para crear válvula interna, de 2.8 a 3.0 mm realizada en el cuadrante superior derecho. A todos se les implantó un LIO plegable de silicona (ALLERGAN; SI40Nb, K 118.0).

Inmediatamente antes de iniciar la cirugía tomamos la presión intraocular con el tonómetro diseñado por el Dr. J.I Barraquer, teniendo la precaución de secar la superficie corneal **(Figura 1)**. Posteriormente antes de implantar el

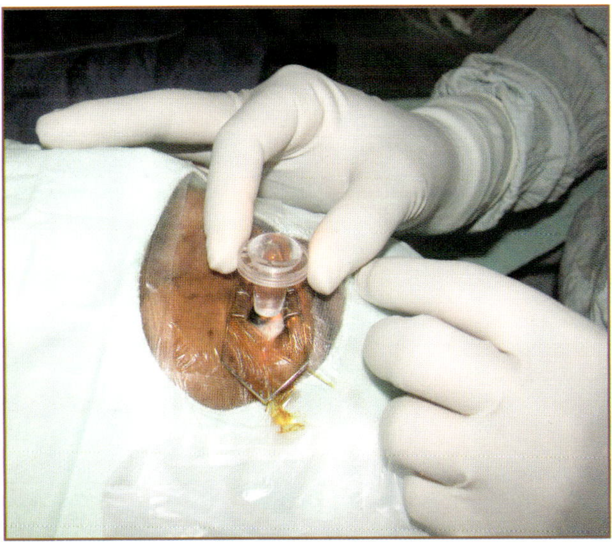

Figura 1. Toma de presión intraoperatoria antes de comenzar la facoemulsificación e inmediatamente después de terminarla, con el tonómetro diseñado por el Dr. J.I. Barraquer.

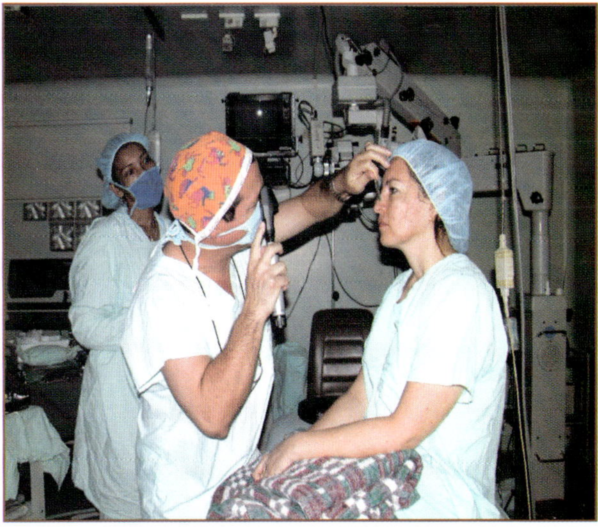

Figura 3. Otra forma de refractar al paciente al cual se le ha retirado la catarata y se está midiendo la refracción afáquica. Paciente sentado en la camilla operatoria.

LIO, llenamos la cámara anterior con solución salina y tomamos nuevamente la presión hasta que fuese similar al valor inicial, y procedimos a realizar la refracción afáquica en la sala de cirugía, con una caja de lentes de prueba, con el paciente acostado o sentado **(Figuras 2, 3)**.

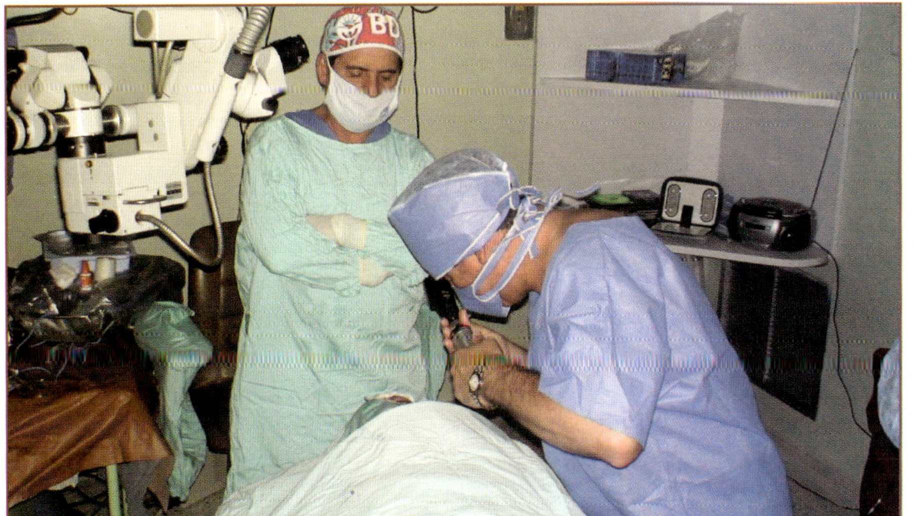

Figura 2. Momento en que se está tomando la refracción intraoperatoria para determinar la refracción afáquica. Paciente acostado en la camilla operatoria.

Se calculó la relación entre los datos de las refracciones intraoperatorias y los de las medidas preoperatorias realizadas con el IOL Master. Esta relación tuvo en todos los casos un valor cercano a 2 **(Tabla 1)**.

Luego aplicamos esta constante a un grupo de 12 pacientes con antecedente de cirugía refractiva, a quienes se les practicó facoemulsificación por catarata, esto es: se les realizó la refracción afáquica y el valor obtenido se multiplicó por dos, para calcular el poder del LIO a implantar. Todos ellos tenían antecedente de Cirugía refractiva, unos con Lasik y otros con Queratotomía radial.

Recientemente Galvis y co-autores[4] publicaron un comparación de los métodos incluidos en el calculador de la ASCRS y la refracción afáquica, y encontraron que la media aritmética del error de predicción del promedio del calculador

Tabla 1. Pacientes sin Cirugía Refractiva Previa y Catarata

1 Pacientes	2 Refracción preoperatoria	3 LIO Calculado Para Emetropia (IOL Master)	4 Refracción intraoperatoria	5 Refracción Postoperatoria (al mes de operado)	6 Relación entre IOL Master /Rx Intraoperatoria. tabla 1/ tabla 2 = K
1	-12.0 D	6.5 D	3.0 D	N-0.75 x 175	6.5/3.0 = 2.16
2	-13.5 D	5.0 D	2.5 D	N-1.5 x 100	5.00/2.5 = 2.00
3	5.0 –1.0 x 40	33.5 D	17.0 D	0.50-1.0 x 100	33.5/17 = 1.97
4	5.0-1.0 x 140	35 D	18 .0 D	0.5-1.0 x 140	35.0/18 = 1.94
5	4.75	25.5 D	13.0 D	0.50 D	25.5/13 = 1.96
6	1.5-1.50 x 180	18.5 D	9.0 D	N-2.0 x 70	18.5/9 = 2.05
7	4.5-2.0 x 110	25.0 D	13.0 D	-0.5-1.75 x 100	25.0/13 = 1.92
8	5.75-1.0 x 90	27.5 D	14.0 D	N-0.50 x 90	27.5/14 = 1.96
9	5.25-0.75 x 70	23.0 D	12.O D	0.5-0.5 x 90	25.0/12 = 1.91
10	3.5-1.0 x 0	22.5 D	11.0 D	N-1.0 x 0	22.5/11 = 2.04

Columna 1 muestra el número de pacientes con cataratas sin cirugía refractiva previa.
Columna 2 la refracción preoperatoria de cada uno de los pacientes .
Columna 3 muestra el valor del LIO calculado para emetropia , tomada con la regla biométrica IOL Master.
Columna 4 muestra la el valor en Dioptría de refracción afáquica intraoperatoria, tomada inmediatamente después de realizar la facoemulsificación con caja de prueba.
Columna 5 muestra la refracción postoperatoria al mes de operados los pacientes.
Columna 6 muestra la relación que existe entre el poder del LIO calculado para emetropia y la refracción intraoperatoria afáquica, dando una cifra aproximada a 2.00 (Números azules). Lo que seria igual si multiplicáramos por 2.00 la refracción obtenida intraoperatoriamente nos daría el valor del LIO para emetropia e implantar en el saco.

EN CONCLUSIÓN, LA CONSTANTE (K) QUE ESTABAMOS BUSCANDO ERA UN NUMERO APROXIMADO A 2.00.

En la **Tabla 2** mostramos los resultados refractivos obtenidos de pacientes con cirugía refractiva previa, operados de catarata, en quienes calculamos el poder del LIO con este método.

La refracción obtenida intraoperatoriamente la multiplicamos por 2 y así obtenemos el valor en dioptrías del lente intraocular a implantar en la bolsa capsular.

Tabla 2. Pacientes con Cirugía Refractiva Previa y Catarata

1 Pacientes	2 Rx Preoper	3 LIO Calculado emetropia	4 Rx intraoper	5 Poder LIO Implantado	6 Refracción Final	7 Equiv. esférico
1	1.0-1.0 x 100	12.0 D	10.0 D	20.0 D	N- 1.5 x 100	-0.75
2	5.0-1.0 x 140	25.0 D	13.5 D	27.0 D	1.0 -1.0 x 150	+0.5
3	-2.25-0.50 x 90	20.5 D	12.0 D	24.0 D	N- 0.5 x 90	-0.25
4	-3.25-2.0 x 105	15.5 D	10.0 D	20.0 D	-1.0-+0.5 x 0	-0.87
5	N-0.75 x 85	19.5 D	10.5 D	21.0 D	+.25	+0.25
6	1.00	20.5 D	11.5 D	23.0 D	-0.5	-0.50
7	-2.5-075	10.5 D	6.5 D	13.0 D	+0.5	+0.5
8	3.0-0.75 x 90	23.0 D	11.0 D	22.0 D	+ 0.75	+0.75
9	-0.75	14.5 D	6.0 D	12.0 D	+0.50	+0.5
10	-4.5	16.0 D	5.0 D	10.0 D	N	0.0

Columna 1, número de pacientes operados con cataratas y cirugía refractiva previa.
Columna 2, refracción preoperatoria de los pacientes que tenían catarata y cirugía refractiva previa.
Columna 3, valor en dioptrías del LIO calculado para emetropia usando los siguientes métodos:
En los casos 1 a 4 se usaron el método de la topografía (tercer anillo).
Para los casos 5 a 8 se uso la queratometría del queratómetro.
Para los casos del 9 a 10 se uso el método de la historia clínica
Columna 4, valor en dioptrías de la refracción con el método descrito (refracción intraoperatoria).
Columna 5, valor en dioptrías del lente intraocular implantado, obtenido al multiplicar por 2 la refracción intraoperatoria.
Columna 6, resultado refractivo final al mes de implantado el lente intraocular.
Columna 7, equivalente esférico.

Como se puede observar los resultados son alentadores. El 100 % de los 10 pacientes finalizaron con EE +/- 0.9 D emetropía, y el 80.0% +/- 0.75 dioptrías. Todos los pacientes estuvieron satisfechos con los resultados.

ASCRS para ojos operados de miopía y de hipermetropía de fue -0.44 ±1.10 D y para el método de refracción afáquica fue -0.55 ±1.43 D (ambas estadísticamente diferentes de cero). El promedio de los valores absolutos del error de predicción fue 0.95±0.71 D y 1.19±0.94 D, respectivamente (ambas estadísticamente diferentes de cero). Para el grupo de ojos miopes el promedio de los valores absolutos del error de predicción fue de 0.86±0.65 D para el promedio del calculador del ASCRS y de 0.72±0.71 D para la refracción afáquica. Para el grupo de hipermétropes los valores fueron 1.02±0.75 D y 1.59±0.95 D (todos estos valores significativamente diferentes de cero). Los únicos métodos que obtuvieron un promedio de los valores absolutos del error de predicción no diferentes de cero fueron el Atlas 0-3 y el Wang/Koch/Maloney para los ojos miopes, pero el tamaño de la muestra en esos subgrupos no permitió llegar a una conclusión definitiva. Al comparar cada uno de los demás métodos incluidos en el calculador ASCRS no hubo diferencias significativas entre ellos. El promedio de los valores absolutos del error de predicción de la refracción afáquica en miopes fue 0.72 ± 0.71 D y en hipermétropes fue de 1.59 ± 0.95 D.

Los autores concluyeron que no pudieron concluir que ninguno de los métodos incluidos en el calculador ASCRS fuese significativamente mejor que otro, aunque los basados en el Atlas podrían tener mejor desempeño, pero el tamaños de la muestra en ellos no les permitió concluirlo. La refracción afáquica se desempeñó mejor en ojos miopes que en hipermétropes. En ojos miopes el método con menor promedio de los valores absolutos del error de predicción fue la refracción afáquica, seguido por el promedio del calculador ASCRS, el Masket modificado por Hill y el corneal bypass, aunque no hubo diferencias estadísticamente significativas entre los métodos. En ojos hipermétropes el método con menor promedio de los valores absolutos del error de predicción fue el Atlas 0-3, seguido por el Haigis L, el de Masket y el promedio del calculador ASCRS (sin diferencias estadísticamente significativas). En la serie reportada por Galvis y coautores, en el grupo de ojos operados de hipermetropía la refracción afáquica presentó el más bajo desempeño con respecto a los otros métodos y ellos concluyeron que e requiere ajustar la fórmula de refracción afáquica en hipermétropes. Se requieren estudios adicionales para definir este punto.

CONCLUSIONES

Este método de cálculo del poder del LIO a implantar en cirugía de catarata, que no requiere de la queratometría ni de la longitud axial, constituye una útil alternativa, especialmente útil en los casos en los que obtener algunos de estos parámetros se dificulte, como ocurre en los pacientes con cirugía refractiva previa. Sólo es necesario estandarizar la cirugía de facoemulsificación, con incisiones herméticas, que permitan mantener un globo estable intraoperatoriamente para poder realizar la refracción afáquica antes de implantar el lente intraocular. Este valor simplemente se multiplica por 2, y este es el poder del LIO a implantar (con constante A =118).

Si se utiliza otra constante A se deben hacer los ajustes necesarios.

Puntos que aún requieren estudios adicionales incluyen la posible variación que pueda ocurrir en la refracción de acuerdo a que el ojo esté más o esté menos hipotónico en ese momento. Para obviar esto estamos midiendo la PIO antes de iniciar la cirugía, y realizando la refracción afáquica con una PIO equivalente. Por otro lado, las incisiones con buena hermeticidad, van a asegurar que el estado intraoperatorio del ojo afáquico sea equiparable a su estado pseudofáquico postoperatorio en términos de presión intraocular y curvatura corneal.

El uso de refractómetros portátiles para obtener la refracción objetiva (en lugar de la refracción manual con caja de lentes de prueba) podría ser de mucha utilidad, para disminuir la posibilidad del error humano en la refracción, cómo lo ha usado Ianchulev y coautores.[26]

Adicionalmente, nosotros no hemos incorporado al cálculo ningún valor de la profundidad de la cámara anterior, ni preoperatoria ni intraoperatoria. Por los resultados iniciales nos parece que este factor, que nos ayudaría a determinar la posición efectiva del lente intraocular en el postoperatorio, no influye de manera muy significativa, pero ya que ahora contamos con tecnología que nos permite medir con mecanismos ópticos de no contacto, este parámetro (Pentacam de Oculus), planeamos realizar un estudio prospectivo para evaluar la influencia de este parámetro, y valorar si nos permite refinar aún más los resultados, especialmente en ojos operados de hipermetropía.

Además se requieren más estudios comparativos para establecer si es necesaria una constante específica para diferentes estados refractivos (hipermétropes / miopes altos), o para diferentes curvaturas corneales, aunque en principio parece que el valor único de la constante de 2 funciona para todos los casos bastante bien.

Referencias

1- A Look at LASIK Past, Present and Future. http://www.aao.org/publications/eyenet/200906/feature.cfm?

2- Haigis W. Intraocular lens calculation after refractive surgery. European Ophthalmic Review. 2012;6(1):21-24.Disponible en:http://www.touchbriefings.com/ebooks/A1vkjx/euoph61/resources/23.htm

3- Wang L, Hill WE, Koch DD. Evaluation of intraocular lens power prediction methods using the American Society of Cataract and Refractive Surgeons Post-Keratorefractive Intraocular Lens Power Calculator. J Cataract Refract Surg 2010; 36 (9):1466-73.

4- Galvis V, Tello A, Revelo M, Lonngi M, Osorio A, Rey JJ, Mantilla C, Álvarez L. Evaluation of Methods Included in ASCRS Calculator for calculating intraocular lens power in patients with previous refractive surgery. Revista de la Sociedad Colombiana de Oftalmología 2011, 44; 3: 268-78.

5- Chen L, Mannis MJ, Salz JJ, et al. Analysis of intraocular lens power calculation in post-radial keratotomy eyes. J Cataract Refract Surg. 2003; 29:65–70.

6- Mesa JC, Marti T, Arruga J. Cálculo del poder dióptrico de la lente intraocular (LIO) tras cirugía refractiva. Arch Soc Esp Oftalmol. 2005 Dec;80(12):699-703.

7- Aramberri J. Intraocular lens power calculation after corneal refractive surgery: double-K method. J Cataract Refract Surg 2003; 29:2063–2068.

8- Celikkol L, Pavlopoulos G, Weinstein B, Celikkol G, Feldman ST. Calculation of intraocular lens power after radial keratotomy with computerized videokeratography. Am J Ophthalmol. 1995 Dec;120(6):739-50.

9- Hamilton DR, Hardten DR. Cataract surgery in patients with prior refractive surgery. Curr Opin Ophthalmol 2003; 14:44–53

10- Koch DD, Liu JF, Hyde LL, Rock RL, Emery JM..Refractive complications of cataract surgery after radial keratotomy. Am J Ophthalmol. 1989 Dec 15;108(6): 676-82.

11- Holladay JT. Consultations in refractive surgery [comment]. Refract Corneal Surg 1989; 5:203

12- Guyton DL. Consultations in refractive surgery [comment]. Refract Corneal Surg 1989; 5:203

13- Hoffer KJ. Intraocular lens power calculation for eyes after refractive keratectomy. J Refract Surg 1995;11:490 –3.

14- Latkany RA, Chokshi AR, Speaker MG, Abramson J, SolowayBD, Yu G. Intraocular lens calculations after refractive surgery. J Cataract Refract Surg 2005; 31: 562–570

15- Feiz V, Mannis MJ, García-Ferrer F, Kandavel G, Darlington JK, Caspar J, et al. Intraocular lens power calculation alter laser in situ keratomielusis for myopia and hyperopia: a standardized approach. Cornea 2001; 20: 792-797.

16- Feiz V, Moshirfar M, Mannis MJ, Reilly CD, Garcia-Ferrer F, CasparJJ, Lim MC. Nomogram-Based Intraocular Lens Power Adjustment after Myopic Photorefractive Keratectomy and LASIK: A New Approach. Ophthalmology 2005;112: 1381–1387

17- Maeda N, Klyce SD, Smolek MK, McDonald MB. Disparity between keratometry-style readings and corneal power within the pupil after refractive surgery for myopia.Cornea 1997; 16:517–524

18- Jin GJ, Crandall AS, Jin Y. Analysis of intraocular lens power calculation for eyes with previous myopic LASIK. J Refract Surg. 2006 Apr;22(4):387-95.

19- Packer M, Brown LK, Hoffman RS, Fine IH. Intraocular lens power calculation after incisional and thermal keratorefractive surgery. J Cataract Refract Surg 2004; 30:1430–1434.

20- Holladay JT. Understanding Corneal Topography; Holladay Diagnostic Summary. User's Guide and Tutorial. Houston, TX, EyeSys Technologies, Inc, 1995.

21- Koch DD, Wang L. Calculating IOL power in eyes that have had refractive surgery [editorial]. J Cataract Refract Surg 2003; 29:2039–2042

22- Hamed AM, Wang L, Misra M, Koch DD. A comparative analysis of the methods of determining corneal refractive power in eyes that have undergone myopic laser in situ keratomielusis. Ophthalmology 2002; 109: 651-658.

23- Cheng AC, Lam DS. Keratometry for intraocular lens power calculation using Orbscan II in eyes with laser in situ keratomileusis. J Refract Surg. 2005 Jul-Aug;21(4):365-8.

24- Rabsilber TM, Reuland AJ, Holzer MP, Auffarth GU. Intraocular lens power calculation using ray tracing following excimer laser surgery. Eye. 2006 Feb 24; [Epub ahead of print]

25- Preussner PR, Rabsilber TM.IOL formula eliminates guesswork, even after refractive surgery, investigators say. OSN SuperSite TOP STORIES 9/23/2004

26- Ianchulev T, Salz J, Hoffer K, Albini T, Hsu H, LaBree L. Intraoperative optical refractive biometry for intraocular lens power estimation without axial length and keratometry measurements. J Cataract Refract Surg 2005; 31:1530–1536

27- Zeh WG, Koch DD. Comparison of contact lens over refraction and standard keratometry for measuring corneal curvature in eyes with lenticular opacity. J Cataract Refract Surg 1999; 25:898–903

28 Gayton JL, Sanders V, Der Karr M,Raanan. Piggybacking intraocular implants to correct pseudophakic refractive error. Ophthalmology. 1999 Jan;106(1):56-9.

29- Lu LW. "IOL Power Calculation in Standard and Complex Cases" in "New Outcomes in Cataract Surgery". Ed. Boy S, Dodick J, Freitas LL. Highlights of Ophthalmology, Panama City, Panama, 2.005.

13

Cálculo de Lente Intraocular em Olhos com Óleo de Silicone

Dr. Juan Carlos Sánchez Caballero, Dr. Augusto Cézar Lacava, Dr. Virgilio Centurión

O óleo de silicone intravítreo tem sido utilizado no tratamento dos descolamentos de retina complexos,[1,2] no entanto, existem complicações relacionadas ao seu uso, sendo as mais frequentes as alterações do endotélio corneano, a ceratopatia em banda, o glaucoma e a catarata.[2,3]

Geralmente, a catarata se desenvolve dentro de dois anos após a vitrectomia via pars plana.[2] O óleo de silicone deve ser removido da cavidade vítrea entre 3 a 9 meses, sendo mais frequente em torno do sexto mês. A determinação exata do tempo depende da viscosidade (quanto mais viscoso, maior a possível permanência dentro do olho), do aparecimento de complicações relacionadas ao uso do óleo de silicone e da preferência do cirurgião. Há uma tendência à utilização de óleos de maior viscosidade (5.000 a 10.000 centistokes – CS), pelo maior grau de pureza e menor tendência à emulsificação.[12]

A retirada do óleo pode evoluir para novo descolamento de retina,[4-6] sendo assim, nos casos considerados de risco, a facectomia é realizada sem a retirada do óleo de silicone.

A biometria, por meio da interferometria de laser ou biometria óptica, utiliza um laser diodo montado na estrutura do interferômetro de Michelson,[14] o que permite uma biometria sem contato corneano e anestesia e não dependente do examinador, ao contrário da biometria ultrassônica por aplanação. Este fato nos motivou a comparar, em recente publicação, os resultados da medida do comprimento axial obtida pelos métodos de ultrassom e interferometria, em olhos com óleo de silicone intravítreo e catarata e que foram submetidos a facectomia com implante de lente intraocular.[15]

O cálculo biométrico foi realizado por dois métodos: interferometria óptica e biometria de aplanação ultrassônica. O primeiro, com o aparelho IOL-Master-Zeiss – Grupo I e o segundo, com Ultrascan – Alcon – Grupo II. A fórmula utilizada foi a de Holladay II, considerada a fórmula de IV geração, que considera para o cálculo da LIO os seguintes parâmetros: comprimento axial, ceratometria, profundidade da CA (câmara anterior), espessura do cristalino, diâmetro branco a branco, refração pré-operatória e idade. No caso específico de nosso estudo, devemos informar a presença de óleo de silicone e/ou cintamento periférico, conforme modelo de ficha de preenchimento obrigatório.

O resultado refratométrico foi semelhante nos dois grupos, mostrando tendência à hipermetropia pós-operatória, o que está de acordo com a literatura[5] conforme podemos observar nas **Tabelas 1 e 2**.

Tabela 1 - Refração pós-operatória – grupo I.

Olho	Refração
1	1- +0.50 -1.00 180º
2	2- +2.00 -1.50 170º
3	3- +2.50 -1.00 70º
4	4- +1.50 -1.50 80º

Tabela 2 - Refração pós-operatória – grupo II.

Olho	Refração
5	1- +1.50 -2.50 170º
6	2- +1.00 -2.00 15º
7	3- +1.00 -1.00 50º
8	4- +4.00 -2.50 50º

Acredita-se que a catarata em olhos contendo silicone intravítreo se deva ao contato do óleo com a cápsula posterior do cristalino, sendo os possíveis mecanismos:[4]

- Alteração da permeabilidade cristaliniana.
- Inibição da glicólise anaeróbica.
- Oxidação das proteínas do cristalino no intraoperatório.
- Concentração inadequada de glicose nas soluções de irrigação.
- Toque do cristalino durante a vitrectomia via pars plana.

A velocidade média do ultrassom no olho fácico sem patologias é de 1532 m/s.[13] No olho com a cavidade preenchida por óleo de silicone a velocidade média é de 1139 m/s no olho fácico e de 1052 m/s no olho afácico, levando-se em conta um olho com comprimento axial médio de 23,5mm. Devemos levar em conta que esta velocidade ultrassônica varia de acordo com o tamanho do olho. Um globo ocular com maior comprimento axial, alto míope, apresentaria uma velocidade média menor.

Inúmeras propostas existem para a obtenção de uma biometria mais precisa,[1] sendo algumas:

- Medir o comprimento axial do globo ocular antes da realização da vitrectomia.[5]
- Utilizar fator de correção para a medida do comprimento axial.[3,7] Como a velocidade média do som no olho preenchido com óleo de silicone é menor do que no olho normal, teremos comprimentos axiais falsamente aumentados. Devemos, então, corrigi-los para evitar erros no cálculo da LIO. Para tal, usamos um fator de correção:
    - Quando medimos um **olho fácico** com óleo de silicone e utilizamos a velocidade de 1.548 m/s, devemos multiplicar o valor encontrado por 73,57%, para encontrar o valor real do comprimento axial que será introduzido na fórmula biométrica.
    - Quando medimos um **olho afácico** com óleo de silicone e utilizamos a velocidade de 1.532 m/s, devemos multiplicar o valor encontrado por 68,66%, para encontrar o comprimento axial real.

Como exemplo:

- Se medirmos no biométrico um olho fácico e obtivemos um valor de 32,0 mm, teremos: 32,0 x 73,57% = 23,54mm. Esse será o valor a ser usado para o cálculo da LIO.

- Se medirmos um olho afácico, teremos 32,0 x 68,66% = 21,97mm. Esse será o valor a ser usado para cálculo da LIO.

O fator de correção varia segundo os autores.[3] Hoffer[11] sugere medir o comprimento axial do globo ocular fácico preenchido com óleo de silicone com uma velocidade de 1000 m/s e usar uma equação para correção:

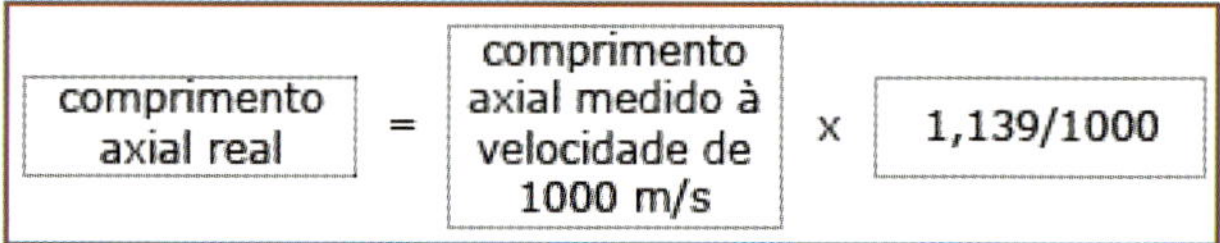

Larkin usa o fator de 0,64 para multiplicar pelo comprimento axial do globo com silicone intravítreo.[3] Também tem sido sugerido o fator de 0,71 a ser multiplicado pelo comprimento axial obtido no olho preenchido por óleo de silicone.[3] Ghoraba[3] não observou diferença no fator de correção entre óleo de silicone de 1000 e 5000 centistokes. Grinbaum,[5] num estudo com 8 olhos com óleo de silicone e submetidos à extração extracapsular da catarata e implante de lente intraocular, observou um erro hipermetrópico médio de 4.00 dioptrias.

Nos olhos que necessitaram remover o óleo de silicone, o erro hipermetrópico caiu para 0.25 D em relação ao valor anterior. Esse fato pode ser explicado pelo alto índice de refração do óleo de silicone (1.405) comparado ao vítreo (1.336). Esse alto índice de refração muda o poder óptico da LIO implantada. O poder óptico da superfície posterior da LIO biconvexa é determinado pela diferença entre o índice refrativo do material da lente e o material do espaço vítreo.

Supondo uma LIO de PMMA, a diferença será de 0,155 (1.491 – índice de refração PMMA e 1.336 – índice de refração de vítreo). Se a cavidade for preenchida por óleo de silicone, a diferença será menor, ou seja, 0.086 (1.491–1.405), ou seja, o poder óptico da superfície posterior da LIO é reduzido quando a cavidade é preenchida por óleo de silicone e a refração do paciente torna-se hipermetrópica em relação ao esperado.

O surgimento da biometria por interferometria apresenta resultados muito bons. Segundo Wunder,[8] os melhores resultados da interferometria deverão ser obtidos com estafiloma macular e olhos preenchidos com óleo de silicone, pois, nesses casos, a possibilidade de fixar um ponto nos propiciará uma medida do comprimento axial mais confiável.

O fato de a biometria óptica possuir um índice que mensura a qualidade da medida do comprimento axial, denominado SNR (signal-to-noise ratio) tornou muito mais segura a escolha da LIO a ser implantada. O cálculo pelo método ultrassônico necessita de um fator de correção para compensar a medida artificialmente longa do comprimento axial, pois sabe-se que a velocidade do som é menor no meio com óleo de silicone.[5] Com o IOL Master não é necessário o uso do fator de correção.

Outra técnica que vem ganhando espaço consiste na retinoscopia intraoperatória, que combina a facoemulsificação do cristalino com a remoção simultânea do óleo de silicone.[20]

Na revisão mais recente publicada na revista Retina, em março de 2013, Suk[21] e colaboradores apresentam um estudo retrospectivo de 10 anos confirmando a maior acurácia da biometria óptica nestes casos.[22]

Em nossa experiência, preferimos programar um "erro refrativo alvo" de +2.00 DE, pois o período médio de permanência do óleo em nossos pacientes é em torno de 2 anos. Portanto, após o explante do óleo de silicone, os olhos ficariam com a refração aproximada de -2.00 DE, pois sabemos que o óleo de silicone induz um erro hipermetrópico médio de 4.00 dioptrias.

Obviamente, esse planejamento vai depender do tempo previsto da retirada do óleo, da refração do olho contralateral e naturalmente do comprimento axial do olho em questão.

Para concluir, descrevemos a nossa conduta atual nos olhos com óleo de silicone e indicação para facectomia com implante de LIO:

1. Sempre que possível, realizar biometria antes do implante de óleo de silicone.
2. Damos preferência às medidas obtidas pela interferometria óptica, que não se mede em cataratas muito densas ou olhos sem fixação macular.
3. A fórmula utilizada é a Holladay II.
4. Para olhos planejados para retirada precoce do óleo de silicone (menos de 6 meses), calculamos um "erro refrativo alvo" de +4.00 DE.
5. Para olhos planejados para permanência maior que 6 meses, calculamos um "erro refrativo alvo" de +2.00.
6. As medidas devem ser sempre bilaterais.

O prognóstico visual de pacientes portadores de patologias vítreo-retinianas é frequentemente reservado. O aparecimento de catarata e seu planejamento cirúrgico implicam uma biometria altamente previsível. O advento da interferometria óptica e as fórmulas de quarta geração têm tornado esse cálculo mais preciso.

Referências

1. Shugar JK, Juan Jr E, McCuen II BW, Tiedeman J, Landers III MR. Ultrasonic examination of the silicone-filled eye: theoretical and practical considerations. Graefe's Arch Clin Exp Ophthalmol 1986;224:361-7.
2. Dada VK, Talwar D, Sharma N, Dada T, Sudan R, Azad RV. Phacoemulsification combined with silicone oil removal through a posterior capsulorhexis. J Cataract Refract Surg 2001; 27:1243-7.
3. Ghoraba HH, El-Dorghamy AA, Atia AF, Yassin AEI. The problems of biometry in combined silicone oil removal and cataract extraction: a clinical trial. Retina 2002; 22:589-96.
4. Tanner V, Haider A, Rosen P. Phacoemulsification and combined management of intraocular silicone oil. J Cataract Refract Surg., 1998; 24:585-91.
5. Grinbaum A, Treister G, Moisseiev J. Predicted and actual refraction after intraocular lens implantation in eyes with silicone oil. J Cataract Refract Surg 1996;22:726-29.
6. Hutton WL, Azen SP, Blumenkranz MS, et al. The effects of silicone oil removal. Arch Ophthalmol 1994;112:778-85.
7. Murray DC, Potamitis T, Good P, Kirkby GR, Benson MT. Biometry of the silicone oil-filled eye. Eye 1999;13:319-24.
8. Wunder H. Increase A-scan accuracy for improved outcomes. Review Ophthalmol 2003;10:36-8.
9. Lacava AC. Biometria: casos especiais. In: Centurion V. Faco total. 2.ed. Rio de Janeiro: Cultura Médica, 2000. p.93-110
10. Zacharias W. Biometria: sua importância. In: Centurion V. Faco total. 2.ed. Rio de Janeiro: Cultura Médica, 2000, p.61-92.
11. Hoffer KJ. Ultrasound velocities for axial eye length measurement. J Cataract Refract Surg 1994; 20:554-62.
12. Heidenkummer HP, Kampik A, Thierfelder S. Experimental evaluation of in vitreo stability of purified polydimethylsiloxanes (silicone oil) in viscosity ranges from 1,000 to 5,000 centistokes. Retina 1992(3 suppl);12: 528-32.
13. Byrne SF, Green RL. Physics an instrumentation. In: Byrne SF, Green RL. Ultrasound of the eye and orbit. St. Louis, MO: Mosby Year Book, 1992. p.1-18.
14. Haigis W., Optical coherence biometry. In: Kohnen T. Modern cataract surgery. Basel, Switzerland, Karger, 2002, p.119-30
15. Caballero JC, Lacava AC, Centurion V. A biometria em olhos com catarata e óleo de silicone. Rev. Bras. Oftal. 2003;62(9):627-33.
16. Lacava AC, Carrari MJ, Centurion V. A biometria em olhos com comprimento axial médio: estudo comparativo de três fórmulas e a previsibilidade refracional. Rev. Bras. Oftal. 2006;65(3):157-61.
17. Lacava AC, Centurion V. A biometria em olhos hipermétropes: estudo comparativo de três fórmulas e a previsibilidade refracional. Rev. Bras. Oftal. 2006;65(3):162-6.
18. Lacava AC, Centurion V. Biometria em olhos míopes: estudo comparativo de três fórmulas e a previsibilidade refracional. Rev. Bras. Oftal. 2006;65(4):224-8.
19. Caballero JC, Lacava AC, Centurion V. A biometria em olhos com catarata e óleo de silicone. In: Centurion V. Excelência em biometria. Rio de Janeiro: Cultura Médica, 2006. p.199-202.
20. Patwardhan SD, Azad R, Sharma Y, Chanana B, Tyagi J. Intraoperative retinoscopy for intraocular lens power estimation in cases of combined phacoemulsification and silicone oil removal. J Cataract Refract Surg. 2009;35(7):1190-1192.
21. Suk KK, Smiddy WE, Shi W. Refractive outcomes after silicone oil removal and intraocular lens implantation. Retina. 2013;33(3):634-641.
22. Kunavisarut P, Poopattanakul P, Intarated C, Pathanapitoon K. Accuracy and reliability of IOL master and A-scan immersion biometry in silicone oil-filled eyes. Eye 2012;26(10):1344-1348.

14

Cálculo de Lente Intraocular en Pacientes con Segmentos Intracorneales

Dr. Luis Zunino,
Dra. María Julia Zunino

Hace una década atrás comenzabamos nuestra experiencia con técnicas aditivas en la córnea en pacientes con ectasias corneales. Después de afianzarnos con la técnica, comenzabamos a utilizar segmentos en pacientes con deformaciones corneales iatrogénicas y astigmatismos elevados puros o post queratoplastias, con óptimos resultados visuales.

Podemos decir que la elección adecuada de cada caso, nos reveló excelentes resultados en relación a los éxitos refractivos y su estabilidad en el tiempo.

Fue muy importante a lo largo de este período llegar a depurar no sólo la técnica quirúrgica, sino también las indicaciones quirúrgicas en ectasias, las cuáles nos llevaron a obtener estos resultados.

Actualmente, la práctica médica nos presenta un nuevo y apasionante desafío, que consiste en calcular el lente intraocular a estos pacientes, que presentan algún tipo de ectasia en córneas remodeladas.

En mi opinión personal, la cirugía de catarata se ha tecnificado a punto tal, que resulta raro encontrar complicaciones intraoperatorias, pasando a generar una relevancia fundamental el cálculo del lente intraocular, que sin duda, resulta uno de los pilares del éxito quirúrgico.[1]

En mis primeros casos, utilicé un método habitual, siguiendo los cánones tradicionales para el cálculo del lente intraocular,[1] con resultados refractivos muy distantes a la emetropía buscada. Se realizó biometría de inmersión ecógrafo Alcon® Ultrascan® con copa de inmersión de Prager, mientras que las queratometrías fueron tomadas de los valores obtenidos con topógrafo Oculus® Easygraph.

El gran desafío es detectar donde se encuentra el error en el cálculo del lente intraocular. A prima facie podemos inferir que el problema radica en la medición de la queratometría y no en la medición del largo axil.

En estos primeros casos se realizó esta medición queratométrica mediante topografías y autorrefractometrías convencionales, es decir que se tomó entre los 2 a 3 mm centro corneales anteriores.

Al observar detenidamente las topografías corneales podemos ver el grado de dispersión que se genera en la cornea central luego de colocar segmentos intracorneales en algunos casos **(Figura 1)**. No sólo la córnea pasará de ser prolata a oblata, sino que además se agregará una giba entre los 4.8 y 7 mm. dependiendo de la tecnología de segmentos utilizada **(Figura 2)**.

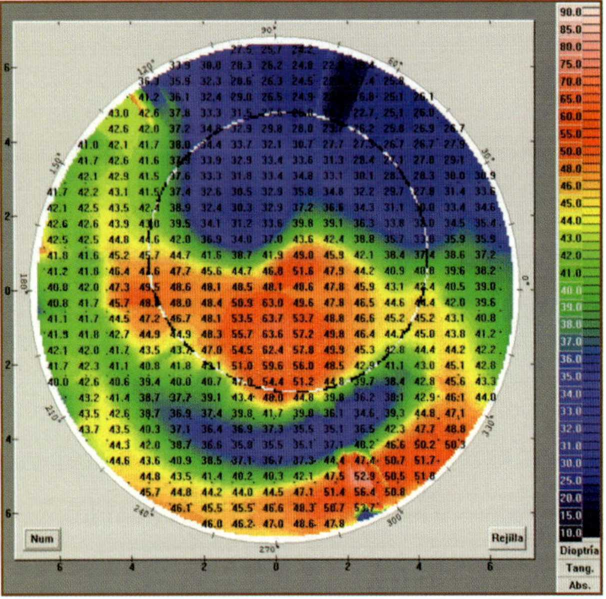

Figura 1: Topografía post segmentos intracorneales. Caso clínico 1. Obsérvese la variabilidad queratométrica dentro del área pupilar (línea punteada blanco y negro). Valor queratométrico mínimo dentro del área pupilar: 23.7 dioptrías. Valor queratométrico máximo dentro del área pupilar: 63.7 dioptrías.

Todas estas características de la córnea remodelada o "corneplastia", nos llevan a que la medición de la misma con aparatos tradicionales sea totalmente inexacta y ficticia.

En mi experiencia durante mis primeros casos he sufrido fuertes errores de cálculo. Habitualmente tienden a sobrecorregir generando hipermetropías muy elevadas, que dado a la multi-

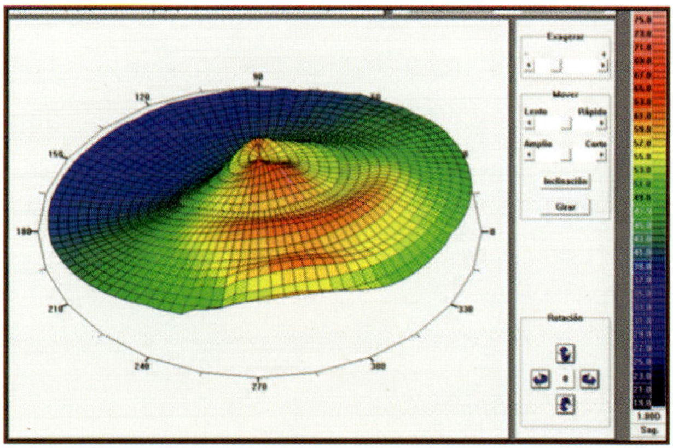

Figura 2: Topografía post segmentos intracorneales. Obsérvese la giba generada por el segmento a 2.5 milímetros del centro corneal. Zona óptica utilizada: 5 mm.

focalidad que presenta la córnea con segmentos intracorneales, hacen que el error no sea tan drástico al momento de la corrección residual con gafas. Así también la agudeza visual sin corrección de estos pacientes es llamativamente mejor de la esperada.

Sin duda que la tecnología nos ayuda a resolver algunos de estos interrogantes. Si consideramos los modernos equipos para la evaluación de la córnea, encontramos el Pentacam® HR y el Galilei™. Ambos equipos trabajan por tecnología Scheimpflug y pueden detectar las diferencias entre la curvatura anterior y posterior de la córnea[2,3,10,] ya que en muchos de estos casos como veremos a continuación el problema se encuentra en la cara posterior de la misma.[4]

Algunos autores consideran que la diferencia entre la medición de la queratométrica automatizada, el topógrafo de discos plácido de cara anterior, y topógrafos combinados de cara anterior y posterior, con tecnología dual (Plácido+Scheimpflug), ofrecen resultados comparables, no aportando mayor precisión en el cálculo de la lente intraocular.[6]

El problema principal radica en la pérdida de la relación entre la cara anterior y posterior de la córnea. Cuando se realiza una cirugía refractiva láser de ablación, se altera esta relación siguiendo un parámetro de regularidad, y mejor aún, podemos conocer la misma, ya que sabemos la cantidad de estroma corneal ablacionado.[4,5,9]

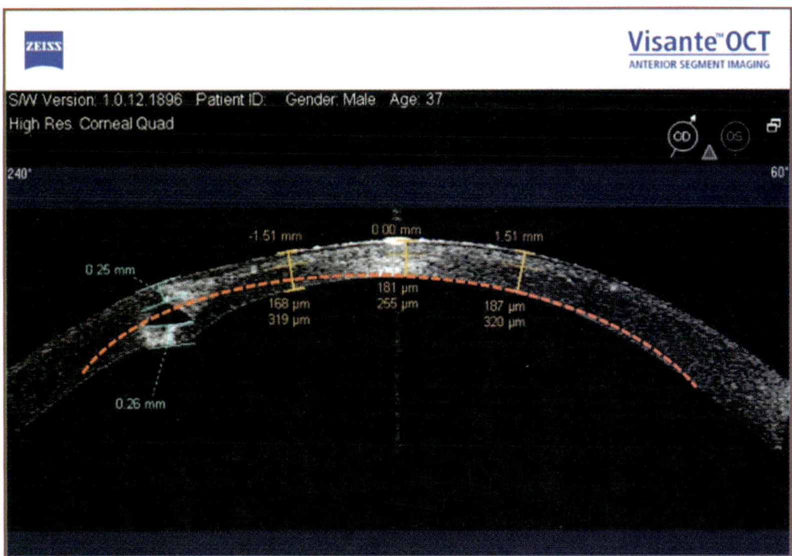

Figura 3. Pérdida del paralelismo entre la cara anterior y posterior de la córnea, sin un patrón topográfico definido.

En cambio al colocar segmentos intracorneales, existe un cambio, no sólo en la curvatura de la cara anterior, sino también de la cara posterior, con la consiguiente pérdida de la relación entre cara anterior y posterior, y una curvatura de la cara posterior sin un parámetro de regularidad conocido **(Figura 3)**.

La pregunta más frecuente que nos hacemos ante estos casos es si es factible usar la simulación queratométrica topográfica para el cálculo del lente intraocular.[6] En algunos casos en los cuáles encontramos regularidad corneal central coincidente con el tamaño de la pupila **(Figura 4)**, podremos usarla, pero por lo comentado en el párrafo previo, existiría la posibilidad de llegar a tener resultados inesperados atribuibles a la cara posterior de la córnea, mientras que si tenemos una córnea central irregular no podremos utilizar el Sim K topográfico.

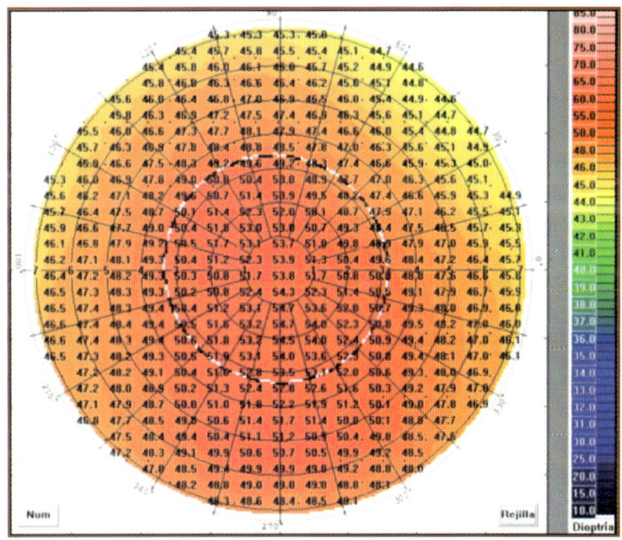

Figura 4. Regularidad corneal central post segmentos intracorneales.

Utilizando equipos con tecnología Scheimpflug podremos tomar en el caso de Pentacam HR el mapa "True net power"[6,7,9] y en el caso de Galilei el mapa "True total corneal power".[12] Estos realizan la sumatoria del poder de la cara anterior y el poder de la cara posterior, el cuál recordemos que es muy diferente debido a la interface que presenta en el sistema óptico total.

En relación a las fórmulas sugeridas, podríamos usar Holladay II, Haigis optimizada y Hoffer Q para ojos cortos. Para ojos largos Haigis, Holladay I y II son mas apropiadas. SRK I esta desactualizada, SRK II no debe ser utilizada en ojos cortos, mientras que SRK T es útil en casi todos los casos.[1].

A CONTINUACIÓN SE PRESENTAN UNA SERIE DE 3 CASOS

	Caso 1	Caso 2	Caso 3
Edad/Sexo/Ojo	40/M/OI	50/M/OD	55/M/OD
K1/K2 pre ICR	43.4x100°/ 52.7x10°	48.7x39°/ 53.3x129°	49.1x36°/ 54.1x126°
MAVC pre ICR	20/50 (+3 = -12x100°)	20/50 (-6x45°)	20/80 (-16 = -9.50x50°)
K1/K2 post ICR	43.4x128°/ 47.1x38°	44.4x31°/ 45.6x121°	49.3x170°/ 51.4x80°
MAVC post ICR	20/40 (+0.25 =-3x120°)	20/40 (+0.75 = -1x44°)	20/80 (-15.5 = -2x145°)
Zona Optica ICR	6 mm	5 mm	6 mm
MAVC pre lensectomía	20/100 (-1 = -3x95°)	20/200 (-4 = -0.50x50°)	20/400 (-19 = -2x150°)
Largo axial	23.20 mm	22.56 mm	28.57 mm
Poder de LIO (SRK-T)	19.50 D	21.50 D	1 D
Constante A	118.0	118.0	118.0
MAVC post lensectomía	20/40 (+6.25= -3.75x110°)	20/50 (+7.25= -0.50x30°)	20/100 (+4= -2x120°)
AV S/C	20/60	20/100	CD a 30 cm.

M=Masculino; OD=ojo derecho; OI=ojo izquierdo; ICR=anillos intracorneales; MAVC=mejor agudeza visual corregida; mm=milímetros; LIO=lente intraocular; AV S/C=agudeza visual sin corrección; CD=cuenta dedos.

Caso 1: Topografía Preoperatoria.

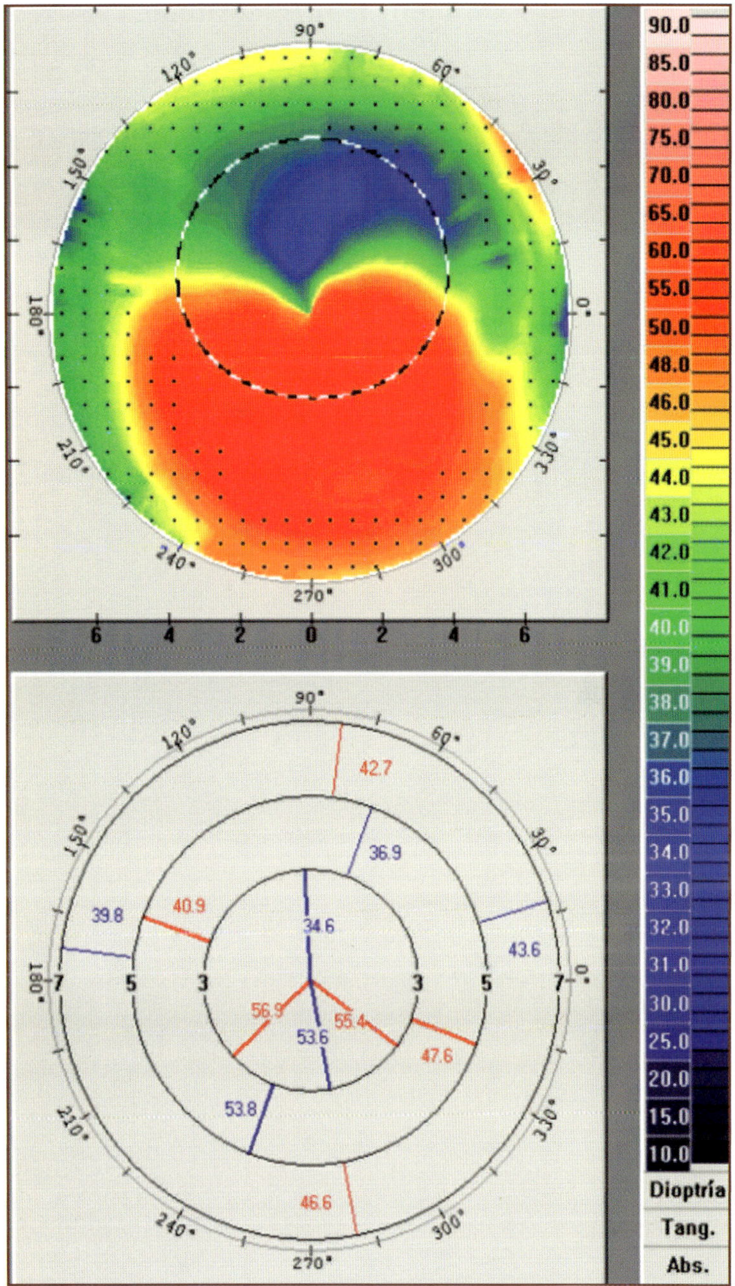

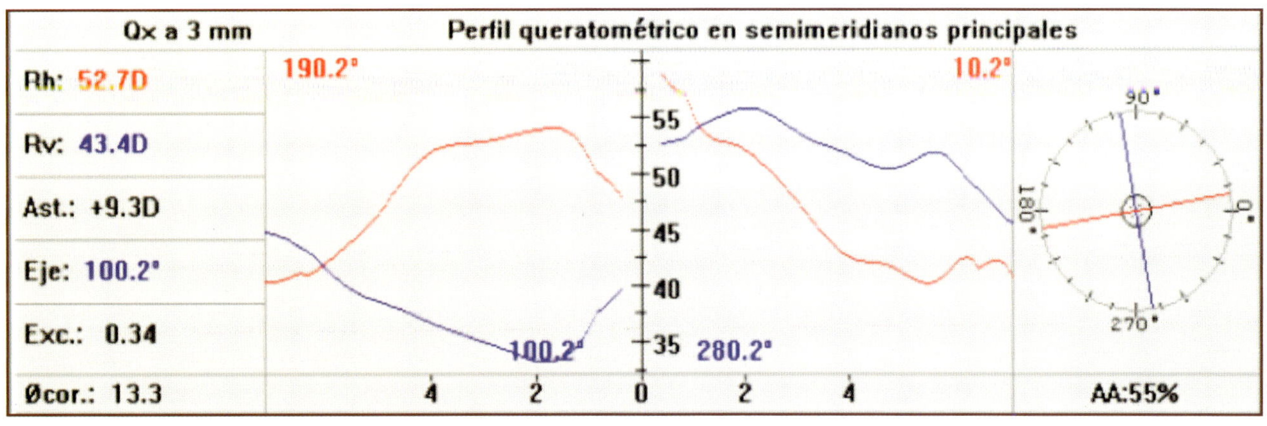

Caso 1: Topografía postoperatoria luego de 5 meses de la colocación de segmentos intracorneales.

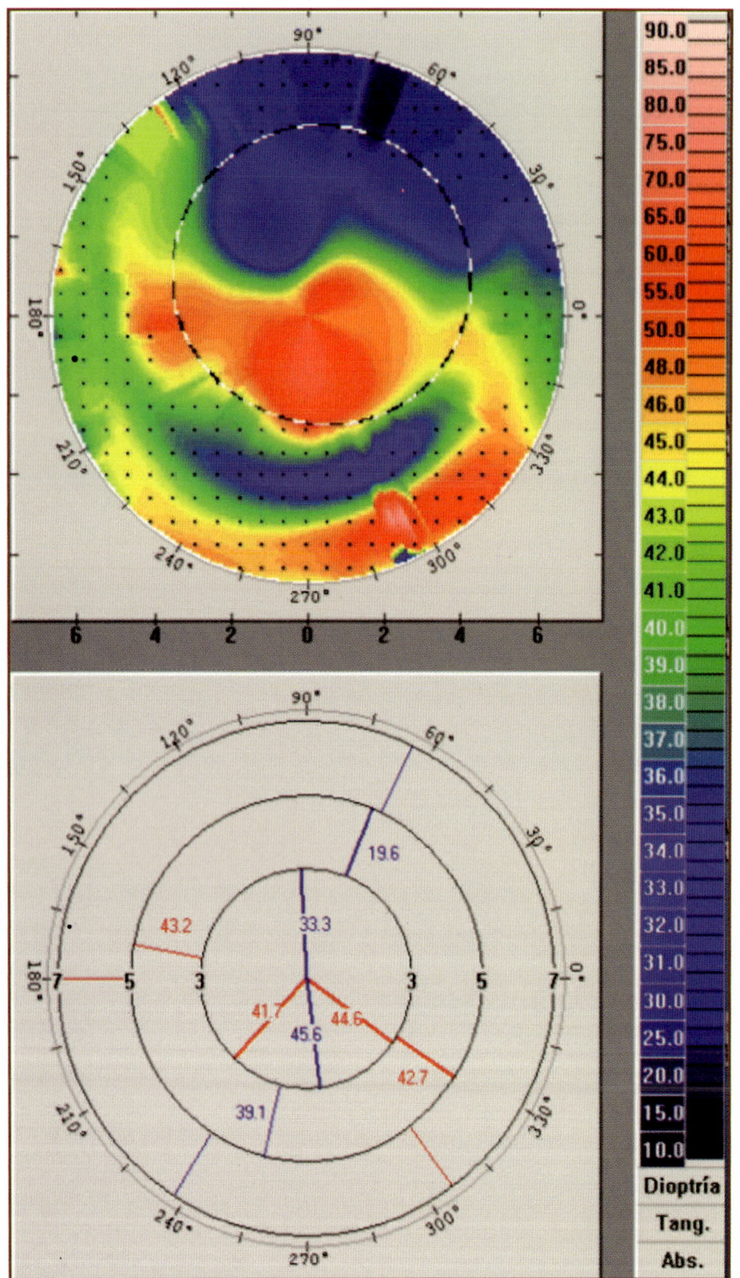

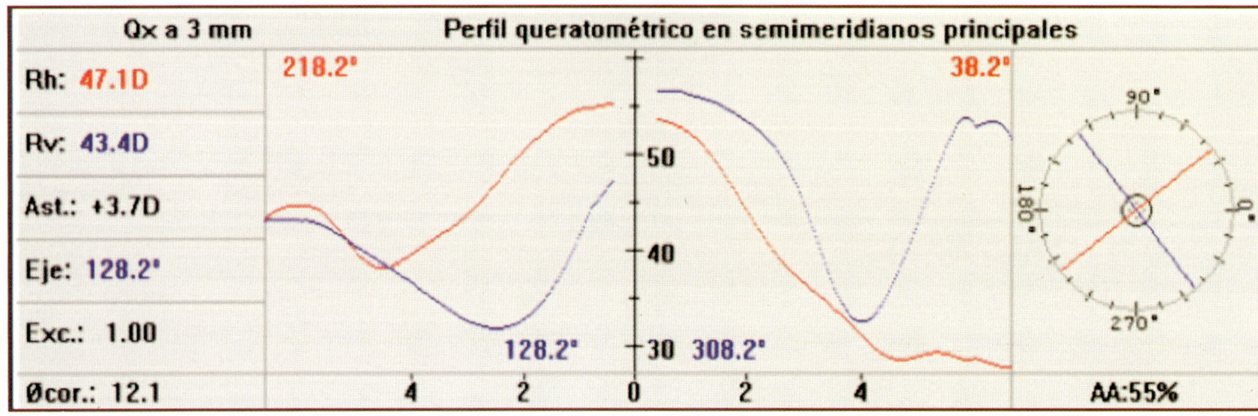

Caso 2: Topografía preoperatoria.

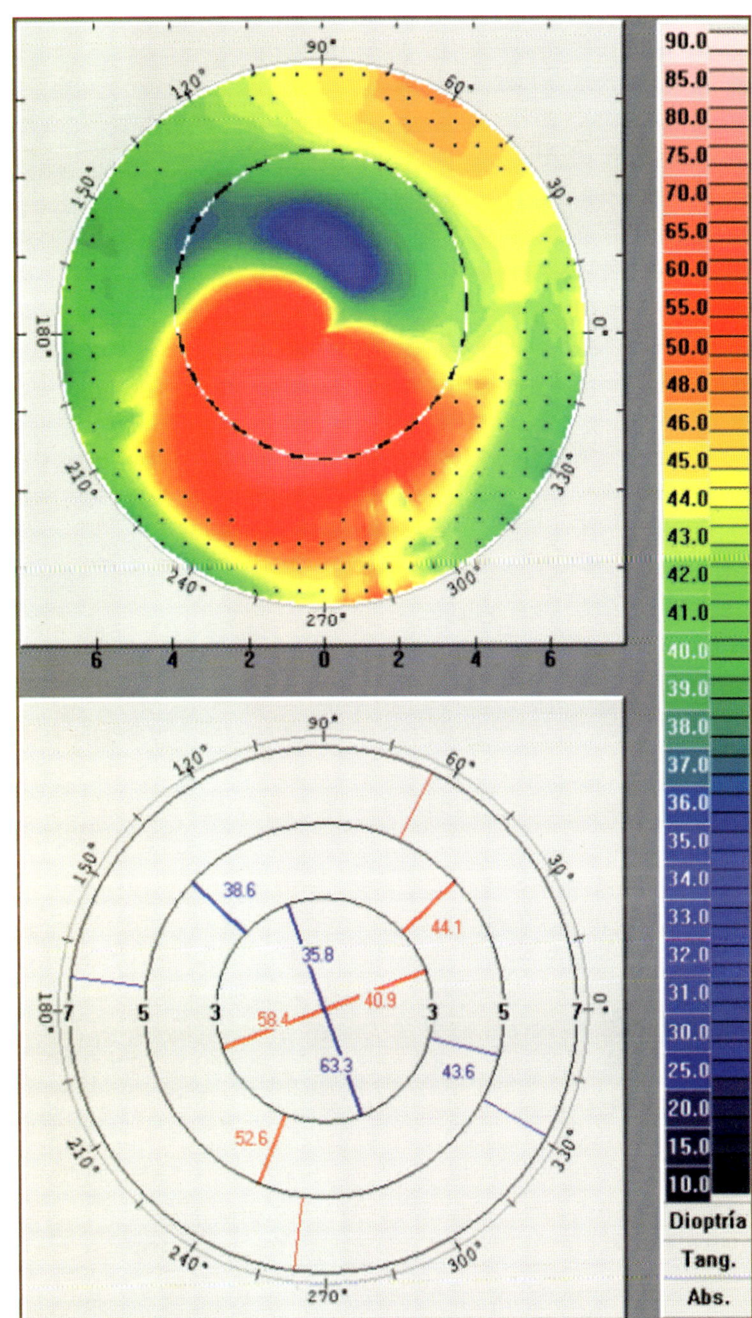

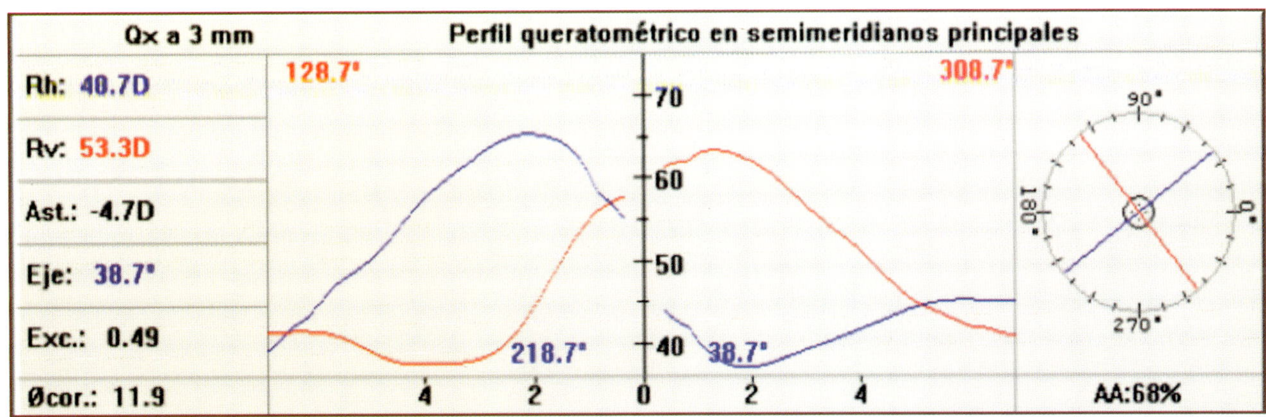

Caso 2: Topografía postoperatoria luego de los 6 meses de la colocación de segmentos intracorneales.

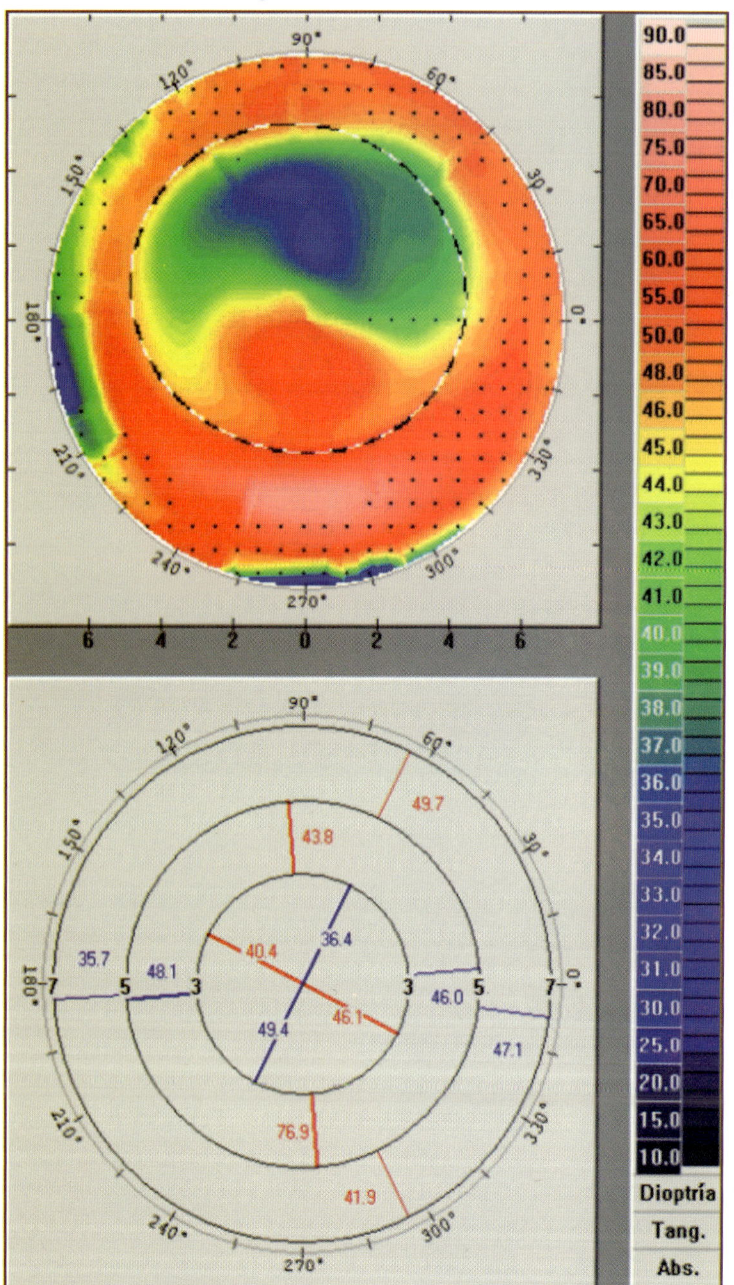

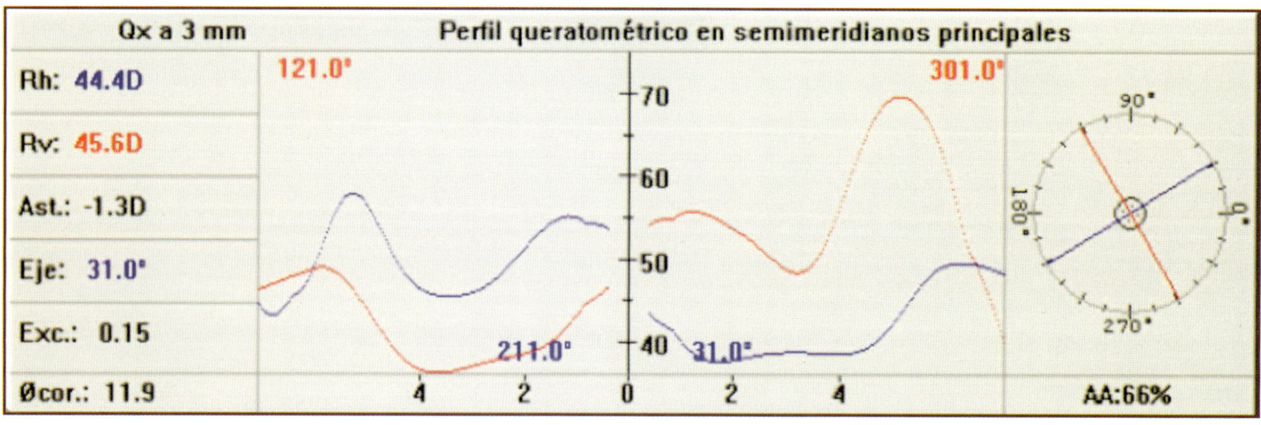

Caso 3: Topografía preoperatoria.

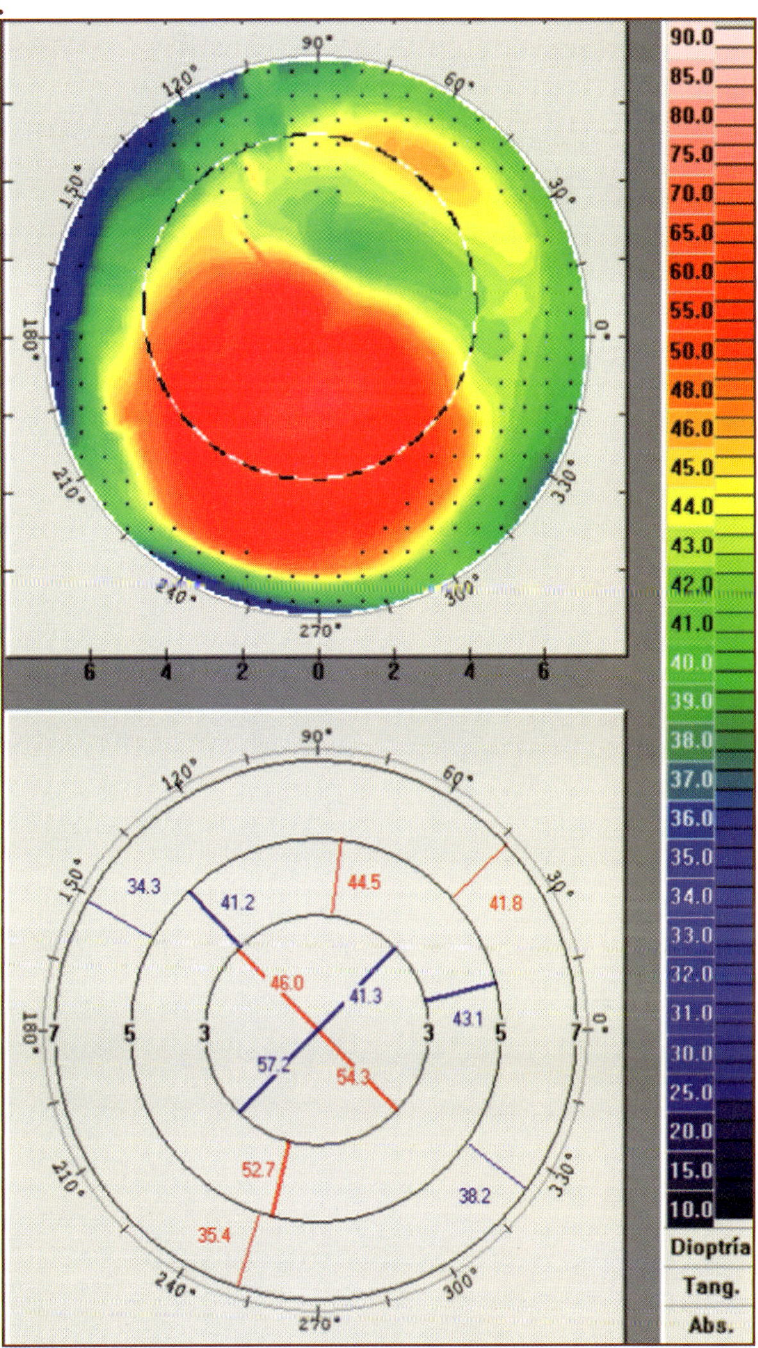

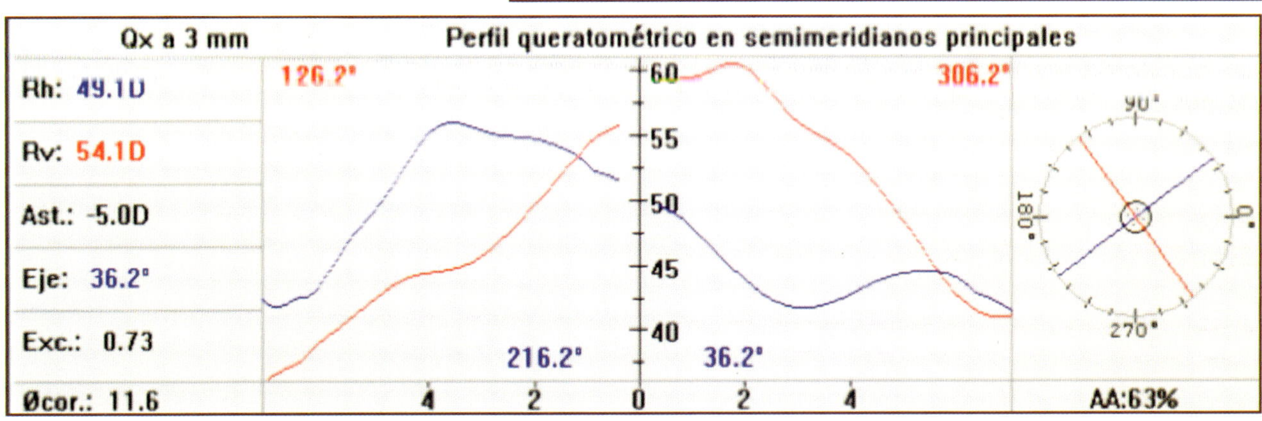

Caso 3: Topografía postoperatoria luego de los 6 meses de la colocación de segmentos intracorneales.

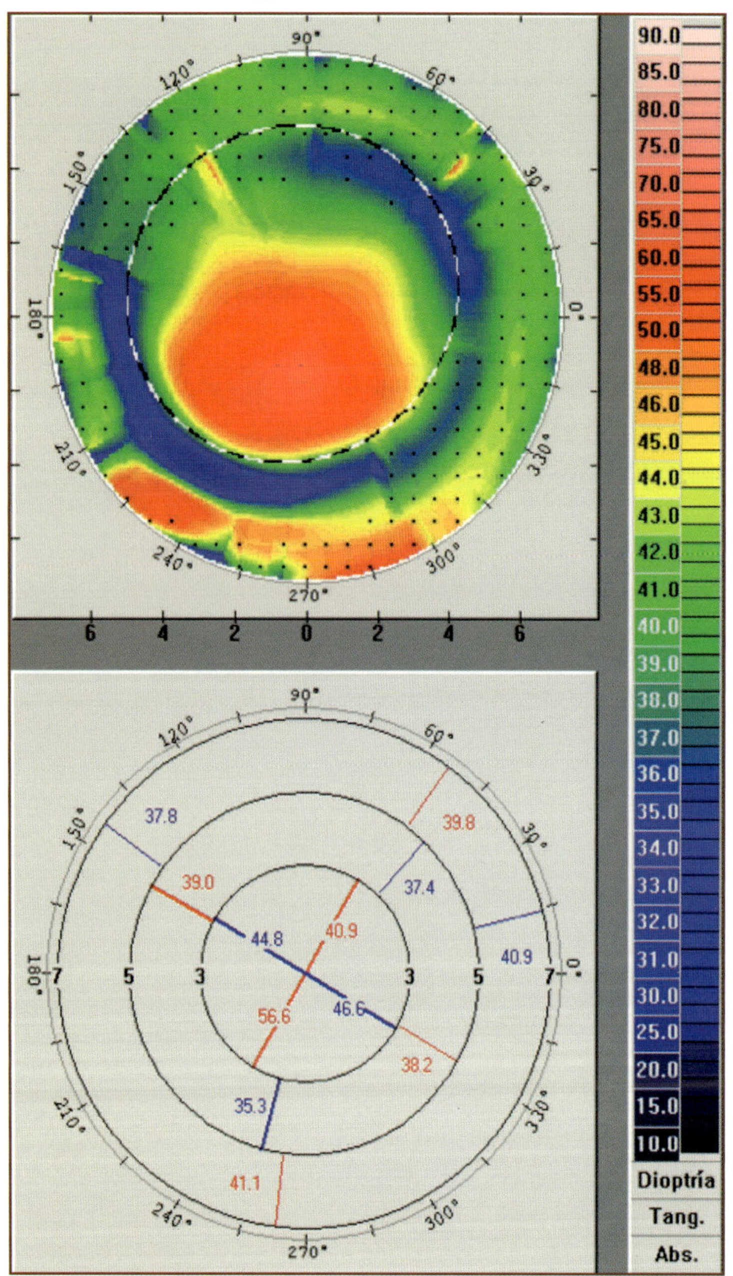

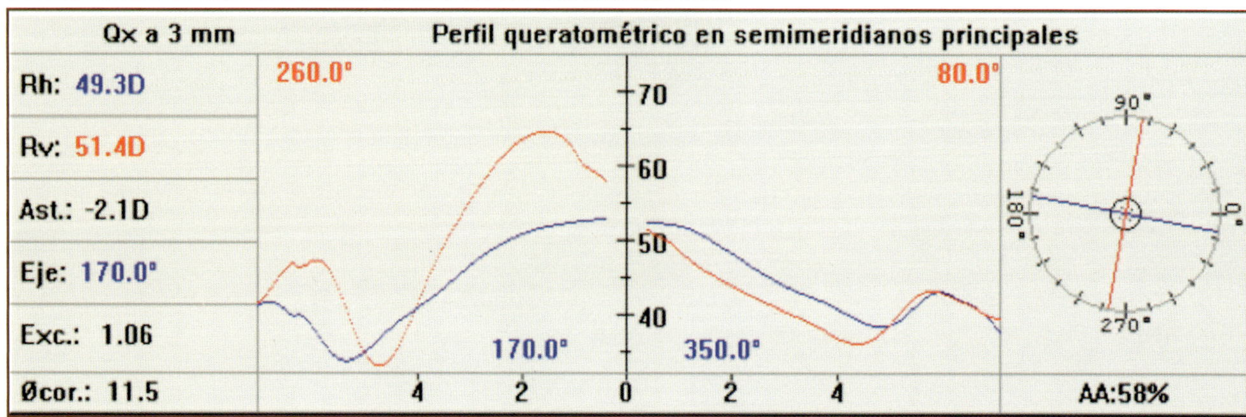

Mi recomendación personal es la siguiente:

- Explicarle muy bien al paciente la posibilidad de obtener resultados refractivos inesperados.
- Realizar cirugía programada en dos tiempos: primero extraer el cristalino, dejar el paciente afáquico, y en otro tiempo quirúrgico, que no exceda las dos semanas de la facoemulsificación del cristalino.
- Colocar la lente intraocular calculada mediante el método de Mackool[13,14], es decir, refraccionar al paciente y realizar el cálculo en base a la **Tabla 1**.

Sin duda que hoy en día, uno podría ver en forma muy lejana y aislada estos casos.

En un futuro, los cirujanos tendremos que afrontar esta situación, con lo cuál deberíamos ir aprendiendo de nuestros propios casos para afrontar estos interrogantes lo mejor posible.

TABLA 1

Colocación de la LIO. Constante 118.85

SE >8.	Poder=Refracción aérea x 1.75
SE 2 a 8.	Poder=Refracción aérea x 1.70
SE>2.	Poder=Refracción aérea x 1.2

Fórmula de Mackool[13,14] para el cálculo de LIO en afaquia.
SE=equivalente esférico.
Distancia al vértice= 12 mm.

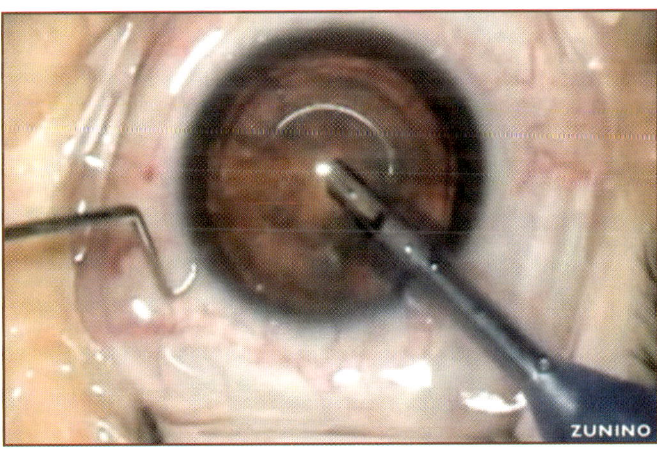

Imágenes intraoperatorias: Cirugía de catarata con segmento intracorneal
Chopeo inicial horizontal con choper de Chang.

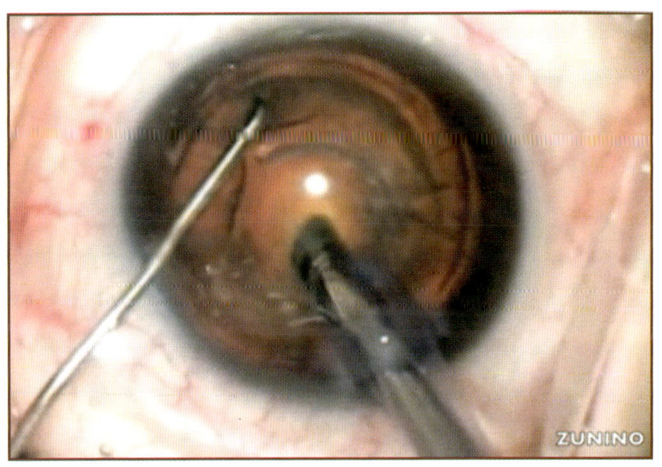

Referencias

1.- Haigis , Wolfgang
"Challenges and approaches in modern biometry and IOL calculation"
Saudi Journal of Ophthalmology - January 2012 (Vol. 26, Issue 1, Pages 7-12, DOI: 10.1016/j.sjopt.2011.11.007)

2.- Savini G, Barboni P, Profazio V, Zanini M, Hoffer KJ
Corneal power measurements with the Pentacam Scheimpflug camera after myopic excimer laser surgery.
J Cataract Refract Surg. 2008 May; 34(5):809-13. doi: 10.1016/j.jcrs.2008.01.012.

3.- Xu K, Hao Y, Qi H
Intraocular lens power calculations using a Scheimpflug camera to measure corneal power.
Biotech Histochem. 2013 Dec 20.

4.- Oh JH, Kim SH, Chuck RS, Park CY
Evaluation of the Pentacam Ray Tracing Method for the Measurement of Central Corneal Power After Myopic Photorefractive Keratectomy
Cornea. 2013 Dec 6.

5.- Karunaratne N.
Comparison of the Pentacam equivalent keratometry reading and IOL Master keratometry measurement in intraocular lens power calculations.
Clin Experiment Ophthalmol. 2013 Dec;41(9):825-34. doi: 10.1111/ceo.12124. Epub 2013 May 21.

6.- Shirayama M, Wang L, Koch DD, Weikert MP
Comparison of accuracy of intraocular lens calculations using automated keratometry, a Placido-based corneal topographer, and a combined Placido-based and dual Scheimpflug corneal topographer.
Cornea. 2010 Oct;29(10):1136-8. doi: 10.1097/ICO.0b013e3181d3d689.

7.- Falavarjani KG, Hashemi M, Joshaghani M, Azadi P, Ghaempanah MJ, Aghai GH.
Determining corneal power using Pentacam after myopic photorefractive keratectomy.
Clin Experiment Ophthalmol. 2010 May;38(4):341-5. doi: 10.1111/j.1442-9071.2010.02286.x. Epub 2010 Mar 15.

8.- Hu YQ, Ye XY, Zhou XL, Li Y, Xu CH, Tian LL, Zhu H, Sheng YH
Practical method to calculate post-LASIK corneal power: the Actual K(a+p) method.
Int J Ophthalmol. 2010;3(4):337-41. doi: 10.3980/j.issn.2222-3959.2010.04.14. Epub 2010 Dec 18.

9.- Khairat YM, Mohamed YH, Moftah IA, Fouad NN
Evaluation of corneal changes after myopic LASIK using the Pentacam®.
Clin Ophthalmol. 2013;7:1771-6. doi: 10.2147/OPTH.S48077. Epub 2013 Sep 9.

10.- Vojniković B, Gabriç N, Dekaris I, Jurić B
Curvature analyses of the corneal front and back surface.
Coll Antropol. 2013 Apr;37 Suppl 1:93-6.

11.- Liu Y, Wang Y, Wang Z, Zuo T.
Effects of error in radius of curvature on the corneal power measurement before and after laser refractive surgery for myopia.
Ophthalmic Physiol Opt. 2012 Jul;32(4):355-61. doi: 10.1111/j.1475-1313.2012.00921.x.

12.- Boyd, Samuel et al.
"Atlas y texto de patología y cirugía corneal"
Cap 14, pag 160-225

13.- Melki, Samir; Azar, Dimitri
"101 pearls in refractive, cataract, and corneal surgery"
2nd. Edition, Chapter 16, pag 125

14.- Mackool, Richard et al.
"Intraocular lens power calculation after laser in situ Keratomileusis: Aphakic refraction technique"
J Cataract Refract Surg 2006; 32:435–437 Q 2006 ASCRS and ESCRS

15

Manejo Avanzado del Astigmatismo

Dr. David Flikier

Introducción

Actualmente, no basta con tener un resultado anatómico perfecto luego de la cirugía de catarata mediante facoemulsificación (con una técnica bien depurada y limpia), más el implante de un lente intraocular plegable perfectamente centrado dentro del saco capsular. Es imperativo que el resultado refractivo sea lo más preciso posible, para lograr, el objetivo esperado por el paciente; 20/contento-excelente. El éxito de la cirugía ya no se mide por la ausencia de complicaciones trans o post operatorias sino por el resultado refractivo obtenido; siendo los defectos residuales de los mismos, la principal causa de litigios legales en los Estados Unidos de Norte América.[18]

Esta precisión en el resultado óptico, no solo se obtiene por los avances en el procedimiento quirúrgico, utilizando equipos modernos de facoemulsificación y lentes intraoculares Premium (de alta tecnología),[2] sino también, por el abordaje preoperatorio y el cálculo del poder del lente intraocular (LIO) de la manera más precisa, con fórmulas de cuarta y quinta generación, así como biómetros [24] y tomógrafos que permiten utilizar una mayor cantidad de variables en busca de la exactitud deseada. Para poder obtener un resultado refractivo óptimo, no podemos conformarnos con la corrección de la esfera, la presbicie, y la manipulación de la aberración esférica. Un resultado astigmático mayor a las 0,5 dioptrías (D)[91] no es aceptado por el paciente sometido a cirugía faco-refractiva, debido a los síntomas de sombras e imágenes fantasmas percibidas.

Si observamos la distribución del astigmatismo en la población general,[21] encontramos reportes de incidencia muy variables, del 30% al 75%, de acuerdo al equipo utilizado y al valor considerado como significativo. Estudios recientes, como el de Warren Hill[28] indican que un 35% de la población presenta un astigmatismo preoperatorio corneal (cara anterior), superior a los 0,75 D y superior a las 0,50 D en el 75%. Además encuentran astigmatismos mayores de 2,00 D entre el 3 al 15%.[21,28] Sin lugar a duda, actualmente el paciente operado de catarata busca eliminar la necesidad de utilizar anteojos y esto solo se alcanza con el implante de un lente intraocular que corrija la presbicie,[69,90] y que reduzca o corrija la aberración esférica y el astigmatismo residual.[23, 25, 49, 50, 66, 67, 70, 72, 77, 78, 80, 81]

La distribución del eje de estos astigmatismos es variable, considerándose que lo más frecuente es encontrar astigmatismos con la regla (meridiano más curvo a 90 grados), y una tendencia a aumentar el porcentaje de astigmatismos contra la regla en la tercera edad.

Ho et al,[29,30] demuestran que en las primeras décadas de la vida, estos astigmatismos tienden a ser en su mayoría con la regla (mayor curvatura en el meridiano vertical 90 grados). Además reportan un encurvamiento progresivo corneal con la edad, siendo mayor en el meridiano horizontal, por lo que existe una rotación del meridiano de mayor poder a 180 grados (contra la regla) después de la séptima década. Este incremento de la curvatura corneal en promedio es menor a 0.1 mm de radio, lo que produce un cambio total en la esfera menor de 0,3 D.

El cambio que se observa con la edad en el eje del astigmatismo corneal (con la regla, hacia contra la regla), pone en discusión la opción de dejar al paciente joven operado de catarata, con un grado pequeño de astigmatismo con la regla, para que tenga una reserva, y así evitar con los años, la aparición de un astigmatismo contra la regla mayor.

En 1997 Trindade et al,[82] recomendaron la idea de dejar un pequeño astigmatismo contra la regla, para aumentar la profundidad de foco con lentes monofocales, induciendo una especie de multifocalidad al aumentar el conoide de Sturm, sin embargo estudios más recientes como el de Savage et al[69] recomiendan dejar el resultado refractivo lo más esférico posible .

Las investigaciones de Novis et al,[60] Singh et al[73] y Vinas et al,[87,88] aportan información valiosa en cuanto a la agudeza visual alcanzada y a la tolerancia del astigmatismo, en diferentes distancias y en diferentes ejes astigmáticos. La mayor tolerancia del astigmatismo para visión lejana (mayor agudeza visual) se obtuvo con un pequeño astigmatismo con la regla, y en visión cercana para lectura con un pequeño astigmatismo contra la regla.[82] Esto se debe a que la tipología utilizada (las letras greco-latinas) se conforma principalmente de imágenes verticales y horizontales. En este estudio se encontró que en orden de frecuencia de disminución de la calidad visual en tolerancia de astigmatismo era primero el astigmatismo con la regla, con agudezas visuales de 20/30 (con 1,00 D de astigmatismo con la regla), en segundo lugar el astigmatismo contra la regla, con agudezas visuales de 20/40 (con 1,00 D de astigmatismo contra la regla) y por último los astigmatismos oblicuos que alcanzan agudezas visuales menores de 20/40 (con 1,00 D de astigmatismo oblicuo).[73,87] Por lo tanto se concluye que si dejáramos algún astigmatismo residual, el ideal sería un astigmatismo de bajo grado con la regla.

Para determinar el astigmatismo residual que se desea obtener luego de un procedimiento quirúrgico, la medición preoperatoria de la curvatura corneal y su eje astigmático es muy importante.[3,24] Existe discusión en cuanto a cual es el mejor método para obtener los datos de esta queratometría preoperatoria.[76] Usualmente se utiliza el queratómetro manual, el auto-refracto-queratómetro, los topógrafos de plácido, los tomógrafos, y las queratometrías automatizadas de biómetros ópticos. Estas últimas se consideran las más adecuadas, por lograr estudiar zonas ópticas más pequeñas (Lenstar 32 puntos en dos círculos de 1,65-2,3 mm).

Sin embargo a pesar que el utilizar las queratometrías del Lenstar (después de validar la desviación estándar de las medidas, < 0.3 D y eje < 3,5 grados),[28] e introducirlas en el calculador para lente intraocular tórico, es una práctica considerada como el estándar, existen casos que aún con una técnica quirúrgica ideal en cuanto a marcación y colocación del lente intraocular, no se obtienen resultados óptimos.

Las causas de esta situación serán discutidas en detalle.

Vectores Astigmáticos Que Deben Ser Tomados en Cuenta en la Corrección del Astigmatismo en una Cirugía de Catarata

Astigmatismo Corneal Preexistente, Influencia del Astigmatismo de Cara Posterior (Poder astigmático total y eje real del astigmatismo total de la córnea).

Las investigaciones de Dubbelman et al[22] en el 2006, Atchison et al[14] en el 2008 y Jau-Der Ho et al[38] en el 2009, encontraron que existe un astigmatismo de cara posterior. Esta diferencia de curvatura de la cara posterior, coincide con la curvatura mayor en el meridiano vertical (90 grados), en un alto porcentaje de los casos. La mayor curvatura vertical de cara posterior, a diferencia de la cara anterior, produce un pequeño astigmatismo contra la regla, debido a la diferencia entre los índices de refracción de la córnea y el humor acuoso. Debido a esta diferencia entre los índices de refracción entre aire-córnea-humor acuoso, el cambio de curvatura de la cara anterior produce un cambio del poder de la córnea 8 veces mayor que el de la cara posterior.

La cara posterior de la córnea compensa en promedio, un 22% el astigmatismo de cara anterior. Por ejemplo un astigmatismo con la regla de 1,00 D en la cara anterior, presenta en promedio una disminución de unas 0,22 D, por un astigmatismo contra la regla de la cara posterior, siendo el astigmatismo total de la córnea de 0,78 D con la regla.

En promedio el astigmatismo de cara anterior es 3 veces mayor que el de la cara posterior, siendo el promedio de astigmatismo de cara anterior -0,80 D (+_0,41 D) x 8,8°, y el de cara posterior 0,33 D (+_0,12 D) x 3,9°.

Los siguientes conceptos ópticos fueron confirmados por los estudios del Dr. Douglas Koch[40,41]:

- La cara posterior de la córnea induce un cierto grado de astigmatismo de +_0,3 D
- En un alto porcentaje este es contra la regla (86.6%).
- Esta curvatura vertical posterior, induce un astigmatismo contra la regla de +-0,22 D, siendo en un 5%, mayor a las 0,50 Dioptrías.
- Con la edad disminuye este astigmatismo de cara posterior en forma mínima, (0,025 mm en radio por año), con un efecto clínico casi de 0 y aumenta el anterior (0,029 mm por año) contra la regla (efecto mayor de la cara anterior contra la regla con la edad), por eso la tendencia a disminuir el astigmatismo con la regla con la edad.
- La correlación del astigmatismo de cara posterior contra la regla es muy alto en casos de astigmatismo con la regla de cara anterior. Esto quiere decir que un astigmatismo con la regla elevado de cara corneal anterior, tiene un mayor astigmatismo de cara posterior contra la regla, por lo que el valor total del astigmatismo corneal con la regla es mucho menor. La correlación en astigmatismos oblicuos o contra la regla (de cara anterior) es muy baja.
- En astigmatismos con la regla, el astigmatismo de cara posterior es proporcional al de la cara anterior. El astigmatismo posterior es +_ = (Astigmatismo anterior x 0,1) + 0,3 (dato derivado estadísticamente).

Con respecto al eje astigmático, S. Srivannaboon, et al[76], encontraron que en astigmatismos altos puede existir un cambio del eje del astigmatismo mayor de 10 grados cuando se calcula el astigmatismo total de la córnea vs. el de la cara anterior. Este dato es fundamental para la colocación de un lente intraocular tórico, en relación a la pérdida del poder efectivo del lente por cada grado de error en el eje correcto a colocar (ver explicación más adelante).

Astigmatismo Inducido por la Incisión Quirúrgica

Múltiples estudios (Lyle et al,[44] Maloney et al,[45] Masket et al[46, 47]) evidencian que la inducción astigmática no debe ser obviada. El promedio de los cirujanos tiene una inducción astigmática de 0,38 D, con una incisión corneal principal de 2,2 mm (faco micro-coaxial), aplanándose el meridiano donde se realiza la incisión.[28, 44, 45, 46, 47]

Si uno desea utilizar esta inducción astigmática para reducir el astigmatismo residual después de la cirugía, se propone realizar la incisión primaria de la cirugía en el meridiano más curvo,[39,53] y en caso de requerir mayor corrección, ampliarla (aumentar el arco) y/o hacerla más central (más próxima al eje visual, y alejada del limbo). Además se puede realizar una segunda incisión a 180 grados de la principal, para aumentar el efecto de corrección astigmática.[43, 53, 58]

Todo cirujano debería calcular su propio astigmatismo quirúrgico inducido. Una opción para este cálculo es el de utilizar aplicaciones ya existentes en la web, como la propuesta por Warren Hill, en su página http://www.doctorhill.com/physicians/download.htm , con su SIA (surgical induced astigmatism calculator), con una hoja de Excel desarrollada por Haigis, requiriendo de al menos 200 casos completos, para determinar adecuadamente el astigmatismo inducido.

Kaufmann et al[39] proponen que es más sencillo intentar una incisión neutra y la corrección del astigmatismo restante por incisiones arqueadas o con LIO´s tóricos.

Existen varios motivos para una confusión que se observa con frecuencia entre los cirujanos de faco en cuanto al astigmatismo inducido dependiendo del sitio de la incisión principal, temporal vs. superior. Se trata de la falsa sensación por parte de los cirujanos temporales (incisión en el eje horizontal), que su incisión no induce astigmatismo. Esta idea se produce por dos factores, el primero es la distancia mayor entre el eje visual y el sitio de la incisión en el limbo temporal comparado con la incisión superior, reduciéndose el factor de inducción astigmática, pero el más importante y a veces no tomado en cuenta, es el hecho de que existe como mencionamos anteriormente un astigmatismo contra la regla de la cara posterior de unos 0,3 D en el 86,6% de los casos. La incisión temporal está corrigiendo este astigmatismo de cara posterior y el resultado óptico final (no el queratométrico de la cara anterior) es el de una inducción astigmática de 0, cuando se ve el resultado óptico final. En el caso de la incisión superior, el efecto es inverso y por eso la sensación de mayor inducción astigmática en el meridiano a 90 grados, donde se suman el efecto de la incisión, aplanamiento del meridiano vertical, con el astigmatismo contra la regla de cara posterior, sumando el efecto y pudiendo llegar a ser de 0,6-0,7 D. Por esta razón el Dr. Douglas Koch[40, 41] desarrolló el nomograma de Baylor para el cálculo de la corrección astigmática con lentes tóricos, de acuerdo si la incisión principal se realiza a 90 ó 180 grados.

En mi opinión lo ideal es incluir en un programa ambos astigmatismos, tanto el inducido en la cara anterior por la incisión quirúrgica (SIA) (cambio queratométrico), como el que el paciente tiene en la cara posterior, para tener el mejor resultado óptico. Es importante entender que el astigmatismo de cara anterior no va a coincidir con el resultado óptico, por lo que para observar resultados estadísticos en lentes tóricos, lo importante será la corrección del astigmatismo total ocular y no el relacionado con el queratométrico.

Poder Real del Astigmatismo Corregido por los Lentes Intraoculares Tóricos - Influencia de las Características del Ojo

Aunque está demostrada la estabilidad en la corrección del astigmatismo con lentes intraoculares tóricos,[17, 48, 49, 67, 78, 81, 84, 86] debe de tomarse en cuenta un factor muy importante que no está incluido en todos los calculadores que se encuentran en la web. Este factor es la longitud axil. Otras características que deben ser tomadas en cuenta incluyen la ACD (cámara anterior preoperatoria), el espesor del cristalino y la curvatura corneal, las cuales pueden variar la ELPo (posición efectiva del lente intraocular). El poder de toricidad del lente intraocular que se requiere para corregir un mismo astigmatismo corneal a nivel del lente intraocular es diferente en un ojo grande o un ojo pequeño. Por ejemplo, para corregir un astigmatismo corneal de 4,00 D, (córnea promedio de 43,50 D, 41,5-45,5 D), en un ojo extremo, grande con longitud axil de 31 mm, donde el poder que se requiere en el lente intraocular para corregir este astigmatismo de 4,00 D es de 7,1 D, mientras que en un ojo pequeño extremo de 22 mm de longitud axil, el poder de corrección astigmático que se requiere en el lente intraocular es un poder de 5,55 D para corregir las mismas 4,00 D de astigmatismo corneal. Estos datos dan una diferencia mayor de 1,50 D en el poder de toricidad del lente intraocular tórico entre un ojo grande y uno pequeño, para corregir la misma cantidad de astigmatismo corneal, por lo que se deduce que el lente intraocular tórico a colocar en cada caso debería ser diferente **(Figura 1)**.

Plano LIO	T9	6.0 D	corrección deseada
Plano corneal Longitud axil (mm)	4.11 D se requiere en plano lio (D)	% que va a corregir	T9 corrige plano corneal (D)
21	5.55	108%	4.44
22	5.66	106%	4.36
23	5.78	104%	4.27
24	5.92	101%	4.17
25	6.07	99%	4.06
26	6.23	96%	3.96
27	6.38	94%	3.87
28	6.53	92%	3.78
29	6.70	90%	3.68
30	6.86	87%	3.59
31	7.04	85%	3.50

Figura 1. Ejemplo del cálculo de un lente intraocular tórico en un ojo promedio con córnea de 43,00 D. Corrección astigmática deseada de 4,11 D en plano corneal y supuesta de 6,00 D en plano del lente intraocular. Se evidencia la hiper corrección en ojos pequeños y la hipo corrección en ojos grandes.

La mayoría de los programas que se encuentran para el cálculo del lente intraocular tórico, no toman en cuenta este factor, por lo que en ojos miopes grandes, recomiendan colocar un lente intraocular tórico que subcorrige el defecto astigmático corneal y en ojos hipermétropes, un lente intraocular tórico que hipercorrige el defecto del cilindro corneal **(Figura 2)**.

longitud axil (mm)	sub o sobre corrección (%)
21	108%
22	106%
23	103%
24	101%
25	98%
26	95%
27	94%
28	92%
29	90%
30	86%
31	85%

Figura 2. Cálculo del porcentaje de hiper corrección (>100%), e hipo corrección (<100%), del astigmatismo en el plano del lente intraocular tórico en relación a la longitud axil. Cálculos fueron realizados sobre un ojo con queratometría promedio de 43,00 D.

El Dr. Jack Holladay describió este efecto hace algunos años, y en sus programas HICSOAP (Holladay IOL Consultant Software & Surgical Outcomes Assessment) ya incluye la corrección de este error. Recientemente Savini et al,[71] retoma el tema y da sus recomendaciones, dando importancia a la longitud axil y a la cámara anterior preoperatoria en el cálculo del poder tórico.

Astigmatismo y Eje Residual Deseado

Existen varios factores por los cuales uno podría dejar un astigmatismo residual bajo a un eje determinado. Como ya fue discutido anteriormente, debido a la tendencia del incurvamiento dirigido contra la regla con la edad, en pacientes jóvenes optaríamos por dejar un astigmatismo residual con la regla. Este pequeño astigmatismo residual con la regla, permitiría una mejor calidad visual a este meridiano astigmático que cualquier otro, como se describió anteriormente, debido al predominio de la tipología vertical en la escritura greco-latina.

Por lo tanto si intentamos corregir el astigmatismo, deberíamos promover la rotación del eje hacia los 180 grados, dejando un defecto residual de unas 0,2-0,3 D. Si al colocar un lente tórico el calculador nos muestra dos posibles lentes, el primero dejando un astigmatismo bajo con la regla, y el otro un astigmatismo bajo contra la regla, deberíamos escoger el lente tórico que nos produzca el primer defecto residual (con la regla). Además es importante saber que dentro de los programas de cálculo de lente intraocular tórico de las casas comerciales, algunos buscan el lente intraocular tórico que corrija el cilindro, más cercano sin pasarse o cambiar el eje (Ej: Calculador de Alcon, para Lente intraocular tórico IQ, SN6ATx), y otros calculan el lente intraocular tórico que corrija buscando el menor cilindro residual (más cercano al cero) aunque se pase (produce un cambio del eje residual a 90 grados, Ej.: Calculador de Alcon, para lente intraocular Restor® toric, SND1Tx) **(Figura 3)**.

Corrección Parcial del Astigmatismo con Lentes Intraoculares Tóricos y del Residual con Incisiones Arqueadas o Relajantes Limbares

Desde los años 80´s el Dr. Osher,[62,63] viene proponiendo la corrección del astigmatismo en la cirugía de catarata con cirugía incisional. Se han

	Restor toric	IQ toric
LIO Tótico	SND1T5	SN6AT4
Equivalente esférico	22.00 D	22.00 D
Eje a colocar	86	86
Poder cilíndrico (plano del LIOI)	3.00 D	2.25 D
Poder cilíndrico (plano corneal)	2.06 D	1.55 D
Detalle de cálculos		
Astigmatismo preoperatorio corneal	2.50 D X 90	2.50 D X 90
Astigmatismo quirúrgico inducido	0.75 D X 10	0.75 D X 10
Resultado de cilindro-cruzado (plano corneal)	1.81 D X 86	1.81 X 86
ASTIGMATISMO RESIDUAL ANTICIPADO	0.25 D X 176	0.26 D X 86

Figura 3. Cálculo de lente intraocular Tórico, con características biométricas idénticas. Primer columna calculado con el calculador de Alcon Lab. Restor® toric, Observándose que el cálculo tiende a una sobre-corrección (T5), produciendo un residual con un eje a 90 grados. En la segunda columna, calculado con el calculador de Alcon Lab para Lente intraocular tórico monofocal, Subcorrige (T4), sin pasarse , dejando el mismo eje.

desarrollado muchos nomogramas,[19, 43, 51, 53] pero el resultado depende de múltiples factores que no siempre son predecibles. Estos factores incluyen, correcciones elevadas, la edad, el eje astigmático, el espesor de la córnea en el sitio de la incisión, y sobre todo el inducido por la mano del cirujano. La gran acogida que tienen estas incisiones relajantes limbares en los Estados Unidos de América es que los seguros médicos las remuneran adicionalmente al procedimiento de faco.

Dichas incisiones se pueden agrupar bajo el término de queratotomías astigmáticas e incluyen el grupo de las incisiones relajantes limbares (IRL)[19, 51, 53-58] y las queratotomías arqueadas. Las IRL, son consideradas más estables, fáciles de realizar, pero logran menores correcciones, debido a la distancia entre el limbo y el ápice corneal, permitiendo correcciones en general bajas. Las queratotomías arqueadas, permiten correcciones más elevadas, pero son dependientes de múltiples factores, como la edad (mayor corrección a mayores edades), zona óptica (mayores correcciones a zonas ópticas menores), y aumentando el efecto de coupling (encurvamiento del meridiano a 90 grados de la incisión), el arco de la incisión (a mayor arco, mayor corrección), la profundidad de la incisión (% en relación a espesor corneal, a mayor profundidad, mayor corrección), la apertura de la incisión (Epitelio y Bowman, el abrir Bowman y epitelio aumenta la corrección en el caso del Femtosecond laser, donde la incisión se puede realizar sub-Bowman). Estos factores hacen de la cirugía incisional poco predecible,[16] con pérdida de la corrección en el tiempo por cicatrización o sobre corrección si la incisión se entreabre y se producen micro quistes epiteliales dentro de la misma, principalmente en el caso de incisiones en el meridiano de 180 grados (horizontal), donde por el efecto de los párpados, y el efecto mano/ojo (rascado y frote ocular), las incisiones tienden a entreabrirse, y en el caso de queratotomías trapezoidales (Ruiz L), tienden a abrirse en el cuadrante inferior por efecto del párpado inferior. Esta inestabilidad de la incisión y la cicatriz podrían ser evitadas con las técnicas de femtosecond láser subepiteliales.

Poll et al,[66] encontraron que en correcciones pequeñas de astigmatismo, menores de 1,50 D, se lograban resultados finales promedio de astigmatismo residual con incisiones relajantes corneales periféricas de 0,46 D, en comparación con los resultados con LIOs tóricos de 0,42 D.

Con el advenimiento de los equipos modernos de láser de femtosegundo, se pasa a una nueva era, donde algunas de las variables descritas anteriormente ya pueden ser controladas, como:

1. Espesor del sitio de la incisión, controlado por paquimetría de OCT in vivo.
2. Exactitud en la profundidad y colocación de la incisión, con ángulos predeterminados.
3. Posibilidad de realizar las incisiones intraestromales (no penetrantes).[65]

El femtosegundo permite resultados más estables no solo para IRL (incisiones limbares relajantes) consideradas hasta ahora más seguras y predecibles, por producir menores cambios en el eje astigmático, inducir menos astigmatismos irregulares y ser más predecibles en el factor de incurvamiento del meridiano opuesto (efecto coupling 1:1) , sino también en incisiones arqueadas con zonas ópticas mayores a los 7,5 mm.

Estas ventajas han hecho que aún los cirujanos más escépticos se hayan vuelto proponentes del láser de femtosegundo.

Slade,[74] logra correcciones de astigmatismos bajos <1,50 D, con incisiones arqueadas con femto, con resultados de cilindros residuales de 0,41 D, equivalentes a los obtenidos con lentes intraoculares tóricos. La clave en la cirugía con láser de femtosegundo, se basa en el guiado por imágenes, permitiéndose colocar la incisión en el eje exacto, a la profundidad determinada en vivo, con un arco predeterminado preciso, con incisiones sub-epiteliales, evitándose el riesgo de entre-abertura, y reduciendo el riesgo de pérdida o sobre corrección. Si sabemos que un 75% de los pacientes tienen al menos 0,50D de astigmatismo, y un 36% mayores de 0,75 D, porqué no corregir a este alto porcentaje de pacientes con defectos bajos con cirugía incisional?

Debido a que los lentes intraoculares tóricos vienen en pasos de aproximadamente 0,50 D y que no existen lentes intraoculares tóricos para defectos bajos (menores de 1,00 D) o muy elevados (mayores de 4-4,5 D)[36], es comprensible que siempre quede un defecto residual astigmático, que en ocasiones no es deseado. Este defecto residual, si es pequeño, puede ser corregido con los sistemas nuevos de IRL o queratotomías arqueadas con Femtosegundo **(Figura 4.)**. Los nomogramas para estas correcciones están en desarrollo y permitirán en algunos casos realizar correcciones asimétricas para corrección de astigmatismos irregulares por medio de tomografía.

En casos de bajos astigmatismos, donde se desea colocar un lente intraocular multifocal, la queratotomía astigmática puede ser una opción para realizar la cirugía, sin tener que colocar un lente intraocular tórico, y alcanzar un resultado visual bueno.

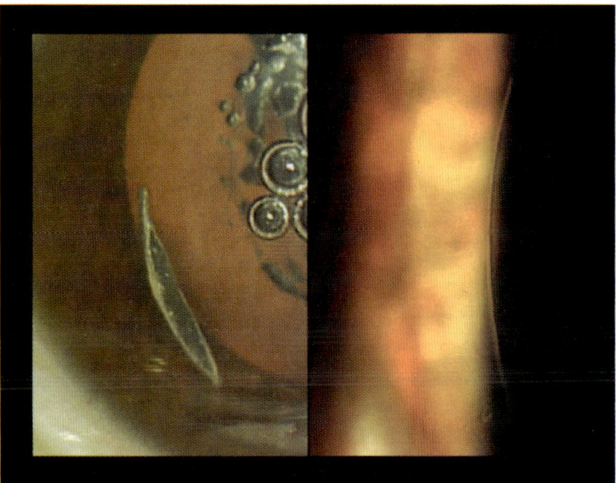

Figura 4. Fotografía de lámpara de hendidura de incisión arqueada realizada con láser de Femtosegundo, subepitelial, al 88% de profundidad, transoperatorio (exciclotorsión en decúbito dorsal) y dos días postoperatorios (lámpara de hendidura).

Asegurar el Eje del Astigmatismo al que se Desea Colocar el Lente Intraocular Tórico

El error en la colocación del lente intraocular tórico en relación al eje astigmático produce una pérdida rápida del poder de corrección tórica. Este error es de 3,3% con solo un grado de rotación del lente intraocular tórico, casi del 15% con el error de 5 grados, y es del 100% con 30 grados de rotación[1] **(Figura 5)**. Este error se puede calcular de acuerdo a la fórmula:

Error Dióptrico = 2 * Cilindro * Seno (error angular)

ERROR DIOPTRICO vs.ERROR ANGULAR
Ejemplo para 2.0 D de astigmatismo
Error Dioptrico = 2 * Cyl * seno (error angular)

ERROR ANGULAR (º)	ERROR DIOPTRICO (D)	% ERROR
0	0.00	0%
15	1.04	52%
30	2.00	100%
45	2.83	141%
60	3.46	173%
75	3.86	193%
90	4.00	200%

Figura 5. Tabla que muestra el error dióptrico en relación al error angular en la colocación del lente intraocular tórico. Ejemplo de un astigmatismo de 2,00 D.

Si queremos tener resultados reproducibles, debemos ser muy cuidadosos con la forma de determinar y marcar el eje predeterminado y la posición final en que se coloca el lente intraocular tórico. Por lo tanto es importante que el lente que coloquemos tenga demostrada una estabilidad rotacional muy alta. [2,15,17,52,65,81,84]

Existen dos factores importantes. El primero es el de decidir si se va a colocar el lente intraocular en el eje del astigmatismo queratométrico (cara anterior), o en el eje del astigmatismo corneal total. La medición del astigmatismo queratométrico se realiza por queratómetro, Lenstar o IOL Master, o topográfico de cara anterior. Si se desea medir el astigmatismo corneal total, se debe hacer la medición adicional del astigmatismo de cara posterior mediante la tomografía (Pentacam® o Galilei®). En teoría este último es el ideal, sin embargo el problema que se presenta está, en si los equipos con los que actualmente contamos son capaces de medir en forma realmente adecuada tanto el astigmatismo total como el eje real.

El segundo punto está en tener a la hora de cirugía, la oportunidad de colocar el lente intraocular tórico en el eje deseado. Para esto existen varias opciones:

1- Marcar el paciente en posición supina, para evitar el error por ciclotorsión con el decúbito dorsal.[61] Esta marca se puede realizar con diferentes métodos:
   A. Con la luz coaxial de la lámpara de hendidura, y una marca con aguja y / o bolígrafo.
   B. Marca con un accesorio montado sobre el tonómetro Goldmann en la lámpara de hendidura.
   C. Marcas con coagulación bipolar, fotocoagulación o Yag láser.
   D. Marcador pendular o de burbuja con el paciente sentado en pre anestesia.
   E. Marcador eléctrico de Akahoshi.
   F. Observación y foto de estructuras epiesclerales o iridianas sobre ejes específicos.
2. Utilizar equipos más modernos que tomen características del ojo (iris o vasos epiesclerales), como el VERION™® (Image Guided System, Alcon) , y el Callisto® eye (Carl Zeiss Meditec) que permiten dar una imagen en el microscopio, para la colocación con eye tracking activo, del eje exacto.
3. Equipos de aberrometría transoperatoria como el ORA® (Wave Tec Vision), y el Holos Surgical Wavefront Aberrometer (Clarity Medical System, Inc.), que nos den el resultado en tiempo real de la corrección del astigmatismo y permitan la rotación transoperatoria del lente intraocular tórico, en busca del menor defecto tórico residual.[64, 93]

Técnica Quirúrgica Adecuada

Además de los factores mencionados en el punto anterior, existen algunos pasos de la cirugía que deben ser tomados en cuenta[91]:

1- Es importante que la capsulorrexis debe ser circular y continúa, de un diámetro inferior a la óptica del lente intraocular, para asegurar un adecuado centrado y evitar la rotación o tilt postoperatorios que produzcan un resultado final inesperado[32,34].
2- Aspiración completa del visco elástico, incluyendo el espacio retro lenticular, para evitar la rotación del eje del lente intraocular en el postoperatorio inmediato.
3- Asegurar una incisión principal sellante al final del procedimiento, para evitar la despresurización de la cámara y posible rotación del lente intraocular.

Corrección del Defecto Residual Postoperatorio con Excimer Láser

Las técnicas combinadas de faco y posterior excimer se agrupan bajo el nombre de Bioptics. Estas fueron descritas por Zaldivar,[94] quien recomendaba la producción de un flap corneal previo al momento de la cirugía de faco y posteriormente una vez estabilizada la refracción, la corrección del defecto esférico y cilíndrico residual, levantando el flap previo. También se popularizó[56, 57, 58] la opción de la corrección con PRK o LASIK completo (haciendo el flap en el momento de la corrección astigmática), con buenos resultados. La opción de PRK resulta atractiva debido a la edad de los pacientes de catarata, tomando en cuenta los problemas de epitelio, membrana basal, ojo seco y problemas de superficie ocular en estos pacientes.

Cómo Estudiar el Astigmatismo? Entendiendo los Programas Vectoriales

Estamos acostumbrados a anotar el defecto refractivo en una forma óptica, con descripciones polares de la esfera, astigmatismo y del eje astigmático positivo o negativo. Esta terminología no nos permite tener la posibilidad de hacer estudios estadísticos , ni la posibilidad de hacer sumas algebraicas para determinar cual sería la resultante (poder cilíndrico y eje), en especial al tener múltiples factores astigmáticos como los descritos en los temas anteriores.

Cualquier inducción esfero cilíndrica puede ser escrita fundamentalmente en 4 formas. Todas muestran un valor idéntico, pero cada una permite entender mejor los efectos en diferentes circunstancias.

1. Cilindro positivo. -4,00 (+ 2,00 x 180)
   Permite observar el incurvamiento corneal por meridiano (suturas corneales, refractiva hipermetrópica)

2. Cilindro negativo. -2,00 (– 2,00 x 90)
   Permite entender el aplanamiento corneal por meridiano (queratotomía radial, refractiva miópica)
3. Cilindro cruzado o
   cruz astigmática. -4,00 x 90 / -2,00 x 180
   Describe el efecto en cada meridiano, negativo aplanamiento, positivo incurvamiento.
4. Equivalente esférico + mínimo
   cilindro cruzado -3,00 (-1,00 x 90/+1,00 x 180)

Desde hace más de 160 años se ha propuesto el uso de la matemática para estudiar los cambios refractivos inducidos por la cirugía (1849, Strokes GG 19th Meeting of the British Association for the Advancement of Science). Se han publicado múltiples métodos (algunos aproximados) para determinar la inducción astigmática, describir astigmatismos inducidos, y el estudio estadístico de los cambios refractivos. La realidad es que muchos de estos métodos son inexactos y presumen múltiples factores. No recomendaría utilizarlos ya que tanto la estadística como los cambios refractivos son términos exactos, sin importar si se utilizan métodos matemáticos, vectoriales gráficos o por coordenadas polares o cartesianos, todos deben obtener el mismo resultado.

Existen fundamentalmente dos formas de hacer estos estudios, el primero donde se requiere convertir el astigmatismo a estudios vectoriales, por medio de fórmulas trigonométricas (se detalla a continuación) y el segundo por medio de transformación a coordenadas cartesianas (se explica más adelante).

- El primer método, descrito por Alpins,[4-13] estudia el astigmatismo de forma vectorial y por fórmulas trigonométricas se obtienen resultados de las sumatorias cilíndricas, mostrados sobre plataformas de diagramas en 180 grados (Fig. #6) o de 360 grados con doble ángulo (DAVD, double-angle vector diagram).
- Alpins desarrolla los programas de ASSORT (**A**lpins **S**tatistical **S**ystem for **O**phthalmic **R**efractive **S**urgery **T**echniques) o **VectrAK** (Estudio Vectorial del Astigmatismo).[4-13]
- Con el método de Alpins, lo que se busca es facilitar la planeación y análisis del astigmatismo en cirugía, a través del estudio vectorial (trigonométrico) de cada uno de los factores que influyen, siguiendo un camino, adicionando cada vector, con su magnitud y dirección, permitiendo determinar:
  - A. Vectores de astigmatismo inducido (TIA o VAI),
  - B. Vectores de astigmatismo inducido quirúrgicamente (SIA, o AIQ), y
  - C. Diferencias vectoriales (DV), que miden en cantidad y dirección el astigmatismo requerido para alcanzar la meta inicial deseada en forma efectiva **(Figura 6)**.

Estos estudios no sirven solo para la planeación quirúrgica, sino para determinar efectividad de los resultados, en cuanto a si el tratamiento se efectuó en el eje adecuado (on-axis, off-axis), y también en magnitud, y permite programar en caso necesario, la corrección adicional de un astigmatismo residual.

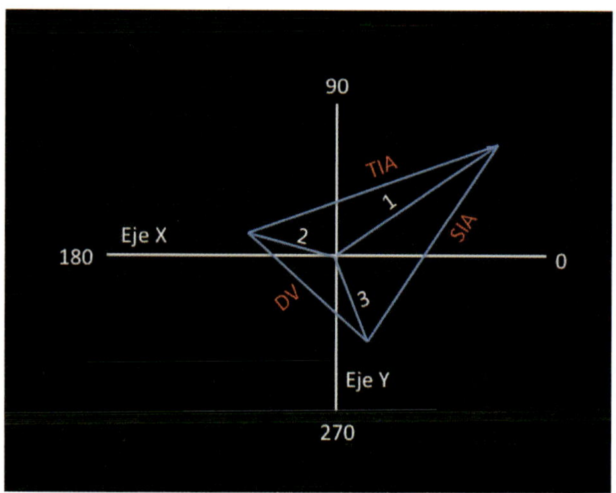

Figura 6. Graficación vectorial según Alpins. El vector del astigmatismo inducido buscado (TIA), el vector del astigmatismo inducido en cirugía (SIA), el vector de diferencias (DV). El TIA, SIA, y el DV son calculados a partir del (1) astigmatismo preoperatorio del paciente, (2) del astigmatismo buscado calculado en el plan quirúrgico y (3) el efecto quirúrgico logrado en la realidad.

- Los programas mencionados, muestran estos resultados con índices de corrección (CI o IC) alcanzados (siendo ideal 1,0). En cuanto al ángulo (torque), nos da el resultado , positivo que representa el movimiento del eje en contra las manecillas del reloj (CCW), o negativo, a favor de las manecillas (CW).

Evaluando, reportando y mostrando astigmatismo en forma gráfica:

Analizar los datos de astigmatismo es difícil, debido a la forma en que el astigmatismo es definido. El eje del astigmatismo regresa al mismo punto, cuando este pasa los 180 grados, mientras que en geometría y trigonometría uno debe pasar los 360 grados para regresar al mismo punto. Para poder aplicar la geometría, trigonometría y el análisis vectorial del astigmatismo se debe doblar el eje astigmático para que el 0 y 180 grados representen el mismo valor. Una vez realizada esta duplicación angular, los métodos vectoriales geométricos y trigonométricos pueden ser utilizados, obteniendo resultados equivalentes, al calcular agregados o sumatorias vectoriales.

La graficación de estos astigmatismos, ya no se presentan en tablas de 180 grados, sino que pueden ser presentados en gráficas polares de doble ángulo, donde el meridiano de 90 grados representa el eje de 45 grados, el de 180 grados, el eje de 90 grados, el meridiano de 270, representa el de 135 grados y el de 360, representa tano el de 180 como el de 0 grados. Por lo que el eje de 0 y 180 grados quedan en el mismo sitio en el meridiano de 0 (360) grados, a diferencia de una gráfica común donde el eje de 0 y 180 grados quedarían en sitios inversos aunque representan ejes equivalentes **(Figura 7)**.

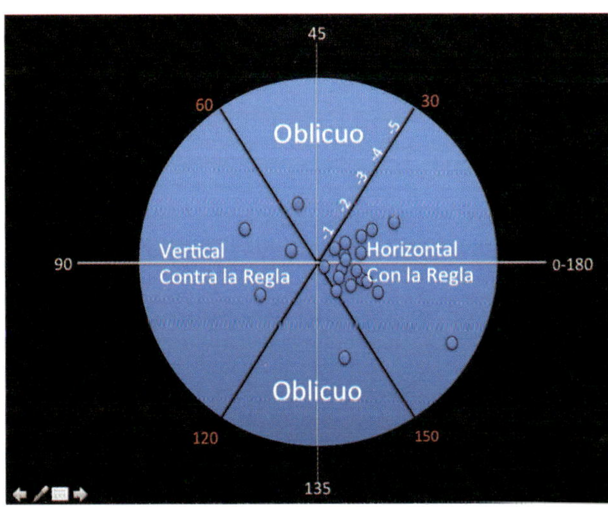

Figura 7. Gráfico de doble ángulo con cilindro negativo, desarrollado a partir de sistema de Thibos de coordenadas cartesianas (x,y).

Además este tipo de gráfico permite que el centroide, y la desviación estándar, se puedan graficar[31-32] **(Figura 8)**. El centroide muestra un punto central que equivale a la media, pudiéndose mostrar el índice deseado, MAE (error absoluto medio), Mean (media), el error aritmético u otros, y la elipse muestra la desviación estándar, que puede ser oval no circular, evidenciando el mayor aplanamiento hacia un meridiano, en relación a otro. Mientras más pequeña la elipse, menor será la desviación estándar. Es imperativo que cuando se realicen estudios estadísticos de astigmatismo se muestren gráficos de doble ángulo, con el centro del centroide (x,y), y con la desviación estándar mostrando el ancho de la elipse en (x,y).

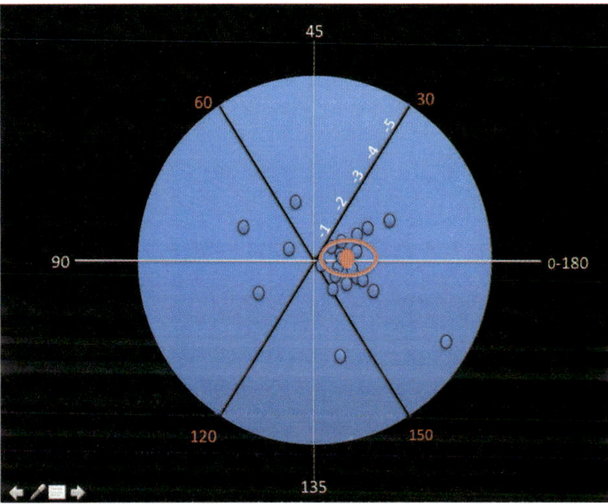

Figura 8. Gráfico de doble ángulo con cilindro negativo, evidencia centroide y su desviación estándar en el meridiano de 180 grados.

La graficación con datos cartesianos, permite la incorporación tanto de los valores en magnitud y del eje astigmático, a través de la conversión del astigmatismo a coordenadas cartesianas (x,y) por medio de las fórmulas de doble ángulo de seno y coseno: **(Figura 9)**.

X = Cilindro x Coseno (2 x eje)

Y = Cilindro x Seno (2 x eje)

Estas coordenadas son descritas por Thibos et al,[79] y por Holladay et al,[31,32] como Jo (x), y J45 (y).

Una vez realizados los estudios estadísticos deseados (media, centroide, desviación estándar, coeficientes de correlación, etc) con los datos cartesianos, o realizadas las sumas de los

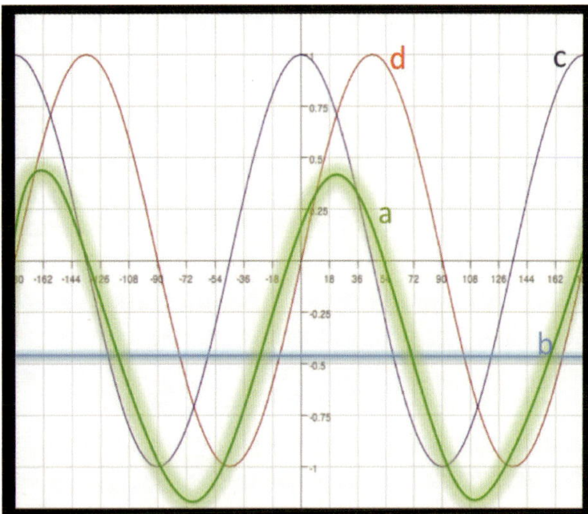

Figura 9. Diagrama de la descomposición de Fourier del lente esfero-cilíndrico (a), esf(cilindro x eje) en su superficie de 360 grados. Los tres componentes de Fourier son: (b) el equivalente esférico, (c) J45 el cilindro x seno (2xángulo), (d) J0 el cilindro por el cilindro x coseno (2xángulo).

astigmatismos, para obtener resultantes, como astigmatismos inducidos, se regresan los resultados de (x,y) cartesianos de vuelta a descripciones optométricas polares de astigmatismo y eje, a través de las siguientes fórmulas:

Cilindro = $\sqrt{(x^2+y^2)}$

Angulo = ½ x ArcTan (y / x)

Si x & y > 0 entonces el eje = ángulo

Si x < 0 entonces el eje = ángulo + 90

Si x > 0 & y < 0 entonces el eje = ángulo + 180

El segundo método que existe, es el descrito por Thibos,[79] y que consiste en convertir el astigmatismo de coordenadas polares (cilindro-eje) a través de una conversión transformando el astigmatismo en la forma de Fourier a coordenadas cartesianas (x,y), (Datagraph-med).

El método descrito por Thibos,[79] consiste en:

- Desarrollo de sistema con Serie de Fourier, con una armónica, y tres coeficientes de Fourier. (esf, cil, eje) (es simplemente transformar anotación óptica a una fórmula de equivalente esférico, y un cilindro cruzado)
- Ejemplo: neutro (-3,00 x 180), conversión Fourier: equivalente esférico = -1,50 D, cilindro cruzado menor (+1,50 x 90, -1,50 x 180)
- Sobre a una plataforma de doble-ángulo (x,y), (J0, J45), pasando de la forma polar (Fourier) a rectangular con coordenadas cartesianas. Se puede inclusive agregar un tercer factor (x,y,z), donde en el eje z se incluya el factor del equivalente esférico **(Figura 10)**.
- El programa es muy sencillo de aplicar, y permite colocarlo sobre una hoja electrónica tipo Excel **(Figura 11)**, pudiéndose agregar el número que uno desee de variables (astigmatismo corneal de cara anterior, o total, inducido por incisión, toricidad del lente intraocular, incisiones arqueadas etc), o de hacer

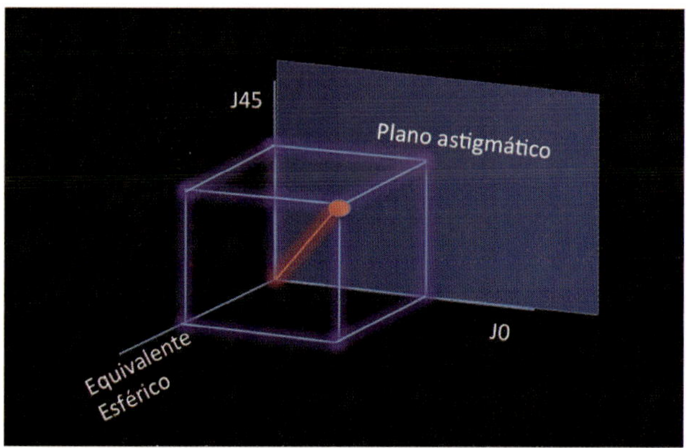

Figura 10. Graficación en una forma rectangular, con coordenadas cartesianas del poder esfero-cilíndrico, a través de la conversión de Fourier en (x,y,z), x = J0, y=J45, y z=equivalente esférico.

	ESFERA	CILINDRO	EJE
DEFECTO	0.00	-0.50	180
POST-CIRUGIA	0.00	-0.40	80
CONVERSION DE FORMA POLAR A FOURIER			
	M	J	alpha
DEFECTO PRE-CIRUGIA	-0.25	-0.25	90.00
DEFECTO POST-CIRUGIA	-0.20	-0.20	-10.00
CONVERSION A LA FORMA RECTANGULAR DE FOURIER			
	M	J0	J45
DEFECTO PRE-CIRUGIA	-0.25	0.25	0.00
DEFECTO POST-CIRUGIA	-0.20	-0.19	0.07
CALCULO Delta Rx (Rect. Fourier)			
	M	J0	J45
Diferencia	0.05	-0.44	0.07
Conversión del Delta Rx a la forma Polar Fourier			
	M	J	alpha
	0.05	0.44	85.56
Conversión a la forma cilíndrica			
	ESFERA	CILINDRO	EJE
	-0.39	0.89	175.56
INDUCCION QUIRURGICA	0.49	-0.89	265.56

Figura 11. Cálculo del astigmatismo inducido en cirugía a partir del astigmatismo inicial y el astigmatismo final. Tras la descomposición de Fourier en equivalente esférico y J0 , J45, para crear coordenadas cartesianas que son posteriormente sumadas para obtener el efecto inducido por la incisión quirúrgica y posteriormente regresarlas a una forma esfero cilíndrica comprensible

estudios estadísticos sobre las coordenadas cartesianas y el resultado transformarlo nuevamente a coordenadas polares para obtener anotaciones optométricas entendibles.[31]

Las recomendaciones de Holladay et al,[31] para poder estudiar estadísticamente el astigmatismo o hacer agregados (sumatorias) son:

1- Llevar el poder al plano corneal (vertex: tomado de mediciones subjetivas, u objetivas del auto refractómetro o foróptero). En caso de astigmatismo miópico el astigmatismo en el plano corneal es menor. En caso de astigmatismo hipermetrópico, el astigmatismo en el plano corneal siempre es mayor.
2- Convertir el poder corneal queratométrico en poder corneal neto o de superficie frontal (por error en asumir índice queratométrico 1.3375)
3- Convertirlo en coordenadas cartesianas, por medio del
    a. Poder esférico del equivalente esférico
    b. Convertir el cilindro cruzado mínimo residual en coordenadas por medio de fórmulas de seno y coseno
    c. Como el astigmatismo corneal simétrico, es considerado ortogonal y presenta simetría rotacional, al describirlo con terminología óptica, el eje de 0 a 180 grados, es considerado equivalente al de 180 a 360 grados. Es por este motivo que no tiene sentido el graficar estos ángulos en una tabla de 360 grados a menos que esto se realice con una conversión previa a un sistema de doble ángulo.

Diseño de un Programa Vectorial que Incluya Todos los Factores

Utilizando el sistema vectorial antes mencionado, se puede desarrollar un programa, donde se incluyan los factores preoperatorios de astigmatismo corneal total (anterior y posterior),[26,29,38] inducción astigmática de la incisión corneal, el astigmatismo residual que se desea, así como el cálculo del lente intraocular tórico, con el factor de corrección para ojos grandes o pequeños (lentes de alto o bajo poder), **(Figura 12)**.

NOMBRE DEL PACIENTE		
EDAD	70	AÑOS
OJO	DERECHO	IZQUIERDO
ASTIGMATISMO CORNEAL cara ANT	1.75	2.00
EJE	90	90
ASTIGMATISMO CORNEAL cara POST	0.3	0.3
EJE	180	180
ASTIGMATISMO CORNEAL TOTAL	1.45	1.70
EJE	90.00	90.00
INCISION PRINCIPAL	100	100
INDUCCION DE ASTIGMATISMO	-0.45	-0.45
DEFECTO RESIDUAL DESEADO		
CILINDRO	-0.25	-0.25
EJE	180	180
LONGITUD AXIL	22.40	22.40
PODER DEL LIO A COLOCAR	22.50	22.50
LIO TORICO A COLOCAR	3	3

Figura 12. Colocación de todas las variables de toricidad en un programa basado en el sistema de Thibos.

También debe permitir determinar el astigmatismo residual sobre el lente intraocular tórico, que se ha programado colocar, para decidir si se desea corregir con incisiones arqueadas asistidas por Femtosegundo, ya sea intraestromales o trans-Bowman pero sin abrir el epitelio, y que estas incisiones también estén graduadas para dejar el astigmatismo deseado al final del procedimiento **(Figura 13)**.

LIO TORICO T RECOMENDADO	2.48	2.94
EJE1	264	266
EJE2	84	86
DEFECTO RESIDUAL SOBRE LIO TORICO		
CILINDRO	-0.06	-0.22
EJE	236.31	180.61
CORRECCION LRI RESIDUAL LIO TORICO	Para dejar defecto deseado ZO 8.5	
TOTAL DE ARCO	23	3
EN DOS INCISIONES	11	1
EJE1	354	356
EJE2	174	176
CORRECCION CON LRI	Para dejar defecto deseado ZO 8.5	
TOTAL DE ARCO	65	85
EN DOS INCISIONES	32	42
EJE1	264	266
EJE2	84	86

Figura 13. Resultados según sistema de Thibos para la corrección del astigmatismo total con lente intraocular tórico / queratotomía astigmática o la combinación de ambas. En la porción superior, el programa recomienda el poder de toricidad del lente intraocular tórico, y los ejes respectivos en los que se recomienda colocar, de acuerdo a la suma vectorial de todos los astigmatismos suministrados. En la zona media, se describe la posibilidad de corrección combinada del lente intraocular a colocar y corrección del residual con incisiones arqueadas. Por último en la porción inferior se coloca la posibilidad de la corrección de todo el componente tórico con incisiones arqueadas, dando la posibilidad de corregir con una sola incisión o con un par de incisiones una a 180 grados de la otra. El número observado del las incisiones es en grados de arco que deben realizarse, para obtener el resultado del defecto deseado según la Figura 12.

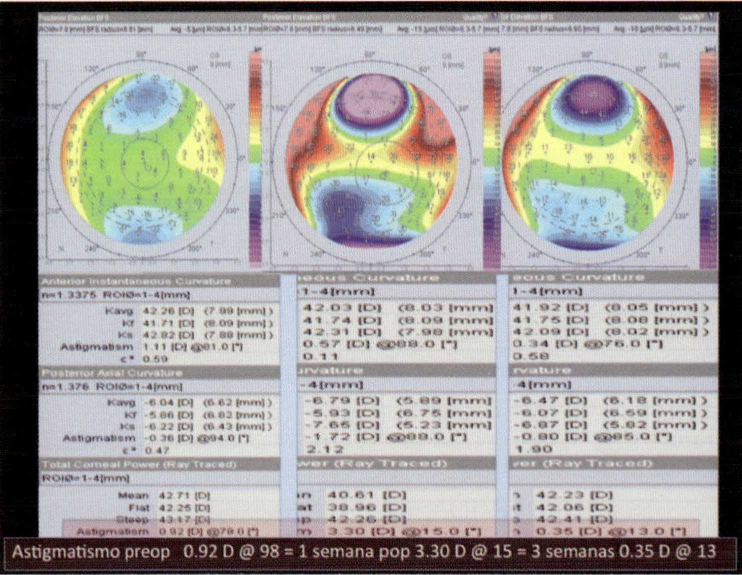

Figura 14. Presencia de edema corneal (aumento del espesor), sobre el sitio de la incisión principal, aún 3 semanas después de una cirugía de facoemulsificación sin complicaciones. Demostrándose la reducción del astigmatismo corneal total, aún en el postoperatorio tardío. Subjetivamente el astigmatismo del paciente desde el postoperatorio inmediato era muy bajo y el cambio en el tiempo fue pequeño.

Recordar que debido al edema estromal, en especial en el área de la incisión principal, es recomendable esperar al menos un mes para verificar el resultado óptico final. Esta espera está fundamentada en el hecho que aunque la agudeza visual y el defecto se estabiliza antes, existe evidencia de este edema, en tomografías con mediciones del espesor corneal y cambios de la curvatura posterior en ojos operados hasta 4 semanas después del procedimiento **(Figura 14)**.

Defecto Residual Inesperado

A pesar de todas las medidas tomadas anteriormente, es posible obtener resultados inesperados, debido a:

a. Tomografía inicial de mala calidad (ojo seco, enfermedad de superficie ocular, parpadeo) y error en el poder o eje del astigmatismo original calculado, tanto queratométrico como total (incluyendo cara posterior)
b. Diferente inducción astigmática de la incisión, por tamaño, edema o error en el eje de la incisión principal.
c. Error en la colocación del eje del lente intraocular tórico. En este caso existe la posibilidad de corrección postoperatoria, dentro del postoperatorio inmediato o mediano, utilizando fórmulas que nos indiquen cuantos grados rotar en el sentido horario o contrahorario para disminuir el defecto residual.[79,83] Estas fórmulas se pueden encontrar en la Web, y dentro de ellas se pueden nombrar:
    i. astigmatismfix.com
    ii. goniotrans.com
    iii. recalculatortoric.com

También se puede hacer la corrección con el aberrómetro transoperatorio, buscando el menor defecto residual. Si el defecto no es corregible con la rotación del lente intraocular tórico, y el paciente no alcanza una buena calidad visual o se está quejando por el astigmatismo o el defecto esférico residual, se puede pensar en una corrección refractiva con el femtosegundo con incisiones arqueada, o con excimer láser con PRK o LASIK si la córnea y el estado de la superficie ocular lo permiten.

Conclusión

Si queremos aumentar el porcentaje de pacientes satisfechos, debemos siempre tomar en cuenta la corrección del astigmatismo en el momento de la faco. Como menciona el Dr. Osher: si corregimos el astigmatismo en las refracciones diarias de los pacientes, es obligación hacerlo en la cirugía de catarata.

El manejo avanzado del astigmatismo debe incluir, una valoración preoperatoria de la curvatura anterior y posterior de la córnea, el conocimiento de la inducción astigmática de la incisión principal El cálculo correcto de la toricidad que se requiere en el LIO para corregir el astigmatismo corneal depende de programas vectoriales que deben incluir estos tres factores. Es indispensable que se tomen en cuenta las características anatómicas individuales del ojo. Además se requiere de una técnica quirúrgica depurada donde se asegure un resultado anatómico íntegro, con una adecuada marcación y colocación del lente intraocular en el eje del astigmatismo corneal total. Finalmente el cirujano debe tener los medios para corregir astigmatismos residuales esperados (IRL o queratotomía arqueada con láser de femtosegundo)[26,66] o inesperados postoperatorios (Rotación del lente intraocular, IRL, queratotomía arqueada, PRK, LASIK).

Referencias

1- Abrams D. Ophthalmic optics and refraction. In: Duke-Elder SS, ed. System of Ophthalmology. St. Louis, MO: Mosby; 1970:671-674.

2- Ahmed II, Rocha G, Slomovic AR, et al. Visual function and patient experience after bilateral implantation of toric intraocular lenses. J Cataract Refract Surg. 2010; 36:609- 616.

3- Ale Magar JB, Cunningham F, Brian G. Comparison of automated and partial coherence keratometry and resulting choice of toric IOL.Optom Vis Sci. 2013 Apr;90(4):385-91

4- Alpins N: A re-analysis of astigmatism correction. Br J Ophthalmol 86:832, 202.

5- Alpins N: Astigmatism analysis by Alpins method. J Cataract Refract Surg 27:31-49, 2001

6- Alpins N: Wavefront technology: a new advance that fails to answer old questions on corneal vs. Refractive astigmatism correction. J Refract Surg 18:737-9, 2002

7- Alpins NA: The treatment of irregular astigmatism. J Cataract Refract Surg 24:634-46, 1998

8- Alpins NA: Vector analysis of astigmatism changes by flattening, steepening and torque. J Cataract Refract Surg 23:1503-14, 1997

9- Alpins NA: New method of targeting vectors to treat astigmatism. J Cataract Refract Surg 23:65-75, 1997

10- Alpins NA: Excimer laser keratectomy for astigmatism after RK (letter). Ophthalmology 103:1985, 1996

11- Alpins NA: a new method of analyzing vectors for changes in astigmatism. J Cataract Refract Surg 19:524-33, 1993

12- Alpins NA, Tabin GC, Adams L: Refractive versus corneal changes after photorefractive keratectomy for astigmatism. J Refract Surg 14:386-96, 1998

13- Alpins NA, Goggin M, Practical Astigmatism analysis for refractive outcomes in cataract and refractive surgery, Surv Ophthalmol 49:109-122, 2004

14- Atchison DA, Markwell EL, Kathurirangan S, et al. Age related changes in optical and biometric characteristics of emmetropic eyes. J Vis 2008;8:29.1-20.

15- Bachernegg A, Rückl T, Riha W, Grabner G, Dexl AK. Rotational stability and visual outcome after implantation of a new toric intraocular lens for the correction of corneal astigmatism during cataract surgery. J Cataract Refract Surg. 2013 Sep;39(9):1390-8.

16- Barraquer JI, Barraquer C. Cirugía refractiva de la córnea. Tomo II. 1989. Capítulo XXI, Carmen Barraquer. Corrección quirúrgica del astigmatismo 754-793.

17- Bauer NJ, de Vries NE, Webers CA,. et al. Astigmatism management in cataract surgery with the AcrySof toric intraocular lens. J Cataract Refract Surg. 2008; 34(9):1483-1488.

18- Brick DC. Risk management lessons from a review of 168 cataract surgery claims. Surv Ophthalmol. 1999:43(4):356-360.

19- Budak K, Friedman NF, Koch DD. Limbal relaxing incisions with cataract surgery. J Cataract Refract Surg. 1998; 24(4):503-508.

20- Buhren J, Nagy L., Yoon G et al. The effect of the asphericity of myopic laser ablation profiles on the induction of wavefront aberrations. Invest Ophthalmol Vis Sci. 2010:51(5):2805-2812.

21- Buzard K, Shearing S, Relyea R. Incidence of astigmatism in a cataract practice. J Refract Surg. 1988;4:173.

22- Dubbelman M. Sicam VA van der Heijde RGL. The Shape of the anterior and posterior surface of the aging human cornea. Vision Res 2006;46:993-1001.

23- Ferreira TB, Marques EF, Rodrigues A, Montés-Micó R. Visual and optical outcomes of a diffractive multifocal toric intraocular lens.J Cataract Refract Surg. 2013 Jul;39(7):1029-35.

24- Findl O, Drexler W, Menapace R, et al. High precision biometry of pseudophakic eyes using partial coherence interferometry. J Cataract Refract Surg. 1998:24(8):1087-1093.

25- Fox.P. Lens Results Promising for Astigmatism Reduction. Cataract and Refractive Surgery Today Europe, 2007;Novmber/December

26- Gills J, Van der Karr M, Cherchio M. Combined toric intraocular lens implantation and relaxing incisions to reduce high preexisting astigmatism. J Cataract Refract Surg. 2002;28:1585-1588.

27- Hasegawa Y, Okamoto F, Nakano S, Hiraoka T, Oshika T. Effect of preoperative corneal astigmatism orientation on results with a toric intraocular lens. J Cataract Refract Surg. 2013 Oct 17.
28- Hill W. Expected effects of surgically induced astigmatism on AcrySof toric intraocular lens results. J Cataract Refract Surg. 2008;34:364-367.
29- Ho JD, Liou SW, et al. Accuracy of corneal astigmatism estimation by neglecting the posterior corneal surface measurement. Am J Ophthalmol 2009;147:788-795.
30- Ho JD, Liou SW. et al. Effects of aging on anterior and posterior corneal astigmatism. Cornea 89(6):632-637.
31- Holladay JT, Dudeja DR, Koch DD. Evaluating and reporting astigmatism for individual and aggregate data. J Cataract Refract Surg 1998 Jan;24(1):57-65
32- Holladay JT, Moran JR, Kezirian GM. Analysis of aggregate surgically induced refractive change, prediction error, and intraocular astigmatism. J Cataract Refract Surg 2001;27:61-79.
33- Horn JD. Status of toric intraocular lenses. Curr Opin Ophthalmol. 2007;18(1):58-61.
34- Humbert G, Colin J, Touboul D. [AcrySof® Toric (SN60T) intraocular lens implantation: refractive predictibility and aberrometric impact of decentration]. J Fr Ophtalmol. 2013 Apr;36(4):352-61.
35- Igarashi A, Kamiya K, Shimizu K. Clinical evaluation of accuracy of horizontal meridian limbal marking. Optom Vis Sci. 2013 Jun;90(6):540-5.
36- Iovieno A, Yeung SN, Lichtinger A, Alangh M, Slomovic AR, Rootman DS. Cataract surgery with toric intraocular lens for correction of high corneal astigmatism. Can J Ophthalmol. 2013 Aug;48(4):246-50.
37- Jaffe SN, Jaffe SM, Jaffe FG; Cataract Surgery and its complications ; 6ª Ed Mosby 1997, pp 132-146 -
38- Jau-Der Ho, Shiow-Wen Liou. Accuracy of Corneal Astigmatism Estimation by Neglecting the Posterior Corneal Surface Measurement. Am J Ophthalmol 2009;147:788-795.
39- Kaufmann C, Peter J, Ooi K, et al. For The Queen Elizabeth Astigmatism Study 17 Group. Limbal relaxing incisions versus on-axis incisions to reduce corneal astigmatism at the time of cataract surgery. J Cataract Refract Surg. 2005;31(12):2261- 2265.
40- Koch D, et al. Contribution of posterior corneal astigmatism to total corneal astigmatism.J Cataract Refract Surg 2012; 38:2080–2087
41- Koch D et al. Correcting astigmatism with toric intraocular lenses: Effect of posterior corneal astigmatism. J Cataract Refract Surg 2013;39(12): 1803-1809.
42- Kunert KS, Russmann Ch, Blum M, et al Vector analysis of myopic astigmatism corrected by femtosecond refractive lenticule extraction. J Cataract Refract Surg 2013;39:759-769.
43- Lever J, Dahan E. Opposite clear corneal incisions to correct preexisting astigmatism in cataract surgery. J Cataract Refract Surg. 2000, 26(6):803-805.
44- Lyle WA, Jin G. Prospective evaluation of early visual and refractive effects with small clear corneal incisions for cataract surgery. J Cataract Refract Surg. 1996; 22(10):1456-1460.
45- Maloney WF. Refractive cataract replacement: a comprehensive approach to maximize refractive benefits of cataract extraction. Paper presented at: Annual Meeting of the American Society of Cataract and Refractive Surgery; 1986; Los Angeles, CA.
46- Masket S, Tennen DG. Astigmatic stabilization of 3.0mm temporal clear corneal cataract incisions. J Cataract Refract Surg. 1996;22(10):1451-1455.
47- Masket S, Wang L, Belani S. Induced astigmatism with 2.2 and 3.0-mm coaxial phacoemulsification incisions. J Refract Surg. 2009;25:21-24.
48- Medicute J,Irigoyen C,Aramberri J,et al.Foldable toric intraocular lens for astigmatism correction in cataract patients.J Cataract Refract Surg.2008;34(4):601-607.
49- Mencucci R, Giordano C, Favuzza E, Gicquel JJ, Spadea L, Menchini U. Astigmatism correction with toric intraocular lenses: wavefront aberrometry and quality of life. Br J Ophthalmol. 2013 May;97(5):578-82.
50- Morlet N.,Minassian D., Dart J. Astigmatism and the analysis of its surgicalcorrection. Br J Ophthalmol 2001;85:1127-1138
51- Muller-Jensen K, Fischer P, Siepe U. Limbal relaxing incisions to correct astigmatism in clear corneal cataract surgery. J Refract Surg. 1999, 15(5):586-589.
52- Musat O, Ochinciuc U, Gutu T, Cristescu TR, Coman C. [Refractive stability of artificial lens in Acrysof Toric. Oftalmologia. 2012;56(1):90-3. Romanian.
53- Nichamin LD. Changing approach to astigmatism management during phacoemulsification: peripheral arcuate astigmatic relaxing incisions. Paper presented at: Annual Meeting of the American Society of Cataract and Refractive Surgery; 2000; Boston, MA
54- Nichamin LD. Opposite clear corneal incisions. J Cataract Refract Surg. 2001, 27(1): 7-8.
55- Nichamin LD. Bioptics: expanding its role to pseudophakia. Paper presented at: Annual Meeting of the American Society of Cataract and Refractive Surgery; 2002; Philadelphia, PA.
56- Nichamin LD. Expanding the role of bioptics to the pseudophakic patient. J Cataract Refract Surg. 2001;27(9):1343-1344.
57- Nichamin LD. Bioptics for the pseudophakic patient. In: Gills JP, ed. A complete guide to astigmatism management: An ophthalmic manifesto. Thorofare, NJ: SLACK Incorporated; 2003:37-39.
58- Nichamin LD. Results of CK after cataract surgery. Paper presented at: Annual Meeting of the American Society of Cataract and Refractive Surgery; 2004; San Diego, CA
59- Ninomiy Y, Kanazawa Y, Kojima Y, Maeda N. [Simulation of toric intraocular lens results: the effect of repeatability and increments of automated keratometry]. Nihon Ganka Gakkai Zasshi. 2013 Aug;117(8):621-8. Japanese.
60- Novis C. Astigmatism and toric intraocular lenses. Curr Opin Ophthalmol. 2000, 11(1):47-50.
61- Nuijts RM, Viser N. Assessment of cyclotorsion errors in marker-based toric IOL. Paper presented at: Annual Meeting of the American Society of Cataract and Refractive Surgery; April 9-4, 2010; Boston, MA.

62- Osher RH. Combining phacoemulsification with corneal relaxing incisions for reduction of preexisting astigmatism. Paper presented at: Annual meeting of the American Intraocular Implant Society; 1984; Los Angeles, CA.
63- Osher RH. Transverse astigmatic keratotomy combined with cataract surgery. In: Thompson K, Waring G, eds. Contemporary Refractive Surgery-Ophthalmology Clinics of North America. Philadelphia, PA: W.B. Saunders Co; 1992:717-725.
64- Packer M. Effect of intraoperative aberrometry on the rate of postoperative enhancement: Retrospective study. J Cataract Refract Surg. 2010; 36:747-755.
65- Peckar.C, Rayner Centreflex Toric IOL shows stability in astigmatic eyes.
66- Poll JT, Wang L, Koch DD, Weikert MP. Correction of astigmatism during cataract surgery: toric intraocular lens compared to peripheral corneal relaxing incisions. J Refract Surg. 2011;27(3):165-171.
67- Ruhswurm I, Scholz U, Zehetmayer M, et al. Astigmatism correction with a foldable toric intraocular lens in cataract patients. J Cataract Refract Surg. 2000;26(7):1022-1027.
68- Ruíz-Mesa R,Carrasco-Sánchez D,Díaz-Alvarez SB,et al.Refractive lens exchange with foldable toric intraocular lens.Am J Ophthalmol.2009;147(6):990-996.
69- Savage H, Rothstein M, Davuluri G, et al. Myopic astigmatism and presbyopia trial. Am J Ophthalmol. 2003;135:628-632.
70- Savini G, Hoffer KJ, Ducoli P. A new slant on toric intraocular lens power calculation. J Refract Surg. 2013 May;29(5):348-54.
71- Savini G, Hoffer KJ, Carbonelli M. et al. Influence of axial Length and corneal power on the astigmatic power of toric intraocular lenses. J Cataract Refract Surg. 2013;39(12): 1900-1903.
72- Scialdone A, De Gaetano F, Monaco G. Visual performance of 2 aspheric toric intraocular lenses: comparative study.J Cataract Refract Surg. 2013 Jun;39(6):906-14.
73- Singh A, Pesala V, Garg P, Bharadwaj SR. Relation between uncorrected astigmatism and visual acuity in pseudophakia.Optom Vis Sci. 2013 Apr;90(4):378-84.
74- Slade SG. Comparative analysis of corneal endotelial density after phacoemulsification performed by femtosecond laser-assisted and conventional cataract surgery. Paper presented at the American Society of Cataract and Refractive Surgery; April 20-24, 2013; Chicago Il.
75- Slade SG. Toric Cover Stroy: Lens or Astigmatic Keratotomy? Cataract and Refractive Surgery Today, October 2013;54-55.
76- Srivannaboon S,, et al. Comparison of corneal astigmatism and axis location in cataract patients measured by total corneal power, automated keratometry, and simulated keratometry. J Cataract Refract Surg 2012; 38:2088-2093
77- Statham M, Apel A, Stephensen D. Comparison of the AcrySof SA60 spheri cal intraocular lens and the AcrySof Toric SN60T3 intraocular lens outcomes!in patients with low amounts of corneal astigmatism. Clin Exp Ophthalmol!2009;37(8):775-779.
78- Sun XY, Vicary D, Montgomery P, et al. Toric intraocular lenses for correcting astigmatism in 130 eyes. Ophthalmology. 2000;107(9):1776-1781. '
79- Thibos, L.N. Wheeler, W. & Horner, D. (1994). A vector method for the analysis of astigmatic refractive errors. Vision Science and its applications, 2, 14-17.
80- Till JS, Yoder PR, Wilcox TK, et al. Toric intraocular lens implantation: 100 consecutive cases. J Cataract Refract Surg. 2002, 28(2):295-301.
81- Toto L, Vecchiarino L, D'Ugo E, Cardone D, Mastropasqua A, Mastropasqua R, Di Nicola M. Astigmatism correction with toric IOL: analysis of visual performance, position, and wavefront error. J Refract Surg. 2013 Jul;29(7):476-83.
82- Trindade F, Oliveira A, Frasso M. Benefit of against-the-rule astigmatism to uncorrected near acuity. J Cataract Refract Surg. 1997;23:82-85.
83- Tseng SS., Ma JJ., Calculatinf the optimal rotation of a misaligned toric intraocular lens. J Cataract Refract Surg 2008;34:1767-1772.
84- Tsinopoulos IT, Tsaousis KT, Tsakpinis D, et al. Acrylic toric intraocular lens implantation: a single center experience concerning clinical outcomes and postoperative rotation. Clin Ophthalmol. 2010; 24(4):137-142.
85- Venter J, Blumenfeld R, Schallhorn S, Pelouskova M. Non-penetrating femtosecond laser intrastromal astigmatic keratotomy in patients with mixed astigmatism after previous refractive surgery. J Refract Surg. 2013 Mar;29(3):180-6.
86- Vicković IP, Loncar VL, Mandić Z, Iveković R, Herman JS, Sesar A. Toric intraocular lens implantation for astigmatism correction in cataract surgery. Acta Clin Croat. 2012 Jun;51(2):293-7.
87- Vinas M, de Gracia P, Dorronsoro C, Sawides L, Marin G, Hernández M, Marcos S. Astigmatism Impact on Visual Performance: Meridional and Adaptational Effects.Optom Vis Sci. 2013 Oct 17.
88- Vinas M, Sawides L, de Gracia P, Marcos S. Perceptual adaptation to the correction of natural astigmatism. PLoS One. 2012;7(9):e46361.
89- Visnjić MB, Zrinsćak O, Barisić F, Iveković R, Laus KN, Mandić Z. Astigmatism and diagnostic procedures. Acta Clin Croat. 2012 Jun;51(2):285-8.
90- Wallace RB. Refractive cataract surgery and multifocal IOLs. Thorofare, NJ: SLACK Incorporated, 2000
91- Watanabe K, Negishi K, Kawai M, Torii H, Kaido M, Tsubota K. Effect of experimentally induced astigmatism on functional, conventional, and low-contrast visual acuity. J Refract Surg. 2013 Jan;29(1):19-24.
92- Werner L, Olson RJ, Mamalis N. New technology IOL optics. Ophthalmol Clin North Am. 2006;19: 469-483. K.J. Hoffer, Biometry of 7,500 cataractous eyes. Am. J. Ophthalmol., 1980;90:360-368.
93- Wiley W. Reducing residual cylinder with toric IOLs guided by Orange®. Program and abstracts of the Annual Meeting of the American Society of Cataract and Refractive Surgery; April 9-14, 2010; Boston, MA.
94- Zaldivar R, Davidorf JM, Oscerow S, et al. Combined posterior chamber phakic intraocular lens and laser in situ keratomileusis: bioptics for extreme myopia. J Refract Surg. 1999;15:299-308.

16

Aberrações Ópticas e Cristalino

Dr. Pedro Paulo Fabri,
Dr. Renato Ambrósio Jr.

O cristalino humano é, depois do complexo da face anterior da córnea com o filme lacrimal e o ar, o segundo mais importante elemento do sistema óptico ocular. Com a idade, ocorrem alterações do cristalino que são associadas com degradação da qualidade óptica.[1] Tais alterações ocorrem antes da perda da transparência e podem ser observadas na morfologia (espessura e curvatura) e na constituição (quantidade de fibras e tipos de proteínas). As aberrações ópticas que a luz sofre em decorrência das alterações no cristalino estão entre os fatores responsáveis pela diminuição da visão que ocorre com o processo de desenvolvimento da catarata. Tais aberrações ópticas determinam diminuição na qualidade da visão, que muitas vezes precede a perda quantitativa aferida pela acuidade visual de alto contraste (optotipos da tabela de Snellen).

Classicamente, o estagiamento do processo da opacificação do cristalino é determinado por avaliação clínica subjetiva na lâmpada de fenda. Esquemas para graduação das opacidades lenticulares incluem a *Lens Opacities Classification Scheme (LOCS III) e o Oxford Clinical Cataract Classification and Grading System* (OCCGS), que servem para padronizar os dados em pesquisa. Osher, em vídeo premiado na ASCRS 2006, sugere uma nova classificação para a catarata (The Adult Cataract:

Do You See What I See?: http://ascrs2006.conferencefilms.com/acover.wcs?entryid=074761).

A aberrometria (análise da frente de onda ou Wavefront) foi introduzida no final do século XX como uma abordagem propedêutica que nos permite entender e quantificar as aberrações ópticas além da refração tradicional (aberrações de baixa ordem – miopia, hipermetropia e astigmatismo). Inicialmente, a aberrometria foi proposta para maior refinamento de cirurgias refrativas, mas verificou-se que representava uma excelente forma de quantificação objetiva para analisar as aberrações induzidas pela catarata desde suas fases iniciais.[2] Além de testes subjetivos da qualidade visual, como o teste de sensibilidade ao contraste, o desenvolvimento de aberrômetros ou sistemas de análise da frente de onda (wavefront), permitenos avaliar o sistema óptico ocular de forma mais precisa e detalhada. Adicionalmente, a integração dos sistemas de aberrometria total que medem o olho todo com sistemas de topografia e tomografia de córnea, permite a separação dos efeitos ópticos dos elementos intra-oculares. Tal abordagem propedêutica torna possível avaliar o impacto das alterações do cristalino na óptica ocular, bem como acompanhar sua evolução e estudar detalhadamente o resultado da cirurgia de catarata com implante de lente intra-ocular por meio de mapas diferenciais. Com isso, é possível caracterizar melhor as aberrações induzidas pela cirurgia, bem como estudar a qualidade óptica dos diferentes tipos de lentes intra-oculares.

A integração das informações obtidas pelo exame de aberrometria do olho todo, com as informações sobre as propriedades ópticas da córnea, obtidas por topografia ou tomografia computadorizada, foi inicialmente possível com o uso do VOL CT-View (Sarver & Associates). Como o estudo considera apenas as informações da superfície anterior da córnea (topografia corneana), devese considerar que as contribuições da superfície posterior da córnea estarão computadas juntamente com a óptica intra-ocular. Alguns sistemas, como o OPD-Scan da Nidek e o Topcon KR-9000PW possibilitam a captura da topografia e da aberrometria pelo mesmo aparelho. Outros sistemas, como o i-Trace apresentam plataformas integradas que também agilizam o exame. Podemos notar que a necessidade de se obter informações sobre a óptica intra-ocular do olho através da integração do *Wavefront* com a topografia, vem a determinar uma tendência das diversas empresas desenvolverem sistemas híbridos integrados, o que certamente será decisivo para esse recurso propedêutico.[3] Podemos observar também que diferentes tipos de cataratas produzem identificáveis e reprodutíveis resultados utilizando a tecnologia de wavefront.[4]

Além disso, o estudo das alterações moleculares que o cristalino sofre com a idade possibilita relacionar a presbiopia como estágio inicial de catarata nuclear.[5]

No estudo das aberrações ópticas devemos sempre considerar a área pupilar examinada porque a avaliação da aberrometria depende do diâmetro utilizado. Da mesma maneira que a análise de frentes de onda (aberrometria) determina o mapa de refração em dioptrias, ela pode determinar o mapa de aberrações em micra. A mensuração das aberrações em micra significa o quanto a superfície estudada (frente de onda real) se afasta de um plano perfeito ideal (frente de onda plana). Podemos considerar uma óptica plana e transparente como padrão de perfeição que possibilita uma função de espalhamento de ponto puntiforme. Qualquer frente de onda com superfície diferente da superfície plana, apresenta aberrações, conseqüente comprometimento da nitidez e maior espalhamento do ponto. Se a frente de onda não-plana permitir correção com a superfície das lentes esfero-cilíndricas dos óculos (é possível nitidez com correção), as aberrações dessa superfície serão consideradas de baixa ordem (miopia, hipermetropia e astigmatismo). Entretanto, se a frente de onda se mostrar irregular, como por exemplo, a superfície ondulada de alguns vitrais, não haverá possibilidade de correção com lentes esfero-cilíndricas (impossível nitidez mesmo com correção com óculos) e são chamados de aberrações de alta ordem (aberrações esféricas, coma, trifoil, etc.). Supondo uma secção plana à meia altura entre as elevações e as depressões dessa superfície ondulada, convencionou-se para o aberrômetro i-tracey (Tracey Technologies) utilizado neste estudo, que as elevações são consideradas aberrações positivas e com cores quentes, e as depressões consideradas aberrações negativas e com cores frias.

Nos casos clínicos abaixo são mostradas situações de aberrações da óptica interna relacionadas com alterações cristalinianas.

CASO 1

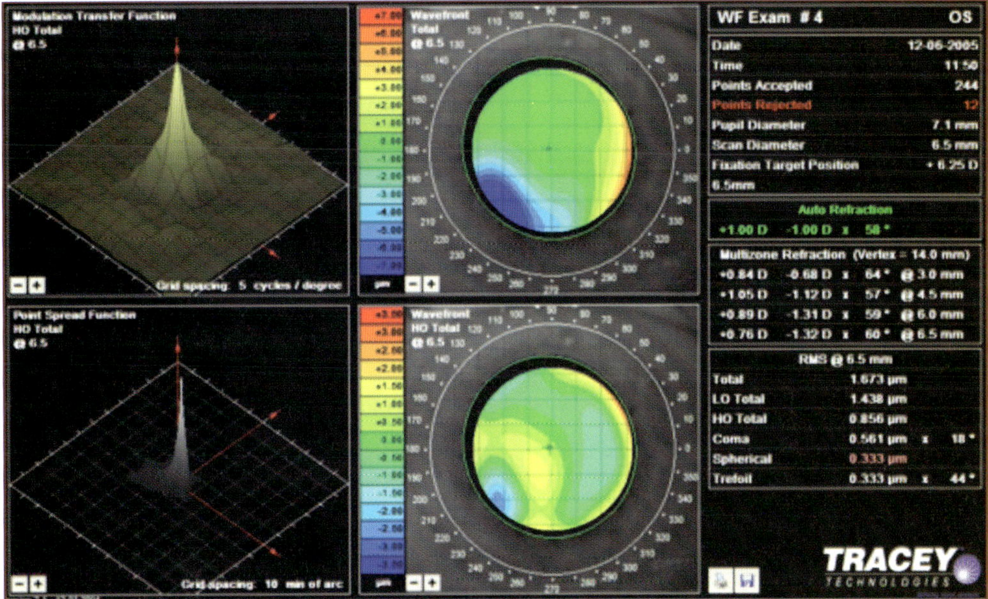

Figura 1. Quadro superior esquerdo: MTF de alta ordem; Quadro inferior esquerdo: PSF de alta ordem; Quadro colorido central superior: aberrações totais mostrando área de aberração negativa nasal inferior e aberração positiva na área temporal; Quadro colorido central inferior: aberrações de alta ordem mostrando principalmente presença de coma.

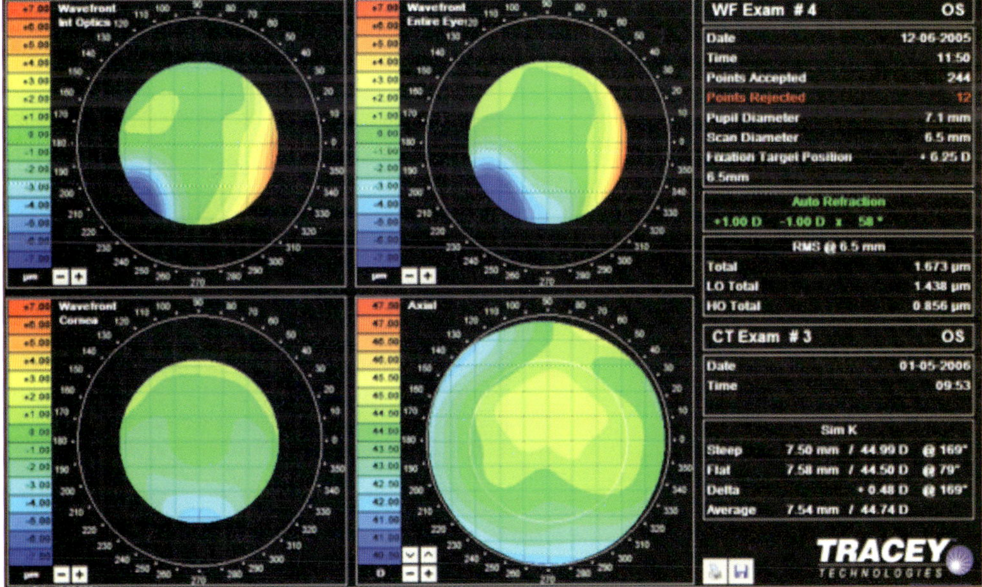

Figura 2. Mapa de integração da aberrometria do olho todo com a topografia corneana. Quadro colorido central superior: aberrometria do olho todo; Quadro colorido central inferior: topografia corneana. Com a integração dos mapas de aberrometria do olho todo e os dados fornecidos pela topografia é possível determinar o mapa de aberrações referentes à superfície anterior da córnea, mostrado no quadro inferior esquerdo. Subtraindo as aberrações referentes à superfície anterior da córnea das aberrações totais do olho todo pode-se determinar o mapa das aberrações internas do olho mostradas no quadro colorido superior esquerdo. Estudando as semelhanças dos mapas de aberrações podemos verificar se as aberrações totais manifestam maior semelhança com as aberrações da superfície anterior da córnea ou com as aberrações internas do olho. Na Fig 02 nota-se grande semelhança entre o mapa das aberrações totais com o mapa das aberrações internas. Assim, é de se supor que alguma estrutura ocular interna está colaborando para o aparecimento das aberrações como mostrado na figura 03.

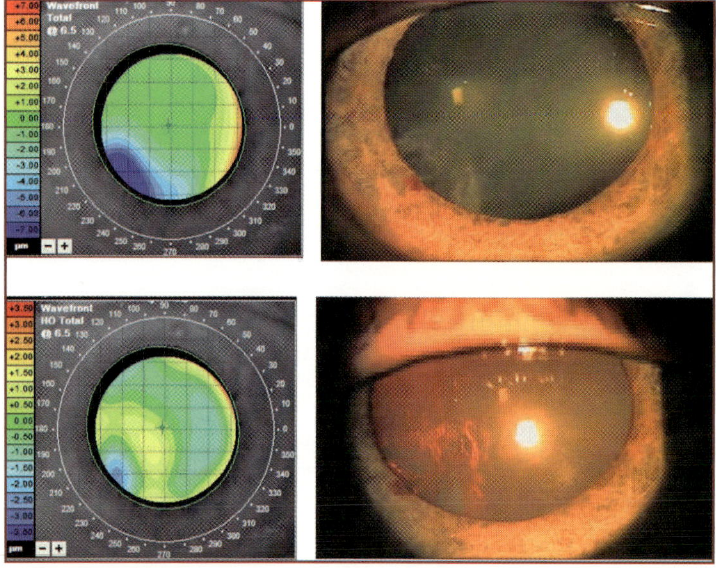

Figura 3. Catara setorial nasal inferior coincidindo com o mapa das aber-rações sendo o motivo das aberrações do CASO 01.

CASO 2

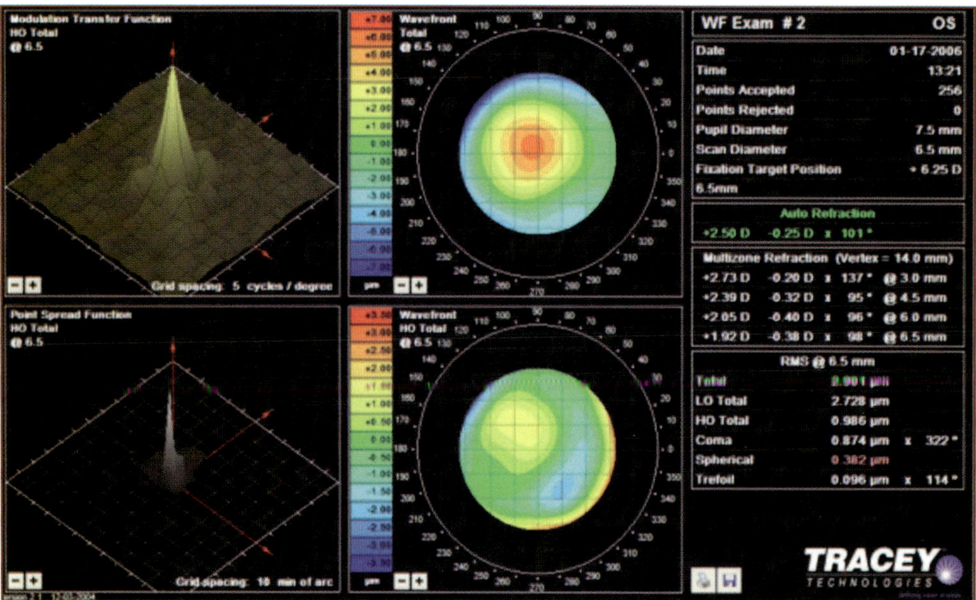

Figura 4. Quadro superior esquerdo: MTF de alta ordem; Quadro inferior esquerdo: PSF de alta ordem; Quadro colorido central superior: aberrações totais; Quadro colorido central inferior: aberrações de alta ordem mostrando principalmente presença de coma.

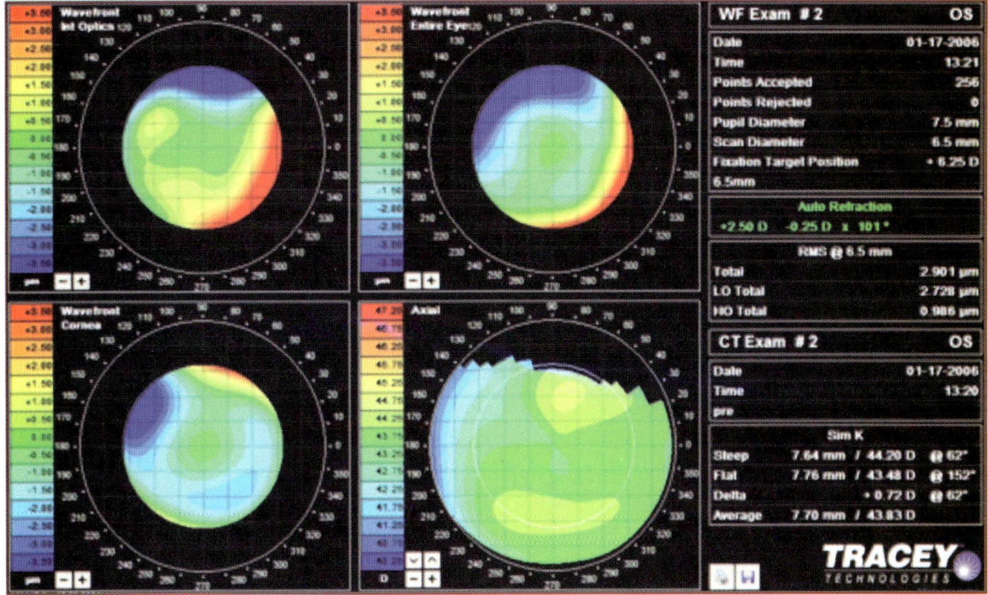

Figura 5. Mapa de integração da aberrometria do olho todo com a topografia corneana. Quadro colorido central superior: aberrometria do olho todo; Quadro colorido central inferior: topografia corneana. Com a integração dos mapas de aber-rometria do olho todo e os dados fornecidos pela topografia é possível deter-minar o mapa de aberrações referentes à superfície anterior da córnea, mos-trado no quadro inferior esquerdo. Subtraindo as aberrações referentes à su-perfície anterior da córnea das aberrações do olho todo pode-se determinar o mapa das aberrações internas do olho mostradas no quadro colorido superior esquerdo. Na Fig 05 nota-se semelhança entre o mapa das aberrações do olho todo com o mapa das aberrações internas, indicando que alguma estrutura interna é a responsável pelas aberrações.

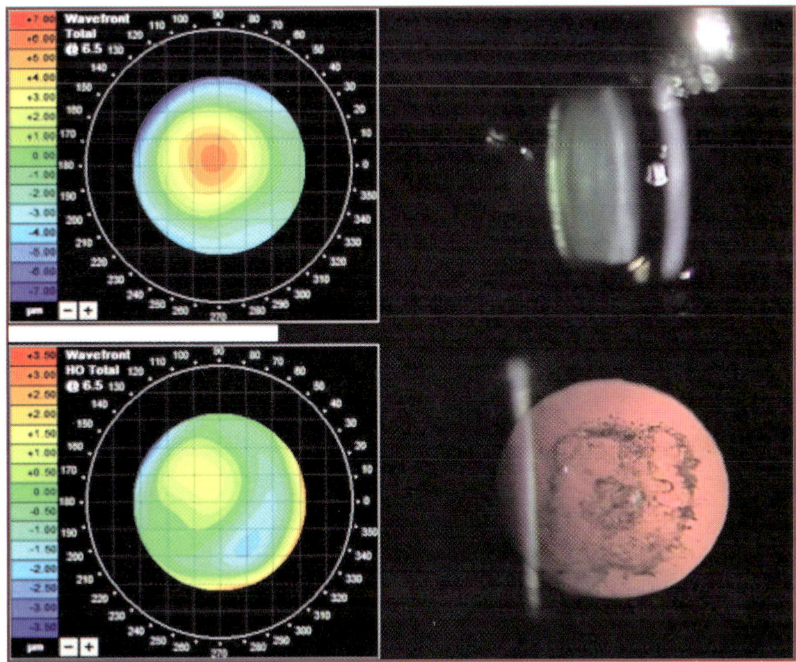

Figura 6. Opacificação da cápsula posterior por retro-iluminação, motivo das aberrações do CASO 02.

CASO 3

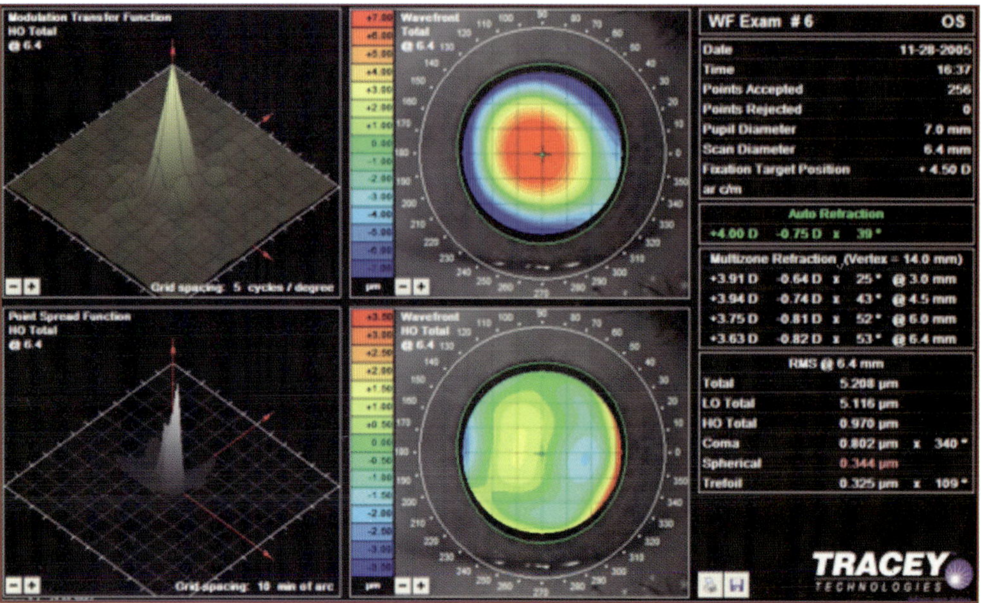

Figura 7. Quadro superior esquerdo: MTF de alta ordem; Quadro inferior esquerdo: PSF de alta ordem; Quadro colorido central superior: aberrações totais; Quadro colorido central inferior: aberrações de alta ordem mostrando principalmente presença de coma.

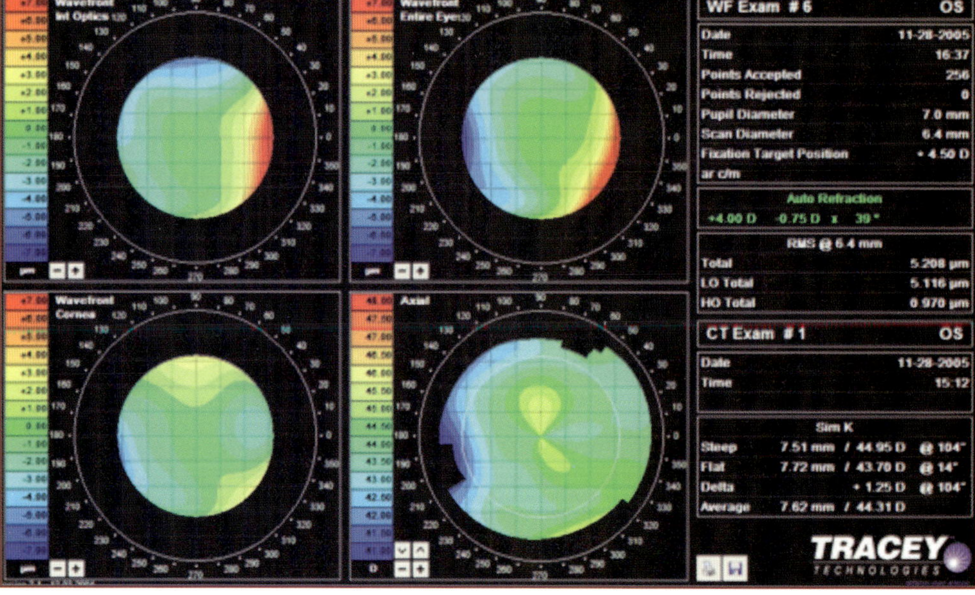

Figura 8. Mapa de integração da aberrometria do olho todo com a topografia corneana. Quadro colorido central superior: aberrometria do olho todo; Quadro colorido central inferior: topografia corneana. Com a integração dos mapas de aberrometria do olho toso e os dados fornecidos pela topografia é possível determinar o mapa de aberrações referentes à superfície anterior da córnea, mostrado no quadro inferior esquerdo. Subtraindo as aberrações referentes à superfície anterior da córnea das aberrações do olho todo pode-se determinar o mapa das aberrações internas do olho mostradas no quadro colorido superior esquerdo. Na Fig 08 nota-se semelhança entre o mapa das aberrações do olho todo com o mapa das aberrações internas.

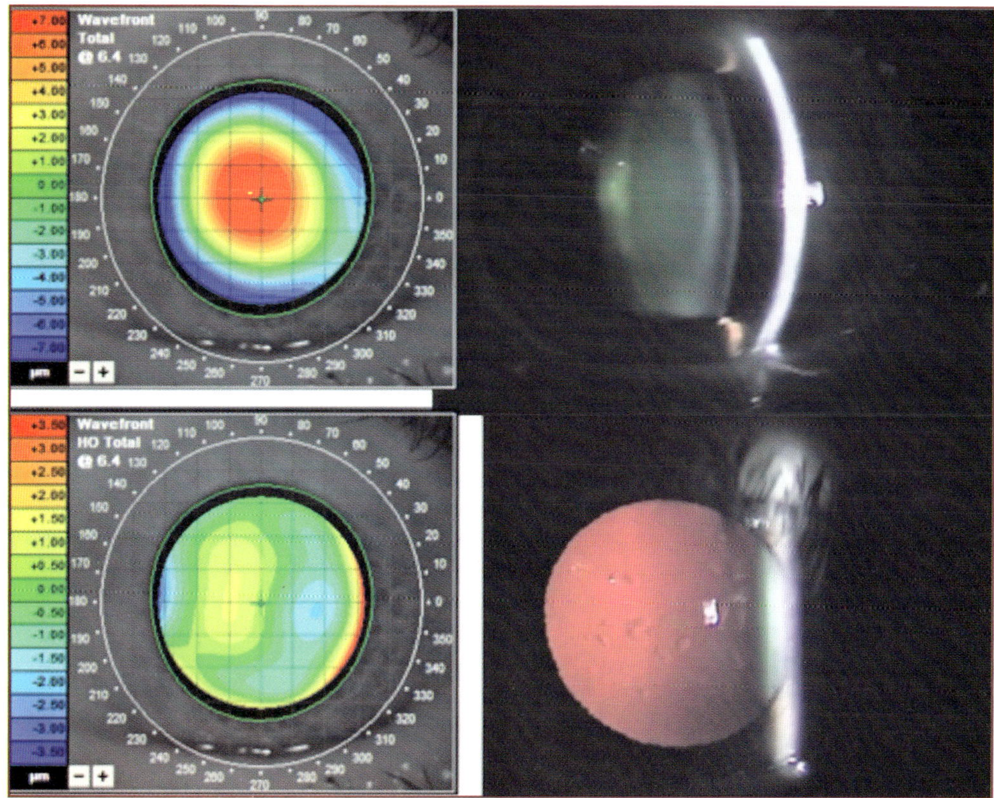

Figura 9. Vacúolos do córtex posterior por retro-iluminação, motivo das aberrações do CASO 03.

CASO 4

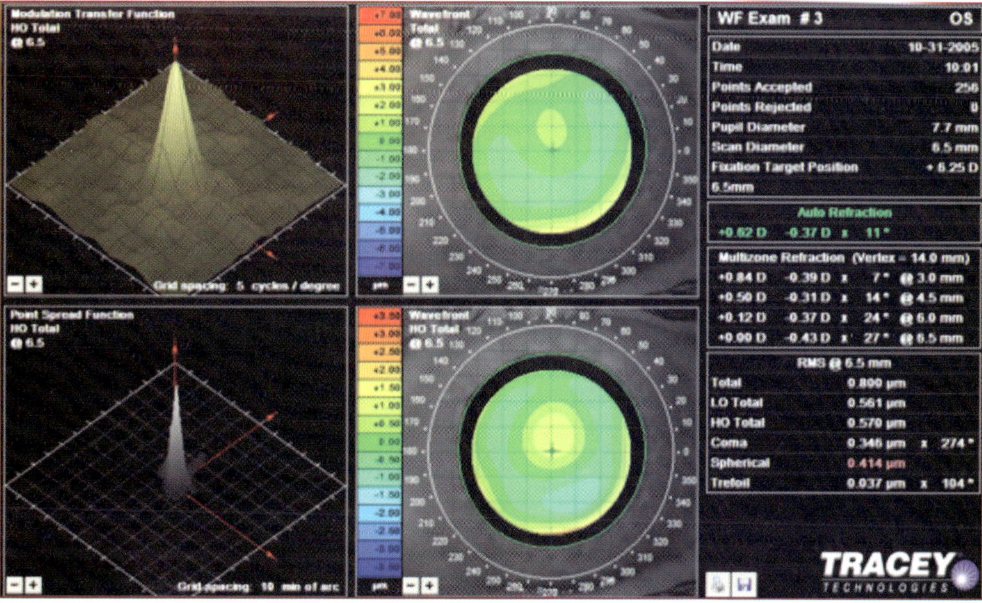

Figura 10. Quadro superior esquerdo: MTF de alta ordem; Quadro inferior esquerdo: PSF de alta ordem; Quadro colorido central superior: aberrações totais; Quadro colorido central inferior: aberrações de alta ordem mostrando principalmente presença de aberração esférica positiva.

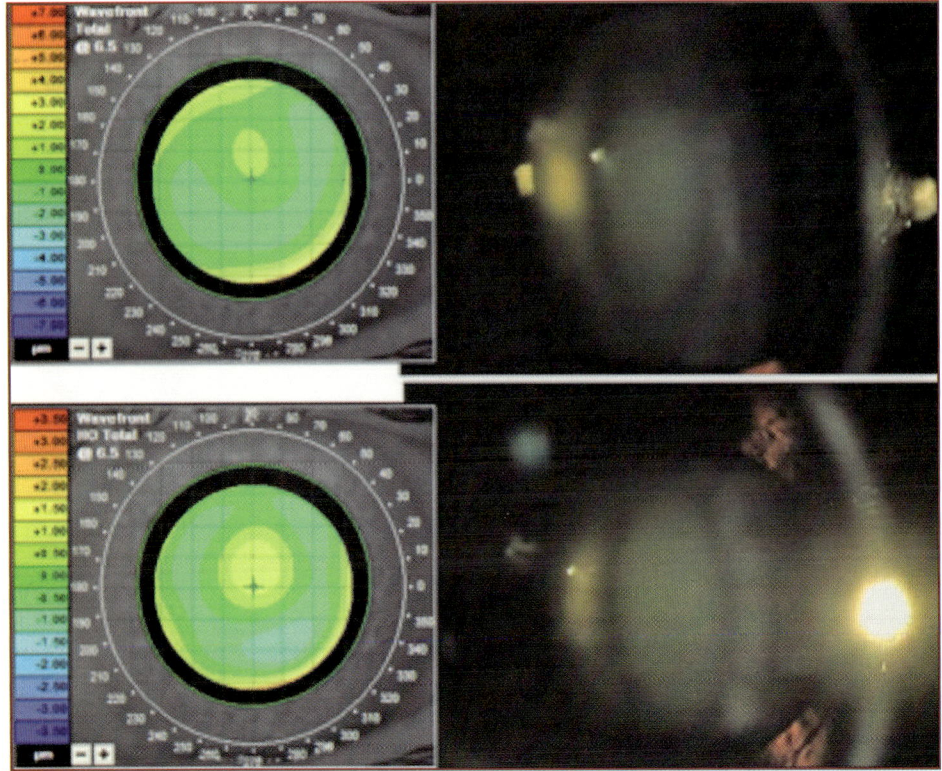

Figura 11. Quadro superior esquerdo: aberrações totais; Quadro esquerdo inferior: aberração esférica; Quadros superior e inferior à direita: esclerose nuclear relacionada com aberrações esféricas do CASO 04.

CASO 5

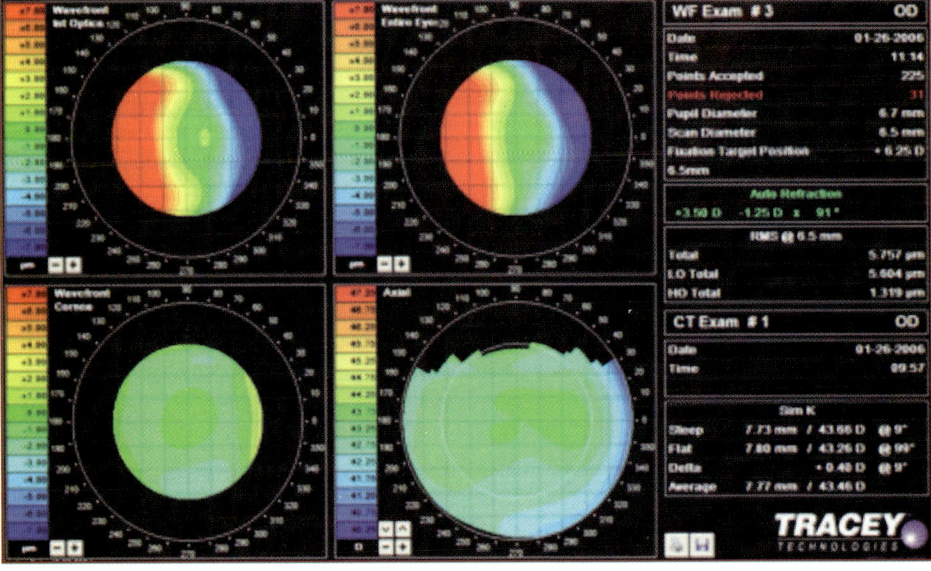

Figura 12. Mapa das aberrações do olho todo (quadro colorido central superior) apresentando grande semelhança com o mapa das aberrações internas (quadro colorido superior esquerdo).

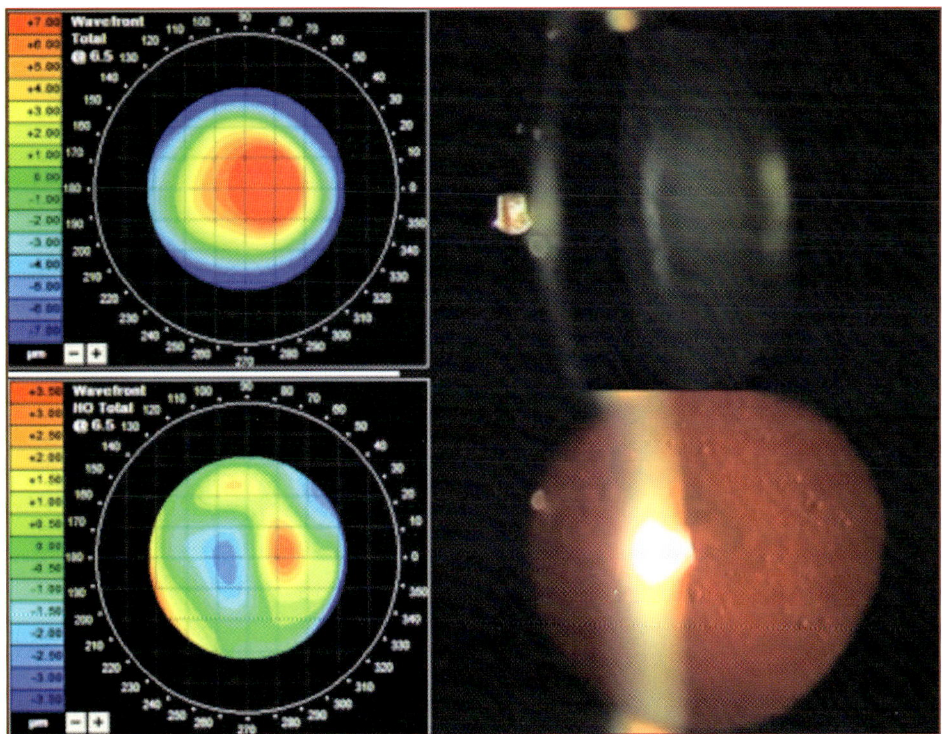

Figura 13. Opacificação do córtex como motivo das aberrações.

A correção da presbiopia com implantes de lentes intra-oculares requer presença de presbio- pia total ou quase totalmente instalada. Portanto, os candidatos para cirurgia de presbiopia estão em idade na qual já são portadores de alterações lenticulares. A constatação de que as aberrações são origina-das no cristalino pode ser importante elemento para determinar se o candidato para correção da presbiopia é melhor categorizado como um paciente com catarata ou como um paciente com extração refrativa do cristalino.[6]

Referências

1. Jorge L. Alió, Patricia Schimchak, Herminio P. Negri and Robert Montés-Micó. Crystalline Lens Optical Dysfunction through Aging. Ophthalmology Volu- me 112, Issue 11, Pages 2022-2029 (November 2005)
2. Kuroda T, Fujikado T, Maeda N et al. Wavefront analysis in eyes with nuclear or cortical cataract. Am J Ophthalmol 2002; 134:1-9
3. Ambrósio R Jr. Analysis of Intraocular Optics. Rev Refract Surg: 2004; 2: 13-6.
4. Sachdev, N., S. E. Ormonde, Sherwin, T., McGhee, C. N. Higher-order aberrations of lenticular opacities. J Cataract Refract Surg 2004;30(8): 1642-8.
5. S.J. McGinty, R.J.W. Truscott. Presbyopia: The First Stage of Nuclear Cataract? Ophthalmic Research 2006; 38:137-148 (DOI: 10.1159/000090645
6. Maloney, WF. Aberrometry a potential tool for monitoring cataracts, OCULAR SURGERY NEWS EUROPE/ ASIA-PACIFIC EDITION. November 2005; http:/ / escrs.com/publications/eurotimes/04october/pdf/ aberrometry.pdf

17

Microscopia Especular de Córnea

Dr. Fernando Cesar Abib

Introdução

Desde a técnica intra-capsular até a era da facoemulsificação e do laser, a cirurgia de catarata demonstra clara evolução com diminuição dos riscos oculares. A cirúrgica determina perda de células endoteliais gradualmente minimizada pela evolução técnica do procedimento. Admite-se como inerente ao ato cirúrgico perda celular mínima próxima de 4% que aumenta de forma natural na presença de fatores que dificultem a cirurgia, podendo até potencializá-la na vigência de complicações per ou pós-operatórias associadas. Existe morte celular mais significativa nas proximidades da incisão, justificada pelo trauma em suas margens endoteliais devido a manipulação de instrumental intra-ocular.

O presente capítulo tem como objetivo capacitar o médico oftalmologista a realizar e interpretar o exame de microscopia especular na rotina do paciente de cirurgia do cristalino.

Para que a microscopia especular cumpra seus objetivos como método diagnóstico três etapas são necessárias:

1. Os resultados devem representar a realidade do mosaico endotelial em exame.
2. Os resultados devem ser comparados com valores esperados para a idade do paciente em exame. Isto identifica o mosaico com características fora da expectativa de normalidade para a idade, auxiliando na interpretação do risco cirúrgico.
3. Correlacionar os achados da microscopia especular com o caso clínico: Condições anatômicas do olho e condições técnicas disponíveis para a realização do procedimento cirúrgico indicado.

Definições Necessárias

Mosaico endotelial: Estrutura anatômica composta por tecido epitelial monoestratificado formado por células predominantemente haxagonais que revestem toda a superfície posterior da córnea **(Figura 1)**.

Amostra endotelial: Imagem do mosaico endotelial onde se tem uma determinada quantidade de células. Este subconjunto do mosaico endotelial deve ser representativo da população de onde foi extraída, ou seja, deve ser parecida

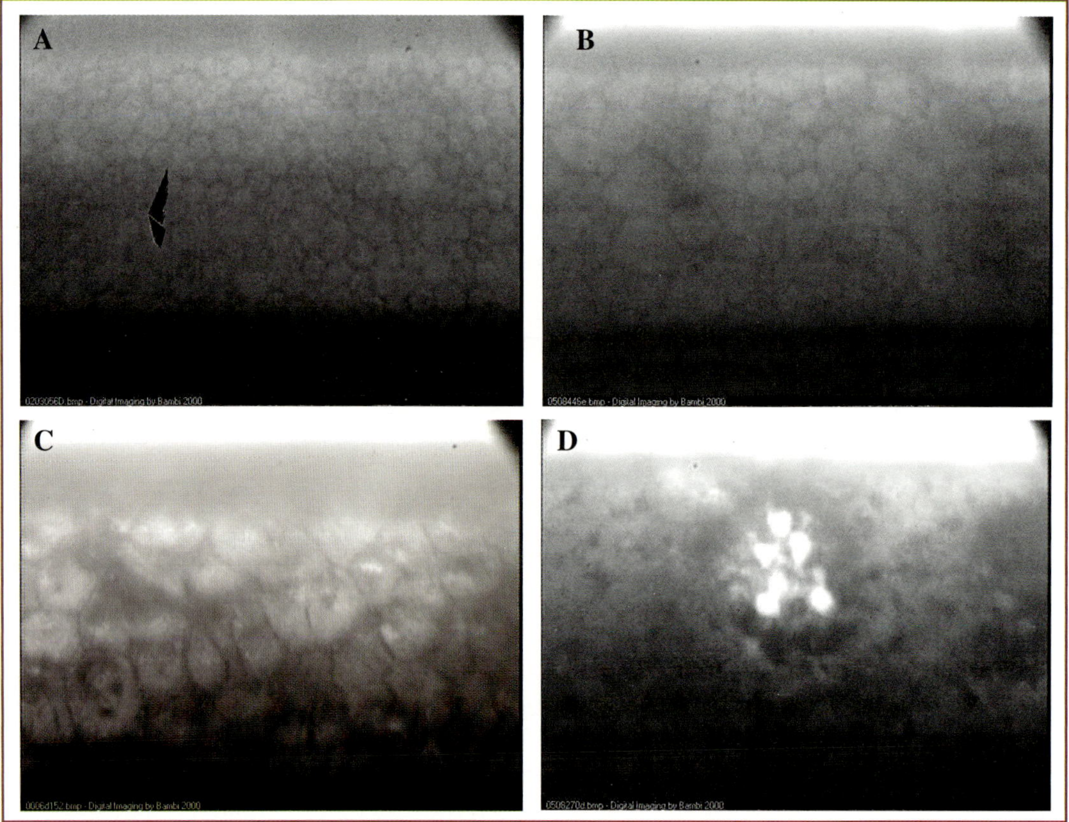

Figura 1 - A) Mosaico endotelial com densidade e morfologia celular normais para paciente de 32 anos; B) Mosaico endotelial com densidade pouco diminuída para a idade, polimegetismo e pleomorfismo; C) Mosaico endotelial com densidade celular abaixo do limiar de descompensação, caracterizando edema – descompensação corneana; D) Infiltração endotelial por uveíte: precipitado cerático, e grande quantidade de corpúsculos intercelulares.

qualitativamente e quantitativamente com sua população de células **(Figuras 1 e 2)**.

Amostragem endotelial: Processo pelo qual se adquire diferentes imagens endoteliais (amostras do endotélio da córnea). O processo amostral sempre deve incluir um número mínimo de imagens e células para tornar os resultados do exame representativos da realidade da população de células existentes no mosaico endotelial.

Grau de confiança: é o grau de estabilidade existente em uma medida quando ela é repetida em condições idênticas. A ciência médica habitualmente utiliza grau de confiança de 95%.

Erro Amostral: Tecnicamente denominado erro relativo. É o erro calculado toda vez que se relaciona o tamanho de uma amostra ao tamanho da população da qual esta amostra foi extraída. Pode ser menor que o planejado, neste caso existe validade amostral, pode ser maior que o planejado, neste caso não existe validade estatística. A ciência médica habitualmente aceita erro amostral inferior a 5%.

Inferência estatística: É o raciocínio pelo qual se extrapola as conclusões obtidas a partir de uma amostra para a população da qual foi extraída. Os resultados da microscopia especular, quando com erro amostral inferior a 5% podem ser extrapolados para o mosaico endotelial da córnea examinada.

Intervalo de Confiança: É a faixa de valores que uma determinada variável pode assumir. É determinado pela média e erro relativo calculados a partir da amostra extraída da população de células endoteliais de uma determinada córnea.

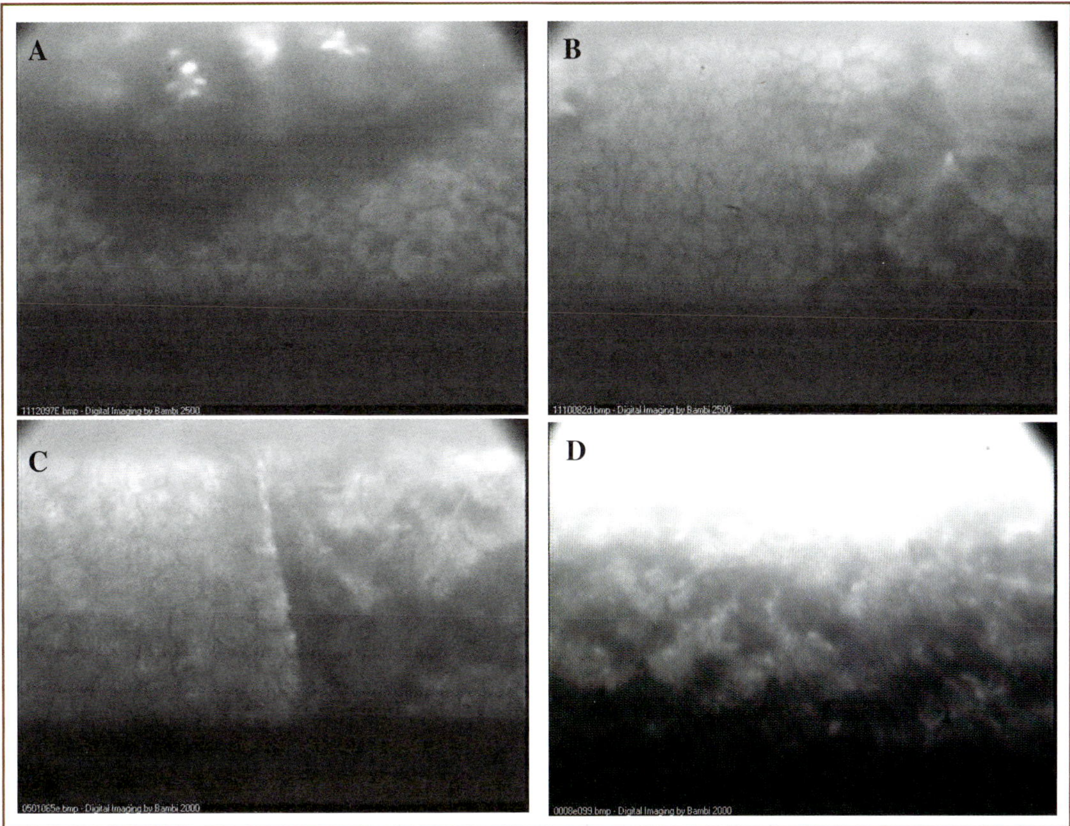

Figura 2. Mosaico endotelial com estruturas anexas - A) Lesões tipo vesículas na distrofia polimorfa posterior; B) Limite entre células normais e ICE cells na síndrome endotelial irido-corneana; C) Margem lateral da ruptura da membrana de Descemet originaria de tocotraumatismo; D) Infiltração endotelial causado pela endotelite viral.

Quando uma amostra endotelial é pequena, o intervalo de confiança da variável estudada será muito grande, tendendo a diminuir a medida que se aumenta a quantidade de células endoteliais no exame.

Densidade celular: Quantidade de células que se estima existir em uma superfície de 1mm².

Área celular: Tamanho médio das células endoteliais. É estimado em μm^2.

Polimegetismo: Avalia o grau de dispersão do tamanho das células do mosaico endotelial **(Figuras 1B)**.

Coeficiente de Variaçao: Estima o polimegetismo existente no mosaico endotelial. Seu resultado é apresentado de forma decimal ou em forma de porcentagem. Para converter um resultado de decimal para porcentagem basta multiplicá-lo por 100.

Pleomorfismo: Avalia a quantidade de células hexagonais existentes no mosaico endotelial **(Figuras 1B)**.

Porcentagem de Células Hexagonais: Estima o pleomorfismo do mosaico endotelial. Seu resultado é apresentado em forma de porcentagem.

Estruturas anexas ao mosaico endotelial: Formações complexas existentes na membrana de Descemet e/ou endotélio, de origem inflamatória, distrófica, degenerativa, iatrogênica, traumática ou corpos estranhos. Visualizadas pela microscopia especular como imagens distintas das imagens das células endoteliais. Exemplos de estruturas anexas ao mosaico endotelial podem ser vistas nas **(Figuras 1C, 1D e 2)**.

Limiar de descompensação: Quantidade mínima de células endoteliais capaz de manter a córnea sem edema e transparente. Estima-se seu limiar, segundo a literatura, de 700 a 400 células/mm².

Descompensação corneana: Córnea com edema que apresenta densidade endotelial inferior ao mínimo necessário para mantê-la transparente. A córnea descompensada responde à tentativa farmacológica de reversão do edema, estando indicado transplante **(Figuras 1C)**.

Semiologia Endotelial pela Microscopia Especular

Estima a população de céluals existentes no mosaico endotelial, podendo demonstrar a presença de estruturas anexas a ele, em condições de caracterizá-las, auxiliando no diagnóstico das doenças endoteliais da córnea.

Densidade Endotelial

A densidade endotelial estima, em mm², a quantidade de células existentes no mosaico endotelial da córnea (Figura 1). Durante a vida existe declínio natural da densidade endotelial que pode ser potencializado por trauma ocular, glaucoma, uveítes, procedimentos tais como cirurgia intra-ocular e até uso de lentes de contato, dentre outras causas. Deve-se ressaltar que condições anatômicas desfavoráveis, bem como aparelhos de facoemulssificação e insumos cirúrgicos que não sejam de reconhecida qualidade expõe os olhos operados a maior perda celular.

Quando a densidade celular atinge nível crítico, entre 700 e 400 células/mm², a córnea perde definitivamente transparência, entrando em estado de descompensação. O transplante de córnea ou endotelial são as únicas formas de restituir sua transparência de forma duradoura. O referido nível crítico é conhecido como limiar de descompensação corneana.

Estruturas Anexas ao Mosaico Endotelial

São estruturas complexas encontradas no mosaico endotelial e podem ter natureza viriada: células inflamatórias infiltrando os espaços entre as células do endotélio da córnea, precipitados ceráticos pigmentados ou não, depósitos pigmentares e até corpo estranho, ICE cells na síndrome endotelial irido-corneana, dobras da membrana de Descemet, excrescências da membrana de Descemet ou guttae, lesões excrescenciformes ou guttae secundárias, vesículas e faixas Figuras 1C, 1D e 2).

Tamanho Celular Endotelial Médio ou Área Celular

Representa o tamanho médio de uma determinada população de células estudadas. Sua unidade de área é o μm². Nos microscópios especulares disponíveis é descrita como área celular.

Coeficiente de Variação

A população de células endoteliais apresenta normalmente um determinado padrão de dispersão de tamanho em torno de um tamanho médio. Esta dispersão é chamada de polimegetismo e é avaliado pelo coeficiente de variação (CV).

Indica diminuição da reserva funcional destas células, ou mesmo, estresse ou sofrimento celular. Pode ser expresso em termos decimal ou percentual. Quando descrito em percentual seu valor decimal encontra-se multiplicado por 100.

Percentual de Células Hexagonais

A morfologia da célula endotelial normal é predominantemente hexagonal, uma pequena parte de sua população tem número de lados diferente de seis, tendo mais e menos que seis lados. Esta variação do número de lados é denominada de pleomorfismo e indica diminuição da reserva funcional destas células, ou mesmo, estresse ou sofrimento.

Na semiologia das células endoteliais, todos estes dados que avaliam o endotélio da córnea sofrem influência da idade, ou seja, apresentam variação durante a vida.

Finalidades da Microscopia Especular na Rotina da Catarata e Refrativa

O exame endotelial realizado pelo microscópio especular pode ter diferentes finalidades, cada uma delas influencia diretamente a técnica de realização do exame e a utilização dos seus resultados.

Triagem Endotelial

Esta forma de realização do exame é de longe a mais utilizada atualmente, porém não se recomenda, pois os erros assumidos nos resultados calculados pelos microscópios especulares são muito grandes e a representatividade do exame perante a realidade do mosaico endotelial é muito pequena, geralmente ocorrendo grandes flutuações entre resultados em exames seriados.

Um exame realizado com esta finalidade não se presta a comparações. Seus índices de confiabilidade serão indicativos de pouca representatividade da população de células do mosaico endotelial por apresentarem erro amostral elevado.

É importante ressaltar que o exame realizado nestas condições não é recomendado para definir ou planejar condutas médicas, como avaliação de risco cirúrgico da córnea, determinação da mínima densidade endotelial para implante intra-ocular, determinar valor de densidade endotelial que indique o explante de lente intra-ocular e investigação de edema de córnea, dentre outras.

Diagnóstico Endotelial

Para o exame realizado com finalidade diagnóstica (densidade celular, área celular, polimegetismo e pleomorfismo) a amostragem endotelial será caracterizada por uma determinada quantidade de células em tantas diferentes imagens endoteliais quanto se faça necessário. Caso o exame com finalidade diagnóstica seja repetido, seus resultados estarão sujeitos a pequenas flutuações, que deverão ser inferior a 5% dos valores estimados.

Um exame realizado com esta finalidade se presta a comparações com futuros exames. Seus índices de confiabilidade deverão ser indicativos de representatividade da população de células endoteliais na córnea examinada, a um erro amostral aceito pela ciência médica.

É importante ressaltar que o exame realizado nestas condições se prestará para definição de condutas médicas, tais como avaliação de risco cirúrgico da córnea, determinação da mínima densidade endotelial para implante intra-ocular, determinar valor de densidade endotelial que indique o explante de lente intra-ocular e investigação de edema de córnea, dentre outras.

Monitoramento Endotelial

Para o exame realizado com finalidade de monitoramento de parâmetros endoteliais, calculados pelos microscópios especulares, os índices de confiabilidade deverão sempre ser indicativos de representatividade da população de células endoteliais a um erro amostral aceito pela ciência médica, ou seja, inferior a 5%.

O processo de amostragem deverá ser caracterizado por uma mínima quantidade de células em tantas diferentes imagens endoteliais quanto se faça necessário. Para córneas sem distrofias e degenerações endoteliais sugere-se realizar o exame sempre em área central, local onde a morfologia das células é mais homogênea e estável. Caso o exame seja repetido, os resultados da densidade celular estarão sujeitos a pequenas flutuações, porém deverão flutuar dentro de um limite de 5% em torno da média uma vez o exame realizado sob orientação de índices de confiabilidade.

Para situações que tenham potencial de determinar perda endotelial súbita, como cirurgias, trauma, infecções, inflamações, a periodicidade da repetição do exame poderá ser mensal a trimestral na dependência da severidade do quadro.

Para situações que tenham potencial de determinar perda endotelial lenta, como período pós-operatório de cirurgias intra-oculares, trauma, infecções, inflamações, a periodicidade poderá ser semestral, anual ou superior, na dependência do caso clínico e julgamento do médico assistente.

Rotina para a Realização do Exame

Anamnese

Uma breve anamnese focada no motivo pelo qual o exame foi solicitado torna sua realização mais objetiva. Deve-se questionar o uso presente ou passado de lentes de contato, histórico de doenças e cirurgias oculares, pois alguns achados de exame poderão ser justificados. Exames de microscopia especular anteriormente realizados são muito úteis para comparações, podendo evitar laudos conflitantes; caso o paciente já tenha realizado o exame anteriormente deverá ser solicitado a trazê-los.

Biomicroscopia

A avaliação da córnea em lâmpada de fenda é imprescindível para escolha do melhor tipo de microscópio especular a ser utilizado: o de contato ou o de não contato.

Em córneas onde existam somente células, sem estruturas anexas ao mosaico endoteial o microscópio especular de não contato poderá ser utilizado para a realização do exame.

Em córneas com estruturas anexas de qualquer tipo, o microscópio especular de contato é o mais indicado para a realização do exame, pois com ele pode-se visualizar todo o mosaico endotelial à procura das estruturas anexas para diagnóstico mais preciso, além de permitir que se avalie o mosaico endotelial da área mais afetada até a área menos afetada pela doença em questão.

Panorama da Microscopia Especular

Muitos exames são realizados a partir de imagens pouco nítidas, como se não bastasse, a marcação das células que deveria ser central, geralmente não o é, além disso, entre células marcadas em uma imagem endotelial existem células não marcadas ou marcadas duplamente. Estas imprecisões geram distorção nos resultados de todos os parâmetros endoteliais calculados: densidade endotelial, área celular, coeficiente de variação e porcentagem de células hexagonais.

Foi reportado em 1.999 pelo FDA, outro grande problema da microscopia especular: Exames em pacientes submetidos a cirurgia de catarata na qual a densidade endotelial no pós-operatório apresenta-se maior que no pré-operatório. Isto é medicamente impossível e somente ocorre pela existência de erro no processo de amostragem durante a realização do exame.

Em artigos, que estudam resultados da microscopia especular, publicados na literatura mundial, muito poucos relatam o numero de células consideradas nos exames que originaram os resultados do exame endotelial e nenhum deles demonstrou o erro amostral existente nos exames incluídos no estudo. Como conseqüência deste fato, muito do que se aceita, por meio de estudos endoteliais, não está fundamentado em exames com resultados representativos da realidade do mosaico endotelial à luz da ciência médica.

Escolha do Melhor Aparelho para a Realização do Exame

Em córneas sem estruturas anexas ao mosaico endotelial o microscópio especular de não contato poderá ser utilizado.
Em córneas com estruturas anexas o microscópio especular de contato é o mais indicado, pois com ele pode-se visualizar todo o mosaico endotelial a procura destas para melhor caracterizá-las.

O microscópio especular mais versátil é o que permite salvar as imagens para posteriormente recuperá-las em condições de analisar suas células. Independente do tipo de aparelho que será utilizado, sempre realizar o exame em ambos os olhos, pois em determinadas situações clínicas a bilateralidade dos achados é primordial para o diagnóstico.

Técnica com microscópio especular de contato:

- Anti-sepsia da lente objetiva do aparelho com álcool 70%. Aguardar alguns instantes para que o álcool evapore totalmente.
- Instilar 3 a 4 gotas de colírio anestésico nos olhos, certificando-se antes que o paciente não apresenta alergia ao produto instilado.

- Deslizar a objetiva do aparelho sobre a superfície corneana verificando a regularidade do mosaico endotelial.
- Em caso de endotélio normal capturar e salvar tantas imagens quantas se façam necessário para contar um número específico de células superior ao tamanho da amostra para a córnea em exame.
- Em caso de endotélio com estruturas anexas, encontrar as áreas onde estas possam ser caracterizadas e quantificadas, nas áreas mais e menos afetadas, então salvá-las. Nos casos em pré-operatório sugere-se que o exame deva, além destas áreas, avaliar área central e periférica, além da área nas proximidades de onde será realizada a incisão. Nas áreas onde existe celularidade viável de ser estimada, esta deverá ser estimada. "É muito importante deixar claro no laudo do exame que os valores estimados netas áreas são focais e só representam uma pequena parte do mosaico endotelial, e não toda sua superfície".
- A marcação das células endoteliais poderá ser realizada ao final da rotina da aquisição das, sempre diferentes, imagens endoteliais, assim aproveita-se melhor a curta duração do efeito do colírio anestésico.
- Caso utilize software para determinação do número mínimo de células endoteliais a serem contadas, a rotina do exame será guiada por este até que o erro amostral do exame torne-se inferior a 5%.
- Mosaico endotelial somente com células: A análise dos resultados deverá ser realizada conforme valores representativos de expectativa de normalidade para os dados calculados: densidade endotelial, área celular, coeficiente de variação e porcentagem de células hexagonais.
- Nova anti-sepsia da lente objetiva do aparelho com álcool 70%.

Técnica com microscópio especular de não contato:

- Pedir para o paciente piscar e logo após fixar a mira do aparelho com os olhos bem abertos para facilitar a captura da imagem endotelial com a melhor qualidade possível, permanecendo imóvel até que o mosaico endotelial seja visualizado no monitor do aparelho.
- Repetir esta manobra, com fixação de luz mira sempre diferente, tantas vezes quanto se faça necessário para contar um número específico de células superior ao tamanho da amostra endotelial customizada para a córnea em exame.
- Em caso de endotélio com estruturas anexas o exame deverá ser complementado por meio de aparelho de contato ou biomicroscopia para tornar mais precisa a definição do diagnóstico da doença corneana.
- A marcação das células endoteliais poderá ser realizada ao final da rotina da aquisição das, sempre diferentes, imagens endoteliais.
- Caso utilize software para determinação do número mínimo de células endoteliais a serem contadas, a rotina do exame será guiada por meio deste, até que o erro amostral do exame torne-se inferior a 5%.
- A análise dos resultados deverá ser realizada conforme valores representativos de expectativa de normalidade para todos os dados calculados: densidade endotelial, área celular, coeficiente de variação e porcentagem de células hexagonais.

Índices de Confiabilidade para a Microscopia Especular

Para que se obtenha maior precisão nos resultados do exame, o mesmo deverá ser orientado por meio dos Índices de Confiabilidade, conforme descrito em 2013 pelo autor no Cornea Journal. Utiliza-se a idade do paciente, o número de células contadas no exame e os respectivos resultados calculados pelo microscópio especular, além do método tutorial contido no software Cells Analyzer **(Figuras 3 e 4)**.

Os Índices de Confiabilidade para a microscopia especular, com grau de confiança de 95%, podem ser interpretados de duas formas: Na primeira, por meio do número de células endoteliais envolvidas no exame, na segunda, por meio do erro amostral calculado durante o exame.

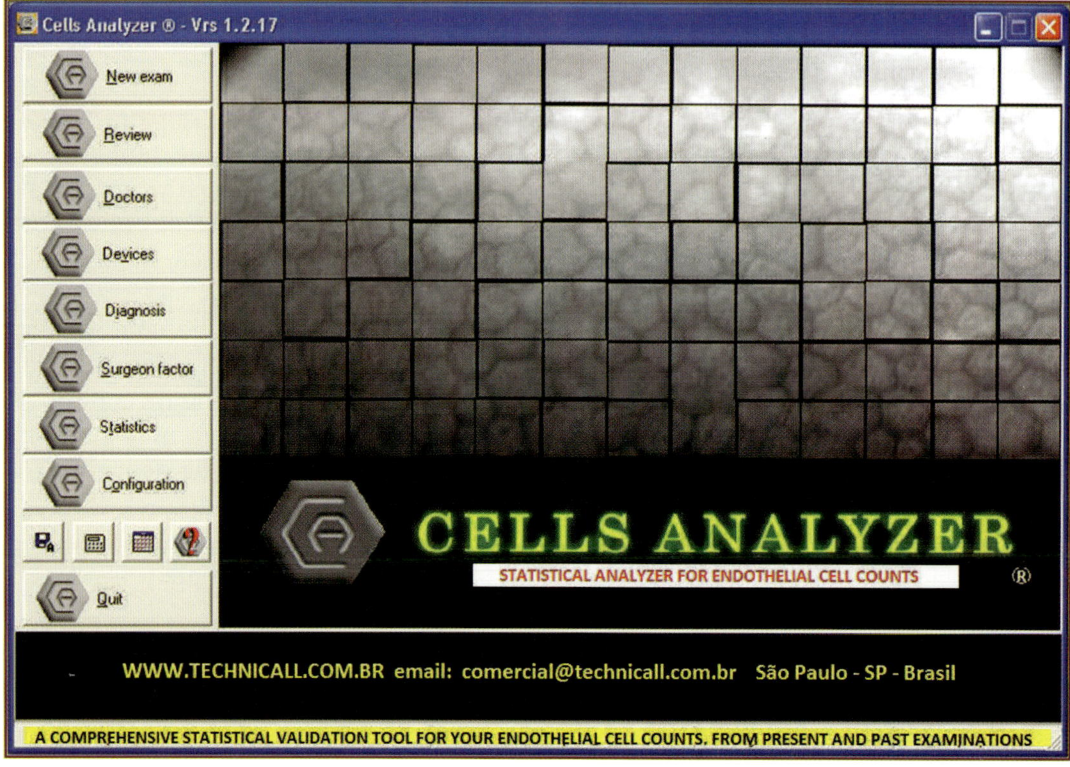

Figura 3 - Cells Analyzer, software dedicado a orientar a realização do exame de microscopia especular de córnea por meio de índices de confiabilidade e analisar seus resultados por meio de Réguas Estatístico-Analíticas, considerando controle etário para densidade endotelial, área celular, coeficiente de variação e porcentagem de células hexagonais.

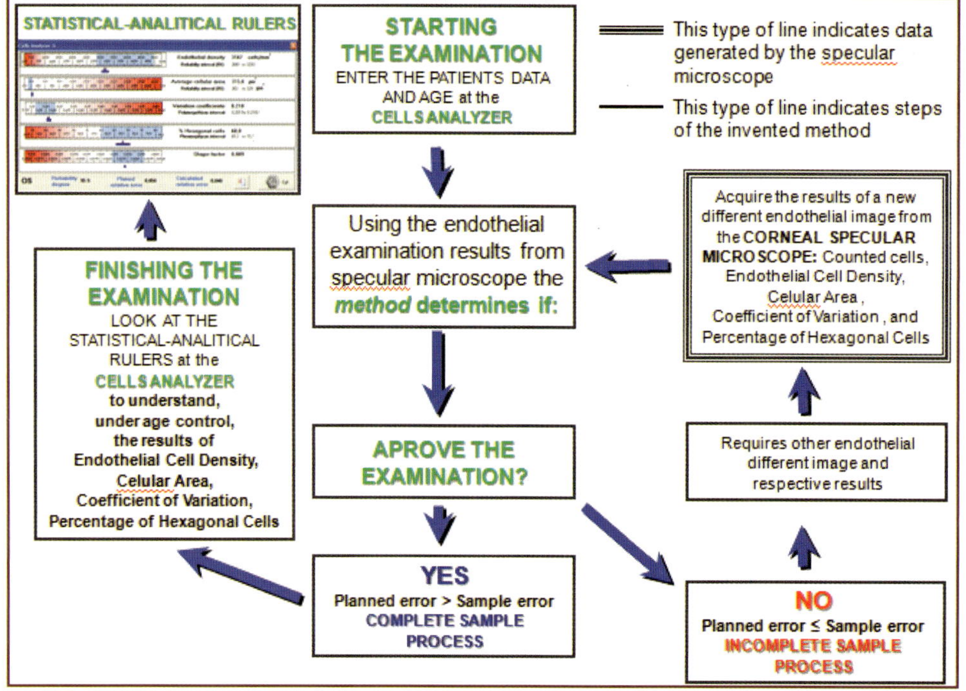

Figura 4 - Fluxograma da interação do microscópio especular com o método do software Cells Analyzer até a análise dos seus resulltados por meio de controle etário.

Índices de Confiabilidade relativos ao número de células envolvidas no exame: Número de células contadas X número de células calculadas.

- Quando se contam menos células do que o número de células do tamanho da amostra customizada calculada para a córnea em exame, este não possui representatividade amostral à luz da ciência médica. Esta amostra precisará ser ampliada, sob pena de não representar a realidade do mosaico endotelial do qual foi extraída.
- Quando se contam mais células do que o número de células do tamanho da amostra customizada calculada para a córnea em exame, este possui representatividade amostral à luz da ciência médica e seus resultados agora podem ser analisados.

Índices de Confiabilidade relativos ao erro amostral do exame: Erro relativo planejado X Erro Relativo Calculado (Erro Amostral Calculado).

- Quando se obtém Erro Amostral Calculado maior que o Erro relativo planejado (5%), o exame não possui representatividade do endotélio examinado à luz da ciência médica. Esta amostra precisará ser ampliada, sob pena de não representar a realidade do mosaico endotelial do qual foi extraída;
- Quando se obtém Erro Amostral Calculado menor que o Erro relativo planejado (5%), o exame possui representatividade do endotélio examinado à luz da ciência médica. Seus resultados agora podem ser analisados.

Uma vez que o exame apresente índices de confiabilidade aceitos pela ciência médica, ou seja, erro amostral inferior a 5%, pode-se passar para a próxima etapa de sua realização, a etapa da interpretação dos resultados.

Interpretação dos Resultados da Microscopia Especular

Em córneas com mosaico endotelial sem distrofia ou degeneração, nos quais existem somente células endoteliais, independente de valores de densidade, área celular, coeficiente de variação e porcentagem de células hexagonais, os resultados calculados pelos aparelhos sempre deverão ser comparados com valores representativos de expectativa de normalidade para a idade do paciente. Para esta finalidade os fabricantes dos microscópios especulares não fornecem dados representativos para as diferentes idades na expectativa da vida humana.

A única tabela que sumariza o comportamento da densidade endotelial existente para análise da microscopia especular publicada na literatura mundial é a apresentada na **Figura 5**.

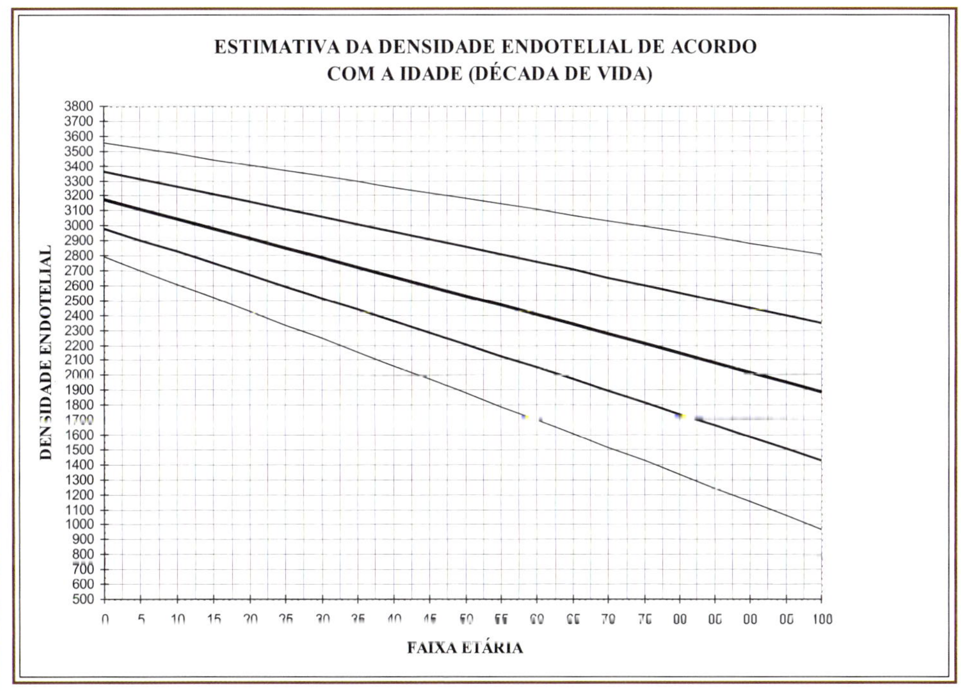

Figura 5 - Comportamento da densidade endotelial durente a vida: A linha central demonstra os valores médios em função da idade, as linhas intermediárias os valores relativos a 1 desvio padrão a mais e a menos referente aos valores médios e as linhas externas os valores relativos a 2 desvios padrão a mais e a menos da média. A probabilidade dos valores normais para a densidade endotelial estarem contidos entre as linhas externas é de 95%. Abib FC, Barreto Jr J. Behavior of corneal endothelial density over a lifetime. J Cataract Refract Surg. 2001;27:1574–1578.

O diagnóstico endotelial de forma objetiva também deve incluir a avaliação da área celular média, do polimegetismo, por meio do coeficiente de variação, e do pleomorfismo, por meio do percentual de células hexagonais.

A metodologia mais objetiva existente até o momento é a que foi apresentada pelo autor em 2010 na ARVO, Fort Lauderdale - EUA. O recurso que a disponibiliza é o software específico denominado *Cells Analyzer – Corneal Endothelial Statistilcal Lab* (Technicall, São Paulo, Brasil) (Figura 3) e pela sua praticidade analítica é reconhecido com um recurso de inteligência artificial para a interpretação dos resultados da microscopia especular.

Utiliza um conjunto de quatro réguas denominadas Réguas Estatístico-Analíticas, para a interpretação dos resultados calculados pelos microscópios especulares, dispostas de cima para baixo demonstrando, respectivamente, os resultados da Densidade Celular, da Área Celular, do Polimegetismo e do Pleomorfismo. Os resultados numéricos são indicados por meio de cursor que aponta o valor médio do dado semiológico em questão e tem em sua largura a demonstração gráfica da amplitude do intervalo de confiança do respectivo dado semiológico. Ao lado direito da régua identifica-se os resultados numéricos do exame: o valor médio e os limites superior e inferior do intervalo de confiança calculado a partir do erro amostral existente no exame realizado **(Figuras 6 a 9)**.

As Réguas Estatístico-Analíticas utilizam código cromático: A faixa azul claro demonstra valores com expectativa de normalidade para a idade do paciente em exame; A faixa vermelho *degradeé* demonstra valores críticos para a idade, sendo os valores mais significativamente crítidos demonstrados por vermelho mais intenso; A faixa branca, entre a azul claro e a vermelho *degradeé,* demonstra valores inferiores ao esperado para a idade e quanto mais próximo do início da faixa vermelho *degradeé,* mais significativa é a alteração dos valores encontrados.

Por meio desta tecnologia foram demonstradas oito possibilidades diagnósticas para o mosaico endotelial que apresenta somente células, sem sinais de doenças degenerativas ou distróficas. Algumas delas são apresentadas na sequência das **Figuras 6 a 9**.

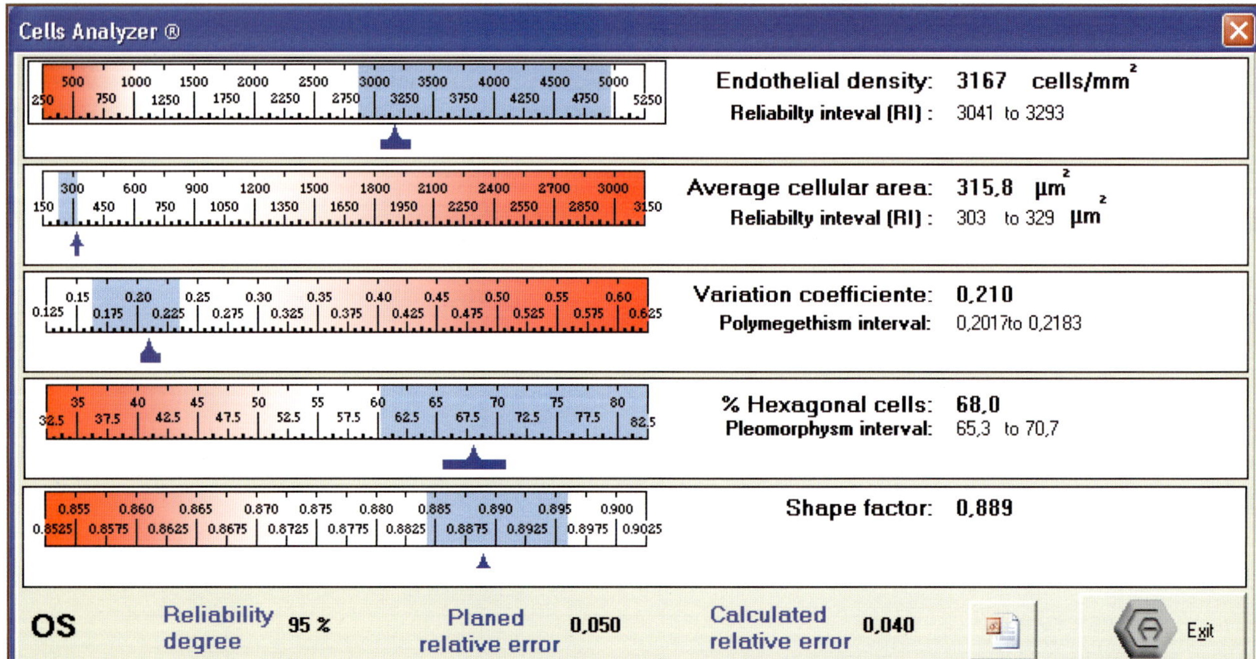

Figura 6 - As Réguas Estatístico-Analíticas demonstram mosaico endotelial normal quanto a densidade celular, área celular, polimegetismo e pleomorfismo. Esta amostragem endotelial, realizada com grau de confiança de 95% e erro amostral estimado em 4%, representa segundo estes índices de confiabilidade, a realidade do masaico endotelial da córnea da qual foi extraída.

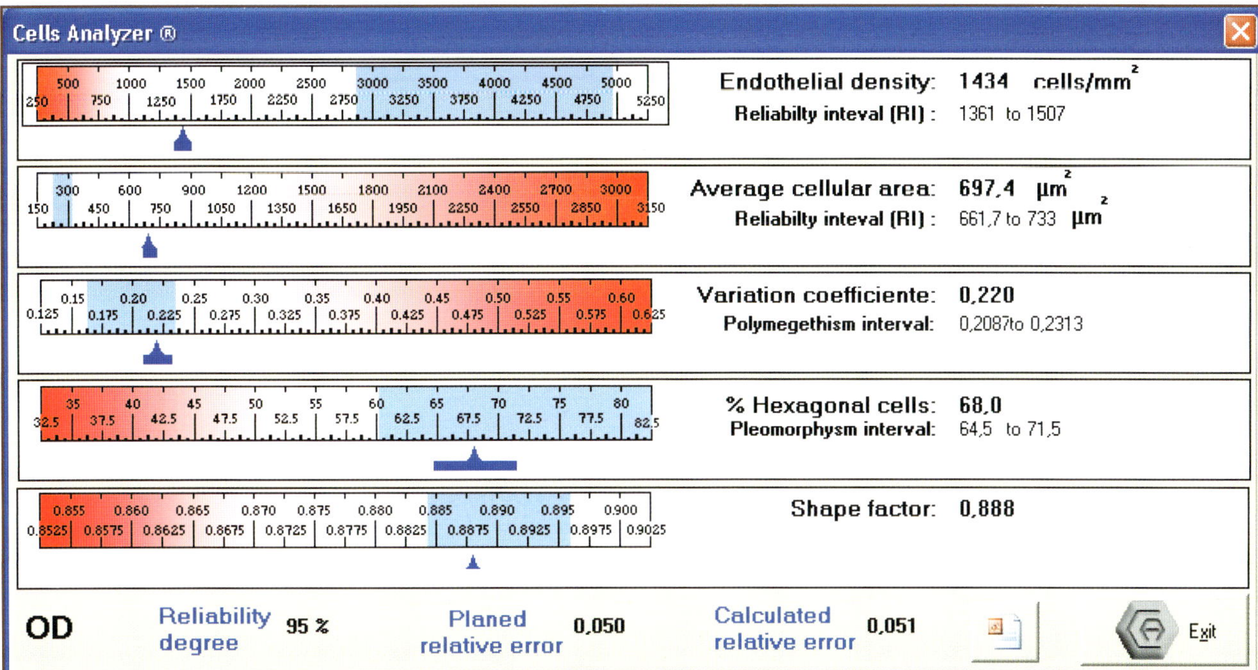

Figura 7 - Esta amostragem endotelial, realizada com grau de confiança de 95% e erro amostral estimado em 5,1% necessitaria de todas as células de mais uma diferente imagem endotelial para minimizar seu erro amostral. As Réguas Estatístico-Analíticas demonstram mosaico endotelial com densidade e área celular diminuídas para a idade, polimegetismo e pleomorfismo normais para a idade.

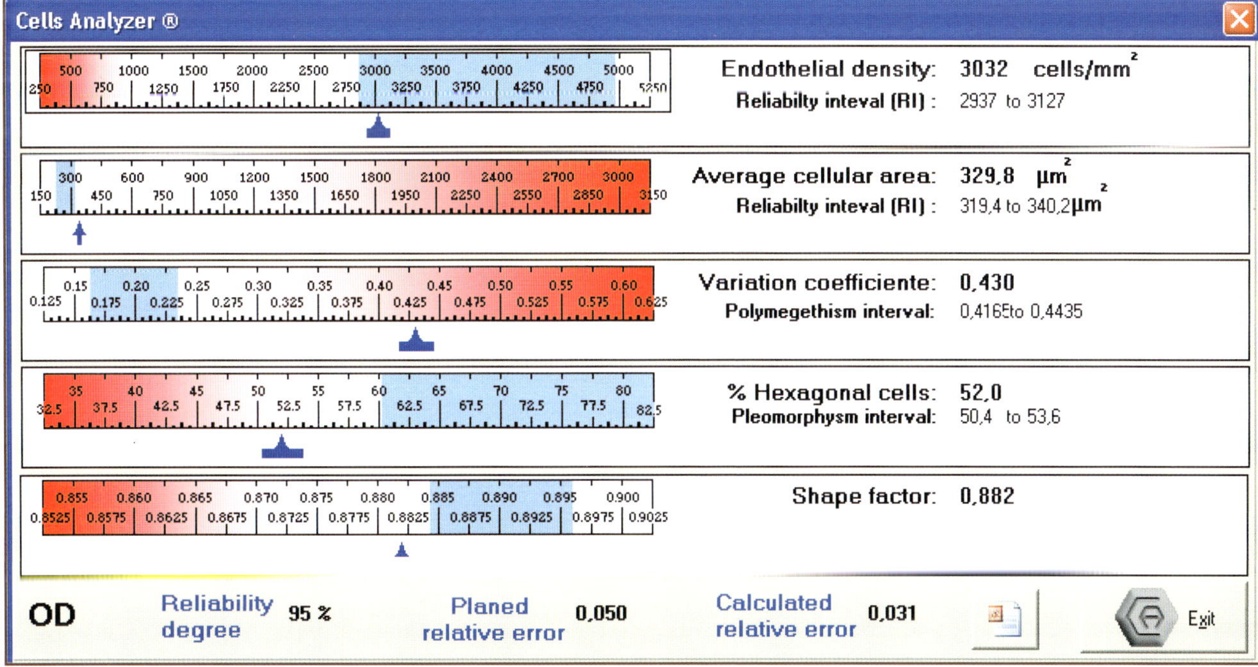

Figura 8 - As Réguas Estatístico-Analíticas demonstram mosaico endotelial com densidade e área celular limítrofes para a idade, presença de importante polimegetismo e pleomorfismo. Esta amostragem endotelial, realizada com grau de confiança de 95% e erro amostral estimado em 3,1%, representa segundo estes índices de confiabilidade, a realidade do masaico endotelial da córnea examinada.

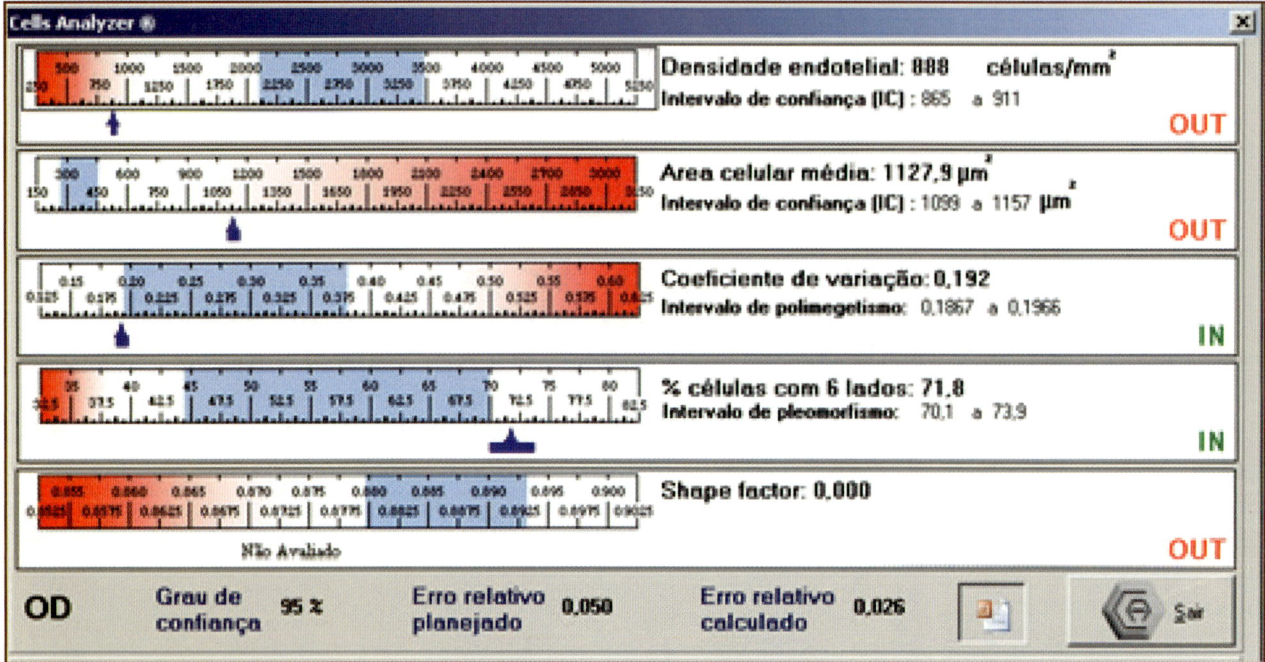

Figura 9 - As Réguas Estatístico-Analíticas demonstram mosaico endotelial com densidade celular próximo ao limiar de descompensação corneana, e área celular aumnetada, polimegetismo e pleomorfismo compatíveis com a idade. Esta amostragem endotelial, realizada com grau de confiança de 95% e erro amostral estimado em 2,6%, representa segundo estes índices de confiabilidade, a realidade do masaico endotelial da córnea examinada.

Situações Clínicas Notáveis

Cirurgia de Catarata e Risco Endotelial

A perda celular em situação de normalidade pode variar de pouco menos de 5% até próximo de 30% na dependência das condições do olho e da cirurgia. Condições desfavoráveis ocasionam perda celular mais acentuada, até mesmo severa, podendo culminar com descompensação da córnea, independente de complicações trans-operatórias, tais como hipertensão intra-ocular, perda vítrea e dificuldades no implante da lente intra-ocular.

Por condições anatômicas desfavoráveis entende-se câmara anterior rasa, pupila pequena, núcleo duro, endotélio pobre em densidade endotelial, distrofia endotelial, córnea menos transparente, hipertensão vítrea, dentre outras.

Estas condições devem ser enfrentadas, sob pena do paciente ficar fadado a cegueira por catarata, o que não se concebe no atual estágio tecnológico da oftalmologia.

A cooperação do paciente, a perfeita anestesia e imobilidade do bulbo ocular minimizam a perda celular.

Condições técnicas desfavoráveis podem potencializar a perda celular, são elas:Insumos de natureza química limitada, dentre eles viscoelásticos sem a qualidade devida ou inapropriados ao tempo cirúrgico, técnica sem o melhor domínio pelo cirurgião, aparelho de facoemulsificação sem os mais modernos recursos para minimizar danos físicos ao endotélio e instrumental não adequado aos respectivos tempos cirúrgicos.

A Academia America de Oftalmologia relata que córneas com densidade entre 1.000 e 500 células/mm² apresentam risco de descompensação com qualquer trauma cirúrgico; aquelas com densidade entre 2.000 e 1.000 células/mm² correm menos risco, mas podem ser suscetíveis à descompensação na expectativa de vida do paciente.

A literatura científica relata que a densidade endotelial mínima necessária para que ocorra descompensação corneana (ou seja, inicie-se edema de córnea que curse com sintomas) é de 700 a 400 células/mm^2.

Usuários de Lentes de Contato em Pré-operatório

Pacientes jovens usuários de lentes de contato estão atingindo faixa etária na qual os procedimentos refrativos passam a ser indicados. Com evolução da técnica da cirurgia de catarata, seus portadores são operados mais precocemente.

Deve-se considerar a possibilidade de polimegetismo e pleomorfismo relacionados à Deficiência de Oxigenação da Córnea em seus usuários. Contar poucas células nestes casos resultará em exames com grande erro amostral, pois o exame com poucas células contadas em local onde elas são de grande tamanho determinará densidade endotelial diminuída para a idade. O exame com poucas células contadas em local onde elas são muito pequenas determinará densidade endotelial normal ou até elevada para a idade. A forma para se evitar este inconveniente erro amostral é realizar o exame sob orientação dos índices de confiabilidade em tantas diferentes imagens quanto se faça necessário para contar mais células que o indicado pelo tamanho da amostra customizada da córnea em exame, método contido na rotina do software Cells Analyzer desenvolvido para os microscópios especulares disponíveis.

Edema de Córnea

Na vigência de edema de córnea, na grande maioria das vezes, o microscópio especular de não contato, por limitações do tipo de aparelho, não conseguirá realizar o exame, devendo este ser realizado com microscópio especular de contato, no qual se pode, por meio de manobra que mapeie o mosaico endotelial, encontrar áreas com menor edema e então documentá-las.

A principal pergunta a ser respondida pelo exame de uma córnea com edema é: Existe densidade endotelial compatível com manutenção de sua transparência da córnea? A causa do edema é endotleial?

Densidade endotelial compatível com transparência da córnea é aquela que se encontra acima do seu limiar de descompensação, ou seja, acima de 700 células/mm^2. Córneas com densidade de pouco acima das 700 células/mm^2 poderão apresentar edema, caso existe pressão intra-ocular aumenta ou reação inflamatória intra-ocular.

Quando Repetir a Microscopia Especular no Pós-operatório

Logo após exista condição técnica para sua realização nos casos de edema de córnea persistente.

No pós-operatório entre dois e três meses para conhecimento do Fator Cirurgião, quando comparada com valor encontrado no pré-operatório.

Neste mesmo período pode ser utilizada também para a determinação da reserva endotelial existente para a expectativa de vida do paciente. Esta avaliação é recomendada próximo de uma ano após a cirurgia.

Após, poderá ser realizada anualmente para verificação da estabilidade endotelial e monitorar perda celular na expectativa de vida, principalmente nos casos com doenças endoteliais, densidade endotelial diminuída relativamente à idade e morfologia celular alterada. Nos casos de cirurgia complicada ou endotélio pobre a freqüência pode ser aumentada a critério do médico assistente.

Risco Corneano

A avaliação do risco corneano inerente à cirurgia de catarata deve ser analisada para córneas normais e para córneas com doença endotelial.

Córneas Normais

Os resultados obtidos pela microscopia especular devem ser considerados no contexto clínico do caso: dureza do cristalino, profundidade da câmara anterior, tamanho da pupila, transparência corneana, presença de uveíte e/ou glaucoma, insumos fornecidos/utilizados para a realização da cirurgia, dentre outros. Mesmo em casos de endotélio normal estes fatores podem ser responsáveis por maior perda endotelial sem que o médico cirurgião possa ser considerado causador desta, pois estas condições dificultam os tempos da cirurgia predispondo a maior lesão endotelial. A presença de complicação per-operatória e de complicação pós-operatória podem potencializar a perda endotelial, existindo até possibilidade de descompensação corneana mesmo com cirurgia tecnicamente perfeita.

Entende-se por margem de segurança endotelial, a quantidade de células endoteliais contidas entre a densidade estimada e o limite de descompensação (700 a 400 células/mm²). Se toda a densidade endotelial que compõe a margem de segurança for consumida será iminente a descompensação corneana, porém se for menor e não ultrapassá-la, existirá transparência da córnea. A Academia Americana de Oftalmologia considera córneas com densidade entre 2000 e 1000 células/mm² como sendo suscetíveis ao trauma em cirurgias de catarata.

O risco corneano é tão maior quão mais próximo do limiar de descompnesação estiver a córnea. Admite-se que este limiar encontra-se entre 700 e 400 células/mm². Nestes casos os gtráficos e o mapa paquimétrico utilizado pelo Pentacan poderá indicar descompensação corneana **(Figura 10)**, podendo esta ser subclínica ou até mesmo sintomática. Catarata operada nestas condições, inexoravelmente não se recuperará do trauma cirúrgico e estará indiciado transplante de córnea ou endotelial.

Córneas com Doença Endotelial

O polimegatismo e/ou pleomorfismo, quando significativos relativamente ao esperado para a idade, são interpretados como sinal de estresse ou sofrimento endotelial.e indicam alteração da reserva funcional destas células. Deve-se dar atenção aos usuários de lentes de contato por longa data.

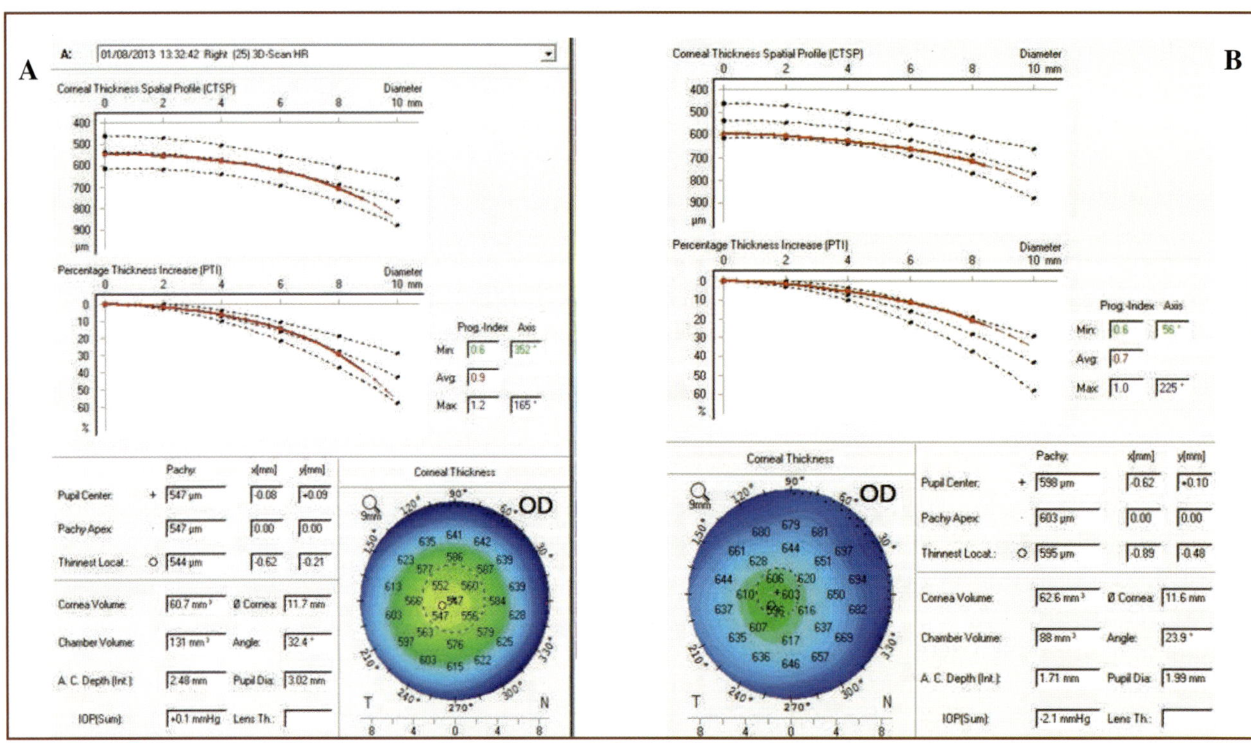

Figura 10 – A. Córnea sem edema. Gráfico superior demonstra perfil da espessura normal de sua porção mais fina para a mais espessa; Gráfico abaixo demonstrando perfil normal da porcentagem de aumento da espessura corneana da área mais fina para a mais espessa; Mapa paquimétrico de várias regiões de uma córnea com espessura normal. B. Edema de córnea em um caso de descompensação por falência endotelial em portador de distrofia endotelial de Fuchs. Gráfico superior demonstra perfil do aumento da espessura da córnea da porção central para a periférica; Gráfico abaixo demonstrando perfil anormal da porcentagem de aumento da espessura corneana, evidenciando diminuição relativa da diferença paquimetrica da área central relativamente a área periférica. Mapa paquimétrico demonstrando padrão topográfico da espessura desta córnea.

A densidade endotelial no pré-operatório da cirurgia é facilmente interpretada, porém o polimegetismo e/ou o pleomorfismo não o são. Pode-se entendê-los melhor no contexto da cirurgia da seguinte forma: Quanto maior for o polimegetismo e/ou pleomorfismo maior deverá ser o tempo de recuperação do edema corneano após a cirurgia. A importância clínica do polimegetismo e/ou pleomorfismo será tão maior quanto for o edema de córnea após a cirurgia. Desta forma a precisão de sua determinação é muito útil.

Córneas transplantadas com endotélio pobre também são mais sensíveis.

A existência de grandes áreas do mosaico endotelial afetadas por guttata, distrofias tais como de Fuchs ou polimorfa posterior, ICE síndrome, dentre outras menos comuns, determinam risco cornenano, na proporção do grau de envolvimento da superfície do mosaico endotelial e da quantidade de células e polimegetismo/pleomorfismo existente nestas áreas. O perfil endotelial nestas doenças deve ser considerado no contexto clínico do caso. Condições desfavoráveis aumentam de forma importante o risco em córneas com endotélio doente. Tais condições são câmara anterior raza, pupila pequena, diminuição da transparência corneana, glaucoma descontrolado, uveíte ativa e insumos cirúrgicos pouco efetivos ou de pouca pureza. Nestes casos os insumos para a realização da cirurgia devem ser os mais adequados e efetivos para a situação clínica.

Cálculo do Fator Cirurgião

O Fator Cirurgião (FC) demonstra a perda celular inerente à cirurgia de catarata realizada por em determinado paciente ou por um determinado cirurgião quando considera vários pacientes. Para sua determinação a fórmula abaixo pode ser utilizada: Considera a densidade endotelial (DE) pré-operatória e a pós-operatória (2 a 3 meses após a cirurgia):

FC = [1- (DE pós-op./DE pré-op.)]100

Para que um determinado cirurgião calcule o seu próprio Fator Cirurgião deve realizar estudo pessoal prospectivo em pelo menos 30 cirurgias de catarata.

Caso se aplique a citada fórmula para cataratas em diferentes condições de dureza de núcleo, cirurgias com dificuldades técnicas de origem anatômica ou cirurgias complicadas, seu cálculo em cada uma destas circunstâncias, demonstrará o perfil do cirurgião, de forma específica para cada condição. Esta estratificação do Fator Cirurgião é muito útil e recomendada aos cirurgiões de catarata.

Edema de Córnea Após a Cirurgia de Catarata

Deve ser prontamente diagnosticado, sua causa identificada e tratado de forma objetiva. Se focal sempre será reversível, desde que tratado de forma eficiente, se difuso poderá ser reversível ou não.

A microscopia especular de córnea realizada com aparelho de contato é útil para avaliar a viabilidade de tratamento farmacológico do edema. Em caso de edema com densidade incompatível com transparência corneana, densidade no limiar de descompensação (700 a 400 células/mm^2) **(Figura 11)**, o tratamento farmacológico será paliativo, com finalidade de minimizar sintomas do edema de córnea, o transplante de córnea ou o transplante endotelial estará indicado.

No tratamento do edema da córnea o acetato de prednisologia 0,1% como antiinflamatorio apresenta melhor penetração corneana e intraocular, podendo ser utilizado até de hora em hora, quanto pode alcançar concentração semelhante à da injeção subconjuntival. Deve-se nestes casos realizar rigoroso controle da pressão intra-ocular.

No tratamento do edema na descompensação corneana pode-se também utilizar colírio hiperosmótico, tal como dimetilpolisiloxane ou mesmo cloreto de sódio, alternando-o com o corticoisteróide tópico. São mais úteis para melhora visual na fase inicial da descompensação, já na fase final, com ceratopatia bolhosa são meramente sintomáticos, porém mesmo assim podem melhorar de forma importante a qualidade de vida do paciente.

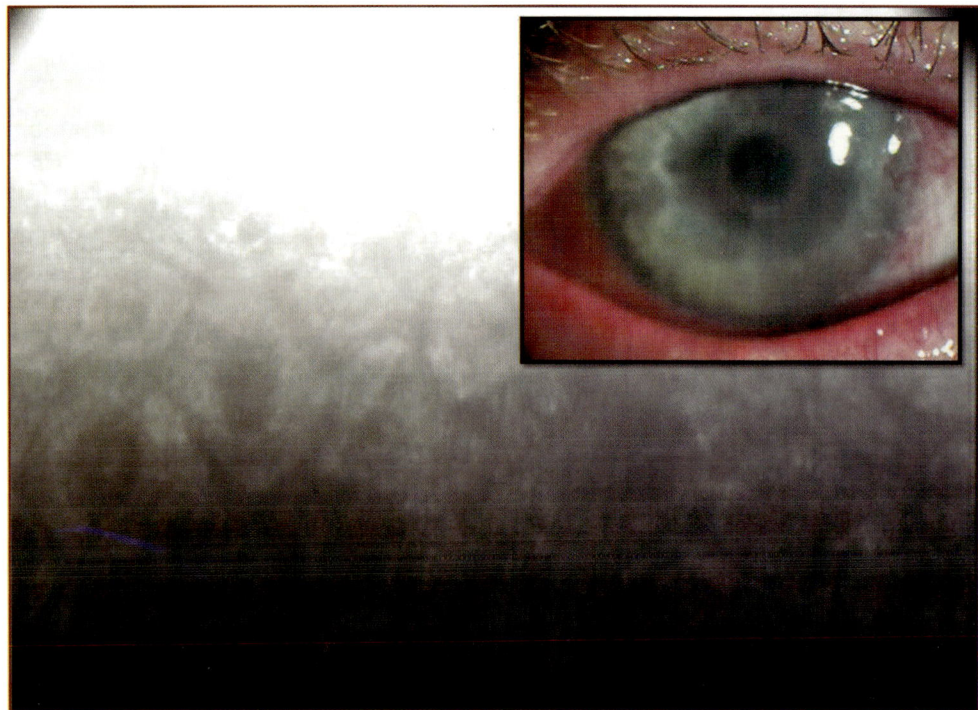

Figura 11 – Biomicroscopia de uma córnea desconpensada na qual as criptas da íris não são visualizadas em detalhes pelo edema de córnea. A microscopia especular demonstra células de grande tamanho, com núcleos ao centro, e densidade endotelial estimada em 640 células/mm², paquimetria de foco endotelial estimada em 638μm.

A diminuição da pressão intra-ocular, mesmo nos casos normotensos, diminui a hidratação corneana, desta forma exigindo menos da reserva funcional da bomba endotelial da córnea com endotélio lesado. Recomenda-se para esta finalidade beta-bloqueadores e/ou alfa-agonistas tópicos. Inibidores da anidrase carbônica tópicos ou sistêmicos devem ser preteridos, pois esta enzima tem função importante na desidratação cornenana; tolera-se esta medicação nos casos de glaucoma, não controlados por beta-bloqueadores e alfa-agonistas tópicos. Os análogos das prostaglandinas também são contra-indicados no pós-operatório precoce.

A associação destas medicações e suas posologias devem ser adequadas à severidade do edema da córnea. Quão mais precoce e mais objetivo for o início do tratamento do edema de córnea após a cirurgia, maior a probabilidade de sucesso terapêutico.

Algumas vezes nos deparamos com cirurgias de catarata sem complicações e em córneas com boa vitalidade, porém no período pós-operatório surge inesplicavemente severo edema de córnea sem causa identificada. Duas situações clínicas recentemente descritas podem ser consideradas.

Síndrome Tóxica de Destruição Endotelial

A toxicidade endotelial deve-se a composição química dos adjuvantes das cirurgias intra-oculares, variações de pH e osmolaridade, resíduo de viscoelásticos, de detergentes ou talco de luvas cirúrgicas. Caracteriza-se por dobras estelares na membrana de Descemet à biomicroscopia, severo aumento da espessura corneana e severo déficit visual (conta dedos) poucos dias após a cirurgia. O edema de córnea se deve ao severo dano na barreira endotelial e a corticoterapia pode ser minimamente efetiva ou mesmo inefetiva.

Síndrome Tóxica do Segmento Anterior

A toxicidade das estruturas do segmento anterior (endotélio, trabeculado e íris) e retina deve-se aos mesmos agentes da síndrome tóxica de destruição endotelial: composição química dos adjuvantes das cirurgias intra-oculares, variações de pH e osmolaridade, resíduo de viscoelásticos, de detergentes ou talco de luvas cirúrgicas.

Apresenta edema de córnea menos pronunciado que na síndrome anterior, porém apresenta maior inflamação podendo até causar hipópio

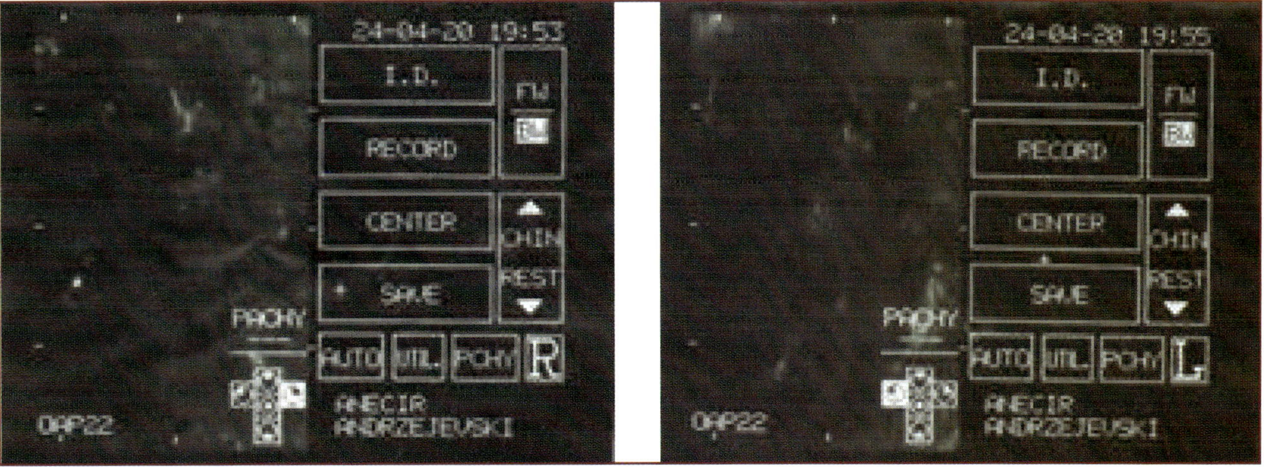

Figura 12 - Microscopia especular de ambos os olhos demonstrando mosaico endotelial totalmente tomado por excrescências da membrana de Descemet.

que deve ser diferenciado da endoftalmite. Seu tratamento é fundamentado em corticoterapia de hora em hora e antiinflamatório não esteróide de 6/6 horas. Os casos moderados resolvem-se em poucos dias até 3 semanas. A forma severa desta doença pode levar a descompensação corneana, edema cístico de mácula, midríase paralítica e até dano permanente ao trabeculado originando glaucoma de difícil tratamento podendo requer múltiplas cirurgias.

Caso Clínico

Paciente de 76 anos, sexo feminino, com indicação de cirurgia de catarata e portador de distrofia endotelial de Fuchs. Realizada microsccopia especular de não contato apresentando todo o mosaico endotelial documentado no exame tomado por excrescências da membrana de Descemet **(Figura 12)**.

Realizada complementação da microscopia especular com avaliação do mosaico endotelial para melhor conhecimento da fase da distrofia e consequente determinação mais precisa do risco cirúrgico corneano de desccompensação. Realizada por meio de aparelho de contato tendo-se evidenciado celularidade endotelial compatível com a realização da cirurgia com risco corneano aceitável **(Figuras 13 e 14)**, sem indicação de transplante endotelial ou de córnea associados à cirurgia da facoemulssificação, bastando tomar-se as devidas precauções quanto a esmerada técnica e qualidade de insumos para minimizar o risco corneano.

No terceiro mês após a cirurgia foi realizado novo exame de microscopia especular de contato no qual se evidenciou mosaico endotelial conforme apresendado nas **Figuras 15 e 16**.

O cálculo da perda celular na média periferia e periferia do mosaico endotelial, estimada pela fórmula anteriormente apresentada neste capítulo para cálculo do Fator Cirurgição, demonstrou diminuição de 27%. Importante ressaltar que os exames pré e pós-operatórios foram realizados com orientação dos índices de confiabilidade contido no método do software Cells Analyzer obtendo-se erro amostral de 3,9% no pré-operatório e de 3.5% no pós-opeartório, ambos inferiores ao erro amostral de 5% conforme aceito pela ciência médica.

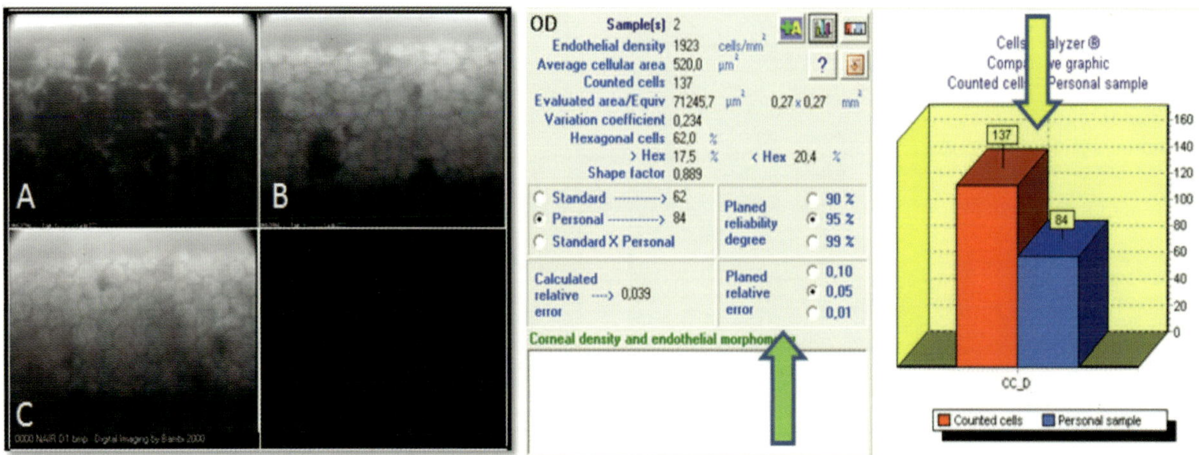

Figura 13 - Microscopia especular de contato realizada em olho direito avaliando área central (A), média periferia (B) e periferia superior(C). Exame orientado por ínidices de confiabilidade contando-se mais células que o necessário obtendo-se erro amostral inferior a 5%. Mosaico endotelial central totalmente tomado pelas excrescências da membrana de Descemet sendo possível estimar-se densidade endotelial somente em áreas de média perifieria e periferia. Demonstrativo do software Cells Analyzer apresentando os Índices de Confiabilidade de 95% do exame: Seta amarela para os índices relativos ao número de células endoteliais (gráfico tipo barra); Seta verde para os índices relativos ao erro amostral.

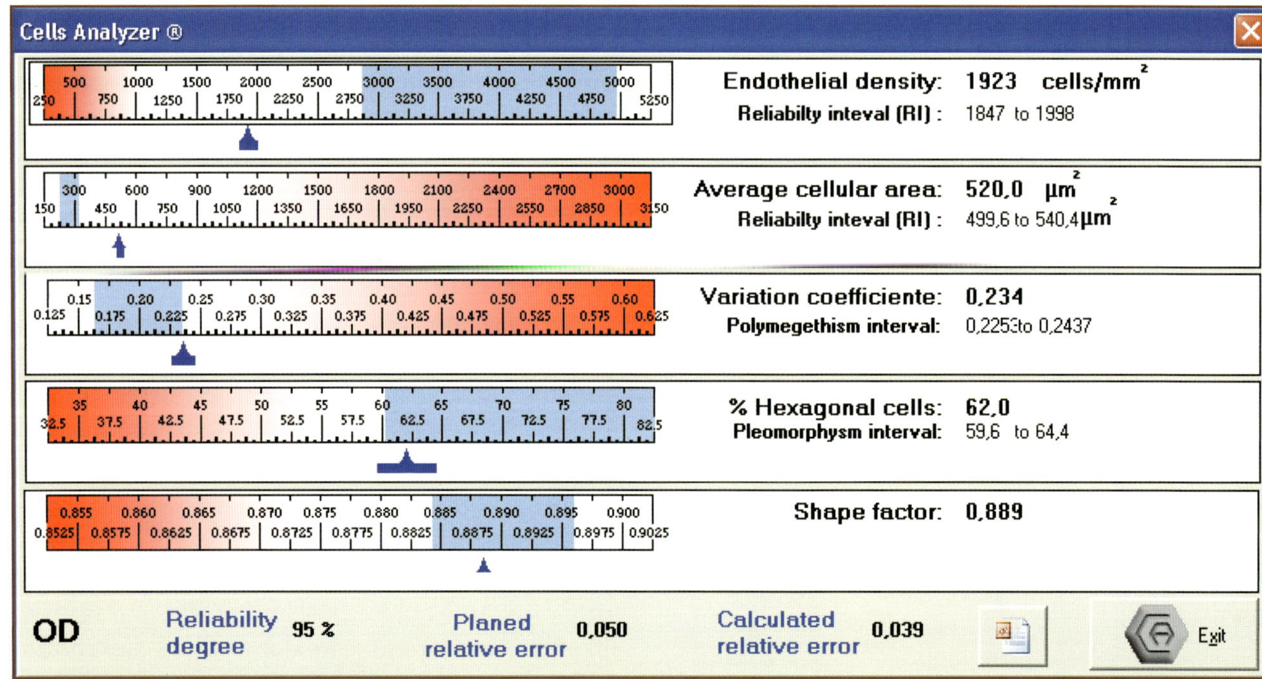

Figura 14 - Resultado da microscopia especular no pré-operatório: Erro amostral inferior a 5%, o que torna a avaliação representativa da realiadade do mosaico endotelial em sua média perifieria e periferia onde estimou-se densidade endotelial em 1923 células/mm², polimegetismo limítrofe e pleomorfismo esperado para a idade. Em área central as excrescências da membrana de Descemet ocupam toda esta porção do mosaico endotelial e os valores enteriormente relatados não represetam esta porção da córnea.

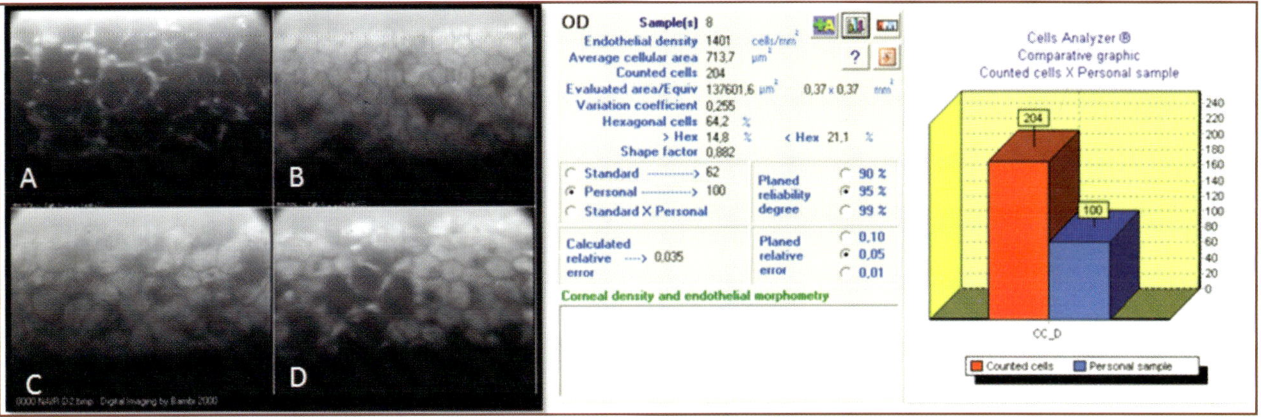

Figura 15 - Resultado da microscopia especular no pós-operatório do caso da Figura 13. Mosaico endotelial da área central (A), média periferia (B), periferia superior (C) e periferia temporal próximo à incisão clear cornea (D). Erro amostral inferior a 5%, o que torna a avaliação representativa da realiadade do mosaico endotelial em sua média perifieria e periferia onde estimou-se densidade endotelial em 1401 células/mm². As excrescências da membrana de Descemet ocupam toda a porção central do mosaico endotelial e os valores enteriormente relatados não represetam esta área; ressaltasse que nesta área não foram contadas células. Foram utilizadas oito diferentes imagens das áreas de média periferia e periferia (áreas B, C e D) para a realização da contagem endotelial.

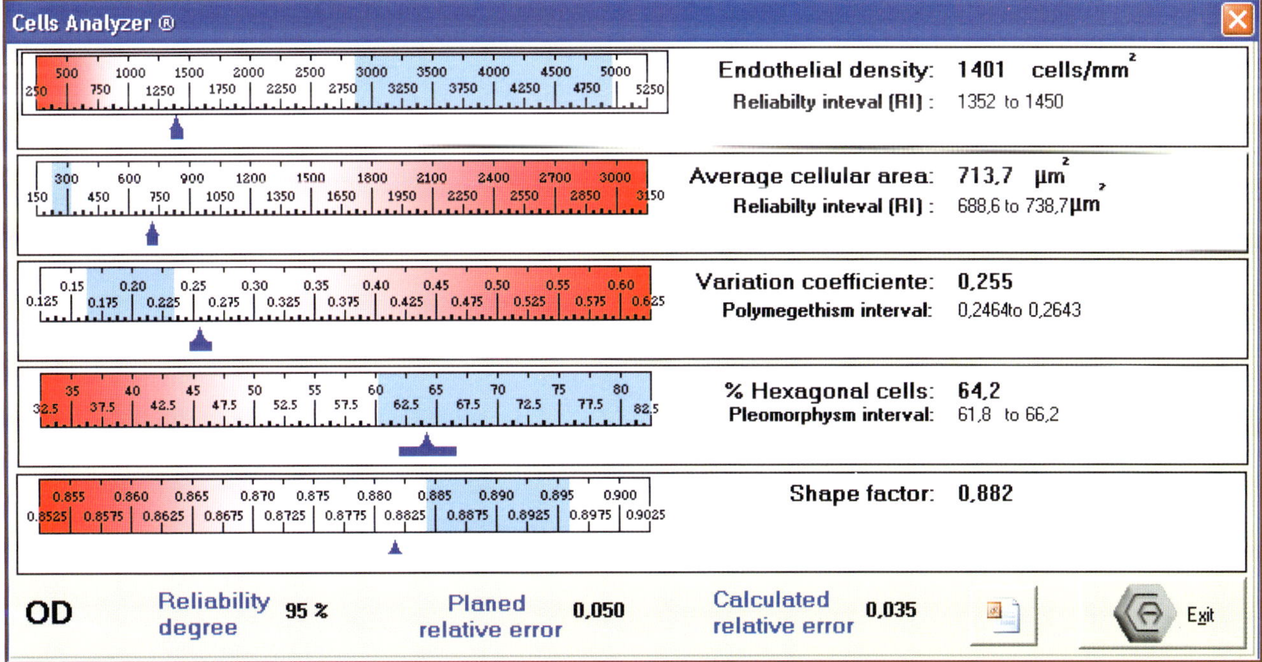

Figura 16 - Resultado da microscopia especular no pós-operatório: Erro amostral inferior a 5%, o que torna a avaliação representativa da realiadade do mosaico endotelial em média perifieria e periferia onde estimou--se densidade endotelial em 1401 células/mm², presença de polimegetismo e pleomorfismo esperado para a idade. Em área central as excrescências da membrana de Descemet ocupam toda esta porção do mosaico endotelial e os valores descritos nestas réguas estatístico-analíticas não represetam sua porção central, somente sua média periferia e periferia.

O autor declara ter o direito de patente do método que utiliza os índices de confiabilidade da microscopia especular e do método de analise dos resultados do exame por meio das réguas estatístico-analíticas.

Bibliografía

1. Abib FC. Microscopia especular de córnea — Manual e Atlas. Rio de Janeiro, Brazil: Revinter/Rio Med; 2000: 128p.
2. Abib FC. Corneal Specular Microscopy With Reliability and Reproducibility. 1st ed. Rio de Janeiro, Brazil: Editora Cultura Médica; 2006.
3. Abib FC, Barreto Jr J. Behavior of corneal endothelial density over a lifetime. J Cataract Refract Surg. 2001;27:1574–1578.
4. Abib FC, Holzchuh R, Schaefer A, Godois R. The Endothelial Sample Size Analysis in Corneal Specular Microscopy Clinical Examinations. Cornea 2012;31:546–550.
5. Abib FC, Andrade Neto JL, Abib DS. The sampling error from specular microscopy examinations and their reliability indexes. Cornea 2013;32:377–378.
6. Bolfarine H, Bussab WO. Elementos de amostragem. São Paulo, Brazil: Bluher; 2005.
7. Cells Analyzer. Corneal Endothelial Statistical Lab [computer program]. Version 1. Sao Paulo, Brazil: Technicall; 2006.
8. Hirst LW, Ferris III FL, Stark WJ, et al. Clinical specular microscopy. Invest Ophthalmol Vis Sci. 1980;19:2–4.
9. Jurkunas U, Colby K. Evaluation of the corneal endothelium. Tech Ophthalmol. 2005;3:19–26.
10. Laing RA, Oak SS, Leibowitz HM. Specialized microscopy of the cornea. In: Leibowitz HM, Warring III GO, eds. Corneal Disorders—Clinical Diagnosis and Management. Philadelphia, PA: WB Saunders; 1998:83–122.
11. Laing RA, Specular microscopy. In: Brightbill FS, McDonnell PJ, McGhee CJN, et al, eds. Corneal Surgery—Theory, Technique and Tissue. China: Mosby Elsevier; 2009:105–116.
12. Laing RA, Neubauer L, Oak SS. Evidence for mitosis in the adult corneal endothelium. Ophthalmology. 1984;91:1129–1134.
13. Lang TA, Secic M. How to Report Statistics in Medicine. Philadelphia, PA: American College of Physicians Graphic Services; 2006.
14. Lipschutz S, Schiller J. Introduction to Probability and Statistics. New York, NY: McGraw-Hill; 1998.
15. McCarey BE, Edelhauser HF, Lynn MJ. Review of corneal endothelial specular microscopy for FDA clinical trial of refractive procedures, surgical devices, and new intraocular drugs and solutions. Cornea. 2008; 27:1–16.
16. Melo CM. Estudo das amostras endoteliais de microscopia especular de córnea pelo programa Cells Analyzer [Tesis]. Brasília, Brazil: Universidade Nacional de Brasília; 2007.
17. Holzchuh R. Estudo da reprodutibilidade do exame de microscopia especular de córnea com diferentes números de células. São Paulo, Brazil: Universidade de São Paulo.
18. Nosé W. Surgery of brunescent and black cataracts. In: Buratto L,Oscher RH, Masket S, eds. Cataract Surgery in Complicated Cases.Milano, Italy: Slack; 2000:47.
19. Summary of Safety and Effectiveness Data. Atlanta, GA: FDA, Department of health & human services; 1999. Available at: www.fda.gov/cdrh/pdf/P960033b.pdf. Accessed July 29, 2008.
20. Wormald R, Smeeth L, Henshaw K. Evidence-Bases Ophthalmology. London, United Kingdom: BMJ Publishing Group; 2004.

18

Topografía de la Córnea en Cirugía de Catarata

Dr. Daniel Sánchez Di Martino,
Dr. Marco Bordón

Introducción

Durante mucho tiempo, el propósito de la cirugía de catarata fue obtener la mejor agudeza visual posible, independientemente a una corrección óptica adicional. El oftalmólogo curaba una enfermedad que producía transitoriamente la pérdida de visión.

El refinamiento de la facoemulsificación, el advenimiento de la cirugía facorrefractiva, el desarrollo de las lentes intraoculares de diseño avanzado (LDA) y la posibilidad de corrección a nivel lenticular de la presbicia y el astigmatismo determinaron un cambio en el objetivo de esta cirugía, obtener la mejor agudeza visual posible sin corrección óptica adicional.

Como la cirugía de catarata se centra sobre el cristalino, su efecto se centra sobre un órgano responsable solo de un tercio del poder refractivo total del ojo, siendo que los dos tercios restantes corresponden a la córnea. Es por esto que existe una relación muy estrecha de los resultados visuales con el estado de la córnea, considerando la importancia de este órgano en relación a aspectos cuantitativos y cualitativos de la fisiología de la visión.

Los últimos años fueron testigos de avances vertiginosos en los exámenes relativos a la córnea, pasando de la queratometría a la topografía corneal, luego a la tomografía de la córnea y finalmente al estudio de la aberrometría corneal.

Si la emetropía es la finalidad de la rehabilitación visual de todo paciente sometido a cirugía del cristalino, el estudio adecuado de las características de la córnea se convierte en elemento cardinal y obligatorio para obtener ese resultado.

Rol de la Topografía de Córnea en la Cirugía del Cristalino

Detección de Patología Oculta

Alteraciones de la Superficie Ocular: Ojo Seco y Distrofia de la Membrana Basal

Ambas alteraciones a veces pasan desapercibidas en el control rutinario con lámpara de hendidura. Sin embargo, pueden tener un impacto significativo sobre la medición queratometria para el cálculo de la lente intraocular, así como sobre la calidad visual postoperatoria.[1]

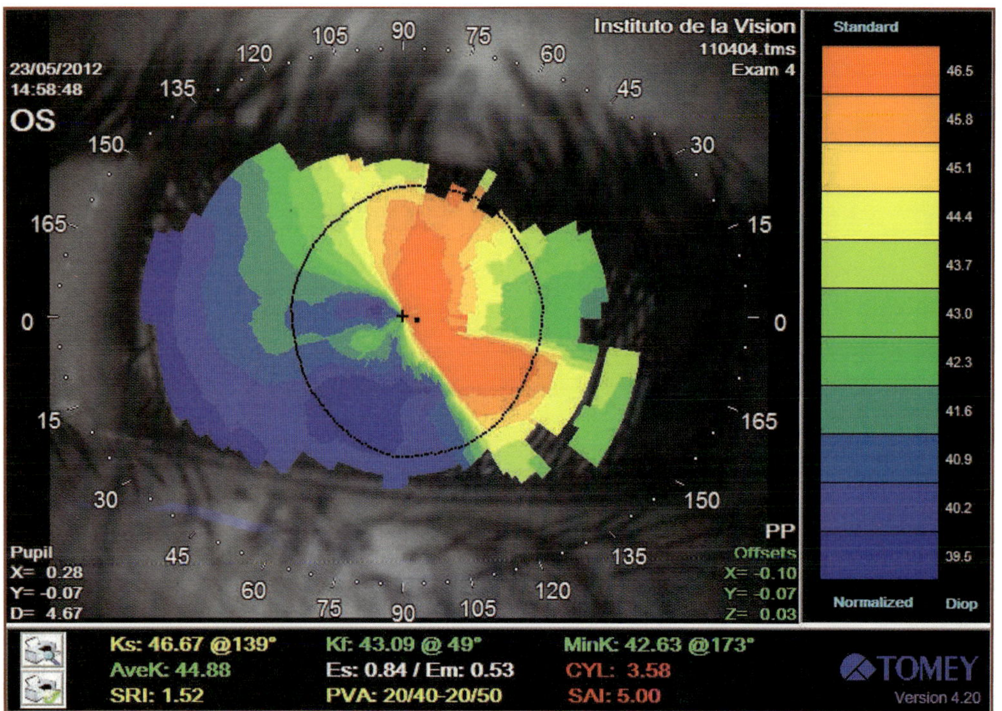

Figura 1.

La **Figura 1** muestra la topografía de un paciente con distrofia de membrana basal con astigmatismo muy irregular por la alteración epitelial descompensada. La **Figura 2** muestra la distorsión de las miras queratometricas en el área afectada. A veces, la distrofia de la membrana basal se encuentra compensada, pero la topografía **(Figura 3)** revela cambios en la superficie ocular que orientan al diagnóstico y eventualmente, al tratamiento adecuado antes de la cirugía del cristalino.

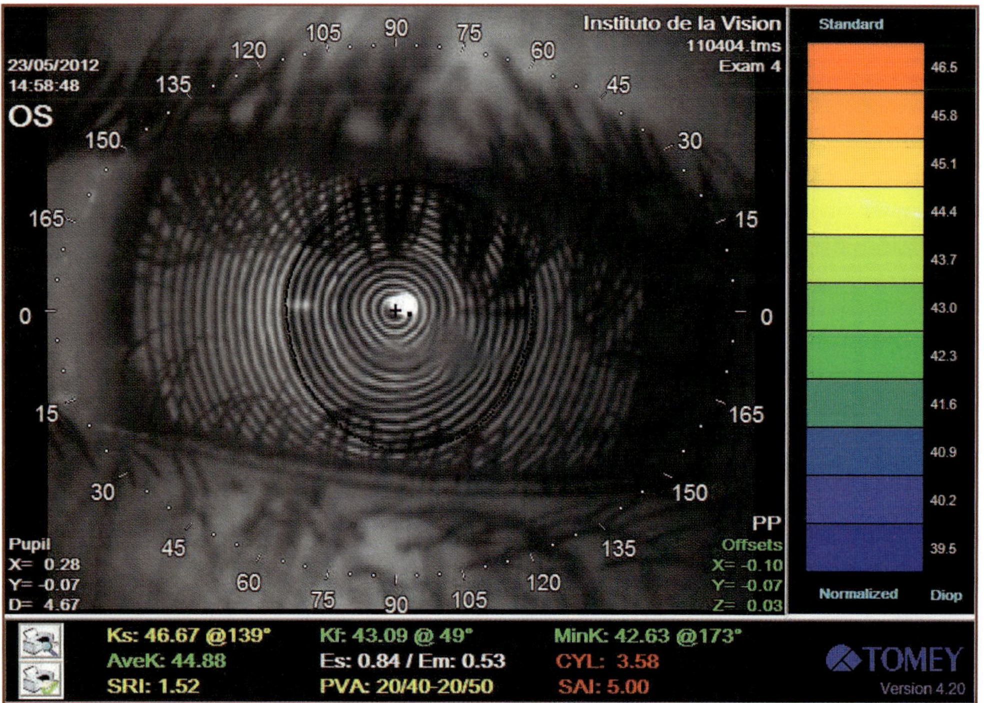

Figura 2.

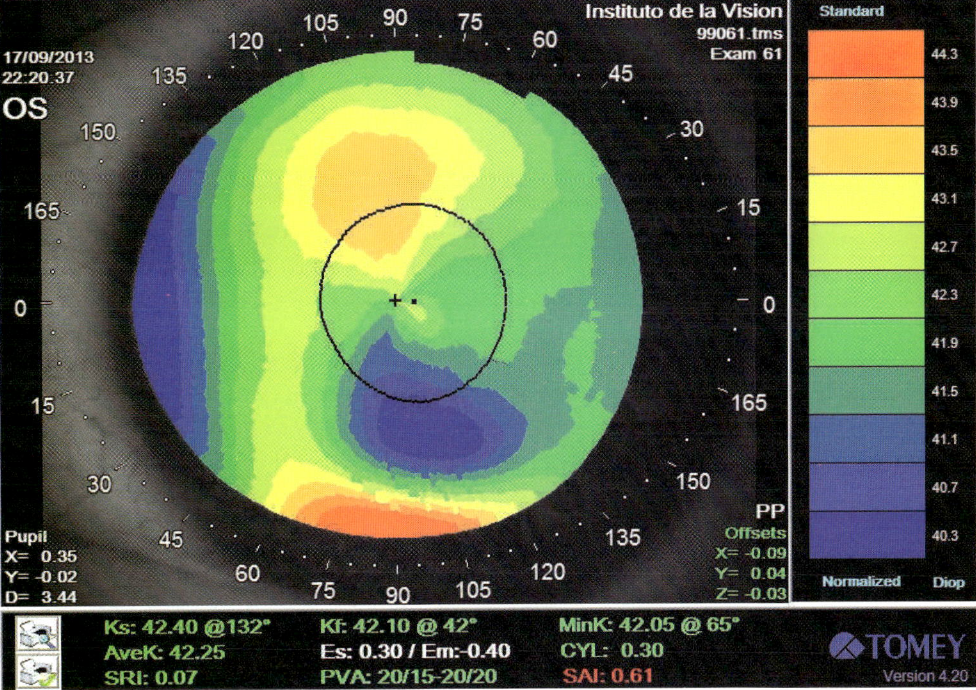

Figura 3.

El síndrome de ojo seco puede presentar la misma influencia sobre los estudios preoperatorios y sobre la calidad visual postoperatoria. En nuestra experiencia, contraindicamos el uso de LDA en pacientes con Sx de ojo seco crónico que presenten dificultad con la estabilización de la superficie ocular. Las **Figuras 4 y 5** muestran las topografías de pacientes con diagnóstico de ojo seco moderado operados de catarata con implante de LIO monofocal esférico; aunque los pacientes están asintomáticos, se puede apreciar la irregularidad en las imágenes, lo cual podría contribuir a una visión comprometida en caso de haber sido usada una LIO multifocal.

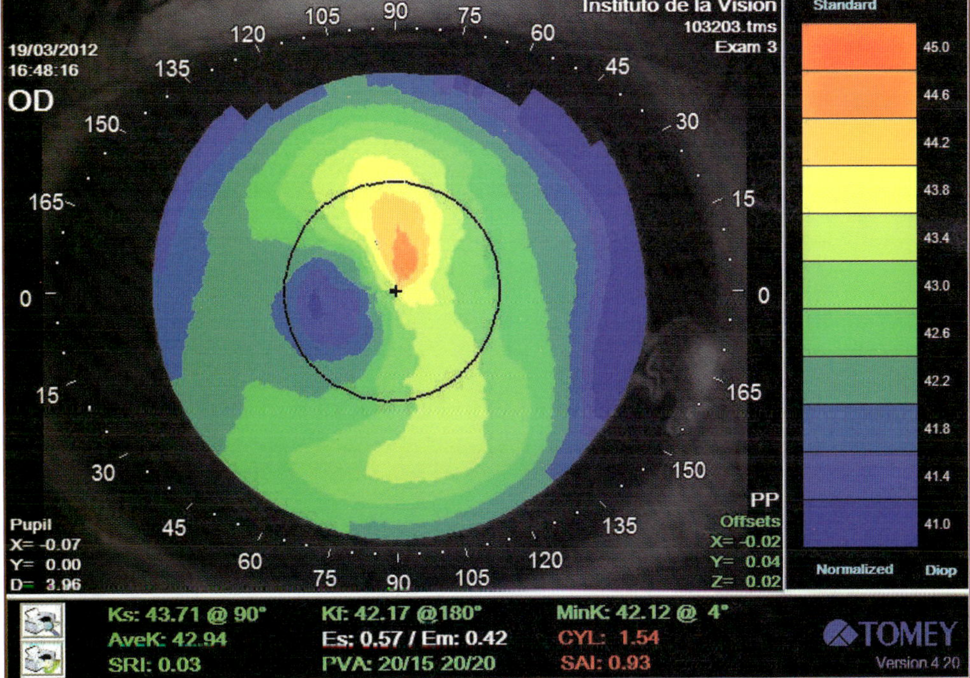

Figura 4.

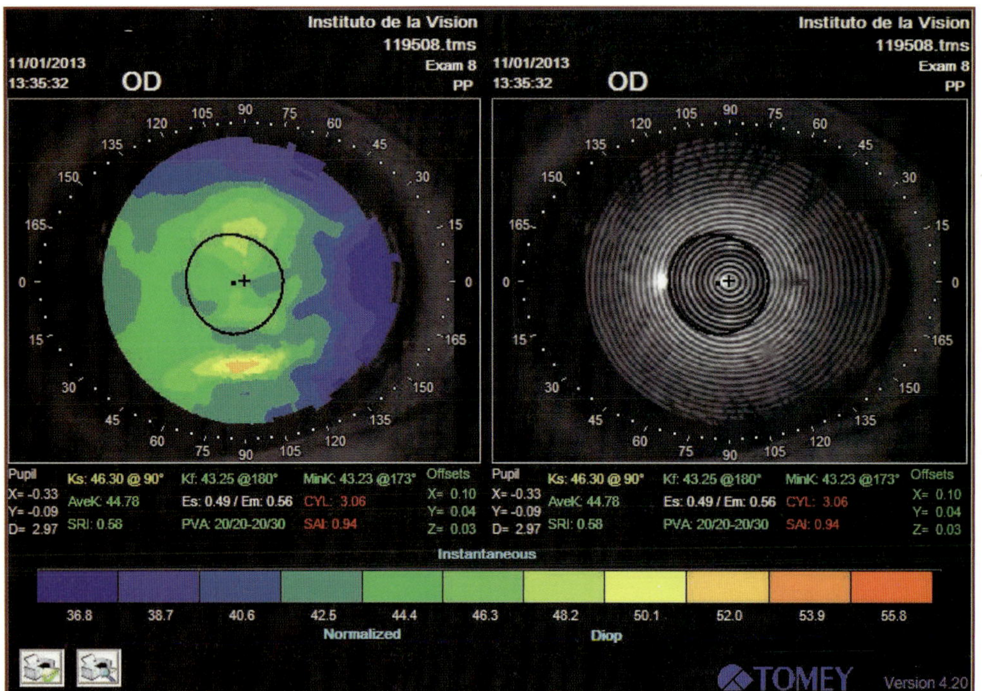

Figura 5.

En pacientes con Sx de ojo seco secundario a meibomitis, puede lograse una mejoría importante a través del tratamiento tópico, determinando la posibilidad de optar por un tipo de LIO de gama superior. En la **Figura 6** se observa la diferencia de topografía entre antes y después del tratamiento de la meibomitis.

Ectasia

Es de extrema importancia descartar la presencia de una forma frustra o leve de ectasia en pacientes que presentan astigmatismo antes de la cirugía de catarata por diferentes motivos: evaluar el impacto de la alteración de la córnea sobre la reducción de la agudeza visual, valorar

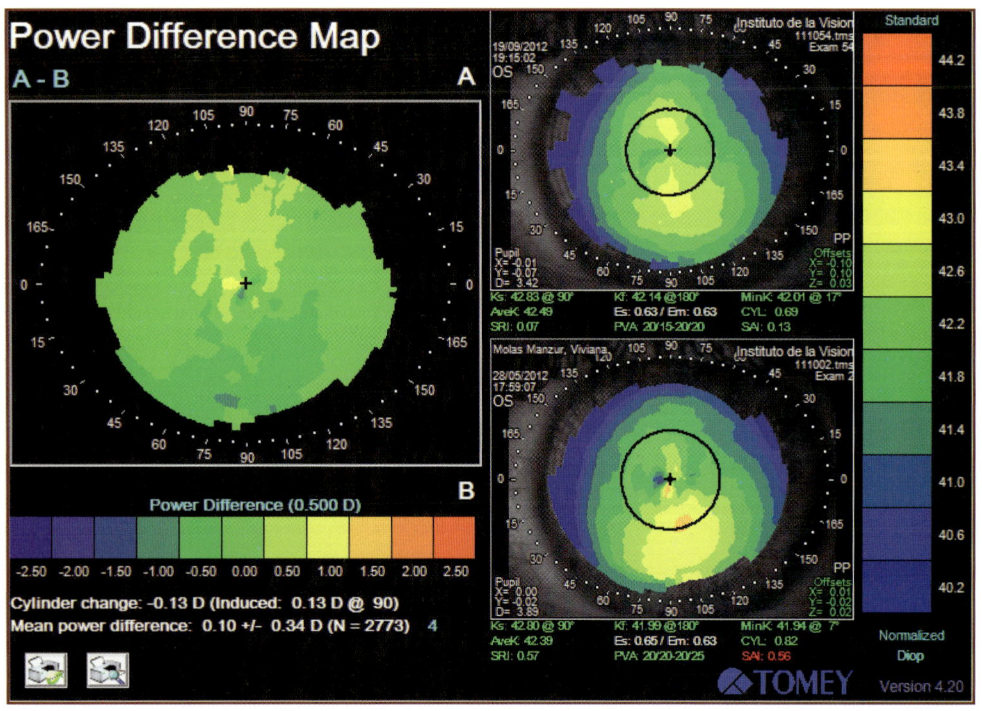

Figura 6.

el potencial de agudeza visual post quirúrgica para determinar expectativas realistas, y planificar la forma más adecuada de corrección del astigmatismo, dando preferencia a la posibilidad de una LIO tórica en casos específicos, evitando la realización de incisiones limbares relajantes que tendrían resultados imprevisibles.

La **Figura 7** corresponde a un paciente de 65 años candidato a cirugía de catarata, que deseaba dejar de usar gafas luego de la operación. El paciente presentaba desde la adolescencia astigmatismo mixto de 5 dioptrías aproximadamente en ambos ojos. La **Figura 8** corresponde a la topografía de su hijo de 36 años de edad, con

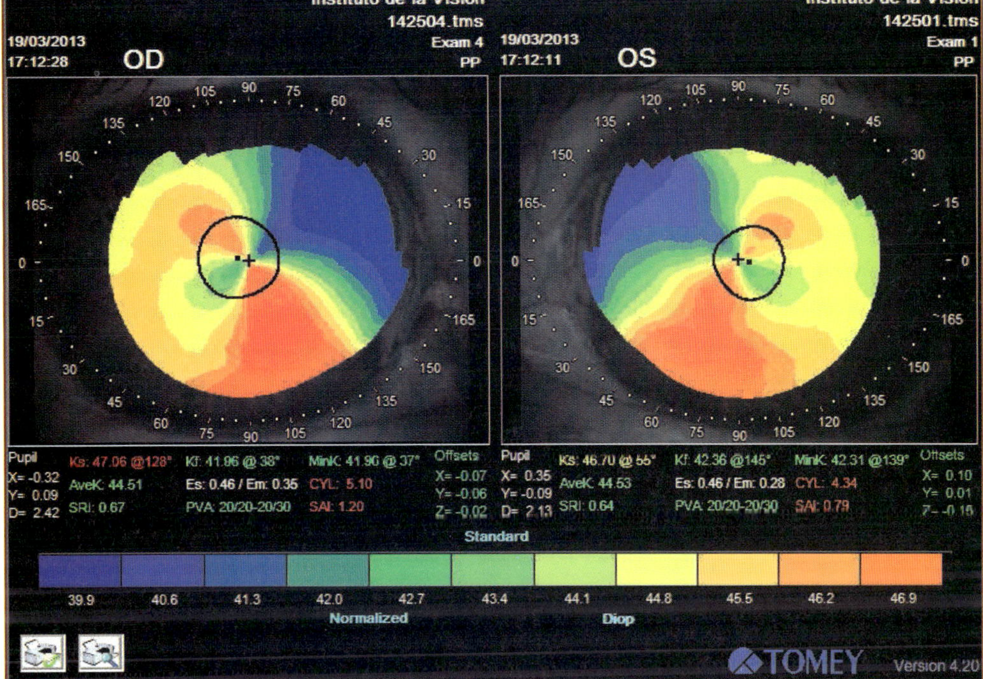

Figura 7.

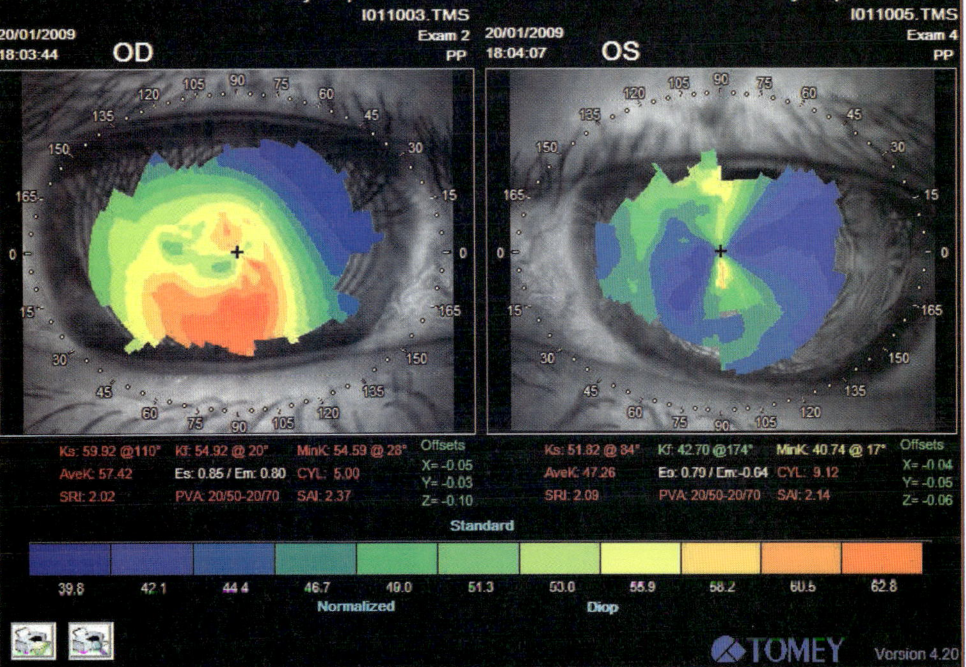

Figura 8.

diagnóstico clínico de queratocono, sometido a queratoplastia OI.

El paciente fue sometido a una prueba de PAM dando como resultado una agudeza visual de 20/40 en ambos ojos. No hubo mejoría con LC RGP. La topografía fue fundamental en este caso para orientar el pronóstico y la conducta.

Las **Figuras 9 y 10** corresponden a pacientes con queratocono subclínico que no había sido diagnosticado hasta el momento de la cirugía de

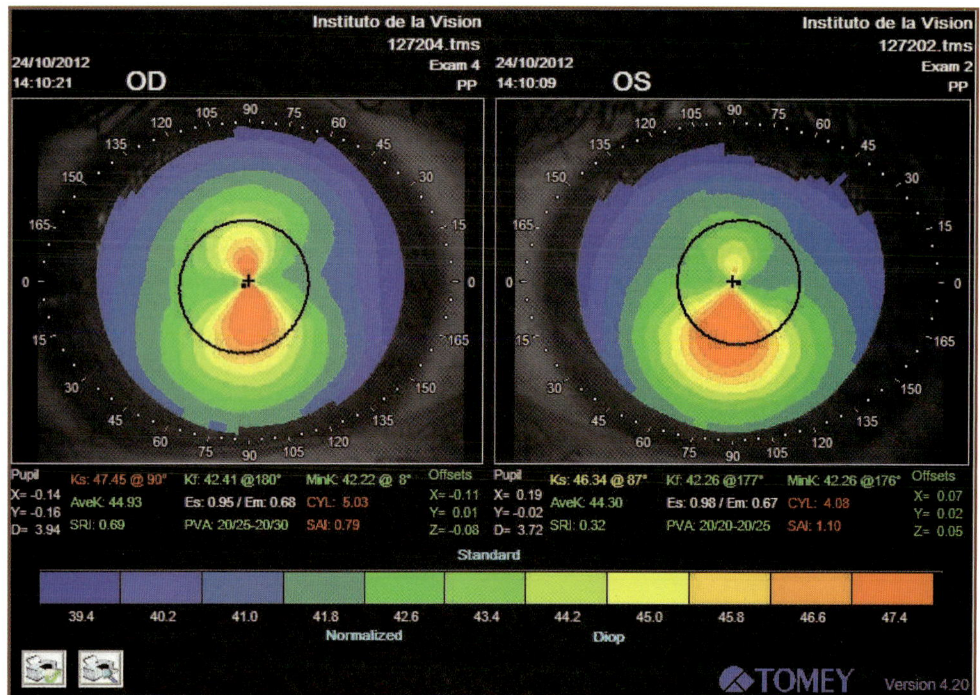

Figura 9.

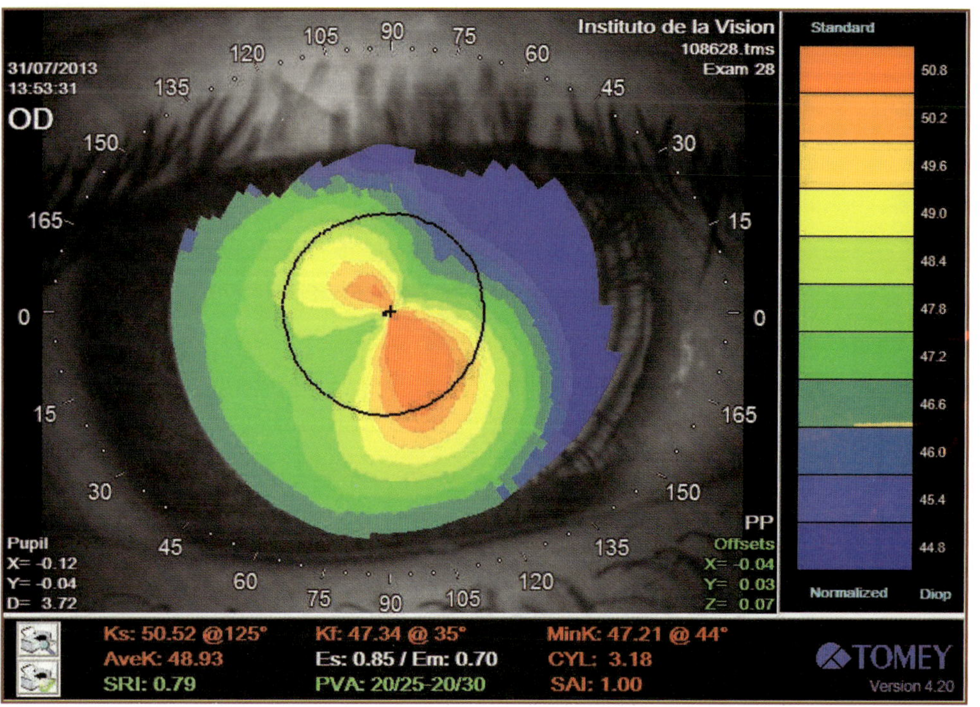

Figura 10.

catarata. Consideramos que en estos casos una lente intraocular tórica podría ser una muy buena opción.[2]

La **Figura 11** corresponde a un paciente de 32 años con catarata secundaria a corticoides. Le habían recomendado Bioptics: cirugía de catarata y LASIK consecutivo para el astigmatismo residual y deseaba una segunda opinión. En este caso, la tomografía de córnea orienta a pensar en susceptibilidad a ectasia, la cual esta confirmada con el programa de Belin/Ambrosio, como se aprecia en las **Figuras 12 y 13**. Nuevamente, los hallazgos en la córnea sugieren evitar una cirugía de superficie.

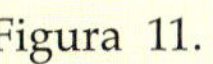

Figura 11.

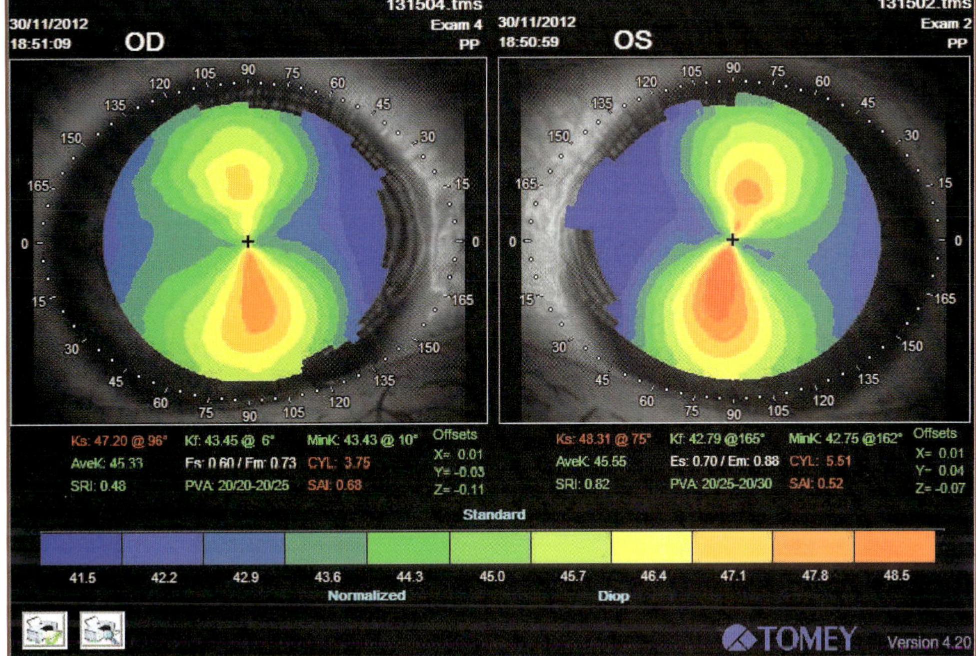

Figura 12.

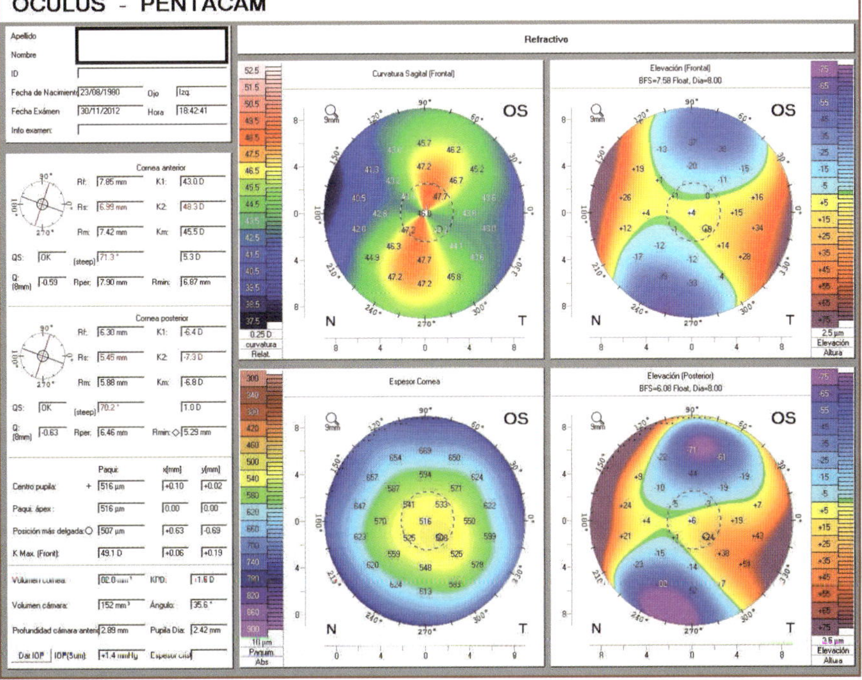

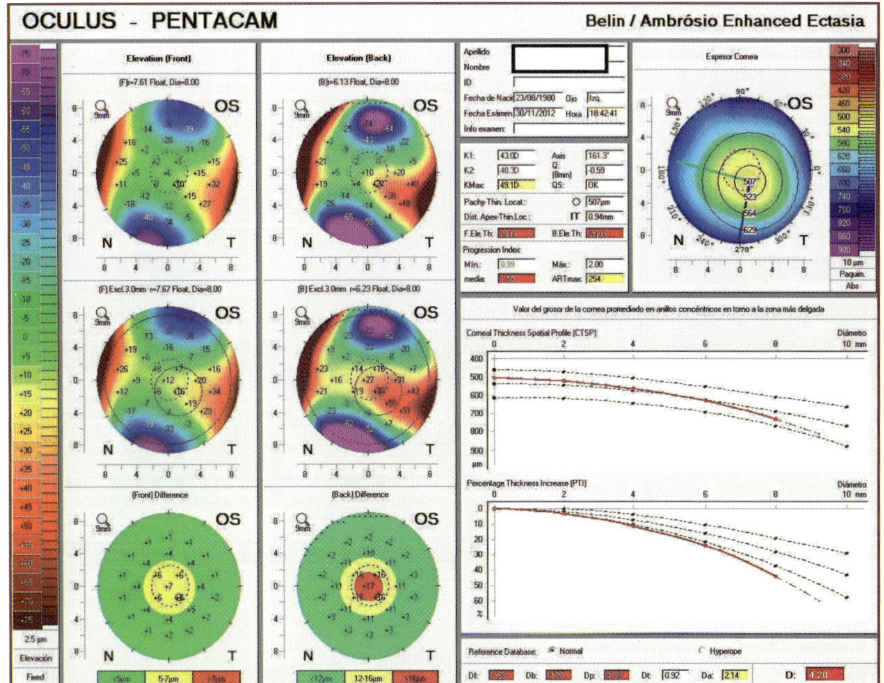

Figura 13.

Astigmatismo Irregular

En estos casos, la topografía de córnea es fundamental para poder determinar en forma objetiva el diagnóstico, ya que muchas veces la queratometría pasa por alto este factor.

El astigmatismo irregular constituye una contraindicación absoluta para lentes de diseño avanzado: asféricas, tóricas y multifocales.

La **Figura 14** corresponde a un paciente sometido a cirugía refractiva láser en 1996. El paciente actualmente presenta catarata, pero refiere que

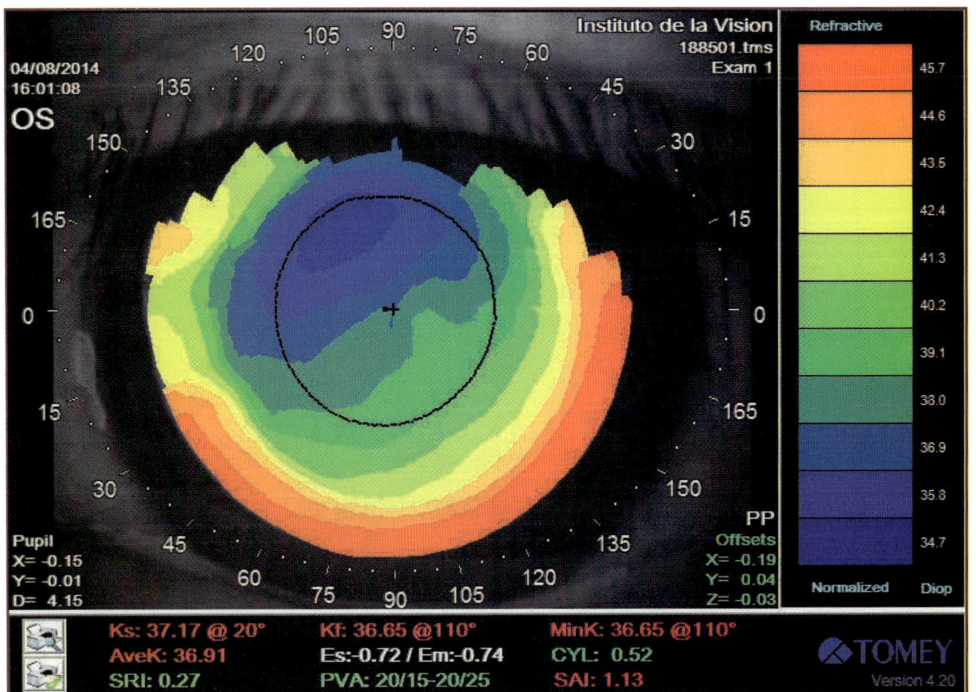

Figura 14.

nunca obtuvo una agudeza visual aceptable en ese ojo. Además del astigmatismo irregular presente, debemos considerar que los valores de queratometría en el área pupilar presentan hasta 5 dioptrías de diferencia en diferentes áreas, haciendo muy difícil obtener con precisión el cálculo de la lente intraocular.

Planificación del Tratamiento del Astigmatismo

La topografía de córnea es imprescindible para determinar la magnitud del astigmatismo, la localización exacta del eje, la simetría de los hemiejes del meridiano más curvo y la participación de la córnea en el astigmatismo refractivo del paciente.

Dependiendo de estos factores, el cirujano podrá optar por la herramienta más eficaz para el tratamiento del astigmatismo:[3-6] incisiones relajantes limbares (manuales o con láser de femtosegundo, incisiones contralaterales en córnea clara, lentes intraoculares tóricas, o eventualmente una cirugía suplementaria con Excimer Laser.

La **Figura 15** corresponde a un paciente con catarata, alta miopía y astigmatismo refractivo de 6 dioptrías en ambos ojos. Sin embargo, la topografía revela solamente la presencia de 2 dioptrías de astigmatismo corneal en OD y 3 dioptrías en OI. Asumiendo que existía un componente lenticular importante, optamos por implantar una lente intraocular tórica corrigiendo solamente el astigmatismo corneal, explicando al paciente que más tarde podría realizar una cirugía laser suplementaria en caso de haber un grado residual (lo cual no fue necesario en este caso).

Elección del Tipo de Lente Intraocular

La presencia de alteraciones significativas en la córnea orientan a evitar el uso de lentes intraoculares de diseño avanzado. Como mencionamos anteriormente, la patología corneal oculta constituye una de las causas más frecuentes de insatisfacción visual de pacientes sometidos a cirugía de catarata.

Las lentes intraoculares asféricas contribuyen a neutralizar la aberración esférica positiva natural de la córnea, determinando una notoria mejoría en cuanto a resultados de sensibilidad de contraste y calidad visual.

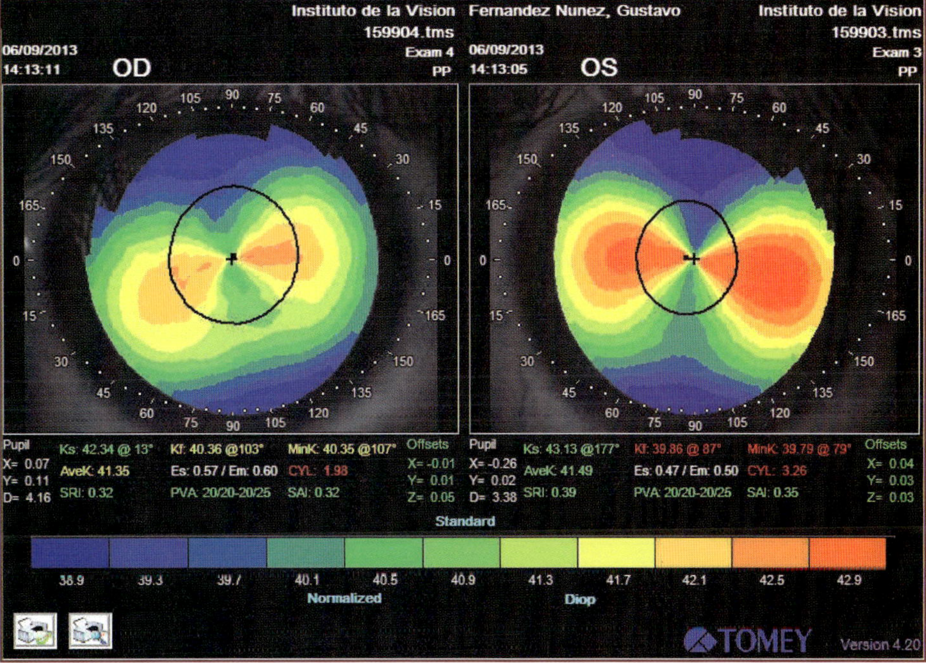

Figura 15.

Sin embargo, los pacientes sometidos a cirugía refractiva láser presentan cambios en la asfericidad natural de la córnea, determinados por el aumento de la aberración esférica positiva en ojos sometidos a cirugía de miopía, y a la aparición de aberración esférica negativa en pacientes operados de hipermetropía.[7]

La topografía y la tomografía de córnea permiten confirmar el tipo de ablación realizada y eventualmente medir el factor Q de asfericidad para determinar el estado de la córnea. En la **Figura 16** puede observarse una típica ablación miópica, y en la **Figura 17** se encuentra el factor Q. En este caso, es preferible usar una LIO asférica que tenga la mayor cantidad de aberración esférica negativa posible, para neutralizar el efecto de la cirugía sobre la córnea.

Por otro lado, las **Figuras 18 y 19** muestran una típica ablación hipermetropía y su correspondiente factor Q. En este caso es preferible usar una LIO asférica neutra o bien una LIO convencional, que presenta aberración esférica positiva.

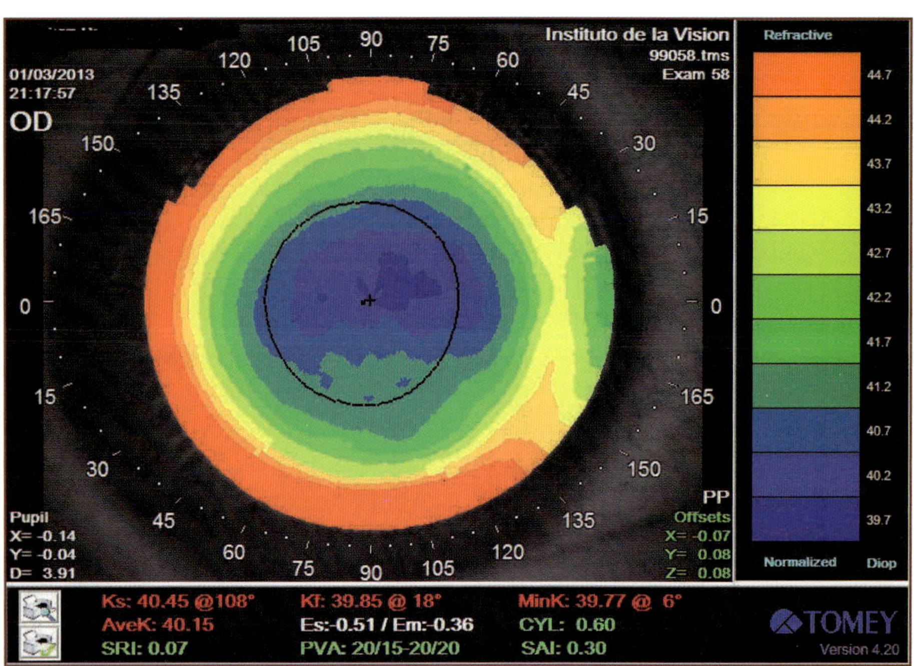

Figura 16.

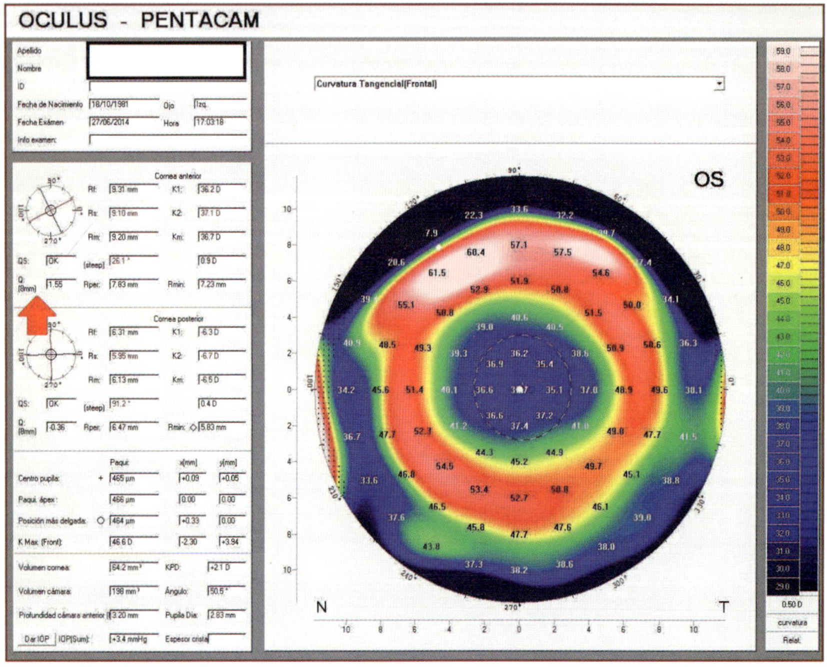

Figura 17.

En casos donde existan ablaciones irregulares o descentraciones y haya que proceder a operar de catarata, lo ideal es usar una LIO asférica neutra ya que es la que produce menos alteraciones sobre un sistema visual alterado.

La topografía de córnea es muy útil para la determinación de la distancia kappa (relación entre el eje visual del paciente y el centro de la pupila) en pacientes candidatos a recibir una lente intraocular multifocal **(Figura 20)**. Es recomendable evitar el uso de las lentes multifocales cuando la distancia kappa es mayor que la mitad del diámetro de la zona óptica central de la LIO. Por lo tanto, descartamos los LIOs multifocales si la topografía muestra una distancia kappa mayor que 0.4 mm para lentes difractivas y 0.5 mm. para lentes refractivas.[8]

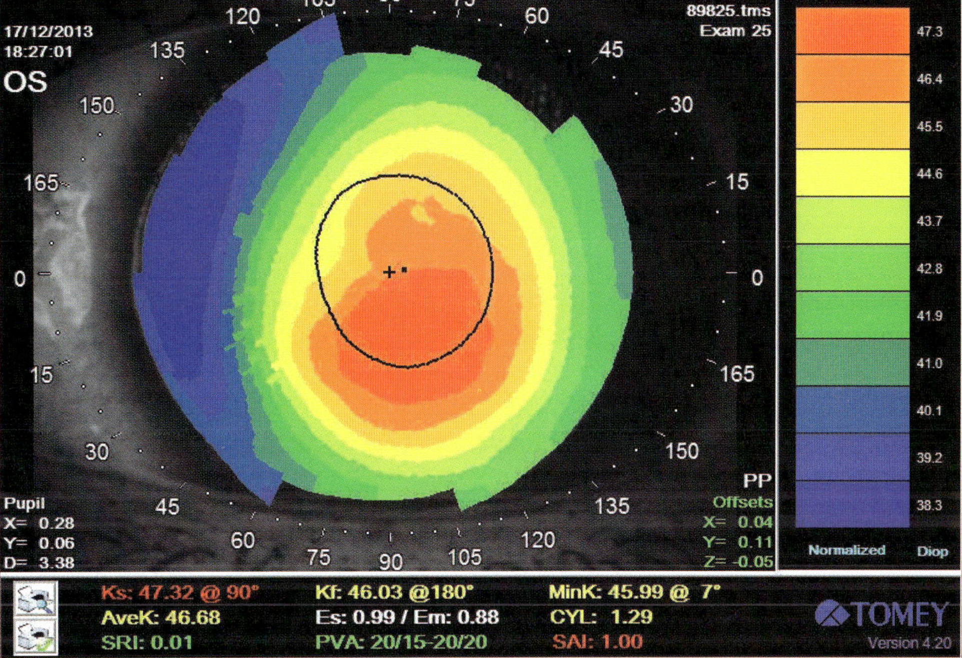

Figura 18.

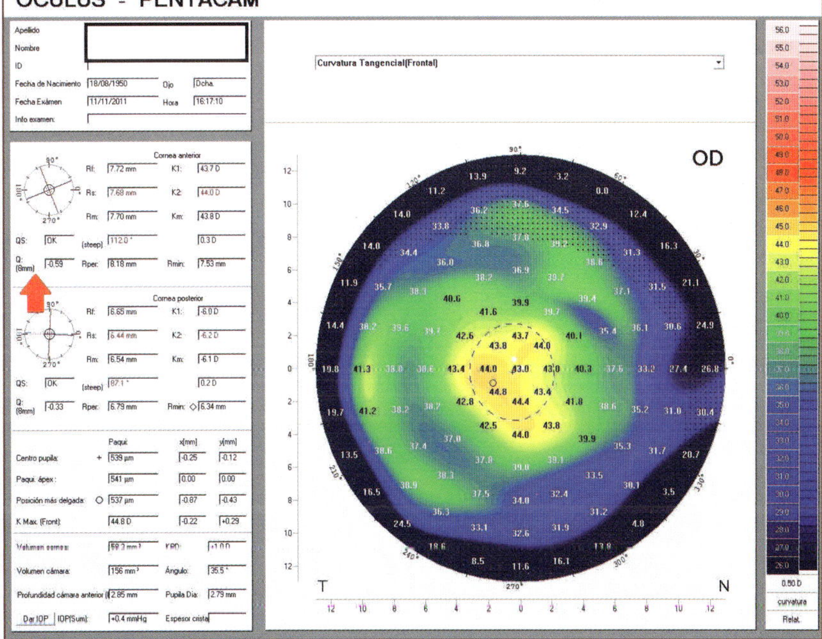

Figura 19.

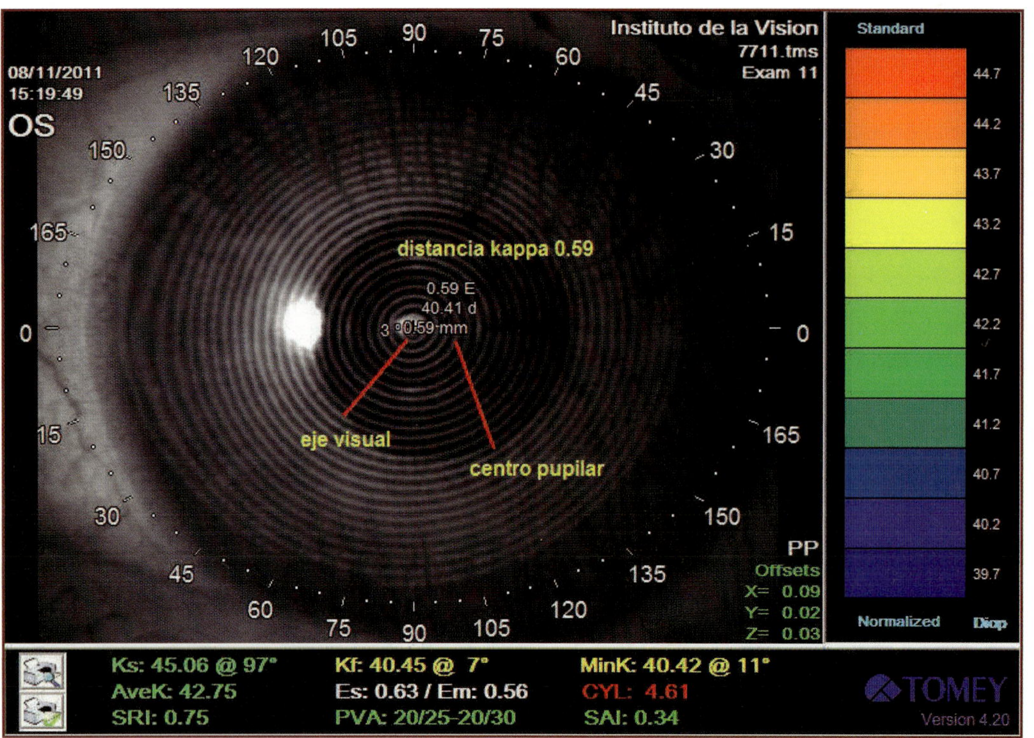

Figura 20.

Planificación de Cirugía Refractiva

En los casos en donde se usen LIOs multifocales y el paciente presente algún grado de ametropía residual que afecte la calidad visual, la cirugía refractiva con Excimer Laser puede corregir en la superficie y con alto nivel de precisión la refracción requerida. En estos casos la topografía pre y post operatoria son fundamentales para la planificación quirúrgica. Eventualmente, cuando el paciente presente algún tipo de contraindicación para Excimer Laser, habría que discutir con él mismo desde antes de la primera cirugía sobre la necesidad de un nuevo procedimiento intraocular en caso de necesitar una corrección de ametropía residual, sea a través de una LIO piggyback o de un recambio de LIO.

Efecto de Suturas

Considerando que actualmente la cirugía de catarata se encuentra evolucionando hacia las incisiones menores a 2 mm, podemos resaltar que ellas son neutras desde el punto de vista astigmático.

Sin embargo, cuando existen dudas con respecto al hermetismo de la incisión quirúrgica, es necesario realizar puntos de sutura. En general, estas pueden ser retiradas a las pocas semanas de la operación. En cualquier caso, la topografía pude determinar la incidencia de astigmatismo producida por las suturas.

Referencias

1. Goldberg DF. Preoperative evaluation of patients before cataract and refractive surgery. Int Ophthalmol Clin. 2011 Spring;51(2):97-107
2. Montano M, López-Dorantes KP, Ramirez-Miranda A, Graue-Hernández EO, Navas A. Multifocal toric intraocular lens implantation for forme fruste and stable keratoconus. J Refract Surg. 2014 Apr;30(4):282-5.
3 Amesbury EC, Miller KM. Correction of astigmatism at the time of cataract surgery. Curr Opin Ophthalmol. 2009 Jan;20(1):19-24
4. Visser, N., N.J. Bauer, and R.M. Nuijts, Toric intraocular lenses: historical overview, patient selection, IOL calculation, surgical techniques, clinical outcomes, and complications. J Cataract Refract Surg. 39(4): p. 624-37.
5. Khokhar S, Lohiya P, Murugiesan V, Panda A. Corneal astigmatism correction with opposite clear corneal incisions or single clear corneal incision: comparative analysis. J Cataract Refract Surg. 2006 Sep;32(9):1432-7.
6. Mastropasqua L, Toto L, Mastropasqua A, Vecchiarino L, Mastropasqua R, Pedrotti E, Di Nicola M. Femtosecond laser versus manual clear corneal incision in cataract surgery. J Refract Surg. 2014 Jan;30(1):27-33.
7. Khor WB, Afshari NA. The role of presbyopia-correcting intraocular lenses after laser in situ keratomileusis. Curr Opin Ophthalmol. 2013 Jan;24(1):35-40
8. Prakash G, Prakash DR, Agarwal A, Kumar DA, Agarwal A, Jacob S. Predictive factor and kappa angle analysis for visual satisfactions in patients with multifocal IOL implantation. Eye 2011;25:1187-93.

19

Retina y Cirugía de Catarata

Dra. Tania Vallory,
Dr. Alejandro Mujica Valinotti,
Dr. Daniel Sánchez Di Martino

La cirugía de catarata es considerada hoy en día como una de las intervenciones más seguras y efectivas dentro del campo de la medicina, con una tasa muy baja de potenciales complicaciones. Las patologías relacionadas con la retina y el humor vítreo merecen especial consideración, debido al impacto que puedan eventualmente tener en la recuperación funcional del paciente.

Es muy importante que el cirujano de catarata maneje criterios fundamentales en relación al paciente con afecciones vítreo-retinianas, de tal manera a determinar el momento adecuado de la cirugía del cristalino, evaluar el pronóstico visual del paciente y prevenir la aparición de complicaciones. Del mismo modo, aun en pacientes sin patología previa del segmento posterior, es fundamental tener una guía de conductas en el caso de presentarse complicaciones durante y al final de la cirugía de catarata, con el fin de evitar que estos eventos repercutan en la visión del paciente.

El objetivo de este capítulo es exponer en forma práctica algunas consideraciones útiles para los cirujanos de catarata en relación a las afecciones vítreo retinianas.

Complicaciones Durante la Anestesia

Actualmente la anestesia de elección en cirugía de catarata es tópica o loco regional (periocular o subtenoniana). Excepcionalmente se utiliza en forma general (pacientes con heridas oculares, con Parkinson, débiles mentales, niños). Nuestra anestesia de preferencia en cirugía de vítreo retina es peribulbar.

Las complicaciones retinianas se pueden producir en las anestesias loco regional e incluyen:[1] perforación ocular, toxicidad retiniana, lesiones de nervio óptico, oclusión vascular retiniana y desprendimiento de retina.

Los factores de riesgo son miopía alta, presencia de estafilomas posteriores, presencia de buckling escleral y esclera adelgazada.

Guía de Manejo de la Perforación Durante la Anestesia

Medios transparentes-retina aplicada

- Observación cercana y frecuente
- Laser o crioterapia en el sitio de perforación

Hemorragia vítrea-retina aplicada

- Ecografía de seguimiento
- Vitrectomía posterior si hay incarceración vítrea o hemorragia densa

Hemorragia vítrea-retina desprendida

- Vitrectomía posterior
- Buckle escleral en ciertos casos

Es importante recalcar que cuando existe perforación ocular hay que identificar el problema en forma temprana y no inyectar anestésico intraocularmente, por el gran riesgo adicional de toxicidad retiniana.

Si existe hemorragia retrobulbar, lo mejor es descomprimirla, realizando aperturas conjuntivales, si es que la primera es masiva, para evitar un aumento desmesurado de la presión ocular o distensión del nervio óptico, posteriormente, en otra oportunidad, se podrá realizar la cirugía bajo condiciones controladas.

Si hay lesión del nervio, el pronóstico es sombrío, y es aquí donde prima la relación creada con el paciente al respecto de haberlo informado de las posibles complicaciones y expectativas del acto quirúrgico, debido a la imposibilidad de restablecimiento funcional.

Fototoxicidad Macular

La fototoxicidad macular relacionada al uso del microscopio quirúrgico cobró importancia en los últimos tiempos, y se cree que se da hasta en un 3 a 7% de las cirugías de catarata con diferentes grados. El hecho de usar cualquier elemento de iluminación que se dirija al ojo tiene la potencialidad de generar toxicidad, por tanto debemos ser consientes de esto y disminuir al mínimo la exposición, mismo que ninguna maniobra realizada en esta dirección no ha mostrado 100% de eficacia en la prevención de el daño retiniano, pero se cree que la profundidad del mismo esta en relación directa a lo anterior.[2]

Hemorragia Supracoroidea

La hemorragia supracoroidea intraoperatoria es un evento raro y que ha disminuido en frecuencia gracias a la transición de la técnica extracapsular convencional a la facoemulsificación.

Existen factores considerados de riesgo que deben ser atendidos ante un paciente en plan de cirugía: personas en edad avanzada, obesas, con glaucoma, alta miopía, enfermedad cardiovascular, hipertensión arterial, bajo terapia anticoagulante, y taquicardia intraoperatoria.[3]

Esta devastadora complicación va frecuentemente precedida por una transitoria hipotensión ocular antes de la efusión uveal hemorrágica. El cirujano debe atender a éstos y otros signos que preceden a la hemorragia supracoroidea intraoperatoria, tales como un súbito aumento del dolor, borramiento progresivo del reflejo rojo, aplanamiento de la cámara anterior, y un prolapso anterior de las estructuras oculares.

Aquí se debe cerrar la incisión inmediatamente, de esta forma se previene transformación a hemorragia supracoroidea expulsiva del contenido ocular. El manejo posterior es discutido, existen quienes drenan en el mismo acto vía esclerotomías anteriores con la esperanza de disminuir la presión intraocular y permitir un mejor drenaje tardío postoperatorio.

El drenaje secundario es considerado en casos en que existen bolsas coroideas grandes, aposicionadas o con comprometimiento macular.

Se debe realizar control ultrasonográfico y coordinar el momento de la segunda cirugía a la licuefacción de los coágulos, lo cual se da entre los días 7 al 14 del evento. El pronóstico visual es reservado, especialmente en los casos que requieran re-operación.

Material Cristaliniano Retenido y su Manejo

Es una complicación infrecuente pero bien conocida del cirujano de catarata. Su incidencia reportada es mayor en facoemulsificación que en cirugía extracapsular convencional.

La rotura capsular y la dislocación de material cortical generalmente ocurren durante la emulsificación del núcleo del cristalino. Hay que reconocer los factores de riesgo que generan fragmentos dislocados al vítreo, entre los cuales tenemos: la presencia de un núcleo duro, pupila miótica con visualización difícil, zónula débil, catarata traumática, vitrectomía previa, movilidad del paciente durante la cirugía, y por supuesto la inexperiencia del cirujano.

Las complicaciones relacionadas pueden amenazar la visión, como uveítis crónica, aumento de la presión ocular, opacidad por edema de córnea, edema macular quístico y el desprendimiento de retina; todo esto con un apropiado manejo puede evitarse o por lo menos minimizarse y así alcanzar un buen resultado y una buena visión final.[4]

Manejo Intraoperatorio

Al decidir la conducta a tomar en cada caso, se debe recordar que tanto el evento en sí como las maniobras de rescate o reparación conllevan complicaciones tanto mecánicas como inflamatorias, las cuales deben considerarse antes de tomar decisiones.[4-5]

A menudo pequeñas cantidades de restos corticales se pueden absorber de forma espontáneamente sin intervención alguna. Pero la retención de fragmentos más grandes de corteza o núcleo pueden producir vitreitis, uveítis, glaucoma, edema macular u otras complicaciones.

Lo más importante es minimizar las tentativas de querer recuperar los fragmentos dislocados al vítreo para así evitar traccionar al mismo. Maniobras agresivas pueden generar roturas en retina y posterior desprendimiento complicado de la misma.

Se debe evitar la irrigación posterior al ir en busca de algún fragmento dislocado. Maniobras de "levitación" vía pars plana deberán realizarse considerando las circunstancias del caso y con instrumental adecuado de vitrectomía.

Debe minimizarse el agrandamiento de la rotura capsular así como la anteriorización del vítreo. Para evitar lo último, debemos inyectar material viscoelástico en la cámara anterior. Utilizar un segundo instrumento posteriormente al fragmento puede evitar que éste caiga.

Siempre debe considerarse prudente una conversión de la cirugía de facoemulsificación para mejorar el rescate de fragmentos y disminuir el tiempo quirúrgico.

Siempre que existe vítreo en cavidad anterior, debemos realizar una bueno vitrectomía anterior con irrigación baja en flujo, separada del elemento de corte/aspiración.

La elección de la lente intraocular al fin de la cirugía es muy importante dependiendo del tamaño de fragmento que se haya perdido, ya que si éste fue grande, se requerirá un vitrectomía para el rescate, por lo que dejar afáquico al ojo hasta ese acto es lo recomendable, ya que el núcleo, o fragmento si fuera muy duro no puede emulsificarse con el fragmentador y debe retirarse por vía anterior.

En las situaciones en donde exista buen soporte capsular y fragmentos menores, que se puedan dejar o bien fragmentar si va a vitrectomía posterior, se pueden colocar lentes de cámara posterior o bien si el soporte es pobre una de cámara anterior.

Las lentes de silicona, deben evitarse en ojos que fueron complicados y que tienen una chance de desprendimiento de retina, debido a que el uso de aceite siliconado y el intercambio fluido gas se ven dificultados por lentes de este tipo, que en su presencia deberán ser removidos y cambiados a lentes de PMMA o Acrílico.

Suturar incisiones corneales después de un evento de rescate de fragmentos de catarata es una buena práctica, ya que las incisiones pueden haber perdido su calidad auto sellante y permitir complicaciones aun peores como hipotonía, hemorragia supracoroidea, y endoftalmitis.[4-5]

Manejo Postoperatorio

El buen control de la inflamación y de la presión intraocular se consiguen con el uso de esteroides tópicos, agentes ciclopléjicos, a los que se puede asociar medicación antiglaucoma, ya que mas de la mitad de los ojos con fragmentos retenidos presentan aumento de la presión ocular antes de la vitrectomía. La claridad corneal es muy importante, y el cirujano debe monitorizar la evolución de la inflamación pensando siempre en la posibilidad de una endoftalmitis asociada, la cual debe ser detectada y tratada lo antes posible.

El momento adecuado para realizar una vitrectomía posterior depende de múltiples factores, fundamentalmente de la transparencia de medios (sobretodo la cornea) y del control de la inflamación.

Un estudio publicado en el 2013 en el American Journal of Ophthalmology[6] examinó los beneficios de la extirpación quirúrgica de los fragmentos cristalinianos retenidos por vitrectomía por pars plana en el mismo día de la cirugía de catarata en comparación con el retiro días o semana después. El resultado demostró que no existe una diferencia significativa en cuanto a la agudeza visual final y las complicaciones posteriores (edema macular cistoideo, maculopatias crónicas, glaucoma).

Edema Macular

El edema macular es un evento muy frecuente en el post operatorio de catarata. Afortunadamente la mayoría de los casos son subclínicos y no tienen repercusión clínica. Por otro lado, el edema macular cistoideo pseudofáquicos (EMCP) clínicamente significativo se registra generalmente 4-12 semanas después de la cirugía y alcanza su punto máximo en 4 - 6 semanas. La mayoría de los síntomas son disminución de la agudeza visual, escotoma central, metamorfopsia y fotofobia.[7]

Esta comprobado que la estimulación uveal o la liberación de material del cristalino durante la cirugía intraocular genera la formación de prostaglandinas8 que conllevan a la disrupción de la barrera hematoacuosa, generando en la cámara anterior una inflamación con presencia de sus mediadores (citoquinas), que pueden difundir posteriormente al vítreo y trasladar la inflamación a la retina, con formación del edema macular al romperse la barrera hematoretiniana. Pacientes de edad, diabéticos, y portadores de otras patologías oculares como uveítis, glaucoma u oclusiones vasculares en retina, son más susceptibles de sufrirlo. Durante la cirugía, la ruptura capsular y otras complicaciones aumentan dramáticamente la incidencia de edema macular.

Manejo

En la actualidad, no hay ningún ensayo clínico confiable para definir el mejor abordaje terapéutico y existe poca información sobre el algoritmo de tratamiento del EMCP agudo o crónica.

Profilaxis

El primer objetivo es evitar el EMCP y el tratamiento médico profiláctico puede ser eficaz antes y después de la cirugía de cataratas para evitar la ocurrencia del mismo.[9]

Las investigaciones recientes sugieren que los nuevos AINES, incluyendo Nepafenac 0,1% y el bromfenaco 0,09% pueden alcanzar mayor penetración en el segmento posterior del ojo y una menor frecuencia de dosificación.[10-11] Sin embargo, cabe señalar que ningún estudio ha sido diseñado expresamente para la prevención del EMCP.

Tratamiento

El tratamiento médico es el enfoque más realizado en la práctica clínica debido a que la inflamación mediada por las prostaglandinas desempeña un papel clave en el desarrollo en el EMCP, muchos de los estudios se han centrado en el bloqueo de la síntesis de prostaglandinas. Los AINEs y los esteroides actúan en este sentido, mientras que los inhibidores de la anhidrasa carbónica apuntan a mejorar la función de bombeo del epitelio pigmentario de la retina.[7,12]

AINES

Recientemente, se ha generado notable interés por la disponibilidad de nuevos AINE, como nepafenac y bromfenaco. Las características de permeabilidad corneal de nepafenac son superiores a las de ketorolaco, diclofenaco sódico y bromfenaco sódico. Bromfenaco es un AINE convencional con un perfil farmacológico similar a la de diclofenaco, pero con un régimen de dosis menos frecuente.[13-14]

Corticoides

Los corticosteroides inhiben directamente la enzima fosfolipasa bloqueando la formación de prostaglandinas. Sin embargo aún faltan ensayos clínicos que demuestran su eficacia. Inyecciones perioculares (Tenon o subconjuntival) pueden ofrecer algunas ventajas sobre otras vías de administración (sistémica y tópica) debido a sus menores efectos secundarios sistémicos y liberación sostenida del fármaco.[15]

Inyecciones Intravítreas

Inyección intravítrea de acetónido de triamcinolona ha sido empleado por algunos autores para tratar EMCP con efectos beneficiosos, aunque los efectos a menudo eran transitorios y presentaban complicaciones, incluyendo la elevación de la presión intraocular y endophtalmitis.[16-17]

Hay evidencias que sugieren que el trauma quirúrgico también induce la producción de factores de crecimiento endotelial (VEGH) y otras citoquinas vasoactivas, dando como resultado el aumento de la permeabilidad vascular como parte de la cascada inflamatoria del EMCP[18] por lo tanto han surgido las inyecciones intravitreas anti-VEGH en un intento de neutralizar la ruptura de la barrera hematorretiniana que conduce a la formación del EMCP. Se han obtenido resultados positivos con Avastin® (bevacizumab) siendo un tratamiento eficaz y bien tolerado en pacientes con EMCP refractario.[19-20]

Se han propuesto los implantes intravítreos de corticosteroides de liberación lenta para el tratamiento de muchas forma de edema macular incluyendo el EMCP. Estos implantes podrían ofrecer beneficios tanto en la profilaxis y el tratamiento del EMCP, pero en la actualidad no hay ningún rastro clínico confiable capaz de apoyar su uso. Un solo estudio realizado por Williams y colaboradores sugirió que ese implante intravitreas de dexametasona puede ser beneficiosa.[21]

Inhibidores de la Anhidrasa Carbónica

La anhidrasa carbónica está presente en el epitelio pigmentario de la retina (EPR), y su inhibición farmacológica puede afectar el bombeo de fluidos desde el espacio subretinal a través del EPR. Aunque no hay ensayos clínicos aleatorios, se ha demostrado un efecto positivo de los inhibidores de la anhidrasa carbónica en la profilaxis y el tratamiento de PSME, algunos casos aislados han sugerido que este enfoque puede ser útil.[22]

El EMCP es claramente una enfermedad multifactorial que probablemente requiere una combinación de las modalidades terapéuticas disponibles. La mayoría de los médicos utiliza una combinación de corticosteroides y AINES como terapia primaria. La razón es que estas drogas afectan diferentes aspectos de la cascada inflamatoria y pueden trabajar sinérgicamente. Hay una mayor información de una mejoría significativa cuando se utilizan tratamientos combinados en comparación con AINEs o esteroides solos.[23]

Hay estudios por publicarse que utilizan una triple terapia con un fármaco anti-VEGF en combinación con corticosteroides y AINES que podría ser eficaz en el tratamiento crónico del EMCP que no responden a la monoterapia.

Consideraciones en Pacientes Diabéticos con Catarata

Las recomendaciones con respecto al riesgo de progresión del edema macular diabético tras la cirugía de catarata son inconsistentes. En el ojo pseudofáquicos, la distinción entre edema macular diabético y el cistoideo pseudofáquicos (Sx Irvine-Gass) puede ser difícil. Sin embargo, varios estudios retrospectivos y pequeñas series de casos han reportado un aumento del riesgo de progresión de la retinopatía diabética, incluyendo el edema macular, después de la cirugía de catarata.[24-26]

Por otra parte, el estudio ETDRS en su reporte #25 informa que no hay una diferencia estadísticamente significativa a largo plazo con respecto a un aumento del edema macular después de la cirugía de catarata.[27]

De igual manera parece prudente estabilizar cualquier retinopatía diabética o edema macular preexistente antes de la cirugía de catarata.

Generalmente se recomienda el tratamiento del edema macular durante o inmediatamente después de la cirugía de catarata con medicación intravitrea como los anti–VEGF (ranibizumab, bevacizumab).[28-30]

Varios estudios sugieren una mejoría o una estabilización del edema macular diabético después de la cirugía de facoemulsificación con tratamiento coadyuvante como los anti-VEGF, como el de Fard et al en donde se encontró al mes de la cirugía de catarata, una mejoría estadísticamente significativa en el grupo que se realizó bevacizumab 1,25 mg intravitreo al terminar la cirugía de catarata y el grupo control, en cuanto al grosor del edema macular y la agudeza visual.[31]

Otros estudios como el de Takata et al encontraron una mejoría del edema macular diabético colocando triamcinolona acetonido intravitreo inmediatamente después de terminar la cirugía de catarata, que colocando la triamcinolona de forma subtenoniana.[32]

Idealmente, la cirugía de cataratas puede retrasarse hasta que el OCT demuestre una mejoría del edema macular.

En pacientes con catarata densa, la panfotocoagulación puede no ser posible. En esta circunstancia, el tratamiento puede ser realizado varias semanas después de la cirugía de cataratas, una vez que la incisión haya sanado lo suficiente como para permitir la colocación de una lente de contacto.

A continuación presentamos un esquema que se puede seguir antes de realizar la cirugía de catarata a pacientes diabéticos.

1. Pacientes ***sin retinopatía o con retinopatía leve o moderada*** pueden ser operados sin problema.
2. Pacientes con ***retinopatías severas o muy severas*** tienen un alto riesgo de progresión y deben ser tratados con panfotocoagulación antes o inmediatamente después de la cirugía de la catarata.
3. Pacientes con ***retinopatía diabética proliferativa*** siempre han de ser tratados con panfotocoagulación antes de ser operados.
4. Pacientes con ***edema macular*** deben ser tratados antes de operar la catarata.

En general, es preferible operar de catarata cuando la retinopatía está inactiva al menos 6 meses y en un momento en que el paciente tenga buen control metabólico.

Cirugía de Catarata y Progresión del DMRE

Similar al edema macular diabético, el verdadero riesgo de progresión de la DMRE después de la cirugía de catarata es un tema controvertido. Mientras que los estudios basados en población han mostrado casi siempre una asociación entre la cirugía de catarata y la progresión de DMRE, los estudios basados en la clínica por lo general no han demostrado dicha asociación. Los datos combinados de tres grandes estudios poblacionales indican que existe una correlación entre una historia de cirugías de cataratas y el DMRE tardío (atrofia geográfica), aunque los autores de este estudio destacaron que este hallazgo no implica necesariamenre que la cirugía de catarata sea el agente causal de la misma.[33]

Para evitar estos errores en el diseño, Wang y colaboradores han realizado un estudio de cohorte en el que estudió la progresión de DMRE en pacientes operados de catarata, sirviendo el ojo contralateral no operado como control. Demostrando que no existe un riesgo creciente de desarrollar DMRE temprano y tardío en el transcurso 3 años de la cirugía de catarata.[34]

Endoftalmitis

La endoftalmitis es una complicación poco frecuente pero severa de la cirugía de cataratas y puede resultar en una pérdida de visión importante e irreversible. Según Miller et al la incidencia de la endoftalmitis se ha mantenido estable en los últimos años y, aunque es más frecuente cuando se utilizan incisiones en córnea clara respecto a túnel escleral (0,05% vs. 0,02%), no encontraron diferencias estadísticamente significativas entre los dos tipos de incisión.[35]

En el 29-43% de las cirugías de cataratas se produce contaminación intraocular por parte de bacterias patógenas facultativas de la superficie ocular, sin que se llegue a desarrollar endoftalmitis.[36-38]

Los factores de riesgo involucrados en la aparición de endoftalmitis post quirúrgica son el cierre deficiente de las incisiones, la rotura de la capsula posterior, la perdida de humor vítreo, el estado inmunitario de los pacientes (incluyendo el uso crónico de corticoides y drogas endovenosas) y las infecciones subclínicas de los párpados y vías lagrimales. La mayor parte de las endoftalmitis están causadas por bacterias facultativas del margen palpebral y las pestañas.[39]

Los microorganismos responsables de la mayoría de casos de endoftalmitis agudas tras cirugía de cataratas son los Staphylococcus coagulasa negativos, seguidos por el Staphilococcus Aureus.[40-41] Los Streptococcus producirán endoftalmitis piógenas mucho más virulentas.[42]

Clínica

La clínica es fundamental en esta patología, pues va a ser decisiva para instaurar el tratamiento urgente de la endoftalmitis aguda. El diagnóstico definitivo microbiológico será posterior al inicio del tratamiento.

La endoftalmitis aguda postquirúrgica aparece durante las 6 primeras semanas, más frecuentemente entre el segundo y séptimo día tras la cirugía de la catarata. En el Endophtalmitis Vitrectomy Study (EVS), el 77% de los casos ocurrieron dentro de las 2 primeras semanas.[40] La precocidad en la presentación (dos primeros días) hace sospechar gérmenes más agresivos.[43] Los síntomas más importantes son la disminución de la visión en más del 90% de los casos y dolor ocular entre 74-85%.[40] Un 25% de casos cursan sin dolor, por lo tanto la ausencia del mismo no excluye el diagnóstico.[43]

Al examen del segmento anterior se puede observar hiperemia y edema conjuntival en más del 80%, opacificación de la cámara anterior con células, hipopion o fibrina en 75-85% y edema palpebral en 35%.[44-45] Según el EVS el hipopion puede ser observado en casi ¾ de los pacientes.[40] La vitreítis progresiva es la característica fundamental de la endoftalmitis y pueden aparecer otros signos, como la presencia de edema de córnea con estrías, afectación del polo posterior con zonas de retinitis, edema de retina y/o papila.

Pruebas Complementarias

Agudeza Visual. Es importante su registro por razones médico-legales y determinante para valorar el tratamiento, según resultados del EVS.[40]

Estudio en lámpara de hendidura. Se valoran córnea, cámara anterior y medios oculares. Se debe revisar la herida quirúrgica, buscando el signo de Seidel, así como buscar signos de vítreo en la incisión o en la cámara anterior.

Oftalmoscopia indirecta. Ésta dará idea del grado de opacidad de los medios y visualizar el fondo de ojo si es posible.

Ecografía B. Podrán observarse las opacidades vítreas, la existencia o no de un desprendimiento posterior del vítreo y se descartarán procesos como desprendimiento de retina o coroideo, restos de cristalino o cuerpo extraño intraocular.[46]

Diagnóstico y Tratamiento

El diagnóstico etiológico de una endoftalmitis infecciosa debe ser microbiológico, para ello debemos tomar muestras vítreas y del humor acuoso para diagnosticar el mayor número de casos. El mayor rendimiento diagnóstico lo da el humor vítreo, mientras que la muestra de cámara anterior es negativa en el 57% de las ocasiones en que se ha demostrado un germen vítreo.[47]

Técnicamente, la muestra de cámara anterior es relativamente sencilla y la podremos obtener mediante una paracentesis en el limbo corneal temporal con jeringa de 1ml y aguja de 25-30 G aspirando entre 0,1 y 0,2 ml de humor acuoso. (Esta maniobra también puede realizarse en la lámpara de hendidura). La muestra vítrea es aconsejable obtenerla mediante un vitrectotomo para evitar tracciones vítreas o con agujas 23 ó 25 G.

La instauración de un tratamiento antibiótico eficaz en las primeras horas tras el diagnóstico inicial es fundamental para el mantenimiento de la función visual. Las diferentes guías clínicas publicadas sobre endoftalmitis infecciosa, recomiendan implementar el tratamiento en un tiempo máximo de 3 horas.[49] Debido a esta exigencia de inmediatez, se utilizan antibióticos de amplio espectro de forma empírica previo al diagnóstico microbiológico. Los antibióticos intravítreos utilizados en el EVS y que se emplean en la actualidad son VANCOMICINA 1mg y Ceftazidima 2mg.

Ante la falta de respuesta terapéutica a la medicación ocular, somos partidarios de la vitrectomía posterior temprana con el fin de eliminar lo antes posible el foco de infección.

Diagnóstico Diferencial

Los cuadros que pueden confundir el diagnostico son principalmente el síndrome tóxico del segmento anterior (TASS) y la uveítis facoanafilactica por la retención de fragmentos cristalinianos.

Profilaxis

Hay pocos estudios científicamente válidos sobre la profilaxis de la endoftalmitis postoperatoria. Las únicas medidas avaladas por la evidencia científica son el uso preoperatorio de povidona yodada[48] y el empleo de cefuroxima intracamerular al final de la cirugía de la catarata.[49]

La medida universalmente aceptada para la antisepsia previa a la cirugía ocular es el empleo de solución acuosa de povidona yodada al 5% en el saco conjuntival y al 5 o 10 % en la piel periocular, dejándola actuar un mínimo de 3 minutos.[48]

Los antibióticos tópicos preoperatorios disminuyen el número de bacterias en la superficie ocular[50], pero no se ha demostrado que ello reduzca la incidencia de endoftalmitis.[49] Un estudio reciente muestra que el uso de moxifloxacina al 0,5% preoperatorio no consigue una reducción significativa adicional de la flora conjuntival frente a la povidona yodada sola correctamente usada.[50]

El empleo de 1 mg de cefuroxima intracamerular al final de la cirugía de la catarata es la única profilaxis antibiótica que ha demostrado ser efectiva, reduciendo 5 veces el riesgo de presentar una endoftalmitis postoperatoria.[49] Su seguridad viene avalada por la amplia experiencia sueca, donde se utiliza de forma sistemática después de su introducción en 1996.[51] Hay autores que cuestionan el uso de la cefuroxima intracamerular, principalmente por la cobertura antibiótica limitada de la cefuroxima y la forma de preparación de la dosis requerida.[52]

Recientemente se ha propuesto el uso de moxifloxacina 0,5 % intracamerular partiendo de su formulación en colirio sin conservantes.[53] No existen estudios que aporten resultados definitivos para que se pueda recomendar su uso en la actualidad.

Cirugía de Catarata y OCT

Una causa frecuente de un resultado visual inesperado después de la cirugía de catarata, es una enfermedad retiniana no diagnosticada previamente. Por lo tanto, identificar la patología retiniana concomitante, es una parte importante de la evaluación preoperatoria. A veces puede ser difícil discernir la pérdida de visión, si es debido a la catarata o a la patología retiniana, para ello existen pruebas como la medición de la agudeza potencial (PAM) u otras pruebas similares que nos pueden ayudar en la evaluación preoperatoria.[54]

En pacientes con cataratas avanzadas los exámenes complementarios como el examen de fondo de ojo con oftalmoscopio indirecto o con lámpara de hendidura pueden ser obstaculizados en grados variables. En cambio, la tomografía de coherencia óptica (OCT) puede dar imágenes sorprendentemente buenas a través de pupilas relativamente pequeñas y con cataratas moderadamente densas. La realización del OCT es imprescindible en pacientes que presentan alguna anormalidad macular que están considerando la cirugía de catarata.

Mediante el OCT podemos detectar patologías maculares que habrían pasado inadvertidos en una exploración rutinaria de fondo de ojo como edemas maculares subclínicos en pacientes diabéticos **(Figura 1)**, membranas neovasculares sub-coroideas ocultas, tracción vítreo-macular, membranas epirretinianas, etc.

Otro motivo muy importante para realizar el OCT previo a la cirugía de catarata es la valoración de la capa de fotorreceptores. Cualquier alteración en la integridad y continuidad de la capa de fotorreceptores o cualquier alteración en el grosor retiniano, pueden alterar la sensibilidad y capacidad de contraste en aquellos pacientes que se piensa utilizar lentes multifocales, por tanto es imperativo en estos casos poder predecir con exactitud la recuperación visual.

Uno de los hallazgos que con mayor frecuencia podría pasar inadvertido sin la realización del OCT, es sin duda la presencia de la membrana epirretiniana (MER). Recientemente un estudio publicado por Milani encontró una frecuencia de 26 % de MER en pacientes que van a ser operados de cataratas detectadas mediante OCT frente a los 9,6% detectadas con la exploración de fondo de ojo. Esta diferencia merece una consideración acerca de la conveniencia de realizar sistemáticamente OCT a todos pacientes que se van a ser operados de cataratas, siendo esta una prueba rápida y totalmente inocua.[55]

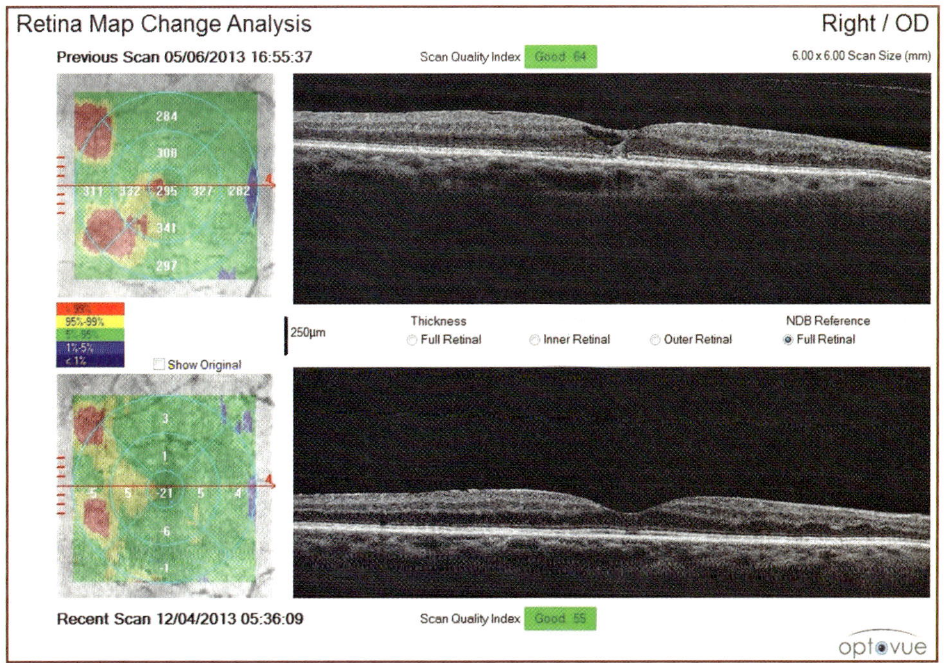

Figura 1. OCT de paciente diabética mostrando leve edema macular a los 3 días de cirugía de facoemulsificación (imagen superior) y ausencia de edema a los 6 meses de control post operatorio

Referencias

1. Puri P, Verma D, McKibbin M. Management of ocular perforations resulting from peribulbar anaesthesia. Indian J Ophthalmol. 1999 Sep;47:181-3.
2. Kleinmann G, Hoffman P, Schechtman E, Pollack A. Microscope induced retinal phototoxicity in cataract surgery of short duration. Ophthalmology. 2002;109:334-338.
3. Speaker MG, Guerriero PN, Met JA, et al. A case-control study of risk factors for intraoperative suprachoroidal expulsive hemorrhage. Ophthalmology. 1991;98:202-209.
4. Monshizadeh R, Samiy N, Haimovici R. Management of retained intravitreal lens fragments after cataract surgery. Surv Ophthalmol. 1999;43:397-404.
5. Scott IU, Flynn HW Jr, Smiddy WE, et al. Clinical features and outcomes of pars plana vitrectomy in patients with retained lens fragments. Ophthalmology. 2003;110:1567-157
6. Modi YS, Epstein A, Smiddy WE, Murray TG, Feuer W, Flynn HW Jr. Retained lens fragments after Cataract surgery: outcomes of same-day versus later pars plana vitrectomy. Am J Ophthalmol. 2013;156:454-459
7. Loewenstein A, Zur D. Postsurgical cystoid macular edema. DevOphthalmol 2010; 47:148-59.
8. Miyake K, Ibaraki N. Prostaglandins and cystoid macular edema. Surv Ophthalmol. 2002;47(suppl):S203-S218.
9. Pasqualetti G, Danesi R, Del Tacca M, Bocci G. Vascular endothelium growth factor pharmacogenetics: A new perpective for antiangiogenic therapy. Pharmacogenomics 2007; 8: 49-66.
10. Lindstrom R, Kim T. Ocular permeation and inhibition of retinal inflammation: An examination of data and expert opinion on the clinical utility of nepafenac. Curr Med Res Opin 2006; 22: 397- 404.
11. Endo N, Kato S, Haruyama K, Shoji M, Kitano S. Efficacy of bromfenac sodium ophthalmic solution in preventing cystoid macular edema after cataract surgery in patients with diabetes. Acta Ophthalmol 2010; 88: 896-900.
12. Rossetti L, Autelitano A. Cystoid macular edema following cataract surgery. Curr Opin Ophthalmol 2004; 11: 65-72.
13. Wong, W. Topical nepafenac formulations. US7834059 (2010).
14. Miyanaga M, Miyai T, Nejima R, Maruyama Y, Miyata K, Kato S. Effect of bromfenac ophthalmic solution on ocular inflammation following cataract surgery. Acta Ophthalmol 2009; 87: 300-5.
15. Sivaprasad S, Bunce C, Patel N. Non-steroidal anti-inflammatory agents for treating cystoid macular oedema following cataract surgery. Cochrane Database Syst Rev 2005; 25 (1):CD004239.
16. Koutsandrea C, Moschos MM, Brouzas D, Loukianou E, Apostolopoulos M, Moschos M. Intraocular triamcinolone acetonide for pseudophakic cystoid macular edema: Optical coherence tomography and multifocal electroretinography study. Retina 2007; 27: 159-64.
17. Jonas JB, Kreissig I, Degenring RF. Intravitreal triamcinolone acetonide for pseudophakic cystoid macular edema. Am J Ophthalmol 2003; 136: 384-6.
18. Blei F, Wilson El, Mignatti P, Rifkin DB. Mechanism of action of angiostatin steroids: suppression of plasminogen activator activity via stimulation of plasminogen activator inhibitor synthesis. J Cell Physiol. 1993;155:568-578.
19. Arevalo JF, Maia M, Garcia-Amaris RA, Roca JA, Sánchez JA, Berrocal MH, et al. Pan-American Collaborative Retina Study Group (PACORES). Intravitreal bevacizumab for refractory pseudophakic cystoid macular edema: the Pan-American Collaborative Retina Study Group results. Ophthalmology 2009; 116: 1481-7.
20. Barone A, Russo V, Prascina F, et al. Short-term safety and efficacy of intravitreal Bevacizumab for pseudophakic Cystoid Macular Edema. Retina. 2008;29:33-37.
21. Williams GA, Haller JA, Kuppermann BD, Blumenkranz MS, Weinberg DV, Chou C, et al. Dexamethasone posterior-segment drug delivery system in the treatment of macular edema resulting from uveitis or Irvine-Gass syndrome. Am J Ophthalmol 2009; 147: 1048-54.
22. Weene LE. Cystoid macular edema after scleral buckling responsive to acetazolamide. Ann Ophthalmol 1992; 24: 423-4.
23. Heier JS, Topping TM, Baumann W, et al. Ketorolac versus prednisolone versus combination therapy in the treatment of acute pseudophakic cystoid macular edema. Ophthalmology. 2000;107:2034-2038.
24. Jaffe GJ, Burton TC. Progression of nonproliferative diabetic retinopathy following cataract extraction. Arch Ophthalmol. 1988;106:745-9.
25. Jaffe GJ, Burton TC, Kuhn E, Prescott A, Hartz A. Progression of nonproliferative diabetic retinopathy and visual outcome after extracapsular cataract extraction and intraocular lens implantation. Am J Ophthalmol.1992;114:448-456.
26. Cunliffe IA, Flanagan DW, George ND, Aggarwaal RJ, Moore AT. Extracapsular cataract surgery with lens implantation in diabetics with and without proliferative retinopathy. Br J Ophthalmol. 1991;75:9-12.
27. Chew EY, Benson WE, Remaley NA, et al. Results after lens extraction in patients with diabetic retinopathy. Early Treatment Diabetic Retinopathy Study Report Number 25. Arch Ophthalmol. 1999;117:1600-1606.
28. Rauen PI, Ribeiro JA, Almeida FP, Scott IU, Messias A, Jorge R. Intravitreal injection of ranibizumab during cataract surgery in patients with diabetic macular edema. Retina. 2012 Oct;32(9):1799-803.
29. Lanzagorta-Aresti A, Palacios-Pozo E, Menezo Rozalen JL, Navea-Tejerina A. Prevention of vision loss after cataract surgery in diabetic macular edema with intravitreal bevacizumab: a pilot study. Retina. 2009 Apr;29(4):530-5.
30. Cetin EN, Yıldırım C. Adjuvant treatment modalities to control macular edema in diabetic patients undergoing cataract surgery. Int Ophthalmol. 2013 Oct;33(5):605-10.

31. Fard MA, Yazdanei Abyane A, Malihi M. Prophylactic intravitreal bevacizumab for diabetic macular edema (thickening) after cataract surgery: prospective randomized study. Eur J Ophthalmol. 2011 May-Jun;21(3):276-81.
32. Takata C, Messias A, Folgosa MS, Lucena LR, Lucena DR, Scott IU, Jorge R. Intravitreal injection versus subtenon infusion of triamcinolone acetonide during cataract surgery in patients with refractory diabetic macular edema. Retina. 2010 Apr;30(4):562-9.
33. Freeman EE, Munoz B, West SK, Tielsch JM, Schein OD. Is there an association between cataract surgery and age-related macular degeneration? Data from three population-based studies. Am J Ophthalmol. 2003;135:849-856.
34. Wang JJ, Fong CS, Rochtchina E, Cugati S, de Loryn T, Kaushik S, Tan JS, Arnold J, Smith W, Mitchell P. Risk of age-related macular degeneration 3 years after cataract surgery: paired eye comparisons. Ophthalmology. 2012 Nov;119(11):2298-303.
35. Miller JJ, Scott IU, Flynn HW Jr, et al. Acute-onset endophthalmitis after cataract surgery (2000-2004): incidence, clinical settings, and visual acuity outcomes after treatment. Am J Ophthalmol. 2005;139:983-7.
36. Sherwood DR, Rich WJ, Jacobs JS, et al. Bacterial contamination of intraocular and extraocular fluids during extracapsular cataract extraction. Eye 1989;3:308-12.
37. Dickey JB, Thompson KD, Jay WM. Anterior chamber aspirate cultures after uncomplicated cataract surgery. Am J Ophthalmol 1991;112:278-82.
38. Streilein JW. Ocular immune privilege and the faustian dilemma. Invest Ophthalmol Vis Sci 1996;37:1940-50.
39. Speaker MG, Milch FA, Shah MK, et al. Role of external bacterial flora in the pathogenesis of acute postoperative endophthalmitis. Ophthalmology 1991;98:639-49.
40. Endophthalmitis Vitrectomy Study Group. Results of the Endophthalmitis Study. A randomized trial of immediate vitrectomy and of intravenous antibiotics for the treatment of post-operative bacterial endophthalmitis. Arch Ophthalmol 1995; 113: 1479-1496.
41. Mollan SP, Gao A, Loclwood A, et al. Postcataract endophthalmitis: incidence and microbial isolates in a United Kingdom region from 1996 through 2004. J Cataract Refract Surg 2007;33:265-80.
42. Miller JJ, Scott IU, Flynn HW, et al. Endophthalmitis caused by Streptococcus pneumoniae. Am J Ophthalmol 2004;138:231-6.
43. Callegan MC, Engelbert M, Parke II DW, Jett B, Gilmore M. Bacterial endophtalmitis: Epidemiology, therapeutics, and bacterium-host interactions. Clin Microbiol Rev. 2002;15:111–24.
44. Lemley CA, Han DP: Endophthalmitis: a review of current evaluation and management. Retina 2007; 27(6): 662-680
45. Peyman, G., Lee, P., Seal, D.V. Endophthalmitis – diagnosis and management. Taylor & Francis, London: 2004, pp 1 – 270
46. Basauri E, Achurra A, Aragón JA, Catalá J, Cordovés L, López M, Martínez JM, Nadal J, Sararols L. Guía de la práctica clínica Numero 7 de la SERV (Sociedad Española de Retina y Vítreo). Endoftalmitis infecciosa. Marzo 2011.
47. Ng JQ, Morlet N, Pearman JW, et al. Management and outcomes of postoperative endophthalmitis vitrectomy study. Ophthalmology 2005;112:1199-206.
48. Speaker MG, Menikoff JA. Prophylaxis of endophthalmitis with topical povidone-iodine. Ophthalmology 1991;98: 1769-1775.
49. Barry P, Behrens-Baumann W, Pleyer V, Seal D. ESCRS Guidelines on prevention, investigation and management of post-operative endophthalmitis. Version 2. August 2007.
50. Halachmi-Eyal O, Lang Y, Keness Y, Miron D. Preoperative topical moxifloxacin 0.5% and povidone-iodine 5.0% versus povidone-iodine 5.0% alone to reduce bacterial colonization in the conjunctival sac. J Cataract Refract Surg 2009; 35: 2109-14.
51. Montan PG, Wejde G, Koranyi G, Rylander M. Prophylactic intra-cameral cefuroxime. Efficacy in preventing endophthalmitis after cataract surgery. J Cataract Refract Surg 2002; 28: 977-981.
52. Legacy of the Endophthalmitis Vitrectomy Study Harry W. Flynn Jr, MD; Ingrid U. Scott, MD, MPH Arch Ophthalmol. 2008;126(4): 559-561.
53. O'Brien TP, Arshinoff SA, Mah FS. Perspectives on antibiotics for postoperative endophthalmitis prophylaxis: potential role of moxifloxacin. J Cataract Refract Surg. 2007; 33: 1790-1800.
54. Stifter E, Weghaupt H, Benesch T, Thaler A, Radner W. Discriminative power of reading tests to differentiate visual impairment caused by cataract and age-related macular degeneration. J Cataract Refract Surg. 2005;31:2111-2119.
55. Milani P, Raimondi G, Morale D, Scialdone A. Biomicroscopy versus optical coherence tomography screening of epiretinal membranes in patients undergoing cataract surgery. Retina. 2012 May;32(5):897-904.

20

Superficie Ocular y Cirugía de Catarata

Dr. Angel Pineda Fernández

La superficie ocular es una de las partes mas importantes del cuerpo expuestas al medio ambiente. Desde el punto de vista anatómico, la superficie ocular esta formada por estructuras oculares y componentes que se encargan de mantener la transparencia corneal. Las pestañas, el epitelio conjuntival, los fondos de saco superior e inferior, el limbo corneoescleral, el epitelio corneal, el menisco, la película y el sistema lagrimal interactúan como una unidad para mantener una superficie ópticamente adecuada para garantizar una proyección de imágenes a la retina de alta calidad.[1] Cualquier alteración de uno de los componentes de esta unidad se traducirá en un deterioro de la calidad visual. El síndrome de Ojo Seco constituye la alteración mas frecuente de la superficie ocular, y se define como una enfermedad multifactorial de las lagrimas y la superficie ocular que resulta en síntomas de incomodidad ocular, disturbios visuales, e inestabilidad del film lagrimal con daño potencial de la superficie ocular. Esta acompañado de aumento de la osmolaridad de la película lagrimal e inflamación de la superficie ocular.[2] El Ojo seco representa un disturbio de la unidad funcional lagrimal, sistema integrado por las glándulas lagrimales, superficie ocular (cornea, conjuntiva y glándulas de meibomio), las pestañas, así como también los nervios sensitivos y motores que los conectan entre si. El Ojo Seco al igual que la Catarata son dos de las condiciones mas comunes en la vejez.[3,4] Los avances en la cirugía moderna de catarata han mejorado significativamente la calidad de visión de los pacientes en el postoperatorio, sin embargo, los beneficios de la misma pueden perderse, cuando existe una alteración de la superficie ocular. En los últimos años, ha habido un creciente uso de lentes intraoculares multifocales y otra clase de lentes intraoculares "Premium". Una superficie ocular irregular produce una distorsión de las imágenes que se magnifica por el diseño de estos lentes intraoculares.[5] En el postoperatorio los pacientes pueden experimentar un aumento en los fenómenos visuales indeseables como la percepción de halos, deslumbramiento y disfotopsias, disminuyendo significativamente la satisfacción de los mismos.

En un estudio multicéntrico reciente que fue presentado en la Sociedad Americana de Cirugía de Catarata y Refractiva, revelo que mas de la mitad de los pacientes que se someten a cirugía de catarata presentaron ojo seco basándose en pruebas objetivas.[6] Además varios estudios han encontrado un aumento en la incidencia y severidad del síndrome de ojo seco después de cirugía de catarata, y se han reportado hallazgos consistentes con ojo seco, con un porcentaje pequeño de pacientes que tienen síntomas persistentes en el tiempo.[7,8] Li y colaboradores reportaron que el ojo seco después de cirugía de catarata alcanza su nivel máximo al mes postoperatorio, persistiendo hasta los 3 meses postoperatorios.[9] Varios estudios han mostrado disminución del menisco lagrimal y tiempo de ruptura de la película lagrimal después de facoemulsificación,[10,11] al igual que un aumento en la metaplasia escamosa en la citología por impresión de la conjuntiva.[9] La cirugía de catarata en pacientes con ojo seco esta asociada a alto riego de morbilidad ocular.[10,12-21] El pronostico es menos favorable en pacientes con enfermedades del tejido conectivo.[15-21]

Existen varios mecanismos que explican la aparición y/o aumento en la severidad del ojo seco después de cirugía de catarata o alteraciones de la superficie ocular:

1. Denervación corneal postoperatoria: la cirugía extracapsular de catarata requiere de una incisión larga en el limbo superior, desnervando la mitad superior de la cornea.[10] Lyne reporto que esta pérdida de sensibilidad corneal después de cirugía de catarata persiste por mas de 2 años y puede ser permanente.[22] En facoemulsificación esta denervación es menor pero ocurre debido a las incisiones en cornea clara e incisiones limbares relajantes para la corrección del astigmatismo.[22-25] En un estudio Albietz y colaboradores encontraron que el anillo de succión del microqueratomo usado en cirugía de LASIK produce un daño en las células conjuntivales productoras de mucina y en las microvellosidades.[26] Con la reciente aparición de equipos de Laser de Femtosegundo para cirugía de Catarata, en donde se usan sistemas de aplanación y succión del globo ocular, se hace necesario investigar si existiría un aumento de incidencia de ojo seco por este mecanismo antes mencionado.
2. Toxicidad epitelial causada por medicamentos tópicos que pueden retardar el proceso de cicatrización de la superficie ocular. Los mas frecuentemente usados son los anestésicos tópicos, antiinflamatorios esteroideos y no esteroideos, antibióticos, antiglaucomatosos y lagrimas artificiales con preservativo.[6,27-29] Debería evitarse su uso prolongada o en exceso. Medicamentos orales como la Acetazolamida disminuye la producción de humor acuoso.[30]
3. Aumento de mediadores inflamatorios debido a inflamación postoperatoria, los cuales están implicados en la patogénesis de la enfermedad de la superficie ocular.[6]

Los pacientes con enfermedad de la superficie ocular moderada a severa tienen una recuperación visual retardada después de cirugía de catarata y están en mayor riesgo de tener complicaciones postoperatorias como infecciones y adelgazamientos corneales severos pudiendo llegar a la perforación.[10]

Por todo lo expuesto anteriormente, es imperativo un manejo agresivo de la enfermedad de la superficie ocular en todo paciente que se va a operar de catarata.

Diagnóstico

El reconocimiento preoperatorio de todo paciente con enfermedad de la superficie ocular constituye una oportunidad para mejorar la superficie ocular antes de realizar la cirugía de catarata. La historia del paciente es uno de los elementos mas importantes en el diagnostico.[31,32] Enfermedades Sistémicas Inflamatorias, como el síndrome de Sjögren y la artritis reumatoide y otras enfermedades del colageno,[10] hacen que el pronostico sea menos favorable. El interrogatorio ofrece valiosas pistas: síntomas como ardor, incomodidad ocular, resequedad y visión borrosa que empeora con la actividad visual deben ser investigados.

Características físicas del paciente indican existencia de enfermedades sistémicas asociadas. Telangiectasias e hiperemia del margen palpebral están asociados a Rosácea Ocular. Hallazgos clínicos como aumento de residuos en la película lagrimal, disminución de la altura del menisco lagrimal (usualmente de 1mm), evidencia de alteraciones del borde palpebral (meibomitis y/o blefaritis) e inflamación conjuntival sugieren la existencia de alteración de la superficie ocular. Esta bien documentado que la enfermedad de las glándulas de meibomio es una causa de ojo seco de origen evaporativo. La capa lipídica secretada por las glándulas de meibomio evita que la película lagrimal se evapore. Cuando esta capa lipídica esta disminuida o ausente, se desestabiliza la película lagrimal, evaporándose y causando ojo seco.[33-36]

Existen diversas pruebas diagnosticas para detectar los cambios tempranos en ojo seco y también para evaluar la severidad del mismo. Las mas comúnmente realizados son el Test de Schirmer, el tiempo de ruptura de la película lagrimal (TBUT, tear breakup time) y la tinción de la superficie ocular. Existe discusión acerca de los diferentes tipos de Test de Schirmer y de su reproducibilidad y sensibilidad.[6] Serin y colaboradores han sugerido realizar la prueba sin anestesia con los ojos cerrados durante 5 minutos **(Figura 1)**, encontrando resultados menos variables y mayor reproducibilidad.[37] Valores menores a 10 mm son indicativos de disminución en la producción del componente acuoso de la lagrima. Sin embargo, el test de Schirmer es menos útil en casos leves y mas aplicable en casos moderados a severos de deficiencia acuosa de la película lagrimal.[6] El TBUT menor a 10 segundos es altamente sugestivo de alteración de la película lagrimal.

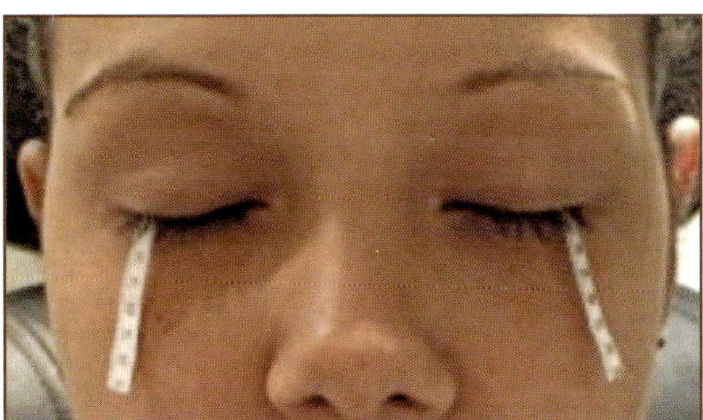

Figura 1. Test de Schirmer con ojos cerrados sin anestesia por 5 minutos.

Las tinciones con fluoresceína, verde de lisamina y rosa bengala son de gran valor diagnostico. La fluoresceína tiñe queratopatia punctata, erosiones epiteliales y exposiciones de la membrana basal corneal. El verde lisamina **(Figura 2)** y la rosa bengala **(Figura 3)** tiñen las células muertas o desvitalizadas, la mucina, y las células epiteliales que están inadecuadamente protegidas por la mucina o que la han perdido. Tienen mayor sensibilidad que la fluoresceína en la detección de casos tempranos y leves de queratoconjuntivitis sicca. La tinción se puede observar en el limbo nasal y temporal y/o en la cornea paracentral inferior (tinción de exposición). El verde lisamina tiene la ventaja sobre la rosa bengala de que no tiñe el epitelio conjuntival sano y es menos irritante.

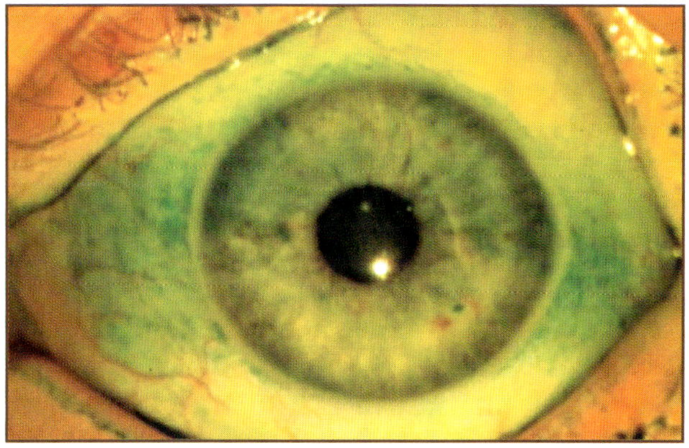

Figura 2. Tinción de Verde Lisamina

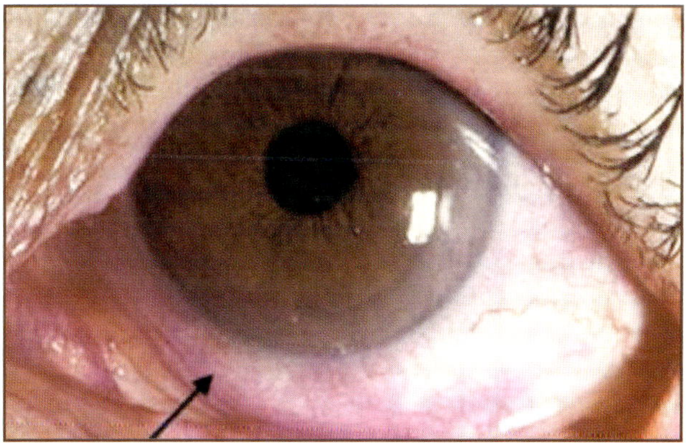

Figura 3. Tinción de Rosa Bengala.

Hardten[38] ha sugerido el uso del test que el ha llamado "test de stress de la superficie ocular" para identificar pacientes de alto riesgo a desarrollar signos y síntomas de ojo seco después de facoemulsificación. "Después de las gotas para dilatar la pupila y anestésicos tópicos, el paciente permanece sentado por 30 a 60 minutos y luego es reexaminado. Si se observa un epitelio irregular o queratitis punctata, el paciente probablemente tendrá problemas en mantener una superficie ocular sana después de la cirugía.

Estos métodos tradicionales anteriormente mencionados tienen varias desventajas: son métodos subjetivos que dependen del observador, la reproducibilidad de cada prueba es limitada con resultados variables, así como también la interpretación de los resultados puede variar entre diferentes observadores. En un intento por sobrepasar estas desventajas, han aparecido nuevos métodos para la detección de ojo seco.

Prueba de osmolaridad: en ojo seco, la osmolaridad de la película lagrimal esta elevada por encima de 316 mOsm/L.[39,40] El Sistema de Osmolaridad TearLab (TearLab Corp.) **(Figura 4)** utiliza la medida de osmolaridad en muestras de 50 nl tomados del menisco lagrimal inferior para identificar deficiencia del componente acuoso y ojo seco evaporativo en estadios iniciales, intermedios y severos **(Figura 5)**. De acuerdo a la compañía, este test realiza un análisis comparable a medidas de la osmolaridad realizadas en laboratorio, pero de una forma mas rápida y reproducible. El test de osmolaridad es variable en el tiempo, sin embargo, un análisis ha mostrado un rango de variación de 10 a 15 mOsm/L entre 3 medidas consecutivas.[41,42] Debido a que la osmolaridad lagrimal se estabiliza en respuesta al tratamiento, es útil usar esta prueba para medir el éxito del tratamiento.[43]

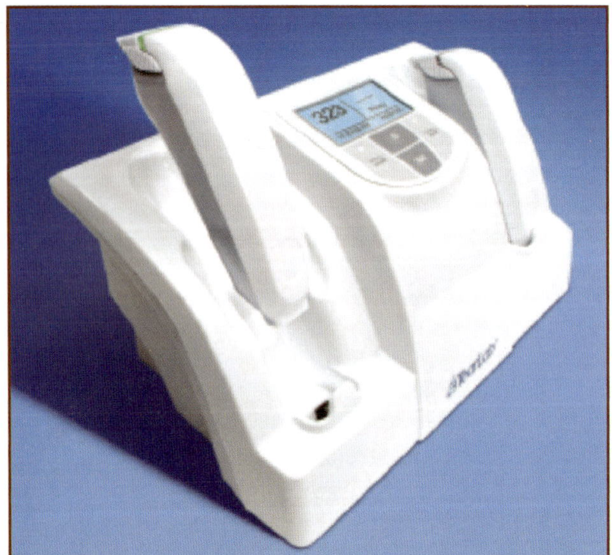

Figura 4. Equipo para medir osmolaridad de la película lagrimal: Sistema de Osmolaridad TearLab (TearLab Corp.)

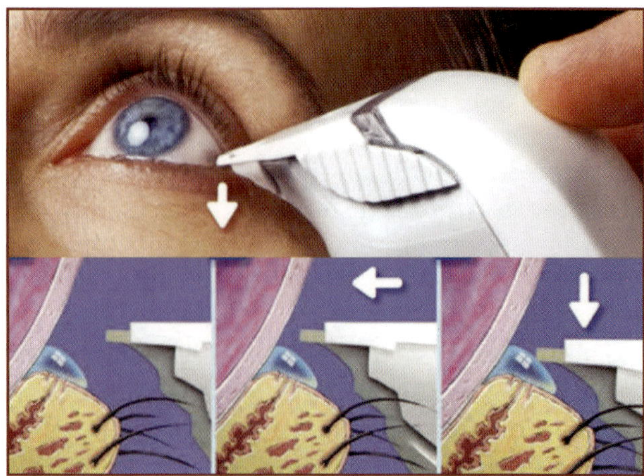

Figura 5. El Sistema de Osmolaridad TearLab (TearLab Corp.): se toma muestra del menisco lagrimal inferior.

Medida de la MMP-9: es un marcador no especifico de inflamación, y cuando esta por encima de 40ng/mL en las lagrimas, puede ser un signo de ojo seco. En un estudio, Chotikavanich y colaboradores[44] encontraron niveles de MMP-9 en las lagrimas correlacionadas con la severidad del ojo seco y con la severidad en la tinción corneal de fluoresceína. La prueba InflammaDry Test (Rapid Pathogen Screening)**(Figura 6)** es una prueba para realizarla en el consultorio que mide los niveles de MMP-9 en las lagrimas recolectadas del tarso inferior **(Figura 7)**. Debe interpretarse en conjunto con la historia y clínica del paciente para confirmar el diagnostico, y deben descartarse otras patologías que podrían elevarla como ulcera corneal, conjuntivitis alérgica, rosácea, y síndrome de Sjögren.

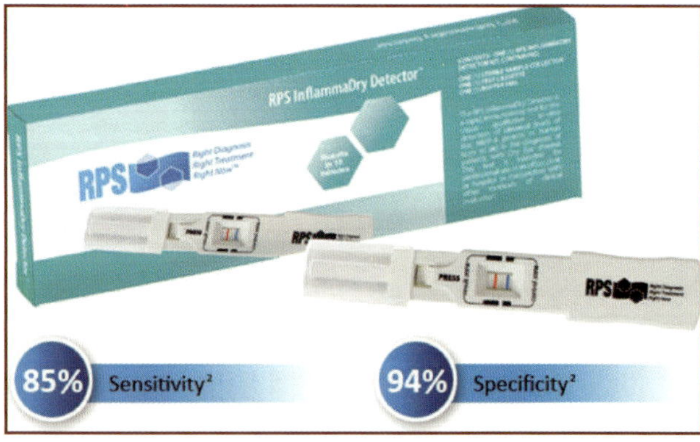

Figura 6. InflammaDry Test (Rapid Pathogen Screening) para medir la MMP-9.

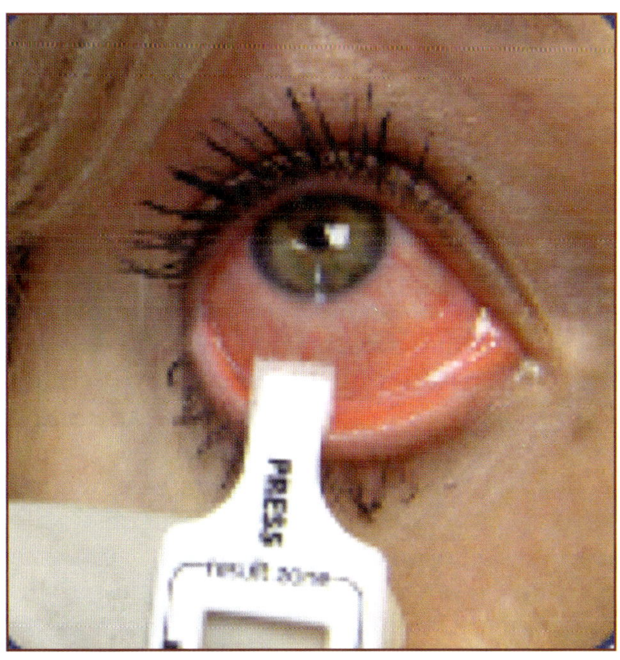

Figura 7. InflammaDry Test (Rapid Pathogen Screening): se debe recolectar lagrimas de la conjuntiva tarsal inferior

Interferometría: La interferometría de la película lagrimal mide la capa lipídica y su distribución por la superficie corneal. Es útil en detectar la disfunción de las glándulas de meibomio.[45] El interferómetro de superficie ocular LipiView (TearScience) **(Figura 8)**, ilumina la película lagrimal, mide el patrón de interferencia de la luz reflejada y graba los datos para determinar el espesor de la capa lipídica. Si es detectado una capa lipídica fina o una composición anormal, esta indicado tratamiento para la disfunción de las glándulas de meibomio. Otro equipo de TearScience realiza una meibografía de no contacto, técnica para visualizar la estructura de las glándulas de meibomio por retroiluminación usando un filtro infrarojo.[45] Esta técnica proporciona información sobre la estructura de las glándulas de meibomio, cambios en su morfología y drenaje de las mismas.

Imagenología de la lágrima y del menisco lagrimal: La tomografía ocular coherente (OCT) esta siendo usada para visualizar la película lagrimal y la altura del menisco lagrimal. Recientes estudios han mostrado que el OCT puede documentar cambios en la película lagrimal y el menisco después de la oclusión de los puntos lagrimales y el tratamiento con ciclosporina.[46,47] La gran ventaja es que es un método no invasivo, que no requiere de ninguna tinción sobre la superficie ocular.

La Topografía Corneal, específicamente el programa para el topógrafo Keratograph 5M (Oculus) fue desarrollado para evaluar el TBUT, realizando interferometría y meibografía, y para

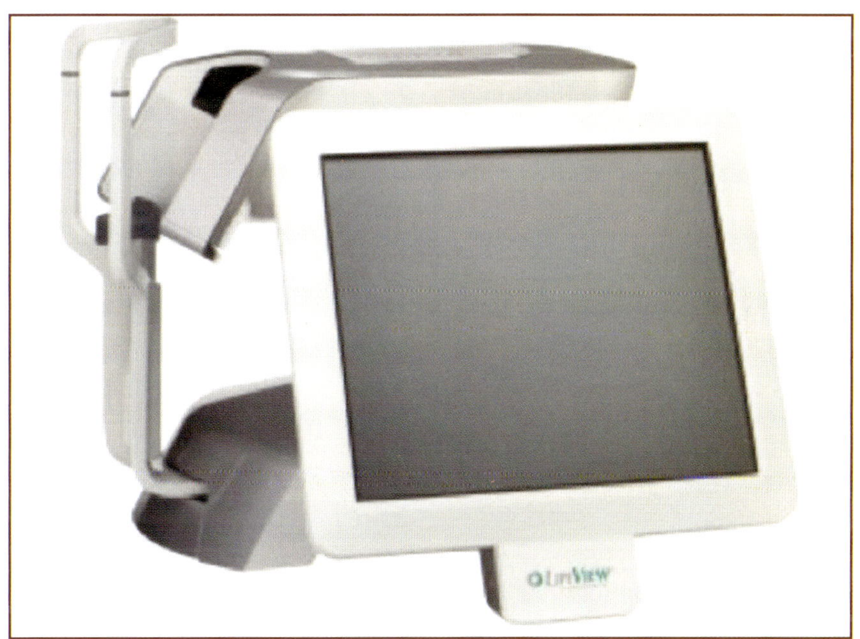

Figura 8. Interferómetro de la superficie ocular LipiView (Tear Science)

evaluar la hiperemia de la conjuntiva bulbar y limbar.

El topógrafo corneal (Topographic Modeling System 2N) de Tomey Corporation es usado para medir el TBUT. El equipo evalúa los cambios focales en el brillo de los anillos proyectados en la cornea cada 6 segundos.

Una vez realizado el diagnostico y estimación de la severidad de la enfermedad de superficie ocular (si existe), se tiene un pronostico de la evolución y resultado después de la cirugía de catarata. Los pacientes con ojo seco leve usualmente son buenos candidatos para la cirugía. Aquellos con visión fluctuante asociada a ojo seco moderado pueden ser buenos candidatos para la cirugía si son tratados adecuadamente en el preoperatorio (tinción positiva en conjuntiva con rosa bengala o verde lisamina). Los pacientes con disminución permanente de la visión debido a enfermedad de la superficie ocular (tinción positiva conjuntival y corneal central con rosa bengala y verde lisamina) no son buenos candidatos al menos que el tratamiento preoperatorio mejore su condición.

Terapia Preoperatoria

Mejorar la superficie ocular antes de la cirugía de catarata es una mejor opción que tratar un ojo seco severo después de la cirugía. El tratamiento preoperatorio disminuye la severidad del ojo seco en el postoperatorio, aumenta la rapidez en la recuperación visual postoperatoria, mejora los resultados visuales postoperatorios y satisfacción del paciente y disminuye los riesgos de complicaciones postoperatorias severas en pacientes de alto riesgo por enfermedad importante de la superficie ocular. Al mismo tiempo, al mejorar la superficie ocular, mejora la estimación preoperatoria de aberraciones de alto orden y la precisión de las medidas queratométricas, aumentando la precisión en el cálculo del lente intraocular.

Los pacientes con ojo seco leve pueden ser tratados con lagrimas artificiales con preservativo aplicados 4 veces por día. Los pacientes con ojo seco moderado deberían ser tratados con lagrimas artificiales sin preservativo aplicadas mas de 4 veces al día. Lagrimas artificiales en gel pueden ser usadas en las noches antes de dormir. Diversos estudios han demostrados que este tratamiento mejora la sintomatología y aumenta el tiempo de ruptura de la película lagrimal (TBUT).[48]

Los agentes antiinflamatorios tienen un papel importante en el tratamiento del ojo seco moderado a severo debido a la acción de diferentes mediadores inflamatorios en la patogénesis de la enfermedad de superficie ocular.[6] Varios estudios han demostrado la eficacia de los corticosteroides tópicos en el tratamiento del ojo seco.[49] Ellos son de acción rápida y son útiles en casos en que se necesita una respuesta rápida al tratamiento. En un estudio, Pflugfelder y colaboradores[50] encontraron una diferencia estadísticamente significativa entre pacientes con queraconjuntivitis sicca tratados con etabonato de loteprednol al 0.5% tópico en comparación al grupo tratado con placebo a favor del primero, 2 semanas después del tratamiento. El efecto del tratamiento con corticosteroides se mantuvo en el tiempo comparado al grupo control. El etabonato de loteprednol al 0.5% se puede usar 4 veces al día por 2 semanas y luego se disminuye a 2 veces al día por 2 semanas mas.

La ciclosporina tópica tiene un comienzo de acción mas lento que los corticosteroides tópicos. Puede demorar varias semanas para obtener un efecto terapéutico. Su mecanismo de acción en aumentar la producción de lagrimas no esta completamente claro, pero la misma parece tener un efecto inmunoregulador que reduce la inflamación.[6] Pflugfelder y colaboradores[51] encontraron un aumento significativo en la población de la células caliciformes productoras de mucina (globet cells) en la conjuntiva bulbar en pacientes con ojo seco tratados con ciclosporina tópica al 0.05% 2 veces al día por 12 semanas comparado al mismo tratamiento pero con lagrimas artificiales. Sahli y colaboradores[52] encontraron una mejoría en los valores del test de Schirmer y TBUT usando ciclosporina tópica al 0.05% 2 veces al día. Donnenfeld y colaboradores[53] encontraron que la ciclosporina tópica al 0.05% mejora la calidad visual después de cirugía de catarata con implante del lente intraocular multifocal. Su y colaboradores[54] encontraron que en pacientes tratados y controlados con ciclosporina tópica al 0.05% 2 veces al día pueden reducir la dosis a una vez por día por un año, manteniéndose el efecto en el tiempo. La mas usada es la ciclosporina tópica Restasis (Allergan, Inc.).

En presencia de blefaritis y/o meibomitis se debe realizar un tratamiento intensivo para mejorar la superficie ocular, ojo seco por evaporación y para prevenir endoftalmitis infecciosa en el postoperatorio ya que constituye un factor de riesgo para la misma.[55] El tratamiento consiste en higiene de los bordes palpebrales. El uso de antibióticos tópicos es para controlar el crecimiento de estafilococo en los bordes palpebrales. La doxyciclina oral disminuye la inflamación de los bordes palpebrales y se usa 50mg vía oral 2 veces al día por 2 semanas, seguido de una dosis de mantenimiento de 50mg una vez al día por al menos 3 meses. Se ha visto que las tetraciclinas mejoran la sintomatología, el TBUT y disminuyen la flora bacteriana del margen palpebral.[56,57] La azithromycina tópica en gel al 1% (AzaSite; Inspire Pharmaceuticals, Inc.) tiene una excelente penetración tisular y ha mostrado tener propiedades antiinfecciosas y antiinflamatorias.[58,59] Está indicada en pacientes que no han respondido al tratamiento y ha mostrado ser efectiva en reducir los signos y síntomas de blefaritis.

Los suplementos nutricionales han demostrado ser útiles en disminuir la inflamación y aumentan la producción de lagrimas. El aceite de pescado que contenga ácidos grasos poliinsaturados reduce la inflamación.[60] Por ejemplo, los ácidos grasos Omega-3 contenidos en el aceite de semilla de lino disminuye la inflamación del margen palpebral, aumenta la producción de lagrimas y puede potenciar la regeneración de los nervios.[61]

En pacientes con deficiencia severa en la producción acuosa lagrimal se debe considerar la oclusión de los puntos lagrimales.[62] Los tapones de silicona (plugs) han demostrado mejorar la visión en pacientes con ojo seco estabilizando la película lagrimal al disminuir su osmolaridad.[63] En combinación con ciclosporina tópica al 0.05% mejoran los valores del test de Schirmer y tinción de rosa bengala.[64] Idealmente se debe controlar la inflamación de la superficie ocular antes de realizar la oclusión de los puntos palpebrales.[6]

Cuidados Intraoperatorios

Durante la cirugía se deben evitar el uso excesivo de sustancias potencialmente toxicas para la superficie ocular tales como el yodo povidone para realizar la asepsia preoperatoria. Así mismo, el uso excesivo de gotas anestésicas y dilatadoras usadas en exceso podrían producir cierto grado de queratitis. Es necesario evitar periodos prolongados de desecación de la cornea durante la cirugía, irrigando de forma constante el globo ocular con solución salina balanceada o colocando visco elástico sobre la cornea.[65]

Cuidados Postoperatorios

Después de la cirugía de catarata, todas las manifestaciones clínicas de ojo seco se exacerban.[6-11] Por tal motivo es necesario evitar factores que la potencien. El uso prolongado de medicamentos como los antiinflamatorios no esteroideos usados frecuentemente después de cirugía de catarata deberían evitarse en la medida de lo posible o racionar su uso en el postoperatorio. Se han reportado casos de adelgazamiento corneal, defectos epiteliales persistentes e infiltrados estromales con el uso prolongado de nepafenac, ketorolac y diclofenac sódico.[66-68] Pacientes con enfermedad severa de la superficie ocular por enfermedades sistémicas como la artritis reumatoide , síndrome de Sjögren y síndrome de Stevens-Johnson están en mayor riesgo de presentar estas complicaciones.[15-21] La cirugía de catarata en pacientes con penfigoide cicatricial ocular requiere que la enfermedad sea controlada por un mínimo de un año, así como el uso obligatorio de corticosteroides sistémicos antes y después de la cirugía, junto a todas las otras medidas anteriormente mencionadas.[6]

Conclusión

La cirugía de catarata constituye un evento que produce alteraciones importantes en la superficie ocular. Con los avances en la cirugía de catarata, los cirujanos buscamos los objetivos finales de calidad visual y satisfacción del paciente. Por lo tanto es necesario identificar y tratar aquellos pacientes con alteraciones de la superficie ocular antes y después de la cirugía, para disminuir los signos y síntomas en el postoperatorio y lograr una excelente evolución y resultado final. Este tratamiento es beneficioso y necesario no solo en pacientes con enfermedad de la superficie ocular, si no también en pacientes con manifestaciones clínicas leves.

Referencias

1. Pflugfelder SC, Beuerman RW, Stern ME, eds. Dry Eye and Ocular Surface Disorders. New York:Informa Healthcare; 2004.
2. Report of the Definition and Classification Subcommittee of the International Dry Eye WorkShop (2007). Ocul Surf. 2007;5(2):75-92.
3. Schaumberg DA, Sullivan DA, Buring JE, Dana MR. Prevalence of dry eye síndrome among US women. Am J Ophthalmol 2003; 136:318-326.
4. Han SB, Hyon JY, Woo SJ, et al. Prevalence of dry eye disease in an elderly Korean population. Arch Ophthalmol 2011; 129:633-638.
5. Hunkeler JD, Coffman TM, Paugh J, et al. Characterization of visual phenomena with the Array multifocal intraocular lens. J Cataract Refract Surg 2002;28(7):1195-1204.
6. Movahedan A, Djalilian AR. Cataract surgery in the face of ocular surface disease. Curr Opin Ophthalmol 2012, 23:68-72.
7. Cho YK, Kim MS. Dry eye after cataract surgery and associated intraoperative risk factors. Korean J Ophthalmol 2009;23:65-73.
8. Li XM, Hu L, Hu J, Wang W. Clinical observation of dry eye in patients before and after cataract surgery. Zhonghua Yan Ke Za Zhi 2007;43:10-13.
9. Li XM, Hu L, Hu J, Wang W. Investigation of dry eye disease and analysis of the pathogenic factors in patients after cataract surgery. Cornea 2007;26(9) (suppl):16-20.
10. Ram J, Gupta A, Brar G, et al. Outcomes of phacoemulsification in patients with dry eye. J Cataract Refract Surg 2002;28:1386-1389.
11. Khanal S, Tomlinson A, Esakowitz L, et al. Changes in corneal sensitivity and tear physiology after phacoemulsification. Ophthalmic Physiol Opt 2008;28:127-134.
12. Ram J, Sharma A, Pandav SS, et al. Cataract surgery in patients with dry eyes. J Cataract Refract Surg 1998; 24:1119-1124.
13. Adenis JP, Bernard JA, Ducasse A, et al. Questions a consultants. J Fr Ophtalmol 1996; 19:222-224.
14. Golubović S, Paruvonić A. Corneal perforation in dry eye patients. Fortschr Ophthalmol 1987; 84:33-37.
15. Insler MS, Boutros G, Boulware DW. Corneal ulceration following cataract surgery in patients with rheumatoid arthritis. Am Intra-Ocular Implant Soc J 1985; 11:594-597.
16. Krachmer JH, Laibson PR. Corneal thinning and perforation in Sjögrens síndrome. Am J Ophthalmol 1974; 78:917-920.
17. Radtke N, Meyers S, Kaufman HE. Sterile corneal ulcers after cataract surgery in keratoconjunctivitis sicca. Arch Ophthalmol 1978; 96:51-52.
18. Mehra KS, Elaraoud MS. Total central keratolysis. Ann Ophthalmol 1992; 24:54-55.
19. Cohen KL. Sterile corneal perforation after cataract surgery in Sjögren's síndrome. Br J Ophthalmol 1982; 66:179-182.
20. Pfister RR, Murphy GE. Corneal ulceration and perforation associated with Sjögren's síndrome. Arch Ophthalmol 1980; 98:89-94.
21. Scott IU, Flynn HW Jr, Feuer W, et al. Endophthalmitis associated with microbial keratitis. Ophthalmology 1996; 103:1864-1870.
22. Lyne A. Corneal sensitivity after surgery. Trans Ophthalmol Soc UK 1982; 102:302-305.
23. John T. Corneal sensation after small incisión, suturuless, one-handed phacoemulsification. J Cataract Refract Surg 1995; 21:425-428.
24. Kohlhaas M, Stahlhut O, Tholuck J, Richard G. Develoment of corneal sensitivity after phacoemulsification with scleral tunnel incisión. Klin Monbl Augenheilkd 1997; 211:32-36.
25. Moon SW, Yeom DJ, Chung SH. Neurotrophic corneal ulcer development following cataract surgery with a limbal relaxing incisión. Korean J Ophthalmol 2011; 25:210-213.
26. Albietz JM, Lenton LM, McLennan SG. Effect of laser in situ keratomileusis for hyperopia on tear film and ocular surface. J Refract Surg 2002;18(2):113-123.
27. Jones RR, Maguire LJ. Corneal complications after cataract surgery in patients with rheumatoid arthritis. Cornea 1992; 11:148-150.
28. Zabel RW, Mintsioulis G, MacDonald IM, et al. Corneal toxic changes after cataract extraction. Can J Ophthalmol 1989; 24:311-316.
29. Srinivasan BD, Kulkarni PS. The effect of steroidal and nonsteroidal anti-inflammatory agents on corneal re-epithelialization. Invest Ophthalmol Vis Sci 1981; 20:688-691.
30. Rohrschneider K, Koch H-R. Auswirkungen von Acetazolomid (Diamox®, Glaupax®) auf die Tränenproduktion. Klin Monatsbl Augenheilkd 1991; 199:9-83.
31. Korb DR. Survey of preferred tests for diagnosis of the tear film and dry eye. Cornea 2000; 19:483-486.
32. Nichols KK, Nichols JJ, Zadnik K. Frequency of dry eye diagnostic test procedures used in various modes of ophthalmic practice. Cornea 2000; 19:477-482.

33. Mishima S, Maurice DM. The oily layer of the tear film and evaporation from the corneal surface. Exp Eye Res 1961; 1(1):39-45.
34. Foulks GN, Bron AJ. Meibomian gland dysfunction: a clinical scheme for description, diagnosis, classification, and grading. Ocul Surf 2003;1(3):107-126.
35. Bron AJ, Tiffany JM, Gouveia SM, et al. Functional aspects of the tear film layer. Exp Eye Res 2004: 78(3):347-360.
36. Craig JP, Tomlinson A. Importance of the lipid layer in human tear film stability and evaporation. Optom Vis Sci 1997; 74(1):8-13.
37. Serin D, Karsloglu, Kyan A, Alagöz G. A simple approach to the repeatability of the Schirmer test without anesthesia: eyes open or closed? Cornea 2007; 26:903-906.
38. Hardten DR. Dry eye disease in patients after cataract surhery. Cornea 2008;27:855.
39. Lemp MA, Baudouin C, Baum J, et al. The definition and classification of dry eye disease: report of the definition and classification subcommittee of the International Dry Eye WorkShop. Ocul Surf 2007;5(2):75-92.
40. Tomlinson A, Khanal S, Ramaesh K, et al. Tear film osmolarity determination of a referent for dry eye diagnosis. Invest Ophthalmol Vis Sci 2006;47(10):4309-4315.
41. Khanal S, Millar T. Barriers to clinical uptake of tear osmolarity measurements. Br J Ophthalmol 2012;96:341-344.
42. Eperjesi F, Aujla M, Bartlett H. Reproducibility and repeatability of the OcuSense TearLab osmometer. Graefes Arch Clin Ep Ophthalmol 2012;250(8):1201-1205.
43. Sullivan BD, Crews LA, Sönmez B, et al. Clinical utility of objective tests for dry eye disease: variability over time and implications for clinical trials and disease management. Cornea 2012;31(9):1008-1009.
44. Chotikavanich S, de Paiva CS, Li de Q, et al. Production and activity of matrix metalloproteinase-9 on the ocular surface increase in dysfunctional tear syndrome. Invest Ophthalmol Vis Sci 2009;50:3203-3209.
45. Eom Y, Lee JS, Kang SY, et al. Correlation between quantitative measurements of tear film lipid layer thickness and meibomian gland loss in patients with obstructive meibomian gland dysfunction and normal controls. Am J Ophthalmol 2013;155(6):1104-1110.
46. Wang J, Shousa MA, Perez VL, et al. Ultra-high resolution optical coherence tomography for imaging the anterior segment of the eye. Ophthalmic Surg Lasers Imaging 2011;42:S15-S27.
47. Wang J, Cui L, Shen M, et al. Ultra-high resolution optical coherence tomography for monitoring tear meniscus volumen in dry eye after topical cyclosporine treatment. Clin Ophthalmol 2012;6:933-938.
48. Sanchez MS, Arriola-Villalobos P, Torralbo-Jimenez P, et al. The effect of preservative-free HP-Guar on dry eye after phacoemulsification; a flow cytometric study. Eye 2010;24:1331-1337.
49. Pflugfelder SC.Antiinflammatory therapy for dry eye. Am J Ophthalmol 2004; 137:337-342.
50. Pflugfelder SC, Maskin SL, Anderson B, et al. A randomized, doublé-mask, placebo-controlled multicenter comparison of loteprednol atabonate ophthalmic suspensión, 0.5%, and placebo for treatment of keratoconjunctivitis sicca in patients with delayed tear clearance. Am J Ophthalmol 2004; 138:444-457.
51. Pflugfelder SC, De Paiva CS, Villarreal AL, Stern ME. Effects of sequential artificial tear and cyclosporine emulsion therapy on conjunctival globet cell density and transforming growth factor-beta2 production. Cornea 2008;27:64-69.
52. Sahli E, Hosal BM, Zilelioglu G, Gülbahçe R, et al. The effect of topical cyclosporine A on clinical findings and cytological grade of the disease in patients with dry eye. Cornea 2010;29:1412-1416.
53. Pflugfelder SC, Solomon R, Roberta CW, et al. Cyclosporine 0.05% to improve visual outcomes after multifocal intraocular lens implantation. J Cataract Refract Surg 2010; 36:1095-1100.
54. Su MY, Perry HD, Barsam A, et al. The effect of decreasing the dosage of cyclosporine A 0.05% on dry eye disease after 1 year of twice-daily therapy. Cornea 2011;30:1098-1104.
55. Speaker MG, Milch FA, Shah MK, et al. The role of external bacterial flora in the pathogenesis of acute postoperative endophthalmitis. Ophthalmology 1991;98:639-649.
56. Akpek EK, Merchant A, Pinar V, Foster CS. Ocular rosácea: patient characteristics and follow-up. Ophthalmology 1997; 104:1863-1867.
57. Zengin N, Tol H, Gündüz K, et al. Meibomian gland dysfunction and tear film abnormalities in rosácea. Cornea 1995; 14:144-146.
58. Luchs J. Azithromycin in DuraSite for the treatment of blepharitis. Clin Ophthalmol 2010;4:681-688.
59. Foulks GN, Borchman D, Yappert, et al. Topical azithroycin therapy for meibomian gland dysfunction: clinical response and lipid alterations. Cornea 2010;29(7):781-788.
60. Brown NA, Bron AJ, Harding JJ, Dewar HM. Nutrition supplements and the eye. Eye(Lond) 1998;12:127-133.
61. He J, Bazan HE. Omega-3 fatty acids in dry eye and corneal nerve regeneration after refractive surgery. Prostaglandins Leukot Essent Fatty Acids 2010;82(4-6):319-325.
62. Behrens A, Doyle JJ, Stern L, et al. Dysfunctional tear syndrome; a Delphi approach to treatment recommendations. Cornea 2006;25(8):900-907.
63. Gilbard JP, Rossi SR, Azar DT, Heyda KG. Effect of punctal occlusion by Freeman silicone plug insertion on tear osmolarity in dry eye disorders. CLAO J 1989; 15:216-218.
64. Roberts CW, Carniglia PE, Brazzo BG. Comparison of topical cyclosporine, punctal occlusion, and a combination for the treatment of dry eye. Cornea 2007; 26:805-809.

65. Chen YA, Hirnschall N, Findl O. Comparison of corneal wetting properties of viscous eye lubricant and balanced salt solution to maintain optical clarity during cataract surgery. J Cataract Refract Surg 2011;37:1806-1808.
66. Wolf EJ, Kleiman LZ, Schrier A. Nepafenac-associated corneal melt. J Cataract Refract Surg 2007;33:1974-1975.
67. Khalifa YM, Mifflin MD. Keratitis and corneal melt with ketorolac tromethamine after conductive keratoplasty. Cornea 2011;30:477-478.
68. Gokhale NS, Vemuganti GK. Diclofenac-induced acute corneal melt after collagen crosslinking for keratoconus. Cornea 2010;29:117-119.

Sección III

EQUIPOS

21

Facoemulsificación: Equipos y Sistemas

Dr. L. Felipe Vejarano

En la Facoemulsificación moderna el cirujano debe conocer múltiples aspectos de los equipos y los sistemas con la última tecnología, que son vitales para un procedimiento exitoso.

Fluídica

La fluídica es un factor determinante para el control de la estabilidad de la cámara anterior y del resultado intra y postoperatorio de la Faco, debido a que con el adecuado manejo de esta podemos lograr una cirugía más tranquila y menos turbulenta en la cámara anterior, con menos cambios bruscos de la presión intraocular y menos movilidad de todo el diafragma irido-cristaliniano, lo que lleva a un menor riesgo de trauma endotelial, menor trauma iridiano, menor ruptura de la barrera hemato-acuosa y finalmente a una menor inflamación. Además genera un menor consumo de líquidos de infusión.

Depende de: El Flujo de Entrada (Infusión)
El Flujo de salida (Aspiración)
El Flujo de escape (Filtración)

Infusión

Esta depende principalmente de la altura de la botella (BSS) por la presión hidrostática determinada por la gravedad o de la presión suministrada por la inyección de gas (aire) dentro del sistema de infusión bien sea por la propia máquina de Faco o por un sistema externo (Internal Force Infusion –IFI- o External Force Infusion –EFI- respectivamente); el diámetro de las mangueras y el orificio de salida del puerto de irrigación, estos proporcionan el volumen y mantienen la presión en la C.A. (Ley de Poiseuille) necesarios para evitar el colapso y la inestabilidad de la misma.

Hemos determinado mediante múltiples pruebas que un incremento de 1 mmHg dado por la fuerza de infusión es equivalente a 1.8 cm de elevación de la botella por encima del ojo del paciente (Presión Hidrostática).

Para Mantener el equilibrio, al incrementarse el flujo de aspiración y / o vacío en la máquina debe aumentarse la altura de la botella o incrementar la presión positiva en las líneas de infusión.

Aspiración

Bombas

Las bombas que generan el flujo y el vacío en los equipos de facoemulsificación, son esencialmente de dos tipos: las de vacío (tipo vénturi o tipo diafragmáticas - no disponibles comercialmente en la actualidad-) y las peristálticas. En las de vacío, el flujo y el vacío están directamente relacionados y no pueden manejarse por separado. En las peristálticas, estos dos parámetros se pueden manejar independientemente.

Las bombas peristálticas giran hacia delante y algunas hacia atrás, y con unos rodillos presionan la manguera del sistema de aspiración haciendo que se originen ondas de fluido entre los rodillos, generando una presión negativa. Entre mayor sea la velocidad de rotación de la bomba, mayor será el flujo de aspiración (medido en cc/min). Cuando los fluidos y los elementos suspendidos en ellos ocluyen parcial o totalmente la punta de aspiración, se genera el vacío en la manguera, lo cual crea la presión negativa en las líneas y que tiende a hacer que esta suspensión o lo que bloquea ingrese a la manguera. Este vacío crece hasta un nivel predeterminado, y al llegar a este punto el vacío no aumenta, ya sea por que la bomba deja de rotar o por que se produce un mecanismo de "desfogue" (Venting) (inyección de aire – ya menos empleado por ser colapsable - o de líquido en las mangueras, debido a la naturaleza no compresible del fluido), al utilizarlos para el desfogue existen menos posibilidades de fluctuaciones indeseadas.

En general el flujo de Aspiración tiene un control directo con las bombas peristálticas y un control indirecto con las bombas vénturi por que en estas no se puede programar separadamente. En las bombas peristálticas es directamente proporcional a la velocidad rotacional de la bomba, se detiene en oclusión completa, es inversamente proporcional al Rise Time y depende de la "compliance" de las mangueras del sistema de aspiración.

También depende de las resistencias (ley de Poiseuille)

$$F = \Delta P \pi r4 / 8 \eta L$$

F: flujo; **ΔP**: gradiente de presión; **π**: 3,1416; r^4: radio de las mangueras o del tubo a la cuarta potencia; **η**: viscosidad del fluido; **L**: longitud del tubo

Por lo que también dependería del tamaño del puerto de aspiración (diámetro interno de la punta de Faco o diámetro del orificio de I/A), longitud y forma de la línea de aspiración y del diámetro interno de la línea de aspiración.

Con respecto al vacío, se mide en mmHg, el límite máximo es programable y en las bombas peristálticas se alcanza solo cuando hay oclusión completa del puerto de aspiración, pero se genera en forma lineal con el flujo y sin oclusión en las bombas vénturi, siendo dependiente de la altura de la Botella, del "Rise Time" y de la "compliance" de las mangueras, al evitar esta que se colapsen con la presión negativa dentro de ellas.

Las bombas de "rollo" (scroll) son muy similares a las peristálticas, pero en lugar de rotar, la bomba se "enrolla" en contacto directo con el fluido, igualmente conformando bolos de líquido como la Concentrix, que fue empleada por el sistema Millenium, pero ya está en desuso.[1]

Filtración por las Incisiones

Es un punto tan importante en la fluídica, como el saber manejar los parámetros de la máquina, si existe demasiada filtración por cualquiera de las incisiones, se requiere entonces aumentar la infusión por cualquiera de los medios que se hablaron anteriormente, lo que conlleva consecutivamente a mayor turbulencia y consumo de líquidos que finalmente se traducen en trauma ocular.

Para evitar el exceso de filtración se debe conocer el diámetro de la punta del Faco que se va a utilizar para saber el tamaño de la incisión (más o menos 2,5 veces el diámetro externo), ya que el capuchón de irrigación tamponará el resto de la incisión, excepto que esta sea muy ancha y filtre excesivamente; también para evitar igualmente incisiones muy ajustadas que pueden llevar a una quemadura corneal; la paracentesis nunca debe ser mayor de 1 mm para evitar exceso de filtración.

Compliance

Se define como un cambio de volumen en respuesta a un cambio de presión, sinónimo de rigidez e inverso a elasticidad, de esta característica intrínseca del material de las líneas de aspiración dependen el Rise Time, el Poder de sostenimiento (Holding Power), el Surge y el vacío

Rise Time

Es el tiempo que le toma al sistema alcanzar el máximo vacío pre-establecido, luego de estar la punta ocluida. Es más rápido en las bombas de vacío o vénturi aunque actualmente traen un software que lo retarda para semejar a una bomba peristáltica. En las bombas peristálticas está directamente relacionado con el flujo, pero inversamente proporcional al mismo, o sea entre mayor sea el parámetro de aspiración más corto será el "rise time" por lo que más rápidamente ocurrirán los eventos en la cámara anterior.[1]

Existe un nuevo parámetro que está dentro de la plataforma del Infiniti (Alcon) es el "Dynamic rise", que no debe confundirse con el " variable rise time" del Millenium el cual se refiere a una variación en la aplicación y liberación de la energía de ultrasonido; el primero permite al cirujano cambiar la rata del flujo de aspiración (velocidad de la bomba) luego de ocurrir la oclusión de la punta con material cristaliniano, lo que aceleraría o retardaría el Rise Time en forma personalizada (en un porcentaje dado, y hasta un máximo de 100 cc/min). De esta manera la capacidad de atracción y el poder de sostén de la punta de faco con el sistema Infiniti se puede incrementar significativamente[2] al igual que en el sistema Signature (AMO) se puede activar o no según predilección del cirujano el parámetro de Oclusión, el cual a diferencia del sistema anterior no solo varia la rata de flujo si no que se puede programar toda la fluídica incluso los parámetros de ultrasonido.

Dynamic Rise	% de ajuste al pre-programado
-2	-50%
-1	-25%
0	Sin Cambio
1	+25%
2	+50%
3	+100%
4	100 cc/min

Poder de Sostén (Holding Power)

Capacidad de sostener el material en la punta del facoemulsificador. Depende del vacío y de la compliance de las mangueras y por ello está en relación directa con el nivel máximo de vacío pre-establecido. Además está relacionado con el diámetro del final de la punta de faco, o sea del área de contacto con el material **(π r2)**, por lo tanto entre mayor sea esta, mayor poder de sostén tendrá.[1]

Capacidad de Atracción (Followability)

Es la capacidad de hacer que los elementos y fluidos en la cámara anterior se muevan hacia la punta del facoemulsificador en contra de la acción repulsiva del ultrasonido utilizando una combinación de los parámetros de flujo y vacío. Está en relación directa con el nivel del flujo de aspiración. En las bombas Vénturi para incrementar esta capacidad se debe incrementar el vacío -recordemos que estos dos parámetros son inseparables en estas bombas y crecen en forma lineal simultanea y proporcional-, pero en las peristálticas se puede aumentar la capacidad de atracción elevando el flujo, sin elevar necesariamente el nivel de vacío máximo predeterminado. Esto hace que, en este sentido, las bombas peristálticas sean más seguras, por que los niveles demasiado altos de vacío pueden acrecentar el riesgo del surge (colapso post-oclusión de la cámara anterior).[1]

Surge

Cuando la punta del facoemulsificador está ocluida con el material nuclear, el nivel de vacío (presión negativa) dentro de las mangueras se incrementará. En el preciso momento en que el fragmento sea emulsificado, e ingrese a la luz de la punta de faco, se rompe la oclusión y los fragmentos son rápidamente aspirados. En ese momento el fluido de la cámara anterior (que ya ha alcanzado una alta presión durante el tiempo que duró la oclusión, por lo cual es importante también evitar la excesiva filtración) tiende a ingresar abruptamente en las mangueras a través de la punta de faco y si además la compliance (rigidez) de las mangueras no es alta, en el momento de incrementarse la presión negativa dentro de ellas hace que estas se colapsen en oclusión y que al romperse esta, vuelvan súbitamente a su diámetro original generando un nivel de succión mayor de líquido proveniente de la cámara anterior lo que inexorablemente llevaría a el fenómeno de colapso de la cámara anterior, conocido como *surge*.[3]

Algunos equipos tienen capacidades adicionales diseñadas para disminuir la posibilidad de *surge*. El Sovereign de AMO (Santa Ana, CA., USA) posee un sistema que permite que la bomba rote hacia adelante y hacia atrás. Unos microprocesadores evalúan los parámetros del flujo y el vacío 50 veces por segundo (INTELLESIS®), creando un modelo de cámara anterior "virtual". En el momento de presentarse el *surge*, el computador del equipo detecta el incremento del flujo y desacelera la bomba o hace que gire en sentido contrario para controlarlo y evitar el exceso de salida de líquido.

El avance más significativo del Sovereign, en la actualidad reemplazado por el Signature® es la curva personalizada del vacío que permite construir el programa CASE (del inglés Chamber Stabilization Environment) de la tecnología White Star ICE (del inglés Increase Control Efficiency) que incluye un monitoreo automático y un control del nivel de vacío programable, disminuyéndolo cuando ocurre la oclusión e incrementando la presión en las líneas cuando se resuelve la oclusión (Venting), prácticamente eliminando el *surge*. El cirujano puede pre-establecer los niveles máximos de vacío en diferentes condiciones. Se establece un vacío umbral superior, dado en un porcentaje del vacío máximo pre-establecido, y cuando, se presenta la oclusión, se incrementa linealmente el vacío como en cualquier máquina convencional, pero al alcanzarse ese umbral, la curva de crecimiento lineal del vacío disminuye su pendiente. Este nivel se denomina el "Umbral Superior" ("Up Threshold"), y usualmente está entre el 70 y el 95% del vacío máximo pre-establecido. Cuando finalmente se alcanza el vacío máximo pre-establecido, se puede programar cuanto tiempo (en milisegundos) se desea que el equipo permanezca en ese nivel, se denomina a esto el "Tiempo superior" ("Up Time"), el cual puede estar entre 0 y 1000 mseg. Luego, en sólo 26 mseg, los niveles disminuyen hasta el siguiente parámetro programable, el vacío CASE, y permanece en este punto hasta que se rompa la oclusión. Este nivel puede estar predeterminado entre el 0 y el 100% del vacío máximo. En el estado post-oclusión inmediata el vacío disminuye a un punto denominado "Umbral inferior" ("Down Threshold"), el cual está establecido entre el 25 y el 75% del nivel CASE y puede ser también programable, se mantiene en él con el desfogue (venting), evitando que la presión en la cámara anterior nunca quede por debajo de cero (0); para de esta manera evitar el *surge*.

El Legacy Series 20000® con su nuevo programas Advantec y Everest (Alcon) posee un sistema de bomba llamado TurboStaltic™ que tiene una cabeza flotante la cual no permite fluctuaciones durante las rotaciones de la bomba y la construcción del vacío. Posee mangueras rígidas, y canales rígidos en el cassette (MaxVac™), mejorando la compliance del sistema de aspiración, de manera que disminuye el riesgo de *surge*. Además tiene la opción de emplear mangueras de luz más estrecha, que al generar mayor resistencia al paso de los fluidos ayuda a controlar aún más el surge, aún en presencia de un alto vacío. El sistema Infiniti (Alcon) posee además de estas características en su Sistema de Manejo de Fluidos (FMS por sus siglas en inglés) un sensor que responde a cambios tanto direccionales como cuantitativos en la presión, que suministra al computador una información del vacío en tiempo real, haciendo posible emplear vacíos más altos.[4] El sistema puede bajar la rata de flujo de 100 cc/min a 0 cc/min en pocos milisegundos.

El Millenium® (Bausch & Lomb) también utiliza mangueras rígidas.[3] Además con el sistema del pedal dual lineal pueden controlarse de manera independiente desde el pedal el flujo y la energía ultrasónica. De esta manera se puede aplicar ultrasonido (el cual se genera con un movimiento lateral del pedal) para realizar la emulsificación en el momento en que ocurra la oclusión, sin necesidad de llegar al vacío máximo pre-establecido, minimizando así la posibilidad de *surge*. El Millenium® tiene la opción de funcionar con una bomba peristáltica y en este caso lo que se controlará con el pedal será la rata tanto de flujo y vacío para luego con movimiento lateral controlar igualmente lineal la energía ultrasónica.

La mayoría de los equipos con bombas de vacío (Vénturi) no permiten una atenuación de los rápidos valores de "rise time" pero el Millennium y el Premiere son excepciones, ya que permiten al cirujano establecer un tiempo de espera para llegar al vació pre-establecido cuando el pedal llega a posición 2 y se logra la oclusión. Sin embargo, luego de este tiempo de espera, los valores de "rise time" rápidos se presentarán.[3]

La nueva tecnología de los aparatos de Facoemulsificación con las grandes mejoras en la Fluídica, han logrado en un mismo instrumento poder contar con las dos tipos de bombas, tanto la Peristáltica como la Vénturi y poder intercambiarlas durante el procedimiento quirúrgico, así logrando, dependiendo del paso en que estemos una mayor seguridad y eficiencia en la remoción del núcleo; estas máquinas son el Signature® de AMO, el Stellaris® de Baush & Lomb y el recientemente lazado por Alcon el Centurion®.

La Energía de Ultrasonido

La cirugía de facoemulsificación se fundamenta en la acción de una punta metálica, vibrando longitudinalmente, Elípticamente o en forma oscilatoria/torsional a frecuencia ultrasónica, sobre el material nuclear. En algunas tecnologías (Infiniti) esto se combina con un movimiento oscilatorio a una frecuencia menor (sónica - 100 Hz.). La frecuencia de vibración ultrasónica de la punta es algo fijo, predeterminado por la casa fabricante, que depende de las propiedades de los cristales piezo eléctricos incluidos en la pieza de mano y no puede ser modificada por el cirujano. La vibración se origina cuando los cristales piezoeléctricos se expanden y contraen como respuesta a la energía eléctrica, propiedad relacionada con la estructura molecular del material. La mayoría de las piezas de mano actuales poseen este tipo de cristales, y sólo una casa aún posee materiales magneto-restrictivos (Surgical Design (Long Island, New York))[1] Las piezas actuales poseen en general 4 cristales, para asegurarse que aunque se degrade uno de los componentes, la frecuencia de vibración no se vea alterada. La frecuencia de vibración típicamente está entre 28.000 y 40.000 ciclos por segundo **(Tabla 1)**. Entre más alta la frecuencia mayor es la eficiencia de la emulsificación, pero así mismo la liberación de calor se incrementa.

TABLA 1

Equipos	Frecuencia de Ultrasonido
Millenium (Bausch & Lomb)	28.000
Sovereign/Signature Ellips (AMO)	40.000/38.000
Infiniti – Longitudinal (Alcon)	40.000
Infiniti – Torsional (Alcon)	32.000

El desplazamiento longitudinal de la punta en el poder máximo está en un rango de 1.5 a 3.75 milésimas de pulgada (esto es de 37 a 94 micras). El poder de la energía aplicada se expresa generalmente como un porcentaje de este desplazamiento, controlado por el cirujano, de acuerdo a la magnitud de la energía eléctrica aplicada a la pieza de mano. Esto es, cuando decimos que aplicamos una energía de ultrasonido del 30%, significa que la punta se desplaza longitudinalmente una tercera parte de la distancia mencionada y pre-establecida por el fabricante. En el caso del nuevo programa TORSIONAL - Ozil V. 2.0 del Infiniti, el desplazamiento de la punta no es longitudinal, sino oscilatorio, con un arco de movimiento de 1°, similar a los 3,3 mils del longitudinal pero en un recorrido curvo (que correspondería a una energía del 100%). Se puede además alternar este movimiento oscilatorio con el longitudinal. Las ventajas teóricas de este sistema es que disminuye el "chattering", libera 2/3 menos de energía térmica y ahorra un 20% de la energía ultrasónica por la menor frecuencia vibratoria, pero si se usa de manera única requiere pequeños pulsos de ultrasonido Longitudinal para evitar taponamientos de la punta, lo que llamó la casa fabricante IP (Inteligent Phaco).

El poder del ultrasonido en facoemulsificación emulsifica y desintegra el material nuclear por tres mecanismos básicos: por la acción mecánica que hace que la punta actúe como un cincel o taladro, las ondas de choque ultrasónicas y por la microcavitación que incluye la formación de microburbujas de solución. Al sufrir colapso estas burbujas causan una microimplosión que emulsifica el material. Para mantener el material unido a la punta se requiere emplear a fondo la fluídica que consta del flujo de aspiración (que arrastra los fragmentos hacia la punta de faco) y del vacío (que los mantiene adheridos a la punta), ya que por el efecto similar a un taladro neumático el ultrasonido posee características repulsivas. Se han ideado diferentes alternativas para minimizar esta repulsión del material cristaliniano, conocida en inglés como "chatter", y para aumentar en general la eficiencia del ultrasonido en la emulsificación del material. Una alternativa es emplear el menor poder de ultrasonido posible efectivo y por periodos ultracortos. Sin embargo, en núcleos duros se pueden requerir niveles de energía altos, haciendo que la excursión de la punta sea mayor, y se incremente el "chattering".

El uso de modos de faco no continuo ha permitido que, al existir periodos de tiempo en los cuales no se aplica energía ultrasónica, las fuerzas de atracción (vacío y flujo de aspiración), mantengan el material en la punta, donde puede recibir el siguiente pulso de energía ultrasónica. Otra ventaja muy importante de los modos no continuos es que se disminuye la manera significativa la cantidad de ultrasonido aplicado al ojo.

En este sentido las compañías han desarrollado múltiples alternativas, intentando optimizar el empleo del ultrasonido en la emulsificación del material nuclear, dos de las más conocidas como Alcon y AMO han desarrollado el Smart Pulse y el ICE respectivamente, que lo que hacen es volver mucho más eficiente cada pulso de ultrasonido.

Existen dos tipos básicos de aplicación de energía en modo no continuo: el faco pulsado y el faco en ráfagas (o *burst*). La diferencia fundamental entre los dos es que mientras que en el primer caso el porcentaje de excursión longitudinal de la punta de faco (esto es el "poder" de faco) aumenta progresivamente cuando el cirujano deprime el pedal en posición 3 (lineal), la frecuencia de los pulsos por segundo se mantiene estable, en el segundo caso (*burst*) se mantiene estable el poder (panel o fijo), sin embargo en algunos equipos se puede colocar lineal y lo que se incrementa en general con la mayor depresión del pedal en posición 3 es la frecuencia de los pulsos o se acortan los periodos de descanso del ultrasonido, pudiendo llegar finalmente a convertirse en algunos equipos en un faco continuo al final de la posición tres o llegar a una frecuencia máxima pre-determinada ("End point DC" en el Millenium del 0 - 50% y "Off ms limit" en el Infiniti de 0 - 500 ms).

En el caso del faco pulsado la frecuencia de pulsos oscilaba en los equipos inicialmente entre 1 y 20 por segundo, y se dividían de manera regular durante este lapso de tiempo; esto es, el 50% del tiempo se aplicaba energía ultrasónica y el otro 50% lapsos de tiempo sin liberación de ella. Posteriormente con los nuevos programas se incrementó la frecuencia de estos pulsos llegando a valores tan altos como de 100 a 200 pps, lo que es conocido como hiperpulsos. Adicionalmente se introdujo el concepto del "Ciclo de Trabajo" ("Duty Cycle"), esto es, que dentro del mismo pulso la energía ultrasónica podría estar activada sólo por un porcentaje determinado del tiempo en otras palabras, es el número de ms/seg en porcentaje de tiempo que está en "On" mientras el pedal está en posición 3, que lo que se conoce como el Tiempo de Faco Efectivo (EPT por sus siglas en inglés). Este concepto del "Ciclo de Trabajo" es aplicable tanto al faco pulsado como al modo *burst*, pero en el modo *burst* sólo se puede controlar con el grado de depresión del pedal en posición 3.

En el programa WhiteStar ICE del Sovereign actualmente el Signature, existen una gran cantidad de alternativas (más de 700) de combinaciones de Tiempo "On" (mínimo: 2 msec; máximo:

28 msec) y tiempo "Off" (mínimo: 3 msec; máximo: 28 msec) en el modo de Custom WhiteStar, de manera que puede tenerse una frecuencia de pulsos desde 18 a 200 pps. Todas estas posibilidades se programan de acuerdo a una combinación de letras mayúsculas y minúsculas de la "A" a la "N" en el panel de control, que el cirujano puede determinar y que al mejorar el Software y facilidad de programación en el Signature ya no es necesario el uso de las letras si no que se programa directamente con el cursor de la pantalla táctil el número deseado de pulsos y el tiempo de los mismos. El Infiniti puede generar máximo 100 pps, con un "Ciclo de Trabajo" programable entre un 5 y un 95%. En el programa Custom Control del Millenium se pueden programar hasta 120 pps, con un "Ciclo de Trabajo" entre el 10 y el 90%.

Mientras que la duración de cada pulso de energía en el modo *burst* es fijo en el Sovereign (110 msg), puede ser variable tanto en el Infiniti como en el Millenium. Ahora, el pedal del Sovereign y del Signature se puede programar de manera que de acuerdo al porcentaje de depresión en posición 3 (cada 25%) incremente la frecuencia en modo *burst* en unos niveles predeterminados o cambiar los Ciclos de Trabajo en cada uno de los pasos del pedal.

Al modular el poder con el "Ciclo de Trabajo" se aumentan los intervalos en los cuales no se aplica energía ultrasónica, entre un pulso y otro. Para comprender mejor este concepto refirámonos a la **Figura 1**. En ella se diagrama un ejemplo de la aplicación de faco pulsado a 20 pps, pero con un "Ciclo de Trabajo" del 35%. Tomaremos un intervalo de tiempo de 100 msg, en el cual se incluyen dos pulsos (1000 ms/20 pps = 50 ms). Si se tratase de un faco pulsado sin "Ciclo de Trabajo", la duración del tiempo de aplicación y del intervalo libre de energía sería igual, esto es: 25 mseg. Como se trata de un pulsado con modulación de poder, de la sumatoria del tiempo con energía y sin energía (un ciclo), que en este caso es de 50 msg – por ser 20 pps- sólo el 35% corresponde al tiempo de activación de la energía (conocido en el equipo Infiniti como "Tiempo "On", en el Millenium como "Duración" y en el Sovereign como "Ráfaga"), o sea que finalmente se aplicaría energía por 17,5 mseg y habría un periodo libre de energía (conocido en el Infiniti como "Tiempo "Off" en el Millenium como "Intervalo" y en el Sovereign como "Descanso") de 32,5 mseg en cada ciclo.

En el equipo Infiniti el "Ciclo de Trabajo" puede programarse con un "Tiempo "On" entre el 5 y el 95%, en el Millenium entre el 10 y el 90% y en el Sovereign según la mezcla de las letras inmediatamente aparece el porcentaje pero no es programable a gusto del cirujano, esto se cambió en el Signature y se puede acceder a tiempos según la predilección del mismo.

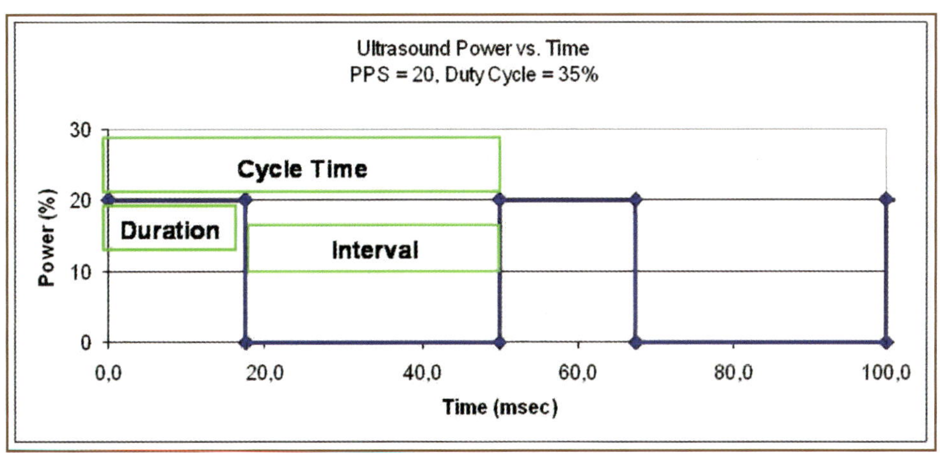

Figura 1

En el equipo Millenium y en el Stellaris (Bausch & Lomb) adicionalmente se puede modular el poder dentro de cada pulso, de manera que se pueda atacar inicialmente al núcleo con un poder bajo, sosteniéndolo con el vacío y entonces incrementar rápidamente el poder a un nivel más alto, dentro de la misma ráfaga (o burst)[5], este modo se llama Waveform o Rise Time 2, libera micropulsos de 1,2 ms con descansos de 0,8 ms dentro de la duración del cada pulso, pero requiere que este tenga una mínima duración de 40 ms. **(Figura 2)**.

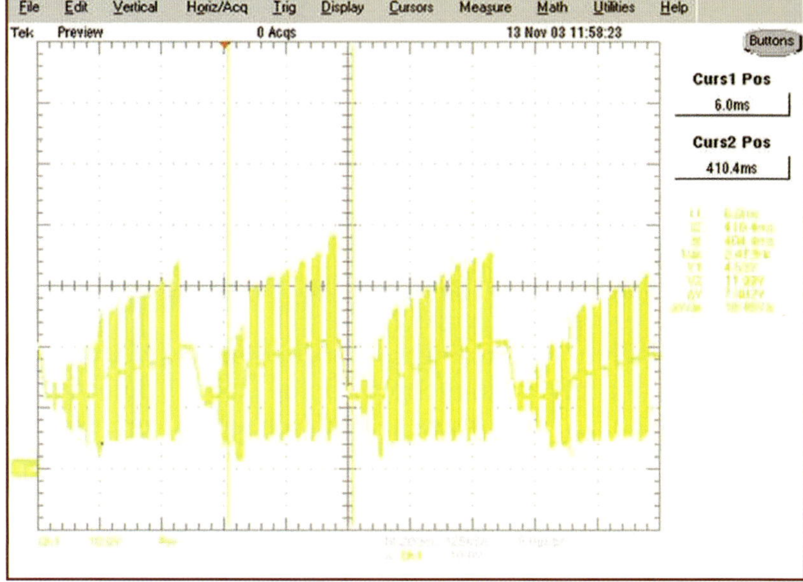

Figura 2

Los modos en ráfaga (burst) y pulsado convencionales (Sovereign, Signature, Infiniti y Centurion) aplican de manera pre-determinada energía en forma de ondas cuadradas, esto es el poder pasa inmediatamente de cero a la energía determinada por la depresión del pedal (en pulsado) **(Figura 1)** o ya predeterminada (en el modo *burst*). Con el "variable rise time" del Millenium, que se refiere en este caso a una variación en la aplicación de energía ultrasónica, y no debe confundirse con "Dynamic Rise Time" del Infiniti de Alcon, que se relaciona con el flujo, se puede hacer que la energía se incremente con una pendiente para cada pulso o ráfaga (*burst*) individual **(Figura 2)**.

Por su parte el equipo Signature (AMO) con la nueva versión de su programa denominada ICE (del inglés Increased Control and Efficiency) incrementa la eficiencia del ultrasonido generando un pico de ultrasonido de 1 milisegundo al comienzo de cada micropulso. El impacto físicamente separa el material nuclear de la punta, originando un "microvacío" permitiendo que entre solución salina balanceada oxigenada adicional a ese espacio entre la punta del faco y el material nuclear. Esta interactúa con el poder ultrasónico generando nuevas microburbujas para acelerar la emulsificación cavitacional (transitoria) mejorando su eficiencia. La amplitud de este pico de energía puede ser individualizada entre el 0% -12% de poder adicional sobre el poder total del pulso y puede hacerse que aumente en relación directa con el incremento del poder, que disminuya, o que se mantenga constante.[6] **(Figura 3)**.

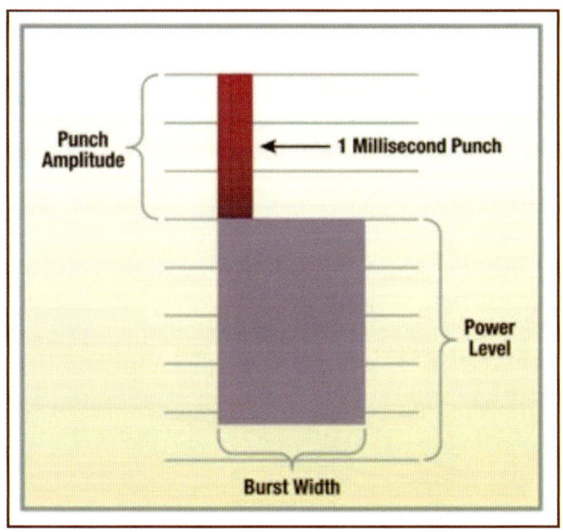

Figura 3

Los últimos desarrollos de la tecnología Ultrasónica, es la energía Torsional y la Elíptica, la primera solo la tienen los sistemas de Alcon; consiste en movimientos oscilatorios a velocidad ultrasónica (32 KHz) y con una Amplitud (Poder) de 0 a 100%; que se alternan con el movimiento ultrasónico longitudinal en porcentajes de tiempo según el modo, siempre es pulsado y a ciclos de 100 ms esto es 10 pps fijos, no pueden ser simultáneos porque vibran a diferentes velocidades.

Como el Longitudinal, el Torsional presenta sub-modos de Continuo, Burst o Ráfaga, Pulsado y Personalizado; en el modo Continuo la alternancia es 20% / 80% Longitudinal/Torsional, el longitudinal es continuo y el torsional pulsado que se puede programar el tiempo "On" y el "Off" en milisegundos; en el modo Burst o Ráfaga la alternancia es igual al continuo y el Longitudinal funciona como el Burst Standard pero con el nuevo software que impide que al final de la posición 3 se vuelva continuo, el cual se llama "Off ms limit"; el Torsional igual, siempre pulsado con el tiempo "On" y "Off"; en el modo Pulsado, el Longitudinal es pulsado Standard o sea con Duty Cycle del 50% y máximo 30 pps según la alternancia entre el 25 y el 75%, porque en este modo se puede programar el porcentaje que se desee entre el Longitudinal y el Torsional se llama "% Time"; en el Personalizado (Custom Pulse) la alternancia vuelve a ser fija igual que el Continuo y Burst, o sea 20% / 80%, pero tanto el Longitudinal y el Torsional se pueden programar con el "On ms limit" y el "Off ms limit", el longitudinal entonces se asemeja al Burst y el Torsional en su forma Standard pero los dos parámetros pueden ser Panel o Lineales y tanto creciente o decreciente, además para mejorar la eficiencia del pulso y evitar pérdida de energía cuando hay oclusión y se liberan nuevas ráfagas de ultrasonido está el Smart Pulse el cual mantiene el poder de ultrasonido constante y permanente como un Cruise Control en un Automóvil cuando va en subida, el cual lo revoluciona para no perder la velocidad pre-establecida, igualmente el IP (Inteligent Phaco) que son micropulsos de energía Longitudinal para desocluir la punta cuando se utiliza el modo Torsional únicamente; la Segunda, es el modo Elíptico o Ellips FX llamado así por la casa fabricante AMO, consiste en movimiento tanto Longitudinal como Transversal simultáneamente (a diferencia del Torsional que son intercalados) dando un movimiento final de la punta en forma de una Elipse **(Figura 4)**, a una frecuencia de 38 KHZ, la cual logra una menor dispersión del material y un mejor agarre del mismo para ser emulsificado, en este modo se pueden usar todas las posibles programaciones tanto de Pulsado como Burst como si fuese únicamente Longitudinal.

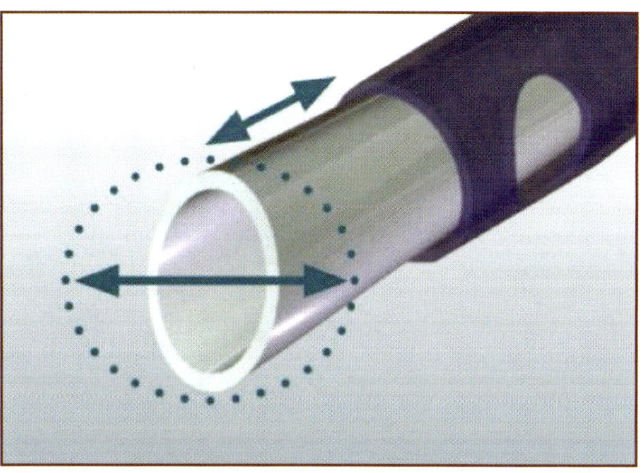

Figura 4

Finalmente existe otra manera de emulsificar núcleos de baja dureza y muy recomendado para las Faco refractivas es el AquaLase (ya de muy poco uso en la actualidad), esta tecnología también únicamente en la plataforma del Infiniti, consiste en Micropulsos de BSS tibia (4 Microlitros) a una velocidad de 40 Millas/hora o 60 Km/hora a una frecuencia sónica entre 50 a 100 Hz, con una frecuencia de pulsos de 10 hasta 50 pps y una Magnitud (Poder) de 0 a 100% esta es la fuerza de salida de BSS por la punta y se aumenta o disminuye cambiando el tiempo de excitación de los electrodos dentro de la pieza de mano; el tiempo de excitación varia de 0.54 - 1.2 ms, por lo tanto a más excitación de electrodos más vaporiza BSS, crea más presión y sale con más fuerza, en los pulsos que máximo son 50, siempre el tiempo "On" máximo será de 1,2 ms por lo tanto el "Off" será el restante en cada pulso o ciclo de tiempo; existe también el parámetro de Burst que es muy diferente al del ultrasonido, aquí es el tiempo de Ventana On y Off, cuando la ventana está en ON los disparos de Aqualase salen a la rata de pps determinada, no se mide en ms como en US sino en % y significa que el 100% es 1000 ms (1 seg.), por lo tanto un Burst del 25% significa una Ventana ON de 250 ms y una Ventana OFF de 750 ms.

Referencias

1- Yow L, Basti S. Physical and mechanical principles of phacoemulsification and their clinical relevance. Indian J Ophthalmol 1997;45:241- 249

2- Crozafon P, in : "New phaco system may provide surgeons with greater control and flexibility", by Dermot McGrath. Eurotimes, Oct 2004.

3- Seibel B.S. Phacodynamics: Mastering the tools and techniques of Phacoemulsification Surgery. Third Edition. Slack Inc. Thorofare, USA. 1.999.

4- Mackool R. Advancing Phaco Technology: An overview of the new Infiniti Lens Removal System. Cataract and Refractive Surgery Today, May 2003.

5- Devgan U. Ramping up phaco energy improves followability, reduces chatter at tip A variable rise time produces a ramped wave that results in improved efficiency and better outcomes. OCULAR SURGERY NEWS 1/15/2006.

6- Dewey SH in "New power and vacuum modalities for phacoemulsifier improve control, efficiency" by Michela Cimberle. OCULAR SURGERY NEWS EUROPE/ASIA-PACIFIC EDITION January 2006

22

Viscoelásticos

Dr. Fernando Aguilera Zárate,
Dr. Manuel Antonio Tavares Correia

En años recientes los materiales viscoelásticos (VE) se han convertido en un elemento primordial de la cirugía ocular. Con su utilización, los oftalmólogos nos hemos acostumbrado a realizar difíciles maniobras intraoculares, sobre todo en cirugía de catarata. Se han identificado como Dispositivos Oftálmicos Viscoquirúrgicos ya que en verdad son unos instrumentos quirúrgicos (OVD) **(Figura 1)**.

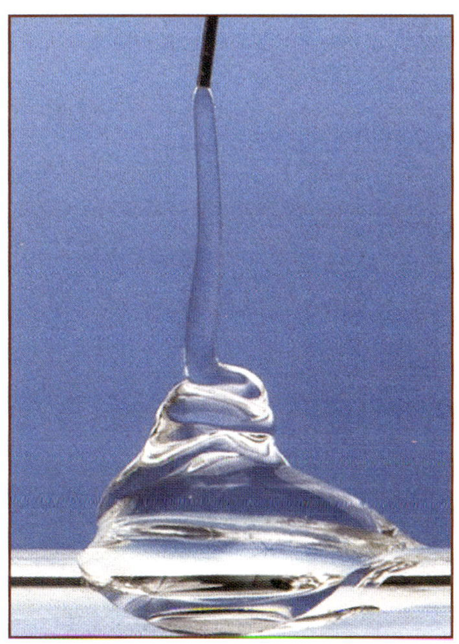

Figura 1. Viscoelástico.

Además, la anestesia tópica, técnicas de faco avanzadas, pequeña incisión y los lentes plegables han permitido una recuperación visual casi inmediata siendo los viscoelásticos una parte fundamental en el perfeccionamiento y seguridad en la realización de la cirugía ocular. La variedad de productos viscoelásticos (VE) permiten al cirujano escoger el más adecuado al caso particular.

Al principio los viscoelásticos (VE) se originaron como una necesidad de mantener espacios intraoculares durante la EECC, para la extracción del núcleo y la colocación del LIO.

Sin embargo con el advenimiento de la facoemulsificación, y sobre todo con el manejo de flujos intraoculares altos el aspecto de seguridad y preservación del endotelio corneal pasaron a ser el principal factor para el uso de los VE, con la necesidad de diseñar VE con propiedades específicas de protección y de preservación de espacios. Esto los convirtió en un estupendo instrumento quirúrgico (viscocirugía), y ya no solo fueron sustancias que se introducen en el ojo.

Hasta fecha reciente los viscoelásticos han sido renombrados como "dispositivos oftálmicos viscoquirúrgicos", y sus siglas en inglés OVD (ophthalmic viscosurgical devices).

Los aspectos más importantes de los VE incluyen:

- Sus características generales de transparencia, protección, pureza y no toxicidad determinan el grado de biocompatibilidad del material al ser inyectado al ojo.
- Cada VE tiene características físico-químicas que determinan su viscosidad, elasticidad y pseudoplasticidad.
- No hay dos VE idénticos. Es deber del cirujano escoger el más adecuado a cada caso. Hace unos anos todos los casos se hacían con un solo VE, sin embargo ahora es posible combinar mas de uno en un mismo caso.
- Los VE deben ser considerados instrumentos quirúrgicos más que materiales inyectables.
- El VE ideal para todos los casos todavía no existe por lo que es adecuado en algunas veces combinarlos durante la cirugía.

VISCOELÁSTICOS (HISTORIA)

El uso de viscoelásticos para cirugía ocular se remonta ha hace algunos años.

En 1934 Meyer y Palmer aislaron acido hia- lurónico de la corteza vítrea.

En 1958 Balazs sugirió su uso como sustituto del vítreo **(Figura 2)**.

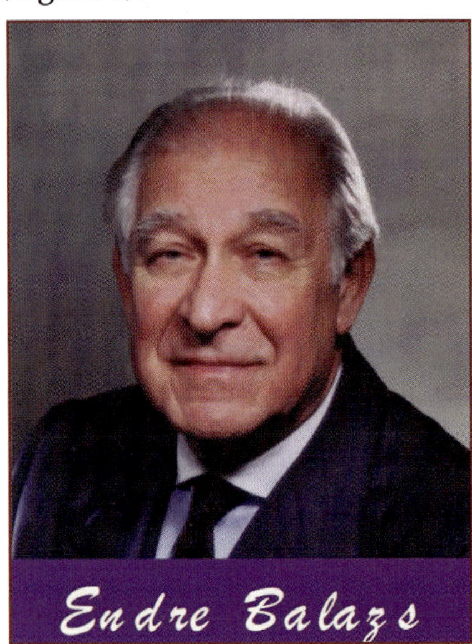

Figura 2. Dr. Endre Balazs (descubridor del hialuronato de sodio).

En 1972 realizo la primera inyección de acido hialurónico en vítreo.

En 1979 presento la patente de un material VE de alto peso molecular hecho de acido hialurónico purificado al que le puso el nombre de Healon, para uso intraocular.

Desde entonces una variedad grande de VE se encuentran disponibles en el mercado y es deber del cirujano saber las diferencias, ventajas y desventajas de cada uno de ellos para poder utilizarlos en forma adecuada.

Los viscoelásticos son sustancias con carac- terísticas fisicoquímicas diferentes que actúan como instrumentos quirúrgicos al igual que los instrumentos que utiliza el cirujano durante la cirugía.

Las aplicaciones oculares de los viscoelásticos actuales son:

- Cirugía de catarata
- Cirugía de transplante corneal
- Cirugía de glaucoma
- Sustituto de vítreo
- Protección corneal (corneal shields)
- Lagrimas artificiales

Aplicaciones no oculares:

- Lubricantes de articulaciones
- Cremas dermatológicas
- Inyecciones Intracutaneas en cosmetología

El VE ideal para uso ocular debe tener las siguientes características.[1]

- Ser transparente
- Soluble al agua
- Fácilmente inyectado y removido
- Separar tejidos
- Mantener espacios formados
- Proteger tejidos de daño físico y químico
- Ser isotónico
- No ser alergénico
- No causar reacción inflamatoria
- No alterar la hidrodinamia ocular en forma permanente
- No cambiar química y físicamente durante su utilización
- No producir hipertensión ocular

CLASIFICACIÓN

Los VE deben ser clasificados para entenderlos **(Figura 3)**.

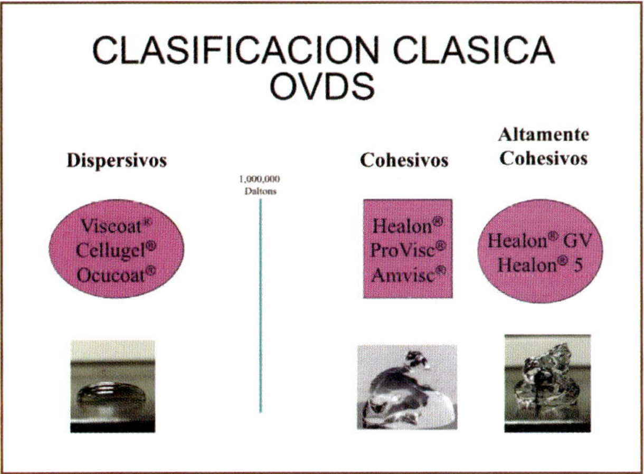

Figura 3. Clasificación clásica de viscoelásticos.

La clasificación de los VE ha cambiado en los últimos anos, anteriormente se dividían en dos grupos: cohesivos y dispersivos, sin embargo debido a la aparición de mas VE con características diferentes de cohesividad, elasticidad, pseudoplasticidad etc. ha sido necesario subdividir estos dos grandes grupos para tener una mejor comprensión de los mismos y poder utilizarlos de manera más efectiva en cirugía. Esta clasificación se fundamenta en las bases reológicas que condicionan su funcionamiento en cirugía, así que VE con similar comportamiento quirúrgico son descritos en un mismo grupo.

La Reología es la ciencia que estudia el comportamiento de los líquidos al aplicarles una fuerza y es en estas características en los que se basa la clasificación de los VE.

Así tenemos que hay viscoelásticos **(Tabla 1) (Figura 4)**.

1. Viscoadaptativos
2. Cohesivos de alta viscosidad
   a) Cohesivos super viscosidad
   b) Cohesivos viscosos
3. Dispersivos de baja viscosidad
   a) Dispersivos de mediana viscosidad
   b) Dispersivos de baja viscosidad

Tabla 1 - Clasificación de viscoelásticos (OVD) (basada en Cero Fuerza Aplicada – Zero Shear Rate)

Clase OVD	Viscosidad zero shear	mPaS
1. Viscoadaptativos	7-24 x 106	(10 Ms)
2. Cohesivos de alta viscosidade	105 - 5 x 106	
– Cohesivos super viscosos	1 - 5 x 106	(Ms)
– Cohesivos viscosos	105 - 106	(100 Ms)
3. Dispersivos de baja viscosidad	103 - 105	
–Dispersivos de mediana viscosidad	104 - 105	(10 Ks)
– Dispersivos de muy baja viscosidad	103 - 104	(Ks)

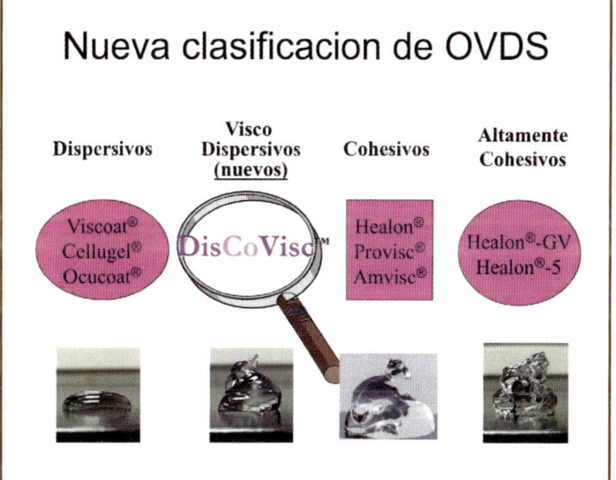

Figura 4. Nueva clasificación de viscoelásticos (Arshinoff).

Esta clasificación se basa en la cohesividad y en los valores numéricos de la Viscosidad del VE sin fuerza aplicada (zero shear rate), es decir en estado de reposo.

Los viscoadaptativos son los de mayor peso molecular (MPas 10,000,000) y se asemejan a la jalea, los cohesivos de alta viscosidad les siguen en peso molecular (MPas 1,000,000) y se asemejan a la miel, y los dispersivos son los de menor peso molecular (MPas 1,000–10,000) y se asemejan a la miel líquida.

Hay una clasificación basada en el Índice de Viscosidad/Cohesividad (CDI) del Dr. Steve Arshinoff[2] y es un valor numérico que se da a cada VE basados en su comportamiento reológico al ser expuesto a irrigación/aspiración en un medio controlado, es decir que se obtiene dividiendo el porcentaje de VE aspirado entre los mmHg de aspiración empleados (%/mmHg).

Describiremos las características reológicas principales de los VE más comúnmente utilizados, como son viscosidad, cohesividad, pseudoplasticidad, elasticidad y adhesividad.

Viscosidad, es la resistencia con que las partículas de un cuerpo se deslizan entre sí (fricción interna). Depende de la temperatura así como del gradiente de movimiento. La viscosidad depende del peso molecular (tamaño y longitud de la cadena), concentración, temperatura y diluyente en agua. La máxima viscosidad de un viescoelástico determina su capacidad de mantener espacios. Entre más larga es su cadena, mejor mantenedor de espacios es.

Cohesividad, se define como la capacidad de un material de adherirse a sí mismo, y depende del peso molecular y de la elasticidad, los de largas cadenas-alto peso molecular-tienen gran adhesividad por lo que son fácilmente aspirados ya que las cadenas largas se entrecruzan y unen con las contiguas a manera de espagueti. Entre más corta sea la cadena molecular, mas difícil será su aspiración y más tiempo permanecerá en el ojo, lo que es una ventaja durante la emulsificación e I/A cuando los flujos son altos.

Pseudoplasticidad, es la capacidad de un VE de pasar de un estado de mayor viscosidad y dureza antes de ser inyectado a uno de menor viscosidad al ser inyectado durante el cual la fricción disminuye y el material fluye más fácilmente. Indica la facilidad de deformación de la molécula al ser inyectada a través de una cánula. El VE con más pseudoplasticidad es el Healon GV por lo que puede ser inyectado a través de una cánula #29, lo que es de utilidad en ciertos procedimientos para tratamiento de glaucoma, por el otro lado la HPMC (Metilcelulosa) es de los VE menos pseudoplásticos por lo que su inyección amerita utilizar cánulas más gruesas.

Elasticidad, es la facultad de la molécula de retomar su forma después de ser deformada o comprimida. El aumento de la viscosidad se asocia a mayor elasticidad. Entre más largas sean las moléculas, mayor será la elasticidad, y por el contrario, las moléculas cortas tienen menor elasticidad. La Viscoelasticidad de un material protege contra la energía producida por las vibraciones de la pieza de mano del faco, así como de la turbulencia durante la Irrigación/Aspiración. Elasticidad y Pseudoplasticidad no son sinónimos pero se refieren a la habilidad de un material a ser deformado y recobrar su forma.

Adhesividad, se refiere a la propiedad de una sustancia de cubrir y adherirse a superficies, y depende del ángulo de contacto que esta tenga. A menor ángulo de contacto, mejor adhesividad tendrá el VE.

Describiremos a continuación los VE más utilizados, sus características fisicoquímicas y utilidad clínica.

HIALURONATO DE SODIO

Fue descubierto por Balaz (Figura 2) en los 70's sin embargo no se le dio mucha atención, siendo utilizado originalmente como sustituto de vítreo y como lubricante de articulaciones en caballos de carreras.

Este VE es el más utilizado en cirugía ocular, está formado por moléculas de polisacaridos de gluconato de sodio, y N-acetilglucosamina, no contiene aminoácidos ni ningún otro tipo de carbohidratos. Cada subunidad tiene una carga negativa (-), que neutraliza las cargas positivas (+) encontradas en los tejidos oculares, instrumental quirúrgico y LIO.

Es producido de dos diferentes fuentes: de la cresta del gallo o de la fermentación de bacterias (cepas de estrecptococo). Los diferentes tipos de Hialuronato de sodio se comportan diferente de- pendiendo del tamaño de la molécula. Los de alto peso molecular (Healon, Provisc, Biolon, Healon GV, etc.) son fácilmente aspirables. Por el contrario los de bajo peso molecular (Viscoat, Vitrax) son más difíciles de aspirar ya que sus moléculas son más pequeñas y tienden a fragmentarse durante la cirugía, además de su unión a receptores específicos del endotelio corneal para hialuronato de sodio, así como por sus cargas negativas que se unen a las cargas positivas encontradas también en endotelio corneal [2], **Tabla 2**. Dado el tamaño de su molécula, si no es retirado al final del caso, bloquea el aparato trabecular causando hipertensión ocular.[3] De hecho cuando fue liberado al mercado, tenía una leyenda de caución, relacionado con picos de hipertensión severos, cuando en esa época no se conocía la necesidad de aspirarlo en forma exhaustiva como ahora sabemos, por lo que era considerado peligroso. Sin embargo, su poder de mantener espacios y mover tejidos permitió hacer maniobras intraoculares que antes no se podían realizar.

Tabla 2 - Factores determinantes de retención de VE

1. Cohesión o dispersión relativa del VE
2. Carga de superficie del VE (–)
3. Receptores especificos de ácido hialuronico

El de más alto costo es Healon debido a que sus controles de calidad son más estrictos, ya que cada lote es probado y analizado en ojos de primate. El alto peso molecular de esta sustancia es ventajosa desde el punto de vista clínico ya que permite mover, controlar, proteger y separar tejidos, mantener espacios y producir contrapresión. El alto peso molecular significa que la adecuada elasticidad se alcanza con un porcentaje de concentración bajo. Esta baja concentración es equivalente a la presión coloidosmotica fisiológica, lo que ofrece mayor seguridad, así como facilidad de inyección y remoción. El efecto protector del Hialuronato de sodio se basa en la unión química con los receptores de células endoteliales que persiste aun horas después de cirugía, además de el efecto neutralizante (carga negativa) que tiene sobre la formación de radicales libres (carga positiva) que se producen durante la facoemulsificación. Dada su versatilidad puede usarse durante EECC, facoemulsificación o implantes secundarios. Sus características físicas lo hacen el VE ideal en la mayoría de los casos de cirugía de segmento anterior no complicada. Sus inconvenientes son su alto costo, necesidad de refrigeración y que debe ser removido al final de la cirugía. Su me- tabolización se realiza en bazo, hígado y medula ósea, el ojo no lo metaboliza y es eliminado del mismo por via trabecular.

HIDROXIPROPILMETILCELULOSA

Fue introducida, en 1977, por Fechner al 1% y después se aumento su concentración al 2%. Actualmente se utiliza en cirugía por sus propiedades viscoadhesivas y no por su viscoelasticidad, por lo que se requiere una cánula más gruesa para poder ser inyectado (baja pseudoplasticidad). A diferencia de Hialuronato de sodio, esta sustancia no se encuentra en los tejidos vivos. Es un polímero de celulosa (Metilcelulosa) cuya base química es una cadena de D-glucosa unida con uniones B-glicosódicas. Actualmente hay varios productos en el mercado siendo atractivos por su bajo costo, no necesitan refrigeración y cubren bien los tejidos, instrumental y LIO debido a su viscoadherencia, sin embargo sus propiedades de manutención de espacios y manejo de tejidos es muy limitada y su remoción es difícil. Es útil mas por su bajo costo, mas no es el VE ideal en cuanto a protección Endotelial ni como mantenedora de espacios.

CONDROITIN-SULFATO

Es el principal polisacarido de los tejidos conectivos cartilaginosos. En el ojo se encuentra en la Córnea y el Vítreo. En la naturaleza no se encuentra en forma libre, sino como componente de una molécula formada por un polisacarido y proteína llamado proteinoglicano. Se extrae del cartílago del tiburón. Su molécula es similar a la del Acido Hialurónico ya que ambos tienen acido glucorónico que en el condroitin sulfato se une a la N-acetilgalactosamina y en el hialuronidato se une a la N-acetilglucosamina. Contrario al Healon, contiene una molécula de sulfato lo que hace que tenga 2 cargas negativas extra lo que mejora la neutralización de cargas positivas de instrumentos y LIO, y hace que tenga mejor propiedad de cubierta.

Su peso molecular es de 20,000 d, con una molécula de 50nm, que es pequeña comparado con el hialuronidato (peso molecular de 500,000 a 6 millones de d y molécula de 10,000 nm). Como ejemplo de este material esta el Viscoat que consiste de dos materiales, Condoitin sulfato 4% y Hialuronato de Sodio 3% en una proporción 1/3. Sus tres cargas negativas permiten mayor neutralización de radicales libres y unión a endotelio corneal más efectiva (2 {-} del condroitin sulfato y 1 {-} del hialuronato de sodio), además hay un nuevo compuesto llamado Discovisc (Alcon) que consta de Condroitin sulfato al 1.6% y Hialuronato de Sodio al 3%, esta disminución en la concentración del condroitin con respecto al Viscoat permite tener características de VE Dispersivo y Cohesivo, ya que con flujos bajos se comporta como Cohesivo y con flujos altos se comporta como Dispersivo, fracturándose su molécula y permaneciendo más tiempo en el espacio intraocular protegiendo los tejidos y neutralizando los radicales libres (+) liberados durante la cirugía.

POLIACRILAMIDA

Además de los VE antes mencionados, con los adelantos tecnológicos actuales, ya es posible producir VE 100% sintéticos como la poliacrilamida, la cual tiene las características de: ser transparente permitiendo visibilidad adecuada, no causa reacciones inflamatorias ya que es inerte (a diferencia de los otros VE no contiene proteínas ni carbohidratos – animales ni vegetales) por lo que puede ser más seguro al no causar reacción inflamatoria secundaria; por ser altamente soluble al agua se diluye fácilmente en acuoso y es más fácilmente eliminado por el trabéculo y la posibilidad de hipertensión post-cirugía es menor; tiene alto peso molecular, elasticidad y viscosidad y a su concentración comercial 1.5% se considera como cohesivo de mediana Viscosidad, sin embargo debido a que es sintético se puede producir con cualquier característica fisicoquímica y reológica que se desee ya que se puede variar la concentración, peso molecular – tamaño de cadenas – por lo que podemos tener VE sintéticos de todos los tipos. Esta opción de VE sintéticos es lo que probablemente será el futuro de estas sustancias, actualmente es producido en Brazil (Medi-phacos-Medilon 1.5%).

VISCOELÁSTICOS Y CIRUGÍA DE CATARATA

Durante cirugía de Extracción de catarata con Facoemulsificación es de primordial importancia la utilización de viscoelásticos adecuados al caso particular (viscocirugía).

Viscocirugía es un término inventado por Galaz que significa la utilización de gel y soluciones con características viscosas, elásticas y pseudoplásticas antes, durante y después de la cirugía.[4] Es en la facoemulsificación donde la utilización del viscoelástico apropiado nos dará un resultado quirúrgico adecuado y nos basaremos en sus propiedades para escoger el indicado:

- Viscosidad/elasticidad: crea y mantiene espacios, determina facilidad de inyección, determina elevación de PIO.
- Peso molecular: cuando es alto su aspiración es fácil, cuando es bajo, su aspiración es difícil.
- Pseudoplasticidad: cuando es alta su inyección es fácil, cuando es baja su inyección es difícil.
- Cohesividad: cuando es alta su remoción es fácil, cuando es baja su remoción es difícil.
- Adhesividad: cuando el ángulo de contacto es menor hay mejor protección de tejidos e instrumentos.

Durante la cirugía tomemos en cuenta los pasos clave y la correlación con la utilización de Viscoelásticos:

- Alta pseudoplasticidad (healon GV, Provisc, etc.) fácil inyección a través de cánula delgada.
- Alta viscosidad: mantenedor de espacios.

Durante la cirugía de facoemulsificación utilizamos VE para realizarla en forma más segura basándonos en las características reológicas de ellos **(Tabla 3)**.

Tabla 3 - Comportamiento de los viscoelasticos

Cohesivos de alta viscosidad

1. Crean espacios
2. Inducen y mantienen presión

Dispersivos de baja viscosidad

1. Separan y dividen espacios
2. Retencion prolongada

Capsulorrexis: el VE ideal para este paso debe tener las siguientes características:

1. Mantener formada la cámara anterior (cohesivo).
2. Excelente visibilidad – transparencia (cohesivo).
3. Mantener flap de capsula estable sin empujarlo ni desplazarlo (cohesivo).
4. Facilitar el movimiento de los instrumentos (cohesivo).

Las razones para mantener formada la cámara anterior son que hay una constante presión posterior por el vítreo, por la tracción constante de los músculos extraoculares, además de la anestesia tópica o peri-retrobulbar; la capsula anterior es convexa y hay una fuerza de tracción zonular centrifuga constante sobre la capsula anterior que tiende a hacer que la capsula quiera desviarse hacia fuera durante la formación de la capsulorrexis.

El VE ideal para la CCC es el cohesivo (provisc, healon, discovisc, amvisc, biolon, medilon, etc.) ya que su función de formación de espacios se facilita por sus propiedades reológicas.

Emulsificación: durante la faco el médico necesita preservación de espacio, protección de superficies y protección del endotelio. La preservación de espacio será producida por los parámetros de la máquina de faco y no del VE, sin embargo los productos de bajo peso molecular, altamente adherentes y de cargas negativas múltiples permanecen mas encamara anterior y mas adheridos al endotelio corneal (Viscoat, Vitrax, Discovisc, HPMC) que los de alto peso molecular (healon, provis, discovisc). Los altos flujos y la turbulencia en cámara anterior durante las fases de emulsificación hace que los VE de alto peso molecular (cadenas largas) no sean los ideales ya que son extraídos fácilmente por la aspiración de la pieza de mano[7] **(Figura 5)**.

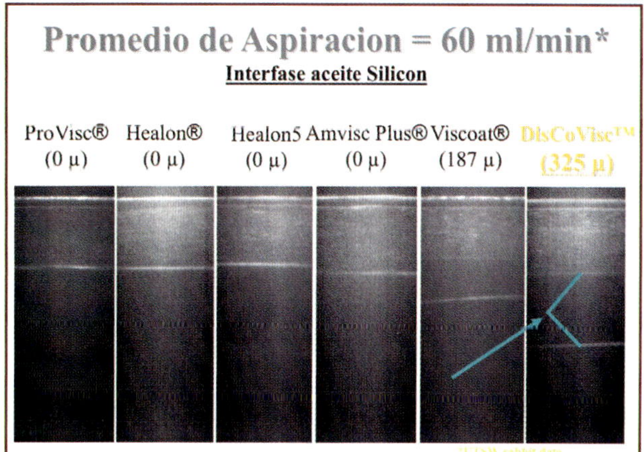

Figura 5. Fotografías de microscopia confocal del estudio UTSW. El aceite de silicón es usado para crear un cambio refractivo de manera que el nivel del viscoelástico se vea en la fotografía.

Irrigación/aspiración: durante esta fase de la cirugía el VE debe tener las siguientes características; Habilidad para no ser expulsado de la cámara anterior, protegiendo el endotelio; habilidad para mantenerse en contacto con el endotelio sin mezclarse con la corteza que está siendo aspirada, habilidad para ser extraído en forma gradual sin salir como bolo al introducir la pieza de I/A. Por lo tanto los VE ideales son los de alta adhesividad y baja cohesividad (Viscoat,Vitrax, HPMC).

Implante del LIO: El VE ideal debe mantener formada la bolsa y proteger los tejidos del inyector-pinzas y del LIO, dar excelente visibilidad, y al mismo tiempo ser fácilmente aspirado (alta cohesividad) por lo que los ideales son los formados por hialuronato de sodio de alto peso molecular (heaoln, provisc, discovisc).

Extracción VE: la correcta aspiración del VE al final del caso es primordial para evitar el bloqueo del trabéculo y la Hipertensión ocular. Los VE de cadenas largas-alto peso molecular son más fácilmente aspirados, pero aun una pequeña cantidad puede ocasionar problemas de hipertensión. La facilidad o dificultad de su aspiración depende directamente del coeficiente dispersivo-cohesivo (CDI) alto son fácilmente aspirados ya que se extraen en bolo, mientras que los de CDI bajo se aspiran mas difícilmente ya que son de cadenas cortas y se fracturan al querer ser aspirados **(Figura 6)** del viscoelástico, así tenemos que los de CDI Por lo anterior en casos donde debamos dejar algo de VE (como seria algún caso complicado), los de cadenas cortas son mejor opción (Viscoat, Vitrax) como en ruptura de capsula posterior,[5] diálisis zonular, implante secundario, postvitrectomía etc. ya que inducen menor hipertensión porque sus cadenas cortas bloquean menos el trabéculo. Los diferentes grupos de VE se comportan diferente al ser expuestos a flujos de I/A, de tal forma que los altamente cohesivos son fácilmente aspirados ya que el entrecruzamiento y uniones entre sus largas cadenas hace que se comporten como espagueti y sean aspirados en forma rápida y efectiva, por otro lado los dispersivos de pobre o mediana cohesividad al ser de menor peso molecular por sus cadenas cortas, al ser expuestos a flujos de I/A se fracturan y deben ser aspirados en forma directa, es decir la pieza de I/A debe moverse en segmento anterior e ir por el VE en la cámara anterior y por detrás del LIO. Los más difíciles de aspirar son los Viscoadaptativos, ya que necesitan flujos más altos para poder ser fracturados (> 400 mmHg) y a pesar de estar fracturados, se segmentan y son mas difícilmente aspirados por las punta de I/A.

Podemos sintetizar que los dos grandes gru- pos de VE tienen funciones diferentes:

Cohesivos de alta viscosidad
- Mantienen espacios.
- Mantienen presión constante.

Dispersivos de baja viscosidad
- Retención prolongada.
- División de espacios.

Viscoadaptativos
- Mantenedor espacios.
- Protección , retención prolongada.

En una encuesta de 139 cirujanos las principales características que buscaban en un VE fueron: protección de endotelio, retención durante la faco, transparencia de medios, facilidad de aspiración y escasa elevación postor. De la PIO[6] **(Figura 7)**.

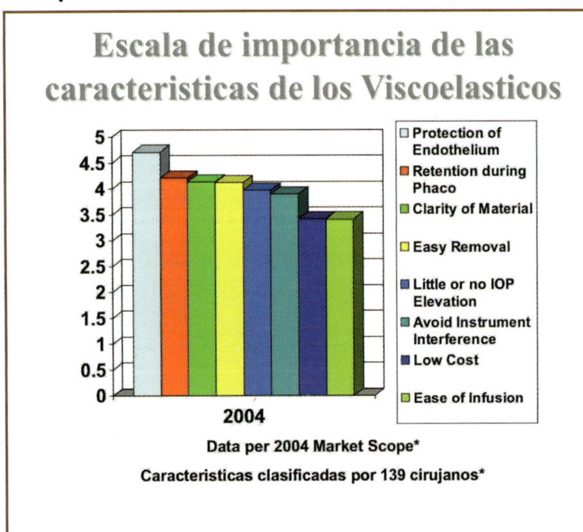

Figura 6. Cinética de aspiración de VE, los de CDI alto son fácilmente aspirados, lo contrario de los de CDI bajo que necesitan flujos y vacios altos para su remoción.

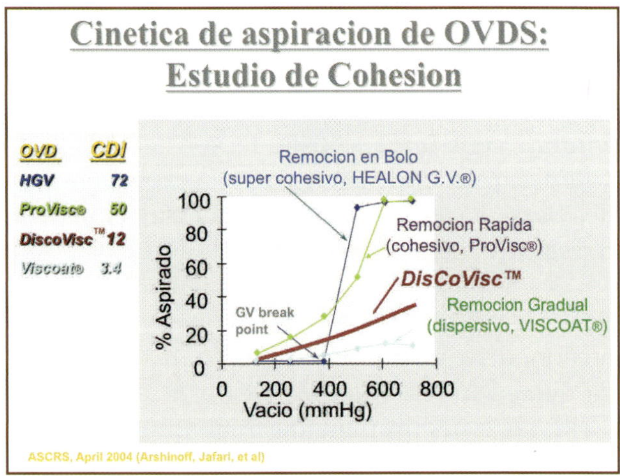

Figura 7. Escala de características deseadas en un viscoelástico en encuesta de 139 cirujanos de facoemulsificación.

Hay nuevos Viscoelásticos con características dispersivas y cohesivas en una misma molécula, con un CDI intermedio,[12] es decir, que con vacíos y presiones bajas se comporta como VE cohesivo manteniendo espacios y con vacios y presiones altas, se fragmenta y toma características de VE dispersivo, reteniéndose más tiempo en el entorno ocular con mayor propiedad de protección que un cohesivo normal, el único VE con estas características es el Discovisc, que contiene condroitin sulfato 1.6% y hialuronato de sodio al 4%, con 3 cargas negativas que hacen que la protección endotelial sea muy buena y ser retenido en forma efectiva durante las fases de I/A y emulsificación del cristalino.[9]

Cabe mencionar la técnica de utilizar diferentes tipos de VE en cirugía de facoemulsificación, como lo es la de concha suave (Soft Shell Technique) diseñada por el Dr. Steve Arshinoff en la cual se utiliza viscoelástico dispersivo para la protección endotelial, y viscoelástico cohesivo para mantener el espacio de la cámara anterior, es decir se tiene las ventajas de ambos grupos de Viscoelásticos:

Protección de estructuras intraoculares y formación de espacios (Figura 7).

Para finalizar debemos recordar que los viscoelásticos son unos verdaderos instrumentos quirúrgicos que nos facilitan y permiten una cirugía de catarata más eficiente y segura al mantener espacios y proteger las estructuras intraoculares.

El cirujano de facoemulsificación moderno debe estar al día en cuanto a la disponibilidad y características especificas de los viscoelásticos para elegir el adecuado a cada caso particular.

Referencias

1. Dick HB, Augustin AJ,Pfeiffer N. Osmolarity of various viscoelastic substances: comparative study. J Cataract Refract Surg. 2000;26:1242-1246
2. Arshinoff S. New terminology: opthalmic viscosurgical devices. J Cataract Refract Surg. 2000;26:627-628
3. Arshnoff SA, Albiani DA, Taylor-Laporte J. Intrao- cular presure after bilateral cataract using Healon, Healon 5 and Healon GV. J Cataract Refract Surg. 2002;28:617-625
4. Vajpayee RB, Verma K, Sinha R. Comparative evaluation of efficacy and safety of ophthalmic viscosurgical devices in phacoemulsification. BMC Ophthalmol. 2005;5:17-22
5. Akura J, Hatta S, Kaneda S. Management of poste- rior capsule rupture during phacoemulsification using the dry technique. J Cataract Refract Surg. 2001;27:982-989
6. 2004 Comprehensive report on single-use ophthal- mic products. Market Scope. Manchester, Mo.
7. Poyer Jonh F, Chan Kwan Y, Arshinoff SA. A new method to measure the retention of viscoelastics on a rabbit cornea endothelial cell line after irrigation and aspiration. J cataract Refract Surg. 1998;1:84-90
8. Kovacevic S, Pastar Z, Sessa K. Comparison of the effect of two viscoelastic agents on intraocular presu- re in the early postoperative period
9. Poyer JF, Chan KY, Arshinoff S. A quantitative me- thos to determine the cohesion of viscoelastic agents by dynamic aspiration. J Cataract Refract Surg. 1998; 24:1130-1135.

Facoemulsificación Microcoaxial sin Viscoelástico

Introducción

Todos somos conscientes de que los viscoelásticos son una de las mayores contribuciones a la cirugía oftalmológica, y que poseen múltiples aplicaciones; sin embargo, a pesar de sus ventajas no están exentos de complicaciones y cuestan dinero.

En los últimos dos años hemos comenzado a implantar la lente monobloque MI60 IOL sin utilizar viscoelásticos, y no hemos tenido problemas con ello. Posteriormente se nos ocurrió realizar toda la intervención sin viscoelásticos. Comenzamos con cataratas blandas sin complicaciones y pasamos a hacerlo en núcleos más duros, donde seguimos sin problemas. De forma que nos planteamos realizar un estudio más controlado al respecto.

Objetivo

El objetivo de este estudio ha sido verificar la seguridad de la cirugía rutinaria microcoaxial de la catarata sin emplear viscoelásticos en toda la intervención.

Método

Hemos operado 45 pacientes de cataratas, a los que se asignó de forma aleatoria a uno de 3 grupos, de 15 pacientes cada uno. En el primer grupo realizamos una intervención microcoaxial estándar con viscoelástico; en el segundo grupo no utilizamos el viscoelástico para el implante de la lente; y en el tercer grupo no se utilizaron los viscoelásticos en toda la intervención.

Hemos utilizado el equipo de facoemulsificación Stellaris (Bausch & Lomb); el viscoelástico empleado fue AM-visc plus (viscoelástico cohesivo) y la lente que se implantó fue la MI-60 (monobloque hidrofílica).

Para el mantenimiento de la cámara anterior se utilizó una cánula de irrigación de 25G por la paracentesis y la capsulorrexis se realizó con pinza de microincisión.

Técnica Quirúrgica

El primer grupo se operó mediante la técnica habitual microcoaxial (paracentesis de 0.5 mm, incisión principal de 1.8mm, viscoelástico, capsulorrexis con pinza estándar, hidrodisección/hidrodelaminación, facoemulsificación, irrigación/aspiración del córtex, viscoelástico de nuevo, inserción de la lente, irrigación/aspiración del viscoelástico, hidratación del estroma corneal, inyección intracamerular de 1 mg de cefuroxima y comprobación de la incisión.

En el segundo grupo los pasos fueron los mismos a excepción de la inserción de la lente, en la cual en lugar de llenar la cámara anterior y el saco con viscoelástico se empleó una cánula de irrigación de 25G con tal objeto y lógicamente no fue necesario aspirar después de la inserción de la lente.

En el tercer grupo los pasos fueron los siguientes:

Dos paracentesis a 90º una de la otra; cánula de 25G de irrigación a través de la paracentesis izquierda, capsulorrexis a través de la paracentesis de la derecha con micro pinzas coaxiales, ampliación de la paracentesis de la derecha a 1.8mm, hidrodisección/hidrodelaminación aún con la cánula colocada, y se continuó como en el grupo 2.

Se determinaron los siguientes parámetros:

- Biometría
- Paquimetría corneal central (pre-operatoria, a la semana y al mes de la cirugía)
- Recuento endotelial (pre-operatoria, a la semana y al mes de la cirugía)
- Grado de dureza de la catarata
- Agudeza visual no corregida y corregida (pre-operatoria, a la semana y al mes de la cirugía)
- Refracción (pre-operatoria, a la semana y al mes de la cirugía)
- Tiempo quirúrgico total
- Tiempo de faco en segundos
- Potencia de faco (%)
- Tiempo absoluto de faco en segundos
- Etc.

Resultado

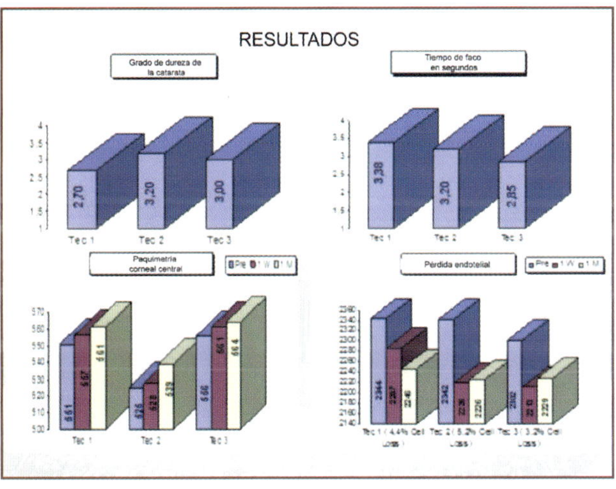

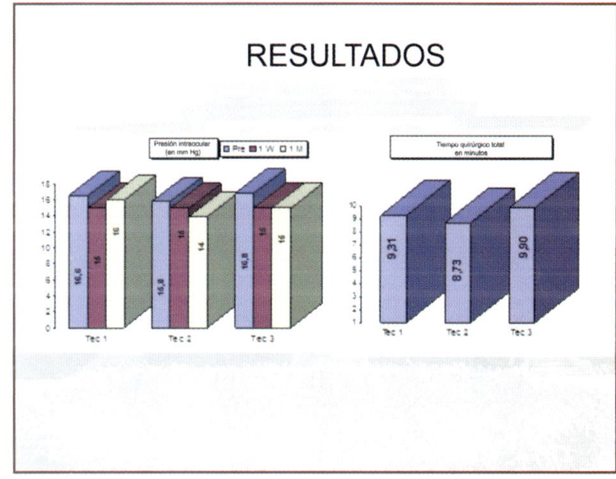

Conclusiones

No hay una diferencia significativa de edema en los distintos grupos.

No hay una pérdida significativa de células endoteliales en los distintos grupos.

No hay una diferencia significativa de del tiempo quirúrgico en los distintos grupos.

La cirugía micro coaxial de la catarata es eficaz y segura, incluso sin viscoelásticos.

Pensamos que los viscoelásticos son una buena herramienta en la cirugía de la catarata en casos complicados y durante la curva de aprendizaje, pero no resultan necesarios en absoluto en los casos de rutina. Un cirujano experto debería realizar esta cirugía sin viscoelásticos.

23

Implante Motorizado de Lente Intraocular

Dr. Virgilio Centurión

Introdução

A atual cirurgia do cristalino com ou sem catarata, deve ser e é considerada uma cirurgia refrativa. Além de corrigir a deficiência visual provocada pela catarata em si pode corrigir vícios de refração pré-existentes como miopia, hipermetropia, astigmatismo corneano e a perda da visão de perto. Também pode evitar ou reduzir a indução de astigmatismo corneano provocado pela incisão principal da própria cirurgia da catarata.

O "número mágico" do tamanho da incisão corneana e a não indução de astigmatismo gira em torno dos 2.0mm. No momento da publicação deste livro, em nossa rotina utilizamos a incisão oblíqua (125°) de 2.2mm, para implante das lentes intraoculares (LIOs) AcrySof®, sejam monofocal asférica (SN60WF), monofocal asférica tórica (SN6AT), multifocal difrativa asférica tórica (SND1T) e não tórica. Com esta incisão e utilizando o cartucho Monarch® D induzimos (surgical induced astigmatism) 0.13D de astigmatismo corneano.

Injetor Manual

As LIOs dobráveis de última geração ao serem inseridas pela menor incisão corneana não devem alterar as propriedades ópticas da LIO e o processo da injeção ou inserção da LIO não deve induzir astigmatismo relevante no pós-operatório.

Para realizar esta inserção temos no mercado os injetores de LIO, que existem em dois modelos ou categorias: manual e automático ou motorizado.

Como a nossa experiência se baseia na utilização das LIOs AcrySof® Alcon podemos citar os injetores manuais:

- Injetor Monarch® III IOL **(Figura 1)**, universal, para a maioria das LIO peça única, SN60WF (monofocal), SN6AD1 (multifocal), SND1T (multifocal tórica), SN6AT (monofocal tórica), com o cartucho D e incisão de 2.2mm e o cartucho C com incisão de 2.75mm para a LIO SA60AT.

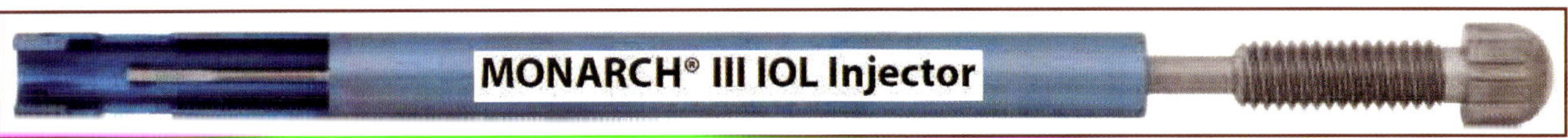

Figura 1.

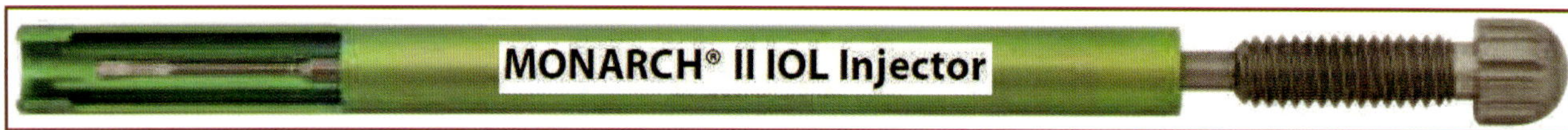

Figura 2.

- Injetor Monarch® II IOL **(Figura 2)** com cartucho B para as LIOs de 3 peças (MA60AC), com incisão de 2.75mm.

Injetor Motorizado

Conhecido como IOL Intrepid® AutoSertTM, é um injetor de LIO motorizado que se caracteriza por ser uma peça de mão, comandada pelo hardware 3.00 do facoemulsificador INFINITI®, ativado por pedal e que oferece a possibilidade de personalizar parâmetros de velocidade de implante **(Figura 3 a-b)**.

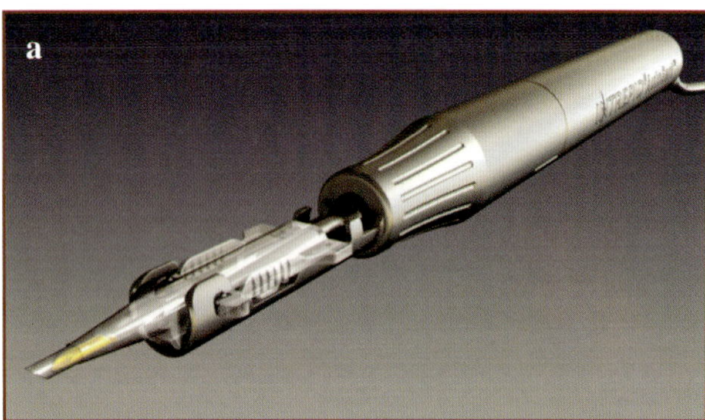

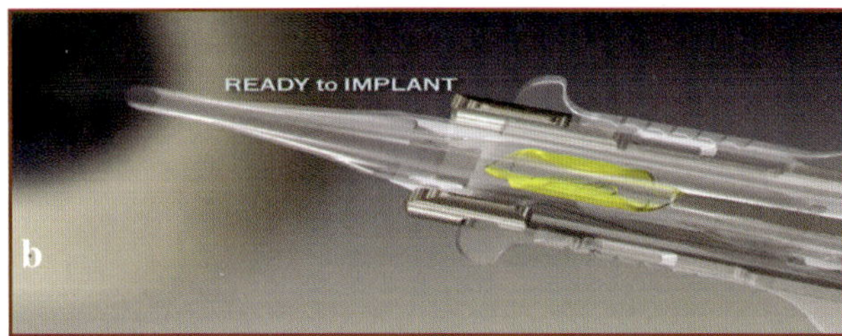

Figura 3 a-b.

Como Funciona

1) Carregar o cartucho;
2) Carregar a peça de mão com o cartucho;
3) Colocar a ponta do cartucho na incisão de 2.2mm;
4) Utilizar o pedal para avançar a LIO dentro do cartucho e dentro do saco capsular.

O que diferencia o implante manual do motorizado está no fato da injeção da LIO ser realizada com o pedal, *"se injeta com o pedal e se estabiliza com as mãos"*, a diferença do implante manual onde ambas as mãos são utilizadas para o implante.

Parâmetros

No painel de controle **(Figura 4)** podemos programar a velocidade inicial, pausa e velocidade final e acompanhar a velocidade utilizada durante o implante.

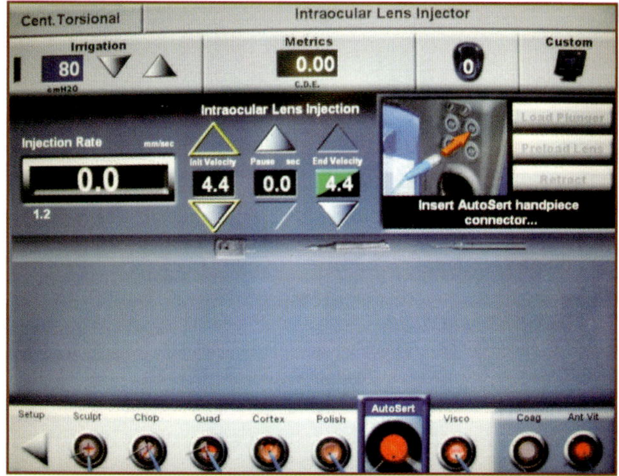

Figura 4.

A seguir, diversos parâmetros a partir do exemplo I, sugerido pelo fabricante para ganhar experiência até chegar ao exemplo IV que são os nossos parâmetros atuais **(Tabelas 1, 2, 3 e 4)**.

Indicações

- Casos de rotina.
- Situações especiais:
  - Ruptura da cápsula posterior (RCP), central ou paracentral, com restos de cápsula

Tabela 1 - Parâmetros iniciais, exemplo I.

Initial velocity	Pause	End velocity
1.7 mm / segundo ↓ Velocidade máxima permitida pode ser até 4.4 mm / segundo	3.0 segundos ↓ Pausa máxima de até 5 segundos	1.7 mm / segundo linear ↓ Velocidade máxima permitida pode ser até 4.0 mm / segundo

Tabela 2 - Segunda opção de parâmetros, exemplo II.

Initial velocity	Pause	End velocity
3.0 mm / segundo	0.0 segundo	1.7 mm / segundo linear

Tabela 3 - Terceira opção de parâmetros, exemplo III.

Initial velocity	Pause	End velocity
4.4 mm / segundo	0.5 segundo	3.0 mm / segundo linear

Tabela 4 - Parâmetros atuais, exemplo IV.

Initial velocity	Pause	End velocity
4.4 mm / segundo	0.0 segundo	4.4 mm / segundo linear 1.2

posterior, com implante de LIO de peça única no saco capsular.

- RCP, com impossibilidade de implante no saco, implantando no sulcus ciliaris e capturando na capsulotomia, com LIO de 3 peças.
- Situações de fragilidade do complexo zônulo-capsular como pseudoexfoliação.
- Em córneas submetidas à ceratotomia radial.

A nossa experiência nos leva a creditar a utilização de injetor motorizado em situações especiais, pois facilitam o implante com a liberação da mão extra e permitem completar esta fase da cirurgia com êxito.

Objetivo

Basicamente é manter a integridade anatômica da incisão diminuindo a manipulação cirúrgica e provocando o mínimo de estiramento ou tração da estrutura corneana arredor da incisão. Isto seria conseguido injetando de maneira contínua, ininterrupta, com velocidade constante por meio de parâmetros personalizados.

Comentários

Em um trabalho muito interessante, Ouchi[1] realiza de maneira experimental, e a seguir in vivo, onde compara dois grupos de olhos submetidos a implante manual: um com velocidade rápida (1 rps) e outro com velocidade lenta (¼ rps) e confirma que o grupo com maior velocidade apresenta menor stress incisional e o grupo com velocidade lenta sofre alargamento da incisão no sentido vertical. Conclui que a inserção deveria ser realizada a velocidade rápida e segura.

A seguir Allen[2] confirma que com maior velocidade com o injetor motorizado existe menor alargamento da incisão.

Acreditamos que se trata de uma evolução, um refinamento de técnica que pode influenciar no resultado final.

Referências bibliográficas

1. Ouchi M. Effect of intraocular lens insertion speed on surgical wound structure. J Cataract Refract Surg 2012;38(10):1771-1776.
2. Allen D, Habib M, Steel D. Final incision size after implantation of a hydrophobic acrylic aspheric intraocular lens: new motorized injector versus standard manual injector. J Cataract Refract Surg 2012;38(2):249-255.

24

Dilatadores Pupilares

Dra. Linda Nasser Nasser

El manejo de la pupila pequeña en cirugía de catarata sigue siendo un desafío al que nos enfrentamos los cirujanos de catarata y segmento anterior, a pesar de los avances en los equipos y técnicas quirúrgicas este problema sigue siendo un reto, de ahí la importancia de conocer las características de la pupila de nuestro paciente y sus antecedentes, para poder resolver cualquier adversidad que se pudiera presentar durante el acto quirúrgico.[1,2,3]

Se considera una pupila pequeña a aquella pupila que no aumenta de tamaño posterior a la aplicación de algún tipo de midriático o ciclopléjico tópico, o aquella pupila que durante el acto quirúrgico se cierra y no hay forma de mantenerla de buen tamaño.

Etiología

El origen de la pupila pequeña generalmente ocurre por algun padecimiento del paciente como por ejemplo: atrofia del esfínter pupilar por la edad, por padecer diabetes, por cursar con pseudoexfoliación, uso prolongado de medicamentos como la pilocarpina (que ya no es frecuente), por presentar sinequias posteriores secundarias a traumatismo, uveítis **(Figura 1)**, glaucoma y cirugias previas entre otras[3,4,5,6] **(Figura 2)**.

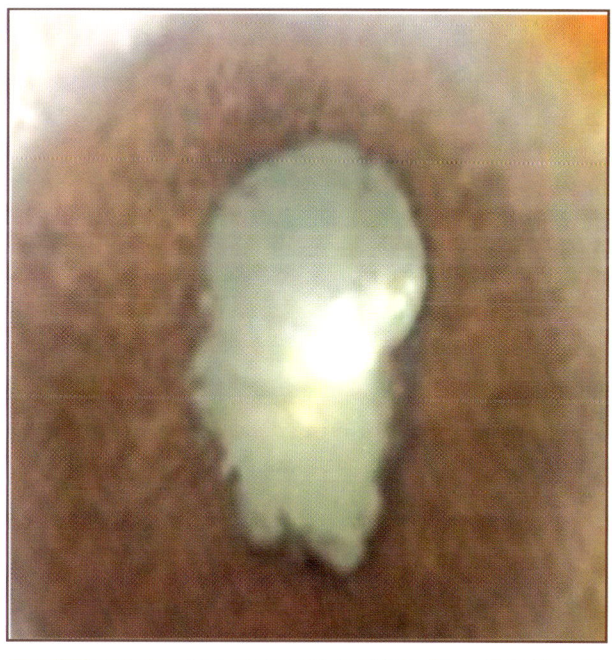

Figura 1. Test de Schirmer con ojos cerrados sin anestesia por 5 minutos.

Existe un síndrome que puede ocasionar el cierre de la pupila trans-quirúrgicamente o no permitir una adecuada dilatación de la misma, como es el caso del Síndrome de Iris Flácido conocido como IFIS.

Este síndrome fue descrito por primera vez en el 2005 por David F. Chang y John Campbell, el cual se manifiesta en pacientes medicados con

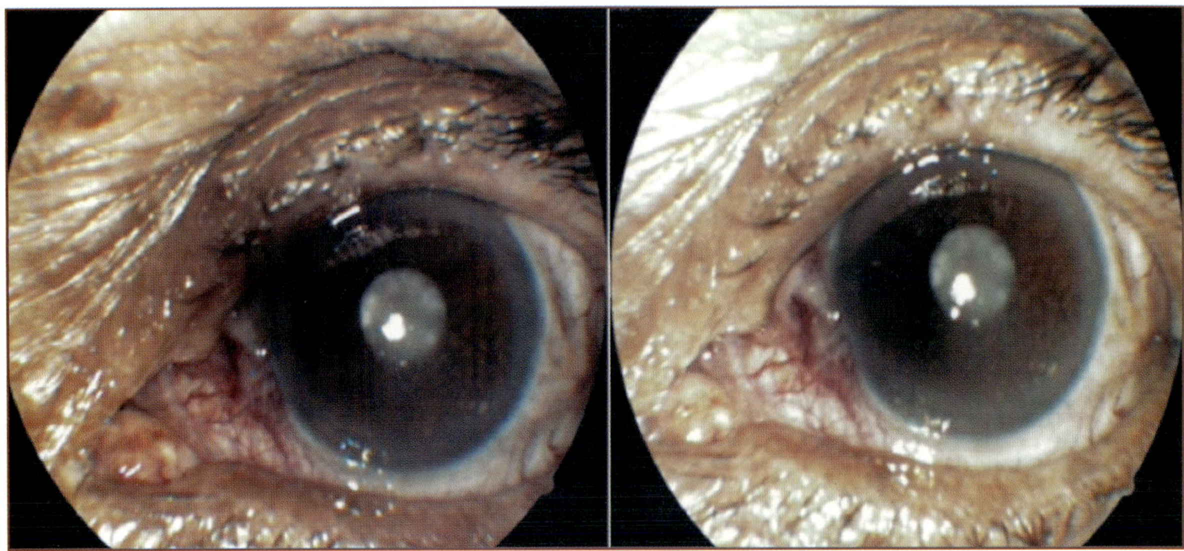

Figura 2. Pupila chica en catarata intumecente y pseudoexfoliación.

Flomax© (Tamsulosina), que es un bloqueador de los receptores alfa-1 A. Es un medicamento que se prescribe en hombres para el tratamiento de la hiperplasia prostática benigna, para relajar el musculo liso de la vejiga y la próstata, y mejorar el flujo urinario.[1,3,4]

Se ha descrito la triada de este síndrome como la presencia durante la cirugía de catarata de:

a) Iris flácido y ondulante conforme a la intensidad del flujo de los fluidos en la cámara anterior.
b) Prolapso del iris por la incisión o la paracentesis.
c) Constricción pupilar progresiva durante la cirugía (aunque previamente se haya administrado fármacos midriáticos, ciclopléjico y AINES). (1) Se ha descrito la incidencia de este síndrome en pacientes sometidos a cirugía de catarata es entre 1.1% a 2% y de 57% hasta 86.4% de los usuarios de Tamsulosina y 15.4 % en los que usan Alfusozina[1,3,4] **(Figura 3)**.

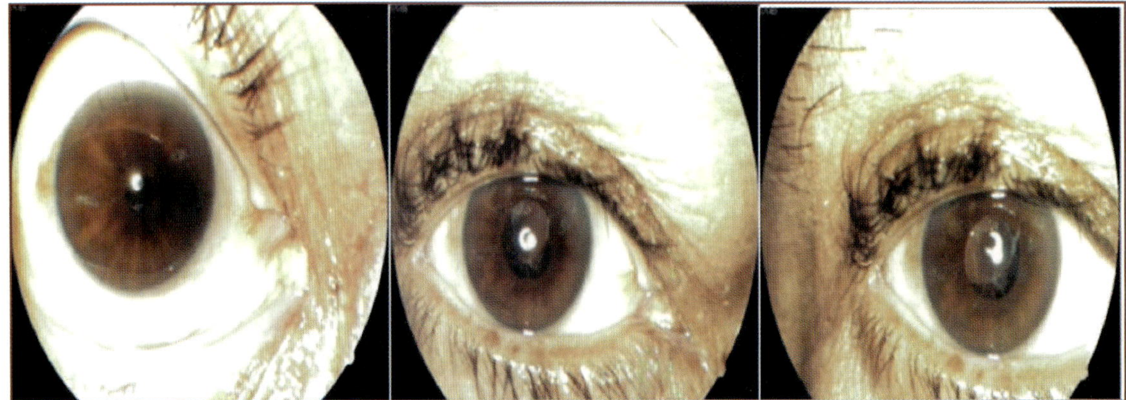

Figura 3. Paciente operado de catarata, pupila chica, lente quedo fuera de la bolsa, descentrado y opacidad de la capsula posterior, medicado con tamsulosina desde hace 4 años.

Farmacología de los Alfabloqueadores

Tamsulosina (flomax), es uno de varios alfabloqueadores sistémicos usados en el tratamiento de síntomas urinarios de la hipertrofia benigna prostática. Estas drogas mejoran el flujo urinario por relajación de la musculatura lisa en la próstata y cuello de la ampolla.[1,3]

Cualquier bloqueador alfa puede desencadenar la miosis repentina de la pupila durante la cirugía, pero la investigación indica que es más evidente en el uso de flomax, debido a que es menos propenso a causar mareos súbitos si un paciente se pone de pie demasiado rápido, efecto adverso de los alfabloqueadores conocido como hipotensión postural.

Recientemente los urólogos han comenzado a tratar síntomas de retención urinaria en mujeres con alfa bloqueadores y comienzan a aparecer reportes que demuestran la presencia de síndrome de iris flácido intraoperatorio (IFIS) también en la cirugía de catarata de las féminas.[1,5,6,7,8]

No existe evidencia de que las complicaciones quirúrgicas potenciales por el uso de estos medicamentos, causen a largo plazo lesiones o pérdida de la visión. Por eso, es que no existen razones para que las personas que tienen cataratas dejen de tomar los medicamentos antes de someterse a la cirugía. Simplemente, quizás, haya que emplear un procedimiento diferente y tomar ciertas medidas preventivas.[14,15,24,25]

Manejo Quirúrgico de la Pupila Pequeña

Esta dependerá de la causa de la pupila chica y los antecedentes de los pacientes, recordar que no podemos realizar procedimientos quirúrgicos en pacientes con enfermedades inflamatorias activas.

Tomar en consideración además profundidad de cámara anterior - eje antero posterior de los pacientes (si son hipermétropes altos tendrán cámaras anteriores estrechas y los miopes altos tendrán cámaras anteriores profundas pero mayor riesgo de cursar con fenómeno de retro pulsión, presencia de pseudoexfoliación **(Figura 4)** tiene mayor riesgo de diálisis zonular y el

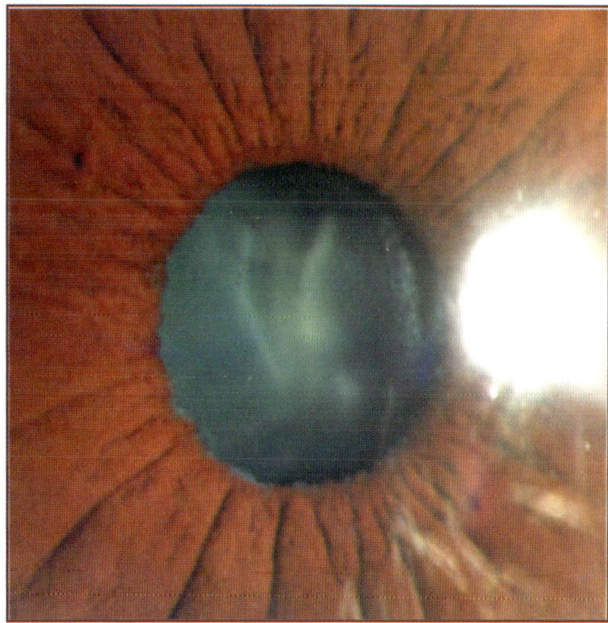

Figura 4. Pseudoexfoliacióndesde hace 4 años.

antecedente del uso de medicamentos alfa bloqueadores (Síndrome IFIS)[11,12,13,14] **(Figura 5)**.

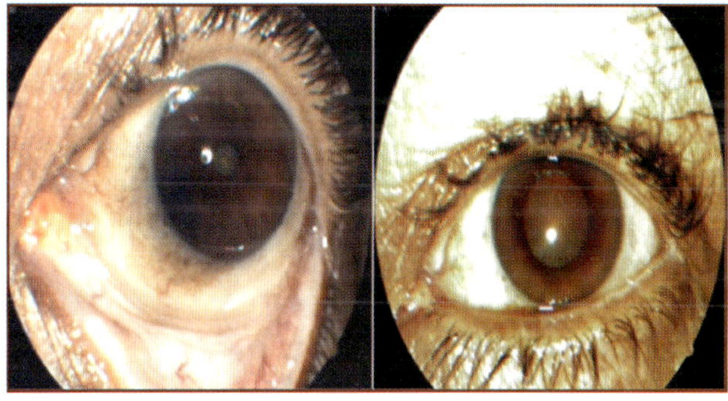

Figura 5. Pupila chica en paciente con tratamiento con tamsulosina.

Retiro de Membrana Pupilar y Liberación de Sinequias

En los pacientes que cursen con pupila chica por la presencia de sinequias y membrana pupilar, inicialmente al entrar a cámara anterior hay que colocar viscoelasticos densos, proceder a retirar la membrana pupilar con pinzas, y con una espátula retirar las sinequias.

Esfinterectomía

Consiste en realizar pequeños cortes del esfínter del musculo constrictor de la pupila con unas tijeras Vannas, poco usado.[18]

Existen diferentes métodos para la dilatación pupilar:

Distensión Pupilar

Esta se logra realizando un alargamiento o distención mecánica del esfínter pupilar con diferentes instrumentos, para esto existen diferentes tipos de ganchos, se pueden utilizar ganchos rotadores del lente intraocular o manipuladores de núcleo, de iris como los de Rentsch **(Figura 6)**, de Kuglen **(Figura 7)**, de Bechert **(Figura 8)** o gancho de Sinsky **(Figura 9)**.

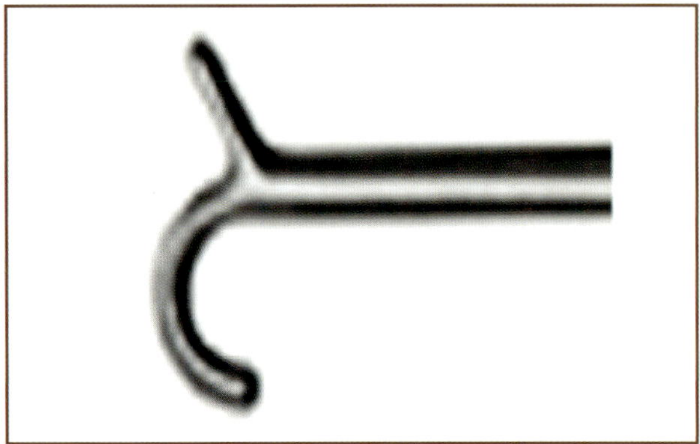

Figura 6. Manipulador de iris de Rentsch.

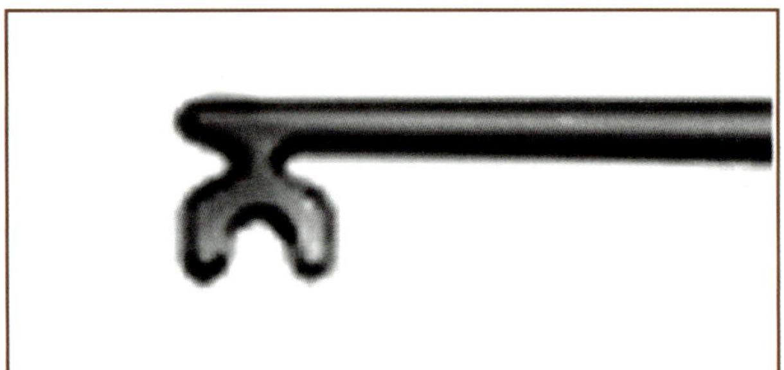

Figura 7. Manipulador de núcleo de Kuglen.

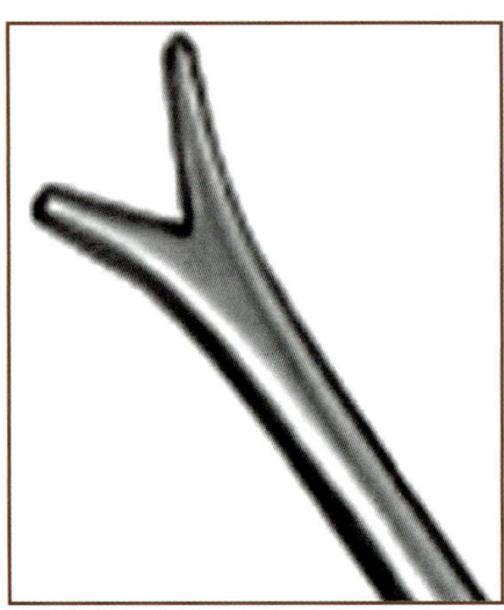

Figura 8. Rotador Bechert.

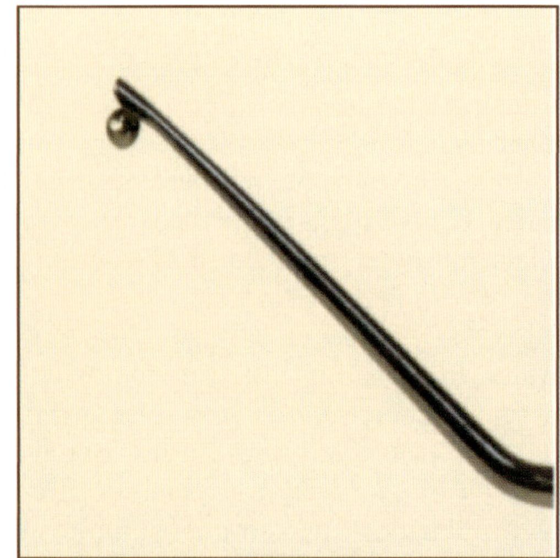

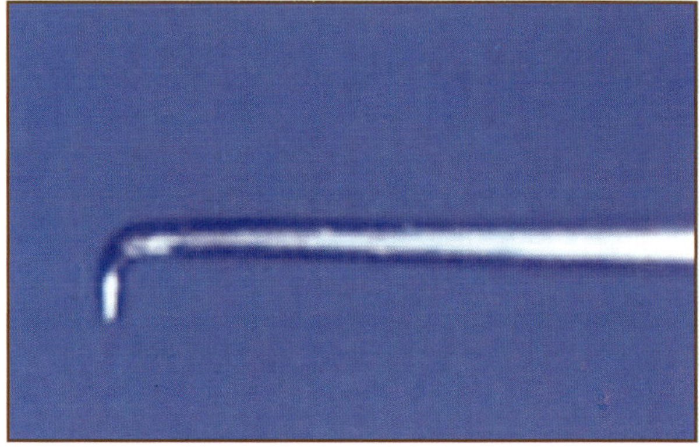

Figura 9. Rotador de LIO y gancho Sinsky.

La técnica consiste en la colocación de viscoelastico previa entrada por cornea clara a cámara anterior y liberación de membrana pupilar o sinequias, con dos ganchos en forma cruzada se elonga o estira la pupila en forma mecánica, repitiéndose esta maniobra en los diferentes meridianos del borde pupilar, para que esta sea simétrica.[18,19] **Figura 10**.

Se pueden utilizar además dilatadores mecánicos como el de Beelher **(Figura 11)** que consiste en una pinza de acción directa en el extremo distal en forma de tubo coaxial que al final tiene un gancho fijo, por donde salen tres ramas que se extienden y pueden mantener un diámetro pupilar de hasta 6 y 7 mm, existe otro instrumento para dilatar la pupila de Keuch **(Figura 12)**, el cual expande la pupila en dos puntos, uno fijo (el tubo) y otro que es el vástago o rama expansora.[18,19]

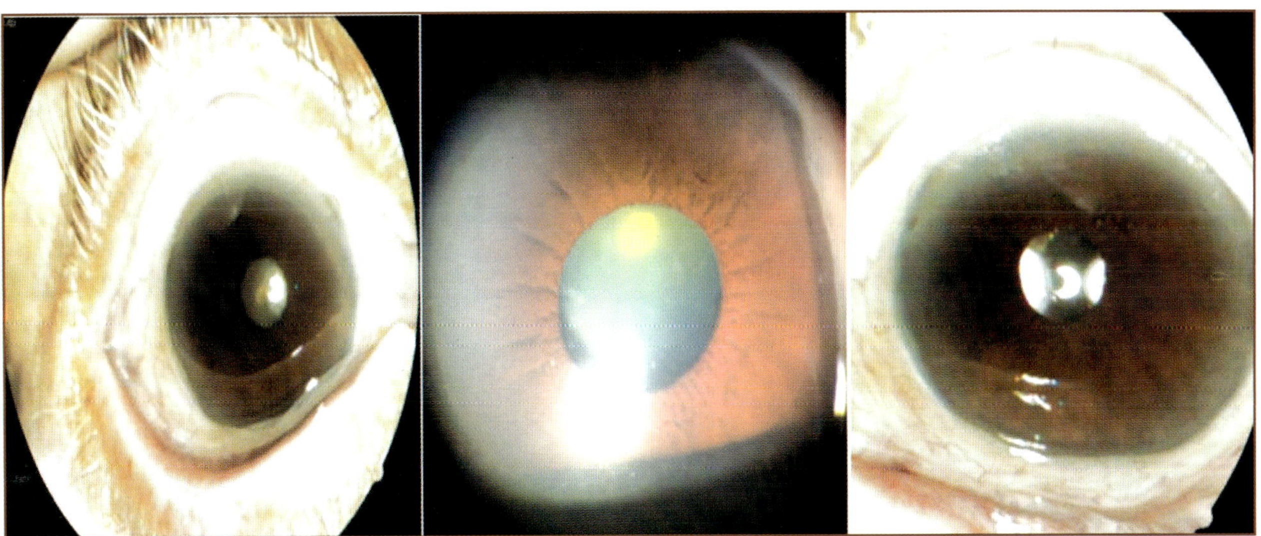

Figura 10. Pupila chica con pseudoexfoliación, ya operada del ojo contralateral.

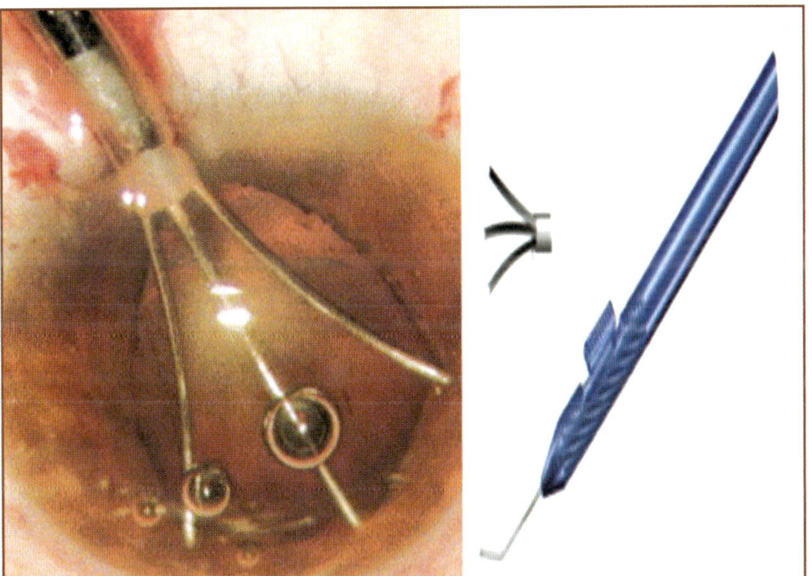

Figura 11. Dilatador de Beehler.

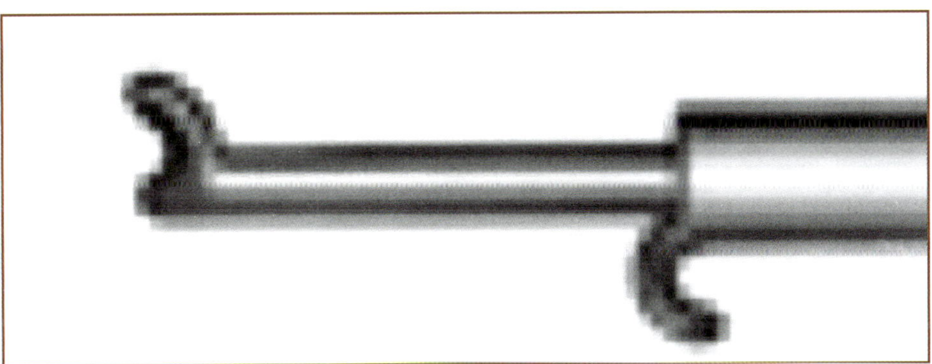

Figura 12. Dilatador de Keuch.

Ganchos Retractores

Una de las formas más utilizadas y aceptadas para abrir la pupila son, los ganchos retractores de iris, los de Grieshaber **(Figura 13)**, la técnica consiste en realizar 4 paracentesis equidistantes, previa colocación de viscoelastico en cámara anterior y se introducen los retractores tensionando la pupila lo suficiente para mantenerla abierta. Estos ganchos tienen varias desventajas, como el requerir las cuatro paracentesis para su colocación, y la forma en diamante que adquiere la pupila por la retracción de cada gancho que, en ocasiones, estorba para realizar ciertas maniobras, más aún si el paciente tiene la cámara anterior estrecha. Deben de ser retirados con mucho cuidado.[18,19, 20,21,22]

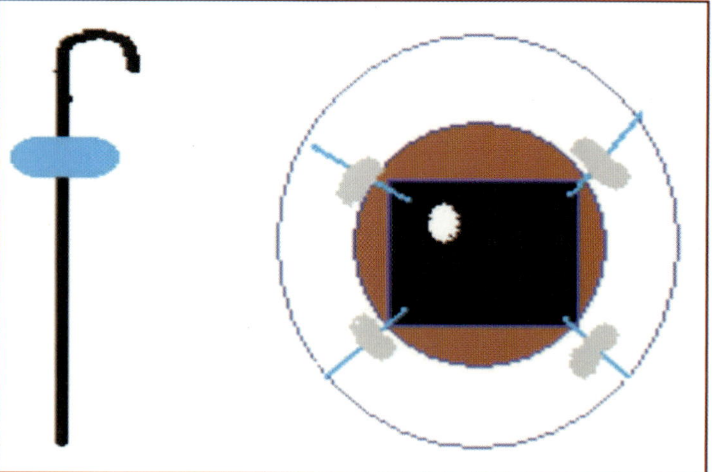

Figura 13. Ganchos de distensión pupilar Greeshaber.

Anillos Pupilares

- *Anillos de Morcher:* este es un anillo solido de PMMA que se introduce en cámara anterior previo a la colocación de viscoelastico, insertándose en el borde pupilar con la ayuda de ganchos rotadores o manipuladores, o con una pinza fina, expande la pupila 360° con un diámetro de 6 mm.[18]

- *Anillo de Greather,* es de silicona, el cual se inyecta como en forma similar a los anillos capsulares.[18,19]

- *Anillo Perfect Pupil* con el mismo principio que el de Greather, es de poliuretano, tiene 4 fenestraciones permitiendo una amplitud pupilar de 6 a 7 mm.

- *Anillo de Malyugin* está hecho de polipropileno 5-0, en forma de un cuadrado con vértices en espiral los cuales se insertan gradualmente en el reborde pupilar y, con la fuerza del esfínter y la flexibilidad del material del anillo, se forma una pupila circular de 6 mm **(Figura 14)**.[18,19]

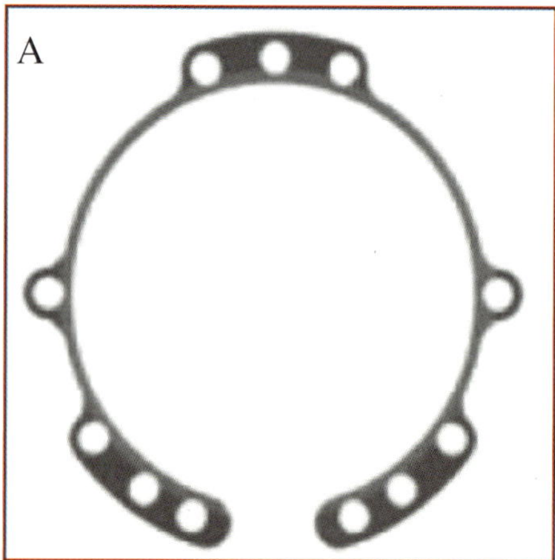

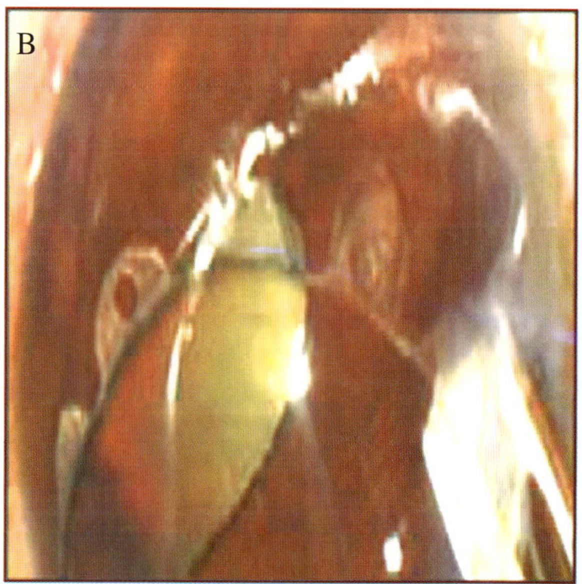

Figura 14A-B. Perfect Pupil, Anillo Morcher, Anillo de Malyugin.

Siempre hay que tener cuidado con cualquiera de estos métodos empleados para distender o abrir la pupila ya que en muchas ocasiones

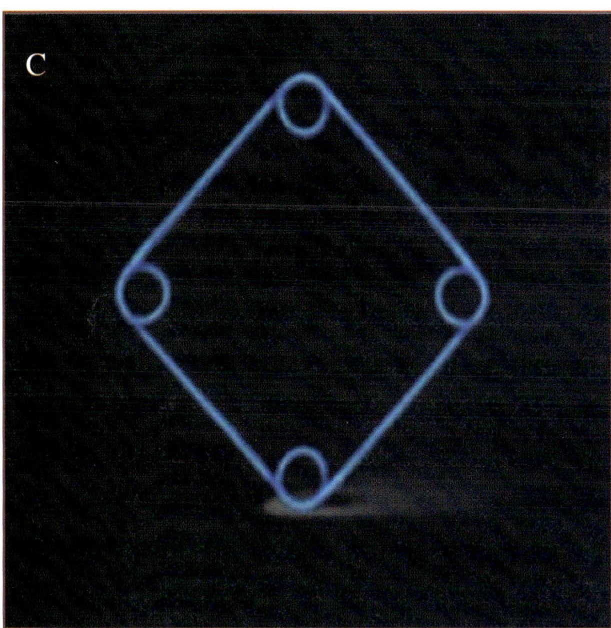

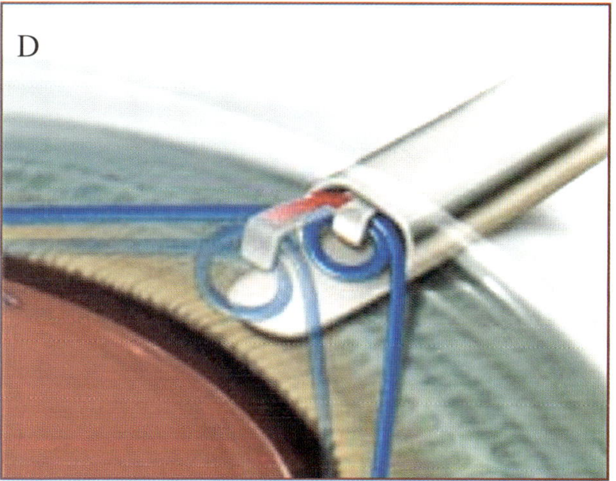

Figura 14 C-D. Perfect Pupil, Anillo Morcher, Anillo de Malyugin.

lesionamos el esfínter pupilar y por ende un mal cierre del mismo y queda una deformidad no deseada.

Manejo del Síndrome del Iris Flácido (IFIS)

Para el manejo del IFIS se recomienda el empleo de viscoelásticos más que maniobras mecánicas, pues frenan el prolapso del iris y mantienen la pupila extendida. Entre los diferentes viscoelásticos hay que empezar con uno sumamente viscoso y muy retentivo (denso), para poder mantener la midriasis. Se recomienda parámetros de vacios y flujos de aspiración bajos para retardar la salida del viscoelástico de la cámara anterior y cuando la pupila se estrecha o cierre nuevamente hay que inyectar más viscoelastico. En un estudio realizado para estrategia en el IFIS los doctores *Robert Osher*, MD, *Douglas Koch*, MD compararon el uso de dispositivos de expansión con el uso de sustancias viscoelásticas. Y reportaron que el uso de visc elásticos es más dependiente de la técnica quirúrgica y de los parámetros de fluido; además que era muy eficaz cuando el diámetro de pupila preoperatorio es bastante grande. Los ganchos retractores de iris o un anillo de expansión pupilar son medios fiables de mantener un diámetro pupilar seguro durante la cirugía. Hay quienes recomiendan el anillo de Malyugin **(Figura 15)** en estos casos, por ser un dispositivo que facilita la cirugía de catarata. El anillo de Malyugin es un

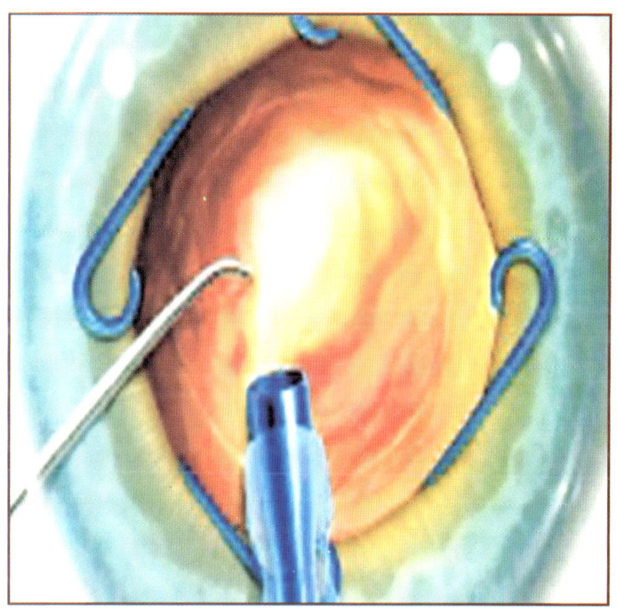

Figura 15. Anillo Malyugin.

dispositivo que facilita la cirugía de cristalino en pacientes que presentan una pupila pequeña, un iris flácido.[18]

Complicaciones frecuentes en pacientes con pupila pequeña o síndrome de iris flácido: pupila asimétrica, pupila fija, atrofia del iris, desgarro del esfínter pupilar, hiphema, diálisis zonular, edema y/o opacidad corneal, ruptura capsula posterior, luxación del núcleo a cavidad vítrea, mayor riesgo de edema macular quístico, descentración del LIO o fuera de la bolsa, restos hidratados en cámara anterior, etc. **(Figura 16)**.

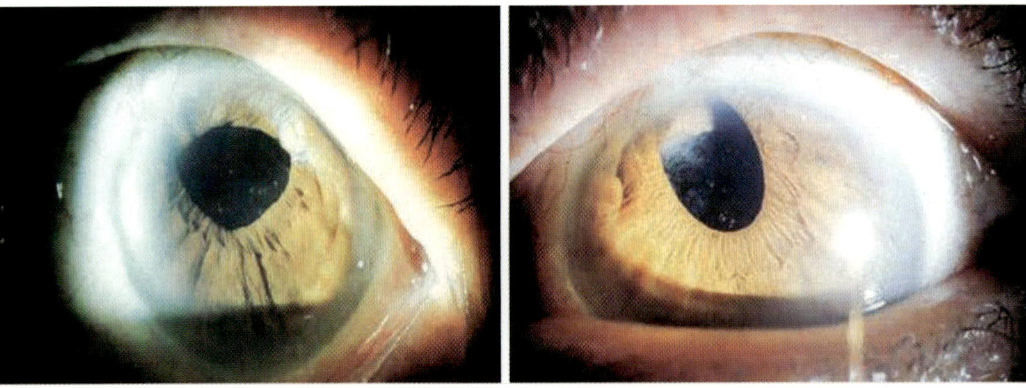

Figura 16. Atrofia del iris, corectopia y asimetría pupilar.

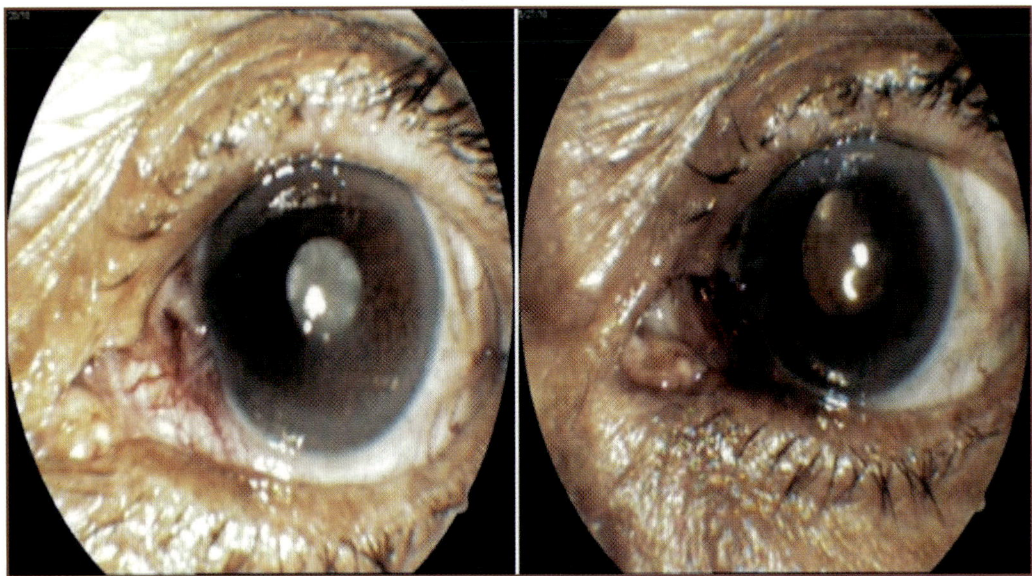

Figura 17. Paciente con pupila chica, catarata intumescente y pseudoexfoliación, se usó ganchos dilatadores de pupila, operado de catarata con LIO flexible en bolsa y anillo de tensión capsular

Conclusión

Los pacientes con pupilas pequeñas tienen un mayor riesgo de sufrir complicaciones quirúrgicas por lo que resulta prioritario en estos casos planificar especialmente la cirugía y personalizar cada intervención. Tratar de conseguir una pupila de tamaño adecuado durante la facoemulsificación, mantener la reactividad pupilar, respetar el contorno pupilar y obtener un resultado visual óptimo **(Figura 17)**.

Referencias

1. Rodríguez, F, Higuera, S. Anillo de Malyugin en el manejo del síndrome de iris flácido intraoperatorio y en pacientes con pupila pequeña durante la facoemulsificación. Revista Mexicana de Oftalmología, abril-junio 2010;84(2):101-106
2. Zaczek A, Zetterström C. Cataract surgery and pupil size in patients with diabetes mellitus. Acta Ophthalmol Scand 1977;75
3. Chang DF, Campbell JR. Intraoperative floppy iris syndrome associated with Tamsulosin. J Cataract Refract. Surg 2005;31(4):664-673.
4. Chung JW, Choi SH, Kim BS, Kim TH, Yoo ES, Kim CI, Lee KS, Kwon TG. Efficacy and Tolerability of Tamsulosin 0.4 mg in Patients with Symptomatic Benign Prostatic Hyperplasia. Korean J Urol. 2011 Jul;52(7):479-84.

5. Lyseng-Williamson KA, Jarvis B, Wagstaff AJ. Tamsulosin: An Update of its Role in the Management of Lower Urinary Tract Symptoms. Drugs, 2002, Vol. 62 Issue 1, p135-168
6. Reitz A, Haferkamp A, Kyburz T, et al. The effect of tamsulosin on the resting tone and the contractile behaviour of the female urethra: a functional urodynamic study in healthy women. Eur Urol. 2004;46:235-40.
7. Yu Y, Koss MC. Studies of alpha-adrenoceptor antagonists on sympathetic mydriasis in rabbits. J Ocul Pharmacol Ther. 2003;19:255-63.
8. Blouin J, Perrault S y cols. Intraoperative floppy-iris syndrome associated with alpha1-adrenoreceptors: comparison of tamsulosin and alfuzosin. J Cataract Refrac. Surg 2007;33(7):1227-1234.
9. Chang DF, Braga-mele R, Mamalis N y cols. Clinical experience with intraoperative floppy-iris syndrome. Results of the 2008 ASCRS member survey. J Cataract Refract Surg 2008; 34:1201-1209.
10. Oshika T, Ohashi Y, Inamura M y cols. Incidence of intraoperative floppy iris syndrome in patients on either systemic or topical alpha(1)-adrenoceptor antagonist. Am J Ophthalmol 2007; 143(1):150-151.
11. Simpson D, Munshi S, Dhar-Munshi S. Intra-operative floppy iris syndrome--a warning for geriatricians. Age Ageing. 2010 Jul;39(4):516. Epub 2010 May 19
12. Issa SA, Hadid OH, Baylis O, Dayan M. Alpha antagonists and intraoperative floppy iris syndrome: A spectrum. Clin Ophthalmol. 2008 Dec;2(4):735-41.
13. Schwinn DA, Afshari NA. "alpha(1)-Adrenergic receptor antagonists and the iris: new mechanistic insights into floppy iris syndrome." Surv Ophthalmol. 2006 Sep-Oct;51(5):501-12.
14. Parssinen O, Leppanen E, Keski-Rahkonen P, Mauriala T, Dugue B, Lehtonen M. "Influence of tamsulosin on the iris and its implications for cataract surgery." Invest Ophthalmol Vis Sci. 2006 Sep;47(9):3766-71.
15. T Goseki et al. "Possible mechanism of intraoperative floppy iris syndrome: a clinicopathological study". Br. J. Ophthalmol. 2008;92;1156-1158
16. Rana Altan-Yaycioglu. "Clinical Factors Associated With Floppy Iris Signs: A Prospective Study From Two Centers". Ophthalmic Surg Lasers Imaging 2009; 40:232-238
17. Cheung CM, Awan MA, Sandramouli S. "Prevalence and clinical findings of tamsulosin-associated intraoperative floppy-iris syndrome." J Cataract Refract Surg. 2006 Aug;32(8):1336-9.
18. MartínezF, C. Manejo de la pupila pequeña durante la facoemulsificación. Catarata diagnostico y tratamiento. Intersistema-México. 2007;22 (1):241-248
19. Graether JM. Graether pupil expander for managing the small pupil during surgery. J Cataract Refract Surgery 1996;22:530-535
20. Kershner, RM. Magnagement of de small pupil in clear corneal cataract surgery. J Cataract Surg .2002;28
21. Oetting TA, Omphroy LC. Modified technique using flexible iris retractors in clear corneal cataract surgery. J Cataract Refract Surg. 2002 Apr;28(4):596-8.
22. Osher RH. Pupillary membranectomy. J Cataract Implant Surgery. 1991;7(3)
23. Yuguchi T, Oshika T, Sawaguchi S. Pupillary functions after cataract surgery using flexible iris retractors in patients with small pupil. Jpn J Ophthalmol. 1999 Jan-Feb; 43(1):20-4
24. Facio F, Kashiwabuschi R, Nishi Y, Leao R, McDonnell P, Burnett A.. Benign prostatic hyperplasia. Clinical treatment can complicate cataract surgery. Int Braz J Urol. 2010 Sep-Oct;36(5):563-70
25. Ren RM, Kou M, Lan XX .Efficacy and safety of tamsulosin for the treatment of benign prostatic hyperplasia: a meta analysis. Chin Med J (Engl). 2010 Jan 20;123(2):234-8.

Sección IV

LENTE INTRAOCULAR

25 Aberraciones de Alto Orden, Sensibilidad al Contraste y Agudeza Visual: Estudio Comparativo entre Lentes Intraoculares Asféricos y Convencionales

Dr. Eduardo Chávez Mondragón,
Dr. Eduardo Carlos Ayup Arguijo

INTRODUCCION

El ojo humano puede ser considerado como un sofisticado instrumento óptico que puede adaptarse automáticamente a su medio ambiente. Posee sistemas automáticos para ajustar la cantidad de luz (pupila/iris) y el enfoque (cristalino). El ojo tiene un rango de errores ópticos comunes que pueden limitar su función. Los errores más comunes en la mayoría de los ojos son: miopía, hipermetropia y astigmatismo. Estos errores han sido corregidos durante siglos colocando una lente delante de la córnea (lentes aéreos o lentes de contacto).[1]

ABERRACIONES DEL SISTEMA OPTICO

Aberración es un término derivado del latín "aberratio" que significa salirse del camino o desviarse. Técnicamente, se refiere a la diferencia que hay entre la imagen que esperamos cuando los frentes de onda se refractan de acuerdo a las leyes de Snell y lo que realmente ocurre. De acuerdo con la ley de Snell, un rayo de luz refractado en una superficie esférica perfecta sufre una desviación dependiente exclusivamente de los índices de refracción y de la orientación de la superficie; pero hay otras variantes, unas dependientes de la naturaleza del rayo, otras de los medios de propagación y otras de las interfases de separación de los medios. De estas variantes resultan las aberraciones ópticas.

En el estudio de las aberraciones del ojo humano, se consideran dos tipos principales:

1. **Bajo Orden** (miopia, hipermetropia y astigmatismo).
2. **Alto Orden.**

En el ojo humano, estas aberraciones ocu- rren principalmente en las superficies anteriores y posteriores de la córnea y del **cristalino**, pero también pueden deberse a irregularidades existentes en los medios refractivos (córnea, humor acuoso, cristalino, humor vítreo y retina). Esta es la razón de que los rayos procedentes de un punto objeto del espacio que entran por la córnea paralelos al eje óptico del ojo no formen un punto imagen perfecto en el plano de los fotorreceptores foveales.

Entre las irregularidades morfológicas del ojo, las más significativas son las de la superficie anterior de la córnea. Por ejemplo, la córnea es más curva en el centro que en la periferia, es más aplanada en el lado nasal que en el temporal, tiene múltiples montículos y depresiones de extensión relativamente grande y su superficie no es lisa, sino sembrada de irregularidades parecidas a las de una piel de naranja.

Algunas de éstas irregularidades quedan parcialmente atenuadas al ser cubiertas por la película lagrimal.

Las aberraciones ópticas se repiten en todas las superficies refractivas del sistema óptico ocular, tales como la superficie anterior de la córnea, las superficies anterior y posterior del **cristalino**, y la superficie anterior de la retina **(Figura 1)**. A las irregularidades de forma de las superficies ópticas, debemos añadir las de posición, pues ni la córnea ni el cristalino están centrados sobre el eje visual. A ello deben añadirse las irregularidades de transparencia y de índice de refracción de los medios oculares. Abundan en la córnea, el cristalino y en el vítreo y son tanto mayores cuanta más edad tiene el paciente.

Estas diferentes irregularidades y aberraciones son unas generales a todos los individuos y otras particulares para cada uno de ellos.

IMPACTO DE LAS ABERRACIONES EN EL OJO HUMANO

Un frente de onda que penetra en el ojo perpendicular al eje visual debería converger y enfocarse en un punto único localizado en el umbo foveolar. Esto no ocurre así por las características de forma, posición y transparencia de los elementos refractivos de cada persona que desvían un frente de onda a diferentes focos, resultando imágenes desenfocadas que disminuyen la agudeza visual que podría tenerse si no existieran tales aberraciones **(Figura 2)**.

Estas desviaciones pueden ser parcialmente determinadas con los actuales métodos diagnósticos. Su identificación constituye la "aberrometría".

PRINCIPIOS PARA EL ESTUDIO DE LAS ABERRACIONES

Los presentes métodos para el diagnóstico de las aberraciones pueden englobarse en 3 tipos:

a) Aberrometría reflectiva de salida
b) Aberrometría ajustable de entrada
c) Aberrometría de imagen retiniana

Los aberrómetros son un importante paso conceptual y técnico en la investigación de la óptica fisiológica. Sin embargo, los instrumentos en investigación son aún imperfectos y distan mucho de determinar el 100% de las aberraciones.

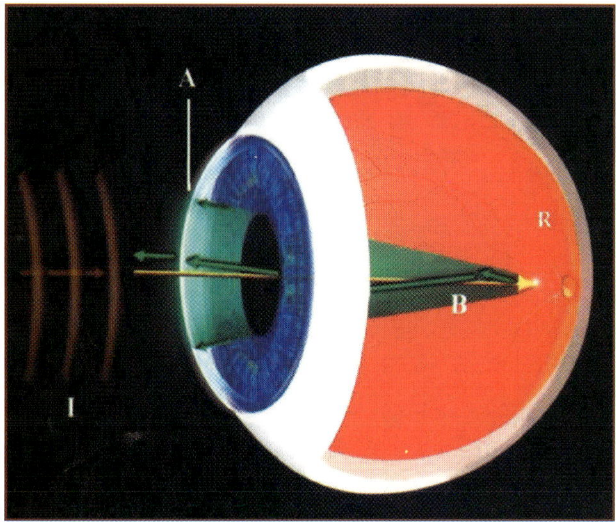

Figura 1. Esta figura muestra los múltiples cambios de dirección que sufre un rayo de luz cuando viaja a través del sistema dióptrico de un ojo normal. Un rayo de luz (en amarillo) o su perpendicular, el frente de onda (en marrón) que procede del infinito (I) atraviesa la córnea (A) y demás medios transparentes del ojo (acuoso, cristalino, vítreo) refractándose con mayor o menor número de aberraciones en la retina (R) donde se enfoca en varias áreas, lo que hace que el paciente alcance una agudeza visual de 20/20 en vez de 20/10 que alcanzaría si no hubiese aberraciones y el foco fuera puntual. Los rayos reflejados en el fondo de ojo, (en verde) vuelven en senti- do inverso a través de los medios transparentes sufriendo nuevas refracciones regulares o aberrantes. *(Cortesía de Jaypee Highlights Medical Publishers).*

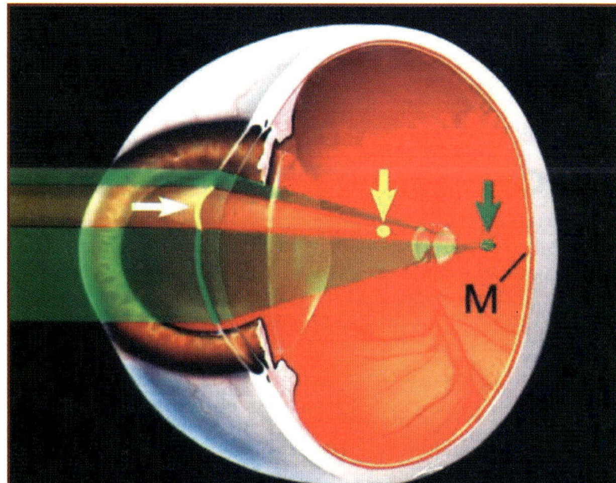

Figura 2. Esta imagen teórica muestra una aberración localizada. La mayoría de la luz que pasa a través de la córnea se enfoca en el centro (flecha verde) de la mácula (M). El haz que pasa a través de un área extra de la córnea (flecha blanca) hace que la luz se enfoque por delante de la mácula (flecha amarilla). También pueden existir pequeñas aberraciones como esta en cualquier parte del interior del ojo entre la córnea y la mácula. *(Cortesía de Jaypee Highlights Medical Publishers).*

Los equipos actualmente existentes no miden las aberraciones en toda la córnea ópticamente funcionante, sino en un número limitado de pequeñas áreas distribuidas por el centro de la córnea.

ANÁLISIS CON FRENTE DE ONDA

Los sensores del frente de onda ofrecen una vía nueva y objetiva de mapear el perfil de refracción y las aberraciones de orden superior como el coma. Mientras que la topografía corneal mapea la superficie de la córnea y es la base para los diagnósticos y terapéuticas actuales, el frente de onda estudia todo el sistema dióptrico del ojo **(Figura 3)**.

La tecnología de frente de onda se originó a partir de dos fuentes principales hace más de 100 años. Un físico llamado Hartmann desarrolló los principios de medida subjetiva de las aberraciones ópticas de un modo reproducible. El desarrollo posterior de este sistema se denominó analizador de frente de onda de Hartmann-Shack, que se utiliza hoy por la mayoría de los fabricantes.

Cuando la luz atraviesa el ojo en su camino hacia la retina tiene que pasar por múltiples estructuras como la superficie posterior de la córnea, el cristalino y el vítreo. Las aberraciones del interior del ojo pueden afectar el paso de la luz. La determinación de cómo esa luz llega a la retina o como se refleja y vuelve a salir por la córnea permite al oftalmólogo conocer las características de los medios refractivos intraoculares.
El sistema Hartmann-Shack utilizado por las industrias CARL ZEISS-MEDITEC (WASCA), está basado en la emisión de una luz laser cuyo frente de onda entra en el ojo, se refleja en la fóvea y al salir del ojo es captado por un sensor óptico y analizado (aberrometría reflectiva de salida).

Las aberraciones de un ojo normal producen una imagen retiniana con un desenfoque normalizado, que la retina y el cerebro analizan e integran, dando al paciente una inconsciente y extensa información sobre percepción de distancias, apertura pupilar, luminosidad, proporción de colores, continuidad del campo visual, etc. Por ello, si una persona no tuviese las aberraciones de un

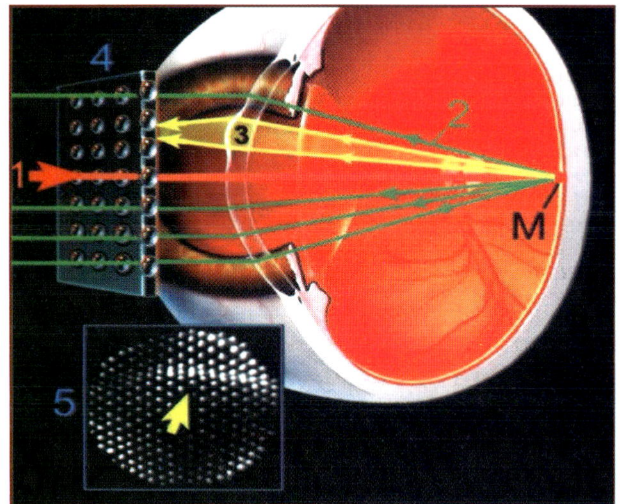

Figura 3. Sensor de frente de onda. Concepto de aberrometría reflectiva de salida con sistema de Hartmann-Shack. El análisis con frente de onda mide la refracción en cada área de la córnea. Esto se consigue analizando y grabando la luz que se refleja fuera de la mácula y que refracta fuera del ojo a través de cada uno de los puntos de la córnea. Primero un láser de baja energía (1) se dirige al interior del ojo, la luz se refleja (2) fuera de la mácula (M). Una parte se dirige a la pupila y hacia fuera como un frente de onda. Esta luz reflejada fuera de la mácula se analiza para ver como emana desde cada punto de la córnea. En este ejemplo, una aberración local de la cór- nea (3) produce una desviación de la luz al salir (rayos amarillos). A continuación la luz pasa a través de una serie de lentes (4) que definen la desviación de los puntos en relación con su posición ideal. El patrón de frente de onda con la evidencia de la desviación es grabado (5).

sistema óptico normal, lo que es imposible, vería teóricamente peor, ya que interpreta e integra tales aberraciones.[2,3]

Estas funciones del ojo humano pueden ser estudiadas mediante nomogramas, que consisten en la representación matemática del sistema óptico del ojo. Los aberrometros actuales utilizan en la cuantificación de estas los polinomios de Zernike.

Dentro de los polinomios de Zernicke las aberraciones de bajo orden se consideran: el astigmatismo y el defocus (aberración esférica, ya sea positiva o negativa), y aberraciones de alto orden las demás mostradas en la figura. Los colores cálidos representan puntos en donde las aberraciones se corrigen con esfera negativa, colores fríos para esfera positiva, y el verde que equivale a neutralidad en la refracción. Como se puede observar en la **Figura 4**, el vértice es un ojo emétrope y los lados del triangulo muestran aberraciones con menor afección de la visión ya que en su centro se encuentra una refracción neutra.[4]

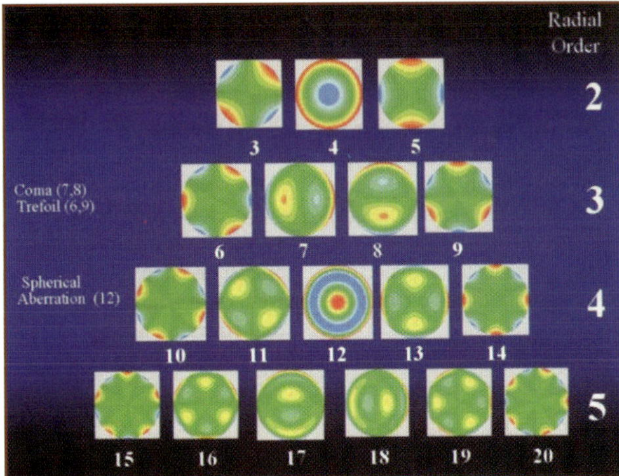

Figura 4.

LA UNIDAD WASCA

El analizador de frente de onda WASCA (Wavefront Supported Customized Ablation) es un instrumento que mide el frente de onda de luz usando el principio de Hartmann – Shack. Este tipo de sensores constituyen la más alta tecnología disponible actualmente en el mercado mundial **(Figura 5)**.

La precisión de la determinación de la aberrometría está relacionada con el número de lentes que contiene el sensor y que dividen el frente de onda en múltiples piezas. El sensor consiste en una rejilla de lentes que está conectado a una cámara digital. Esta cámara es sensible a los cambios del frente de onda. La imagen digital es captada y luego enviada a una computadora que obtiene la diferencia entre el frente de onda entrante y el de salida, analizando la aberración resultante. La luz que utiliza está cerca del espectro infrarrojo al cual el ojo humano es casi insensible.

RESOLUCIÓN	210mc
RANGO ESFERA	-17 a +10D
RANGO CILINDRO	+/- 6D
LONGITUD DE ONDA	850nm
TIEMPO DE EXAMEN	13ms
PRECISION	+/- 0.05D
REPRODUCTIBILIDAD	+/- 0.02D

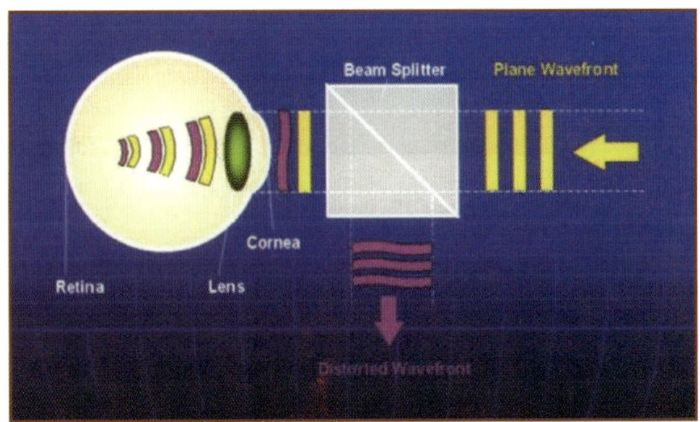

Figura 5. El principio óptico-físico de funcionamiento del aberrometro WASCA. El frente de onda plano es enviado a la retina y reflejado hacia fuera del ojo deformándose según las aberraciones de todo el sistema óptico del ojo. El sensor capta el frente de onda saliente y analiza la distorsión que sufrió el frente de onda en su recorrido de entrada y salida.

La calidad de la detección de las aberraciones de alto orden depende de la resolución del sensor **(Figura 6)**. La unidad WASCA posee una resolución extremadamente alta debido al número de lentes dispuestos en el sensor (1452) siendo que los demás aberrometros disponibles tienen de 400 a 600. Para la composición del frente de onda, el sensor WASCA analiza 800 puntos y los otros aberrometros disponibles analizan 16 y 216 puntos. Por todas las características anteriores, la unidad WASCA dispone de la más alta resolución, precisión y reproductibilidad de las disponibles en el mercado actual y está cerca de ser el sensor ideal.[1]

SENSIBILIDAD AL CONTRASTE

El contraste es creado por la diferencia en la cantidad de luz reflejada, llamada luminancia y que es reflejada por dos superficies adyacentes. Clínicamente se puede definir con la siguiente fórmula:

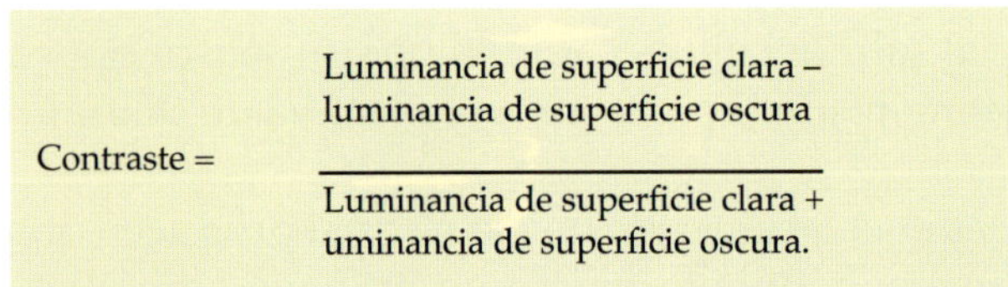

Cuando la superficie oscura es negra y no refleja luz, el radio es 1. El contraste se expresa comúnmente como un porcentaje, entonces el radio es multiplicado por 100. El máximo contraste es 100%. Los optotipos de la cartilla de agudeza visual están cerca del máximo contraste.

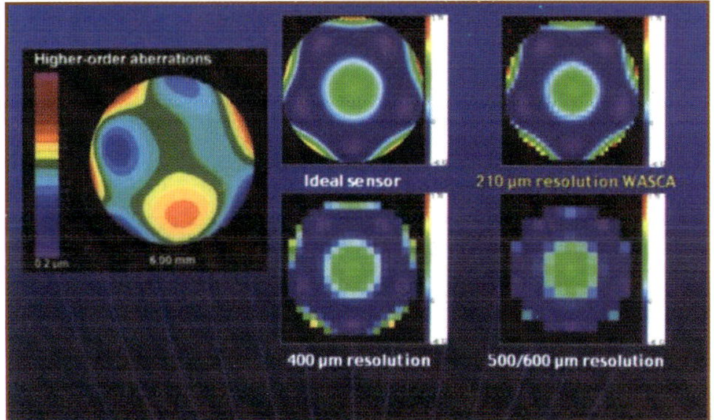

Figura 6. Resolución de la unidad WASCA. En el cuadro arriba-centro, se presenta la imagen de un sensor ideal teórico. En el cuadro superior derecho tenemos la imagen de alta resolución en 210mc del aberrómetro WASCA. En los cuadros inferiores se representan las imágenes de los sensores con 400 a 600mc de resolución.

Si el menor contraste percibido es 5%, la sen- sibilidad al contraste es 100/5=20, entonces si el menor contraste percibido por un paciente es 0.6%, su sensibilidad al contraste es 100/0.6=170. La sensibilidad al contraste mide la capacidad para ver detalles en niveles bajos de contraste. La información visual a bajo contraste es particularmente importante en:

1. La comunicación, ya que las finas sombras en nuestros rostros dan información visual relacionada con las expresiones faciales.
2. Orientación y movilidad, cuando se requiere ver finos detalles en niveles de bajo contraste como al conducir en el tráfico, ver en la niebla, polvo o bien durante la noche.
3. Los quehaceres diarios, como cortar una cebolla sobre una tabla blanca, servir café en una taza obscura, etc.
4. Durante la visión cercana como leer y escribir, si la información está en bajo contraste o bien pobre calidad como copias fotostáticas.

Si una persona puede ver detalles con muy bajo contraste, su sensibilidad al contraste es alta y viceversa.

Para medir la sensibilidad al contraste se pueden utilizar varios tipos de cartillas. No existe consenso internacional en cual cartilla debe usarse o cuanta iluminación debe tener, pero todas arrojan resultados similares cuando son bien aplicadas.

El examen con rejillas (ondas sinusoidales) se ha utilizado para medir la sensibilidad al contraste desde los años 60's. En este test se presentan 4 frecuencias espaciales (3, 6, 12 y 18 ciclos por grado). La representación gráfica de la sensibilidad es recogida como función logarítmica en el eje Y y en el eje X se muestran los datos para las 4 frecuencias. Una mejora de una unidad logarítmica implica un incremento de 10 veces la sensibilidad al contraste.

Se recomienda tomar esta prueba a 3 metros de distancia en condiciones mesópicas (luz blanca) que es la que se propone para la toma de la agudeza visual, aproximadamente 90-100 candelas por metro cuadrado (cd/m^2).[5]

LENTES INTRAOCULARES MODERNOS

Actualmente la cirugía de catarata es el procedimiento quirúrgico electivo más realizado en el mundo, las técnicas modernas se combinan rutinariamente con la implantación de un lente intraocular (LIO). Aunque las técnicas quirúrgicas, el material y el diseño de los lentes ha avanzado mucho recientemente, se le ha brindado poca atención a la calidad de la visión que proporcionan dichos implantes.[6]

A pesar de que un ojo pseudofáquico tiene mejor agudeza visual y mejor sensibilidad al contraste que uno áfaco, la sensibilidad al contraste del ojo pseudofáquico es menor que la de un ojo fáquico normal. Dado que los lentes intraoculares (LIO) modernos son ópticamente superiores al cristalino natural, se piensa en otros factores que pueden ser responsables de los bajos resultados de sensibilidad al contraste que se obtienen después de la cirugía de catarata.

Se ha demostrado una significativa disminución de la calidad de visión con el incremento de la edad cuando se mide con sensibilidad al contraste. Diversos estudios con mediciones objetivas de las imágenes retinianas también han encontrado un decremento linear en la calidad de la imagen con la edad, lo que suguiere un aumento de las aberraciones ópticas a través del tiempo.[7]

El estudio aberrométrico de grandes grupos de población demuestra que el 90% de las aberraciones oculares corresponden al segundo orden (de focus y astigmatismo). El 10% restante se reparte un 40% para el coma y otro 40% para la aberración esférica. Esta bien establecido que las aberraciones ópticas cambian con la edad. La aberración total del frente de onda del ojo humano se incrementa más de tres veces entre los 20 y los 70 años de edad. Se han demostrado cambios ópticos con el reemplazo del cristalino por un LIO esférico en la cirugía de catarata.

La aberrometría aplicada al sistema óptico del ojo ha permitido conocer que la córnea de la mayoría de la población presenta una aberración esférica positiva que en individuos jóvenes se compensa con la aberración esférica negativa del cristalino. Esta aberración corneal es estable con el tiempo. En el cristalino va cambiando y a partir de los cuarenta años comienza a ser positiva, con lo que no solamente no compensa la aberración corneal sino que se suma a ella, deteriorando la calidad óptica de todo el sistema.[8-11]

En ojos fáquicos, el decremento de la agudeza visual y la sensibilidad al contraste que ocurre con la edad se le atribuye a cambios en el cristalino. Estos cambios empiezan con la presbiopia y se relacionan con un incremento en las aberraciones con el análisis del frente de onda. Los LIOs convencionales-esféricos tienen una aberración esférica positiva, por lo que un ojo pseudofáquico no es mejor ópticamente que un ojo fáquico con cristalino transparente **(Figura 7)**.

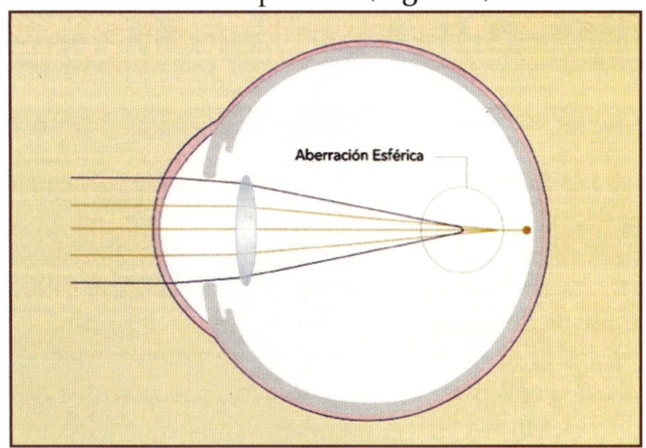

Figura 7.

Basados en estas observaciones, se ha postulado que un LIO que imite las condiciones de un cristalino joven con respecto a la aberración esférica daría como resultado un ojo pseudofáquico con mejor sensibilidad al contraste comparado con un ojo pseudofáquico con un lente intraocular convencional.

Con el advenimiento de la cirugía refractiva, la importancia de las aberraciones de alto orden se ha incrementado. Por lo anterior, existen diversos reportes de aberraciones ópticas en ojos pseudofáquicos comparando diferentes tipos de LIOs (acrílico, silicón, PMMA) en los cuales se ha demostrado un incremento de la aberración esférica en todos ellos. No se estableció diferencia estadística en la aberrometria de cada uno de los diferentes tipos de lentes.[12-14]

Recientes estudios de aberrometria han demostrado la eficacia del diseño asférico para corregir la aberración corneal esférica en ojos pseudofáquicos. Se ha comparado en numerosos estudios los resultados ópticos de este lente con los LIOs esféricos encontrándose una mejor sensibilidad al contraste así como una menor aberración esférica.

La corrección del coma exigiría una "**personalización**" del LIO y además es una aberración que varía con la edad. Dada la homogeneidad de la población en cuanto a la aberración esférica corneal y su estabilidad en el tiempo, el diseño de una lente intraocular que la compense parece muy apropiado **(Figuras 8-9)**.[15,16]

De la mejoría de la calidad óptica del ojo se derivaría una mejor calidad de visión: mejor visión espacial, mejor sensibilidad al contraste. Esto tendría consecuencias importantes en la vida del paciente. Se ha demostrado que una peor sensibilidad al contraste se relaciona con una mayor siniestralidad en los conductores de automóviles también se ha encontrado que aquellos individuos con baja sensibilidad al contraste no son capaces de ver una cara o una señal de tráfico.

La correcta visión de las frecuencias espaciales altas es importante para el reconocimiento de diferentes rostros. Con la edad se pierde sensibilidad al contraste para las frecuencias altas.[17]

Recientemente se lanzó al mercado el LIO asférico Acrysof IQ® SN60WF (Alcon laboratories), de acrílico hidrofóbico-una pieza, su diseño está basado en la plataforma del LIO AcrySof-Natural® SN60AT con bordes cuadrados, filtro para luz azul IMPRUV® y la posibilidad de implantarlo con el inyector Monarch II o Royale. La asfericidad del LIO es creada por la reducción del grosor central posterior del óptico, sin incre-

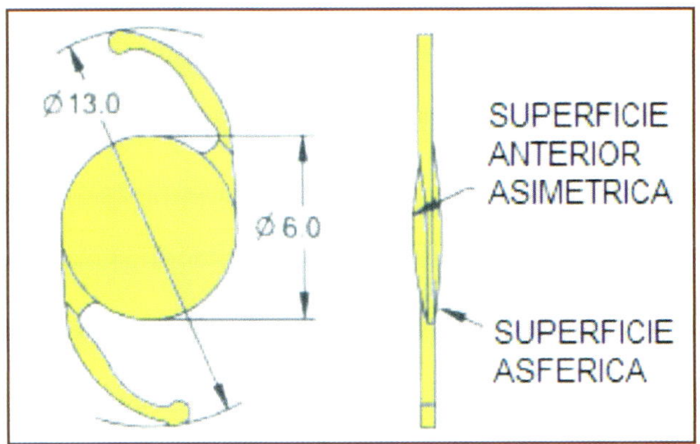

Figura 8.

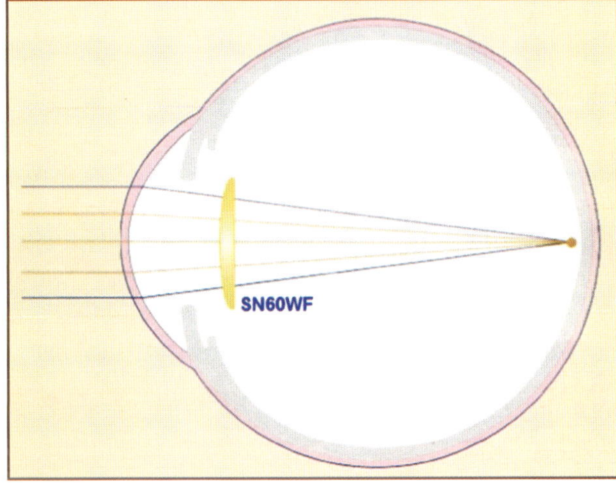

Figura 9.

mento en el grosor de los bordes, resultando en una aberración esférica negativa, calculada para compensar la aberración corneal de la población promedio.

Este lente incorpora además de un filtro ultravioleta como otras lentes del mercado, un cromóforo IMPRUV®, este filtro es de una coloración amarillenta de similares características al que adquiere con el envejecimiento normal el cristalino humano. La adición del tinte amarillo IMPRUV® a un lente intraocular se propuso originalmente como un filtro para la luz azul (espectro lumínico desde 400 a 550nm), responsable de la creación de radicales libres del epitelio pigmentado de la retina. Se busca así prevenir o retardar la degeneración macular relacionada con la edad, aunque este efecto protector aún no está demostrado.[18] Estudios recientes en estas lentes entintadas han demostrado una mejoría a la sensibilidad al contraste al compararlos con LIOs transparentes como lo reporta Cristóbal et al. Además el paciente no percibe que es portador de una lente no transparente.[17]

Objetivo del Estudio

Comparar la calidad de visión en ojos pseudofáquicos con LIOs asféricos y convencionales.

Objetivos Especificos

1. Comparar las aberraciones de alto orden en ojos pseudofáquicos con LIOs asféricos y convencionales.
2. Comparar la sensibilidad al contraste en ojos pseudofáquicos con LIOs asféricos y convencionales.
3. Comparar la agudeza visual en ojos pseudofáquicos con LIOs asféricos y convencionales.
4. Obtener la satisfacción subjetiva de calidad de visión en ojos pseudofáquicos con LIOs asféricos y convencionales.

Diseño del Estudio

Ensayo clínico aleatorizado.

PACIENTES y METODOS

Se incluyeron pacientes adultos, ambos sexos con diagnóstico de catarata bilateral y astigmatismo ≤1D. Se excluyeron aquellos con cualquier patología ocular agregada (pseudoexfoliación, retinopatía diabética, DMRE).

Todos los pacientes firmaron el formato de con sentimiento informado.

Se calculó el poder del LIO para emetropia con una fórmula de regresión SRK T y constante A = 118.7.

Se realizó facoemulsificación en el primer ojo aleatoriamente y se implantó un LIO Acrysof-Natural® SN60AT (Alcon laboratories). Después de una semana de la primer cirugía, se intervino el ojo contralateral y se implantó un LIO Acrysof IQ® SN60WF (Alcon laboratories).

Todos los procedimientos fueron realizados por el mismo cirujano con la misma técnica (Stop & Chop) anestesia tópica 2 gotas de tetracaína 1% (Alcaine®) + intracameral 0.2ml lidocaína 1% (Xylocaine®), incisión en córnea clara de 3mm con sutura (nylon 10-0) e implante de la LIO dentro del saco capsular.

Todos los pacientes recibieron tratamiento postquirúrgico con antiinflamatorio + antibótico tópicos dexametasona 0.1% + ciprofloxacino 0.3% (Cilodex®) 1 gota cada 2 horas durante 2 semanas.

Al cumplir un mes postoperatorio se realizó la toma de agudeza visual, sensibilidad al contraste y aberrometría, todos por un mismo investigador. La agudeza visual se tomó con una cartilla de Snellen estándar a 6 metros de distancia en condiciones fotópicas (80-100 cd/m^2).

El examen de sensibilidad al contraste se realizó con una cartilla sinusoidal Vistech CSV-1000 a 3 metros de distancia en condiciones fotópicas (80-100 cd/m^2). Se obtuvo en cinco parámetros de frecuencias espaciales: 1.5, 3, 6, 12 y 18 ciclos/grado.

Para la determinación de las aberraciones de alto orden se empleó un aberrómetro de salida tipo Hartmann-Sack. Se eligió el aberrómetro WASCA de Carl Zeiss Meditec, se realizó la toma con diámetro pupilar de 6mm y condiciones am- bientales mesópicas (5-10 cd/m^2). Se obtuvo el valor de las aberrometrías de alto orden (tercero y cuarto orden exclusivamente) con el valor RMS que representa el valor total de ellas en forma global. Se obtuvo la satisfacción subjetiva comparativa de calidad de visión con una simple pregunta directa: ¿Con cuál ojo ve mejor?

En el análisis estadístico se utilizó una prueba de U de Mann-Witney para variables continuas (agudeza visual, aberrometría y sensibilidad al contraste) y para las variables nominales (satisfacción subjetiva) se aplicó una prueba de χ^2.

Todos los pacientes fueron informados de los objetivos y posibles complicaciones del estudio y nos comprometimos a manejar toda la información resultante confidencialmente. El presente estudio cumple con los requisitos de la Declaración de Helsinki, y fue aprobado por el comité de bioética del Instituto de Oftalmología "Conde de Valenciana"

RESUL TADOS

Se estudiaron 30 ojos de 15 pacientes (n=15) 3 hombres y 12 mujeres. Edad promedio 59.3 años (rango: 47-75).

No se presentaron complicaciones transoperatorias ni durante el seguimiento. Ningún paciente fue eliminado durante el estudio.

La agudeza visual postoperatoria sin corrección (UCVA) obtenida en el grupo 1 (LIO SN60AT) fue en todos los casos de 20/20 o mejor, en 6=20/20 (40%) y 9=20/15 (60%) S±0.152 **(Figura 10)**. La refracción en equivalente esférico estu- vo dentro de la emetropia ±0.50D. En el grupo 2 (LIO SN60WF) la agudeza visual final fue en 3=20/20 (20%) y en 12=20/15 (80%) S±0.124. Al igual que el grupo 1, la refracción final en equivalente esférico de todos los pacientes estuvo dentro de ±0.50D. Aunque en el grupo 2 más pacientes alcanzaron 20/15 de visión sin corrección, no se logra establecer diferencia estadísticamente significativa $p > 0.05$.

La aberrometría óptica (tercer y cuarto orden) que se obtuvo en el grupo 1 fue en promedio de RMS=0.68µm (S±0.167) y en el grupo 2 el promedio fue de RMS=0.42µm (S±0.15), encontrándose una diferencia estadísticamente significativa con una $p<0.05$ **(Cuadros 1 y 2) (Figuras 10,11)**.

La sensibilidad al contraste en la frecuencia de 1.5c/g, el grupo 1 obtuvo un promedio de sensibi- lidad de 5 (S=0.0) y el grupo 2 tuvo un promedio de sensibilidad de 5.2 (S±0.45) estableciendo una diferencia estadísticamente significativa con una $p<0.05$. En la frecuencia de 3c/g, el grupo 1 obtu- vo un promedio de sensibilidad de 5.33 (S±0.48) y el grupo 2 tuvo un promedio de sensibilidad de 6.13 (S±0.63) estableciendo también diferencia estadísticamente significativa con una $p<0.05$. En cuanto a la frecuencia de 6c/g, el grupo 1 obtuvo un promedio de sensibilidad de 4.2 (S±0.41) y el grupo 2 tuvo un promedio de sensibilidad de 5.4 (S±0.83) estableciéndose una diferencia estadísticamente significativa con una $p<0.05$. Para la frecuencia espacial de 12c/g, el resultado del grupo 1 en promedio de sensibilidad fue de 3.2 (S±0.88) y el grupo 2 tuvo un promedio de sensibilidad de 4.8 (S±0.86) estableciendo así diferencia estadísti- camente significativa con una $p<0.05$. Por último, en la frecuencia de 18c/g, el grupo 1 obtuvo un promedio de sensibilidad de 2 (S±1) y el grupo 2 tuvo un promedio de sensibilidad de 3.7 (S±1.09) estableciendo al igual que en las fre-

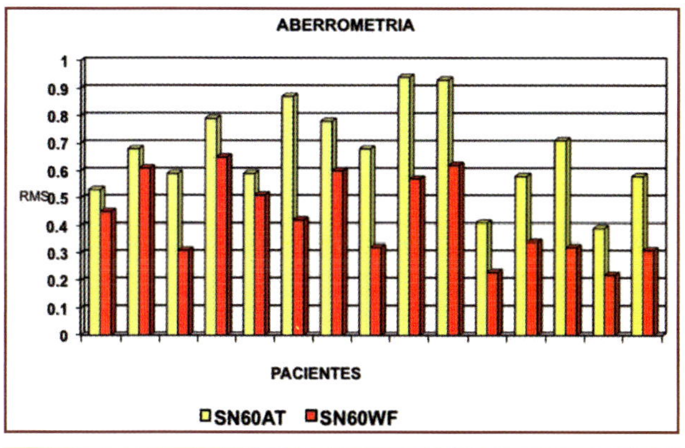

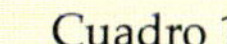
Cuadro 1

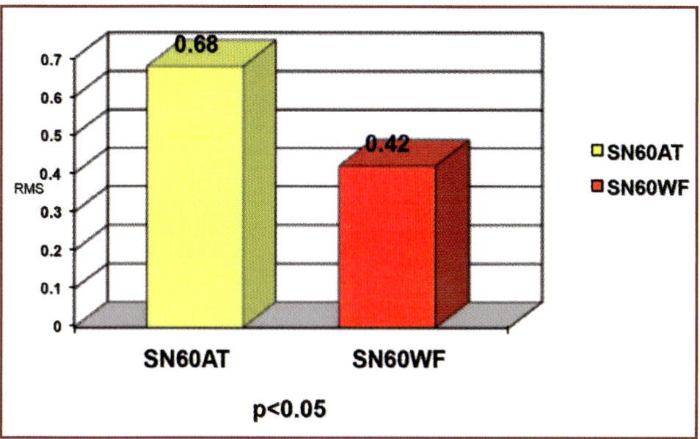

Cuadro 2

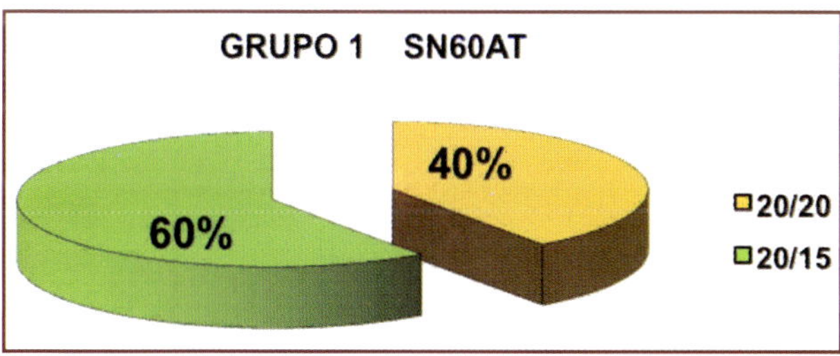

Figura 10.

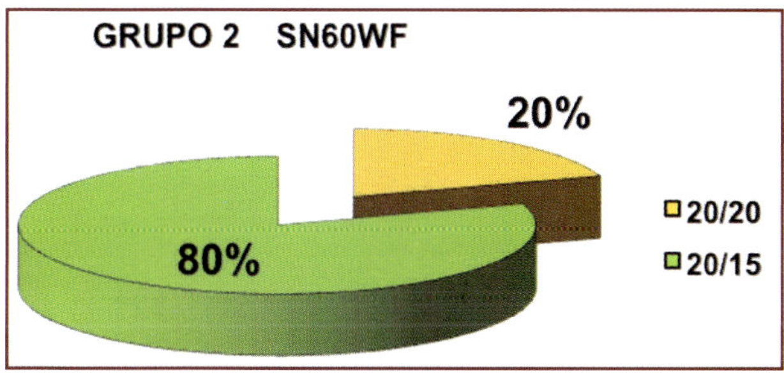

Figura 11.

cuencias anteriores, una diferencia estadísticamente significativa con una $p<0.05$ **(Cuadro 3)**. En cuanto a la satisfacción subjetiva, de los 15 pacientes estudiados (n=15) 14 de ellos (93%) prefirieron el ojo con el lente asférico y el paciente restante (1) 7% refirió no notar diferencia alguna en cuanto a la calidad de visión entre ambos ojos. Ningún paciente refirió mejor visión con el ojo del lente esférico convencional. Esta tendencia establece una diferencia altamente significativa entre los dos grupos con una $p<0.05$ **(Figura 12)**.

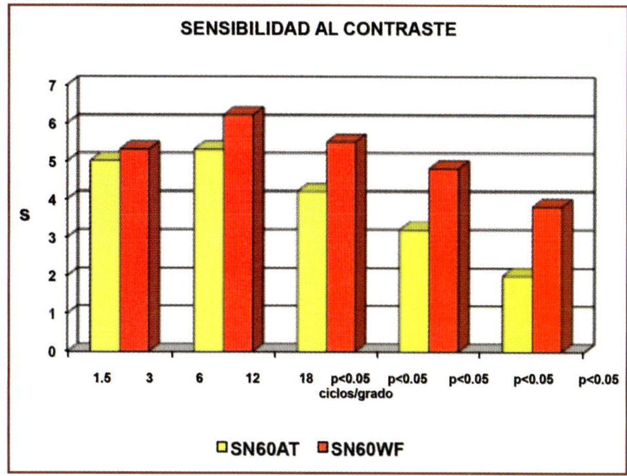

Cuadro 3

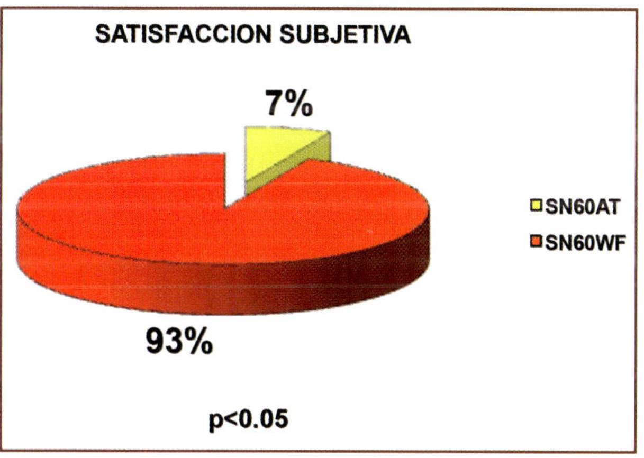

Figura 12

DISCUSIÓN

Existen estudios con lentes asféricos que reportan mejoría de la agudeza visual y la sensibilidad al contraste al compararlos con LIOs convencionales.[13-16]

En este trabajo no demostramos una diferencia significativa en cuanto a la agudeza visual entre un lente convencional-esférico (SN60AT) y uno asférico (SN60WF) aunque todas fueron de 20/20 o mejor. Cabe destacar que ambos modelos de lentes tienen filtro para luz azul (IMPRUV®), lo que les otorga una mejoría en la sensibilidad al contraste comparado con los lentes transparentes.[17] Por esto, se realizó este trabajo comparando dos lentes entintados fabricados en la misma plataforma y en los cuales su única diferencia es la asfericidad.

Las aberraciones ópticas de alto orden (3ero y 4to orden) obtenidas en los ojos con el lente asférico fueron significativamente menores que en los ojos con los lentes convencionales. Para demostrar esto tomamos el valor de aberrometría global RMS (Root Mean Square) el cual es un índice que nos ofrece con una sola cifra en micras, el valor crudo del promedio de las aberraciones de alto orden (tercero y cuarto exclusivamente) de todo el sistema óptico. Actualmente los aberrómetros disponibles no son capaces de analizar la aberración óptica de cada medio refractivo del ojo por separado, por lo que analizan la aberración global del sistema refractivo completo. En nuestros resultados, al hacer el análisis caso por caso demostramos una disminución de la aberrometría óptica total en los ojos con los lentes asféricos. Por lo que concluimos que por lo menos en el 90% de los casos el lente asférico compensa adecuadamente la aberración corneal imitando eficazmente el funcionamiento del cristalino joven.

La sensibilidad al contraste fue significativamente mejor en todas las frecuencias espaciales en los ojos con lentes asféricos siendo mayor en las frecuencias altas (6,12,18 c/g) lo cual concuerda con los resultados de Bellucci et al.[15] Estos hallazgos sugieren una mejor calidad de visión en condiciones mesópicas y con esto una mejor calidad de vida. Por ejemplo, se podría conducir un automóvil durante la noche con mayor seguridad. En cuanto a la satisfacción subjetiva de los pa- cientes, encontramos una tendencia significativamente mayor (93%) a preferir el ojo con el lente asférico por referir una "mejor visión" aunque la agudeza visual sea semejante a la del ojo con- tralateral (LIO esférico). Esta tendencia se puede explicar basándonos en los resultados superiores de aberrometría y sensibilidad al contraste previos. Debemos resaltar que los pacientes desconocen la naturaleza de esta diferencia ya que no se les informó acerca de los modelos de los lentes. Además la facoemulsificación se realizó en orden aleatorio sin discriminar previamente cual era el ojo preferente. Por los hallazgos obtenidos, esto resultó irrelevante puesto que la preferencia es abrumadora.

CONCLUSIONES

La implantación del LIO asférico resulta en AAO significativamente menores, así como sensibilidad al contraste significativamente más alta en todas las frecuencias espaciales comparado con el LIO convencional. La calidad de visión subjetiva es altamente más preferida en el ojo con LIO asférico. En cuanto a la AV, no hay diferencia estadísticamente significativa entre ambos tipos de LIOs.

Referencias

1. Reinstein et al. Optimized and wave front guided corneal refractive surgery using the Carl Zeiss Med- itec platform: the WASCA aberrometer, CRS-Master, and MEL80 excimer laser. Ophthalmology Clinics of North America. Vol 17, No. 2, june 2004.
2. Murube J. El papel de las diferentes aberraciones en el análisis por frente de onda. Lasik present and beyond. Highlights of ophthalmology. Bogotá Colom- bia 2004. Páginas 341-345.
3. Boyd, Agarwal, Agarwal & Agarwal. Ablación cor- neal personalizada guiada por frente de onda. Lasik present and beyond. Highlights of ophthalmology. Panamá. 2004. Páginas 325-340.
4. Charles E. Campbell; A new method for Describing the Aberrations of the Eye using Zernike Polynomials; Optom Vis Sci, 2003; 80: 79-83.
5. Presicion vision. Instruction manual for vision test- ing products. Contrast sensitiviy test. Pages 49-58.
6. Simpson MJ. Optical quality of intraocular lenses. J Cataract Refract Surg 1992; 18:86-94.
7. Aggarwal A, Khurana AK, Nada M. Contrast sensi- tivity function in pseudophakics and aphakics. Acta Ophthalmol Scand 1999; 77:441-443
8. Artal P, Berrio E, Guirao A, Piers P. Contribution of the cornea and internal surfaces to the change of ocu- lar aberrations with age. J Opt Soc Am A Opt Image Sci Vis 2002; 99:137-143.
9. el Hage SG, Berry F. Contribution of the crystalline lens to the spherical aberration of the eye. J Opt Soc Am 1973; 63:205-211.
10. Guirao A, González C. Redondo M, Geraghty E, Norrby S, Artal P. Average optical performance of the human eye as a function of age in a normal population. Invest Ophthalmol Vis Sci 1999; 40: 203-213.
11. Wang L, Dai E, Koch DD, Nathoo A. Optical aberra- tions of the human anterior cornea. J Cataract RefractSurg 2003; 29:1514-1521.
12. Atchison DA. Design of aspheric intraocular lenses. Ophthalmic Physiol Optics 1991; 11:137-146.
13. Holladay JT, Piers PA, Koranyi G et al. A new intrao-cular lens design to reduce spherical aberration of pseudophakic eyes. J Refract Surg 2002; 18:683-691.
14. Belluci R, Morselli S, Piers P. Comparsion of wave- front aberrations and optical quality of eyes implan- ted with five different intraocular lenses. J Refract Surg 2004; 20:297-306.
15. Bellucci R, Scialdone A, Burato L et al. Visual acuity and contrast sensitivity comparsion between Tecnis and AcrySof SA60AT intraocular lenses: A multicen- ter randomized study. J Cataract Refract Surg 2005; 31:712-717.
16. Packer M, Fine H, Hoffman RS, Piers PA. Improved functional vision with a modified prolate intraocular lens. J Cataract Refract Surg 2004; 30:986-992.
17. Cristóbal JA, Sierra J, Martín J et al. Intraocular lenses with blue light filter. Archivos de la Sociedad Espa- ñola de Oftalmología 2005; 4:1-6.
18. Archives of Alcon Laboratories. Fortworth Texas, USA.

26

Implante de LIO en la Ausencia de Soporte Capsular y el Uso de la Endoscopía

Dr. Durval Carvalho

Introducción

Desde el año 1982 la implantación de lentes intraoculares en Brasil es habitual, hasta el punto de que la gente no piensa en la posibilidad de convertirse afáquico y necesitaren gafas fuertes, el más común es querer ser operado para quitarse las gafas.

Para los casos en que los pacientes presentan el cristalino dañado y sin el soporte capsular, la oftalmología intenta compensar esto de varias maneras, y una de las opciones para solucionar el problema óptico en estos ojos es la implantación de la lente artificial fijándola en el surco ciliar sostenida por los puntos enterrados en la esclerótica.

Desde 1987 hemos tenido la oportunidad y la posibilidad de realizar estas cirugías, experimentando todas las ideas en que encontramos lógica, la gran mayoría no llegamos a experimentarlas, porque por nuestra experiencia sabíamos de las probables complicaciones y dificultades.

Por no ser visible el punto de fijación de las asas de la lente a través del microscopio quirúrgico, existe una preocupación generalizada en el desarrollo de una técnica que permita que el hilo de fijación sea transfijado exactamente en el surco ciliar para evitar que la lente se incline (consciente de que la inclinación de la lente es el principal defecto de este procedimiento).

Con el desarrollo de la endoscopia ocular divulgada por Uram (1992), pensamos que la Fijación Escleral seria por fin consagrada como la solución para la corrección de las afaquias porque la endoscopia llegaba para finalmente evitar que el procedimiento se hiciese a ciegas. Sin embargo, las publicaciones seguían en una cantidad considerable, con la creación de nuevas técnicas para la corrección de la afaquia, sin contemplar el uso del endoscopio, lo que demuestra que el problema de la cirugía a ciegas no estaba resuelto.

Veremos a lo largo de este capítulo dos conclusiones importantes:

1) No es la colocación de los hilos o el punto de transfijación de la esclerótica con los hilos lo que evitará la inclinación de la lente. En las técnicas en las que dos puntos de fijación son utilizados para la misma asa, la lente se puede inclinar porque lo que permite que la lente se quede horizontal es la forma y la posición en la que el asa es colocada en el surco y no cómo se ata. La

horizontalidad es lograda por los procesos ciliares. Vamos a ver estos detalles en el capítulo.

2) La endoscopia ocular para Fijación Escleral sólo será viable y práctica mediante la técnica "Finger Crafted" que veremos a continuación.

"Finger Crafted" - Concepto

¿Por qué este nombre? Desde el inicio de nuestras cirugías de Fijación, Escleral, hemos sujetado la aguja de insulina (30,5) con la mano en el momento de introducir los hilos en el ojo. Pronto surgió el hilo de polipropileno con agujas rectas y largas, largas y curvas o el mismo hilo y otra curva y el mismo hilo con una aguja recta y otra curva. Con este hilo, surgieron muchas técnicas para transfijarles en la esclerótica: tanto de fuera hacia dentro como de dentro hacia fuera del ojo **(Figura 1)**.

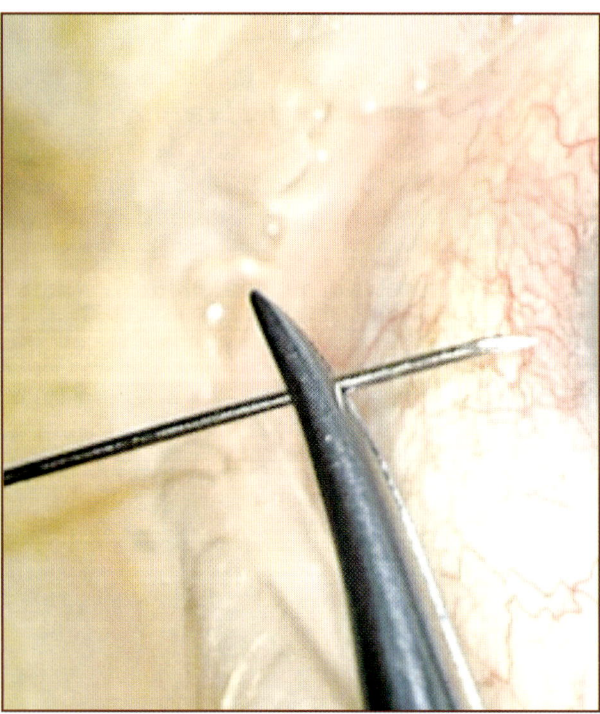

Figura 1. Guarda agujas exige utilizar la segunda mano.

Experimentábamos estas técnicas, pero siempre volvíamos a utilizar la agujita sujeta por los dedos, porque con esas agujas rectas sólo se podía trabajar sujetándolas con un guarda agujas que causaba cierta limitación en el direccionamiento de los hilos debido a deslizamientos de la aguja en el guarda agujas. Doblando la aguja de insulina y manejándola con los dedos, se logra posiciones ergonómicas para cualquier tipo de ojo, lo que permite direccionar la punta de la aguja, bien como mantener la posición del ojo, la preferencia por esta maniobra con los dedos fue crucial cuando empezamos a utilizar el endoscopio en fijaciones esclerales porque el ojo se mantenga firme con la aguja por un lado y la otra mano sostenía el endoscopio permitiendo el control de la maniobra retroiriana. De ahí el nombre Finger Crafted: El manoseo con los dedos **(Figura 2)**.

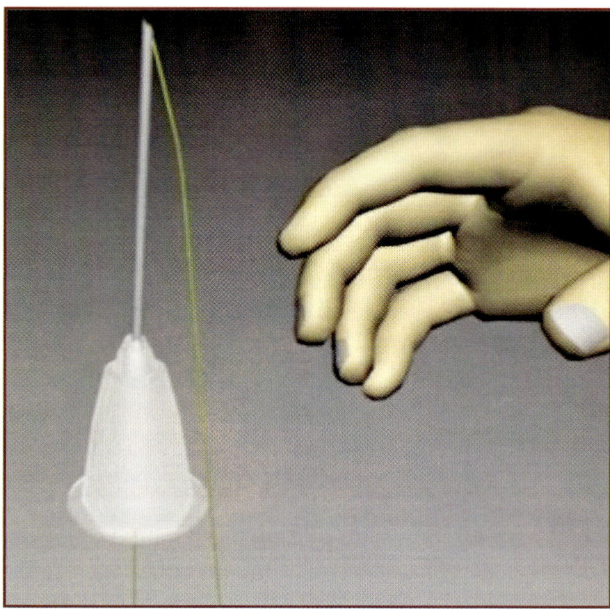

Figura 2. Utilizando los dedos para sostener la aguja, la segunda mano podrá sostener el endoscópio.

Endoscopia Ocular

La endoscopia ocular está disponible para la oftalmología desde principios de los años 90, sin embargo, aún no se ha consolidado como una herramienta esencial para la oftalmología mundial (Uram, 1992b).

Teniendo en cuenta que las cirugías de fijación escleral no son muy frecuentes, la falta de una técnica adecuada no favorece el uso de la endoscopia cuando podría y debería ser utilizada. En nuestra experiencia, la endoscopia es esencial en la cirugía de fijación escleral, especialmente en los casos de glaucoma donde, cuando está indicado, la utilizamos para reducir la presión ocular mediante la realización de una endociclofotocoagulación. Normalmente estos ojos ya fueron operados y no tienen conjuntiva para realizar una cirugía fistulizante.

Para el monitoreo de la transfijación escleral con aguja de insulina, la endoscopia fue muy importante para nosotros en el comienzo porque, después de una cierta experiencia, pasábamos la aguja exactamente en el surco ciliar de manera segura y sin endoscopia **(Figura 3)**.

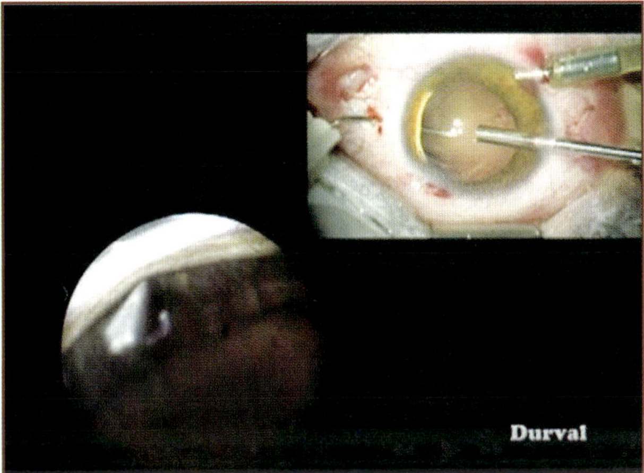

Figura 3. Monitoreo de la transfijación escleral.

En los casos de implantación en ojos con hialoide entera tal cómo en las síndromes de Marfan y Marchesani, dejamos de usar el endoscopio para evitar romper la hyaloid con la puntera. Además, la ubicación del surco ciliar en estos casos con la aguja es casi automática.

Poco después de la implantación de la Lio, cuando hay una inclinación, la endoscopia nos ayuda a aclarar las causas, lo que facilita su corrección **(Figura 4)**. Se puede observar la presencia de adherencias, la permanencia de material cristaliniano o inflamatorio, coágulos de sangre y especialmente visualizar la vitrectomía anterior, evitando así el encarcelamiento del vítreo **(Figura 5)**.

En el postoperatorio tardío cuando está indicada nueva intervención quirúrgica, la endoscopia es de importancia fundamental para la visualización de las complicaciones **(Figura 6)**.

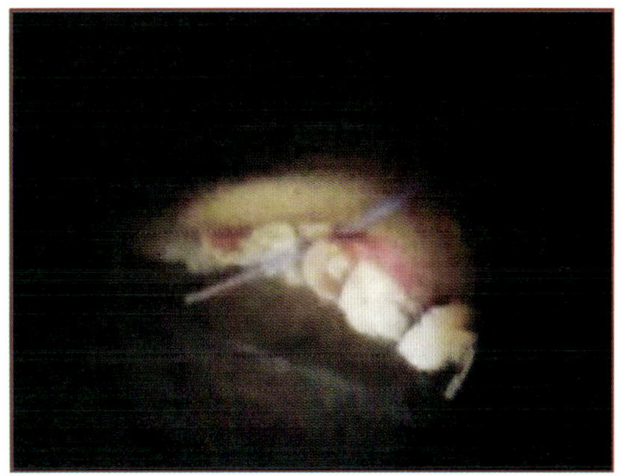

Figura 4. Asa inclinada en el proceso.

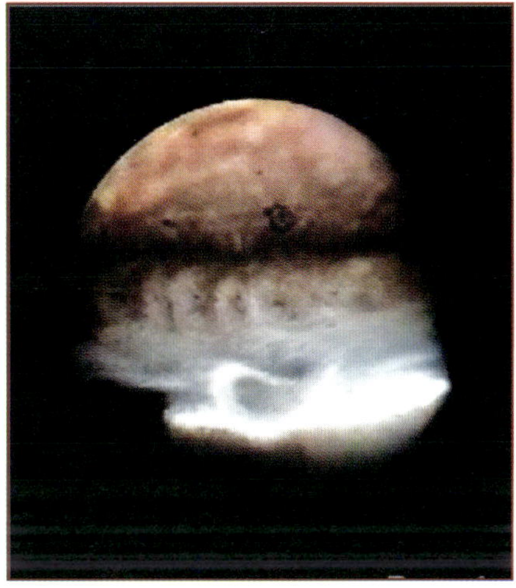

Figura 5. Observación de la vitrectomía.

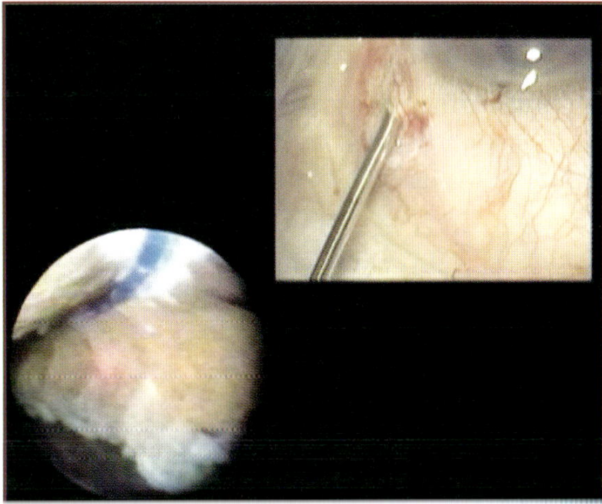

Figura 6. Asa atada en el iris con complicación en el postoperatorio.

Fijación Escleral: La Técnica "Finger Crafted"

Normalmente, los ojos que requieren la fijación escleral ya sufren con algún otro problema, por lo general graves y muy diversos. Hasta cierto punto, el cirujano no está tan comprometido con el resultado, diferente de los casos en que el paciente tiene visión 20/20 y será operado de ese ojo.

En nuestro libro, para lograr crear algún padrón, agrupamos las enfermedades en 12 grupos y para cada grupo un enfoque estratégico para ahorrar tiempo y mejorar los resultados con la Fijación Escleral. Por ejemplo, la estrategia para fijar una lente sin romper el hialoidea en un ojo con síndrome de Marfan es completamente diferente de fijar una lente que se desplaza en el vítreo, como en un traumatismo, infecciones, etc.

Las Indicaciones para la Fijación Escleral

- Todos los ojos afáquicos sin soporte capsular;
- Ojos con lentes intraoculares que están causando todo tipo de problemas (deben ser analizados para la posible fijación).

Las Contraindicaciones para la Fijación Escleral

En personas con ojos afáquicos hace mucho tiempo, bien adaptada a sus gafas, acostumbradas a los espacios y objetos , ya ancianas, que no se justifica someterlas a una cirugía. En esta lista podemos incluir ojos con descompensación corneal inicial y los ojos glaucomatosos bien compensados con medicación.

Ventajas de la Fijación Escleral con la Técnica de Finger Crafted

1. Está indicado para prácticamente todos los casos, no importando si las condiciones del iris se conservan o no;
2. El cirujano maneja la aguja "tipo insulina" (30g x 1/2") directamente con la mano, y no con el guarda agujas, ofreciendo control total en el manejo; puede ser esencial para trabajar en la cámara posterior, desviándose del cuerpo vítreo, cuando el hialoide aún está entera. Con el guarda agujas es casi imposible hacer este movimiento;
3. Para trasfijar la esclerótica es posible avanzar y retroceder milimétricamente eligiendo el mejor camino hasta el surco ciliar;
4. Al trasfijar la esclerótica, además del control de dirección, también es posible sostener el ojo con una sola mano, dejando la otra mano libre para un segundo instrumento tal como el endoscopio **(Figura 7)**;

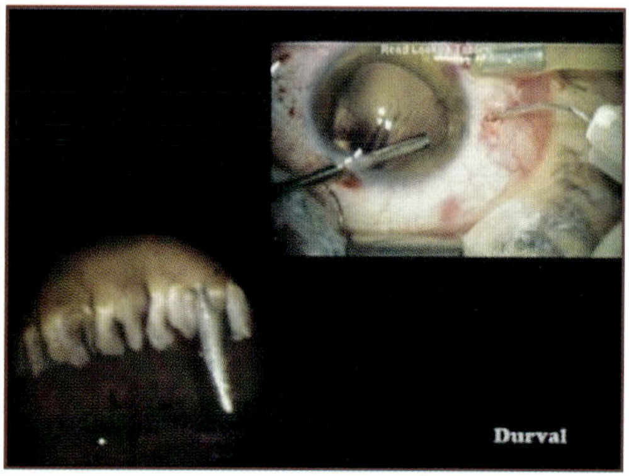

Figura 7. Endoscopio en la mano izquierda y la aguja con el hilo en la mano derecha. En la imagen de abajo, observe la ubicación de la inserción de la aguja.

5. La lente indicada para la fijación escleral es la lente de 3 partes con asas de Prolene (muy económicas), que permite a un bajo coste mantener un pequeño estoque para satisfacer urgencias quirúrgicas;
6. Las adaptaciones de la técnica para lentes plegables dispensan la expansión de la incisión corneal, lo que evita la inducción del astigmatismo;
7. No requiere herramientas especiales, sólo una aguja de insulina, el hilo de Prolene y los instrumentos convencionales para la cirugía de catarata;
8. Se puede mantener el ojo presurizado por casi toda la cirugía a través del mantenedor de cámara, evitando así la hipotonía;
9. Tanto el punto de fijación de la LIO como su posición final de postoperatorio se producen lejos de la córnea, evitando así mayores riesgos de pérdida endotelial o de células pigmentadas en el iris;

10. La característica principal de esta técnica es ser reproducible.

Etapas de la Técnica Finger Crafted - Implantación de la LIO

El primer paso es elegir la ubicación en la que se desea fijar las asas de la lente, que dependerá del estado de la conjuntiva, de la ergonomía, de la presencia de adherencias, fibrosis y otros. Después de retraer la conjuntiva exponiendo la esclerótica, se hace una esclerotomía radial profunda sin afectar la úvea en una gama de 0,5 mm hasta 2,0 mm en el limbo, perpendicular a ella **(Figura 8).**

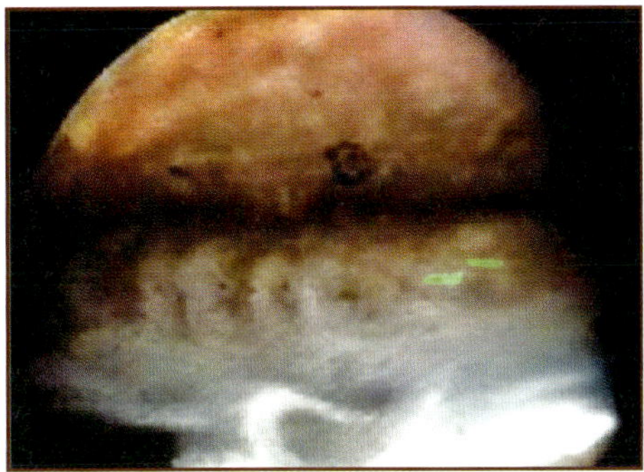

Figura 8. Elección de área de fijación

Se realiza una paracentesis límbica, en una posición ergonómica se implanta un mantenedor de cámara conectado a un frasco de solución salina compatible con el humor acuoso para controlar la presión intraocular durante el procedimiento. En el momento de trasfijar la aguja a través de la esclerotomía, la esclerótica residual no ofrece resistencia, haciendo que la aguja penetre en el área del surco ciliar, especialmente si la aguja és adecuada (30g x 1/2) y el ojo está con presión alta por el aumento de la altura del frasco en ese momento.

Para controlar la entrada de la aguja en el surco ciliar, se puede utilizar la incisión principal, evitando realizar otra paracentesis; sabiéndolo, se realiza la incisión principal incompleta, más estrecha, lo suficiente para la entrada del endoscopio donde se visualiza la entrada de la aguja; una incisión normal para el tamaño del cartucho, permitiría el vaciado o la descompresión de la cámara anterior impidiendo la penetración de la aguja. Una vez que la aguja trasfija la esclerótica, el frasco debe ser bajado para reducir la presión intraocular a casi cero, facilitando la entrada en la cámara anterior con un gancho en "T" para capturar los hilos.

Una vez capturados, los hilos son traídos por la incisión principal por donde se implanta la Lio **(Figura 9)**.

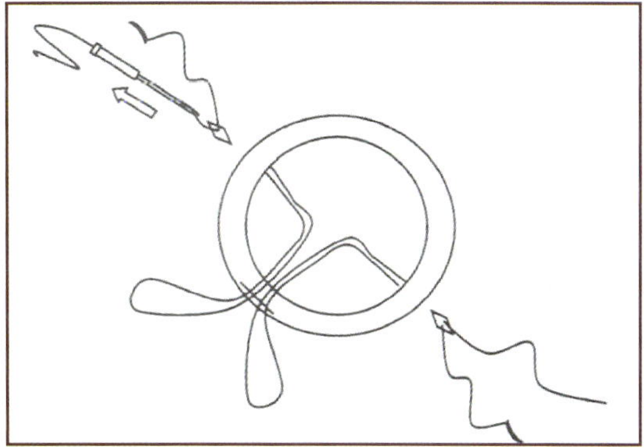

Figura 9. Observe cómo quedan los hilos.

En ésta etapa del procedimiento se completa la incisión principal. La manera de atar los hilos en las asas e introducir la lente puede variar:

a) Cuando ya hay una incisión más grande, por ejemplo alrededor de 6 mm (cuando se haya explantado una lente), proteja la córnea con un trozo de esponja que, sobre él se coloca la lente y ate los hilos doblados en cada asa **(Figura 10)**. Una vez las asas atadas con 3 nudos simples en la cur-

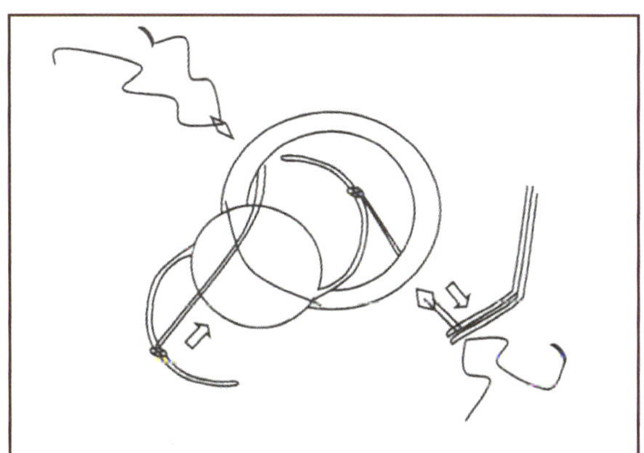

Figura 10. Observe cómo quedan las asas y los hilos.

va más distal, la LIO debe ser implantada, previendo su rotación en sentido horario **(Figura 11)**.

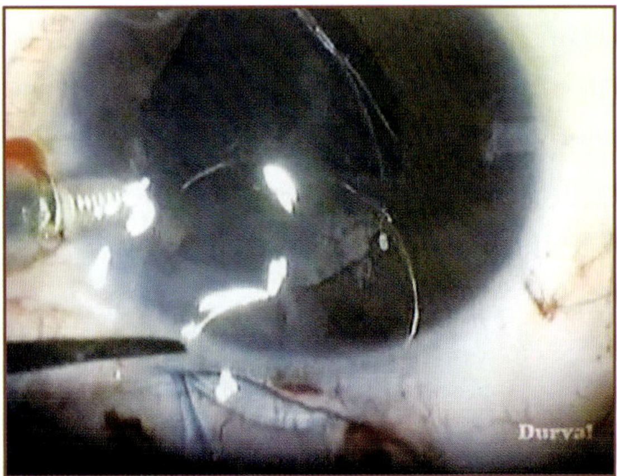

Figura 11. Incisión mayor con lente no plegable introducida.

b) Cuando se desea implantar la LIO a través de una incisión más pequeña, con un cartucho, primero se pone la lente en el cartucho y una pequeña parte del asa se exterioriza, lo suficiente como para ser atada por los hilos. Para permitir esto, el inyector debe ser sujeto por un asistente y volver para el cirujano con el fin de retroceder el émbolo y el asa que, atada, deberá volver para dentro del cartucho. Recoja suavemente los hilos y se introduce el cartucho mientras se libera la LIO con mucha paciencia. A veces, lo mejor es conducir el asa para que se suelte, apoyada delante del iris, evitando que el cartucho salga en turbulencia. Una vez retirado el cartucho, la segunda asa será atada externamente con los hilos **(Figura 12)**.

La introducción de la segunda asa es quizás la más importante de todo el procedimiento quirúrgico: la maniobra de la LIO y la retracción de los hilos de la primera asa, se debe girar lentamente y posicionarla de modo que se posicione horizontalmente en el surco ciliar, manteniendo los hilos de la primera asa sujetos por el auxiliar; con una pinza, se introduce la segunda asa, mientras que tira suavemente de sus hilos para que se encaje también horizontalmente en el surco ciliar de la izquierda. A menudo, el iris se queda atrapada en los hilos que requieren reposicionamiento con un gancho.

c) Además, en una pequeña incisión se puede introducir la lente doblada por una pinza **(Figura 13)**. Se obtiene un mayor control de su liberación en el ojo. A pesar de que requiere un área de la incisión un poco más grande y dominio de este procedimiento, se inicia descansando la LIO en la esponja que está en la córnea y atando primero los hilos en el asa distal. Se dobla la LIO y se la coge con la pinza de Burato dejando el asa atada hacia adelante ya en la posición de introducción en el ojo que está siendo impulsado por la tracción de los hilos del otro lado. Se libera la lente suavemente en la posición deseada. La segunda asa, estando externa, es atada e introducida en el ojo con la misma orientación que se hizo en la introducción de la primera asa cuando se utiliza el cartucho (Figura 13).

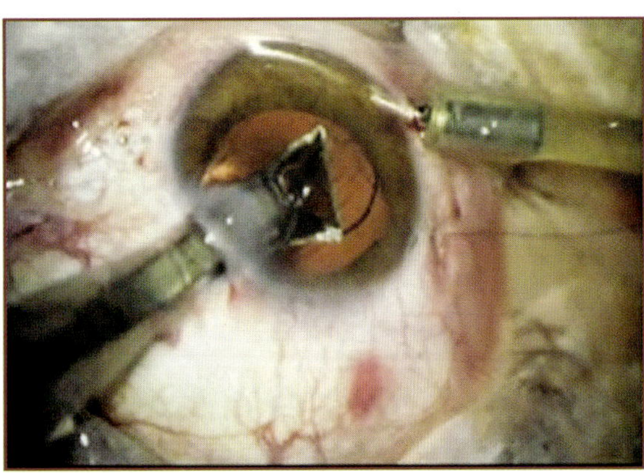

Figura 12. Incisión con cartucho.

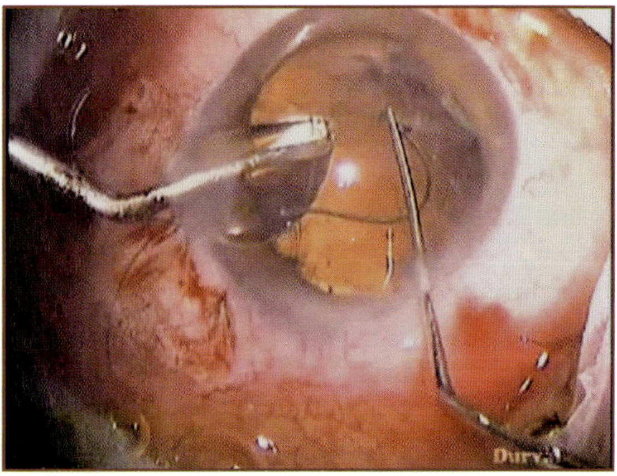

Figura 13. Lente doblada en pinza.

Punto Escleral Enterrado

Es una técnica de sutura que ofrece un único punto con tres funciones: colocar el asa para cerrar la esclerotomía y hacer el nudo.

Cuando las asas están atadas y la lente está colocada en el sulcus ciliar, sobran los dos hilos en la esclerotomía: una con y otra sin aguja. En esta técnica, la aguja se utiliza para hacer un punto desde dentro hacia fuera en la esclerotomía y continúa en el otro borde, ahora con el punto de fuera hacia adentro, permitiendo hacer un "nudo ciego" utilizando los dos hilos **(Figura 14 A-B)**. Teniendo en cuenta que un hilo viene directamente desde el asa y el otro desde de la pared interna de la esclerotomía, ambos permanecen muy profundos cuando anudados **(Figura 15 y 16 A-B)**.

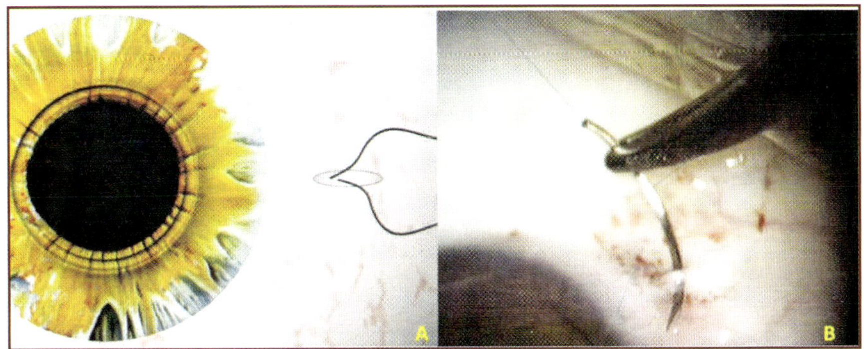

Figura 14 A-B. A) Un hilo con aguja y el otro no. B) Pase la aguja desde dentro hacia afuera.

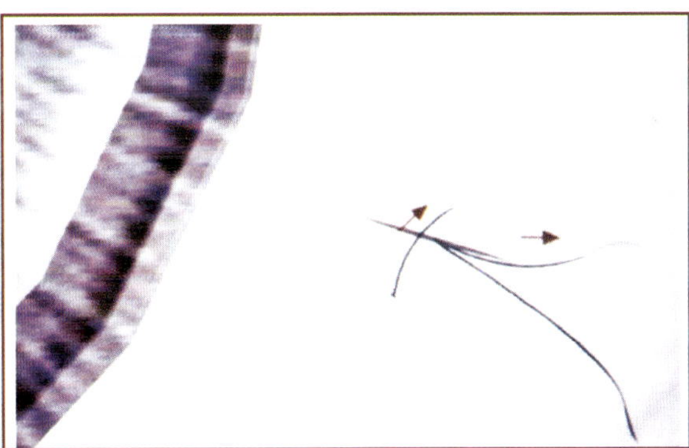

Figura 15. Hilos profundos.

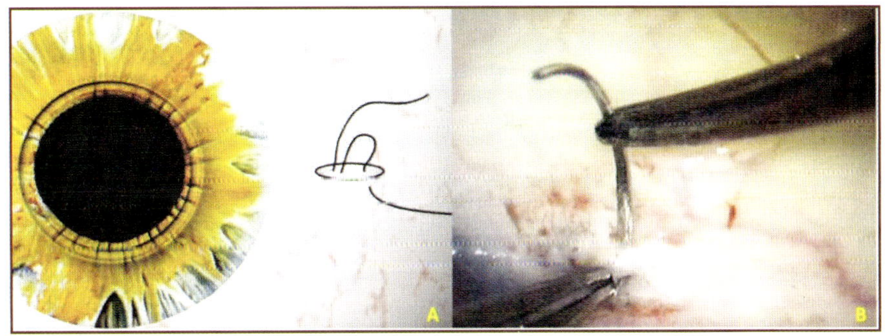

Figura 16 A-B. A) Comienzo del punto enterrado. B) Segundo paso de la aguja

Los nudos no deben estar flojos ni tampoco demasiado apretados **(Figura 17 A-B)**. Para eso es mejor que uno de los hilos se quede extendido perpendicularmente, sirviendo como pivote, dejando sólo el otro apretado, deslizando el hilo (slip) hacia el área más profunda del surco sobre el primero (nudo del cirujano). De lo contrario, se corre el riesgo de ser un nudo flojo y quedarse superficial en la esclerotomía. La tendencia del nudo es quedarse cada vez más profunda debido a que el asa tiende a tirar de él hacia el interior. El punto escleral enterrado también puede ser utilizado cuando la transfijación sea con el uso de agujas largas **(Figura 18)**. Sin embargo, sobrará sólo un hilo, que debe ser suturado con él mismo con la técnica de 3 extremos.

Si se utiliza una aguja recta, es necesario doblarla para llevar a cabo la curva deseada. Después del punto enterrado, sólo se cubre la esclerótica con la conjuntiva, utilizando un punto con un hilo reabsorbible **(Figura 19)**.

En casos de romperse uno de los extremos del hilo (cortado por la aguja) es simple realizar un punto enterrado con el hilo de Prolene y al final anudar los dos extremos con el hilo que está atado a la LIO **(Figura 20)**.

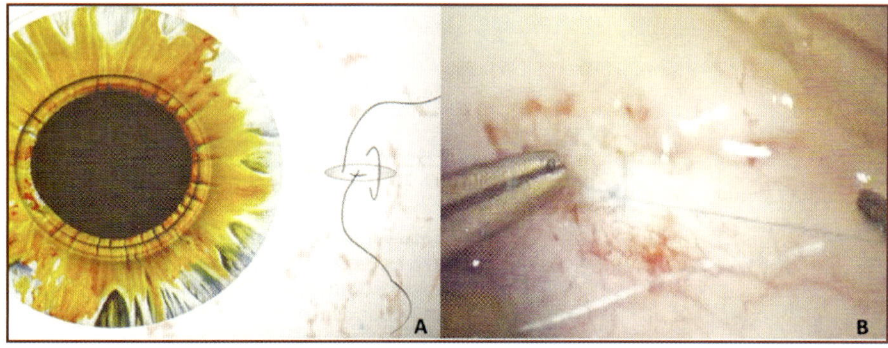

Figura 17 A-B. A) Los hilos se quedan dentro de la incisión. B) No se deben estar flojos ni demasiado apretados.

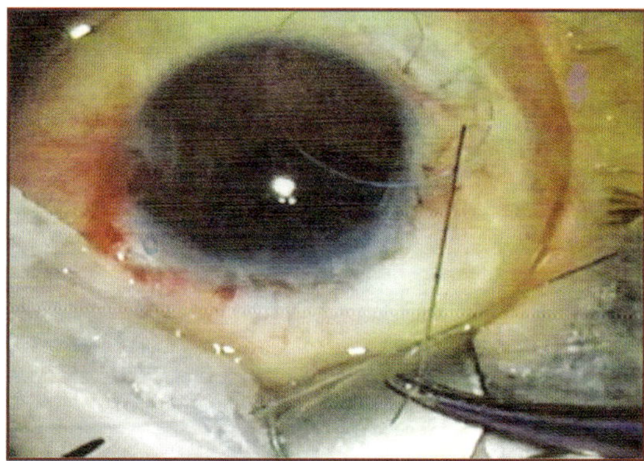

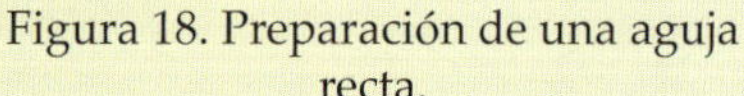

Figura 18. Preparación de una aguja recta.

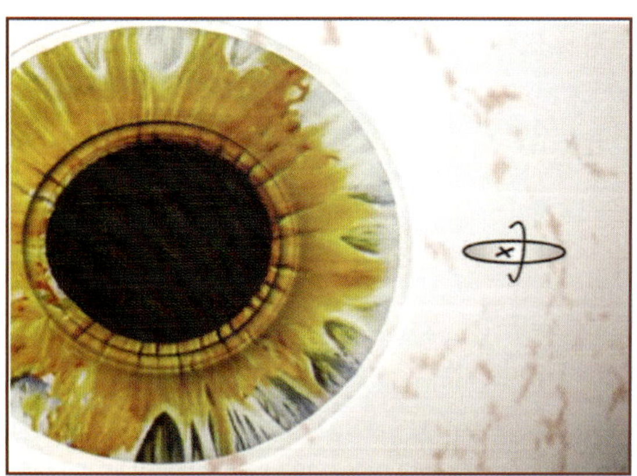

Figura 19. Imagen de cómo será enterrado el nudo.

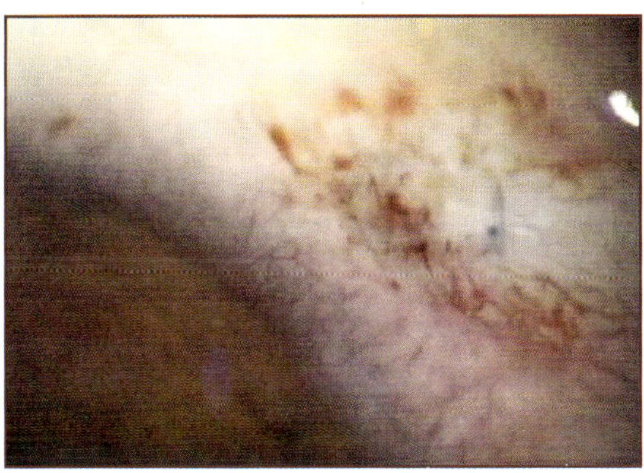

Figura 20. Postoperatorio inmediato.

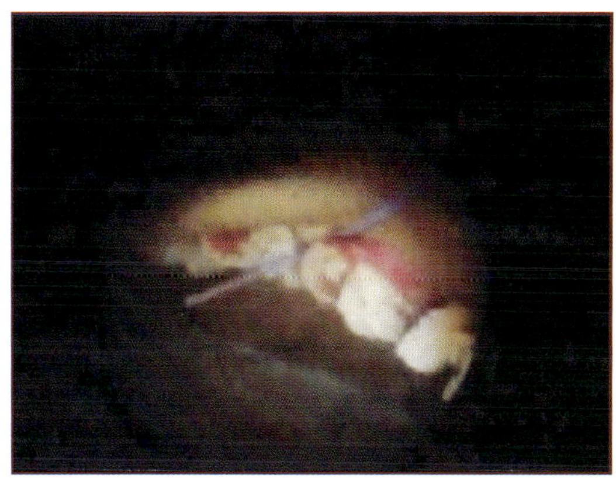

Figura 21. Asa inclinada en el proceso.

Debate

Existen dos dificultades principales que alejan a los cirujanos por unirse a esta técnica quirúrgica:

1. La posible inclinación de la LIO;
2. La dificultad de enterrar los nudos con seguridad.

De la inclinación de la LIO:

Lo que da la horizontalidad de la lente es la parte del asa que se apoya en el ojo. Con las asas en " C" se mejoró el equilibrio.

Cuando las asas están bien posicionadas en el surco ciliar, aunque los nudos se deslicen, la Lio no se va a inclinar. Cuando los cirujanos cauterizan la extremidad del asa para evitar el deslizamiento de los nudos, sólo disminuyen la zona de contacto y dificultan la horizontalidad de la lente.

La maniobra o el tiempo quirúrgico más importante para lograr este objetivo es durante la introducción de la lente en el ojo. Por lo general, después de implantadas, las asas ejercen cierta presión en el cuerpo ciliar. Si, durante la implantación, el cirujano introduce la lente ligeramente inclinada o si algún factor no permite que las asas se ajusten horizontalmente en el surco o posterior al surco, se hace difícil reparar. Por lo tanto, es necesario apartar completamente el asa de los procesos ciliares y recolocarla **(Figura 21)**.

En la introducción de la lente, es muy común la extremidad del asa arrastrar fibras vítreas que están pegadas en el borde del iris y estorbar todo el procedimiento de inmediato o incluso más tarde, causando edema macular y/o el desprendimiento de retina, que si no se detecta a tiempo y se repara, podrá causar graves consecuencias.

Analizamos cómo colocar las asas de la lente en el surco ciliar de tres maneras:

1. Cuando las lentes eran de PMMA por lo tanto de material no plegable, la introducción de la lente se hacía a través de una incisión con pinzas, de más de 6 mm en el limbo. Las asas de la lente eran presumiblemente posicionadas en el surco ciliar. La incisión podría ser del limbo o en túnel. De cualquier manera la tendencia de la primera asa es entrar en el surco o por debajo de él (Figura 11);
2. Con el desarrollo de lentes para materiales plegables, la lente pasa a ser introducida doblada por una pinza a través de pequeñas incisiones y liberada, a veces, de forma abrupta. El trabajo se hace más trabajoso, exigiendo más atención por parte del cirujano para lograr posicionar las asas realmente en el surco ciliar sin inclinar la lente (Figura 13),
3. Con la evolución para incisiones y lentes más pequeñas, la introducción por cartuchos

se hizo aún más difícil por la dificultad de tener un control de liberación de la lente dentro del ojo y luego posicionarla en el surco ciliar (Figura 12).

Restos de la cápsula posterior en ojos ya afáquicos necesitan ser bien analizados. Si están despejados, homogéneos y sin adherencias en el iris, se consideran útiles, ya que pueden y deben ser utilizados para garantizar la horizontalidad de la lente, sirviendo de apoyo para la Lio. Sin embargo, cuando están fibrosados y/o con adherencias en el iris, son por lo general como un "plastrón" que puede dificultar la horizontalización de la Lio. Sin la endoscopia, una opción viable puede ser la de horizontalizar la Lio posterior al "plastrón" incluso si el hilo ha sido pasado en el sulcus ciliar.

En algunos ojos, el vítreo es muy denso y las vigas vítreas forman verdaderos cordones, que aunque sean transparentes pueden conectarse al extremo de una asa bien como no permitir que el asa se encaje en el surco. La preparación del vítreo es de extrema importancia para el éxito de la cirugía. Si la presencia de vítreo es pequeña, es mejor que se la contenga. De lo contrario, la vitrectomía anterior puede que sea la mejor opción, principalmente en el área cerca de la fijación.

La inclinación de la lente puede tener un significado variable. Cuanto mayor la dioptría de la lente mayor es la inclinación, mayor es el astigmatismo inducido. Raramente la inclinación es suficiente para rozar la superficie posterior del iris y liberar pigmentos que llevan a glaucoma. Sin embargo, se observó un caso de la erosión en la superficie posterior del iris, resultante de toque de una lente pieza única "natural" fija en la esclerótica. La región del iris estaba blanquecina y el paciente tuvo episodios intermitentes de hipertensión ocular.

El astigmatismo causado apenas llega a 3 dioptrías. Los síntomas de astigmatismo son desagradables, especialmente para aquellos que nunca los sintió.

El factor psicológico también es muy importante. Cuando el paciente es informado de que la lente está inclinada dentro de su ojo, los síntomas se vuelven relevantes.

Por último, cuando el ojo presenta el hialoide entera, se debe evitar la introducción de la lente por cartucho o doblada con pinza debido a falta de control de la liberación de la lente en la cámara anterior. En estos casos, las incisiones más grandes le permiten introducir la lente sin doblarla, con un mayor control de las asas direccionadas para el surco casi de manera natural, sin causar la rotura del hialoide.

La Maniobra Carvalho

La "Maniobra Carvalho" es una técnica que permite desplazar el cuerpo de la lente. Con un gancho, se tira hacia el lado opuesto de modo que el asa se aleje del cuerpo ciliar para reposicionarla en el surco. Con las lentes de una sola pieza, principalmente de PMMA, la maniobra es tranquila, pero no demasiado fácil en asas de Prolene, son bastante flexibles y los hilos en la esclerótica dificultan el deslizamiento y el alejamiento del asa de la posición inicial. Por lo general, el cirujano intenta horizontalizar las asas con un gancho: intento en vano porque el asa, ejerciendo cierta presión sobre los procesos ciliares se quedan hundidas en el tejido esponjoso, e incluso a veces cubiertas y cuando ejercen tracción hacia arriba o hacia abajo (con el gancho) el tejido esponjoso acompaña, pero no cambia la posición y la lente permanece inclinada.

Cuando trabajamos con incisiones más grandes, hubo casos, durante la cirugía, de retirar la lente del ojo y volver a implantarla para lograr que la posición horizontal. Hoy en día, con las micropinzas, tenemos otros recursos para no llegar a ese extremo.

Esta observación es una advertencia a los cirujanos de fijación escleral para dedicaren más tiempo y atención en el momento del implante de las asas, así como en la preparación de la región en la que se coloca la lente.

En resumen, es fundamental que las asas de la lente sean colocadas en el surco ciliar no importando demasiado la manera como son colocados los hilos para la fijación.

Los procesos ciliares actúan como base de apoyo para que la lente no se incline, que es el gran problema de todas las técnicas de fijación escleral.

La Dificultad en Enterrar los Nudos con Seguridad

A pesar de nuestras publicaciones (con el libro "Catarata: Fijación y Implantes Secundarios") y conferencias sobre el tema en el que detallamos la simplicidad del entierro de los nudos en la esclerotomía, no vemos la práctica de esta técnica aún. Es posible que los cirujanos no crean que un método tan simple pueda dar tanto resultado, por eso no se atreven a experimentarlo.

En nuestros 515 casos de este tipo de cirugía, catalogados desde 1987, no tuvimos conocimiento de ningún caso de extrusión de punto con complicaciones en la conjuntiva que debiese ser retirado.

El hecho de que el hilo de polipropileno es un hilo duro, en el caso de que se afloren puntas bajo la conjuntiva, se produce de inmediato erosión y contaminación, que se puede profundizar en el ojo. El instinto natural del cirujano es realizar una delaminación escleral, atar las asas y cubrir con el colgajo escleral. Este procedimiento es a veces frustrante porque incluso bajo el colgajo escleral, las puntas pueden quedarse grandes y perforar la esclerótica, aflorando en la conjuntiva. Como la delaminación y su cierre son trabajosos y su eficacia es incierta, muchos cirujanos dejan de practicar la fijación escleral.

Complicaciones

Las complicaciones causadas por la técnica en sí son poco frecuentes. Los buenos resultados dependen generalmente de la complejidad del caso.

La complicación más frecuente es la inclinación de la lente como he mostrado, y este cuidado depende únicamente de que el cirujano debe estar alerta a esto y asegúrese de colocar el asa de la lente en el surco ciliar (Figura 21).

Otro factor de complicación es la forma en que el vítreo es tratado, especialmente en ojos en los que el vítreo es más denso (como en los jóvenes). En el caso de vigas vítreas quedaren atrapados en la incisión, en el borde de la pupila, en la LIO o atadas a las asas, podrá desencadenar un edema macular, desprendimiento de retina, etc.

Otros factores se deben a la falta de experiencia de los cirujanos que no están preparados para este tipo de cirugía, por ejemplo, realizar una vitrectomía con puntas antiguas, no afiladas, con baja velocidad de corte y que aspiran más que cortan, trabajo tal realizado en el base del vítreo que es más probable que cause rupturas en la retina.

Para obtenerse buenos resultados en la fijación escleral, es esencial tener conocimiento de cómo trabajar con la base del vítreo.

Bibliografía

Althaus, C.; Sundmacher, R. (1993). Intraoperative intraocular endoscopy in transscleral suture fixation of posterior chamber lenses: consequences for suture technique, implantation procedure, and choice of PCL design. Refract Corneal Surg. 9(5):333-9.

Busacca, A. (1955)Physiology of the ciliary muscle as studied by gonioscopy. Ann Ocul.188(1):1-19. Paris.

Burian, H.M.; Allen, L. (1955). Mechanical changes during accommodation observed by gonioscopy. AMA Arch Ophthalmol. 54(1):66-72.

Carvalho, D.M.; Paranhos, F.R.L. (1993). Implante secondário de LIO de câmara posterior: fixação escleral. Rev Bras Oftalmol. 52(1):17-22.

Carvalho, D.; Lima, F.E.; Degani, M.I. (1996). Endoscopia Ocular e Fixaçao de Lente Intra-Ocular. Revista Brasileira de Oftalmologia 55. (4):285-7.

Carvalho, D.M. & D.M. Jr. (2007). Fixação escleral: técnica de agulha guia (finger crafted technique) com ponto escleral sepultado. Cirurgia de catarata: fixação e implantes secundários. (3):19-47. Elsevier Editora Ltda.

Carvalho Jr, D.M. (2002). Ciclofotocoagulação endoscópica: estudo experimental com aplicação de laser diodo nas diferentes porções do corpo ciliar em olhos de coelhos pigmentados. Tese de Doutorado. Universidade de São Paulo. 70p. São Paulo, Brasil.

Chen, J.; Cohn, R.A.; Lin, S.C.; et al. (1997). Endoscopic photocoagulation of the ciliary body for treatment of refractory glaucomas. Am J Ophthalmol. 124(6):787-96.

Funk, R.; Rohen, J.W. (1987). SEM studies on the functional morphology of the rabbit ciliary process vasculature. Exp Eye Res. 45(4):579-95.

Funk, R.; Rohen, J.W. (1987). Intraocular microendoscopy of the ciliary-process vasculature in albino rabbits: effects of vasoactive agents. Exp Eye Res. 45(4):597-606.

Funk, R.; Rohen, J.W. (1988). Experimental studies on the functional morphology of the vascular system of the anterior eye segment in rabbits and primates. Fortschr Ophthalmol. 85(2):170-6.

Funk, R.; Rohen, J.W. (1988). Reactions of efferent venous segments in the ciliary process vasculature of albino rabbits. Exp Eye Res. 46(1):95-104.

Funk, R.; Rohen, J.W. (1988). SEM studies of the functional morphology of the ciliary process vasculature in the cynomolgus monkey: reactions after application of epinephrine. Exp Eye Res. 47(4):653-63.

Funk, R.; Rohen, J.W. (1989). Microendoscopy of the anterior segment vasculature in the rabbit eye. Ophthalmic Res. 21(1):8-17.

Leon, C.S.; Leon, J.A. (1991). Microendoscopic ocular surgery: a new intraoperative, diagnostic and therapeutic strategy. Part I: Endoscopic equipment/methodology applied to cataract surgery with intraocular lens implantation. J Cataract Refract Surg. 17(5):568-72.

Leon, C.S.; Leon, J.A. (1991). Microendoscopic ocular surgery: a new intraoperative, diagnostic and therapeutic strategy. Part II: Preliminary results from the study of glaucomatous eyes. J Cataract Refract Surg. 17(5): 573-6.

Leon, J.A.; Leon, C.S.; Aron-Rosa, D.; et al. (2000). Endoscopic technique for suturing posterior chamber intraocular lenses. J Cataract Refract Surg. 26(5):644-9.

Lima, F.E.; Carvalho, D.M.; Beniz, J.; Avila, M. (1997). Ciclofotocoagulação endoscópica em glaucomas refratários. Rev. bras. oftalmol 56. (6):387-93.

Lima, F.E.; Carvalho, D.M.; Beniz, J.; Ávila, M. (1997). Ciclofotocoagulação Endoscópica em Glaucomas Refratários. Rev Bras Oft 56. (6):397-406.

Lima, F.E.; Costa, V. (2000). Management of complex glaucoma: Tube shunt versus cyclodestructive procedure. Glaucoma Perspectives in Practice – Issue 2.3.

Lima, F.E.; Magacho, L; Carvalho, D.M.; Susanna, R.; Ávila, M.P. (2004). A Prospective, Comparative Study between Endoscopic Cyclophotocoagulation and the Ahmed Drainage Implant in Refractory Glaucoma. Journal of Glaucoma 13(3): 233-237.

Lima, F.E.; Carvalho, D.M.; Ávila, M.P. (2010). Phacoemulsification and endoscopic cyclophotocoagulation as primary surgical procedure in coexisting cataract and glaucoma. Arquivos Brasileiros de Oftalmologia. 73(5).

Malbran, E. S. & E. Jr.; Negri, I. (1986). Lens guide suture for transport and fixation in secondary IOL implantation after intracapsular extraction. Int Ophthalmol. 9 (2-3): 151-160.

Mizuno, K.; Asaoka, M. (1976). Cycloscopy and fluorescein cycloscopy. Invest Ophthalmol.15(7):561-4.

Mizuno, K.; Asaoka, M.; Muroi, S. (1977). Cycloscopy and fluorescein cycloscopy of the ciliary process. Am J Ophthalmol. 84(4):487-95.

Pavlin, C.J.; Rootman, D.; Arshinoff, S.; et al. (1993). Determination of haptic position of transsclerally fixated posterior chamber intraocular lenses by ultrasound biomicroscopy. J Cataract Refract Surg. 19(5):573-7.

Pietrabissa, A.; Scarcello, E.; Carobbi, A.; Mosca, F. (1994). Three-dimensional versus two-dimensional video system for the trained endoscopic surgeon and the beginner. Endosc Surg Allied Technol. 2(6):315-7.

Scheie, H.G. (1953). Gonioscopy in the diagnosis of tumors of the iris and ciliary body, with emphasis on intraepithelial cysts. Trans Am Ophthalmol Soc. 51:313-31.

Uram, M. (1992a). Ophthalmic laser microendoscope ciliary process ablation in the management of neovascular glaucoma. Ophthalmology 99. (12):1823-8.

Uram, M. (1992b). Ophthalmic laser microendoscope endophotocoagulation. Ophthalmology 99. (12):1829-32.

Zarbin, M.A. et al. (1988). Endolaser treatment of the ciliary body for severe glaucoma. Ophthalmology 95. 1639.

27

Lentes Intraoculares de Cámara Posterior Suturados al Iris

Dr. Eduardo Chávez Mondragón,
Dr. Leonardo García-Rojas Castillo

Introducción

La afaquia es definida como la ausencia del cristalino. Ésta puede ser causada por malformaciones o alteraciones congénitas, traumatismos oculares, luxación del cristalino o cirugía, tanto como indicación como complicación. En la actualidad, la causa más común de la afaquia es por complicaciones quirúrgicas en la cirugía de catarata, cirugía que más se realiza en la oftalmología, al ser la catarata considerada por la Organización Mundial de la Salud como la principal causa de baja visual a nivel mundial, responsable del 47.8% de los casos de mala visión según la OMS.

Dada su importancia epidemiológica y los avances científicos, la tecnología en la oftalmología, ha avanzado a pasos agigantados y las exigencias tanto por parte del oftalmólogo como de los pacientes cada día incrementa aún más. Por tal motivo, es inconcebible la cirugía de catarata sin la implantación de un lente intraocular (LIO) que sustituya el poder óptico del cristalino. También es cierto que a medida que ha avanzado la tecnología, cada vez mayor número de oftalmólogos en entrenamiento realizan esta cirugía y, por lo tanto, mayor número de iatrogenias quirúrgicas. Es pues, la afaquia, una situación no poco frecuente, y cada vez menos aceptada, tanto por el oftalmólogo como por el paciente.

El tratamiento de la afaquia ha sido motivo de mucho estudio, investigación y opinión. No hay un consenso sobre cuál debe ser el tratamiento correcto o el mejor de ellos. Cada caso merece individualizarse y está sujeto al criterio y experiencia del oftalmólogo. Como suele suceder en la medicina, no hay un remedio único perfecto, y para tales casos, generalmente existen diferentes opciones que suelen ser elegibles en mayor o menor medida.

Existe un abanico de opciones terapéuticas para la afaquia, desde el más conservador como los son los lentes aéreos o los lentes de contacto, hasta la cirugía. Las opciones quirúrgicas de la afaquia comprenden todas ellas, la colocación de un lente intraocular (LIO), sin embargo, éste puede colocarse en cámara anterior (CA) o cámara posterior (CP), con uno u otro sitio de soporte o fijación que más adelante se detallan **(Figura 1)**.

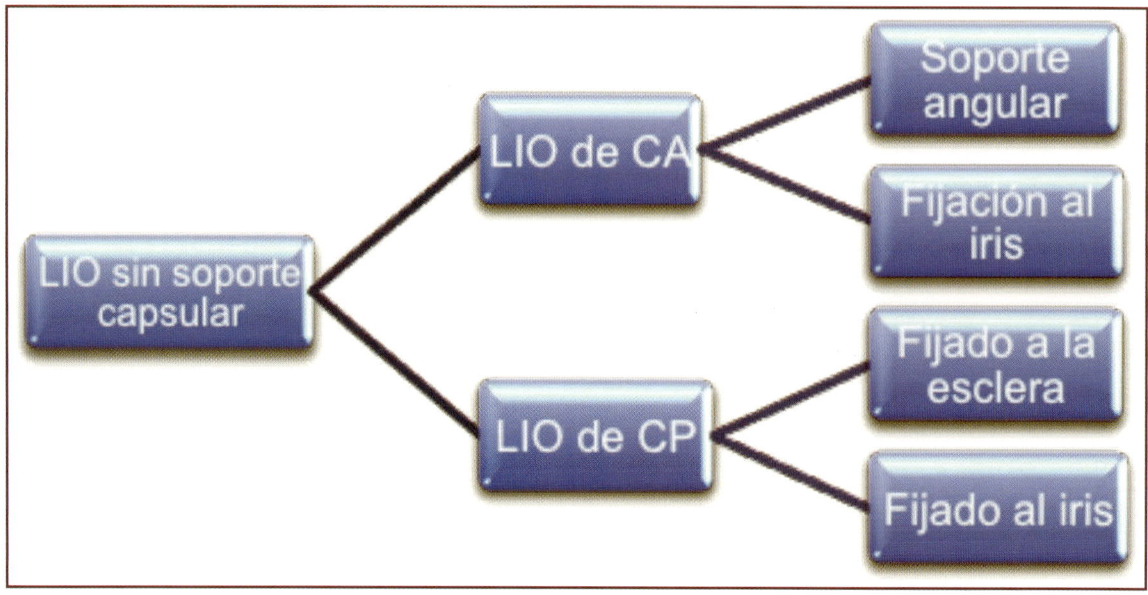

Figura 1. Alternativas de colocación de un LIO sin soporte capsular.

Lentes Intraoculares Suturados al Iris - Ventajas y Desventajas

La colocación de un LIO en la cámara posterior lo hace ubicarse más cercano a la posición original del cristalino, sitio en donde se localiza el punto nodal y eje rotacional del ojo.[3-5] Además del beneficio óptico que representa localizarse en la cámara posterior al generar nula o mínima aniseiconia comparado con el ojo fáquico, su posición lo aleja del endotelio corneal y malla trabecular. A pesar de las ventajas mencionadas, los Lentes Intraoculares de Cámara Posterior Suturados al Iris (LIOCPSI) ofrecen también desventajas, como una técnica quirúrgica más compleja y mayor tiempo quirúrgico, comparada con la colocación de un LIO en la cámara anterior, hecho que podría explicar el número reducido de LIOCPSI reportados en la literatura.[6,7] También se han comentado y supuesto complicaciones controversiales como: dispersión pigmentaria crónica, uveítis crónica, glaucoma secundario, edema macular cistoideo (EMC)[2], luxación o subluxación del LIO a largo plazo, entre otras; sin embargo, son complicaciones supuestas y temidas, poco probadas científicamente.

Similar al resto de los LIOs de CP, los LIOCPSI confieren una barrera mecánica entre el segmento anterior y posterior, similar a la fisiológica por el cristalino, previniendo el movimiento vítreo y la difusión de sustancias vasoactivas entre dichos segmentos, que pueden aumentar el riesgo a un desprendimiento de retina y al EMC.[8]

Evaluación Pre-quirúrgica de la Afaquia

Gran parte del éxito de una cirugía radica en el estudio minucioso, adecuado juicio e individualización de cada caso. Los pacientes con afaquia o luxación/subluxación de cristalino o LIO no son la excepción. Es indispensable obtener una historia clínica completa, con énfasis en la causa de la afaquia o luxación/subluxación del cristalino o LIO. Se debe siempre tener en cuenta la posibilidad de patologías o situaciones que la hayan causado y aumenten la morbilidad quirúrgica y oftálmica. El síndrome de Marfán, el síndrome de Weil-Marchesani, la miopía patológica, alteraciones metabólicas con afección de la colágena, etc. son entidades patológicas que agregan un factor de riesgo importante a cualquier ojo, tanto para la luxación o subluxación, como para el desarrollo de complicaciones asociadas como desprendimiento de retina, entre otras. Es indispensable conocer el origen de la afaquia, pues en ocasiones una exploración oftálmica no es suficiente para identificar el comportamiento quirúrgico y pos-quirúrgico de un ojo. La exploración del ojo debe ser cuidadosa, tanto del ojo afectado como del contralateral, con especial atención para identificar situaciones como facodonesis, iridodonesis, subluxación del cristalino, prolapso vítreo, remanente capsular, integridad de las estructuras del segmento anterior, integridad retiniana, estado del vítreo posterior, etc.

Una revisión cuidadosa pre-quirúrgica será siempre útil en la planeación del acto quirúrgico y en la determinación del material requerido. En este aspecto el uso de viscoelástico es de gran utilidad para facilitar las maniobras quirúrgicas y proteger al resto de las estructuras. Es recomendable que todo paciente candidato al implante de un LIO de CP fijado a la esclera o al iris sea sometido previamente a una vitrectomía anterior, ya sea vía pars plana o vía corneal, según cada caso lo amerite. Para el caso de la colocación de un LIO en CP fijado al iris o a la esclera, se prefieren los LIOs plegables de tres piezas sobre los no plegables con el fin de disminuir el tamaño de la incisión y manipulación quirúrgica, también se prefiere el acrílico y el polimetilmetacrilato sobre otros materiales, también debe evitarse el uso excesivo o incluso innecesario de fórceps o rotadores una vez introducido el LIO.

Determinación y Cálculo del Poder del LIO en Cirugía de Afaquia

Determinar el LIO a utilizar implica diferentes variables: el sitio en el que se implantará (CA o CP), sitio de fijación o soporte, biocompatibilidad, posibilidad a plegarse, angulación, material del óptico y hápticas, y finalmente el poder óptico necesario para cumplir las necesidades ópticas de cada paciente. Se debe tener en cuenta que es ideal utilizar LIOs de materiales biocompatibles con la úvea y orientarlos de tal forma que su angulación no genere roce continuo iridiano. El cálculo del poder de un LIO en afaquia es diferente al que se planea colocar en la bolsa capsular, pues tendrá una posición efectiva distinta y debe calcularse con la velocidad ajustada del sonido para el caso del ultrasonido y de la luz para el caso de la interferometría, ya sea para afaquia o pseudofaquia u ojos fáquicos. A medida que un LIO se acerca al plano corneal, su poder óptico efectivo aumentará, de tal forma que su poder debe disminuirse en mayor o menor medida dependiendo del sitio de implantación. Se sugiere, por ejemplo, que en condiciones normales, se resten 0.5 D del valor calculado de un LIO cuando se coloca en el sulcus y no en la bolsa capsular. Para tal efecto, cada fórmula debe corregirse. La constante A para las fórmulas basadas en SRK, la estimación de la profundidad de CA (PCA) pos-quirúrgica en la fórmula Hoffer y el factor S (distancia entre el plano del iris y el plano óptico del LIO) en la fórmula Holladay **Tabla 1**.

Tabla 1. Constantes de cada fórmula según el sitio del LIO

Variable-fórmula / Sitio del LIO	Constante A (fórmulas SRK)	PCA (Hoffer-Q)	Factor S (Holladay)
LIOCA	115.0-115.3	2.8-3.1 mm	-0.75 a -0.40
LIOCP sulcus	115.9-117.2	3.7 4.1 mm	0.10-0.70
LIOCP bolsa capsular	117.5-118.8	4.3-5.1 mm	0.90-1.60

En términos prácticos, en el caso de las fórmulas basadas en SRK, cuando se obtiene un valor de determinado de poder de un LIO para implantarlo en la bolsa capsular, en caso de que la cirugía se complique y se decida utilizar un LIOCA, se debe corregir el poder óptico del LIO según la constante. Por ejemplo: LIO original para bolsa capsular de 21.0 D con una constante de 118.7, se rompe la cápsula y se decide colocar un LIOCA, se debe corregir su valor con la nueva constante de 115.3 de acuerdo a la nueva PEL y restar la diferencia al poder del LIO, 118.7-115.3 = 3.4, por lo que se deben restar 3.4 D a 21.0 D, resultando en un LIO de 17.6 D, para utilizar uno de 17.5 o 18.0 D. O bien, si se decidiera colocar un LIO en la cámara posterior fijado al iris o a la esclera, únicamente se deben restar 0.5 a 1.0 D del valor original del LIO como corrección de la PEL, es decir, sustituir el de 21.0 D por otro de 20.5 a 20.0 D. Cabe señalar que estos deben realizarse considerando la constante optimizada del nuevo lente que se implantará. Es decir, si el primer lente planeado para colocación dentro de la bolsa capsular se trata de un LIO plegable de una pieza con una constante A de 118.7 de 21.0 D, y por alguna complicación transquirúrgica es imposible colocar el lente en la bolsa capsular y se decide colocarlo en el sulcus, fijado o no a la esclera o iris, y se decide colocar un LIO de tres piezas con una constante de 118.4, habrá que restar al cálculo original de 21.0 D la diferencia de la constante, en este caso -0.3 y la diferencia de la posición efectiva del LIO (PEL), que varía según las dimensiones de cada ojo entre -0.5 a -1.0 D. Dados los cambios de la constante y la PEL, el poder del LIO debe modificarse de la siguiente manera: 21.0 – 0.3 – 0.5 = 20.20 D, o sea, se deberá utilizar un LIO de +20.0 D a +20.50 D. Esta corrección debe hacerse únicamente para casos en los que se utilice un LIO que haya sido diseñado para implantación en la bolsa capsular, como los LIOs de tres piezas. Los lentes de cámara anterior han sido diseñados para tal efecto y su constante está ya optimizada esa PEL.

Técnica Quirúrgica de Suspensión y Sutura del LIO al Iris

McCannel en 1976 describió su método para fijar y suturar las hápticas del LIO al iris, mismo que se ha seguido utilizando para asegurar un LIOCPSI.[9] Más tarde, Chang describió la sutura al iris de las hápticas del LIO utilizando el nudo deslizable de Siepser,[10] técnica que evita la tracción excesiva del iris y una paracentesis central adicional, aunque requiere de una incisión suficientemente grande para introducir las tijeras Vannas, al menos de que se utilicen tijeras de microinsición, para el corte intraocular de la sutura.

La técnica utilizada en el departamento de Segmento Anterior del Instituto de Oftalmología Fundación Conde de Valenciana es la técnica de McCannel modificada con nudo deslizable de Siepser, como se describe a continuación:

Técnica Quirúrgica

1. Realizar una incisión en córnea periférica superior de 3.0 a 3.2 mm.
2. Administrar acetilcolina seguida de viscoelástico cohesivo.
3. Insertar el LIO plegable de tres piezas a través de la incisión superior. Las hápticas deben colocarse en el sulcus y el óptico "abotonarse" y capturarse por la pupila. Las hápticas deben "dibujarse" y resaltar a través de la cara anterior (estroma) iridiana al "apoyarse" en su cara posterior (pigmentada) **(Figura 3 A y B)**.
4. Con una sutura simple armada de polipropileno 9-0 y aguja CIF o CTF (Ethicon, Somerville, New Jersey) se pasa a través de la córnea periférica, a nivel del sitio donde se suturará el háptica para posteriormente penetrar el iris, pasar por debajo del háptica, penetrar de nuevo el iris y finalmente salir por la córnea periférica **(Figura 3 C)**. Algunos cirujanos prefieren realizar previamente dos paracentesis en los sitios donde penetrará la aguja a la córnea, no es indispensable hacerlas, la aguja punzante lo hará sin dificultad.
5. Después de cortar la aguja, ambos cabos de extraen a través de la incisión principal con un gancho de Sinskey o de Lester **(Figura 3 D)**.

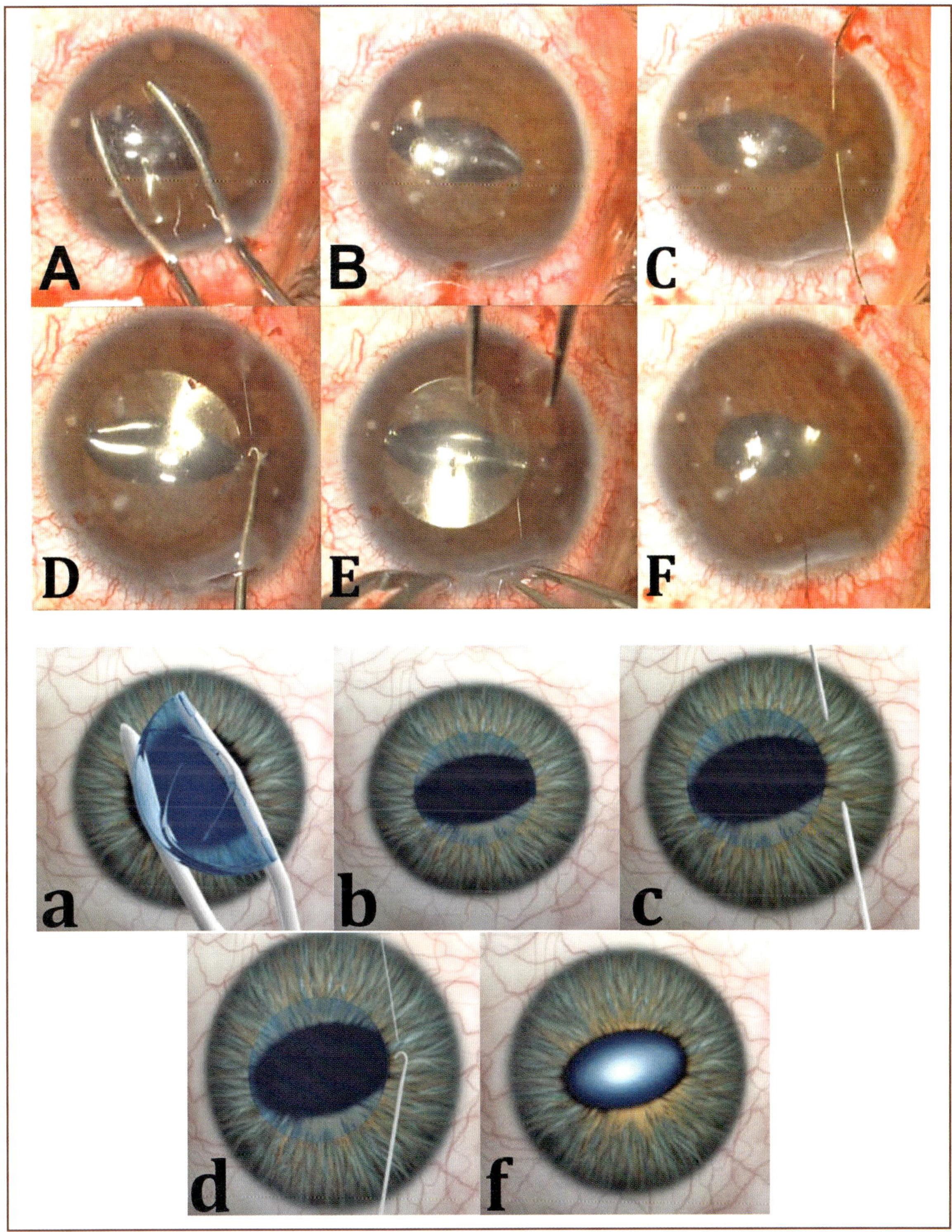

Figura 3. Descripción de la técnica quirúrgica, sutura de lente intraocular al iris.

6. Anudar los cabos mediante el nudo deslizable de Siepser[10] **(Figura 4)** y cortarlos con un remanente de 0.5-1 mm. Esta sutura y nudo deben repetirse para la otra háptica **(Figura 3 E)**.
7. Una vez las dos hápticas suturadas, el óptico es reposicionado hacia la cámara posterior y liberado de la pupila.
8. Finalmente, se debe extraer el viscoelástico y colocar un punto de sutura en la incisión principal en caso necesario **(Figura 3 F)**.

Experiencia Clínica de los Lentes Intraoculares Suturados al Iris

Con la finalidad de estudiar la seguridad y eficacia de los LIOs de cámara posterior suturados al iris, durante el 2010 al 2012 en el departamento de Segmento Anterior del Instituto de Oftalmología Fundación Conde de Valenciana I.A.P. nos propusimos evaluar los resultados visuales mediante seguimiento clínico y por OCT macular de los pacientes operados de LIOCPSI. García-Rojas y cols.[11] realizamos un estudio experimental, consecutivo, descriptivo, prospectivo, abierto y longitudinal en donde incluimos a todos los pacientes con afaquia o luxación/subluxación del LIO o cristalino que cumplieron con los criterios de inclusión y exclusión (remanente capsular suficiente > 180°, pérdida de la anatomía del segmento anterior, conteo endotelial corneal < 800 cels/mm^2, corectopia, pacientes sin posibilidad a mejoría en la agudeza visual -ambliopía, daño retiniano, etc-). El estudio se realizó de acuerdo a la declaración de Helsinki y previa autorización por los comités de Ética e Investigación institucionales.

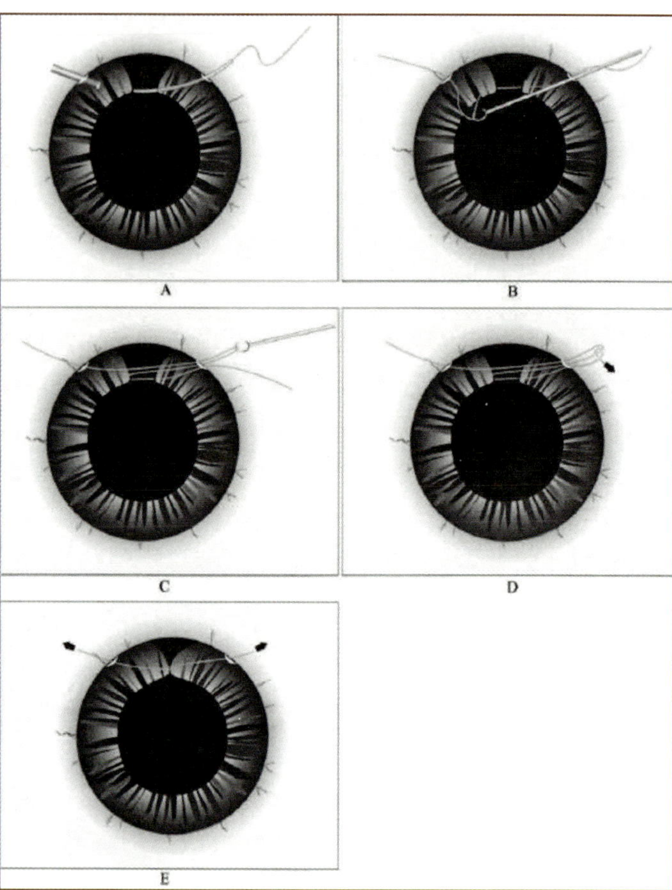

Figura 4. Nudo deslizable de Siepser para sutura del iris. A) Previa administración de un miótico intracameral (acetilcolina o carbacol) con sutura de polipropileno 9 ó 10-0 y aguja recta o curva (CIF-4), a través de dos paracentesis corneales previamente realizadas, se introduce la aguja por la paracentesis de entrada y penetra ambos extremos iridianos. B – C) A través de la paracentesis de entrada se introduce un gancho que recogerá un asa del extremo distal de la sutura para extraerla parcialmente a través de ésta paracentesis, conservando parte de la sutura distal de la paracentesis de salida. D) Una vez con el asa distal y la sutura original saliendo por la paracentesis de entrada, se debe realizar el nudo deslizable y repetirse este procedimiento (D y E) dos a tres veces, a preferencia del cirujano. E) Una vez formado el nudo deslizable, cada extremo de la sutura, el que entra por la paracentesis de entrada y el que sale por la paracentesis de salida, se debe jalar simultáneamente hasta apretar el(los) nudo(s) y darle estabilidad a la sutura. Finalmente los cabos de la sutura se deben cortar casi al ras del nudo.

A todos los casos se les realizó una revisión oftalmológica completa, así como un OCT prequirúrgico con el equipo 3D-OCT-1000® (Topcon Medical Systems, Inc. Oakland NJ, EUA) para la medición del grosor y análisis foveales.

Todos los pacientes fueron intervenidos mediante la misma técnica quirúrgica. Se utilizó viscoelástico viscoadaptativo DiscoVisc® (1.6% de hialuronato de sodio, 4.0% de condroitín sulfato, Alcon Fort Worth, Texas, EUA), sutura de polipropileno 9-0 y LIO de tres piezas para el caso de implante secundario (MA60AC®, Alcon Fort Worth, Texas, EUA). La técnica quirúrgica utilizada fue la descrita previamente en este mismo capítulo, técnica de McCannel[9] modificada con nudo deslizable de Siepser.[10] **(Figuras 3 y 4)**.

En el periodo pos-quirúrgico, en todos los casos se indicó moxifloxacino (Vigamoxi®, Alcon Fort Worth, Texas, EUA), nepafenaco (Nevanac®, Alcon Fort Worth, Texas, EUA), y prednisolona

Tabla 2. Características Demográficas y Clínicas Pre-Quirúrgicas

Pacientes (n)	13
Ojos (n)	13
Sexo	
Femenino, n (%)	4 (31)
Masculino, n (%)	9 (69)
Edad (años)	62.53 (28-86)
AVSC pre-quirúrgica, LogMAR (Snellen)	1.911 (20/1631)
AVMC pre-quirúrgica, LogMAR (Snellen)	1.004 (20/202)
Longitud Axial, mm	24.74 (23.02 a 27.66)
Grosor foveal pre-quirúrgico, µm	211.09 (133 a 283)

(Prednefrin SF®, Allergan Guarulhos-Sao Paulo, Brasil) tópicos. Se agregaron hipotensores tópicos (timolol +/- bromonidina) en los casos que lo requirieron. Los pacientes fueron revisados clínicamente de forma ambulatoria en los periodos pos-quirúrgicos: 1 día, 1 semana, 2 semanas, 1, 3, 6 y 12 meses. En las visitas mensuales se les realizó un OCT con el equipo 3D-OCT-1000® (Topcon Medical Systems, Inc. Oakland NJ, EUA) para la medición del grosor y análisis foveales.

Se realizó estadística descriptiva y calcularon diferencias con una alfa de 0.05 para los casos de agudeza visual pre y pos-quirúrgica, así como para los grosores foveales pre y pos-quirúrgicos mediante la prueba ANOVA y T de Student, respectivamente, con el programa SPSS v. 17.

Se incluyeron a 13 ojos de 13 pacientes, 9 hombres y 4 mujeres con una edad media de 62.53 años (28-86 años). La indicación quirúrgica fue en cuatro ojos por subluxación o luxación del LIO y en nueve ojos por afaquia sin remanente capsular suficiente para un implante secundario al sulcus sin sutura **Tabla 2**.

La agudeza visual sin corrección (AVSC) pre-quirúrgica media fue de 1.911 LogMar (Snellen 20/1631) y la agudeza visual mejor corregida (AVMC) pre-quirúrgica de 1.004 LogMar (Snellen 20/202). Ningún paciente presentó edema macular pre-quirúrgico clínicamente ni por OCT macular con un valor de grosor foveal medio de 211.09 µm (133 a 283 µm). La longitud axial media fue de 24.74 mm (23.02 a 27.66 mm). **Tabla 2**.

En el periodo pos-quirúrgico, ningún paciente presentó complicaciones graves. En todos los casos el cuadro inflamatorio pos-quirúrgico se controló con prednisolona solución oftálmica tópica en dosis reductivas y betametasona paraocular al término de la cirugía. Se registraron 4 ojos con hipertensión ocular mayor a 24 mmHg y menor de 35 mmHg a las 24 horas posquirúrgicas, casos que fueron controlados con hipotensores oculares tópicos (timolol ± brimonidina). 11 casos (85%) presentaron discoria por ovalización de la pupila en diferente grado sin afectar el funcionamiento de la motilidad pupilar.

Todos los pacientes tuvieron una mejoría estadísticamente significativa en su agudeza visual pos-quirúrgica con respecto a la pre-quirúrgica **(Figura 5)**. Al primer mes posquirúrgico todos los pacientes registraron una mejoría visual con respecto al pre-quirúrgico con una AVSC media de 0.588 LogMAR (20/78) y AVMC de 0.312 (20/41). Ningún paciente desarrolló edema macular clínico ni por OCT con un grosor medio de 226 µm. Al tercer mes posquirúrgico todos los pacientes registraron igualmente una mejoría visual con respecto al pre-quirúrgico con una AVSC media de 0.700 LogMAR (20/109) y AVMC de 0.297 (20/41). No hubo desarrollo de EMC en el periodo posquirúrgico, así como tampoco un incremento estadísticamente significativo del grosor foveal (211.09 vs 233.42 µm, $p > 0.05$).

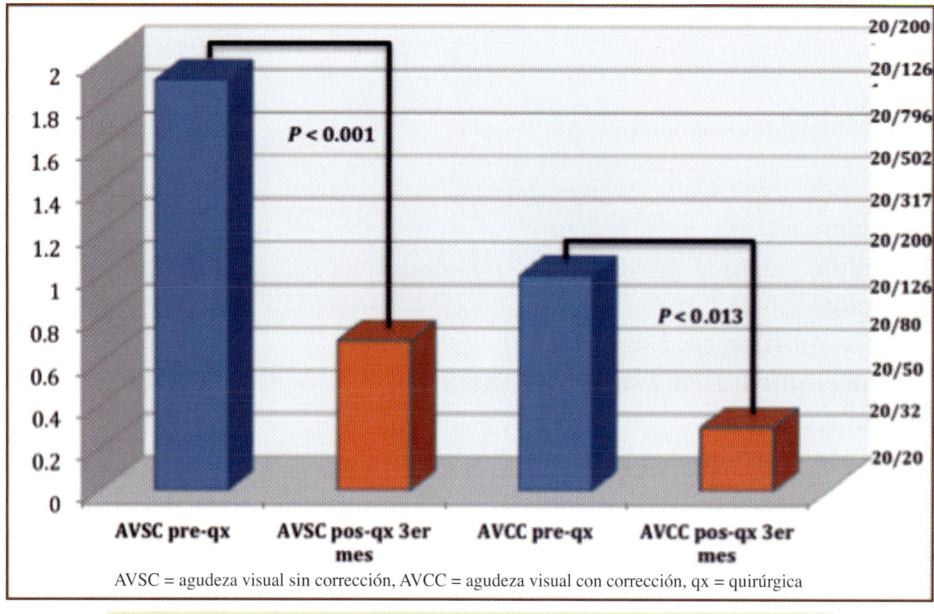

AVSC = agudeza visual sin corrección, AVCC = agudeza visual con corrección, qx = quirúrgica

Figura 5. Agudezas visuales pre y pos-quirúrgicas.

DISCUSIÓN

El implante secundario de un LIO es una opción óptica y terapéutica para los casos de afaquia quirúrgica. Así mismo, el reposicionamiento de un LIO está indicado cuando éste se desplaza del eje visual para fines ópticos y anatómicos. Es preferible que el ojo conserve las estructuras necesarias para implantar y acomodar un LIO dentro de la bolsa capsular, se sabe que dicho sitio es óptica y anatómicamente el más adecuado, sin embargo, cuando las estructuras no son conservadas y no hay un adecuado soporte capsular para dar estabilidad a un LIO de cámara posterior, es pertinente suturarlo a la esclera o al iris.[12-14]

El Comité de Evaluación Tecnológica de la Academia Americana de Oftalmología (American Academy of Ophthalmology Technology Assessment Committee) revisó recientemente la literatura publicada para los casos de implante de un LIO en la ausencia de soporte capsular.13 Concluyeron que la literatura justifica la eficacia y seguridad de los LIOs de cámara anterior, LIOs suturados a la esclera de cámara posterior y LIOs suturados al iris de cámara posterior. En la ausencia de ensayos clínicos controlados comparativos, no hay evidencia científica suficiente para determinar cuál de los métodos mencionados es superior. La sutura de un LIO a la esclera conlleva complicaciones tales como inclinación (tilt) del LIO, sangrado, desprendimiento de retina regmatógeno, extrusión de la sutura, poca precisión en la posición final del LIO, entre otras.[15-20]

Navia-Aray[7] reportaron 30 ojos en afaquia a los cuales se les suturó un LIOCPSI por abordaje limbal mediante cuatro suturas a través de pequeños agujeros en el óptico del LIO. Parker y Price[16] describieron una técnica en la cual la sutura se pasaba a través de un borde del óptico de silicón mediante un abordaje limbal, de tal forma que el LIO se fijaba al iris por su óptico y no sus hápticas.

Condon y colaboradores reportaron una serie grande de pacientes a los que se les implantó un LIOCPSI por afaquia o como parte de un intercambio del LIO. (Garry P. Condon, MD, et al., "Iris Fixation of Foldable PC IOLs with Modified McCannel Slipknot Suture," presentado en el Simposio de Catarata, LIOs y Cirugía

Refractiva de ASCRS, San Francisco, California, EUA, 2003). Chang[10] reportó una serie de 8 pacientes con LIO subluxado en la que presenta una mejoría de la agudeza visual en el seguimiento de todos los casos, a los que según se requirió, se suturó al iris una o dos hápticas mediante la técnica de nudo deslizable de Siepser[10] sin complicaciones transquirúrgicas.

Siepser describió una técnica de sutura para reparar defectos iridianos mediante un nudo deslizable.[10] La ventaja de dicho nudo es que es posible formarlo y apretarlo fuera del ojo y deslizarlo hasta el sitio deseado con mínima manipulación intraocular con un riesgo mínimo de que las hápticas puedan desplazarse. Esta maniobra permite al cirujano tener maniobras seguras y eficaces fuera del ojo, con una cámara anterior estable a través de dos paracentesis pequeñas.

Esta es la primera serie mexicana de casos reportada a los que se les sutura un LIO al iris con seguimiento clínico y mediante OCT macular. El resultado quirúrgico fue claramente exitoso, así como el seguimiento clínico, resultados visuales y baja tasa de complicaciones posquirúrgicas leves y reversibles.

CONCLUSIÓN

No existe evidencia científica suficiente para determinar la superioridad de una u otra técnica para el tratamiento de la afaquia sin suficiente remanente capsular o subluxación/luxación del LIO. Existen reportes que sustentan la viabilidad de un LIO de cámara anterior o de cámara posterior fijado a la esclera. La sutura al iris de un LIO de tres piezas de cámara anterior resulta segura y eficaz para casos en donde fuera del remanente capsular, se tenga integridad de las estructuras del segmento anterior. Estos casos deben ser manejados de forma completa por un cirujano del segmento anterior experimentado y se les debe dar un seguimiento clínico y en ocasiones paraclínico estrecho, a fin de evitar posibles efectos adversos.

Bibliografía

1. Apple DJ, Mamalis N, Loftfield K, et al. Complications of intraocular lenses. A historical and histopathological review. Surv Ophthalmol 1984;29:1–54.
2. Michael D. Wagoner, MD, Terry A. Cox, MD, PhD, Reginald George Ariyasu, MD, PhD,Deborah S. Jacobs, MD, Carol L. Karp, MD. Intraocular Lens Implantation in the Absence of Capsular Support. Ophthalmology 2003;110:840–859.
3. Arkin MS, Steinert RF: Sutured posterior chamber intraocular lenses. Int Ophthalmol Clin 34:67--85, 1994.
4. Ashraf MF, Stark WJ: McCannel sutures and secondary irisfixated intraocular lenses, in Azar DT (ed): Intraocular Lenses in Cataract and Refractive Surgery. Philadelphia: W.B. Saunders Company, 2001. p.165-70.
5. Hu BV, Shin DH, Gibbs KA, et al: Implantation of posterior chamber lens in the absence of capsular and zonular support. Arch Ophthalmol 106:416-20, 1988.
6. Hoh H, Ruprecht K, Nikoloudakis N, Palmowski A. Preliminary results following implantation of iris-suture-fixated posterior- chamber lenses. Ger J Ophthalmol 1993;2:70–5.
7. Navia-Aray EA. Suturing a posterior chamber intraocular lens to the iris through limbal incisions: results in 30 eyes. J Refract Corneal Surg 1994;10:565-70.
8. Solomon KD, Apple DJ, Mamalis N, et al: Complications of intraocular lenses with special reference to an analysis of 2500 explanted intraocular lenses (IOLs). Eur J Implant Refract Surg 1991;3:196-200.
9. McCannel MA: A retrievable suture idea for anterior uveal problems. Ophthalmic Surg 7:98-103, 1976.
10. Chang DF: Siepser slipknot for McCannel iris-suture fixation of subluxated intraocular lenses. J Cataract Refract Surg 30:1170-6, 2004.
11. García-Rojas L, Paulin-Huerta JM, Chávez-Mondragón E, Ramírez-Miranda A. Intraocular lens iris fixation. Clinical and macular OCT outcomes. BMC Res Notes. 2012 10;5(1).
12. Siepser SB. The closed-chamber slipping suture technique for iris repair. Ann Ophthalmol 1994; 26:71–72.
13. Hannush SB. Sutured posterior chamber intraocular lenses: indications and procedure. Curr Opin Ophthalmol 2000; 11:233–240.
14. Dick HB, Augustin AJ. Lens implant selection with absence of capsular support. Curr Opin Ophthalmol 2001; 12:47–57.
15. Wagoner MD, Cox TA, Ariyasu RG, et al. Intraocular lens implantation in the absence of capsular support: a report by the American Academy of Ophthalmology (Ophthalmic Technology Assessment). Ophthalmology 2003; 110:840–859.
16. Parker DS, Price FW Jr. Suture fixation of posterior chamber intraocular lens in anticoagulated patients. J Cataract Refract Surg 2003; 29:949–954.
17. Bourke RD, Gray PJ, Rosen PH, Cooling RJ. Retinal detachment complicating scleral-sutured posterior chamber intraocular lens surgery. Eye 1996; 10:501–508

18. Lee J-G, Lee J-H, Chung H. Factors contributing to retinal detachment after transscleral fixation of posterior chamber intraocular lenses. J Cataract Refract Surg 1998; 24:697–702.
19. Solomon K, Gussler JR, Gussler C, Van Meter WS. Incidence and management of complications of transsclerally sutured posterior chamber lenses. J Cataract Refract Surg 1993; 19:488–493.
20. Manabe S, Oh H, Amino K, et al. Ultrasound biomicroscopic analysis of posterior chamber intraocular lenses with transscleral sulcus suture. Ophthalmology 2000; 107:2172–2178.

28

Fijación a Esclera de Lentes Intraoculares Plegables: Técnica con Sutura y Técnicas sin Sutura

Dr. Angel Pineda-Fernández,
Dr. Jesús Salvatierra Flores,
Dr. Reinaldo García Arismendi

Introducción

La extracción extracapsular de catarata con facoemulsificación y el implante primario de lente intraocular de cámara posterior es el procedimiento de elección en la actualidad en el manejo de cataratas en los adultos.[1] La ruptura de la cápsula posterior ocurre aproximadamente en el 0.9% de los casos[2] y cuando no existe suficiente apoyo capsular para colocar el lente intraocular, existen varias opciones. Por más de dos décadas, los lentes intraoculares de cámara anterior (LIOs CA)[3,4] y por más de una década los lentes intraoculares de cámara posterior (LIOs CP) fijados a esclera[5,6] han sido los tipos de lentes mas usados como implante secundario en ausencia de soporte capsular. El implante de LIOs CA ha estado asociado a inflamación intraocular crónica, pérdida de células endoteliales, queratopatía bulosa, glaucoma, y resultados deficientes en términos de agudeza visual final.[7-9] Sin embargo, estudios más recientes han mostrado una disminución en la incidencia de complicaciones asociadas con los LIOs CA debido a su nuevo diseño a partir de la década de los 90.[9,10]

Por otra parte, el implante de LIOs CP fijados a esclera ofrece buenos resultados visuales y una relativa baja incidencia en complicaciones. Los LIOs CP fijados a esclera preservan el endotelio corneal, minimizan la aniseiconia, y reducen el riesgo de traumatismo al iris, no interfiriendo con la función pupilar.[11] Sin embargo, la técnica es complicada, el tiempo quirúrgico prolongado y en muchos casos la manipulación intraocular es excesiva.[11] Existen diferentes estudios que favorecen o desfavorecen el implante secundario de LIOs CP fijados a esclera. Donaldson y col[12] compararon retrospectivamente 83 casos de LIOs CA y 98 casos de LIOs CP y sus resultados sugieren que no existe una diferencia estadísticamente significativa en los resultados visuales e incidencia de complicaciones entre ambos grupos. Sin embargo ellos sugieren que los avances recientes en el diseño de LIOs CA ofrece una alternativa segura y efectiva a los LIOs CP suturados a esclera. Evereklioglu y col[11] compararon retrospectivamente 73 ojos con LIOs CA y 51 ojos con LIOs CP fijados a esclera encontrando un mejor resultado y menor incidencia de complicaciones en el grupo de LIOs CP fijados a esclera. Recientemente, Wagoner y col[13] realizaron una revisión de la literatura relacionada a la eficacia y seguridad en el uso de LIOs CA de última generación, LIOs CP suturados a esclera y LIOs de CP suturados a iris para la corrección de afaquía en ojos sin adecuado soporte capsular. Fueron revisados 89 artículos publicados entre

1989 y 2001 no encontrando suficiente evidencia para demostrar la superioridad de un tipo de LIO sobre los otros en ojos con ausencia de soporte capsular. Evereklioglu y col[11] sugieren que cirujanos inexperientes no deberían implementar el uso de LIOs CP suturados a esclera. Además sugieren el uso de LIOs CA en pacientes con endotelio corneal normal, con un ángulo de la cámara anterior sin sinequias, sin glaucoma y un vítreo anterior intacto.

Después de varios años de experiencia con implantes secundarios de LIOs de CA y LIOs de CP fijados a esclera, me decidí por los últimos como mi primera elección para la corrección de la afaquia en casos con insuficiente soporte capsular. La fijación a esclera de LIOs CP de PMMA es el procedimiento acostumbrado y aceptado; sin embargo, requiere de una incisión de 7.0 a 8.0mm de largo, aumentando el riesgo de hipotonía intraoperatoria e inducción significativa de astigmatismo postoperatorio, prolongando la recuperación visual postoperatoria.[14] Con la llegada de los nuevos LIOs CP plegables, se ha encontrado una forma eficiente de inducir menos astigmatismo postoperatorio por la realización de incisiones cada vez más pequeñas (3.5mm o menos, dependiendo del tipo de LIO plegable y del sistema de introducción empleado). La mayor ventaja de la cirugía de catarata con incisión pequeña es la menor producción de cambios estructurales de la cornea con menor inducción de astigmatismo y mas rápida recuperación visual.[15-17] Con la finalidad de combinar los beneficios de la fijación a esclera de LIOs de CP y la realización de incisiones pequeñas auto sellantes en córnea, se ha propuesto la fijación a esclera de LIOs CP plegables.[14,18-20]

TÉCNICA DE FIJACIÓN A ESCLERA CON SUTURA DEL LENTE INTRAOCULAR PLEGABLE

Bajo anestesia peribulbar, se realizan dos peritomias conjuntivales sectoriales en hora 3 y 9. Se realiza una leve cauterización de la esclera y se realizan dos colgajos esclerales triangulares de 50% de espesor escleral, 180° separados uno del otro. Se realiza una incisión auto sellante en córnea clara de 2.75 a 3.0 mm de ancho (dependiendo del inyector a utilizar) en hora 12 y se realiza una paracentesis en córnea clara de 1.0 mm a 90° de la incisión principal, en hora 3. Se realiza una vitrectomia anterior si es necesario y se coloca viscoelástico (Provisc®) en cámara anterior. Se introduce la aguja recta del polypropylene 10-0 (Ethicon, ZW 1713) por debajo de uno de los colgajos esclerales a 1.0 mm detrás del limbo, debajo del iris. Debajo del otro colgajo escleral a 1.0 mm detrás del limbo se introduce una aguja de calibre 23, debajo del iris y en el área pupilar se introduce la aguja del prolene dentro de la aguja de insulina y se saca por el lado opuesto[21] **(Figura 1)**. Luego se usa un gancho de Sinskey para extraer la sutura a través de la incisión

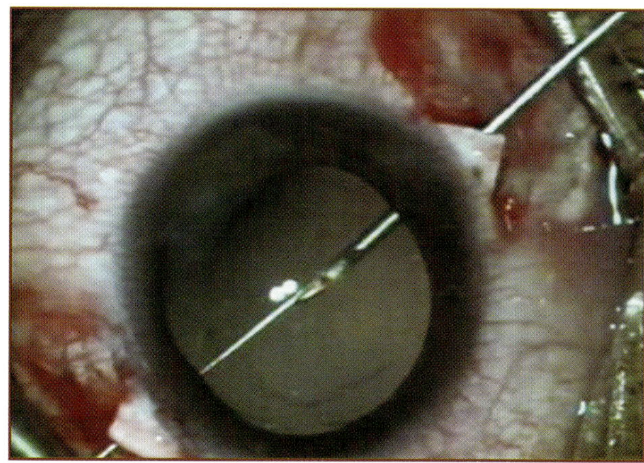

Figura 1. Introducción de la aguja del prolene por debajo del colgajo escleral y detrás del iris para ser introducida dentro de la aguja de insulina para guiarla al lado opuesto.

corneal principal **(Figura 2)**. Se introduce el lente intraocular con inyector a través de la incisión principal **(Figura 3)** y se coloca en cámara anterior encima del iris, dejando un háptica fuera de la incisión **(Figura 4)**. Se corta la sutura del prolene y se anuda al háptica que se dejo afuera. Se puede cauterizar la punta del haptica con un cauterio monopolar para formar un bulbo en la punta de la misma y evitar que se salga la sutura. Se introduce esta háptica rotando el lente intraocular **(Figura 5)** y se extrae la segunda háptica para realizar el mismo procedimiento con el otro extremo del prolene. Se introduce la segunda háptica a cámara anterior y se ubican ambas junto a la óptica del lente intraocular en

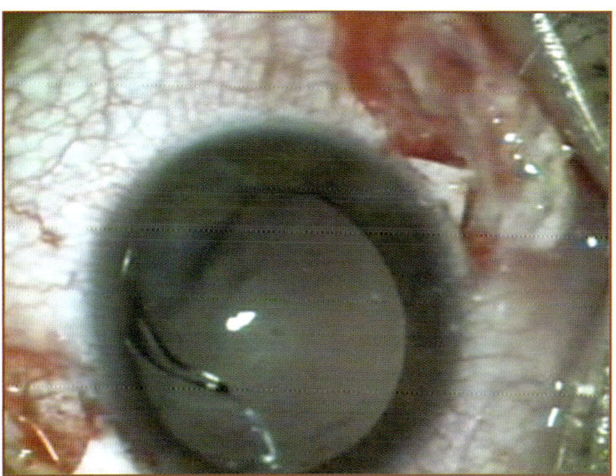

Figura 2. Extracción de sutura prolene a través de incisión corneal de 3.0mm.

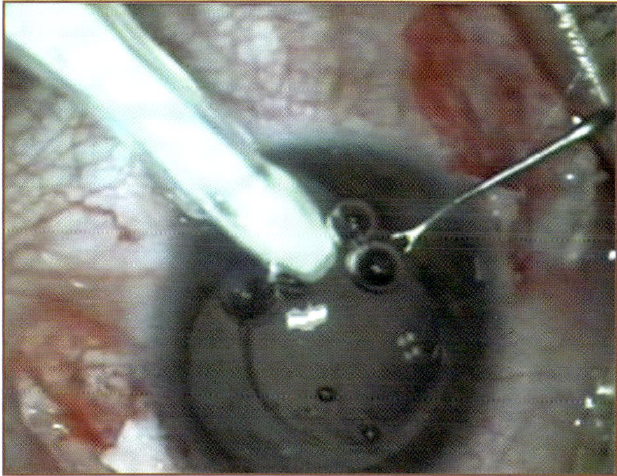

Figura 3. Introducción de lente intraocular plegable con inyector en cámara anterior.

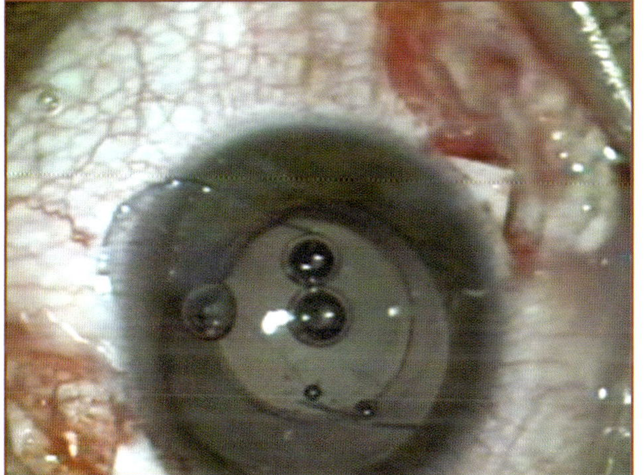

Figura 4. Después de introducir el lente intraocular en cámara anterior de deja un háptica fuera de la incisión para anudarla a un extremo de la sutura de prolene (previamente cortada).

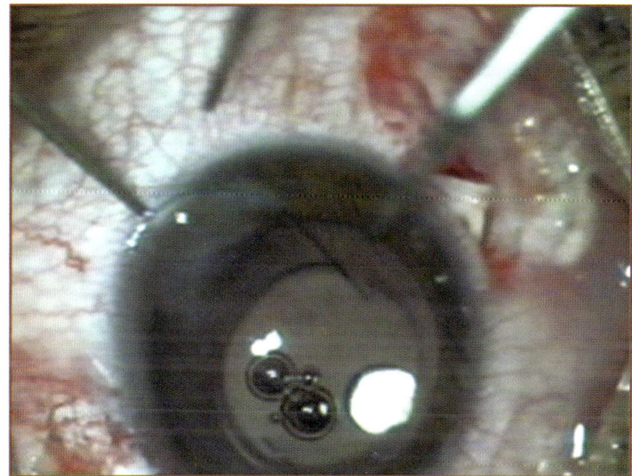

Figura 5. Después de anudar el háptica a la sutura, se introduce en cámara anterior.

cámara posterior debajo del iris **(Figura 6)**. Se traccionan las suturas prolene que salen a través de los colgajos esclerales hasta conseguir un buen centrado del lente intraocular **(Figura 7)**. Se pasa cada aguja del prolene por el lecho escleral debajo de cada colgajo escleral para anudar cada una sobre si misma. Por último se cierran los colgajos esclerales con un punto separado de nylon 10-0 y luego se cierra la conjuntiva con la misma sutura.

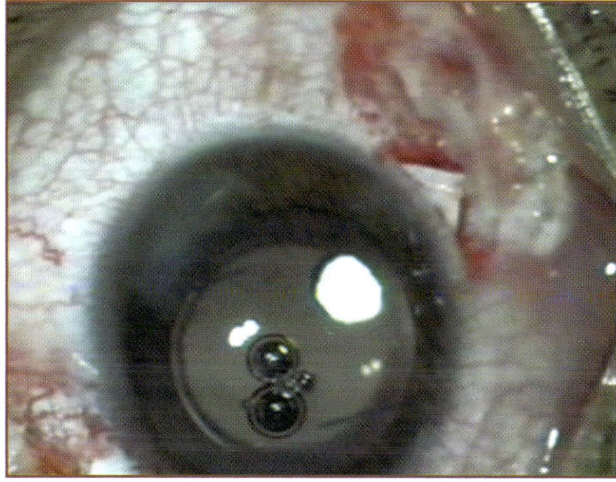

Figura 6. Se rota el lente intraocular, se extrae la segunda haptica, anudándola al otro extremo de la sutura prolene, se introduce a cámara anterior y luego el lente (óptica y hápticas) se coloca en cámara posterior detrás del iris, centrándolo en relación a la pupila.

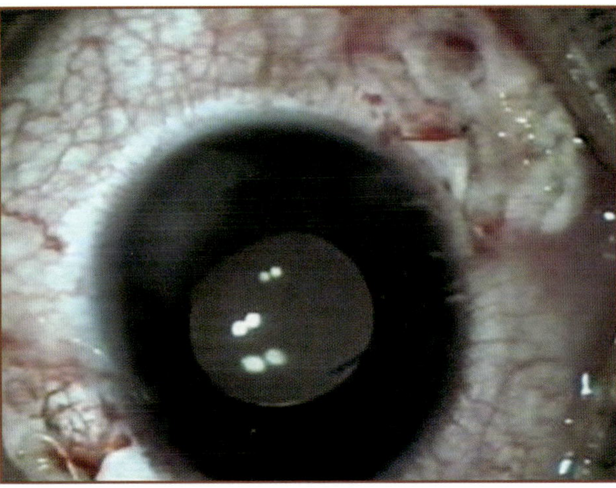

Figura 7. Aspecto del lente intraocular en cámara posterior ya fijado a esclera y con la pupila en midriasis media.

Resultados

Fueron realizados 18 ojos. El tiempo de seguimiento promedio fue de 8.6 meses. La edad promedio fue 61.5 años. La mejor agudeza visual corregida (AVcc) preoperatoria promedio fue 20/51.5. El equivalente esférico preoperatorio promedio fue +12.47 Dioptrías. El astigmatismo preoperatorio promedio fue -3.05 Dioptrías.
Todos los pacientes eran afáquicos posterior a cirugía de catarata (extracción extracapsular de catarata o facoemulsificación) en donde no había suficiente apoyo capsular.

Diez de los LIOs suturados fueron de silicón, de 3 piezas Soflex® (Baush & Lomb), 7 LIOs de acrílico hidrofóbico de 3 piezas AcrySof® MA-60BM (Alcon) y 1 LIO de acrílico hidrofóbico de pieza única AcrySof Natural® (Alcon).

Once ojos (61.1%) mantuvieron su AVcc preoperatoria después de la cirugía y 7 ojos (38.9%) ganaron 1 o más líneas de AVcc después de la cirugía.

Un ojo tuvo un descentrado superior clínicamente visible, sin embargo el 80% de la zona óptica del LIO estaba dentro de los límites del área pupilar no necesitando reposicionamiento. No se evidenciaron casos de tilt del LIO, desprendimiento coroideo o desprendimiento de retina durante el tiempo de seguimiento.

Discusión

La fijación a esclera de LIOs plegables ha sido descrita por otros autores.[14,18-20] Kaynak y col,[14] describió 20 ojos con LIOs plegables fijados a esclera, con un tiempo de seguimiento promedio de 12 meses, no encontrando complicaciones importantes como descentrado y tilt del LIO, desprendimiento coroideo y de retina. En los casos reportados en otros estudios, la introducción del LIO plegable fue realizada con pinzas, anudando previamente el prolene a cada una de las hápticas. En este estudio, la introducción del LIO plegable se realizó en todos los casos con inyector, anudando luego cada háptica con el prolene. A diferencia de la introducción del LIO plegable con pinzas, la utilización de inyectores aísla al LIO de posible contaminación externa, reduciendo el riesgo de introducir patógenos al interior del ojo.[22] Además permite la introducción del LIO por incisiones mas pequeñas comparadas al uso de pinzas.[22] Por otra parte, al introducir el LIO con pinzas, anudado previamente, se podría romper una de las suturas.

En uno de los casos de este estudio se usó un LIO AcrySof Natural® para fijarlo a esclera. En un estudio, LeBoyer y col[23] reportaron el explante de tres LIOs Acrysoft de pieza única a causa de complicaciones relacionadas a la presencia de las hápticas en el sulcus ciliar. Uno de los casos se asoció a hifema y hemorragia vítrea. La biomicroscopía ultrasónica (UBM) confirmó el contacto entre las hápticas y la superficie posterior del iris. La microscopía electrónica de los LIOs explantados revelaron la presencia de dispersión pigmentaria en la superficie anterior de los mismos. Wintle y Austin[24] reportaron un caso de dispersión pigmentaria y elevación de la presión intraocular después del implante de un lente Acrysof en el sulcus ciliar. LeBoyer y col[23] sugieren que la flexibilidad y grosor de las hápticas, así como su borde cuadrado, puede aumentar el riesgo de erosión del iris cuando las hápticas se encuentran en el sulcus. Por lo tanto no recomiendan su fijación en el sulcus. El único caso de este estudio con este tipo de LIO ha evolucionado de forma satisfactoria, y hasta el momento el paciente no ha presentado inflamación intraocular crónica clínica, dispersión pigmentaria ni glaucoma.

En este estudio se encontró un caso de descentrado del LIO, el cual no fue clínicamente significativo como para pensar en una reoperación. No hubo casos de LIOs con tilt después de la cirugía, aunque el mismo fue evaluado de forma subjetiva con biomicroscopía. Durak y col[25] evaluaron el tilt y descentrado en pacientes con LIOs CP fijados a esclera. Utilizaron el perímetro de Goldman con unas modificaciones y aplicando el método de Guyton y col[26] y la fórmula de Kosaki y col[27] calcularon objetivamente el ángulo y magnitud del tilt y el descentrado. En 56 ojos estudiados, el tilt promedio fue 6.09±3.8°, 47 ojos (84%) presentaron un tilt de 10° o más y el descentrado promedio fue 0.67±0.43mm, 48 ojos (85.7%) presentaron un descentrado mayor de 1.0 mm. Sin embargo, solo un ojo fue reoperado por presentar un descentrado de 2.5mm con sintomatología visual. Aunque no ocurren con frecuencia, el tilt y descentrado significativo pueden producir sintomatología visual importante. Holladay y col[28] encontraron que un descentrado mayor de 1.0mm produce astigmatismo radial y un tilt mayor de 15° produce la aberración tipo coma, los cuales no pueden ser compensados con lentes. El centrado del LIO depende de la simetría y estabilidad de las hápticas. Las técnicas quirúrgicas actuales no garantizan la exacta ubicación de las hápticas en el sulcus ciliar.[29] Holland y col,[30] usando gonioscopía, encontraron que las hápticas se encontraron en el sulcus ciliar en el 77% de los ojos y el 23% se localizaron posterior al sulcus. Sewelan y col,[31] usando biomicroscopía ultrasónica, estudiaron 40 ojos después de realizarle fijación a esclera de LIOs CP, encontrando que 22 hápticas (55.0%) se encontraron en el sulcus, 11 (27.5%) anterior al sulcus (acompañado de algún grado de cierre angular), y 7 (17.5%) se encontraron posterior al sulcus. Ellos recomiendan el uso técnicas de fijación con endoscopia para la visualización y control directo de la fijación detrás del iris en el sulcus. Sasahara y col[32] estudiaron retrospectivamente 2 grupos de pacientes: el primero, con 26 ojos a los que le realizaron fijación a esclera de LIOs CP guiado por endoscopia, no encontrando tilt ni descentrado en ninguno de los ojos. El segundo grupo, con 95 ojos con fijación a esclera no guiado por endoscopia, encontrando mal posicionamiento (tilt y/o descentrado) en un 23% (22 ojos), con una diferencia estadísticamente significativa entre los dos grupos. Ellos recomiendan el uso rutinario de esta técnica para reducir la incidencia de mal posicionamiento de los LIOs CP fijados a esclera.

TÉCNICA DE FIJACIÓN A ESCLERA SIN SUTURA DEL LENTE INTRAOCULAR PLEGABLE

En el 2007, Gabor y Pavlidis[33] describieron una técnica de fijación del lente intraocular a esclera sin el uso de suturas, en donde las hápticas son introducidas en un túnel escleral. Posteriormente, Agarwal y colaboradores[34] describieron otra técnica de fijación a esclera del LIO CP sin sutura, usando pegamento tisular para fijar las hápticas debajo de un colgajo escleral. La finalidad de estas dos técnicas es obviar la colocación de suturas para fijar el LIO CP a esclera, ya que existen varias desventajas en relación a esa técnica: es mas complicada y requiere mayor destreza quirúrgica, el tiempo operatorio y la manipulación intraocular son mayores, existe mayor incidencia de tilt y descentrado, y las suturas se pueden romper y el LIO lujarse a vítreo.[35] Diferentes estudios a largo plazo reportan una elevada incidencia de complicaciones postoperatorias relacionadas a las suturas, pero pocos estudios después de 10 años.[36,37] Vote y colaboradores[36] encontraron que el 27.9% de ojos suturados con prolene 10-0 tuvieron una ruptura de la sutura a los 4 años de la cirugía. Asadi y colaboradores[37] reportaron que la ruptura de la sutura ocurrió en 24% de los pacientes después de 7 a10 años de la cirugía, comparado a ninguna ruptura reportada en otro estudio 12 años después de la cirugía.[41] Se ha propuesto que pacientes con ectopia lentis primaria bilateral familiar tienen una enzima que degrada el prolene o tienen otro efecto sobre el mismo.[38] Sin embargo, la alta incidencia de ruptura de la sutura en pacientes jóvenes es debida probablemente a un estilo de vida mas activo, asociado a microtraumas continuos, combinado a la biodegradación del prolene y a fuerzas gravitacionales.[36] En un estudio histológico,[29] la estabilidad del LIO fue el resultado de la integridad de la sutura y no a la encapsulación fibrosa o a la correcta posición de las hápticas en el sulcus ciliar. De acuerdo a esto, si las suturas se cortan inadvertidamente en el postoperatorio o se rompen, el LIO puede lujarse.[5] Para aumentar la durabilidad de la sutura, prolene 9-0 (lo cual haría que el nudo sea mas voluminoso, con mayor probabilidad de erosión escleral y riesgo de endoftalmitis), y otro material de sutura como el politetrafluoroetileno (Gore-Tex) podrían ser usados.[39,40]

Técnica descrita por Gabor y Pavlidis[33]

Se recomienda realizar una vitrectomía via pars plana antes del procedimiento para retirar las tracciones vítreas. Se realiza una incisión corneal para la introducción del LIO CP. Se realizan 2 esclerotomías ab externo con una cánula filosa de calibre 24 a 1.5-2.0mm detrás del limbo, separadas una de la otra por 180 grados. La posición de las esclerotomías al sulcus ciliar se pueden controlar visualizándolas con un sistema de visión indirecta (EIBOS [Möller-Wedel GmbH] or BIOM [Oculus]) con identación escleral. Luego la misma cánula se usa para crear un túnel escleral paralelo al limbo de 50% de profundidad del espesor escleral, comenzando en las esclerotomías y terminando con la externalización de la cánula después de 2-3mm de trayecto. Se introduce un LIO de 3 piezas, plegable, con un inyector, dejando la última háptica fuera de la incisión corneal. La primera háptica (que ya esta dentro del ojo) se toma por la punta con una micropinza de capsulorexis de calibre 25 que se ha introducido a través de la esclerotomía desde el exterior del ojo, extrayéndola a través de la misma, dejándola fuera del ojo. Se introduce la micropinza por la parte distal del túnel escleral previamente realizado, se toma la punta del háptica exteriorizada y se tracciona hacia el túnel, para introducirla ahí y dejarla dentro. Posteriormente, la segunda háptica se introduce dentro del ojo, se coloca la micropinza a través de la segunda esclerotomía, tomando la punta del háptica y traccionándola a través de la segunda esclerotomía para exteriorizarla. Se repite la maniobra de introducir la micropinza en la parte distal del segundo túnel escleral, se toma la punta del háptica y se tracciona hacia el túnel y se introduce y deja dentro del mismo. Se posiciona mejor el LIO y se hacen pequeños ajustes para centrarlo. Las hápticas quedan dentro de los túneles esclerales para prevenir sensación de cuerpo extraño y para disminuir el riesgo de inflamación por irritación del cuerpo ciliar.

Técnica descrita por Agarwal[34]

Previa anestesia retrobulbar, se recomienda tomar y fijar el recto superior. Se realiza una peritomía y cauterización de la esclera en los lugares donde se decida fijar las hápticas del LIO CP. Se coloca un mantenedor de la cámara anterior. Se realizan 2 colgajos esclerales de espesor parcial de la esclera, con base en el limbo, de 2.5mm x 3.0mm (rectangulares), separados uno del otro exactamente por 180 grados, a 1mm del limbo. Se realiza una vitrectomía vía pars plana o vía anterior para quitar las tracciones vítreas. Se realizan 2 esclerotomías (cada una debajo de cada colgajo escleral) con una aguja calibre 22 a 1.5mm del limbo. Se realiza una incisión corneal para introducir el LIO de 3 piezas, plegable, con un inyector, dejando el LIO en cámara anterior y la última háptica se deja fuera de la incisión corneal. Se introduce una micropinza de capsulorexis de calibre 25 a través de la esclerotomía por fuera del ojo, se toma la punta del háptica que esta en cámara anterior, se tracciona y se exterioriza. Se introduce la última háptica en cámara anterior y se exterioriza a través de la segunda esclerotomía repitiendo la misma maniobra con la micropinza de capsulorexis. De esta forma, las dos hápticas están fuera del ojo, debajo de los colgajos esclerales. Se coloca pegamento tisular debajo de cada colgajo escleral, y se aplica presión local por 10 a 20 segundos para sellar los colgajos y asegurar las hápticas debajo de ellos. Si se usa un LIO con hápticas muy largas, que queden fuera de los márgenes de los colgajos esclerales, se puede usar la aguja de calibre 22 para crear un túnel escleral en el borde del colgajo, para introducir el háptica. La conjuntiva se cierra con el mismo pegamento tisular **(Figuras 8 a 15)**.

En las dos técnicas descritas anteriormente, la torsión (tilt) y el descentrado del LIO CP es mínimo debido a la colocación de las hápticas en un túnel escleral o debajo de los colgajos esclerales.[33,34] La externalización de la mayor parte de las hápticas a lo largo de su curvatura, estabiliza

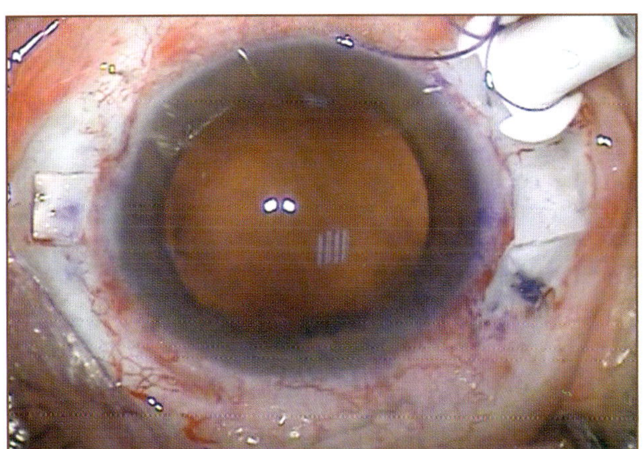

Figura 8. Se crean dos colgajos esclerales, en este caso nasal y temporal, separados uno del otro por 180°. Previamente, se ha realizado vitrectomía anterior amplia via pars plana y se ha dejado la cánula de infusión continua.

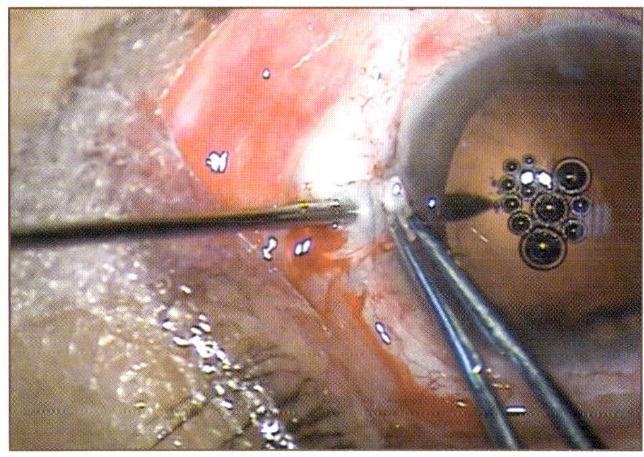

Figura 9. Se realiza la primera esclerotomía debajo del colgajo escleral con una aguja calibre 22 a 1.5mm del limbo.

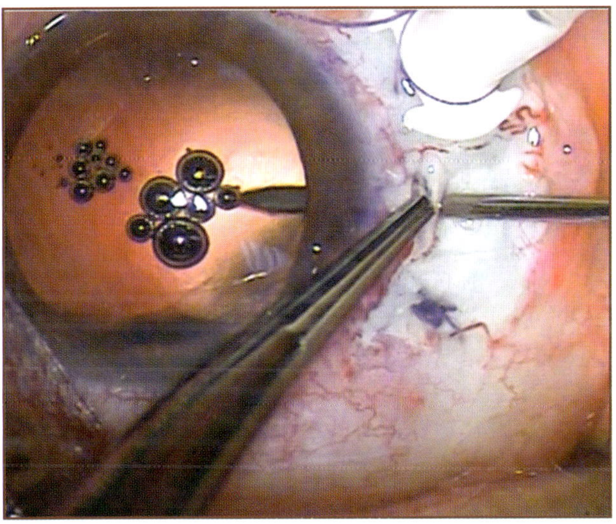

Figura 10. Se realiza la segunda esclerotomía debajo del otro colgajo escleral.

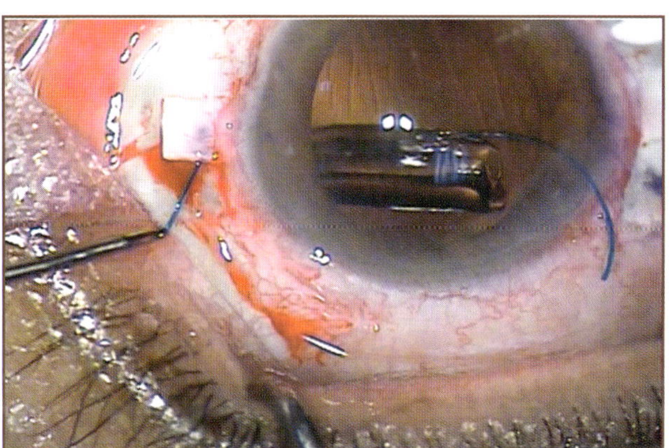

Figura 11. Se introduce el LIO a través de una incisión en cornea clara, dejando la segunda haptica fuera del globo ocular. Se introduce una pinza de capsulorexis calibre 25 a través de la primera esclerotomia, y se exterioriza la primera haptica.

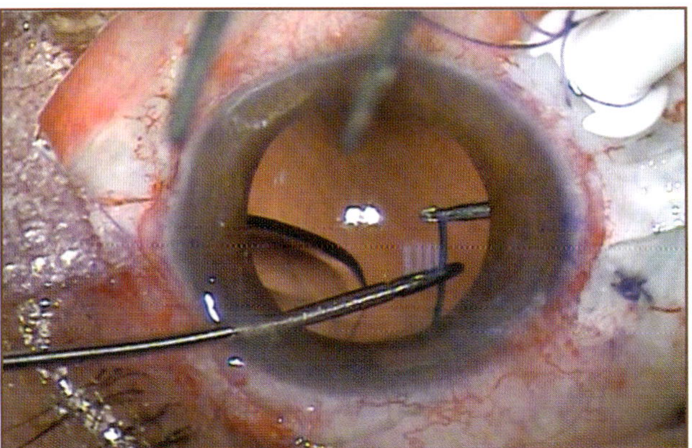

Figura 12. Se introduce la segunda haptica a cámara anterior y con una pinza de capsulorexis calibre 25 introducida a través de la segunda esclerotomía, se exterioriza la misma.

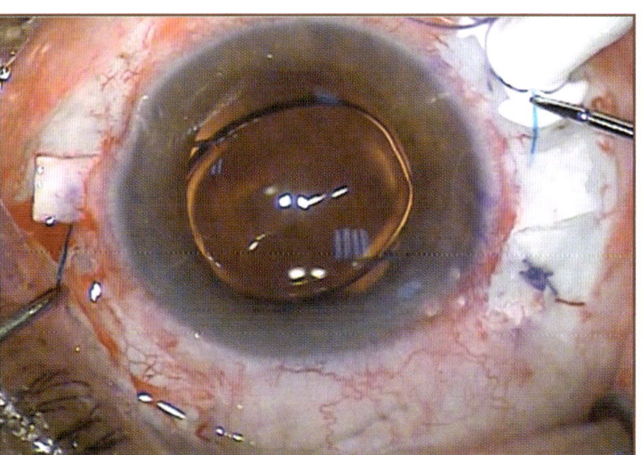

Figura 13. Con ambas hapticas ya exteriorizadas, se aplica suave tracción y ajustes en la posición de las mismas, para conseguir un buen centrado del LIO.

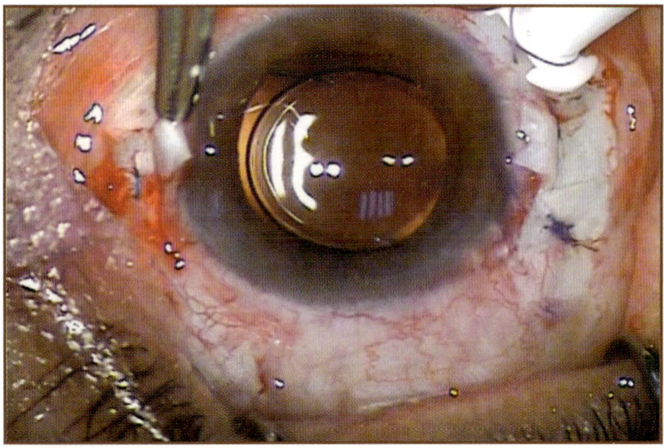

Figura 14. Si las hapticas son largas y sobresalen de los márgenes del colgajo escleral, se tunelizan en el espesor de la esclera, para que no queden expuestas.

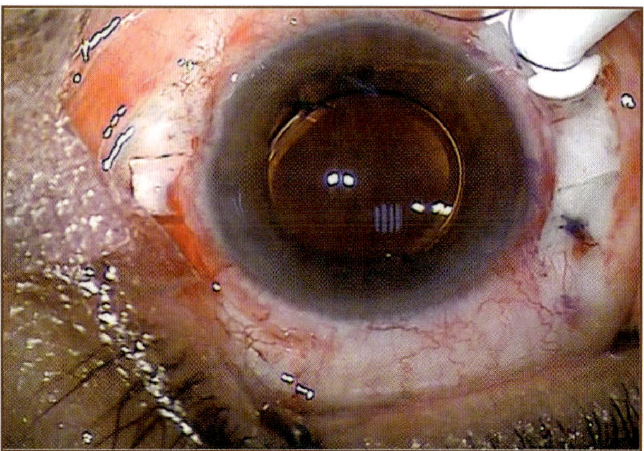

Figura 15. Aspecto final después de colocar pegamento tisular debajo de cada colgajo escleral.

la posición axial del LIO y previene su inclinación o torsión.[34,43] Después de 7 meses de seguimiento en promedio, Gabor y colaboradores[42] no reportaron ningún caso de descentrado significativo ni complicaciones severas en la técnica sin sutura y con túnel escleral. Kumar y colaboradores,[44] usando UBM, encontraron que 17.4% de los pacientes sin sutura y con pegamento tisular tenían una inclinación del LIO mayor a 100μm, sin embargo el mismo no fue suficientemente significativo para afectar la refracción posoperatoria. Así mismo, encontraron que se logró una posición adecuada de las hápticas del LIO en 92.4% de los casos.

Al colocar las hápticas debajo de los colgajos esclerales, se previene el movimiento de las mismas, reduciendo la pseudofacodonesis, que podría llevar a una constante movilidad del vítreo y posterior desprendimiento de retina. En ninguna de las dos técnicas se espera escleromalacia con exposición de las hápticas, excepto en casos de inflamación pre existente como escleritis, epiescleritis y artritis reumatoide.[33,34] El riesgo de inflamación crónica o sangramiento recurrente o síndrome de UGH es menor en comparación a los LIO fijados a esclera con sutura, ya que no existe contacto con el cuerpo ciliar.[33,42] Hápticas muy rígidas (PMMA), podrían lujarse lentamente por frotarse el ojo o trauma. Por lo tanto se recomienda el uso de hápticas más flexibles de prolene o teflón. Ambas técnicas no fueron diseñadas para LIO plegables de una pieza, pero si podrían usarse para fijar LIO multifocales o tóricos plegables de 3 piezas.[33,42]

Con el uso de pegamento tisular, Agarwal[34] reporta imágenes de OCT de segmento anterior en donde se observa una adhesión completa de los colgajos esclerales al día siguiente de la cirugía, y un sellado completo a las 6 semanas.

En conclusión, las técnicas de fijación a esclera de LIOs plegables de cámara posterior ofrecen ventajas como son su localización fisiológica, preservación del endotelio corneal y estructuras como el iris y ángulo de la cámara anterior. Además, al introducirse a través de incisiones pequeñas, inducen menos astigmatismo en comparación al uso de LIOs rígidos de cámara posterior. Sin embargo debe realizarse por cirujanos con experiencia para evitar serias complicaciones. Las técnicas de fijación escleral sin sutura ofrecen aun más ventajas, reduciendo aun más la incidencia de complicaciones severas en el posoperatorio, y prometen ser las técnicas que mas se usaran en el futuro inmediato para fijar LIOs de cámara posterior en el sulcus ciliar.

Referencias

1. Minassian DC, Rosen P, Dart JKG, et al. Extracapsular cataract extraction compared with small incision surgery by phacoemulsification: a randomized trial. Br J Ophthalmol 2001; 85:822-829
2. Mulhern M, Kelly G, Barry P. Effects of posterior capsular disruption on the outcome of phacoemulsification surgery. Br J Ophthalmol 1995; 79:1133-1137
3. Weene LE. Flexible open-loop anterior chamber intraocular lens implants. Ophthalmology 1993; 100:1636-1639

4. Rattigan SM, Ellerton CR, Chitkara DK, Smerdon DL. Flexible open-loop anterior chamber intraocular lens implantation after posterior capsule complications in extracapsular cataract extraction. J Cataract Refract Surg 1996; 22:243-246
5. McCluskey P, Harrisberg B. Long-term results using scleral-fixated posterior chamber intraocular lenses. J Cataract Refract Surg 1994; 20:34-39
6. Trimarchi F, Stringa M, Vellani G, Iato MS. Scleral fixation of na intraocular lens in the absence of capsular support. J Cataract Refract Surg 1997; 23:795-797
7. Dick HB, Augustin AJ. Lens implant selection with absence of capsular support. Curr Opin Ophthalmol 2001; 12:47-57
8. Auffarth GU, Wesendahl TA, Brown SJ, Apple DJ. Are there acceptable anterior chamber intraocular lenses for clinical use in the 1990s? An analysis of 4104 explanted anterior chamber intraocular lenses. Ophthalmology 1994; 101:1913-1922
9. Ellerton CR, Rattigan SM, Chapman FM, et al. Secondary implantation of open-loop, flexible, anterior chamber intraocular lenses. J Cataract Refract Surg 1996; 22:951-954
10. Sawada T, Kimura W, Kimura T, et al. Long-term follow-up of primary anterior chamber intraocular lens implantation. J Cataract Refract Surg 1998; 24:1515-1520
11. Evereklioglu C, Er H, Bekir NA, et al. Comparison of secondary implantation of flexible open-loop anterior chamber and scleral-fixated posterior chamber intraocular lenses. J Cataract Refract Surg 2003; 29:301-308
12. Donaldson KE, Gorscak JJ, Budenz DL, et al. Anterior chamber and sutured posterior chamber intraocular lenses in eyes with poor capsular support. J Cataract Refract Surg 2005; 31: 903-909
13. Wagoner MD, Cox TA, Ariyasu RG, et al. Intraocular lens implantation in the absence of capsular support; a report by the American Academy of Ophthalmology (Ophthalmic Technology Assessment). Ophthalmology 2003; 110:840-859
14. Kaynak S, Ozbek Z, Pasa E, et al. Transscleral fixation of foldable intraocular lenses. J Cataract Refract Surg 2004; 30:854-857
15. Steinert RF, Brint SF, White SM et al. Astigmatism after small incision cataract surgery: a prospective, randomized, multicenter comparison of 4 and 6.5mm incisions. Ophthalmology 1998; 417-423; discussion 423-424
16. Hayashi K, Hayashi H, Nakao F et al. The correlation between incisión size and corneal shape changes in sutúreles cataract surgery. Ophthalmology 1995; 102:550-556
17. Brint SF, Ostrick D, Bryan J. Keratometric cylinder and visual performance following phacoemulsification and implantation with silicone small-incision or poly(methyl methacrylate) intraocular lenses. J Cataract Refract Surg 1991; 17:32-36
18. Packer M, Fine IH, Hoffman RS. Suture fixation of a foldable acrylic intraocular lens for ectopia lentis. J Cataract Refract Surg 2002; 28:182-185
19. Ahn JK, Yu HG, Chung H, et al. Transscleral fixation of a foldable intraocular lens in aphakic vitrectomized eyes. J Cataract Refract Surg 2003; 29:2390-2396
20. Oshima Y, Oida H, Emi K. Transscleral fixation of acrylic intraocular lenses in the absence of capsular support through 3.5 mm self-sealing incisions. J Cataract Refract Surg 1998; 24:1223-1229
21. Lewis JS. Ab externo sulcus fixation. Ophthalmic Surg 1991; 22:692-695
22. Steinert RF. Foldable Intraocular Lenses. In Steinert RF, editor, Cataract Surgery, 2nd ed. Philadelphia, Pennsylvania. Elsevier Science, 2004; 405-420
23. LeBoyer RM, Werner L, Snyder ME, et al. Acute haptic-induced ciliary sulcus irritation associated with single-piece Acrysof intraocular lenses. J Cataract Refract Surg 2005; 31:1421-1427
24. Wintle R, Austin M. Pigment dispersion with elevated intraocular pressure after AcrySof intraocular lens implantation in the ciliary sulcus. J Cataract Refract Surg 2001; 27:642-644
25. Durak I, Oner HF, Kocak N, et al. Tilt and decentration after primary and secondary transsclerally sutured posterior chamber intraocular lens implantation. J Cataract Refract Surg 2001; 27:227-232
26. Guyton DL, Uozato H, Wisnicki HJ. Rapid determination of intraocular lens tilt and decentration through the undilated pupil. Ophthalmology 1990; 97:1259-1264
27. KOsaki J, Tanihara H, Yasuda A, Nagata M. Tilt and decentration of the implanted posterior chamber intraocular lens. J Cataract Refract Surg 1991; 17:592-595
28. Holladay JT. Evaluating the intraocular lens optic. Surv Ophthalmol 1986; 30:385-390
29. Lubniewski AJ, Holland EJ, Van Meter WS, et al. Histologic study of eyes with transsclerally sutured posterior chamber intraocular lenses. Am J Ophthalmol 1990; 110:237-243
30. Holland EJ, Djalilian AR, Pederson J. Gonioscopic evaluation of haptic position in transsclerally sutured posterior chamber lenses. Am J Ophthalmol 1997; 123:411-413
31. Sewelam A, Ismail AM, El Serogy H. Ultrasound biomicroscopy of haptic position after transscleral fixation of posterior chamber intraocular lenses. J Cataract Refract Surg 2001; 27:1418-1422
32. Sasahara M, Kiryu J, Yoshimura N. Endoscope-assisted transscleral suture fixation to reduce the incidente of intraocular lens dislocation. J Cataract Refract Surg 2005; 31:1777-1780
33. Gabor SGB, Pavlidis MM. Sutureless intrascleral posterior chamber intraocular lens fixation. J Cataract Refract Surg 2007;33:1851-1854.
34. Agarwal A, Kumar DA, Jacob S, Baid C, Agarwal A, Srinivasan S. Fibrin glue-assisted sutureless posterior chamber intraocular lens implantation in eyes with deficient posterior capsules. J Cataract Refract Surg 2008;34:1433-1438.
35. McAllister AS, Hons MB, Hirst LW. Visual outcomes and complications of scleral-fixated posterior chamber intraocular lenses. J Cataract Refract Surg 2011;37:1263-1269.
36. Vote BJ, Tranos P, Bunce C, Charteris DG, Da Cruz L. Long term outcome of combined pars plana vitrectomy and scleral fixated sutured posterior chamber intraocular lens implantation. Am J Ophthalmol 2006;141:308-312.

37. Asadi R, Kheirkhah A. Long term results of scleral fixation of posterior chamber intraocular lenses in children. Ophthalmology 2008;115:67-72.
38. Michaeli A, Assia EL. Scleral and iris fixation of posterior chamber lenses in the absence of capsular support. Curr Opin Ophthalmol 2005;16:57-60.
39. Por YM, Lavin MJ. Techniques of intraocular lens suspension in the absence of capsular/zonular support. Surv Ophthalmol 2005;50:429-462.
40. Price FW Jr, Wellemeyer M. Transscleral fixation of posterior chamber intraocular lenses. J Cataract Refract Surg 1995;21:567-573.
41. Mimura T, Amano S, Sugiura T, Funatsu H, et al. Refractive change after transscleral fixation of posterior chamber intraocular lenses in the absence of capsular support. Acta Ophthalmol Scand 2004;82:544-546.
42. Gabor SGB, Prasad S, Georgalas I, Tataru C, Pavlidis M. Intermediate results of sutureless intrascleral posterior chamber intraocular lens fixation. J Cataract Refract Surg 2010;36:254-259.
43. Agarwal A, Jacob S, Kumar DA, Agarwal A, et al. Handshake technique for glued intrascleral haptic fixation of a posterior chamber intraocular lens. J Cataract Refract Surg 2013;39:317-322.
44. Kumar DA, Agarwal A, Packialakshmi S, Agarwal A. In vivo analysis of glued intraocular lens position with ultrasound biomicroscopy. J Cataract Refract Surg 2013;39:1017-1022.

29

FESS - Fixação Escleral sem Sutura

Dr. Virgilio Centurión,
Dr. Juan Carlos Caballero,
Dr. Augusto Cézar Lacava

Introdução

Obter resultado refracional previsível e reproduzível em cirurgia de catarata exige, entre outros requisitos, que todo o sistema anatômico no eixo visual esteja dentro dos padrões da normalidade.

O *estado de arte* na cirurgia da catarata, de acordo com o EUREQUO[1] considera como aceitável um índice de 2% de ruptura de cápsula posterior.

Portanto, é de se esperar que complicações que *comprometam o complexo zonulo-capsular* sejam a cada dia menos frequentes ..., porém a curto e médio prazo continuam a existir. É nestas situações, quando da existência de problemas que possam comprometer a fixação e o correto posicionamento e funcionamento da LIO, que devemos ter alternativas técnicas para a sua correção.

Indicações e Contraindicações

A frase que melhor define quando indicar a técnica da fixação escleral de LIO sem sutura é: *toda vez que faltar apoio capsular.* Ela foi descrita por Malbran[7] que em muito tem auxiliado em casos complicados.

Assim, a técnica estaria indicada se o olho for *fácico* e portador de luxação avançada por doenças como a pseudoexfoliação ou pós-trauma.

Também podemos incluir neste grupo doenças congênitas como a Síndrome de Marfan, Homocistinúria, Weill-Marchesani.

Porém, o olho pode ser *pseudofácico* e apresentar grave comprometimento zonulo-capsular com luxação de LIO.

Como contraindicação, problemas crônicos de esclera (esclerites, escleromalácia) e da conjuntiva (olho seco grave, cicatrizes) que não permitam executar em segurança a técnica ou que possam comprometer o resultado a longo prazo.

Opções de Técnica

Em situações de comprometimento do apoio zonulo-capsular, existem várias opções de técnica:

1- Na câmara anterior: LIO de fixação angular.
2- Fixação iridiana: - LIO Artisan.
   - LIO 3 peças suturada à íris.
3- Na câmara posterior:
   - fixação no sulcus ciliaris, quando resta algum suporte de capsula posterior.

- fixação escleral com sutura.
- fixação escleral sem sutura ou com cola biológica (FESS).

O nosso objetivo é mostrar as vantagens da FESS sobre as outras técnicas.

O Pré-operatório

1- *Historia clínica:* pode antecipar as possíveis dificuldades, sabendo se a causa provável seja trauma ou doença adquirida ou congênita.

2- *Exame oftalmológico,* focar o exame do segmento anterior com e sem midríase, avaliando a córnea, a câmara anterior, a íris e o orifício pupilar, a câmara posterior, o cristalino ou a LIO, a cápsula ou os restos da mesma, a zônula e finalmente o 1/3 anterior do vítreo.
Às vezes se faz necessário a gonioscopia e, muito importante, a pressão intraocular de ambos os olhos, em especial para controle pós-operatório. As condições da retina e da mácula são indispensáveis, assim como a refração atual.

3- *Exames complementares:*
   a. *Microscopia especular da córnea:* avaliando a saúde do endotélio e muito importante para a estratégia cirúrgica.
   b. *Topografia* de contorno para avaliar possível astigmatismo.
   c. *Biometria óptica,* para cálculo da LIO. Ao realizar biometria óptica devemos alterar o status eye no biômetro, de acordo com o estado pré-operatório: afacia ou pseudofacia.
   d. *PAM* (potential acuity meter) tentando prever o resultado visual final.

A Medicação Pré-operatória

- Um dia antes uso tópico de,
   1. Antibiótico, moxifloxacin 0,5%, de 6/6 horas.
   2. Anti-inflamatório hormonal, dexametasona 0,1%, de 6/6 horas.
   3. Anti-inflamatório não hormonal, nepafenac 0,1%, de 12/12 horas.
   4. Lubrificante, Systane® UL - Alcon, de 6/6 horas.
- Uma hora e meia antes da cirurgia: moxifloxacin 0,5% + nepafenac 0,1% + tropicamida 1% + fenilefrina 10%, 1 gota de cada medicamento de 15/15 minutos.

A Técnica Passo-a-Passo

1- Anestesia peribulbar + sedação.

2- Assepsia, campos e blefarostato.

3- Marcação simétrica do local a ser confeccionado o flap escleral ou hora 9/3 ou hora 12/6 **(Figura 1 a-f)**.

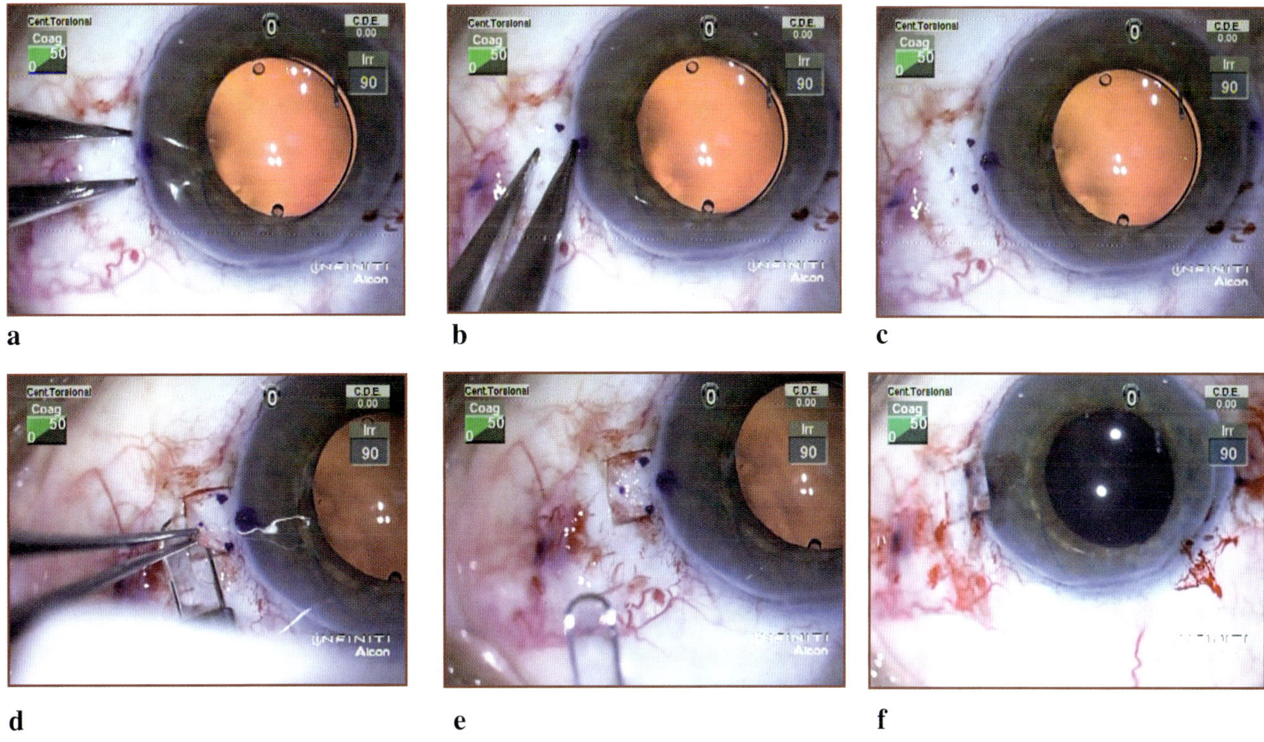

Figura 1a-f

4- Esclerotomia a 1mm do limbo **(Figura 2)**.

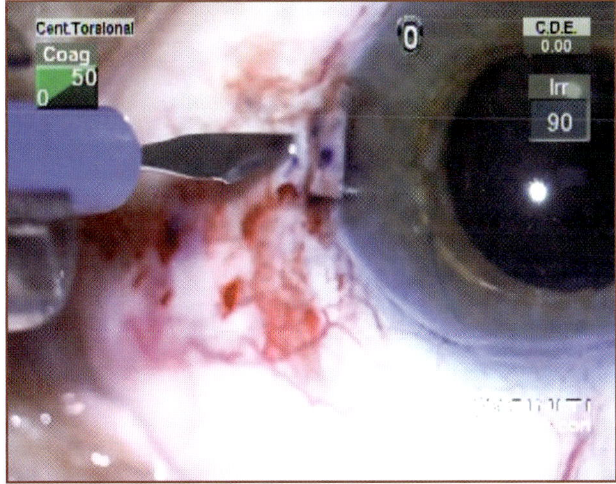

Figura 2.

5- Vitrectomia, quando se fizer necessário via pars plana, aproveitando a esclerotomia.

6- Incisão corneoescleral **(Figura 3)**.

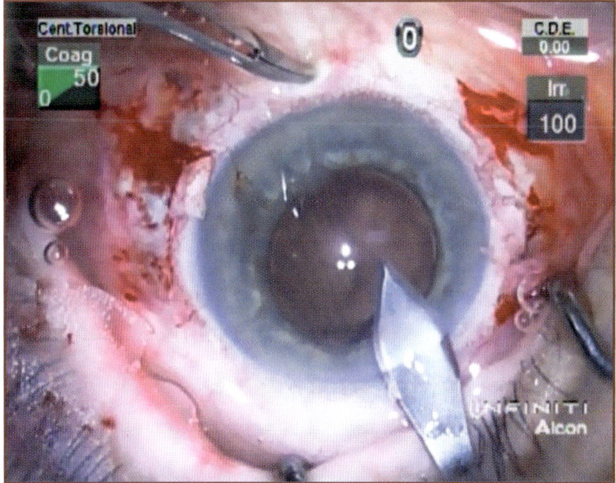

Figura 3.

7- Injeção da LIO **(Figura 4 a-c)**

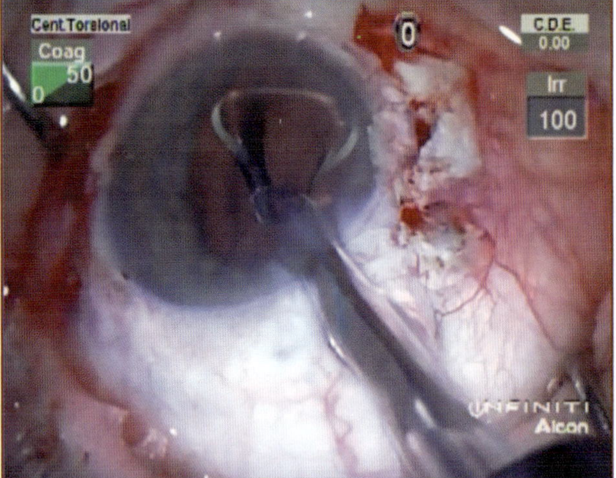

a

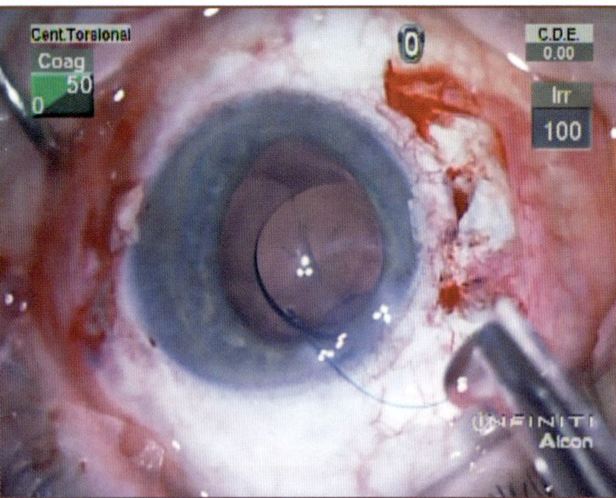

b

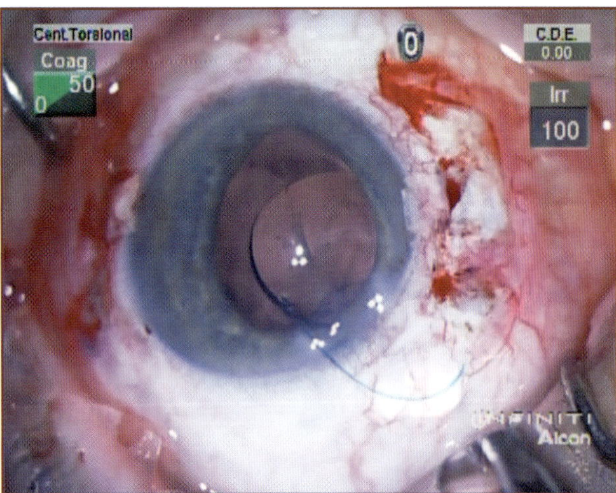

c

Figura 4 a-c.

8- Captura e exteriorização do 1° háptico (handshake technique) **(Figura 5 a-d)**.

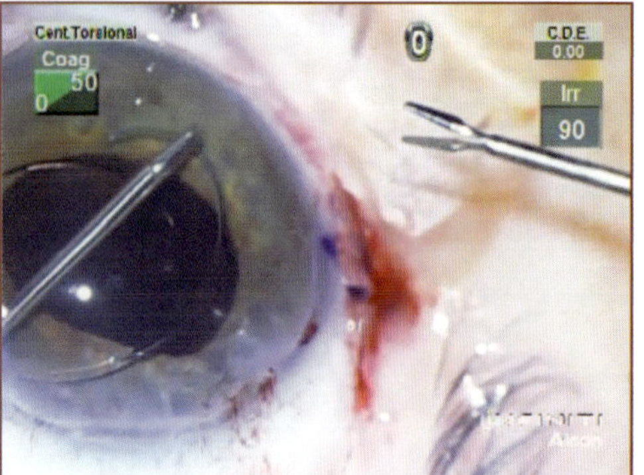

a

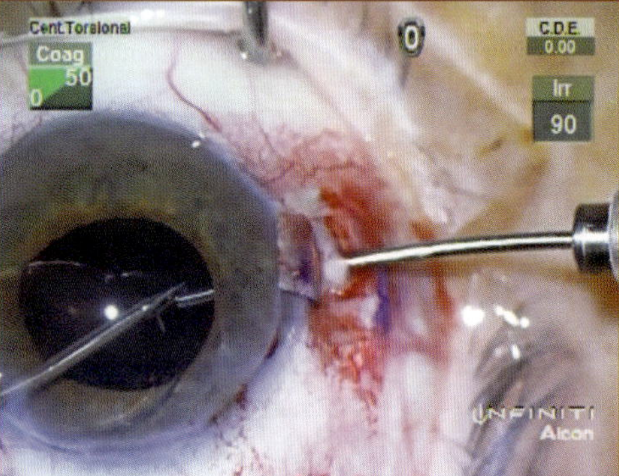

b

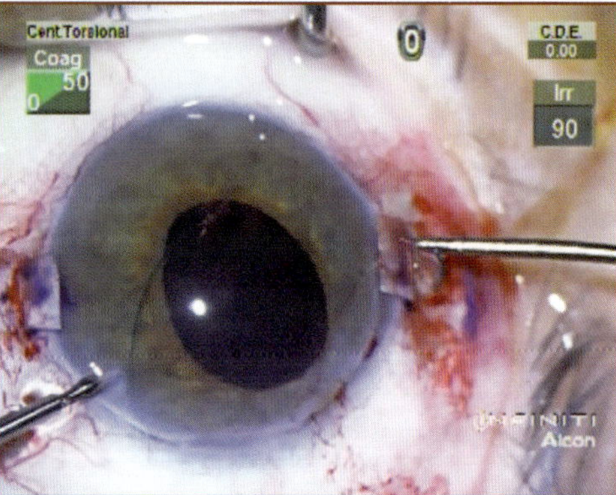

c

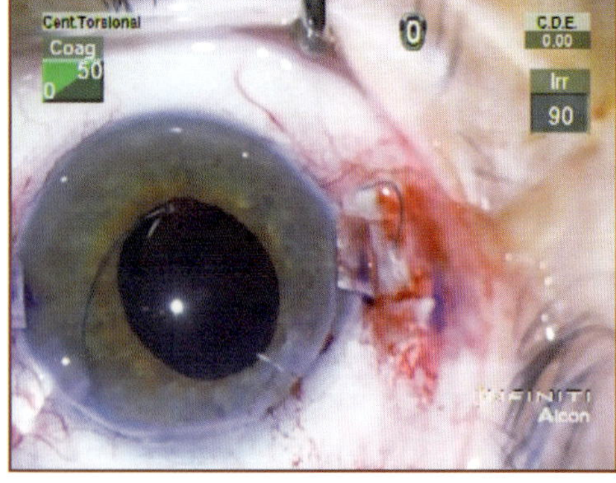

d

Figura 5 a-d.

9- Captura e exteriorização do 2º háptico.

10- Túnel com agulha de insulina (opcional) **(Figura 6 a-b)**

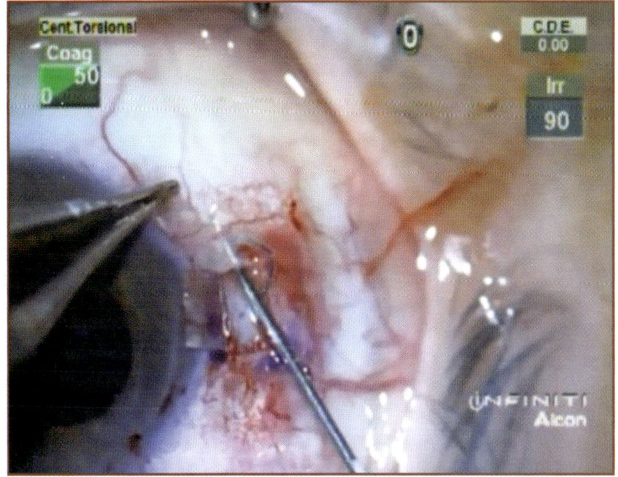

a

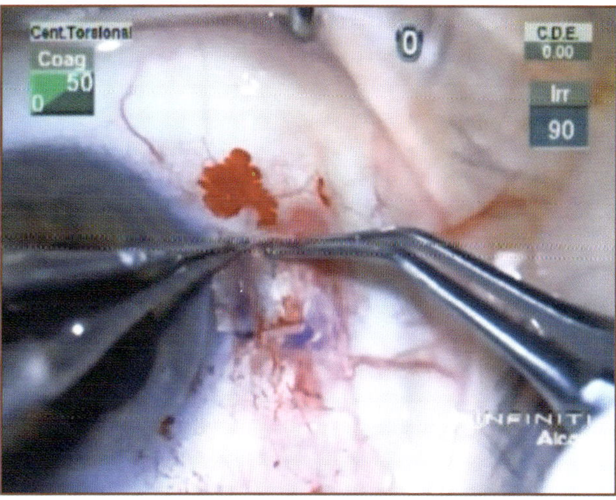

b

Figura 6a-b.

11- Avaliação da centralização.

12- Adesivo biológico no flap escleral e conjuntival **(Figura 7 a-d)**.

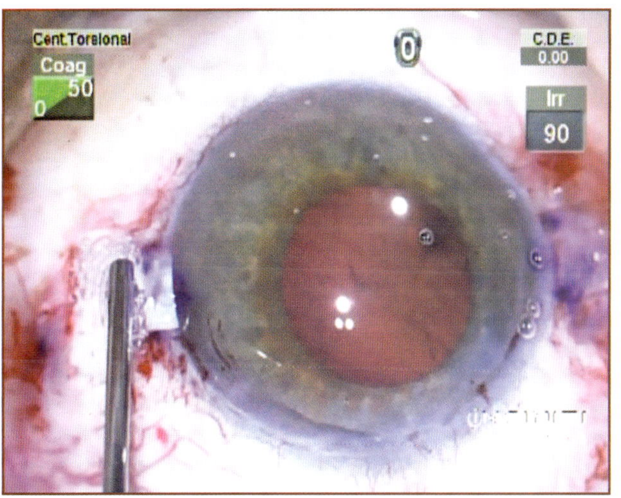

a

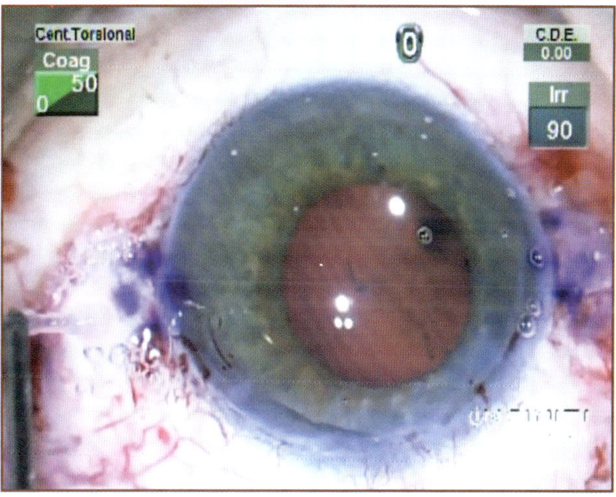

b

c

d

Figura 7a-d.

13- Infiltração da incisão principal e de serviço.
14- Final da cirurgia.

Técnica Cirúrgica – Material Necessário

1- LIO acrílica hidrofóbica de 3 peças. A nossa experiência é com a MA60AC - AcrySof®, Alcon **(Figura 8)**.

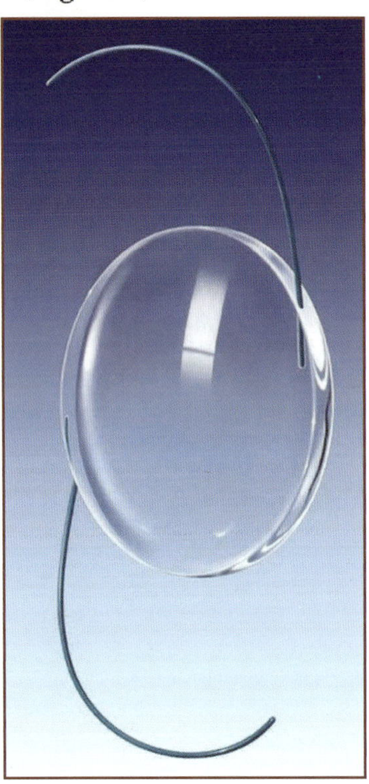

Figura 8

2- Microforceps da MST – Micro Surgical Technology – TouchTM Forceps Handle. Permite a realização da técnica do handshake **(Figura 9)**.

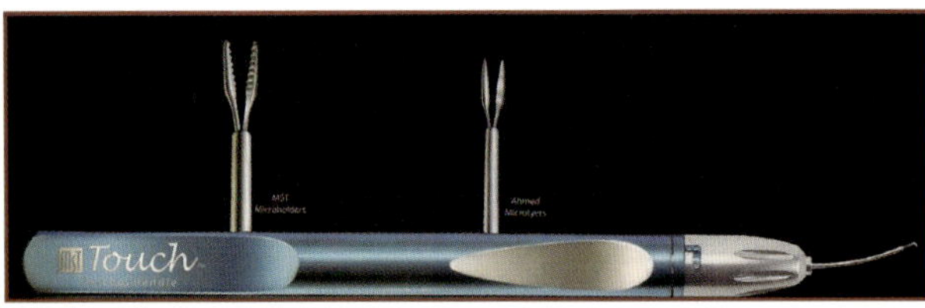

Figura 9

3- Cola biológica ou adesivo orgânico: Tissucol® (Baxter), no Brasil e TISSEEL Fibrin Glue (Baxter) nos EUA **(Figura 10 a-b)**.

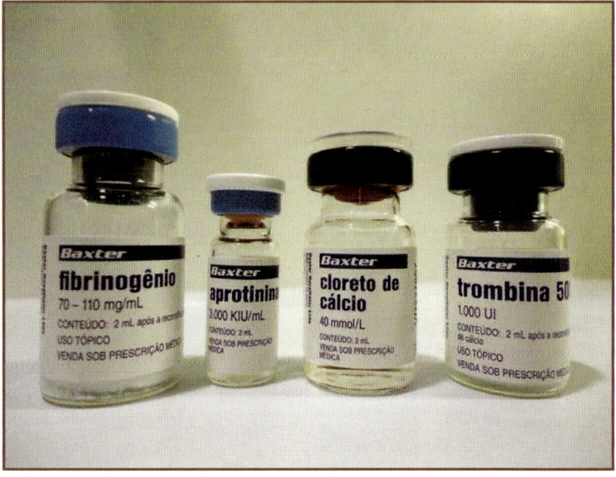

a

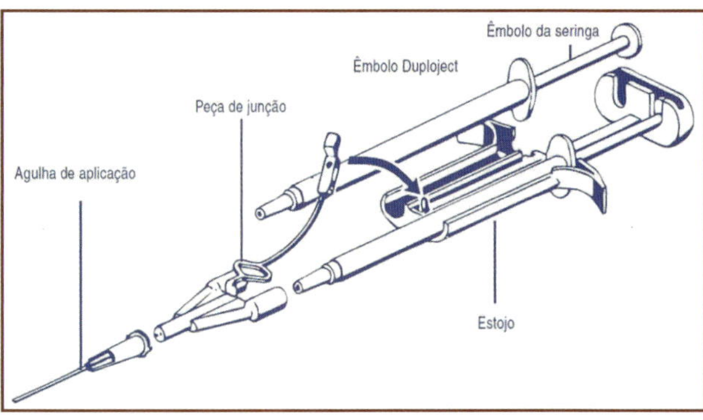

b

Figura 10 a-b

O Pós-operatório

A mesma medicação tópica utilizada no pré-operatório seguindo o seguinte esquema:

1. Antibiótico, moxifloxacin 0,5%, de 4/4 horas na 1ª semana e de 6/6 horas na 2ª semana
2. Anti-inflamatório hormonal, dexametasona 0,1%, idem ao anterior
3. Lubrificante, Systane® UL - Alcon, idem ao anterior
4. Anti-inflamatório não hormonal, nepafenac 0,1%, de 12/12 horas por 4 semanas

Os controles no 1º, 7º, 15º, 30º dia pós-operatório. A refração final entre a 2ª e a 4ª semana.

Resultados

No momento desta publicação a nossa casuística com a técnica de FESS com cola biológica, embora com poucos casos, nos mostra que a causa principal é a luxação de LIO por problema zônulo-capsular e que a refração pós-operatória tem equivalente esférico aceitável, como podemos observar na **Tabela 1**.

Comentários

A técnica de FESS começa a ter uma aceitação global e apesar de pessoalmente não termos um número elevado de casos, como é de se esperar, organizamos uma tabela comparativa **(Tabela 2)** das vantagens e desvantagens das duas modalidades de fixação escleral: com e sem sutura.

Tabela 1 - FESS – Etiologia, refração pós-operatória.

Olho	Idade	Diagnóstico	LIO	Refração pós	EE
E	82a	RCP, LIO no sulcus ciliaris com subluxação	MA60AC 21.50 D	+2.00 -2.00 140º	Plano
D	71a	Catarata traumática, subluxação	MA60AC 20.00 D	+1.25 -1.25 180º	Plano
D	72a	Pseudofacia, luxação da LIO, alta miopia, olho único	LIO 3 peças PMMA *	-1.00 -4.00 100º	-5.00
E	83a	Pseudofacia, luxação da LIO	MA60AC 20.50 D	+1.00 -2.00 80º	-1.00
D	59a	Afacia, vitrectomizado, ceratotomia radial	MA60AC 20.00 D	-2.50 50º	-1.25 DE
E	71a	Afacia pós-trauma, pós pseudofacia	MA60AC 23.50 D	-0.50 -0.50 175º	-1.00
E	69a	Afacia, glaucoma	MA60AC 17.50 D	-2.00 135º	-1.00 DE

RCP – ruptura capsular posterior; LIO – lente intraocular; EE – equivalente esférico
* LIO original foi fixada

Tabela 2 - Fixação escleral

	Com sutura	Sem sutura
Cirurgião	Com muita experiência	Com experiência
Tempo de cirurgia	Prolongado	Curto
Inflamação pós-operatória	Maior (manipulação)	Menor
Refração	Após "4 semanas"	Imediata
Degradação da sutura	Possível	Impossível
Instabilidade da LIO	Probabilidade maior	Pouco provável
Como classificar a técnica	Estressante	Amigável

Achamos a técnica fácil de aprender, se utiliza LIO comum, fácil de centralizar, não é necessário suturar, não induz astigmatismo, apresenta boa estabilidade, boa previsibilidade refracional e rápida recuperação visual.

Não existe técnica cirúrgica sem algum efeito colateral ou possível complicação. Portanto, o tempo nos dirá das suas reais vantagens, porém no momento desta publicação nos parece segura, reproduzível e com certeza representa um avanço que deve fazer parte do armamentarium do cirurgião de catarata.

Referências bibliográficas

1. Lundström M, Barry P, Henry Y, Rosen P, Stenevi U. Evidence-based guidelines for cataract surgery: guidelines based on data in the European Registry of Quality Outcomes for Cataract and Refractive Surgery database. J Cataract Refract Surg 2012;38(6):1086-1093.
2. Carvalho DM, Carvalho Jr. DM. Cirurgia de Catarata: fixação e implantes secundários. Rio de Janeiro: Elsevier, 2007.
3. Maggi R, Maggi C. Sutureless scleral fixation of intraocular lenses. J Cataract Refract Surg 1997;23(9):1289-94.
4. Gabor SG, Pavlidis MM. Sutureless intrascleral posterior chamber intraocular lens fixation. J Cataract Refract Surg 2007;33(11):1851-4.
5. Agarwal A, Kumar DA, Jacob S, Baid C, Agarwal A, Srinivasan S. Fibrin glue-assisted sutureless posterior chamber intraocular lens implantation in eyes with deficient posterior capsules. J Cataract Refract Surg 2008;34(9):1433-8.
6. Agarwal A. Glued IOL – glued intrascleral haptic fixation of a PC IOL. New Delhi: Jaypee Brothers Medical Publishers, 2013.
7. Malbran ES, Malbran E Jr, Negri I. Lens guide suture for transport and fixation in secondary IOL implantation after intracapsular extraction. Int Ophthalmol 1986;9(2-3):151-160.

30

Criterios de Selección de una Lente Multifocal

Dr. Ramón Lorente, PhD.,
Dra. Victoria de Rojas,
Dra. Betty Lorente,
Dra. Paula Vázquez de Parga

INTRODUCCIÓN

Kelman, iniciador, impulsor y verdadero «padre» de la facoemulsificación siempre pensó que la cirugía de la catarata no sería perfecta mientras no se consiguiera la recuperación de la acomodación para obtener una agudeza visual adecuada de lejos y de cerca; por supuesto, sin corrección.

En la actualidad el objetivo de recuperar la acomodación no se ha conseguido, pero la visión de lejos, a media distancia y de cerca puede conseguirse con la aparición de las nuevas lentes multifocales.

Las primeras lentes utilizadas para este fin fueron las lentes bifocales de 3M-850 LE[1-3] y la lente bifocal difractiva de Pharmacía Cee on 811,[4-6] ambas con óptica de PMMA.

El uso de estas lentes bifocales presentaba un claro inconveniente: precisaban incisiones de 6 mm para su implantación. La consiguiente aparición de un astigmatismo residual y el auge de la facoemulsificación con incisiones cada vez más pequeñas, limitaron su uso.

La aparición de las lentes plegables Array[7,8] resuelve el problema del tamaño incisional despertando entusiasmo entre muchos oftalmólogos. Sin embargo, algunas lentes tuvieron que ser recambiadas en pacientes que no toleraron sus efectos adversos: la presencia de halos, deslumbramientos **(Figura 1)** y disminución de sensibilidad al contraste que dificultaban su vida

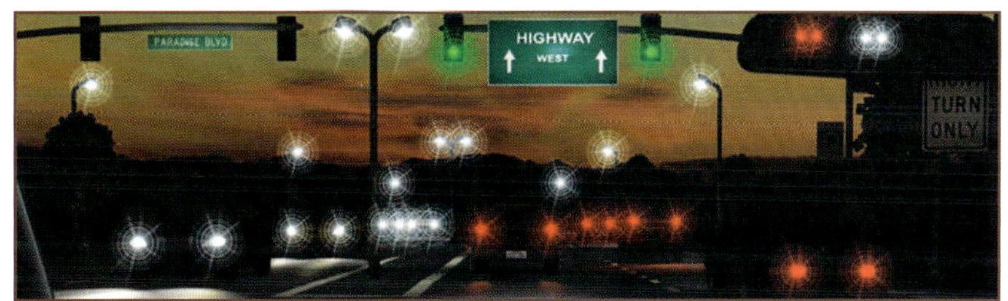

Figura 1. Hubo que volver a cambiar algunas lentes en pacientes que no toleraron sus efectos adversos: la presencia de halos, deslumbramientos.

cotidiana. A pesar de todo, suponen un hito importante al despertar interés entre nosotros; con ellas aprendimos a valorar los aspectos fundamentales para evitar complicaciones, además de la necesidad de seleccionar los pacientes. Constituyen el punto de partida para encontrar una lente adecuada.

En los últimos años se han producido grandes avances encaminados a minimizar las disfotopsias y mejorar la visión intermedia que eran las dos grandes preocupaciones de los cirujanos, aunque sin duda, la clave es conseguir la emetropía y esto es objetivo del cirujano.

Hoy día existe evidencia de que las lentes multifocales proporcionan excelente visión lejana y cercana sin corrección, resultando en altos niveles de independencia de gafas. No obstante, se acompañan de una mayor incidencia de deslumbramiento y fenómenos disfotópsicos así como de una disminución de sensibilidad al contraste, cuestiones de las que el paciente candidato al implante ha de ser informado.[9]

CONSIDERACIONES PREVIAS

La multifocalidad la vamos a obtener mediante dos principios y la suma y/o aportación de uno al otro:

- La difracción. Los procesos difractivos consisten en la difusión o división que sufre un haz de luz al pasar por un pequeño orificio o discontinuidad, y no el efecto es la formación de ondas que pueden acoplarse (constructivas) o eliminarse constituyendo diferentes puntos focales.
- La refracción es un fenómeno que consiste en el cambio de dirección que experimenta una onda al pasar de un medio a otro. Sólo se produce si la onda incide oblicuamente sobre la superficie de separación de los dos medios y si éstos tienen índices de refracción distintos.

Así, con lentes refractivas:

- Podemos obtener focos de buena calidad a media distancia.
- Obtenemos mejores agudezas visuales en condiciones fotópicas.

Y con lente difractivas:

- La visión cercana es independiente del tamaño pupilar.
- Mejor recuperación lumínica en condiciones mesópicas.
- Menor sensibilidad a los descentramientos.

Las lentes refractivas clásicas han perdido terreno frente a las difractivas ya que se acompañaban de un mayor índice de fenómenos disfotópsicos (aunque no en todos los estudios), de una mayor disminución de sensibilidad al contraste y de una peor visión cercana.[9] En este capítulo, la única lente refractiva a la que nos referiremos es a la refractiva en sector rotacional asimétrica que ha mejorado su diseño respecto a las anteriores.

A pesar de la evolución sustancial en las características y cualidades de las lentes multifocales, las actuales aportan grandes beneficios, pero no *soluciones definitivas*. Nuestro objetivo en la elección e implantación de este tipo de lentes no debe transformarse en garantía ya que algunos pacientes deberán utilizar gafas para realizar ciertas actividades, y en algunos casos persisten los halos y deslumbramientos y siempre una disminución de la sensibilidad al contraste. En la actualidad existe un buen número de lentes multifocales: difractivas, híbridas refractivas-difractivas, refractiva en sector rotacional asimétrica. Sin embargo, no existe una lente multifocal universal que sea superior al resto en todos los elementos técnicos valorables y que pueda satisfacer las necesidades visuales de todos los pacientes.

Debido a todo ello, es importante establecer unos criterios precisos de indicación de la lente multifocal idónea para las necesidades reales de cada paciente **(Tabla 1)**:

- Es necesario conocer las características, rendimiento visual, ventajas e inconvenientes de los distintos tipos de lentes multifocales, basadas en valoraciones técnicas de evidencia y sus curvas de desenfoque, huyendo de informaciones «publicitarias» de las casas comerciales.
- Una rigurosa exploración ocular es preceptiva, con especial atención en los estudios de

Tabla 1. Factores importantes en el éxito de las lentes multifocales

- Saber rechazar al paciente no adecuado
- Elegir la lente multifocal más acorde a las necesidades del paciente
- Cirugía meticulosa con un objetivo: emetropía
- Bilateralidad
- No crear falsas expectativas
- Manejar adecuadamente al paciente descontento

refracción, valoración pupilar, función macular y de nervio óptico, aspectos especialmente relevantes en la elección de la lente.

- Debemos asumir la responsabilidad de conseguir la emetropía por lo que será necesaria una meticulosa biometría, y planear la cirugía en relación con el astigmatismo. Gran parte de los inconvenientes de este tipo de lentes se acentúan con pequeñas ametropías, especialmente astigmáticas. Según de Vries[10] y Woodward[11], hasta el 94.7 y 95% respectivamente de la causa de pacientes descontentos con multifocales están relacionadas con mala visión, ocasionada en un número significativo de los casos (30%[10] y 64.5%[11] respectivamente), por defectos refractivos residuales.
- Las lentes multifocales están diseñadas para visión binocular por lo que es importante implantarlas de forma bilateral.
- Existen contraindicaciones y limitaciones dependientes del paciente que debemos conocer, y que pueden aconsejar no implantar este tipo de lentes. Las más importantes son:

Oculares

- Astigmatismos irregulares.
- Córnea que no permita corregir un defecto refractivo residual.
- Cualquier patología que impida conseguir una buena agudeza visual.
- Pupilas extremas (valorar según las necesidades reales del paciente).

Personales

- Falta de motivación
- Perfeccionista

Así mismo, hay unos condicionantes por parte del cirujano:

- Convencimiento personal sobre las lentes multifocales
- Capacidad para resolver problemas inherentes
- Disponer de los medios y técnicas necesarias
- Experiencia en cirugía refractiva

- La información al paciente, el conocimiento de sus necesidades y/o prioridades visuales para sus actividades son fundamentales para evitar falsas expectativas en cuanto a los resultados. El grado de satisfacción no es mayor con las lentes multifocales que con las monofocales. Nijkamp[12] comprobó que los pacientes a los que se le había implantado una lente monofocal y se les había explicado que utilizarían gafas sólo para cerca estaban igual de satisfechos que aquellos a los que se le había implantado una lente multifocal, ya que habían cubierto sus expectativas. Esto nos lleva a pensar que la satisfacción depende en gran medida de lo que el paciente espera conseguir. En resumen, los resultados visuales deben coincidir con las expectativas del paciente.
- El enfoque para la elección de lentes multifocales es distinto en pacientes con catarata que en aquellos con cristalino transparente.

Vamos a describir a lo largo del capítulo todos los pasos que consideramos imprescindibles para escoger la lente multifocal más acorde con las necesidades del paciente con catarata y analizaremos las peculiaridades de los pacientes con cristalino transparente en el apartado de «casos especiales».

PASOS PARA LA ELECCIÓN DE UNA LENTE MULTIFOCAL

Es necesario sentar unas premisas que pueden quedar resumidas en los siguientes pasos:

1. Conocimiento preciso de las lentes multifocales que utilizamos
2. Exploración ocular meticulosa
3. Charla con el paciente:
   - Conocer sus necesidades y expectativas.
   - Información realista de lo que se puede ofrecer.
4. Estudiar casos especiales individualmente

1. Conocimiento Preciso de las Lentes Multifocales que Utilizamos

En la **Tabla 2** y Figuras 2 a 6 **(Figuras 2-6)** se resumen las características de las principales lentes multifocales que empleamos. Además hemos de mencionar la existencia de otras lentes multifocales que describimos a continuación:

Lentes multifocales adicionales para sulcus: Son lentes configuradas para ser implantadas en sulcus, realizando un piggy-back en pacientes intervenidos con lente monofocal en el saco capsular.[13-16] Actualmente disponemos en el mercado de tres plataformas diseñadas con este fin con características adecuadas (Sulcoflex (Rayner) **(Figura 7A)**, Add-on (Dr. Schmidt Intraocularlinsen GmbH) y Addon (1stQ) **(Figura 7B)**: longitud mayor, perfil de la cara posterior cóncavo para evitar contacto con la lente en saco, material acrílico hidrofílico.

Hay muy pocos estudios sobre las mismas pero muestran buenos resultados.[13-16] Las ventajas de estas lentes es que permiten separar espacial y temporalmente la corrección de la visión próxima. Ello presenta ventajas en dos situaciones. La primera en pacientes con buena agudeza visual lejana y que desean corregir su visión cercana. La otra situación es la posibilidad de explantar la lente multifocal, dejando en saco la monofocal en casos de intolerancia. Algún autor propone el implante de ambas lentes en piggy-back primario en casos de tolerancia dudosa. Dos estudios muestran similares resultados de un piggy-back primario y una lente multifocal en saco, sin complicaciones.[15,16]

Tabla 2

Lente Tórica	Material	Diseño	Diámetro (mm)	Tecnología Multifocal	Adición (D)	Asfericidad (Micras)	Potencia esfera (D)	Potencia Cilindro (D)	Tamaño Incisión	Pupilo-Dependencia
Acrysof IQ Restor (Alcon)	Acrílico hidrofóbico	Hápticos en C	13	Difractiva + Refractiva	Bifocal +3 ó +2.5	-0.10 -0.20	+6 a +34; si tórica +6 a +30	1 a 3.75 (pasos 0.5 a 0.75)	2.2 mm	Sí
AT LISA tri 839MP trifocal (Carl Zeiss Meditec)	Acrílico hidrofílico superficie hidrófoba	Plato	11	Difractiva	Trifocal +3.33 +1.66	-0.18	0 a +32	1 a 12 (pasos de 0.5)	1.8 mm	No hasta 4,5 mm
Tecnis (Abbott Medical Optics)	Acrílica hidrofóbica	Hápticos en C	13	Difractiva	Bifocal +2.75 +3.25 +4	-0.27	+5 a +34	+1.5 a +4	2.2 mm	No
FineVision trifocal (Medical Mix)	Hidrofílica acrílica	Plato	10.75-11.4	Difractiva	Trifocal +3.5 +1.75	-0.11	+6 a +35	1 a 6	1.8 2mm	Sí
Lentis Mplus (Oculentis)	Acrílico hidrofílico superficie hidrófoba	Plato	11	Segmento refractivo en sector	Bifocal +3 ó +1.5	Asférica neutra	0 a 36	0.25 a 12 (pasos de 0.75 a 0.1*)	2.6mm	Sí

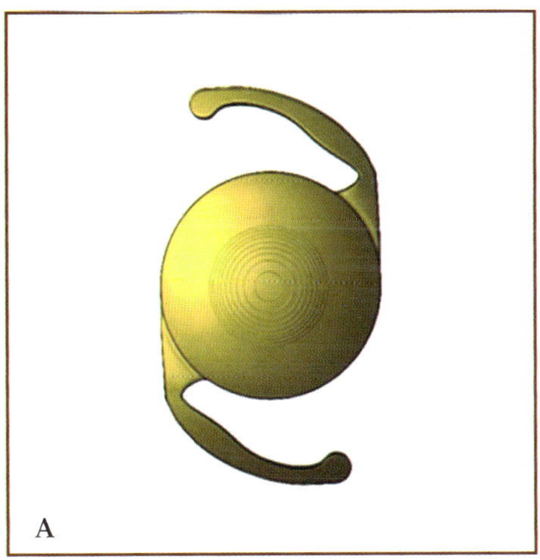

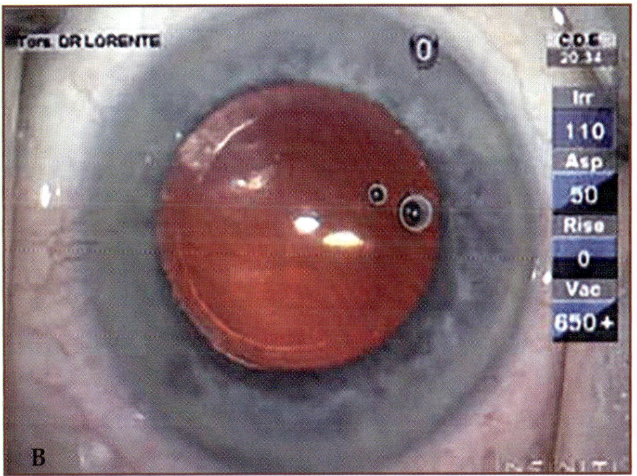

Figura 2A-B. Lente Acrysof IQ Restor (Alcon). Excelente biocompatibilidad, diseño híbrido refractivo difractivo con apodización para minimizar fenómenos disfotópsicos. Dos tipos de adición de 2.5 y 3D. Desplegado lento. Pupilo dependiente, buena visión intermedia en pupilas 2.5 y 3.75 mm con rangos pupilares pequeños. La lente de baja adición minimiza la disminución de sensibilidad al contraste y es una buena opción en casos de conductores nocturnos habituales. A) Imagen de la lente.
B) Imagen de la lente implantada.

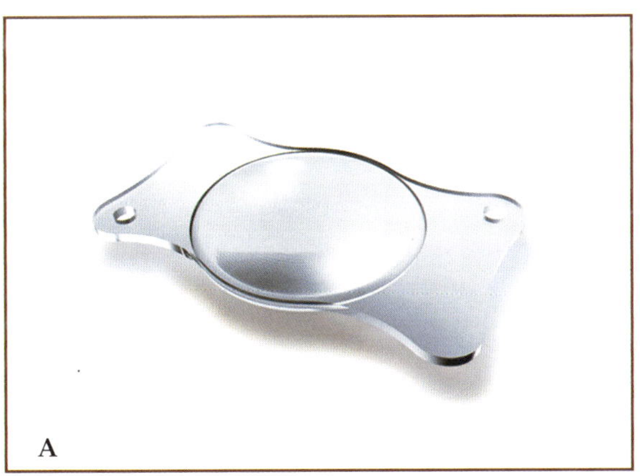

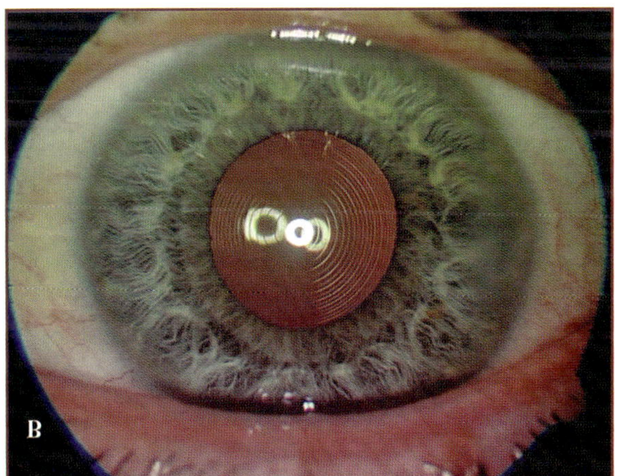

Figura 3A-B. AT LISA tri 839MP trifocal (Carl Zeiss Meditec). Excelente visión lejana y cercana con buena visión intermedia. Amplio rango de cilindros en caso de precisarse corrección del astigmatismo. Mayor tasa de opacificación posterior y de la cápsula anterior con el modelo bifocal. La trifocal tiene borde cuadrado que se espera mejore la biocompatibilidad. Desplegado rápido. Precargada, apta para microincisión. posibilidad de opacificación transitoria breve y reversible en postoperatorio inmediato. A) Imagen de la lente. B) Imagen de la lente implantada.

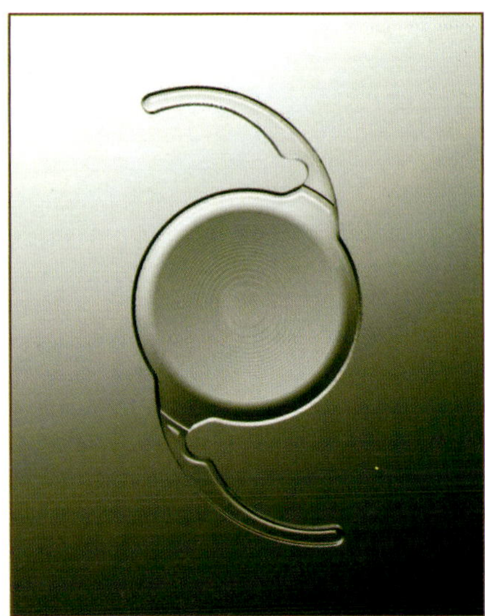

Figura 4. Tecnis (Abbott Medical Optics). Excelente biocompatibilidad. Diseño difractivo, pupilo independiente con distribución de luz 50/50. Tres tipos de adición (+2.75, +3.25 y +4). Por la adición más elevada, la de +4D es buena opción para miopes acostumbrados a muy buena visión cercana y que además tienden a tener pupilas más grandes –es pupilo-independiente.

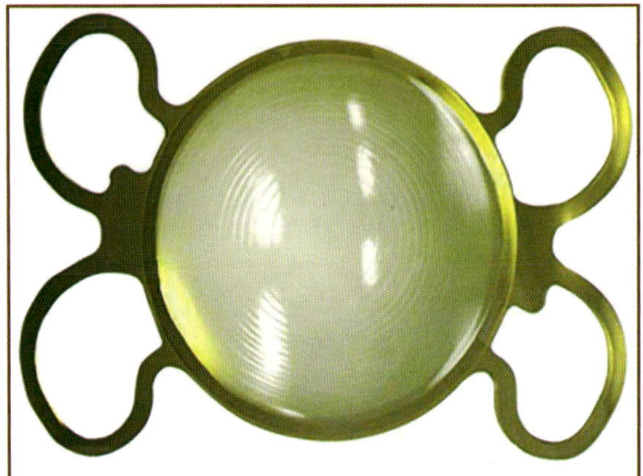

Figura 5. FineVision trifocal (Medical Mix). Multifocal trifocal con buena visión a tres distancias, de características similares a la acrilisa trifocal pero apodizada y pupilodependiente.

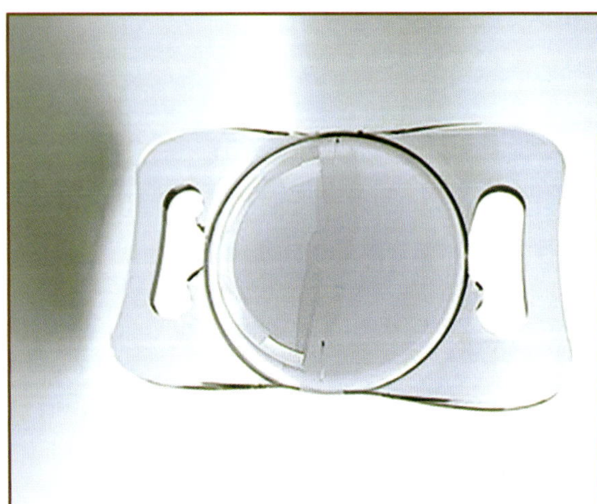

Figura 6. Lentis Mplus (Oculentis). Amplio rango de corrección de cilindro. Òptica refractiva rotacional asimétrica sensible a pequeños descentramientos. No recomendable en tamaños pupilares pequeños.

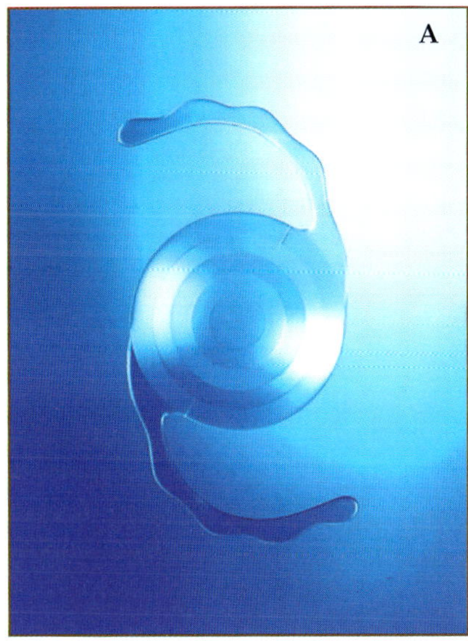

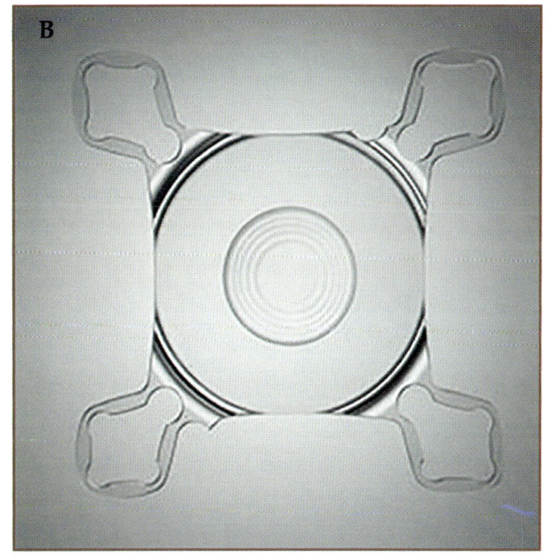

Figura 7A-B. Lente multifocal adicional para sulcus. A) Sulcoflex (Rayner) de óptica refractiva. B) Add-on (1stQ) de óptica difractiva.

Se ha estudiado también la posibilidad de piggy-back con lentes de tres piezas no diseñadas específicamente para piggy-back pero que cuentan con características adecuadas para implante en sulcus.(17)

-Lentes multifocales tóricas: Han supuesto un gran avance en el desarrollo de las lentes multifocales, ya que una dificultad añadida era poder corregir con garantías astigmatismos por encima de 1D y no olvidar que un 20% de los pacientes presenta ese tipo de astigmatismo. Existen seis tipos de lentes multifocales tóricas, con estabilidad probada y muy buenos resultados publicados de tres de los seis modelos (Ver Capítulo de lentes tóricas) **(Figura 8A-B)**.

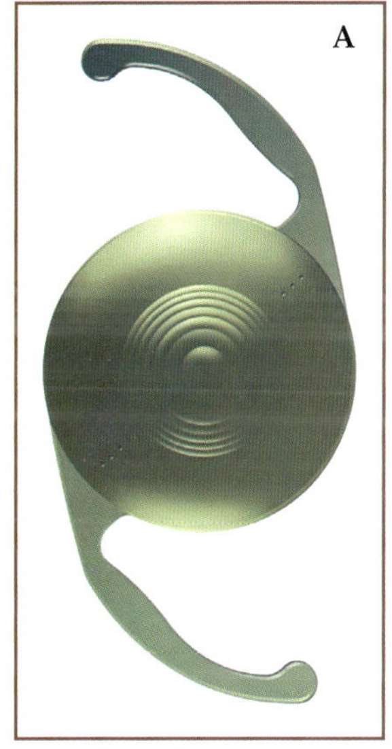

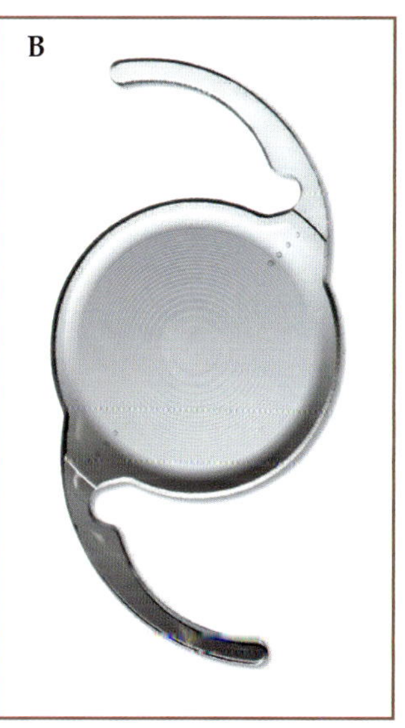

Figura 8A-B. Lentes multifocales tóricas. A) Restor tórica. B) Tecnis multifocal tórica.

Curvas de desenfoque

Para evaluar el rendimiento visual de una lente intraocular debemos analizar su curva de desenfoque. Consiste en una gráfica construida midiendo la agudeza visual binocular con distintos rangos de desenfoque. Para ello se coloca al paciente a 6 metros de los optotipos, con la corrección para lejos. Basándose en el principio de que una lente de -1D equivale ópticamente a ver un objeto a 1 metro, Y con -3D a 33 metros, desenfocamos al paciente con una lente de -5D Y vamos disminuyendo el desenfoque con pasos de 0.50D hasta llegar a +3.

Se señalan los valores de AV (logMar) en el eje de ordenadas y los valores de desenfoque en el eje de abscisas. Con un simple vistazo podemos ver el rendimiento de una lente a la distancia que nos interesa para las necesidades del paciente. Es muy válido para comparar el rendimiento de diferentes lentes: difractivas, acomodativas o trifocales. También entre lentes con distinta adición para cerca **(Figura 9A-C)**.

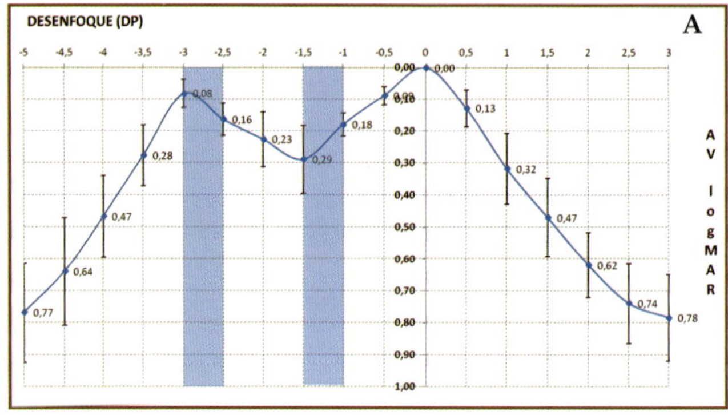

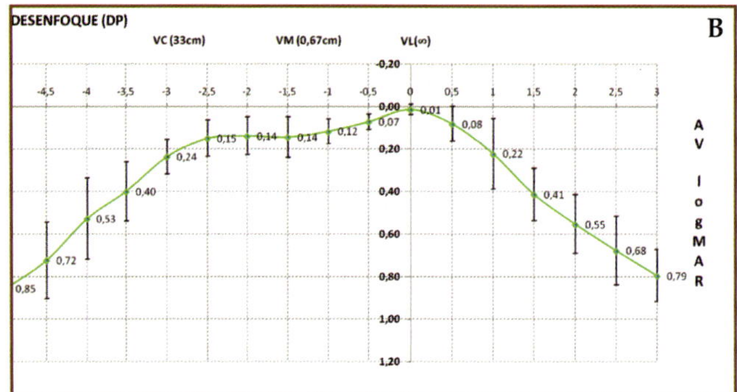

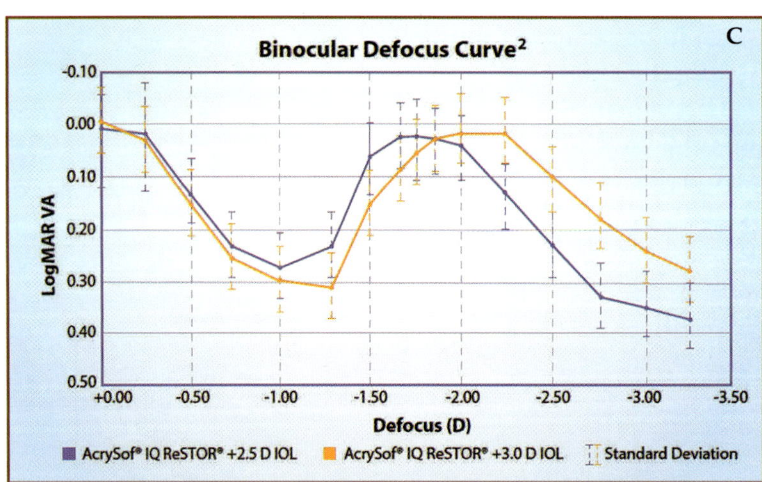

Figura 9A-B. Curvas de desenfoque. A) Lente difractiva bifocal. B) Lente difractiva trifocal. C) Lentes difractivas-refractivas bifocales con diferente adición (Restor +3 y Restor +4).

2. Exploración Ocular

Puesto que los criterios de selección deben de ser estrictos debemos realizar una exploración meticulosa con el objetivo de asegurarnos que no existe una patología concomitante que desaconseje la implantación de una lente multifocal.

Además de realizar todo el protocolo que realizamos para la cirugía de catarata convencional debemos detenernos en aspectos que no tendrían tanta importancia para implantar una lente monofocal pero que son decisivos bien para rechazar el paciente o para seleccionar la lente adecuada.

2.1. Función visual

Dada la importancia de conseguir una buena agudeza visual final, debemos estar seguros antes de la cirugía el estado de la función visual potencial del paciente. En pacientes con cataratas leves y moderadas podemos predecir la agudeza visual postoperatoria mediante el sistema «PAM-Lotmar» con gran fiabilidad.[18] Cuando las cataratas son más severas el «PAM» tiende a subestimar la capacidad visual que alcanzará el paciente tras la cirugía.

2.2. Examen macular

Debemos realizar una exploración macular por biomicroscopía de contacto y es aconsejable realizar una OCT macular; la presencia de drusas haría controvertido implantar una lente multifocal.

2.3. Nervio óptico

Así mismo debe estudiarse el estado del nervio óptico si la opacidad de medios lo permite.

2.4. Endotelio

Realizar un contaje endotelial es importante pues a la lámpara de hendidura pueden pasar desapercibidas afecciones incipientes.

2.5. Topografía

Debemos realizar sistemáticamente una topografía corneal para descartar irregularidades cornéales y para saber si podemos corregir con laser algún defecto residual.

2.6. Exploración pupilar

La medida del diámetro pupilar es un aspecto muy importante cuando nos planteamos la elección e implantación de una lente multifocal, ya que juega un papel primordial en la aparición de fenómenos disfotópsicos como halos y destellos e influye en la agudeza visual final.

La medida del tamaño y rango pupilar debe realizarse en condiciones:

- Fotópicas (mucha luz).
- Mesópicas (poca luz, por ejemplo la conducción nocturna).
- Escotópicas (oscuridad).

Los métodos utilizados para medir el diámetro pupilar son:

— **Pupilómetro de Colvard (Oasis).** Es el que nosotros empleamos y proporciona resultados bastante exactos aunque para su utilización se requiere cierto entrenamiento.[19]

— **Método mediante infrarrojos (AA- 2000 Nidek).[20]**

— **Pupilómetro Dinámico Computarizado (Procyon.2000 SA).** Realiza la medida de forma binocular lo que refleja mejor las condiciones reales del paciente, siendo las medidas discretamente inferiores a las realizadas de forma monocular.[21]

Actualmente disponemos de topógrafos que miden también el tamaño pupilar de un modo efectivo tales como el CA-100F Corneal Analyser **(Figura 10A-B)** y el Sirius por ejemplo.

El estudio pupilar nos permite elegir la lente multifocal más adecuada para valores extremos de diámetro pupilar (con pupilas escotópicas entre 3 y 5 mm todas las lentes cumplen las expectativas). Es necesario hacer las siguientes recomendaciones:

- A partir de pupilas mayores de 5,5 mm empiezan a aparecer fenómenos disfotópsicos en la visión nocturna, por lo que debemos tener especial precaución si el paciente realiza conducción nocturna.
- En los pacientes con diámetro pupilar menores de 2,5 mm en condiciones escotópicas debemos implantar una lente multifocal difractiva, ya que con una lente refractiva en sector rotacional asimétrica no vería bien de cerca.

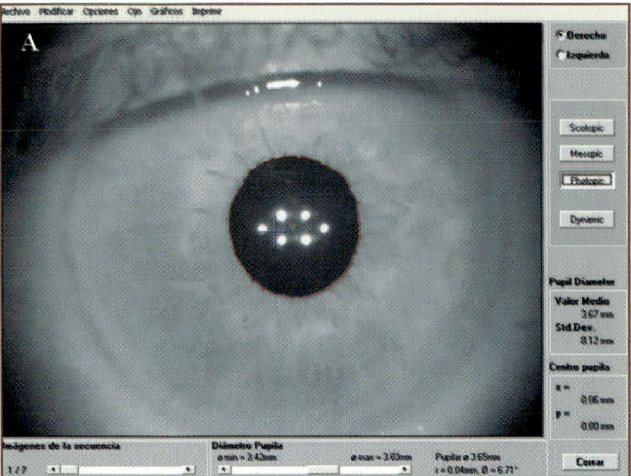

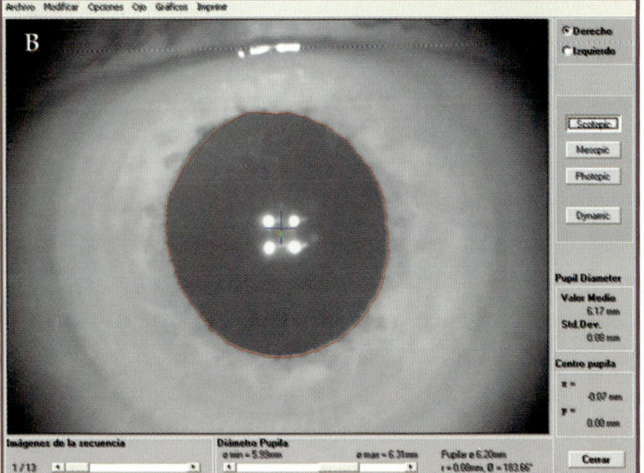

Figura 10A-B. Pupilometría obtenida con topógrafo CA-100F Corneal Analyser. A) Pupila fotópica. B) Pupila escotópica.

- Otro aspecto importante es medir el rango pupilar, según trabajos recientes [22] los pacientes tendrán mejor visión intermedia con la lente ReSTOR en pupilas fotópicas entre 2,5–3,75 mm y cuando el rango pupilar sea pequeño.
- Debemos valorar también el centrado pupilar, ya que pequeños descentramientos pueden influir negativa- mente en el resultado final de las lentes multifocales.

No obstante, un tamaño pupilar dentro del rango de normalidad tampoco nos asegura la ausencia de fenómenos disfotópsicos. La presencia de fenómenos disfotópsicos puede estar relacionada con valores altos preoperatorios del ángulo kappa. En un trabajo publicado por Pakras et al [23] comprueban que los pacientes que se quejan de halos y glare se correlacionan con un ángulo kappa mayor que la mitad del diámetro de la zona óptica central de la lente multifocal implantada. Por ejemplo, en las lentes ReSTOR, (zona central óptica de 0.8) valores superiores a 0.4 facilitan la aparición de estos fenómenos.

La medida del diámetro pupilar es aconsejable para:

- Rechazar pacientes con valores pupilares extremos.
- Predecir resultados visuales.
- En pacientes con pupilas escotópicas menores de 2.5 mm no implantar lentes multifocales refractivas en sector rotacional asimétricas.
- En pacientes con pupilas mayores de 5,5 mm implantar lentes multifocales con bajo índice de fenómenos disfotópsicos.

2.7. Aspecto refractivo

Debemos valorar el tipo y el grado de ametropía tanto esférica como cilíndrica ya que puede condicionar la elección según su defecto refractivo.

- **Miopes:** Los dividimos en dos categorías: 1) Bajos - Medios; y 2) Altos (a partir de ± 10 D), ya que tienen connotaciones diferentes.
  - *Miopes bajos-medios*

    Hay pacientes que siempre han visto muy bien de cerca sin sus gafas, por ejemplo los «miopes bajos» y aquellos individuos con cataratas nucleares que se encuentran miopizados. Estos pacientes deben conservar muy buena visión de cerca para estar satisfechos.
  - *Los «miopes altos»* son los pacientes más complejos por varias circunstancias:

  a. Pueden tener problemas maculares que impedirán una buena agudeza visual final.
  b. Es más difícil conseguir una biometría exacta, por lo que tenemos que informar al paciente sobre la posibilidad de recambiar la lente o hacer un retoque con Lasik para conseguir la emetropía.
  c. Peor visibilidad del cirujano de retina en caso de realizar una cirugía vítreo-retiniana.
  d. Es importante minimizar la opacificación de la cápsula posterior y anterior, por lo que debemos elegir lentes con máxima

compatibilidad. Es fundamental poder explorar la periferia de la retina y de ahí la importancia de minimizar la opacificación de la cápsula anterior. Además el paciente con una lente multifocal es muy sensible a pequeñas opacidades capsulares y estos pacientes miopes altos tienen un mayor riesgo de desprendimiento de retina después de realizarse una capsulotomía con láser Nd: YAG. [24,25]

Implantamos un anillo capsular de forma sistemática en todos los pacientes miopes medios y altos.

- Hipermétropes: Los **pacientes hipermétropes** suelen ser los más satisfechos tras la cirugía, ya que siempre han dependido de la corrección para lejos y cerca. Todas las lentes son adecuadas en estos casos y dependerá del rango pupilar y necesidades del paciente para escoger una lente u otra.
- Astigmatismos: El astigmatismo representa un aspecto fundamental en el resultado visual de estas cirugías. [10,11,26] Nuestro objetivo es que su valor postoperatorio sea inferior a 0,75 D.

Con astigmatismo corneal menor de 1,0 D, la incisión en eje curvo o incisiones pareadas opuestas perforantes, dependiendo de la magnitud y meridiano del astigmatismo, suelen ser suficientes para su corrección.

Para valores mayores debemos recurrir a lentes multifocales tóricas que se describirán más adelante.

La presencia de astigmatismos irregulares previos contraindica el implante de lentes multifocales.

2.8. Superficie ocular

Debemos descartar ojo seco severo ya que estos pacientes son más sensibles a cualquier disminución de sensibilidad al contraste y el ojo seco es causa frecuente de disminución de la función visual y de insatisfacción en un 4-5% de los pacientes.[10,11]

3. Información al/del paciente

Si concluida la exploración ocular pensamos que el paciente es un buen candidato para implantar una lente multifocal, debemos realizar lo que a nuestro juicio es lo más importante: una entrevista con el paciente con el objetivo de:

- Saber con exactitud las necesidades y expectativas del paciente
- Dar una información real del objetivo de la cirugía
- Decidir qué tipo de lente es la más aconsejable para sus características/necesidades.

Es importante que en esta entrevista este un familiar presente.

Para agilizar este diálogo utilizamos un cuestionario previo que hemos ido simplificando para mejorar su entendimiento que debe ser rellenado por el paciente con ayuda del personal auxiliar y en el que le pedimos que escoja las dos actividades que realiza con más frecuencia.

Los puntos más importantes que debemos conocer son:

- Si el paciente es conductor habitual.
- Si es conductor nocturno.
- Si utiliza el ordenador de forma habitual.
- Si por su trabajo/aficiones necesita buena visión de cerca.

Debe ser el propio cirujano quien explique y oriente al paciente a tomar una decisión. Cuando existen situaciones de duda es preciso valorar otros datos como el tipo de gafas que utiliza el paciente que nos dan una idea indirecta del tipo de visión preferencial; por ejemplo un paciente con gafa bifocal no necesita visión intermedia.

El cirujano debe poner en conocimiento del paciente una serie de puntos sobre el funcionamiento de estas lentes de manera que tenga unas expectativas reales:

- Las lentes multifocales disminuyen la dependencia de las gafas para lejos y cerca pero es posible que el paciente tenga que utilizar una corrección óptica para alguna actividad. Entre el 80 y 90% de los pacientes no utilizan gafas después de la cirugía.
- Es normal que exista cierta disminución de la sensibilidad al contraste y dificultad para ver en condiciones de poca luz.[27]
- Los halos y los deslumbramientos son cada vez menos frecuentes con las nuevas lentes y tienden a disminuir con el tiempo y con la intervención del segundo ojo.

- El paciente debe asumir que no podrá ver bien de lejos, cerca e intermedia y que debe sacrificar una de estas visiones.
- Existe la posibilidad de tener que corregir en una segunda intervención un posible defecto refractivo residual.
- Hay complicaciones intraquirúrgicas que impiden el implantar una lente multifocal o que hacen que el implante tenga que diferirse a un segundo tiempo.
- En muy pocos casos se produce una intolerancia absoluta a alguno de los efectos no deseados de la lente multifocal. Si sucede tenemos que recambiar la lente por una monofocal.
- Es importante que toda la información que damos al paciente quede reflejada en la historia clínica y en el consentimiento informado que aconsejamos que sea diferente al de una lente monofocal.

4. Casos especiales

La implantación de una lente multifocal debe ser una cirugía personalizada y como tal será imprescindible individualizar la selección de la lente. En cualquier caso, existen situaciones con unas connotaciones diferentes en las que debemos establecer ciertas recomendaciones.

4.1. Lensectomía refractiva

El desarrollo de las lentes multifocales nos hizo pensar en un principio que sería el despegue de la lensectomía refractiva. Aunque es cierto que el número de pacientes ha aumentado de modo significativo, resulta evidente que las lentes multifocales no son de momento la panacea de la lensectomía refractiva.

- **Pacientes emétropes:** El primer dato a valorar es que a los 45 años, la visión intermedia y de cerca del paciente es mejor con su cristalino más corrección óptica que con una lente intraocular multifocal. A los 50 años la visión cercana con lente multifocal es mejor pero la visión intermedia continúa siendo peor. Sólo a partir de los 55 años ambas distancias mejoran con la lente multifocal[28] y el paciente se sentirá más satisfecho con la cirugía.

  Si a esto añadimos que por el hecho de implantar una lente multifocal disminuye la sensibilidad al contraste, para obtener resultados satisfactorios es conveniente realizar la intervención asociada a la lente multifocal a partir de los 55 años. Si decidimos realizarla antes de esta edad, el paciente debe de conocer todos estos datos y asumirlos.
- **Pacientes hipermétropes:** Son los pacientes más agradecidos. Debemos implantar la lente con la que tengamos más experiencia, teniendo en cuenta las necesidades del paciente y siempre que exista rango dióptrico suficiente. En pacientes hipermétropes con presbicia precoz, se puede bajar significativamente la edad quirúrgica.
- **Pacientes miopes bajos-medios:** Siempre han visto muy bien de cerca sin gafas por lo que debemos asegurarle una buena visión de cerca y dedicar más tiempo a la explicación ya que suelen comparar la visión próxima sin corrección tras la cirugía con la visión próxima sin corrección para lejos antes de la misma.
- **Pacientes miopes altos:** En primer lugar prestar especial atención a la biometría, ya que en estos pacientes cobra mayor importancia. Debemos realizar un estudio macular meticuloso incluido OCT por la frecuencia de alteraciones que aparecen. Se ha demostrado que hay mayor riesgo de membranas neovasculares tras la cirugía y el paciente debe conocer este riesgo.[29] Es conveniente implantar una lente biocompatible con baja tasa de opacificación capsular pues una capsulotomía posterior con láser Nd: YAG puede ser un factor de riesgo para desprendimiento de retina. Debido al riesgo de desprendimiento de retina, no debemos realizar la cirugía en estos pacientes antes de los 50 años. Múltiples trabajos[30,31] asocian el desprendimiento de retina a la edad de intervención: cuanto más joven, mayor riesgo, especialmente por debajo de 50 años, por lo que ésta ha de servirnos de edad límite para realizar esta cirugía. En miopías medias y altas independientemente de la lente multifocal que vayamos a implantar utilizaremos siempre un anillo capsular.

4.2. Implante de lente multifocal en paciente intervenido de cirugía refractiva corneal previa

Es el caso más complicado y laborioso, por ser un paciente que generalmente tiene un interés especial en prescindir de toda corrección óptica. Debido a su cirugía corneal tiene disminuida la sensibilidad al contraste, situación que puede empeorar al implantar una lente multifocal.

Realizar bien una biometría aplicando las fórmulas más adecuadas es el aspecto más importante y difícil **(Figura 11)**. Cobra mayor importancia el estudio topográfico para saber si vamos a poder corregir un defecto residual que es más frecuente en estos pacientes.[32]

Es además importante conocer la asfericidad corneal para elegir la lente más adecuada según el grado de asfericidad que corrija. En caso de haberse realizado un laser hipermetrópico, la aberración esférica de la córnea disminuye a cerca de cero o se torna negativa por lo que según la hipermetropía tratada podría ser conveniente implantar una lente asférica no correctora de aberración o incluso una lente esférica –ésta última no disponible actualmente.

Si el paciente presentara una cirugía refractiva corneal previa para corrección de miopía, el modelo asférico sería más conveniente ya que el tratamiento previo aumenta la aberración esférica de la córnea que ya en ojos normales es ligeramente positiva. Suelen ser pacientes jóvenes por lo que la visión intermedia mejora notablemente, además de alcanzar una buena visión de lejos y cerca.

4.3. Lentes multifocales en niños

Siempre ha sido un tema controvertido[33] por:

— Dificultad para realizar una biometría exacta
— Cambios refractivos del niño hasta los 20 años
— Los descentramientos de las lentes son frecuentes en niños
— En el niño la disminución de la sensibilidad al contraste y de la calidad de imagen pueden ser factores ambliogénicos.[34]

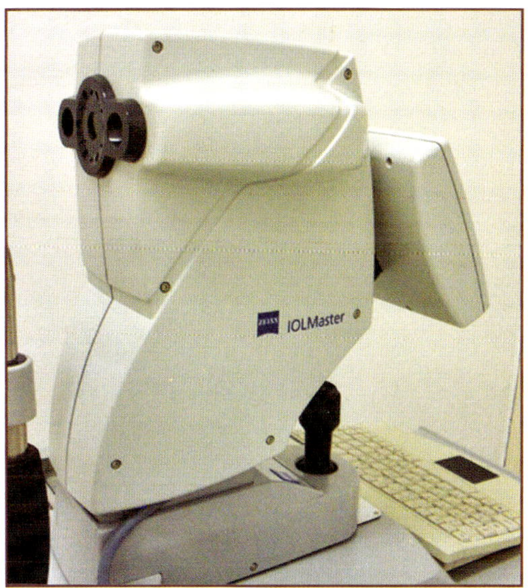

Figura 11. Una biometría correcta aplicando las fórmulas adecuadas es imprescindible en el implante de lentes multifocales, especialmente en miopes elevados y pacientes con cirugía refractiva corneal previa.

Por estos motivos hoy no implantamos lentes multifocales en cataratas bilaterales congénitas. No obstante, existe algún estudio publicado en el que obtienen buenos resultados en 5 niños con edades entre 4 y 6 años **(Figura 12)**.[35]

En niños mayores de 4 años en los que la exploración biométrica puede hacerse con exactitud podría estar indicada, especialmente si la catarata es unilateral.

Debemos escoger la lente con el material más biocompatible y que produzca una menor opacificación capsular.

4.4. Lentes multifocales en conductores nocturnos

Los conductores nocturnos necesitan una lente que proporcione buena visión de lejos con la pupila ligeramente dilatada (condiciones mesópicas) y a su vez, ausencia de todo tipo de disfotopsias, especialmente si son profesionales. Hemos de tener en cuenta que no podemos identificar en el preoperatorio al paciente que va a sufrir este tipo de síntomas.

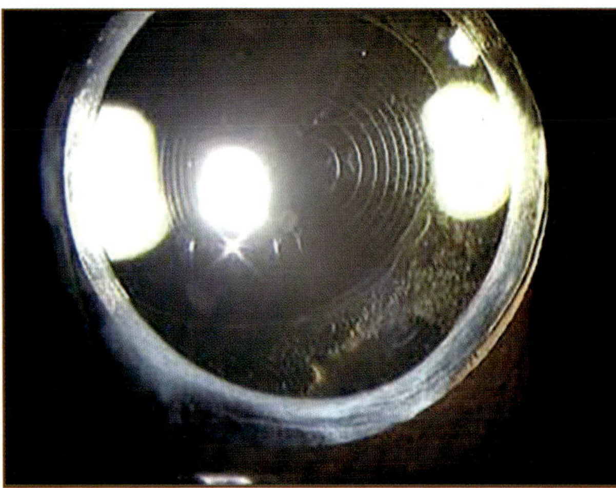

Figura 12. Lente AcrySof ReSTOR en cataratas infantil. Lente implantada en un niño de 6 años *(Cortesía del Dr. José A. Cristóbal).*

Es muy importante el tamaño pupilar en condiciones mesópicas. Si es mayor de 5.5 mm puede tener problemas con cualquier tipo de implante y no debe implantarse una lente multifocal. Una buena opción en pacientes con pupila dentro del rango de la normalidad, es implantar una lente difractiva apodizada con menor adición (+2,5) ya que, aunque la visión próxima es peor, tienen menor incidencia de fenómenos disfotópsicos. El paciente ha de ser informado en este caso de la limitación en visión próxima.

En estos casos es conveniente medir el ángulo kappa, ya que como se comentó anteriormente, valores elevados del mismo se correlacionan con una mayor incidencia de fenómenos disfotópsicos [23]

4.5. Usuarios habituales de ordenadores

Actualmente, ha dejado de ser un problema porque disponemos de lentes que proporcionan buena visión a esta distancia tales como las lentes trifocales (AcriLisa o FineVision) o las de baja adición (Restor +2.5 y Tecnis +2.5). Es importante en estos casos, valorar la curva de desenfoque de estas lentes.

4.6. En casos de rotura capsular

Cuando nos encontramos con una rotura capsular, debemos seguir los siguientes pasos:

- Realizar una amplia vitrectomía anterior.
- Si hemos podido realizar una capsulorrexis posterior, implantamos en saco capsular la misma lente multifocal que tenemos previsto.
- En el caso de no tener capsulorrexis posterior, la lente tiene que implantarse en sulcus. Lente especial para sulcus es la Restor MN6AD1 con adición +3, longitud 13 mm y óptica de 6 mm de diámetro **(Figura 13)**. El problema es disponer de la lente y la potencia adecuada en ese momento. Una opción es solicitar a la casa comercial el envío de la lente para sulcus junto con la de saco para disponer de la primera en caso necesario durante la cirugía. Otra posibilidad es terminar la cirugía, pedir la lente necesaria e implantarla a los pocos días en un segundo tiempo.

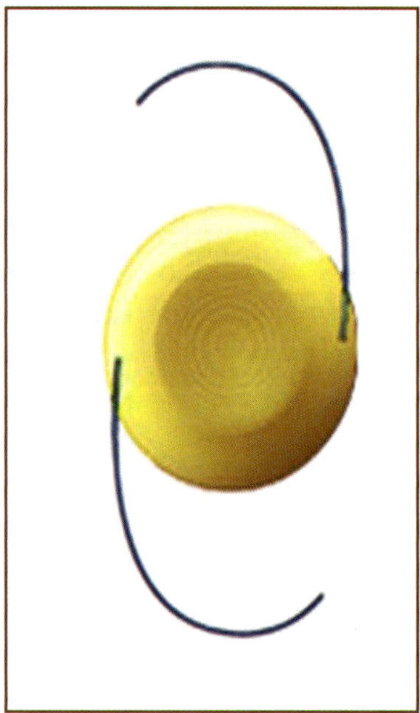

Figura 13. Lente multifocal especial para implante en sulcus Restor MN6AD1 con adición +3, longitud total de 13 mm y óptica de 6 mm.

— Hay que recordar que la lente multifocal necesita un buen centrado. Si no estamos seguros de conseguirlo, es mejor implantar una lente monofocal.
— No debemos implantar una lente multifocal diseñada para saco capsular en sulcus pues pueden asociarse con complicaciones como: descentramientos, dispersión de pigmento, inflamación o hipemas recurrentes.

4.7. Asimetría entre ambos ojos

Hablamos de asimetría cuando implantamos en un ojo una lente con distintas características (adición o tipo de óptica multifocal) a la implantada en el otro ojo, o cuando implantamos una lente multifocal en un ojo y no se realiza cirugía de cristalino en el contralateral.

Puede producirse en diferentes situaciones:

- Para mejorar la visión intermedia de un ojo o la de cerca del otro mediante el empleo de lentes de diferente adición o diseño óptico. No somos partidarios de este tipo de procedimientos, pues no hemos encontrado mayor satisfacción en el paciente, sino al revés por regla general.
- Operado de catarata de un ojo con lente monofocal y quiere una lente multifocal en el otro ojo: si no tiene ninguna otra contraindicación, implantamos una lente multifocal. Si el paciente no está satisfecho tendremos diversas opciones: implantar una lente multifocal adicional en sulcus –existen tres plataformas diseñadas para ello-[13-17], recambiar la lente monofocal por una multifocal, y en el peor de los casos, recambiar la lente multifocal por una monofocal.
- Catarata unilateral: elegir una lente multifocal según las necesidades y exploración del paciente. Debe decidir el paciente, sabiendo de una posible intolerancia o disminución de sensibilidad al contraste respecto al ojo contralateral sano.[36] En estos casos es muy frecuente si el paciente es présbita, que demande posteriormente la cirugía del otro ojo aunque no tenga catarata.

4.8. Lente multifocales en pacientes glaucomatosos

Aunque no hay mucha literatura al respecto no debe ser una contraindicación absoluta. El problema radica en que el paciente glaucomatoso tiene disminuida la sensibilidad al contraste y puesto que la lente multifocal produce así mismo una disminución, podemos pensar que la calidad visual sería pobre. En pacientes con glaucoma controlado y leve alteración del campo visual, sí somos partidarios de implantarlas, siempre que cumplan todas las premisas e informando al paciente de su posible controversia. En pacientes con glaucoma avanzado, cirugía combinada o que no estemos seguros de su control, no las implantamos.[37]

MANEJO DEL PACIENTE DESCONTENTO

Cuando un paciente está descontento, el primer paso será concretar la causa de su insatisfacción. Los motivos más frecuentes son: mala visión sobre todo de cerca, disfotopsias y disminución de la sensibilidad al contraste. Todos estos síntomas mejoran con el tiempo y con la bilateralidad; en cambio se acentúan con las ametropías y principalmente con el astigmatismo **(Tabla 4)**. [38]

Motivos

Los motivos de queja por parte del paciente pueden guardar relación con una inadecuada elección previa del paciente bien porque no cumpliera criterios de legibilidad en base a su profesión, personalidad, o por una inadecuada selección de la lente multifocal o por una falta de concordancia entre expectativas generadas y resultados obtenidos.

Análisis de Motivos de Insatisfacción y Soluciones

Revisaremos los motivos de insatisfacción y los criterios para su adecuada valoración.

1. Mala visión

La mala visión es, con diferencia, la mayor causa de insatisfacción en los pacientes intervenidos con lente multifocal, seguida de las disfotopsias. Woodward[10] y de Vries[11] encuentran que

Tabla 4. Manejo del paciente descontento

- Concretar cuál es el problema
- Comprobar si realmente existe el problema y valorar la calidad visual (sensibilidad al contraste, aberrometría)
- Los problemas del primer ojo tienden a desaparecer al operar el segundo
- No tomar medidas de forma precipitada, los síntomas van desapareciendo durante los primeros seis meses
- Pacientes intransigentes: ofrecerles el cambio de su lente multifocal por una monofocal, simulando cómo verán de cerca con una lente monofocal

la mala visión es causa de insatisfacción en el 95% y 94.7% de los casos de implante de lentes multifocales. La mayoría de los casos de mala visión eran causados por ametropías pero también existían pacientes con buena agudeza visual que se quejaban de mala calidad de visión.

El primer paso es comprobar la refracción, la agudeza visual e intentar correlacionar tal información con otros hallazgos clínicos.

Pueden ocurrir las siguientes situaciones:

— Existe un error refractivo: Si el defecto residual justifica las molestias y persiste una vez estabilizada la refracción, debemos corregirlo. El método más sencillo es mediante LASIK o PRK, que nos permite abordar tanto el defecto esférico como el astigmatismo **(Figura 14)**.

— No existe error refractivo pero sí mala visión. Debemos explorar la mácula y el nervio óptico para descartar una posible lesión previa a la cirugía. Con más frecuencia de lo que pensamos encontramos un edema macular quístico que se confirma tras angiografía. En este caso instauramos el tratamiento y suele resolverse en el plazo de 3 meses. Otra posible causa de mala visión es la opacidad de la cápsula posterior que se identificó en un 15.8%[11] y en un 67[10] de los casos en pacientes descontentos según de Vries[11] y Woodward[10]. Dada la disminución de sensibilidad al contraste inducida por las lentes multifocales, estos pacientes son extremadamente sensibles a una mínima opacidad y se realizan capsulotomías más precoces. En todo caso, antes de realizarla conviene descartar todas las demás causas de mala visión y estar seguros de que la opacidad justifica la mala visión. Si no la justificase y el caso requiriese un recambio de lente, la capsulotomía previa complicaría mucho el procedimiento. Así mismo, en caso de coexistir defecto refractivo residual y opacidad incipiente, se recomienda realizar primero la capsulotomía por el posible cambio que pudiera inducir en el defecto residual a corregir.

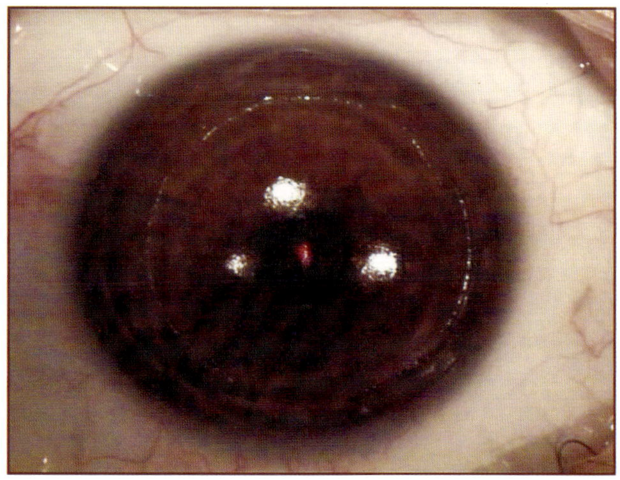

Figura 14. La PRK permite tratar los defectos refractivos residuales, tanto esféricos como cilíndricos.

— Deterioro de la calidad visual. Con los años la aberración esférica total del ojo se va incrementando, así como cuando implantamos una lente esférica tras cirugía de catarata.[39,40] Se ha publicado que la cantidad de aberración esférica positiva en pacientes intervenidos de catarata es responsable de un reducción de la calidad visual cuantificable con medios objetivos (aberrometría) y subjetivos (agudeza visual y sensibilidad al contraste).[41] La incorporación de nuevas lentes multifocales asféricas o con superficie prolata anterior modificada compensan la aberración positiva de la córnea proporcionando una mejoría de la calidad visual a través de una mejoría de la sensibilidad al contraste[42,43]. Existen métodos para correlacionar síntomas con hallazgos que son explorables de un modo objetivo con métodos diagnósticos como la aberrometría total del ojo, que detectará fundamentalmente las aberraciones esférica y cromática, para determinada función y morfología pupilar, y permitirá calcular la MTF (Modulation Transfer Function) como medida descriptiva de la calidad óptica del ojo mejor correlacionada con la calidad visual[44]. La PSF (Point Spread Function) y la MTF, expresiones de las aberraciones y de la dispersión (scattering), pueden ser medidas clínicamente[45]. Tales medidas pueden ser tomadas en clínica con el OQAS II en pacientes con lentes multifocales y pueden ser de utilidad en el entendimiento de algunos de los síntomas que presentan dichos pacientes. Sí que hay que mencionar que tales determinaciones son claramente pupilodependientes y que, muchas veces, los hallazgos objetivados para pupilas de 6 mm pueden tener escasa relevancia clínica dado que no es un diámetro pupilar habitual en la población en condiciones fotópicas.

— Estudio de la superficie ocular y si se detecta cualquier alteración, especialmente ojo seco que es la más frecuente, debemos tratarla antes de realizar la cirugía.
— El paciente se queja pero la agudeza visual y la exploración oftalmológica son normales. Es preciso recordarles que es necesario un periodo de adaptación para alcanzar la mejoría esperada. Si persisten las quejas, hay que explicarles que existe una intolerancia a las lentes multifocales y ofrecerles la posibilidad de cambiarla por una lente monofocal **(Figura 15)**. En nuestra experiencia suelen rechazar el cambio.

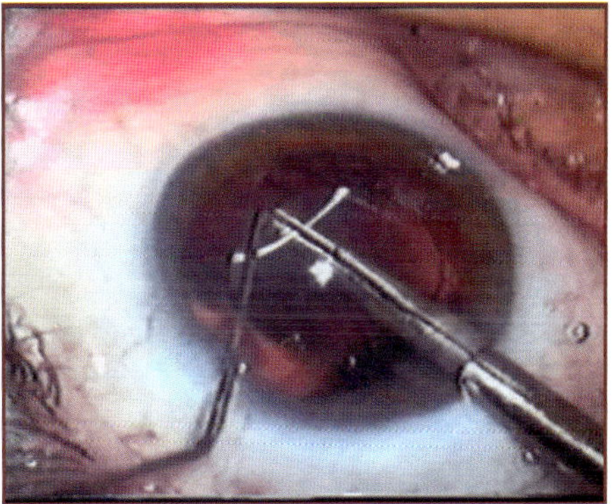

Figura 15. El recambio de la lente multifocal puede ser necesario en un número minoritario de pacientes descontentos con buena agudeza visual y exploración oftalmológica normal que resultan ser intolerantes a la óptica multifocal.

2. Disfotopsias

Cuando el motivo de las quejas son las disfotopsias, especialmente los halos y destellos, debemos repetir la exploración pupilar y comprobar que la lente elegida es acorde con el diámetro pupilar. Siempre que no exista un error, esperar seis meses ya que lo más probable es que experimente mejoría. Transcurrido este tiempo, si no mejoran las molestias, debemos recambiar la lente por una monofocal. Las disfotopsias son más frecuentes después de operar el primer ojo y mejoran al operar el segundo ojo. Conviene señalar que en una revisión de la literatura no se han encontrado diferencias en cuanto a inducción de fenómenos disfotópsicos entre diferentes modelos de lentes multifocales, por lo que es difícil dar una recomendación en este aspecto.[46] Es posible que las lentes de menor adición produzcan una disminución de las disfotopsias respecto a las de mayor adición. Habría que considerar aquí también la posible influencia del ángulo kappa.[23]

3. La lente multifocal no cumple todas las expectativas del paciente

Puede suceder que hayamos implantado una lente multifocal que no se ajusta a las necesidades del paciente, bien porque el paciente no se explicó de forma adecuada o porque no le supimos entender.

Es el caso del paciente que utiliza mucho el ordenador y le hayamos implantado una lente difractiva con alta adición. En este caso y si está operado sólo del primer ojo, implantamos en el segundo ojo la lente multifocal adecuada para su necesidad. Estas asimetrías de lente multifocal suelen ser bien toleradas por los pacientes; si transcurrido el periodo de adaptación esto no ocurre, tendremos que cambiar la primera lente por otra igual a la del segundo ojo.

Si ya ha sido operado de los dos ojos, la primera opción es indicarle una gafa monofocal para la actividad deseada.

Indicarle que irá notando mejoría durante los primeros meses. Sólo en el caso de un paciente intransigente, transcurrido ese tiempo, le proponemos recambiar la lente por otra lente multifocal más acorde a sus necesidades.

CONCLUSIONES

Las lentes multifocales han conseguido que el paciente intervenido de catarata o lensectomía refractiva recobre la visión lejana, cercana e intermedia y actualmente son una opción en auge a la hora de elegir una lente intraocular.

Para su manejo debemos tener en cuenta una serie de puntos clave:

- Debemos conocer las características de las distintas lentes multifocales para poder elegir la más adecuada para cada paciente.
- No hay ninguna lente superior al resto en todos los aspectos.
- La lente multifocal exige la emetropía.
- Deben implantarse de forma bilateral, ya que se mejora la visión funcional y se disminuyen los pequeños problemas.
- Requiere un periodo de adaptación.
- No debemos crear falsas expectativas.

Referencias

1. Keates RH, Pearce JL, Schneider RT. Clinical results of the multifocal lens. J Cataract Refract Surg 1987; 13: 557-560.
2. Goes F. Personal results with 3M diffractive multifocal intraocular lens. J Cataract Refract Surg 1991; 17: 577-582.
3. Lindstrom RL. Food and Drug Administration study update. One-year results from 671 patients with the 3M multifocal intraocular lens. Ophthalmology 1993; 100: 91-97.
4. Avitabile T, Marano F, Canino EG, Biondi S, Reibaldi A. Long-term visual results of bifocal intraocular lens implantation. J Cataract Refract Surg 1999; 25: 1263-1269.
5. Rossetti L, Carraro F, RovatiL. Remón-Garijo M, Orzalesi N. Performance of diffractive multifocal intraocular lenses in extracapsular cataract surgery. J Cataract Refract Surg 1994; 20: 124-128.
6. Fernandez-Vega L. Facoemulsificación y emetropía. Madrid: Mac Line (Monografía SECOIR); 2002.
7. Steinert RF, Post CT, Brint SF, Fritch CD, Hall DL, Wilder LW, Fine IH, Lichtenstein SB, Masket S, Casebeer C. A prospective, randomized, doublemasked comparison of zonal–progressive multifocal intraocular lens and monofocal intraocular lens. Ophthalmology 1992; 99: 853-860.
8. Vaquero M, Encinas JL, Jiménez F. Visual Function with monofocal versus multifocal IOLs. J. Cataract Refract Surg. 1996; 22: 1222-1225.
9. de Vries NE, Nuijts RNMA. Multifocal intraocular lenses in cataract surgery: Literature review of benefits and side effects. J Cataract Refract Surg 2013; 39: 268–278.
10. Woodward MA, Randleman SB, Stulting RD. Dissatisfaction after multifocal intraocular lens implantation. J Cataract Refract Surg 2009; 35: 992-997.
11. de Vries NE, Webers CAB, Touwslager WRH, Bauer NJC, de Brabander J, Berendschot TT, Nuijts RMMA. Dissatisfaction after implantation of multifocal intraocular lenses J Cataract Refract Surg 2011; 37: 859–865.
12. Nijkamp MD, Dolders MGT, de Brabander J, van den Borne B, Hendrikse F, Nuijts RMMA. Effectiveness of multifocal intraocular lenses to correct presbyopia after cataract surgery: A randomized controlled trial. Ophthalmology 2004; 111: 1832-1839.
13. Rabsilber TM, Kretz FTA, Holzer MP, Fitting A, Sanchez MJ, Auffarth GU. Bilateral implantation of toric multifocal additive intraocular lenses in pseudophakic eyes. J Cataract Refract Surg 2012; 38: 1495–1498.
14. Khan MI, Muhtaseb M. Performance of the Sulcoflex piggyback intraocular lens in pseudophakic patients. J Refract Surg. 2011; 27: 693-6.
15. Jens Schrecker J, Kroeber S, Eppig T, Langenbucher A. Additional multifocal sulcus-based intraocular lens: Alternative to multifocal intraocular lens in the capsular bag. J Cataract Refract Surg 2013; 39: 548–555.
16. Gerten G, Kermani O, Schmiedt K, Farvili E, Foerster A, Oberheide U. Dual intraocular lens implantation: Monofocal lens in the bag and additional diffractive multifocal lens in the sulcus.J Cataract Refract Surg. 2009; 35: 2136-43.

17. Alfonso JF,Fernández-Vega L, Baamonde B. Secondary diffractive bifocal piggyback intraocular lens implantation. J Cataract Refract Surg 2006; 32:1938–1943.
18. Alió JL, Artola A, Ruiz-Moreno JM, Ismail MM. Accuracy of the potential acuity meter in predicting the visual outcome in cases of cataract associated with macular degeneration. Eur J Ophthalmol 1993; 3: 189-192.
19. Colvard M. Preoperative measurement of scotopic pupil dilation using an office pupillometer. J Cataract Refract Surg 1998; 24: 1594-1597.
20. Bradley JC, Anderson JE, Xu KT, Brown SM. Comparison of Colvard pupillometer and infrared digital photography for measurement of the dark-adapted pupil diameter. J Cataract Refract Surg 2005; 31: 2129-2132.
21. Kurz S, Krummenauer F, Norbert Pfeiffe N. Monocular versus binocular pupillometry. J. Cataract Refract Surg 2004; 30: 2551-2556.
22. Alfonso J. Visual Acuity, contrast sensitivity and intermediate vision. Acrysof Restor meeting. Marrakech; 2006.
23. Pakrash G , Parash DR, Agarwal A, et al. Predictive factor and kappa angle analysis for visual satisfaction with multifocal IOL implantation . Eye 2011; 25: 1187-1193.
24. Javitt JC, Tielsch JM, Canner JK, Kolb MM, Sommer A, Steinberg EP. National outcomes of cataract extraction. Increased risk of retinal complications associated with Nd:YAG laser capsulotomy. The cataract patient outcomes research team. Ophthalmolgy 1992; 99: 1487-1497.
25. Koch DD, Liu JF, Gill EP. Axial myopia increases the risk of retinal complications after neodymium-YAG laser posterior capsulotomy.Arch Ophthalmol 1989; 107: 986-990.
26. Ravalico G, Parentin F, Baccara F. Effect of astigmatism on multifocal intraocular lenses. J Cataract Refract Surg 1999; 25: 804-807.
27. Pieh S, Weghaupt H, Skorpik C. Contrast sensitivity and glare disability with diffractive and refractive multifocal intraocular lenses. J Cataract Refract Surg 1998; 24: 659-662.
28. Alfonso J. Visual acuity, contrast sensivity and intermediate vision. Acrysof Restor meeting. Marrakech; 2006.
29. Fernández-Vega L, Alfonso J, Villacampa T. Clear lens extraction for the correction of high myopia. Ophthalmology 2003; 110: 2349-2353.
30. Barraquer C, Cavelier C, Mejía LF. Incidence of retinal detachment following clear-lens extraction in myopic patients. Retrospective analysis. Arch Ophthalmol 1994; 112: 336-9.
31. Colin J, Robinet A, Cochener B. Retinal detachment after clear lens extraction for high myopia: seven-year follow-up. Ophthalmology 1999 ;106:2281-4; discussion 2285.
32. Aranberri J. Cálculo de lente intraocular. In: Lorente R, Mendicute J. Cirugía de Cristalino. Ponencia de la Sociedad Española de Oftalmología. 2008; Volúmen I: 234-275.
33. Rychwalski PJ, MD. Multifocal IOL implantation in children: Is the future clear? J Cataract Refract Surg 2010; 36: 2020-2021.
34. Jacobi PC, Dietlein TS, Konen W. Multifocal Intraocular lens implantation in pediatric cataract surgery. Ophthalmology 2001; 108: 1373-1374.
35. José A. Cristóbal, MD, PhD, León Remón, MD, PhD, María Ángeles Del Buey, MD, Robert Montés-Micó, PhD. Multifocal intraocular lenses for unilateral cataract in children. J Cataract Refract Surg 2010; 36:2035–2040
36. Hayashi K, Manabe S, Yoshimura K, Hirata A. Binocular visual function with a diffractive multifocal intraocular lens in patients with unilateral cataract. J Cataract Refract Surg 2013; 39: 851–858.
37. Lorente R, de Rojas V, Mendicute J. Multifocal lenses in glaucoma patients. J Emmetropia 2012; 3: 31-42.
38. Lorente R, Vázquez de Parga P. Criterios de selección de lentes multifocales. In: Lorente R, Mendicute J. Cirugía de Cristalino. Ponencia de la Sociedad Española de Oftalmología. 2008; volúmen II: 1524-1538
39. Artal P, Berrio E, Guirao A, Pieres P. Contribution of the cornea and internal surfaces to the change of ocular aberrations with age. J Opt Soc Am A Opt Image Sci Vis 2002; 19: 137-143.
40. Negishi K. Effect of chromatic aberration and contrast sensitivity in pseudophakic eyes. Arch Ophthalmol 2001; 119: 1154-1158.
41. McLellan JS, Marcos S, Burns SA. Age-related changes in monochromatic wave aberrations of the human eye. Invest Ophthalmol Vis Sci 2001; 42: 1390-1395.
42. Bellucci R, Scialdone A, Buratto L, Morselli S. Visual acuity and contrast sensitivity comparison between Tecnis and AcrySof SA60AT intraocular lenses: A multicenter randomized study. J Catarct Refract Surg 2005; 31: 712-717.
43. Marcos S. Optical quality and depth-of-field of eyes implanted with spherical and aspherical intraocular lenses. J Refract Surg 2005; 21: 223-235.
44. Díaz-Doutón F, Benito A, Pujol J, Arjona M, Güell JL, Artal P. Comparison of the retinal image quality with a Hartmann-Shack wavefront sensor and a double-pass instrument. Invest ophthalmol Vis Sci 2006; 47: 1710-1716.
45. Güell JL, Pujol J, Arjona M, Díaz-Doutón F, Artal P. OQAS: a new instrument for an objective clinical evaluation of the ocular optical quality. J Cataract Refract Surg 2004; 30: 1598-1599.
46. Cochener B, Lafuma A, Khoshnood B, Courouve L, Berdeaux G. Comparison of outcomes with multifocal intraocular lenses: a meta-analysis. Clin Ophthalmol 2011; 5: 45–56.

31

Consideraciones para el Implante de LIO Multifocal

Dr. Rodrigo Donoso R.

Recuperar la visión de cerca es un gran anhelo para muchos présbitas. Para lograrlo, una gran oportunidad es durante la cirugía de la catarata, o del cristalino en los présbitas hipermétropes QUE USEN ANTEOJOS DE LEJOS.

Sin embargo, como todo en medicina, el implante de LIO "multifocal" tiene sus pros y también sus contras como consecuencia de las propiedades ópticas (refractivas o difractivas) para lograr la **pseudoacomodación,** que obviamente NO es una acomodación como en la juventud.

Debemos entonces, antes de indicar, elegir e implantar un LIO multifocal, hacer una serie de consideraciones basados en la evidencia médica y en la experiencia clínica, para lograr un paciente **satisfecho de acuerdo a sus expectativas:**

1. En primer lugar, no debemos olvidar que el único objeto del LIO MF es no usar anteojos para cerca. Por lo tanto, lo primero que debemos considerar es que el paciente NO QUIERA usar anteojos para leer o para sus actividades de cerca porque si no es así no tiene ningún sentido someter al paciente a los riesgos y efectos adversos de un LIO MF pseudoacomodativo.

   Una vez establecido ésto, tenemos que definir cual es la distancia de "cerca" para la cual preferentemente NO quiere usar anteojos. Dependerá de sus costumbres, actividad y foco de "cerca" que priorice. Según éstas, elegiremos la adición para cerca del LIO MF que podrá ser +4.0, +3.0 ó +2.5 D, adiciones que otorgarán distintas distancias focales de cerca que irán de 30 a 50 cm. aproximadamente, y que afortunadamente están disponibles en el mercado. .

   Al respecto, es importante también conocer el estudio de Petermeier y cols.,[1] en que demuestran que para una adición dada (+4.0 en este estudio), los hipermétropes, emétropes y miopes, tendrán distinta distancia focal de cerca: 29.5, 32.8, y 34.6 cm. respectivamente. **(Figura 1)**.

Tal vez por esto es que los miopes no quedan tan satisfechos y los hipermétropes son tan felices con el resultado de un LIO MF, aunque no logren tan buena AV intermedia. Con el fin de buscar mayor profundidad de foco, también se podrán combinar LIOs MF de distintas adiciones para cerca en cada ojo. En este caso, el ojo no dominante debe quedar con la mayor adición para cerca.[2] Para mejor o preferente distancia intermedia puede indicar también un LIO trifocal.

Considerando todo lo anterior se logrará un paciente más satisfecho, con mayor independencia de anteojos y de acuerdo a sus expectativas para ver de cerca sin anteojos.

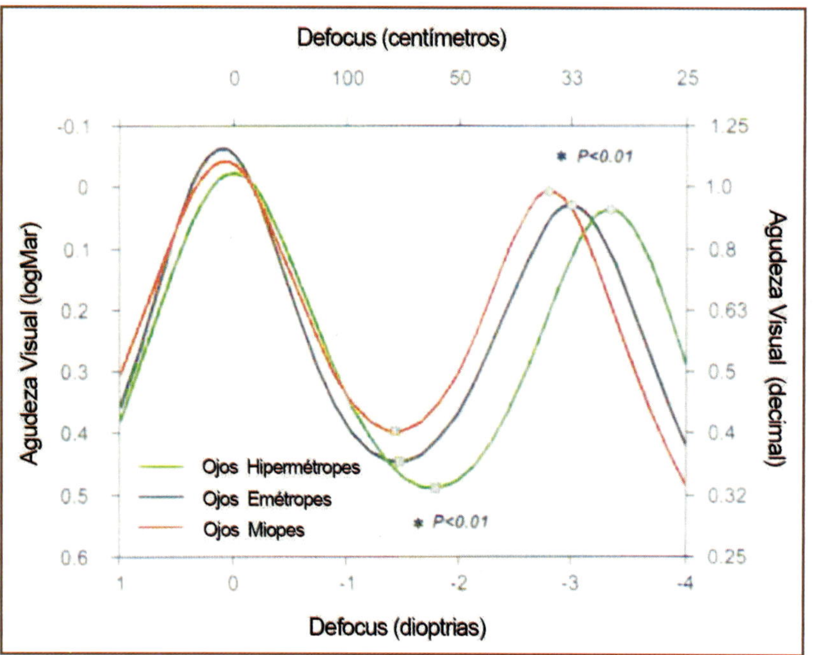

Figura 1. Curva de Defocus con LIO multifocal para ojos emétropes, hipermétropes y miopes.[1]

2. En segundo lugar, será muy importante considerar que el paciente no sea muy exigente. Debe asumir los "costos" de no usar anteojos para cerca, como son: ver halos alrededor de las luces en penumbra por algunos meses o ver algo peor pl que con sus anteojos previos (por menor AVcc y S. de Contraste). También deberá asumir algunos riesgos que, aunque menores, deberá conocerlos y comprenderlos como: cierto grado de impredictibilidad, especialmente en los ojos muy chicos, con la posibilidad de una cirugía secundaria ("sintonía fina"), ya sea con Excimer Laser o mediante intercambio del LIO para corregir un eventual error refractivo residual. Riesgo muy escaso y que por lo demás se disminuye cuando primero se opera el ojo NO DOMINANTE y se mejora el cálculo y error refractivo residual del LIO del segundo ojo DOMINANTE según el resultado refractivo del primer ojo operado, como se tratará más adelante.

3. Es muy importante también, que el paciente tenga y conozca las expectativas y limitaciones reales de este tipo de LIOs. Hay que explicarle que el LIO MF no recupera la acomodación, sino que obtiene una pseudoacomodación y como tal no sería para todas las circunstancias de visión de cerca como en la juventud. No es para una letra muy chica ni de bajo contraste ni con baja luz, es para ver una letra normal en condiciones normales de iluminación. Se deberá explicar al paciente que podrá usar un anteojo de apoyo para aquellas circunstancias de cerca muy exigentes, que en todo caso no son frecuentes en la vida cotidiana y normal.

4. Por lo anterior, se considerará la indicación de un LIO MF en un paciente "normal", no muy exigente ni obsesivo, lo que a veces no es fácil de detectar en este tipo de pacientes tan perfeccionistas que quieren leer sin anteojos. Y naturalmente también en un ojo normal y sin patologías. Recordemos que estos LIOs MF, por su diseño óptico, son extraordinariamente exigentes y requieren de muy buena imagen para ser eficientes. Por eso el paciente debe tener un buen film lagrimal, una cornea regular, sin cirugía refractiva previa, pupila y mácula sana **(Figura 2)**.

5. En hipermetropía se debe considerar especialmente la indicación de un LIO MF, **siempre y cuando use corrección pl**. Ello porque acordémonos de que en estos LIOs existe riesgo de quedar viendo algo peor que antes pl (93% AV=20/40 y 83% =20/20 en nuestra experiencia), ya sea por impredictibilidad refractiva o por algo menos de calidad visual, existiendo evidencia que disminuye

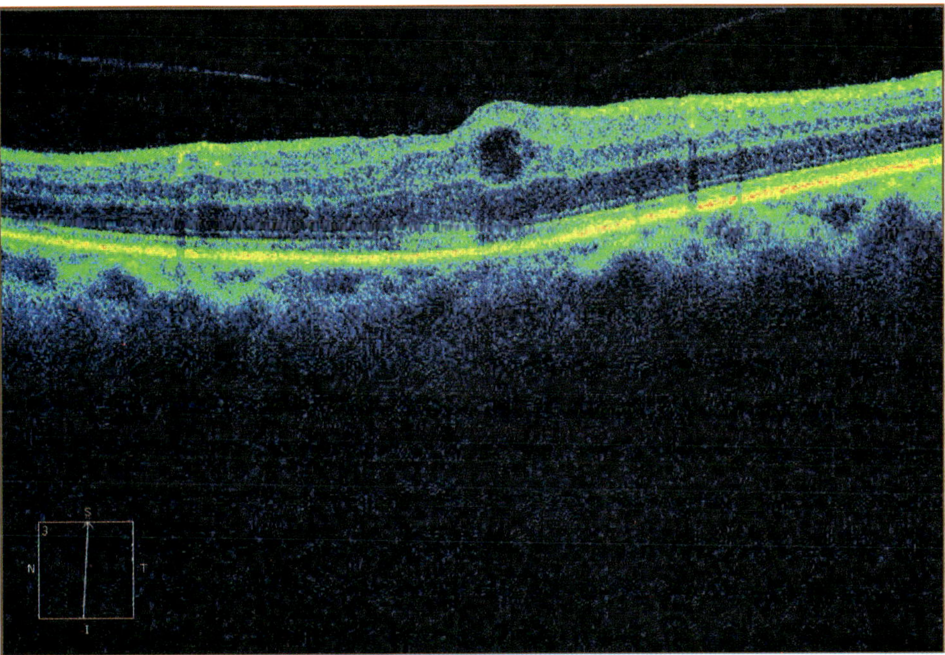

Figura 2. Hallazgo de Edema Macular Quístico post Facoemulsificación.

la sensibilidad de contraste según distintos reportes.[3] Por lo tanto, si previamente el paciente veía bien de lejos c/c y queda viendo algo peor, aunque mejore su visión de cerca puede quedar insatisfecho. La indicación será entonces para aquellos pacientes cuya hipermetropía sea mayor que su capacidad acomodativa para su edad. Por ejemplo, según la curva de acomodación de Duane, 4.5 D. a los 38 años y 2.5 D. a los 50 años[4] **(Figura 3)**.

Edad (año)	Amplitud de Alojamiento (D)	Cerca del punto Emétrope (cm)
10	14.0	7.0
15	12.0	8.3
20	10.0	10.0
25	8.5	11.7
30	7.0	14.2
35	5.5	18.2
40	4.5	22.2
45	3.5	28.5
50	2.5	40.0
55	1.75	57.0
60	1.00	100.0
65	0.50	200.0
70	0.25	400.0
75	0.0	∞

Figura 3. Amplitud de acomodación y punto focal cercano según edad. Según Duane.[4]

6. Para la indicación de extracción del cristalino claro o de la catarata en estos pacientes hipermétropes, también se debe considerar que muchos de ellos tienen cámaras anteriores y ángulos estrechos, e incluso antecedentes familiares de glaucoma por cierre angular. Por lo tanto, a la ventaja de poder recuperar la visión de lejos y cerca en estos pacientes hipermétropes, se le agrega la ventaja de prevenir o tratar el glaucoma por cierre angular ampliando la CA y el ángulo, reduciendo la PIO, la necesidad de iridotomía y de medicamentos hipotensores.[5,6,7,8] **(Figura 4)**.

7. Como se ha dicho, los lentes multifocales son especialmente exigentes en la exactitud en el cálculo del poder dióptrico del LIO, requiriendo un mínimo defecto refractivo residual para el buen resultado en la visión de cerca y lejos así como para evitar los efectos adversos y por lo tanto para la satisfacción del paciente. En el cálculo del LIO el factor más importante es la medición del largo axial y éste debe ser ojalá con medios ópticos de interferometría de coherencia parcial (IPC) como el IOL Master® o Lenstar® y si es mediante ecobiometría deberá ser con inmersión **(Figura 5)**.

Hay recordar que el rayo de luz de IPC de 780nm que mide el largo axial, llega hasta el

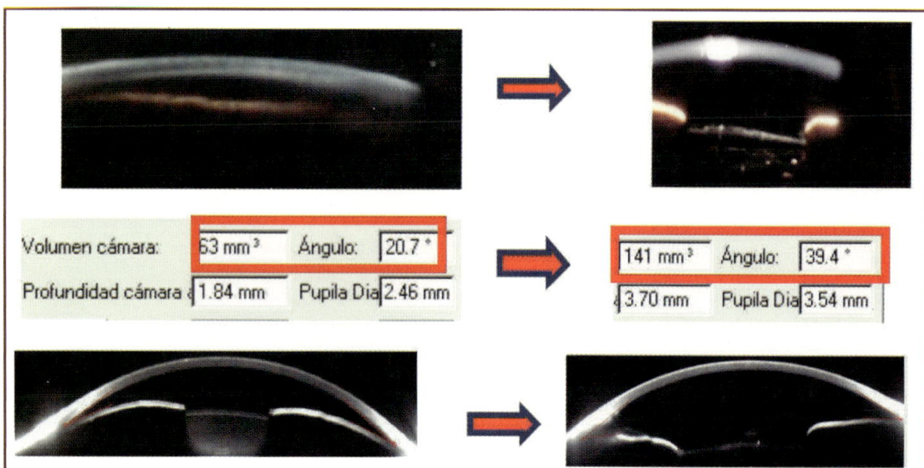

Figura 4. Imagen CA y ángulo pre y postoperatorio.

epitelio pigmentario y no hasta la membrana limitante interna como con la ecografía, por lo que la constante del LIO debe ser optimizada y está demostrado que los distintos ciclos de optimizaciones van mejorando los resultados del error absoluto medio (MAE).[9,10] Las actualizaciones en las optimizaciones para cada LIO se pueden ver regularmente en la página web de ULIB (users group for Laser interference Biometry) http://www.augenklinik.uni-wuerzburg.de/ulib/ **(Figura 6)**.

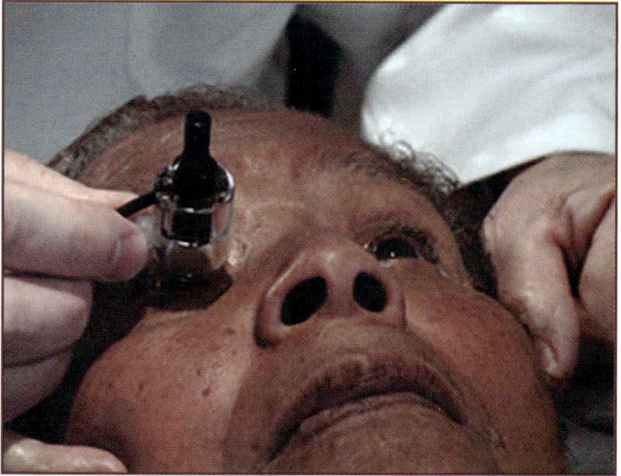

Figura 5. Ecobiometría Tipo A de inmersión.

Pero además, para lograr una mejor predictibilidad refractiva, se deberá usar la fórmula más adecuada para el cálculo del LIO. La exactitud de las distintas fórmulas varía, como se sabe, para los distintos largos axiales, siendo todas

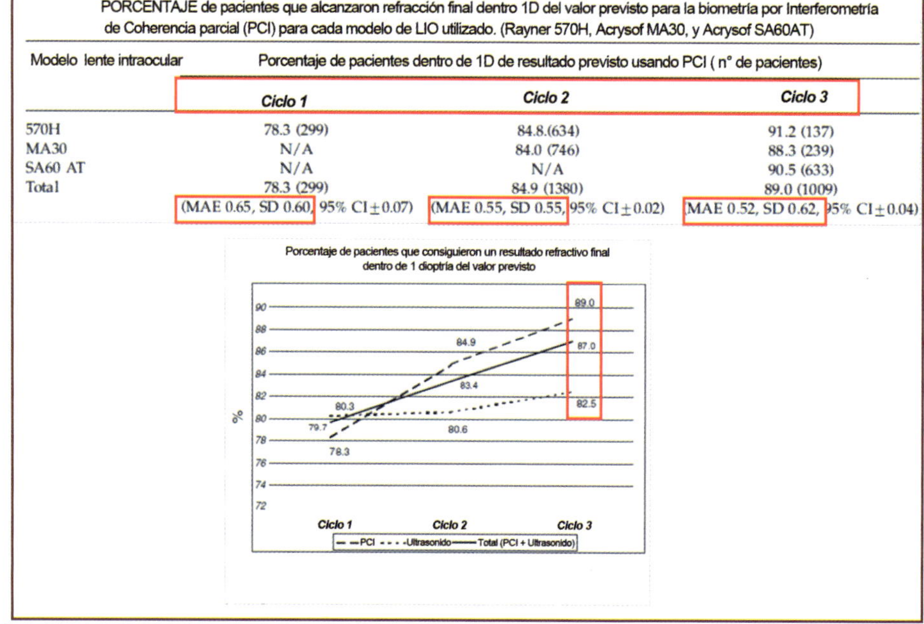

PORCENTAJE de pacientes que alcanzaron refracción final dentro 1D del valor previsto para la biometría por Interferometría de Coherencia parcial (PCI) para cada modelo de LIO utilizado. (Rayner 570H, Acrysof MA30, y Acrysof SA60AT)

Modelo lente intraocular	Porcentaje de pacientes dentro de 1D de resultado previsto usando PCI (n° de pacientes)		
	Ciclo 1	*Ciclo 2*	*Ciclo 3*
570H	78.3 (299)	84.8.(634)	91.2 (137)
MA30	N/A	84.0 (746)	88.3 (239)
SA60 AT	N/A	N/A	90.5 (633)
Total	78.3 (299)	84.9 (1380)	89.0 (1009)
	(MAE 0.65, SD 0.60, 95% CI±0.07)	(MAE 0.55, SD 0.55, 95% CI±0.02)	(MAE 0.52, SD 0.62, 95% CI±0.04)

Figura 6. Tabla y gráfico de predictibilidad (%) y Error Absoluto Medio (MAE) para tres ciclos de optimización de Cte. de LIO.[9-10]

buenas para el cálculo en LA entre 24 y 26 mm., siendo la SRK-T más exacta para LA mayores a 27 mm., y con más controversia la Hoffer Q, Holladay II ó SRK-T para ojos de LA menores de 21 mm.)[11,12,13,14]

8. A pesar de las consideraciones anteriores para el mejor cálculo del poder del LIO MF, como ninguna fórmula es exacta para los LA extremos especialmente en los ojos pequeños, es recomendable operar el ojo NO dominante primero inclinándose al cálculo más bien miopizado, ya que por una parte es mejor la corrección con Lasik de una miopía residual, y por otra, porque el ojo NO dominante no molestará y más bien ayudará a la profundidad de foco si queda algo miopizado para cerca. No así el ojo dominante que hay que asegurar lo más posible que quede emétrope para lejos. De esta forma uno puede usar el error refractivo residual del primer ojo, para aplicarlo en el cálculo del segundo ojo de acuerdo a la fórmula que haya resultado más cercana a este error refractivo y así mejorar la "puntería" en el ojo dominante que es el importante y más exigente en la exactitud del cálculo para la visión de lejos. Así el MAE residual entre el primer y segundo ojo operado será significativamente menor según nuestros cálculos estadísticos ($p < 0.05$).[15] Se ha desarrollado una aplicación específica para este cálculo del segundo ojo. (doctordonoso@gmail.com)

9. En la mayor exigencia del defecto residual refractivo de estos lentes, además de ser muy cuidadoso en el cálculo del poder dióptrico del LIO, también debemos considerar la corrección del astigmatismo CORNEAL y no refractivo o subjetivo. Este astigmatismo corneal debe ser regular y corregible, ya sea mediante un LIO multifocal tórico, incisiones relajantes limbares (IRL) o EXCIMER LASER en un segundo tiempo **(Figura 7)**.

Según el estudio de Ferrer16 debemos recordar que el 22.2% de estos pacientes tiene un astigmatismo mayor o igual a 1.50 D y por lo tanto corregible, mejor con un LIO MF tórico. Y un 77.8%

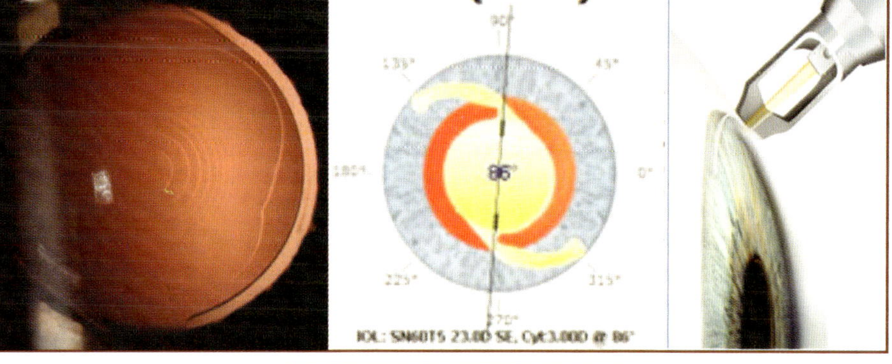

Figura 7. Imagen y esquema de LIO MF tórico e incisión relajante limbar (IRL)

menor a 1.50 D susceptible también de corregir o disminuir mediante la misma herida corneal o con IRL. Esta corrección del astigmatismo corneal nos permite entonces ampliar la indicación del LIO MF con mayor seguridad, ya que evita el astigmatismo residual y los efectos adversos secundarios a este defecto refractivo residual en los exigentes LIOs MF. De esta manera podremos ofrecer con bastante seguridad al paciente la corrección de su catarata, su hipermetropía o defecto refractivo esférico, su astigmatismo y la presbicia. En la corrección del astigmatismo, según la propia experiencia y los distintos estudios, debemos tomar en cuenta que con una herida (de 1.4 a 1.75 mm.) podremos corregir un astigmatismo corneal menor de 0.75 D. cuando es a temporal o en contra de la regla, y menor a 1.0 D. si es superior o a favor de la regla. Si el astigmatismo es de 0.75 a 1.25 D podremos usar IRL, y sobre esto es recomendable la corrección del astigmatismo con un LIO MF Tórico. Se podrán combinar estas opciones si es necesario.[17, 18, 19, 20, 21, 22, 23, 24]

La forma más fácil y más directa de saber la magnitud de corrección de astigmatismo mediante su propia incisión, es comparando el astigmatismo dióptrico corneal pre y postoperatorio en forma directa y aritmética después del primer mes, siempre y cuando sea con una incisión en el mismo eje más curvo (personalmente mi herida induce -0.35 D.). De esta forma no será necesario el estudio vectorial.

10. Por último, casi está demás considerar la importancia de una técnica quirúrgica especialmente segura y prolija para el implante de estos LIOs MF. Sin complicaciones, con una limpieza prolija de la cápsula y con una capsulorhexis de tamaño adecuado que ojalá apenas cubra la óptica, centrada en la óptica (eje visual) y no en el centro pupilar ya que muchas veces no coincide con el eje visual ni el centro de la óptica del LIO. Ideal es marcar el tamaño de la rhexis en la cornea, que será aproximadamente de 7 mm. para obtener una rhexis en el saco de 5.50 mm., y centrada en el eje visual. Para ello hemos diseñado un marcador especial que guía la ejecución de esta capsulorhexis de tamaño y ubicación adecuada, fabricado por Duckwort & Kent. (9-518-4. Donoso Capsulorhexis Marker for Multifocal Intraocular Lens Implants.)[25] **(Figura 8)**. Cabe señalar que la capsulorhexis con el femtolaser no es centrada en el eje visual.

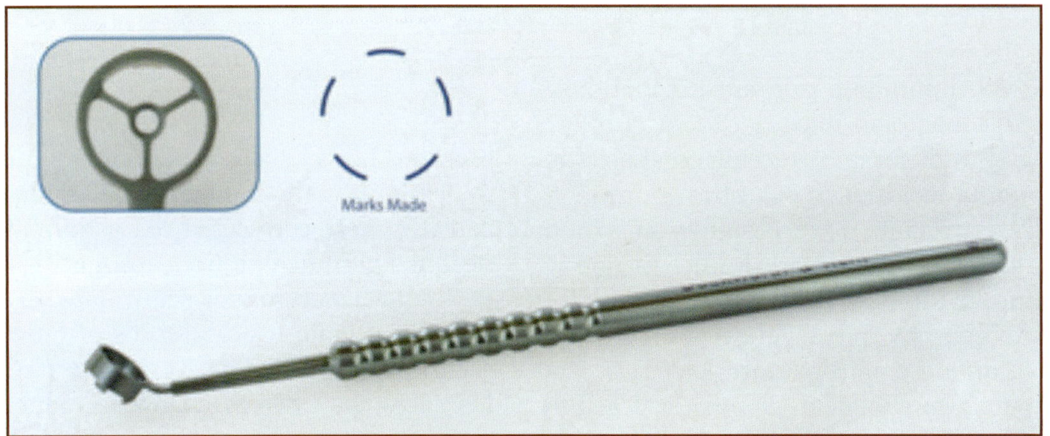

Figura 8. D & K 9-518-4. Marcador de capsulorhexis Donoso, para implante de lente intraocular multifocal.

Referencias

1. Petermeier K, Messias, Gekeler F, Spitzer MS, Szuman, Outcomes of the Acrysof ReSTOR IOL in myopes,emmetropes, and hyperopes J Refract Surg. 2009 Dec;25(12):1103-9.
2. Veritied February 2010 by Rayner intraocular Lenses Limited. Recruitment status was Active, not recruiting. First Received on August 17, 2009. Last Update on February 19 2010 History of Changes.
3. Calladine D, Evans JR, Shah S, Leyland M. Multifocal versus monofocal intraocular lenses after cataract extraction. Cochrane Database Syst Rev. 2012 Sep 12;9:CD003169. doi:10.1002/14651858.CD003169.pub3.
4. Duane's Ophthalmology 2009 Edition Publisher: Lippincott Williams & Wilkins (LWW) ISBN/ISSN: 9781605477329
5. Husain R, Initial management of acute primary angle closure: a randomized trial comparing phacoemulsification with laser peripheral iridotomy. Ophthalmology. 2012 Nov;119(11):2274-81. doi: 10.1016/j.ophtha.2012.06.015. Epub 2012 Aug 11.
6. Lam DS et al., Randomized trial of early phacoemulsification versus peripheral iridotomy to prevent intraocular pressure rise after acute primary angle closure. Ophthalmology. 2008 Jul;115(7):1134-40. doi: 10.1016/j.ophtha.2007.10.033. Epub 2007 Dec 27.
7. Jacobi PC, Primary phacoemulsification following acute primary angle closure glaucoma Ophthalmologe. 2005 Dec;102(12):1207-11; quiz 1212-13.
8. Hayashi K, Effect of cataract surgery on intraocular pressure control in glaucoma patients. J Cataract Refract Surg. 2001 Nov;27(11):1779-86.

9. Gale RP, Saldana M, Johnston RL, Zuberbuhler B, McKibbin M. Benchmark standards for refractive outcomes after NHS cataract surgery. Eye (Lond). 2009 Jan;23(1): 149-52. Epub 2007 Aug 24.
10. Aristodemou P, Knox Cartwright NE, Sparrow JM, Johnston RL. Intraocular lens formula constant optimization and partial coherence interferometry biometry: Refractive outcomes in 8108 eyes after cataract surgery. J Cataract Refract Surg. 2011 Jan;37(1):50-62.
11. Aristodemou P et al. Formula choice: Hoffer Q, Holladay 1, or SRK/T and refractive outcomes in 8108 eyes after cataract surgery with biometry by partial coherence interferometry. J Cataract Refract Surg. 2011 Jan;37(1):63-71.
12. Gavin EA, Hammond CJ. Intraocular lens power calculation in short eyes. Eye (Lond). 2008 Jul;22(7):935-8. Epub 2007 Mar 16.
13. MacLaren RE et al. Biometry and formula accuracy with intraocular lenses used for cataract surgery in extreme hyperopia. Am J Ophthalmol. 2007 Jun;143(6):920-931.
14. Donoso R, Mura JJ, López M, Papic A. Emmetropization at cataract surgery. Looking for the best IOL power calculation formula according to the eye length. Arch Soc Esp Oftalmol. 2003 Sep;78(9):477-80.
15. Donoso R., Flores R. Cálculo del poder del lente intraocular del segundo ojo, en base a los resultados refractivos del primer ojo. Presentado en el XXIV Congreso Chileno de Oftalmología. 2014 (en publicación).
16. Ferrer-Blasco T, Montés-Micó R, Peixoto-de-Matos SC, González-Méijome JM, Cerviño A. Prevalence of corneal astigmatism before cataract surgery. J Cataract Refract Surg. 2009 Jan;35(1):70-5.
17. Kaufmann C, Limbal relaxing incisions versus on-axis incisions to reduce corneal astigmatism at the time of cataract surgery. J Cataract Refract Surg. 2005 Dec;31(12):2261-5
18. Carvalho MJ, Limbal relaxing incisions to correct corneal astigmatism during phacoemulsification. Refract Surg. 2007 May; 23(5):499-504.
19. Gayton JL, Seabolt RA. Clinical outcomes of complex and uncomplicated cataractous eyes after lens replacement with the AcrySof toric IOL. J Refract Surg. 2011 Jan;27(1):56-62.
20. Muftuoglu O, Limbal relaxing incisions at the time of apodized diffractive multifocal intraocular lens implantation to reduce astigmatism with or without subsequent laser in situ keratomileusis. J Cataract Refract Surg. 2010 Mar;36(3):456-64
21. Mingo-Botín D, Limbal relaxing incisions at the time of apodized diffractive multifocal intraocular lens implantation to reduce astigmatism with or without subsequent laser in situ keratomileusis. J Cataract Refract Surg. 2010 Mar;36(3):456-64
22. Holland E, Ophthalmology. The AcrySof Toric intraocular lens in subjects with cataracts and corneal astigmatism: a randomized, subject-masked, parallel-group, 1-year study. 2010 Nov;117(11):2104-11
23. Kim MH, Long-term efficacy and rotational stability of AcrySof toric intraocular lens implantation in cataract surgery. Korean J Ophthalmol. 2010 Aug;24(4):207-12
24. Ouchi M, Kinoshita S. J Refract Surg. 2010 Aug;26(8):594-9. Prospective randomized trial of limbal relaxing incisions combined with microincision cataract surgery.
25. Duckwort & Kent. 9-518-4. Donoso Capsulorhexis Marker for Multifocal Intraocular Lens Implants.

32

LIOs Difractivas de Acri.Tec en Lensectomía Refractiva

Prof. Luis Fernández-Vega Sanz,
Dr. José F. Alfonso Sánchez,
Dr. Carlos Lisa

CONCEPTO DE LENSECTOMÍA REFRACTIVA

La emetropía es uno de los objetivos principales de la cirugía del cristalino, tanto en la cirugía de la catarata como en la cirugía del cristalino transparente con fines refractivos; incluso nos parece correcto hablar en ambos casos de **lensectomía refractiva**. La consideración de la cirugía de la catarata también como cirugía refractiva, viene obligada por la demanda social de eliminar el uso de las gafas. Los pacientes que se intervienen por cataratas conocen a personas de su entorno, que se han operado de miopía, hipermetropía o astigmatismo con cualquiera de las técnicas en uso, y pretenden aprovechar la ocasión para prescindir de las gafas. El cirujano de segmento anterior es el que ha asumido este reto, la demanda de cirugía refractiva en la década de los 90 nos ha transformado en cirujanos "refractivos" y los conocimientos adquiridos, los hemos aplicado a la cirugía del segmento anterior, como la catarata o el trasplante corneal.

La emetropía en lejos es nuestro fin más inmediato y la conseguiremos realizando un cálculo correcto de la lente, una cirugía anti-astigmatismo y una cirugía refractiva corneal secundaria en los casos necesarios. La emetropía en cerca es un objetivo algo más complicado de conseguir, pero las denominadas, en general, lentes multifocales, son un paso adelante en este sentido.

Los estudios centrados en la medicina basada en la evidencia, determina que la visión de cerca es mejor con las lentes multifocales o bifocales, pero los fenómenos ópticos parásitos, en especial la disminución de la sensibilidad al contraste y la presencia de halos o deslumbramientos, son los que pueden limitar su generalización en la cirugía del cristalino.

Lensectomía Refractiva en Catarata

Preoperatorio

En el preoperatorio hay que valorar una serie de condicionantes por parte del paciente y por parte del cirujano, que influyen en la decisión de transformar la cirugía clásica de la catarata, básicamente curativa, en una cirugía refractiva.

Condicionantes del Paciente

- Interés por la emetropía: no todos los pacientes están interesados en prescindir de la gafa, por lo que tampoco debemos crearles esta necesidad. Si admiten una gafa para corregir una refracción residual, no somos partidarios de incluirles en un programa de emetropía.
- Edad, profesión o aficiones: la demanda de emetropía suele venir de los pacientes más jóvenes, por debajo de los 65 años. También algunas profesiones o aficiones influyen en la decisión de intentar la emetropía; algunas son incómodas de realizar con una gafa.
- Defecto de refracción: hay situaciones refractivas que se deben considerar antes de programar una cirugía de cataratas. Por ejemplo, un paciente miope de tres dioptrías, si le intervenimos de cataratas y le implantamos una lente monofocal, le eliminamos su habitual buena visión de cerca, por lo que puede no quedar satisfecho aunque le hayamos advertido previamente de la necesidad de una gafa de cerca. Se debe implantar una lente difractiva o en su defecto, pensar en una técnica de monovisión.

Condicionantes del Cirujano

- Convencimiento personal: el concepto de cirugía refractiva de la catarata miópica no está extendido entre muchos cirujanos porque todavía no se han planteado ese compromiso.
- Experiencia en cirugía refractiva: el concepto de emetropía no se alcanza de forma teórica y rápida sino por una evolución lenta de nuestra práctica diaria hacia técnicas puramente refractivas, como el láser excimer en cualquiera de sus vertientes.
- Medios técnicos y humanos: es una cirugía que requiere una infraestructura muy compleja para llevarla a buen término, y no todos los centros pueden disponer de ella.

Selección de la Lente Intraocular

Una vez que el cirujano, o grupo de cirujanos, está convencido de que la cirugía de la catarata puede orientarse en algunos casos como una cirugía refractiva y que por lo tanto su objetivo último es la emetropía, la siguiente cuestión es decidir si queremos la emetropía sólo en lejos, o también en cerca. Esta idea es fundamental en el momento actual, cuando la demanda de una buena visión de cerca sin corrección comienza a generalizarse. En el preoperatorio, cuando hablamos con el paciente y le orientamos y aconsejamos sobre lo más conveniente en su caso, estamos obligados a comentar que tipo de lente intraocular vamos a implantar, monofocal o multifocal. Y para ello, es nuestra obligación conocer y valorar las ventajas e inconvenientes de cada lente en cuanto a cualidades ópticas, diseño y material.

Si elegimos una lente monofocal, informaremos al paciente que entre las ventajas de la misma están la experiencia clínica contrastada durante años y la diversidad de diseños y materiales; pero que entre los inconvenientes está la necesidad de corrección para la visión de cerca.

Si elegimos una lente multifocal, informaremos al paciente de la posibilidad de una menor utilización de la gafa para visión de cerca o para visión intermedia; pero también deberemos comentar algunos inconvenientes reconocidos por la mayoría de los cirujanos, como la posibilidad de halos y deslumbramientos, la menor sensibilidad al contraste y, algo muy importante, la probable cirugía refractiva adicional con láser excimer. No obstante, ésta cirugía adicional ha disminuido considerablemente con la aparición de las lentes multifocales tóricas que permiten la corrección simultánea de la ametropía esférica y la cilíndrica.

Técnica Quirúrgica Personalizada

La técnica quirúrgica debe ser personalizada. Efectivamente, la programación de una cirugía refractiva de la catarata es más laboriosa que la habitual; hay que diseñarla específicamente para cada paciente y entrar en el quirófano con una idea definida.

Fundamentalmente, la cirugía está condicionada por la lente intraocular elegida para cada caso.

Si elegimos una lente monofocal, dispondremos de una gran cantidad de diseños y materiales; en general preferimos lentes plegables acrílicas hidrófobas, con una óptica de 6 mm, longitud de 13 mm y de borde cuadrado. Si elegimos una lente que nos facilite la visión de cerca estamos más limitados en el número de lentes a implantar; analizaremos sus opciones más adelante.

La incisión, en todos los casos, debe ser anastigmática o anti-astigmática. Hoy día no se puede concebir una cirugía del cristalino que no valore el problema del astigmatismo. Habitualmente, hacemos una incisión corneal en el meridiano más curvo; el astigmatismo inducido es menor si se realiza en el meridiano horizontal que si se realiza en el meridiano vertical, y también es menor si realizamos una incisión de 2.0 mm que si realizamos una incisión de 3.5 mm. Por vía escleral, menos utilizada, podemos hacer incisiones de hasta 6.0 mm sin necesidad de dar puntos de sutura y sin provocar un astigmatismo excesivo. Las lentes intraoculares rígidas necesitan esta vía para su implante.

Nuestro procedimiento habitual al considerar la corrección del astigmatismo con lentes no tóricas es el siguiente. Las incisiones se realizan en cornea clara y en el meridiano más curvo medido preoperatoriamente con el queratómetro Javal. Las incisiones tienen una longitud entre 2.2 y 4.0 mm (en función de la LIO a implantar) y un túnel de 1.5 mm paralelo al plano del iris. Si es única, se utiliza para realizar la facoemulsificación y el implante de la LIO. En los casos de astigmatismo elevado realizamos incisiones perforantes opuestas; esta segunda incisión no se utiliza durante el procedimiento quirúrgico. Para evitar los errores inducidos por el efecto de rotación del ojo durante el acto quirúrgico y situar adecuadamente las incisiones, en el preoperatorio se marcan las 3 y 9 horas a nivel de limbo corneal utilizando la lámpara de hendidura, y durante la cirugía, se emplea un marcador de ángulos para localizar el meridiano programado. En el caso de lentes que permiten la corrección del astigmatismo, lentes tóricas, se elige la lente en función del astigmatismo corneal que tengamos que corregir.

Actuaciones Anti-astigmatismo

1. Valoración del astigmatismo corneal mediante queratómetro Javal
2. Lámpara de hendidura en el ámbito preoperatorio
3. Identificación-marcaje del meridiano horizontal en lámpara de hendidura
4. Localización intraoperatoria meridiano más curvo en sus dos extremos
5. Incisión perforante en meridiano más curvo y en cornea clara
6. Longitud de la incisión entre 2.2 y 4.0 mm según astigmatismo y LIO
7. Tunelización de la incisión de 1.5 mm aproximadamente
8. Introducción de viscoelástico en cámara anterior
9. Incisión opuesta perforante si es necesario

INCISIONES PERFORANTES ANTI-ASTIGMATISMO
Nomograma: JFAlfonso 2006

Incisión temporal

Astigmatismo	*Incisión corneal*
0,00 D	1 incisión de 2.2 mm
0,50 D a favor de la regla	1 incisión de 2.2 mm (no inducir más)
0,50 D en contra de la regla	1 incisión de 3.2 mm (corregir)

Incisión en meridiano más curvo

Astigmatismo	*Incisión corneal*
0,50 – 0,75 D	1 incisión de 2.7 mm
1,00 – 1,25 D	1 incisión de 3.2 mm
1,50 – 1,75 D	2 incisiones de 3.2 mm con z.o. de 10 mm
2,00 – 2,25 D	2 incisiones de 3.5 mm con z.o. de 10 mm

10. Ampliación de la incisión principal en función del astigmatismo o de la LIO

En cuanto a las queratotomías intraoperatorias no perforantes, no estamos a favor de ellas, pero reconocemos que pueden ser de gran ayuda en casos concretos. En astigmatismos menores de 2 dioptrías se pueden realizar en el limbo corneo-escleral, con una profundidad del corte de aproximadamente de 600 micras. Hay diversos nomogramas desarrollados para predecir el efecto, incluso cuchilletes precalibrados para facilitar la cirugía.

Postoperatorio

En la cirugía refractiva de la catarata, nosotros solemos realizar la cirugía del segundo ojo a la semana del primero. Así evitamos la anisometropía y favorecemos la pronta recuperación de la visión binocular, hecho importante sobre todo si implantamos una lente bifocal o multifocal.

La valoración de la refracción residual la realizamos a la semana de la cirugía del segundo ojo, poniendo especial interés en la valoración de la queratometría, para ver si ha sufrido cambios significativos. Volvemos a realizar una exploración refractiva a los dos meses de la intervención, y si todo está estable determinamos la refracción definitiva. Si los resultados están +/- 0.50 dioptrías de la emetropía, y siempre y cuando el paciente se encuentre satisfecho, se da por concluido el procedimiento y se programa una revisión a los seis meses de la intervención. Si por el contrario, los resultados refractivos son peores de +/- 0.50, planteamos la posibilidad de una cirugía refractiva adicional, con láser excimer.

Para tratar con láser excimer estos casos de facoemulsificación previa, esperamos normalmente tres meses, para comprobar que la refracción se haya estabilizado por completo. El láser excimer en cualquiera de sus modalidades (PRK, LASIK con microqueratomo convencional o LASIK asociado a láser de femtosegundo), se debe considerar como un complemento a un buen cálculo biométrico y a una buena cirugía anti-astigmatismo y no como la solución a unos errores en este sentido.

De todas formas, no es fácil plantear el láser excimer como algo rutinario. Se debe contar con la infraestructura técnica y humana para su realización y con un cirujano con experiencia y medios para el tratamiento de cualquier defecto de refracción que se nos pueda presentar en el postoperatorio. Además de los defectos esféricos puros, miopía e hipermetropía, son muy frecuentes los astigmatismos de cualquier tipo, miópicos, hipermetrópicos y mixtos, siendo difícil en ocasiones su corrección completa. La PRK es una primera opción válida, pero en casos complejos es mejor el LASIK, y todavía mejor, el LASIK asociado a láser de femtosegundo, ya que aporta una seguridad quirúrgica extra en pacientes con los que adquirimos el compromiso de la emetropía.

LENSECTOMÍA COMO TÉCNICA DE CIRUGÍA REFRACTIVA

Miopía, hipermetropía y astigmatismo son los objetivos clásicos de la cirugía refractiva. Recientemente, la presbicia también se ha convertido en el centro de atención de esta cirugía. El láser excimer, las lentes fáquicas y la lensectomía refractiva, son en general, las técnicas que empleamos para corregir los defectos de refracción. El astigmatismo merece una especial atención, ya que, además de corregirlo, es necesario no inducirlo cuando empleamos cualquiera de las técnicas comentadas. También la corrección de la presbicia, por ser un tema de gran actualidad, se ha de contemplar en muchas ocasiones.

La lensectomía refractiva, representa una opción muy importante dentro de la cirugía refractiva, especialmente en edades comprendidas entre los 45 y 65 años y en altas ametropías, miopía o hipermetropía.

En general, indicamos la lensectomía refractiva cuando no podemos emplear otra técnica, láser excimer o lentes fáquicas. Valoramos siempre la situación del vítreo, si existe o no desprendimiento posterior, y fotocoagulamos las lesiones predisponentes de un desprendimiento de retina. Valoramos también la presencia de patología macular predisponente a una membrana neovascular subretiniana. Advertimos al paciente la posibilidad de láser excimer para corregir una refracción residual no deseada, especialmente si existe previamente un astigmatismo significativo. También advertimos que será necesario utilizar una gafa para la visión de cerca si empleamos una lente intraocular monofocal. Para evitar este problema planteamos siempre el implante de una lente bifocal difractiva escogiendo el tipo de lente en función del caso clínico, tipo de ametropía, número de dioptrías, profesión o aficiones.

LENTES INTRAOCULARES EN LENSECTOMÍA REFRACTIVA

Lentes Intraoculares Para Visión de Cerca

En general, se distinguen tres grupos de lentes intraoculares que posibilitan la visión de cerca. El primero lo constituyen las lentes que se sirven de un diseño óptico refractivo para la visión próxima; su clásico representante es la lente Array SA40N (AMO), que se ha visto mejorada con la nueva lente ReZoom (AMO). Posteriormente se ha desarrollado un diseño de óptica refractiva segmentada, la lente MPlus de Oculentis.

El segundo lo integran las lentes con un diseño óptico difractivo; su origen lo encontramos en la lente difractiva de 3M y posteriormente en la lente CeeOn 811E (PHARMACIA). Hoy día, contamos en el mercado con gran número de lentes difractivas, entre las que nos gustaría destacar las lentes de las casas Acri.TEC (Acri.Sil 737-733, Acri.Lyc 447-443, Acri.LISA 366, Acri.LISA 536 y Acri.LISA 466TD), AMO (Tecnis multifocal), Alcon (ReSTOR), Zeiss (AT Lisa bifocal y trifocal, herederas de Acri.TEC) y PhysIOL (FineVision Trifocal).

El tercer grupo está compuesto por las denominadas lentes acomodativas, entre las que podemos destacar la lente AT45 (C&C) y la Akkomodative 1CU (HUMANOPTICS).

Lentes Intraoculares Difractivas

Nosotros empleamos habitualmente las lentes difractivas y en ellas queremos centrarnos. Las lentes intraoculares difractivas combinan la refracción y la difracción de la luz para obtener dos puntos focales independientes, uno para la visión de lejos y otro para la visión de cerca. Las lentes difractivas clásicas distribuyen la luz al 50% entre ambos focos hecho que condiciona sus ventajas e inconvenientes.

Diversos autores han demostrado las ventajas de las lentes difractivas clásicas: se consigue buena visión de lejos y de cerca, se reduce realmente la dependencia de la gafa, y, además, su funcionamiento óptico es independiente de su centrado con respecto a la pupila. Entre sus inconvenientes se han descrito la disminución de la mejor agudeza visual con corrección de lejos, la disminución de la sensibilidad al contraste y la presencia de halos y deslumbramientos.

La lente difractiva ideal debería cumplir los siguientes requisitos:
De material plegable, con un rango dióptrico amplio, con un borde cuadrado para retrasar la opacificación de la cápsula y con un diseño difractivo optimizado para evitar la pérdida de sensibilidad al contraste y la presencia de halos y deslumbramientos. Todas las lentes difractivas que podemos implantar en la actualidad cumplen estas condiciones, aunque vamos a describir las características de las lentes difractivas de Acri.Tec, que han sido recientemente adquiridas y desarrolladas por la casa Zeiss. Hablaremos de sus ventajas e inconvenientes y en consecuencia, sus indicaciones en lensectomía refractiva.

LENTES DIFRACTIVAS ACRI.TEC

Descripción de las lentes Acri.Sil 737 y 733

Son lentes plegables de tres piezas, con longitud total de 12,5 mm, y con una óptica de silicona biconvexa y equiconvexa de 6 mm de diámetro **(Figura 1)**. La óptica es asférica y los escalones difractivos para la visión de cerca se sitúan en la cara anterior de la lente. La adición es equivalente a 3 dioptrías en gafa. El rango dióptrico es muy amplio, entre 0 y 40 dioptrías. En la periferia de la óptica tiene también una estructura difractiva cuya función es disminuir el grosor de la lente cuando su potencia dióptrica es muy

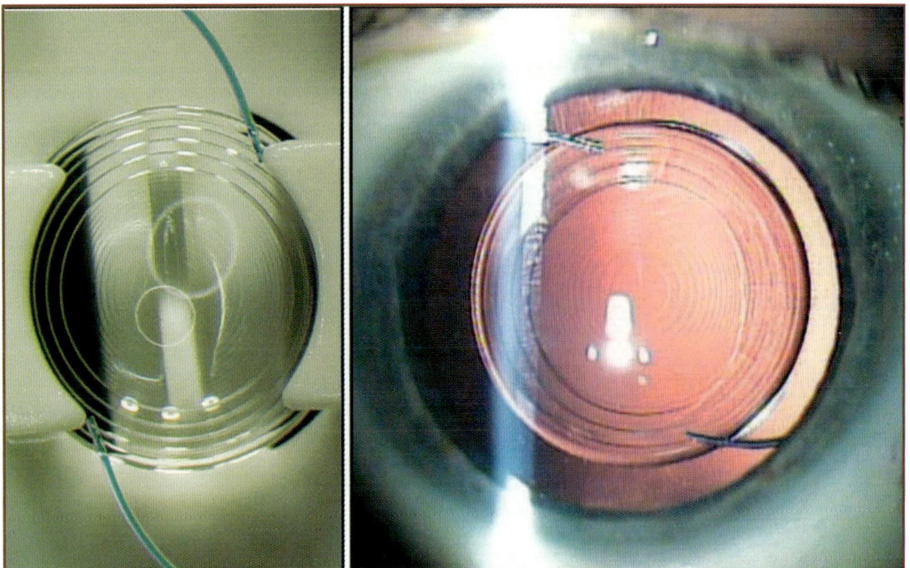

Figura 1. Acri.Sil 737-733

elevada. La lente 737 distribuye un 70% de la luz para el foco de lejos y un 30% para el foco de cerca. La lente 733 distribuye un 30% de la luz para el foco de lejos y un 70% para el foco de cerca.

Además de su diseño difractivo, se pueden resaltar tres características importantes de las lentes: la óptica asférica, para reducir las aberraciones esféricas y mejorar la sensibilidad al contraste, la mínima altura de los escalones difractivos, para disminuir los halos y deslumbramientos y la estructura difractiva en la periferia de la óptica, para conseguir lentes finas con potencias dióptricas altas.

Descripción de las lentes Acri.Lyc 447 y 443

Son lentes monobloque, plegables de material acrílico hidrófobo, de 11 mm de longitud total y de 6 mm de diámetro de la óptica **(Figura 2)**. La distribución de la luz también es de 70/30 (lejos/cerca) para la lente 447 y 30/70 para la lente 443. Por sus características, diseño y material son lentes muy útiles en alta miopía.

Cualidades Clínicas

Como implante asimétrico (Twin-Set): lente 737 o 447 en ojo dominante y lente 733 o 443 en ojo

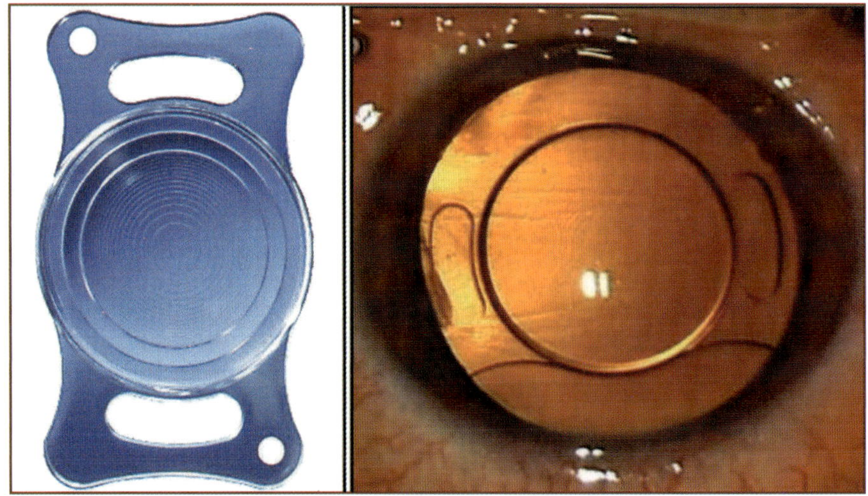

Figura 2. Acri.Lyc 447-443.

no dominante. El llamado twin-set de AcriTec está basado en la idea de Jacobi (Bilateral Implantation of Asymmetrical Diffractive Multifocal Intraocular Lenses, Arch Ophthalmol. 1999; 117: 17-23) de distribuir de forma asimétrica la intensidad de la luz entre los dos focos de la lente difractiva. Con esta combinación se consigue una buena visión binocular de lejos y de cerca, mejorando además, la sensibilidad al contraste. Sin embargo, un significativo número de pacientes, no toleran la anisometropía difractiva que se produce y es frecuente la explantación de las lentes de predominio en cerca (443 y 733). El implante asimétrico está justificado en altas ametropías con anisometropía y una dominancia claramente establecida.

Como implante simétrico: dos lentes 737 o dos lentes 447. En esta situación la distribución de luz es del 70% para lejos y del 30% para cerca, es decir, buena visión de lejos y suficiente de cerca. En nuestra experiencia, el 65% de los pacientes no usan gafa para cerca. Su indicación principal son las altas ametropías, y especialmente, las hipermetropías.

Implante Bilateral Asimétrico

El implante bilateral con distribución asimétrica de la luz basado en el principio 70:30 consiste en implantar una LIO con mayor distribución de luz en el foco de lejos (70%) que en el foco de cerca (30%) en un ojo, y una LIO con menor distribución de luz en el foco de lejos (30%) que en el foco de cerca (70%) en el otro ojo. La **Figura 3** muestra el porcentaje de distribución de luz tanto para el foco de lejos como para el de cerca en función del diámetro pupilar en una LIO con principio 70:30. Recordar que la distribución clásica de la luz en una LIO difractiva convencional es de 50:50, es decir el 50% de la luz tanto para el foco de lejos como para el de cerca.

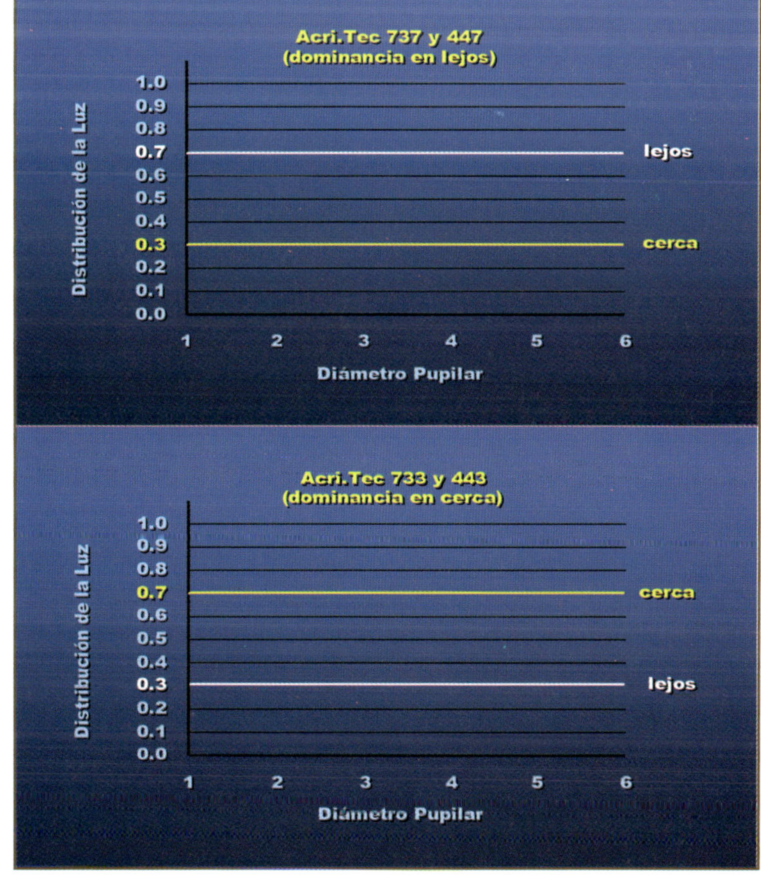

Figura 3. Distribución de luz para los focos de lejos y cerca en una LIO difractiva con principio de distribución de luz 70:30 en función del diámetro pupilar. En el caso de las LIOs 737D y 447D el 70% de la luz focaliza en el foco de lejos y el 30% en el foco de cerca. En el caso de las LIOs 733D y 443D el 30% de la luz focaliza en el foco de lejos y el 70% en el foco de cerca.

Los resultados que a continuación se presentan corresponden a un estudio prospectivo de pacientes implantados con las lentes 737D y 733D. La **Tabla 1** muestra las características de los pacientes intervenidos. Los pacientes presentaban una edad comprendida entre los 40 y los 70 años y una ametropía significativa en lejos. La indicación de la lensectomía refractiva (con o sin catarata) se establece para reducir la dependencia de la gafa tanto en lejos como en cerca. Tal y como hemos comentado anteriormente, en el ojo dominante se implantó una lente 737D y en el ojo no dominante una lente 733D. El ojo dominante debía tener una agudeza visual (AV) en lejos superior a 0.5. La muestra inicial se compuso de 80 pacientes (160 ojos) con una media de edad de 54 años. 54 Pacientes eran mujeres y 26 hombres. Se evaluaron específicamente los siguientes parámetros: AV de lejos con la mejor corrección, la AV de cerca con la corrección de lejos, y la SC, todos ellos estudiados monocular y binocularmente. La lensectomía fue efectuada a través de una incisión corneal de 3.2 mm. En todos los casos se implantó un anillo capsular y se usó un inyector para introducir la lente.

Los resultados obtenidos con el implante bilateral asimétrico de estas lentes pueden observarse en la **Figura 4**. En visión binocular el 95% de los pacientes alcanzaban una AV de lejos con corrección mayor o igual que 0.8. La AV de lejos con la mejor corrección con la lente 737D fue mayor o igual a 0.8 en el 95% de los ojos y con la lente 733D en el 57.5% de los ojos. Clínicamente algunos pacientes notaban una diferencia entre ambos ojos y no se encontraban cómodos. Al considerar los resultados en visión próxima, el 97.5% de los pacientes alcanzaba una AV binocular con la corrección de lejos igual o superior a J1. La AV de cerca con la mejor corrección de lejos era mayor o igual que J1 en el 70% de los ojos con la 737D y del 90% con la 733D. Podemos observar que la AV de cerca de la lente 737D es bastante buena. La **Figura 5** muestra la seguridad del implante de las lentes. En visión binocular solo dos pacientes hipermétropes perdieron dos líneas de su mejor AV corregida. La ganancia o pérdida de líneas de visión varía en condiciones monoculares en función de la lente que estemos valorando. Lógicamente, la perdida de AV es mayor en los ojos implantados con la lente 733D, diseñada

Tabla 1 - Refracción y agudeza visual (media ± desviación estándar y rango) antes y después de la cirugía (6 meses) en 80 pacientes (40 miopes y 40 hipermétropes) con implante bilateral asimétrico de las lentes 773D y 733D.

		Esfera (D)	Cilindro (D)	AV lejos con corrección
Miopes	Pre	-6.74 ± 2.98 (-2.50 , -15.00)	-0.90 ± 0.95 (0.00 , -3.00)	0.79 ± 0.17 (0.5 , 1.2)
	Post	-0.01 ± 0.48 (-0.75 , +1.50)	-0.83 ± 0.82 (0.00 , -3.00)	0.84 ± 0.15 (0.5 , 1.0)
Hipermetropes	Pre	+3.67 ± 1.85 (+1.50 , +6.50)	+0.78 ± 0.77 (0.00 , +3.00)	0.86 ± 0.15 (0.5 , 1.2)
	Post	-0.46 ± 0.83 (-2.50 , +1.00)	+1.05 ± 0.82 (0.00 , +3.50)	-0.91 ± 0.16 (0.4 , 1.2)

binocular el 88% de los pacientes alcanzaban una AV con corrección de lejos mayor o igual a 0.7. En visión próxima, el 84% de los pacientes alcanzaban una AV de cerca con la mejor corrección de lejos mayor o igual a J1. Si consideramos ahora la seguridad del procedimiento, en la **Figura 7** podemos observar que en visión binocular el 14% de los pacientes pierden una o dos líneas de visión. Valorando la ametropía de estos pacientes se vio que eran todos hipermétropes.

Una vez valorados los resultados obtenidos con ambos procedimientos en AVs tanto de lejos como de cerca, queda valorar cuál es el rendimiento visual de estos implantes en visiones intermedias. La **Figura 8** muestra la medida de la AV binocular con la mejor corrección de lejos para diferentes distancias del test en ambos implantes: el asimétrico y el simétrico. Como puede observarse en la figura la AV de cerca e intermedia con el implante simétrico es ligeramente inferior a la obtenida con el asimétrico o Twin. Set. Con el fin de conocer si el paciente refería una inadecuada visión próxima o intermedia se le preguntó sobre cuál era la necesidad, si la tenía, del uso de gafas tanto en visión próxima como en intermedia. La **Figura 9** muestra los porcentajes de uso divididos entre: no usan gafas, siempre gafas de cerca, gafas de cerca ocasionalmente y gafas para visión intermedia. Como

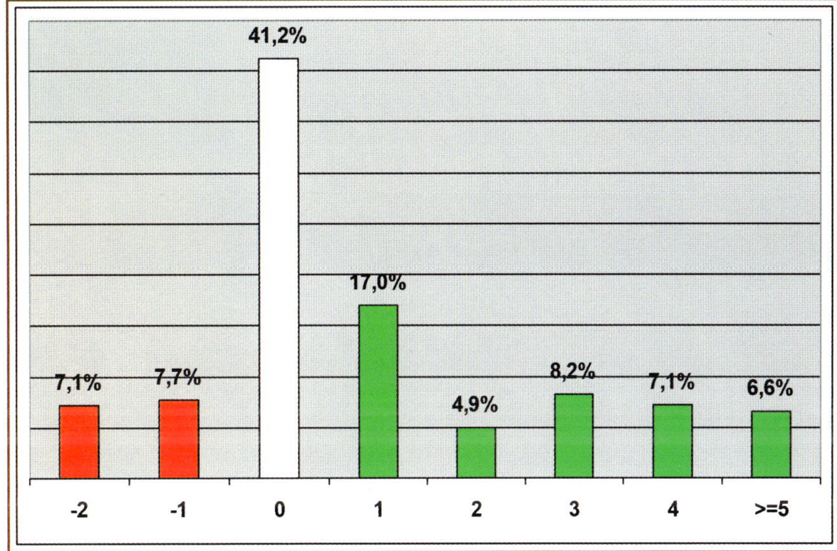

Figura 7. Seguridad. Cambios en la agudeza visual con corrección de lejos (líneas de visión) binocular tras el implante de las lentes. Valores en verde indican ganancia y en rojo pérdida.

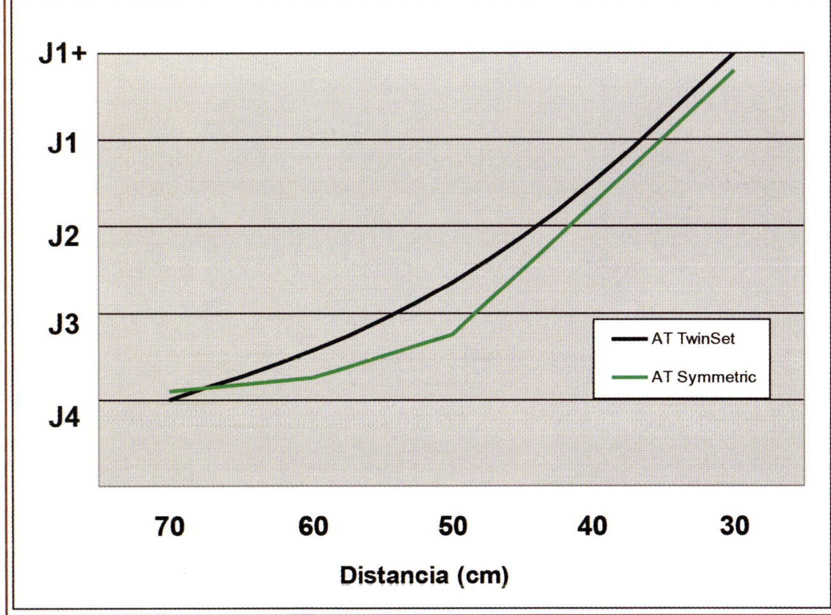

Figura 8. Agudeza visual binocular con la mejor corrección de lejos (Jaegger) para diferentes distancias (cm) obtenidas en pacientes con implante asimétrico (Twin.Set) y simétrico (Symmetric).

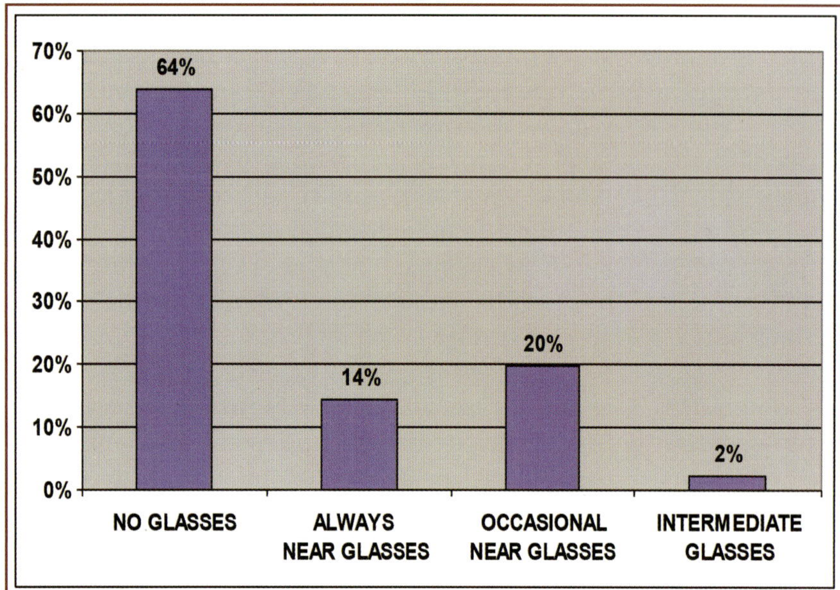

Figura 9. Porcentaje de uso de gafas tanto para visión próxima como intermedia en pacientes con implante simétrico.

puede observarse en la figura el porcentaje de pacientes que usaba gafas de cerca o para visión intermedia era bajo (16%) frente a los paciente que no utilizaban ningún tipo de prescripción óptica en visión próxima (64%).

Si valoramos los resultados obtenidos con el implante simétrico podemos concluir que:

1. El 88% de los pacientes alcanzan una AV de lejos con corrección de 0.7 o mayor.
2. El 84% de estos pacientes presentan una AV de cerca con corrección de lejos de J1 o mayor. A pesar de las diferencias obtenidas frente al implante asimétrico pocos pacientes necesitaron del uso de prescripción para visión próxima.
3. En ningún caso fue necesario explantar lente alguna. Todos los pacientes toleraron bien el implante simétrico tanto para visión de lejos como de cerca.

LENTES Acri.LISA 366

Lentes diseñadas para implante simétrico, con una distribución de la luz 65/35. Como se puede deducir de lo expuesto anteriormente, esta nueva distribución de la luz pretende potenciar la visión de cerca, algo limitada con la anterior distribución de 70/30. El diseño de la lente es similar a la lente Acri.Smart desarrollada para la técnica de microincisión, con un diseño en plato y con borde cuadrado **(Figura 10)**. La óptica es asférica además de difractiva.

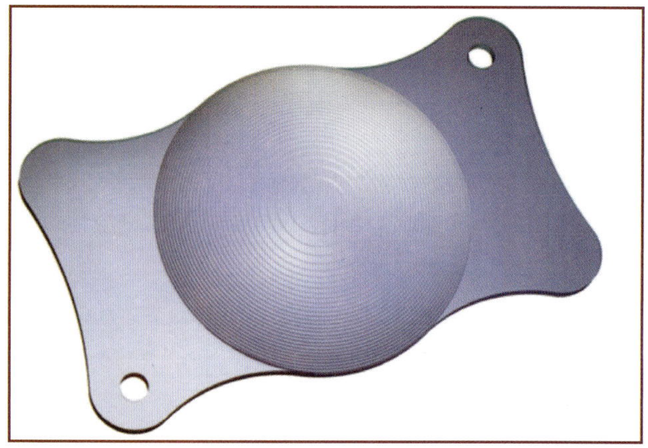

Figura 10. Acri.LISA 366

El estudio llevado a cabo, prospectivo de 162 ojos de 81 pacientes, muestra resultados promedio de agudeza visual monocular de lejos con la mejor corrección de 0.102 logMAR y de 0.031 logMAR en cerca. Los resultados en binocular mejoraron a valores de 0.048 y 0.012 logMAR. Los resultados de agudeza visual también se evaluaron a otras distancias, en concreto a distancias intermedias de 40, 50, 60 y 70 cm, y cuyos valores variaron entre 0.012 y 0.265 logMAR **(Figura 11)**.

Estos resultados ponen de manifiesto que hay un empeoramiento de la agudeza visual desde el foco de cerca hacia focos de visión intermedia. En el foco de lejos se alcanza la máxima

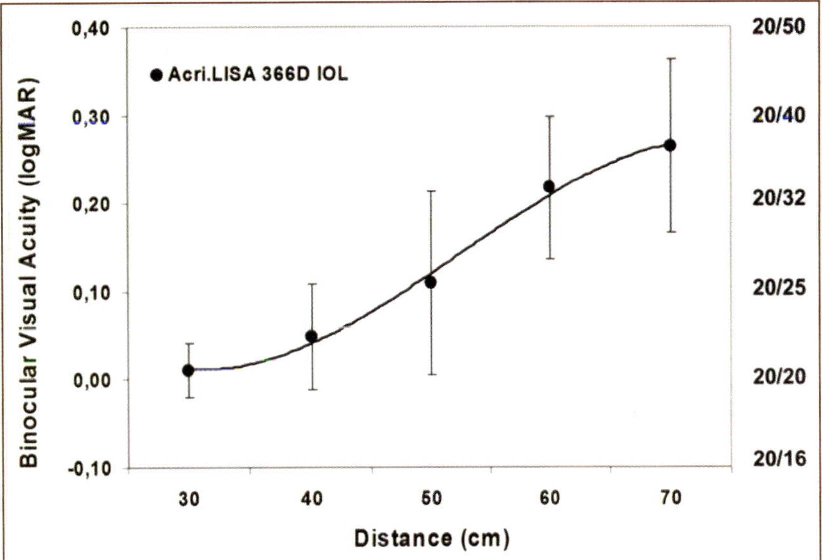

Figura 11. Agudezas visuales de cerca e intermedias con la lente Acri.LISA 366.

agudeza visual. Hay que considerar que esta lente intraocular divide la energía recibida en dos focos (bifocal), concentrando el 65% de la energía en el foco de lejos (0 dioptrías) y el 35% de la energía en el foco de cerca (+3.75 dioptrías, adición). De ahí que los resultados de agudeza visual de lejos sean mejores, siempre y cuando no exista un error refractivo no compensado que pueda modificar la incidencia de los haces de luz sobre la fóvea. En términos de eficacia del implante todos nuestros pacientes alcanzaron una agudeza visual binocular de lejos con la mejor corrección mayor o igual a 20/25 y binocular de cerca también mayor o igual a 20/25. Estos resultados muestran la seguridad y eficacia del implante y son comparables con los obtenidos con el implante Acri.Twin anteriormente comentado.

Los resultados de sensibilidad al contraste en lejos **(Figura 12)**, que se evaluaron tanto para condiciones de alta (85 cd/m^2) y baja iluminación (5 cd/m^2), muestran que ésta se ve reducida al presentar dos focos (lejos y cerca) y crear dos imágenes en retina. Esta reducción es mayor en condiciones de baja iluminación y llegar, por consiguiente, menos luz a la retina y presentar el paciente un diámetro pupilar mayor. No obstante los resultados en este sentido son comparables a los obtenidos con el implante Acri.Twin.

La diferencia entre los modelos de lentes no parece que tenga un gran impacto sobre la distribución de energía sobre la retina y que ésta vaya a afectar a la sensibilidad al contraste que presente el paciente. El porcentaje de energía en el caso de la Acri.LISA en el foco de lejos es del 65% y del implante Acri.Twin es del 70%. Esta diferencia del 5%, tal y como muestran nuestros

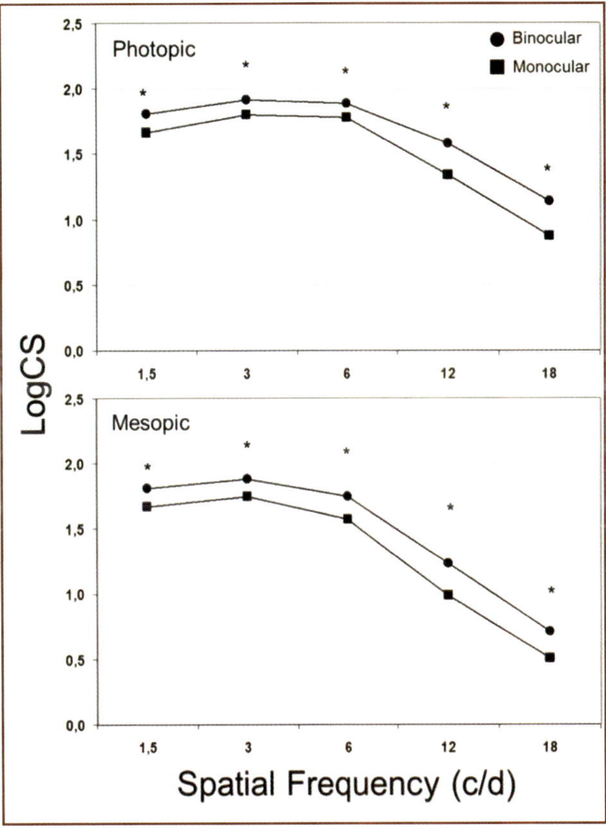

Figura 12. Sensibilidad al contraste en condiciones mesópicas y fotópicas con la lente Acri.LISA 366.

resultados, creemos que no afecta a la calidad visual del paciente en lejos y permite tener unos excelentes resultados de agudeza visual en cerca.

LENTES Acri.LISA 466 TD

La denominada Acri.LISA Tórica 466TD **(Figura 13)**, con corrección de astigmatismo de +1.0 a +12.0 D en incrementos de 0.5D, ha obtenido unos resultados excelentes, tanto en pacientes de cirugía de catarata estándar como en pacientes que presentaban una cirugía corneal previa con láser, así como en pacientes sometidos a cirugía de cristalino transparente. Los estudios publicados recientemente por nuestro centro en diferentes revistas de investigación así lo avalan.

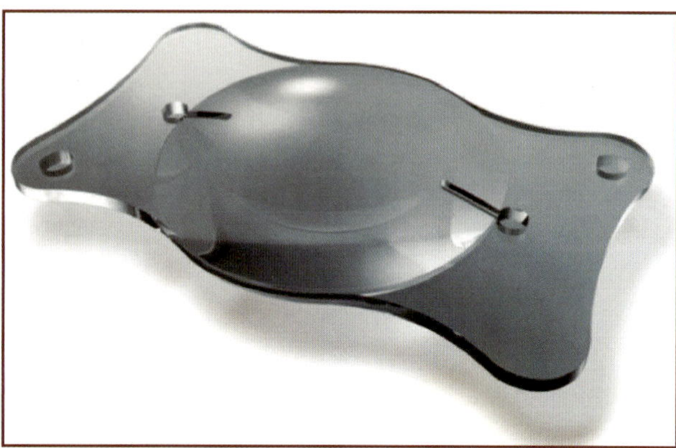

Figura 13. Acri.LISA 466 TD.

Los pacientes evaluados son los que aparecen descritos en la **Tabla 3**. Los resultados que hemos obtenido con un seguimiento de dos años tras el implante se muestran en la **Figura 14**. Como puede observarse los resultados tanto refractivos, en especial la corrección del astigmatismo, como los visuales, cambios en las líneas de visión y agudeza visual acumulada tras el implante, son excelentes. En concreto la primera gráfica de la Figura 14 se representa la distribución del error refractivo cilíndrico antes y 2 años tras el implante. El error refractivo cilíndrico promedio cayó desde -3.31±1.52 D antes de la cirugía a -0.12±0.30 D a los dos años tras la intervención.

Tabla 3 - Datos demográficos de los pacientes implantados con la lente Acri.LISA 466TD

	Media ± Des. Estandar	Rango [Min, Max]
Ojos	96	
Edad (años)	53.04 ± 6.45	[41, 70]
Refracción (D)		
Esfera	-0.86 ± 8.46	[9.50, -26.00]
Cilindro	-3.11 ± 1.52	[-0.50, -6.50]
Queratometría		
Plano	42.46 ± 1.91	[38.00, 46.75]
Curvo	45.39 ± 1.47	[41.50, 48.50]
Paquimetría (μm)	540.68 ± 39.72	[434, 611]
Tamaño pupilar (mm)		
Tamaño pupilar fotópico	3.83 ± 0.70	[2.00, 6.00]
Tamaño pupilar mesópico	5.64 ± 0.67	[4.00, 7.00]

A los dos años de seguimiento el 98% de los ojos tenía 1.00D o menos de cilindro refractivo, un 92% de 0.50D o menos, y un 86% de 0.25D o menos. La siguiente gráfica, que presenta la estabilidad del procedimiento, muestra los componentes astigmáticos del análisis vectorial (J0 y J45). A los dos años, la distribución de puntos puede observarse como se concentra alrededor del punto (0,0), el cual indica la no existencia de error refractivo cilíndrico (un ojo sin astigmatismo) indicando el éxito del implante.

La siguiente gráfica de la figura muestra la predictibilidad, donde aparecen representados respectivamente el valor esferoequivalente (M) y los componentes vectoriales J0 y J45 pretendidos frente a los conseguidos tras 2 años del implante de la LIO. Tras ese periodo, el 86% de los ojos presentaban un valor de esferoequivalente de ±0.50D y el 97% de los ojos dentro de ±1.00D de la refracción deseada (r2=0.99). Para el astigmatismo, el 94% de los ojos estaban dentro de ±0.25D y todos los ojos dentro de ±0.50D para J0 (r2=0.99) y el 94% de los ojos dentro de ±0.25D y el 98% dentro de ±0.50D para J45 (r2=0.99).

En relación a la siguiente gráfica, que muestra la seguridad del procedimiento, puede observarse que el 7% de los ojos perdieron dos o más líneas de visión, el 55% no cambió, el 15% ganaron 1 línea, el 11% ganaron 2 líneas y el 12% ganaron tres o más líneas de visión.

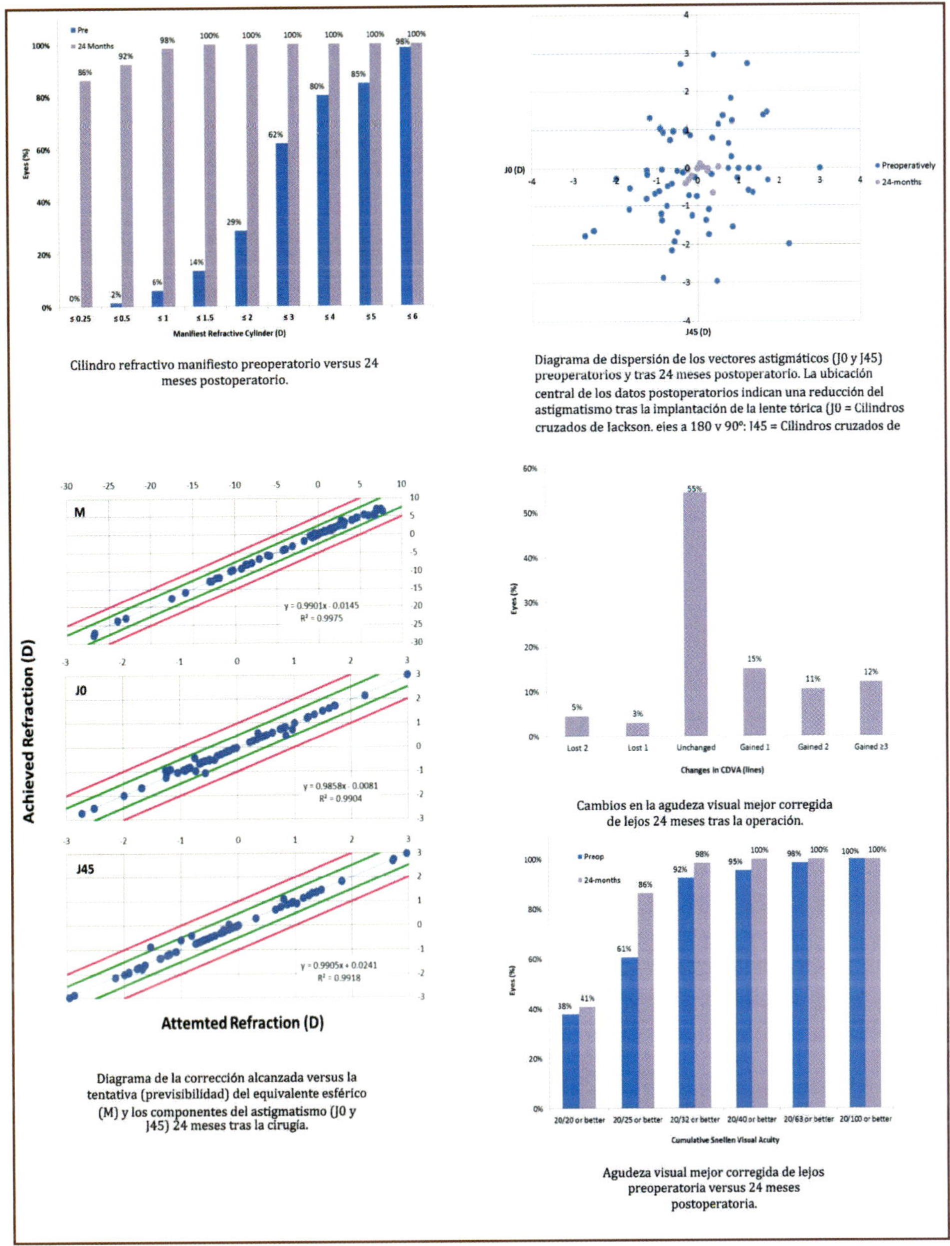

Cilindro refractivo manifiesto preoperatorio versus 24 meses postoperatorio.

Diagrama de dispersión de los vectores astigmáticos (J0 y J45) preoperatorios y tras 24 meses postoperatorio. La ubicación central de los datos postoperatorios indican una reducción del astigmatismo tras la implantación de la lente tórica (J0 = Cilindros cruzados de Jackson, ejes a 180 y 90º; J45 = Cilindros cruzados de

Diagrama de la corrección alcanzada versus la tentativa (previsibilidad) del equivalente esférico (M) y los componentes del astigmatismo (J0 y J45) 24 meses tras la cirugía.

Cambios en la agudeza visual mejor corregida de lejos 24 meses tras la operación.

Agudeza visual mejor corregida de lejos preoperatoria versus 24 meses postoperatoria.

Figura 14. Resultados visuales y refractivos tras el implante de la lente Acri.LISA 466TD.

El índice de seguridad del procedimiento resultó de 1. La gráfica final muestra la agudeza visual corregida de lejos acumulada antes de la cirugía y tras dos años del implante de la LIO. Existe una notable mejoría en la proporción de ojos con agudeza visual corregida de lejos de 20/20 o mejor, desde el 38% antes del implante al 41% de los ojos tras dos años de la cirugía. Tras ese seguimiento, el 86% de los ojos presentaba una agudeza visual corregida de lejos de 20/25 o mejor y todos los ojos la presentaron de 20/40 o mejor.

LENTE Acri.LISA Tri 839

Recientemente la compañía Zeiss ha lanzado al mercado el diseño trifocal, con un foco para lejos, uno para cerca y otro para visión intermedia. La denominada AT LISA Tri 839 MP **(Figura 15)**

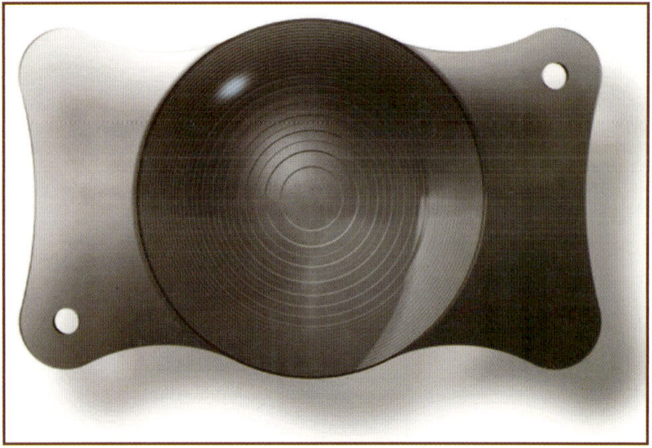

Figura 15. Acri.LISA Tri

presenta una adición para cerca de +3.33D y una adición para visión intermedia de +1.66D.

En nuestro centro hemos evaluado este modelo trifocal con un seguimiento a tres meses tras el implante. Los resultados que hemos obtenido con este seguimiento aparecen representados en la **Figura 16**, donde se muestra en la parte superior izquierda la predictibilidad, en la parte superior derecha el equivalente esférico, inferior izquierda la agudeza visual con la mejor corrección de lejos preoperatoria versus tres meses postoperatoria y finalmente en la parte inferior derecha los cambios en la agudeza visual mejor corregida de lejos tras 3 meses.

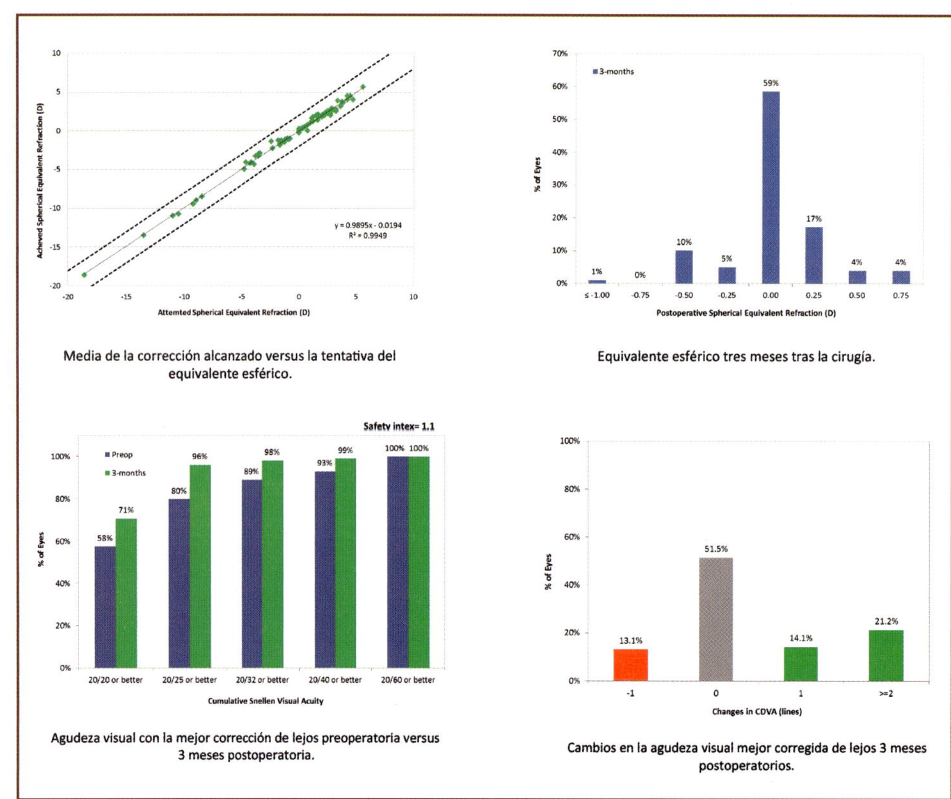

Figura 16. Resultados con 3 meses de seguimiento de la LIO Acri.Lisa Tri.

Conclusiones

Considerando los resultados obtenidos en los implantes binoculares asimétrico y simétrico de las lentes difractivas de Acri.Tec / Zeiss podemos obtener las siguientes conclusiones:

- Los implantes asimétricos deben considerarse en anisometropías con dominancia, especialmente miópicas; sin anisometropía, se pueden presentar problemas de tolerancia al implante asimétrico y conllevar el explante de la lente.
- Los implantes simétricos deben considerarse como el procedimiento de elección.
- Una alta ametropía con presbicia asociada se puede corregir satisfactoriamente con estas lentes.
- En pacientes con presbicia y edad superior a 55 años representan una opción válida para conseguir la visión de cerca e intermedia.

En relación a los nuevos modelos Acri.LISA, nuestra experiencia nos indica que pueden utilizarse con buenos resultados tanto para la corrección de las ametropías esféricas (en rangos normales incluso altos), en pacientes sometidos a cirugía de cristalino transparente, así como en pacientes previamente sometidos a cirugía láser corneal. El modelo tórico de esta lente permite a su vez la corrección simultánea del astigmatismo con excelentes resultados refractivos y visuales para el paciente. Los recientes desarrollos de los nuevos modelos trifocales de esta lente también nos parecen interesantes para nuestros pacientes así como las futuras lentes trifocales tóricas que permitan también la corrección simultánea del astigmatismo.

Bibliografía

1. Keates RH, Pearce JL, Scheinder RT. Clinical results of the multifocal lens. J Cataract Refract Surg 1987;13:557-560.
2. Hansen TE, Corydon L, Krag S, Thim K. New multifocal intraocular lens design. J Cataract Refract Surg 1990;16:38-41.
3. Duffey RJ, Zabel RW, Lindstrom RL. Multifocal intraocular lenses. J Cataract Refract Surg 1990:16:423-429.
4. Gimbel HV, Sanders DR, Raanan MG. Visual and refractive results of multifocal intraocular lenses. Ophthalmology 1991; 98:881-8.
5. Jacobi KW, Eisenmann D. Asymmetrical multizone lenses: a new concept of multifocal intraocular lenses. Klin Monatsbl Augenh 1993;202:309-314.
6. Lindstrom RL. Food and drug administration study update. One-year results from 671 patients with the 3M multifocal intraocular lens. Ophthalmology 1993;100:91-7.
7. Steinert RF, Aker BL, Trentacost DJ, et al.. A prospective comparative study of the AMO ARRAY zonal-progressive multifocal silicone intraocular lens and a monofocal intraocular lens. Ophthalmology 1999;106:1243-55.
8. Jacobi FK, Kammann J, Jacobi WK, et al.. Bilateral implantation of asymmetrical diffractive multifocal intraocular lenses. Arch Ophthalmol 1999;117:17-23.
9. Javitt JC, Steinert RF. Cataract extraction with multifocal intraocular lens implantation: a multinational clinical trial evaluating clinical, functional, and quality-of-life outcomes. Ophthalmology 2000;107:2040-8.
10. Montés-Micó R, España E, Bueno I, et al.. Visual performance with multifocal intraocular lenses: mesopic contrast sensitivity under distance and near conditions. Ophthalmology 2004;111:85-96.
11. Kohnen T, Allen D, Boureau C, et al.. European multicenter study of the AcrySof ReSTOR apodized diffractive intraocular lens. Ophthalmology 2006;113:578-584. Comunicación Personal.
12. Alfonso JF, Fernández-Vega L, Baamonde MB. Secondary diffractive bifocal piggyback intraocular lens implantation. J Cataract Refract Surg 2006;32: 1938-43.
13. Alfonso JF, Fernández-Vega L, Señaris A, Montés-Micó R. Prospective study of the Acri.LISA bifocal intraocular lens. J Cataract Refract Surg. 2007;33:1930-5.
14. Alfonso JF, Madrid-Costa D, Poo-López A, Montés-Micó R. Visual quality after diffractive intraocular lens implantation in eyes with previous myopic laser in situ keratomileusis. J Cataract Refract Surg. 2008;34:1848-54.
15. Alfonso JF, Puchades C, Fernández-Vega L, Montés-Micó R, Valcárcel B, Ferrer-Blasco T. Visual acuity comparison of 2 models of bifocal aspheric intraocular lenses. J Cataract Refract Surg. 2009;35:672-6.
16. Fernández-Vega L, Madrid-Costa D, Alfonso JF, Montés-Micó R, Poo-López A. Optical and visual performance of diffractive intraocular lens implantation after myopic laser in situ keratomileusis. J Cataract Refract Surg. 2009;35:825-32
17. Fernández-Vega L, Alfonso JF, Baamonde B, Madrid-Costa D, Montés-Micó R, Lozano J. Visual and refractive outcomes in hyperopic pseudophakic patients implanted with the Acri.LISA 366D multifocal intraocular lens. Am J Ophthalmol. 2009;148:214-220.e1.
18. Fernandez-Vega L, Madrid-Costa D, Alfonso JF, Poo-Lopez A, Montes-Mico R. Bilateral implantation of the Acri.LISA bifocal intraocular lens in myopic eyes. Eur J Ophthalmol. 2010;20:83-9
19. Alfonso JF, Fernández-Vega L, Puchades C, Montés-Micó R. Intermediate visual function with different multifocal intraocular lens models. J Cataract Refract Surg. 2010;36:733 9.

20. Alfonso JF, Puchades C, Fernández-Vega L, Merayo C, Montés-Micó R. Contrast sensitivity comparison between AcrySof ReSTOR and Acri.LISA aspheric intraocular lenses. J Refract Surg. 2010;26:471-7.
21. Alfonso JF, Fernández-Vega L, Baamonde B, Ortí S, Montés-Micó R. Refractive lens exchange with Acri. LISA bifocal intraocular lens implantation. Eur J Ophthalmol. 2011;21:125-31.

33

Lentes Intraoculares Multifocales

Dr. Robert A. Kaufer,
Dr. Gonzalo Bargalló Benegas

Como ya sabemos, la cirugía de catarata es la intervención quirúrgica más frecuente a nivel mundial. Sin embargo, el implante de una lente intraocular (LIO) monofocal para la visión de lejos deja a la mayoría de los pacientes dependiendo del uso de anteojos para la visión cercana.

La oftalmología moderna está investigando intensamente la presbicia y sus opciones de tratamiento. En la actualidad lo que más se utiliza son las gafas, pero en la práctica diaria vemos que cada vez hay más pacientes que quieren librarse de las mismas. El principio de la monovisión, las lentes de contacto, la cirugía refractiva y las nuevas LIOs acomodativas son algunas de las opciones para el tratamiento de la presbicia. Sin embargo, los resultados no son completamente satisfactorios y pueden plantear problemas en la selección de pacientes.

Las LIOs multifocales (LIOM) permiten una visión cercana y lejana aceptable debido a que poseen dos o más puntos focales en forma simultánea. El funcionamiento de la LIOM depende del tamaño de la pupila, ya que ésta tiende a contraerse para las tareas cercanas. De esta manera, la parte central de la LIO está diseñada para cerca y la parte periférica para lejos **(Figura 1)**. El objetivo de este diseño pretende lograr una visión satisfactoria para lejos y cerca sin necesidad de usar anteojos y suponen un gran avance en esta área. Además se pueden implantar en pacientes de cataratas tras la extracción de un cristalino transparente como técnica de cirugía refractiva. Sin embargo, el implante de las LIOM presenta algunos efectos secundarios como las molestias visuales nocturnas, visión de halos y

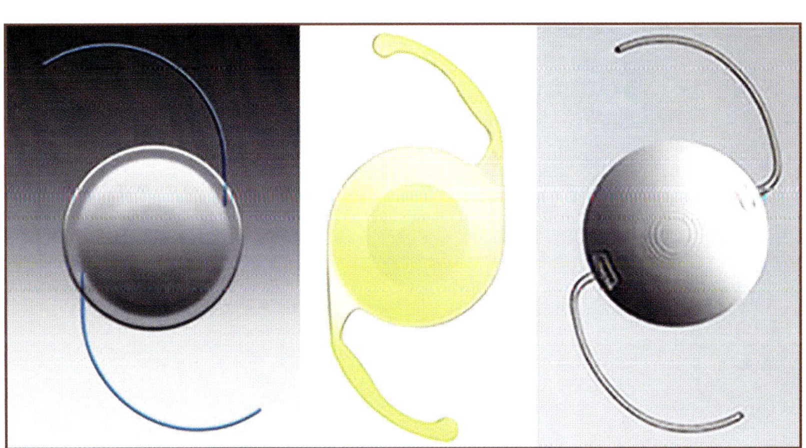

Figura 1.

deslumbramiento y problemas con la visión intermedia. Afortunadamente, estos problemas se reducen entre los 3 a 12 meses después de la cirugía, de modo que la mayoría de los pacientes no presentan molestias serias. El astigmatismo postoperatorio es uno de los principales motivos de uso de anteojos después de la cirugía.

Hay dos tipos principales de LIOM: difractivas y refractivas. Las primeras utilizan en una de las caras de la lente una serie de anillos concéntricos muy próximos entre sí que dividen los haces de luz en múltiples rayos que se suman en un punto determinado del eje óptico para el foco próximo, mientras que la curvatura del LIO proporciona el foco lejano. El espaciamiento y el número de anillos así como la altura de los escalones entre ellos varían entre los diferentes fabricantes y modelos. Estas lentes permiten una excelente visión cercana y lejana y no presentan limitaciones derivadas del tamaño de la pupila, aunque la visión intermedia es mala. Por otro lado, en las LIOM refractivas la potencia de la lente cambia desde el centro hacia la periferia formando así muchos focos. Los diseños comprenden desde lentes bifocales que generan dos imágenes simultáneas, o más frecuentemente lentes con múltiples zonas anulares que dependen del tamaño de la pupila para generar el foco adecuado a la tarea visual deseada. Estas lentes proporcionan una visión excelente de lejos y buena visión de cerca e intermedia, pero entre sus inconvenientes se encuentran el deslumbramiento y la visión de halos. Más recientemente se han introducido las llamadas LIOs multifocales asféricas. En estas LIOs se han alterado las propiedades ópticas de la lente para reducir las aberraciones de alto orden del sistema óptico, principalmente las corneales que representan la mayor aberración esférica en los pacientes mayores. Diferentes estudios han demostrado que la disminución de estas aberraciones mediante la colocación de lentes asféricas mejora la calidad de la imagen retiniana y la sensibilidad al contraste en condiciones mesópicas. Sin embargo, otros estudios no han encontrado diferencias significativas en la sensibilidad al contraste entre las LIOs esféricas y las asféricas, posiblemente porque estas últimas no resuelven la aberración cromática, que a su vez depende fundamentalmente del material de la LIO más que de su forma. Por último, en la actualidad hay también versiones tóricas de algunas LIOM, indicadas especialmente en pacientes con astigmatismo preoperatorio significativo.

La primera LIOM aprobada por la FDA en 1997 fue la lente Array (SA40N) de Allergan. En 2004, la FDA aprobó Crystalens de Bausch & Lomb, seguida un año más tarde por la aprobación de la lente AcrySof ReStor de Alcon y de la lente ReZoom de Abbot Medical Optic.

Una Amplia Variedad de LIOM

La **Tecnis** multifocal es una LIOM difractiva que posee una superficie posterior difractiva y asférica. Posee una adición de +4.00 D para la visión cercana y la distribución de la luz entre ambos focos es del 50–50%.

La LIO **ReZoom** es una LIO multifocal plegable y biconvexa que permite una buena visibilidad a diferentes distancias. Se trata de una versión mejorada de la LIO multifocal Array que fue aprobada por la FDA en 1997. Esta lente utiliza 5 zonas ópticas para enfocar la luz sobre la retina independientemente del tamaño pupilar, lo que permite una buena visión sobre todo para lejos con una adición de cerca de +3.5 D. La LIO ReZoom pretende reducir los halos y el deslumbramiento generados por los bordes de la óptica mediante un triple diseño de la misma. Los principales inconvenientes de la ReZoom son la visión borrosa a distancia y la diplopia monocular, así como también el deslumbramiento y los halos nocturnos.

La **ReSTOR** es una LIOM plegable que utiliza tres principios ópticos separados pero complementarios (refracción, difracción y apodización) para lograr un resultado visual satisfactorio tanto de cerca como de lejos. La porción refractiva de la óptica funciona como una LIO estándar de manera tal que la periferia de la óptica permite la visión lejana y está diseñada para conseguir una visión nocturna optimizada cuando la pupila se dilata en condiciones escotópicas. La porción difractiva de la óptica consiste en 12 anillos concéntricos en su cara anterior de la óptica y se encuentra en el círculo central que mide 3.6 mm de diámetro y está diseñada para la visión de lejos y de cerca con luz moderada a intensa. La apodización es la variación radial de las propiedades ópticas que se obtiene mediante la reducción de la altura de cada uno de los anillos concéntricos desde el centro hacia la periferia de óptica. Esto equilibra la cantidad de luz que se distribuye entre la visión de lejos y la de cerca en función del tamaño pupilar, mejora la eficiencia y efectividad de la calidad de la visión cercana y reduce los problemas de halos y deslumbramiento. El principal efecto colateral de la LIOM ReStor es el mayor riesgo de presentar halos significativos o deslumbramiento comparado con una LIO monofocal.

La LIOM Acrysof ReStor se diseñó para lograr una visión lejana, cercana e intermedia sin comprometer la función visual. Tras la introducción del modelo de 3 piezas (MA60D3), de la primera versión esférica monobloque (SA60D3), y del modelo con filtro de luz azul (Acrysof Natural ReStor SN60D3), se incorporó un diseño asférico (modelo SN6AD3) con una adicción de cerca de +4.00 D. Este modelo mejoraba la visión a distancias intermedias, reducía los fenómenos visuales no deseados y mejoraba la profundidad de foco y la calidad de la imagen. Otro modelo de esta lente, la AcrySof IQ® ReSTOR +3.00 D (SN6AD1), se basa en el mismo patrón de distribución de la luz con menor adición, unas +2.30 D en el plano corneal, frente a las +3.00 D de la adición original de +4.00 D. Esta lente permite una mejor visión intermedia que la de +4.00 D sin cambios evidentes en las molestias visuales. En 2012 se aprobó la AcrySof IQ ReSTOR +2.50 D (SV25T0) con dos modificaciones mayores al diseño de la LIO. El primero fue un cambio de la distribución en la luz entre los focos de lejos y de cerca en relación al tamaño pupilar. La segunda modificación fue una reducción de la adición de +3.00 D a +2.50 D, pasando la distancia de lectura del paciente de unos 40 cm a unos 50 cm. La LIOM difractiva apodizada ReSTOR +2.50 D se diseñó como alternativa para aquellos pacientes que no querían aceptar el mayor riesgo de molestias visuales de la ReSTOR +3.00 D, pero buscaban una visión de cerca más útil que la que proporcionan las LIOs monofocales. En las **Figuras 2, 3 y 4** se resumen las principales diferencias de la familia AcrySof IQ ReSTOR.

Matriz de comparación AcrySof® IQ ReSTOR® +2.5

	+2.5 ReSTOR®	+3.0 ReSTOR®	+4.0 ReSTOR®
Modelo	SV25T0	SN6AD1	SN6AD3
Adición (Plano del Anteojo)	+2.0 Diopter	+2.5 Diopter	+3.2 Diopter
# Pasos Difractivos	7	9	12
Diametro Zona Central	0.938mm	0.86mm	0.75mm
Foco Zona Central	Distance	Intermediate	Intermediate
Aberración Esferica	-0.2 microns	-0.1 microns	-0.1 microns
Diametro Optica	6.0mm	6.0mm	6.0mm
Estructura Difractiva Central	3.4mm	3.0mm	3.6mm
Estructura Refractiva Externa	2.6mm	2.4mm	2.4mm
A-Constant	119.1 (Optical Biometry)	118.9 (Immersion)	118.9 (Immersion)

Figura 2.

Diferencias estimadas de distancia de lectura

Lens	Add Power Lens Plane	Add Power Corneal / Spectacle Plane	Approximate Reading Distance
ReSTOR® SV25T0 (+2.5D Add)	+2.5 diopter	+2.0 diopter	53cm (21 inches)
ReSTOR® SN6AD1 (3.0D Add)	+3.0 diopter	+2.5 diopter	40 – 50cm (16 – 20 inches)
ReSTOR® SN6AD3 (4.0D Add)	+4.0 diopter	+3.2 diopter	33cm (13 inches)

7

Figura 3.

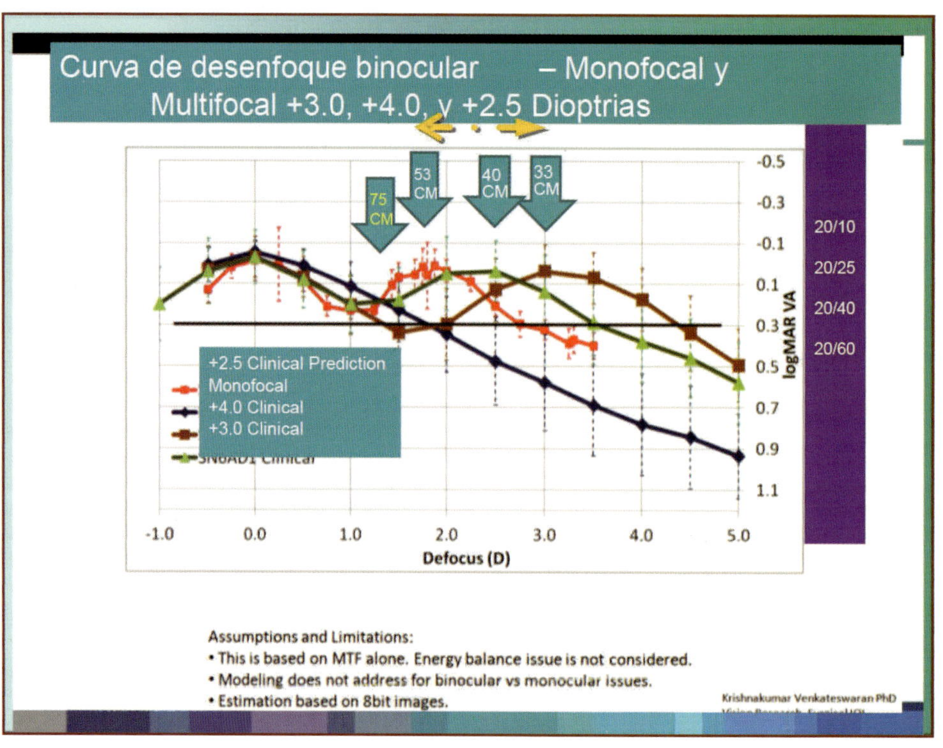

Figura 4.

Otras LIOM de reciente lanzamiento son la AT LISA (antes conocida como Acri.LISA; Carl Zeiss Meditec), Lentis Mplus (Oculentis), FineVision (PhysIOL) y M-flex (Rayner).

La **ATLISA,** lente asférica monobloque, es un híbrido disponible en versión tórica y no tórica, es un híbrido refractivo-difractivo con una adición para cerca de +3.75 D que enfoca la luz en un único punto focal para la visión a distancia y en otro para la visión de cerca, lo que hace que el paciente necesite una neuroadaptación para la visión de ambas imágenes en forma simultánea. AT LISA fue la primer LIOM en el mundo en colocarse a través de una incisión corneal de 1.8 mm. Esta lente presenta unos anillos concéntricos con potencias alternantes que dividen la luz disponible en un 65% para lejos y un 35% para cerca, independientemente del tamaño pupilar. Los anillos difractivos concéntricos en la cara posterior de la lente se dividen en zonas principales y de fase. Además, la AT LISA posee bordes redondeados en la óptica para reducir las reflexiones internas que generan el deslumbramiento y los halos nocturnos; y para mejorar la calidad de la imagen retiniana la forma de la cara posterior neutraliza 0.11 μm de la aberración esférica positiva del sistema. El nivel de satisfacción del paciente con la AT LISA es muy elevado con buena visión de cerca y lejos, aunque la visión intermedia puede ocasionar problemas en algunos pacientes.

En lugar de presentar una simetría rotacional como las otras LIOM, la **Lentis Mplus** es una lente monobloque refractiva zonal con hápticas en plato y dos segmentos refractivos: una gran zona asférica para la visión de lejos y un sector en la cara posterior con + 3.00 D de adición para cerca. Este último es la única parte de la lente que dirige la luz a un punto próximo, mientras que el resto de la LIO funciona como una LIO monofocal para la visión a distancia. El objetivo de este diseño es minimizar dos problemas de las LIOM: la pérdida nocturna de sensibilidad al contraste en la visión lejana, y los fenómenos indeseados como el deslumbramiento y los halos. Sin embargo, pueden aparecer aberraciones ópticas.

La LIOM difractiva trifocal **FineVision** se diseñó con el objetivo de mejorar la agudeza visual en la distancia intermedia, ya que además de la corrección de la visión a distancia, la lente FineVision tiene una adición de +3.50 D para cerca y de +1.75 D para la distancia intermedia. La cara anterior de esta lente combina dos perfiles difractivos (uno para lejos y cerca, y otro para lejos y distancia intermedia) con un patrón alternante desde el centro hacia la periferia. En el mismo espacio en el que otras LIOM presentan 12 o menos escalones ópticos, esta lente tiene más de 30.

La **Rayner M-*flex*** es una lente asférica multizonal con 4 o 5 zonas anulares (dependiendo de la potencia base de la LIO) y una adición de +3.00 D o +4.00 D. Uno de los rasgos distintivos del diseño de esta lente son sus hápticas que le otorgan una excelente estabilidad rotacional.

Selección de Pacientes

El paso más importante para evitar un paciente disconforme con las LIOM es el adecuado manejo de las expectativas. Una explicación exhaustiva de los posibles efectos colaterales es una excelente inversión en tiempo. En primer lugar, nunca se debe prometer una independencia absoluta de las gafas. En segundo lugar, no hay que tener prisa en realizar el segundo implante hasta que el primer ojo esté bien. Lo mejor que puede hacer el cirujano es escuchar atentamente las necesidades de sus pacientes para implantar la LIO *Premium* adecuada.

La correcta selección y educación del paciente son los principales factores que nos llevarán al éxito. En aquellos pacientes interesados en este tipo de lentes premium es fundamental describir exhaustivamente las molestias visuales tales como el deslumbramiento y los halos nocturnos que pueden llegar a percibir luego de la cirugía. El paciente bien seleccionado considerará que las ventajas de una visión de cerca sin corrección bien valen la pena dichas molestias.

A continuación reseñamos algunos puntos a tener en cuenta a la hora de seleccionar un paciente de LIOM:

1. Evitar pacientes con expectativas poco reales y personalidad crítica.
2. Evitar a pilotos comerciales y pacientes que conduzcan mucho de noche.
3. Evitar pacientes con patología visual previa que reduzca el potencial visual normal.
4. Recordar a los pacientes que la visión cercana supone el sacrificio de parte de la calidad de su visión de lejos y que esto se puede manifestar en forma de deslumbramiento o halos.
5. Los pacientes hipermétropes con presbicia y cierto grado de catarata son los que obtendrán un resultado más satisfactorio.
6. Los pacientes con miopías elevadas y cristalino transparente suelen tener beneficiarse más con una LIO fáquica.
7. Los pacientes jóvenes con cristalino transparente y astigmatismo miópico moderado suelen estar mejor con una cirugía refractiva.

8. El paciente debe conocer con antelación que un pequeño porcentaje de los casos puede precisar una nueva intervención para la corrección de un defecto refractivo residual.

Cálculo de la Potencia

El segundo paso es el cálculo correcto del poder dióptrico de la lente. Para lograr óptimos resultados se debe utilizar la biometría (ecografía y IOL Master) y calibrar los instrumentos de forma adecuada. Además, los pacientes deben suspender el uso de lentes de contacto hasta obtener mediciones reproducibles de la córnea.

Técnica Quirúrgica y Cuidados Postoperatorios

Resulta muy útil conservar la integridad de la cápsula posterior y realizar una capsulorrexis anterior centrada y ligeramente menor que la óptica, y es aconsejable manipular la lente por el háptica para evitar dañarla. Es preferible utilizar un cartucho B en lugar de uno C para la LIO ReStor de mayor potencia dióptrica para evitar arañazos en el dibujo refractivo **(Figuras 5 y 6)**. Asimismo, se debe eliminar completamente la corteza para reducir el riesgo de opacificación capsular.

En lo que hace a los cuidados postoperatorios de estos pacientes se deben tener en cuenta una serie de pasos. En primer lugar, detectar cualquier defecto refractivo que pueda provocar visión borrosa y disfotopsias. Además se recomienda realizar una topografía corneal para detectar un astigmatismo corneal residual regular o irregular que precise tratamiento mediante incisiones límbicas relajantes o corrección con láser. También, se debe evaluar la superficie ocular, la opacificación capsular posterior (OCP), el descentramiento de la LIO y el estado de la mácula. La OCP puede alterar las propiedades ópticas de la lente multifocal y provocar así una dispersión de la luz que puede llegar a ser molesto. Sin embargo, hay pacientes que se quejan de su visión pero no presentan ninguna de estas alteraciones. Estos casos se pueden tratar de problemas relacionados con la neuroadaptación. A su vez, algunos pacientes pueden necesitar que se les recuerde que puede haber cambios en la distancia de trabajo, y puede que no lleguen a experimentar por completo el beneficio sinérgico de esta tecnología hasta que se opere el segundo ojo.

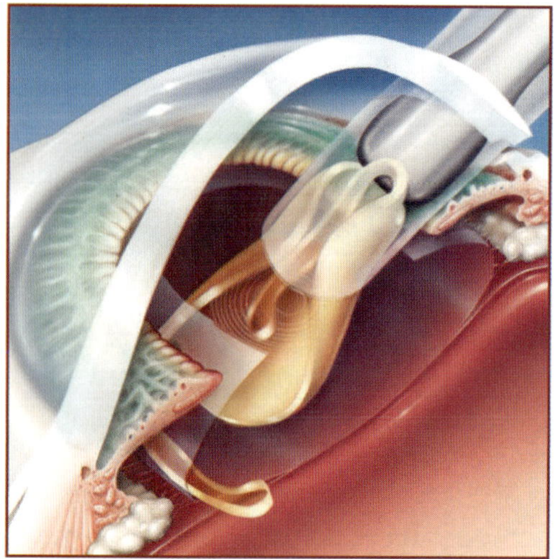

Figura 5.

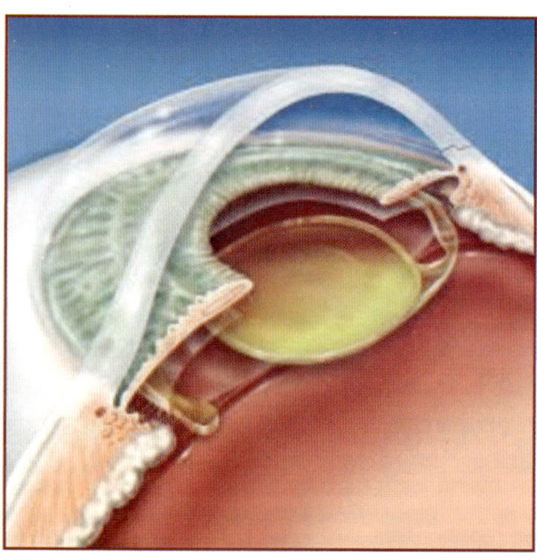

Figura 6.

No obstante, si el paciente realmente no se encuentra a gusto con una lente *Premium* y su estado no es tratable, puede ser necesario extraer la lente y sustituirla por una LIO estándar.

Lentes Intraoculares Tóricas Multifocales

En la cirugía moderna de catarata resulta cada vez más importante independizarse de los anteojos. Se puede lograr la emetropía en pacientes miopes o hipermétropes mediante la selección de la potencia adecuada de la LIO, sin embargo un 20% de los pacientes poseen un astigmatismo corneal igual o superior a 1.25 D que de no corregirse al momento de la cirugía no lo permitirá prescindir de las gafas. En estos pacientes con astigmatismo corneal significativo se pueden plantear diferentes opciones de corrección durante o después de la cirugía de catarata. Durante la misma, se pueden realizar incisiones corneales límbicas relajantes o incisiones opuestas en córnea clara, y luego de la cirugía se puede optar por una cirugía refractiva láser. Sin embargo, las incisiones corneales son impredecibles y la cirugía refractiva láser se puede asociar a ojo seco, problemas con la cicatrización de la herida e infecciones. La introducción reciente de las LIOs tóricas multifocales ofrece una nueva posibilidad al paciente con astigmatismo preoperatorio.

Con estas lentes resulta aún más crítico realizar una buena selección del paciente. El primer paso es determinar si se trata o no de un candidato adecuado para una LIOM. El candidato ideal debe estar motivado por librarse de las gafas para la visión de lejos y de cerca, entender las limitaciones de las LIOs multifocales y tener unas expectativas realistas. El segundo paso es determinar posibles patologías oculares asociadas. Las LIOs multifocales dividen la luz en diferentes focos para lejos y para cerca, por lo que las patologías oculares asociadas que pueden afectar la calidad de la visión son contraindicaciones relativas o absolutas de las LIOs tóricas multifocales, e incluyen la ambliopía, las alteraciones corneales como el queratocono, las cicatrices corneales o la distrofia endotelial de Fuchs, las alteraciones maculares como la degeneración macular o la retinopatía diabética, el glaucoma y las uveítis. Se debe realizar un estudio preoperatorio concienzudo, que incluya la topografía corneal, el recuento de células endoteliales, la oftalmoscopía y si se puede, la tomografía de coherencia óptica.

Se debe obtener una queratometría precisa para lograr una adecuada corrección del astigmatismo con este tipo de lentes, ya sea mediante queratometría automatizada con IOL Master, queratometría manual, autorefracto-queratometría, topografía corneal o una combinación de estas técnicas. Otro aspecto importante a considerar en el cálculo de las LIOs tóricas es la cuantificación del astigmatismo inducido por el cirujano, el cual se debe incorporar a la potencia de la LIOM tórica para seleccionar el modelo más adecuado. Para la eficacia de estas lentes resulta crucial el alineamiento exacto de la misma con el ángulo calculado, por lo que se debe marcar el eje de alineamiento con el paciente en posición erguida para evitar la ciclotorsión en posición supina. La mayoría de los estudios sobre lentes tóricas describen un procedimiento de marcado en 3 pasos; el primer paso consiste en el marcado del eje horizontal del ojo con el paciente sentado para corregir la ciclotorsión, lo que se puede hacer con el paciente en la lámpara de hendidura colocando el haz de luz 0-180º. A continuación se marca el limbo en la posición horizontal con un rotulador estéril o con una aguja. Durante la intervención se utilizan las marcas horizontales preoperatorias para posicionar el instrumental de graduación angular. El eje real de alineamiento se marca mediante un marcador de eje tórico. Tras la cirugía se debe verificar el eje de orientación de la LIO tórica para confirmar que es el adecuado y asegurarnos de que no ha habido una rotación postoperatoria de la lente. La principal complicación de las LIOs tóricas es la falta de alineamiento de la lente respecto al eje predeterminado.

En la actualidad se dispone en el mercado de 5 modelos de LIOM tóricas. La **Tecnis Multifocal** (AMO) es una LIO acrílica monobloque hidrofóbica con un diámetro total de 13 mm. Fue lanzada en Europa en 2011 y se han diseñado 5 modelos para el tratamiento de diferentes grados de cilindro, de 0.69 D a 2.74 D, en el plano corneal. La **ReSTOR Multifocal Toric** (ALCON) ofrece al cirujano una solución simple para los pacientes présbitas con astigmatismo. Además de su multifocalidad difractiva y de su corrección tórica, la lente es asférica, tiene un diseño monobloque y presenta filtros UV y para la luz azul incorporados con una adición de +3.00 D. Además, están la LIO difractiva **AT LISA toric** (Carl Zeiss Meditec) con una adición de +3.75 D, la lente refractiva **M-flex T** (Rayner) con una adición de +3.00 o +4.00 D, y la **Lentis Mplus toric** (Oculentis) con un segmento para la visión de cerca de +3.00 D.

Opciones a Futuro

Una de las principales desventajas de las LIOs convencionales es que están enfocadas principalmente a la visión de lejos. Aunque los pacientes con implantes de LIO convencional ya no tienen la turbidez producida por la catarata, no pueden acomodar ni variar el foco de cerca a lejos o de lejos a cerca o a las distancias intermedias. Las LIOs acomodativas cambian de forma y de potencia al interactuar con el músculo ciliar y la zónula al emplear bisagras en ambos extremos que se articulan y se desplazan hacia adelante y hacia atrás dentro del ojo con el mismo mecanismo que la acomodación normal. Estas lentes poseen bordes cuadrados de 4.5 mm y una háptica alargada, con un diseño en bisagra y patas de poliamida al final de las hápticas. Las bisagras están compuestas de una silicona avanzada llamada BioSil que ha demostrado una flexibilidad ilimitada dentro del ojo.

La FDA aprobó la LIO acomodativa **Crystalens** AT-45 de Eyeonics Inc. en Noviembre de 2003. B&L adquirió Crystalens en 2008 e introdujo un nuevo modelo denominado Crystalens HD en 2008. Ésta, es la única LIO acomodativa aprobada por la FDA que se encuentra en el mercado, y ha sido aprobada en Estados Unidos y en Europa. En la actualidad, hay otras LIOs multifocales/ acomodativas prometedoras aún en distintas fases del ensayo clínico como la **Accommodative 1CU** (HumanOptics), **Smartlens** (Medennium) y lentes acomodativas de óptica dual como **Sarfarazi** (B&L), **Tetraflex** (Lenstec) y Synchrony (Abbott). Tetraflex utiliza unas hápticas cerradas con una angulación de 5° que pretende mejorar la visión de cerca al trabajar con material acrílico hidrofílico muy flexible **(Figura 7)**. En 2011, la compañía sacó una nueva versión: una lente asférica sin aberraciones llamada Tetraflex HD. En cambio, Synchrony tiene una óptica positiva anterior móvil conectada mediante una háptica en resorte a una lente estática negativa compensadora. La háptica permite el movimiento de la óptica anterior en respuesta a los cambios en la tensión de la cápsula y el tono del cuerpo ciliar **(Figura 8)**.

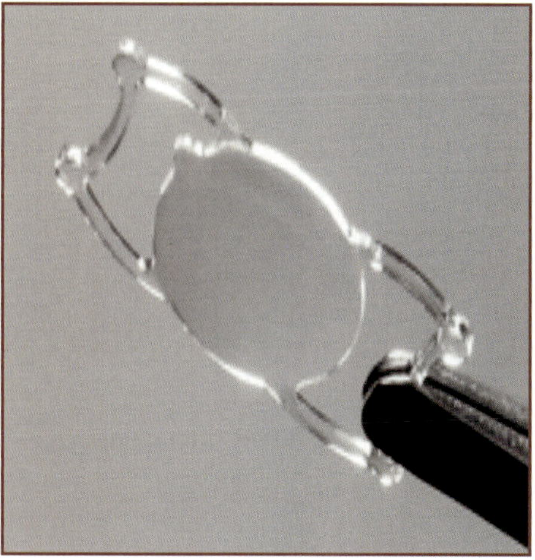

Figura 7.

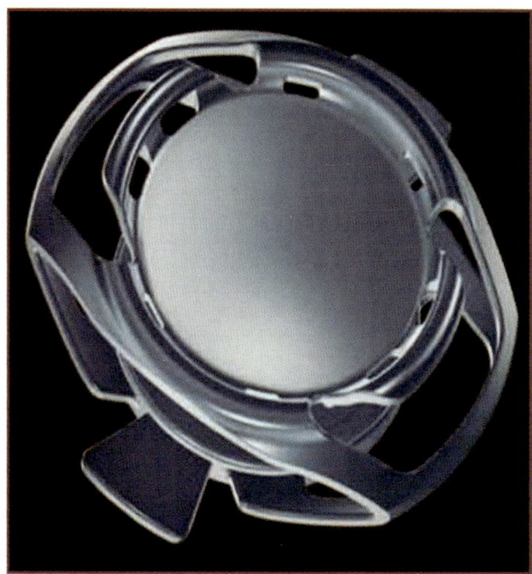

Figura 8.

Las LIOs acomodativas poseen muchas ventajas. Ofrecen una visión excelente a todas las distancias (aunque típicamente no son tan potentes para la visión de cerca como las multifocales), no proyectan imágenes indeseadas sobre la retina, y no provocan una pérdida de sensibilidad al contraste ni adaptación del sistema nervioso central. Estas lentes pueden eliminar o reducir la dependencia de los anteojos tras la cirugía de catarata. Sin embargo, el principal inconveniente de estas lentes es que carecen de estudios a largo plazo y a gran escala sobre su uso en pacientes. Es necesario contar con estudios con técnicas objetivas de medición para poder apoyar la idea de que las LIOs acomodativas pueden restaurar la visión acomodativa en el ojo présbita. Además, debido a que las bisagras son más difíciles de implantar, el tiempo de recuperación puede ser mayor que con una LIO estándar. Los pacientes mayores pueden carecer de fuerza muscular suficiente para acomodar con estas LIOs, por lo que puede que sigan necesitando gafas para cerca, ya que cuanto más tiempo haya pasado el paciente con gafas para cerca, es más probable que los músculos sean más débiles.

Para incorporar las ventajas de cada tipo de LIO, algunos cirujanos aconsejan una LIOM en un ojo para facilitar visión cercana y una LIO acomodativa en el otro ojo para la media distancia, técnica que se denomina "mix and match." La visión de lejos no se compromete de esta forma y se optimiza la de cerca.

Además hay otros diseños en etapa de desarrollo que aún no han recibido el sello de aprobación de la CE o FDA para su comercialización. Uno de ellos, **Fluidvision** IOL (PowerVision) tiene unas hápticas blandas que se colocan en el saco capsular y sirven de almacén para una silicona líquida. El esfuerzo acomodativo fuerza el paso del líquido hacia las cámaras centrales, lo que modifica la forma de la óptica y desplaza el foco del ojo **(Figura 9)**. Los estudios iniciales sugieren que esta LIO puede proporcionar al menos +5.00 D de acomodación. **Dynacurve** (NuLens) es una LIO acomodativa similar a FluidVision en cuanto que utiliza un gel o fluido para modificar la forma de la lente, pero que se implanta en el sulcus, mientras que el saco capsular se utiliza como componente de un diafragma dinámico que transfiere las fuerzas al contraerse y relajarse el músculo ciliar. Esta LIO consiste en una pequeña cámara rellena de un gel de silicona, con un elemento en forma de pistón y una membrana flexible. Cuando lo activa el diafragma capsular, el pistón presuriza la cámara y el gel, que a su vez modifican la forma de la membrana. Las hápticas se sujetan al sulcus mediante fijación escleral **(Figura 10)**. En teoría Dynacurve permitiría hasta +10.00 D de acomodación. **aKromalens** SeeLens AC (Hanita) no es ni multifocal ni acomodativa, sino que

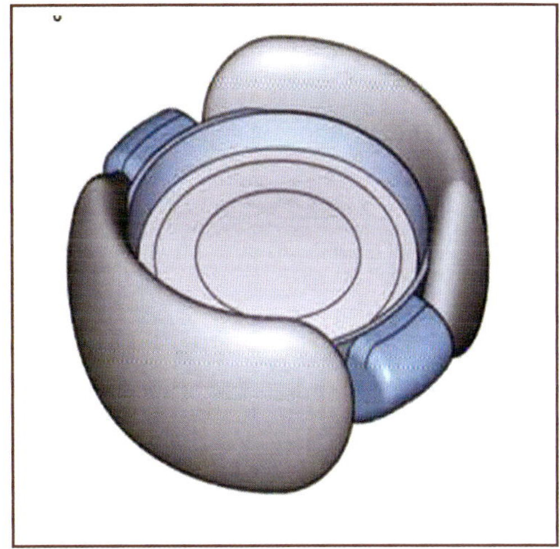

Figura 9.

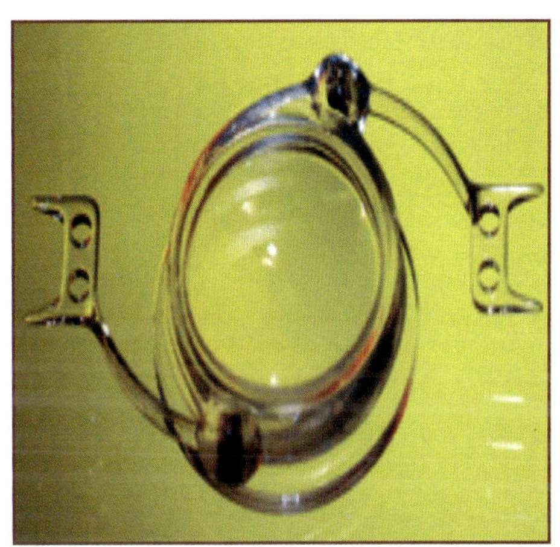

Figura 10.

más bien esta lente asférica, acromática difractiva que entra por una incisión 1.8-mm, se diseñó para mejorar el contraste de la imagen al eliminar las aberraciones esféricas y cromáticas. Por último **LAL** (Calhoun Vision) está compuesta de una silicona fotosensible. Luego de la cirugía, mediante una luz especial se puede incrementar o reducir la potencia de la LIO o corregir el astigmatismo modificando la potencia de la lente en uno de los ejes. La LIO tiene una óptica de 6 mm y hápticas de polipropileno que no son fotosensibles. Es necesario proteger los ojos del paciente de las fuentes de luz UV durante el periodo inicial tras la cirugía.

Referencias

1. Guo X, Sun Y, Zhang B, Zheng D. Medium-term visual outcomes of apodized diffractive multifocal intraocular lens with +3.00d addition power. J Ophthalmol. 2014;2014:247829.
2. Li JH, Feng YF, Zhao YE, Zhao YY, Lin L. Contrast visual acuity after multifocal intraocular lens implantation: aspheric versus spherical design. Int J Ophthalmol. 2014 Feb 18;7(1):100-3.
3. Liu JP, Zhang F, Zhao JY, Ma LW, Zhang JS. Visual function and higher order aberration after implantation of aspheric and spherical multifocal intraocular lenses: a meta-analysis. Int J Ophthalmol. 2013 Oct 18;6(5):690-5.
4. Gundersen KG, Potvin R. Comparative visual performance with monofocal and multifocal intraocular lenses. Clin Ophthalmol. 2013;7:1979-85.
5. Friedrich R. Intraocular lens multifocality combined with the compensation for corneal spherical aberration: a new concept of presbyopia-correcting intraocular lens. Case Rep Ophthalmol. 2012 Sep;3(3):375-83.
6. Ji J, Huang X, Fan X, Luo M. Visual performance of Acrysof ReSTOR compared with a monofocal intraocular lens following implantation in cataract surgery. Exp Ther Med. 2013 Jan;5(1):277-281.
7. Alfonso, J. F., L. Fernandez-Vega, et al. Intermediate visual function with different multifocal intraocular lens models. J Cataract Refract Surg 2010; 36(5): 733-739.

34

LIO Multifocal Difractiva Tecnis

Dr. Jorge Luis Buonsanti,
Dra. Mariana Fuentes

A nuestro parecer, la cirugía con Lente Intraocular (LIO) multifocal es la jerarquización de la cirugía de la catarata. El advenimiento de la cirugía de pequeña incisión, la anestesia tópica, el alto grado de seguridad en el cálculo del poder dióptrico del LIO, y la posibilidad cada vez más amplia de la corrección de los errores de cálculo del mismo han hecho de la cirugía de la presbicia una realidad.

El LIO Tecnis Multifocal Acrílico, de una pieza **(Figuras 1 y 2)** ó tres piezas **(Figuras 3 y 4)** y es nuestro lente de preferencia para la corrección de la catarata asociada a la presbicia, pues las características especiales de ésta LIO hacen que la satisfacción de nuestros pacientes sea muy alta. Al final de esta publicación estaban al salir el Tecnis Multifocal Tórico y el Tecnis Multifocal con adición +2,75, este último que no mencionaremos al no tener aún experiencia con los mismos.

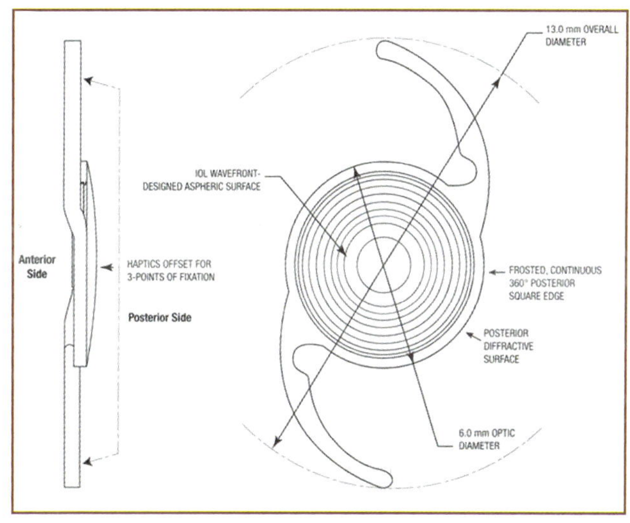

Figura 1

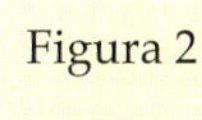
Figura 2

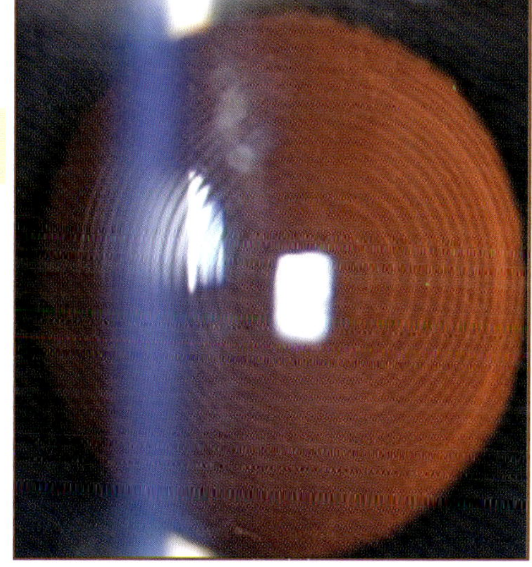

Especificaciones Técnicas

Las características generales que comparten los dos tipos de LIOs multifocales difractivas Tecnis (el de tres piezas y el monopieza) son: **(Figuras 1 y 3)**. Superficie posterior difractiva total, lo cual le brinda igual distribución de luz (50/50) para puntos focales lejanos y cercanos, manteniendo alta calidad visual incluso en

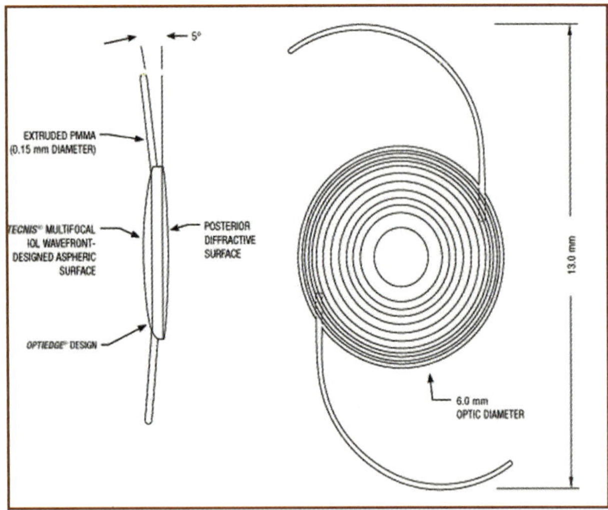

Figura 3

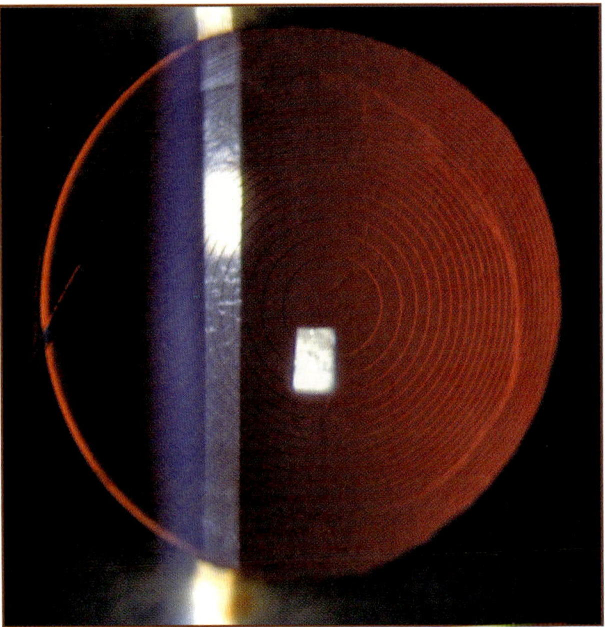

Figura 4

condiciones de poca luz, y haciendo que éste lente tenga una tolerancia mayor al descentrado[1] **(Figuras 5 y 6)**.

Superficie anterior asférica que corrige en 0.27 la aberración esférica positiva (la mayor corrección de aberración esférica de los IOLs de mercado).

Anillos difractivos en toda la superficie lo que la hace "pupilo- independiente.

Adición cercana de +4.

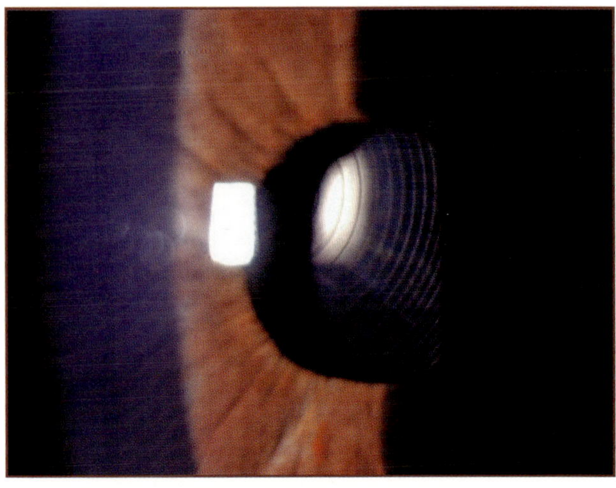

Figura 5

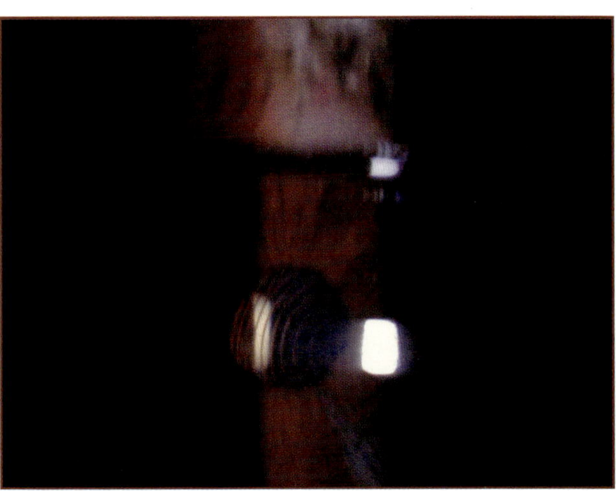

Figura 6. Pacientes con LIOs ZMA00 groseramente descentrados, sin embargo felices con una AV lejana de 20/25 y cercana de J1.

Diámetro total 13mm, diámetro de óptica 6 mm.

Material acrílico hidrofóbico, el cual atraviesa un proceso de polimerización altamente controlado para disminuir los reflejos.

Alto número de Abbe: genera menor dispersión de la luz resultando en una reducción de la aberración cromática y mejora en la calidad de imagen **(Figura 7)**.

La sumatoria de la corrección de la aberración esférica y la cromática produce un aumento en la sensibilidad de contraste de hasta el 20%, esencial en este tipo de LIOs para compensar la

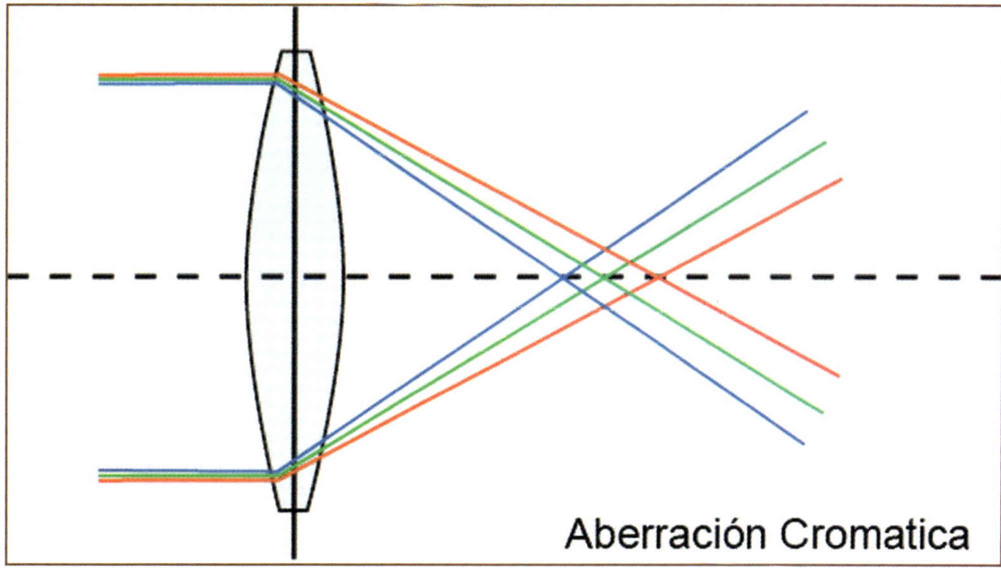

Figura 7

pérdida de la misma por la dispersión de la luz característica de las superficies difractivas.[2,3] Diseño triple borde "Optiedge": Borde anterior redondeado reduce los reflejos, el mismo va en pendiente hacia posterior lo cual disminuye el deslumbramiento, y el borde posterior cuadrado facilita el contacto de la cápsula posterior en sus 360° **(Figura 8)**.

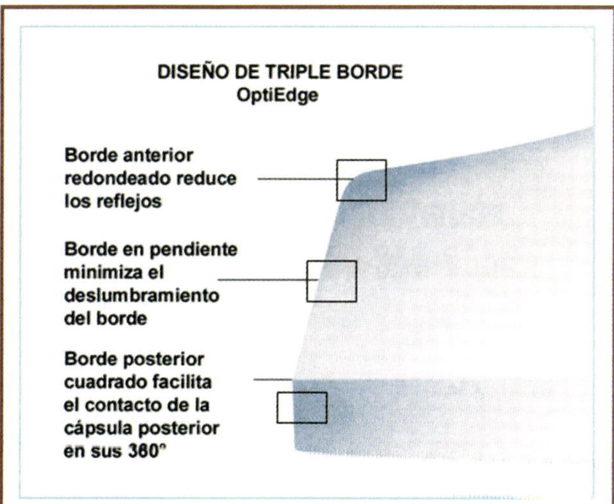

Figura 8

El modelo de 3 piezas con borde anterior redondeado, al no raspar el iris lo hace ideal en casos de ruptura capsular posterior, pues puede colocarse con las hápticas en el sulco ciliar y la óptica atrapada en la capsulorrexis. Además con el inyector de Abbott entra perfectamente por 2.8mm, la menor incisión para un lente de tres piezas del mercado **(Figura 9)**.

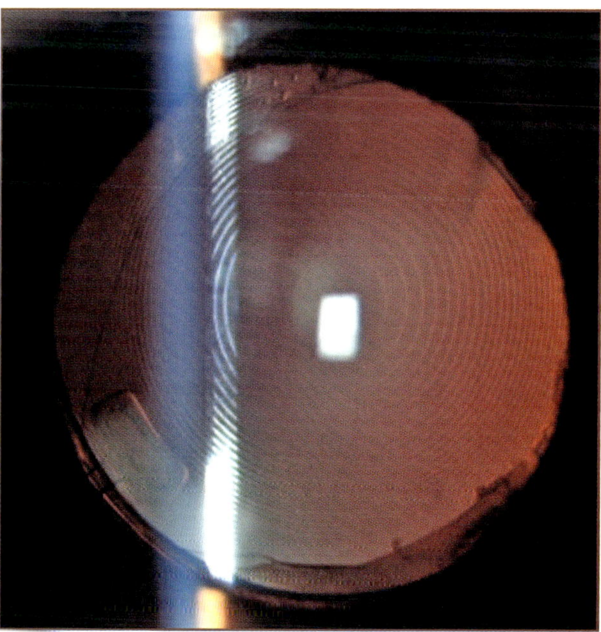

Figura 9. Paciente con catarata polar posterior con lente colocado con hápticas en sulco y óptica atrapada en la capsulorexis. En este caso fue el modelo de silicona ZM900.

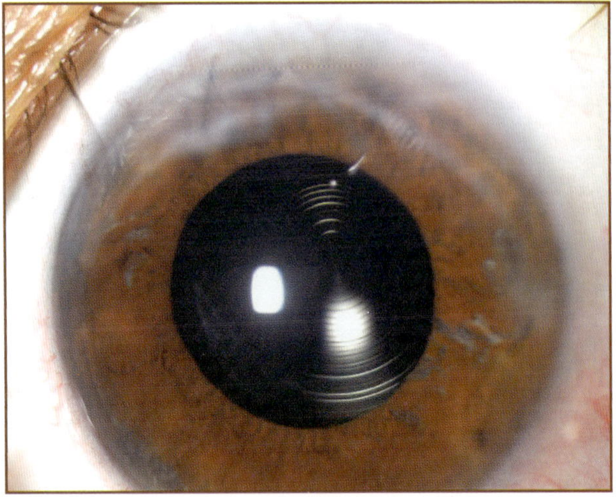

Figura 10

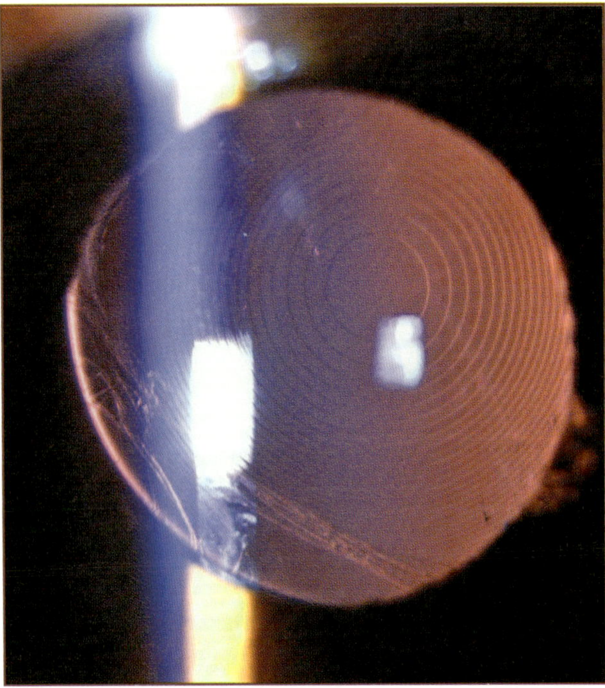

Figura 11. Paciente que se presentó con lente monofocal luxado con ruptura de capsula posterior al cual se le hizo un explante y se le colocó un LIO Tecnis ZMA00 suturado al iris.

Además las tres piezas lo hacen factible de colocarlos suturado al iris o al sulco **(Figuras 10 y 11)**.

Modelos: Tecnis ZMA00 (Multifocal Acrílico de 3 piezas), Tecnis ZMB00 (Multifocal Acrílico de 1 pieza), Tecnis ZMT (Multifocal Tórica, modelos 125, 225, 300 y 400 según el astigmatismo a corregir.

Tecnis One Multifocal

Además de las características generales que comparte con la LIO de tres piezas, este modelo de una pieza nos brinda:

"ProTEC 360°: diseño de vanguardia que proporciona un contacto ininterrumpido lente óptica y hápticas lo que limita la migración celular y posterior opacificación capsular.

"Diseño Trifix": en el cual las hápticas tienen tres puntos de fijación a la capsula, lo cual le confiere mayor predictibilidad refractiva, estabilidad a largo plazo y mejor centrado (Figura 1).

Tecnis Multifocal Tórica

Es una LIO Multifocal Tórica, con amplio rango de corrección de astigmatismo, Modelos ZMT150 (0.75 a 1.50), ZMT225 (1.50 a 2.00), ZMT300 (2.50 a 2.75) y ZMT400 (mayor a 2.75[7] **(Figura 12)**.

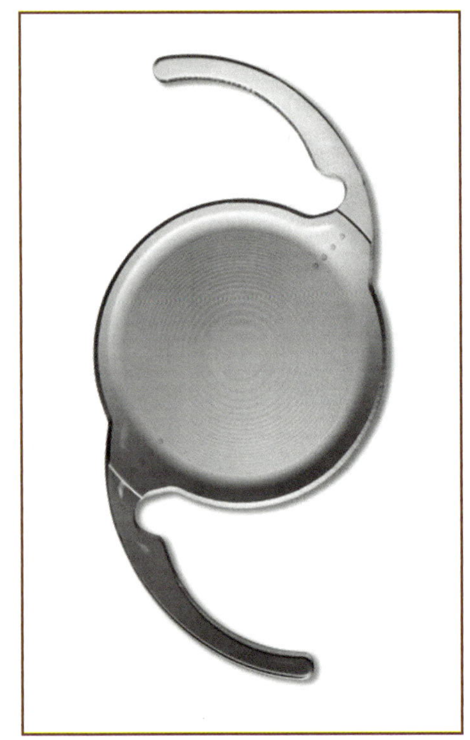

Figura 12. Tecnis Multifocal Tórica.

Tiene una excelente estabilidad rotacional ya que cuenta con el mismo diseño TriFix y Protect 360 que mencionábamos antes.

Cuenta con una calculadora Online, la cual nos brinda precisión objetiva en la selección del modelo y eje de LIO a implantar.[8]

Tips a Tener en Cuenta

En todos los casos en los que el paciente presenta astigmatismo corneal mayor a 0.75 Dioptrías (D), realizamos incisiones limbares o usaremos un LIO tórico, corrigiendo el astigmatismo, pues, para lograr la funcionalidad multifocal del LIO, debemos acercarnos a la emetropía postquirúrgica.

Las LIOs Tecnis no generan brillos en la "mirada" que en muchas ocasiones los pacientes manifiestan no desearlos, esto es debido a la diferencia en el material acrílico del cual están realizadas, a diferencia con otras LIOs hechas en acrílicos de alto índice de refracción.

Como antes mencionábamos, los tres modelos multifocales (mono pieza, 3 piezas y tórico) tienen una Adición (Add) cercana de +4.00 D, lo cual nos brinda muy buena visión para lectura, pero la intermedia queda a una distancia muy corta y según la profesión del paciente suele generar disconfort.

La ZMB00 (multifocal de una pieza) presenta cierta rigidez en las hápticas, que cuando el paciente presenta contracción capsular, la LIO se desplaza hacia posterior generando hipermetropización tardía.[4]

Constantes y cálculo del poder dióptrico de IOL: recomendamos usa biometría por interferometría láser en todos los casos.

En los casos en los que no puede medirse por ser una catarata dura o capsular posterior densa hemos desarrollado una técnica de medición intraoperatoria, para facilitar la exactitud en el cálculo del IOL.[5] En colaboración con el Prof. Wolfgang Haigis y el Prof. Dr. Thomas Neuhann hemos actualizado las constantes para el IOL Master para el ZMA00, y también es esta pagina se encuentran las del ZMB00.[6]

Halos: potencialmente todos los pacientes van a ver halos por las características de este tipo de lente intraocular (anillos difractivos) y en nuestra experiencia de mas de 6 años colocando estas lentes no hemos encontrado un patrón de pacientes que nos haga preveer la presencia y/o gravedad o molestia de los mismos.

Nuestra conducta en la discusión preoperatoria es decirle a los pacientes que habrá halos, que disminuirán en el tiempo pero es posible que NO desaparezcan nunca, pero no van a molestar.

Evitamos entonces pacientes con demanda intensa de conducción nocturna o todo aquel con reparos (aunque sea mínimo) frente a la presencia de halos postoperatorio.

Vale la pena recalcar que con estas medidas no hemos tenido que explantar ningún lente intraocular por causa de los halos en nuestros pacientes.

Selección y Preparación del Paciente para LIO Multifocal

En todos los pacientes a operar con multifocal (tengan catarata o sea una lensectomía refractiva) realizamos los siguientes estudios: Medición con IOL Master en todos los casos, si la catarata no permite por su densidad el cálculo de largo axil preoperatorio, lo realizamos de manera intraoperatoria con el equipo en modo afáquico, ya que al ser un método de no contacto e independiente del estado corneal, es nuestra primera opción.

Pupilometria, Topografia corneal, en la cual corroboramos el grado de astigmatismo para definir el LIO (multifocal mas limbares o multifocal tórico) además de chequear que no haya mas de 10° grados de diferencia de eje entre topografía y queratometría por Iol Master, Microscopia especular y Test de dominancia.

En cuanto a la selección del paciente para multifocal es fundamental escucharlo, conocer sus necesidades, a que se dedica, repreguntar (si maneja de noche, si puede regular su distancia de trabajo), cual es su expectativa con la cirugía etc.

Comentarles que ningún IOL es 100% efectivo en todas las distancias (hay que elegir algo (lejos, cerca) y resignar algo (intermedia) para que luego en el postquirúrgico no sea una sorpresa la dificultad que se pueda presentar con alguna de las distancias.

Tener siempre en cuenta si el paciente está tomando alguna medicación sistémica que pueda modificar nuestra cirugía (antidepresivos, medicación prostática que genere Síndrome IFIS, etc.).

En lo que a nosotros respecta resulta fundamental el conocimiento de las virtudes y debilidades de cada lente.

Nuestra Experiencia

Realizamos un estudio de: 333 ojos de 198 pacientes consecutivos.

Nuestros Resultados

Agudeza visual lejana:
- 264 de los 294 ojos (89.80%) Agudeza Visual No corregida (AVNC) 20/20
- 21 de los 294 ojos (7.14%) AVNC 20/25
- 5 de los 294 ojos (1.70%) AVNC 20/30
- 4 de los 294 ojos (1.36%) AVNC 20/40

Agudeza visual Intermedia:
- 16 de los 294 ojos (5.45%) AVNC JAEGER (J) 1.00
- 153 de los 294 ojos (52. 04%) AVNC J 2.00
- 113 de los 294 ojos (38.43%) AVNC J 3.00
- 8 de los 294 ojos (2.72%) AVNC J 5.00
- 4 de los 294 ojos (1.36%) AVNC J 7.00

Agudeza visual Cerca:
- 277 de los 294 ojos (94.22%) AVNC JAEGER (J) +1.00
- 15 de los 294 ptes (5.10%) J 1.00
- 1 de los 294 ptes (0.34%) J 2.00
- 1 de los 294 ptes (0.34%) J 3.00

Conclusiones

Desde 2001 comenzamos tímidamente con la colocación de lentes multifocales, en esa época el Array, ya discontinuado. El progreso tecnológico ha sido enorme.

Pensamos que el paciente ideal para LIO Tecnis Multifocal es el que pone la lectura como deseo principal, maneja poco de noche o no necesita manejar de noche, usa Laptop o Tableta o puede manejar la distancia (acercar) de su PC de escritorio, quiere leer la carta de un restaurante sin necesitar linterna o la luz de su teléfono celular, valora la visión de colores (pintura), y no quiere brillo o cambio de expresión en su mirada.

Referencias

1. Thom Terwee. Comunicación personal.
2. Datos proporcionados por Abbott Laboratorios.
3. Evolution of visual performance in 70 eyes implanted with the Tecnis® ZMB00 multifocal intraocular lens. Carlos Palomino Bautista, David Carmona González, and Alfredo Castillo Gómez. Clin Ophthalmol. 2012; 6: 403–407.
4. Warren Hill: ASCRS list serve. 2012.
5. Medición Intraoperatoria de la Longitud Axil con el IOL Master durante la Cirugía de Catarata - Buonsanti, Jorge Luis; Cavalieri, Estela; Regis, Nora; Fuentes, Mariana; Paoloni, Pablo; Scurti, Carina; Rivarola, Romina. ARCH. OFTAL. B. AIRES; vol 80 nº 2 ; pág 83-84 ; 2009
6. http://www.augenklinik.uni-wuerzburg.de/ulib/c1.htm.
7. Tecnis Toric IOL [package insert]. Santa Ana, CA: Abbott Medical Optics Inc.; 2013.
8. https://www.amoeasy.com/calc (bD1lbiZjPT1MA==) /DEFAULT.HTM? sap params=cF9jb3VudHJ5Y29kZT 1BUg%3d%3

35

Comparación del Desempeño Visual de Dos Lentes Intraoculares Multifocales: Apodizado Difractivo-Refractivo y Difractivo

Dr. Eduardo Chávez Mondragón,
Dr. Leonardo García-Rojas Castillo,
Dra. Daniela Pulido London

Introducción

La pérdida de la acomodación es un fenómeno del envejecimiento causado por múltiples factores que afectan a la movilidad del cristalino. La presbicie es uno de los defectos refractivos más frecuentes en el ojo humano, en donde existe un cambio dinámico en el poder dióptrico del ojo, que inicia alrededor de los 40 años y avanza progresivamente conforme lo hace la edad de los humanos. En la última década ha aumentado el interés por la corrección quirúrgica de la presbicie y se han descrito diversos procedimientos correctivos de la misma utilizando la córnea, la esclera, el segmento anterior y el cristalino. Se han descrito además desde hace 20 años las lentes multifocales como una alternativa en el tratamiento quirúrgico de la presbicie. Actualmente, gracias a las mejoras tecnológicas de las lentes intraoculares multifocales se les han incorporado la apodización, asfericidad y combinación de principios difractivos y refractivos a sus diseños.[1-4]

El avance tecnológico va encaminado a mejorar la calidad de vida de los pacientes operados de catarata, o bien, de extracción de cristalino transparente, quienes al decidir la alternativa quirúrgica buscan cada vez con más frecuencia implantes de lentes intraoculares que les permitan desarrollar al máximo su potencial visual lejano, cercano e intermedio.

Existen diferentes diseños de variadas casas comerciales ofreciendo diferentes alternativas y diseños de lentes intraoculares para la corrección de la visión lejana, intermedia y cercana (asféricas, multifocales, acomodativas, difractivas, refractivas-difractivas, apodizadas, etc). A medida que se incrementan las exigencias visuales de los pacientes y cirujanos, incrementa también el abanico de herramientas para evaluar la función visual. Todo cirujano del segmento anterior debe estar familiarizado con las herramientas para la evaluación de al menos, la agudeza visual lejana, intermedia y cercana, sensibilidad al contraste y estereopsis.

Lentes Intraoculares Multifocales

Actualmente en México se tienen disponibles dos lentes intraoculares multifocales de dos diferentes casas comerciales, el ReSTOR® y AT.LISA®, de Alcon y Zeiss, respectivamente. Ambos tienen diferencias importantes en su diseño, material y características físicas y ópticas.

AcrySof IQ® ReSTOR® +3

El LIO multifocal AcrySof IQ® ReSTOR® SN6AD1 (Alcon® Laboratories, a Novartis® Company, Ft. Worth, Texas) fue aprobado en el año 2008 por la Administración para Alimentos y Fármacos de los Estados Unidos (FDA por sus siglas en inglés). Esta lente intraocular tiene dos variedades, con adición +2.5D (introducida en el año 2013 en México) y con adición de +3D en el plano de la lente, de esta última se hablará en este capítulo, pues se tiene mayor experiencia clínica debido a su mayor tiempo disponible en el mercado. La adición de +3D en el plano de la lente tiene un rendimiento teórico aproximado de +2.5 dioptrías en el plano de los anteojos. Está construido de acrílico hidrofóbico sobre la plataforma AcrySof®, consta de una zona óptica de 6 mm y una longitud total de 13 mm, con un óptico asférico, multifocal en su sector central de 3.6 mm y refractivo en el periférico de 2.4 mm; lo que lo hace dependiente del diámetro y función pupilares. La zona multifocal es difractiva y apodizada, característica física que consiste en la disminución progresiva de la altura de los saltos de los anillos multifocales, lo que, según la casa comercial, reduce las disfotopsias positivas y negativas.[5] La zona difractiva facilita la visión cercana y lejana mediante la difracción luminosa, 41% de los rayos luminosos dirigidos al punto focal cercano, 41% al punto focal lejano y 18% perdiéndose como dispersión. Por otro lado, la zona refractiva periférica facilita la visión a distancia lejana sin pérdida de luz.[6,7]

AT.LISA® 809M

El lente intraocular AT.LISA® 809M (Carl Zeiss Meditec®) es un lente multifocal, asférico y difractivo con una adición de +3.75 D en el plano del lente y un rendimiento teórico aproximado de +2.8 D dioptrías en el plano de los anteojos. Está construido de acrílico hidrofílico con un contenido de 25% de agua, sin embargo, la disposición de la moléculas de su superficie hace que ésta se comporte como hidrofóbica. Tiene un óptico de 6 mm y una longitud total de 11 mm con cuatro asas. Todo el óptico es multifocal y difractivo. Consta de una tecnología LISA, por sus siglas en inglés: distribución asimétrica de la luz (**L**ight distributed assimetrically), independiente del diámetro pupilar (**I**ndependence from pupil), microfase suave (**S**mooth Micro Phase) en los saltos de fase de los anillos multifocales y corrección de aberración (**A**berration correction) que hace referencia a su asfericidad (-0.18). Este diseño distribuye la luz de forma asimétrica, 65% al punto focal lejano, 35% al cercano y 0% de pérdida luminosa por dispersión.[8]

Evaluación Pre-quirúrgica del Paciente

Los lentes intraoculares multifocales no deben ser implantados en sustitución de un lente monofocal. Planear y preparar una cirugía de lente intraocular multifocal va más allá de lo que implica la planeación de las cirugías con otros lentes intraoculares. Existen tres pasos críticos para un adecuado resultado pos-quirúrgico del implante de lentes intraoculares multifocales:

1. ***Adecuada selección del paciente.*** La selección del paciente debe ser siempre minuciosa y se debe considerar desde la personalidad del paciente, expectativas realistas y, un ojo por demás orgánicamente sano (con excepción de la catarata y / o ametropía); por lo que una completa y minuciosa exploración oftalmológica es obligatoria, así como la explicación al paciente de la cirugía, funcionamiento del lente intraocular y expectativas.
2. ***Adecuado cálculo y selección del lente intraocular.*** La decisión del lente intraocular comienza en la precisión y exactitud de las herramientas y equipos de medición. Se aconsejan siempre métodos de cálculo probados y precisos. Aconsejamos que las queratometrías sean evaluadas con la superficie ocular adecuadamente lubricada y la longitud axial mediante ultrasonido de inmersión, interferometria o reflectometría. Los equipos IOL Master® (Carl Zeiss Meditec®) y Lenstar® (HAAG-STREIT® Diagnostics) han sido probados en múltiples protocolos de lentes intraoculares con adecuados resultados. De igual forma, se deben tener siempre en cuenta las diferentes fórmulas de última generación para su cálculo y se debe elegir aquella más adecuada para cada longitud axial y caso en particular. Al realizar el cálculo, se debe considerar siempre la constante optimizada del

LIO para el método y fórmula elegidas, para tal efecto, sugerimos actualizar los equipos y/o consultar dicha información en la *User Group for Laser Interference Biometry (ULIB)*, a través de su portal http://www.augenklinik.uni-wuerzburg.de/ulib/c1.htm

3. ***Óptima y depurada técnica quirúrgica.*** La cirugía de implantación de un lente intraocular multifocal debe realizarse considerando el efecto pos-quirúrgico en cada uno de los pasos quirúrgicos. La incisión deberá estar contemplada en cuanto a su impacto con el astigmatismo quirúrgico inducido, la capsulorrexis deberá realizarse central, circular, continua y de tamaño óptimo según el diseño y tamaño de la lente intraocular con el fin de capturar el óptico en la bolsa capsular sin obstruirlo demás (±0.5mm). La facoemulsificación deberá en todo momento cuidar la estabilidad de las estructuras del segmento anterior y evitar de forma particular, la lesión iridiana y pupilar a fin de no afectar la función pupilar, y por lo tanto, el desempeño posquirúrgico del lente intraocular.

Experiencia Clínica de los Lentes Intraoculares Multifocales

Con la finalidad de estudiar la seguridad, eficacia y desempeño de los LIOs multifocales disponibles en México, el departamento de Segmento Anterior del Instituto de Oftalmología Fundación Conde de Valenciana I.A.P. se dio a la tarea de realizar protocolos prospectivos, longitudinales, algunos descriptivos y otros comparativos con el objetivo de describir y comparar los resultados visuales de los pacientes sometidos a cirugía de catarata e implante de dos diferentes lentes intraoculares multifocales, difractivo (AT.LISA® 809M) y apodizado refractivo-difractivo (ReStor® SN6AD1).

Se incluyeron pacientes con catarata con deseo de corrección de presbicia candidatos a cirugía de facoemulsificación con implante de lente intraocular multifocal que cumplieron los criterios de selección.

A todos los pacientes se les realizó una evaluación oftalmológica completa previa a la cirugía y se les dio un seguimiento clínico de al menos tres meses después de la cirugía. Se les evalúo mediante biomicroscopía, fundoscopía y agudeza visual lejana (4 m), intermedia (60 cm) y cercana (40 cm) con cartilla ETDRS. Se les evaluó sensibilidad al contraste en condiciones fotópicas (80-85 cd/m^2), mediante la cartilla de Vistech® CSV-100 y mediante la cartilla de Mars® (The Mars Perceptrix Corporation®). En todos los casos se realizó cálculo del poder del LIO para lograr la emetropía mediante interferometría óptica utilizando IOL Master® (Carl Zeiss Meditec®) con la fórmula de Haigis y constantes optimizadas para ambos LIOs.

Se realizó facoemulsificación mediante dos incisiones en córnea clara por delante de la empalizada vascular, el puerto principal de 2.8 mm y el lateral de 1mm. En todos los casos se utilizó azul de trípano, viscoelástico dispersivo y cohesivo DuoVisc® (Alcon® Laboratories, a Novartis® Company, Ft. Worth, Texas), capsulorrexis cercana a 5.5 mm y técnica de fractura *"Stop and Chop"* con el sistema Infinity Vision System® (Alcon® Laboratories, a Novartis® Company, Ft. Worth, Texas) y ultrasonido torsional. En todos los casos se implantó el LIO dentro de la bolsa capsular con el cartucho e inyector que cada casa comercial recomienda para cada uno de los LIOs multifocales. Se colocó un punto de sutura de Nylon 10-0 en el puerto principal en todos los casos, mismo que se retiró en los primeros diez días posquirúrgicos.

Se incluyeron 61 ojos de 37 pacientes en ambos grupos. En el grupo del LIO difractivo-refractivo (ReStor® SN6AD1) se incluyeron 30 ojos de 15 pacientes con una edad media de 61.86 años (rango de 37 a 79). En el grupo del LIO difractivo AT.LISA® 809M se incluyeron 31 ojos de 22 pacientes, con una edad media de 65.04 años (rango de 53 a 76 años) **(Tabla 1)**.

La agudeza visual lejana sin corrección (AVLSC) preoperatoria media fue de 0.92 LogMAR (20/165) + 0.58 (rango de 0.09 a MM) y con corrección fue de 0.62 LogMAR (20/80) ± 0.56 (rango de 20/20 a MM). La AV lejana no corregida posquirúrgica media fue de 0.06 LogMAR (20/23) ± 0.09 (rango de 0 a 0.39), la AV lejana

Tabla 1 - Datos demográficos

Datos demográficos	Difractivo AT.LISA®	Apodizado Restor SN6AD1®
Número de ojos	31	30
Edad media (años + DS)	65.04 + 6.70	61.87 + 12.25
Género (M/F)	28%, 72%	40%, 60%
Poder medio del LIO (D + DS)	20.03 + 3.88	21.7 + 2.54
Longitud axial media (mm + DS)	22.95 + 0.74	23.32 + 0.80

mejor corregida media fue de 0.02 LogMAR (20/20) ± 0.05 (rango de 0 a 0.17). En la gráfica 1 se puede observar la AV pre y postoperatoria con diferencia estadísticamente significativa $p < 0.05$ **(Gráfica 1)**.

Las agudezas visuales medias posquirúrgicas sin corrección para el caso del LIO apodizado (ReStor® SN6AD1) lejana, intermedia y cercana fueron 0.4 (20/22), 0.18 (20/30) y 0.03 (20/21), respectivamente. Para el caso del LIO difractivo (AT.LISA® 809M), fueron 0.06 (20/23), 0.19 (20/31) y 0.22 (20/33), respectivamente. La única AV en donde hubo una diferencia estadísticamente significativa fue en la AV cercana $(P < 0.05)$ **(Gráfica 2)**.

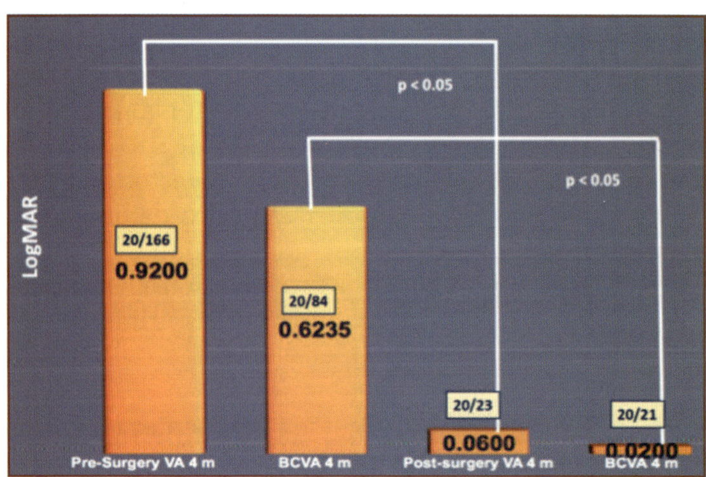

Gráfica 1. Agudezas visuales pre y pos-quirúrgicas a 3 meses.

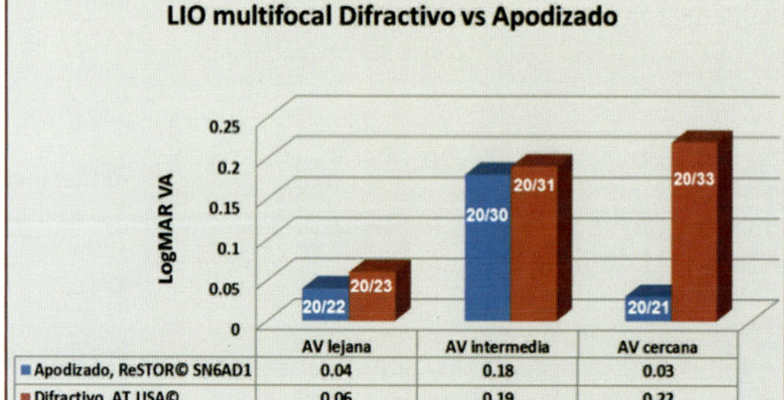

Gráfica 2. Comparativo de agudezas visuales lejana, intermedia y cercana de los LIOs apodizado refractivo-difractivo vs difractivo.

La sensibilidad al contraste a los 3 meses de la cirugía de los pacientes con el LIO multifocal apodizado evaluada con la cartilla Vistech arrojó los siguientes resultados: 4.2, 5.2, 4.4, 3.3 y 0.8 para frecuencias espaciales de 1.5, 3, 6, 12 y 18 ciclos por grado respectivamente **(Gráfica 3)**.

Por otro lado, la sensibilidad al contraste a los 3 meses de la cirugía de los pacientes con LIO multifocal difractivo evaluada con mediante la cartilla de Mars, arrojó un valor medio de 1.36 + 0.11 LogCS DE (rango 1.2 a 1.6) **(Gráfica 4)**.

La sensibilidad al contraste fue evaluada a través de procesos diferentes para cada uno de los LIOs multifocales, uno de ellos cualitativo y el otro cuantitativo, motivo por el cual los valores no son comparables.

Discusión

Se han publicado un gran número de estudios descriptivos y comparativos de diferentes LIOs multifocales. La mayoría de los estudios se han realizado en Norteamérica y Europa, dado que

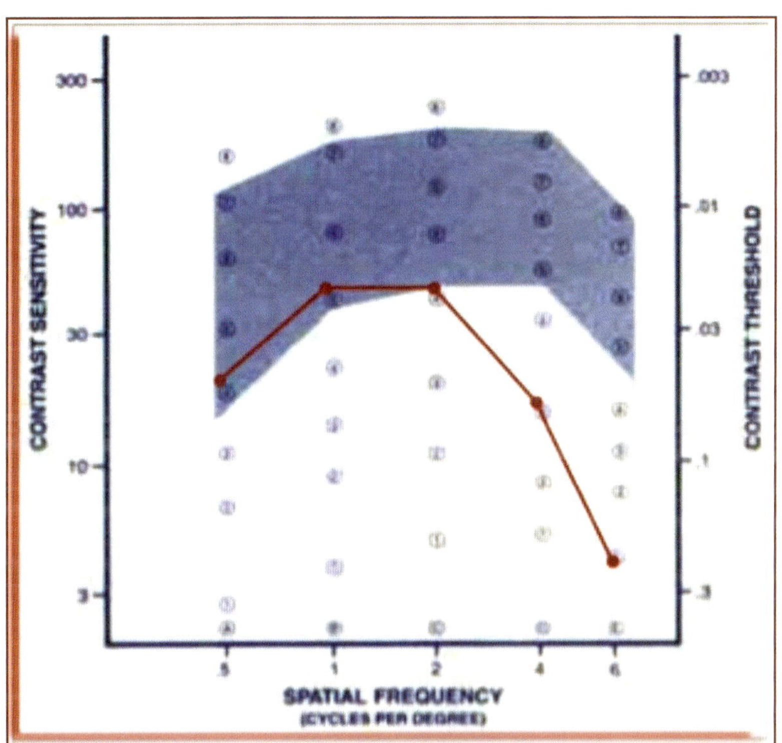

Gráfica 3. Sensibilidad al contraste. LIO apodizado

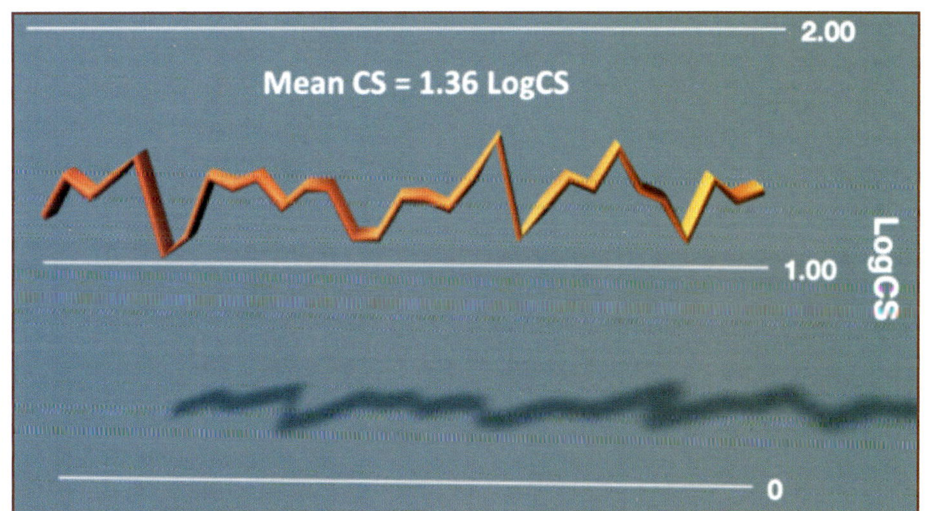

Gráfica 4. Sensibilidad al contraste. LIO difractivo.

en México no se tiene la misma variedad y disponibilidad de LIOs que en dichas zonas geográficas. Éste es el primer estudio en nuestro país que compara al LIO multifocal AT.LISA® con otro modelo, en este caso, el Restor® SN6AD1.

Ambos LIOs, el apodizado refractivo-difractivo y difractivo, tuvieron un excelente desempeño para las agudezas visuales lejana e intermedia al mostrar agudezas visuales de 20/22 y 20/23 para la AV lejana, 20/30 y 20/31 para la intermedia, respectivamente. En dichas agudezas visuales, no hubo una diferencia estadísticamente significativa, por lo que en este estudio, ambos LIOs son similares en dicho desempeño.

En nuestros resultados obtuvimos una mejor AV lejana que cercana, lo cuál es comparable con un estudio realizado por Alfonso et al, quien también encontró una pequeña diferencia entre la AV mejor corregida lejana y cercana, siendo menor la cercana.[9]

A diferencia de las agudezas visuales lejana e intermedia, en la cercana si hubo una clara diferencia estadísticamente significativa ($P < 0.05$). El LIO apodizado logró una AV de 20/21, mientras que el LIO difractivo de 20/33, sin embargo, en el momento de la evaluación no todos los pacientes con LIO difractivo tenían aún el implante binocular, hecho que no hace concluyente este hallazgo.

En similitud con nuestro estudio, Alfonso JF et al reportó que más del 95% de sus pacientes tenían una AV cercana monocular no corregida de 20/40.[9] En cuanto a eficacia, el LIO apodizado logró buenos resultados en agudezas visuales a las diferentes distancias. El 100% de los casos logró una AV cercana de 20/25 o mejor y el 93% de los casos logró una AV intermedia y lejana de 20/30 o mejor. El LIO difractivo también logró una buena eficacia; el 93% de los casos obtuvo una AV lejana de 20/30 o mejor y el 75% de los pacientes obtuvieron una AV cercana e intermedia de 20/40 o mejor. Nuestros resultados son comparables de acuerdo a lo publicado previamente tanto por Alfonso JF et al[9] como por Fernández-Vega et al[12] que reportan una AV cercana mejor corregida en el 100% de sus pacientes de 20/25 tanto con el LIO difractivo (AT.LISA ®) como con el apodizado (ReSTOR®).

La sensibilidad al contraste mostró estar disminuida com ambos modelos de LIOs multifocales, hallazgo que coincide con otros estudios publicados que analizan el desempeño de LIOs multifocales. De acuerdo al único metanálisis que compara el desempeño visual de los LIOs multifocales vs los monofocales realizado por el Cochrane Eyes and Vision,[11] debido a la física óptica de los LIOs multifocales, en todos ellos se ha encontrado una disminución de la sensibilidad al contraste en comparación a sujetos con LIOs monofocales. Estudios previos que comparan LIOs multifocales (ReSTOR vs. AT.LISA) reportan sensibilidad al contraste fotópica dentro de los rangos normales para ambos LIOs, pero menores a lo encontrado en LIOs monofocales, tanto al primer mes como al sexto mes de operados sin encontrar diferencias significativas entre ambos LIOs.[13] En otro estudio publicado por Montés-Micó y Alió,[10] se evidenció que la sensibilidad al contraste aumenta con el tiempo estabilizándose a los 3 a 6 meses.

Conclusiones

Los LIOs multifocales proveen a los pacientes ventajas y desventajas, este estudio no muestra ninguna excepción a lo reportado previamente en estudios comparativos de diferentes modelos multifocales. Ambos LIOs multifocales tuvieron un desempeño satisfactorio para la agudeza visual lejana, intermedia y cercana sin corrección. Ningún lente intraocular multifocal tuvo que explantarse debido al mal desempeño o incomodidad del paciente. Ambos LIOs multifocales resultaron seguros y eficaces como alternativa para el tratamiento de la presbicie en pacientes sometidos a cirugía de catarata. Ambos tuvieron un desempeño muy similar con diferencias mínimas en la agudeza visual cercana.

Los lentes intraoculares multifocales proveen de mayor independencia de anteojos a quienes han sido sometidos a su implante bilateral. Es posible que los pacientes padezcan de halos y disfotopsias positivas y negativas asociadas al diseño óptico del LIO. Ha sido evidenciado en múltiples estudios que los lentes intraoculares multifocales disminuyen la sensibilidad al contraste en comparación con los lentes intraoculares monofocales a niveles clínicamente no relevantes.

Bibliografía

1. Thomas K. Multifocal IOL technology: A successful step on the journey toward presbyopia treatment J Cataract Refract Surg December 2008 , Vol.34, No. 12, Pag 2005.
2. Lisa Toto, Gennaro Falconio, Luca Vecchiarino, et.al. Visual performance and biocompatibility of 2 multifocal diffractive IOL Six month comparative study. J Cataract Refract Surg 2007; 33:1419-1425.
3. Souza CE, Muccioli C, Soriano ES, Chalita MR, Oliveira F, Freitas LL, Meire LP, Tamaki C, Belfort R Jr. Visual performance of AcrySof ReSTOR apodized diffractive IOL: a prospective comparative trial. Am J Ophthalmol. 2006 May;14(5):827-832.
4. Fernandez-Vega L, Alfonso JF, Rodriguez PP, Montés-Micó R. Clear lens extraction with multifocal apodized diffractive intraocular lens implantation. Ophthalmology. 2007 Aug;114(8):1491-8.
5. Weghaupt H, Pieh S, Skorpik C. Comparison of pseudoaccommodation and visual quality between a diffractive and refractive multifocal intraocular lens. J Cataract Refract Surg. 1998 May;24(5):663-5.
6. Chiam PJT, Chan JH, Haider SI, Karia N, Kasaby H, Aggarwal RK. Functional vision with bilateral ReZoom and Re- STOR intraocular lenses 6 months after cataract surgery. J Cat- aract Refract Surg 2007; 33:2057–2061
7. Kohnen T, Nuijts R, Levy P, et.al. Visual function after bilateral implantation of apodized diffractive aspheric multifocal intraocular lenses with a + 3.0 D addition. J Cataract Refract Surg 2009; 35:2062–2069.
8. Carl Zeiss Meditec: www.meditec.zeiss.com
9. Alfonso FJ, et al. Quality of vision with the Acri. Twin asymmetric diffractive bifocal intra- ocular lens system. J Cataract Refract Surg 2007; 33:197–202.
10. Montés-Micó R, Alió JL. Distance and near contrast sensitivity function after multifocal intraocular lens implantation. J Cataract Refract Surg. 2003;29:703-711.
11. Leyland M, Pringle E. Multifocal versus monofocal intraocular lenses after cataract extraction. Cochrane Database of Systematic Reviews 2006, Issue 4. Art. No.: CD003169. DOI: 10.1002/14651858.CD003169.pub2
12. Fernández-Vega L, et al. Symmetric bilateral implantation of a distance-dominant diffractive bifocal intraocular lens.J Cataract Refract Surg. 2007 Nov;33(11):1913-7.
13. Alfonso JF et al. Contrast Sensitivity Comparison Between AcrySof ReSTOR and Acri.LISA Aspheric Intraocular Lenses. J Refract Surg. 2010;26(7):471-477.

36

LIO Multifocal e Multifocal Tórica – Zeiss™

Dr. Darcy A. Domingues

As lentes multifocais e multifocais tóricas Zeiss chegaram ao Brasil em 2012 e 2013 respectivamente com a finalidade de agregar a cirurgia de catarata mais uma opção aos pacientes que não se contentavam em ter apenas a sua acuidade visual restabelecida para longe sem o uso de óculos após sua cirurgia de catarata.

Pacientes mais exigentes questionavam a necessidade da correção de perto em seus implantes intra-oculares, conseguindo assim uma acuidade visual para longe e para perto e também intermediária sem o uso de óculos em praticamente 90% de suas atividades diárias.

Até então tínhamos poucas opções de implantes intra-oculares para satisfazer esta camada da população mais exigente e que cresce a cada ano.

As lentes multifocais Zeiss™ chegaram com uma tecnologia diferenciada proporcionando ao cirurgião uma nova opção a ser considerada.

O Conceito AT-LISA

Luz distribuída assimetricamente entre os focos do longe (65%) e de perto (35%) para melhor acuidade visual intermediária e redução significativa de halos e *glare*.

Independente do tamanho da pupila devido ao alto desempenho da microestrutura difrativa-refrativa, cobrindo completamente o diâmetro óptico de 6 mm **(Figura 1 A-C)**.

A

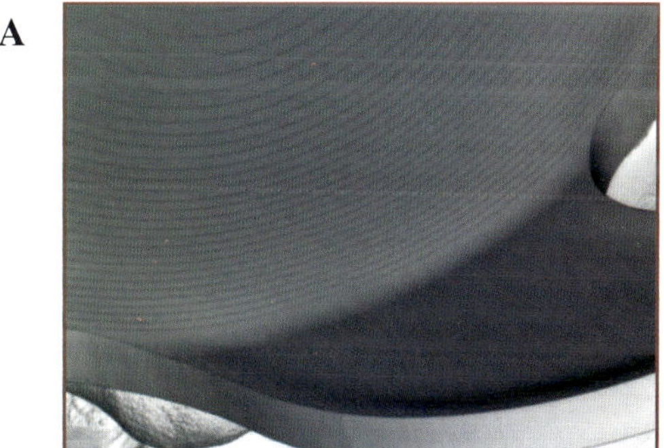

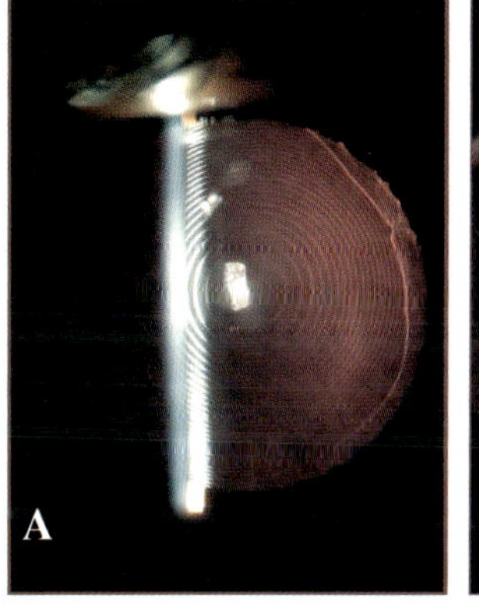

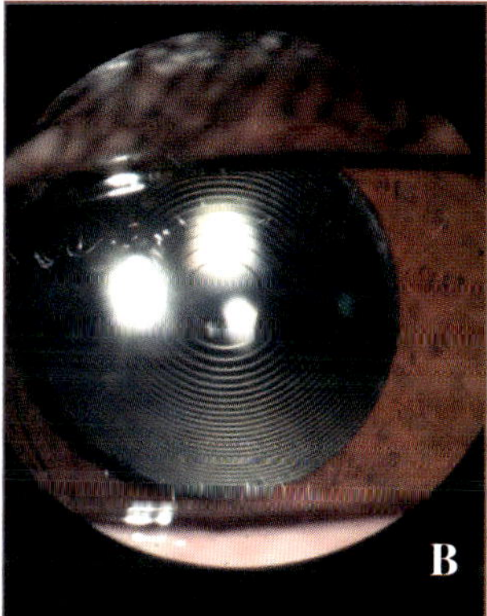

Figura 1 A-C - Microestrutura difrativa-refrativa.

SMP technology (suavização de microfases) para uma superfície sem ângulos agudos, atingindo uma qualidade de imagem óptica ideal com reflexão reduzida da luz **(Figura 2)**.

Asférica, proporcionando uma correção otimizada das aberrações com melhor sensibilidade de contraste, profundidade de campo visual e acuidade visual mais nítida **(Figura 3)**.

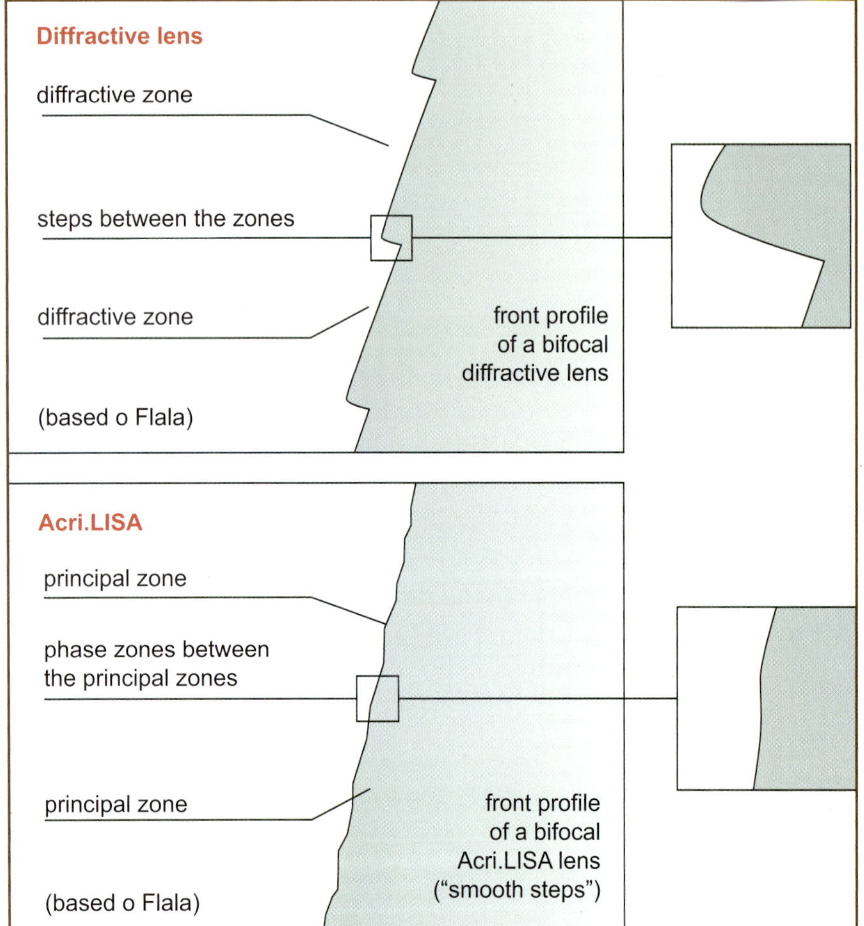

Figura 2 - SMP technology.

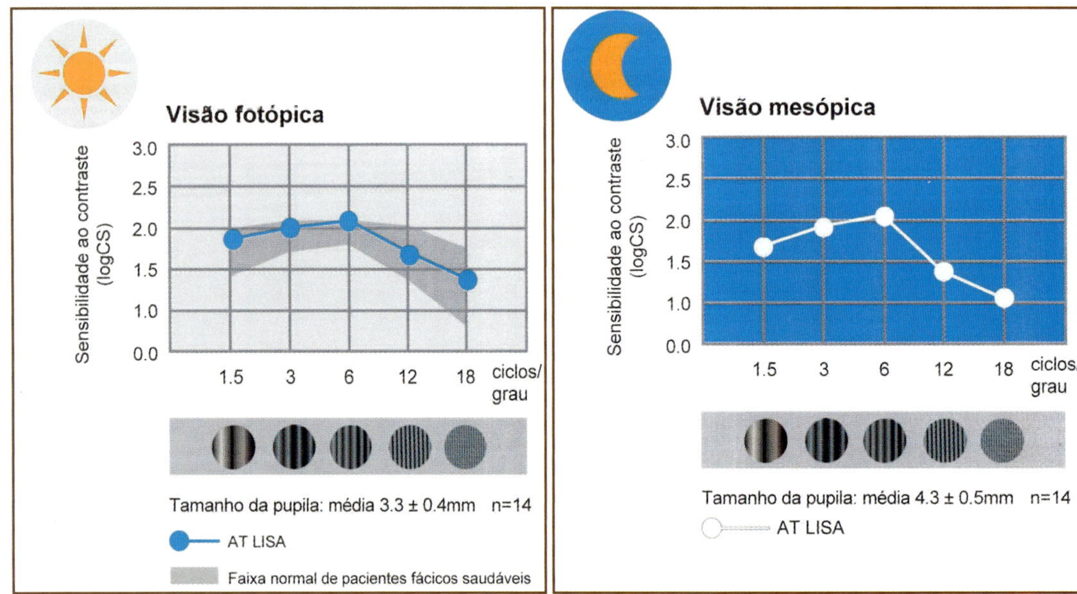

Figura 3 - Sensibilidade ao contraste.

Ao analisarmos os gráficos da Figura 3, podemos notar que a sensibilidade ao contraste é igual à faixa normal de pacientes fácicos saudáveis.

As especificações da AT-LISA 809M (Multifocal) são mostradas na **Figura 4.**

Nos pacientes onde se faz necessário a correção também do astigmatismo, temos outra lente que é a Multifocal AT-LISA Tórica 909 M **(Figuras 5 e 6)**.

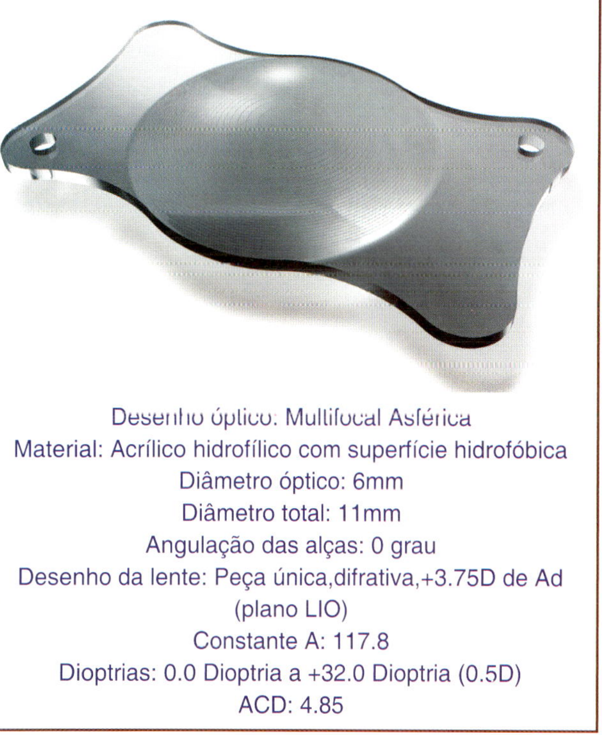

Figura 4 - Especificações técnicas da AT-LISA 809M.

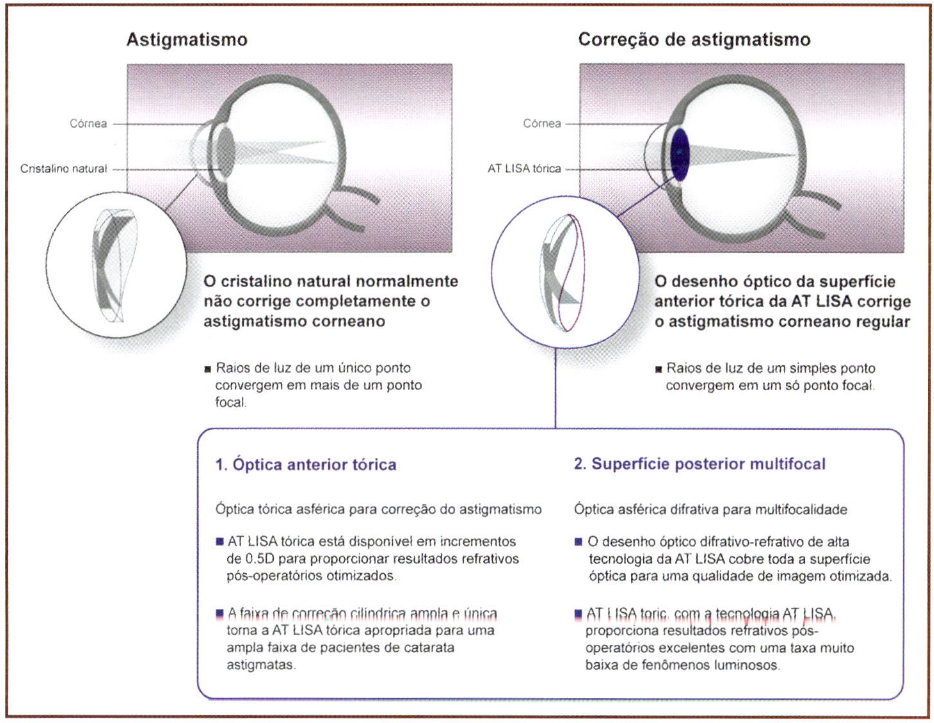

Figura 5 – Correção do astigmatismo.

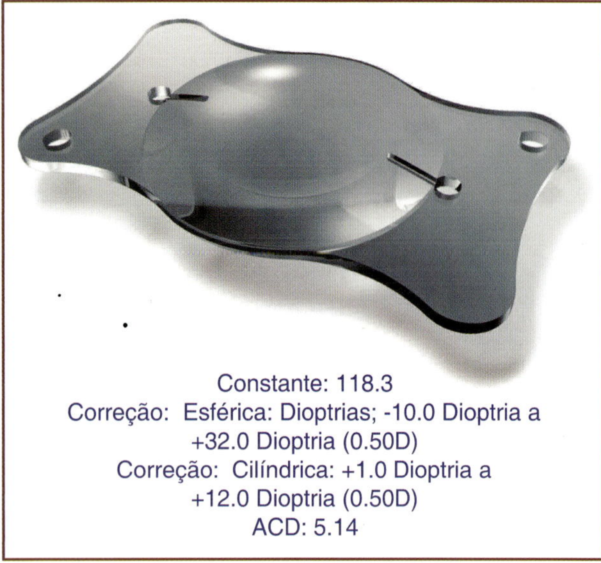

Figura 6 - Especificações técnicas AT-LISA Tórica 909M.

As especificações da AT-LISA Tórica 909M são praticamente as mesmas da multifocal AT-LISA 809M, com apenas 4 diferenças.

Para o cálculo da lente tórica a Zeiss disponibiliza na internet o *Z-Calc*, uma ferramenta rápida e segura de calcularmos a dioptria mais indicada para o paciente, já que ela nos dá 3 alternativas de escolha para o resultado refracional final que melhor se encaixa ao perfil do paciente.

Atenção: O cálculo é feito em cilíndrico positivo **(Figuras 7 e 8)**.

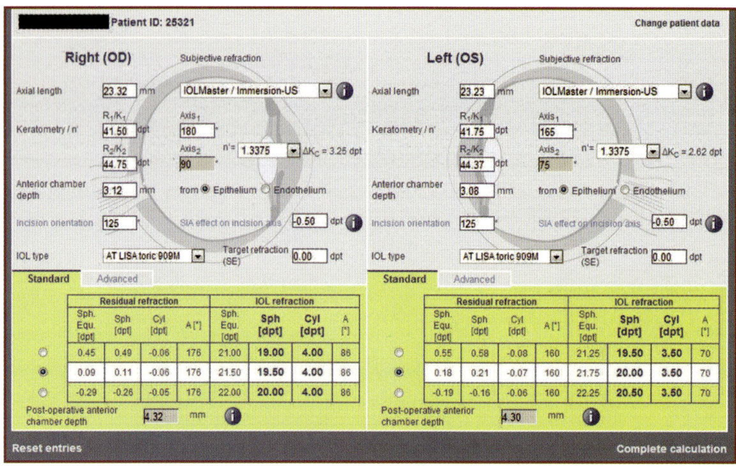

Right (OD)

Residual refraction Sph. Equ. [dpt]	Sph [dpt]	Cyl [dpt]	A [°]	IOL refraction Sph. Equ. [dpt]	Sph [dpt]	Cyl [dpt]	A [°]
0.45	0.49	-0.06	176	21.00	**19.00**	**4.00**	86
0.09	0.11	-0.06	176	21.50	**19.50**	**4.00**	86
-0.29	-0.26	-0.05	176	22.00	**20.00**	**4.00**	86

Left (OS)

Residual refraction Sph. Equ. [dpt]	Sph [dpt]	Cyl [dpt]	A [°]	IOL refraction Sph. Equ. [dpt]	Sph [dpt]	Cyl [dpt]	A [°]
0.55	0.58	-0.08	160	21.25	**19.50**	**3.50**	70
0.18	0.21	-0.07	160	21.75	**20.00**	**3.50**	70
-0.19	-0.16	-0.06	160	22.25	**20.50**	**3.50**	70

Figura 7 – Cálculo da lente (Z-Calc). (www.meditec.zeiss.com / iolmaster_online)

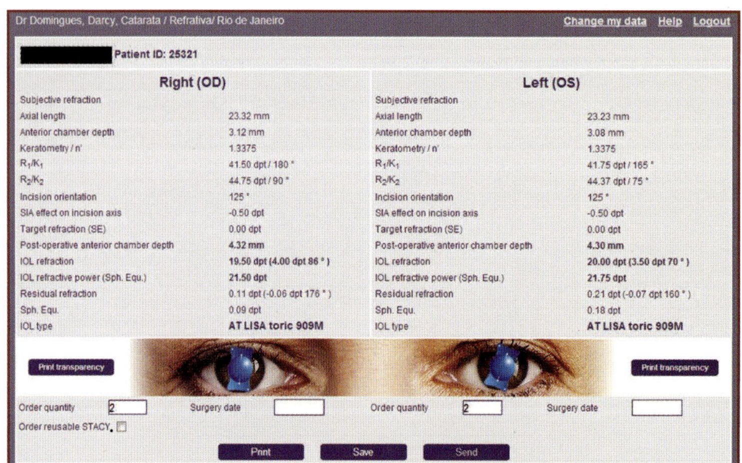

	Right (OD)		Left (OS)
Subjective refraction		Subjective refraction	
Axial length	23.32 mm	Axial length	23.23 mm
Anterior chamber depth	3.12 mm	Anterior chamber depth	3.08 mm
Keratometry / n'	1.3375	Keratometry / n'	1.3375
R1/K1	41.50 dpt / 180°	R1/K1	41.75 dpt / 165°
R2/K2	44.75 dpt / 90°	R2/K2	44.37 dpt / 75°
Incision orientation	125°	Incision orientation	125°
SIA effect on incision axis	-0.50 dpt	SIA effect on incision axis	-0.50 dpt
Target refraction (SE)	0.00 dpt	Target refraction (SE)	0.00 dpt
Post-operative anterior chamber depth	**4.32 mm**	Post-operative anterior chamber depth	**4.30 mm**
IOL refraction	**19.50 dpt (4.00 dpt 86°)**	IOL refraction	**20.00 dpt (3.50 dpt 70°)**
IOL refractive power (Sph. Equ.)	**21.50 dpt**	IOL refractive power (Sph. Equ.)	**21.75 dpt**
Residual refraction	0.11 dpt (-0.06 dpt 176°)	Residual refraction	0.21 dpt (-0.07 dpt 160°)
Sph. Equ.	0.09 dpt	Sph. Equ.	0.18 dpt
IOL type	**AT LISA toric 909M**	IOL type	**AT LISA toric 909M**

Figura 8 – Posicionamento da lente.

A estabilidade rotacional da AT-LISA Tórica 909M **(Figuras 9 A-D)** e a sua centralização estável já foram demonstradas em vários trabalhos científicos, mais notadamente no de Prinz,[1] que confirmou que a rotação foi de apenas 2 graus em doze meses após a cirurgia.[1] O desenho da lente nos permite girá-la em qualquer direção e uma vez no eixo desejado, e após a aspiração do viscoelástico, sua capacidade de adesão à cápsula posterior torna difícil qualquer rotação **(Figuras 9E e 9F)**.

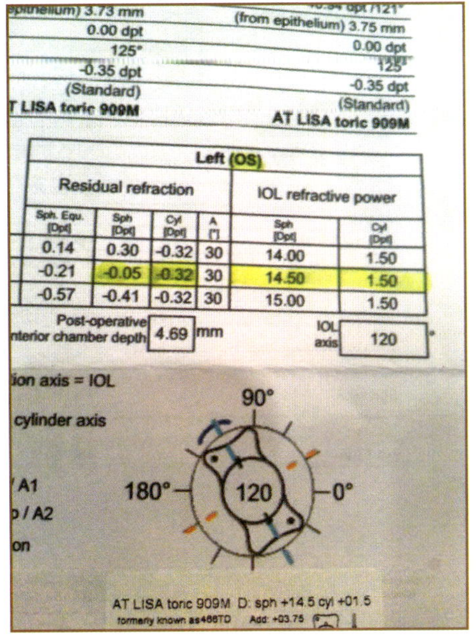
(from epithelium) 3.75 mm | 0.00 dpt | 125° | -0.35 dpt | (Standard) | AT LISA toric 909M

Left (OS)					
Residual refraction				IOL refractive power	
Sph. Equ. [Dpt]	Sph [Dpt]	Cyl [Dpt]	A [°]	Sph [Dpt]	Cyl [Dpt]
0.14	0.30	-0.32	30	14.00	1.50
-0.21	-0.05	-0.32	30	14.50	1.50
-0.57	-0.41	-0.32	30	15.00	1.50

Post-operative anterior chamber depth 4.69 mm — IOL axis 120°

A

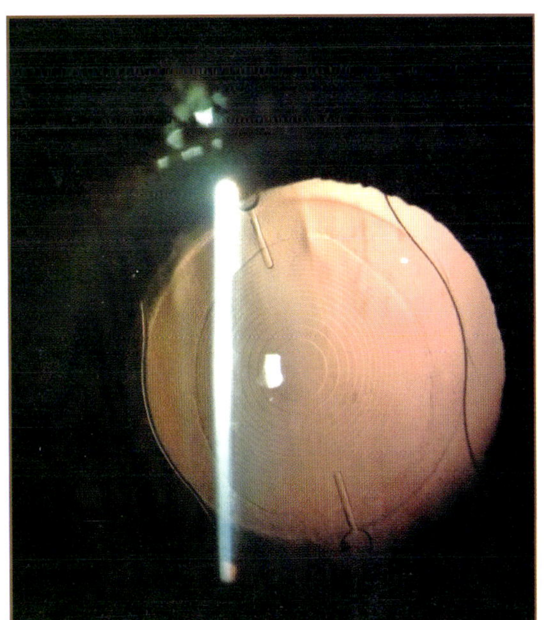

B

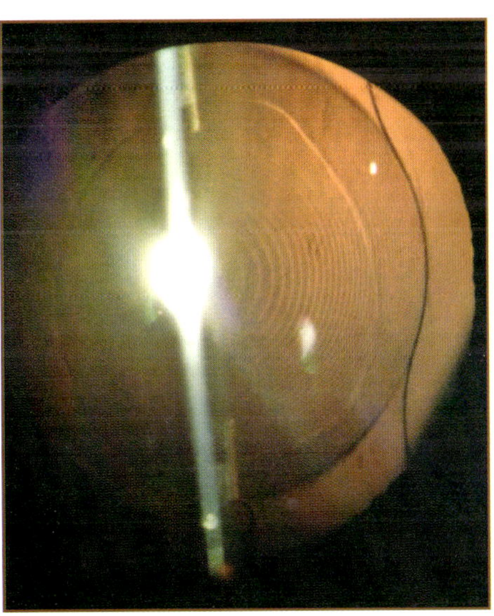

C

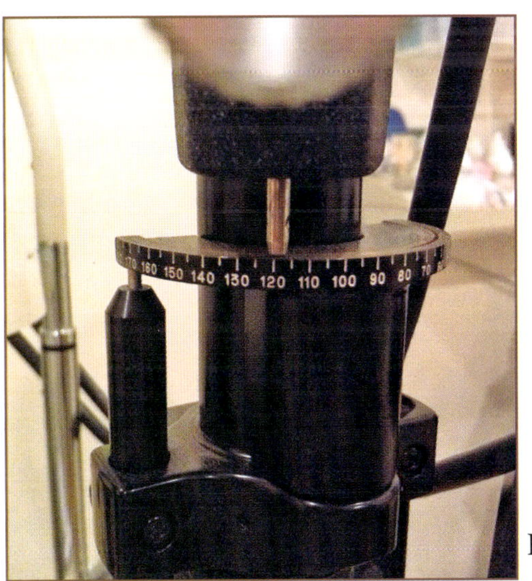

D

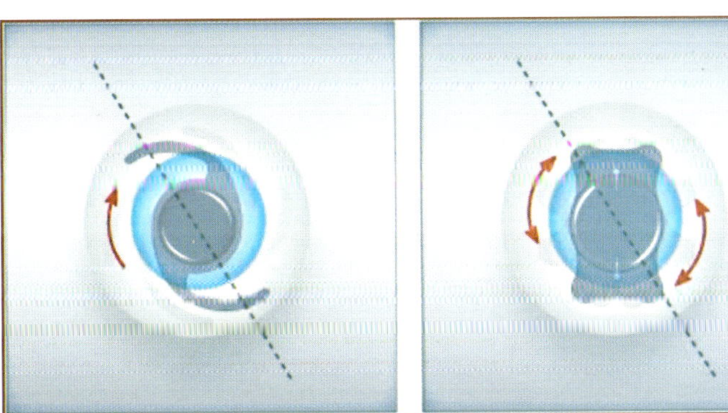

E F

Figura 9 – Estabilidade rotacional. Fonte: Acervo do autor.

Colocação da lente

As lentes da família AT-LISA são as primeiras lentes multifocais capazes de serem inseridas através de microincisão inferior a 2mm.

Para isso contamos com injetores descartáveis para incisões de 1,5mm/1,8mm **(Figura 10)**:

- AT.Shooter™ (1.5mm)
- AT.Smart™ ou ViscojectTM (1.8mm)

Para os cirurgiões que ainda não realizam a cirurgia da catarata por microincisão, esses podem usar o injector Viscoject (2.2mm).

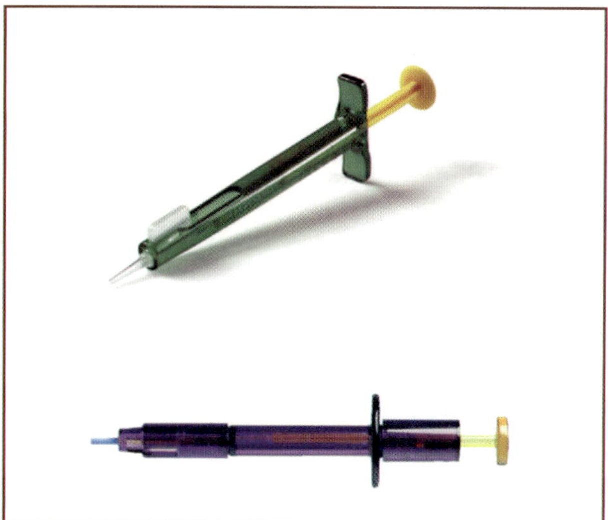

Figura 10 – Injetores.

Conclusão

Após dois anos usando as lentes multifocais Zeiss da família AT-LISA, gostaria de compartilhar algumas experiências extremamente gratificantes tanto do lado do paciente quanto do lado do cirurgião.

A análise a seguir se baseia em quase 150 olhos operados de 89 pacientes com um *Follow-up* médio de 15 meses.

Hoje buscamos uma lente multifocal *premium* capaz de proporcionar aos pacientes mais exigentes uma acuidade visual final de qualidade em todas as distâncias.

O desenho óptico das lentes da família AT-LISA proporcionam uma excelente profundidade de foco, o que, por sua vez, melhora a acomodação estática. Uma faixa de pseudoacomodação de 5 dioptrias para uma acuidade visual de 0.6 é além do alcance da maioria das lentes acomodativas **(Figura 11)**.

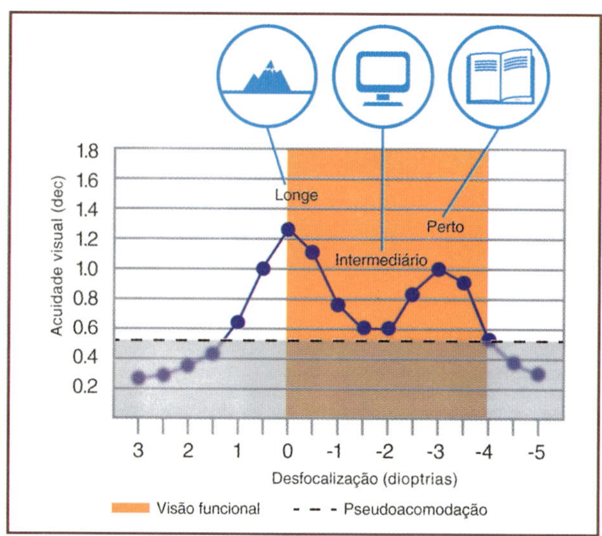

Figura 11 – Curva de desfocalização binocular AT LISA.[2,3,4]

Quanto aos fenômenos visuais (visão fotópica e mesópica), minha experiência vai de encontro à de outros colegas que já implantam as lentes AT-LISA há mais tempo. Quando comparada a outras lentes multifocais, a sensibilidade ao contraste é igual à faixa normal de pacientes fácicos saudáveis **(Figura 12)**.[2,3,4]

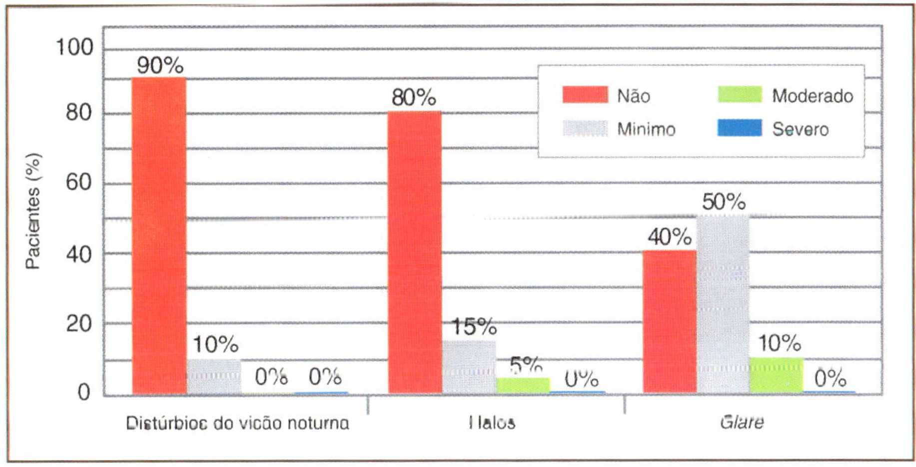

Figura 12 - Ocorrência de disfotopsia após prelex (38 olhos).

Quando analisarmos os pacientes que realizaram a cirurgia com propósitos refrativos (prelex), somente 10% dos pacientes relataram discreto desconforto com a visão noturna.

Os halos e *glare* também foram pesquisados de uma maneira bem objetiva e a conclusão está nos **Quadros 1 e 2,** a seguir:

QUADRO 1 – Pesquisa de Halo em 150 olhos operados em 15 meses de *follow up*.

HALO	Resultados	%	*Follow Up*
	20% s/halos 80% halos moderados (incômodo moderado)	100	1 semana
	60% s/halos, 35% mínimo halos, 5% moderado halos (incômodo leve)	100	1 mês
	72% s/percepção de halos, 28% mínima percepção de halos	100	3 meses
	84% s/halos, 16% mínimo halos	100	6 meses
	76% s/halos, 10% halos esporáticos (olho seco!)	86	15 meses

QUADRO 2 – Pesquisa de *Glare* em 150 olhos operados em 15 meses de *follow up*.

GLARE	Resultados	%	*Follow Up*
	15% s/glare, 85% glare (moderado)	100	1 semana
	20% s/glare, 50% mínimo glare, 30% glare (moderado)	100	1 mês
	65% s/glare, 12% mínimo, 23% (moderado)	100	3 meses
	70% s/glare, 12% mínimo, 4% (moderado)	86	9/15 meses

O uso de lágrimas artificiais no pós-operatório tardio (de 3 a 6 meses) se mostrou uma importante ferramenta para a diminuição do Halo/*Glare* devido ao olho seco, causado pelo uso de antibióticos e anti-inflamatórios hormonais/não hormonais.

As lentes multifocais tóricas se mostraram bem eficazes na correção efetiva do astigmatismo assim como uma excelente estabilidade rotacional e centralização.

Apesar de necessitarem de uma boa condição de iluminação para uma melhor acuidade visual para perto, 90% dos pacientes se dizem satisfeitos com a cirurgia e indicariam a outros.

O estilo de vida, o desejo do paciente e uma saúde ocular favorável (exames complementares), são fatores decisivos para a escolha da melhor lente intra-ocular a ser implantada. E, finalmente, oferecer aos pacientes lentes de tecnologia avançada que somadas a habilidade e a experiência do cirurgião, permitirão melhorar a qualidade de vida após a cirurgia de catarata.

Referências

1. Prinz A, Georgopoulos M, Menapace R, et al. Rotational stability and clarity of two IOLS with different haptic designs: one year follow up. In: XXVI congress of ESCRS. Berlin, Germany; 2008.
2. Kaymak H, Mester U. Erste Ergebnisse mit einer neuen aberrationskorrigierten intraokularen Bifokallinse. Der Ophthalmologe 2007. DOI 10.1007/s00347-007-1582-1.
3. Kaymak H, Dillinger P, Mester U. Erste Erfahrungen mit einer neuen aberrationskompensierenden diffraktiv-refraktiven Multifokallinse (Acri.LISA 356D, Acri. Tec). Klin Monatsbl Augenheilkd 2006; 223 (Suppl 1): S1-S26.
4. Kaymak H, Mester U. Acri.LISA 356D Aberration-Correcting Diffractive-Refractive Multifocal IOL. Symposium on Cataract, IOL and Refractive Surgery; ASCRS 2006; San Francisco, USA.

37

Lentes Fáquicos de Fijación Iridiana

Dr. Miguel Srur, Dr. René Moreno, Dr. Cristián Greene, Dr. Cristián Cartes

Introducción

Los lentes intraoculares fáquicos representan una buena alternativa para la corrección de errores refractivos en pacientes en que la cirugía corneal con laser está contraindicada. Se pueden agrupar según su posición de implantación en lentes de cámara anterior y posterior. Dentro de los lentes de cámara anterior se encuentran los de soporte angular y de fijación iridiana.

El desarrollo de los lentes de fijación iridiana comienza con el lente intraocular Artisan de afaquia (Iris Claw) que se utiliza desde su introducción en 1978 a la fecha[1,2,3] para corregir la afaquia posterior a cirugía de catarata. Su único principio de fijación iridiano y su exitosa historia en afaquia proveyeron un excelente potencial para utilizar este concepto para los lentes intraoculares fáquicos.

Una primera generación de Lente Intraocular Fáquico Artisan bicóncavo para la corrección de miopía fue implantado en 1986 por Worst y Fechner. Sin embargo, un estudio realizado en centros europeos demostró cierto daño celular endotelial relacionado al diseño del lente.

La configuración del lente bicóncavo original fue cambiada a un diseño convexo-cóncavo, para reducir potenciales complicaciones endoteliales. La distancia crítica al endotelio de un diseño convexo-cóncavo de – 20 D equivale a la distancia de un – 10 D del diseño bicóncavo.

A la fecha son miles los lentes de este tipo implantados para la corrección de la miopía, y numerosas publicaciones avalan sus resultados[4, 5,6,7,8,9,10]

El primer Lente Fáquico Artisan para la corrección de Hipermetropía fue implantado en 1993 por Krumeich, y a la fecha son numerosas las series que reportan sus buenos resultados[11,12] y el primer lente Artisan Tórico en 1995 por Budo, en un paciente afáquico.

Para reducir fenómenos tales como deslumbramiento (glare) y halos, Ophtec desarrolló un nuevo lente intraocular fáquico Artisan para la corrección de miopía con un diámetro óptico de 6 mm., complementando así el ya existente de 5 mm, que aún mantiene un rango más amplio en dioptrías.

En el año 2000 estuvo disponible un lente fáquico Artisan para la corrección de miopía con un diámetro total de 7.5 mm para ojos con dimensiones pequeñas de cámara anterior, complementando el diámetro total de 8.5 mm de los modelos convencionales.

Posteriormente en el año 2001 fue introducido en el mercado el lente fáquico Artisan tórico[13,14,15,16,17,18,19] y en el 2003, con el objeto de reducir el astigmatismo quirúrgicamente inducido, Ophtec desarrolló una versión flexible del lente fáquico Artisan, llamado Artiflex.[20,21] Este lente tiene una óptica flexible de silicona con un diámetro de 6 mm., y hápticas de PMMA.

Diseño del Lente Artisan

Los lentes intraoculares Artisan son substancialmente diferentes de todos los lentes de soporte pupilar del pasado, estos son fijados en un "puente de iris" periférico. Las hápticas del lente (brazos de fijación) se unen a la media periferia virtualmente inmóvil del estroma iridiano, permitiendo así sin restricciones la capacidad de la pupila para dilatarse y contraerse.

Las dos hápticas diametralmente opuestas aseguran una fijación estable al iris, previniendo pseudo-facodonesis y el riesgo de descentramiento postoperatorio. El concepto de fijación permite al lente ser centrado en la pupila, y el sistema es muy versátil, permitiendo al lente ser fijado horizontal, vertical u oblicuamente.

Estudios angiográficos con fluoresceína por Strobel e Izak han mostrado ausencia de filtración de los vasos del iris en los sitios de enclavamiento. Además, no se ha reportado atrofia iridiana en las áreas de fijación. Por estas razones el principio de fijación del lente Artisan no ha sido modificado.

La curvatura (vaulting) de lente intraocular fáquico Artisan provee un espacio óptimo entre el lente y el cristalino, y entre el lente y la córnea. La distancia desde el borde de la óptica y el endotelio corneal es aproximadamente de 1 a 2 mm, dependiendo de la profundidad de la cámara anterior del ojo y del poder dióptrico del lente, existiendo una tabla que relaciona ambos parámetros, estableciendo una distancia crítica al endotelio, que es necesario respetar.

El diseño curvo del lente asegura el flujo del humor acuoso en forma libre, a través de cuatro salidas laterales, minimizando el potencial riesgo de un bloqueo pupilar. Sin embargo, es importante efectuar una iridectomía o iridotomía.

El lente intraocular Artisan de miopía con óptica de 6 mm (modelo 206), es recomendado para pacientes con pupilas más grandes en condiciones escotópicas, predispuestos a disturbios visuales nocturnos

Los beneficios del lente se deben principalmente al puente de iris que protege al endotelio de toque del PMMA, espacios seguros de estructuras vitales (endotelio corneal y cristalino), dilatación y constricción de la pupila no restringida, posibilidad única de posicionar el lente en el centro óptico del ojo, excelente centrado que se mantiene una vez fijado el lente, fijación independiente del meridiano que permite corrección astigmática, máxima visibilidad quirúrgica y postoperatoria del lente, y su fijación cosméticamente poco visible. Además, es posible de reposicionar, reversible y cambiable, no interfiere con la fisiología vascular del iris, tiene una alta predictibilidad de los resultados postoperatorios, y un mismo tamaño de lente sirve en casi todos los casos.

Entre las precauciones requiere habilidad quirúrgica y entrenamiento, especialmente en la maniobra bimanual de enclavación iridiana y asesoría del asistente durante la cirugía, especialmente en la evaluación del centrado.

Selección del Paciente

El implante del lente intraocular fáquico Artisan puede estar indicado en los siguientes casos:

Miopía. Pacientes con miopía axial con déficit visual y estabilizados (relativamente sin cambios por dos años), que no logran resultados visuales satisfactorios con anteojos o lentes de contacto.

Hipermetropía. Pacientes con hipermetropía axial con déficit visual y estabilizados (relativamente sin cambios por dos años), que no logran resultados visuales satisfactorios con anteojos o lentes de contacto.

Indicaciones especiales. Corrección después de sobrecorrecciones con láser excimer.

Astigmatismo. Pacientes con miopía o hipermetropía axial con déficit visual y estabilizados, en combinación con astigmatismo regular (corrección cilíndrica de 2 a 7.5 dioptrías), que no logran resultados visuales satisfactorios con anteojos o lentes de contacto.

Indicaciones especiales. Corrección después de queratoplastía, corrección después de láser excimer, corrección en algunos casos de queratoconos.

Contraindicaciones

Bajo las siguientes circunstancias el médico debe considerar si el implante del lente intraocular podría o no crear un riesgo indebido, debiendo según dicha consideración evaluar algún método alternativo de corrección refractiva.

Pacientes con:

- Catarata.
- Equivalente esférico fuera de los poderes dióptricos disponibles.
- Desprendimiento de retina o historia familiar de desprendimiento retinal.
- Pupila anormal.
- Córnea anormal.
- Lente intraocular o cirugía corneal previos y/o recuento de células endoteliales menor de 2000 células/mm^2.
- Profundidad de cámara anterior menor de 3 mm. Importante consultar las tablas de distancias críticas al endotelio.
- Glaucoma o una historia familiar de glaucoma y/o presión intraocular mayor de 21 mm Hg.
- Nistagmus severo.
- Anormalidades del iris o de la estructura ocular que puedan impedir la fijación tal como aniridia, hemi-iridectomía, atrofia severa del iris, iris prominente (bulging) u otra patología que comprometa el iris.
- Uveítis crónica o recurrente.
- Rubeosis.
- Distrofia endotelial corneal.
- Degeneración macular, retinopatía o patología macular pre-existentes.
- Edad bajo los 18 años.
- Tamaño pupilar fijo sobre los 5 mm.
- Una anormalidad de iris prominente (bulging) en forma de cono en un ojo hipermétrope es una contraindicación absoluta, ya que puede causar formación de sinequias.

Examen del Paciente

En todo paciente candidato a implantación de lentes de fijación iridiana se debe evaluar:

- **Agudeza visual** para lejos y cerca, sin y con corrección en ambos ojos.
- **Refracción** Subjetiva o Manifiesta y ciclopléjica.
- **Presión intraocular.**
- **Exámen con lámpara de hendidura.** Estado corneal, del iris y del segmento posterior.
- **Gonioscopía.** Para evaluar la configuración del iris y evitar iris prominentes (bulging), que están contraindicados en ojos hipermétropes, por el riesgo de sinequias.
- **Curvatura corneal.** Las queratometrías K1 y K2 en dioptrías se utilizan para el cálculo del poder del lente, junto a otros parámetros.
- **Tamaño pupilar en oscuridad.** Algunos pacientes con pupilas grandes (>7 mm) están más predispuestos a posibles problemas de visión nocturna en el postoperatorio.
- **Medidas de blanco a blanco** menores de 10 mm (ej. ojos asiáticos) pueden requerir el modelo de lente con diámetro total de 7.5 mm, en vez del de 8.5 mm.
- **Recuento de células endoteliales** por mm^2 y estado en relación con área celular media, densidad celular media, hexagonalidad (pleomorfismo), coeficiente de variación (polimegatismo) y la poligonalidad de las células. En general se requieren recuentos mínimos de 2000 cel/mm^2, pero este número se debe adecuar a la edad del paciente.
- **Biometría de ambos ojos.** Un A-Scan (ultrasonido) permite medir el largo axial del ojo y la profundidad de la cámara anterior (desde el epitelio de la córnea a la superficie anterior del cristalino. La medición puede ser más exacta si es con

ecobiometría de inmersión en vez de contacto. Es importante también tenerla para futuras mediciones en caso de cataratas posteriores, ya que puede ser más exacta sin tener la interferencia de un lente fáquico.

- **Cálculo preoperatorio de la refracción postoperatoria planeada.** La meta en cirugía refractiva generalmente es hacer el ojo emétrope. La curvatura corneal (K1 y K2), la profundidad de la cámara anterior (distancia entre epitelio corneal y cristalino) y la refracción subjetiva (esfera, cilindro y eje a una distancia al vértice de 12 mm) son los parámetros de los cuales se puede derivar el poder deseado del lente usando la fórmula de Van der Heijde. Para el implante del lente tórico se requiere un examen especial para determinar el eje cilíndrico.
- **Motivación del paciente.** Discusión de los pro y contra de la cirugía con el paciente.

El uso de lentes de contacto puede influenciar la curvatura de la córnea. Debido a que las curvaturas juegan un rol importante en la determinación del resultado final refractivo es mandatario remover los lentes de contacto antes de comenzar los exámenes. Se debe suspender el uso de lentes blandos una semana antes del examen y los lentes semi-rígidos al menos dos semanas previas a la evaluación.

Cálculo del Poder del LIO

El cálculo es realizado por un programa computacional entregado por OPHTEC al momento de realizar la certificación para la implantación de estos lentes. También pueden ser enviados los datos a la fábrica desde donde es remitido el poder final del lente para cada paciente.

Los siguientes valores son necesarios para el cálculo del lente Artisan:

1. Refracción subjetiva (esfera y cilindro), con distancia al vértice de 12 mm.
2. Queratometría (K1 y K2).
3. Profundidad de CA, considerada desde el epitelio corneal al cristalino (debe ser corregida considerando el vault específico del lente a usar) **(Figuras 1 y 2)**.

Figuras 1 y 2. Formulario cálculo Artisan Esférico.

Técnicas de Implantación

Los lentes son centrados en la pupila y fijados en el área virtualmente inmóvil del estroma periférico iridiano, en base a dos enganches que son bastante estables en el tiempo, previniendo el descentramiento, la rotación y el movimiento del lente. Tanto la dilatación como la contracción de la pupila, se ven poco comprometidas por el lente.

Los lentes pueden ser fijados en forma horizontal, oblicua, o en el eje del astigmatismo en el caso de los lentes tóricos.

MODELOS DE LENTES

1.- Artisan Miopía

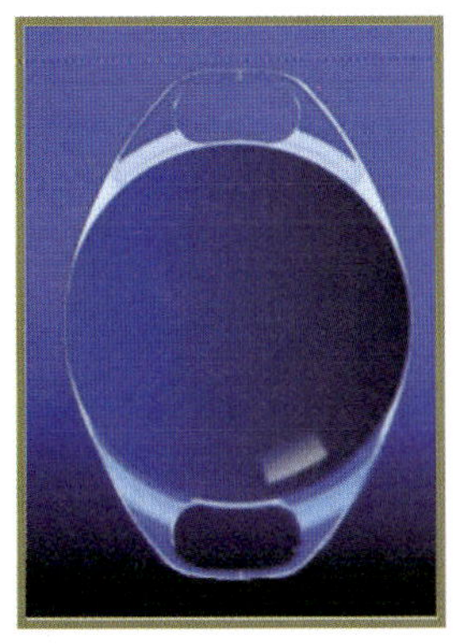

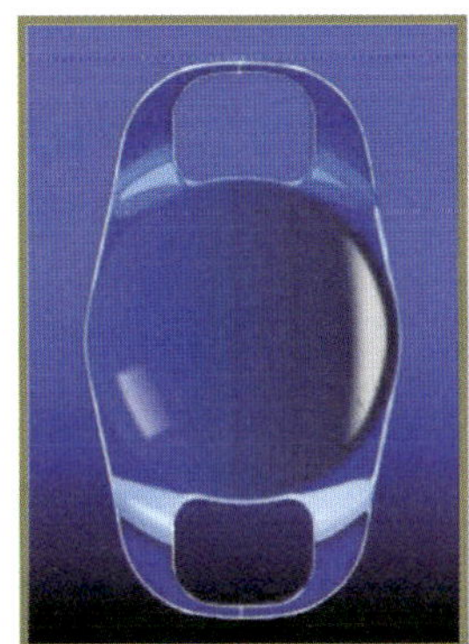

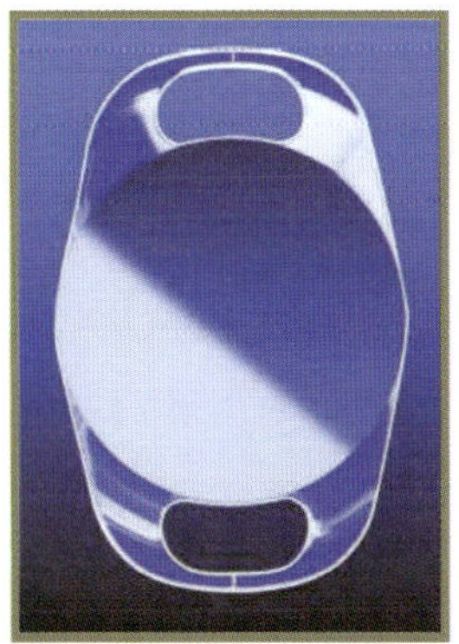

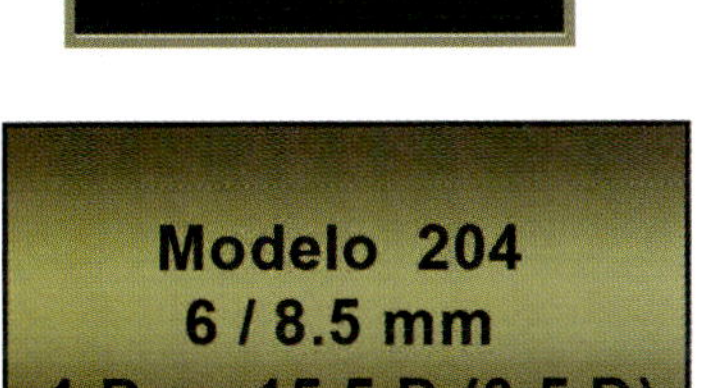

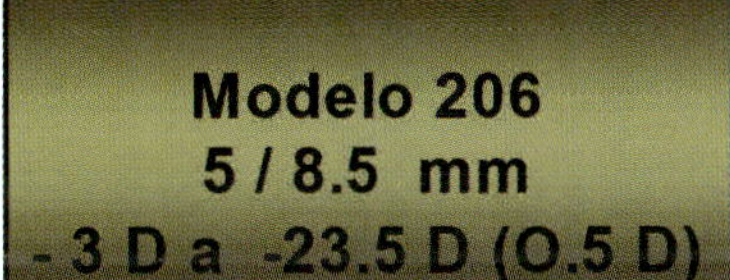

Modelo 202
5 / 7.5 mm
-3 D a –23.5 D (0.5 D)

2.- Artisan Hipermetropía

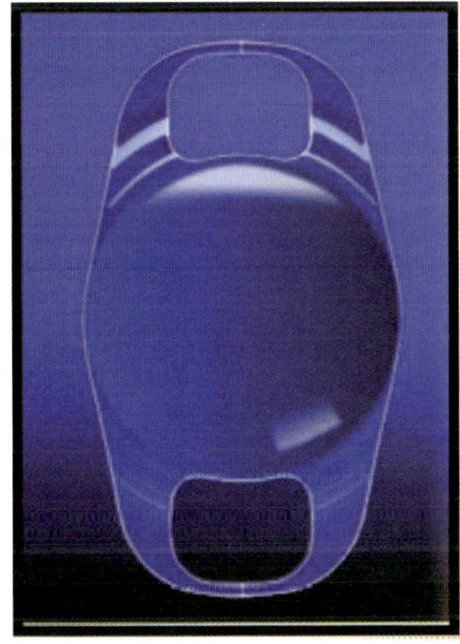

Modelo 203 5 / 8.5 mm
Poder +1.0 a + 12.00 D
Incrementos 0.5 D

3.- Artisan Tórico

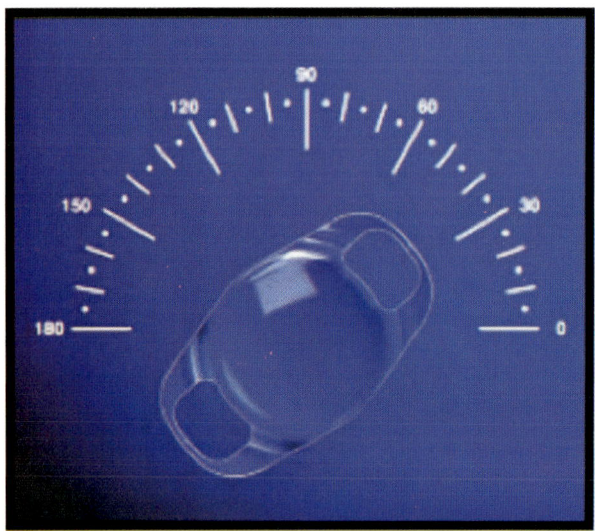

Positive Cylinder Range			
Lens model	Axis		
110**1W	0°		
120**1W	90°		
Cylinder Power	Minimal Sphere Power	Maximal Sphere Power	Sphere Power Increments
D	D	D	D
1.0	-23.0	6.5	0.5
1.5	-23.0	6.5	0.5
2.0	-23.0	6.5	0.5
2.5	-23.0	6.5	0.5
3.0	-23.0	6.5	0.5
3.5	-23.0	6.5	0.5
4.0	-23.0	6.5	0.5
4.5	-23.0	6.5	0.5
5.0	-23.0	6.5	0.5
5.5	-23.0	6.5	0.5
6.0	-23.0	6.5	0.5
6.5	-23.0	6.5	0.5
7.0	-23.0	6.5	0.5
7.5	-23.0	6.5	0.5

Negative Cylinder Range			
Lens model	Axis		
130**1W	0°		
140**1W	90°		
Cylinder Power	Minimal Sphere Power	Maximal Sphere Power	Sphere Power Increments
D	D	D	D
-1.0	-22.0	7.5	0.5
-1.5	-21.5	8.0	0.5
-2.0	-21.0	8.5	0.5
-2.5	-20.5	9.0	0.5
-3.0	-20.0	9.5	0.5
-3.5	-19.5	10.0	0.5
-4.0	-19.0	10.5	0.5
-4.5	-18.5	11.0	0.5
-5.0	-18.0	11.5	0.5
-5.5	-17.5	12.0	0.5
-6.0	-17.0	12.5	0.5
-6.5	-16.5	13.0	0.5
-7.0	-16.0	13.5	0.5
-7.5	-15.5	14.0	0.5

4.- Artiflex

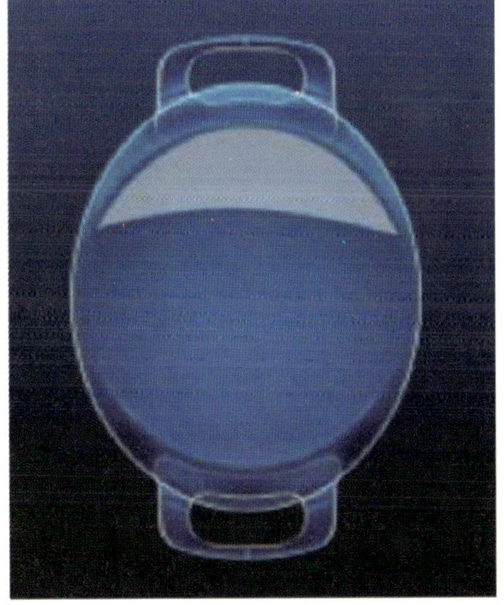

LIO 3 piezas
Optica 6 mm flexible
Polisiloxano UV
Hápticas PMMA (Perspex CQ UV)
Poder -2.0 a -14.5

Implantación de Artisan Esféricos

En el pre operatorio, el paciente debe ser instilado con gotas de pilocarpina al 4% para obtener una pupila lo más miótica posible y facilitar la implantación y el centramiento del LIO. Si a pesar de esto, la pupila aún tiene algo de midriasis se puede instilar un miótico en CA, previo a la implantación del lente.

La anestesia de nuestra preferencia es la peribulbar o subtenoniana, si bien hay algunos grupos que prefieren la anestesia general. Lo más importante es tener un ojo hipotónico para evitar principalmente el prolapso iridiano, lo que si bien es infrecuente, puede ser una complicación seria al momento de la implantación.

Luego de un colgajo conjuntival el lente se hace un surco con cuchillete de 15° a la hora 12 sin entrar aun a CA **(Figura 7)**, haciendo un túnel escleral a 1-2 mm del limbo **(Figura 8)** y con una longitud de 5.2 mm, para el implante de lentes de 5 mm de diámetro y de 6.2 mm, para el implante de lentes de 6 mm de diámetro.

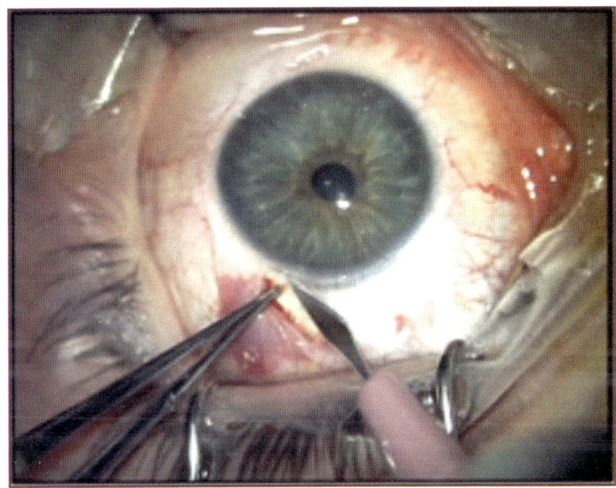

Figura 7

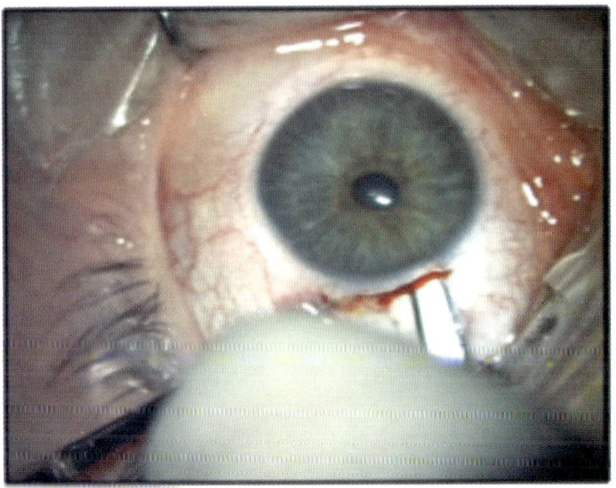

Figura 8

En seguida se realizan 2 paracentesis a las horas 10 y 2 **(Figuras 9 y 10)** para la fijación del LIO por medio de agujas de enclavación, **(Figura 11)** o como alternativa 2 paracentesis a las horas 3 y 9 para la implantación con pinzas **(Figura 12)**. Nosotros de preferencia usamos el primer método.

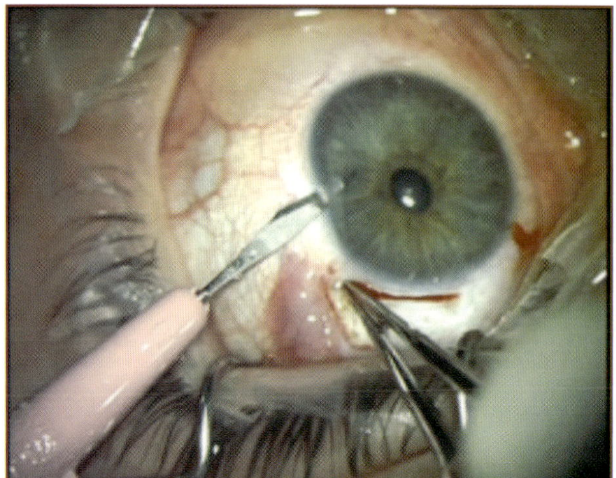

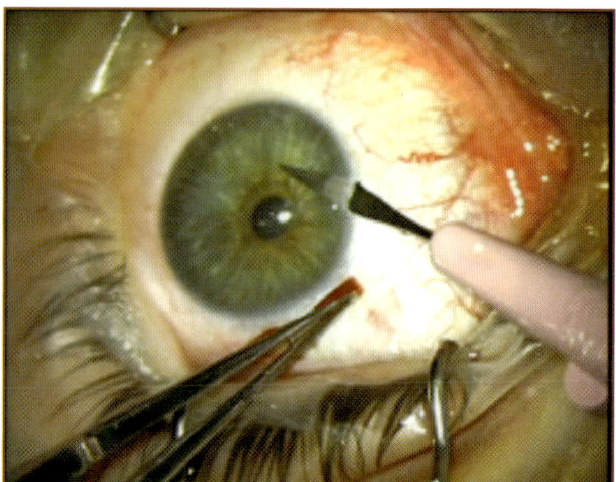

Figuras 9 y 10

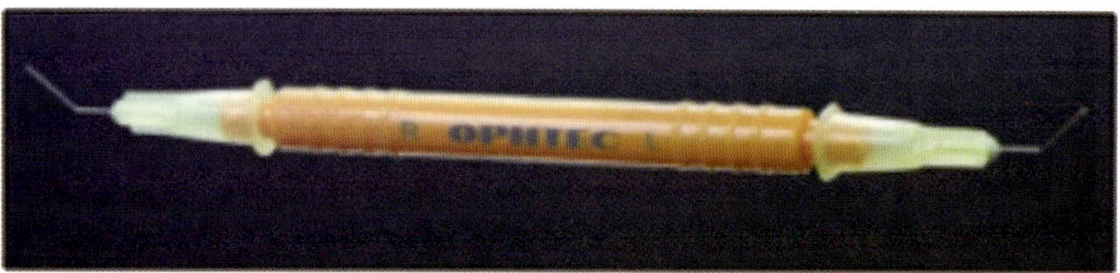

Figura 11. OD 125 OPERAID® ARTISAN® / ARTIFLEX® Disposable Enclavation Leedle

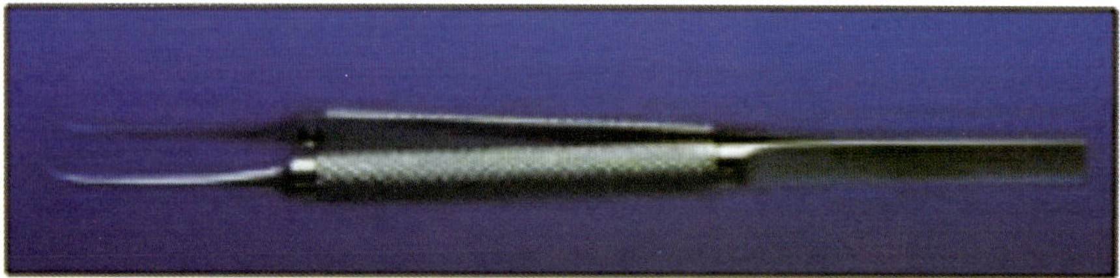

Figura 12. REF DO2-40 ARTISAN® Enclavation Forceps

Se introduce solución viscoelástica en cámara anterior (preferimos hialuronato de sodio al 1%), cuidadosamente desde la periferia hacia la pupila y no directamente sobre el cristalino, lo suficiente para tener una cámara formada pero no excesivamente profunda, lo que dificultaría la implantación del LIO y podría dilatar la pupila. Luego se completa la incisión principal y se entra a CA **(Figura 13)**.

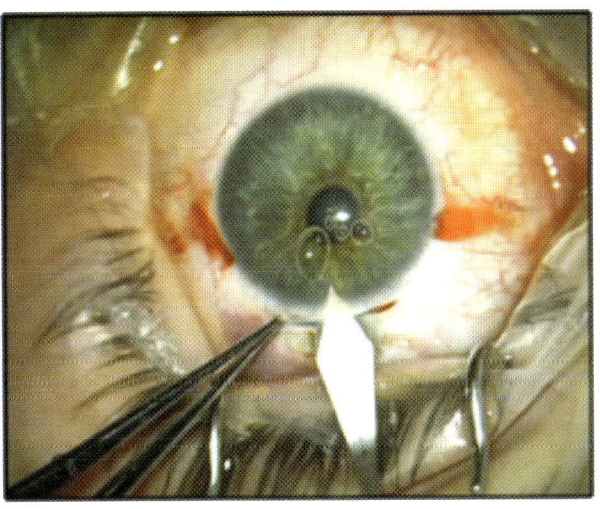

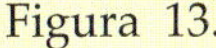

Figura 13.

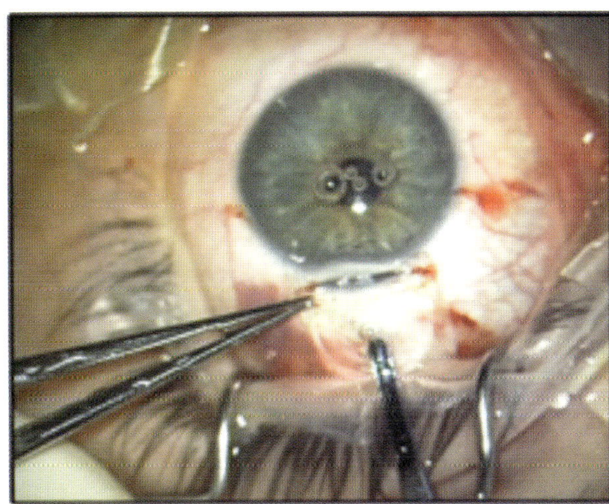

Figura 14.

Se introduce el lente **(Figura 14)** con cuidado de no tocar el cristalino ni endotelio, dejándolo en posición vertical, para luego ser rotado y colocado en posición horizontal **(Figura 15)**. Se aplica viscoelástico sobre el LIO para alejarlo del endotelio y proceder a su enclavamiento.

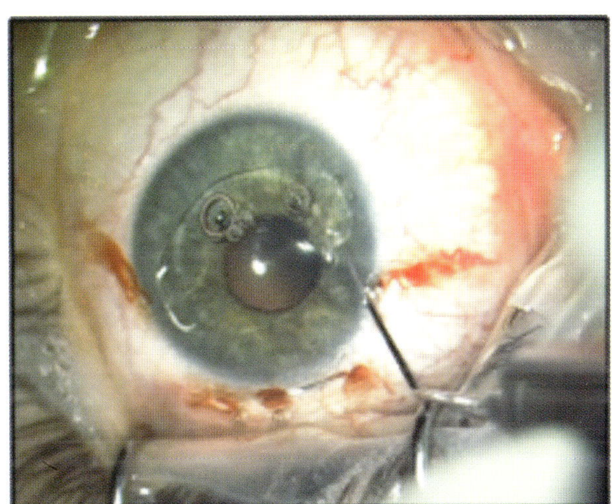

Figura 15.

Tomando firmemente la óptica del lente con forceps corto **(Figura 16)**, se hace la primera enclavación, empujando suavemente el iris con la aguja haciendo un pequeño pliegue e introduciéndolo en la háptica. Se debe evitar tomar la arteria horizontal principal del iris. La aguja debe luego ser retraída cuidadosamente **(Figuras 17 - 18)**. La maniobra se puede repetir más de una vez, hasta asegurar una firme fijación del LIO, pero sin ser la toma demasiado

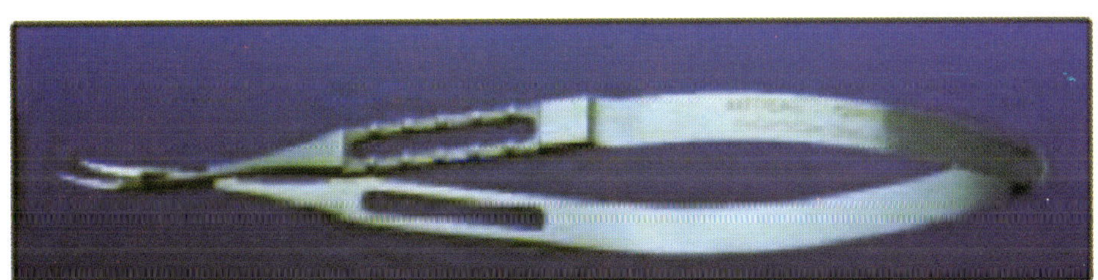

Figura 16. REF DO2-72 ARTISAN® Implantation Forceps Refractive, short, reusable.

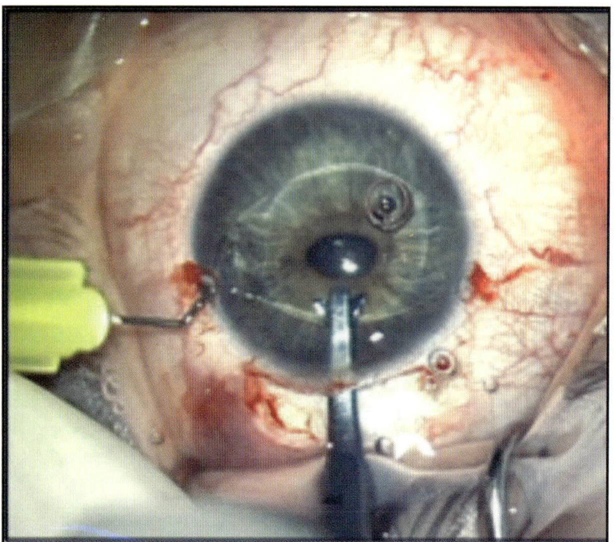

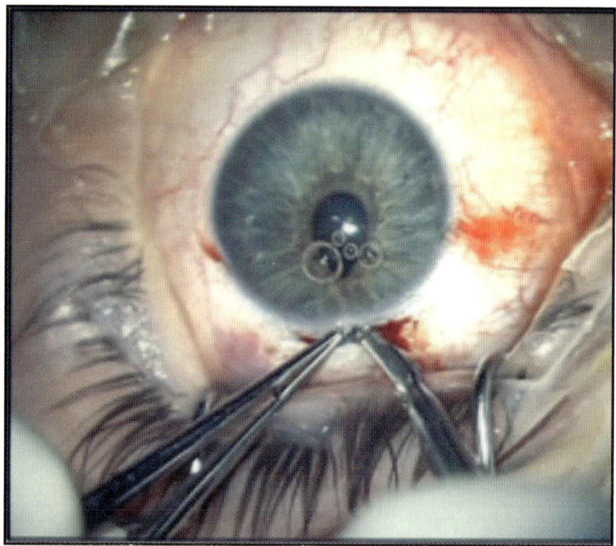

Figuras 17 y 18

gruesa. Otra forma de realizar esta maniobra es con el uso de dispositivo vacufix que está compuesto de dos piezas de mano desechable que se conectan al tubo de aspiración del faco. Es especialmente útil en el caso de lentes tóricos y para cirujanos que comienzan con este lente, ya que permite una toma iridiana en el punto preciso deseado sin necesidad de agujas de enclavamiento.

Esta maniobra debe ser cuidadosa para evitar sangramientos del ángulo o desgarros del tejido iridiano. Luego se repite la misma maniobra con la háptica contraria.

A pesar de que el diseño del lente tiene 4 puertas que aseguran un libre flujo del humor acuoso, se debe hacer una Iridotomía o iridectomía periférica, para evitar un bloqueo pupilar e hipertensión **(Figura 19)**.

Luego se coloca una sutura continua pero antes de ajustarla, se lava cuidadosamente el remanente de viscoelástico en la CA mediante cánula de irrigación aspiración **(Figura 20)** fundamental para evitar una alta PIO en el post operatorio, lo que además de causar dolor puede ser extremadamente grave.

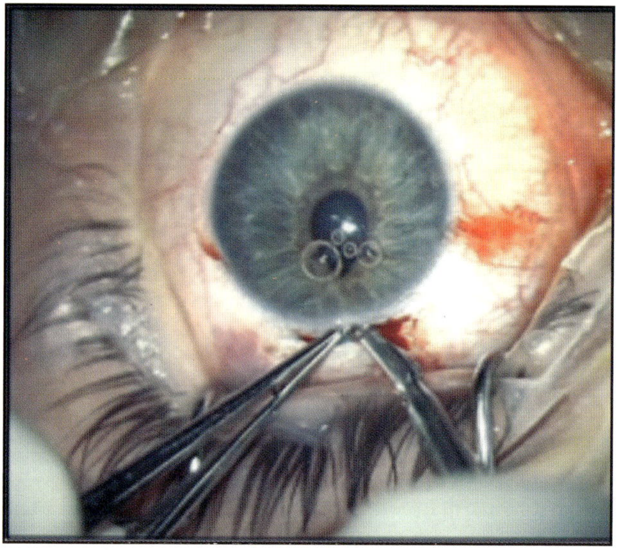

Figura 19

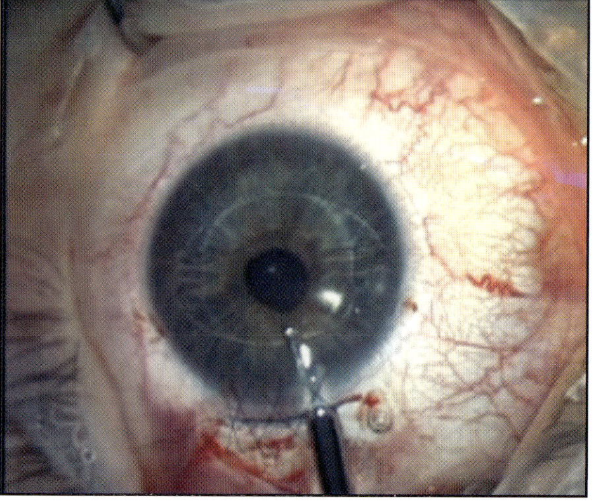

Figura 20

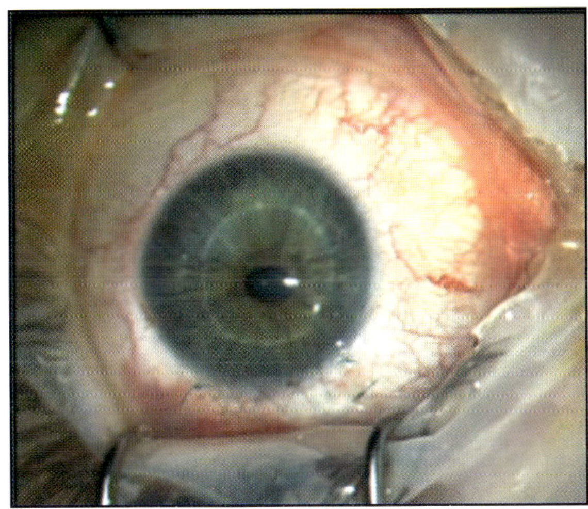

Figura 21

Es preferible una sutura ajustada que una suelta, ya que estas tienen riesgo de filtración, hipotensión, desprendimiento coroideo, y a veces determinan la formación de vesículas de filtración en el post operatorio **(Figura 21)**.

Implantación de Artiflex

Si bien la técnica es similar en algunos aspectos a las anteriores, hay algunas diferencias importantes.

En este caso se hace incisión corneal y no escleral, la que se realiza también a la hora 12 con cuchillete de 3.2 mm. Luego el lente es introducido bajo viscoelástico, mediante una espátula desechable de inserción **(Figura 22)**.

Para el enganche del iris se usa la técnica habitual, salvo que el LIO no debe ser tomado de la óptica, si no por el lugar de unión entre ésta y las hápticas mediante un forceps de implantación **(Figura 23)**.

Implantación de Artisan Tórico

La técnica es similar a la descrita, pero aquí es precisa la implantación del lente en el eje preciso del cilindro para una corrección exacta del astigmatismo.

Para esto previamente se deben hacer las marcas correspondientes al eje sobre la córnea, con marcador astigmático y con lápiz de violeta genciana, para dejar clara la ubicación bajo la cual deben ser fijadas al iris las hápticas del LIO, de acuerdo al eje requerido para la implantación del lente. Es importante realizar estas marcas con el paciente sentado, e idealmente en la lámpara de hendidura.

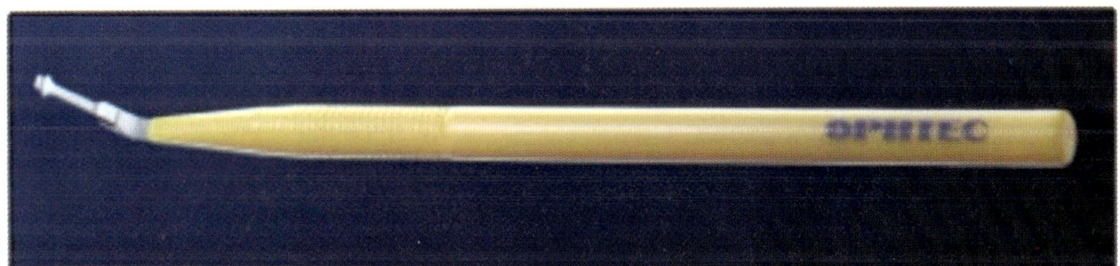

Figura 22. OD 110 OPERAID® ARTIFLEX® Disposable Insertion Spatula.

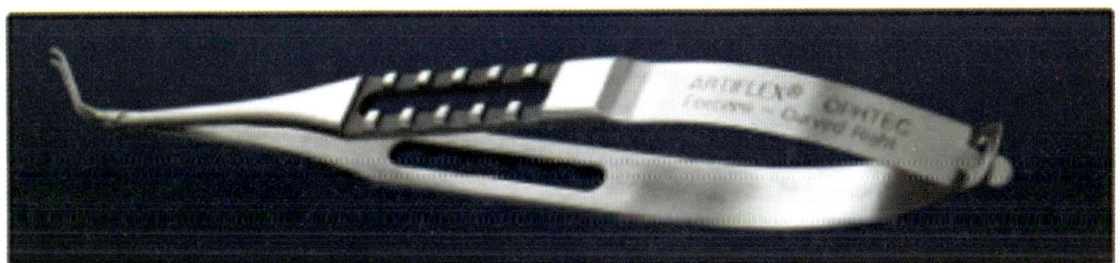

Figura 23. OF 105 OPERAID® ARTIFLEX® Reusable Implantation Forceps Left.
OF 106 OPERAID® ARTIFLEX® Reusable Implantation Forceps Right.

Al igual que el esférico es un lente de una pieza hecho de Perspex CQ UV (UV absorving PMMA). El lente tiene una óptica tórica creada por una combinación de una superficie anterior esférica cóncavo convexa, y una posterior esfero cilíndrica.

Los lentes para miopía tienen un rango de corrección esférico de -3.0 a -20.50 D y los de hipermetropía de +2.0 a +12.0 D, con un cilindro en ambos casos de hasta 7 D, lo que permite corregir astigmatismos de 2 a 7 D. Los poderes van en incrementos de 0.5 D.

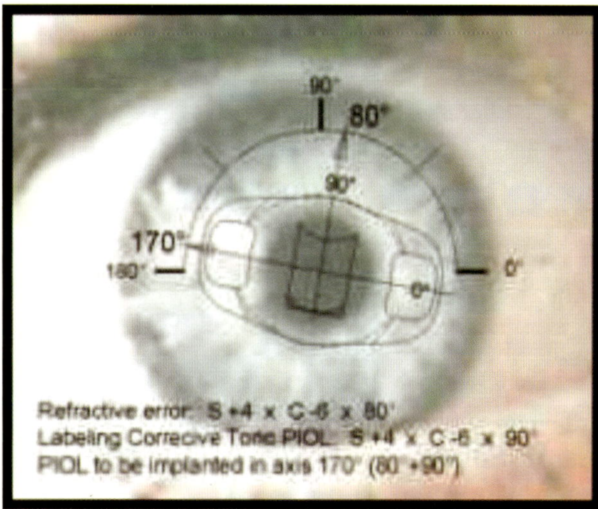

Figura 24. Modelo PTIOL-0° con cilindro alineado con las hápticas.

Hay en 2 modelos disponibles para facilitar la aproximación quirúrgica. Uno es el modelo PTIOL-0° **(Figura 24)** para la corrección según la regla con cilindro alineado con las hápticas y el modelo PTIOL-90° que orienta el cilindro a 90 grados de las hápticas. Este último es preferible por cirujanos que prefieren la implantación por temporal.

Postoperatorio

El paciente va a su casa con indicación de oclusión con protector plástico hasta el día siguiente, acetazolamida 500 mgr. 1/2 tableta c/ 8 hrs., analgésicos orales PRN y gotas de colirios mixtos desde el día siguiente, 4 veces al día por 1 semana, 3 veces al día la segunda semana y luego 2 veces al día la tercera semana. El uso de hipotensores locales dependerá de cada paciente.

COMPLICACIONES

Complicaciones Intraoperatorias

Prolapso iridiano: Ocurre con menos frecuencia cuando se utiliza túnel escleral que incisión corneoescleral.

Es una complicación seria porque dificulta mucho la implantación del lente. Cuando ocurre se debe hacer de inmediato la iridotomía y soltar el blefarostato.

Desgarro de Descemet: Se produce por la entrada del instrumental, por lo que hay que ser muy cuidadoso en la manipulación de los tejidos.

Lente descentrado y enclavamiento insuficiente: En estos casos se debe desenclavar el lente y volverlo a colocar en posición.

Error en el eje de implantación: La alineación de un lente tórico es crítica, ya que un error de 15° en la implantación puede significar un error de 50% en el cilindro implantado.

Hifema: Generalmente causado por sangramiento del ángulo, producido por tracción excesiva de la raíz del iris por parte del LIO al momento de la enclavación.

Desgarro del iris: También es producida al hacer una maniobra traumática, con la aguja en el área de enclavación, más aún en iris delgados.

Complicaciones Postoperatorias

Halos y destellos: Tienen una incidencia de 5 – 10%, y son observados principalmente por personas con pupilas de diámetro superior a los 5 mm. La mayoría de los casos deja de tener estas molestias dentro de los 6 meses del post operatorio.

Formación de sinequias: Ocurre principalmente en ojos hipermétropes con CA más estrechas.

Incremento de la PIO: Si bien es baja la incidencia, esta debe ser controlada dentro de las primeras horas de la cirugía. Es causada principalmente por un mal lavado del viscoelástico de la CA. Esto se puede controlar de rutina usando en el post-operatorio acetazolamida (500mgr) en dosis de ½ a 1 cada 6 hrs., por 24 hrs. Más tardíamente el uso de Brimonidína puede ser beneficioso en pacientes con pupilas de diámetro grande.

Síndrome de Urrets-Zavalía: Menos frecuente que el anterior, también se produce cuando no se remueve todo el viscoelástico de CA, produciéndose por la noche una crisis de glaucoma agudo. El paciente al día siguiente puede tener una midriasis rígida y dolor. Estos pacientes hacen luego áreas de atrofia iridiana.

Glaucoma secundario: Principalmente es secundario al uso de corticoides en el post operatorio.

Pérdida de células endoteliales: Se puede producir en pacientes con longitud de CA más estrecha que los 3mm requeridos. Un mínimo de 2000 células, es necesario para la implantación de estos lentes.

Filtración de la herida y CA plana: Se debe a un cierre insuficiente de la herida y el paciente debe ser reoperado de inmediato, colocando nuevas suturas. A veces la dehiscencia es más tardía y puede dejar vesículas de filtración de distintos tamaños que pueden requerir su cierre.

Infecciones: Un buen aseo de párpados y pestañas con povidona, e incluso la instilación en los fondos de saco es fundamental en el preoperatorio, junto al uso de antibióticos y esteroides. En nuestro caso iniciamos colirios de antibióticos (Zymar ® – Vígamox®) en forma preventiva desde 2 días antes de la cirugía.

Dispersión pigmentaria: Es poco frecuente, y por lo general no ocasiona problemas.

Atrofia iridiana: La mayoría de las veces es ocasionada durante la cirugía, o se debe a un alza fuerte de la PIO.

Catarata: Por lo general están relacionadas a la edad, a pesar de que pueden ser vistas también en pacientes jóvenes miopes. Representa una complicación infrecuente pero de importante repercusiones visuales. Su resolución requiere la explantación del lente y posterior facoemulsificación con implante de lente intraocular.

En el caso de la plataforma Artisan, la primera decisión consiste en el momento de retiro del lente. La primera alternativa es operar la catarata después de desenclavar el lente, pero sin retirarlo de CA, de modo tal de mantener una mejor hermeticidad. Con este enfrentamiento, se deben utilizar parámetros bajos de forma de evitar un excesivo movimiento del lente dentro de la cámara con el potencial riesgo de pérdida de células endoteliales. La segunda alternativa es retirar el lente de cámara anterior, lo que requiere una incisión de 5 0 6 mm dependiendo del modelo del lente implantado. Esta incisión debe suturarse previa a la facoemulsificación, sin embargo es bastante común que la sutura no sea hermética y se produzcan fluctuaciones de la cámara si se realiza la cirugía introduciendo el tip por la misma incisión. Una variación a esta alternativa, es la sutura completa y realizar la facoemulsificación por vía temporal.

En el caso de la plataforma Artiflex, ya que este es un lente plegable, puede realizarse su extracción por una incisión de 3.2 mm y posterior facoemulsificación por esta misma vía.

Desprendimiento de retina: Puede ocurrir tardíamente como parte de la evolución natural de un ojo miope.

Explantación del LIO

La tasa de explantación es muy baja, y las razones pueden ser:

1.- Disminución del conteo de células endoteliales.
2.- Aparición de catarata
3.- Recambio por un LIO Tórico
4.- Recambio por LIO de otro poder

Como se menciónó anteriormente, se debe hacer una incisión del mismo tamaño por la cual se introdujo el LIO y se procede bajo miosis y viscoelástico a desinsertar las asas del LIO, ya sea mediante aguja o pinzas de enclavación, pero en sentido inverso al de la enclavación, o sea empujando el iris enganchado hacia abajo

Experiencia Clínica en la Corrección de Altas Ametropías con Implante de Lente Fáquico Artisan y Artiflex

Se realizó una Revisión Retrospectiva de pacientes con altas ametropías atendidos en la Fundación Oftalmológica Los Andes entre Diciembre de 1999 y Agosto de 2013, operados con lentes fáquicos de fijación iridiana, que cumplieron un seguimiento mínimo de 3 meses.

En la evaluación del paciente se consignó la edad, Agudeza Visual (AV) preoperatoria y postoperatoria sin y con corrección (Snellen), refracción, profundidad de cámara anterior ecográfica y topográfica (Orbscan II), recuento endotelial preoperatorio y postoperatorio a los 6, 12 y 24 meses (Microscopio Especular SP-2000P Topcon), queratometrías pre y postoperatorias (autorefractómetro convencional) y pupilometría digital (P2000 Procyon).

El cálculo de poder de LIO se hizo a través de la fórmula de Van der Heidje, y se implantaron los modelos 204 6/8.5 y 206 5/8.5 de zona óptica de 6 y 5 mm respectivamente. En casos de tamaños pupilares mayores, con el fin de evitar halos, se eligió el modelo 204 corrigiendo la ametropía residual con Láser posteriormente (Cirugía Refractiva Ajustable).[23,24]

El análisis de AV postoperatoria se efectuó a través de la conversión de AV Snellen a LogMar. El análisis estadístico se efectuó a través del Programa SPSS 16.0.

Técnica Quirúrgica

Se usó la misma descrita previamente.

Resultados

Lente Artisan

Se efectuaron 390 implantes. La edad promedio de la serie fue de 34,8 (18-52) años con un equivalente esférico preoperatorio de -15 ± 5,4 D.

La AV no corregida postoperatoria fue 20/30 (Snellen) con un Indice de eficacia de 1 (AV postop sin corrección / AV preop con corrección). La mejor AV corregida promedio fue de 20/25 con un Indice de Seguridad de 1.2 (AV postop corregida / AV preop corregida). En 44 casos, se realizó LASIK posterior (Bioptic) con un AVSC promedio en este grupo de 20/25 **(Gráfico 1)**.

Gráfico 1

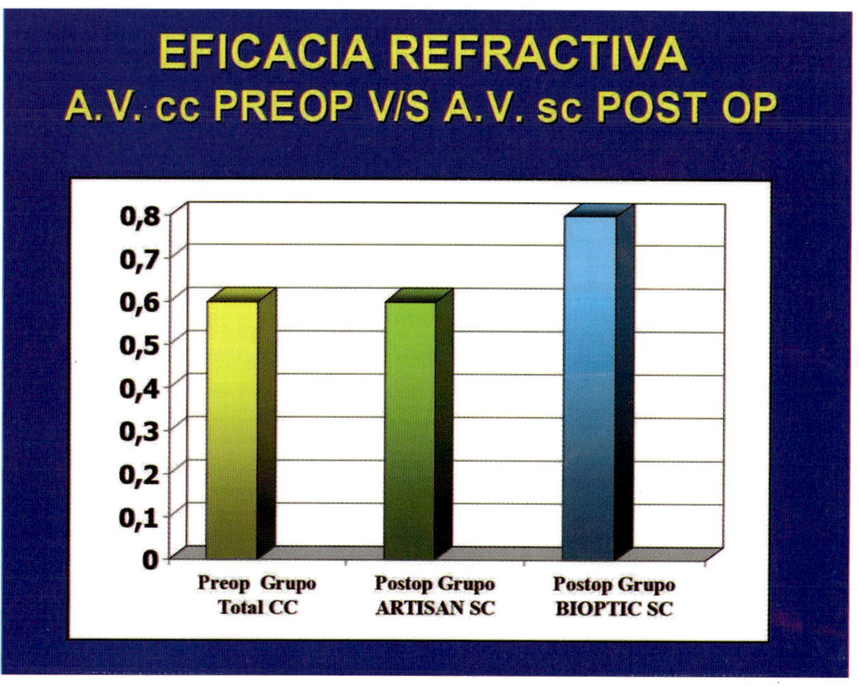

El equivalente esférico postoperatorio promedio fue -0,56 ± 0,63 D en el postoperatorio. La predictibilidad fue de 78 % ± 1 D.

El análisis vectorial del astigmatismo inducido por la incisión escleral basado en mediciones queratométricas y refractivas, reveló un astigmatismo inducido de 1.00 en contra de la regla en la incisión de 5.0 mm y de en 6.0 mm.

Las complicaciones reportadas más importantes incluye 4 casos de desprendimiento de Retina y 6 casos de extracción del Lente; 4 por catarata nuclear y 2 casos por disminución significativa del recuento endotelial. También destaca 4 casos de incisiones filtrantes e hipertensión ocular transitoria > 25 mm Hg en 8 casos. La presencia de halos o glare fue motivo de consulta en forma esporádica y en ningún caso requirió la extracción de lente. El seguimiento promedio fue de 18 meses (3-58), por lo que complicaciones de largo plazo como cataratas y desprendimiento de retina, podrían estar subestimadas.

Lente Artiflex Esférico

Se implantaron un total de 131 lentes. La edad promedio de la serie fue de 35 ± 9 años con un equivalente esférico preoperatorio de -9.3 ± 3,4 D. La AV no corregida postoperatoria fue 20/25 (Snellen) con un Indice de eficacia de 1,1 (AV postop sin corrección / AV preop con corrección).

El equivalente esférico postoperatorio promedio fue -0,2 ± 0,3 D. La predictibilidad fue de 100% ± 1 D.

Lente Artiflex Tórico

Se implantaron un total de 49 lentes. La edad promedio de la serie fue de 31,7 ± 6 años con un equivalente esférico preoperatorio de -7.3 ± 3,1 D. La AV no corregida postoperatoria fue 20/25 (Snellen) con un Indice de eficacia de 1,2.

El equivalente esférico postoperatorio promedio fue -0,3 ± 0,3 D. La predictibilidad fue de 92 % ± 1 D. El cilindro manifiesto disminuyó de 3,6 a 0,7 DP **(Gráfico 2)**.

Como complicaciones, 8 ojos presentaron HTO en el postoperatorio inmediato. En 2 casos se presentó hifema significativo al introducir el lente. Sin casos de catarata ni pérdida significativa de células endoteliales con seguimiento promedio de 13 meses (3-30).

Gráfico 2

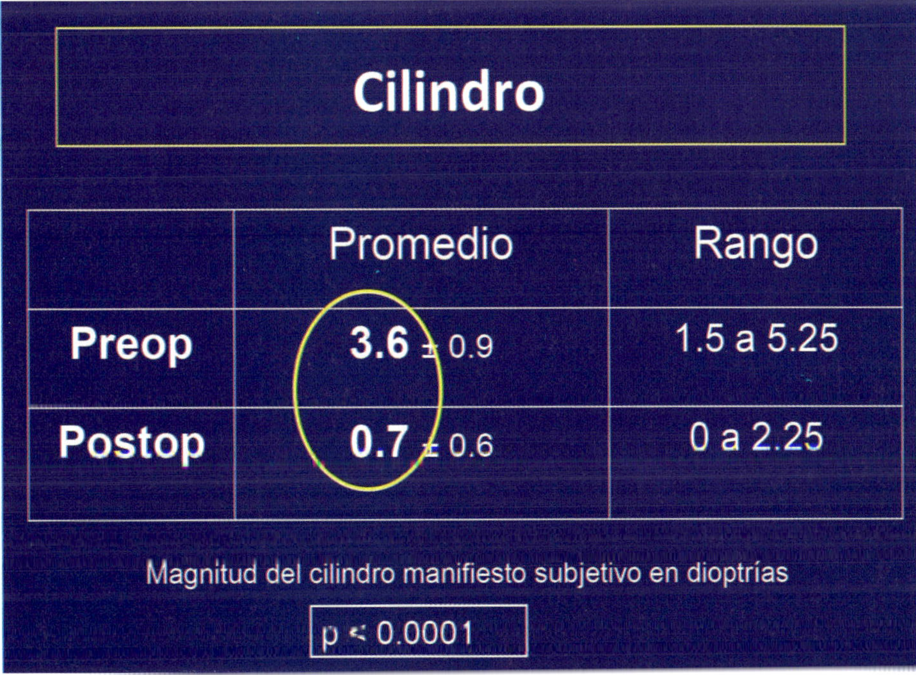

Cilindro

	Promedio	Rango
Preop	**3.6** ± 0.9	1.5 a 5.25
Postop	**0.7** ± 0.6	0 a 2.25

Magnitud del cilindro manifiesto subjetivo en dioptrías

$p < 0.0001$

Discusión

Los resultados visuales y refractivos son muy buenos y comparables a las series publicadas. Por ejemplo Menezo[3] encontró una predictibilidad de 82.9% ±1 D y Budo un 78.7%4 ± 1 D, similar a nuestro 77.8%. Mediante la combinación con cirugía fotorefractiva, en casos de pupilas mayores a 5 mm, se puede optimizar la zona óptica con el modelo 204 (zona óptica de 6.0 mm) que corrige hasta -15,5 D, tratando el defecto residual con láser 3 a 6 meses después como describió J.L Guell (Cirugía refractiva Ajustable) La seguridad de este lente es alta con mejora de la AV con y sin corrección y con una baja tasa de complicaciones.[23,24] Por otra parte el Indice de Eficacia de 1,2 traduce una ganancia de líneas de AV sin corrección reconocida en otras series.

Astigmatismos a favor de la regla pueden reducirse en 1 D promedio a través de una incisión escleral superior basado en los resultados del análisis vectorial de esta serie (resultados en fase de publicación).

Las complicación más importante en el grupo de miopía es el desprendimiento de retina, el cual se relaciona a la alta ametropía de estos pacientes, por lo cual una detenida evaluación retinal pre y postoperatoria es fundamental.

Bajas no significativas en el recuento endotelial son esperables producto de la intervención quirúrgica, sin embargo un mayor seguimiento es vital para determinar la tasa de disminución de células endoteliales a largo plazo.

Con respecto a la resolución de cataratas en pacientes con LIO de fijación iridiana, existen escasas publicaciones que muestran buenos resultados.[25]

El futuro de estos lentes está en constante evolución. Se espera que en los próximos años salga al mercado un Artiflex de acrílico con el consiguiente aumento de los rangos de corrección y un modelo Artiflex multifocal.

Conclusiones

El implante de Lente Fáquico de fijación iridiana es un método seguro y eficaz para corregir altas ametropías en el período de seguimiento estudiado, con una baja frecuencia de complicaciones.

Referencias

1. Guell JL, Velasco F, Malecaze F, Vazquez M, Gris O, Manero F. Secondary Artisan-Verysise aphakic lens implantation J Cataract Refract Surg. 2005 Dec;31(12):2266-71.
2. Gabor R. Artisan IOL after phacoemulsification in subluxated lenses
J Cataract Refract Surg. 2002 Nov;28(11):2064.
3. Aspiotis M, Asproudis I, Stefaniotou M, Gorezis S, Psilas K. Artisan aphakic intraocular lens implantation in cases of subluxated crystalline lenses due to Marfan syndrome J Refract Surg. 2006 Jan-Feb;22(1):99-101.
4. Benedetti S, Casamenti V, Marcaccio L, Brogioni C, Assetto V.
Correction of myopia of 7 to 24 diopters with the Artisan phakic intraocular lens: two-year follow-up. J Refract Surg. 2005 Mar-Apr;21(2):116-26.
5. Lombardo AJ, Hardten DR, McCulloch AG, Demarchi JL, Davis EA, Lindstrom RL.
Changes in contrast sensitivity after Artisan lens implantation for high myopia
Ophthalmology. 2005 Feb;112(2):278-85.

6. Lifshitz T, Levy J, Aizenman I, Klemperer I, Levinger S. Artisan phakic intraocular lens for correcting high myopia. Int Ophthalmol. 2004 Jul;25(4):233-8.
7. Menezo JL, Peris-Martinez C, Cisneros AL, Martinez-Costa R.Phakic intraocular lenses to correct high myopia: Adatomed, Staar, and Artisan Cataract Refract Surg. 2004 Jan;30(1):33-44.
8. Maloney RK, Nguyen LH, John ME. Artisan phakic intraocular lens for myopia:short-term results of a prospective, multicenter study Ophthalmology. 2002 Sep;109(9):1631-41.
9. Landesz M, van Rij G, Luyten G. Iris-claw phakic intraocular lens for high myopia
J Refract Surg. 2001 Nov-Dec;17(6):634-40.
11. Pop M, Payette Y. Refractive lens exchange versus iris-claw Artisan phakic intraocular lens for hyperopia J Refract Surg. 2004 Jan-Feb;20(1):20-4.
12. Saxena R, Landesz M, Noordzij B, Luyten GP. Three-year follow-up of the Artisan phakic intraocular lens for hypermetropia Ophthalmology. 2003 Jul;110(7):1391-5
13. Alio JL, Mulet ME, Gutierrez R, Galal A. Artisan toric phakic intraocular lens for correction of astigmatism J Refract Surg. 2005 Jul-Aug;21(4):324-31.
14. Budo C, Bartels MC, van Rij G. Implantation of Artisan toric phakic intraocular lenses for the correction of astigmatism and spherical errors in patients with keratoconus
J Refract Surg. 2005 May-Jun;21(3):218-22
16. Nuijts RM, Abhilakh Missier KA, Nabar VA, Japing WJ. Artisan toric lens implantation for correction of postkeratoplasty astigmatism Ophthalmology. 2004 Jun;111(6):1086-94.
17. Tehrani M, Dick HB, Schwenn O, Blom E, Schmidt AH, Koch HR.
Postoperative astigmatism and rotational stability after artisan toric phakic intraocular lens implantation J Cataract Refract Surg. 2003 Sep;29(9):1761-6.
18. Guell JL, Vazquez M, Malecaze F, Manero F, Gris O, Velasco F, Hulin H, Pujol J.
Artisan toric phakic intraocular lens for the correction of high astigmatism Am J Ophthalmol. 2003 Sep;136(3):442-7
19. Dick HB, Alio J, Bianchetti M, Budo C, Christiaans BJ, El-Danasoury MA, Guell JL, Krumeich J, Landesz M, Loureiro F, Luyten GP, Marinho A, Rahhal MS, Schwenn O, Spirig R, Thomann U, Venter J. Toric phakic intraocular lens: European multicenter study Ophthalmology. 2003 Jan;110(1):150-62.
20. Mariana Tehrani, MD, H. Burkhard Dick, MD. Short-term follow-up after implantation of a foldable iris-fixated intraocular lens in phakic eyes Ophthalmology. 2005 Dec;112(12):2189-95.
21. Guell JL, Manero F. Artiflex (foldable iris claw IOL) secondary implantation for correction of aphakia after penetrating ocular injury J Refract Surg. 2004 May-Jun;20(3):282-3.
22. Guell JL, Vazquez M, Gris O. Adjustable Refractive Surgery: 6 mm Artisan Lens Plus Laser in situ Keratomileusis for the correction of High Miopía Ophthalmology 2001 ; 108:945-952
23. Menezo JL, Cisneros AL, Rodriguez-Salvador V. Endotelial study of iris-claw phakic lens: 4 year follw up J Cataract Refract Surg 1998 ; 24 :1039-49
24. Budo C, Hessloehl JC, Izak M, Luyten GP, Menezo JL, Sener BA, Tassignon MJ, Termote H, Worst JG. Multicenter study of the Artisan phakic intraocular lens J Cataract Refract Surg. 2000 Aug;26(8):1163-71.
25. de Vries NE, Tahzib NG, Budo CJ, Webers CA, de Boer R, Hendrikse F, Nuijts RM. Results of cataract surgery after implantation of an iris-fixated phakic intraocular lens. J Cataract Refract Surg. 2009 Jan;35(1):121-6.

38

Lentes Intraoculares Tóricas

Dr. Ramón Lorente, MD., PhD.,
Dra. Victoria de Rojas, MD., PhD,
Dra. Betty Lorente., Dr. Claudio Moreno

I. INTRODUCCIÓN

La evolución de la cirugía de la catarata nos permite conseguir la emetropía en la mayoría de los pacientes. El termino cirugía refractiva de la catarata se ha generalizado e implica tratar no solo el componente esférico refractivo sino también el astigmatismo.

Realizando una correcta biometría corregimos el defecto esférico, sin embargo entre un 20% y un 30% de pacientes (ojos) tienen más de 1.25 D de astigmatismo y un 22% más de 1.5 D.[1-3] Sabiendo que pequeños astigmatismos residuales ocasionan una importante disminución de la agudeza y calidad visual y muy especialmente en lentes multifocales, comprenderemos la importancia que tiene corregir el astigmatismo en el mismo acto quirúrgico.

Osher a principio de los años 80 fue el primer cirujano que en la misma intervención de catarata, corrigió el astigmatismo previo mediante incisiones relajantes.

Desde entonces se han ido incorporando diferentes técnicas para controlar el astigmatismo dentro de la cirugía de catarata: Modificaciones en la arquitectura, tamaño y localización de la incisión, incisiones limbares relajantes, incisiones opuestas perforantes o incisiones arcuatas con una cierta inestabilidad en los resultados.

Posteriormente comienza el desarrollo de las lentes tóricas. En el año 1992 dos lentes tóricas con características muy diferentes comienzan su desarrollo de forma simultánea en Japón y EEUU. K. Shimizu presenta en el congreso de la ASCRS de San Diego una lente tórica de la casa Nidek: NT – 98B. Es una lente de tres piezas con óptica ovalada de PMMA de 6,5 x 5,5 mm y hápticos de prolene.[4] La necesidad de ampliar la incisión a 5,7 mm, unido a la rotación de esta lente (20% rotación más de 30º) la hizo fracasar pero sirvió para comprobar la posible eficacia de las lentes tóricas si consiguiéramos estabilizarlas en el saco capsular **(Figura 1A,B)**.

Ese mismo año en EE UU una lente tórica plegable de la casa STAAR (AA-4203T) comienza la fase I de los estudios de la FDA. Es una lente monobloque de silicona con hápticos de plato,[5] 10,6 mm de longitud y con una adición tórica de +2 D, que puede ser implantado por una incisión de 3.2mm **(Figura 2)**.

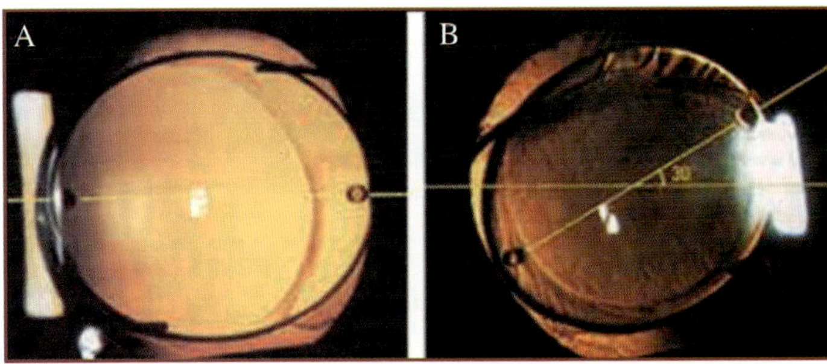

Figura 1A-B. Rotación de 30° de la lente NT-98B.

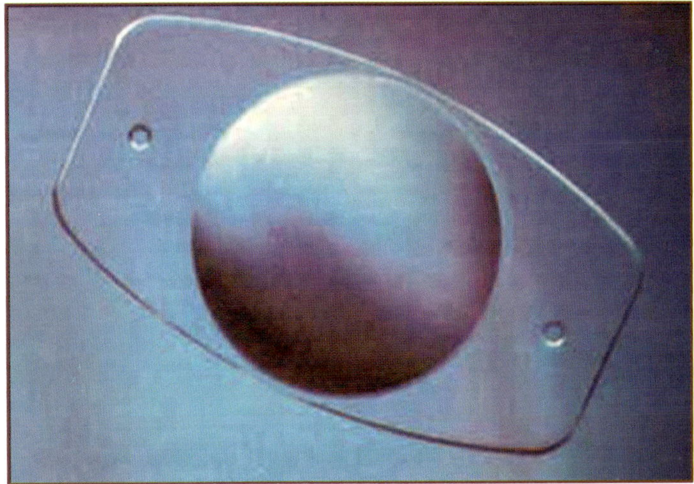

Figura 2. Lente plegable AA-4203 base de la futura lente tórica de la casa STAAR.

En 1998 la FDA aprueba la utilización de esta lente para reducir el astigmatismo en la cirugía de catarata basándose en los resultados prometedores publicados por Sanders y Gravow,[5-7] que encontraba una rotación < de 5º en el 60% de pacientes y solamente en un 6% había una rotación más de 30º. Estos resultados que hoy serían inaceptables, sirvieron para ir desarrollando nuevas lentes tóricas, corrigiendo defectos y siempre con la idea de conseguir la máxima estabilidad en el saco capsular y que pudieran ser implantados por incisión lo más anastigmáticas posibles.

Como veremos a lo largo del capítulo los objetivos se han cumplido y actualmente disponemos de un número importante de lentes tóricas que ofrecen muy buenos resultados, así como importantes avances en los sistemas de marcado de los ejes.

II. OPCIONES PARA CORREGIR EL ASTIGMATISMO

Disponemos de dos opciones para minimizar el astigmatismo corneal: Técnicas incisionales e implante de lentes tóricas. Manejar el tamaño de la incisión, su localización en el eje más curvo y realizar incisiones opuestas perforantes pueden servir para corregir pequeños astigmatismos. Para astigmatismos más elevados necesitamos realizar incisiones limbares relajantes, que, aunque han cubierto una etapa importante de la cirugía, presentan sin embargo algunos inconvenientes:

- Precisan de una curva de aprendizaje.
- Existen numerosos nomogramas muy diferentes entre sí.
- Resultados a veces poco predecibles y cuyo efecto tiende a reducirse con el tiempo, influenciado por muchos factores (edad, paquimetría, profundidad, longitud, distancia al limbo etc.).

La implantación de lentes tóricas es nuestra primera opción en astigmatismos de mayor de 1.25 D (mayor de 1D en lentes multifocales tóricas) y desarrollan un papel trascendental en la actual cirugía refractiva de la catarata, siempre que se cumplan tres requisitos fundamentales.

- Conocer el astigmatismo que inducimos con nuestra incisión en los distintos ejes.
- Conocer la magnitud y el eje del astigmatismo.
- Exactitud en el marcado del eje adecuado
- Que la lente se mantenga estable, sin rotar, en el saco capsular **(Figura 3)**.

- Ventajas de las lentes tóricas:
  - Cirugía sencilla y rutinaria; el aspecto más importante es marcar previamente los ejes de referencia y alineamiento.
  - No es imprescindible un instrumental adicional costoso, únicamente un marcador de ángulos.
  - Resultado refractivo predecible y estable, que va a depender de los siguientes factores:
    - Conocimiento exacto del astigmatismo que inducimos con nuestra incisión.
    - Posición de la lente en el saco capsular: mayor efecto corrector cuanto más adelante se posicione.
    - Longitud axial: mayor efecto cuanto más corto es el ojo.
    - Curvatura corneal: mayor efecto cuanto más plana sea la córnea.
    - Correcto alineamiento de la lente con el eje astigmático.
  - La curvatura corneal no se ve afectada como en las técnicas incisionales.
  - Técnica reversible: Ante un error importante refractivo podemos rotar la lente.
  - Implantación de la lente por incisión menor de 2.5 mm.
  - Posibilidad de asociarse con técnicas incisionales.
  - Capacidad de corregir astigmatismos elevados.
  - Posibilidad de utilizarlas en pacientes con astigmatismos irregulares estables.
- Desventajas de las lentes tóricas:
  - Necesitamos que el saco capsular esté íntegro.
  - No se deben implantar con alteraciones zonulares pues ocasionarían un descentramiento posterior.
  - Necesitan mejorar y simplificar las técnicas de marcado de los ejes así como el método para analizar los resultados.
  - Posibles pequeñas rotaciones postquirúrgicas.

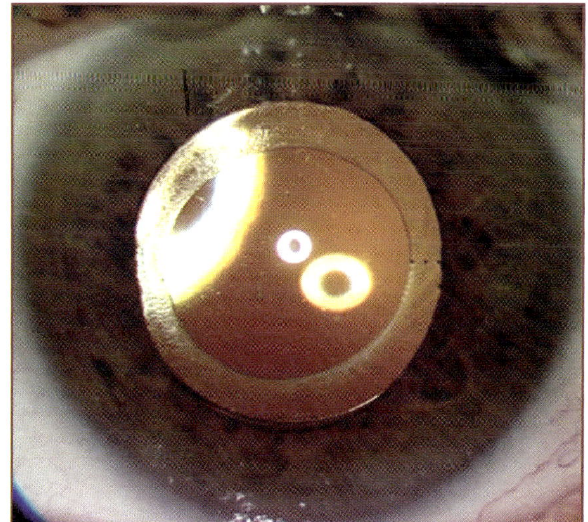

Figura 3. Rexis cubriendo los 360º de la óptica de la lente AcrySof SA60TT.

III. MODELOS ACTUALES DE LENTES TÓRICAS MÁS USADAS

La **Tabla 1** y la **Figura 4** muestran las características de los principales modelos de lentes tóricas.

IV. SELECCIÓN DEL PACIENTE

Una de las razones por las que han mejorado considerablemente los resultados de las lentes tóricas ha sido por la adecuada selección del paciente, o lo que es lo mismo, saber rechazar a pacientes cuyos resultados no van a ser los adecuados.

Si bien es cierto, como veremos más adelante cada vez es menor el número de pacientes a los que debemos rechazar.

A la hora de seleccionar al paciente debemos de valorar los siguientes aspectos: Magnitud y eje del astigmatismo, regularidad corneal y posibles patologías oculares asociadas.

Tabla 1. Principales lentes monofocales tóricos

Lente Tórica	Material	Diseño	Diámetro	Asférica	Potencia esfera	Potencia cilindro	Tamaño incisión (mm)
AcrySof (Alcon)	Acrílico hidrofóbico	Hápticos en C	13	-0.20	+6 a +30	1.5 a 6 (pasos de 0.75)	2.2
Acri.Comfort/ AT Torbi* (Carl Zeiss Meditec)	Acrílico hidrofílico con superficie hidrofóbica	Plato	11	Asférica neutra	-10 a +32 Pasos de 0.5	1 a 12 D Pasos de 0.5	1.8
Lentis Tplusϕ (Oculentis)	Acrílico hidrofílico con superficie hidrofóbica	Plato	12/11	Asférica neutra	-10 a 35	0.25 a 12.0 (pasos 0.75/0.01*)	2.6
T-flex (Rayner)	Acrílico hidrofílico	Hápticos en C	12/12.5	Asférica neutra	-10.0 a +35.0	1.0 a 11.0 (pasos 0.5)	<2
EnVista Tórica (Baush & Lomb)	Acrílico hidrofóbico	Hápticos en C	12.5	Asférica neutra	6 a 30	1.25 a 5.75 (pasos 0.75)	2.2
Tecnis tórica (Abbott Medical Optics)	Acrílico hidrofóbico	Hápticos en C	13	-0.27	+5.0 a +34.0	1 a 4 (pasos de 0.75 a 1)	2.2

*personalizada
ϕ opción eje cilindro lente incisión dependiente

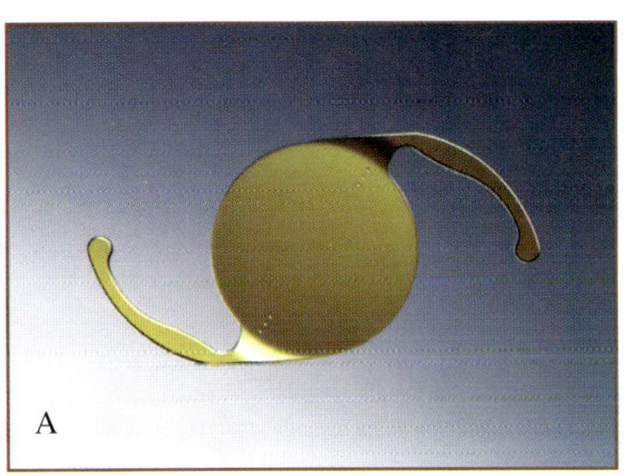

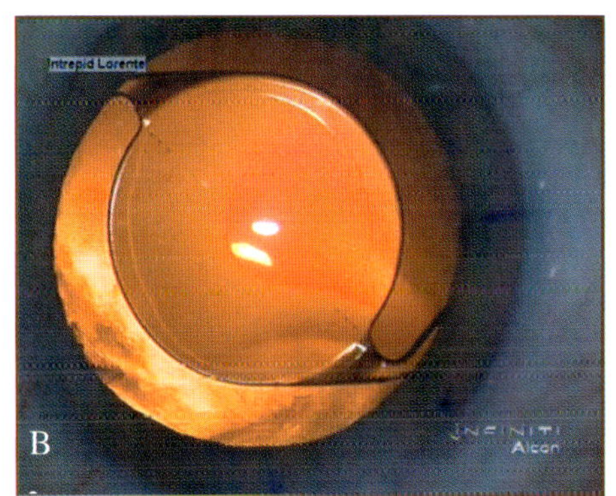

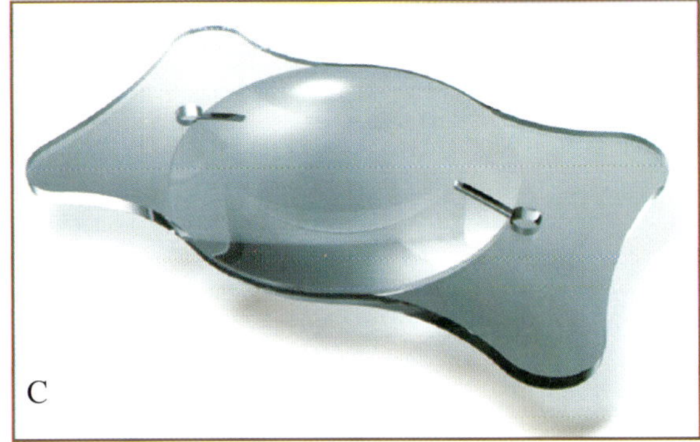

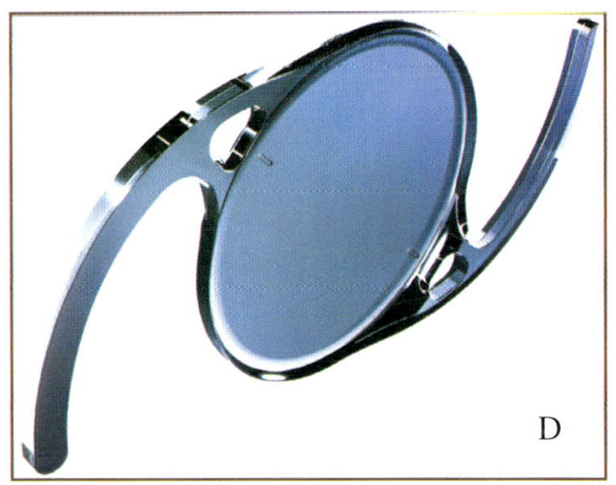

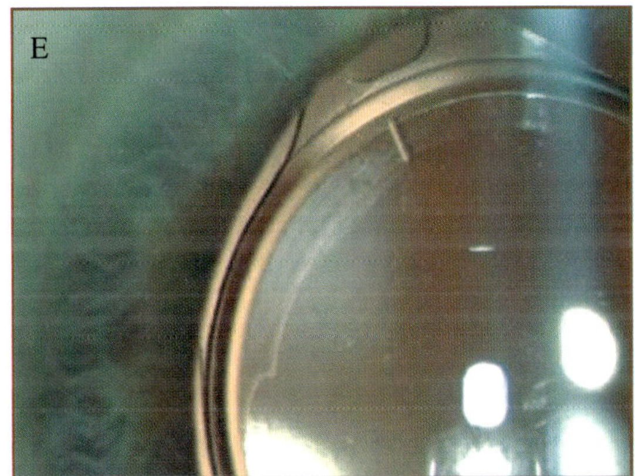

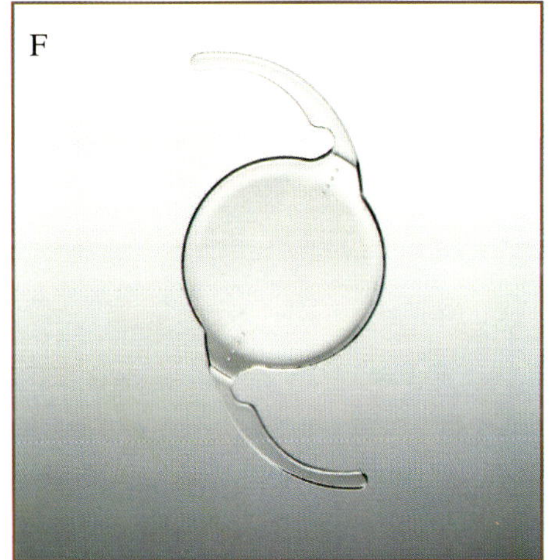

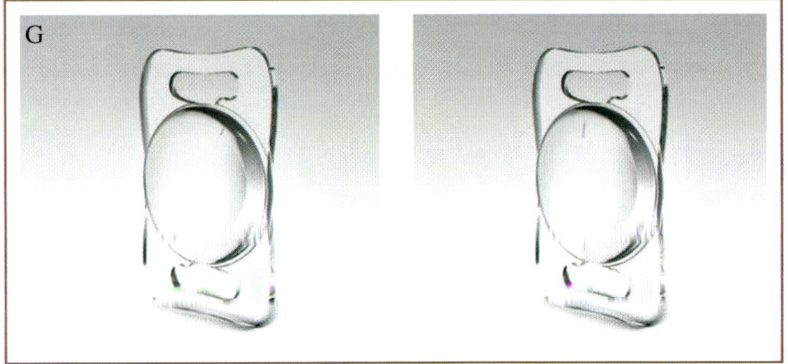

Figura 4. Principales lentes tóricas monofocales. A y B AcrySof tórica C. AT Torbi 709 MP D y E. EnVista tórica F. Tecnis tórica G. Lentis Tplus.

Magnitud y Eje del Astigmatismo

Es importante decidir a partir de cuanto astigmatismo consideramos efectivo implantar una lente tórica. La mayor parte de los estudios se han realizado en pacientes con un astigmatismo mayor de 1,25 D, por entenderse que con astigmatismos menores no se obtienen mejores resultados con una lente tórica.[8-10]

Por tanto no existen resultados con astigmatismos de 1 D o menos. Teniendo esto en cuenta, pensamos que para implantar una lente tórica debe existir un astigmatismo de aproximadamente 1,25 D o mayor.

Regularidad del Astigmatismo

Los pacientes con un astigmatismo regular son los más indicados para implantar una lente tórica **(Figura 5)**; para detectar una posible irregularidad debemos realizar sistemáticamente una topografía corneal. En pacientes con moderado astigmatismo irregular podríamos implantar una lente tórica satisfactoriamente, especialmente si tiene una buena agudeza visual con gafas.[11] No sería tan aconsejable en pacientes que requieren lentes de contacto rígidas gas-permeables para corregir astigmatismos irregulares altos.[12]

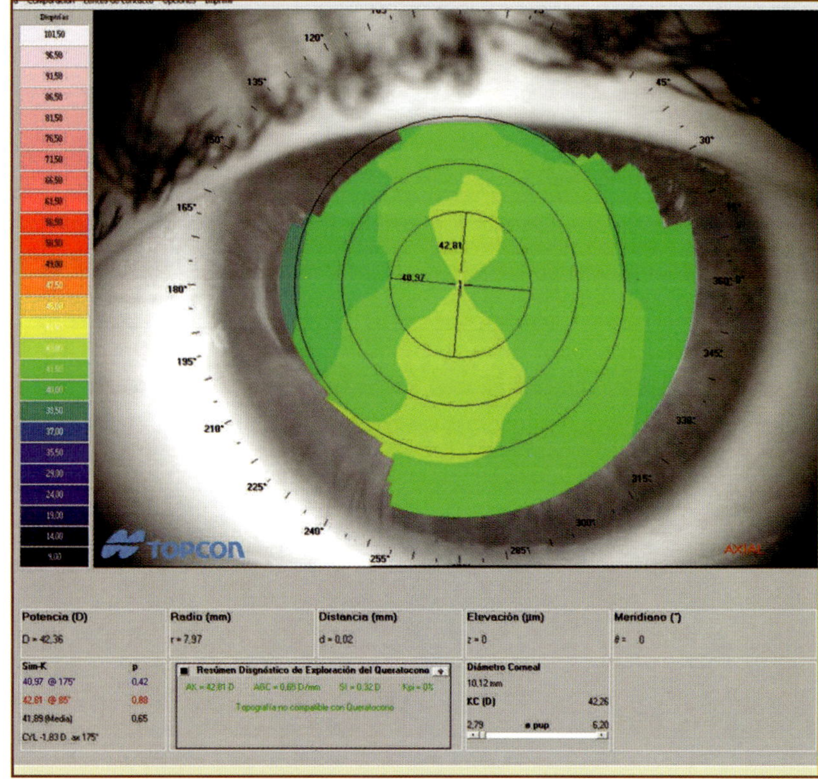

Figura 5. Astigmatismo regular.

En pacientes con queratocono, lo más importante es valorar su progresión. Si está estable y el riesgo de progresión es mínimo, como ocurre generalmente en pacientes con catarata, podemos implantarla con resultados satisfactorios.

Patologías Oculares Asociadas (Pueden ser una Contraindicación Absoluta o Relativa)

Pacientes con distrofias corneales que pueden requerir un transplante de córnea en un futuro próximo con la consiguiente modificación sustancial del astigmatismo, no son buenos candidatos para lente tórica.

En casos de inestabilidad del saco capsular como pseudoexfoliación o alteración zonular traumática, no se les debe implantar ya que la debilidad zonular puede afectar a la estabilidad de la lente ocasionando una rotación y un posible descentramiento.

Es cierto que estos casos hay que valorarlos individualmente, especialmente los pacientes con pseudoexfoliación ya que va a depender principalmente de lo avanzado de su patología. En estadios iniciales no tendría inconvenientes en implantarlas.

Miosis Pupilar

Sería relativa pero hay una serie de factores que debemos tener en cuenta: mayor dificultad para alinear la lente y más aún para analizar posteriormente la situación de la lente.

Las capsulorrexis suelen hacerse de un tamaño menor lo que facilitaría una posible contracción posterior.

Cirugía Combinada

En estos casos antes de decidirnos por implantar una lente tórica tenemos que tener en cuenta dos aspectos: no sabemos el astigmatismo que inducimos con el tapete escleral y, tanto la magnitud como el eje van a variar con el tiempo, especialmente si realizamos una trabeculectomía –que sigue siendo la técnica más utilizada actualmente-.

[13,14] Hay autores que refieren una mayor estabilidad del astigmatismo al realizar una esclerectomía profunda no perforante.[15] Una buena opción en pacientes que no necesitaran una disminución grande de la PIO sería realizar alguna de las técnicas de cirugía de glaucoma *ab-interno* en las que no inducimos más astigmatismo que el incisional.

Como resumen pensamos que no son aconsejables si realizamos una trabeculectomía, no es una contraindicación absoluta en las no perforantes y tiene las mismas indicaciones si realizamos técnicas ab-interno.

Finalmente, en el glaucoma pseudoexfoliativo ha de tenerse en cuenta además del posible cambio refractivo, la debilidad zonular que se trata en el apartado de casos especiales.

Lentes Multifocales Tóricas

Las consideraciones especiales sobre selección del paciente para lente multifocal tórica se tratan en el apartado de casos especiales.

V. ESTUDIO PREVIO

A. Cálculo del Astigmatismo Corneal

Lógicamente medir con exactitud la magnitud y el eje del astigmatismo es imprescindible para obtener buenos resultados. Actualmente disponemos de numerosos sistemas para calcular el astigmatismo corneal como vemos en la **Tabla 2**. **(Figuras 6 y 7)**.

Tabla 2. Sistemas para calcular el astigmatismo corneal

- **Basados en medidas queratométricas**
  - Queratómetro manual de Javal
  - Autoqueratómetro
  - IOL Master
  - Lenstar
  - SMI – unidad de referencia - Verion
- **Basados en topografía corneal**
  - Orbscan
  - Pentacam
  - Galilei
  - Sirius
  - Itrace

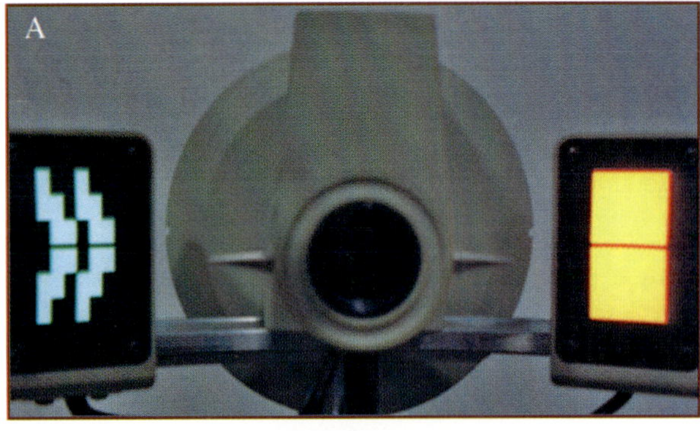

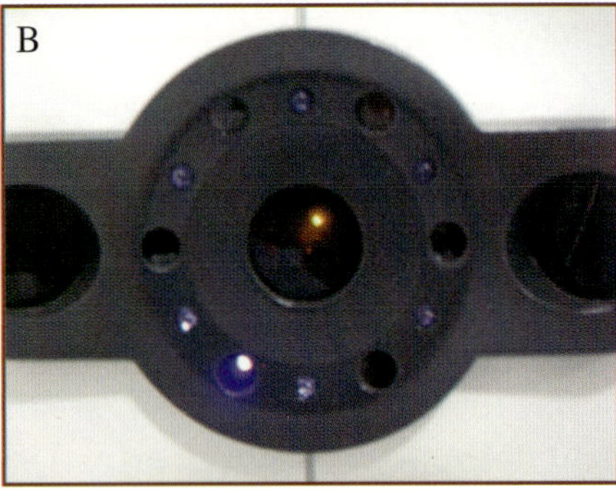

Figura 6. Sistemas para calcular el astigmatismo basados en medidas queratométricas. A. Queratómetro de Javal B. IOL Master.

Son numerosos los estudios comparando resultados. Hill[16] comparó el queratómetro manual y autoqueratómetro encontrando valores de astigmatismo residual comparables. Bullimore[17] encuentra también resultados comparables entre el queratómetro manual Javal y el IOL Master 500 (autoqueratómetro). Así mismo Lee[18] compara los resultados obtenidos con 6 instrumentos, tres basados en queratometría (queratómetro manual Javal, autoqueratómetro, IOL Master) y tres basados en topografía (Itrace, Orbscan y Pentacam Scheimpflug), llegando a la conclusión que los resultados son similares, sin diferencias significativas. Salouti[19] encuentra diferencias significativas entre el Lenstar y los del IOL Master y Javal, siendo la medida del Lenstar 0,6 – 0,65 inferior a la de los otros dos aparatos. Otros autores [20,21] también han encontrado medidas inferiores con el Scheimpflug respecto a topografías y queratómetros automáticos.

Sin embargo todos estos estudios y otros muchos se han realizado sin tener en cuenta el meridiano y, puesto que el astigmatismo es un vector con una magnitud y una dirección, para comparar datos debe utilizarse un análisis vectorial.[22-23]

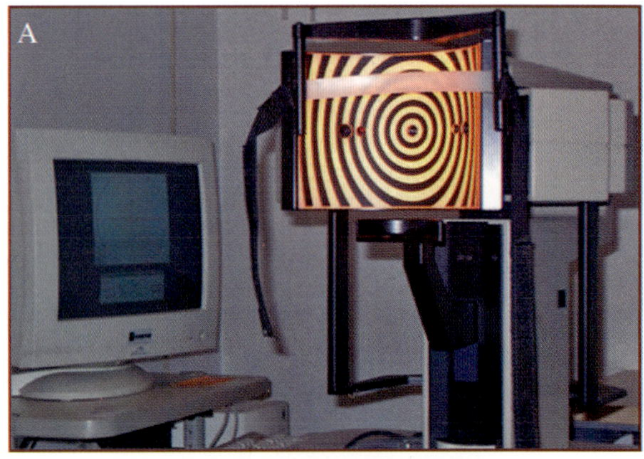

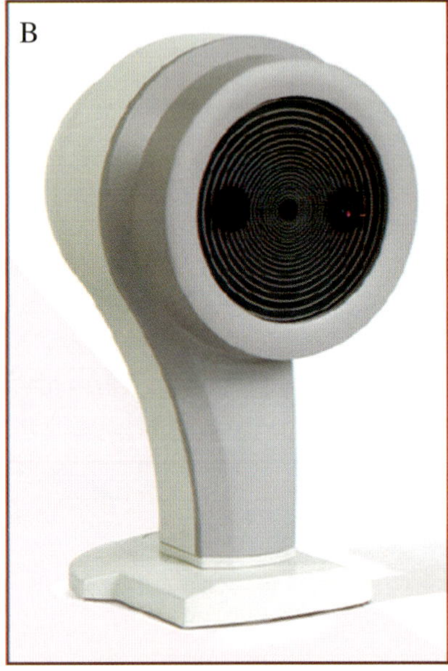

Figura 7. Sistemas para calcular el astigmatismo basados en topografía corneal. A. Orbscan B. Galilei.

Visser[20] compara, mediante análisis vectorial, medidas realizadas con 6 aparatos: IOL Master (queratometría automática) Lenstar (queratometría automática), SMI unidad de referencia 3 (queratometría automatizada), Javal (queratometría manual), KR-1w (topografía corneal) y Pentacam (cámara Scheimpflug). Los resultados que obtiene son medidas similares excepto con el Pentacam que no eran comparables con el resto.

La repetibilidad en cuanto a la magnitud es aceptable pero en cuanto al meridiano del astigmatismo era moderada.

Así mismo con análisis vectorial Santodomingo[24] compara el IOL Master, Javal, topografía corneal y Shirayama[25] añade a éstos el Pentacam y en ambos estudios encuentran valores similares.

Ho[26] y posteriormente Koch[27] resaltan la importancia de incorporar la medida del astigmatismo de la cara posterior, ya que tiene un valor diferente al de la cara anterior.

Como resumen podemos concluir:

- Que todos los métodos descritos obtienen unos resultados comparables excepto el Pentacam y el Lenstar que obtienen valores inferiores al resto.
- Los estudios deben realizarse mediante análisis vectoriales de magnitud y eje.
- Es conveniente ir incorporando el astigmatismo de la cara posterior para calcular el astigmatismo
- Debemos realizar repetidas medidas hasta asegurarnos que la repetibilidad de la magnitud y del eje es aceptable: <0,25 D y <5° respectivamente.

B. Cálculo de la Potencia de una Lente Tórica

El cálculo de una lente tórica incluye el cálculo de la potencia esférica y el cilindro. Al cálculo de la esfera se aplican todas las consideraciones bien conocidas y que no son objeto de este capítulo en lo que se refiere a obtención de medidas lo más exactas posibles de longitud axial, queratometría, amplitud de cámara anterior, grosor del cristalino, blanco – blanco, etc y aplicación de la fórmula de cálculo más conveniente. En este apartado nos referiremos a las consideraciones de cálculo en cuanto a la toricidad.

La potencia del cilindro de la lente se determina en función del astigmatismo corneal. Las potencias esférica y cilíndrica de la lente deben convertirse primero en dos potencias de lente principales, después de lo cual, ambas potencias corneales se calculan en plano corneal empleando una fórmula de vértex estándar. La diferencia entre ambas potencias corneales en plano corneal se emplea para seleccionar la potencia del cilindro de la lente más apropiada.[28]

Calculadores

El cálculo de la lente tórica la realiza la casa comercial en algunos casos, recomendando a partir de los datos de longitud axial, profundidad de cámara anterior, potencia corneal, etc, tanto la esfera como el cilindro, mientras que en otros lo realiza el propio cirujano en un calculador disponible online. En estos calculadores se introduce la potencia esférica calculada para la lente, profundidad de cámara anterior (en algunos de ellos), potencia y eje de los meridianos curvo y plano, eje de la incisión y astigmatismo inducido por el cirujano en dicho eje y el calculador recomienda la potencia del cilindro de la lente necesaria para la corrección del astigmatismo corneal, así como el astigmatismo residual esperado **(Figura 8 A, B)**.

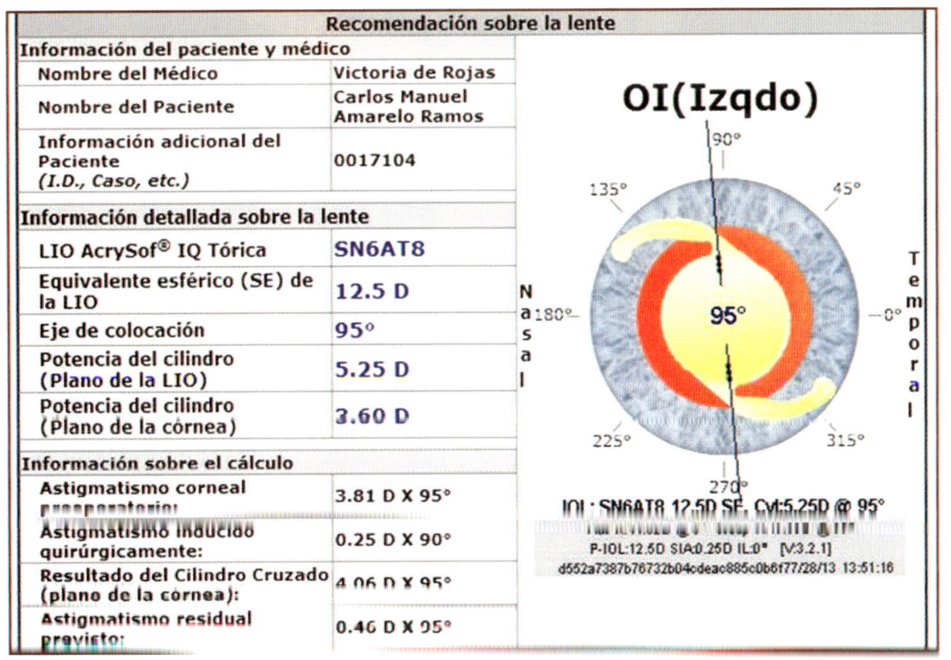

Recomendación sobre la lente	
Información del paciente y médico	
Nombre del Médico	Victoria de Rojas
Nombre del Paciente	Carlos Manuel Amarelo Ramos
Información adicional del Paciente *(I.D., Caso, etc.)*	0017104
Información detallada sobre la lente	
LIO AcrySof® IQ Tórica	SN6AT8
Equivalente esférico (SE) de la LIO	12.5 D
Eje de colocación	95°
Potencia del cilindro (Plano de la LIO)	5.25 D
Potencia del cilindro (Plano de la córnea)	3.60 D
Información sobre el cálculo	
Astigmatismo corneal preoperatorio:	3.81 D X 95°
Astigmatismo inducido quirúrgicamente:	0.25 D X 90°
Resultado del Cilindro Cruzado (plano de la córnea):	4.06 D X 95°
Astigmatismo residual previsto:	0.46 D X 95°

Figura 8A. Calculador. A. AcrySof tórica.

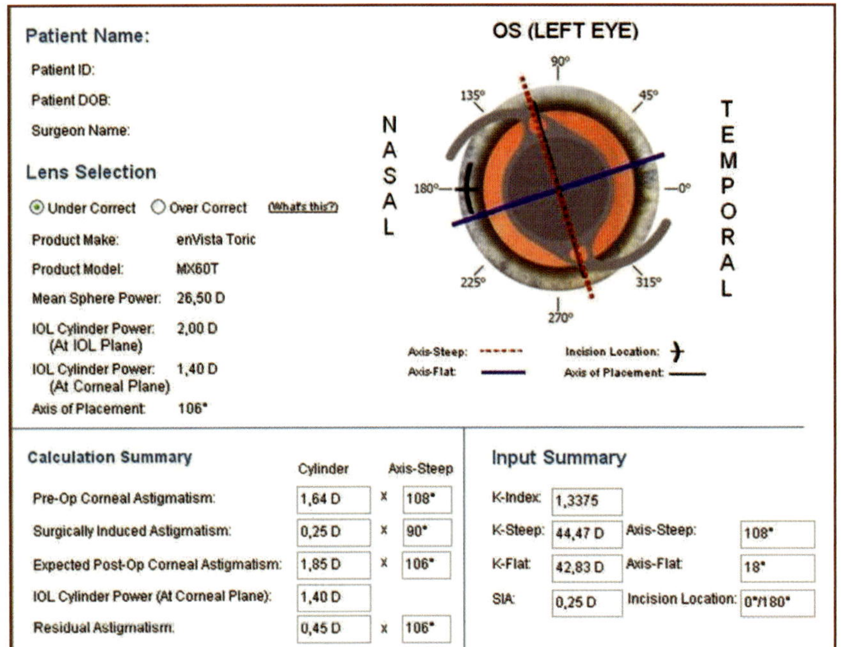

Figura 8B. Calculador. B. EnVista.

Consideraciones Especiales

1. *Consideración del Astigmatismo de la Cara Posterior*

Varios estudios señalan diferencias entre el astigmatismo refractivo y el astigmatismo de la cara anterior de la córnea, así como diferencias en el eje del mismo, lo cual implica que el astigmatismo de la cara anterior está modificado por el de la cara posterior. Koch ha encontrado que el meridiano más curvo de la cara posterior está alineado verticalmente en un 86.6% de los casos, ocasionando un astigmatismo contra la regla de -0.3D de media pero que excede -0.5 D en un 9% de los casos. [27] Los analizadores de imagen Scheimpflug permiten medir directamente el astigmatismo de la cara posterior. No obstante, se ha demostrado que los valores del astigmatismo total corneal basados en la medida directa de radios corneales anterior y posterior aplicando los índices de refracción correspondientes conducen a resultados significativamente diferentes de los obtenidos en la queratometría simulada por topógrafos o automatizada por lo que no deben introducirse en las fórmulas de cálculo y calculadores convencionales.[20] Sería deseable que los calculadores permitiesen incorporar la medida del astigmatismo de la cara posterior en los cálculos. Mientras, el cálculo del cilindro puede compensarse incrementado la potencia de cilindros contra la regla en aproximadamente 0.3 D y disminuyendo la de los cilindros a favor de la regla en 0.5D. [27]

2. *Astigmatismo Inducido por el Cirujano*

Durante la cirugía se produce un astigmatismo inducido por el cirujano que hay que incorporar a los cálculos. La magnitud y eje del mismo variarán según localización, tamaño de la incisión y otros factores, además de variar dependiendo del cirujano. Por ello es importante que cada cirujano conozca el astigmatismo que induce durante la cirugía lo cual se obtiene tras el análisis preferiblemente vectorial de una serie de sus casos.

Aunque en general el astigmatismo inducido se resta o se suma según se realice en el meridiano situado a 90° o a 180° respectivamente del corneal, lo más correcto sería el método propuesto por Alpins que introduce en los cálculos el denominado efecto de aplanación que es la magnitud del astigmatismo inducido en el eje del astigmatismo por la incisión ya que la incisión no tiene por qué localizarse en el mismo meridiano o en el perpendicular al astigmatismo corneal. [22, 23]

3. Relación Entre la Potencia del Cilindro en Lente Intraocular y en Plano Corneal

Una lente con una determinada potencia de cilindro corregirá una determinada potencia de cilindro en plano corneal. La relación entre estas dos potencias varía según la distancia entre las dos lentes (córnea y lente intraocular), y por lo tanto según la profundidad de la cámara anterior y de la potencia de la esfera.[28, 29]

En lo que al primer factor se refiere, los calculadores de las casas comerciales que suministran las lentes tratan este cálculo de diferente forma. Algunos modelos de lentes asumen una relación fija entre potencia de lente en plano corneal y potencia de lente intraocular, mientras que otras incluyen la amplitud de cámara anterior en los cálculos. Alpins ha desarrollado un programa de cálculo que incorpora esta variable, calculando la potencia del cilindro de la lente según la posición efectiva de la misma. (http://www.assort.com/ASSORT-toriccalculator.asp, accessed September 30th, 2012).

Goggin ha propuesto un método de cálculo basado en un fórmula de lente gruesa con el que encuentran una mejor predictibilidad en el cálculo[30] pero que luego ha sido criticado por otros autores.[29] Otras alternativas consisten en el uso de fórmulas de lente fina calculando la potencia esférica necesaria para corregir el eje plano y el curvo, obteniéndose al cilindro final de la lente tórica por la diferencia entre ambas.[31,32]

No obstante no hay estudios que evalúen si estos cálculos conducen a resultados más exactos que los proporcionados por los calculadores.[29]

VI. TÉCNICA QUIRÚRGICA

Corregir el astigmatismo total corneal más el inducido por nuestra incisión es el objetivo al implantar una lente tórica, por ello es necesario alinear exactamente la lente tórica en el eje adecuado (que previamente hemos calculado) y minimizar la posible rotación.

Requiere dos pasos: técnica de marcado y procedimiento quirúrgico.

A. Sistemas de Marcado

El alineamiento adecuado de las lentes tóricas es esencial ya que la falta del mismo conduce a una pérdida de la eficacia de la corrección. Por cada 10° de rotación se pierde un tercio del efecto corrector de la lente.[33]

Se han desarrollado y evaluado diversos métodos de marcado para el correcto alineamiento de lentes tóricas que podríamos dividir en dos grupos. En el primer grupo que denominamos manual es el cirujano el que marca directamente bien el eje de implante (meridiano más curvo) o más comúnmente, un eje de referencia. En el segundo grupo se incluyen aquellos en los que el eje curvo se identifica de forma digitalizada, sin intervención del cirujano, bien a partir de una huella del iris o vasos de la conjuntiva, bien a partir de aberrometría intraoperatoria.

Excepto los métodos basados en aberrometría, todos los demás requieren realizar el marcado y/o la captura de imágenes del ojo con el paciente sentado, para evitar el efecto de la ciclotorsión inducida por la posición supina del paciente o por una anestesia peribulbar. Además, la cabeza del paciente ha de estar perfectamente alineada en posición vertical.[34]

1. Sistemas de Marcado Manual

En el marcado manual suele marcarse un eje de referencia y más raramente el eje del implante **(Figuras 9A-G)**.

1.1. Eje de Referencia

En estos casos se marca un eje que sirve de referencia para luego marcar el eje de implante intraoperatoriamente mediante un marcador de ángulos tipo Méndez. Al marcar el eje de implante mediante el marcador de ángulos intraoperatoriamente, hemos de asegurarnos de que la cabeza no esté inclinada con la barbilla hacia abajo o hacia arriba. Es la denominada técnica en tres pasos que es la más empleada. El eje de referencia se puede marcar empleando la lámpara de hendidura como en el caso anterior, o alguno de los sistemas diseñados a tal fin que incluyen.[35]

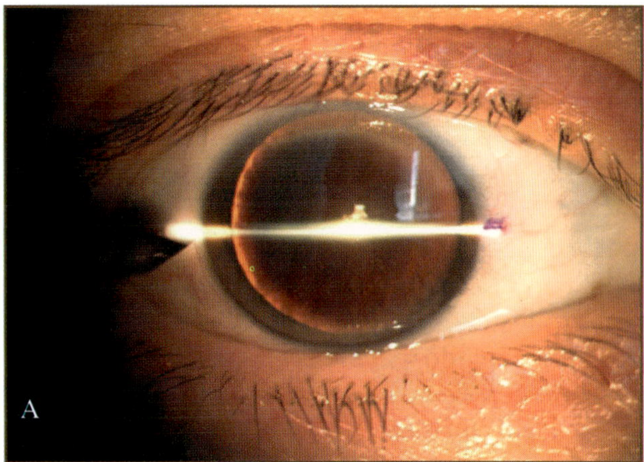

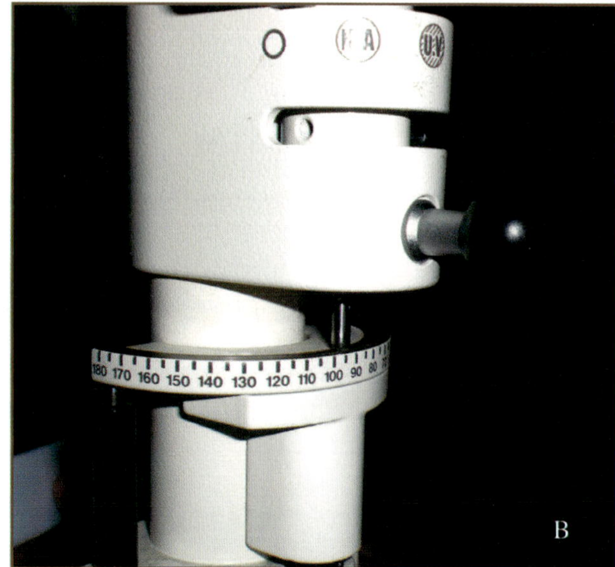

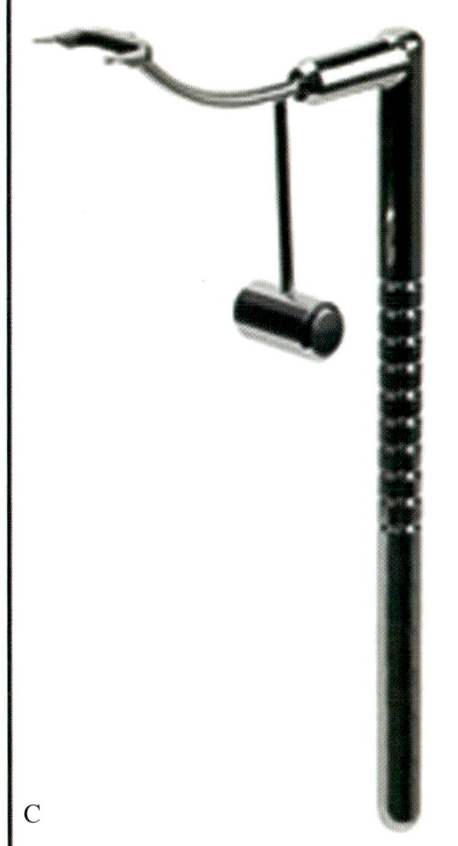

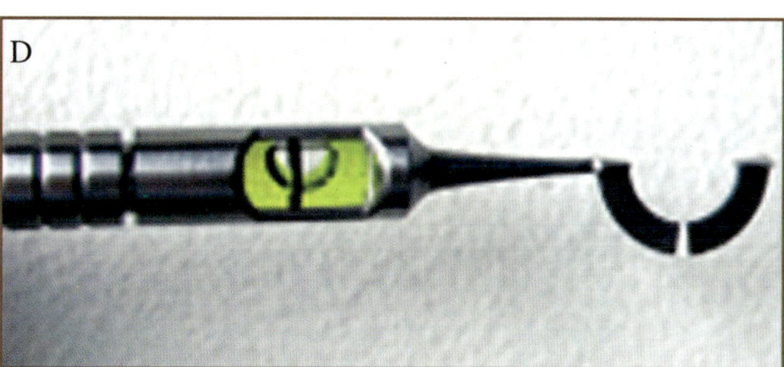

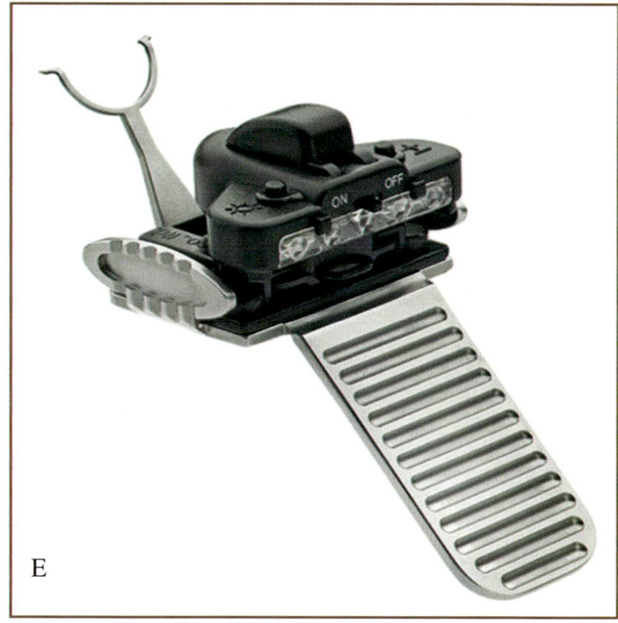

Figura 9A-E. Sistemas de marcado. A y B Marcado en lámpara de hendidura C. Marcador de péndulo D. Marcador de Nuijts/Lane con burbuja de nivel E . Marcador electrónico AXysTM.

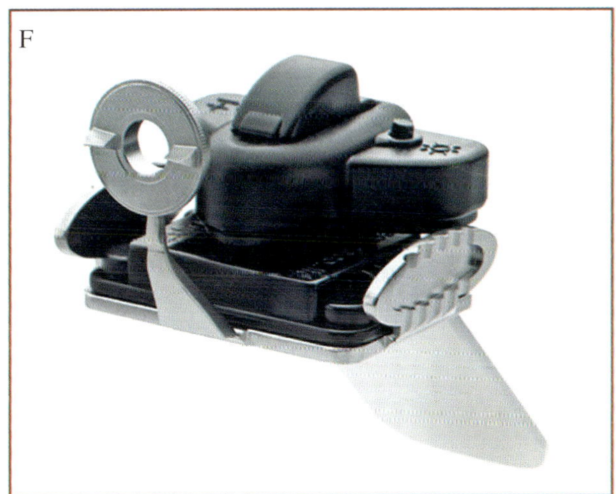

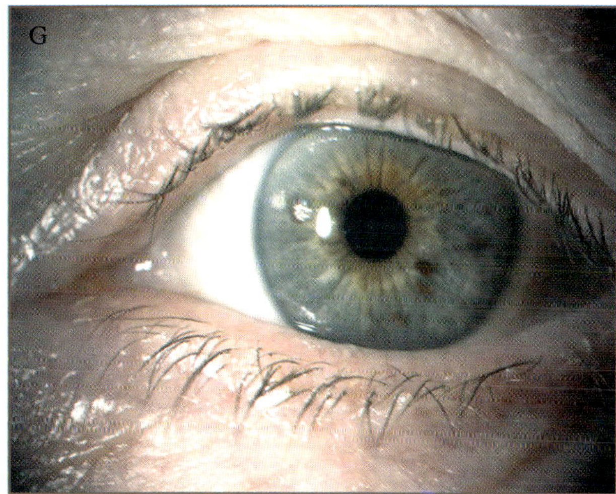

Figura 9F-G. Sistemas de marcado. F) Marcador electrónico AXysTM. G) Marcas realizadas con láser YAG en córnea.

- marcador con burbuja
- marcador con péndulo
- marcador *tonomarker*

1.2. Eje de Implante

Con el paciente sentado en la lámpara de hendidura se selecciona una inclinación de la hendidura en el rotador de ángulos coincidente con el meridiano curvo y se selecciona la amplitud de hendidura lo más estrecha posible. Se indica al paciente que mire con el otro ojo un punto lejano y se hacen dos marcas, una a cada lado del limbo en dicho meridiano.

Este método tiene la ventaja de ser un método sencillo y económico. La principal desventaja es que los marcadores de ángulos de la lámpara van de 5 en 5°, o de 10 en 10 por lo que sólo pueden realizarse marcas entre las anteriores por aproximación. Además, las marcas han de estar separadas 180°, lo cual no siempre ocurre ya que se marca primero en un lado y luego en el otro. No todas las lámparas de hendidura son adecuadas ya que no todas cuentan con el indicador del ángulo de inclinación de la hendidura y la altura de la hendidura en algunas de ellas no es mayor que el diámetro corneal lo cual hace más difícil el marcado.[36]

Recientemente se ha comercializado el marcador electrónico AXysTM (ASICO). Este marcador permite seleccionar y marcar el eje de implante y el marcador electrónico avisa con una luz verde y un sonido cuando el dispositivo tiene una alineación en el eje de 180°. Se han comunicado diferencias medias con el eje de referencia de 1.25° en comparación con 4.8° del sistema de marcador con burbuja (Kakulidis C. 2013 ESCRS Winter Meeting Warsaw).

Además, se han comercializado modelos más recientes de los marcadores diseñados inicialmente para marcado del eje de referencia, que marcan el eje de implante.

A su vez, bien en la técnica de marcado en el eje como en la del eje de referencia -si no se emplea alguno de los sistemas anteriores que usan tinta-, el marcado en la córnea puede realizarse con un rotulador, con un cuchillete, con una aguja de 30g, con YAG o más recientemente, con un sistema de marcador bipolar de campo húmedo (ThermoDot).

Las desventajas del marcado con rotulador son el escaso tiempo de permanencia del mismo así como la difusión de la tinta, ocasionando una marca, que en sí mismo puede extenderse 5°-10° **(Figura 10)**. Para que no difunda o difunda lo mínimo posible es importante aplicar el rotulador sobre el limbo seco. Una pequeña abrasión lineal corneal permanece más tiempo, facilita el alineamiento de la lente porque está en córnea

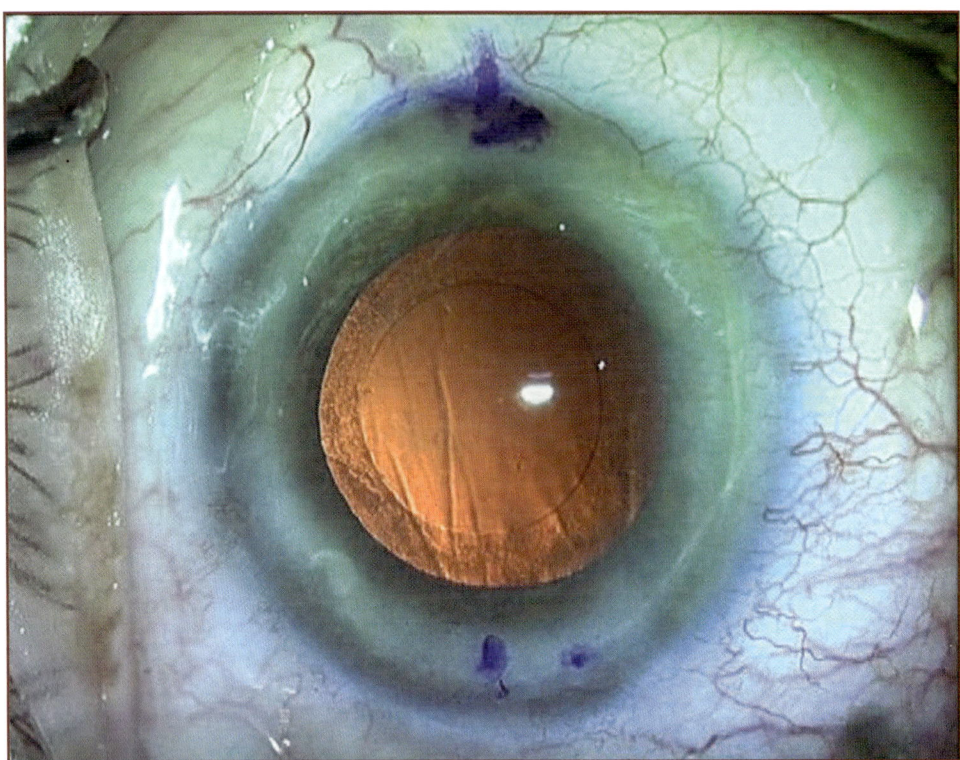

Figura 10. Las marcas de tinta realizadas con rotulador quirúrgico pueden extenderse varios grados.

y permite el control postoperatorio. Algunos autores tiñen la abrasión a su vez con tinta.[35] El ThermoDot es una pequeña marca en el limbo producida por un electrodo bipolar de campo húmedo. Permanece más tiempo que la tinta y no difunde.

En cualquiera de los casos, si las marcas no se realizan con alguno de los dispositivos que permiten el marcado simultáneo de ambas marcas a 180º pueden no estar separadas por 180º y además han de estar en la mitad de la córnea, de otra forma, habrá que alinear la lente de forma paralela a las mismas, lo cual es más complicado.

En un estudio realizado por Visser[37] el sistema de tres pasos empleando tinta condujo a un error de aproximadamente 5 grados en el alineamiento de la lente. Este error es significativo especialmente en casos en que se implantan lentes con una potencia elevada del cilindro.

Pop et al[35] evaluaron 4 métodos de marcado del astigmatismo corneal que incluían el sistema de tres pasos, el marcador con burbuja, el marcador de péndulo y el tonomarker. El sistema de péndulo mostró la menor desviación rotacional respecto al meridiano de referencia, pero el error máximo llegó a alcanzar 7.8º. No se encontró diferencia estadísticamente significativa entre el método de tres pasos en lámpara de hendidura y el marcador de péndulo; sin embargo, se detectó una diferencia estadísticamente significativa entre el marcador de péndulo y el de burbuja y entre el péndulo y el *tonomarker*. El menor desalineamiento vertical se encontró con el método de lámpara de hendidura pero no existía diferencia estadísticamente significativa en desalineamiento vertical entre los cuatro grupos.

Por todo ello, es necesario una mayor precisión en el alineamiento que probablemente mejorará con los sistemas digitalizados que se tratan a continuación.

2. Sistemas de Alineamiento Digitalizado

Hoy disponemos de nuevas tecnologías para optimizar el alineamiento de lentes tóricas. En un primer grupo se incluyen aquellas se basa en el alineamiento el meridiano tórico con marcas propias del iris o el limbo (vasos) registradas en el preoperatorio. En un segundo grupo, se encuentran las que emplean aberrometría intraoperatoria.

2.1. Primer grupo: Sistemas basados en imagen de referencia preoperatoria

El sistema introducido por Osher basado en la huella del iris.[38] En el preoperatorio se toma una imagen detallada del iris en dilatación. Un software con un transportador de ángulos se superpone sobre la fotografía de tal manera que el cirujano puede identificar los detalles iridianos que se corresponden con cada una de las marcas de grados. Una variante de este sistema es el denominado goniotrans **(Figura 11)**. Esta herramienta informática consiste en un software que emplea un transportador de ángulos virtual para referenciar la posición angular de ciertas estructuras del iris o del limbo. Se captura una imagen del ojo que se copia y pega en el programa que superpone sobre la misma un transportador de ángulos con dos hemimeridianos con marcas en pasos de 5º o de 10º.

iTrace. Este sistema aunque no se ha diseñado para marcar, puede ser empleado para ello porque obtiene una fotografía de la córnea y del limbo sobre la que se proyecta la topografía por lo que, basando en las marcas anatómicas, el cirujano puede identificar el eje del astigmatismo. Dependiendo de los modelos del equipo, se ha implementado el sistema de marcador de Zaldívar o de Osher que se basan en la misma idea, incorporando marcas de referencia en la fotografía proporcionada por el iTrace.

El *SMI SensoMotoric Instruments guidance system* (Verion, Alcon, Fort Worth, Texas) se compone de la unidad de referencia VerionTM y el marcador digital VerionTM **(Figura 12)**. La primera captura una imagen de referencia de alta resolución del ojo del paciente en la que se detectan los vasos sanguíneos, limbo, pupila y detalles del iris. La misma unidad mide la queratometría, pupilometría y otros parámetros. Incluye varias fórmulas avanzadas de cálculo y propone un plan optimizado y personalizado de incisiones y orientación de la lente. La unidad del marcador digital proyecta sobre la imagen del microscopio que está observando el cirujano el eje de orientación de la lente tórica según las referencias

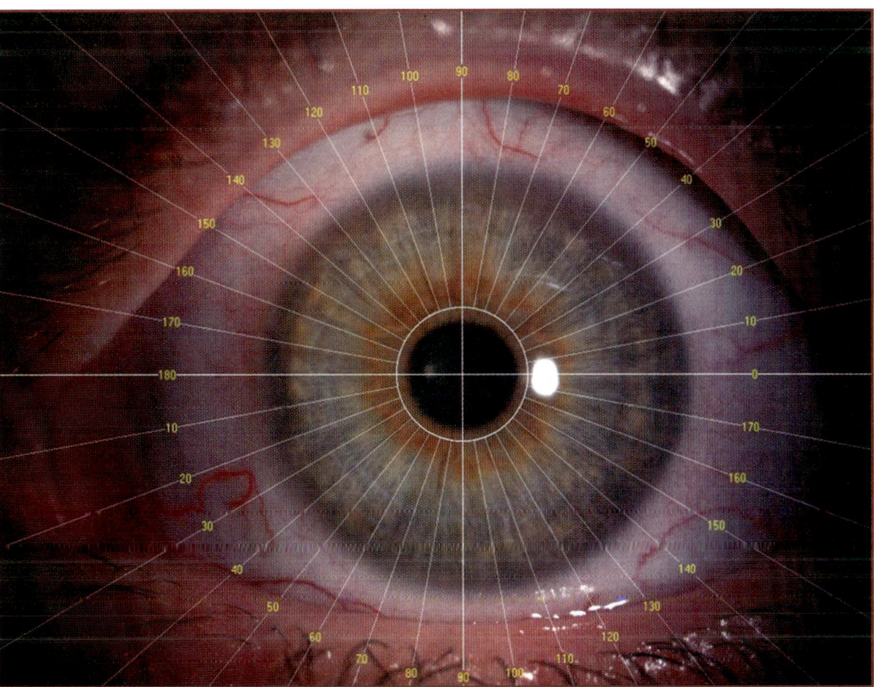

Figura 11. Goniotrans: transportador de ángulos virtual para referenciar la posición angular de ciertas estructuras del iris o del limbo.

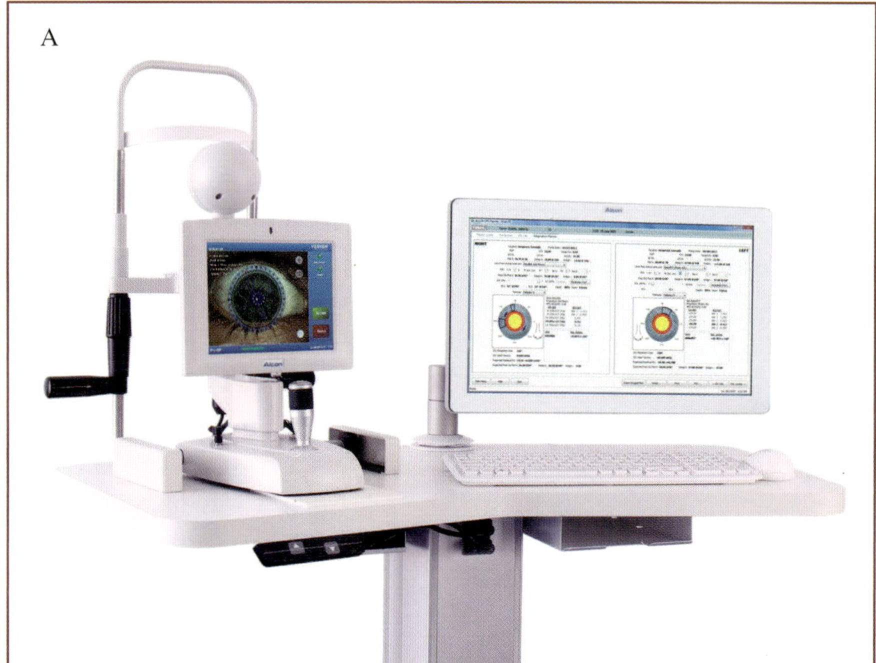

Figura 12. VERION Image Guided System. A. La unidad de referencia captura una imagen de referencia de alta resolución del ojo del paciente en la que se detectan los vasos sanguíneos, limbo, pupila y detalles del iris. La misma unidad mide la queratometría, pupilometría y otros parámetros. B. La unidad del marcador digital proyecta sobre la imagen del microscopio que está observando el cirujano el eje de orientación de la lente tórica según las referencias anatómicas tomadas en la unidad de captación, compensando la ciclotorsión y proporcionando un seguimiento activo del mismo.

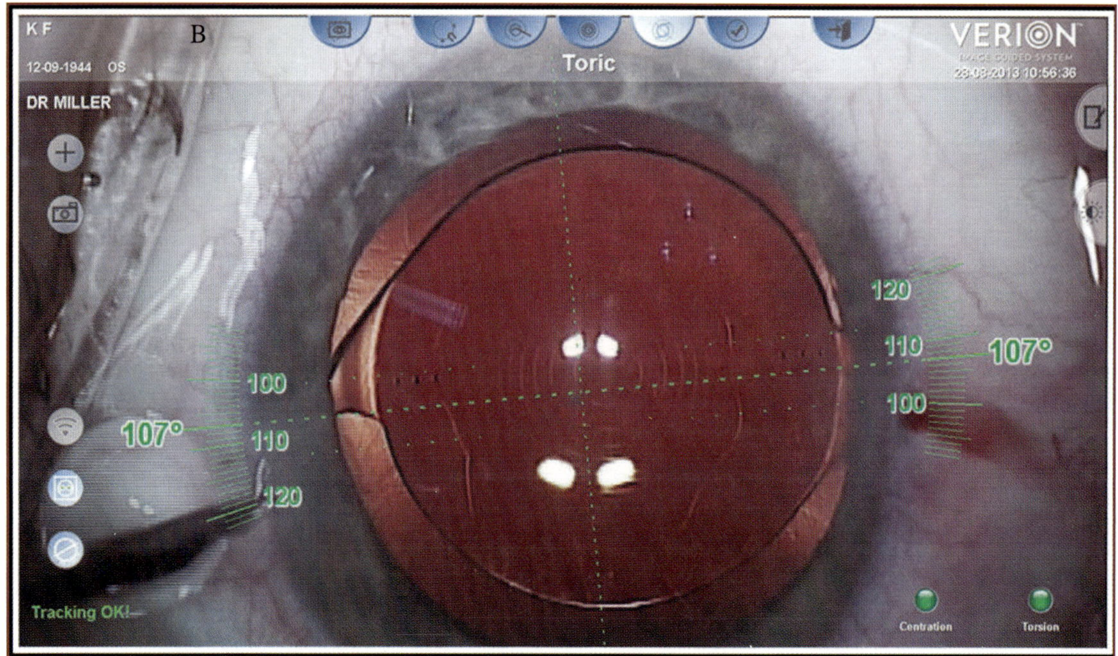

anatómicas tomadas en la unidad de captación, compensando la ciclotorsión y proporcionando un seguimiento activo del mismo. Esta unidad se puede usar con la mayoría de los microscopios y con el láser de femtosegundo Lens.SMI Surgery Guidance. (http://www.surgery guidance.com/en/product/product- overview. html http://www.surgery- guidance.com/en/ product/smi-surgery- guidance/description. html)

El Callisto Eye and Z Align proporciona una fotografía libre de rojo mostrando los vasos de la conjuntiva y el limbo, los cuales son importados a un ordenador conectado al microscopio o al sistema de láser para ayudar a refinar la posición de la lente.

El sistema TrueVision (TrueVision Systems Inc., Santa Barbara, California, USA). Es un sistema de visualización de alta definición estereoscópico que muestra el campo quirúrgico en tiempo real en un panel plano tridimensional del quirófano. Optimiza la posición de las incisiones y registra de forma automática la topografía preoperatoria y una imagen del ojo que se conectan con la imagen in vivo en tres dimensiones del ojo, proporcionando una guía y un seguimiento activo durante el alineamiento de la lente tórica. El sistema usa en el preoperatorio el topógrafo corneal LED i-Optics Cassini para obtener la queratometría, blanco-blanco y otros datos junto con una imagen del ojo. Esta imagen junto con la topografía se envía al TrueVision 3D en el quirófano que integra la información en la imagen in vivo del microscopio. Ahí un algoritmo de guía dinámica incorpora el astigmatismo inducido propio del cirujano y la ciclotorsión para optimizar la localización de la incisión y el alineamiento de la lente para obtener el mínimo astigmatismo postoperatorio. (TrueVision Systems Inc. http://www.truevisionsys.com/index.html)

En relación a los sistemas que emplean como referencia los vasos de la conjuntiva conviene tener en cuenta que las marcas han de ser visibles incluso si se produce una hemorragia subconjuntival durante un bloqueo peribulbar o si difunde suero o anestésico al espacio subconjuntival, por lo que en estos casos las referencias corneales presentan ventajas sobre las conjuntivales o límbicas.[39]

(Picture-perfect preoperative registration. EyeWorld august 2013: 34-37)

2.2. Segundo grupo: Sistemas basados en aberrometría intraoperatoria

En este segundo grupo se incluyen dos sistemas que emplean la aberrometría intraoperatoria para optimizar el alineamiento de la lente tórica. La ventaja respecto a los sistemas del primer grupo es que no requieren un estudio preoperatorio pero por ello mismo carecen de un registro preoperatorio de marcas de referencia y por ello, algunos cirujanos los usan conjuntamente con alguno de los anteriores. Otras desventajas son que varios factores pueden influir en el resultado de la aberrometría: presión del blefarostato, PIO, fluido intraocular (viscoelástico o suero). Ha de realizarse antes de la hidratación de las incisiones y requiere colaboración por parte del paciente que ha de mirar la luz. Stringham et al[40] midieron cambios significativos intraoperatorios en esfera, cilindro y eje que resultaron ser frecuentes y poco predecibles, por lo que no parece que la aberrometría intraoperatoria en el momento actual sea eficaz para el alineamiento de lentes tóricas.

Actualmente existen dos sistemas en el mercado:

Sistema ORA de aberrometría intraoperatoria (WaveTec Vision, Aliso Viejo, California) **(Figura 13)**. Este sistema ha incorporado una actualización del software que proporciona resultados más rápidos y exactos denominada VerifEye.[41]

Sistema Holos (Clarity Medical Systems, Pleasanton, California). Incorpora una tecnología diferente de medición de aberrometría más rápida por lo que proporciona una medición instantánea y continua de la misma, no sólo en el momento en que el cirujano decide realizar una adquisición. Como guía cualitativa la pantalla muestra una línea roja que señala el eje curvo y otra verde superimpuesta a la roja cuya longitud es directamente proporcional a la magnitud del astigmatismo en ese meridiano.

(How intraoperative aberrometry improves toric IOL implantation. Eyeworld USA august 2013: 38-39)

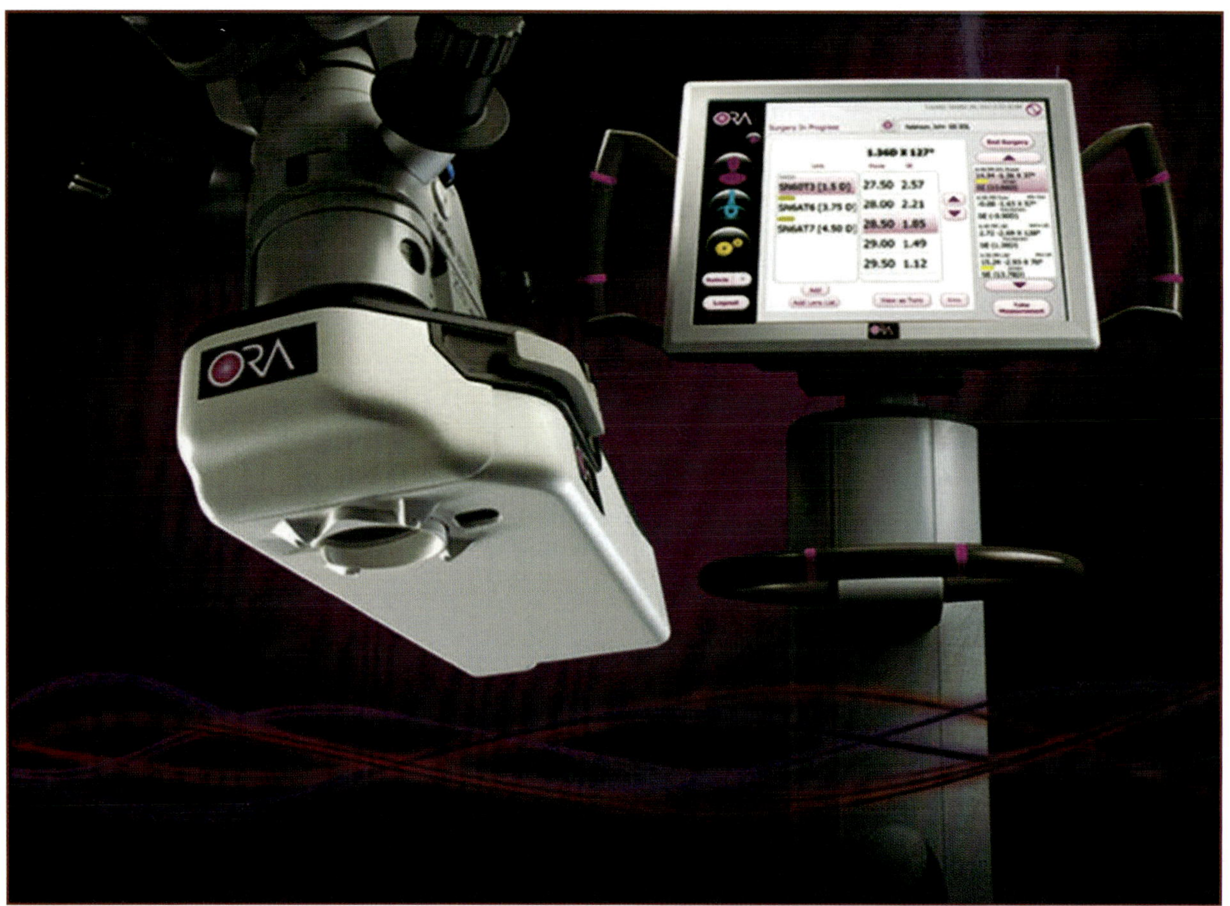

Figura 13. Sistema ORA de aberrometría intraoperatoria.

Tabla 3. Sistemas de alineamiento digitalizado

- **Sistemas basados en imagen de referencia preoperatoria**
  - Huella de iris Osher
  - iTrace
  - Verion
  - Callisto Eye and Z Align
  - TrueVision
- **Sistemas basados en aberrometría intraoperatoria**
  - ORA
  - Holos

B. Procedimiento Quirúrgico

Una vez marcado el eje de referencia con alguno de los métodos descritos empezamos la cirugía marcando el eje de alineamiento utilizando un anillo de grados de Méndez.

Realizamos la facoemulsificación a través de la incisión del tamaño y localización que introducimos para calcular la lente tórica (nosotros de 2,2 mm anchura, 1,8 mm longitud y en el meridiano temporal).

Para que la estabilidad de la lente sea mayor es aconsejable realizar una rexis centrada de ± 5,25mm, de manera que aseguramos la fusión de la cápsula anterior a la óptica en los 360° y así minimizar la rotación.

Una vez realizada la facoemulsificación y la I/A de masas, se rellena el saco capsular con un viscoelástico cohesivo que es fácil de eliminar (no nos gusta realizarlo bajo irrigación) e implantamos la lente tórica adecuada en el saco capsular. No consideramos necesario implantar anillo de forma rutinaria.

A continuación, como primera medida, rotamos la lente (siempre según las agujas del reloj) hasta situarla ± a 10° del eje de alineamiento, momento en el que aspiramos todo el viscoelástico de debajo de la lente y de cámara anterior. Finalmente rotamos la lente los ± 10° restantes hasta situar las marcas de la lente tórica exactamente en el eje establecido. Esta maniobra la hacemos con la espátula, desde la paracentesis, a la vez que mantenemos la cámara con la irrigación del I/A.
Es importante al hidratar la incisión y la paracentesis no presurizar demasiado el ojo y evitar picos tensionales que son uno de los factores de riesgo de la rotación de la lente en el postoperatorio inmediato **(Figura 14)**.[42]

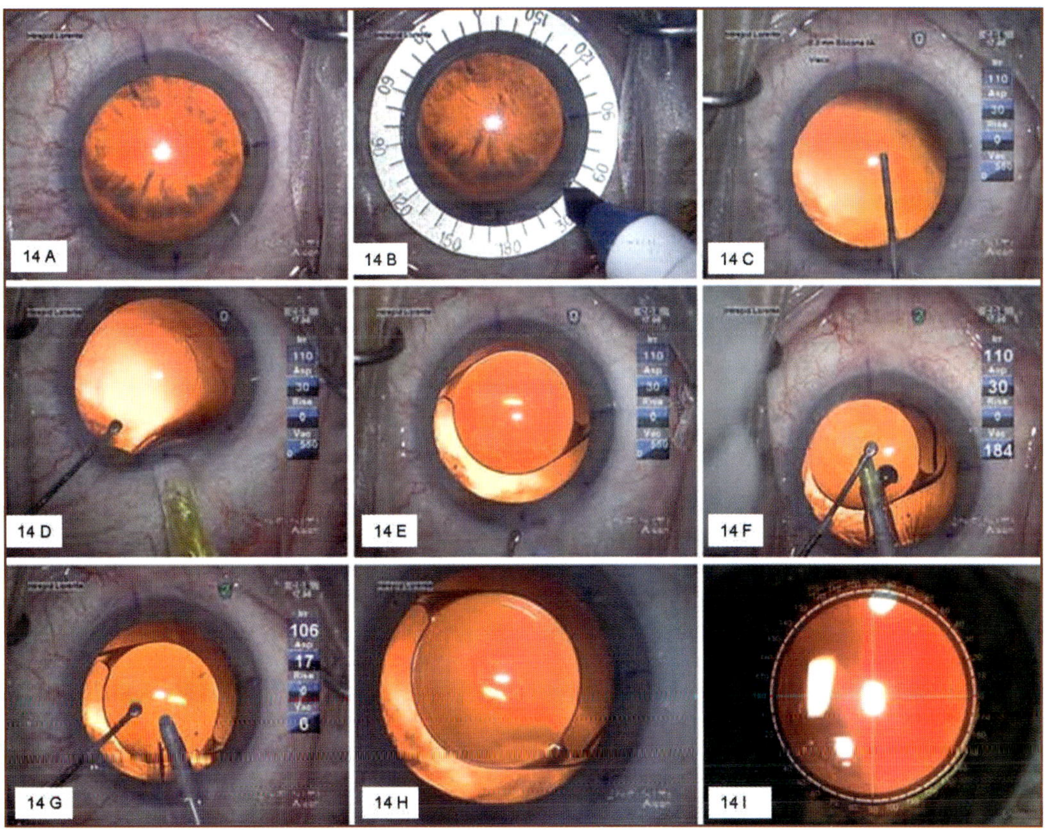

Figura 14. A. Marcas prequirúrgicos en los ejes 0, 180 y 270°. B. Con el marcador de Méndez marcamos el eje más curvo. C. Inyección de viscoelástico cohesivo. D. Inyección de la lente AcrySof tórica. E. Alineación grosera de la lente. F. Aspiración de viscoelástico de debajo de la lente. G. Lente alineada con la ayuda de la espátula y la punta de I/A. H. Lente alineada

VII. EVALUACIÓN RESULTADOS LENTES TÓRICAS

La eficacia de la corrección del astigmatismo en cirugía de cristalino mediante el implante de lentes tóricas ha sido demostrada en numerosos estudios con diferentes modelos de lentes.[11]

Los resultados se han evaluado en la mayor parte de los estudios mediante el cambio inducido en la magnitud del astigmatismo. No obstante, el astigmatismo es una variable que tiene dos componentes, magnitud y eje. No puede analizarse sin tener en cuenta su eje. Se trata por tanto de una variable vectorial cuyos cambios deberían ser evaluados mediante análisis vectorial. Existen dos tipos de análisis vectorial que se han aplicado a la evaluación de los cambios del astigmatismo: el análisis de Alpins y Goggin[23, 43] y el de Thibos y Horner.[44]

Son pocos los estudios que han incorporado este tipo de análisis a las lentes tóricas. Cinco estudios evaluaron mediante análisis de Alpins and Goggin las lentes tóricas Acrysof,[45-47] la Acri. Comfort[48] y la lente bag-in-the-lens.[49] El análisis de Thibos y Horner se ha empleado en la valoración de la eficacia de la AT Torbi709 M[50] y de la AcrySof.[51]

Un análisis exacto de la posición de la lente tórica es crucial para evaluar los resultados después de la cirugía. Debemos evaluar la posición de la lente al día siguiente y a los 7 días que es cuando se produce la rotación. Normalmente no se ven las marcas del eje por lo que tenemos que dilatar al paciente. En la lámpara de hendidura solo podemos hacer una evaluación subjetiva, sirviéndonos de ayuda los grados de inclinación del haz de la luz de la misma.

Nguyen[52] describe un método que consiste en la obtención de la imagen de la lente mediante fotografía con retroiluminación en lámpara de hendidura y determinación asistida por ordenador de la posición del eje de la misma, así como la superposición de esa imagen sobre los mapas corneales preoperatorios y postoperatorios. Estos mapas son realizados mediante videoqueratoscopia computarizada. En el preoperatorio nos permite determinar el eje y la potencia del astigmatismo corneal que debemos corregir[53-56] y en el postoperatorio la relación del alineamiento de la lente con el eje corneal postquirúrgico.

Se trata por tanto de un método rápido y preciso para tener una interpretación exacta de la orientación del eje de la lente y una prueba para guiarnos en la recolocación si ésta fuera precisa. Con la videoqueratoscopia postoperatoria es posible analizar los cambios quirúrgicos en el astigmatismo corneal y su efecto sobre la eficacia de la lente.

Potenciales errores que se pueden producir durante la realización de estas pruebas son:
— La inclinación o la rotación de la cabeza durante la realización de la fotografía o la videoqueratoscopia.
— El parpadeo de los pacientes cuando los fotografiamos pueden desencadenar el fenómeno de Bell, el cual tiene un componente de torsión. [57]

Como curiosidad Gills propone una simple y eficaz fórmula para evaluar la rotación de la lente, consiste en medirla según la pérdida del efecto corrector teniendo en cuenta que la lente pierde 1/3 de dicho efecto por cada 10º. Si una lente que debe corregir 1.5 D solo corrige 0.75 la rotación ha sido de 15º (50% de su valor),[58] sin olvidar que temporalmente el astigmatismo puede ser inducido por la incisión.

Viestenz[59] realiza un estudio para evaluar la reproductibilidad de la posición de los ojos (estabilidad rotacional) en las fotografías estándar de fondo de ojo y encuentra que la fotografía con retroiluminación estándar tiene un error de reproductibilidad de 2,3º. Esto puede influir en una inadecuada medida de la posición de la lente como resultado de la autorotación del ojo. La pseudorotación del ojo puede ser minimizada mediante la meticulosa colocación de la cabeza del paciente, así como la fotografía digital y las técnicas de máscaras.

Weinand[60] describe un método sencillo para eliminar los errores derivados de la rotación ocular. Realiza dos fotografías una extraída del la película al final de la cirugía y otra en la consulta a los 6 meses con una cámara digital de fondo de ojo. Las imágenes son evaluadas mediante el programa Adobe Photoshop de la siguiente manera:

— Las referencias se toman usando dos detalles fácilmente identificables en el área esclero-conjuntival. Y la fotografía es rotada hasta que la referencias queden horizontales 0°.
— Las marcas de la lente son identificadas y unidas por una línea.
— La intersección de ambas líneas forma un ángulo que llamaremos $\alpha 1$ para la fotografía quirúrgica, y $\alpha 2$ para la postquirúrgica.

La diferencia entre ambos es el ángulo de rotación verdadero de la lente. Weinand de 40 ojos que analizó tuvo que rechazar 23,5 por mala dilatación, y 18 por mala calidad de las fotografías obtenidas de la cirugía. Por lo que si no se tiene especial cuidado en la grabación quirúrgica, no es un método, en mi opinión válido, Con el problema añadido de que no es tan fácil encontrar detalles llamativos esclero-conjuntivales en todos los pacientes.

Nosotros utilizamos fotografía con retroiluminación en lámpara de hendidura, y tratamiento de las imágenes con el programa Adobe Photoshop, superponemos una máscara con los grados marcados en los diferentes ejes, y para así conocer la posición de la lente **(Figura 15)**. Ponemos previamente una gota de anestésico tópico para facilitar la colaboración del paciente, es muy importante que este cómodamente sentado, y tener especial cuidado en la colocación de la cabeza. Es un método que tiene también su margen de error pero es más sencillo de realizar. Es de destacar que en nuestros pacientes, la posición de la lente se repite en las diferentes sesiones de fotos de las revisiones, con un margen de diferencia de 1 ó 2°. Respecto al presentado por Weinand en muchos pacientes la calidad de las fotografías al final de la cirugía no era la adecuada para utilizarlo.[61]

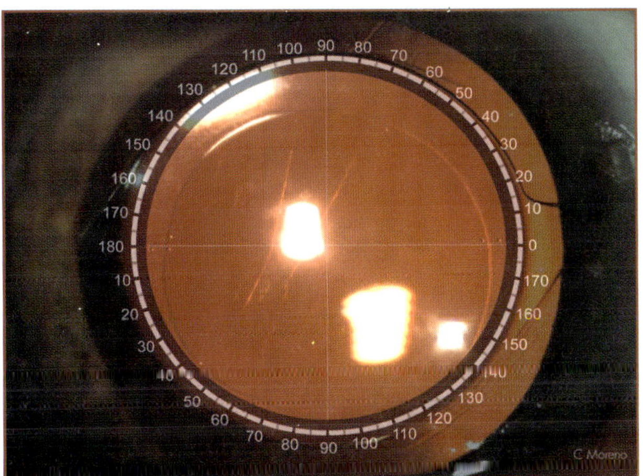

Figura 15. Evaluación de la posición de la lente utilizando el programa Adobe Photoshop, superposición de máscara con los grados.

VIII. CASOS ESPECIALES

Consideramos casos especiales a aquellos en los que existe un astigmatismo elevado, astigmatismo irregular, posibilidad de que se produzcan cambios en el eje o magnitud del astigmatismo a lo largo del tiempo o posibilidad de que se altere el alineamiento de la lente intraocular tórica en el postoperatorio. En algunos casos, pueden darse una combinación de los tres supuestos anteriores. Así mismo, también incluimos en este apartado de casos especiales la corrección de astigmatismo elevados, el implante de lentes multifocales tóricas y las lentes aditivas tóricas para implante en sulcus.

A. Astigmatismos Altos

Consideramos astigmatismos altos aquellos con un rango igual o superior a 3 dioptrías en plano corneal, en algún trabajo se considera a partir de 2,50. Pacientes que van a ser intervenidos de catarata con astigmatismo mayor de 3 D suponen un 1,5% y mayor de 4 D un 0,38%.[2] Actualmente disponemos de lentes tóricas que pueden corregir estos rangos con modelos estandarizados como AcrySof de la casa Alcon y EnVista tórica de Bausch & Lomb con rangos hasta 4 D en plano corneal, que cubriría algo más de 99% de pacientes.[2]

Las casas Human Optics, Zeiss y Rayner realizan por encargo lentes tóricas hasta 12 dioptrías, por lo que se podría corregir el astigmatismo de cualquier paciente intraocularmente.

Aspectos que debemos valorar:

- Asociación de alteraciones oculares: hasta en un 21% de pacientes[18] se encuentra algún tipo de alteración, siendo las más frecuentes cierto grado de ambliopía bien anisométrica o relacionada con el propio astigmatismo hecho refrendado en otros trabajos de Hanvey y Dovson[62,63,] que pudiera disminuir las expectativas visuales del paciente.

- Estudio topográfico corneal para descartar astigmatismos irregulares.

En cuanto a la magnitud y eje del astigmatismo utilizaremos los mismos métodos que en astigmatismos bajos, aunque en nuestra opinión hay una mayor concordancia entre distintos métodos lo que nos aporta una mayor seguridad.

No se ha observado una mayor rotación en estas lentes que los rangos más bajos por lo que podemos decir que tienen una gran estabilidad dentro del saco capsular. [46,64-67]

Si analizamos los resultados vemos que son francamente buenos; Gerten corrige hasta 6 D (Human Optics) y obtiene una refracción cilíndrica media postquirúrgica de 0,33.[64] Alió[65] en astigmatismos mayores de 3,73 con la lente Acri-Confort deja un residual de -0,45 y Visser con la Acrysof en astigmáticos > de 2,50 un residual de 0,75.[46]

En cuanto al índice de potencia visual (índice de efectividad respecto a la máxima agudeza visual con corrección del paciente) es lógico pensar que sea algo menor: Visser[46] alcanza un 0,76 frente a un 0,83 que obtiene en astigmatismos bajos. Por este motivo obtiene un 83% de pacientes con una agudeza visual sin corrección (UDVA) DE 20/40, comparable con resultados de estudios con rango inferior, pero sólo un 5% tenían una UDVA de 20/20 comparada con el 41 y 60% de otros estudios. Estos resultados nos indican que +/- hasta 5 D en planto corneal visual es bueno. Aunque, lógicamente algo menor a medida que aumenta la toricidad.

B. Astigmatismo Irregular

El astigmatismo irregular se considera generalmente una contraindicación para el implante de lentes tóricas **(Figura 16)**. El cirujano ha de tener en cuenta que la lente tórica sólo corrige el astigmatismo que se puede corregir mediante gafas. Los pacientes con gran diferencia de visión entre la visión con gafas y con lentes de contacto semirrígidas no son pues, buenos candidatos para el implante de lentes tóricas. No obstante, casos

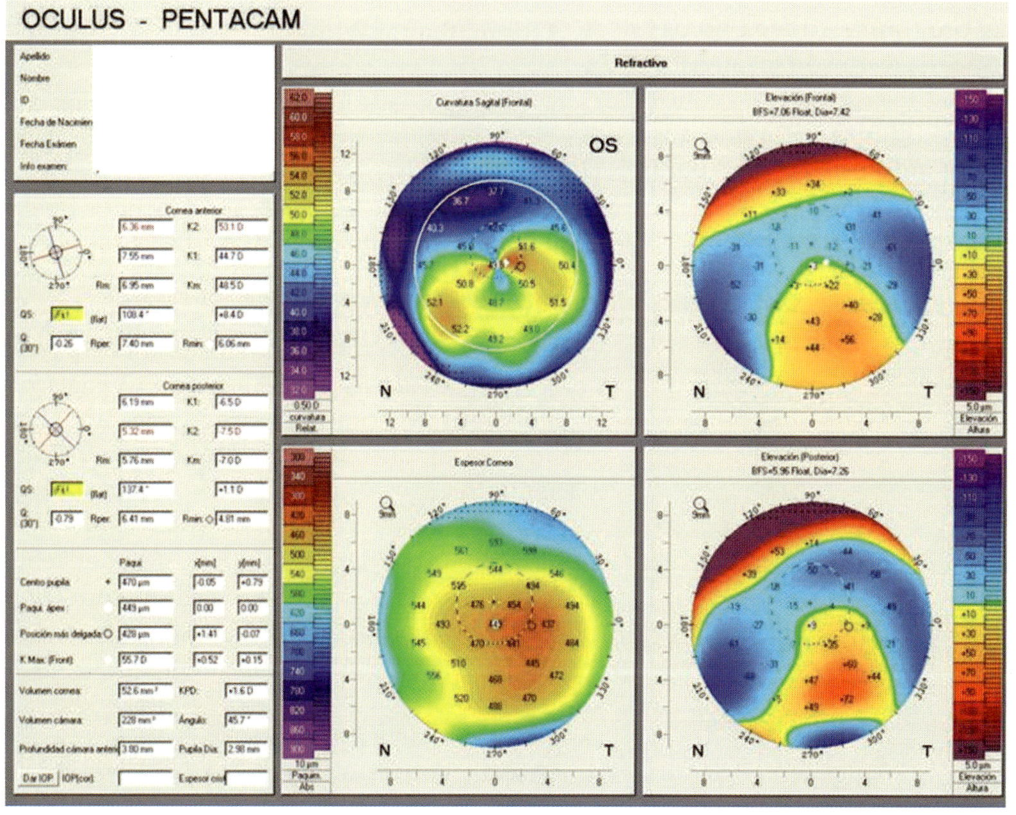

Figura 16. Astigmatismo irregular en degeneración pelúcida.

de astigmatismo irregular mínima o moderadamente irregulares con visión aceptable con gafa pueden ser candidatos al implante con buenos resultados. Entre ellos incluimos queratoconos leves o sospechas de queratocono, ciertos casos de degeneración pelúcida y queratoplastia lamelar o penetrante.

En lo que se refiere a la estabilidad del astigmatismo, es razonable evitar el implante de lentes tóricas en casos en los que sea probable un cambio futuro en el astigmatismo, como puede darse en cualquiera de las situaciones mencionadas anteriormente.

La literatura muestra buenos resultados en casos de queratocono y pelúcida pero los estudios publicados sobre el tema son escasos. En queratoconos leves y estables con buena visión con gafa el procedimiento se ha llevado a cabo tanto en casos de catarata[68] como de lensectomía refractiva.[69] En estos últimos es más fácil evaluar la agudeza visual potencial ya que no presentan opacidad del cristalino. En los primeros hay que tener en cuenta topografía, aberrometría y la historia previa del paciente con el fin de analizar el resultado visual. En pacientes con catarata, por la edad en general avanzada, no es probable la progresión del queratocono y por lo tanto el cambio del astigmatismo pero la posible progresión sí ha de valorarse e informar al paciente en casos de lensectomía refractiva en pacientes más jóvenes.

Sólo se han implantado lentes tóricas en dos casos de degeneración marginal pelúcida con excelentes resultados. En uno de ellos con una lente tórica personalizada por el elevado astigmatismo.[69,70] La cirugía debe reservarse para casos en los que no sea posible la cirugía corneal, en los que exista constancia de estabilidad y en los que se informe al paciente del posible cambio en el futuro. Una buena alternativa sería el implante de una lente sin toricidad en saco y un implante de lente tórica en sulcus que podría retirarse en el futuro si fuese necesario.

C. Queratoplastia

El error refractivo postoperatorio, en particular el astigmatismo, es el factor aislado más importante que contribuye a una baja agudeza visual tras la queratoplastia lamelar anterior profunda o penetrante.[71]

La corrección del astigmatismo postqueratoplastia es diferente según existan suturas o no. Mientras haya suturas el astigmatismo se controla mediante la retirada progresiva de las mismas. Si el astigmatismo es menor de 3D se puede corregir con gafas y algunos astigmatismos más elevados con lentes de contacto. Si el paciente no es candidato a corrección con gafas o lentes de contacto pueden considerarse opciones quirúrgicas. Antes de considerar cualquiera de las opciones quirúrgicas es precisa la retirada de todas las suturas.[72]

No es el motivo de este apartado considerar las indicaciones detalladas de cada una de ellas, pero cabe señalar que el procedimiento de corrección con lentes intraoculares se reserva en general para casos en los que no es posible la corrección mediante algunas de las cirugías que actúan sobre la cornea. La razón principal es que si hubiese que repetir la queratoplastia o se producen cambios en el astigmatismo a largo plazo (generalmente en queratoconos), en el futuro podemos encontrarnos con un astigmatismo diferente al que corrige la lente. Esta posibilidad tampoco es la misma en todos los pacientes; depende de factores presentes de riesgo de rechazo, recuento endotelial del injerto, edad del paciente, etc. por lo que la decisión ha de tomarse de forma individualizada. Lo mismo ocurre en pacientes que aunque no tengan una queratoplastia en el momento de la cirugía pueden ser candidatos a tenerla en el futuro, tales como los pacientes con distrofia de Fuchs, aunque la tendencia generalizada es la realización de queratoplastia endotelial que, en caso de la DMEK sobretodo, no modifican o apenas lo hacen, el astigmatismo.

En caso de decidir implantar una lente tórica en una queratoplastia es importante valorar si el astigmatismo es lo suficientemente regular para obtener algún beneficio. En segundo lugar, a la hora de calcular la lente, el astigmatismo inducido es menos predecible en caso de queratoplastia. No obstante en estos casos el objetivo es reducir el astigmatismo de tal manera que se pueda corregir con gafa, por lo que un astigmatismo residual no se considera un mal resultado.

Otra opción que se ha propuesto en casos de riesgo de cambio de astigmatismo a lo largo del tiempo es un *piggy back* primario con el implante de una lente monofocal sin toricidad en saco para corregir el defecto esférico y una lente *add-on* en sulcus para corregir el cilindro, de tal forma que ésta última podría retirarse si en el futuro cambia el astigmatismo.[70]

En DSAEK no se induce tanto astigmatismo como en una queratoplastia penetrante o en una DALK pero en caso de realizarse una cirugía de catarata conjuntamente con una DSAEK, el astigmatismo inducido por la incisión ha de tenerse en cuenta ya que la incisión habitual es de 4 mm. Se ha publicado un caso de implante de lente tórica en una cirugía de triple procedimiento combinada con DSAEK en un fracaso endotelial de un injerto previo con astigmatismo elevado con buen resultado.[73]

En DMEK apenas se producen cambios refractivos por lo que se podría considerar el implante de una lente tórica. No obstante, no existen estudios actualmente sobre esta combinación.

Así pues, en pacientes con queratoplastia sin suturas con astigmatismo regular o irregular de bajo grado, estables, con escasas posibilidades de fracaso o rechazo del injerto puede considerarse el implante de una lente tórica si se descartan otros métodos de corrección del astigmatismo a nivel corneal que sería lo ideal.

D. Debilidad Zonular

Las lentes tóricas requieren un alineamiento correcto para un resultado visual óptimo. Por ello, aquellas situaciones en las que no es posible asegurar tal posición a la larga no son óptimas para el implante de una lente tórica. La debilidad zonular traumática o secundaria a ciertas patologías oculares como la pseudoexfoliación puede ser una contraindicación. No obstante, no todos los casos de pseudoexfoliación son igual de graves y creemos que estas lentes son una opción en el supuesto de pseudoexfoliación leve con buena dilatación. En tal caso es recomendable elegir de entre las lentes tóricas aquellas de hápticos de diseño en C, material acrílico hidrofóbico que minimiza la contracción capsular a la que estos pacientes están predispuestos. En caso de diálisis zonular traumática, el resto de la zónula no alterada está sana y si conseguimos estabilizar el saco capsular con un anillo de tensión capsular estándar o modificado, creemos que puede implantarse una lente tórica.

E. Lentes Multifocales Tóricas

Las lentes multifocales inducen una ligera disminución de sensibilidad al contraste. Ello hace que el rendimiento visual y la satisfacción del paciente sean muy sensibles a cualquier otra alteración ocular que merme la agudeza visual. El astigmatismo postoperatorio en pacientes con lentes multifocales ocasiona disminución de la agudeza visual sin corrección, insatisfacción del paciente y es causa frecuente de retratamientos mediante cirugía corneal con láser.[74,75]

Hayashi et al[76] evaluaron la influencia del astigmatismo en el resultado de implante de lentes multifocales. En su estudio, simularon astigmatismo añadiendo lentes cilíndricas en pacientes intervenidos con una lente multifocal difractiva de adición +3, +4 y una lente monofocal. La agudeza visual a todas las distancias disminuyó en proporción al grado de astigmatismo añadido en los ojos con lente multifocal, pero de forma significativamente mayor que con la lente monofocal en visión lejana con astigmatismos de -1.5 D o mayores. Con astigmatismos de 1 D o mayores no se alcanzaban agudezas visuales útiles con lentes multifocales definidas como 20/40 en visión lejana y próxima. Por lo tanto, en particular, el astigmatismo de más de 1D en el caso de lentes multifocales debe ser corregido para obtener el mejor resultado visual posible. Las alternativas posibles incluyen incisiones pareadas, límbicas, cirugía refractiva corneal con láser y lentes multifocales tóricas. Se ha demostrado que la corrección del astigmatismo con una lente tórica es más predecible que la cirugía incisional,[77] en especial para niveles elevados de astigmatismo.[78] La cirugía corneal con láser es otra opción pero implica someter al paciente a otro procedimiento, es más costosa, no todos los cirujanos disponen de ella y tiene el inconveniente añadido de posibles alteraciones de superficie ocular inducidas por la misma. Por ello, las lentes tóricas multifocales son una alternativa prometedora, aunque los estudios son escasos hasta el momento. Existen cinco modelos de lentes multifocales tóricas en el mercado actualmente: ReSTOR tórica, Acri.Lisa, Rayner, Lentis M plus y Tecnis. La más estudiada es la Acri.Lisa que es la que lleva más tiempo en el mercado[79, 80] y recientemente se han publicado estudios sobre la Restor Tórica [81] y la Lentis M Plus.[82] No se han publicado estudios sobre la M flex de Rayner ni Tecnis. La ReSTOR y la AcriLisa tienen una óptica difractiva mientras que la M plus cuenta con un diseño de óptica rotacional asimétrica y la lente de Rayner es refractiva.

En estos casos la selección del paciente es crucial. El paciente espera no utilizar gafas ni de lejos ni de cerca y cuando existen astigmatismos medios-elevados es más difícil de corregir por lo que debemos darles unas expectativas reales, existiendo más posibilidad de tener que corregir un defecto residual. Debemos excluir todo paciente que no tenga una agudeza visual potencialmente buena: ambliopías, patologías corneales, maculopatías, glaucoma avanzado, uveítis, etc. Por ello, aconsejamos realizar una OCT y estudio endotelial de forma rutinaria en estos casos. Aunque seamos más exigentes, en estos pacientes, la toricidad en las lentes multifocales ha supuesto un importante avance para corregir la emetropía, indispensable en esta cirugía.

Los resultados de los estudios realizados con lentes tóricas multifocales muestran excelentes resultados refractivos y visuales con alta satisfacción del paciente. [79-82] **(Tabla 4, Figura 17).**

Tabla 4. Lentes Multifocales Tóricas

Lente Tórica	Material	Diseño	Diámetro (mm)	Tecnología Multifocal	Adición (D)	Asfericidad	Potencia esfera	Potencia Cilindro	Tamaño Incisión
Acrysof IQ Restor toric (Alcon)	Acrílico hidrofóbico	Hápticos en C	13	Difractiva + Refractiva	+3 +2.5	-0.10 -0.20	+6 a +30	1 a 3.75 (pasos 0.5 a 0.75)	2.2
Acri.Lisa Toric (Carl Zeiss Meditec)	Acrílico hidrofílico superficie hidrófoba	Plato	11	Difractiva	Trifocal	-0.18	6 a + 24	1 a 12 (pasos de 0.5)	1.8
M-flex T (Rayner)	Acrílico hidrofílico superficio hidrófoba	Hápticos en C	12/12.5	Refractiva	+3 ó +4	Asférica neutra	-14 a +32	1 a 6 (pasos de 0.5)	<2
Tecnis (Advance Medical Optics)	Acrílico hidrofóbico	Hápticos en C	13	Difractiva	+4	-0.27	+0.5 a +34	+1.5 a +4 pasos 0.75-1	
Lentis Mplus toric Oculentis)	Acrílico hidrofílico superficio hidrófoba	Plato	11	Segmento refractivo en sector	+3	Asférica neutra	0 a 36	0.25 a 12 (pasos) de 0.75 a 0.1*)	2.6

*personalizada

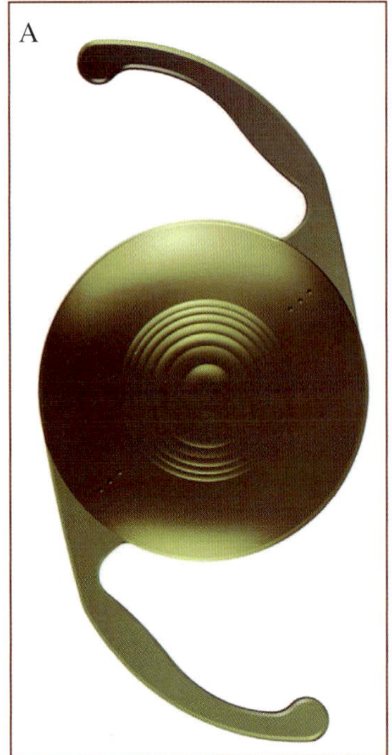

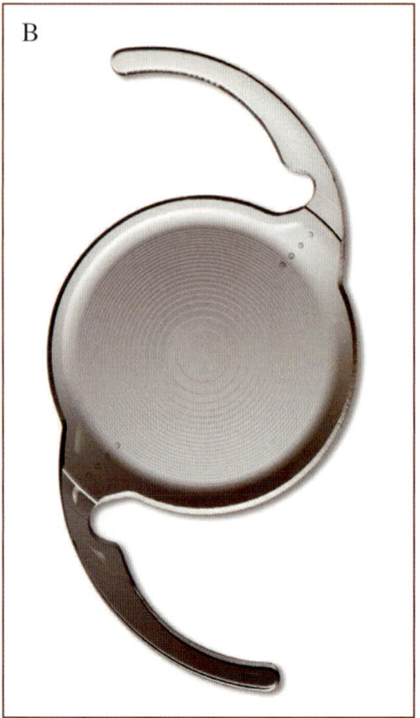

Figura 17. Lente multifocales tóricas. A. ReSTOR tórica, B. Tecnis multifocal tórica

F. Lentes Tóricas Adicionales Para Sulcus

Las denominadas lentes adicionales son una nueva clase de lentes premium. Permiten la corrección de un defecto refractivo residual tras cirugía de catarata o cirugía refractiva mediante su implante en sulcus y constituyen una buena alternativa en casos de cambios de refracción dinámica porque pueden explantarse con facilidad.

Existen tres tipos de estas lentes: Sulcoflex (Rayner Intraocular Lenses Ltd.), Add-on (Dr Schmidt Intraocularlinsen GmbH) **(Figura 18)** y AddOn® (1stQ functional Mannheim Alemania).

Son lentes diseñadas para su implante en sulcus de diámetro grande, forma convexo-cóncava para evitar el contacto con la lente del saco y hápticos ondulados (los dos primeros modelos) o diseño en plato. El material es silicona o acrílico hidrofílico para mejor biocompatibilidad en esta situación.

Las publicaciones son escasas[83-86] pero han mostrado su eficacia y seguridad para la corrección de defectos refractivos residuales tras implante de lentes en saco. Su implante está contraindicado en casos de pseudoexfoliación o glaucoma sobre todo por síndrome de dispersión de pigmento.

El *piggy back* puede realizarse de forma primaria o secundaria. El primario puede tener ventajas en casos de refracción dinámica tales como las queratoplastias. El secundario se emplea en ojos que ya están intervenidos y tienen una lente en saco y en los que es necesario corregir un defecto refractivo en su segundo procedimiento, bien sea defecto esférico o tórico residual o presbicia.

IX. COMPLICACIONES

-Mal alineamiento de la lente. Es crucial para la eficacia de la lente tórica que está situada en el eje propuesto de alineamiento ya que por cada grado perdemos un 3% de eficacia en la corrección del astigmatismo.[89]

Puede producirse por dos factores: alineamiento inadecuado de la lente durante la cirugía o por una rotación postquirúrgica. Todo el proceso de marcado de la lente (3 pasos) puede ocasionar un error de hasta 5°[11], luego no debe extrañarnos que al día siguiente la lente no esté situada

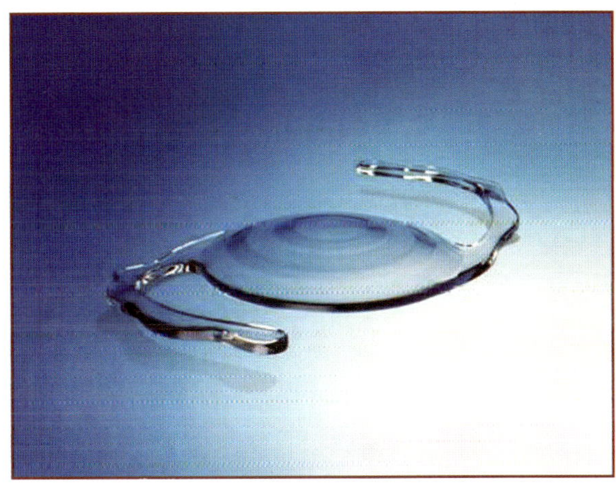

Figura 18. Lente tórica adicional para sulcus, Sulcoflex.

exactamente en el eje que queríamos corregir. Con los nuevos métodos de captación (Verion, etc.) estos errores tienden a minimizarse.

En cuanto a la rotación en el saco capsular, principal problema hace años, en la mayoría de las lentes actuales puede considerarse muy estable. En estudios realizados con la lente AcrySof se reparten entre 1 y 5° de rotación a los 6 meses[8,42,46,88,] con la T-Flex entre 1 y 4°[89,90] y con la Acri-Confort 2°[48] por lo que podemos considerar los últimos modelos de lentes tóricas como muy estables.

Sin embargo es importante conocer los factores de riesgo que influyen en la rotación:

- **Relación longitud lente-tamaño del saco capsular.** Es el factor más importante. Cuanto mayor sea la longitud de la lente menos posibilidades de rotar tiene, ya que se produce una mayor fricción y tensión ecuatorial. Es importante valorar este hecho cuando implantamos una lente tórica en un saco capsular grande, ya que se produce menos fricción.[6,91]

- **Material de la lente.** Es importante que las lentes sean bioadhesibles y que permitan la fusión de la cápsula con la óptica. Esto ocurre mejor en el material acrílico que en el PMMA, y éste a su vez mejor que en la silicona.[92-94]

- **Capsulorrexis centrada.** Cuando la rexis recubre los 360° de la óptica se produce una fijación capsular simétrica que dificulta la rotación.

- **Aspiración de todo el viscoelástico** del saco capsular durante la cirugía, ya que puede movilizar la lente en el postoperatorio inmediato.[6-95]

- **Diseño de la lente.** Las lentes de tres piezas con hápticos de PMMA son más estables que las denominadas de plato de silicona.[96,97] Las lentes monobloque acrílicas son muy estables por la unión de diseño y material.[88,61]

- **Eje del astigmatismo.** Según Ruhswurm[98], cuando la lente se coloca en el eje vertical (90°) las posibilidades de rotación son mayores, no coincidiendo con la casuística de Mendicute.[88]

La capsulotomía posterior con láser Nd: Yag a partir del tercer mes no produce rotación de la lente, siempre que se haga a partir del tercer mes, ya que en ese momento está definitivamente adherida a la cápsula.[99]

Referencias

1. Hoffer KJ. Biometry of 7,500 cataractous eyes. Am J Ophthalmol 1980; 90: 360– 68; correction, 890.
2. Ferrer-Blasco T, Montés-Micó R, Peixoto-de-Matos SC, González-Meijome JM, Cerviño A. Prevalence of corneal astigmatism before cataract surgery. J Cataract Refract Surg 2009; 35: 70–75.
3. Hoffmann PC, Heutz WW. Analysis of biometry and prevalence data for corneal astigmatism in 23,239 eyes. J Cataract Refract Surg 2010; 36: 1479–1485.

4. Shimizu K, Misawa A, Suzuki Y. Toric intraocular lenses: correcting astigmatism while controlling axis shift. J Cataract Refract Surg 1994; 20: 523–526.
5. Sanders DR, Kraff MC, Shepherd J, Grabow HB. Clinical investigation of a toric IOL: FDA Study Update. Chapter 11. Surgical Treatment of Astigmatism. Slack Inc. 1994: 159-164.
6. Grabow HB. Toric intraocular lens report. Ann Ophthalmol Glaucoma 1997; 29: 161–163.
7. Novis C. Astigmatism and the toric intraocular lens and other vertex distance effects. Surv Ophthalmol 1997; 42: 268– 270.
8. Ahmed IIK, Rocha G, Slomovic AR, Climenhaga H, Gohill J, Gregoire A, Ma J; Canadian Toric Study Group. Visual function and patient experience after bilateral implantation of toric intraocular lenses. J Cataract Refract Surg 2010; 36: 609–616.
9. Holland E, Lane S, Horn JD, Ernest P, Arleo R, Miller KM. The AcrySof toric intraocular lens in subjects with cataracts and corneal astigmatism; a randomized, subject-masked, parallelgroup, 1-year study. Ophthalmology 2010; 117: 2104–2111.
10. Ernest P, Potvin R. Effects of preoperative corneal astigmatism orientation on results with a low-cylinder-power toric intraocular lens. J Cataract Refract Surg 2011; 37: 727–732.
11. Visser N, Bauer NJC, Nuijts RMMA. Toric intraocular lenses: Historical overview, patient selection, IOL calculation, surgical techniques, clinical outcomes, and complications. J Cataract Refract Surg 2013; 39: 624–637.
12. Goggin M, Alpins N, Schmid LM. Management of irregular astigmatism. Curr Opin Ophthalmol 2000; 11: 260–266.
13. Paletta Guedes RA, Paletta Guedes VM, Aptel F. Multifocal, toric, and aspheric intraocular lenses for glaucoma patients. J Fr Ophtalmol 2011; 34 : 387-391.
14. Teichman JC, Ahmed IIK. Intraocular lens choices for patients with glaucoma. Curr Opin Ophthalmol 2010; 21: 135-143.
15. Guedes RAP, Guedes VMP. Micro-coaxial phacoemulsification with toric intra-ocular implant combined to non-penetrating deep sclerectomy. J Fr Ophtalmol 2009; 32: 1s113.
16. Hill W, Osher R, Cooke D, Solomon K, Sandoval H, Salas-Cervantes R, Potvin R. Simulation of toric intraocular lens results: manual keratometry versus dual-zone automated keratometry from an integrated biometer. J Cataract Refract Surg 2011; 37: 2181–2187.
17. Bullimore MA, Buehren T, Bissmann W. Agreement between a partial coherence interferometer and two manual keratometers. J Cataract Refract Surg 2013; 39: 1550-1560.
18. Lee H, Chung JL, Kim EK, Sgrignoli B, Kim TI. Univariate and bivariate polar value analysis of corneal astigmatism measurementsobtained with 6 instruments. J Cataract Refract Surg 2012; 38: 1608-1615.
19. Salouti R, Nowroozzadeh MH, Zamani M, Ghoreyshi M, Salouti R. Comparison of the ultrasonographic method with 2 partial coherence interferometry methods for intraocular lens power calculation. Optometry 2011; 82: 140–147.
20. Visser N, Berendschot TTJM, Verbakel F, de Brabander J, Nuijts RMMA. Comparability and repeatability of corneal astigmatism measurements using different measurement technologies. J Cataract Refract Surg 2012; 38: 1764–1770.
21. Symes RJ, Ursell PG. Automated keratometry in routine cataract surgery: comparison of Scheimpflug and conventional values. J Cataract Refract Surg 2011; 37: 295–301.
22. Holladay JT, Moran JR, Kezirian GM. Analysis of aggregate surgically induced refractive change, prediction error, and intraocular astigmatism. J Cataract Refract Surg 2001; 27: 61–79.
23. Alpins NA. Astigmatism analysis by the Alpins method. J Cataract Refract Surg 2001; 27: 31–49.
24. Santodomingo-Rubido J, Mallen EAH, Gilmartin B, Wolffsohn JS. A new non-contact optical device for ocular biometry. Br J Ophthalmol 2002; 86: 458–462.
25. Shirayama M, Wang L, Weikert MP, Koch DD. Comparison of corneal powers obtained from 4 different devices. Am J Ophthalmol 2009; 148: 528–535.
26. Ho J-D, Tsai C-Y, Liou S-W. Accuracy of corneal astigmatism estimation by neglecting the posterior corneal surface measurement. Am J Ophthalmol 2009; 147:788–795.
27. Koch DD, Ali SF, Mitchell P. Weikert MP, Shirayama M, Jenkins R, Wang L. Contribution of posterior corneal astigmatism to total corneal astigmatism J Cataract Refract Surg 2012; 38: 2080–2087.
28. Novis C. Astigmatism and the toric intraocular lens and other vertex distance effects. Surv Ophthalmol 1997; 42: 268–270.
29. Savini G, Hoffer KJ, Ducoli P. A New Slant on Toric Intraocular Lens Power Calculation. J Refract Surg. 2013; 29: 348-354.
30. Goggin M, Moore S, Esterman A. Outcome of toric intraocular lens implantation after adjusting for anterior chamber depth and intraocular lens sphere equivalent power effects. Arch Ophthalmol 2011; 129: 998-1003.
31. Fam HB, Lim KL. Meridional analysis for calculating the expected spherocylindrical refraction in eyes with toric intraocular lenses. J Cataract Refract Surg. 2007; 33: 2072-2076.
32. Hoffmann PC, Auel S, Heutz WW. Results of higher power toric intraocular lens implantation. J Cataract Refract Surg 2011; 37: 1411–1418.
33. Felipe A, Artigas JM, Díez-Ajenjo A, García-Domene C, Pablo Alcocer P. Residual astigmatism produced by toric intraocular lens rotation. J Cataract Refract Surg 2011; 37: 1895–1901
34. Tjon-Fo-Sang MJ, de Faber J-THN, Kingma C, Beekhuis WH. Cyclotorsion: a possible cause of residual astigmatism in refractive surgery. J Cataract Refract Surg 2002; 28: 599–602
35. Popp N, Hirnschall N, Maedel S, Findl O. Evaluation of 4 corneal astigmatic marking methods. J Cataract Refract Surg 2012; 38: 2094–2099.
36. Roumeliotis GA, Hutnik CML. A simple, reproducible, and cost effective axis marking system for toric lens implantation. J Refract Surg 2012; 28: 12-13.
37. Visser N, Berendschot TTJM, Bauer NJC, Jurich J, Kersting O, Nuijts RMMA. Accuracy of toric intraocular lens

implantation in cataract and refractive surgery. J Cataract Refract Surg 2011; 37: 1394–1402.
38. Osher RH. Iris fingerprinting: new method for improving accuracy in toric lens orientation. J Cataract Refract Surg. 2010; 36: 351-352.
39. Avakian A, Osher RH. Rescue technique for salvaging toric intraocular lens alignment. J Cataract Refract Surg 2012; 38:1716–1718.
40. Stringham J, Pettey J, Olson RJ. Evaluation of variables affecting intraoperative aberrometry. J Cataract Refract Surg 2012; 38: 470–474.
41. Wiley WF, Bafna S. Intra-operative aberrometry guided cataract surgery. Int Ophthalmol Clin 2011; 51: 119–129
42. Lorente R, Moreno C. Lentes tóricas. In: Lorente R, Mendicute J. Cirugía del cristalino. Ponencia Oficial de la Sociedad Española de Oftalmologia. 2008 vol II: 1445-1460.
43. Alpins NA, Goggin M. Practical astigmatism analysis for refractive outcomes in cataract and refractive surgery. Surv Ophthalmol 2004; 49: 109-122.
44. Thibos LN, Horner D. Power vector analysis of the optical outcome of refractive surgery. J Cataract Refract Surg 2001; 27: 80-85.
45. Goggin M, Moore S, Esterman A. Toric intraocular lens outcome using the manufacturer's prediction of corneal plane equivalent intraocular lens cylinder power. Arch Ophthalmol 2011; 129: 1004–1008.
46. Visser N, Ruíz-Mesa R, Pastor F, Bauer NJC, Nuijts RMMA, Montés-Micó R. Cataract surgery with toric intraocular lens implantation in patients with high corneal astigmatism. J Cataract Refract Surg 2011; 37: 1403–1410.
47. Febbraro J-L, Koch DD, Khan HN, Saad A, Gatinel D. Detection of static cyclotorsion and compensation for dynamic cyclotorsion in laser in situ keratomileusis. J Cataract Refract Surg 2010; 36:1718–1723.
48. Alió JL, Agdeppa MCC, Pongo VC, El Kady B. Microincision cataract surgery with toric intraocular lens implantation for correcting moderate and high astigmatism: pilot study. J Cataract Refract Surg 2010; 36: 44–52.
49. Tassignon M-J, Gobin L, Mathysen D, Van Looveren J. Clinical results after spherotoric intraocular lens implantation using the bag-in-the-lens technique. J Cataract Refract Surg 2011; 37: 830–834.
50. Bascaran L, Mendicute J, Macias-Murelaga B, Arbelaitz N, Martinez-Soroa I. Efficacy and Stability of AT TORBI 709 M Toric IOL. J Refract Surg. 2013; 29: 194-199.
51. Mingo-Botín D, Muñoz-Negrete FJ, Kim HRW, Morcillo-Laiz R, Rebolleda G, Oblanca N. Comparison of toric intraocular lenses and peripheral corneal relaxing incisions to treat astigmatism during cataract surgery. J Cataract Refract Surg 2010; 36: 1700–1708.
52. Nguyen TM, Millar KM. Digital overlay technique for documenting toric intraocular lens axis orientation. J Cataract Refract Surg 2000; 26: 1496–1504.
53. Sanders DR, Gills JP, Martin RG. When keratometric measurements do not accurately reflect corneal topography. J Cataract Refract Surg 1993; 19: 131–135.
54. Cuaycong MJ, Gay CA, Emery J. Comparison of the accuracy of computerized videokeratography and keratometry for use in intraocular lens calculations. J Cataract Refract Surg 1993; 19: 178–181
55. Husain SE, Kohnen T, Maturi R, et al. Computerized videokeratography and keratometry in determining intraocular lens calculations. J Cataract Refract Surg 1996; 22: 362–366.
56. Wilson SE, Klyce SD. Quantitative descriptors of corneal topography; a clinical study. Arch phthalmol 1991; 109: 349–353.
57. Viestenz A, Langenbucher A, Seitz B, Viestenz A. Impact of the Eye's Cyclorotation on Axial Orientation Analysis of Toric Intraocular Lenses: Recommendations for an Optimized Evaluation of Rotational Stability of Toric IOLs. Klin Monatsbl Augenheilkd 2006; 223: 134-140.
58. Gills JP. Managing a Malpositioned Toric IOL. Review of Ophthalmology. Vol. No: 13:01 Issue:1/15/2006.
59. Viestnez A, Seitz B, Langenbucher A. Evaluating the eye's rotacional stability during Standard photography. Effecto on determining the axial orientation of toric intraocular lenses. J Cataract Refract Surg 2005; 31: 557-561.
60. Weinand F, Jung A, Stein A, Pfützner, Becker R, Pavlovic S. Rotational stability of a single-piece hydrophobic acrylic intraocular lens: New method for high-precision rotation control. J Cataract Refract Surg 2007; 33: 800-803.
61. Lorente R, Moreno C. Lentes tóricas. In: Palomino C. Procedimientos combinados en cirugía faco-refractiva. Mac Line, Madrid 2008; 249-264.
62. Harvey EM. Development and treatment of astigmatism-related amblyopia. Optom Vis Sci 2009; 86 : 634–639.
63. Dobson V, Miller JM, Clifford-Donaldson CE, Harvey EM. Associations between anisometropia, amblyopia, and reduced stereoacuity in a school-aged population with a high prevalence of astigmatism Invest Ophthalmol Vis Sci 2008; 49: 4427-4436.
64. Gerten G. Michels A, Olmes A. Toric intraocular lens, clinical results, and rotations stability. Ophthalmologe 2001; 98: 715-720.
65. Alió JL, Agdeppa MCC, Pongo VC, El Kady B. Microincision cataract surgery with toric intraocular lens implantation for correcting moderate and high astigmatism: pilot study J Cataract Refract Surg 2010; 36: 44–52.
66. Entabi M, Harman F, Lee N, Bloom PA. Injectable 1 piece hydrophilic acrylic toric intraocular lens for cataract: efficacy and stability. J Catartact Refract Surg 2011; 37: 235-40.
67. Iovieno A, Yeung SN, Lichtinger A, Alangh M, Slomovic A, Rootman. Cataract surgery with toric intraocular lens for correction of high corneal astigmatism. Canadian Journal of Ophthalmology / Journal Canadien d'Ophtalmologie 2013; 48: 246–250.
68. Nanavaty MA, Lake DB, Daya SM Outcomes of pseudophakic toric intraocular lens implantation in Keratoconic eyes with cataract. J Refract Surg 2012; 28:884-889.
69. Jaimes M, Xacur-García F, Alvarez-Melloni D, Graue-Hernández EO, Ramirez Luquín T, Navas A. Refractive lens exchange with toric intraocular lenses in keratoconus. J Refract Surg 2011; 27: 658-64.
70. Luck J. Customized ultra-high-power toric intraocular lens implantation for pellucid marginal degeneration and cataract. J Cataract Refract Surg 2010; 36: 1235-1238.

71. Williams KA, Lowe MT, Bartlett CM, Kelly L, Coster DJ. The Australian Corneal Graft Registry. 2007 Report. Adelaide, Australia, Flinders University Press, 2007; Available at: http:// dspace.flinders.edu.au/jspui/bitstream/2328/1723/3/FINAL%20COMPILED%20REPORT%202007.pdf.
72. Fares U, Sarhan ARS, Dua HS. Management of post-keratoplasty astigmatismo J Cataract Refract Surg 2012; 38: 2029–2039.
73. Scorcia V, Lucisano A, Beltz J, Busin M. Combined Descemet-stripping automated endothelial keratoplasty and phacoemulsification with toric intraocular lens implantation for treatment of failed penetrating keratoplasty with high regular astigmatism. J Cataract Refract Surg 2012; 38: 716–719.
74. de Vries NE, Webers CA, Touwslager WR, Bauer NJ, de Brabander J, Berendschot TT, Nuijts RM. Dissatisfaction after implantation of multifocal intraocular lenses. J Cataract Refract Surg 2011; 37: 859–865.
75. Fernández-Vega L, Alfonso JF, Montés-Micó R, Amhaz H. Visual acuity tolerance to residual refractive errors in patients with an apodized diffractive intraocular lens. J Cataract Refract Surg 2008; 34: 199–204.
76. Hayashi K, Manabe S-I, Yoshida M, Hayashi H. Effect of astigmatism on visual acuity in eyes with a diffractive multifocal intraocular lens. J Cataract Refract Surg 2010; 36:1323–1329.
77. Mendicute J, Irigoyen C, Ruiz M, Illarramendi I, Ferrer-Blasco T, Montés-Micó R. Toric intraocular lens versus opposite clear corneal incisions to correct astigmatism in eyes having cataract surgery. J Cataract Refract Surg 2009; 35: 451–458.
78. Mingo-Botín D, Muñoz-Negrete FJ, Kim HRW, Morcillo-Laiz R, Rebolleda G, Oblanca N. Comparison of toric intraocular lenses and peripheral corneal relaxing incisions to treat astigmatism during cataract surgery. J Cataract Refract Surg 2010; 36: 1700–1708.
79. Bellucci R, Bauer NJC, Daya SM, Visser N, Santin G, Cargnoni M, Nuijts RMMA for the Lisa Toric Study Group. Visual acuity and refraction with a diffractive multifocal toric intraocular lens. J Cataract Refract Surg 2013; 39: 1507–1518
80. Mojzis P, Piñero DP, Ctvrteckova V, Rydlova I. Analysis of internal astigmatism and higher order aberrations in eyes implanted with a new diffractive multifocal toric intraocular lens. Graefes Arch Clin Exp Ophthalmol 2013; 251: 341–348.
81. Ferreira TB, Marques EF, Rodrigues A, Montés-Micó R. Visual and optical outcomes of a diffractive multifocal toric intraocular lensJ Cataract Refract Surg 2013; 39: 1029–1035.
82. Venter J, Pelouskova M. Outcomes and complications of a multifocal toric intraocular lens with a surface-embedded near section. J Cataract Refract Surg 2013; 39: 859–866.
83. Thomas BC, Auffarth GU, Reiter J, Holzer MP, Rabsilber TM. Implantation of three-piece silicone toric additive IOLs in challenging clinical cases with high astigmatism.J Refract Surg. 2013; 29: 187-193.
84. Rabsilber TM, Kretz FT, Holzer MP, Fitting A, Sanchez MJ, Auffarth GU. Bilateral implantation of toric multifocal additive intraocular lenses in pseudophakic eyes. J Cataract Refract Surg. 2012; 38: 1495-1498.
85. Gerten G, Kermani O, Schmiedt K, Farvili E, Foerster A, Oberheide U. Dual intraocular lens implantation: monofocal lens in the bag and additional diffractive multifocal lens in the sulcus. J Cataract Refract Surg. 2009; 35: 2136-2143.
86. Kahraman G, Amon M. New supplementary intraocular lens for refractive enhancement in pseudophakic patients. J Cataract Refract Surg. 2010; 36: 1090-1094.
87. Guyton DL. Prescribing cylinders: the problem of distortion. Surv, Ophthalmol 1977; 22: 177-188.
88. Mendicute J, Irigoyen C, Aramberri J, Ondarra A, Montés Micó R. Foldable toric intraocular lens for astigmatism correction in cataract patients. J Cataract Refract Surg 2008; 34: 601–607.
89. Entabi M, Harman F, Lee N, Bloom PA. Injectable 1-piece hydrophilic acrylic toric intraocular lens for cataract surgery: efficacy and stability. J Cataract Refract Surg 2011; 37: 235–240.
90. Stewart CM, McAlister JC. Comparison of grafted and nongrafted patients with corneal astigmatism undergoing cataract extraction with a toric intraocular lens implant. Clin Exp Ophthalmol 2010; 38: 747–757.
91. Chang D. Early rotational stability of the longer Staar Toric intraocular lens. J Cataract Refract Surg 2003; 29: 935-940.
92. Linnola RJ, Sund M, Ylonen R, Pihlajaniemi T. Adhesion of soluble fibronectin, lamini, and collagen tipe IV to intraocular lens materials. J Cataract Refract Surg 1999; 25:1486-1491.
93. Cristobal JA, Del Buey MA. Cirugía combinada de astigmatismo y catarata mediante implante de lente intraocular tórica. En Palomino C. Procedimientos combinados en cirugía faco-refractiva. Madrid Mac Line; 2008; 265-279.
94. Nagata T, Minakata A, Watanabe I. Adhesiveness of AcrySof to a collagen film. J Cataract Refract Surg 1998; 24: 367–370.
95. Lorente R, Moreno C. Lentes tóricas. In: Cristóbal JA. Corrección del astigmatismo. Madrid Mac Line 2006: 277-294.
96. Oshika T, Nagata T, Ishii Y. Adhesion of lens capsule to intraocular lenses of polymethylmethacrylate, silicone, and acrylic foldable materials: an experimental study. Br J Ophthalmol 1998; 82: 549-553.
97. Werblin TP. Do three-piece PMMA IOLs rotate after implantation in the capsular bag? J Refract Surg 1995; 11: 468–471.
98. Ruhswurm I, Scholz U, Zehetmayer M. Astigmatism correction with a foldable toric intraocular lens in cataract patients. J Cataract Refract Surg 2000; 26: 1022-1027.
99. Hwang IP, Clinch TE, Moshifar M. Decentration o 3 – piece versus plate-haptic silicone intraocular lenses. J Cataract Refract Surg 1995; 11: 1468–1471.

39

LIOs Acomodativas

Dr. Rogério Corrêa Horta,
Dra. Edna Almodin,
Dr. Guilherme de Almeida Horta

Introdução

Acomodação é o aumento do poder dióptrico do olho que permite a focalização das imagens de perto na retina. Tal aumento decorre do crescimento da curvatura anterior e posterior do cristalino resultante de vários fatores, dentre eles a contração do músculo ciliar.

As funções do cristalino são:

1- Transparência: É um meio transparente que permite a chegada dos raios luminosos à retina.
2- Óptica: Focalização de imagem com ótima resolução na retina.
3- Anatômica: É uma barreira funcional entre os segmentos anterior e posterior do globo ocular.
4- Acomodativa: Ele modifica seu poder refrativo, permitindo visão clara de objetos em várias distâncias.

Segundo Findl, a perda da capacidade acomodativa com a idade, chamada presbiopia, é atribuída à diminuição da elasticidade cristaliniana, aumento do diâmetro equatorial deste, perda de elasticidade da membrana de Bruch e mobilidade reduzida do músculo ciliar.

Thornton acrescenta que a acomodação inclui miose, convergência, aumento da esfericidade do cristalino e o seu movimento de anteriorização, e que um outro fator a ser considerado é o componente cerebral.

A presbiopia é considerada fisiológica ou natural na 5a década de vida das pessoas.

Teorias da Acomodação

Em 1854, Muller descreveu o músculo circular do corpo ciliar (músculo de Muller), e teorizou que a contração deste músculo resulta no movimento de anteriorização do vítreo, que empurra o cristalino para a frente, aumentando o seu poder dióptrico.

Em 1856, Helmholtz anuncia sua famosa teoria da acomodação, que é baseada numa crescente esfericidade do cristalino quando ocorre a contração do músculo ciliar.

Em 1970 e 1986, Coleman demonstra que a contração do músculo ciliar aumenta a pressão vítrea, acarretando um efeito hidráulico no cristalino e a sua anteriorização. Estes achados foram documentados através de ultra-sonografia em tempo real.

Thornton conclui que é o movimento de anteriorização e a elasticidade do cristalino que propiciam a acomodação.

Acomodação x Pseudo-acomodação

Não devemos confundir pseudo-acomodação e acomodação. Pseudo-acomodação é quando um olho já implantado com lente intraocular (LIO) monofocal possui algum artifício para melhorar a visão de perto. Um exemplo frequente é o astigmatismo corneano miópico residual, principalmente contra-a-regra. Outros exemplos são as lentes multifocais difrativas e multizonais e a multifocalidade da córnea, que observamos nos pacientes pós lasik miópico.

Uma LIO que anterioriza é um componente integral da acomodação, então devemos chamá-la de acomodativa.

Princípios das LIOs Acomodativas

Sabendo-se que o músculo ciliar mantêm seu potencial de contração com a idade, uma anteriorização da LIO após contração deste músculo resultará numa acomodação de verdade. Em um olho de dimensão média (i.e. 23,4 mm), uma anteriorização de 0,60 mm causará acomodação de 1 dioptria no plano dos óculos. O mecanismo deste movimento da LIO é baseado nas teorias de Helmholtz e Coleman. Como já dissemos, a hipótese de Helmholtz é a de transmissão de forças do músculo ciliar ao cristalino, via zônula de Zinn. É chamada de teoria da suspensão hidráulica. Coleman assume que as mudanças na pressão vítrea são responsáveis pela mudança da posição do cristalino.

As LIOs acomodativas foram desenhadas para transformar a força do músculo ciliar na sua anteriorização. Porém, para se obter uma amplitude de acomodação que permita leitura de perto a 33 cm, é necessário pelo menos 3 dioptrias (D), ou seja, uma anteriorização de 1,8 mm.

A distância da córnea até a LIO depende do desenho desta e da profundidade do segmento anterior, que varia muito entre as pessoas. Tomemos como exemplo um olho com profundidade de 4 mm. Para obtermos uma amplitude de acomodação de 3 D, a LIO deverá anteriorizar 1,8 mm, e a câmara anterior diminuirá para 2,2 mm apenas. Esta modificação é improvável e poderia causar toque da LIO na íris e dispersão pigmentar.

Contudo, um efeito acomodativo da LIO pode ser auxiliado pela pseudo-acomodação. Uma pupila pequena, um astigmatismo corneano residual ou uma córnea com multifocalidade podem ser fatores adjuvantes a uma LIO com acomodação de apenas 1 dioptria após anteriorização de 0,60mm. Assim, os pacientes leriam de perto sem óculos.

O Desenvolvimento das Lentes Acomodativas

O aumento da expectativa de vida e o crescimento da população acima de 45 anos, principalmente nas nações industrializadas, levaram a necessidade de se encontrar uma alternativa para a presbiopia. Os óculos, as lentes de contato e as LIOs bifocais e multifocais aliviam a presbiopia, mas não restauram as contínuas mudanças de focalização que o olho jovem propicia.

Um dos maiores desafios na moderna cirurgia de catarata é a recuperação da acomodação nos olhos pseudo-fácicos. Várias tentativas de resolver o problema da correção da presbiopia após a cirurgia da catarata já foram realizadas no intuito de proporcionar visão de longe e perto satisfatórios sem óculos. Uma delas foi com as LIOs multifocais.

Problemas associados às LIOs multifocais como a diminuição da sensibilidade ao contraste, halos e *glare*, estimularam pesquisadores no desenvolvimento das LIOs acomodativas.

Em 1986, Thornton patenteou a primeira lente acomodativa. Segundo o autor, tal LIO demonstrava movimento anterior de 1,8 a 2,5 dioptrias de acomodação, sendo que os olhos pequenos conseguiam melhores resultados.

Em Novembro de 2003, o FDA aprovou a LIO acomodativa Crystalens, do laboratório *Eyeonics Incorporation*, e o modelo recebeu denominação de AT-45 porque tinha zona óptica de 4,5 mm. Posteriormente, em 2006, o modelo foi substituído pelo Five-0 com zona óptica de 5,0 mm.

Em 2008, o laboratório *Bausch + Lomb* adquiriu o *Eyonics Inc* e lançou em Junho do mesmo ano um novo modelo da Crystalens chamado HD. Era a versão alta definição da Crystalens.

O novo modelo Crystalens *Aspheric Optic* (AO) começou a ser comercializado em 2010 com a proposta de reduzir as aberrações de alta ordem.

Mais recentemente, em maio de 2013, o FDA aprovou a *Trulign Toric* que nada mais é do que a modificação da Crystalens AO. Dentre as novidades desta última, destaca-se a toricidade na superfície posterior e marcações de eixo na superfície anterior para corrigir o astigmatismo. Tem disponibilidade de 1,25 D, 2,00 D e 2,75 D no plano da LIO, e possibilidade de correção entre 0,83 D e 2,50 D de astigmatismo.

Outras LIOs acomodativas utilizando o mesmo princípio da Crystalens surgiram no mercado como a 1CU do laboratório *Human Optics*, a Bioconfold 43E da *Morcher*, Tetraflex da *Lenstec* e Fluid vision da *Power Vision*. Outras estão sendo pesquisadas como a *Flex Optic* da Amo e *NuLens Dynacurve* da *NuLens*.

Estas LIOs acomodativas relatadas anteriormente são de óptica única, ou seja, dispõem somente de uma óptica que irá acomodar.

Recentemente, o laboratório *Visiogen*, que depois foi adquirido pela *Abbott Medical Optical*, desenvolveu uma lente acomodativa de óptica dupla chamada *Synchrony*. É uma lente de silicone que já tem aprovação na Europa e em alguns países da América Latina, e está sob pesquisa para aprovação nos EUA, pelo *Food and Drug administracion* (FDA), e no Brasil.

Em 2003 na República Tcheca, a empresa Medicem lançou a WIOL-CF com um desenho muito interessante. Trata-se de uma lente polifocal de hidrogel especial, com propriedades comparáveis ao cristalino humano. É uma lente que na teoria reforma o cristalino.

Como a diferença de concepção das lentes de óptica única, dupla e a lente com capacidade de reformar o cristalino é muito grande, vamos dividí-las em sub-capítulos.

LIOs Acomodativas de Óptica Única

Como já dissemos, a primeira LIO acomodativa aprovada pelo FDA foi a Crystalens. **(Figura 1)**. O modelo era AT-45 porque a óptica tinha 4,5 mm de diâmetro. O material desde sempre foi o silicone. As duas alças apresentavam uma dobradiça que com o aumento da pressão vítrea permitiam uma anteriorização da óptica, levando a uma acomodação.

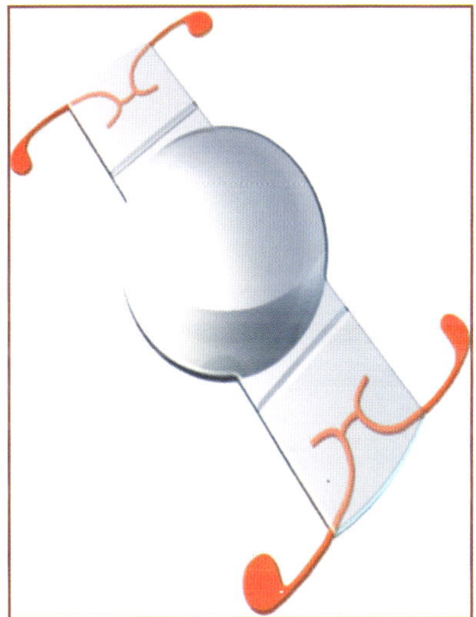

Figura 1. LIO Crystalens *(B+L)*.

Marchine e cols. em 2004 descreveram estudo no qual os pacientes foram implantados com a Crystalens e avaliados pela Ultra-biomicroscopia durante a acomodação, 1 e 6 meses após a cirurgia. Detectaram redução da profundidade da câmara anterior bem como um estreitamento do processo cilio-escleral. Relataram também que o movimento anterior da LIO e a rotação do processo ciliar foram proporcionais à capacidade de acomodação dos pacientes.

Alió e colaboradores avaliaram grupos de pacientes com três tipos de lentes implantadas bilateralmente: Amo Array (Multizonal), Acritec (Difrativa) e Crystalens (Acomodativa). Encontraram melhora na acuidade visual para perto e longe sem correção nos três grupos. Porém, a Crystalens causou menos fenômenos visuais no pós-operatório, como glare e halos.

Mais recentemente, estudos biométricos das mudanças acomodativas destas LIOs feitos por Findl e cols., encontraram muito pouca ou nenhuma amplitude de acomodação (anteriorização). Ainda concluíram que a quantidade de anteriorização, se presente, era muito variável entre os pacientes.

A própria Bausch e Lomb, fabricante atual da Crystalens, recomenda que no cálculo biométrico, os pacientes tenham de -0,50 e -0,75 dioptrias residuais. Seria próximo da solução da mini monovisão que obtemos com as LIOs monofocais.

Já a LIO 1 CU **(Figura 2)** da *Human Optics* é acrílica hidrofílica de peça única com óptica de 5,5 mm de diâmetro, e de alça à alça é de 9,8 mm. O seu desenho háptico pouco convencional atua como uma dobradiça que, segundo o fabricante, permite o movimento póstero-anterior e consequente acomodação. Esta lente é comercializada na Europa e não tem aprovação da Anvisa e do FDA.

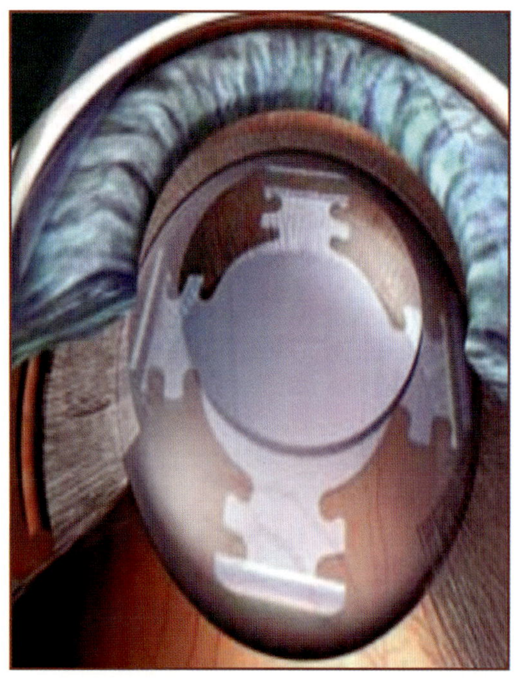

Figura 2. LIO 1 CU (*Human Optics*)

Hancox, J e colaboradores compararam as mudanças refrativas e a anteriorização da LIO acomodativa 1 CU e da LIO monofocal convencional Acrysof MA30 da *Alcon*. Trinta pacientes tiveram implantados de forma randomizada um olho com a 1CU e o outro com a Acrysof. A anteriorização após instilar pilocarpina 4% foi medida pela interferometria óptica parcial (IOL Master) avaliando-se a profundidade da câmara anterior. As alterações refrativas entre longe e perto foram medidas pelo *Tracey Wavefront Analyzer*. Não houve diferenças significativas da função de perto em ambas as LIOs. Um pequeno movimento anterior da 1CU foi observado. A média foi 0,22 mm apenas com esta LIO. Não houve diferença entre longe e perto na análise do *Wavefront* nas duas lentes. Conclui que a anteriorização da 1CU não foi suficiente para proporcionar visão de perto útil.

Dogru e colaboradores avaliaram 22 olhos de 16 pacientes com 1CU após facoemulsificação. O pique de amplitude de acomodação foi de apenas 0,5 D aos 3 meses, e declinou após 6 meses provavelmente devido a opacidade das cápsulas anterior e posterior.

Em outro estudo de longo prazo (4 anos) com a 1CU, Haiki e colaboradores concluíram que só uma pequena amplitude de acomodação foi alcançada, e a taxa de opacidade da cápsula posterior foi acima de 50%.

A LIO Tetraflex *(Lenstec)* **(Figura 3)** também é de material acrílico hidrofílico. Não é aprovada no Brasil e EUA, porém, mais de 18.000 já foram implantadas no mundo. Foi planejada para ter o mesmo mecanismo da Crystalens: Movimento anterior para melhorar a visão de perto. No entanto, diversas pesquisas demonstraram que tal movimento não ocorre. Apesar disso, os resultados mostram que a Tetraflex fornece uma visão de perto funcional, pois 75% dos pacientes implantados atingem acuidade visual entre J4 e J6. É provável, portanto, que exista um outro mecanismo de ação até agora ignorado.

A Biocomfold *(Morcher)* modelo 43E **(Figura 4)** tem desenho com háptico em forma de disco. O seu material é um copolímero de PMMA e o

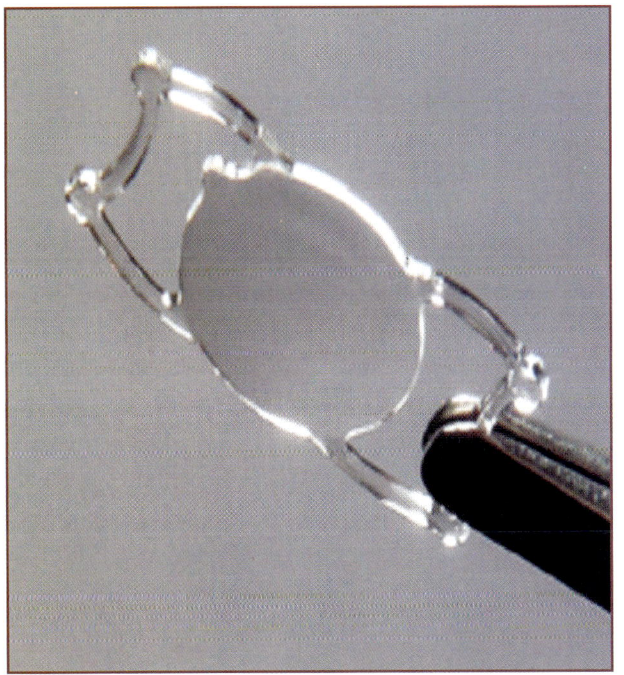

Figura 3. LIO Tetraflex.

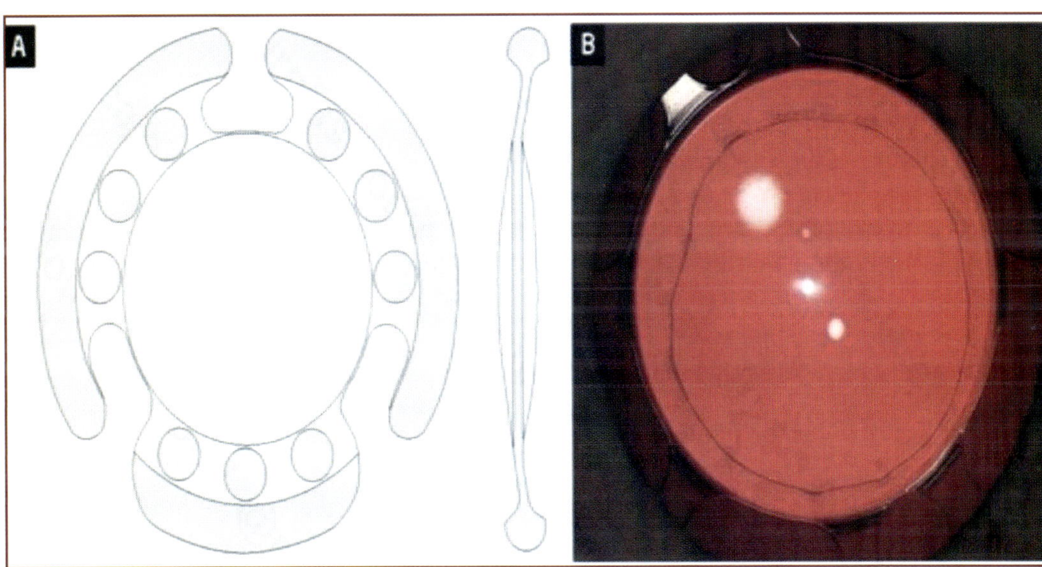

Figura 4. Lio Bioconfold (Morcher).

2-Hema, com conteúdo aquoso de 28%, e índice refrativo de 1,46. É uma lente biconvexa com longitude total de 10,2 mm e diâmetro óptico de 5,8mm.

Findl e colaboradores fizeram meta-análise com três modelos de LIOs acomodativas: A Biocomfold, a 1CU e a Crystalens AT-45. Conclui, baseado nos estudos randomizados já publicados sobre estas lentes, que elas não anteriorizam ou que anteriorizam muito pouco. Concomitantemente, a acuidade visual para perto teve melhora moderada ou nenhuma melhora.

Em muitas pesquisas, o movimento anterior das LIOs acomodativas de peça única não tem sido demonstrado após as medições realizadas. Consequentemente, a eficácia do mecanismo de ação delas é muito questionada e deve ser revisto. Está demonstrado alguma melhora da visão intermediária e de perto, mas o seu mecanismo de ação permanece obscuro.

Minha Experiência com a LIO Crystalens: Com Dra. Edna Almodin

Fiz algumas perguntas para a Dra. Edna Almodin de Maringá, no Paraná, considerando-se que ela teve experiência com todos os modelos da LIO Crystalens, que é a única LIO acomodativa com liberação para ser utilizada no Brasil pela agência sanitária (Anvisa).

1- Em que ano iniciou o implante da Cystalens?

R: Em 28 de agosto de 2003.

2- O tamanho da capsulorexis recomendada pelo fabricante desta LIO foi mudando com o tempo. Quais modelos da Crystalens foram implantados pela senhora e quais os tamanhos da capsulorexis circular contínua utilizada para cada uma delas?

R: Iniciei com AT 45, onde tive excelentes resultados. Capsulorrexe de 5 mm de diâmetro, ligeiramente ovalada. Em 2005 iniciamos com a Crystalens AT 45 SE até 2006, com o mesmo formato de capsulorrexe. Em 2006 esta lente foi interrompida no Brasil e só voltamos a implantar a Crystalens em 2010, quando voltou ao Brasil a lente Crystalens

5-0. Passamos a utilizar a capsulorrexe de 6 mm. E a seguir quase simultaneamente a Crystalens HD (2010) e AO (2011) com a capsulorrexe de 6 mm, ovalada.

3- A senhora foi uma das primeiras a adaptar um injetor para esta lente, que anteriormente era implantada com pinça. Qual o tamanho da incisão que era necessário para o implante e o seu impacto no astigmatismo induzido?

R: Usei incisão de 2.5 mm, quando ainda implantava a AT 45 SE. Na época usava o injetor da Staar surgical: MSI-T (Injetor de Titanium, com cartucho AQ-FP). O impacto era de 0.50 D de astigmatismo induzido.

4- A partir de quando o polimento intensivo da cápsula posterior e anterior começou a ser recomendado pelo fabricante, e este procedimento previne ou adia de alguma forma a formação de fibrose e opacidade da cápsula?

R: Iniciei com o polimento da cápsula posterior por sugestão do Dr Jack Singer, ainda quando implantava a Crystalens 5-0. Ganhei de presente dele uma cureta de Titanium Shepard (Momentum Medical) que facilitava inclusive o polimento de área sub-incisional (Em 2009 fizemos um implante de crystalens 5-0 no congresso da cidade de Maringá com Jack Singer e dias depois fiz o segundo olho do mesmo paciente). Mas este ano foram implantadas apenas estas duas lentes trazidas ao congresso de Maringá para cirurgia ao vivo demonstrativa.

5- Qual a sua porcentagem de pacientes com opacidade de cápsula, e a capsulotomia pelo Yag piora o resultado acomodativo?

R: 80% dos pacientes com AT 45 tiveram opacidade de cápsula posterior e quando fizemos a capsulotomia posterior pelo ND:Yag, todos mantiveram sua acomodação e visão para perto. Os pacientes implantados com a Crystalens 5-0 já com polimento de capsula anterior e posterior diminuíram a opacidade de capsula posterior, porém ainda tivemos pacientes com opacidades mesmo com o polimento e com as lentes 5-0. E assim também permaneceu com a Crystalens HD e AO.

6- Quais foram os resultados para perto com estas lentes, e estes resultados se mantiveram com o tempo?

R: Com AT 45 tive resultados muito satisfatórios com AV de longe 20/20, AV intermediaria media de J1 e de perto J2 -J3. Até hoje examino algumas vezes estes pacientes que mantêm esta multifocalidade. Com a 5-0: o mesmo resultado. Com a HD achei que a visão dos pacientes caíram para longe e para perto. Meus pacientes que não reclamavam de glare começaram a reclamar de glare e não tinham a mesma qualidade de visão. Esta lente me deu uma visão média para perto de J4-J5. Com a Crystalens AO: tive pequena experiência com numero pequeno de lentes implantadas. Apenas 4 olhos, porque fiquei desapontada com o resultado destas lentes quando comparadas com meus resultados anteriores e também na época chegava a Restor com menor adição, o que facilitava um pouco a visão intermediaria destes pacientes com boa visão também para longe. A partir desta LIO multifocal difrativa descontinuei o implante rotineiro de primeira escolha para multifocalidade com a Crystalens. Hoje tenho como indicação esta lente apenas para pacientes diabéticos, glaucomatosos ou com alguma contra-indicação para LIO multifocal difrativa, mas que quer manter alguma multifocalidade.

7- A senhora utilizou em muitos pacientes LIO acomodativa em um olho e monofocal ou difrativa no outro. Quais foram os resultados nestes casos?

R: Esta foi, na época, a melhor associação que eu obtive. Acomodativa (Crystalens AT 45 e 5-0) no olho dominante e uma LIO difrativa ou refrativa no olho contralateral. As LIOs multifocais disponíveis neste período, quando implantadas bilateralmente, ou permitiam um foco somente para perto, sem nenhuma visão intermediaria (Acrysof

Restor- Alcon), ou causavam glare significativo na visão noturna (Tecnis multifocal e Rezoom - AMO). Tanto que nesta época usavamos muita a técnica Mix and Match com LIO`s multifocais. Assim, usando a Crystalens AT 45 ou 5-0 no olho dominante e uma multifocal no olho contralateral, consegui diminuir bastante a reclamação dos meus pacientes em relação ao glare noturno e também sobre a visão intermediária. A Crystalens AT 45 e 5-0 supria muito bem a visão intermediária e no olho dominante obtinha uma visão perfeita para longe enquanto o olho contralateral permitia a boa visão para perto. A associação destas duas tecnologias me deram resultados satisfatórios.

8- O modelo mais recente que é a Crystalens HD tem um ressalto central numa tentativa de melhorar a acuidade visual para perto. Este modelo consegue atingir este objetivo?

R: Nesta época desisti de implantar a Crystalens como minha lente de escolha primária para multifocalidade. Com este modelo, iniciaram as reclamações dos pacientes em relação a visão distorcida, como aberrações e glare noturno. Qualquer descentração nesta lente incomodava muito ao paciente. Isto na minha opinião, não foi um avanço e sim uma regressão na qualidade desta lente, que passou de uma lente monofocal acomodativa para uma LIO na realidade com 2 zonas de foco, portanto com multifocalidade e isto diminuiu a qualidade, os resultados e o objetivo desta lente. Mesmo quando foi substituída pelo modelo AO, esta lente não mais passou a ser minha primeira opção para multifocalidade. Nesta época, já contávamos com as LIO`s multifocais Tecnis, Restor e também AT Lisa, que já propiciavam visão necessária à maioria das atividades, melhora da visão intermediária e com melhoras significativas em relação ao glare noturno. A Crystalens perdeu muito com isto, pois deixava a desejar na visão de perto e suas duas ultimas lentes modificadas Crystalens HD e AO não conseguiram mais disputar o campo de escolha para indicação primaria desta lente em multifocalidade, em âmbito mundial e não somente no Brasil. Esta lente passou a ser indicada em pacientes que gostariam de manter alguma multifocalidade, mas onde não poderíamos implantar uma multifocal, como por ex: Paciente com glaucoma e restrições de campo visual.

9- Nos fale sobre outras complicações como descentrações, síndrome Z, fibrose de cápsula e opacidade desta LIO, etc.

R: Não tive descentração ou síndrome Z com esta LIO. Tive fibrose e opacidade de cápsula. Nada que não pude resolver com ND:Yag laser.

10- Com a melhora das LIOs difrativas em relação aos halos, glare e perda de sensibilidade ao contraste, observamos que as acomodativas tem perdido espaço comercial tanto aqui como nos Estados Unidos. Qual o futuro da Crystalens? Ela deveria evoluir para uma Lio acomodativa de dupla-óptica como a Synchrony? E o material delas? Poderia ser acrílica hidrofóbica ou hidrofílica que se popularizam cada vez mais?

R: Com a diminuição do poder dióptrico e melhoria das LIO`s multifocais difrativas, creio que a Crystalens HD e AO não vão ganhar mais espaço dominante na multifocalidade. O futuro vai nos mostrar se a dupla óptica da Syncrony vai ser ou não uma solução para a acomodação. No Brasil ainda não temos experiência com esta LIO, que estará chegando agora com a Abbot. Acho que não devo dar minha opinião sobre uma lente que não tenho nenhuma experiencia com ela. Prefiro aguardar, implantar e assim poder dar minha opinião. Quanto a Crystalens ser acrílica, isto talvez modifique seu poder de movimento, e conseguentemente seu poder de acomodação já que a LIO acrílica é mais dura.

11- Gostaria de fazer algum comentário ou informação adicional sobre a Crystalens?

A partir do momento que a Bausch Lomb adquiriu esta lente da Eyeonics e trocou seu pesquisador Dr. Stuart Cumming, criador e idealizador da Crystalens, esta lente não trouxe grandes acréscimos, deixando-a a desejar perante o mercado de lentes intraoculares, que tem evoluído bastante com as lentes multifocais difrativas.

LIOs Acomodativas de Óptica Dupla

A Synchrony (*AMO*) **(Figura 5)** é uma lente de silicone de peça única e óptica dupla prestes a ser liberada pela Anvisa e pelo FDA no final de 2013. Uma óptica anterior altamente positiva está associada a uma óptica posterior negativa com poder dióptrico variável. Seria um sistema semelhante ao microscópio de Galileu. A óptica anterior é de 5,5 mm de diâmetro, e a posterior de 6,0 mm. A longitude total da lente é de 9,8 mm, e a sua espessura é de 2,2 mm quando comprimida. As ópticas são separadas por um háptico de mecanismo ativo.

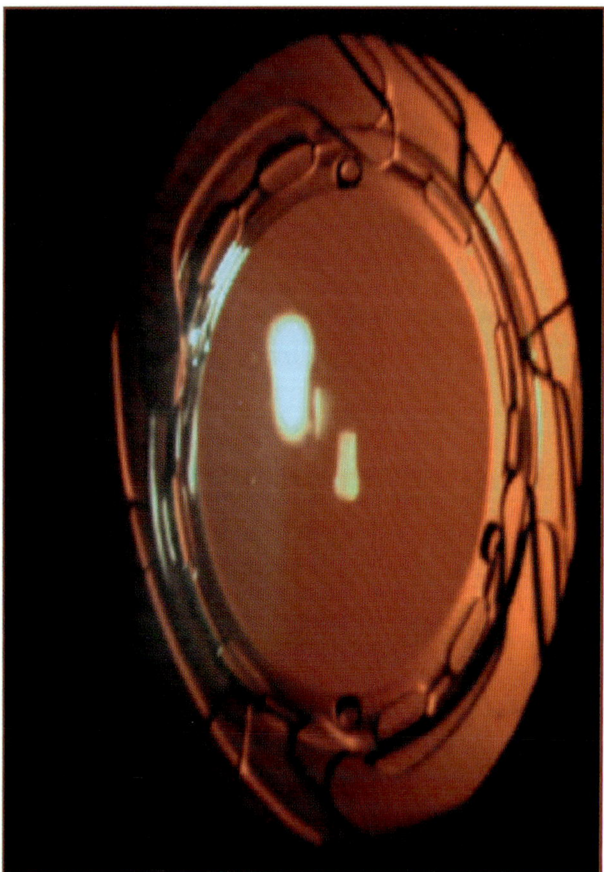

Figura 5. LIO Synchrony.

A lente positiva que fica à frente se anterioriza quando ocorre o relaxamento da cápsula, produzindo a acomodação. Uma incisão grande, de aproximadamente 3,8 mm, se faz necessária para o implante da lente, que está disponível entre + 16,00 D e + 28,00 D. Não há elemento multifocal ou pseudo-acomodativo na Synchrony.

Behórquez, V e colaboradores, em 2010, avaliaram a habilidade de leitura de 19 pacientes, após dois anos do implante binocular desta LIO de óptica dupla. Concluíram que houve melhora da acuidade visual para perto.

Estudo de Ossma e colaboradores relata 80% dos pacientes com acuidade visual longe e perto igual melhor que 20/40. Acrescenta que tivera poucos casos de opacidade da cápsula posterior sem necessidade de tratamento pelo Yag laser, e que não observou fibrose ou células na interface das duas ópticas.

A lente Sarfarazi *(B+L)* **(Figura 6)** também é uma lente de óptica dupla que tem o mesmo princípio da Synchrony, porém com três hápticos. O diâmetro óptico é de 5,0 mm e sua longitude total de 9,0 a 9,5 mm. Em estudos realizados com macacos, observou-se uma acomodação entre 7 e 8 dioptrias. No entanto, houve opacificação interlenticular, devido ao crescimento das células epiteliais equatoriais.

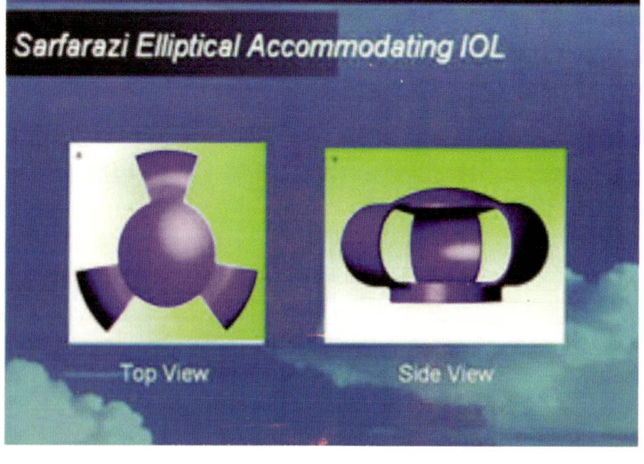

Figura 6. LIO Sarfarazi *(B+L)*.

LIO Acomodativa que Reforma o Cristalino

O desenvolvimento das LIOs acomodativas tem sido focado em tentar mimetizar as propriedades do cristalino natural. Hipoteticamente, esta LIO deveria mudar seu poder refrativo como o cristalino. O seu tamanho deveria ser próximo de 10mm; a sua hidratação perto de 62% de água; e o índice de refração de 1,43. Deveria também ter superfície lisa e altamente hidratável, ser resistente à depósitos de células e proteínas, e apresentar uma óptica livre de glare e que absorva a radiação ultra-violeta.

Segundo Mrukwa-Kominek, E, a LIO mais similar ao cristalino humano natural é a WIOL-CF. **(Figura 7)**. Ela tem óptica hiperbólica livre de *glare* e é plano convexa com até 9 mm de diâmetro. Sua configuração em forma de disco faz com que centralize mais facilmente dentro do saco capsular, tenha excelente estabilidade, resistência ao deslocamento, e muito boa sensibilidade ao contraste.

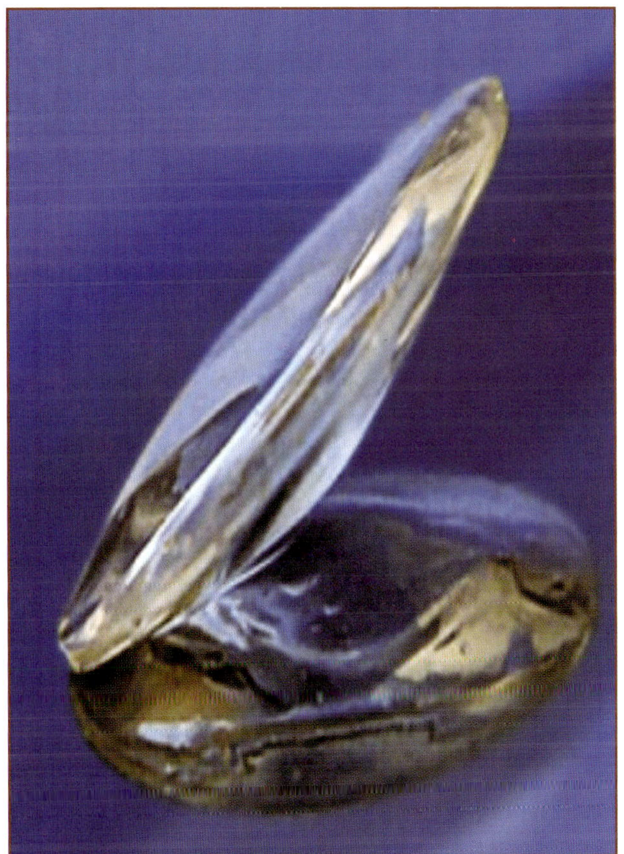

Figura 7. (LIO WIOL CF)

A primeira geração da WIOL-CF foi lançada em 1999. Precisava, nesta época, de uma incisão escleral acima de 5,2 mm. Já na sua segunda geração, que teve comercialização iniciada em 2004, a incisão passou a ser corneana de 2,5 a 3,2 dioptrias. Em 2005, foi aprovada para ser comercializada na comunidade europeia.

A sua óptica posterior adere à cápsula posterior, e com isso a migração de células fica mais improvável de acontecer, prevenindo a opacidade da cápsula posterior. A sua hidratação é de 42%, e o índice de refração de 1,43 é igual ao cristalino. O material é biocompatível, e pode ser implantada por incisão pequena. De 15,0 D a 18,0 D, necessita 2,5 mm de incisão; de 18,5 D até 26,5 D, está recomendado cartucho para implante em incisão de 2.8 mm. De 27 D até o seu máximo de 30 D, o cartucho é para incisão de 3,2 mm.

Pavel Studeny apresentou no congresso anual da ESCRS em Amsterdam em 2013 o "Registro de Observação Nacional da República Tcheca", com dados de 64 pacientes com implante binocular em 12 centros oftalmológicos deste país. Destes, 43 pacientes (86 olhos) tiveram acompanhamento pós operatório de 3 meses, e 28 (56 olhos) de 6 meses. A média da AV para longe sem correção (decimal) foi de 0,99 (DP de 0,09); a intermediária (Jaeger) J 1,17 (DP 1,82) e perto (Jaeger) J 3,29 (DP 2,04). A independência dos óculos foi de 91%, e 88% disseram-se satisfeitos. Os halos e glare foram comparáveis às monofocais. Conclui que a visão de perto ficou na faixa de "visão social".

Palikaris, I, no mesmo congresso em Amsterdam, demonstrou a acomodação da WIOL-CF utilizando o aberrômetro I-Trace. Avaliou 22 olhos de 12 pacientes (6 homens e 6 mulheres) com média de idade de 66 anos (Entre 52 a 75 anos). O "follow-up" médio foi de 3 anos. A faixa da acomodação obtida pelos pacientes foi acima de 2 D, com média de 2,64 (De 1,5 a 6,06D).

Apesar dos bons resultados e da interessante concepção dessa lente acomodativa que reforma o cristalino, ela ainda está muito restrita a alguns países, carecendo de estudos multicêntricos de longo prazo e com maior quantidade de pacientes.

Protótipos de LIOs Acomodativas

Algumas inovações estão sendo pesquisadas e podem surgir no mercado em breve. Uma delas é a FluidVision *(PowerVision)* **(Figura 8)** que baseia-se em líquidos para fazer mudanças acomodativas. Através de movimentos dos fluídos internos da lente que acontecem após contração e relaxamento do músculo ciliar, a lente muda sua forma num movimento muito parecido com o cristalino antes da presbiopia.

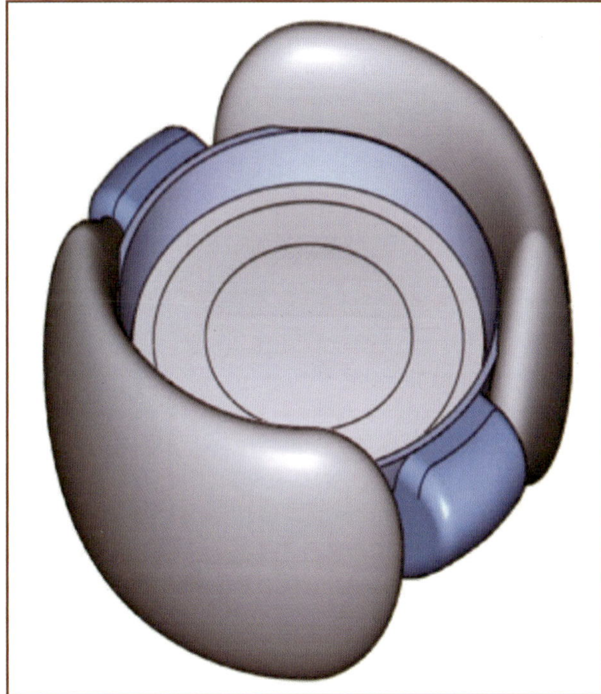

Figura 8. LIO Fluidvision.

O material é de acrílico e preenchido por óleo de silicone de mesmo índice de refração. Assim, se comportam como uma mesma entidade óptica homogênea. Quando ocorre uma contração ciliar, os fluídos que estão dentro dos hápticos se direcionam para a parte óptica mudando sua forma e aumentando a curvatura anterior da LIO. Quando o músculo ciliar relaxa, o fluído retorna para a óptica. Em 2010, 14 olhos foram implantados com a FluidVision, e obteve-se média de 5 dioptrias de acomodação.

Outro protótipo promissor é a lente eletroativa chamada de Sapphire AutoFocal Iol *(Elenza)*. É uma lente eletro-mecânica com uma minúscula bateria que estimula a óptica para mudar sua forma quando é solicitada para acomodar. Quando a luz é constante e a pupila fica menor, significa que o paciente está acomodando. Isto induz a impulsos eletro-mecânicos para que o cristal líquido dentro da LIO mude o seu aspecto refrativo e proporcione 3 D de acomodação.

A LIO NuLens Dynacurve **(Figura 9)** tem óptica de PMMA e uma câmara pequena e rígida que contêm óleo de silicone. Quando ocorre contração do músculo ciliar, o silicone flui através de pequenas aberturas e isso modifica sua curvatura. Diferente de todas as outras LIOs acomodativas, que são implantadas no saco capsular, ela é implantada no sulco ciliar. Estudos demonstram enorme amplitude de acomodação, porém é necessária uma incisão maior que 3,5 mm, o que causa muito astigmatismo incisional.

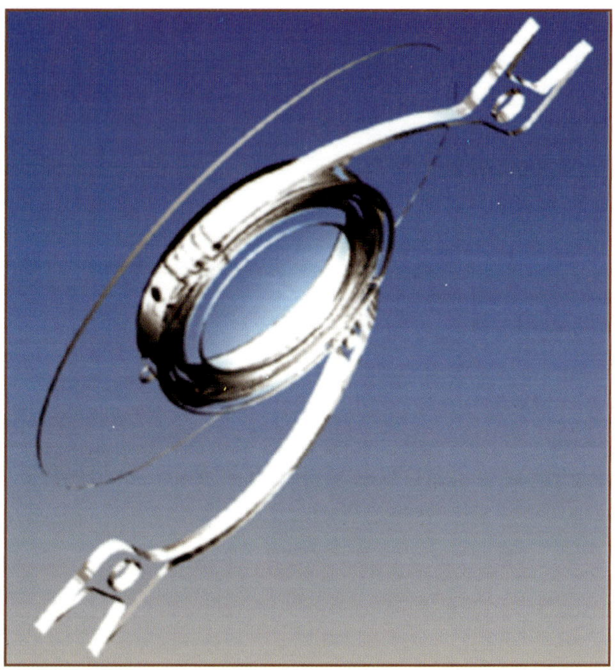

Figura 9. LIO NuLens Dynacurve.

Conclusão

Os cientistas, os pesquisadores e os laboratórios muito têm empregado seu tempo, energia e dinheiro para resolver os problemas relacionado às LIOs e às técnicas cirúrgicas oculares.

Novos desenhos de LIOs acomodativas estão em vários estágios de desenvolvimento, e esperamos em breve importantes evoluções, que nos permitam aprender mais sobre sua eficácia e mecanismo de ação.

Há dez anos atrás, nós, cirurgiões de catarata, tínhamos quase certeza que as lentes verdadeiramente acomodativas estariam disponíveis em breve. Porém, após este tempo, ainda esperamos por elas. Por enquanto, para os nossos pacientes que almejam visão de perto de verdade, a LIO multifocal difrativa oferece melhor visão e previsibilidade. Contudo, as lentes acomodativas podem ser a resposta para os efeitos colaterais das multifocais, como *glare* e halos.

Referências Bibliográficas

- Alio JL, Tavolato M, De La Hoz F, et al. Near vision restoration with refractive lens exchange and pseudoaccommodating and multifocal refractive and diffractive intraocular lenses; comparative clinical study. J Cataract Refract Surg 2004; 30: 2494-503
- Assia EI. Accommodative intraocular lens: A challenge for future development. J Cataract Refract Sur 1997; 23:458-60
- Bohórquez V, Alarcon R. Long-term reading performance in patients with bilateral dual-optic accommodating intraocular lenses. J Cataract Refract Sur 2010; 36:1880-6
- Coleman DJ. On the hydraulic suspension theory of accommodation. Trans Am Soc Ophthalmol 1986; 84:846–68
- Dogru M, Honda R, Omoto M, et al. Early visual results with the 1CU accommodating intraocular lens. J Cataract Refract Surg 2005; 31:895–902
- Findl O, Kriechbaum K, Menapace R, et al. Laserinterferometric assessment of pilocarpine-induced movement of an accommodating intraocular lens: a randomized trial. Ophthalmology 2004; 111:1515–21
- Findl O. "Accommodative"Iols. In: Kohnen T, Koch DD, editores. Cataract and Refractive Surgery. Berlin: Springer Berlin Heidelberg; 2005. p.85-100
- Findl O, Leydolt C. Meta-analysis of accommodating intraocular lenses. J Cataract Refract Sur 2007; 33:522-27
- Hancox J, Spalton D, Heatley C, et al. Objective measurement of intraocular lens movement and dioptric change with a focus shift accommodating intraocular lens. J Cataract Refract Surg 2006; 32:1098-103
- Kohnen, T. Accommodating IOl: Is the name already justified? J Cataract Refract Sur 2010; 36:537-8
- Mamalis N. Accommodating intraocular lenses. J Cataract Refract Sur 2004; 30:2455-6
- Marques EF, Mojzis P, Mrukwa-Kominek E, et al. Accommodating IOL designes: What elements are needed in accommodating IOL designes to make them successful? Cataract an Refractive Surgery Today, April 2014.
- McLeod SD, Vargas LG, Portney V, Ting A. Synchrony dual- optic accommodating intraocular lens. Part 1: optical and biomechanical principles and design considerations.
- Menapace R et al. accommodating intraocular lenses: A critical review of present and future concepts. Graefe`s Archive Clin Exp Ophthalmology 2007; 245: 473-489
- Nawa Y, Ueda T, Nakatsuka M, et al. Accommodation obtained per 1.0 mm forward movement of a posterior chamber intraocular lens. J Cataract Refract Sur 2003; 29:2069–72.
- Ossma I, Galvis A, Vargas LG, et al. Synchrony dual-optic accommodating intraocular lens. Part 2: Pilot clinical evaluation. J Cataract Refract Surg 2007; 33:47–52
- Pallikaris IG. WIOL-CF function demontrated by I-Treace examination. ESCRS meeting 2013.
- Thornton SP. Restoring accommodation: What is real and what is pseudo?. J Cataract Refract Sur 2005; 31:1851-2
- Wold JE, Hu A, Chen S, Glasser A. Subjective and objective measurement of human accommodative amplitude. J Cataract Refract Sur 2003; 29:1878-88.

40

Lente Intraocular Sulcoflex para la Corrección de Ametropías Residuales Después de Cirugía de Catarata

Dr. Angel Pineda-Fernández,
Dra. Yan Chen,
Dr. José Vargas Sarquís

Con los avances en las técnicas de microcirugía de los últimos años, los cirujanos cada día buscamos con mayor empeño el objetivo final de emetropía después de la cirugía de catarata. A pesar de las fórmulas de última generación para el cálculo del lente intraocular (LIO), los errores en el cálculo del LIO representan una de las causas mas importantes para recambio del LIO después de la cirugía de catarata.[1] Las estrategias disponibles para solucionar estos errores en el cálculo del LIO que conllevan a ametropías residuales después de la cirugía de catarata incluyen: cirugía refractiva corneal con excimer laser, extracción y recambio del LIO, e implante de un segundo LIO (piggyback).

La extracción y recambio del LIO puede ser traumática, especialmente si ha habido ruptura de capsula posterior.[2] Podría producir también inflamación del segmento anterior, ruptura de la capsula posterior, lesión del endotelio corneal, ciclodiálisis, edema macular quístico y hasta complicaciones retinales.

La técnica de piggyback permite la corrección refractiva en estos casos, así como la corrección de otros errores refractivos como miopía, hipermetropía, y astigmatismo.[3-7] Fue desarrollada originalmente para proporcionar un adecuado poder del LIO en ojos extremadamente ametrópicos y para la corrección de errores refractivos pseudofáquicos, pero se ha venido utilizando también en casos previamente operados con LIO monofocal, en donde se desea implantar un LIO multifocal para proporcionar una buena agudeza visual de lejos y de cerca.[8,9]

Existen posibles complicaciones cuando se realiza un implante secundario (piggyback). Se ha reportado la presencia de opacificación interlenticular (OIL), comprometiendo las superficies de los LIOs que están continuas.[10,11] Una forma de prevenir esta complicación es colocar el primer LIO en el bolsillo capsular y el segundo LIO en el sulcus.[10] También se han reportado resultados refractivos impredecibles debido a disturbios ópticos producidos por el contacto de las dos superficies ópticas de los LIOs,[12] descentrado de los LIOs por contracción y fibrosis del bolsillo capsular, irritación del iris e inflamación intraocular crónica,[13,14] dispersión pigmentaria y glaucoma.[13-19] No todos los LIOs son adecuados para colocarlos en el sulcus.[13-19] Un LIO para ser implantado en el sulcus con la técnica de piggyback debería estar hecho de un material suave y biocompatible, con una zona óptica relativamente grande (para evitar captura de la misma por la pupila),[24,25] un diámetro total mayor que los LIOs para el bolsillo capsular (para ubicarse y centrarse bien en el sulcus) y con bordes suaves y redondeados de la zona óptica y las hápticas (para evitar irritación crónica del iris y del cuerpo ciliar). Además, el diseño del mismo debería ofrecer una distancia adecuada entre el mismo y los tejidos uveales y con el LIO que esta en el bolsillo capsular.

Recientemente, Kahraman y Amon[20] reportaron un nuevo LIO especialmente diseñado para colocarse en el sulcus como piggyback. Este LIO fue diseñado por Amon,[20] y fabricado por el laboratorio Rayner. El LIO Sulcoflex (modelo 653L, Rayner Intraocular Lenses Ltd.) es un LIO de una sola pieza, de acrílico hidrofílico, con una zona óptica de 6.5mm y un diámetro total de 14mm. La óptica tiene bordes redondeados, y una configuración convexa-cóncava. Las hápticas son de largo diámetro, suaves, con bordes ondulados y redondeados, y con una angulación posterior de 10 grados en relación a la óptica **(Figuras 1 y 2)**. Este LIO viene es 3 versiones con la misma plataforma: Sulcoflex Asférico, Sulcoflex Tórico y Sulcoflex Multifocal, de forma que tenemos la posibilidad de corregir diferentes errores refractivos después de cirugía de catarata (miopía, hipermetropía, astigmatismo y presbicia). Las principales indicaciones son la corrección de ametropías residuales pseudofáquicas, ametropías residuales después de Queratoplastia Penetrantes (QPP) y/o Lamelares pseudofáquicas, y para la corrección de la presbicia en pacientes pseudofáquicos con LIO monofocal. El LIO Sulcoflex Multifocal tiene una óptica refractiva con 5 zonas ópticas: la 1ª, 3ª y 5ª para visión lejana y la 2ª y 4ª para visión cercana, con una adición de +3.50 D.

Para el cálculo del LIO Sulcoflex son necesario los siguientes datos: refracción preoperatoria, longitud axial medida idealmente con el equipo IOL Master o por biometría de inmersión, profundidad de la cámara anterior, queratometrias, astigmatismo quirúrgicamente inducido del cirujano y diámetro y localización de la incisión corneal por donde será implantado el LIO. Todos estos datos se introducen en la hoja de cálculos que posee en internet el laboratorio

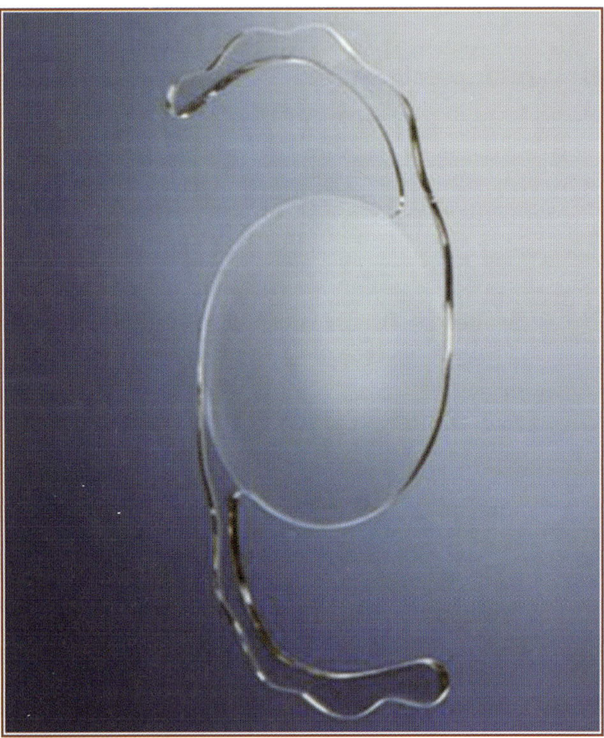

Figura 1. LIO Sulcoflex (Rayner Intraocular Lenses Ltd).

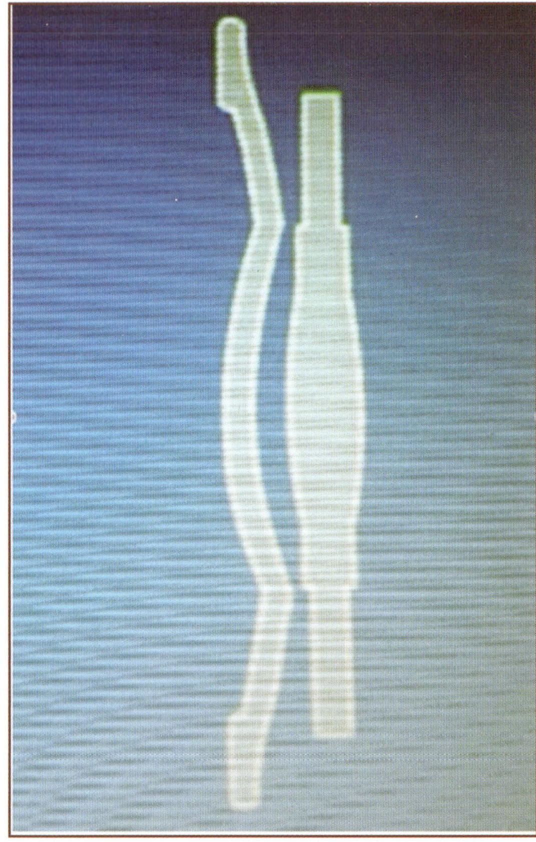

Figura 2. LIO Sulcoflex. Las hápticas tienen una angulación posterior de 10 grados que separa el LIO del iris. Su óptica convexa-cóncava permite una separación adecuada entre los dos LIOs.

Rayner, el cual nos proporciona el poder del LIO Sulcoflex que debemos colocar.

Técnica Quirúrgica

Preoperatoriamente se dilata la pupila con tropicamida, fenilefrina al 2.5% y ciclopentolato al 1%. Previa asepsia y antisepsia y bajo anestesia tópica, se realiza una incisión en cornea clara de 3mm de diámetro, autosellante, en uno o dos planos de acuerdo a las preferencias del cirujano. Se coloca viscoelástico (hialuronato de sodio 1%) en la cámara anterior y detrás del iris en 360 grados. Se coloca el LIO con el inyector de la misma casa comercial en el sulcus ciliar. Luego se verifica que las hápticas estén en el sulcus y el LIO bien centrado. Se aspira el viscoelástico y se inyecta en cámara anterior acetilcolina al 1% para contraer la pupila.

En Noviembre del 2011, comenzamos a implantar el LIO Sulcoflex en 2 grupos de pacientes:

Grupo 1, pacientes pseudofáquicos con ametropía residual, principalmente astigmatismo. También incluimos en este grupo pacientes con QPP pseudofáquicos con astigmatismo residual. Implantamos el LIO Sulcoflex Tórico.

Grupo 2, pacientes pseudofáquicos con LIO monofocal que deseaban corrección de la presbicia. Implantamos el LIO Sulcoflex Multifocal.

Todas las cirugías fueron realizadas por 2 cirujanos: Angel Pineda-Fernández y José Vargas Sarquís. Todos los pacientes tenían un examen oftalmológico completo preoperatoriamente y 3 meses después de la cirugía. Le realizamos tomografía Ocular Coherente (OCT) de segmento anterior con el OptoVue ((OptoVue, Inc, Fremont, CA) y fotografías de Scheimpflug (Pentacam, Oculus Optikgeräte GmbH) a los 3 meses después de la cirugía, para medir la distancia entre los dos LIOs y para verificar el centrado del LIO.

Resultados

En el grupo 1 realizamos 11 ojos, en el grupo 2, 7 ojos. En las **Tablas 1 y 2** están los resultados

Tabla 1. Resultados Refractivos en el grupo 1 con el LIO Sulcoflex tórico (DE=desviación estándar. EE=equivalente esférico)

	Esfera (promedio, DE y Rango)	Cilindro (promedio, DE y rango)	EE (promedio y DE)
Preoperatorio	+2.4 ± 2.37 (-1 a + 8.25D)	- 4.84 ± 3.23 (-0.75 a -10 D)	**0 ± 2.59**
3 meses Postoperatorio	0.3 ± 0.6 (-0.25 a + 0.75D)	-1.15 ± 1 (0 a -3.0D)	**-0.25 ± 0.57**

Tabla 2. Resultados Refractivos en el grupo 2 con el LIO Sulcoflex multifocal (DE=desviación estándar. EE=equivalente esférico).

	Esfera (promedio y DE)	Cilindro (promedio y DE)	EE (promedio y DE)
Preoperatorio	+1.1 ± 1.2	- 0.91 ± 0.7	**+ 0.7 ± 1**
3 meses Postoperatorio	-0.5 ± 0.5	-0.6 ± 0.4	**- 0.7 ± 0.5**

de ambos grupos. En el grupo 1 el equivalente esférico promedio disminuyó de 0±2.59D a -0.25±0.57D tres meses después de la cirugía. El 54% de los ojos alcanzó una agudeza visual sin corrección (AVsc) >20/40 **(Figura 3)**. En el grupo 2, el equivalente esférico promedio disminuyó de 0.7±1D a -0.7±0.5D tres meses después de la cirugía. El 100% de los ojos alcanzaron una AVsc de cerca >20/30.

El OCT de segmento anterior reportó una distancia promedio entre ambos LIOs de 541±75μm **(Figura 4)**. El Pentacam también mostro buen centrado y escaso tilt en el 100% de los ojos y buena distancia entre ambos LIOs **(Figura 5)**.

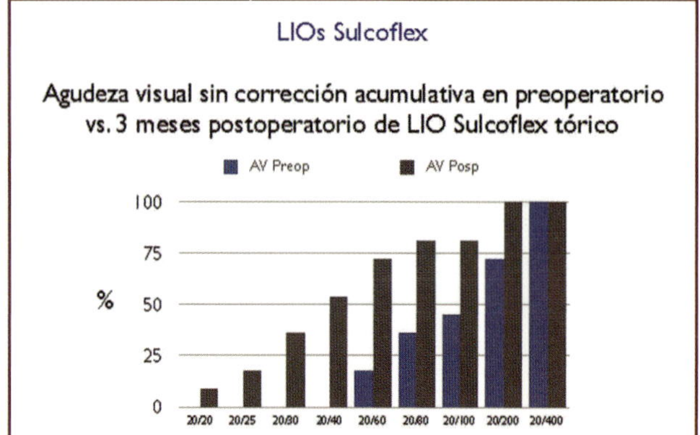

Figura 3. Agudeza Visual acumulativa sin corrección de lejos en el Grupo 1 (preoperatorio versus postoperatorio).

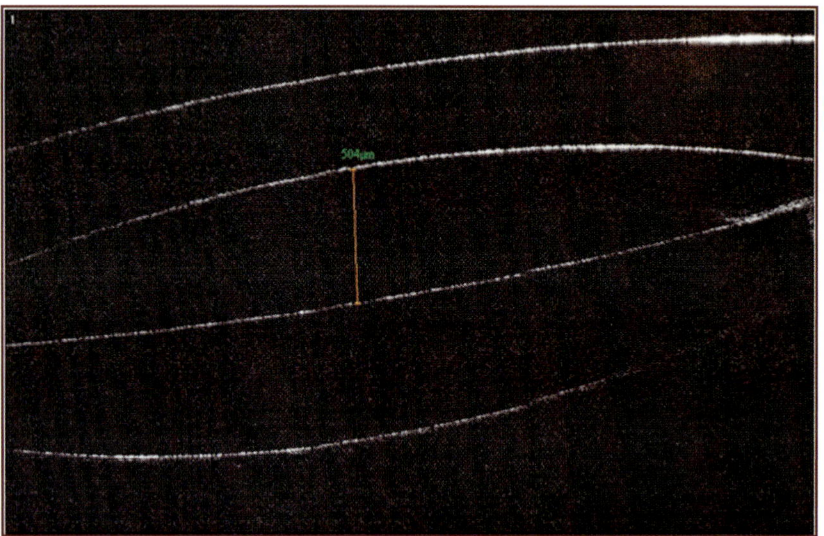

Figura 4. OCT de segmento anterior mostrando la distancia entre el LIO Sulcoflex y el LIO primario.

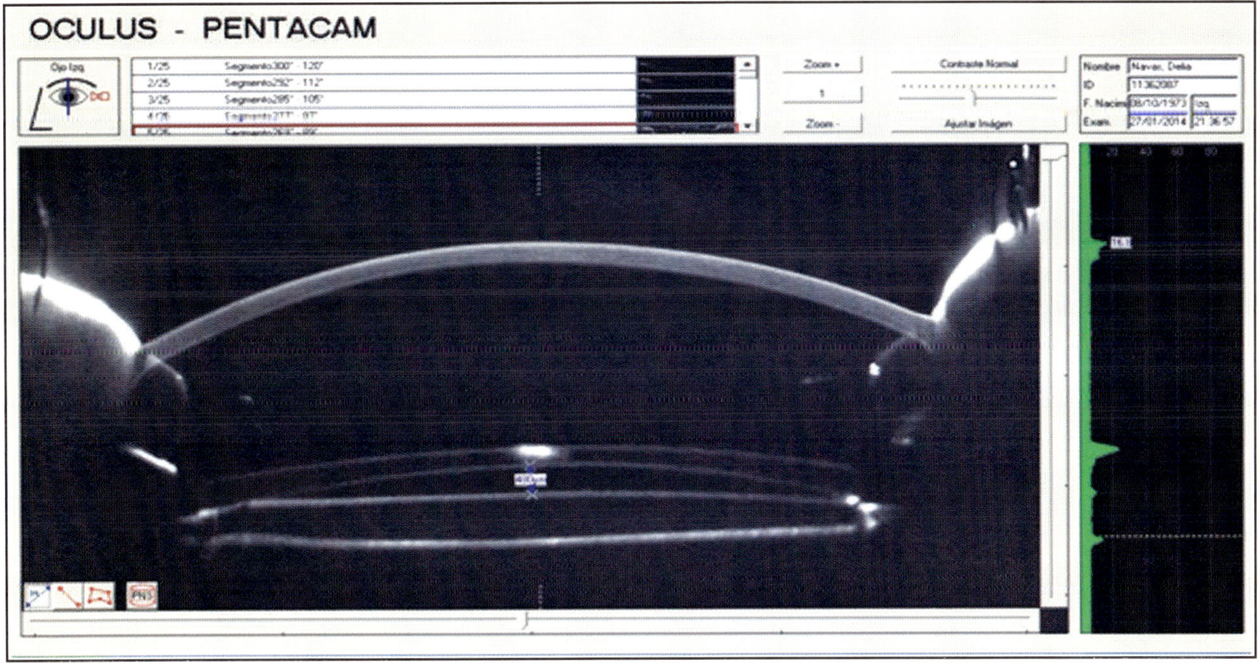

Figura 5. Imagen de Scheimpflug mostrando buena distancia entre el LIO Sulcoflex y el LIO primario, excelente centrado y escaso tilt.

No hubo complicaciones intraoperatorias. En el postoperatorio, no hubo signos inflamación intraocular crónica, dispersión pigmentaria, captura de la óptica del LIO por la pupila, o formación de OIL en el tiempo de seguimiento **(Figura 6)**.

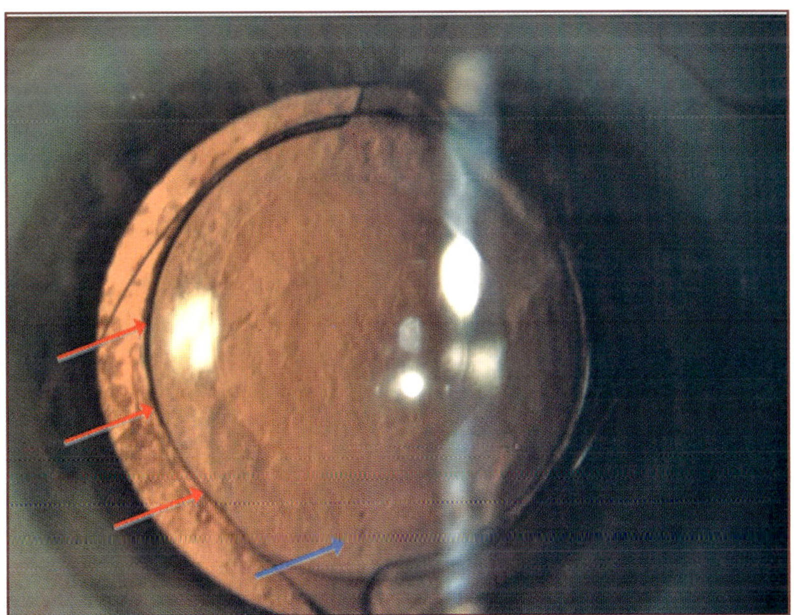

Figura 6. Retroiluminación mostrando el LIO Sulcoflex multifocal. Se aprecian sus bordes (flechas rojas). El LIO primario es un AcrySof Tórico (marcas señaladas por la flecha azul).

Discusión

Nuestros resultados muestran que el LIO Sulcoflex es una excelente alternativa para la corrección de ametropías residuales en pacientes pseudofáquicos, tanto para la corrección de ametropías residuales, como para la corrección de presbicia en pacientes previamente operados con LIO monofocal. Kahraman y Amon[20] en un estudio con 12 ojos usando el LIO Sulcoflex, reportaron una disminución significativa del equivalente esférico promedio 12 meses después de la cirugía, con una mejoría en el 100% de los casos de la AVsc de lejos. Alfonso y colaboradores[22] en un estudio de 6 ojos usando un LIO bifocal difractivo Acri Twin (Acri. Tec) como implante secundario piggyback en el sulcus, en pacientes psedofáquicos con LIO monofocal, reportaron una mejoría significativa en la AVsc de cerca. Gerten y colaboradores[23] en un estudio con 56 ojos usando un LIO multifocal difractivo (MS 714 PB, HumanOptics AG) como implante secundario piggyback en el sulcus, reportaron una mejoría de la AVsc de cerca de >0.5 (20/40) en el 100% de los ojos. Todos estos estudios utilizaron LIOs especialmente diseñados para ser colocados en el sulcus ciliar como piggyback. En ninguno de los estudios anteriormente citados, así como en nuestro estudio, encontramos signos de dispersión pigmentaria, formación de OIL o inflamación intraocular crónica. Gayton y colaboradores[26] reportaron una incidencia de OIL en el 32% (23 ojos), pero los dos LIOs fueron implantados en el mismo acto quirúrgico y en el bolsillo capsular. La OIL resulta generalmente de la proliferación de las células epiteliales ecuatoriales, la cuales forman las perlas de Elschnig, aunque Spencer y colaboradores[27] sugieren que puede ser resultado también de la proliferación de las células epiteliales de la capsula anterior. En nuestro estudio no hubo formación de OIL posiblemente debido a que el LIO Sulcoflex fue implantado en la gran mayoría de los casos, varios meses y hasta años después de la primera cirugía en donde se implantó el LIO monofocal, habiendo ya fibrosis de la capsula anterior sobre el mismo. En segundo lugar, el diseño convexo-cóncavo del LIO Sulcoflex permite que haya buena distancia entre los dos LIOs, la cual fue comprobada en nuestro estudio con OCT (distancia promedio de 541μm). McIntyre y colaboradores[21] en un estudio de 11 ojos pseudofáquicos de cadáver a los cuales les implantaron el LIO Sulcoflex y luego los estudiaron con UBM de alta frecuencia, reportaron una distancia promedio entre ambos LIOs de 517$\pm$159μm. Encontraron que la distancia entre ambos LIOs depende en mayor parte del grosor del primer LIO (en el bolsillo capsular). Este diseño del LIO Sulcoflex, también evita que haya contacto entre las dos ópticas de los LIOs, minimizando la posibilidad de inducir errores refractivos y aberraciones ópticas **(Figura 2)**. Un estudio[12] encontró que la zona de contacto entre los dos LIOs piggyback podría estar asociada a efectos ópticos.

No encontramos casos de dispersión pigmentaria, la cual ha sido reportada cuando se implantan LIOs en el sulcus que tiene bordes cuadrados en la óptica y las hápticas, rosando de forma constante el epitelio pigmentario del iris.[13-19] El LIO Sulcoflex tiene bordes redondeados en la óptica y las hápticas, previniendo esta complicación. La angulación posterior de las hápticas en 10 grados, mantiene al LIO alejado del iris. Si bien esto no fue comprobado en nuestro estudio, Kahraman y Amon[20] y McIntyre y colaboradores[21] demostraron buena separación entre el LIO Sulcoflex y el iris usando UBM. La configuración ondulada de las hápticas del LIO Sulcoflex le dan estabilidad al LIO y reducen el riesgo de su rotación en el sulcus, previniendo la irritación crónica del cuerpo ciliar,[20,21] y ofrece estabilidad refractiva en correcciones tóricas.

La captura de la óptica del LIO implatado en el sulcus como piggyback se ha reportado porque el complejo zónula-lente-cápsula del primer LIO esta fibrosado, siendo difícil su desplazamiento posterior, y al ser colocado el segundo LIO, este se desplaza anteriormente, permitiendo que la óptica sea capturada por el iris cuando la pupila esta dilatada.[22,24,25] Esto es más frecuente en LIOs de silicón utilizados como implante secundario piggyback por su índice refractivo mas bajo con una óptica mas gruesa. El LIO Sulcoflex tiene un diámetro de la óptica de 6.5mm para evitar esta complicación.

En conclusión, el LIO Sulcoflex ofrece una alternativa para la corrección de ametropías residuales paseudofáquicas frente a la extracción y recambio del LIO. Su diseño permite que el LIO quede bien centrado, con escaso tilt, y excelente estabilidad rotacional. También su diseño disminuye la incidencia de complicaciones como formación de OIL, traumatismo e irritación crónica del iris y del cuerpo ciliar, captura del LIO por la pupila. Por último, evita la aparición de errores refractivos inesperados y aberraciones ópticas debido a una buena separación entre ambos LIOs en la técnica de piggyback. Es necesario realizar futuros estudios para confirmar la estabilidad del LIO Sulcoflex en el tiempo y para comprobar la ausencia de estas complicaciones reportadas en las técnicas de piggyback con otros LIOs.

Referencias

1. Mamalis N, Brubaker J, Davis D, Espandar L, Werner L. Complications of foldable intraocular lenses requiring explantation or secondary intervention-2007 survey update. J Cataract Refract Surg 2008;34:1584-1591.
2. Joffe L, Smiddy WE, Flynn HW Jr. Posterior segment complications. In: Fishkind WJ, ed. Complications in Phacoemulsification: Avoidance, Recognition, and Management. New York, NY, Thieme, 2002;204-222.
3. Gayton JL, Sanders VN. Implanting two posterior chamber intraocular lenses in a case of microphthalmos. J Cataract Refract Surg 1993;19:776-777.
4. Holladay JT, Gills JP, Leidlein J, Cherchio M. Achieving emmetropia in extremely short eyes with two piggyback posterior chamber intraocular lenses. Ophthalmology 1996;103:1118-1123.
5. Gayton JL, Sanders V, Van Der Karr M, Raanan M. Piggybacking intraocular implants to correct pseudophakic refractive error. Ophthalmology 1999;106:56-59; discussion by JT Holladay, 59.
6. Habot-Wilner Z, Sachs D, Cahane M, et al. Refractive results with secondary piggyback implantation to correct pseudophakic refractive errors. J Cataract Refract Surg 2005;31:2101-2103.
7. Gills JP, van der Karr MA. Correcting high astigmatism with piggyback toric intraocular lens implantation. J Cataract Refract Surg 2002;28:517 519.
8. Mejía LP. Piggyback posterior chamber multifocal intraocular lenses in anisometropia. J Cataract Refract Surg 1999;25:1682-1684.
9. Donoso R, Rodriguez A. Piggyback implantation using the AMO Array multifocal intraocular lens. J Cataract Refract Surg 2001;27:1506-1510.
10. Werner L, Apple DJ, Pandey SK, Solomon KD, Snyder ME, et al. Analysis of elements of interlenticular opacification. Am J Ophthalmol 2002;133:320-326.
11. Werner L, Shugar JK, Apple DJ, Pandey SK, et al. Opacification of piggyback IOLs associated with an amorphous material attached to interlenticular surfaces. J Cataract Refract Surg 2000;26:1612-1619.
12. Findl O, Menapace R, Georgopoulos M, Kiss B, Petternel V, Rainer G. Morphological appearance and size of contact zones of piggyback intraocular lenses. J Cataract Refract Surg 2001;27:219-223.
13. Le Boyer RM, Werner L, Snyder ME, Mamalis N, Riemann CD, Augsberger JJ. Acute haptic-induced ciliary sulcus irritation associated with single-piece Acrysof intraocular lenses. J Cataract Refract Surg 2005;31:1421-1427.
14. Chang DF, Masket S, Miller K, Braga-Mele R, Little BC, et al. Complications of sulcus placement of single-piece acrylic intraocular lenses. Recommendations for backup IOL implantation following posterior capsule ruptura. J Cataract Refract Surg 2009;35:1445-1458.
15. Chang SHL, Lim G. Secondary pigmentary glaucoma associated with piggyback intraocular lens implantation. J Cataract refract Surg 2004;30:2219-2222.
16. Iwase T, Tanaka N. Elevated intraocular pressure in secondary piggyback intraocular lens implantation. J Cataract Refract Surg 2005;31:1821-1823.
17. Chang WH, Werner L, Fry LL, Johnson JT, Kamae K, Mamalis N. Pigmentary dispersión síndrome with a secondary piggyback 3-piece hydrophobic acrylic lens:case report with clinicopathological correlation. J Cataract Refract Surg 2007;33:1106-1109.
18. Micheli T, Cheung LM, Sharma S, Assaad NN, et al. Acute haptic-induced pigmentary glaucoma with an AcrySof intraocular lens. J Cataract Refract Surg 2002;28:1869-1872.
19. Wintle R, Austin M. Pigment dispersión with elevated intraocular pressure after AcrySof intraocular lens implantation in the ciliary sulcus. J Cataract Refract Surg 2001;27:642-644.
20. Kahraman G, Amon M. New supplementary intraocular lens for refractive enhancement in pseudophakic patients. J Cataract Refract Surg 2010;36:1090-1094.
21. McIntyre JS, Werner L, Fuller SR, Kavoussi SC, Hill M, Mamalis N. Assessment of a single-piece hydrophilic acrylic IOL for piggyback sulcus fixation in pseudophakic cadaver eyes. J Cataract Refract Surg 2012;38:155-162.
22. Alfonso JF, Fernandez-Vega L, Baamonde B. Secondary diffractive bifocal piggyback intraocular lens implantation. J Cataract Refract Surg 2006;32:1938-1943.
23. Gerten G, Kermani O, Schmiedt K, Farvili E, Foerster A, Oberheide U. Dual intraocular lens implantation: Monofocal lens in the bag and additional diffractive multifocal lens in the sulcus. J Cataract Refract Surg 2009;35:2136-2143.
24. Gayton JL, Sanders V, Van Der Karr M. Pupillary capture of the optic in secondary piggyback implantation. J Cataract Refract Surg 2001;27:1514-1515.

25. Kim SK, Lanciano RC Jr, Sulewski ME. Pupillary block glaucoma associated with secondary piggyback intraocular lens. J Cataract Refract Surg 2007;33:1813-1814.
26. Gayton JL, Apple DJ, Peng Q, et al. Interlenticular opacification: clinicopathological correlation of a complication of posterior chamber piggyback intraocular lenses. J Cataract Refract Surg 2000;26:330-336.
27. Spencer TS, Mamalis N, Lane SS. Interlenticular opacification of piggyback acrylic intraocular lenses. J Cataract Refract Surg 2002;28:1287-1290.

Sección V

PREOPERATORIO

41

Profilaxia Infecciosa em Cirurgia de Catarata

Dra. Amarylis Avakian,
Dr. Flavio Araujo Shinzato

A endoftalmite pós-operatória é definida como uma inflamação ocular severa envolvendo tanto o segmento anterior quanto o segmento posterior do olho, sendo secundária a um agente infeccioso. É uma complicação rara, porém grave, que pode decorrer de qualquer procedimento cirúrgico que afete a integridade do globo ocular, incluindo cirurgias de catarata, ceratotomia radial, cirurgias retinianas ou cirurgias filtrantes antiglaucomatosas.

As complicações das endoftalmites podem ser devastadoras. Apesar de tratamento apropriado, a endoftalmite pós-operatória resulta em perda visual severa em pelo menos 30% dos pacientes e descolamento de retina em 8 a 10%. A cegueira secundária a endoftalmite pós-operatória ocorre em mais de 18% dos pacientes.

Na literatura, não há evidências conclusivas relacionadas a melhor forma de preveção dessa infecção.

Incidência de Endoftalmite Pós-Operatória

A incidencia de endoftalmite em cirurgia de catarata varia de 0.04% a 0.2% conforme o estudo considerado. Comparando diferentes incisões (cornea clara x tunel escleral), a taxa de endoftalmite é maior nas incisões corneanas, observando-se aumento da incidência da infecção nos Estados Unidos há uma década (período que coincide com a disseminação do uso desse tipo de incisão). Em um grande estudo realizado na Universidade de Utah (Moran Eye Center), as taxas de endoftalmite foram de 0.197% entre 1997 a 2003. De 2003 a 2007, periodo que coincide com a adoção das fluoroquinolonas de quarta geração, a incidencia de endoftalmites caiu para 0.056%.

Considerando regioes fora dos EUA, por exemplo, na Suécia, a incidencia foi de 0.05% numa análise de 225 mil casos. Já na India, considerando-se 42 mil casos consecutivos de cirurgia de catarata, incluindo extração extracapsular manual e facoemulsificação, e utilizando-se métodos padronizados de esterilizacao e profilaxia, a incidencia encontrada de endoftalmite num periodo de 2 anos foi de 0.09%. No Canada, por exemplo, dois estudos observaram taxas similares de endoftalmite pós cirurgia de catarata: 0.14% a 0.15%.

O relato dos casos de endoftalmite é complicado pelo fato de que muitos dos casos provaveis de endoftalmite sao cultura negativos. No EVS (Endophthalmitis Vitrectomy Study), apenas 69% dos casos apresentaram crescimento bacteriano confirmado; em 18% nao houve crescimento de microorganismos e em 13% o crescimento foi duvidoso. Adicionalmente, casos de inflamacao esteril do segmento anterior no pos operatorio imediato, como as que ocorrem na TASS (Síndrome Toxica do Segmento Anterior) podem ser confundidas com endoftalmite pós operatória.

Múltiplos fatores podem predispor ao desenvolvimento de endoftalmites no pós operatório da cirurgia de catarata, por exemplo diabetes mellitus, traumatismos oculares, presença de infecções perioculares, uso de corticoesteróides sistêmicos, perda vítrea ou deiscência zonular intra-operatória e vazamento incisional.

Antibióticos são utilizados no pré e pós operatório da cirurgia para prevenir endoftalmites, porém, nenhum estudo clinico randomizado conseguiu demostrar o beneficio dessa profilaxia. O custo envolvido na realização de um grande estudo randomizado do uso de antibioticos para prevencao ou tratamento das endoftalmites nos EUA é proibitivo: consequentemente, no momento, nenhum antibiotico tem indicacao aprovada pelo FDA para uso profilático.

Tipo da Incisão e Endoftalmite em Cirurgia de Catarata

A partir de relatos da literatura associando a incisão em córnea clara à maior incidência de endoftalmites, o tipo de incisão vem sendo questionado como possível fator de risco para essa complicação. Essas incisões podem ser instáveis dependendo de sua arquitetura e das variações da pressão intra-ocular. Fatores como incisão mal alinhada, mal construída ou com vazamento aumentam esse risco, sendo que 80% dos casos de endoftalmite pós-operatória têm algum defeito incisional associado.

No período pós-operatório precoce, o risco de contaminação bacteriana é maior se o meio intra- ocular não estiver selado. Nesses casos, a cada piscar, pode haver influxo da lágrima, que abriga bactérias patogênicas, criando um meio intra-ocular não-estéril. As incisões que tendem a vazar são aquelas relativamente curtas em comparação à sua largura, as mal construídas ou aquelas nas quais houve descolamento de Descemet. A hidratação do estroma ao final da cirurgia força o fechamento incisional e a aposição das estruturas, mas o vazamento pode voltar a ocorrer em caso de ausência de bomba endotelial efetiva ou se o lábio interno da incisão estiver mal coaptado.

Os vazamentos incisionais que levam à contaminação podem também ocorrer tardiamente. Uma causa comum são pequenas rupturas da membrana de Descemet na margem incisional, separando a camada endotelial do estroma justamente na borda da incisão. Com isso, a bomba endotelial não mantém a incisão selada e o risco de vazamento incisional aumenta.

Uma bomba endotelial intacta e uma incisão na córnea clara bem construída reduzem, teoricamente, os riscos de microvazamentos, contaminação intra-ocular e endoftalmite pós-operatória. Em caso de dúvida relacionada à integridade da incisão, é aconselhável a sutura, que pode ser removida por volta de 7 dias após a cirurgia.

Em relação às variações da pressão intra-ocular, estudos da dinâmica da incisão corneana mostram que mesmo incisões bem construídas e auto-selantes podem permitir a comunicação entre o meio intra e o extra-ocular, com entrada de bactérias e fluido; a incisão seria selante com níveis de pressão intra-ocular normais, porém incompetente em casos de hipotonia ocular. Cerca de 20% dos pacientes submetidos à cirurgia de catarata apresentam no pós-operatório imediato, pressões intra-oculares inferiores a 10 mmHg e portanto, com significativo potencial de infecção.

A incisão em córnea clara representa um fator de risco quando comparada à incisão corneoescleral (que reduziria o risco relativo de endoftalmite em 65%). Estudos mostraram incidência até 4.6 vezes maior de endoftalmite nas cirurgias em córnea clara quando comparadas às realizadas em túnel escleral, sendo variáveis importantes a higiene do paciente e o o uso ou não de antibióticos tópicos, havendo controvérsias em relação à metodologia da maioria dos estudos realizados. A incisão em córnea clara é realizada geralmente na região temporal, enquanto a corneoescleral localiza-se superiormente, onde há alguma proteção da pálpebra. A análise histológica da incisão mostra que aquelas realizadas no limbo vascularizado tem melhor estabilidade e cicatrização (7 dias, contra 60 dias necessários para a cicatrização da córnea avascular).

O formato da incisão também é fundamental na cicatrização: incisões com formato próximo ao quadrado têm maior estabilidade e resistência à deformação externa, com melhor cicatrização e menores índices de infecção.

Etiologia e Profilaxia Pré-Operatória

Podemos considerar como possíveis origens da endoftalmite o filme lacrimal, pálpebras e anexos oculares, soluções de irrigação e medicações utilizadas, instrumentos cirúrgicos, inclusive a lente intra-ocular, a flora respiratória e a pele do cirurgião e assistentes, além de fatores relacionados ao ambiente operatório. Condicoes que alteram a flora ocular normal como uso de lentes de contato, blefarites, alteracoes da via lacrimal e cirurgia ocular prévia podem aumentar o risco de endoftalmite pós operatória. A flora normal pode tambem estar alterada em pacientes cronicamente institucionalizados, trabalhadores da saude e pacientes com cateteres, ileostomias e colostomias.

Em pacientes hígidos, considerando-se a utilização de técnicas cirúrgicas estéreis, a maioria das possíveis fontes de infecção é eliminada, restando como origem mais provável da endoftalmite a superfície ocular do paciente (pálpebras e conjuntiva).

As bacterias gram positivas são a causa mais comum de endoftalmite pós operatória, entretanto, a prevalência de certos patógenos pode variar conforme a região geográfica considerada. De acordo com o EVS, 94,2% dos casos de endoftalmite com cultura positive envolvem bacterias gram positivas (70% dos isolados foram *Staphylococcus epidermidis* coagulase-negativos, 9,9% foram *Staphylococcus aureus*, 9% foram outras especies de estafilococos, 2.2% foram especies de Enterococcus e 3.0% outros gram-positivos). Gram-negativos foram observados em 5.9% dos casos. Em contraste , um estudo da India observou que as bacterias gram-positivas foram responsaveis por somente 53% dos casos de endoftalmite pos-operatoria, 26% foram gram- negativos e 17% foram fungos.

Evidencias sugerem que a incidencia de infeccoes oculares por *Staphylococcus aureus* meticilino resistentes (SAMR) esta aumentando: no estudo de Major e colaboradores os SAMR foram responsaveis por 44% das endoftalmites por *Staphylococcus aureus* de 1995 a 2008. Proporcao significativa dos *Staphylococcus aureus* é resistente nao so a meticilina mas tambem as fluoroquinolonas de quarta geracao comumente utilizadas.

Os patógenos estão presentes habitualmente nas pálpebras e na conjuntiva e seriam inoculados na câmara anterior durante a cirurgia ou no pós-operatório imediato, por alguma alteração relacionada à incisão. Tendo-se em vista este conceito, já no pré-operatório, pálpebras, conjuntiva e vias lacrimais merecem atenção especial: devemos eliminar quaisquer focos de infecção e/ou inflamação crônica dos anexos oculares, em especial, as blefarites. A esterilização do campo operatório é uma medida fundamental e, nesse sentido, já foi demonstrado o efeito bactericida da iodo-povidona na superfície ocular, além de sua eficácia contra fungos, vírus e protozoários. Ciulla e cols reforçaram a importância dessa medida: tendo revisto vários métodos para a profilaxia de endoftalmite comprovaram ser a iodo-povidona a única técnica recomendada com base em evidências clínicas. A concentração sugerida é de 5%, devendo-se instilá-la no saco conjuntival alguns minutos antes da cirurgia,[21] sendo mais efetiva que a concentracao de 1% na reducao da flora bacteriana in vivo. Em casos de alergia a iodo- povidona suspeita ou documentada o uso de clorexidina é recomendado.

Adicionalmente à iodopovidona, o uso de antibióticos tópicos é muito comum no pré operatório, entretanto, controvérsias permanecem em relacao à sua eficácia. O uso do antibiotico poderia reduzir a flora ocular superficial e potencializar o efeito do agente anti-séptico (iodo-povidona) segundo algum estudos, mas, um estudo recente demonstrou que a moxifloxacina tópica 0,5% nao tem efeito aditivo significativo na reducao da colonizacao bacteriana da conjunctiva além do efeito da iodo-povidona 5% isolada.

As quinolonas de quarta geracao tornaram-se as medicacoes topicas mais comumente prescritas para profilaxia com base em seu amplo espectro de atividade e superior penetracao ocular, mas, apesar de décadas de uso, seu efeito ainda não foi comprovado. Sua ação bactericida é rápida, inibindo a ação do DNA girase em bactérias Gram-negativas e da topoisomerase IV em Gram- positivas, enzimas essenciais à síntese do DNA bacteriano.

Uma pesquisa realizada em 2002 entre os membros da ASCRS (American Society of Cataract and Refractive Surgery) revelou que 99% dos cirurgiões utilizavam antibioticoterapia profilática. Na Alemanha, um estudo comparou os custos gerados pela profilaxia com os gastos necessários para tratamento dos casos dessa infecção e concluiu que, do ponto de vista econômico, há vantagens na realização da profilaxia com antibiótico tópico em cirurgias de catarata.

A profilaxia antiinfecciosa efetiva em cirurgias de catarata possui dois componentes: o primeiro é a administração pré-operatória de agentes tópicos para eliminar organismos presentes na superfície ocular que poderiam potencialmente entrar na câmara anterior durante a cirurgia; o segundo envolve a administração pós-operatória de antibióticos tópicos, não somente para manter a esterilidade da superfície em caso de entrada de fluido via incisão, mas também para penetrar na câmara anterior e suprimir a proliferação de um possível inóculo intracameral. Assim, tanto antes quanto após a cirurgia, o nível de antibiótico no humor aquoso deve ser superior à MIC (concentração inibitória mínima) dos microrganismos mais freqüentemente implicados nas endoftalmites. A contaminação intra-ocular durante a cirurgia de catarata, documentada por aspiração da câmara anterior ocorre de 8 a 46% dos procedimentos, dependendo da técnica cirúrgica utilizada.

Resistência Bacteriana

O desenvolvimento de resistência bacteriana aos antibióticos pode ocorrer por vários mecanismos: mutações enzimáticas, desenvolvimento de proteínas de transporte da membrana, impedindo a entrada do antibiótico, e síntese de uma "bomba de efluxo" (bomba de exportação imediata), que permite à bactéria remover o antibiótico de seu interior. A resistência pode ser desenvolvida devido ao uso de doses inapropriadas – subterapêuticas – da droga, induzindo a mutagênese dos patógenos; no uso prolongado da droga (acima de 7 dias); ou, ainda, se sua retirada for gradual.

Para seleção do agente ideal para profilaxia é importante considerarmos o espectro de cobertura antibiótica e a emergência de resistência. Estudos recentes mostram um aumento de resistência bacteriana, particularmente do *S. aureus e S. epidermidis* às fluoroquinolonas de segunda e terceira geração, exigindo o desenvolvimento de agentes mais potentes.

Com o intuito de evitar a infecção por organismos resistentes, o uso de agentes mais potentes deve ser considerado. Recentemente, uma modificação química nas fluoroquinolonas produziu agentes com espectro adicional de atividade contra bactérias Gram-positivas, anaeróbias e também contra micobactérias atípicas, mantendo excelente cobertura contra bactérias Gram-negativas. As novas drogas possuem duplo mecanismo de ação, agindo tanto na DNA girase quanto na topoisomerase IV, havendo necessidade de duas mutações para o desenvolvimento de resistência. Além disso, possuem em sua molécula um anel que inibe a ação da "bomba de efluxo" da bactéria, permitindo mais tempo de contato com o microrganismo e um poder bactericida maior. As fluoroquinolonas de quarta geração incluem a moxifloxacina (Vigamox®), a gatifloxacina (Zymar®), adaptadas para uso oftalmológico e mais recentemente, a Besifloxacina, que apresenta vantagens potenciais assim como a gatifloxacina por nao ter uso sistemico, veterinario ou na agricultura, reduzindo as chances de desenvolvimento de Resistencia bacteriana.

Potência e Penetração das Fluoroquinolonas de Quarta Geração

Para ser ideal para a profilaxia de endoftalmites bacterianas em cirurgia de catarata, a droga deve apresentar maior potência e penetração nos tecidos oculares, com penetração no epitélio íntegro, adquirindo e mantendo concentração intra-ocular suficiente até o final do procedimento. Após a cirurgia, é mais fácil atingir a concentração intra- ocular necessária da droga, porque, além da provável redução da função da barreira do epitélio corneano, há potencial vazamento e influxo de fluido por incisão, estabelecendo uma via alternativa para a entrada do antibiótico se suas concentrações no filme lacrimal forem suficientemente altas. O estudo do efeito da cirurgia sobre os níveis de moxifloxacina no humor aquoso mostrou que, quando administrada 60 minutos antes e imediatamente após a cirurgia, na forma de 3 gotas (uma gota a cada 5 minutos tanto antes como após a intervenção), a droga mantinha concentração acima da MIC para os principais microrganismos causadores de endoftalmite até 2 horas após o procedimento, independentemente da diluição provocada por este. A droga seria, então, eficaz para o uso no pré-operatório, reduzindo os microrganismos da superfície ocular e também no pós-operatório, para a eliminação de possíveis inóculos intracamerais.

Apesar de as fluoroquinolonas atingirem níveis satisfatórios e supostamente terapêuticos na câmara anterior, não estava comprovado que essa concentração teria efeito bactericida capaz de prevenir o desenvolvimento de endoftalmite. A comparação de três modalidades de profilaxia com moxifloxacino em modelo animal – pré-inoculação bacteriana, pós-inoculação bacteriana e profilaxia total (início 1 hora antes, instilando 1 gota a cada 15 minutos, 5 gotas no total, seguida de 1 gota logo após inoculação bacteriana e 4 vezes nas primeiras 24 horas) – demonstrou que o regime profilático total seria capaz de prevenir o desenvolvimento de endoftalmite. A profilaxia somente pré ou pós-inoculação bacteriana reduz a chance de infecção, mas não previne a endoftalmite. Já a profilaxia somente após a inoculação bacteriana, que representa o uso de antibióticos tópicos após a cirurgia, seria a menos eficaz das três modalidades. Obviamente, as observações no modelo animal necessitam de suporte da experiência clínica, mas sugerem considerarmos as fluoroquinolonas de quarta geração como substitutas das gerações anteriores, em virtude da maior atividade antibacteriana, maior penetração intra-ocular e menor probabilidade de seleção de bactérias resistentes.

Segurança e Biocompatibilidade das Fluoroquinolonas

Quinolonas de quarta geração não são tóxicas ao epitélio corneano nem induzem alterações na reepitelização ou transparência corneana ou na acuidade visual final quando instiladas na dose e intervalo necessarias para a profilaxia em cirurgia de catarata.

Frequência de Instilação das Fluoroquinolonas

Em relação à freqüência e número de dias recomendados de instilação previamente à cirurgia, os regimes mais comumente utilizados são:

1) 4 vezes ao dia, 1 dia antes do procedimento;
2) 4 a 5 vezes no dia da cirurgia, iniciando 1 hora antes; ou
3) uma combinação dos dois regimes anteriores. Estudos comparando freqüências de instilação de fluoroquinolonas tópicas demonstraram que a concentração máxima atingida pela droga é semelhante se utilizada no próprio dia da cirurgia (1 gota a cada 15 minutos, num total de 4 doses) ou 1 dia antes do

procedimento (4 vezes ao dia e no dia da cirurgia, 1 gota a cada 15 minutos, num total de 4 doses).

Outras Formas de Profilaxia Cirúrgica

Há outras formas de profilaxia: uso de antibióticos subconjuntivais, antibioticoterapia sistêmica, antibiótico em fluido de irrigação, antibiótico in- tracameral.

Em relação ao uso de antibiotic subconjuntival, a anestesia tópica fornece analgesia suficiente para o procedimento cirúrgico, mas não para a injeção subconjuntival. A utilização mais freqüente desse tipo de anestesia, a incisao na cornea clara sem sutura, as controversias relacionadas à eficacia dessa via de administracao de antibiotico para profilaxia e os possiveis efeitos colaterais de sua administracao reduziram o uso da injeção subconjuntival em certos países, porém, em locais como a Nova Zelândia essa modalidade ainda é utilizada por 63% dos cirurgiões.

Em estudo retrospective comparando o uso do cefuroxime via intracameral com a subconjuntival, observou que o intracameral foi estatisticamente superior.

Em relação ao uso subconjuntival de aminoglicosídeos, pela potencial toxicidade intraocular, tais drogas devem ser injetadas a uma distancia adequada da incisão da cirurgia de catarata. A gentamicina por exemplo pode provocar infarto macular e lesão endotelial.

Com relação aos antibióticos sistêmicos, a maioria não atinge nível adequado no humor aquoso, excetuando-se as quinolonas de quarta geração, que poderiam ser utilizadas para tratamento de endoftalmites ou para profilaxia de olhos de alto risco, como por exemplo em casos de traumatismo ocular.

Os antibióticos em fluido de irrigação mais utilizados são a gentamicina e a vancomicina, não havendo comprovação de sua eficácia, com potenciais riscos de erros de diluição e efeitos tóxicos intra-oculares, como por exemplo o edema macular cistóide, além do desenvolvimento de resistência e custo alto. A Academia Americana de Oftalmologia e o Centro de Controle e Prevenção de Doenças (CDC) dos Estados Unidos recomendam o uso da vancomicina para terapia específica, e não para profilaxia.

Das varias vias de administracao de antibiotico, as maiores evidências existentes apoiam o uso de antibiotico intracameral em bolo ao final da cirurgia. Devido à maior utilização da anestesia tópica em cirurgias de catarata, o uso de antibiótico intracameral tem aumentado nos últimos anos. Os antibióticos mais comumente utilizados com essa finalidade incluem a cefazolina, o cefuroxime e, mais recentemente, as quinolonas de quarta geração. Estudos utilizando a cefazolina indicam uma redução nas taxas de endoftalmite de 0,63% para 0,055%[50] e de 0,42% para 0,031%.[56] sem toxicidade endotelial ou retiniana. A Suíça foi o primeiro país europeu a utilizer e reporter o uso do cefuroxime intracameral. Em 2007, a Sociedade Européia de Cirurgia de Catarata e Refrativa divulgou os resultados de um estudo multicêntrico relacionado à profilaxia de endoftalmite pós-cirurgia de catarata. Esse estudo recomenda o uso de cefuroxime intracameral na dose de 1 mg em 0,1 mL de BSS, devido à redução de 20% no risco de endoftalmite utilizando tal medicação. Nesse estudo, os pacientes que não fizeram profilaxia com antibióticos tópicos ou com cefuroxime intracameral tiveram índices de endoftalmite extremamente altos (0,38%), colocando os resultados do estudo em questionamento. Outra dificuldade relacionada à droga é que a concentração comercializada não permite instilação direta, sendo necessários diluição e preparo, com possíveis alterações de sua diluição, do diluente e de sua esterilidade, tendo sido descritos casos de anafilaxia, toxicidade retiniana, infarto macular, Sindrome tóxica do segmento anterior, etc após a instilação de cefuroxime intracameral em cirurgias de catarata. Apesar das controvérsias relacionadas ao cefuroxime, pelas fortes evidencias científicas e devido ao baixo custo da medicação que permite utilizacao em larga escala, seu uso disseminou-se na Europa com redução significativa dos indices de endoftalmite nos países que adotaram tal prática.

O cefuroxime é uma cefalosporina de 2a geração, com efeito tempo dependente e não concentração dependente como as fluoroquinolonas, e com possíveis falhas no espectro de cobertura antibiótica relacionada aos Enterococcos multi resistentes. Endoftalmites por esse patógeno são raras, mas estão relacionadas a pior prognóstico.

Vários outros estudos europeus demonstram taxas estatisticamente menores de endoftalmites com o uso de cefuroxime ou cefazolina intracameral se comparadas com a não realização da injeção intrameral, questionando-se porém, se esse seria o melhor antibiotico para profilaxia via intracameral, sugerindo-se alternativas mais potentes como a moxifloxacina, cefazolina, ou vancomicina. Não há estudos comparativos que demonstrem, dentre os antibioticos mencionados, qual o melhor para profilaxia intracameral. Um estudo concluiu que o cefuroxime intracameral era 9 a 18 vezes mais custo efetivo que as fluoroquinolonas de quarta geração tópicas, outros sugeriram que a moxifloxacina teria efeitos adicionais potenciais para uso intracameral devido à sua maior potencia, maior atividade antibactericina e não necessidade de diluicão para uso por essa via . No caso das fluoroquinolonas, a dose preconizada para o uso intracameral é de 100 μg em 0,1 cc

Sindrome Toxica do Segmento Anterior

Síndrome Toxica do Segmento Anterior (TASS) é uma inflamação aguda estéril pós operatória que pode ocorrer após cirurgia de catarata complicada ou não e tipicamente se apresenta 24 a 48 horas após a cirurgia. Alterações dos protocolos de limpeza e esterilização de instrumentais são o fator de risco mais comum associados a TASS, porém, preparação inadequada de antibióticos apra injecao intracameral Também pode ocasioná-la.

Para reduzir o risco de TASS, as medicações de uso intracameral devem ser sem preservativos, além de terem concentração, pH e osmolaridade adequadas. Com relação especificamente ao cefuroxime, demonstrou se que a dose recomendada de 1.0 mg em 0.1 mL é bem tolerada e não causa toxicidade ocular. Por um engano no protocol de diluicao, um surto de TASS foi observado após injecao intracameral de cefuroxime que resultou numa dose injetada 50 vezes maior que a habitual. O paciente apresentou importante inflamacao do segmento anterior pós operatoria , com edema macular severo. Mesmo após protocolos estritos de diluicao, doses exatas das drogas podem não ser asseguradas.

A inexistencia da formulacao comercial pronta para uso intracameral significa que a droga deve ser preparada pelo cirurgiao, pela equipe cirúrgica ou pela farmácia do hospital. Uma pesquisa da ASCRs de 2007, realizada após a divulgacao dos resultados do estudo ESCRS, mostrou que 77% dos cirurgiões nao estavam usando antibiotico intracameral, mas 82% deles relataram que adotariam tal prática caso uma preparacao comercial estivesse disponível a um preço razoável. O estudo observou que a maioroa dos entrevistados faziam uso de gati ou moxifloxacina intracameral (81%) e iniciavam a profilaxia tópica pelo menos 1 dia antes da cirurgia (78%) e a mantinham no pós operatório imediato (66%). Pelo fato do grupo controle do estudo ESCRS não ser semelhante às praticas adotadas nos EUA, o estudo ESCRS nao foi capaz de determinar se o cefuroxime intracameral seria igual ou se traria benefício adicional aos protocolos mais comumente utilizados pelos cirurgioes americanos.

Padroes Atuais de Profilaxia de Endoftalmite Bacteriana Pós Operatória

Os padroes de profilaxia variam de país para país, sendo que os protocolos mais utilizados incluem esterilização do olho para a cirurgia, bem como uso de antibióticos intracamerais, subconjuntivais, orais ou topicos pré e pos operatórios.

Nos Estados Unidos, o mais comum é o uso topico de fluoroquinolonas de quarta geração, de 1 a 3 dias no pre operatório e mantidas no pós operatório, de acordo com o observado na pesquisa de 2007 da ASCRS. 91% dos membros da ASCRS que usam antibiotico topico, 81% utilizavam gatifloxacina ou moxifloxacina e 12% utilizavam ofloxacina, ciprofloxacina, ou levofloxacina. O regime mais comum de uso do antibiotico topico é por 7 dias (73%). Dos 90% dos cirurgioes que administram antibioticos ao final da cirurgia, 83% utilizam antibiotic topico, 15% injeção intracameral, e 13% injecao subconjuntival. Dos que utilizavam antibiotico intracameral, metade o injetava no fluido de irrigacao e metade diretamente na camara anterior. Dos que usavam intracameral, vancomicina era preferida por 61%, cefalosporinas eram utilizadas por 23%, e fluoroquinolonas por 22%.

O padrao de profilaxia de endoftalmite no Reino Unido difere daquele dos EUA porque grande parte dos cirurgioes preferem o antibiotico intracameral. Uma pesquisa de 2009 indicou que 63% utilizavam antibiotico intracameral (55% o cefuroxime e 5% a vancomicina). Quase nenhum dos cirurgioes usava antibiotico topico pre operatorio e a maioria utilizava-os no pos operatorio. O antibiotico mais comumente usado era o cloranfenicol e a neomicina. 67% dos cirurgioes que nao usavam o intracameral o fariam se houvesse uma preparacao comercialmente disponivel.

Publicacoes da China indicam o uso de iodo-povidona no prepare da pele, instilacao de iodo-povidona na superficie ocular imediatamente antes da cirurgia e a administracao de gentamicina subconjuntival. Antibioticos intracamerais nao sao utilizados e o uso de antibiotic topico tambem nao foi reportado.

Antibioticoterapia Pós-Operatória

Mesmo não havendo comprovação da eficácia do antibiótico tópico pós-operatório na redução das taxas de endoftalmite, seu uso deve ser considerado, visto que há mais estudos evidenciando a validade do uso de antibiótico pós-operatório que de qualquer outra medida nessa fase.

No pós operatório, é importante que se inicie o antibiotico algumas horas depois da cirurgia, pois isso reduz o risco relativo de endoftalmite se comparado com o início da droga 1 dia após o procedimento. Recomenda-se o uso de antibiótico a cada 1 a 2 horas, no primeiro dia, seguido da instilação 4 vezes ao dia por 7 dias, em geral, devendo-se descontinuá- lo depois, para evitar o desenvolvimento de resistência bacteriana.

Alguns estudos sugerem que o tempo médio de apresentacao das endoftalmites após cirurgia de catarata é 9.3 dias e questionam a suspensão do antibiotico em 7 dias.

Esquema de Profilaxia Aconselhado

Em síntese, a profilaxia recomendada em cirurgia de catarata é:

1. Tratamento de infecções ou inflamações da superfície ocular no pré-operatório.
2. No dia da cirurgia, à chegada do paciente, iniciar a instilação de fluoroquinolona de quarta geração de 15 em 15 minutos, 4 a 5 vezes.
3. Preparo da conjuntiva com iodo-povidona a 5% (pelo menos 3 min antes da cirurgia).
4. Preparo da pele com iodo-povidona a 10%.
5. Isolamento dos cílios com plástico adesivo.
6. Irrigação do saco conjuntival com solução salina balanceada antes de realizer a incisao cirurgica.
7. Realização das incisoes e da cirurgia com técnicas estéreis
8. Avaliação da incisão e tonicidade do globo ao final do procedimento. Em caso de vazamento via incisao utilizer sutura
9. Instilação de fluorquinolona de quarta geração ao final da cirurgia, seguida da instilação 4 vezes ao dia nas primeiras 24 horas, mantendo a mesma por pelo menos 7 dias
10. A técnica cirúrgica deve ser meticulosa e envolver a menor manipulação intra-operatória possível. Recomenda-se não reutilizar instrumentais descartáveis e implantar a lente intra-ocular com injetor.

A cirurgia de catarata é hoje um procedimento terapêutico e refrativo. Avanços técnicos aumentaram a eficácia do procedimento, porém, em 0,1% dos casos há permanente e grave perda visual resultante de endoftalmite pós-operatória severa. Esse índice é bastante elevado e inaceitável quando considerado em números absolutos, devido ao grande número de cirurgias realizadas. Por isso, é necessário atenção especial às medidas profiláticas, objetivando-se reduzir essa complicação.

Referências

1. P.G. Montan, G. Koranyi, H.E. Setterquist, Endophthalmitis after cataract surgery: risk factors relating to technique and events of the operation and patient history: a retrospective case-control study. Ophthalmology 105 (1998), pp. 2171-2177.
2. B.M. Doft, S.F. Kelsey, S.R. Wisniewski, Retinal detachment in the endophthalmitis vitrectomy study. Arch Ophthalmol 118 (2000), pp. 1661-1665.
3. M. Yamada, H. Mochizuki, K. Yamada, Aqueous humor levels of topically applied levofloxacin in human eyes. Curr Eye Res 24 (2002), pp. 403-406.
4. K.M. Colleaux. W.K. Hamilton., Effect of prophylactic antibiotics and incision type on the incidence of endophthalmitis after cataract surgery. Can J Ophthalmol 35 (2000), pp. 373-378.
5. T.M. Aaberg, Jr., H.w. Flynn, Jr., J. Schiffman, J. Newton, Nosocomial acute-onset postoperative en- dophthalmitis survey. A 10-year review of incidence and outcomes. Ophthalmology 105 (1998), pp. 1004- 1010.
6. H.M. Kattan, H.W. Flynn, Jr, S.C. Pflugfelder, Nosocomial endophthalmitis survey. Current incidence of infection after intraocular surgery. Ophthalmology 98 (1991), pp. 227-238.
7. C.W.Eifrig, H.W. Flynn,Jr, I.U. Scott, J. Newton, Acute-onset postoperative endophthalmitis: review of incidence and visual outcomes (1995-2001). Opthalmic Surg Lasers 33 (2002), pp. 373-378.
8. S.Schmitz, H.B. Dick, F. Krummenauer, N. Pfeiffer, Endophthalmitis in cataract surgery: results of a German survey. Ophthalmology 106 (1999), pp. 1869-1877.
9. A. Fisch, A. Salvanet, T. Prazuck, Epidemiology of infective endophthalmitis in France. Lancet 338 (1991), pp.1373-1378.
10. E.S. West, A. Behrens, P.J. Mc Donnell, J.M. Tielsch, O.D. Schein, The incidence of endophthalmitis after cataract surgery among the U.S. Medicare population increased between 1994 and 2001. Ophthalmology 112 (2005), pp.1388-1394.
11. K. Zell, A.A. Bialasiewicz, G. Richard, Endophthalmitis after cataract surgery:predisposing factors, infectious agents and theraphy. Ophthalmologe 97 (2000), pp. 257-263.
12. T. Wallin, J. Parker, Y. Jin, G. Kefalopoulos, R.J. Olson, Cohort study of 27 cases of endophthalmitis at a single institution. J Cataract Refract Surg 31 (2005), pp. 735-741.
13. D.P. Maxwell Jr, J.G. Diamond, D.R. May, Surgical wound defects associated with endophthalmitis. Ophthalmic Surg 25 (1994), pp.157-161.
14. R. Kumar, D.L.Reeves, R.J. Olson, Wound complications associated with incision enlargement when placing foldable intraocular lenses during cataract surgery. J Cataract Refract Surg 27 (2002), pp. 224-226
15. R.J. Olson, Corneal problems associated with phacoemulsification. In: W.J. Fishkind, Editor, Complications in Phacoemulsification: Avoidance, Recognition and Ma- nagement, Thieme New York, New York (2002), pp. 166-181
16. P.J. McDonnell, M. Taban, M. Sarayba, B. Rao, J. Zhang, R. Schiffman and Z. Chen, Dinamic morfology of clear corneal cataract incisions. Ophthalmolgy 110 (2003), pp 2342-2348.
17. B.J. Shingleton, R.A. Wadhwani, M.W. O'Donoghue,
S. Baylus, H. Hoey, Evaluation of intraocular pressu- re in the immediate period after phacoemulsification. J Cataract Refract Surg 27 (2001), pp. 524-527.
18. B.A. Cooper, N.M. Holekamp, G. Bohigian, P.A. Thompson, Case control study of endophthalmitisafter cataract sugery comparing scleral tunnel and clear corneal wounds. Am J Ophthalmol 136 (2003), pp. 300-305.
19. Y. Nagaki, S. Hayasaka, C. Kadoi, M. Matsumoto,S. Yanagisawa, K. Watanabe, Y. Hayasaka, N. Ikeda, S. Sato, Y. Kataoka, M. Togashi, T. Abe, Bacterial endophthalmitis after small incision cataract surgery. Effect of incision placement and intraocular lens type. J Cataract Refract Surg 29 (2003), pp. 20-26.
20. T.A. Hanscom, Postoperative endophthalmitis. Clin infect Dis 38 (2004), pp. 542-546.
21. K. Buzard, S. Liapis, Prevention of endophthalmitis. J Cataract Refract Surg 30 (2004), pp.1953-1959.
22. P.H. Ernst, R. Fenzl, K.T. Lavery, A. Sensoli, Relative stability of clear corneal incision in a cadaver eye model. J Cataract Refract Surg 21 (1995), pp. 39-42.
23. D.P. Han, S.R. Wisniewski, L.A. Wilson, Spectrum and susceptibilities of microbiologic isolates in the Endophthalmitis Vitrectomy Study. Am J Ophthalmol 122 (1996), pp. 1-17.
24. T.A. Ciulla, M.B. Starr, S. Masket, Bacterial Endophthalmitis prophylaxis for cataract surgery: an evidence-based update. Ophthalmology 109 (2002), pp. 13-24.
25. L. Apt, S.J. Isenberg, R. Yoshimori, A. Spierer, Outpatient opical use of povidone-iodine in preparing the eye for the surgery. Ophthalmology 96 (1989), pp. 289- 292.
26. S.J. Isenberg, L. Apt, R. Yoshimori, S. Khwarg, Chemical preparation of the eye in ophthalmic surgery:
IV. Comparison of povidone-iodine on the conjunc- tiva with a prophylactic antibiotic. Arch Ophthalmol 103 (1985), pp. 1340-1342.
27. H.N. Prince, W.S. Nonemaker, R.C. Norgard, Drug resistance studies with topical antiseptics. J Pharmaceutical Sci 67 (1978), pp. 1629-1631.
28. J.L. Zamora, Chemical and microbiologic characteristics and toxicity of povidone-iodine solutions. Am J Surg 151 (1986), pp. 400-406
29. T.J. Liesagang, Use of antimicrobials to prevent postoperative infection in patients with cataracts. Curr Opin Ophthalmol 12 (2001), pp. 68-74
30. S. Masket, Preventing, diagnosing, and treating endophthalmitis. J Cataract Refract Surg 24 (1998), pp. 725-726.

31. M.B. Starr, J.M. Lally, Antimicrobial prophylaxis for ophthalmic surgery. Surv Ophthalmol 39 (1995), pp. 485-501.
32. D.V. Leaming, Practice styles and preferences of ASCRS members-2002 survey. J Cataract Refract Surg 29 (2003), pp. 1412-1420.
33. F. Krummenauer, G. Lehnert, H.B. Dick, Health economical evaluation of antibiotic prophylaxis against postoperative endophthalmitis. Klin Monatsbl Augenheilkd 219 (2002), pp. 113-116.
34. R. Mather, J.M. Stewart, T. Prabriputaloong, J. Wong, S.D. Mc Leod, The effect of cataract surgery on ocular levels of topical moxifloxacin. Am J Ophthalmol 138 (2004), pp. 554-559.
35. R. Srinivasan, S. Tiroumal, R. Kanungo, M.K. Natarajan, Microbiological contamination of the anterior chamber during phacoemulsification. J Cataract Refract Surg 28 (2002), pp. 2173-2176.
36. H. Oguz, A. Satici, Guzey, G. Aslan, S. Tasci, Microbiologic analysis of aqueous humor in phacoemulsification. Jpn J Ophthalmol 43 (1999), pp. 162-165
37. R. Tipperman, Pharmacologic considerations for ca- taract surgery. Curr Opin Ophthalmol 15 (2004), pp.51- 55.
38. M.H. Goldstein, R.P. Kowalski, J. Gordon, Emerging fluoroquinolone resistance in bacterial keratitis: a 5 year review. Ophthalmology 106 (1999), pp.1313-1318.
39. D.C. Ritterband, A. Farquhar, M. Shah, S. Thirnmapp, J. Li and J. Seedor, Are second generation fluoroquinolone antibiotics losing their competitive edge in precataract surgery prophylaxis? ARVO 2002. Eletronic abstract 1580. Available at: http://www.arvo.org.
40. G. Alexandrakis, E.C. Alfonso, D. Miller, Shifting trends in bacterial keratitis in South Florida and emerging resistance to fluoroquinolones. Ophthalmology 107 (2000), pp. 1497-1502.
41. N.A. Chaudry, H.W. Flynn, T.G. Murray, Emerging ciprofloxacin-resistant Pseudomonas aeruginosa. Am J Ophthalmol 128 (1999), pp. 509-510.
42. R. P. Kowalski, E.G. Romanowski, F.S. Mah, K.A. Yates, Y.J. Gordon, Topical prophylaxis with moxifloxacin prevents endophthalmitis in a rabbit model. Am J Ophthalmol 138 (2004), pp. 33-37.
43. L.A. Herrygers, R.J. Noecker, L.C. Lane, J.M. Levine, Comparison of corneal surface effects of gatifloxacin and moxifloxacin using intensive and prolonged dosing protocols. Cornea 24 (2005), pp. 66-71.
44. R.W. Yee, P. Pete Setabutr, M.O. Foltermann, et al, The effects of topical moxifloxacin 0.5% ophthalmic solution and gatifloxacin 0.3% solution on corneal healing following bilateral photorefractive keratec- tomy. Cornea. In press
45. F.A. Bucci, Topical antibiotic prophylaxis. Cataract & Refractive Surgery Today 5 (2005), pp.59-62.
46. H.R. Katz, S. Masket, S.S. Lane, K. Sall, S.C. Orr, R.D. Faulkner, B.A. McCue, D.C. Dahlin, Absorption of topical moxifloxacin ophthalmic solution into human aqueous humour. Cornea 24 (2005), pp. 955-958.
47. P. Barry, W. Behrens-Baumann, U. Pleyer, D. Seal, ESCRS guidelines on prevention, investigation and management of post-operative endophthalmitis. Version 1, July 2005.
48. J.R. Villada, U. Vicente, J. Javaloy, J. Alió, Severe anaphylactic reaction alter intracameral antibiotic administration durig cataract surgery. J Cataract Refract Surg 31 (2005, pp. 620-621.
49. M. Elder, D.Leaming, The New Zealand cataract and refractive surgery survey 2001. Clin Experiment Ophthalmol 31 (2003), pp. 114-120.
50. P. Romero, I. Mendez, M. Salvat, J. Fernandez, M. Almena, Intracameral cefazolin as prophylaxis against endophthalmitis in cataract surgery. J Cataract Refract Surg 32 (2006), pp. 438-441.
51. S. Schmitz, H.B. Dick, F. Krummenauer, N. Pfeiffer, Endophthalmitis in cataract surgery: results of a German survey. Ophthalmology 106 (1999), pp. 1869-1877.
52. G. Kampougeris, A. Antoniadou, E. Kavouklis, Z. Chryssouli, H. Giamarellou, Penetration of moxifloxacin into the human aqueous humour after oral administration. Br J Ophthalmol 89 (2005), pp. 628-631.

53. A. Storr-Paulsen, W. Holsen-Andersen, K.T. Moller, Antibiotics in irrigation solution for cataract surgery. A laboratory investigation of the pharmacological stability and bacteriological susceptibility. Acta Ophthalmol Scan 76 (1998), pp. 180-183.
54. E.C. Alfonso, H.W. Flynn, Jr, Controversies in endophthalmitis prevention. The risk of emerging resistance to vancomycin. Arch Ophthalmol 113 (1995), pp. 1369-1370.
55. H. Sepälä, M. Al-Juhaish, H. Järvinen, R. Laitinen, P. Huovinen, Effect of prophylactic antibiotics on antimicrobial resistance of viridans streptococci in the normal flora of cataract surgery patients. J Cataract Refract Surg 30 (2004), pp. 307-315.
56. M. Garat, C.L. Moser, C. Alonso-Tarrés, M. Martin-Baranera, A. Alberdi, Intracameral cefazolin to prevent endophthalmitis in cataract surgery: 3-year retrospective study. J Cataract Refract Surg 31 (2005), pp. 2230-2234.
57. P. Barry, D.V. Seal, G.Gettinby, F. Lees, M. Peterson, C.W. Revie, ESCRS study of prophylaxis of postoperative endophthalmitis after cataract surgery. Preliminary report of principal results from a European multicenter study. J Cataract Refract Surg 32 (2006), pp. 407-410.
58. R.W. Snyder, M. Chang, W. Hare et al., Intraocular safety of gatifloxacin in a rabbit model. Paper presented at: The ocular microbiology and immunology Group Meeting; November 15, 2003; Anaheim, CA.
59. S.A. Arshinoff, Intracameral moxifloxacin for antimicrobial prophylaxis in cataract surgery. Poster presented at: ESCRS; 2005, Lisbon, PT.

Prevenção da Infecção na Cirurgia de Catarata

Profa. Dra. Ana Luisa Höfling-Lima,
Dra. Ana Carolina Vieira

As técnicas da cirurgia de catarata avançaram nas últimas décadas. Apesar deste desenvolvimento, complicações pós-operatórias continuam ocorrendo, sendo a infecção intra-ocular (endoftalmite) uma das mais temidas.

A instalação de um processo infeccioso após uma cirurgia intra-ocular está relacionada a diversos fatores, tais como falhas na avaliação e preparação pré-operatória; complicações intra-operatórias (rompimento de cápsula posterior, perda vítrea, encarceramento de tecido na incisão) e múltiplas cirurgias no mesmo olho; falha nos processos de esterilização; introdução de medicamentos e substâncias contaminadas; contaminação ambiental do centro cirúrgico; e flora da pele e trato respiratório do cirurgião e assistentes. Em função da realização de várias cirurgias seqüenciais em diversos centros cirúrgicos oftalmológicos, deve-se tomar cuidado com todos os processos que envolvem o ato cirúrgico.

As infecções intra-oculares podem ocorrer precocemente, principalmente na primeira semana após a cirurgia , ou ainda no período pós-operatório tardio (após um mês). O quadro clínico também pode variar, com infecções mais ou menos graves e de evolução rápida ou lenta. Todas as características avaliadas em cada caso podem auxiliar na investigação diagnóstica do provável microrganismo envolvido.

Os agentes etiológicos mais freqüentemente identificados na infecção que ocorre após a cirurgia de catarata são *Staphylococcus* coagulase negativa, *Staphylococcus aureus, Streptococcus pneumoniae e Pseudomonas aeruginosa*.[1,2,3]

As endoftalmites após a cirurgia de catarata são incomuns, com taxas que variam de 0,08 a 0,12%,[1,4,5] com a morbidade visual alta, podendo causar perda visual permanente.[6] Apesar do tratamento adequado, 15-30% dos pacientes evolui com acuidade visual inferior ou igual a 20/200. Em função disso, a profilaxia tem um papel fundamental no sucesso do procedimento cirúrgico.

ORIENTAÇÕES NO PRÉ-OPERATÓRIO

Fontes de Infecção

A principal fonte de contaminação do olho é a microbiota bacteriana normal das pálpebras, conjuntivas e vias lacrimais do próprio paciente. Desta forma, o principal objetivo da profilaxia na cirurgia oftalmológica é a redução da quantidade de microrganismos na superfície ocular e o controle do crescimento de organismos que penetram no olho antes, durante e depois da cirurgia. As outras fontes de infecção podem trazer agentes muito diferentes do habitual sendo necessária uma investigação de todo processo bem como uma avaliação de toda documentação relacionada ao ato cirúrgico.

Em dois estudos que avaliaram o vítreo de pacientes com endoftalmite, foi observado que os microrganismos isolados eram idênticos aos encontrados nas pálpebras e conjuntiva em 82% e 67% dos casos, respectivamente.[2,7] A avaliação biomicroscópica detalhada no pré-operatória é um dos itens mais importantes das medidas preventivas da infecção pós operatória. É de extrema importância a identificação e o tratamento adequado de qualquer sinal de blefarite, conjuntivite, disfunção de vias lacrimais e lesões de pele na região periocular[1,6] no período pré operatório . Pacientes usuários de lentes de contato devem suspender seu uso por 24 horas, no intuito de minimizar o risco de infecção, pela possibilidade de uma significativa adesão de microrganismos[1] à lente de contato.

Em caso de infecção sistêmica, a cirurgia deve ser postergada e o paciente devidamente tratado e orientado. À qualquer infecção do trato respiratório superior deve ser dada atenção especial, principalmente a sinusites, otites e amigdalites.[1]

Preparo da superfície ocular - Profilaxia Antibiótica

Diversos estudos demonstraram a capacidade de bactérias da microbiota conjuntival em penetrar na câmara anterior durante o ato cirúrgico. A taxa de crescimento destes microrganismos no humor aquoso após a cirurgia variou entre 14 e 40% aproximadamente, sendo os *Staphylococcus* coagulase negativa os mais frequentemente isolados.[8,9] Em função disso, muitos dos métodos de profilaxia de infecção visam diminuir o número e limitar o crescimento desses microrganismos.

Em relação aos procedimentos mais freqüentemente utilizados no preparo da superfície ocular antes da cirurgia intra-ocular, poucos possuem forte evidência nos estudos publicados. A técnica de tricotomia dos cílios, que visa diminuir a flora da superfície ocular, não apresentou qualquer benefício nas diferentes avaliações.[10,11] O mesmo é observado em relação à irrigação da superfície ocular com solução salina. Esta técnica não apresentou relação com a diminuição de incidência de endoftalmite nem se mostrou eficaz em diminuir a flora da superfície ocular.[10]

Dos procedimentos profiláticos mais utilizados na rotina cirúrgica, o uso de iodo-povidona tópica na pele da pálpebra e na conjuntiva no pré-operatório é a medida com evidências de eficácia mais fortes na literatura. Em diversos estudos, o seu uso tópico, associado à sua utilização para a assepsia da pele, se mostrou eficaz em diminuir a microbiota bacteriana da superfície ocular.[12,13] Este método apresentou associação significativa com a redução da incidência de endoftalmite pós-operatória.[10] Quando comparado a outros métodos de profilaxia, em uma grande revisão sistemática da literatura, foi o que apresentou maior evidência na prevenção da endoftalmite, sendo sugerido seu uso tópico a 5%, uma gota, dois minutos antes da cirurgia, além da assepsia da pele com solução a 10%.[6,14] Nos pacientes em que o uso de iodo-povidona é contra-indicado, a clorexidina tópica é uma alternativa.

ANTIBIOTICO PROFILAXIA

Em relação ao uso de antibióticos no pré-operatório muito se fala, mas existem poucos estudos controlados na literatura avaliando seus efeitos na incidência de endoftalmites.[1,6] Apesar disso, em função das sérias conseqüências relacionadas às endoftalmites, a antibioticoprofilaxia é freqüentemente empregada. Embora algumas quinolonas orais mais recentes possam alcançar concentrações intra-oculares significativas,[15] muitos antibióticos que agem sobre os *Staphylococcus* não demonstraram boa penetração intra-ocular.[6]

Via Tópica

O uso tópico de antibióticos, embora seja uma orientação utilizada e consagrada na prática por muitos oftalmologistas, nunca foi validado em um estudo prospectivo específico para esta finalidade.[16] A demonstração de diminuição da presença de bactérias na conjuntiva após o uso de fluorquinolona traz a discussão da relevância clínica desta possibilidade de aplicação principalmente das fluorquinolonas de quarta geração, que são de fácil prescrição devido a comercialização dos colírios já em concentração adequada para esta finalidade em vários países.

Sabemos que existe a possibilidade de seleção de bactérias resistentes após o uso de fluorquinolonas mas, aparentemente se usada nos três dias que antecedem o procedimento cirúrgico, as chances de seleção seriam menores do que se usadas um dia apenas que é a forma mais usada de antibióticoprofilaxia tópica . Por outro lado pode-se também utilizar a aplicação tópica na hora que antecede o procedimento cirúrgico com instilação três vezes consecutivas, e as chances de seleção de resistentes é menor.

A maioria das avaliações adota os seguintes métodos para a realização da antibioticoprofilaxia tópica: uma gota, quatro vezes ao dia, iniciando três dias antes da cirurgia, ou uma gota, de 30 em 30 minutos, iniciando duas horas antes do procedimento cirúrgico.[6,17] De acordo com as noções gerais de antibioticoprofilaxia sistêmica cirúrgica, o antibiótico escolhido deve ser administrado no momento da indução anestésica e mantido por até 48 horas,[18] mas é habito entre os oftalmologistas manter o antibiótico tópico pelo menos uma semana após o procedimento cirúrgico. A profilaxia adequada deve resultar em níveis inibitórios mínimos no sítio cirúrgico antes que a incisão seja realizada, no caso do olho acredita-se que além da concentração de antibiótico adequada na superfície ocular devemos ter também concentrações acima da concentração inibitória mínima na câmara anterior.

Os resultados dos estudos em relação aos efeitos da antibioticoprofilaxia tópica são controversos. Existem várias demonstrações da capacidade da antibioticoprofilaxia tópica reduzir a microbiota bacteriana da superfície ocular e diminuir a entrada de bactérias na câmara anterior durante a cirurgia.[17] Por outro lado, não existe nenhum grande ensaio clínico, prospectivo e controlado, que demonstre a redução da incidência de endoftalmite pós-operatória com o uso de antibióticos tópicos profiláticos. Em função disso, em relação a sua recomendação na prática oftalmológica, a antibioticoprofilaxia tópica foi considerada como possivelmente relevante, mas com resultados clínicos ainda indefinidos.[6]

Quanto aos antibióticos tópicos mais utilizados, podemos citar os aminoglicosídeos e as quinolonas. No momento da escolha do antibiótico, deve-se levar em conta seu espectro de ação, penetração intraocular, toxicidade e custo. O espectro de ação deve ser o mais amplo possível, levando-se sempre em conta quais os agentes mais freqüentemente relacionados a este tipo de infecção. É necessário que o antibiótico escolhido alcance, no sítio cirúrgico, concentrações teciduais superiores as concentrações inibitórias mínimas das bactérias mais comuns no local.[1] Os aminoglicosídeos em geral são uma boa opção na erradicação de bacilos gram-negativos e *Staphylococcus aureus*, porém pouco eficazes contra *Streptococcus pneumoniae.* Quanto aos efeitos colaterais observados no uso tópico, observa-se toxicidade epitelial na córnea. E a penetração intraocular não é adequada.

As fluorquinolonas possuem amplo espectro de ação e baixa toxicidade, após o uso tópico os que as torna uma excelente opção como antibiótico profilático. As fluorquinolonas de quarta geração como moxifloxacino e gatifloxacino, possuem boa tolerabilidade e apresentam maior capacidade de penetração na câmara anterior quando comparadas às de gerações mais antigas, como ciprofloxacino.[10] Demonstrou-se uma maior penetração do moxifloxacino no humor aquoso em relação ao gatifloxacino,[19,20] atingido-se concentração intraocular adequada para Staphylococcus meticilina sensível após administração tópica.

A besifloxacina, uma fluorquinolona recentemente desenvolvida para uso oftálmico, também apresenta excelente atividade contra organismos Gram-negativos e Gram-positivos, inclusive Staphylococcus multiresistentes.[21] Porém alguns estudos demonstraram baixa penetração ocular em relação à moxifloxacina e levofloxacino.[22] A importância clínica da penetração ocular na prevenção da endoftalmite continua fazendo parte de muitas discussões e apesar da baixa penetração, a droga se mostrou eficaz em coelhos. Dizem os fabricantes que a vantagem da besifloxacina é que, como a droga não se encontra disponível para uso sistêmico, há menor chance de desenvolvimento de resistência bacteriana, porém este conceito não foi devidamente provado. Outra vantagem é a presença do DuraSite® (InSite Vision Inc, Alameda, CA), um veículo mucoadesivo que aumenta o tempo de contato da droga com a superfície ocular, e conseqüentemente sua atividade bactericida mas na superfície, podendo interferir diminuindo a penetração intraocular.[21]

Outras formas de administração de antibióticos foram analisadas tais como antibióticos em solução de irrigação, via subconjuntival e intracameral.[22]

Antibiótico Subconjuntival

Injeções subconjuntivais de antibiótico podem ser responsáveis por concentrações adequadas de antibiótico intracameral e também serem consideradas uma excelente maneira de fazer antibiótico profilaxia existem estudos mostrando sua capacidade de diminuir a microbiota bacteriana da superfície ocular.[23]

O uso de antibióticos por via subconjuntival, promovem a obtenção de concentrações adequadas no humor aquoso, confirmando a eficácia dos antibióticos subconjuntivais na redução da incidência de endoftalmites.[24,25,26] Apesar disso, com a tendência atual do uso de anestesia tópica para a cirurgia de catarata, a administração subconjuntival tem sido indicada em menor numero de casos.

Injeção Intracameral

Em relação às soluções de irrigação associadas com antibióticos, os resultados obtidos foram pouco animadores em algumas avaliações, existindo evidências que justifiquem seu uso de rotina porém, pela indisponibilidade das medicações previamente preparadas ou comercializadas e conseqüente falta de padronização nas diluições, pode-se observar toxicidade endotelial e retiniana, não só com aminoglicosídeos, mas também com cefalosporinas.[6]

Por fim, quanto ao uso de antibióticos intracamerais, informações encontradas na literatura podem ser controversas. Enquanto alguns estudos apontam bons resultados na redução do número de culturas positivas da câmara anterior ao final da cirurgia, outros observaram pouco efeito dos antibióticos intracamerais (vancomicina e gentamicina) contra os principais organismos relacionados as endoftalmites. Já um estudo clínico prospectivo e randomizado realizado pela *European Society of Cataract and Refractive Surgeon* (ESCRS) revelou uma redução significativa na incidência de endoftalmite com o uso intracameral de cefuroxime.[27,28] Outros estudos também demonstraram a eficácia do uso intracameral de cefuroxime na redução da incidência de endoftalmite após cirurgia de catarata.[28,29] Embora tenha-se sido discutido o risco de toxicidade ocular, Montan e colaboradores, avaliando o uso intracameral de cefuroxima, não observaram perda endotelial ou redução da acuidade visual.[29] Atualmente, a maior limitação do uso intracameral de cefuroxime continua sendo a ausência de formulação disponível comercialmente. Uma alternativa é o uso intracameral de moxifloxacino, que embora seja uma droga segura,[26] a sua eficácia na prevenção da infecção é assumida pelo raciocínio que se fez pelos resultados do uso da cefuroxime. Aguarda-se ainda estudos prospectivos e randomizados. Um estudo não tão recente demonstrou a segurança do uso intracameral de moxifloxacino na profilaxia da cirurgia de catarata[29].

O uso intracameral de Vancomicina na solução de irrigação segue a mesma linha de raciocínio do cefuroxime mas seu uso está ligado às soluções de irrigação.[30]

A injeção intracameral do moxifloxacino não é preconizada pelo fabricante pois não está disponível com dispositivos para este fim, embora tenha sua utilização testada e consagrada em várias comunidades. Como a droga em colírio é formulada sem conservantes e estéril seria utilizada sem diluição do próprio colírio de moxifloxacino, pois este é o único sem conservantes na dose de 0,1%.[31]

Recentemente, novos sistemas de administração de drogas têm sido desenvolvidos e testados, como biomateriais implantáveis que liberam a droga de forma controlada diretamente no tecido implantado. Sistemas poliméricos de colágeno biodegradáveis podem ser utilizados ao final da cirurgia como um reservatório de antibiótico, garantindo a aderência do paciente ao esquema profilático. Polímeros podem também ser inseridos na câmara anterior, funcionando como um depósito de liberação lenta de droga. Gel de hialuronato de sódio já foi estudado como veículo de liberação de cefuroxime intracameral, mostrando liberação persistente e estável da droga após a cirurgia de catarata.[32,33,34]

ORIENTAÇÕES NO INTRA-OPERATÓRIO

Em relação às medidas intra-operatórios de prevenção da infecção intra-ocular, além de alguns pontos discutidos anteriormente, deve-se destacar três enfoques principais: cuidados com a preparação do local da cirurgia, dos materias, da equipe e a técnica cirúrgica.

É importante que todos os materiais e substâncias utilizados nos procedimentos possam ter garantida a rastreabilidade dos lotes e processos efetuados. É importante que durante o procedimento cirúrgico, todo o material utilizado, como campos cirúrgicos, compressas, lâminas, entre outros, esteja devidamente esterilizado e com os indicadores devidamente documentados. Os cílios devem ser mantidos fora do sítio cirúrgico, se possível pela utilização de campos plásticos adesivos.[1] Com o advento dos pacotes de materiais personalizados e descartáveis, esta etapa de procedimentos na prevenção da infecção intra-ocular tornou-se mais fácil e prática.

Quanto à técnica cirúrgica, sabe-se que a contaminação da ferida cirúrgica é praticamente inevitável e se acentua com a duração da intervenção.[1] É fundamental que a técnica escolhida seja aquela que o cirurgião melhor domina, a fim de evitar complicações como perda vítrea e encarceramento tecidual na incisão. É importante que os tecidos desvitalizados e coleções sanguíneas sejam removidos.

A realização de sutura corneana como forma de diminuir o risco de infecção intra-ocular no pós-operatório é adequada pois nem sempre as incisões corneanas tem um selamento adequado.[35] Já foi demonstrado que cirurgia de catarata com incisão corneana sem sutura apresenta risco maior de desenvolvimento de endoftalmite quando comparadas àquelas com incisão escleral ou corneanas com sutura. Segundo o *European Society of Cataract and Refractive Surgeons* (ESCRS), o risco de endoftalmite é 5.88 vezes maior em cirurgias com incisão corneana.[26] Alguns cirurgiões porém acreditam que esta incidência pode não estar aumentada em casos em que não existam complicações de construção da incisão o que acarretaria um teste de Seidel positivo ou ainda deiscência de sutura no pós-operatório. A instabilidade da incisão é considerada fator de risco para endoftalmite, já que permite maior penetração na câmara anterior de lágrima contaminada com bactérias patogênicas. Portanto, a sutura da incisão corneana deve ser preconizada em casos onde haja dúvidas quanto à integridade da mesma após a hidratação estromal ao final do procedimento.

Embora não tenha ainda sido demonstrado, é possível que a cirurgia Facolaser tenha uma construção de incisão que facilite o selamento da mesma sem sutura.

ORIENTAÇÕES NO PÓS-OPERATÓRIO

Realizada a cirurgia, é essencial que determinadas orientações sejam dadas ao paciente e, quando necessário, aos acompanhantes, na tentativa de minimizar o risco de complicações pós-operatórias. O paciente deve ser desencorajado a evitar a manipulação no olho operado além da instilação dos colírios prescritos. Até o fechamento e regularização completa do epitélio corneano e conjuntival, além do uso de antibiótico tópico por pelo menos sete dias ,deve-se restringir o acesso a piscina, sauna e banhos de mar[1] períodos mais prolongados de antibioticoprofilaxia tópica pós operatória pode ser necessário dependendo das condições de cada paciente.

Os pacientes devem ser devidamente examinados nas consultas de retorno pós-operatório, principalmente na primeira semana, e a qualquer sinal piora da visão ,irritação, dor secreção deve ser orientado para procurar orientação de seu médico cirurgião.

Conclusões

A observação das medidas de profilaxia da infecção na cirurgia de catarata são de extrema importância, uma vez que a morbidade das endoftalmites é alta. O uso de iodo-povidona tópica na pele da pálpebra e na conjuntiva no pré-operatório e o uso intracameral de cefuroxime se mostraram eficazes na redução da incidência de endoftalmites. Outra alternativa para profilaxia antibiótica e que em nosso meio (Brasil) é muito utilizada é a instilação de antibióticos tópicos (fluoroquinolonas de quarta geração)[36] no pré e pós operatório é recomendável, assim como o fechamento da incisão com sutura, em casos de dúvidas quanto à integridade da mesma.

Como o procedimento cirúrgico da remoção da catarata é único para cada olho o temor de indução de resistência bacteriana por seleção ou mutação pelo uso de antibiótico profilático tanto no pré, per e pós operatórios não deve ser uma preocupação.

Referências bibliográficas

1. Sousa LB, Freitas D, Hofling-Lima AL, Nishiwaki-Dantas MC . Manual da prevenção da infecção nos procedimentos oftalmológicos. São Paulo: Lemos Editorial, 2003.
2. Speaker MG, Milch FA, Shah MK, et al. Role of external bacterial flora in the pathogenesis of acute postoperative endophthalmitis. Ophthalmology 991;98:639–49; discussion 650.
3. Han DP, Wisniewski SR, Wilson LA, et al. Spectrum and susceptibilities of microbiologic isolates in the Endophthalmitis Vitrectomy Study. Am J Ophthalmol 1996;122:1–17.
4. Javitt JC, Vitale S, Canner JK, et al. National outcomes of cataract extraction. Endophthalmitis following inpatient surgery.Arch Ophthalmol 1991;109:1085–9.
5. Javitt JC, Street DA, Tielsch JM, et al. National outcomes of cataract extraction. Retinal detachment and endophthalmitis after outpatient cataract surgery. Cataract Patient Outcomes Research Team. Ophthalmology 1994;101:100–5; discussion 106.
6. Ciulla TA, Starr MB, Masket S. Bacterial endophthalmitis prophylaxis for cataract surgery: an evidence-based update. Ophthalmology 2002;109(1):13-24.
7. Bannerman TL, Rhoden DL, McAllister SK, et al. The source of coagulase-negative staphylococci in the Endophthalmitis Vitrectomy Study. A comparison of eyelid and intraocular isolates using pulsed-field gel electrophoresis. Arch Ophthalmol 1997;115:357–61.
8. Dickey JB, Thompson KD, Jay WM. Anterior chamber aspirate cultures after uncomplicated cataract surgery. Am J Ophthalmol 1991;112:278–82.
9. Feys J, Emond JP, Salvanet-Bouccara A, Dublanchet A. Bacteriological study of intraocular fluid at the end of cataract surgery. J Fr Ophtalmol 1993;16:501–5.
10. Schmitz S, Dick HB, Krummenauer F, Pfeiffer N. Endophthalmitis in cataract surgery. Results of a German survey. Ophthalmology 1999;106:1869–77.
11. Perry LD, Skaggs C. Preoperative topical antibiotics and lash trimming in cataract surgery. Ophthalmic Surg 1977;8:44–8.
12. Apt L, Isenberg S, Yoshimori R, Paez JH. Chemical preparation of the eye in ophthalmic surgery. III. Effect of povidoneiodine on the conjunctiva. Arch Ophthalmol 1984;102:728–9.
13. Lagoutte F, Fosse T, Jasinski M, et al. Povidone iodine (Betadine) for the prophylaxis of postoperative infection. A multicentre study. J Fr Ophtalmol 1992;15:14–8.
14. Speaker MG, Menikoff JA. Prophylaxis of endophthalmitis with a topical povidone-iodine. Ophthalmology 1991;98:1769-1775.
15. O¨ ztu¨rk F, Kortunay S, Kurt E, et al. Penetration of topical and oral ciprofloxacin into the aqueous and vitreous humor in inflamed eyes. Retina 1999;19:218–22.

16. Yiu G, Young, Glimore M, Chodosh J. Prophylaxis against postoperative endophthalmitis in cataract surgery. Int Ophthalmol Clin. 2011; 51:67-83.
17. Apt L, Isenberg SJ, Yoshimori R, Spierer A. Outpatient topical use of povidone-iodine in preparing the eye for surgery. Ophthalmology 1989;96:289–92.
17. Yiu G, Young, Glimore M, Chodosh J. Prophylaxis against postoperative endophthalmitis in cataract surgery. Int Ophthalmol Clin. 2011; 51:67-83.
18. Fernandes AT. Princípios de antibioticoprofilaxia cirúrgica e principais indicações. In: <www.ccih.med.br>. Acessado: 30/05/2006.
19. Solomon R, Donnenfeld ED, Perry HD, Snyder RW, Nedrud C, Stein J, et al. Penetration of topically applied gatifloxacin 0.3%, moxifloxacin 0.5%, and ciprofloxacin 0.3% into the aqueous humor.Ophthalmology. 2005;112(3):466-9.
20. Gungor SG, Akova YA, Bozkurt A, et al. Aqueous humour penetration of moxifloxacin and gatifloxacin eye drops in different dosing regimens before phacoemulsification surgery. Br J Ophthalmol 2011; 95:1272–1275.
21. Ong-Tone L. Aqueous humor penetration of gatifloxacin and moxifloxacin eye drops given in different concentrations in a wick before cataract surgery. J Cataract Refract Surg 2008; 34:819–822.
22. Malhotra R, Gira J, Berdy GJ, Brusatti R. Safety of besifloxacin ophthalmic suspension 0.6% as a prophylactic antibiotic following routine cataract surgery: results of a prospective, parallel-group, investigator-masked study. Clin Ophthalmol. 2012;6:855-63.
23. Colleaux KM, Hamilton WK. Effect of prophylactic antibiotics and incision type on the incidence of endophhthalmitis after cataract surgery. Can J. Ophthalmol 2000, 35:373-378.
24. Chung JL, Lim EH, Song SW, Kim BY, Lee JH, Mah FS, Seo KY. Comparative intraocular penetration of 4 fluoroquinolones after topical instillation. Cornea. 2013 Jul;32(7):1046-51.
25. Vazirani J, Basu S. Role of topical, subconjunctival, intracameral, and irrigative antibiotics in cataract surgery. Curr Opin Ophthalmol 2013 Jan;24(1):60-5.
26. Ng JQ, Morlet N, Bulsara MK, Semmens JB. Reducing the risk for endophthalmitis after cataract surgery: population-based nested case–control study. J Cataract Refract Surg 2007; 33:269–280.
27. Endophthalmitis Study Group, European Society of Cataract & Refractive Surgeons. Prophylaxis of postoperative endophthalmitis following cataract surgery: results of the ESCRS multicenter study and identification of risk factors. J Cataract Refract Surg 2007; 33:978–988.
28. Rodríguez-Caravaca G, García-Sáenz MC, Villar-Del-Campo MC, Andrés-Alba Y, Arias-Puente A. Incidence of endophthalmitis and impact of prophylaxis with cefuroxime on cataract surgery J Cataract Refract Surg 2013; 39:1399–1403
29. Shorstein NH, Winthrop KL, Herrinton LJ. Decreased postoperative endophthalmitis rate after institution of intracameral antibiotics in a Northern California eye department. J Cataract Refract Surg 2013; 39:8–14
30. Srinivasan R, Gupta A, Kaliaperumal S. et al. Efficacy of intraoperative vancomycin in irrigating solutions on aqueous contamination during phacoemulsification. Indian J. Ophthalmol 2008;56:399-402.
31. Espiritu CR, Caparas VL, Bolinao JG. Safety of prophylactic intracameral moxifloxacin 0,5% ophthalmic solution in cataract surgery patients. J Cataract Surg 2007: 33, 63-8
32. Montan PG, Wejde G, Setterquist H, Rylander M, Zetterstrom C. Prophylactic intracameral cefuroxime. Evaluation of safety and kinetics in cataract surgery. J Cataract Refract Surg. 2002;28(6):982-7.
33. Paganelli F, Cardillo JA, Melo LA, Lucena DR, Silva AA, Oliveira AG, Hofling-Lima AL, Nguyen QD, et al. A single intraoperative sub-tenon's capsule injection of triamcinolone and ciprofloxacin in a controlled-release system for cataract surgery.Invest Opththalmol Vis Sci 2009, 50(7): 3041-7
34. Cardillo JA, Paganelli F, Melo LA, Silva AA, Pizzoitto AC, Oliveira AG. Subconjuntival delivery of antibiotics in a controlled-release system: a novel anti-infective prophylaxis approach for cataract surgery. Arch Ophthalmol 2010:128:81-87
35. Ekinci Koktekir B, Aslan BS. Safety of prophylactic intracameral moxifloxacin use in cataract surgery. J Ocul Pharmacol Ther. 2012 Jun;28(3):278-82.
35. Taban M, Sarayba MA, Ignacio TS, Behrens A, McDonnell PJ. Ingress of India ink into the anterior chamber through sutureless clear corneal cataract wounds. Arch Ophthalmol. 2005;123(5):643-8.
36. Ekinci Koktekir B, Aslan BS. Safety of prophylactic intracameral moxifloxacin use in cataract surgery. J Ocul Pharmacol Ther. 2012 Jun;28(3):278-82.

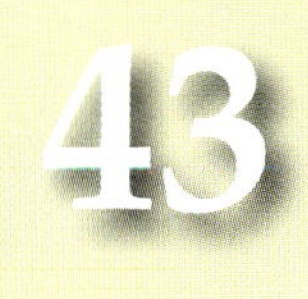

A Importância da Informação e Educação do Paciente a ser Submetido à Cirurgia de Catarata

Dr. Virgilio Centurión

Introdução

A catarata é uma doença que afeta predominantemente indivíduos idosos, considerando idoso acima dos 60 anos e muito idoso acima dos 80 anos de idade.

Um fenômeno demográfico acontece nos anos que se seguem após o final da II Guerra Mundial com explosão de nascimentos de indivíduos que hoje pertencem ao grupo dos idosos que chegam aos nossos consultórios para o tratamento da catarata.

Estes *novos idosos*, conhecidos nos países de língua inglesa como os *baby boomers*, apresentam na sua grande maioria características muito peculiares e diferentes dos *idosos de antigamente*. São pessoas longevas, ativas, bem informadas e preocupadas com qualidade de vida.

A cirurgia da catarata continua evolucionando, sendo a cada dia mais refrativa, ou seja, com alta previsibilidade refracional e dando a possibilidade de corrigir vícios de refração preexistentes ou prevenindo o aparecimento dos mesmos.

Portanto, temos hoje um numero considerável de idosos e, em aumentando esta população, também aumentará o número de cirurgias de catarata e com os avanços em tecnologias na área da saúde é imprescindível que devamos proporcionar a maior e melhor informação possível para estes pacientes que frequentemente já têm algum tipo de conhecimento sobre a doença e estão cientes dos seus direitos como cidadão.

Perfil do Novo Idoso

O idoso, como é natural, pode combater as marcas do tempo ou mudanças físicas externas por meio de tratamentos da moderna cosmiatria e/ou cirurgia plástica.

Não podemos esquecer que uma das primeiras marcas do envelhecimento é a DACRI – disfunção acomodativa do cristalino relacionada à idade, antigamente conhecida como presbiopia e que hoje a oftalmologia apresenta um leque de opções de tratamento e que não pode nem deve esquecer-se de oferecer.

"Já que vou viver mais tempo, vou viver melhor e ao eliminar ou suavizar as marcas do tempo estarei melhorando a minha qualidade de vida e, em especial, a minha autoestima"...

Esta *mudança de atitude,* de um indivíduo proativo, com interesse em melhorar ou manter a sua autoestima e tornar-se ou conservar a sua independência, a sua vida social, o seu desejo de continuar ativo é o que diferencia o novo idoso.

É cada vez mais frequente encontrar pessoas da terceira idade nas academias de ginástica, nas universidades, nos grupos de turismo, no voluntariado e participantes das redes sociais, maior fonte de informação e atualização em todas as facetas de vida, e porque não, informações educativas sobre a saúde.

Por Que é Importante Informar e Educar o Paciente Candidato a Cirurgia de Catarata?

Porque os avanços tecnológicos e em especial a evolução das lentes intraoculares (LIO), fez com que o FDA (órgão controlador de serviços e matérias ligados à saúde dos EUA) criasse uma categoria especial dentro do grupo das LIOs: NTIOL: *New Technology Intraocular Lens,* aprovando alguns modelos para a sua utilização.

Uma vez aprovado o seu uso, o ASCA – *Ambulatory Surgery Center Association* estabeleceu a seguinte norma: todo cidadão americano tem direito a uma LIO básica, dobrável e com filtro UV. Porém, se o paciente e médico decidirem pela utilização das LIOs Premium (tóricas, multifocais, acomodativas), o custo destas LIOs e dos serviços devem ser arcados pelo paciente.

Esta pequena introdução, do porque educar o paciente a ser submetido à cirurgia de catarata é de extrema importância nos dias que correm, pois fazem toda a diferença na vida do paciente e no modo de se fazer medicina.

Esta atitude proativa do cirurgião de catarata tem fundamentos médicos (o paciente participa na decisão da escolha da LIO), fundamentos legais (código do consumidor) e éticos (oferecer alternativas de melhor tratamento).

Como Educar – Informar Sugerimos Alguns Itens:

1) Todo paciente com diagnóstico de catarata deve responder o *questionário de estilo de vida* **(Figura 1)**.
2) Realizar os exames pré-operatórios de rotina: topografia, PAM, microscopia especular, avaliação da retina, em especial da mácula, biometria óptica, cálculo de LIO tórica e multifocal tórica.
3) Falar sobre as possíveis escolhas de LIO, o resultado esperado, os efeitos colaterais:
   As opções de LIO no mercado são globais:
   1- Monofocal asférica tórica e não tórica-Resultado esperado: utilizar correção de perto
   2- Multifocal asférica tórica e não tóricaResultado esperado: não utilizar correção para a maioria das atividades diárias.

   Possíveis efeitos colaterais: halos, necessidade de iluminação para perto, diminuição da sensibilidade ao contraste.
4) A somatória do que deseja o paciente mais o resultado do cálculo da LIO equivale à melhor opção, a escolha adequada apoiada pela experiência do cirurgião. É uma orientação evidentemente técnica, discutindo sempre com o paciente: a melhor opção, a opção básica ... e até a contraindicação.
5) Problemas de ordem financeira devem ser resolvidos por profissionais não médicos, treinados para tal atividade.

Questionário de Seleção de LIO

O objetivo deste questionário é, junto com os exames oftalmológicos complementares, facilitar a escolha da melhor Lente Intraocular ou Cristalino Artificial para cada caso.

Paciente: ______________________________ Prontuário: ______________

Idade: __________

Refração atual: OD: ______________________ OE: ______________________

Social: ( ) Ativo ( ) Aposentado – Atividade atual: ______________

Dirigir: ( ) Muito ( ) Pouco ( ) Médio ( ) Não

Leitura: ( ) Muito ( ) Pouco ( ) Médio ( ) Não

Computador: ( ) Muito ( ) Pouco ( ) Médio ( ) Não

Lazer: ( ) Perto (leitura) ( ) Intermediário (computador, baralho) ( ) Longe (cinema) ( ) Não

Para meu estilo de vida, após a cirurgia, gostaria de:

1. ( ) Não utilizar óculos para perto
2. ( ) Não utilizar óculos nem para longe e nem para perto
3. ( ) É indiferente utilizar ou não óculos
4. ( ) Não utilizar óculos para longe

Em sua atividade diária, é mais importante ter **boa visão de perto** para:

( ) Leitura convencional (jornal, livro, revista, costura)

( ) Leitura em computador (tablete, telefone, leitor de livros digitais)

Diagnóstico: ( ) Catarata ( ) TCR

LIO Recomendada: ( ) Monofocal asférica ( ) Multifocal ( ) __________

( ) Tórica ( ) Multifocal Tórica

- Comunicado ao paciente que **será necessária complementação pós-operatória**:

( ) Óculos ( ) Cirurgia Refrativa

- Fornecido folheto **o que você precisar saber sobre catarata**: ( ) Sim ( ) Não

Recepção: ____________________ Dr.(a): ______________________

Figura 1

Os nossos resultados relacionados à escolha da LIO podem ser observados nos **Gráficos 1 e 2**.

O fato de orientar o paciente com um folheto explicativo sobre a doença catarata e seu tratamento, as possibilidades de escolha da LIO e os desejos do paciente de acordo a suas necessidades e estilo de vida ajudam a realizar a *conversão*, ou seja, passar do grupo dos potenciais usuários de LIO básica para LIO Premium ou LIOs de tecnologia avançada.

A conversão, é o *"ato de passar de um grupo a outro"*, é o que fazemos quando orientamos o paciente sobre diferentes opções de LIO de tecnologia avançada e que permite:

1) Oferecer serviços médicos mais qualificados,
2) Ganhos diferenciados, em toda a cadeia do negócio catarata: o laboratório, o médico, o paciente.
3) Solidifica a relação médico-paciente.

O cirurgião deveria dedicar mais tempo ao seu paciente, *chair time*, orientar em base a sua experiência e ao seu conhecimento, pois o seu conselho costuma ser de vital importância para o paciente.

80,00%
70,00%
60,00%
50,00%
40,00%
30,00%
20,00%
10,00%
0,00%
73,58% (454)
26,42% (163)
LIO TA
LIO padrão

Gráfico 1. Pacientes que decidiram por LIOs de tecnologia avançada

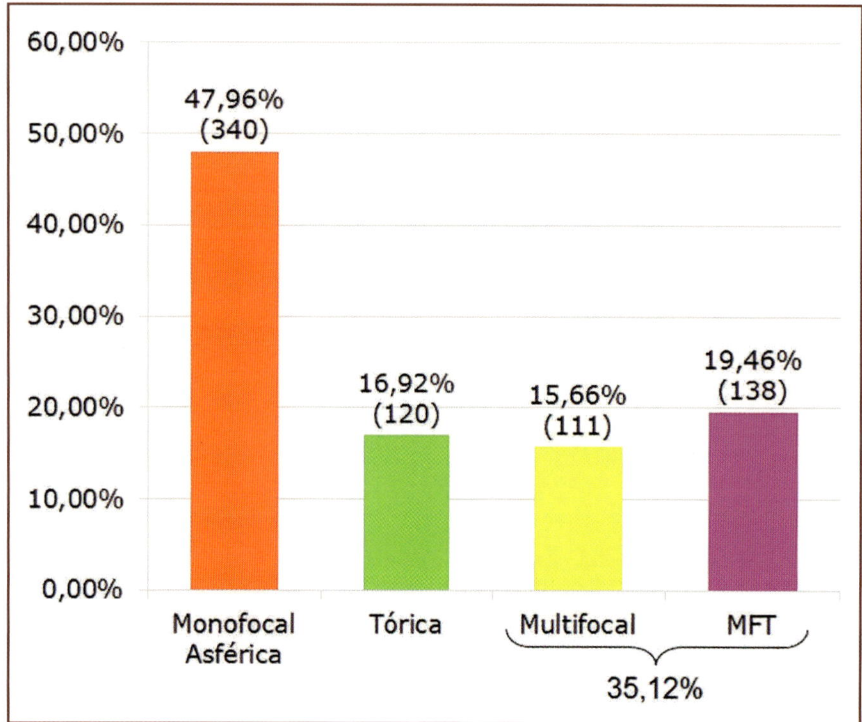

Gráfico 2. LIOs de tecnologia avançada utilizadas (709 olhos)

Sección VI

TÉCNICAS QUIRÚRGICAS

44

Técnica Básica

Dra. Leila Gouvêa

Atingir a excelência na cirurgia da catarata significa, necessariamente, percorrer todas as etapas de aprendizado desta minuciosa técnica: rica em detalhes e com grande interdependência entre suas fases. A facoemulsificação exige dedicação e esmero. O cirurgião iniciante jamais poderá desprezar ou atropelar o nível básico, uma vez que só por meio do conhecimento e da experiência em situações mais simples poder-se-á adquirir suporte para investidas que envolvem maior complexidade.

Consideramos técnica cirúrgica básica aquela que se propõe a solucionar os casos simples, fáceis e rotineiros de catarata. Os núcleos classificados como grau II e III de opacificação são aqueles que, em geral, se enquadram nesta definição. Dominar cirurgicamente a abordagem desses núcleos significa estar pronto para novas técnicas em casos mais difíceis envolvendo envolvendo situações como utilização de ganchos para dilatação de pupila, anel expansor capsular, *choppers*, manipulação de núcleos duros, baixa celularidade endotelial, implante de lentes de tecnologia avançada (tórica ou multifocal).

Entre as várias técnicas cirúrgicas de faco descritas na literatura, a *Divide e Conquer* descrita por Howard Gimble é a mais simples de ser executada e a que mais facilmente se reproduz tornando a curva de aprendizado menor.

O cirurgião deve conhecer as características principais da máquina a ser utilizada, como tipo de bomba, equilíbrio hidrodinâmico, potência e modulações de US e nível de vácuo a ser utilizado.

O tipo de anestesia para o iniciante deve ser o peribulbar pela tranquilidade que oferece em tempo de duração e paralização completa dos movimentos oculares, falicitando em muito a execução da cirurgia. A anestesia tópica exige mais habilidade e experiência do cirurgião, visto que o tempo de ação é menor. Existem muitas variações de anestesia ocular e o cirurgião adapta-se àquela que lhe oferece maior conforto.

Incisão

A cirurgia moderna da catarata exige o implante de lente dobrável e, portanto, de incisão pequena (2,2 a 2,75mm), que deverá ser sempre bem executada para que possa dispensar sutura. Todas as vezes que se observar vazamento, a incisão deverá ser suturada. A localização da incisão na fase inicial do aprendizado deve ser aquela que oferece mais conforto ao cirurgião. O tamanho depende da ponteira e da luva de irrigação que se utiliza.

A incisão corneana valvular, auto-selante em três planos na junção do limbo e a córnea **(Figura 1)** é a mais utilizada pela maioria dos cirurgiões. Pode ser feita com ou sem sulco prévio. Esta última facilita o posicionamento da sutura quando necessária. A incisão auxiliar ou paracentese deve ser feita a 45 graus da primeira **(Figura 1.1)**. O bisturi descartável proporciona maior controle ao movimento, além de não exigir cuidados especiais de manutenção.

O posicionamento da incisão deve seguir a preferência de cada cirurgião. porém sugerimos as incisões corneanas oblíquas (temporal superior para o OD e nasal superior para o OE) por serem mais ergonômicas garantindo maior estabilidade à ferida operatória quando comparada com a de localização superior e, teoricamente, não sofrem tração dos músculos extrínsecos oculares, tornando-as mais estáveis. Ao final da cirurgia a incisão deve ser hidratada nas extremidades, criando um edema incisional e consequentemente o fechamento da mesma **(Figura 1.2)**.

Incisões no eixo mais curvo para correção de astigmatismos preexistentes devem ser evitadas durante o aprendizado, quando saem da zona de conforto do cirurgião. A incisão escleral tunelizada é pouco utilizada nos dias atuais.

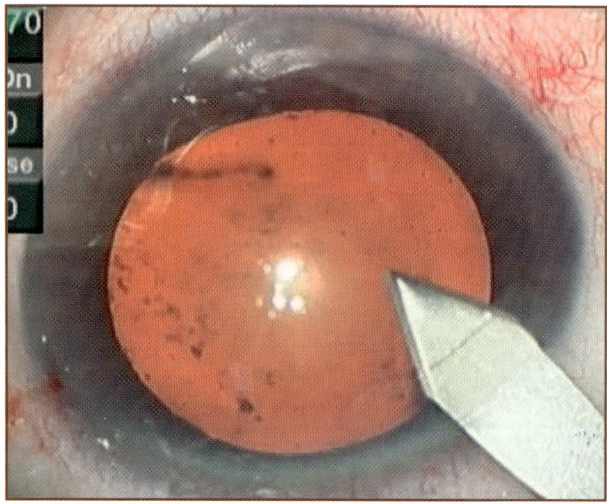

Figura 1. Incisão principal.

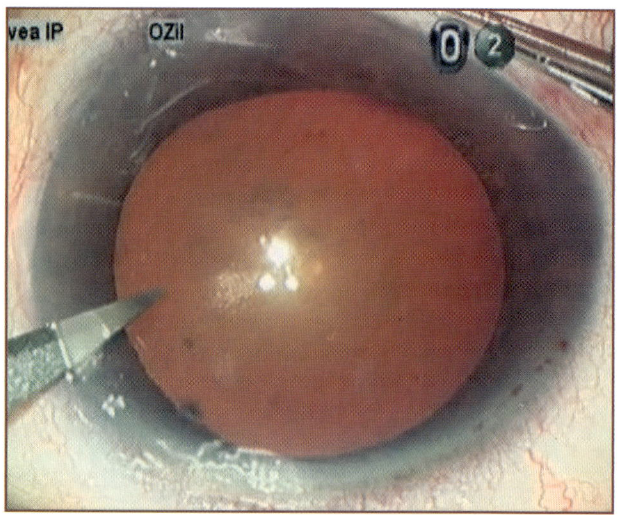

Figura 1.1. Paracentese.

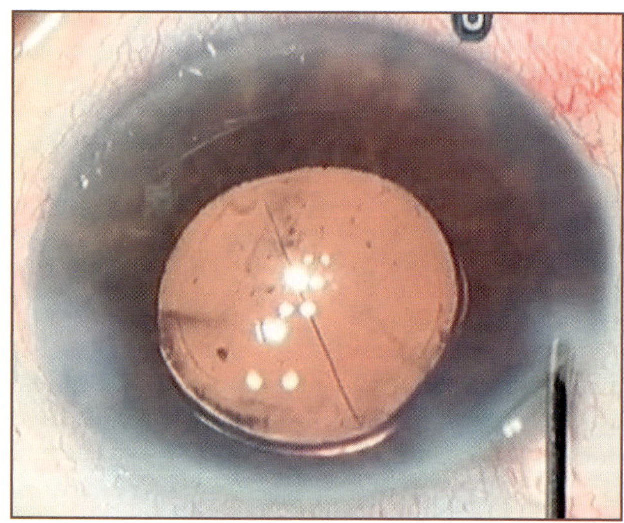

Figura 1.2. Hidratação da incisão.

Capsulorrexe

Descrita em 1984 por Howard Gimnble e Neuhann simultaneamente, mas de forma independente, a capsulorrexe representa um marco na facoemulsificação. Executada com cistítimo ou com pinça (nossa preferência), a Capsulorrexe Circular Continua (CCC) é muito importante em todas as fases da faco, permitindo a hidrodissecção com segurança, assim como a faco endocapsular. Exerce grande influência na centralização do implante, além de oferecer suporte para implante no sulco ciliar no caso de ruptura capsular. Faz-se inicialmente uma abertura central aumentando-a no sentido da periferia para que seja determinado o raio. Em seguida levanta-se o "flap" e traciona-se no sentido horário ou anti horário fazendo movimento circular até que se chegue ao ponto inicial **(Figura 2 a 2.2)**.

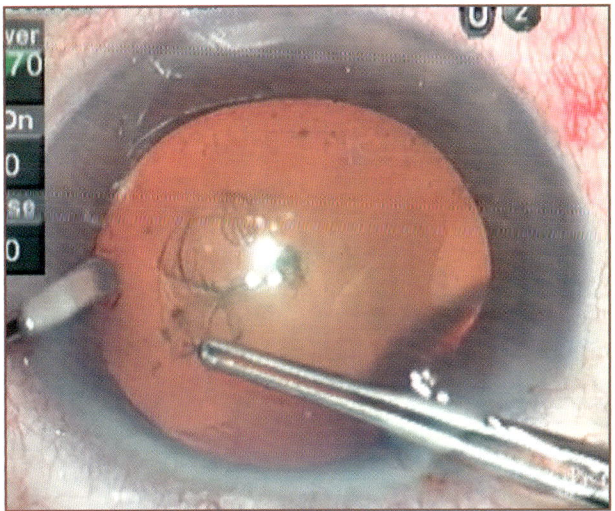

Figura 2. Capsulorrexe como pinção de Utrata- flap.

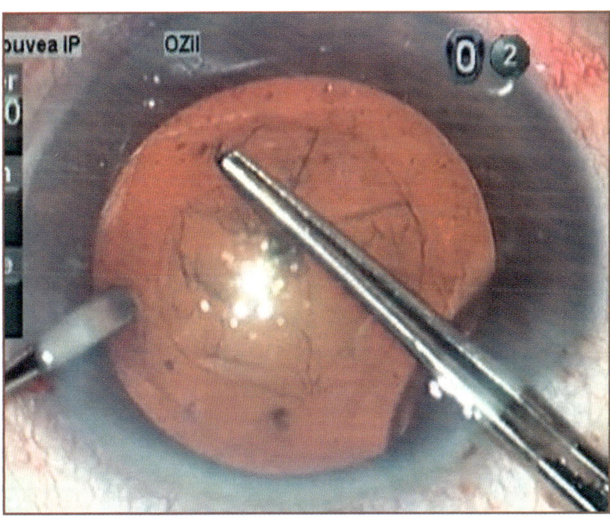

Figura 2.1. Capsulorrexe.

O tamanho ideal da capsulorrexe é que seja ligeiramente maior que a zona óptica da lente a ser implantada, de modo a cobri-la perifericamaente em 360 graus, dando-lhe, dessa maneira, maior estabilidade e prevenindo futuras descentrações.

Quando a visualização da cápsula anterior é difícil, como nas cataratas brancas e negras, deve-se utilizar de corantes como o azul de tripan

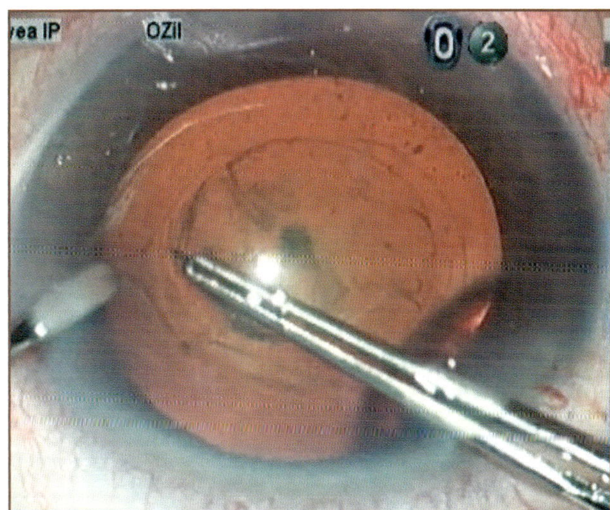

Figura 2.2. Final da capsulorrexe.

0.1% ou indocianina verde. Os corantes podem ser injetados diretamente na câmara anterior ou sob uma bolha de ar que deverá ser trocado por substância viscoelástica. O viscoelástico coesivo, de moléculas grandes e de alto peso molecular, deve ser a escolha no momento da capsulorrexe. Ao mesmo tempo em que oferece maior facilidade cirúrgica e maior controle ao cirurgião, é capaz de pressionar o centro do cristalino e manter a força centrípeta para a realização da capsulorrexe, evitando que a abertura "corra" em direção à periferia.

Hidrodissecção

Denomina-se hidrodissecção o ato de soltar o núcleo do saco capsular por meio da injeção de líquido no espaço subcapsular. Antes da injeção líquida porém, é importante retirar o viscoelástico que preenche a câmara anterior no momento da capsulorrexe, para que seja criado espaço e o líquido injetado se difunda com mais facilidade.

Sob a borda da capsulorrexe injeta-se, em geral, 1,5 a 2,0ml de solução salina balanceada para produzir uma onda líquida sob o núcleo **(Figura 3 e 3.1)**. Em seguida, imprime-se uma leve pressão sobre sua superfície anterior, fazendo com que o líquido tenha um fluxo mais livre, desfazendo as aderências córtico-capsulares.

Em qualquer técnica de faco é importante que o núcleo esteja completamente solto, uma vez que

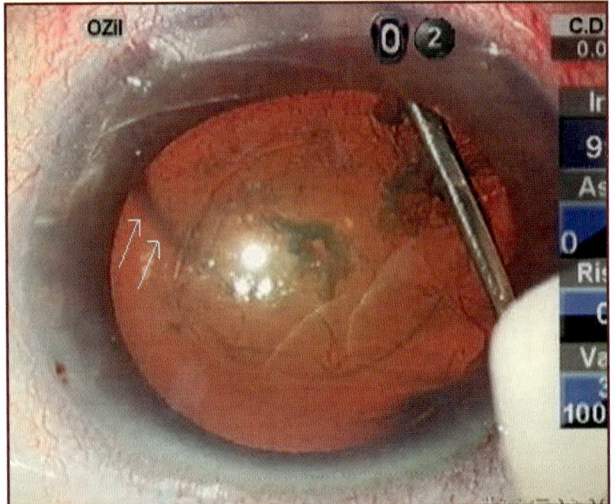

Figura 3. Hidrodissecção. Observar onda liquida sob o núcleo - setas

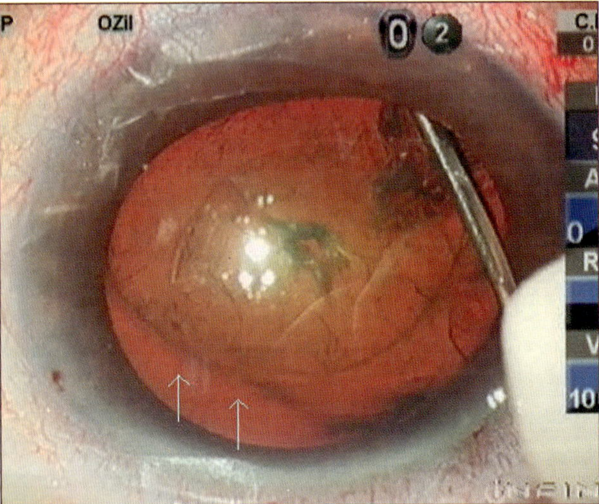

Figura 3. Hidrodissecção. Observar onda liquida sob o núcleo - setas

os movimentos com a caneta são mínimos e a rotação do núcleo no processo de emulsificação é fundamental. Entretanto, há situações em que a hidrodissecção não deve ser realizada, como nas cataratas polares, porque aumenta o risco de ruptura de cápsula posterior. Nesses casos, faz-se apenas a hidrodelineação, que é a injeção de líquido entre o núcleo e o epinúcleo.

Emulsificação do Núcleo

Como princípio básico, a técnica clássica de dividir e conquistar é a de mais fácil execução e reprodutibilidade entre todas já descritas na literatura. Consiste em esculpir profundamente a porção mais dura do núcleo em forma de cruz. Assim é possível dividi-lo em quatro ou mais fragmentos que em seguida serão emulsificados **(Figuras 4 e 4.1)**. Dividir o núcleo é fácil de aprender e é seguro para o endotélio, especialmente para os cirurgiões menos experientes. A separação entre os quandrantes é feita com a ponteira de faco e um gancho através da paracentese **(Figura 4.2)**. Após a quebra, os quadrantes são emulsificados um a um **(Figura 4.3)**.

Esta técnica é simples e lenta, própria para iniciantes. Deve-se ter bastante atenção com a inci-

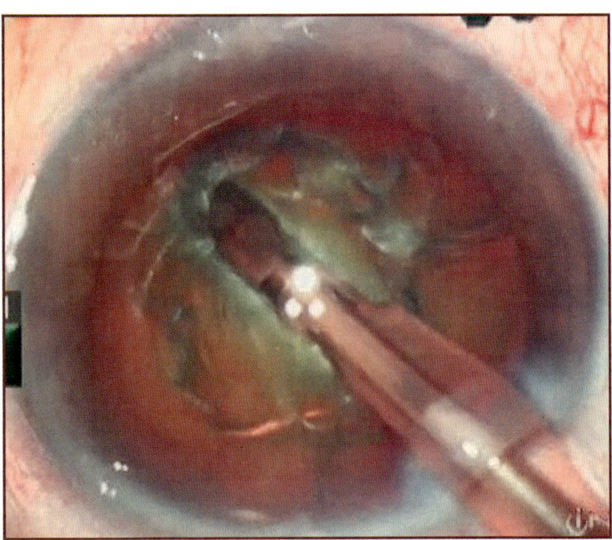

Figura 4. Esculpimento do sulco. Observar profundidade.

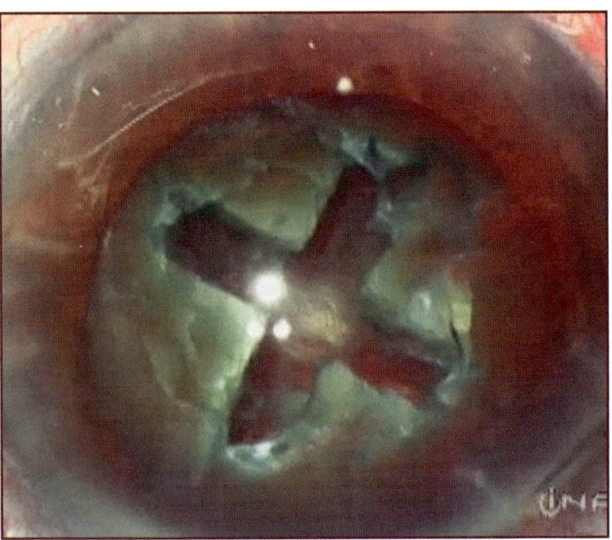

Figura 4.1 Dividir e Conquistar - Sulcos concluídos.

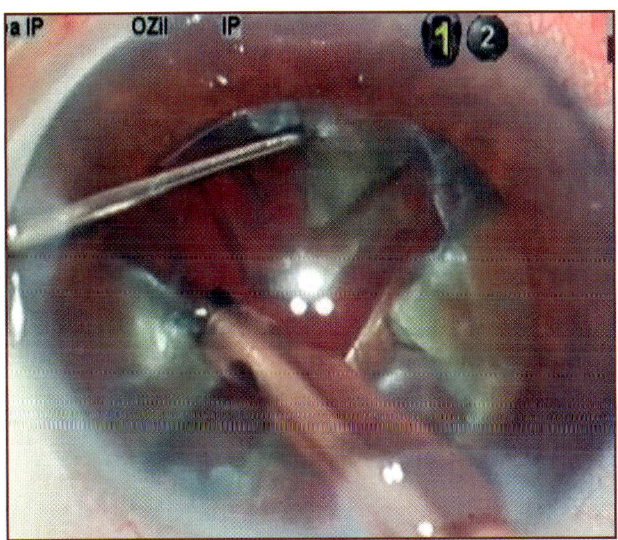

Figura 4.2. Quebra do núcleo em quadrantes. Observar o cruzamento dos instrumentos.

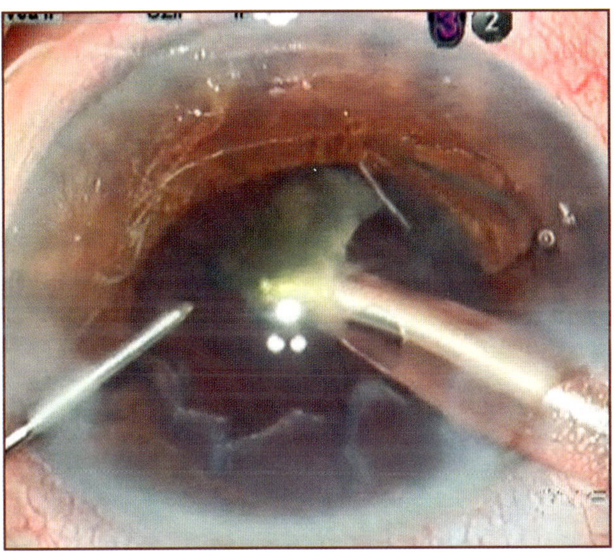

Figura 4.3. Emulsificação do último quadrante.

são para não queimá-la com o calor desprendido da ponteira.

A seguir são listados os parâmetros sugeridos para realização da técnica dividir e conquistar utilizando o Infiniti – ALCON (lembrar que os parâmetros podem varior de acordo com o aparelho utilizado):

1. Confecção dos sulcos - US continuo
   US: 60%
   Vácuo: 80mmHg
   Aspiração: 25cc/min
   Altura da garrafa: 90cm
2. Conquista dos fragmentos - Ozil
   US: 45 – 60% / 10-12p/s
   Vácuo: 250-300 mmHg (para ponteira miniflared)
   Aspiração: 20-25cc/min
   Altura da garrafa: 100cm

Aspiração das Massas Corticais

Deve-se iniciar a aspiração, preferencialmente, pela região proximal, sub incisional, que é a mais difícil **(Figura 5)** A presença das massas no saco capsular o mantém aberto, facilitando o acesso nesta região e protegendo o restante da cápsula. Em seguida, faz-se a asiração na região distal **(Figura 5.1)**. Ao observar que há frouxidão no saco capsular, a irrigação e aspiração em vias separadas é de grande importância porque possibilita o direcionamento da irrigação para o centro do saco capsular, afastando-o da ponta de aspiração. As ponteiras de silicone oferecem mais segurança contra a ruptura capsular na aspiração das massas corticais. A ruptura capsular nesta fase e com esse tipo de ponteira só ocorre quando o cirurgião não percebe que o silicone rasgou na metade inferior, expondo, dessa maneira, o metal que, em contato com a cápsula, poderá rompê-la.

Implante da Lente

A cirurgia moderna da catarata exige lentes dobráveis, independente da técnica de abordagem ao núcleo utilizada pelo cirurgião. Em geral, cada fabricante fornece o injetor para a lente in-

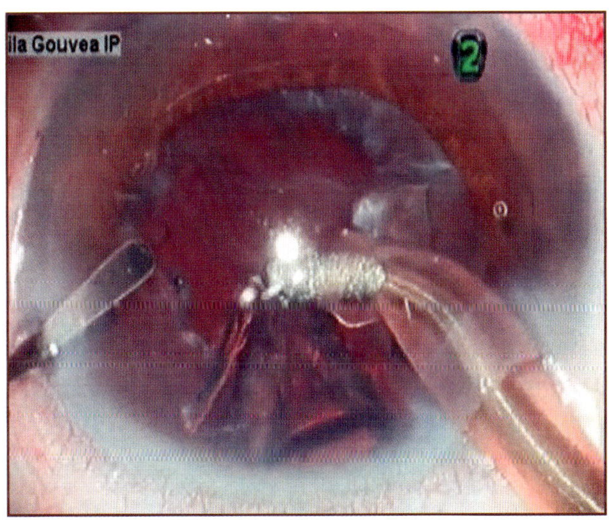

Figura 5. Inicio da aspiração na região proximal

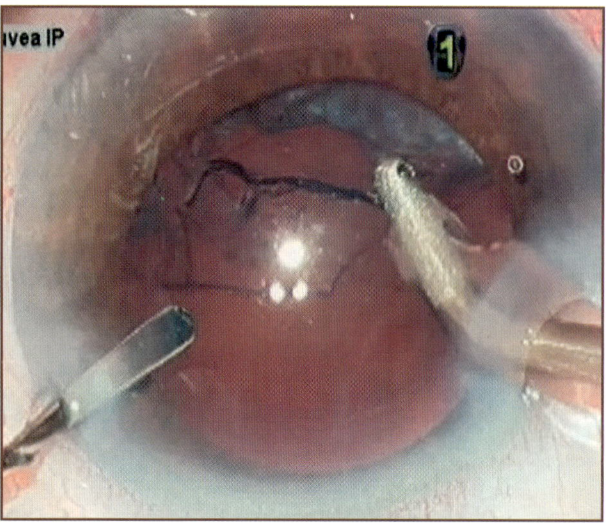

Figura 5.1. Aspiração na região distal.

tra ocular. Antes do implante, o saco capsular deve estar cheio de viscoelástico para evitar a ruptura de cápsula **(Figura 6)**.

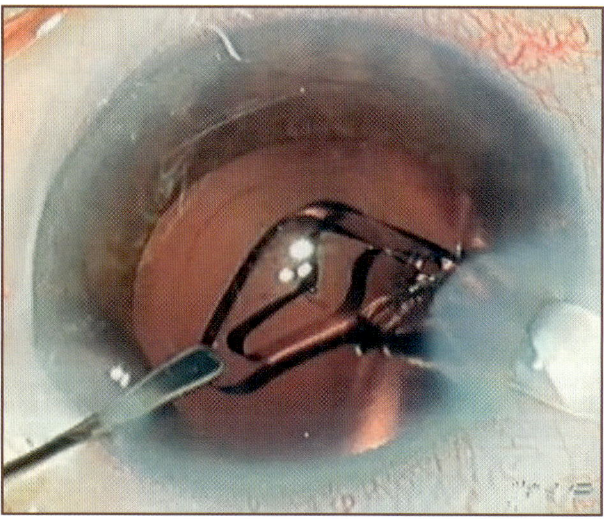

Figura 6. Implante da lente.

A aspiração do viscoelástico após o implante da lente é de grande importância para evitar problemas de hipertensão ocular no pós-operatório. Não se deve esquecer de aspirar sob a lente **(Figura 6.1)**, uma vez que a substância viscoelástica alojada nessa região pode ficar aprisionada causando inclinação da lente e, consequentemente, astigmatismos inexplicáveis no pós-operatório.

A centralização da capsulorrexe e a aspiração total das massas corticais facilitam a centralização da lente **(Figura 7)**, essencial para o perfeito

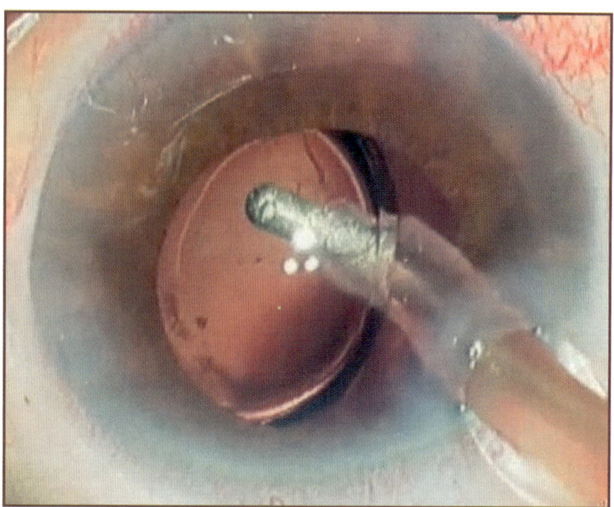

Figura 6.1. Aspiração do viscoelástico sob a lente.

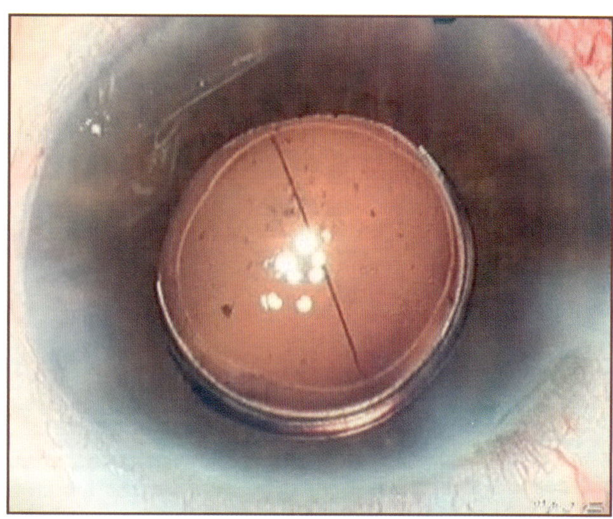

Figura 7. Aspecto final da cirurgia.

resultado visual, que é o maior objetivo do cirurgião e do paciente.

Referências Bibliográficas

Arshinoff SA. Dispersive-cohesive viscoelastic soft shell technique. J Cataract Refract Surg. 1999;25:167-173.

Fine IH. Fichman RA, Grabow HB. Clear corneal cataract surgery & topical anesthesia. Thorofare. NJ. Slack,Inc. 1993.

Gimble HV. Divide and Conquer nucleofactis phacoemulsification. J Cataract refract Surg; 17:281. 1991.

Gimble HV, neuhann. Development, advantages and methods of the continuos circular capsulohexis technique. J Cataract Refract Surg; 16:31. 1990.

Langerman DW. Architetctural design of a self-sealing corneal tunnel, single-hinge incision. J Cataract Refract Surg; 28:1681. 2002.

45

Técnicas Cirúrgicas

Dr. João Crispim
Dr. Lincoln Lemes Freitas

HISTÓRICO

A facoemulsificação existe desde de 1967, quando Charles D. Kelman idealizou esta tecnologia como forma de extração da catarata por incisão pequena. A emulsificação do cristalino era realizada preferencialmente na câmara anterior devido ao grande risco de ruptura da cápsula posterior.[1-3]

Durante aproximadamente 50 anos, até o início dos anos 70, a facectomia intracapsular sem implante de lente intraocular era a única opção para a extração da catarata. A partir de então, as técnicas de facectomia extracapsular, entre elas a extração manual da catarata e a facoemulsificação, começaram a ser praticadas. Em pesquisa feita com os membros da ASCRS, até o final dos anos 80 a facectomia extracapsular manual predominava;[1-6] com o avanço das técnicas (capsulorhexis,[7-9] hidrodissecção[10-11] e hidrodelineação)[12-13] o surgimento de viscoelásticos, aparelhos mais modernos e seguros e lentes dobráveis, a partir do início dos anos 90 até os dias de hoje a facoemulsificação é a técnica de eleição para a cirurgia de catarata para a grande maioria dos casos. Com o surgimento do laser de femtosegundo para a cirurgia de catarata, a utilização do laser para realizar a capsulotomia anterior, fragmentação do cristalino e incisões já passa a ser uma realidade no mundo todo, assim como o conhecimento de seu uso como adjuvante na facoemulsificação.

TÉCNICAS EXTRACAPSULARES

Durante muitos anos este tipo de cirurgia foi realizada com muito sucesso, e ainda hoje é praticada em muitos países do mundo, principalmente os mais pobres, visto que o custo é relativamente pequeno e o resultado visual funcional é comparável à facoemulsificação, ainda que o período de recuperação seja mais lento.

A técnica tradicional consiste inicialmente numa peritomia conjuntival superior de 7 mm com incisões laterais oblíquas relaxantes de 3 mm. A incisão preconizada é a escleral com o objetivo de diminuir o astigmatismo induzido no pós operatório, 2 mm posteriormente ao limbo superior, de 10 mm. Inicia-se a incisão com a confecção de um sulco, verticalmente, aprofundando-se aproximadamente 75% da espessura da parede escleral. Delamina-se a esclera com bisturi angulado tipo crescente até atingir 1,5 mm de córnea clara para então entrar na câmara anterior

A penetração na câmara anterior é feita para permitir a injeção de viscoelástico e capsulotomia com cistítimo, em "abridor de lata". Com o mesmo instrumento, o núcleo é luxado do saco capsular fazendo-se movimentos verticais e horizontais mas principalmente no sentido inferior com o objetivo de soltar a porção superior; o núcleo também pode ser luxado para a câmara anterior.

Após ampliada a incisão com o auxílio de tesoura de córnea, a maneira mais popular para a extração da catarata é a expressão do lábio escleral da incisão com uma alça; se necessário, com o auxílio de outro instrumento posicionado no limbo inferior, realiza-se manobra de pressão e contrapressão e a catarata é retirada.

Aspiram-se as massas corticais com cânula de dupla-via de Simcoe, implanta-se a lente intraocular, aspira-se o viscoelástico e realiza-se a sutura da incisão.

TÉCNICAS ALTERNATIVAS

O avanço das técnicas de cirurgia de catarata buscam, de um modo geral, recuperação funcional mais rápida. Isso consiste em alguns princípios como incisões pequenas **(Figura 1)**, que promovem menos reação inflamatória e menor astigmatismo, e lente intraocular implantada no saco capsular, de preferência após uma capsulorhexis curvilínea contínua. A concretização desses princípios normalmente cursa com alto custo, relacionado especialmente com os equipamentos de facoemulsificação. Para isso, existem técnicas alternativas para extração extracapsular da catarata que podem propiciar recuperação visual semelhante à facoemulsificação: são as técnicas Mini-Nuc de Michael Blumenthal, David McIntyre e Faco-Símile.

Técnica Mini-Nuc Blumenthal

A extração extracapsular da catarata por incisão pequena é possível pois, após hidrodelineação, apenas o núcleo é luxado para a câmara anterior e retirado. O restante é aspirado depois.[14-17]

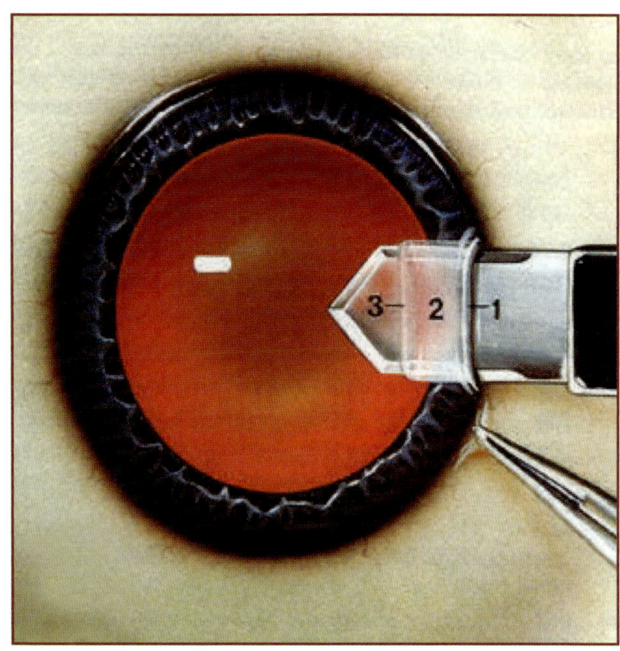

Figura 1. Incisões Pequenas. Promovem menos reação inflamatória e menor astigmatismo. *(Cortesía de Jaypee Highlights Medical Publishers).*

Inicia-se a cirurgia com peritomia conjuntival superior base-fórnice. A incisão é escleral de 5 a 7 mm, tipo "sorriso invertido" a 1,5 mm do limbo, sendo que a tunelização é feita com o auxílio de uma lâmina angulada tipo crescente, até atingir 1,5 mm de córnea clara. É importante que a parte interna da incisão seja aproximadamente 20% maior do que a parte externa, para facilitar a retirada do núcleo.

São necessárias duas paracenteses: uma às 10 horas (se o cirurgião é dextro), por onde se faz a capsulorhexis e se aspiram as massas após a extração do núcleo, e outra inferior, por onde se insere um mantenedor de câmara, que evitará o colabamento da câmara anterior durante toda a cirurgia devido à pressão positiva exercida de acordo com a altura do frasco de solução salina balanceada. Com o auxílio de um cerátomo, penetra-se na câmara anterior através da incisão principal e amplia-se a parte interna da incisão lateralmente.

É realizada a hidrodissecção e a hidrodelineação e apenas o núcleo é luxado para a câmara anterior. Um deslizador ("Sheets Glide") é inserido na câmara anterior pela incisão principal e este permitirá, após leve expressão e com a ajuda da pressão positiva causada pelo mantenedor de câmara anterior, que o núcleo seja expelido.

A aspiração das massas corticais e epinúcleo é feita com cânula de 0,4 mm e a lente intraocular é implantada dentro do saco capsular. O objetivo é que a incisão seja auto-selante, ou seja, que não haja necessidade de sutura. As incisões acessórias recebem hidratação no estroma corneal.

Faco-Símile

A denominação dessa técnica refere-se ao fato de que, tanto o princípio da cirurgia é semelhante ao da facoemulsificação até o momento da conquista, com também o seu aspecto final.

Das técnicas alternativas para extração extracapsular da catarata, o Faco-Símile tem a vantagem de ser realizada por incisão menor que as anteriores, em córnea clara, com implante de lente intraocular dobrável. É uma técnica factível cujo empecilho pode ser uma curva de aprendizado mais longa para a realização da fratura do núcleo dentro do saco capsular.
As incisões são as mesmas que as da façoemulsificação, em córnea clara ou "near clear", sendo que a incisão principal deve ser de 3,5 mm. Após injeção de viscoelástico na câmara anterior e realização da capsulorrexe, realizam-se hidrodissecção, hidrodelineação e rotação do núcleo. O viscoelástico deve então ser injetado com objetivo de reformar a câmara anterior e também evidenciar o plano de clivagem entre o núcleo e epinúcleo, ou seja, o anel dourado.

Procede-se então à fratura do núcleo empregando-se a técnica de pré-slice: 2 choppers de 2 mm tipo Freitas-Dodick-Kammann são posicionados no anel dourado, pela paracentese e pela incisão principal. O primeiro é introduzido pela paracentese para evitar perda de câmara, a 180 graus. O segundo chopper é posicionado sob a paracentese e, empregando-se forças iguais e em sentidos opostos, os ganchos são trazidos ao centro do núcleo, fraturando-o. Quando se encontram, são feitos movimentos laterais para melhor separação dos heminúcleos e evidenciação da fratura completa. Gira-se o núcleo a 90 graus e faz-se a mesma manobra para a obtenção de 4 quadrantes.[18]

Cada quadrante deverá ser quebrado em 2 pedaços e estes serão luxados para a câmara anterior. Com o auxílio de uma pinça desenhada para este fim, cada pedaço é retirado pela incisão principal: entra-se com a pinça deitada, a mesma deverá estar na posição vertical para apreensão do fragmento (com o auxílio de um chopper) e na retirada deverá estar novamente deitada. Sempre que houver necessidade, o viscoelástico deverá ser reposto.

Epinúcleo e córtex cristaliniano são retirados por viscoexpressão ou irrigação/aspiração. Implanta-se lente intraocular dobrável e o estroma corneal das incisões é hidratado, sem necessidade de sutura. Ao final da cirurgia, é praticamente impossível diferenciar de uma facoemulsificação.

FACOEMULSIFICAÇÃO

Desde o advento da facoemulsificação por Charles D. Kelman em 1967, as técnicas cirúrgicas evoluíram muito e assim continuam. Os objetivos são: recuperação funcional mais rápida, economia de ultrassom com menor perda endotelial, segurança e menor tempo cirúrgico. Existem muitas opções e também inúmeras variações de cada uma e que acabam recebendo diferentes denominações. A seguir, serão descritas algumas das principais técnicas mais praticadas na atualidade. Cada uma delas tem suas vantagens, desvantagens, indicações e limitações; fica a critério do cirurgião qual técnica empregar, dependendo da sua habilidade, familiarização com o tipo de técnica e do tipo de catarata.

DIVIDIR E CONQUISTAR

Esta técnica consiste em esculpir o núcleo em forma de cruz, o que permite a fratura do mesmo em 4 quadrantes. Dessa forma, a emulsificação fica bastante facilitada, já que a fratura nos casos de catarata com uma certa densidade otimiza a cirurgia de catarata, pois permite melhor aproveitamento da fluídica do aparelho de facoemulsificação.[19-24,26]

Indicação: cataratas de consistência 2 a 3+.

Fases:

1. Hidrodissecção, hidrodelineação e rotação do núcleo
2. Aspiração do córtex superficial e epinúcleo
3. Sulco em forma de cruz
4. Fratura em quadrantes
5. Captura dos quadrantes
6. Aspiração do epinúcleo

Parâmetros:

1. Ultrassom: contínuo e alto na formação do sulco; modo pulsado ou burst, médio a baixo na fase da conquista e aspiração do epinúcleo, de acordo com a consistência da catarata.
2. Taxa de aspiração / vácuo: baixos na formação do sulco, altos na fase de conquista e médios na aspiração do epinúcleo.

Instrumento: gancho que permita a manipulação e rotação do núcleo **(Figura 2)**.

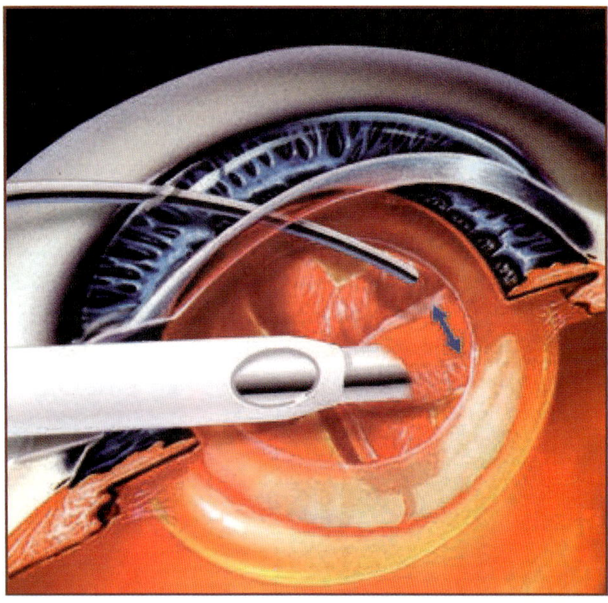

Figura 2. Realizado o primeiro sulco, o núcleo é girado a 90 graus e um meio-sulco é formado dos dois lados seguindo-se os mesmos princípios do sulco principal. *(Cortesía de Jaypee Highlights Medical Publishers).*

Técnica de realização do sulco, fratura e conquista: Após a aspiração das massas superficiais e epinúcleo, realiza-se um primeiro sulco no meio do núcleo, cujo comprimento deve chegar ao limite da capsulorrexe (5 mm) tanto na porção proximal quanto distal; para isso o núcleo deve ser rodado para que se atinja o comprimento ideal. Sua largura deve ser uma vez e meia a largura da luva da ponteira pois isto permite que se alcance a profundidade desejada. A princípio deve-se atingir 80% da espessura do núcleo; caso a catarata seja muito densa, o sulco deverá ser aprofundado até que seja possível observar o reflexo vermelho da retina.

Realizado o primeiro sulco, o núcleo é girado a 90 graus e um meio-sulco é formado dos dois lados seguindo-se os mesmos princípios do sulco principal, dessa forma obtém-se uma cruz.

Com o pedal no estágio 1, ou seja, apenas com irrigação, a ponteira de faco e o gancho são posicionados nas bases das paredes num sulco, e imprime-se força no sentido cruzado, centrífugo e posterior, de forma a obter a fratura. Gira-se o núcleo a 180 graus e completa-se a fratura do mesmo sulco, na outra extremidade. A mesma manobra é realizada em cada meio-sulco, obtendo-se quatro quadrantes.

Para a conquista dos quadrantes, cada pedaço é capturado e trazido ao meio da pupila, no plano da íris, onde será emulsificado, se necessário auxiliando com um chopper na fragmentação.

Vantagens: menor curva de aprendizado; menor risco de ruptura da cápsula anterior; boa fratura, inclusive em catarata densa com placa posterior; maior espaço durante a emulsificação dos quadrantes.

Desvantagens: maior tempo de ultrassom; maior estresse zonular; maior risco de ruptura da cápsula posterior na realização do sulco; maior tempo cirúrgico; possibilidade de formação de "panela" em cataratas com pouca consistência.

STOP AND CHOP

Nessa técnica, apenas um sulco principal é formado. Após a fratura em dois heminúcleos, parte-se para a fase de conquista utilizando-se um chopper que auxilia na fragmentação daqueles. Consequentemente, além da economia no tempo de ultrassom gasto, o tempo cirúrgico também é reduzido.[19,20,27]

Indicação: catarata de consistência 2 a 4+.

Fases:
1. Hidrodissecção, hidrodelineação e rotação do núcleo
2. Aspiração do córtex superficial e epinúcleo
3. Realização de um sulco principal
4. Fratura em dois heminúcleos
5. Conquista: chop
6. Aspiração do epinúcleo

Parâmetros:
1. Ultrassom: contínuo e alto na formação do sulco; modo pulsado ou burst, médio a baixo na fase da conquista e aspiração do epinúcleo, de acordo com a consistência da catarata.
2. Taxa de aspiração / vácuo: baixos na formação do sulco, altos na fase de conquista e médios na aspiração do epinúcleo.

Instrumento: chopper com extremidade romba e face anterior fina ou cortante, longo o suficiente para a fraturar o núcleo em toda a sua espessura.

Técnica de realização do sulco, fratura e conquista: Após a aspiração das massas superficiais e epinúcleo, realiza-se o sulco no meio do núcleo, cujo comprimento deve chegar ao limite da capsulorrexe (5 mm) tanto na porção proximal quanto distal; para isso o núcleo deve ser rodado para que se atinja o comprimento ideal. Sua largura deve ser uma vez e meia a largura da luva da ponteira pois isto permite que se alcance a profundidade desejada. A princípio deve-se atingir 80% da espessura do núcleo; caso a catarata seja muito densa, o sulco deverá ser aprofundado até que seja possível observar o reflexo vermelho da retina.

Com o pedal no estágio 1, ou seja, apenas com irrigação, a ponteira de faco e o gancho são posicionados nas bases das paredes num sulco, e imprime-se força no sentido cruzado, centrífugo e posterior, de forma a obter a fratura. Gira-se o núcleo a 180 graus e completa-se a fratura do mesmo sulco, na outra extremidade.

Após a obtenção de dois heminúcleos, já com aspiração e vácuos altos e ultrassom no modo pulsado ou burst, posiciona-se um deles distalmente à ponteira com o auxílio do chopper. Ao atingir o estágio 3 do pedal, a ponteira penetra no fragmento e então deve-se retornar ao estágio 2 do pedal para que o vácuo suba. O fragmento é levemente deslocado para o centro da pupila, e o chopper é posicionado no plano de clivagem entre o núcleo e o epinúcleo, verticalmente, e trazido junto à ponteira para a obtenção da fratura. Este movimento é repetido até que se tenham fragmentos menores que permitam a emulsificação de todo o núcleo.

Vantagens: menor curva de aprendizado; boa fratura, útil em catarata densa com placa posterior; bom espaço para a realização do chop.

Desvantagens: maior tempo de ultrassom; estresse zonular; maior risco de ruptura da cápsula posterior na realização do sulco; maior tempo cirúrgico; possibilidade de formação de "panela" em cataratas com pouca consistência.

FACO-CHOP

Nessa técnica, idealizada por Nagahara, a fratura é obtida utilizando-se menos ultrassom; um chopper promove a quebra do cristalino. Consiste em estabilizar o núcleo com a ponteira de facoemulsificação e, com o gancho, trazê-lo da periferia à ponteira.[21-25,28]

Indicação: catarata de consistência 2 a 4+.

Fases:

1. Hidrodissecção, hidrodelineação (importante para evidenciar o plano de clivagem entre epinúcleo e núcleo) e rotação do núcleo
2. Aspiração do córtex superficial e epinúcleo
3. Estabilização do núcleo com a ponteira de facoemulsificação
4. Fratura: faco-chop
5. Conquista
6. Aspiração do epinúcleo

Parâmetros:

1. Ultrassom: modo pulsado ou burst, médio a baixo durante o faco-chop e na fase da conquista e aspiração do epinúcleo, de acordo com a consistência da catarata.
2. Taxa de aspiração / vácuo: altos na fase de conquista e médios na aspiração do epinúcleo.

Instrumento: chopper com extremidade romba e face anterior fina ou cortante, longo o suficiente para fraturar o núcleo em toda a sua espessura. Por ex.: Nagahara.

Técnica de faco-chop e conquista: Inicia-se a cirurgia com aspiração e vácuo altos, ultrassom no modo pulsado ou burst e, após a aspiração das massas superficiais e epinúcleo, com a ponteira posicionada na região médio-proximal do núcleo e inclinada em direção ao centro do mesmo, atinge-se o estágio 3 do pedal, a ponteira penetra no núcleo e então retorna-se ao estágio 2 do pedal para que o vácuo suba. Obtida a estabilização do núcleo, o chopper é posicionado verticalmente no plano entre o núcleo e epinúcleo, ou seja, no anel dourado, distalmente à ponteira, e trazido de encontro à mesma. Quando os dois instrumentos se encontram, estes são movimentados lateralmente para a obtenção da fratura completa do núcleo e visualização da cápsula posterior.

Roda-se o núcleo e a manobra é repetida para dividir o núcleo em fragmentos menores. Para o cirurgião dextro, o ideal é girar o núcleo no sentido horário pois os fragmentos estarão mais próximos à ponteira. Assim que o primeiro pedaço é solto, este deve ser emulsificado (no centro da pupila) para obtenção de espaço e facilitar os movimentos. Se houver necessidade, os fragmentos maiores podem ser quebrados com o chopper. O tamanho dos mesmos dependerá da consistência do núcleo: quanto mais duro, menores deverão ser os fragmentos a serem emulsificados. Por outro lado, se o núcleo é mole, mesmo os fragmentos maiores podem ser diretamente emulsificados.

Vantagens: economia de ultrassom; pouco estresse zonular; bem aproveitamento da fluídica do aparelho desde o início da cirurgia; menor tempo cirúrgico.

Desvantagens: maior risco de ruptura da cápsula anterior durante a manobra de chop; dificuldade de fratura da placa posterior em cataratas densas; curva de aprendizado um pouco maior.

QUICK-CHOP

Assim como o faco-chop, permite economizar ultrassom e diminui o estresse exercido sobre a zônula, provavelmente até menos que a técnica descrita acima. A grande vantagem é que os instrumentos permanecem praticamente apenas no centro da pupila, o que diminui o risco de lesão iatrogênica da cápsula anterior.[29,30]

Indicação: catarata de consistência 2 a 4+.

Fases:

1. Hidrodissecção, hidrodelineação e rotação do núcleo
2. Aspiração do córtex superficial e epinúcleo
3. Estabilização do núcleo com a ponteira de facoemulsificação
4. Fratura: Quick-chop
5. Conquista
6. Aspiração do epinúcleo

Parâmetros:

1. Ultrassom: modo pulsado ou burst, médio a baixo durante o Quick-chop e na fase da conquista e aspiração do epinúcleo, de

acordo com a consistência da catarata.
2. Taxa de aspiração / vácuo: altos na fase de conquista e médios na aspiração do epinúcleo.

Instrumento: chopper com extremidade afiada e cortante. Por ex.: Chang.

Técnica de Quick-chop e conquista: Com aspiração e vácuos altos e ultrassom no modo burst ou pulsado, aspiram-se as massas corticais superficiais e epinúcleo e, da mesma maneira que no faco-chop, estabiliza-se o núcleo penetrando a ponteira em direção ao centro do mesmo. O chopper, minimamente distal à ponteira, é penetrado no núcleo verticalmente e trazido junto à ponteira. Separam-se os instrumentos para obter a fratura completa, até a visualização da cápsula posterior. A manobra é repetida até que se obtenha fragmentos menores.

Após as fraturas, troca-se o chopper por outro gancho com extremidade romba e procede-se à facoemulsificação propriamente dita.

Vantagens: economia de ultrassom; muito pouco estresse zonular; bom aproveitamento da fluídica do aparelho desde o início da cirurgia; menor tempo cirúrgico; mínimo risco de ruptura da cápsula anterior.

Desvantagens: dificuldade de fratura da placa posterior em cataratas densas; necessário consistência nuclear para realização da técnica.

FACO PRÉ-CHOP DE AKAHOSHI

Técnica de pré-chop, ou seja, a fratura é realizada sem a utilização da ponteira de facoemulsificação. Com o auxílio de uma pinça especialmente desenhada, o núcleo é fraturado dentro do saco capsular em quatro quadrantes. Mais facilmente realizado em cataratas de menor densidade, em cataratas de maior consistência é necessário estabilização do núcleo com um gancho para evitar estresse zonular excessivo **(Figura 3).**

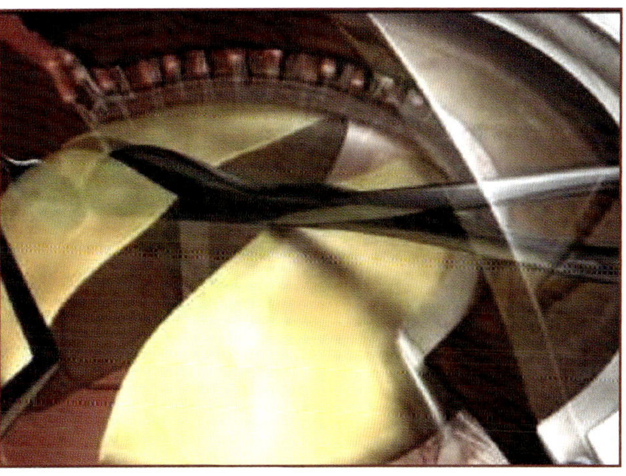

Figura 3. Técnica de faco pré-chop de Akahoshi.

Indicação: catarata de consistência 2 a 3+.

Fases:
1. Hidrodissecção, hidrodelineação e rotação do núcleo
2. Injeção de viscoelástico na câmara anterior
3. Faco pré-chop de Akahoshi: fratura do núcleo em quadrantes
4. Aspiração do córtex superficial e epinúcleo
5. Conquista
6. Aspiração do epinúcleo

Parâmetros:
1. Ultrassom: modo pulsado ou burst, médio a baixo na fase da conquista e aspiração do epinúcleo, de acordo com a consistência da catarata.
2. Taxa de aspiração / vácuo: altos na fase de conquista e médios na aspiração do epinúcleo.

Instrumentos: pré-chopper de Akahoshi e gancho estabilizador.

Técnica de faco pré-chop de Akahoshi e conquista: Pela incisão principal introduz-se o instrumento no núcleo, verticalmente. A pinça, ao ser aberta, fratura o núcleo em duas metades e pode-se visualizar a cápsula posterior. Se o núcleo é duro, deve-se posicionar um gancho no anel dourado pela paracentese para estabilizá-lo e diminuir o estresse sobre a zônula.

Gira-se o núcleo a 90o e faz-se a mesma manobra para a obtenção de 4 quadrantes. Se necessário, o viscoelástico pode ser reposto.

A partir deste momento, utiliza-se a ponteira de facoemulsificação apenas para conquistar os quadrantes, empregando-se níveis altos de vácuo e aspiração, e ultrassom no modo pulsado ou burst; a intensidade depende da densidade da catarata. Se necessário, os pedaços podem ser fragmentados com o auxílio de um chopper.

Vantagens: economia de ultrassom; fratura já realizada quando se "inicia" a cirurgia; não há risco de formação de "panela"; curva de aprendizado curta.

Desvantagens: maior estresse zonular; impossível em cataratas densas.

PRÉ-SLICE

Assim como o pré-chop de Akahoshi, esta técnica permite a fratura do núcleo em 4 quadrantes, sem a utilização do ultrassom. A vantagem desta sobre o pré-chop de Akahoshi é a possibilidade de fratura de núcleos desde os mais moles até os mais duros.

Indicação: catarata de consistência 2 a 4+.

Fases:

1. Hidrodissecção, hidrodelineação e rotação do núcleo
2. Injeção de viscoelástico na câmara anterior
3. Pré-slice: fratura do núcleo em quadrantes
4. Aspiração do córtex superficial e epinúcleo
5. Conquista
6. Aspiração do epinúcleo

Parâmetros:

1. Ultrassom: modo pulsado ou burst, médio a baixo na fase da conquista e aspiração do epinúcleo, de acordo com a consistência da catarata.
2. Taxa de aspiração / vácuo: altos na fase de conquista e médios na aspiração do epinúcleo.

Instrumentos: dois chopper de 2 mm na sua extremidade (Dodick-Kammann)

Técnica de pré-slice e conquista: Dois choppers de 2 mm tipo Dodick-Kammann são posicionados no anel dourado, pela paracentese e pela incisão principal. O primeiro é introduzido pela paracentese para evitar perda de câmara, a 180°. O segundo chopper é posicionado sob a paracentese e, empregando-se forças iguais e em sentidos opostos, os ganchos são trazidos ao centro do núcleo, fraturando-o. Quando se encontram, são feitos movimentos laterais para melhor separação dos heminúcleos e evidenciação da fratura completa. Gira-se o núcleo a 90° e faz-se a mesma manobra para a obtenção de 4 quadrantes. Se necessário, o viscoelástico pode ser reposto.

Assim como no faco pré-chop de Akahoshi, procede-se à conquista dos quadrantes. Se necessário, os pedaços podem ser fragmentados com o auxílio de um chopper.

Vantagens: economia de ultrassom; muito pouco estresse zonular; fratura já realizada quando se "inicia" a cirurgia; não há risco de formação de "panela"; menor tempo cirúrgico.

Desvantagens: curva de aprendizado um pouco longo; maior risco de ruptura da cápsula anterior.

TÉCNICAS CIRÚRGICAS SUGERIDAS (de acordo com o nível de densidade da catarata)

A. Grau 1
   a. Irrigação / Aspiração apenas
   b. Irrigação / Aspiração com ponteira de ultrassom

B. Grau 2
   a. Pré-slice
   b. Faco pré-chop de Akahoshi

c. Faco Chop
d. Stop and Chop
e. Dividir e conquistar

C. Grau 3
a. Pré-slice
b. Faco Chop
c. Quick Chop
d. Stop and Chop
e. Dividir e conquistar
f. Faco pré-chop de Akahoshi

D. Grau 4
a. Pré-slice
b. Stop and Chop
c. Faco Chop
d. Quick Chop

E. > Grau 4
a. Stop and Chop
b. Pré-slice
c. Quick Chop
d. Faco Chop
e. Facectomia extracapsular

FRAGMENTAÇÃO NUCLEAR COM LASER DE FEMTOSEGUNDO

Atualmente com o advento do laser de femtosegundo durante a cirurgia de catarata, novas estratégias de fragmentação nuclear devem ser avaliadas no intuito de tornar a cirurgia de catarata mais segura e previsível. Cada plataforma de laser (por ex.: LenSx, LensAR, Catalys, Victus) apresenta técnicas semelhantes com particularidades baseadas no software e no hardware. O padrão de fragmentação do cristalino pode variar dependo do fabricante. Devido a experiência dos autores, neste capítulo, será descrito como se dá a fragmentação da catarata com o laser de femtosegundo baseado na plataforma LenSx.

A fotodisrupção tecidual promovida pela energia do laser de femtosegundo resulta em formação de bolhas de gás, produzidas durante a criação das incisões na córnea, capsulotomia e

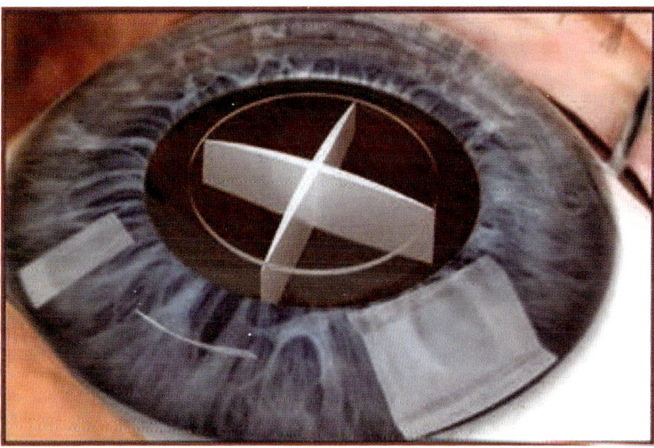

Figura 4. Objetivo do cirurgião é maximizar o efeito da fragmentação.

fragmentação do cristalino **(Figura 4)**. Fatores que afetam a quantidade de bolhas formadas incluem: nível de energia, tamanho do spot, espaço do spot, nível do docking, tamanho da capsulotomia, diâmetro e número do chop e cilindro, tamanho e espessura do cristalino tratado.

Um dos objetivos do cirurgião é minimizar a formação de bolhas e maximizar o efeito da fragmentação, fazendo com que o tratamento fique limitado a zonas de maior interesse com o mínimo de energia possível. Por exemplo, em uma catarata grau 2 - 3, programa-se padrão 2 chops (4 segmentos) ao invés de 3 ou 4 chops, assim como a redução do diâmetro do chop de 6,0 mm para 4,7 mm, reduzindo a formação de bolhas e não afetando o efeito do laser.

Com uma maior experiência do cirurgião com cirurgia de catarata com laser de femtosegundo, aprende-se a otimizar os níveis de energia assim como os padrões de fragmentação baseado no grau e tipo de catarata para que a fragmentação do núcleo seja mais eficiente com uma menor formação de bolhas.[31-33]

Fragmentação em Cilindro: único ou vários cilindros de diferentes tamanhos no núcleo do cristalino, induzindo amolecimento do centro da catarata para ser aspirada, restando apenas núcleo periférico e epinúcleo para serem manipulados anteriormente na emulsificação final.

Fragmentação em Chop: permite 1, 2, 3 ou 4 fraturas de diâmetros específicos no centro do núcleo, resultando em 2, 4, 6 ou 8 segmentos, respectivamente. Seu uso permite boa separação do núcleo em segmentos.

Fragmentação combinada em Chop e Cilindro: permite que a porção apical seja aspirada assim que a emulsificação inicia, criando espaço para fácil manipulação dos segmentos.

Recomendação:
- Fragmentação em 2 Chops (diâmetro 4,7 mm)
- Fragmentação em 1 Cilindro (diâmetro 2,5 mm)

Técnica com laser de femtosegundo: Após abrir as incisões e injetar viscoelástico, capsulotomia completa é confirmada. Hidrodissecção vigorosa não é recomendado até que as bolhas presentes no saco capsular sejam retiradas gentilmente deprimindo o núcleo. Uma onda de fluido é direcionada pela borda da cápsula anterior até que atinja as bolhas de ar localizadas na cápsula posterior. Uma certa pressão no lado oposto do núcleo disseca as bolhas e fluidos restantes, permitindo que ambos escapem para câmara anterior. O núcleo pode então ser girado.

A ponteira de faco é direcionada para a porção central criada pela fragmentação cilíndrica, sendo essa parte emulsificada e aspirada primeiro. Assim cria-se espaço para fragmentação dos segmentos, sendo cada um separado e trazido centralmente para o espaço para emulsificação. O epinúcleo segue sendo aspirado pela ponteira de facoemulsificação junto com o ultimo segmento.

Referencias

1. Kelman CD. Phaco-emulsification and aspiration. A new technique of cataract removal. A preliminar report. Am J Ophthalmol. 1967; 64: 23-35.
2. Kelman CD. Phaco-emulsification and aspiration. A progress report. Am J Ophthalmol. 1969; 67: 464-77.
3. Kelman CD. Phaco-emulsification and aspiration. A report of 500 consecutive cases. Am J Ophthalmol. 1973; 75: 764-8.
4. Leaming DV. Practice styles and preferences of ASCRS members – 1985 survey. J Cataract Refract Surg. 1986; 12: 380-4.
5. Leaming DV. Practice styles and preferences of ASCRS members – 1991 survey. J Cataract Refract Surg. 1992; 18: 460-9.
6. Leaming DV. Practice styles and preferences of ASCRS members – 1994 survey. J Cataract Refract Surg. 1995; 21: 378-85.
7. Gimbel HV. Evolving techniques of cataract surgery: Continuous Curvilinear Capsulorhexis, down-slope sculpting, and nucleofractis. Semin Ophthalmol. 1992; 7: 193-207.
8. Gimbel HV, Neuhann T. Continuous curvilinear capsulorhexis. J Cataract Refract Surg. 1991; 17: 110-1.
9. Gimbel HV, Neuhann T. Development, advantages, and methods of the continuous circular capsulorhexis techniques. J Cataract Refract Surg. 1990; 16: 31-7.
10. Koch DD, Liu JF. Multilamellar hydrodissection in phacoemulsification and planned extracapsular surgery. J Cataract Refract Surg. 1990; 16: 559-62.
11. Fine IH. Cortical cleaving hydrodissection. J Cataract Refract Surg. 1992; 18: 508-12.
12. Anis AY. Understanding hydrodelineation: the term and related procedures. Ocul Surg News. 1991; 9: 134-7.
13. Maloney NF. Hydrolineation makes advanced phaco easier and safer. Ocul Surg News. 1992; 10: 52.
14. Blumenthal M, Ashkenazi I, Assia E, Cahane M. Small-incision manual extracapsular cataract extraction using selective hydrodissection. Ophthalmic Surg. 1992; 23: 699-701.

15. Blumenthal M, Moisseiev J. Anterior chamber maintainer for extracapsular cataract extraction and intraocular lens implantation. J Cataract Refract Surg. 1987; 13: 204-6.
16. Blumenthal M, Assia E, Schochot Y. Lens anatomical principles and their technical implications in cataract surgery. Part I: The lens capsule. J Cataract Refract Surg. 1991; 17: 205-10.
17. Blumenthal M, Assia E, Neuman D. Lens anatomical principles and their technical implications in cataract surgery. Part II: The lens nucleus. J Cataract Refract Surg. 1991; 17: 211-7.
18. Arshinoff SA. Phaco slice and separate. J Cataract Refract Surg. 1999; 25: 474-8.
19. Kohlhaas M, Klemm M, Kammann J, Richard G. Endothelial cell loss secondary to two different phacoemulsification techniques. Ophthalmic Surg Lasers. 1998; 29: 890-5.
20. Mierzejewski A, Kalluzny JJ, Kaluzny B, Eliks I. Cataract phacoemulsification techniques: "divide and conquer" versus "stop and chop"—comparative evaluation of operation course and early results. Klin Oczna. 2004; 106: 612-7. Polish
21. Pirazzoli G, D'Eliseo D, Ziosi M, Acciarri R. Effects of phacoemulsification time on the corneal endothelium using phacofracture and phaco chop techniques. J Cataract Refract Surg. 1996; 22: 967-9.
22. Wong T, Hingorani M, Lee V. Phacoemulsification time and power requirements in phaco chop and divide and conquer nucleofractis techniques. J Cataract Refract Surg. 2000; 26: 1374-8.
23. DeBry P, Olson RJ, Crandall AS. Comparison of energy required for phaco-chop and divide and conquer phacoemulsification. J Cataract Refract Surg. 1998; 24: 689-92.
24. Ram J, Wesendahl TA, Auffarth GU, Apple DJ. Evaluation of in situ fracture versus phaco chop techniques. J Cataract Refract Surg. 1998; 24: 1464-8.
25. Can I, Takmaz T, Cakici F, Ozgul M. Comparison of Nagahara phaco-chop and stop-and-chop phacoemulsification nucleotomy techniques. J Cataract Refract Surg. 2004; 30: 663-8.
26. Gimbel HV. Divide and conquer nucleofractis phacoemulsification: development and variations. J Cataract Refract Surg. 1991; 17: 281-91.
27. Koch PS, Katzen LE. Stop and chop phacoemulsification. J Cataract Refract Surg. 1994; 20: 566-70.
28. Nagahara KB. Phaco chop. [video] San Francisco: ASCRS. 1993.
29. Dillman DM. Endocapsular phaco quick chop. In: Masket S, Crandall AS. Atlas of cataract surgery. London: Martin Dunitz; 1999.
30. Domingues FG, Moraes HV Jr, Yamane R. Comparative study of the density of corneal endothelial cells after phacoemulsification by the "divide and conquer" and "quick chop" techniques. Arq Bras Oftalmol. 2005; 68: 109-15.
31. Conrad-Hengerer I, Hengerer FH, Schultz T, Dick HB. Effect of femtosecond laser fragmentation of the nucleus with different softening grid sizes on effective phaco time in cataract surgery. J Cataract Refract Surg. 2012; 38: 1888-94.
32. Roberts TV, Lawless M, Bali SJ, et al. Surgical outcomes and safety of femtosecond laser cataract surgery: a prospective study of 1500 consecutive cases. Ophthalmology. 2013; 120: 227-33.
33. Sutton G, Bali SJ, Hodge C. Femtosecond cataract surgery: transitioning to laser cataract. Curr Opin Ophthalmol. 2013; 24: 3-8.

46

Facochop en la Faco Premium

Dr. Marcelino Río Torres,
Dr. Juan Raúl Hernández Silva,
Dra. Meisy Ramos López

La cirugía de catarata se ha convertido en Oftalmología en uno de los procedimientos quirúrgicos de excelencia tanto en su planificación, como en sus resultados. De ahí que al hablar de Facoemulsificación PREMIUM hay que tener una estrecha comunicación con el paciente, para conocer sus necesidades visuales y planificar adecuadamente la cirugía escogiendo el lente intraocular más apropiado para cada caso, que en su mayoría son de tecnología de avanzada así como las máquinas de facoemulsificación que utilizaremos en la cirugía que nos permitan realizar una facoemulsificación de avanzada con resultados óptimos y controlados.

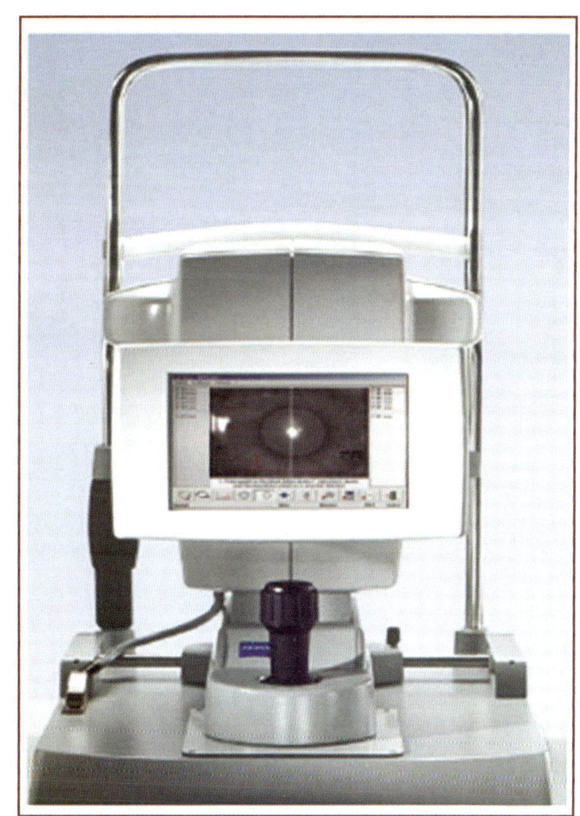

Figura 1. IOLMASTER

Los puntos claves iniciales para lograr buenos resultados son, anamnesis completa, refracción, agudeza visual, sensibilidad de contraste, topografía corneal, oftalmoscopía binocular indirecta, correctas mediciones intraoculares, así como la aplicación correcta de la fórmula biométrica adecuada y las constantes personalizadas. Estos pasos iniciales en el estudio preoperatorio del paciente garantizarán un resultado visual final de alta calidad.

En nuestra experiencia estos estudios preoperatorios son de alta calidad y reproductividad cuando hemos usado el IOL Master **(Figura 1)**

Lenstar y el Pentacam **(Figura 2)**, aplicando las fórmulas de cálculo de lente intraocular Hoffer Q, SRK/T, Haigis y Holladay II, con constantes personalizadas, así también los programas Hoffer Program, Holladay IOL Consultant y Okulix (aún no validado), en investigaciones del Dr. Hernández Silva y colaboradores han logrado resultados de componentes esféricos cercanos a la emetropía en la mayoría de los casos.[1]

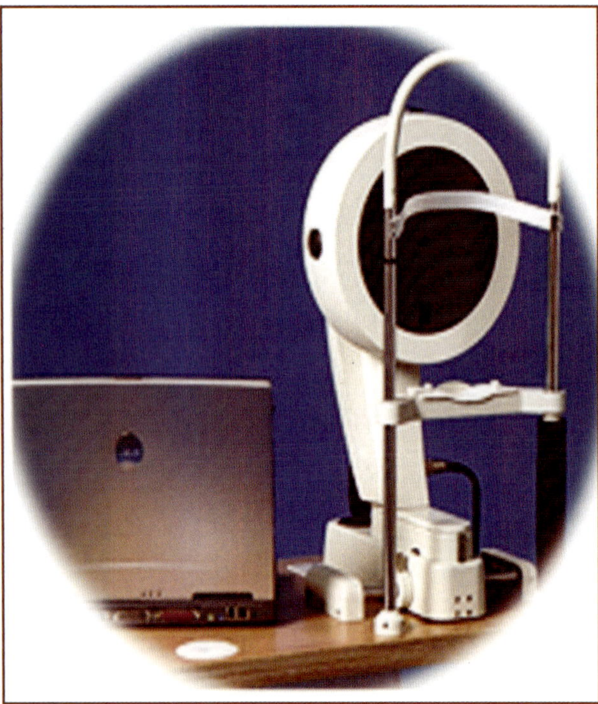

Figura 2. Pentacam

Un aspecto de gran importancia en el estudio preoperatorio es el control del astigmatismo previo o prexistente, por eso es recomendable realizar una topografía corneal para identificar el meridiano más curvo, así como el lugar anatómico del componente astigmático mayor en el sistema óptico del paciente a operar, con la intención de programar el lugar de la incisión principal, conocer si necesita incisiones relajantes limbales, lente intraocular tórico o planificar una cirugía corneal con láser posterior a la cirugía de catarata. Estas variantes es imprescindible considerarlas de forma personalizada en busca de componentes esféricos post operatorios cercanos a la emetropía, así como cilindros bajos o nulos, para lograr alta satisfacción visual de los pacientes como corresponde a un procedimiento implanto refractivo con calidad Premium.[2-5]

La elección de la lente intraocular a implantar según la necesidad visual del paciente, se ha convertido en la actualidad en el momento más importante del estudio pre operatorio, ya que estamos en condiciones de hacer ofertas variadas a los pacientes de acuerdo a su profesión, enfermedades oculares acompañantes y expectativas de la calidad de vida en relación a la ganancia de la agudeza visual final.

Los lentes intraoculares tienen que tener como características para ser considerada una lente ideal para ofrecer una facoemulsificación Premium, buena biocompatibilidad, excelente desempeño óptico, capacidad de plegamiento y efecto preventivo en la opacificación de la capsula posterior.

Dentro del primer grupo de lentes intraoculares Premium están los multifocales, ya sean difractivos o refractivos, todos se basan en la habilidad del cerebro de adaptarse a la visión de lejos y cerca eligiendo entre dos imágenes, tomando la más nítida y suprimiendo la otra.

En la práctica diaria en la cirugía de catarata, se implanta lentes multifocales entre el 15-25% en clínicas privadas y 5% seguridad social por ser estos muy costosos, la indicación de LIO multifocal obliga a dedicar más tiempo de información al paciente para hacerle participe en la elección de este tipo de óptica y determinar las necesidades visuales reales de cada paciente y aclarar expectativas, y perfil psicológico de cada candidato.

En general muchos cirujanos prefieren las lentes difractivas y si es necesario corregir astigmatismo, utilizan difractivas tóricas. En caso que exista además de la catarata, glaucoma, degeneración macular, diabetes, o simplemente factores de riesgo, que constituyan una contraindicación absoluta para el implante de lentes multifocales, hay que recordar que los implantes multifocales se deben de implantar siempre para candidatos a cirugía de ambos ojos, en que se presuma exista, una agudeza visual sub óptima por otra afección ocular, y en esos casos es mejor optar por lentes monofocales.

Las lentes intraoculares multifocales para ser utilizadas en miopes con catarata poco avanzada que buscan una corrección para la visión de lejos y cerca, debe estar entre -2 a -4.0 dioptrías, en algunos casos se reportan niveles de satisfacción inferiores con estos implantes ya que están habituados a una agudeza visual cercana espontánea y una magnificación de la imagen retiniana excelente, si es miope magno están contraindicados por los daños que están presentes en polo posterior de estos ojos.

Se reportan pacientes descontentos por fenómenos disfotópsicos, así como por dificultad en la neuroadaptación de ahí la excelencia de la cirugía ya que hay que evitar los factores orgánicos que puedan afectar el rendimiento óptico del lente multifocal, como descentramiento, pupila desviada, opacidad capsular, alteración de la superficie ocular y defecto refractivo residual, por lo que hay que dedicarle al paciente el tiempo y la atención suficiente para que entienda la naturaleza parcialmente transitoria de este tipo de fenómenos desagradables y el beneficio que la lente intraocular multifocal le proporcionará visualmente.

La lente intraocular difractiva puede ser de distribución de luz fija o variable, las clásicas son de altura y anchura igual en el centro y la periferia, y son de distribución de luz fija, como la lente Tecnis ONE de AMO, las difractivas apodizadas su altura decrece del centro a la periferia con distribución de luz variable como la ReSTOR D1 de ALCON y las difractivas trifocales con distribución de luz variable en tres focos de PhysIOL **(Figura 3)**.

Analizando la lente intraocular a implantar en función de la refracción del paciente antes de la intervención podemos recomendar, en miopes moderados o elevados con pupilas grandes la lente Tecnis Multifocal ZM900, en miopes moderados con pupilas grandes la lente ReSTOR D3 y en emétropes, hipermétropes y miopes bajos, la lente ReSTOR D4.

Por otra parte podemos realizar implantes bilaterales refractivos con la lente ReZoom o bilaterales refractivos con la Tecnis MF o combinaciones conocidas como Mix & Match donde combinamos la lente ReZoom y la Tecnis MF.

Esta gama de Lentes intraoculares PREMIUM incluyen la Staar Toric IOL (AA-4203 TFolder TL) con esfera desde +9.5 a +30.0 D/ +21.5 a +30.0 (en incrementos de 0.5 D) y cilindro de +2.0 a +3.5 D (Aprobado por la FDA), Alcon SN60T3-T9 con toricidad de 1.50D/2.25D/3.00D,con extensiones a 5.00 (Aprobado por la FDA), el Modelo Acri. Comfort 646 TLC con esfera: -10.0 a +32.0D y cilindro: +1.0 a +12.0D, la Acri. Comfort 643 TLC con esfera de 0.0 a + 40.0D y cilindro: +2.0 a +12.0D y el Modelo Acri.Lisa 466TD ® bifocal tórica con esfera: -10.0 a +32.0D y cilindro: +2.0 a +12.0D.

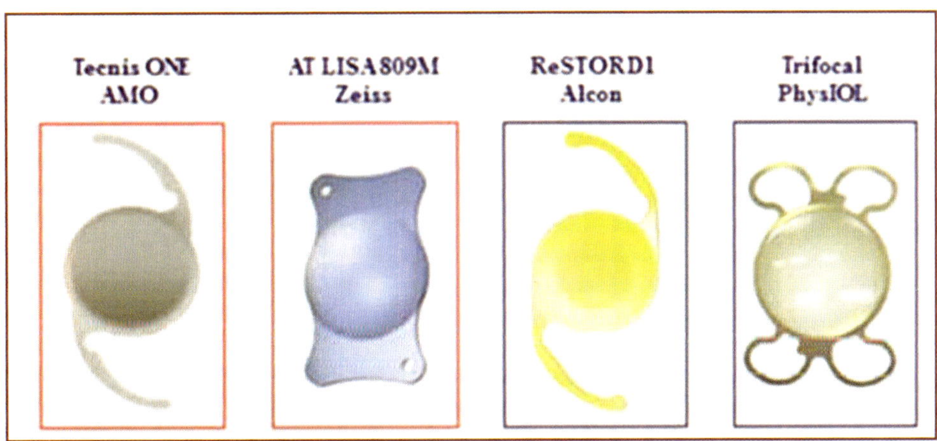

Figura 3. Tipos de lentes intraoculares difractivos.

La Lente ReZoomTM de AMO **(Figura 4)**, es refractiva con cinco anillos refractivos concéntricos, comenzando en el centro por una zona correspondiente a la visión lejana y alternándose zona de lejos y cerca hasta completar las cinco zonas, tres para la visión de lejos y dos para visión de cerca, con una acción de +3.5D, la zona de transición entre las diferentes áreas refractivas es asférica que proporciona visión intermedia.

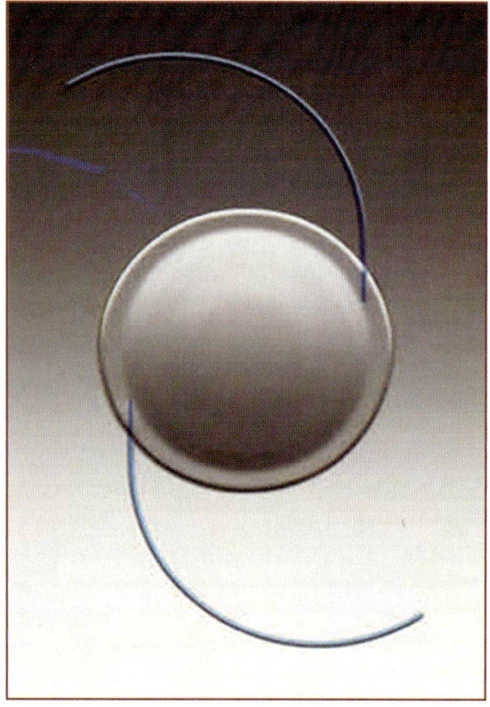

Figura 4. Lente ReZoomTM AMO.

La Lente ReSTOR® Alcon **(Figura 5)**, difractiva con escalones difractivos y apodización, como característica principal, que las hace comportarse como una lente refractiva-difractiva o híbrida, la reducción gradual de los escalones difractivos desde el centro a la periferia, resultando en una proporción continua de energía de luz dirigida a los dos focos primarios, en su composición presenta un filtro amarillo que protege la retina del espectro de luz azul para preservar la mácula. Proporciona una mejor discriminación fina y sus resultados visuales son inmediatos, aunque los pacientes pueden quejarse de presencia de halos en visión nocturna y pueden necesitar gafas para visión intermedia (computadora). Este Lente intraocular, está indicado en pacientes que necesitan excelente visión en los tres focos.

La Lente difractiva Tecnis multifocal ZM900 AMO **(Figura 6)**, es difractiva que proporciona una adición de +4.0D en el foco de cerca lo que permite una excelente visión cercana (3.2D en plano de gafa), el utilizar adiciones tan altas asegura que los focos de lejos y cerca estén tan separados que sea imposible confundirlos y el prolatismo específico de su cara anterior está pensado para compensar la aberración esférica positiva de la córnea. Los resultados del implante de esta lente demuestran excelente visión de lejos y cerca, con la desventaja de presencia de halos en la visión nocturna, reportándose hasta un 10% de pacientes que necesitan gafas.

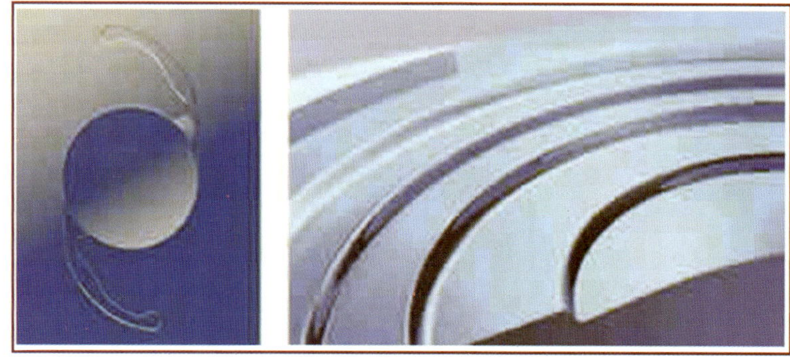

Figura 5. Lente ReSTOR® Alcon.

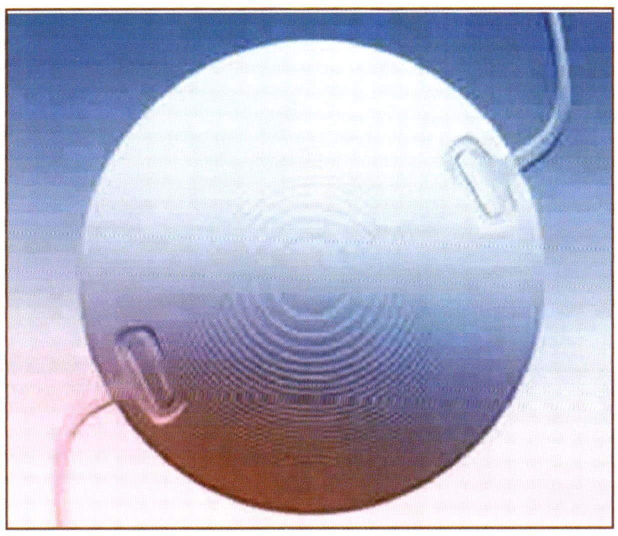

Figura 6. Lente difractiva Tecnis multifocal ZM900, AMO.

El Crysta Lens proporciona una verdadera acomodación y teóricamente mejor calidad de visión pero necesita adaptación para contracción de los músculos de la acomodación y algunos pacientes pueden necesitar gafas para leer, está indicado para la corrección de la presbicia y en personas que necesitan visón clara para conducir de noche.

Finalmente las LIO difractivas apodizadas son nuestra primera indicación para una cirugía de primera intención pues cumplen los criterios de eficacia, seguridad, predictibilidad y estabilidad. A la par, se trata de un procedimiento simétrico, sistematizable, universal, personalizable y reversible. También podemos recomendarlas en pacientes ya intervenidos con lentes monofocales, mediante intercambio de LIO.[6-9]

Después de un preoperatorio personalizado al igual que la selección de la Lente intraocular a implantar debemos seleccionar la técnica de facoemulsificación más adecuada en cada caso.

Según estudios publicados sobre el tema la mayoría coincide que las técnicas de Pre Chop son más indicadas en núcleos de cristalinos de dureza media y alta, N 4 a 6,SCP 3 a 6 y C 3 a 6 según clasificación LOCSIII.[10]

En Cuba fue necesaria la introducción de las técnicas de Faco Chop, debido a que la dureza de los núcleos cristalineanos era elevada de ahí que hubo que trabajar en la reducción de la energía de ultrasonido, del estrés zonular y del saco capsular, así como incrementar habilidad de practicar una facoemulsificación supracapsular, decreciendo de la dependencia de un buen reflejo rojo naranja de fondo y creando una mayor dependencia del instrumento auxiliar respecto a la punta de facoemulsificación, estos son factores que los identificamos como favorables a la extensión del Faco Chop como técnica quirúrgica más efectiva para aplicarlas a los pacientes.

Las técnicas de Faco Pre Chop que se utilizaron inicialmente involucraban el chopping horizontal, sobre todo en núcleos duros y pupilas pequeñas, ya que se aprovecha el plano natural de clivaje. Esto es definido por la orientación de las fibras lamelares nucleares, y así mismo en sentido horizontal.

Posteriormente al surgir el MICS, se combinaron ambas ventajas con el fin de mejorar la cirugía de catarata por facoemulsificación, motivada por las múltiples ventajas de estas técnicas.[6-8]

En Cuba ha aumentado paulatinamente la tasa de cirugía de catarata, parámetro considerado por la Organización Mundial de la Salud como importante para controlar la progresión de ceguera por catarata en cualquier población. En lo que va de este siglo, ha ido disminuyendo la dureza del núcleo de los pacientes cubanos que se operan, ya que los mismos acuden a cirugía precozmente con visiones útiles entre valores de 0,5 a 0,3 (escala de LogMar) entre los que se han operado usando técnicas de Faco Chop, en contraposición a cuenta dedos y visión de percepción de luz como ocurría a finales del siglo pasado y los de principios de este milenio, con agudeza visual entre 0,9 y 0,5.

El arte en la cirugía de la catarata por facoemulsificación exige un óptimo resultado anatómico visual del ojo. Este elemento ha motivado una carrera tecnológica de soporte a la cirugía de la catarata en busca de la perfección creciente de las máquinas de facoemulsificación (Centurión de ALCON, Revolution de OPTIKON, **(Figura 7)** y CV 30 000 de NIDEK **(Figura 8)** entre otras que permiten un manejo adecuado de los parámetros facodinámicos en busca de incrementar la calidad de la cirugía. De ahí la combinación y relación adecuada de tiempo efectivo de ultrasonido, niveles de flujos y vacíos que soporten la disminución efectiva del tiempo de aplicación de ultrasonido, parámetros que deben ser ajustados con cada cirujano, cada máquina de facoemulsificación y acorde a la técnica quirúrgica que se selecciona en cada paciente, en resumen personalizando el acto quirúrgico en cada caso.[11]

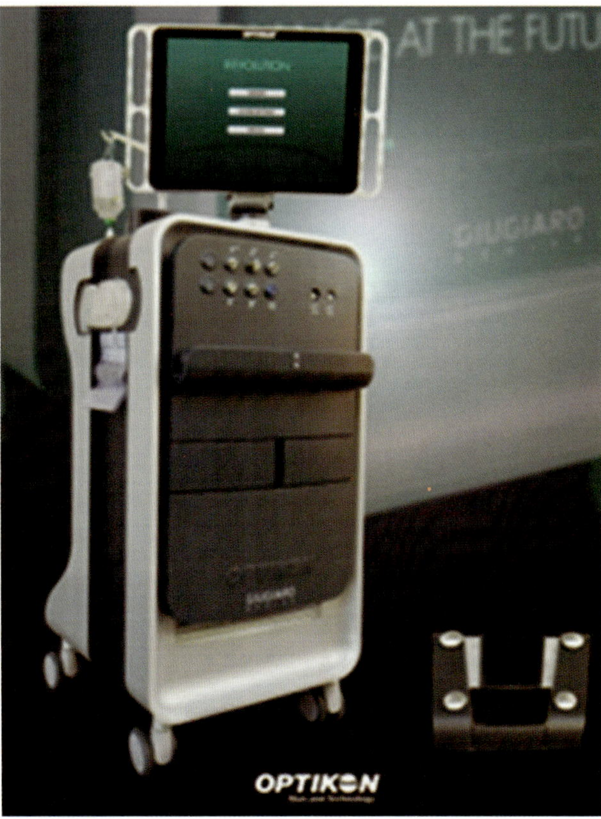

Figura 7. Revolution de Optikon.

En el sector profesional, que necesita de óptima visión para su labor hace que en cualquier grupo de edades, el cirujano deba tomar decisiones importantes en cuanto a la cirugía, por lo tanto, se puede plantear que con una técnica quirúrgica adecuada, rápida, segura, reproducible en cirujanos bien entrenados, estos avances de la facoemulsificación pueden ser introducidos, lo que mejorará considerablemente la calidad de su intervención al acortarse el tiempo de la misma.

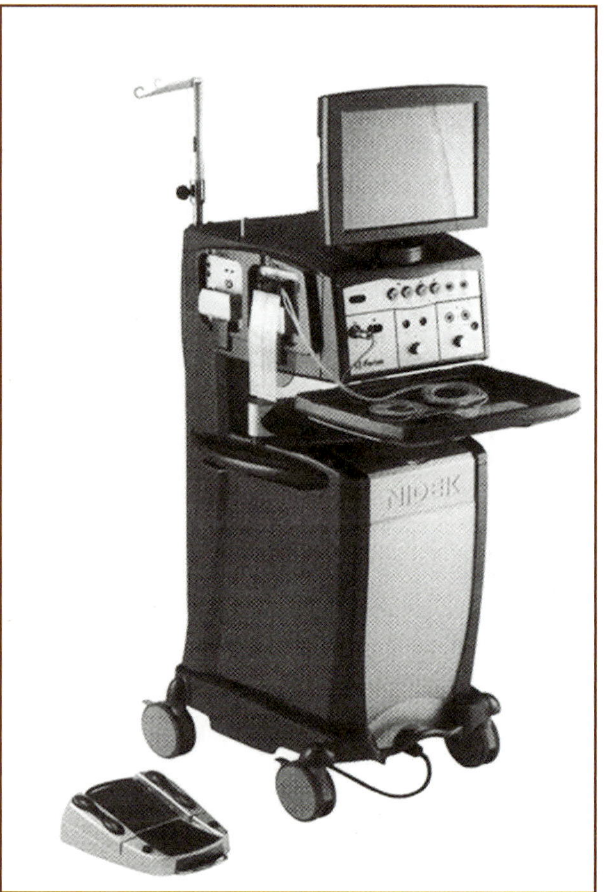

Figura 8. Nidek CV 30.000

En la nueva concepción de la cirugía Premium del cristalino es importante concientizar al oftalmólogo, médico general integral, pacientes y familiares que la cirugía temprana del cristalino garantiza un manejo quirúrgico más efectivo y mejores resultados en la visión post operatoria. Al ser el rango de seguridad de la facoemulsificación mejor, se evalúan con más efectividad afecciones oftalmológicas que pueden concomitar con la catarata, como el glaucoma, degeneración macular relacionada a la edad y la retinopatía diabética entre otras.[12-15]

Se puede afirmar que la nueva etapa de la cirugía Premium del cristalino muestra ya buenos resultados. Este avance permitió aplicar la técnica quirúrgica personalizada a casos especiales o complicados por Glaucoma, Uveítis, Retinopatías, entre otros. Las innovaciones introducidas por los oftalmólogos en Cuba, Como los Dres. Hernández Silva y Curbelo Cunill, no dejan dudas del desarrollo alcanzado por la especialidad, lo que aporta a los pacientes una salud visual comparable a los países más desarrollados del mundo.[12-15]

En la actualidad se está extendiendo el uso del láser de femtosecond en la cirugía de catarata para las incisiones cornéales, las cuales se describen como anastigmáticas por su arquitectura, capsulorrexis que igualmente se realiza de un diámetro más preciso, de acuerdo a las necesidades del cirujano y fractura del núcleo, con una mayor protección a la cápsula posterior, para realizar una facoemulsificación endocapsular.

Se describen varias plataformas que se encuentran en la actualidad en el mercado como son LenSx (ALCON), Victus (Technolas perfect vision), Catalys (Optimédica) y LensAr (Topcon). Todas estas plataformas en la actualidad permiten realizar un procedimiento que reduce el tiempo efectivo de Ultrasonido, así como su energía y reduce el número de instrumentos y su manipulación en el interior de la cámara anterior, como se reporta en todos los estudios realizados hasta el momento.

Las limitaciones actuales de esta tecnología está dada por su elevado costo, pacientes con mala dilatación pupilar y situaciones que se asocien a opacidades corneales que impidan el accionar del Laser de Femto Second, pero indiscutiblemente es una tecnología en desarrollo que ya muestra ventajas y su perfeccionamiento la hará necesaria a la hora de hablar de cirugía de catarata por Faco Premium.[16,17]

Referencias

1. Miranda Carracedo A, Hernández Silva JR, Santiesteban García I y col. Personalización de las fórmulas de cálculo de la lente intraocular. Rev.Cub. Oftalmol., 2012,25(2): 180-191.
2. Tejera Ferriol N et col. Astigmatismo y cirugía de catarata en Río Torres M et col. Oftalmología. Criterios y tendencias actuales. La Habana, Editorial Ciencias Médicas; 2009.p. 245-257.
3. Chayet A, Sancho C, Torres L. Procedimientos refractivos antes de la cirugía de catarata y durante ésta. Ajuste del resultado al objetivo en Alió JL, Rodríguez- Prats JL. Buscando la excelencia en la cirugía de catarata. Alicante, España, Editorial glosa, 2006. P.337-345.
4. Hernández Silva J R., Toxqui Abascal V., Río Torres M., Ramos López M., Curbelo Cunill L., Fernández Vásquez G., et al. "Facoemulsificación y queratotomía astigmática". Revista Cubana de Oftalmología.20(2), 2007
5. Hernández Silva, J. R. et col. Revista Cubana de Oftalmología 2012; 25(1):2- 11 Astigmatismo posquirúrgico en la facoemulsificación según el lugar de la incisión.
6. Pepose JS, Qazi MA, Davies J, et al. Visual performance of patients with bilateral vs combination Crystalens, ReZoom, and ReSTOR intraocular lens implants. Am J Ophthalmol. 2007;144:347-357.
7. Cillino S, Casuccio A, Di Pace F, et al. One-year outcomes with new-generation multifocal intraocular lenses. Ophthalmology. 2008;115:1508-1516.
8. Ruíz-Mesa R, Carrasco-Sánchez D, Díaz-Álvarez SB, Ruiz-Mateos MA, Ferrer-Blasco T, Montes-Mico R. Refractive lens exchange with foldable toric intraocular lens. Am J Ophthalmol. 2009;147: 990-996.
9. Goes FJ. Refractive lens exchange with the diffractive multifocal Tecnis ZM900 intraocular lens. J Refract Surg. 2008;24:243-250
10. Davidson JA, Chylack LT. Clinical application of the Lens Opacities Classification System III in the performance of phacoemulsification. J Cataract Refract Surg. 2003;29:138–145.
11. Hernández Silva J R., Navarrete Rebolledo C D., Rio Torres M., Ramos López M., Curbelo Cunill L., Fernández Vázquez G et al., "Efectividad de la lente intraocular ACRI. SMART 46-S en la cirugía de catarata por microincisiones". Revista Cubana de Oftalmología. 20(2), 2007
12. Alió L J.," MICS: Micro-incision Cataract Surgery", Editorial Highlights of Ophthalmology, Panamá, 2004.
13. Ferroni C.," MICS-transición", El libro del Cristalino de las Américas, Editorial Livraria Santos, Brasil (485-492), 2007
14. Curbelo Cunill L., Hernández Silva J R., Lanz L, Ramos López M., Río Torres M., Fernández Vázquez G., et al.," Resultados de la cirugía de cataratas por la técnica de facoemulsificación con Quick Chop". Revista Cubana de Oftalmología. 20(2), 2007
15. Hernández Silva J R., Ballesteros Pérez A., Curbelo Cunill L., Padilla González C M., Ramos López M., Río Torres M.," Facoemulsificación en casos especiales: Instituto Cubano de Oftalmología Ramón Pando Ferrer, 2002-2005". Revista Cubana de Oftalmología.19(1), 2006
16. Arias Puente A, MD, Zato Gómez de Liaño,MD, Cirugía del Cristalino con láser de Femtosegundo. Madrid, ed Sociedad Española de Oftalmología, 2012
17. Conrad –Hengered I, MD, Hengered HF, MD, Schultz T,MD, Burkhard D,MD . Effect of femtosecond laser fragmentation of the nucleus with different softening grid Sizes on effective phaco time in cataract surgery. Journal of Cataract & and Refractive Surgery. 2011; 38;1888-1894

47

Capsulorhexis

Dr. Daniel Sánchez Di Martino,
Dr. Marco Bordón

Introducción

Desde su introducción hace tres décadas, la capsulorhexis asumió un papel protagónico en la moderna cirugía de catarata. Además, al mismo tiempo que su uso comenzó a ser adoptado universalmente, sus características impulsaron una revolución en el desarrollo de las lentes intraoculares, las cuales podían alojarse ahora en forma segura y estable dentro del saco capsular, logrando así no solo restablecer la visión, sino también obtener resultados refractivos extraordinariamente precisos. A partir de la década del 2000, se produjo un fenómeno inverso. El advenimiento de las lentes intraoculares de diseño avanzado (LDA): asféricas, tóricas, multifocales y acomodativas, motivó el refinamiento de la capsulorhexis, con el fin de obtener el máximo rendimiento de estas lentes. Así, el diámetro, la forma y el centrado de la capsulorhexis, pasaron a ser elementos críticos para la obtención de la mejor calidad visual posible. La aparición de una nueva tecnología, el laser de femtosegundo, nos coloca ante el umbral de grandes innovaciones, que podrían eventualmente en el futuro obtener una técnica aun más reproducible y segura.

Historia y Evolución de la Capsulorhexis

El renacimiento de la extracción extracapsular de la catarata, el surgimiento de la facoemulsificación y el desarrollo de las lentes intraoculares marcaron en la década de los años 70 el comienzo de lo que sería una trascendente y profunda transformación de la cirugía de la catarata.

A partir de ese momento y en los años siguientes se desarrollaron numerosas técnicas para remover la cápsula anterior del cristalino: la capsulectomía anterior de Vogt, el árbol de navidad de Kelman, la capsulotomía en sobre y tal vez la más popular, la capsulotomía en abrelatas. Aunque estas llenaron el requisito de eliminar la región central de la cápsula anterior, eran evidentes algunas desventajas que se presentaban durante los demás tiempos de la operación: formación de rupturas radiales, extensión de las mismas hacia el ecuador y a veces hasta la cápsula posterior, interferencia en la aspiración cortical y además, imposibilidad de poder colocar la lente intraocular en el saco capsular con total certeza, siendo muy común observar pacientes con implantes que tenían una haptica endosacular y la otra en el surco ciliar. Esto podía causar desplazamiento de la zona óptica e inclinación del implante con la aparición de síntomas funcionales significativos.[1-2]

A mediados de la década de 1.980, a medida que la facoemulsificación iba ganando adeptos globalmente, surgió en forma casi simultánea un nuevo tipo de apertura capsular que consistía en realizar una rasgadura de 360 grados uniformemente curvilínea y sin solución de continuidad en la porción central de la cápsula anterior. El desarrollo de esta técnica así como su nombre fue el resultado de un esfuerzo internacional, multicéntrico, que incluyó la participación de investigadores de Europa, Asia y América del Norte.

En Canadá, Howard Gimbel desarrolló la capsulotomía continua en 1.984 y la presentó a la Academia Americana de Oftalmología en 1985.

En 1984, en Alemania, Thomas Neuhann desarrolló la capsulorhexis y la presentó a la Sociedad Alemana de Oftalmología un año después.

En Japón, en 1986, Kimiya Shimizu desarrolló la capsulectomía redonda y la presentó a la Sociedad Japonesa de Oftalmología.

Debido a esto, ahora se llama capsulorhexis circular continua (CCC), con crédito para cada uno de los investigadores que participaron en su creación.[1-3]

Podemos afirmar sin temor a ser exagerados que así como Charles Kelman es considerado el padre de la facoemulsificación, la capsulorhexis circular continua debería ser considerada la madre debido a las enormes ventajas que iba a traer en los años subsiguientes para el perfeccionamiento de la técnica de facoemulsificación.

Ventajas que Ofrece la Capsulorhexis Durante la Facoemulsificación

La capsulorhexis produce una abertura en la parte anterior de la cápsula del cristalino manteniendo intacta la integridad tanto estructural como mecánica del resto del saco capsular. Esas características se traducen en numerosas ventajas durante la realización de la cirugía de catarata:[2]

Las fuerzas mecánicas ejercidas sobre el aparato zonular son mínimas, ya que al realizar un desgarro circular continuo, la fuerza que se aplica sobre la cápsula se transmite tangencialmente a la zónula. Esto reduce la tracción directa en sentido radial y disminuye el riesgo de ruptura zonular.

La ausencia de bordes capsulares o colgajos libres reduce el riesgo de que un desgarro se extienda hacia el ecuador y la cápsula posterior. Asimismo, minimiza la aparición de complicaciones por aspiración inadvertida de la cápsula durante la emulsificación del núcleo o la aspiración del material cortical. Finalmente, evita la aparición de sinequias entre el iris y los colgajos capsulares con sus potenciales complicaciones (pupila irregular, reflejo pupilar anormal, deslumbramiento, inflamación).

Su resistencia permite la realización de hidrodisección e hidrodelineación con mínimos riesgos de rotura capsular.

El saco capsular intacto y presurizado gracias a los sistemas cerrados permite la realización de la emulsificación nuclear in situ, manteniendo un espacio de trabajo seguro alejado del endotelio corneal y de la cápsula posterior, aumentando la seguridad del proceso y disminuyendo el daño endotelial.

La visualización de los bordes continuos constituyen una guía durante la colocación del implante intraocular para tener la certeza de que está perfectamente situado dentro del saco capsular. Asimismo, permite la movilización intrasacular de la lente intraocular para fijar las hápticas en la posición adecuada así como para alinear las marcas de las lentes tóricas con las guías pre establecidas antes de la cirugía.

Su resistencia y estabilidad permiten la aspiración de los restos epiteliales de la cápsula anterior.

En el caso de ruptura de la cápsula posterior, el anillo capsular anterior puede constituir un buen apoyo al implante intraocular con asas de fijación en el surco ciliar. Inclusive, si la apertura de la CCC es adecuada, permite la captura de la zona óptica de la lente intraocular por detrás de la rhexis, manteniendo la posición anatómica ideal con sus correspondientes cualidades ópticas.

La capsulorhexis es un requerimiento cardinal para la fijación del implante dentro de la bolsa capsular de manera reproducible, segura, verificable y permanente. Así, contribuye de manera fundamental para la obtención de emetropía post operatoria de acuerdo al cálculo adecuado de la biometría ocular.

La capsulorhexis es el prerrequisito esencial para evitar o disminuir la proliferación epitelial que causa la opacificación subcapsular posterior a través del principio de los bordes agudos de la LIO.[2]

Anatomía de la Bolsa Capsular

Existen algunas características anatómicas que se deben tener en cuenta al momento de la construcción de la capsulorhexis:[4-5]

La capsula representa la membrana basal del epitelio del cristalino y está compuesta fundamentalmente por colágeno tipo IV.

Las fibras zonulares se insertan aproximadamente de 1.25 a 2.00 mm. del ecuador del cristalino dentro de su cara anterior, dejando un área central libre de 6.5 a 7.0 mm. Cualquier incisión que sobrepase esos límites podría dañar el aparato zonular.

La magnificación corneal es de aproximadamente 1.15 veces la imagen real. Por lo tanto, una capsulorhexis que aparentemente tiene 6.0 mm. en realidad tendrá 5.2mm.

La cápsula anterior del cristalino tiene una elasticidad del 60%; lo que permite que la circunferencia de la capsulorhexis pueda incrementarse en hasta 1.6 veces y su diámetro hasta 5 veces.

Aunque el diámetro del cristalino adulto es de 10 a 10.5 mm., su núcleo presenta aproximadamente 6.5 a 7.0 mm., pero esta relación aumenta a favor del núcleo a medida que la catarata se hace más significativa, a expensas del epinucleo y corteza residual.

Anatomía Funcional de la Capsulorhexis

En líneas generales, las lentes monofocales requieren que la capsulorhexis sea continua y relativamente centrada en relación a los bordes de la pupila para obtener un resultado visual acorde a las expectativas. A diferencia de ellas, el desempeño de las lentes de diseño avanzado es muy dependiente a su posición efectiva dentro del saco capsular y a su relación con la pupila y el eje visual, por lo cual hay que considerar detalles adicionales en relación a las características específicas de cada modelo de implante.[6-8]

Tamaño

El tamaño de la capsulorhexis depende directamente del diámetro de la óptica de la LIO a ser implantada. El aspecto fundamental es lograr que la óptica de la lente quede cubierta en 360 grados de forma homogénea por los bordes de la rhexis. Considerando que el diámetro de la mayoría de las lentes intraoculares es de 6 mm., una capsulorhexis de 5 a 5.5 mm es adecuada para la mayoría de los pacientes.

Hay que considerar que una capsulorhexis de diámetro reducido puede asociarse a mayor dificultad intraoperatoria para la facoemulsificación, así como a la aparición de fibrosis y contracción capsular en el periodo post operatorio. Además podría haber una limitación de la transmisión de la luz a través de la porción periférica de la lente, comprometiendo no solo la calidad de la imagen a cierta distancia, sino promoviendo la aparición de fenómenos ópticos indeseables como disfotopsias. La aparición de disturbios funcionales en condiciones mesopicas pueden producirse si el diámetro de la rhexis no es mayor a 4 mm.[9]

Asimismo, una capsulorhexis de diámetro mayor a la zona óptica de la lente puede asociarse a descentramiento de la zona óptica de la LIO, encapsulamiento óptico asimétrico, movilización anterior de la LIO con inclinaciones de la lente o falta de consistencia de la posición efectiva final ELP, con aparición de miopía post operatoria. También aparece migración de células epiteliales posteriores por el resquicio entre capsula y borde de la lente, con mayor probabilidad de opacidad capsular posterior.[10]

En el caso de las lentes tóricas preferimos realizar una abertura que tienda a ser mas pequeña que lo habitual (5mm para una lente de 6.0 mm) lo que aseguraría la estabilidad de la lente dentro del saco capsular, permitiendo disminuir o en el mejor de los casos eliminar la posibilidad de rotaciones indeseadas. Se sabe que por cada grado de rotación de la LIO fuera del eje deseado se pierde 3,3% de corrección del astigmatismo.

Por otro lado, para maximizar el efecto de las lentes multifocales son preferibles capsulorhexis con tendencia a tener un diámetro mayor (5.5 mm para una lente de 6.0 mm). Esto es para evitar que en caso de contracción capsular se produzca un compromiso de los anillos periféricos.

Los marcadores de diámetro (mecánicos o digitales) son muy útiles para obtener resultados reproducibles y confiables; sin embargo un detalle que hay que tener en cuenta es que muchas veces la fuerza centrifuga de las fibras zonulares determina que luego del vaciamiento del saco capsular nos encontremos ante una rhexis de diámetro diferente al planificado.

Centrado

El centrado de la rhexis en los implantes de diseño avanzado es un tema que merece atención debido a la estrecha relación que existe entre el eje visual del paciente, el centro de la pupila y la geometría de la zona central de la lente intraocular.[7-8,11-12]

Existe una controversia en cuanto al lugar ideal para centrar la capsulorhexis y por ende la lente intraocular. La experiencia adquirida con la cirugía refractiva corneal sugiere que el mejor lugar seria sobre el eje visual del paciente, cuya medida objetiva correspondería aproximadamente a la primera imagen de Purkinje en un sistema coaxial de observacion.[13-16] Esto se produce cuando el cirujano, el ojo del paciente y la luz de fijación se encuentran en el mismo eje. El implante de lentes multifocales con centrado inadecuado en relación al eje visual ya fue relacionado con la aparición de glare y halo,[17] la aparición de disfotopsias,[17] y finalmente con la necesidad de recambio de LIO multifocal.[18]

Asimismo, los beneficios de una lente asférica se pierden cuando la lente se encuentra descentrada más de 0,5mm. en relación al eje visual.[6-7]

Sin embargo, tanto las lentes asféricas como las multifocales no pueden ubicarse en una posición muy asimétrica en relación a la pupila por la posibilidad de aparición de aberraciones ópticas importantes. Cuando los anillos de una lente multifocal no son concéntricos con la pupila, la transmisión de la luz será asimétrica y por ende podríia magnificar la aparición de fenómenos ópticos indeseables, sobretodo halos y degradación de la calidad visual.[12,19]

Asimismo, esta demostrado que la pupiloplastia con laser de argon puede mejorar los síntomas relacionados con el descentramiento de las lentes en relación a la pupila.[20]

Estas evidencias demuestran que el centrado de la capsulorhexis debe hacerse teniendo en cuenta ambos elementos, y la forma mas objetiva para cuantificar la relación entre ambos ejes es el ángulo kappa **(Figura 1)**. Afortunadamente, en la mayoría de pacientes la distancia que existe entre estos ejes (ángulo kappa) es pequeña por lo cual no existe una diferencia significativa desde el punto de vista clínico en relación al punto elegido. Sin embargo, pacientes que presentan un ángulo kappa pronunciado pueden llegar a presentar síntomas funcionales importantes.

Existen trabajos que sugieren que el uso de las lentes multifocales seria inaceptable cuando la distancia kappa es mayor que la mitad del diámetro de la zona óptica central de la LIO. Por ende, no deberían ser usados implantes multi-

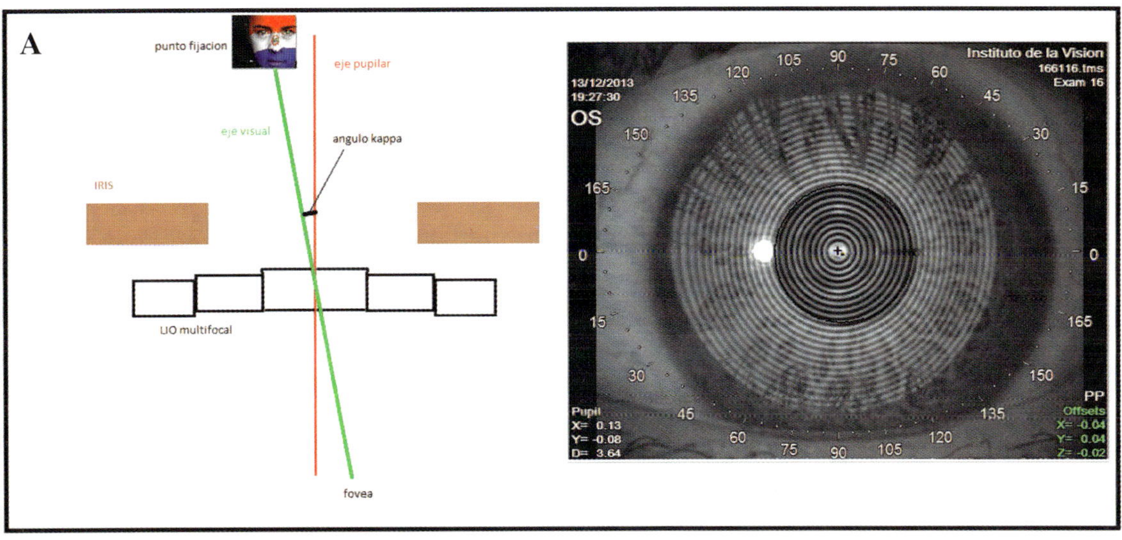

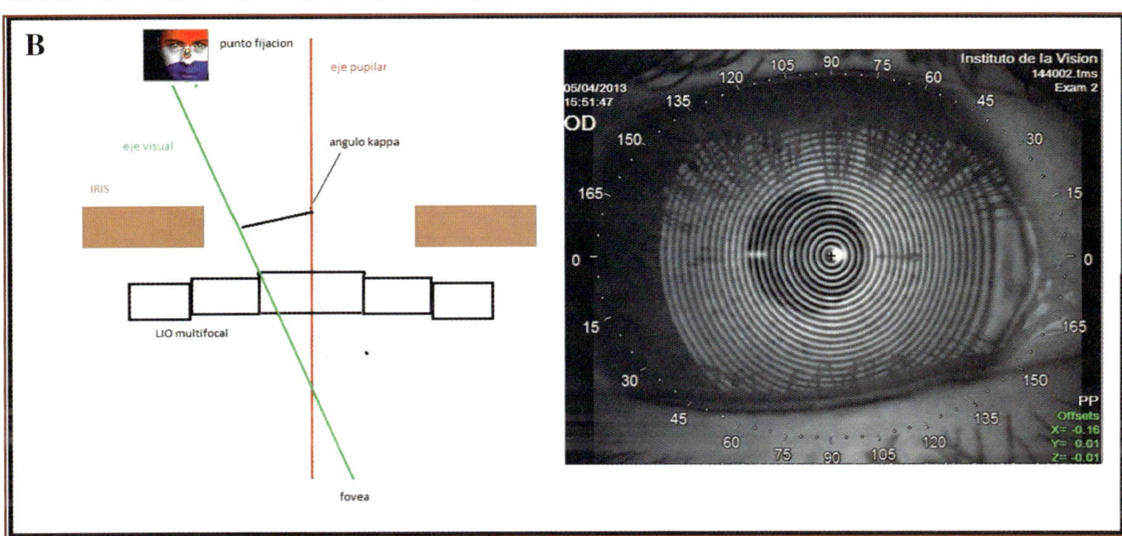

Figura 1A-B. Ángulo kappa y LIO multifocal. A) Minimo angulo kappa. La lente intraocular estara centrada sobre el eje pupilar o sobre el eje de fijacion visual con minima distancia entre ambos ejes. B) Angulo kappa elevado. La lente intraocular estara centrada sobre el eje pupilar o sobre el eje de fijacion visual pero como ambos ejes estan muy separados, la discrepancia podria ocasionar sintomas funcionales.

focales cuando existe una distancia kappa mayor que 0.4 mm para lentes difractivas y 0.5 mm. para lentes refractivas.[17,21]

Técnicas

I. Capsulorhexis Manual

A. Cirugía Convencional

La capsulorhexis puede ser realizada con agujas (27G – 30 G) dobladas en ángulo determinado (80 a 90 grados) o con pinzas específicas, las cuales existen en diferentes modelos.

Existen algunos requisitos que deben ser considerados antes de comenzar con este paso quirúrgico:

- La cámara anterior debe estar bastante profunda y en lo posible llena de material viscoelástico. De esta manera se impide el contacto con el endotelio y por otro lado se cuenta con espacio suficiente para la movilización del instrumental dentro del ojo. Adicionalmente, una cámara anterior con presión adecuada mantendrá aplanada la cara anterior del cristalino, evitando la posibilidad de una migración del borde del desgarro hacia la periferia. En general, los viscoelásticos cohesivos actúan más eficazmente en el aplanamiento de la superficie anterior de la cápsula; sin embargo, los viscoelásticos dispersivos tienen una capacidad mayor de ser retenidos en la cámara anterior. Una opción muy interesante durante la realización de la rhexis es la utilización de ambos en forma simultánea con la técnica de "soft shell" descrita por Arshinoff, potenciando las características de ambas sustancias.[22]

- Reflejo rojo adecuado.
- Estereopsia y coaxialidad del microscopio.

Hay dos principios físicos básicos que se pueden aplicar durante la capsulorhexis: cortar y rasgar. Estos dos principios se aplican independientemente del instrumento o técnica utilizada para el procedimiento.[23]

- **Cortar: (Figura 2)**. Cuando se corta la cápsula anterior, el vector de fuerza producido en el colgajo capsular es paralelo a la dirección del desgarro. En este caso, la fuerza aplicada por el cirujano es mínima, haciendo que el desgarro vaya avanzando en forma lenta lo cual aumenta el control.
- **Rasgar: (Figura 3)**. Cuando se rasga la cápsula anterior, la fuerza producida en el colgajo capsular es perpendicular a la dirección del desgarro. En este caso, la fuerza aplicada por el cirujano debe ser mayor para vencer a la

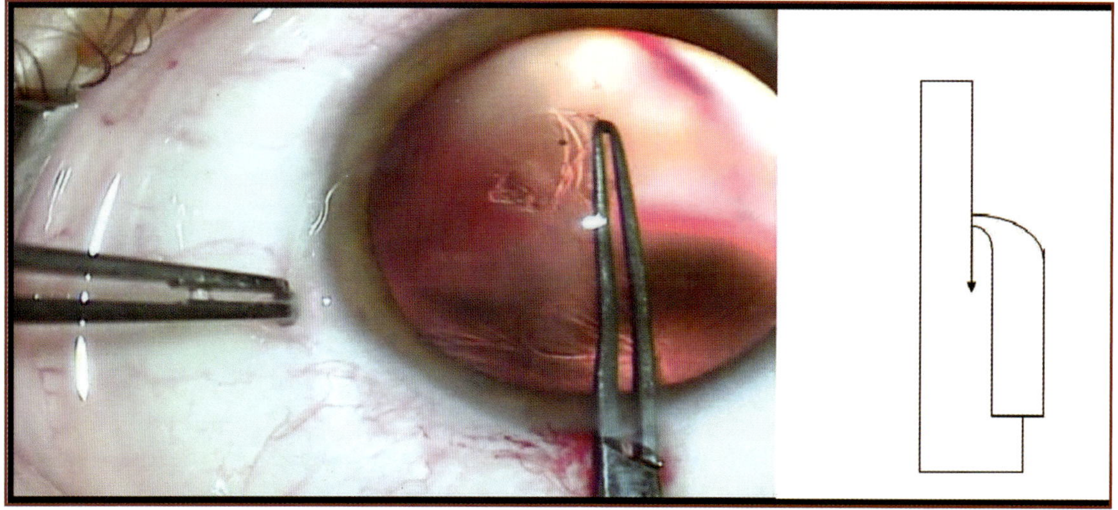

Figura 2. Acción de cortar durante la capsulorhexis.

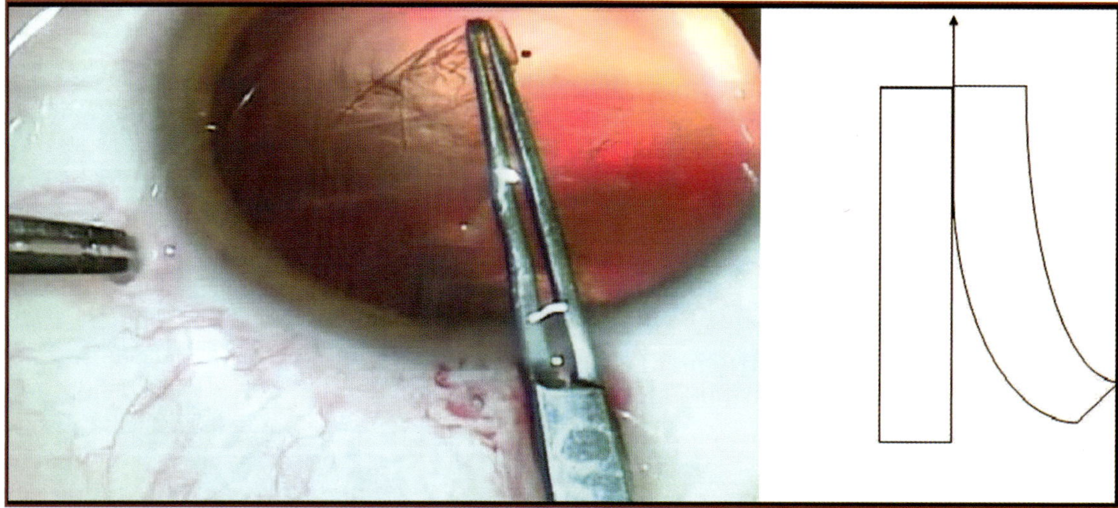

Figura 3: Acción de rasgar durante la capsulorhexis.

resistencia natural de la cápsula, así, el desgarro puede avanzar en forma mas rápida lo cual requiere una mayor experiencia para mantener el control sobre el desgarro.

La capsulorhexis se inicia con una incisión central en la cápsula anterior del cristalino. A partir de esta, se inicia un movimiento de forma centrífuga y en espiral hasta llegar al diámetro deseado. A partir de allí el movimiento debe ser circular hasta completar los 360 grados.

Cuando se sostiene el colgajo capsular cerca del desgarro, se tiene un mejor control y se puede aumentar o disminuir el radio de curvatura de este último en forma más precisa. Cuanto más alejada se encuentra la pinza o aguja del punto de desgarro, mayor es la dificultad de dirigir el mismo. Si el desgarro comienza a orientarse periféricamente, el colgajo debe ser sujetado lo más cerca posible del borde del desgarro para reorientar su dirección.

Para lograr un dominio adecuado en la dirección de la capsulorhexis es necesario cambiar frecuentemente la localización del punto de sujeción del colgajo, por lo menos a cada tres horas de circunferencia de reloj, optimizando así el control de la base del colgajo. Al hacer las primeras CCC se recomienda hacer movimientos más cortos pero a medida que aumente la experiencia se podrán hacer desgarros más largos para reducir el tiempo quirúrgico.

Un factor que debe ser tenido en cuenta es evitar la distorsión de los tejidos alrededor de la incisión. Los movimientos del instrumental dentro de la cámara anterior deben ser guiados por movimientos compensatorios de las manos en las tres dimensiones en forma similar a los remos de un bote, siendo que el centro de rotación corresponde a la incisión.

B. Casos especiales y Situaciones Difíciles

- Reflejo Rojo Pobre o Ausente

El reflejo rojo del fondo de ojo producido por la luz coaxial del microscopio es esencial para observar el comportamiento de la cápsula durante la creación de la capsulorhexis. En los casos en los cuales este reflejo es pobre o está ausente, la inadecuada visualización de la cápsula anterior puede resultar en una capsulorhexis incorrecta, elevando el riesgo de desgarros radiales en dirección al ecuador del cristalino con sus potenciales efectos.[1]

En la última década fueron ideados diversos métodos para mejorar la visualización de la cápsula anterior, tanto con la ayuda de tinciones con colorantes como sin ellos.[24-30] Algunos de los métodos que no usan colorantes son la diatermia, la endoiluminación y el uso de aire. Los colorantes que tiñen la cápsula y que pueden ser utilizadas son el azul tripán (0.05 % a 0.1%), la indocianina verde (0,5%), la fluoresceína sódica (2%), la violeta de genciana (0.01%) y hasta la propia sangre autóloga del paciente.

El azul tripán es un colorante vital que fue utilizado originalmente para la evaluación de corneas donadas que serían utilizadas para queratoplastia. Presenta un perfil clínico de seguridad muy alto, ya que solamente tiñe células dañadas o muertas, sin afectar a otras estructuras vitales.[27,29-33] Además, su bajo costo y la facilidad de uso hacen que esta sustancia sea, en nuestra opinión, la opción más simple y efectiva para la tinción capsular en casos de reflejo rojo inadecuado.

La técnica convencional para el uso de azul tripán 0.1% consiste en inyectar a través de una incisión accesoria una burbuja de aire para llenar completamente la cámara anterior; luego, 0,1 a 0.2 ml. del colorante son inyectados de manera controlada con una cánula 27G justo sobre la cápsula anterior. Después de 5 a 10 segundos, el aire y el colorante son substituidos por viscoelástico, siendo posible realizar la capsulorhexis en la forma habitual. En los casos en que hay escape de aire de la cámara anterior, puede inyectarse una pequeña cantidad de viscoelástico dispersivo a nivel de la incisión accesoria para actuar como sellante.

El azul tripán debe ser usado con extrema precaución en niños y mujeres embarazadas debido a sus potenciales efectos teratogénicos en animales.[34] Existen reportes de tinción del humor vítreo y capsula posterior en pacientes con compromiso zonular o vitrectomizados.[35] En estos casos, el reflejo rojo es remplazado por uno azul, lo cual puede dificultar algunos pasos de la cirugía; sin embargo en los casos descritos su efecto fue solo transitorio. Hay que tener en cuenta además que el uso de azul tripán está contraindicado en pacientes en los que se planea implantar lentes hidrofílicos con alto contenido acuoso, debido a la posibilidad de tinción de la misma.[36]

- Inestabilidad del Sistema Cápsulo-zonular

El sistema cápsulo-zonular constituye el aparato de sustentación del cristalino en el ojo normal y para la LIO en los pseudofáquicos contribuyendo para la manutención de la los compartimientos anatómicos del ojo. Debido a su composición histoquímica e histológica la zónula tiene capacidad elástica y sus alteraciones pueden resultar en luxación del cristalino, descentramiento de LIO, contracción capsular y disminución de la agudeza visual.[37]

Las alteraciones del sistema cápsulo-zonular pueden ser divididas en dos categorías distintas. En un grupo estarían zónulas histológicamente normales pero que presentan defectos en su inserción como ocurre en las diálisis zonulares traumáticas o iatrogénicas. El otro grupo estaría constituido por zónulas normalmente inseridas pero que tienen alteraciones en su estructura histológica y presentan disminución o pérdida de la capacidad elástica (Síndrome de pseudoexfoliación capsular).[38]

Para el manejo de un paciente con inestabilidad capsulo-zonular, recomendamos estabilizar el contenido intraocular con un viscoelástico cohesivo y al mismo tiempo, considerar el uso de una aguja doblada para iniciar la rhexis. Puede usarse algún tipo de pinza delicada (como las de vitrectomía) introducida por una incisión accesoria para estabilizar los bordes de la cápsula durante la realización de la capsulorhexis, realizando una técnica bimanual. También pueden utilizarse ganchos de fijación de iris o de cápsula para estabilizar una porción de la rhexis mientras se finaliza el resto de la capsulotomía. Estos mismos ganchos de fijación son muy útiles para mantener el saco capsular estable durante la emulsificación del núcleo.[39-40]

Los anillos de expansión capsular pueden también ayudar en el soporte y estabilización del saco capsular durante la realización de la capsulorhexis; sin embargo, su introducción en la bolsa capsular antes de la evacuación del núcleo es relativamente difícil y además, pueden entorpecer los pasos consecutivos de la cirugía (emulsificación y aspiración de corteza).[37-38,41-42]

- Pupila Pequeña o Dilatación Pupilar Inadecuada

Si el tamaño de la pupila es menor al diámetro que planificamos para la capsulorhexis, es obligatorio el uso de medios mecánicos (dilatador de Beehler, dilatador de Morcher, ganchos de dilatación, ganchos de fijación de iris, anillo de Malyugin) para aumentar el diámetro pupilar más allá de los límites de la rhexis.[43] Aunque esto parezca obvio, es fundamental no comenzar la CCC si la pupila es reducida, ya que la tendencia en estos casos se reduce a dos posibilidades (y ambas potencialmente catastróficas): o la rhexis será muy pequeña dificultando todo el proceso ulterior de la facoemulsificación, o bien al intentar realizar la rhexis con diámetro adecuado, parte del proceso será por detrás del iris sin visualización directa y con gran riesgo de extensión radial al ecuador.

- Cámara Anterior Estrecha

En pacientes con cámara anterior estrecha la capsulorhexis realizada con la técnica de "soft shell" posibilita combinar la capacidad de retención de cámara con el aplanamiento de la superficie del cristalino.[22]

En estos pacientes, la manipulación de una pinza de capsulorhexis puede contribuir al aplanamiento de la cámara con salida de material viscoelástico. Por ello, es preferible el uso de una aguja de insulina doblada insertada a través de una incisión periférica de tamaño reducido para impedir el colapso camerular.

Otra técnica útil en estos casos es la introducción de una espátula a través de una incisión accesoria con el fin de deprimir el núcleo durante la CCC. Esta maniobra ayuda en mantener la profundidad de la cámara anterior y además reduce la tensión en la cara anterior del cristalino, evitando la formación de extensiones periféricas.

- Catarata infantil

Es absolutamente crítico en estos casos, mantener una buena profundidad de cámara y una superficie cristaliniana lo mas plana posible.

Debido a la alta elasticidad capsular en el ojo del niño y a una rigidez escleral más baja que en el adulto, es necesario que las maniobras de desgarro sean realizadas lentamente y con múltiples presas para aumentar el control. Es importante también dirigir la tracción en todo momento hacia el centro de la catarata. Además, hay que tener mucho cuidado con el desgarro inicial, el cual debe ser menor que el que se realiza de rutina en adultos, ya que a veces tienen tendencia a progresar hacia la periferia en forma explosiva. La dificultad en la realización de esta capsulorhexis ha hecho que algunos cirujanos la realicen con diatermia bipolar, con una punta especialmente diseñada para ello. Esta punta es especialmente útil en aquellos casos en donde existe fibrosis capsular anterior intensa, sobretodo en cataratas post traumáticas, ya que el desgarro continuo mecánico es muy difícil de controlar.

- Capsulorhexis posterior

La capsulorhexis curvilínea continua posterior está recomendada en casos de ruptura (central o paracentral) de la cápsula posterior, para convertir un desgarro radial en una capsulotomía circular, circunscrita, y minimizar la posibilidad de extensión de la misma al ecuador. También puede ser realizada para la remoción de placas posteriores en ojos con cataratas polares o subcapsulares posteriores. Además, la capsulorhexis posterior asociada a captura de la óptica de la lente intraocular y vitrectomía anterior han sido utilizadas para retardar la aparición de opacidad de la cápsula posterior en pacientes pediátricos.[44]

A diferencia de la rhexis anterior, y sobre todo en los casos de ruptura de la cápsula posterior, es aconsejable usar siempre una pinza convencional de capsulorhexis la cual es dirigida en todo momento en dirección centrípeta para completar la circunferencia con el menor diámetro posible. También hay que tener en cuenta aquí el uso racional de sustancia viscoelástica para separar la cápsula posterior de la anterior, de la hialoides y si lo hubiera, del humor vítreo, el cual debe ser manejado con todo cuidado de acuerdo a las técnicas habituales de vitrectomía ya sea por vía anterior o posterior.

II. Capsulotomía con laser de femtosegundo

Actualmente el laser de femtosegundo, asociado a un sistema de tomografía de coherencia óptica de alta resolución permite obtener imágenes de estructuras profundas del ojo, es así que es utilizado en cirugía de catarata para la realización de incisiones, capsulotomía e fragmentación del núcleo cristaliniano.

La abertura circular en la cápsula anterior del cristalino producida por el laser de femtosegundo, debería ser mejor denominada capsulotomía pues en realidad se produce un corte en la cápsula mediante fotodisrupción focal originada por pulsos de laser superpuestos, esta superposición de pulsos permite que el corte sea continuo.[45]

El uso de laser de femtosegundo podría optimizar la posición final de la lente intraocular, a través de la precisión en la confección del diámetro y centrado de la capsulotomía, y podría convertirse en un elemento que brinde mayor seguridad en los casos complejos como inestabilidad zonular o cámara anterior estrecha.

La técnica de capsulotomía con laser de femtosegundo se realiza de acuerdo a los siguientes pasos: planificación de las características de la capsulotomía de acuerdo a la lente intraocular a ser implantada y a las condiciones anatómicas oculares, acoplamiento del laser y la cornea a través de un sistema de vacío y una interface óptica, visualización y guía del tratamiento mediante un sistema de tomografía de coherencia óptica de tres dimensiones y finalmente la aplicación del laser.[46]

III. Comparación de la capsulorhexis manual y la capsulotomía con laser de femtosegundo

Teóricamente la precisión y consistencia en la arquitectura de la capsulotomía con laser de femtosegundo permitirían realizar en forma automatizada y reproducible la apertura del saco capsular, logrando explotar al máximo todas las ventajas de la capsulorhexis ideal.

Existen estudios comparativos que concluyen que la capsulotomía creada por el laser de femtosegundo es más precisa en tamaño y forma y con menos riesgos de complicaciones en relación con la capsulorhexis manual.[47-50]

Sin embargo, el porcentaje de complicaciones durante la curva de aprendizaje de la capsulotomía con laser es igual e incluso superior a las complicaciones de la capsulorhexis manual.[51-53]

Asimismo, estudios con microscopia electrónica confirman la existencia de irregularidades y rasgaduras en los bordes de la capsulotomía,[52-53] los cuales en algunos casos se extendieron hasta la capsula posterior. Esto sugiere incluso preocupación en relación a la integridad de la capsulotomía con laser.[53]

Por el momento, no existen elementos contundentes para afirmar si hay diferencias clínicas realmente significativas entre ambas técnicas.

Complicaciones

I. Intraoperatorias

A. Diámetro Inadecuado

En el caso de que la capsulorhexis no tenga el diámetro deseado, pueden realizarse maniobras que permitan aumentar o disminuir el tamaño de la misma.[23]

Si se tracciona desde atrás al sitio del desgarro y simultáneamente se tracciona hacia el centro pupilar se disminuirá el radio de curvatura del desgarro y se entrará desde la periferia hacia el centro. Esta maniobra es útil cuando la rhexis amenaza salirse en sentido ecuatorial, hacia la zónula, ya que orienta el desgarro hacia el centro pupilar.

Si se tracciona por delante al sitio donde va el desgarro, se incrementará el radio de curvatura del desgarro y se desviará hacia la zona ecuatorial desde el centro hacia la periferia. Esta maniobra es útil para ampliar la rhexis.

B. Extensión Radial

Las condiciones que pueden contribuir a generar esta complicación son la pérdida de profundidad de la cámara anterior (por ejemplo cuando hay salida de material viscoelástico por la incisión) así como la pérdida de control del desgarro cuando este se realiza en forma de rasgadura.[1-3,5,23,54]

Al percatarse de una extensión radial el cirujano debe actuar inmediatamente, en lo posible, minimizando la posibilidad de aplanamiento de la cámara anterior, lo cual podría aumentar la extensión hacia la zónula y el ecuador. Por ello, es recomendable inyectar una buena cantidad de material viscoelástico para aumentar la profundidad de la cámara. Si fuera posible, lo ideal es hacerlo a través de la incisión accesoria, sin haber retirado la pinza de capsulorhexis del interior del ojo, para evitar la fluctuación camerular. Una vez restablecida la cámara, deben inspeccionarse cuidadosamente los límites de la extensión radial, a veces ayudados por una pinza para separar al iris hacia la periferia. Si el borde del desgarro es aún visible, se puede intentar realizar la maniobra de Little[54] que consiste en sujetar el borde de la rhexis en su porción más anterior (a nivel de la raíz del desgarro) y realizar un movimiento en dirección hacia atrás y luego de plegar el flap sobre si mismo, realizar u nuevo movimiento en forma centrípeta dirigido al centro de la cámara anterior. Con esta maniobra es posible a veces hacer un salvataje de la capsulotomía **(Figura 4)**. Si esto no fuera posible,

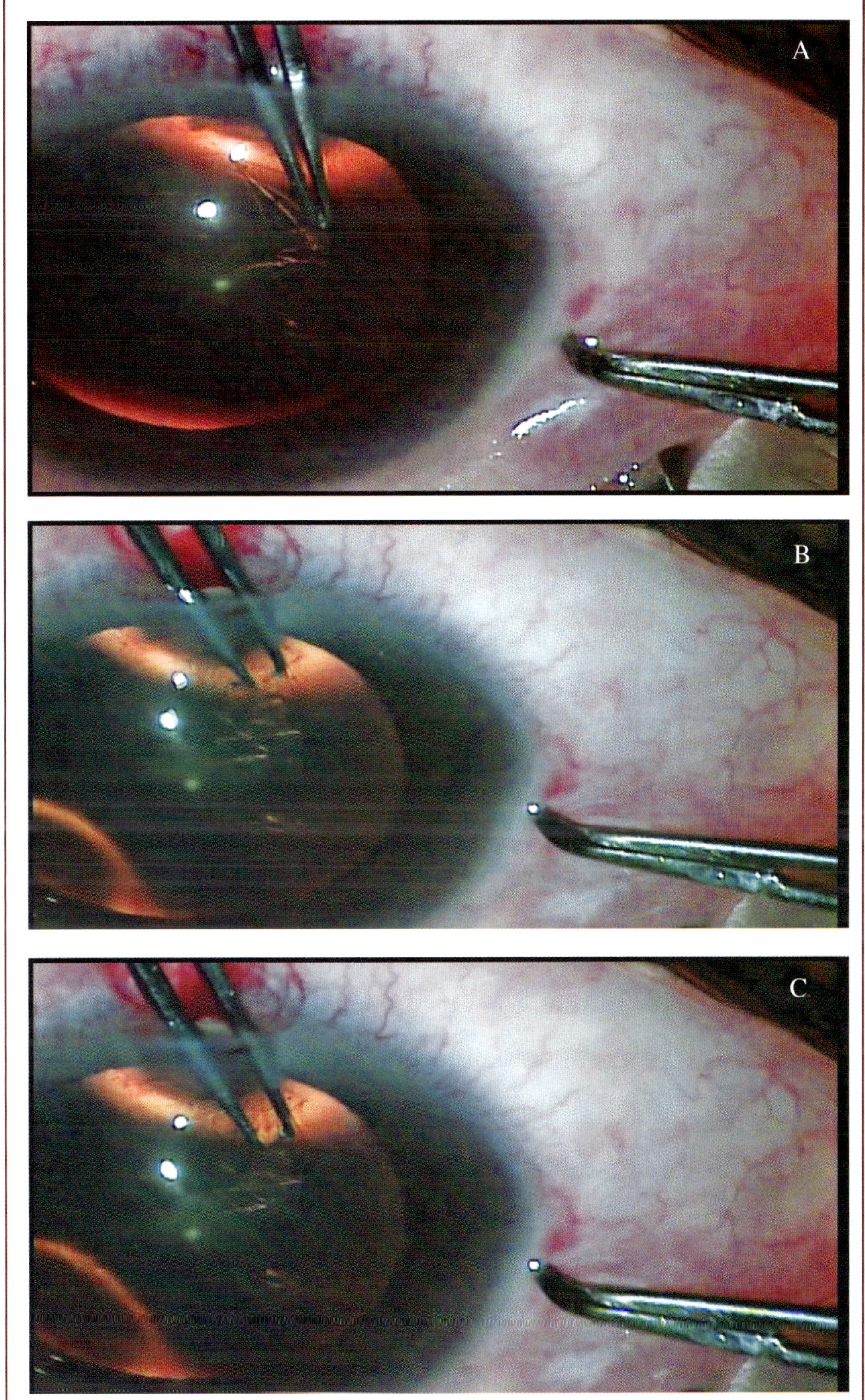

Figura 4A-C: Maniobra de Little para redirigir una extensión radial de la capsulorhexis, A) La rhexis se encuentra en trayectoria normal. B) Puede observarse el desvío de la rhexis hacia la periferia en la región subincisional. C) El borde de la extensión radial es visible justo por delante del iris. Luego de llenar de viscoelástico la cámara anterior a través de la incisión accesoria, el cirujano se dispone a sujetar el borde de la rhexis lo más anteriormente posible.

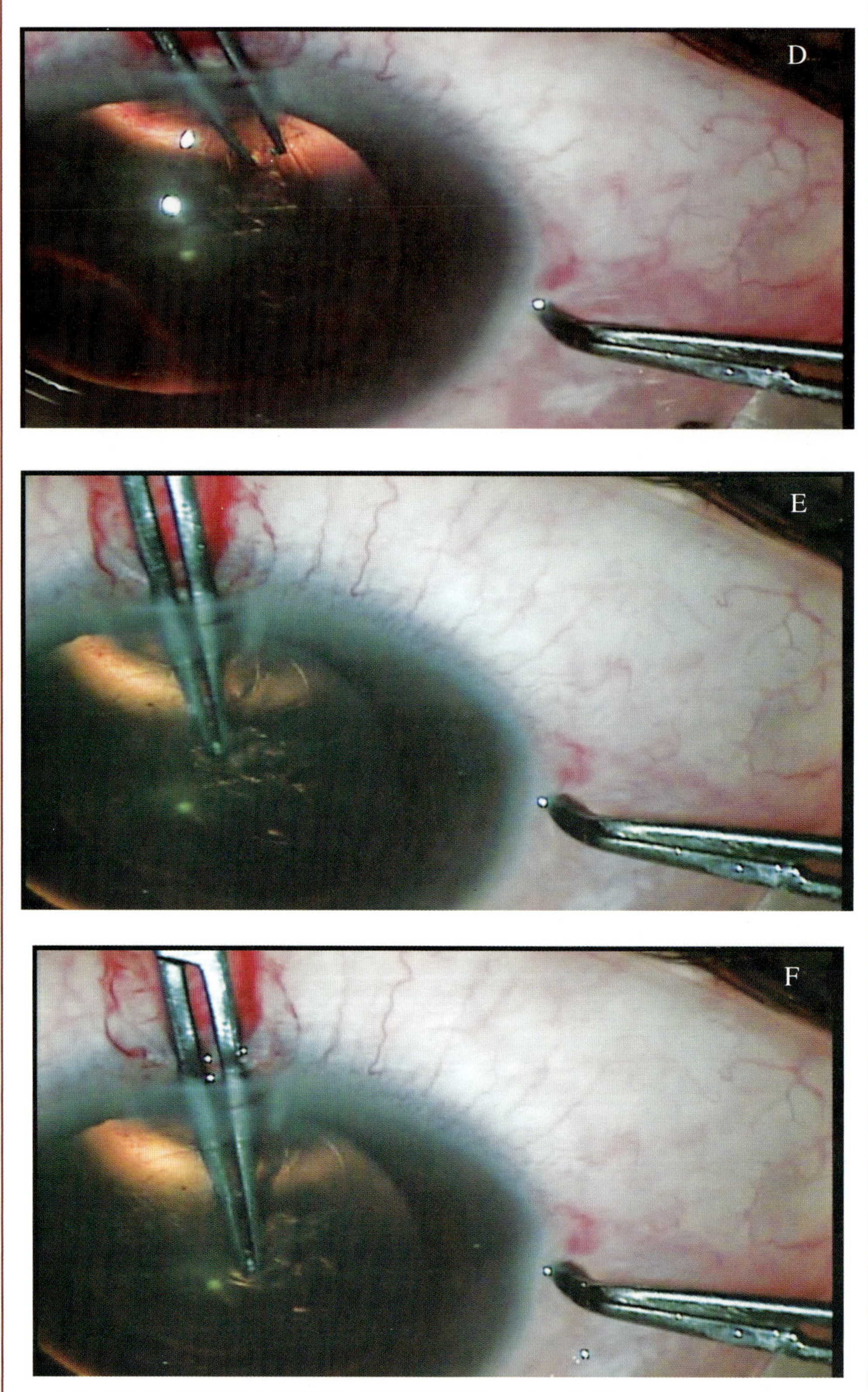

Figura 4 D-F: Maniobra de Little para redirigir una extensión radial de la capsulorhexis, D) El flap de la rhexis es replegado sobre si y llevado hacia atrás. E) Con un movimiento dirigido en forma centrípeta al centro del ojo, el cirujano reorienta la dirección de la rhexis. F) Siguiendo un trayecto curvilíneo finaliza la capsulorhexis.

algunos expertos describen la posibilidad de comenzar un desgarro en la dirección opuesta, intentando conectar la CCC desde el lado opuesto y terminando con una sola extensión radial en forma de gota de lágrima; esto implica reconocer esa área como debilitada durante el resto de la cirugía y requiere a veces de la realización de varias descargas de relajación en el resto de la circunferencia de la rhexis o por lo menos una a 180 grados.

C. Inestabilidad del sistema cápsulo-zonular

Cuando el cuadro no pudo ser diagnosticado antes de la cirugía, el signo intraoperatorio más precoz de inestabilidad zonular consiste en la aparición de estrías en la cápsula anterior durante la realización de la capsulorhexis, sobre todo durante la primera incisión sobre la cápsula anterior **(Figura 5)**. En otros casos, puede notarse movimiento excesivo de todo el cristalino durante el comienzo de la capsulorhexis.

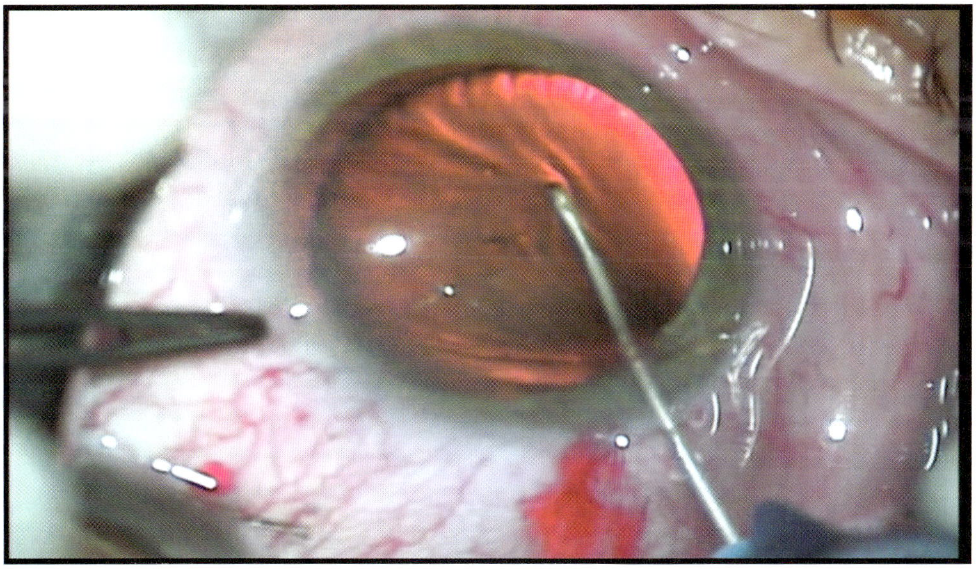

Figura 5: Estrías sobre la cápsula anterior durante la incisión con aguja en un caso de subluxación del cristalino. Esta punción debe ser dirigida siempre en dirección a la zona de subluxación y no en dirección contraria a ella, ya que se podría aumentar la lesión zonular.

El manejo de esta situación es semejante al abordado anteriormente en la sección de técnicas especiales.

II. Postoperatorias

A. Síndrome de contracción capsular

El síndrome de contracción capsular es una reducción exagerada del tamaño de la capsulorhexis y del diámetro del saco capsular después de la cirugía endosacular de la catarata. El mismo parece ser debido a la transformación fibrogénica de las células epiteliales subcapsulares (metaplasia fibrosa) lo que daría origen a un tejido conectivo fibrilar compuesto por miofibroblastos y sustancias producidas por ellos que incluyen y atrapan la cápsula marginal del cristalino.

Abreu y colaboradores[55] proponen una excelente clasificación que tiene en cuenta la modificación del tamaño de la CCC, considerando inicialmente dos subtipos: simétrico (contracción uniforme de la CCC) y asimétrico (contracción desigual de la CCC). En cada uno de los mismos consideran tres estadios. En el simétrico: leve (se observa la capsulotomía en midriasis), moderado (se insinúa el borde capsular en el área pupilar) y severo (el diámetro de la capsulotomía es igual o inferior a 1 mm.). En el asimétrico se usa la misma clasificación teniendo en cuenta que, en este caso, el estadio severo se caracteriza por la ocupación del 50% o más del área pupilar.

La actitud ante un SCC depende del estadio en que se encuentre, ya que en el estadio leve el paciente no refiere alteración funcional de la visión, en el moderado las observa iluminación mesópica o escotópica y en el severo es constante. La conducta que asumimos depende del estadio: en el síndrome de contracción capsular leve seguimiento frecuente, en el moderado, interrupción de la continuidad de la capsulorhexis con laser Nd-YAG y en el severo realización de una capsulectomía anterior quirúrgica.

Las lentes de silicona parecen ser las menos indicadas en los pacientes con riesgo de desarrollar un SCC, mientras que las acrílicas con hápticas de PMMA serían las de elección. Parece que el implante de anillos de tensión capsular evitaría este fenómeno,[56] si bien otros autores[57] describen casos en los que la inserción de un anillo de tensión capsular no evita la contractura capsular.

B. Síndrome de Distensión del Saco Capsular

El síndrome de distensión del saco capsular es una complicación postoperatoria poco frecuente asociada a la capsulorhexis circular continua y que presenta las siguientes características: hiperexpansión capsular posterior, desplazamiento anterior de la LIO, disminución de la profundidad de la cámara anterior y sobre refracción miópica postoperatoria.[58-60]

Se caracteriza por la aparición de un espacio ópticamente vacío o de contenido lechoso (lactocrumenasia) entre la cara posterior de la lente intraocular y la cápsula posterior. Ha sido descrito tras facoemulsificación y tras cirugía combinada de catarata y glaucoma.[58-59]

La patogenia de este cuadro parece estar en relación con la combinación de una capsulorhexis de menor tamaño que la zona óptica de la lente intraocular y la retención de viscoelástico o material cortical del cristalino dentro del saco capsular. Esta estrechez del orificio de la CCC impide la salida del material referido, que por efecto osmótico atrae líquido desde el espacio vítreo, lo que determina un abombamiento progresivo del saco capsular, con el consiguiente desplazamiento iridolenticular anterior y reducción de la amplitud de la cámara anterior. Todo ello se acompaña de una miopía inducida que desaparece al resolverse el cuadro.

Este síndrome pasa a menudo inadvertido si no se dilata ampliamente la pupila, dado que es difícil llegar a observar con pupila de tamaño normal el límite posterior de la cápsula posterior, que se encuentra muy desplazado hacia atrás.

Como tratamiento de este síndrome se han realizado capsulotomías con laser Nd:YAG anteriores o posteriores. En algunos casos no se ha realizado tratamiento alguno, dejándose a su evolución y realizándose observaciones periódicas que han confirmado la estabilización del síndrome.[59-60]

C. Opacidad de cápsula posterior

Aunque esta complicación a menudo no esta relacionada en forma directa con la capsulorhexis, hay elementos que facilitan su aparición. En una excelente revisión sobre el tema, Pandey, Apple y colaboradores61 destacan los factores que a su criterio son los más adecuados para la prevención de la opacidad de la cápsula posterior: limpieza de restos corticales mejorada a través de la hidrodisección, fijación intrasacular de la LIO, borde anterior de la rhexis sobre la superficie de la LIO, máximo contacto entre la cápsula posterior y la zona óptica de la LIO y efecto barrera de la zona óptica de la lente intraocular. Así, todos estos factores realmente tienen relación directa con la capsulorhexis, y por ende, la realización adecuada de esta es el primer paso para la prevención de la opacidad de la cápsula luego de la cirugía de catarata.

Referencias

1. Gimbel H, Neuhann T. Development, advantages, and methods of the continuous circular capsulorhexis technique. J Cataract Refrac Surg 1990;16:31-37.
2. Neuhann T, Steinert R. "Capsulorrhexis" in Steinert R. Cataract Surgery: Technique, Complications, and Management, Third Edition. Philadelphia, Elsevier, WB Saunders, 2009, Chapter 14, Pages 163-171.
3. Rand W, Velázquez G. Capsulorhexis circular continua. Franja Ocular 1999; 3:10-14.
4. Assia EI, Apple DJ, Tsai JC, Lim ES. The elastic properties of the lens capsule in capsulorhexis. Am J Ophthalmol. 1991 May 15;111(5):628-32.
5. Lemes L, Vianna R, Mori E. "A capsulorrexe" in Centurion V. Faco total 2a ed. Rio de Janeiro, Cultura Médica,2000, pp 135-141.

6. Altmann GE, Nichamin LD, Lane SS, Pepose JS. Optical performance of 3 intraocular lens designs in the presence of decentration. J Cataract Refract Surg 2005; 31:574–585.
7. Montes-Mico R., Cervino A, Ferrer-Blasco, T. Intraocular lens centration and stability: efficacy of current technique and technology. Current Opinion In Ophthalmology 2009; 20:1:33-36
8. Alió J, Piñero D, Plaza-Puche Ana, Rodriguez Chan M. Visual outcomes and optical performance of a monofocal intraocular lens and a new-generation multifocal intraocular lens. Journal of Cataract & Refractive Surgery 2011;37:2:241-250..
9. Ivanka J, Van der Meulen M, Leonore A, et al. Contributions of the Capsulorrhexis to Straylight. Arch Ophthalmol 2009;127:1290-1295.
10. Hill WE. Highly accurate IOL calculations. Cataract & Refractive Surgery Today 2006;6:82-86.
11. De Castro A, Rosales P, Marcos S.Tilt and decentration of intraocular lenses in vivo from Purkinje and Scheimpflug imaging. J Cataract Refract Surg. 2007;33:418-429.
12. Holladay, J. Understanding optics. In Quality of Vision. Thorofare NJ Slack Incorporated 2005:3-5.
13. Uozato H, Guyton DL. Centering corneal surgical procedures. Am J Ophthalmol. 1987;103(3 Pt 1):264-275.
14. Pande M, Hillman JS. Optical zone centration in keratorefractive surgery: entrance pupil center, visual axis, coaxially sighted corneal reflex, or geometric corneal center? Ophthalmology 1993;100:1230-1237.
15. Reinstein D, Archer T, Gobbe M. Is Topography-guided Ablation Profile Centered on the Corneal Vertex Better Than Wavefront-guided Ablation Profile Centered on the Entrance Pupil? Journal of Refractive Surgery 2012; 28:139-143.
16. Arba Mosquera S, Ewering T. New Asymmetric Centration Strategy Combining Pupil and Corneal Vertex Information for Ablation Procedures in Refractive Surgery: Theoretical Background . Journal of Refractive Surgery 2012;28:567-573.
17. Prakash G, Prakash DR, Agarwal A, Kumar DA, Agarwal A, Jacob S Predictive factor and kappa angle analysis for visual satisfactions in patients with multifocal IOL implantation. Eye 2011;25:1187-93.
18. Leysen I, Bartholomeeusen E, Coeckelbergh T, Tassignon MJ. Surgical outcomes of intraocular lens exchange: Five-year study. J Cataract Refract Surg 2009;35:1013-8.
19. Holladay J. Centration and Diffractive Multifocal IOLS. Cataract & Refractive Surgery Today 2006;4:77:78.
20. Solomon R, Barsam A, Voldman A, Holladay J, Bhogal M, Perry HD, Donnenfeld ED. Argon laser iridoplasty to improve visual function following multifocal intraocular lens implantation. J Refract Surg. 2012 ;28:281-3
21. Moshirfar M, Hoggan RN, Muthappan V. Angle Kappa and its importance in refractive surgery. Oman J Ophthalmol 2013;6:151-8.
22. Arshinoff S. Dispersive-cohesive viscoelastic soft shell technique.
J Cataract Refract Surg. 1999 Feb;25(2):167-73.
23. Seibel,B. "Physics of Capsulorhexis" in Seibel,B. Phacodynamics: Mastering the Tools and Techniques of Phacoemulsification Surgery, 3rd ed. Thorofare,NJ, Slack Inc., 1999, pp 254-277.
24. Vajpayee RB, Angra SK, Honavar SG, Katoch S, Prasad N, Bansal A, et. al. Capsulotomy for phacoemulsification in hypermature cataracts. J Cataract Refract Surg 1995;21:612-15.
25. Krag S, Thim K, Corydon L. Diathermic capsulotomy versus capsulorhexis: A biochemical study. J Cataract Refrac Surg 1997;23:86-90.
26. Fritz WL. Fluorescein blue, light-assisted capsulorhexis for mature or hypermature cataract. J Cataract Refract Surg 1998;24:19-20.
27. Melles GRJ, de Waard PWT, Pameyer JH, Beekhuis WH. Trypan blue capsule staining to visualise the capsulorhexis in cataract surgery. J Cataract Refract Surg 1999;25:7-9.
28. Chakarabati A, Singh S, Krishnadas R. Phacoemulsification in eyes with white cataract. J Cataract Refract Surg 2000;26:1041-47.
29. Pandey KS, Werner L, Escobar-Gomez M, Roig-Melo EA, Apple DJ. Dye- enhanced cataract surgery Part 1: Anterior capsule staining for capsulorhexis in advanced / white cataract. J Cataract Refract Surg 2000;26:1052-59.
30. Chung CF, Liang CC, Lai JS, Lo ES, Lam DS. Safety of trypan blue 1% and indocyanine green 0.5% in assisting visualization of anterior capsule during phacoemulsification in mature cataract. J Cataract Refract Surg. 2005;31:938-42.
31. Stocker FW, King EH, Lucas DO. A comparision of two different staining methods for evaluating corneal endothelial viability. Arch Ophthalmol 1966;76:833-35.
32. Stocker FW, King EH, Lucas DO, Georgiade NA, Durham NC. Clinical test for evaluating donor corneas. Arch Ophthalmol 1970;84:2-7.
33. Norn MS. Per operative trypan blue vital staining of corneal endothelium; Eight years' followup. Acta Ophthalmol 1980;58:550-55.
34. Rogers J, Daston G, Ebron M et al Studies on the mechanism of trypan blue teratogenicity in the rat developing in vivo and in vitro. Teratology. 1985;31:389-99.
35. Gaur A, Kayarkar VV Inadvertent vitreous staining. J Cataract Refract Surg. 2005;31:649.
36. Werner L, Apple D, Crema A et al Permanent blue discoloration of a hydrogel intraocular lens by intraoperative trypan blue. J Cataract Refract Surg. 2002;28:1279-86.
37. Barberán I, Brandao F, Barraquer R. Anillos endocapsulares. Indicaciones, técnica quirúrgica y complicaciones Microcirugía Ocular 2005;3.
38. Rosenthal KJ. Improving Surgical outcomes with capsular tension rings. Rev Ophthalmol 2001; 47-55.
39. Novak J. Flexible iris hooks for phacoemulsification. J Cataract Refract Surg. 1997;23:828-31.
40. Nishimura E, Yaguchi S, Nishihara H et al Capsular stabilization device to preserve lens capsule integrity during phacoemulsification with a weak zonule. J Cataract Refract Surg. 2006;32:392-5.
41. Menapace R, Findl O, Georgopoulos M et al. The capsular tensión ring: designs, applications, and techniques. J Cataract Refract Surg 2000; 26: 898-912.
42. Gimbel HV, Sun R. Clinical applications of capsular tension rings in cataract surgery. Ophthalmic Surg Lasers 2002; 33: 44-53.

43. Akman A, Yilmaz G, Oto S, Akova YA. Comparison of various pupil dilatation methods for phacoemulsification in eyes with a small pupil secondary to pseudoexfoliation. Ophthalmology. 2004;111:1693-8.
44. Gimbel H. Posterior curvilinear continous capsulorhexis and optic capsture of the intraocular lens to prevent secondary opacification in pediatric cataract surgery. J Cataract Refract Surg 1997; 23 suppl 1: 652-656.
45. Dick H, Gerste R, Schultz T, Waring, G. Capsulotomy or capsulorhexis in femtosecond laser-assisted cataract surgery. Journal Of Cataract And Refractive Surgery, 2013, 39:142-144
46. He L, Sheehy K, Culbertson W. Femtosecond laser-assisted cataract surgery. Curr Opin Ophthalmol. 2011;22:43–52.
47. Nagy Z, Kranitz K, Takacs A, Knorz M. Comparison of Intraocular Lens Decentration Parameters After Femtosecond and Manual Capsulotomies. Journal Of Refractive Surgery, 2011, 27:564-569
48. Reddy K, Kandulla J, Auffarth G. Effectiveness and safety of femtosecond laser-assisted lens fragmentation and anterior capsulotomy versus the manual technique in cataract surgery. Journal Of Cataract And Refractive Surgery, 2013, 39:1297-1306.
49. Friedman N, Palanker D, Schuele G, Andersen D, Culbertson W. Femtosecond laser capsulotomy. Journal Of Cataract And Refractive Surgery, 2011, 37:1189-1198.
50. Kranitz K, Takacs A, Knorz M, Nagy Z. Femtosecond Laser Capsulotomy and Manual Continuous Curvilinear Capsulorrhexis Parameters and Their Effects on Intraocular Lens Centration. Journal Of Refractive Surgery, 2011:27:558-563
51. Roberts T, Lawless M, Bali S, Hodge C, Sutton G. Surgical Outcomes and Safety of Femtosecond Laser Cataract Surgery A Prospective Study of 1500 Consecutive Cases. Ophthalmology, 2013;120:227-233.
52. Nagy Z, Takacs A, Filkorn T, Slade S et al. Complications of femtosecond laser–assisted cataract surgery. Journal of cataract and refractive surgery 2014;40:20-28
53. Abell R, Davies P, Phelan D, Goemann K, Vote, D. Anterior Capsulotomy Integrity after Femtosecond Laser-Assisted Cataract Surgery. Ophthalmology 2014;121:17-24.
54. Little B, Smith J, Packer M. "Little" capsulorhexis tear-out rescue. J Cataract Refract Surg. 2006;32:1420-1422
55. Abreu Reyes J, Cordovés L, Méndez R et al Síndrome de contracción capsular: propuesta de clasificación y manejo Arch Soc Canar Oftal 2002;13:21-26.
56. Gimbel H, Sun R. Role of Capsular Tension Rings in Preventing Capsule Contraction. J Cataract Refract Surg 2000; 26: 791-792.
57. Faschinger C, Eckhart M. Complete capsulorhexis opening occlusion despite capsular tension ring implantation. J Cataract Refract Surg 1999; 25: 1013-1015.
58. Davison JA. Capsular bag distension after endophacoemulsification and posterior chamber intraocular lens implantation. J Cataract Refract Surg 1990; 16: 99- 108.
59. Muñoz-Negrete FJ, Rebolleda G. Capsular bag distension syndrome after combined cataract and glaucoma surgery. Acta Ophthalmol Scand 2005; 83: 252-255.
60. Jain AK, Sukhija J, Saini JS. Surgical management of early postoperative capsular bag distension syndrome. J Cataract Refract Surg 2004; 30: 1143-1145.
61. Pandey SK, Apple DJ, Werner L, Maloof AJ, Milverton EJ. Posterior Capsule Opacification : A Review of the Aetiopathogenesis, Experimental and Clinical Studies and Factors for Prevention. Indian J Ophthalmol 2004;52:99-112

48

Hidromaniobras

Dr. Rafael I. Barraquer

Introducción

El progreso de la cirugía de la catarata durante las últimas décadas se relaciona ante todo con la reducción progresiva del tamaño de la incisión, así como las innovaciones en lentes intraoculares. Esta tendencia es paralela a la que ha transformado muchas otras especialidades quirúrgicas, como la introducción de técnicas endoscópicas que ha ido relegando los abordajes clásicos a cielo abierto. Las cirugías a cámara cerrada son menos invasivas, más rápidas y seguras, y en el caso del ojo han sido posibles en primer lugar gracias a avances como la facoemulsificación. No obstante, el valor intrínseco del concepto de "pequeña incisión" se extiende más allá del uso de ultrasonidos (y hoy láser de femtosegundos), para englobar las demás técnicas que se han asociado a este concepto, desde la capsulorrexis continua hasta las formas de desmontar o deconstruir el cristalino.

La cirugía a cámara cerrada hizo posible (y necesario) el control del volumen y la presión, y por ello la *fluídica* se ha convertido en un aspecto fundamental en toda cirugía intraocular. En un sentido amplio podrían considerarse *hidromaniobras* todas aquéllas en las que la hidráulica (sea estática o dinámica) juega un papel primordial, desde la irrigación-aspiración (I/A) hasta el uso de viscoelásticos. En la práctica su uso suele quedar restringido a las "técnicas que emplean fluidos para separar las diferentes partes o capas del cristalino". Añadiendo la raíz faco- obtendríamos quizá una terminología más específica (p. ej., *hidro-facodisección*, etc.), pero el uso establecido y la prudencia recomiendan no acrecentar la ya nutrida "hidrojerga".

Este capítulo se ocupa de las distintas maniobras de disección de las capas del cristalino mediante inyección de fluidos; de los conceptos y las técnicas dentro de la cirugía de la catarata habitual, así como las posibles dificultades, complicaciones y variaciones en situaciones especiales.

¿Para Qué Desmontar el Cristalino?

Pasar de la extracción intracapsular a la extracapsular supuso ante todo un cambio de concepto. De sacar el cristalino entero se pasó a trocearlo, lo cual requería, como mínimo, separar el contenido de la cápsula. Para ello se idearon diversas maniobras instrumentales: expresión, rotación, tracciones, barridos, arponeo, etc. Pero las limitaciones y riesgos de éstas llevaron a buscar una forma más efectiva y segura para lograr esa separación: mediante la inyección de fluidos,[1,2] llamada por ello *hidrodisección* o, más específicamente, *hidroexpresión*.[4]

La facoemulsificación es, de hecho, una modalidad de cirugía extra-capsular, pero que precisa la separación entre cápsula y contenido cristaliniano para permitir la movilización nuclear, fuese rotando libremente dentro del saco o para desplazarlo hacia adelante. Por ello la hidrodisección se convirtió en la maniobra preferida. Pero además cobraba sentido separar las diferentes capas: núcleo, epinúcleo, córtex, para lo cual se desarrollaron las técnicas de *hidrodelineación*.

Las primeras técnicas con ultrasonidos tendían a atacar las masas de la catarata en una sola pieza, a menudo en la cámara anterior con el consiguiente riesgo de daño endotelial. Más tarde se cayó en la cuenta de que una división previa del núcleo permitía realizar el procedimiento dentro del saco, que por ello resultaba menos traumático para la córnea. De forma parecida, la estrategia de *desintegración* que implica el término "emulsificación" dio paso a otra de *fragmentación*: la sonda de "faco" es realmente una cánula vibratoria de *aspiración*, y todo lo que necesitamos se reduce a romper el núcleo duro en fragmentos lo suficientemente pequeños como para que puedan ser "tragados" –es decir, con dimensiones algo menores del diámetro de la luz de la cánula. Precisamente la eficacia de los actuales láseres de femtosegundos para reducir la cantidad de energía ultrasónica necesaria se basa en trocear el núcleo en fragmentos de cierto tamaño, sin intentar "licuarlo" como habían pretendido los primeros sistemas de faco-láser –y posiblemente la causa de su fracaso histórico.

Se han descrito gran variedad de maniobras de división nuclear, usualmente siguiendo planos antero-posteriores con el fin de obtener hemisferios o sectores nucleares más fáciles de manipular. Sin embargo, la disposición por capas de la estructura del cristalino, la cual se corresponde con el gradiente de dureza, lleva naturalmente a otra táctica de desmontaje: la separación del núcleo en dos o más capas concéntricas, especialmente el *endonúcleo* central y duro del *epinúcleo* más superficial y blando mediante *hidrodelineación*.[5]

Hidrodisección e hidrodelineación forman parte de la rutina en la cirugía asistida con ultrasonidos, sea uni- o bimanual, con o sin la asistencia de láser. Pero también son necesarias en las técnicas de incisión "pequeña" manual, e incluso fueron la base de algunas de como la "mini-nuc" de Blumenthal.[6]

Bases Anatómicas y Embriológicas

Una idea clara de la morfología del cristalino es necesaria para entender cualquier maniobra de disección y en especial las hidromaniobras. Dado que esta estructura es el resultado de un proceso de desarrollo (de hecho, un crecimiento de por vida), empezaremos con una breve revisión del mismo.

Embriogénesis del Cristalino

El crecimiento de las vesículas ópticas en el embrión produce la inducción de las células del ectodermo de superficie (epiblasto), que primero se engruesan en forma de placoda cristaliniana para luego invaginarse y formar la vesícula cristaliniana. Compuesta inicialmente de una sola capa de células epiteliales cuboidales, las de su cara posterior se ven luego inducidas a su diferenciación terminal por la proximidad de la porción retiniana de la copa óptica. Es éste probablemente un proceso con múltiples pasos y en el que participan diversos agentes y/o factores de crecimiento.[7,8,9]

Las células posteriores de la vesícula cristaliniana cesan de reproducirse y se elongan para convertirse en las *fibras primarias* del cristalino, que ocluyen la luz de la vesícula y constituyen su núcleo embrionario. El epitelio anterior continúa toda la vida como una monocapa poco diferenciada que se reproduce en una zona germinativa pre-ecuatorial. A partir de ésta, las células hijas se diferencian como fibras secundarias en la zona de transición ecuatorial del cristalino. Estas fibras forman las sucesivas capas, caparazones (*growth shells*), laminillas u hojas de crecimiento del cristalino. El resultado es una estructura estratificada, organizada alrededor del núcleo embrionario, en la que podemos distinguir, de dentro a fuera, los núcleos fetal, juvenil y adulto, y por fin el córtex cristaliniano **(Figura 1)**.

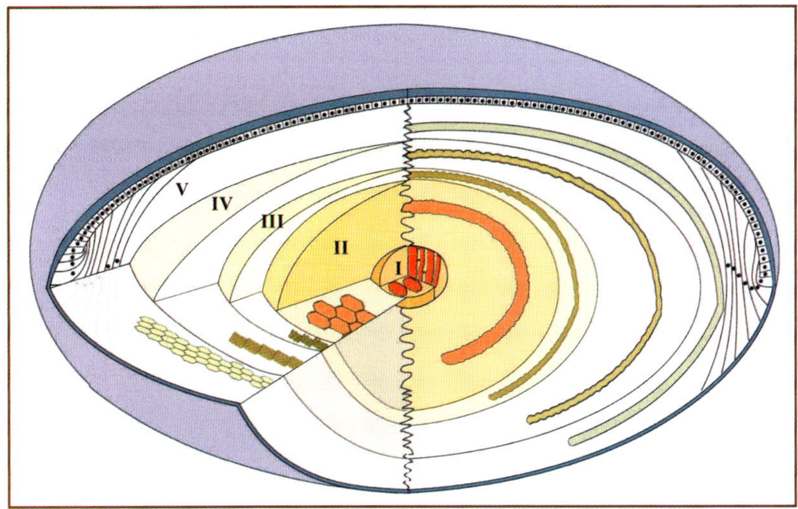

Figura 1. Diagrama de una sección escalonada del cristalino humano, que muestra sus capas o zonas y tipos celulares: (I) núcleo embrionario (aumentado relativamente 4 veces), (II) núcleo fetal, (III) núcleo juvenil, (IV) núcleo adulto, (V) córtex. La escala de la cápsula, el epitelio y las fibras está aumentada para dar claridad en relación con las zonas del cristalino, aunque están relativamente a escala las unas respecto de las otras (según Taylor et al.[10], redibujado).

Origen y Estructura de las Capas del Cristalino

Desde el punto de vista de la histología, el cristalino consta de sólo tres elementos: la cápsula, el epitelio y las fibras cristalinianas. Aparte de su "piel", se trata de una masa relativamente homogénea de células epiteliales. Algunos rasgos ultraestructurales de las fibras ciertamente varían según su profundidad. No existen, sin embargo, líneas divisorias obvias entre las capas o estratos principales del cristalino: su distinción anatómica se basa en la disposición arquitectónica de las fibras, la cual queda señalada por la formación y grado de complejidad de las *suturas*.

El núcleo embrionario carece de suturas, ya que todas las fibras primarias crecen paralelas en dirección antero-posterior.[11] El subsiguiente crecimiento estratificado es el resultado de la presencia del núcleo embrionario, "obstáculo" que las fibras secundarias sortean envolviéndolo para constituir el núcleo fetal. Parece que la necesidad de suturas se debe a que los extremos de las fibras no pueden afinarse indefinidamente, como exigiría una unión puramente meridional, convergiendo todas ellas en único punto polar. En cambio, cada hoja de crecimiento se divide en 6 *sextantes* o sectores iguales, cada cual centrado por una sola fibra recta y completamente radial. Tres de éstas convergen en el polo anterior y las otras tres en el posterior; ninguna alcanza ambos polos. Las restantes fibras de la misma hoja tienen cierta forma de "S": sus extremos se curvan en dirección opuesta a la meridional para encontrarse con los extremos de otras fibras en "S" de los sextantes vecinos, formando así las suturas en "Y".[10]

A lo largo de todo el desarrollo fetal, las sucesivas hojas de crecimiento presentan sus suturas en "Y" perfectamente alineadas, formando planos de sutura "continuos" y por ello visibles al biomicroscopio. Éstos se extienden en forma triangular bajo cada una de las ramas de la sutura, desde el núcleo embrionario hacia la periferia del cristalino. Tras el nacimiento, no obstante, esta disposición se vuelve más compleja y menos regular. Aparecen nuevas fibras rectas que dividen las hojas de crecimiento en más sectores, lo que resulta en suturas "estrelladas", cada vez más ramificadas. El núcleo juvenil se caracteriza por tener hasta 12 ramas suturales (6 anteriores y 6 posteriores) en cada hoja de crecimiento. El núcleo adulto presenta hasta 18 y el córtex hasta 24 **(Figura 2)**.[10,12] Estos sistemas de suturas ya no se hallan alineados de una capa a la siguiente, por ello los planos de sutura se hacen "discontinuos" a partir del núcleo juvenil. Es éste un rasgo propio de los cristalinos humanos y de los primates que al parecer contribuye a mejorar su calidad óptica.[13]

La Cápsula, el Epitelio y las Uniones de las Fibras

La cápsula del cristalino es una membrana elástica acelular, resultado de la replicación de la lámina basal producida a partir de las superficies basales (externas) las células epiteliales y de las fibras posteriores más superficiales. Su espesor

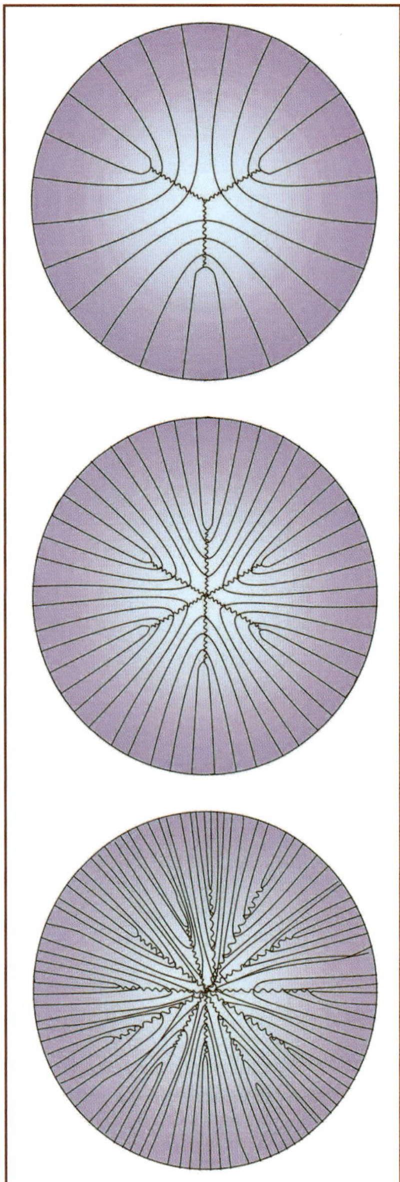

Figura 2. Diagrama de los patrones de suturas del cristalino humano. En el recién nacido (arriba) las suturas son trirradiales, correspondiendo a los 6 sectores o sextantes del núcleo fetal (suturados 3 delante y 3 detrás). Durante la infancia (centro) las suturas aumentan progresivamente dando un patrón estrellado de hasta 6 ramas en cada cara del núcleo, lo cual indica que el núcleo juvenil se ha completado. Con el progreso de la edad adulta (abajo), el número de ramas aumenta más y el patrón se hace menos regular, con asimetrías entre las caras anterior y posterior.

es mínimo en el polo posterior, donde el epitelio se ha convertido en fibras desde el momento más precoz del desarrollo, y apenas aumenta allí durante la vida. En cambio, la cápsula anterior se engruesa progresivamente, lo que parece en relación con la actividad del epitelio. El posible papel de estos cambios de espesor en el mecanismo de la acomodación sigue siendo motivo de debate. Sin embargo, mientras la literatura clásica describe ciertos engrosamientos periféricos,[15,16] evidencias recientes señalan la presencia de un adelgazamiento local justo por delante de la inserción zonular, que podría servir como punto de inflexión entre zonas de aplanamiento periférico y abombamiento central del cristalino acomodado.[17]

El epitelio del cristalino se compone de una sola capa de células cuboidales o columnares, que recubren la superficie interna de la cápsula anterior en toda su extensión hasta el ecuador. Como ocurre con otras membranas basales, estas células están firmemente unidas a la cápsula mediante hemidesmosomas y lateralmente entre ellas por algunos desmosomas y uniones con paso (*gap junctions*). Sin embargo y a diferencia de otros epitelios, no existen uniones estrechas u oclusivas en su borde interno o ápicolateral.

Por otra parte, son escasas las uniones de membrana entre el epitelio cristaliniano y las fibras subyacentes.[18,19] Esto contrasta con las complejas interdigitaciones laterales así como los múltiples tipos de uniones presentes entre las fibras cristalinianas adyacentes: uniones con paso, uniones asimétricas finas (TAJ) de baja amplitud –corresponden a la *proteína principal intrínseca* (MIP) o aquaporina 0 (AQP0)- y TAJs de amplitud alta, antes llamadas "uniones en matriz cuadrada". Estas estructuras sirven como canales de transporte, si bien cumplen asimismo una función adhesiva.[20] Mientras las uniones con paso tienden a concentrarse en las partes medias de las fibras,[21] existen zonas de fusión de las membranas celulares más cerca de los extremos y de las suturas.[22]

La mayoría de las interdigitaciones entre fibras se localizan en las aristas o ángulos del hexágono formado por sus membranas laterales. Están más desarrolladas en las capas corticales profundas en comparación con las superficiales, pero no aumentan más en el núcleo. Diseminadas por las caras laterales hay también pequeñas interdigitaciones de tipo bola y cavidad.[20,23, 24] Estas últimas quedan reemplazadas en las fibras nucleares más profundas por crestas y surcos en las membranas, que les dan un aspecto de acordeón[10] **(Figura 3)**. Junto con los cambios cataratosos, las diferentes estructuras de adhesión celular pueden explicar el variado comportamiento de estas capas durante la cirugía.

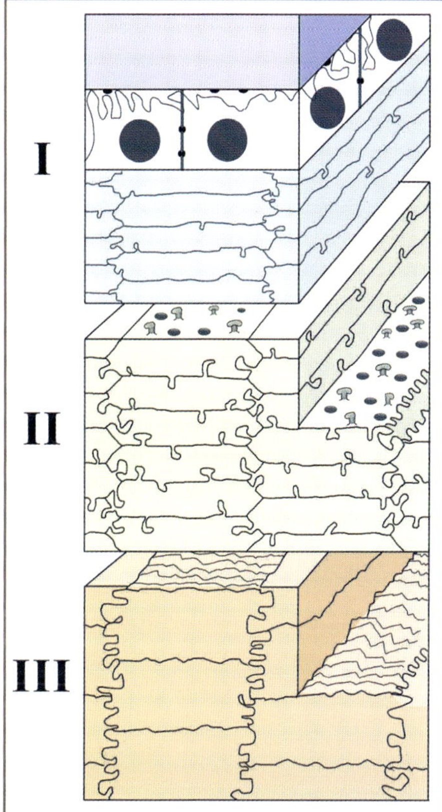

Figura 3. Diagrama de la estructura histológica de las capas del cristalino y de la interrelación entre sus células. (I) El epitelio, situado entre la cápsula y las fibras corticales superficiales, se une a la primera mediante hemidesmosomas, y por interdigitaciones basales y desmosomas a las células epiteliales vecinas pero no a las fibras corticales. Éstas muestran sus secciones hexagonales y algunas interdigitaciones entre ellas. (II) Las fibras corticales más profundas y las nucleares superficiales tienen secciones más aplanadas y muestran, además de las interdigitaciones en las aristas, uniones en bola y cavidad en sus caras laterales. (III) Las fibras nucleares más profundas presentan también interdigitaciones complejas en los ángulos de sus caras. Sin embargo, sus secciones hexagonales son menos aplanadas (menos compactas en la dirección coronal), y sus caras laterales presentan una serie de surcos en acordeón (en vez de las bolas y cavidades), lo cual sugiere que han sufrido compactación en la dirección anteroposterior.

Las fibras corticales superficiales permanecen unidas a la cápsula posterior mediante hemidesmosomas en sus pies o terminales basales mientras se elongan, hasta que son separadas de la cápsula por la interposición de la siguiente hoja de crecimiento. También están unidas a las fibras subyacentes por numerosos desmosomas.[25] Esto explica la común experiencia quirúrgica de que es más fácil desprender las fibras corticales periféricas remanentes aspirándolas a partir de su extremo anterior (subepitelial, junto a la capsulorhexis), antes que tomándolas de su porción más posterior.

Capas Clínicas y Quirúrgicas del Cristalino

Clínicamente, el examen con lámpara de hendidura muestra en el cristalino normal ciertos rasgos como las *zonas de discontinuidad y el surco central*. Aquéllas son fronteras o cambios en la densidad óptica tenuemente discernibles, que corresponden a las cuatro generaciones de suturas cristalinianas de progresiva complejidad. Las suturas del núcleo fetal son las más visibles debido a su simplicidad trirradial y a la alineación todas las hojas de crecimiento formando planos de sutura "continuos". Se denomina surco central a una región menos reflectante en forma de banda que corresponde a las porciones medias de las fibras de todas las capas. Ya que en dicho tramo carecen por completo de suturas y siguen una dirección aproximadamente anteroposterior, la dispersión luminosa es mínima y su apariencia es más "oscura".

Por otro lado, sólo tres zonas se aprecian típicamente durante la cirugía en una catarata senil: (1) un núcleo central más duro o endonúcleo, el cual requiere la aplicación de energía (ultrasónica, etc.) antes de poder aspirarlo, (2) un envoltorio intermedio o epinúcleo, que usualmente puede ser aspirado con poca o nula energía fragmentadora, y (3) un córtex más blando y superficial con una textura algo más "fibrosa" en comparación con la más bien amorfa o "pastosa" del epinúcleo.

El endonúcleo quirúrgico queda definido por los cambios cataratosos (endurecimiento, coloración) en el núcleo. Incluye siempre al núcleo fetal y al embrionario, mientras el epinúcleo corresponde usualmente al núcleo adulto anatómico. El núcleo juvenil posiblemente permanezca como epinúcleo en las cataratas menos avanzadas y progresivamente se incorpore al endonúcleo. Las diferencias de consistencia o textura que pueden apreciarse bajo aspiración entre córtex y epinúcleo parecen reflejar, más que los cambios cataratosos, la compactación de las fibras con la edad. Este proceso es necesario para que, pese al acrecimiento constante de fibras durante la vida, el tamaño del cristalino nunca llegue a ser mayor que el espacio disponible en la cámara posterior.[26] La compactación da lugar a un aplanamiento de la sección hexagonal de las fibras, sobre todo evidente en la transición del córtex al núcleo adulto.[10] Las fibras de los núcleos fetal y embrionario aparecen menos compactadas en el plano ecuatorial, pero sus superficies corrugadas indican compactación según el eje anteroposterior.[26]

En las cataratas muy brunescentes, el núcleo adulto e incluso parte del córtex pueden quedar incorporados al endonúcleo: el epinúcleo tiende a desaparecer y el córtex quirúrgico se hace escaso. Las cataratas maduras blancas muestran un proceso de licuefacción que comienza por el córtex; no está claro si esto se detiene en la entrecara con el núcleo adulto o puede progresar más allá. Sin embargo, incluso las cataratas Morgagnianas contienen un pequeño endonúcleo duro. La licuefacción total e incluso la reabsorción espontánea puede observarse raramente en pacientes jóvenes, casi siempre en cataratas traumáticas o tras uveítis.

Terminología

La palabra "hidrodisección" fue al parecer acuñada en 1984 por K. J. Faust,[3] combinando la raíz griega para agua (υδρος) con la terminación latina *-dissectio*. Sucesivos autores mantuvieron de forma invariable esa mezcla de griego y latín, y casi nadie propuso lo que sería lingüísticamente más coherente: usar la raíz latina (aqua) para formar términos latín-latinos. ¿Será que *acuodisección*[27] suena menos "científico"? Quizá, irónicamente, faltó en su momento ponerle algo más de ιδρῶς (sudor, sólo cambiando la "y" por "i"). Será bueno, en todo caso, definir los términos que el uso ha fijado en la actual *hidrojerga*:

- **Hidrodisección**. Disección del núcleo respecto de la cápsula por inyección de fluido *dentro* del córtex. El significado preciso de este término ha evolucionado desde su aplicación inicial a la cirugía extracapsular por incisión amplia a la facoemulsificación y demás técnicas por incisión pequeña, en un sentido cada vez más superficial.[3,28]
- **Hidrodisección con clivaje del córtex** *(cortical cleaving h.)*. Descrita por I. Howard Fine en 1991,[29] busca la separación completa del córtex respecto de la cápsula-epitelio mediante elevación en tienda de campaña de la cápsula anterior periférica antes de inyectar el fluido. Se trata de una hidrodisección *subcapsular* y tiende a ser el significado actual del término "hidrodisección" sin más, a diferencia de la clásica hidrodisección *intracortical*.
- **Disección hidropriva** *(hydro-free)*. Maniobra "en seco" descrita por Howard Gimbel para obtener una mejor disección subcapsular antes de inyectar fluido. Añade a la elevación "en tienda" de la cápsula movimientos de barrido con la cánula, para obtener una separación más amplia de las estructuras.[30]
- **Hidrodelineación.** Término introducido por Aziz Anis[5] para indicar de forma general la disección del núcleo en dos o más capas concéntricas, limitadas por líneas o anillos claramente visibles, mediante la inyección de fluido directamente en su seno.
- **Hidrodemarcación.** Sinónimo de hidrodelineación propuesto por William F. Maloney,[31] con una referencia más específica al la separación del epinúcleo respecto del endonúcleo por un único círculo o anillo.
- **Hidrofragmentación.** Término propuesto por Anis para una variante de la hidrodelineación en múltiples niveles nucleares.[32]
- **Hidrodelaminación.** Sinónimo del anterior, propuesto por Maloney para designar el "desensamblaje" del núcleo mediante hidrodelineación en múltiples círculos.[33]
- **Hidroexpresión.** Desplazamiento o luxación anterior del núcleo, empujado por el fluido acumulado dentro del saco capsular al persistir en la inyección tras haber obtenido una hidrodisección.[1,2,3,4]
- **Hidroextracción.** Sinónimo del precedente, en referencia a la extracción completa del

núcleo fuera del ojo por efecto del empuje hidráulico, más allá del simple paso a la cámara anterior.

Posibles Fluidos Instrumentales

El uso predominante de la solución salina balanceada (BSS) o similares como fluido de elección para la mayoría de las hidromaniobras se debe posiblemente a su previamente establecida ubicuidad en cirugía ocular. Sin embargo, el concepto de "fluido" incluye toda substancia capaz de fluir, desde los gases hasta la lava e incluyendo los viscoelásticos y algunos geles además de los líquidos. La posibilidad de usar fluidos diferentes de los acuosos para la disección del cristalino merece cierta consideración.

Fluidos Newtonianos

Los líquidos como el agua y la BSS pertenecen al grupo de los fluidos Newtonianos: se comportan como incompresibles y su viscosidad es constante (a determinada temperatura). La incompresibilidad es probablemente útil para actuar como un agente disector más "duro", aunque esto puede también facilitar que una inyección excesiva cause el estallido capsular.

Los aceites como el de silicona y los líquidos perfluorocarbonados son asimismo fluidos Newtonianos, pero a diferencia de la BSS son *inmiscibles* con el agua. Asimismo difieren en su viscosidad y su densidad o peso específico. Ya que no se mezclan con el acuoso, tienden a formar burbujas y por ello actúan como "implantes membranosos" dentro de las cavidades intraoculares.[34] Esto permite, junto con la densidad mayor que la del agua en los perfluorocarbonados, usarlos como instrumentos para la reflotación de fragmentos de cristalino luxados a cámara vítrea. Una mayor viscosidad como la de la silicona podría representar cierta ventaja por la resistencia al flujo ("lentitud") que supone, si bien la aplicación de dicha propiedad en el terreno de la disección del cristalino suele corresponder al uso de viscoelásticos.

La hidrodisección puede emplearse para administrar simultáneamente fármacos intraoculares, complementar la anestesia tópica u otros fines. Un estudio comparativo de hidrodisección con BSS o bien lidocaína 1% no encontró diferencias significativas en los grados de dolor apreciados por los pacientes.[35] Sin embargo, nuestra experiencia con la aplicación sistemática del raspado-aspiración del epitelio del cristalino indica que la anestesia intracamerular con lidocaína 1% (en BSS) es efectiva para evitar las molestias que de otra forma muchos pacientes bajo simple anestesia tópica sienten por las discretas tracciones sobre el cuerpo ciliar.

Debido a que es osmóticamente hipotónica, el agua destilada induce edema intracelular y puede causar la muerte por estallido de las células epiteliales de cristalino. Algunos cirujanos la probaron con objeto de prevenir la opacificación de la cápsula posterior, aunque con resultados inconsistentes.[36] En cualquier caso, el epitelio cristaliniano edematoso toma un aspecto grisáceo fácilmente visible, facilitando las maniobras de raspado-aspiración.[37] El riesgo de toxicidad del agua destilada sobre el endotelio corneal puede evitarse llenando la cámara anterior con viscoelástico e inyectando sólo dentro del saco capsular (o inclusive con un dispositivo en tapón como los actualmente disponibles). La luz coaxial de los modernos microscopios quirúrgicos suele permitir, no obstante, una visualización suficientemente buena del epitelio cristaliniano como para realizar dicha maniobra sin otra ayuda que una buena midriasis. Finalmente, la solución de Karnovsky se ha empleado en combinación con hidrodisección / delineación en ojos de cadáver para inducir cataratas de un grado controlado de dureza, de cara a prácticas de cirugía de instrucción.[38]

Fluidos Viscoelásticos

La viscosidad y la elasticidad son propiedades físicas fundamentales de la materia. Si bien la primera es más típica de los fluidos y la otra de los sólidos, muchos materiales y sistemas mecánicos combinan ambas en cierta medida. Tal combinación puede llegar a ser definitoria de un tipo de materiales: los viscoelásticos. Los que se emplean en cirugía ocular son en general soluciones acuosas de polisacáridos macromoleculares y hoy día reciben la denominación de "dispositivos viscoquirúrgicos oftálmicos" (DVO).

Las propiedades y aplicaciones de los DVO en cirugía de la catarata son el objeto de otro capítulo en esta obra y existen diversas revisiones en la literatura.[39,40] Su comportamiento puede resumirse por un predominio de la viscosidad alta en reposo, lo cual los hace muy efectivos para mantener volúmenes, junto con una elasticidad que les permite absorber vibraciones o fluir por cánulas finas. Esto último se debe a que las cadenas poliméricas pueden deformarse de forma reversible (elástica) y al verse sometidas a fuerzas de cizallamiento se alinean en la dirección del flujo, reduciendo la viscosidad –es decir, son *pseudoplásticos*.

El uso de DVO como el hialuronato sódico se ha propuesto para una separación más efectiva y segura del contenido del cristalino respecto de la cápsula, y especialmente para la luxación anterior del núcleo así como su extracción con la técnica extracapsular de incisión amplia. Esto ha dado lugar a una familia de términos "visco-", respectivamente *viscodisección, viscoexpresión y viscoextracción*, incluso desde antes de la introducción de la hidrodisección.[41,42,43,44] Por desgracia esta terminología olvida la propiedad crucial de los DVO como agentes instrumentales: su elasticidad. Recordemos que la viscosidad sin elasticidad es lo que caracteriza, por ejemplo, al aceite de silicona.

Aunque la viscosidad (= resistencia al flujo) hace que, una vez ocupado un volumen, el DVO tienda a permanecer en él, la pseudoplasticidad -de hecho una manifestación de la elasticidad- es la que le permite inmiscuirse por intersticios estrechos disecando tejidos o adherencias y creando un espacio (mientras es inyectado, el DVO tiene baja viscosidad efectiva por el cizallamiento alto), el cual luego se mantendrá gracias a que, al cesar el movimiento, el DVO recupera su viscosidad alta. En cualquier caso, esta combinación de propiedades sería ventajosa para expulsar el contenido cristaliniano del saco de forma más segura, para su extracción por incisión amplia o con técnicas manuales de pequeña incisión - especialmente en casos difíciles con cataratas muy avanzadas y/o debilidad zonular. La elasticidad puede actuar como cierta salvaguarda contra el riesgo de estallido capsular, en comparación con fluidos incompresibles como la BSS.

La viscodisección –o bien el relleno con DVO de un espacio previamente creado mediante hidrodisección- puede ser útil en casos de cristalinos subluxados para crear y mantener un espacio entre la cápsula y el córtex, de cara a facilitar la inserción de anillos de tensión o de fijación capsular antes de la remoción de las masas. Por otro lado, no está claro si la viscodisección supone una ventaja en las técnicas usuales de aspiración endocapsular –con o sin ultrasonidos. Se ha propuesto el uso de una solución diluida de hialuronato sódico 0,06 a 0,12% como fluido alternativo para la infusión. Esto permitiría aprovechar sus cualidades protectoras con la ventaja del suministro continuo, si bien requiere un sistema de infusión a alta presión.[46]

Gases

Entre los fluidos instrumentales, el aire u otros gases constituyen la última y menos explorada opción para la disección de estructuras como el cristalino (*¿areodisección o pneumodisección?*). La mínima viscosidad y máxima elasticidad de los gases los hace, en comparación con los líquidos, disectores poco efectivos. Sin embargo, su efecto de "implante membranoso", por la alta tensión superficial de las burbujas en cavidades llenas de líquido, puede ser ventajoso para mantener espacios sin escapar fácilmente por aberturas pequeñas. Ya en 1957, Benedetto Strampelli describió un aparato neumatizador para mantener la cámara anterior,[47] y el intercambio fluido-gas se ha convertido en una técnica de rutina en cirugía vítreo-retiniana. Hemos podido constatar la utilidad del intercambio líquido-gas dentro del saco cristaliniano, abierto únicamente por una mini-rhexis o *capsulostomía*, como maniobra previa a su relleno con un gel refractivo substituto del cristalino (*Phaco-ersatz*).[37]

Disección Superficial del Cristalino *(Hidrodisección)*

La definición general de hidrodisección, separar el núcleo de las capas superficiales del cristalino (córtex y/o cápsula) mediante inyección de fluido, en realidad incluye al menos dos tipos de maniobras:

1. **Hidrodisección intracortical.** Corresponde a la técnica clásica, la cual crea típicamente

un plano de disección entre el núcleo (o epinúcleo) y el córtex o, más probablemente, en el seno de las hojas de crecimiento corticales **(Figura 4)**.

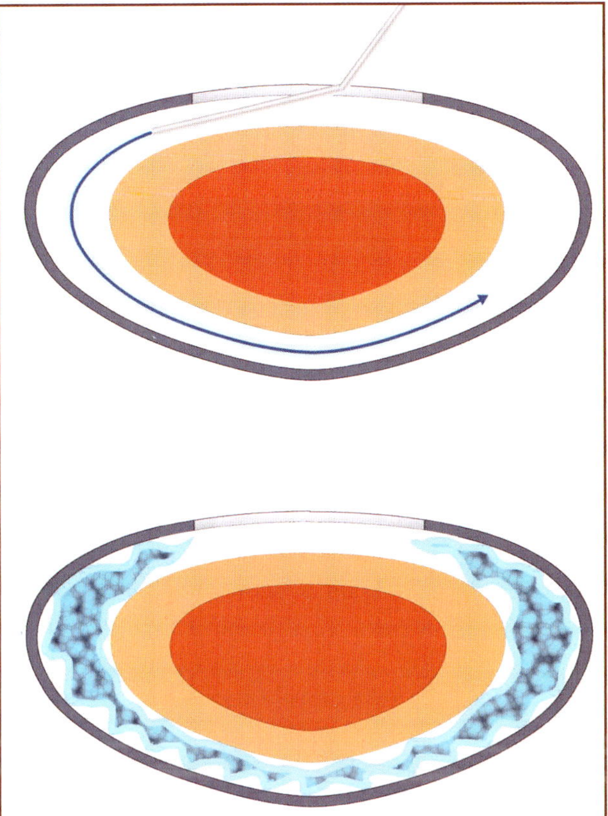

Figura 4. Si insertamos simplemente la cánula bajo la cápsula sin levantarla primero (arriba), inyectaremos el líquido en cierto nivel dentro del material cortical, hidratándolo difusamente (abajo). Esto puede liberar el núcleo para su rotación o expresión, pero quedarán unidas a la cápsula cantidades significativas de córtex cristaliniano.

2. **Hidrodisección subcapsular.** Equivale a la denominada por Fine *cortical cleaving hydrodissection*[29], o a maniobras similares que intentan una disección completa de la cápsula (y epitelio) respecto de las fibras corticales superficiales **(Figura 5)**.

Objetivos

Los objetivos de la hidrodisección han evolucionado con las técnicas de extracción de la catarata, e incluyen uno o varios de los siguientes:

1. Facilitar la luxación anterior y expresión del núcleo, evitando aplicar esfuerzos excesivos a la cápsula o la zónula. Este era el objetivo original de la hidrodisección clásica en cirugía extracapsular por incisión amplia y a la primitiva técnica con ultrasonidos en cámara anterior. La luxación de núcleo sigue siendo necesaria en las técnicas supracapsulares, así como la mayoría de las técnicas manuales por incisión pequeña.
2. Liberar el núcleo para su libre rotación dentro del saco capsular. Este es el objetivo principal de la hidrodisección aplicada a las técnicas de aspiración endocapsular, sea con ultrasonidos u otras formas de energía. Tanto la modalidad intracortical como la subcapsular son útiles a este fin.

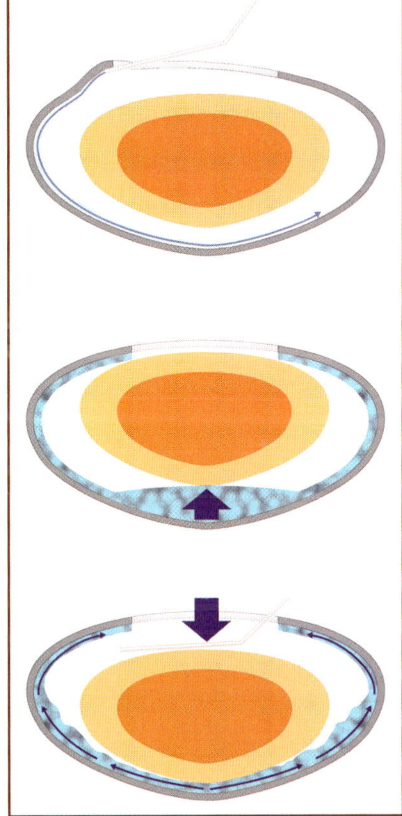

Figura 5. Hidrodisección subcapsular (cortical cleaving h.). Si elevamos la cápsula en tienda de campaña con la punta de la cánula antes de inyectar (arriba), el líquido discurrirá justo por debajo de la misma, separándola de la mayoría de las fibras corticales. El fluido inyectado se acumulará detrás del núcleo (centro), empujándolo hacia delante, lo que puede causar su dislocación anterior o un bloqueo capsular. Aplicando presión sobre la cara anterior del núcleo (abajo), forzamos la descompresión capsular así como un flujo de hidrodisección inversa.

3. Separar el córtex de la cápsula (y epitelio), para permitir una remoción cortical completa con la propia sonda ultrasónica. Se evitaría así la necesidad de una segunda fase de I/A y de un cambio de instrumento. Este es el objetivo más específico de la hidrodisección subcapsular (Figura 5).
4. Crear un cojín fluido de seguridad entre las masas cristalinianas y la cápsula.

Técnicas

La hidrodisección normalmente consiste en la inyección de BSS mediante una cánula fina y roma bajo la cápsula anterior del cristalino, periféricamente al borde de la capsulorhexis y apuntando hacia el ecuador. En la técnica clásica, la punta de la cánula se sitúa en el seno del córtex, creando así disección intracortical. Para lograr un plano subcapsular es necesario elevar previamente la cápsula en tienda de campaña. La inyección puede repetirse en diferentes cuadrantes hasta que se obtiene el efecto deseado.[29,48]

Más allá de este esquema básico, los detalles técnicos variarán según las preferencias del cirujano y las características de la catarata. Existe todo un abanico de posibilidades en cuanto al tipo de cánula, su posición y movimiento, así como la cantidad y calidad del bolo inyectado.

- Múltiples instrumentos han sido diseñados específicamente para este fin.[49,50,51,52] Sin embargo, el prototipo de cánula de hidrodisección sigue básicamente el modelo de Rycroft,[53] fina (calibre 26 ó 27G) y roma. De su diámetro dependerán la fuerza necesaria y el flujo resultante. Algunos modelos como el de Helsinki presentan una sección ovalada para obtener un chorro más amplio y aplanado. Otras como la de Inamura crean dos chorros en "V", lo que mejora su eficacia. Una cánula demasiado gruesa requerirá un gran volumen para crear suficiente fuerza y será mala disectora. Si es demasiado fina, la inyección de un líquido (Newtoniano) como la BSS será difícil, el volumen escaso y habrá que aplicar gran fuerza, reduciendo el control táctil de la maniobra. Por la misma razón es preferible una jeringa pequeña, ya que cuanto menor el área del émbolo, menor fuerza hay que aplicar para obtener una determinada presión. A pesar de que el volumen inyectado es del orden de unas décimas de mL, las jeringas más usadas son las de 2 ó 3 mL.
- La cánula se inserta usualmente a través de la incisión principal. Puede ser recta, ligeramente curva o angulada en su extremo, lo cual facilita la repetición de la inyección en diferentes cuadrantes. Un corto acodamiento de 60-90º a 1-2 mm de la punta puede facilitar la inyección a la distancia precisa de la capsulorhexis, así como para acceder al sector bajo la incisión.[48,54] Para este fin -casi siempre para una maniobra secundaria de hidrodisección si la primera no ha sido del todo efectiva- algunos cirujanos recurren a una cánula recurrente en "J" o báculo episcopal, aunque esto requiere un cambio de instrumento.
- Como alternativa, la entrada lateral por la paracentesis -especialmente si disponemos de dos diametralmente opuestas como en la técnica para I/A bimanual- permite el acceso a los diversos sectores del cristalino, incluso con una cánula recta o poco angulada. Dado que la paracentesis (ocupada por la cánula) deja escapar menos líquido que la incisión principal, la hidrodisección realizada a su través da lugar a una fluídica diferente, con aumento más rápido de la presión hidrostática. Ésta se opondrá al reflujo anterior del líquido inyectado bajo la cápsula, favoreciendo el avance posterior de la onda disectora. Sin embargo, la mayor hermeticidad de esta vía hace más estrecho el margen de seguridad entre una presión efectiva y aquélla capaz de dañar la zónula o incluso reventar el saco capsular.
- La posición inicial "natural" del extremo de la cánula suele ser entre 120º y 150º de la incisión principal, es decir, a las 7-8 o las 4-5 horas con un túnel superior, o bien los correspondientes sectores nasal superior o inferior si la vía es temporal **(Figura 6)**. Sin embargo, dado que la mayoría de los restos corticales tienden a situarse en el cuadrante opuesto al lugar de la inyección, Gimbel propuso iniciar la hidrodisección cerca de la incisión para a minimizar dichos remanentes en el sector de más difícil limpieza.[48] Esta

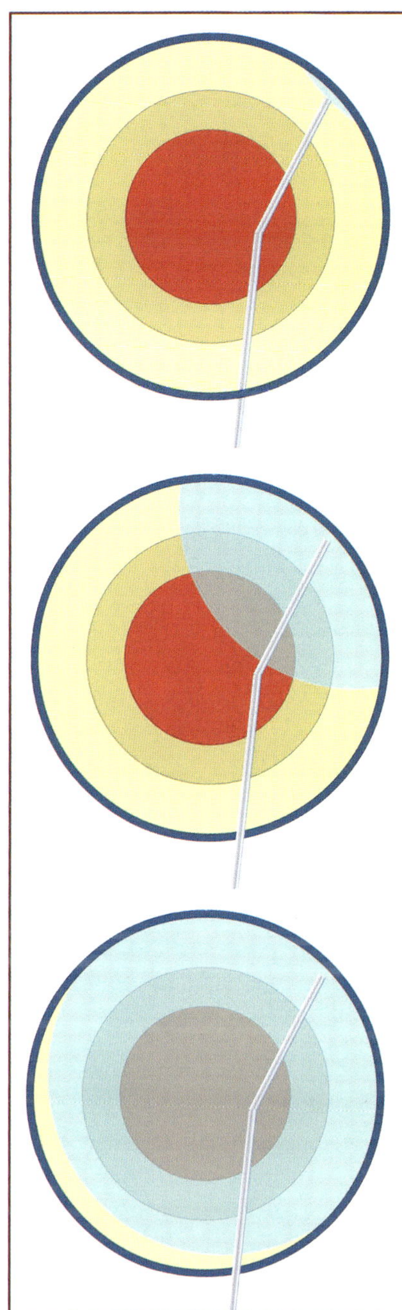

Figura 6. La onda de avance de la hidrodisección intracortical. Este diagrama muestra la progresión idealizada del fluido inyectado a través de la cara posterior del cristalino, desde el sector de la inyección inicial hasta el opuesto.

cuestión se hace poco relevante si empleamos I/A bimanual con cánulas independientes y de posiciones reversibles por dos paracentesis a 180º.

- Para lograr una hidrodisección subcapsular efectiva, el grado justo de elevación de la cápsula es un detalle crucial que precisa cierto aprendizaje y adaptación al tipo de catarata. En un cristalino normal no hay prácticamente uniones intercelulares entre el epitelio y las fibras corticales superficiales,[19] y no hay motivo para suponer que se formen en una catarata, al menos hasta un grado moderado. Al levantar la cápsula en realidad abrimos un espacio virtual preexistente (aunque sólo hasta el ecuador). Sin embargo, si la elevación es insuficiente, la cánula quedará bajo algunas hojas corticales y la inyección no será propiamente subcapsular; si es excesiva, el fluido tenderá a refluir hacia la cámara anterior en vez de avanzar disecando. El diferente grado de compactación de la catarata es otro factor a tener en consideración.
- Una vez en posición, podemos dejar la cánula quieta o darle un movimiento de barrido antes de inyectar el fluido, como en la disección hydro-free de Gimbel.[30] Esta maniobra, junto con la elevación de la cápsula, busca facilitar la obtención del plano subcapsular adecuado. Sin embargo, excepto en las cataratas muy avanzadas en las que se produce fibrosis secundaria, no deben existir adherencias cortico-capsulares en la zona anterior. La primera –y posiblemente más fuerte- resistencia se encuentra en el ecuador, donde las células epiteliales empiezan a diferenciarse en fibras cristalinianas, curvándose hacia adentro para formar las hileras meridionales. Si la cánula alcanza esta zona en su barrido, puede desplazar estas fibras ecuatoriales creando así un incipiente plano de disección que facilite el paso del fluido (inyectado a continuación) hacia el plano subcapsular retroecuatorial. Tales maniobras, sin embargo, no están exentas de riesgo por la escasa visibilidad.
- La calidad de la inyección puede en teoría oscilar desde un bolo único, suave y uniforme, hasta una serie de pequeños y vigorosos chorros. La mayoría de los expertos recomiendan el primer tipo. Nuestra impresión es que cierto reflujo anterior es casi inevitable al principio, hasta que la presión hidrostática aumenta lo suficiente como para vencer la resistencia a la progresión posterior del fluido. Cierta cantidad de DVO en la cámara anterior favorece la hidrodisección al evitar el escape del líquido, aunque su

exceso puede ser contraproducente por empujar hacia atrás el cristalino aumentando la tensión del diafragma cápsulo-zonular. Dependiendo del tipo de DVO empleado, el reflujo inicial de la BSS puede formar una "burbuja" en la cámara anterior, e incluso aparecer una línea o "anillo dorado" en la entrecara que separa el líquido del DVO **(Figuras 7 y 8)**. Esto no debe confundirse con el anillo de la hidrodelineación o la onda de avance de la hidrodisección.

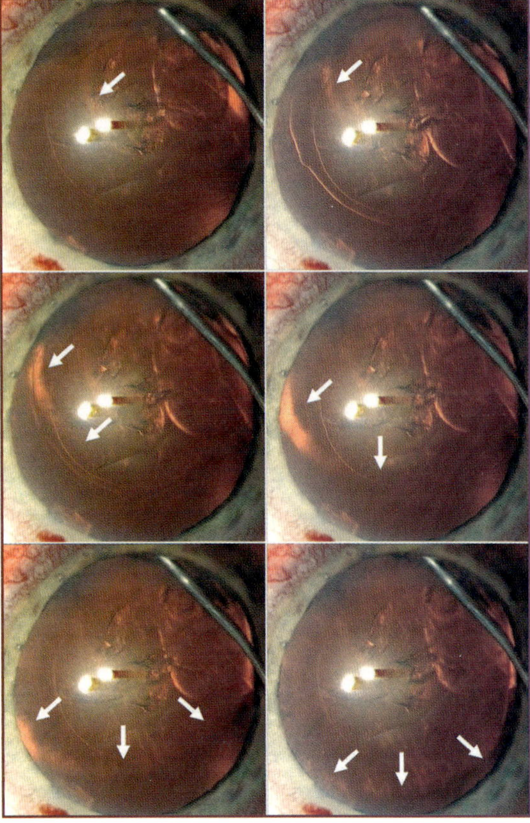

Figura 7. Onda de hidrodisección intracortical. Serie de cuadros de vídeo que muestran una onda (flechas) relativamente gruesa y borrosa pero de forma regular (arco sencillo), y que avanza con movimiento de barrido rápido y suave por la cara posterior del cristalino. Esto indica que el plano de disección ha sido intracortical.

- Cuando el fluido inyectado finalmente logra abrirse paso más allá de ecuador, esto se pone de manifiesto por la aparición de una incipiente onda de avance. En este momento la cánula debe dejarse quieta y la inyección debe continuarse de forma suave y progresiva. El resultado es típicamente el barrido de la onda de fluido a través de la cara posterior del cristalino, desde el sector inicial hacia el opuesto (Figura 6). Si esta onda es rápida y regular, la hidrodisección probablemente se ha producido en un nivel intracortical (Figura 7). La verdadera hidrodisección subcapsular cursa en general con una onda que progresa más lentamente y de forma menos regular, con un borde fino y festoneado (Figura 8).

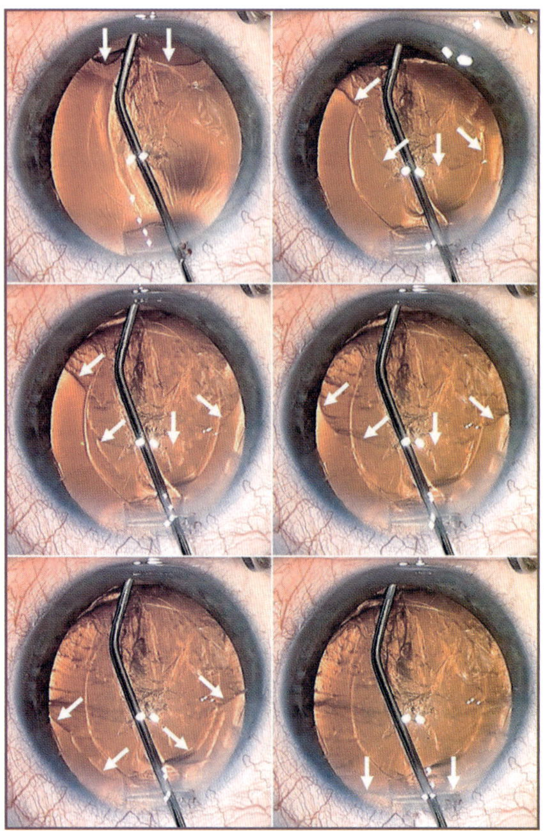

Figura 8. Hidrodisección subcapsular *(cortical cleaving)*. Serie de cuadros de vídeo que muestran una línea festoneada de progresión del fluido tras el cristalino, más fina e irregular que en la figura anterior. Esto indica que se ha logrado crear un plano de disección subcapsular. El "anillo dorado" piriforme que aparece desde el segundo cuadro corresponde a la entrecara de una burbuja de BSS bajo el DVO que llena la cámara anterior (antes de que se inicie hidrodisección).

Aparte de esta serie de aspectos que el cirujano puede controlar, la efectividad de la hidrodisección dependerá de la relación de fuerzas cohesivas entre las propias fibras corticales (su "consistencia") y las que se establezcan entre ellas y la cápsula a nivel del ecuador y más atrás. De hecho, la presencia de mayor compactación en la corteza de una catarata puede ayudar a la creación de un plano de hidrodisección subcapsular, al impedir el paso del fluido dentro de la masa cortical.

Cuando no se aprecia ningún tipo de onda, o bien no hemos puesto la cánula en el sitio adecuado o hemos inyectado poco y demasiado débilmente, o bien las resistencias ecuatoriales han desviado el fluido hacia la simple hidratación del córtex. La maniobra tendrá que intentarse de nuevo en otro sector, preferiblemente intacto. Incluso con una onda de avance evidente, muchos cirujanos recomiendan inyecciones adicionales en el cuadrante opuesto y especialmente una debajo de la incisión principal, donde la disección es más difícil de completar. Se ha demostrado que la hidrodisección multi-cuadrante facilita la extracción de la catarata, tanto en ojos de cadáver como en estudios clínicos aleatorizados,[56] reduciendo el tiempo de remoción del cristalino - tanto para el núcleo como el córtex, si bien de forma más significativa para el último. También se logró con ello emplear un menor volumen de fluido, fuese en pacientes de catarata senil[56] o pediátrica.[57]

Una vez obtenida cierta separación posterior, el fluido inyectado adicionalmente tenderá a acumularse tras la masa cristaliniana, empujándola hacia delante. Aunque en la mayoría de las técnicas actuales interesa que el núcleo permanezca dentro del saco capsular, dicho fluido atrapado puede lograr el desplazamiento anterior del núcleo necesario para una técnica supracapsular, en las de facofragmentación manual o de facoexpresión. Si no buscamos este efecto, debemos cuidar de que la inyección no sea demasiado vigorosa y a continuación aplicaremos presión con el flanco de la cánula sobre el polo anterior del cristalino para deprimirlo, forzando a dicho fluido a salir de forma retrógrada (Figura 5, abajo). Esta maniobra de "descompresión capsular" puede así crear una onda de hidrodisección inversa que favorece una separación más completa del córtex. Es aconsejable repetirla tras cada inyección.

Dificultades y Complicaciones

Hidrodisección Incompleta

La complicación más frecuente de la hidrodisección es no lograr una completa separación entre cápsula y masas cristalinianas. Sin embargo, lo que pueda entenderse por "disección incompleta" dependerá de las intenciones del cirujano. A menudo se ha usado la rotación del núcleo con la propia cánula u otro instrumento para probar la efectividad de la hidrodisección. Aunque esto constituye una demostración razonable, no nos dice si el fluido ha logrado realmente separar córtex de la cápsula o sólo el núcleo de cierto nivel *dentro* del córtex, o incluso en un plano entre el epinúcleo y el córtex.

Claramente, si no se consigue la libre rotación del núcleo, deben repetirse en otros sectores las maniobras de inyección y descompresión, en especial bajo la incisión, hasta alcanzar dicho objetivo. Sin embargo, el hecho de si se obtuvo una separación cortical completa sólo se apreciará tras la remoción del núcleo. Con una adecuada hidrodisección subcapsular, la mayor parte del córtex se desprende y puede ser aspirado con facilidad o removido junto con el epinúcleo. De lo contrario, quedarán masas corticales en cantidad significativa adheridas a la cápsula.

Bandas Corticales Remanentes

Incluso tras una onda "perfecta" de hidrodisección subcapsular, algunas bandas o haces de fibras corticales pueden quedar unidas a la cápsula posterior. Gimbel propuso que, al encontrarse con las fibras que convergen radialmente en el polo posterior, el fluido de la hidrodisección sería desviado hacia un nivel más interno entre las hojas corticales, explicando así el predominio de remanentes en el cuadrante opuesto al lugar de la inyección[48] **(Figura 9)**.

La anatomía del cristalino muestra otro posible punto de desvío de la hidrodisección. Suponiendo que la punta de la cánula se ha colocado precisamente en el plano subepitelial, la disección debería ser fácil en la zona anterior hasta el ecuador, es decir, mientras las uniones epitelio-córtex son escasas. Sin embargo, una vez se alcanza la zona de transición, el epitelio gira hacia adentro para convertirse en fibras cristalinianas y el plano de clivaje desaparece. Por detrás del ecuador, cada una de las fibras superficiales está unida a la cápsula posterior por hemidesmosomas en su extremo terminal y por desmosomas a las fibras subyacentes. Esto podría explicar la persistencia de finos remanentes corticales también en el cuadrante cercano al punto de inyección.

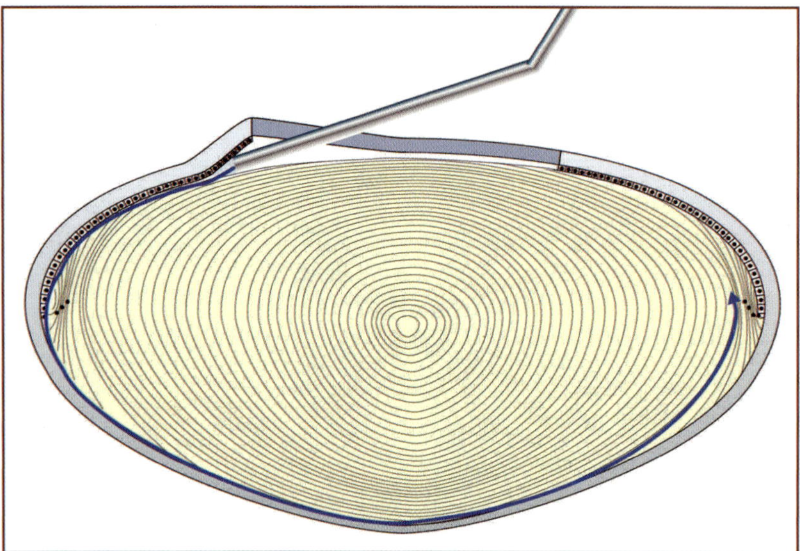

Figura 9. Mecanismo de desviación del fluido de la hidrodisección en el polo posterior del cristalino, que explica la presencia de restos corticales en el sector opuesto al de la inyección (según Gimbel[48]).

La mecánica de la hidrodisección es probablemente más compleja de lo que imaginamos. Podemos concebir cómo el bolo de fluido, inicialmente único y cohesionado, debe enfrentarse a la serie de bifurcaciones de posibles caminos en el laberinto celular. El que finalmente tome, sea en forma de onda única o dividido en varios flujos, dependerá múltiples factores como la presión, volumen, viscosidad, así como la variable resistencia de las uniones de cada una de las fibras con sus vecinas y con la cápsula. El proceso de la desviación -dejando atrás remanentes corticales sin disecar- es probablemente caótico, con efecto acumulativo de cada pequeño obstáculo encontrado por el fluido en su avance **(Figura 10)**.

Las fibras corticales pierden su núcleo a medida que se diferencian alejándose del ecuador y por ello dejan de tener capacidad mitótica. Al contrario que las epiteliales, esto las excluiría del proceso causante de la catarata secundaria. Por consiguiente, es posible que unos pocos remanentes corticales finos puedan dejarse a su reabsorción espontánea sin aumentar el riesgo de opacificación capsular, y por ello algunos cirujanos no consideran prioritario una limpieza cortical exhaustiva. Sin embargo, las proteínas y otros materiales liberados por los restos de fibras en descomposición podrían inducir cierta respuesta inflamatoria, atraer células y favorecer indirectamente la opacificación capsular posterior. Con la introducción de las lentes bifocales y multifocales, la exigencia de una cápsula tersa e inmaculada (o ausente) se hace cada vez mayor.

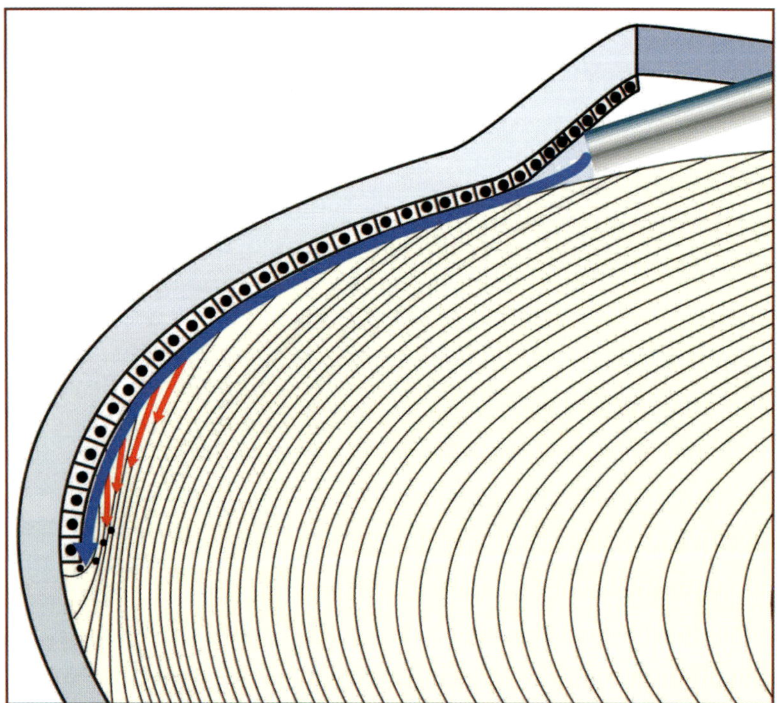

Figura 10. La disposición arquitectónica de las capas superficiales del córtex ecuatorial supone múltiples vías alternativas para el avance del fluido. Inyectado inicialmente bajo el epitelio en un espacio libre de obstáculos, al llegar al ecuador se encuentra con una empalizada de células que crecen hacia adentro y dividen el plano virtual epitelio-cortical, convirtiéndolo en un laberinto de posibles caminos entre las fibras en desarrollo. Una cascada de efectos aleatorios y acumulativos tenderán a desviar progresivamente al fluido a partir de este punto, explicando la persistencia de finos haces de fibras en el mismo lado de la inyección, incluso tras una correcta hidrodisección subcapsular.

La retirada de los restos corticales es en general una maniobra bien reglada, aunque no exenta de riesgo de ruptura capsular o de daño a la zónula. El método bimanual a través de dos paracentesis enfrentadas facilita grandemente el acceso a todos los cuadrantes. Los restos gruesos de córtex son de hecho más fáciles de agarrar, ya que tienden a ocluir la boquilla de aspiración, usualmente de unos 0,3 mm de diámetro. Las bandas corticales más finas pueden, no obstante, resultar más difíciles de retirar, precisamente por su finura. Ya que los anclajes celulares a la cápsula se encuentran ante todo hacia el extremo posterior de las fibras, es más fácil y menos peligroso aspirarlas desde su extremo anterior bajo el borde de la capsulorhexis. Cuando terminan anteriormente en la zona invisible cercana al ecuador, un leve movimiento circunferencial con la punta de aspiración (sobre todo si es fina) puede ayudar a reunirlas en la boquilla hasta que se produce agarre por la oclusión de la misma. Esto suele resultar más fácil que intentar retirarlas una por una o de detrás adelante.

Bloqueo y Ruptura Capsulares

Uno de las circunstancias que explican el éxito de la hidrodisección es la capsulorhexis circular continua (CCC). Con las capsulotomías lineales anteriormente empleadas, una inyección de fluido dentro del saco conllevaba un riesgo significativo de extensión posterior del desgarro. La resistencia superior de la CCC se ha documentado experimentalmente,[58] por medio de simulación en ordenador y análisis de elementos finitos,[59] y se ve apoyada por la común experiencia de los cirujanos de catarata.

Sin embargo, la cápsula posterior puede ocasionalmente romperse o estallar durante la hidrodisección si se produce un atrapamiento excesivo de líquido tras la masa del cristalino. Aunque en esos casos es difícil excluir una debilidad o defecto capsular preexistente, los factores más probables incluyen una cánula mal pulida,[60] una inyección demasiado vigorosa, una CCC pequeña, un núcleo grande y duro, o la presencia de adhesiones ecuatoriales más fuertes de lo usual obstruyendo la salida del fluido inyectado. Este fenómeno ha sido llamado "bloqueo cápsulo-lenticular" o simplemente bloqueo capsular. Su no reconocimiento puede conducir a la dislocación posterior del núcleo (y lo que es más grave, al principio de la intervención) o a una desviación anómala del fluido hacia la cavidad vítrea, lo cual ha llegado a confundirse con los signos de una hemorragia expulsiva.[61]

En presencia de una rotura capsula posterior preexistente –como en casos de catarata traumática por cuerpo extraño transfixiante-, la hidrodisección e incluso la hidrodelineación estarán obviamente contraindicadas. Lo mismo aplica a la existencia de zonas de debilidad o defectos en la cápsula posterior, como en el lenticono/ lentiglobo posterior y en algunos tipos de cataratas polares posteriores. Por fortuna, muchas de éstas se dan en niños o adultos jóvenes con cataratas blandas y en los que de todos modos será probable la necesidad de capsulorhexis posterior.

En casos de alto riesgo puede ser preferible usar una técnica "en seco" para liberar el núcleo. Gimbel propuso la disección *hydro-free* todo en derredor en la zona subcapsular anterior[49] Esta es, no obstante, el área del córtex menos adherida al plano cápsulo-epitelial. Para romper efectivamente las uniones más significativas, el instrumento que hace el barrido debería alcanzar las zonas pre-ecuatorial y ecuatorial. Una rotación mecánica sin hidrodisección puede bastar, aunque esto represente aplicar un esfuerzo algo mayor sobre las zónulas. Una hidratación cortical limitada y realizada con cautela -como en la hidrodisección clásica, sin pretender un clivaje subcapsular completo-, puede representar un compromiso de utilidad en estas situaciones, ablandando el córtex hasta el ecuador o algo más, pero sin llegar al polo posterior del cristalino donde sospechamos que se halla el peligro.

Disección Profunda del Cristalino *(Hidrodelineación)*

La idea de inyectar fluido directamente en el núcleo de la catarata fue introducida a finales de los años '80 por Anis.[5] Su término "hidrodelineación" ha prevalecido sobre otros propuestos como *hidrodemarcación, hidrofragmentación o hidrodelaminación* (véase la sección sobre terminología).

Objetivos

El fin principal de la hidrodelineación es dividir el núcleo varias zonas concéntricas, en especial endonúcleo y epinúcleo, con una o más de los siguientes objetivos específicos en función de la técnica de extracción de la catarata.

1. Facilitar la facoemulsificación dentro del saco capsular. La menor talla del endonúcleo duro así disecado simplifica las subsiguientes maniobras de excavación, división o fractura. El epinúcleo, más blando, puede ser luego aspirado con poco o ningún ultrasonido, o incluso exprimido a través de una incisión pequeña.
2. Crear un cojín de seguridad más grueso, incluyendo tanto el epinúcleo como el córtex, para proteger la cápsula durante las maniobras de nucleofractura y emulsificación. Algunos cirujanos realizan la hidrodelineación sólo cuando la protección capsular es prioritaria, como Paul S. Koch con su técnica de facoemulsificación "en aspiradora", con el bisel hacia abajo.
3. Facilitar la rotación nuclear, si es que no se ha logrado ya con la simple hidrodisección.
4. Ablandar el material nuclear, facilitando la aspiración con una cantidad menor de energía -sea ultrasónica o de otro tipo como láser o pulsos de agua. Este era el objetivo específico de la hidrodelineación repetida para crear una serie de capas nucleares concéntricas, como pretendía el sistema Hydrosonics, un dispositivo de inyección de fluido asistida por ultrasonidos, o algunos de los patrones actuales con láser de femtosegundos.
5. Aislar el endonúcleo para una técnica de extracción manual por incisión pequeña (mini-nuc, bisección, trisección, etc.). El endonúcleo, más pequeño, es más fácilmente movilizado a la cámara anterior para ser luego extraído a través de una incisión relativamente pequeña, con o sin fragmentación manual adicional en la cámara anterior.

Técnicas

La hidrodelineación se lleva a cabo normalmente *después* de la hidrodisección. De otra forma la BSS puede extenderse hacia el córtex, reduciendo la visibilidad de la zona posterior y abriendo espacios intracorticales que tenderán a desviar un ulterior bolo de hidrodisección, apartándolo del plano subcapsular.

La misma cánula de hidrodisección se inserta en el núcleo siguiendo una dirección oblicua hasta encontrar un plano de mayor resistencia que primero tenderá a desviarla un poco hacia fuera y luego a detener su avance (o desplazarse con ella). Un error común es intentar acceder directamente al centro apuntando radialmente. Si orientamos la cánula de forma casi tangencial a la superficie de las hojas nucleares, prácticamente se guiará sola hacia la entrecara endo-epinuclear **(Figura 11)**. Los cirujanos expertos a menudo seleccionan un determinado ángulo de ataque según el tamaño y dureza del endonúcleo que esperan encontrar.

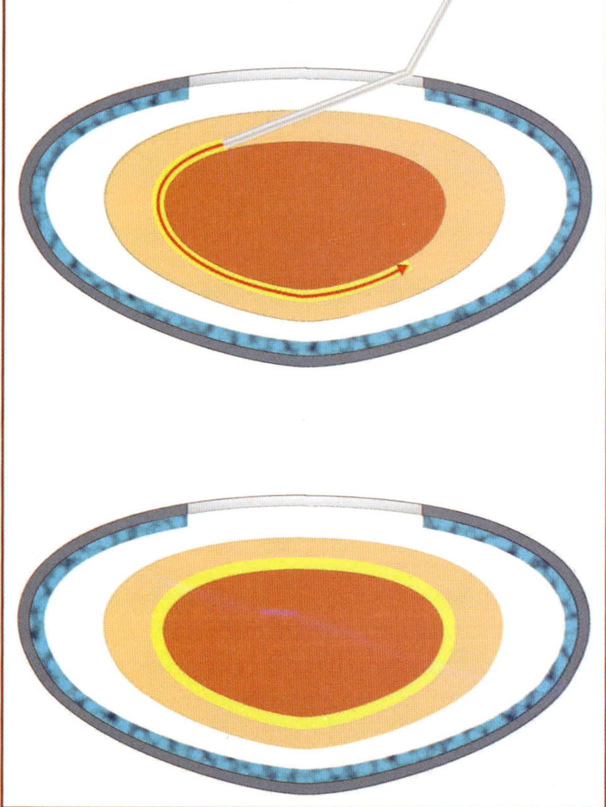

Figura 11. Hidrodelineación. Diagrama que muestra (arriba) la situación correcta de la cánula formando un ángulo oblicuo, lo cual ayuda a encontrar la entrecara endo-epinuclear. Abajo, la formación del anillo de líquido que separa el endonúcleo del epinúcleo mientras éste permanece unido al córtex.

Una vez encontrado el plano, procedemos a la inyección del fluido, normalmente tras una ligera retirada de la cánula para evitar la oclusión de la punta. La inyección debe ser progresiva, aunque a menudo necesita más vigor que la de hidrodisección. La creación del plano de disección entre endonúcleo y epinúcleo se pone de manifiesto por la aparición de un halo o anillo circunferencial. Éste típicamente tiene aspecto dorado sobre el fulgor de fondo –sobre todo si la pigmentación es escasa o hay placas de coroidosis como en los miopes altos-, aunque a veces aparece como un anillo oscuro o una combinación de ambos según los posibles efectos refractivos **(Figura 12)**.

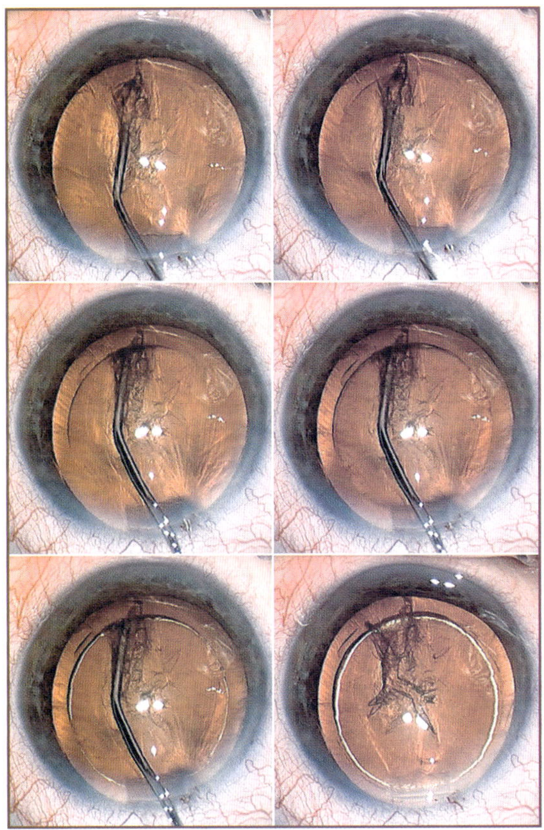

Figura 12. Hidrodelineación. Serie de cuadros de vídeo que muestran la aparición del anillo de hidrodelineación, primero como un arco oscuro en el cuadrante superior izquierdo del núcleo y progresando circunferencialmente, para adquirir al final el típico aspecto dorado – aunque nótese que el anillo oscuro persiste junto al dorado.

En los núcleos relativamente blandos, un solo punto de inyección puede conseguir la formación de un anillo completo o incluso varios anillos concéntricos. En las cataratas moderadas el resultado inicial es a menudo un arco o anillo parcial: se hace necesaria una segunda maniobra en el lado opuesto del núcleo. Como no siempre es posible encontrar el mismo plano, esto hace que se formen varios anillos parciales. En los núcleos más duros el anillo puede no aparecer en absoluto, incluso habiendo logrado crear cierto grado de disección. La rotación del endonúcleo dentro del caparazón epinuclear puede ser una prueba hidrodelineación completa, aunque raramente es necesaria.

La mecánica de la hidrodelineación es probablemente más simple que la de la hidrodisección. Las hojas celulares nucleares, más duras y compactas, ofrecen menos alternativas al flujo, una vez se ha iniciado un plano de separación. Por otra parte, dichas hojas son realmente concéntricas en el núcleo, sin las empalizadas radiales que forman las hileras meridionales del córtex ecuatorial.

Para obtener una descomposición del núcleo en una serie de capas concéntricas, pueden realizarse inyecciones múltiples en diferentes planos, ablandando e hidratando la masa nuclear y por ello reduciendo la cantidad de energía necesaria para su fragmentación hasta el tamaño adecuado para la aspiración.[27]

No está claro si el plano creado por la hidrodelineación (entre endonúcleo y epinúcleo) corresponde a alguna de las principales discontinuidades anatómicas del cristalino: entre los núcleos fetal, juvenil y adulto. Probablemente no tenga porqué ser así y varíe según el tipo y dureza de la catarata, así como la fuerza y dirección con que el cirujano haya clavado la cánula. En las cataratas más blandas el plano se localiza en un nivel profundo, posiblemente cerca de la entrecara entre los núcleos fetal y juvenil. En los más duros, tenderá a situarse entre los núcleos juvenil y adulto. Sin embargo, cataratas de la misma dureza media pueden tener endonucleos de tamaño variable. En cualquier caso, el nivel anatómico preciso de la hidrodelineación difícilmente importará en la técnica quirúrgica, siempre que logre separar la parte que requiere ultrasonidos u otro tipo de fragmentación y la que puede ser aspirada sin más. Constituye una excepción a este respecto la técnica *mini-nuc*,[6] en la que es crucial obtener el endonúcleo de menor diámetro posible para su expresión, entero a través de un túnel relativamente pequeño.

Extracción del núcleo *(Hidroexpresión, Viscoexpresión)*

La aplicación original de la hidrodisección era la de liberar el núcleo en la cirugía extracapsular por incisión amplia, especialmente en casos con el córtex más compacto y/o adherente. Posiblemente el primer instrumento diseñado para inyectar fluido con este fin fuese el asa irrigadora o *vectis*,[64] derivada del asa de Snellen, y que en todo caso requería una capsulotomía amplia.

La introducción de la CCC hizo que la salida del núcleo fuese de hecho más difícil que con las capsulotomías lineales o las estrelladas "en abrelatas". Debido a que el tamaño de la CCC es por lo común menor que el de la masa cristaliniana y dada la resistencia elástica de su borde,[58,59] las maniobras usuales de compresión externa podían llevar a dehiscencias zonulares o incluso a la expresión intracapsular. La inyección de líquido dentro del saco capsular para extraer del mismo al núcleo, la llamada *hidroexpresión*, constituyó un corolario natural de la hidrodisección y pronto fue adoptada por muchos cirujanos en la extracción extracapsular.[1,2,3,4,66] La elevación de la presión hidrostática detrás del núcleo en el saco lo empuja hacia delante mientras rechaza hacia atrás la cápsula posterior. En consecuencia, la posición del saco permanece estable y se minimizan los esfuerzos sobre la zónula.

Sin embargo, a medida que la presión sube dentro del saco, existe cierto riesgo de estallido capsular. Se ha demostrado en ojos de cadáver que la CCC presenta una muy notable capacidad de distensión elástica,[67] y que el aumento de presión durante la hidroexpresión del núcleo a través de una CCC de 5,5 mm de diámetro no superaba los 12 mm Hg, mientras que la cápsula posterior fue capaz de soportar presiones de unos 60 mm Hg sin romperse.[68] Debe tenerse presente que, para un determinado volumen y tiempo de inyección, el aumento de la presión será mayor cuanto menor la CCC o cuanto mayor sea el núcleo. El riesgo de ruptura puede reducirse empleando un fluido pseudoplástico como un DVO en lugar de la incompresible BSS, según la técnica denominada *viscoexpresión*.[69]

Técnicas

Leif Corydon y colaboradores desarrollaron una técnica de extracción nuclear a través de una CCC, la cual combina hidrodisección y viscoexpresión.[70] Por medio de una cánula recurrente de diseño particular (un tipo en "J" modificado), se inyecta primero BSS bajo la cápsula en el sector superior del cristalino, creando una onda de hidrodisección que el cirujano detiene cuando alcanza medio camino por detrás del núcleo. La misma cánula se usa a continuación para inyectar un DVO en el mismo lugar, empujando hacia adelante la mitad superior del núcleo hasta que el polo superior del mismo se sale fuera de la CCC. La mitad inferior de las masas, a donde no ha llegado la disección, tienen el papel crucial de *actuar como bisagra* que ayuda a bascular el núcleo. Sólo entonces, la cánula y cierta cantidad adicional de DVO se usan para separar el núcleo de la cápsula en la mitad inferior, liberando las adherencias residuales. Finalmente, el mismo instrumento puede ser rotado hacia adelante y usarlo como un gancho para extraer el núcleo **(Figura 13)**. Destinada originalmente para la cirugía extracapsular por incisión amplia, esta técnica se propone todavía como alternativa a la facoemulsificación en las cataratas extremadamente brunescentes.[62]

Realizar una hidrodelineación antes de la expresión nuclear también fue aplicado a la extracción extracapsular "planeada" desde los primeros años '90.[71,72] El endonúcleo de menor tamaño así obtenido permite la expresión manual a través de una incisión o túnel escleral más pequeños, y combinada con hidroexpresión o viscoexpresión constituye la base para la técnica *mini-nuc*.[6,44] El endonúcleo aislado y luxado a la cámara anterior puede también ser dividido en fragmentos para su extracción manual a través de incisiones tan pequeñas como la habitual de la facoemulsificación, con técnicas como la de *multifragmentación*, de Gutiérrez-Carmona.[73]

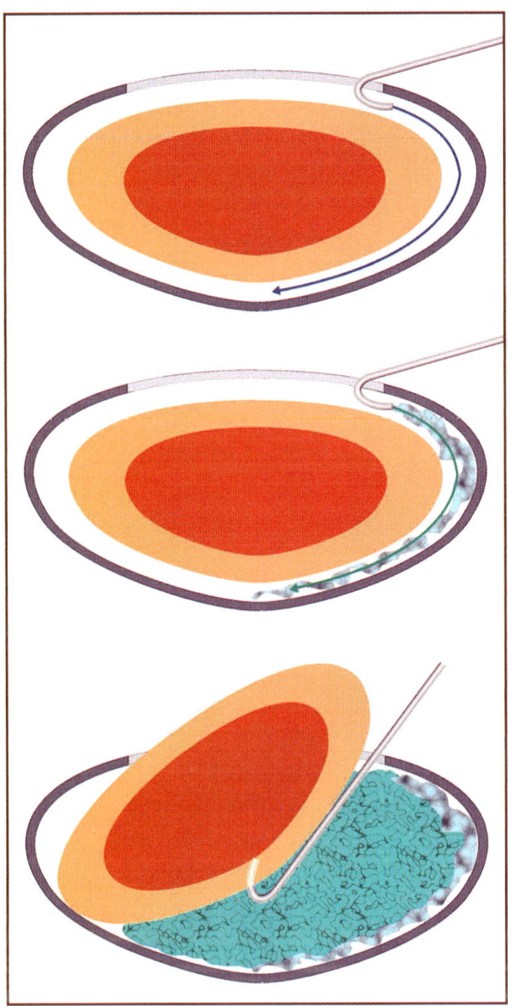

Figura 13. Viscoexpresión (técnica de Corydon [70]). Diagrama que muestra (arriba) la maniobra inicial de hidrodisección parcial con la cánula recurrente. Es importante que la onda de la BSS no rebase la línea media horizontal del cristalino. La subsiguiente inyección de DVO (centro) rellenará el espacio antes disecado e hidratado; dado que la mitad inferior sigue adherida, actuará como bisagra favoreciendo la elevación, bajo la acción del DVO, del polo superior del cristalino. Una vez se consigue la salida de éste fuera de la CCC (abajo), un poco más DVO y girando la cánula para usarla como gancho permite una fácil extracción, incluso del núcleo más duro.

Situaciones Especiales

Las maniobras hasta ahora descritas se refieren ante todo a la cirugía reglada de las cataratas más habituales, con un grado de dificultad medio, e incluso en éstas puede haber casi tantas variantes de las técnicas como cirujanos. Cuando la dificultad aumenta, será preciso hacer modificaciones o tomar precauciones especiales. El manejo de estas situaciones es difícil de estandarizar y, obviamente, todo cirujano debe aprender a juzgar cuándo es preferible no insistir en cualquier maniobra que pueda causar más problemas que ventajas. Sin embargo, existen algunos aspectos comunes que es posible comentar.

Cataratas Brunescentes

A medida que las cataratas se hacen más densas y su color se oscurece, la onda de hidrodisección se hace menos visible. No obstante, la maniobra en sí no tiene porqué ser más difícil ya que, al escasear el córtex, el material nuclear duro forzará al fluido a permanecer en un plano superficial, facilitando de hecho la disección subcapsular. Otra cuestión es el aumento del riesgo de bloqueo y estallido capsular: un núcleo grande y duro obstruirá más fácilmente la salida del líquido a través de la CCC, sobre todo si es pequeña. Por ello la inyección debe realizarse con cautela, progresivamente, a través de múltiples puntos, o bien esperando hasta haber fracturado el núcleo y sea así más fácil la descompresión del saco.[74]

El las cataratas muy avanzadas, especialmente si la zónula es débil, la rotación nuclear puede no ser posible. Así ocurrió en casi la mitad de los casos en un estudio realizado en la India, lo cual fue atribuido a "adhesiones córtico-capsulares". Aunque casi siempre se localizaban en el ecuador, en más de la mitad de los ojos el cirujano las notó también en las regiones anterior o posterior.[75] Ya que el epitelio del cristalino se interpone normalmente entre el córtex anterior y la cápsula y no hay uniones celulares entre ambas capas, tales adhesiones podrían deberse a metaplasia fibrosa del epitelio dando lugar a fibrosis subcapsular en esas cataratas.

Por otra parte, un adecuado plano de hidrodelineación será difícil de obtener cuando el núcleo es tan duro que virtualmente no existe epinúcleo. En tal situación puede ser preferible evitar la hidrodelineación; incluso si se logra un anillo de demarcación, el epinúcleo puede ser demasiado rígido para movilizarlo o aspirarlo y su remoción convertirse en más laboriosa que si lo hubiésemos dejado integrado con el núcleo central.

Cataratas Maduras Blancas

Una catarata se percibe como "blanca" cuando todo el córtex se ha vuelto opaco, de forma que la palidez de su materia impide ver no sólo el fulgor rojo del fondo sino el color (posiblemente oscuro) del núcleo. La consistencia de este material cortical puede ser inicialmente similar al de una catarata moderada, pero sufre progresivamente una licuefacción que lleva a los tipos intumescente o incluso Morgagniano de cataratas. En tales casos la hidrodisección es innecesaria ya que el núcleo se hallará ya libre de adherencias a la cápsula, aunque puedan quedar algunas fibras corticales "sólidas".

Algunas cataratas maduras dejadas a su evolución pueden pasar de la intumescencia a la deshidratación, alcanzado el grado de *hipermaduras*. Suelen asociarse a fibrosis subcapsular en forma de bandas o placas, con pliegues en la cápsula. El córtex previamente licuado se condensa de nuevo para formar una pasta compacta, a veces muy adherente a la cápsula. En este estadio, la hidrodisección se hace difícil pero no menos necesaria; de nuevo es recomendable proceder sin prisas, hidratando este material poco a poco y en múltiples sectores alrededor de la capsulotomía.

Pupila Estrecha

La dificultad que plantean las pupilas poco dilatadas se relaciona con la falta de visualización de las maniobras, y especialmente con la tendencia a crear una CCC de pequeño diámetro. Tanto la hidrodisección como la hidrodelineación podrán proceder de la forma usual, incluso si no podemos verlas fácilmente, aunque con la prudencia recomendable en toda situación de mayor dificultad. Podemos tener que insistir en diferentes cuadrantes hasta que momentáneamente se vislumbra la progresión de la onda, y a menudo sólo una parte del anillo dorado será visible.

El mayor riesgo estriba, de nuevo, en la ruptura capsular por bloqueo de la CCC y distensión excesiva o por maniobras incorrectas al introducir la cánula en la zona invisible tras el iris. Para evitar esta dificultad pueden aplicarse toda la serie de técnicas de midriasis intraoperatoria, desde el uso de fármacos o DVO hasta las maniobras con ganchos o dispositivos anulares. En tal caso, es probable que ya las hayamos aplicado para la CCC y, si no han sido necesarias para realizarla, en general las hidromaniobras tampoco las requerirán.

Conclusión: Hidromaniobras y Prevención de la Opacificación de la Cápsula Posterior

La hidrodisección, junto con la hidrodelineación, representa indudablemente uno de los avances sustanciales en la técnica operatoria moderna de la catarata. De cara a las técnicas de aspiración mecanizada, especialmente la facoemulsificación pero también las que emplean energías alternativas a los ultrasonidos, hacen más fáciles y seguras las maniobras dentro del saco capsular. En especial la hidrodisección subcapsular *(cortical cleaving)* posiblemente evite una parte no desdeñable de rupturas capsulares, haciendo posible la aspiración del epinúcleo-córtex como una sola pieza y con el mismo instrumento. Ambas hidromaniobras se encuentran asimismo entre los requerimientos básicos para la mayoría de las técnicas de facofragmentación manual y extracción por incisiones medianas o pequeñas, junto con la hidro- y/o viscoexpresión.

Una remoción completa del córtex, claramente facilitado por la hidrodisección, ha sido postulada como requisito para la prevención quirúrgica de la opacificación capsular posterior. Sin embargo, un estudio post mortem de 3320 ojos no halló prácticamente ningún cambio en el grado de formación de anillo de Sömmering entre los operados desde los primeros '80 hasta los últimos años del siglo pasado.[76] Estoy convencido de que se trata en todo caso de la *remoción de las células del epitelio cristaliniano* y no de las fibras corticales lo que permitiría la prevención, no sólo de la opacificación capsular, sino de otros problemas postoperatorios como el "síndrome" de retracción capsular *(capsulofimosis)* y algunas formas de descentramiento de los implantes.

La población celular epitelial que normalmente muestra actividad mitótica se localiza en la denominada *zona germinativa* pre-ecuatorial y representa sólo un 10 a 30% del total del epitelio cristaliniano. Sin embargo, esta proporción aumenta con la edad hasta un 45%.[12] Por otra parte, esto no excluye que las células de la zona (relativamente) central, normalmente inactivas en el cristalino intacto, puedan ser inducidas a la proliferación por los cambios tras la cirugía de la catarata. Se ha demostrado la capacidad mitótica de dichas células en respuesta a diversos estímulos.[25] Parece poco probable que tal capacidad se dé entre las fibras corticales, especialmente si han perdido su núcleo. La presencia de restos corticales posiblemente abocados a autolisis podría inducir cierta reacción inflamatoria, posible factor en la opacificación capsular. Sin embargo, estudios de biología celular sugieren que la proliferación postoperatoria del epitelio y en especial su diferenciación en fibras -en un intento de regenerar el cristalino-, uno de los procesos que más contribuyen a la opacificación, es consecuencia de la pérdida de la inhibición por contacto ejercida por las propias fibras corticales en el cristalino intacto.[77] Según este concepto, dejar parte del córtex -además del epitelio- daría lugar a menos opacificación capsular (!).

El epitelio bajo la cápsula anterior y hasta el ecuador puede ser retirado por aspiración-raspado con una simple cánula de boquilla lateral pequeña (0,3 mm). Empleando el método de I/A bimanual con dos paracentesis enfrentadas, es fácil alcanzar la totalidad de la periferia del saco. Los principales factores limitantes de esta maniobra son la visualización –el tamaño pupilar y la calidad de la iluminación coaxial del microscopio- y la presencia de debilidad zonular. Dado que la remoción del epitelio sólo puede empezar una vez hemos limpiado de fibras corticales el saco capsular, se hace poco relevante la discusión de si todo el córtex puede ser aspirado con la punta del "faco": en todo caso nos quedará todavía el epitelio.

Referencias

1. Thurmond JA. A simple method of nucleus removal during extracapsular surgery. J Am Intraocul Implant Soc 1981; 7:376-377.
2. Blumenthal M. Posterior chamber lens implant technique evolution. En: Rosen ES, Haining WM, Arnott EJ, eds, *Intraocular Lens Implantation*. St Louis, Mosby, 1984, p.529.
3. Faust KJ. Hydrodissection of soft nuclei. Am Intra-Ocul Implant Soc J 1984; 10:75-77.
4. Blumenthal M, Assia E, Neumann D. Lens anatomical principles and their technical implications in cataract surgery: II. The lens nucleus. J Cataract Refract Surg 1991; 17:211-217.
5. Anis AY. Understanding hydrodelineation: the term and related procedures. Ocul Surg News 1991; 9(20):134-137.
6. Blumenthal M, Ashkenazi I, Assia E, Cahane M. Small-incision manual extracapsular cataract extraction using selective hydrodissection. Ophthalmic Surg 1992; 23:699-701.
7. Coulombre J, Coulombre AJ. Lens development: IV. Size, shape and orientation. Invest Ophthalmol 1969; 8:251-257.
8. Hirsch N, Grainger RM. Induction of the lens. Results Probl Cell Differ 2000; 31:51-68.
9. McAvoy JW, Chamberlain CG, de Jongh RU, Hales AM, Lovicu FJ. Lens development. Eye 1999; 13:425-437.
10. Taylor VL, Al-Ghoul KJ, Lane CW, Davis VA, Kuszak JR, Costello MJ. Morphology of the normal human lens. Invest Ophthalmol Vis Sci 1996; 37:1396-1410.
11. Shestopalov VI, Bassnett S. Three dimensional organization of primary lens fiber cells. Invest Ophthalmol Vis Sci 2000; 41:859-863.
12. Kuszak JR, Costello MJ. Embryology and anatomy of Human Lenses. En: Tasman W, Jaeger EA, eds, *Duane's Ophthalmology on CD-ROM,* 2005 ed, vol 1, ch 71a. Philadelphia, Lippincott Williams & Wilkins.
13. Kuszak JR, Peterson KL, Sivak JG, Herbert KL The interrelationship of lens anatomy and optical quality. II. Primate lenses. Exp Eye Res 1994; 59:521-535.
14. Parmigiani CM, McAvoy JW. A morphometric analysis of the development of the rat lens capsule. Curr Eye Res 1989; 8:1271-1277.
15. Fincham EF. The mechanism of accommodation. Br J Ophthalmol 1937; (suppl 8):5-80.
16. Fisher RF, Pettet BE. The postnatal growth of the capsule of the human crystalline lens. J Anat 1972; 112:207-214.
17. Barraquer RI, Michael R, Abreu R, Lamarca J, Tresserra F. Human lens capsule thickness as a function of age and location along the sagittal lens perimeter. Invest Ophthalmol Vis Sci 2006; 47:2053-2060.
18. Zampighi GA, Eskandari S, Kreman M. Epithelial organization of the mammalian lens. Exp Eye Res 2000; 71:415-435.
19. Kuszak JR, Novak LA, Brown HG. An ultrastructural analysis of the epithelial-fiber interface (EFI) in primate lenses. Exp Eye Res 1995; 61:579-597.
20. Fotiadis D, Hasler L, Muller DJ, Strahlberg H, Kistler J, Engel A. Surface tongue-and-groove contours on lens MIP facilitate cell-to-cell adherence. J Mol Biol 2000; 300:779-789.
21. Lo WK, Harding CV. Structure and distribution of gap junctions in lens epithelium and fiber cells. Cell Tiss Res 1986; 244:253-263.

22. Kuszak JR, Macsai MS, Bloom KJ, Rae JL, Weinstein RS. Cell-to-cell fusion of lens fiber cells in situ: correlative light, scanning electron microscopic, and freeze-fracture studies. J Ultrastruct Res 1985; 93:144-160.
23. Dickson DH, Crock GW. Interlocking patterns on primate lens fibers. Invest Ophthalmol 1972; 11:809-815.
24. Cohen AI. The electron microscopy of the normal human lens. Invest Ophthalmol 1965; 4:433-446.
25. Kleiman NJ, Worgul BV. Lens. En: Tasman W, Jaeger EA, eds, *Duane's Ophthalmology on CD-ROM,* edición 2005, Foundation vol 1, ch 15. Philadelphia, Lippincott Williams & Wilkins. Fig. 30
26. Al-Ghoul KJ, Nordgren RK, Kuszak AJ, Freel CD, Costello MJ, Kuszak JR. Structural evidence of nuclear fiber compaction as a function of aging and cataractogenesis. Exp Eye Res 2001; 72:199-214.
27. Klaas DW. [Aquadissectio alia post aliam. A helpful technique in the fractionated preparation of the lens nucleus in extracapsular cataract extraction]. Fortschr Ophthalmol 1990; 87:425-428. (en alemán).
28. Hischman H. Loosening the nucleus without disinsertion or rupture. Ocul Surg News 1985; 3(21):4.
29. Fine I. Cortical cleaving hydrodissection. J Cataract Refract Surg 1992; 18:508–512.
30. Gimbel HV. Evolving techniques of cataract surgery: continuous curvilinear capsulorhexis, down-slope sculpting and nucleofractis. Semin Ophthalmol 1992; 7(4):193-207.
31. Maloney WF, Dillman DM. A comprehensive approach to phacoemulsification from beginning to advanced techniques. Ophthalmol Clin North Am 1991; 4(2):221-234.
32. Anis AY. New technique uses hydrofragmentation. Ocul Surg News 1988; 6(1):21,36.
33. Maloney WF. Hydrodelineation: the most recent advance in small-incision cataract surgery. Ocul Surg News 1992; 10(suppl 20).
34. Eisner G. *Cirugía del ojo. Introducción a la técnica operatoria.* Buenos Aires, Editorial Médica Panamericana, 1984.
35. Tan JH, Burton RL. Does preservative-free lignocaine 1% for hydrodissection reduce pain during phacoemulsification? J Cataract Refract Surg 2001; 27:11-12.
36. Apple DJ, Solomon KD, Tetz MR, Assia EI, Holland EY, Legler UF, Tsai JC, Castaneda VE, Hoggatt JP, Kostick AM. Posterior capsule opacification. Surv Ophthalmol 1992; 37:73-116.
37. Barraquer RI, Barraquer J. Aspiración endocapsular y relleno del cristalino en humanos: bases para la cirugía de la catarata restaurando la acomodación. An Inst Barraquer (Barc) 1995; 25:131-141.
38. Pandey SK, Werner L, Vasavada AR, Apple DJ. Induction of cataracts of varying degrees of hardness in human eyes obtained postmortem for cataract surgeon training. Am J Ophthalmol 2000; 129:557-558.
39. Liesegang, TJ. Viscoelastic substances in ophthalmology. Surv Ophthalmol 1990; 34:268-293.
40. Barraquer RI, Lamarca J, Barraquer J. Eligiendo el mejor viscoelástico. En: Alió J, ed, *Buscando la Excelencia en Cirugía de la Catarata.* 2006 (en prensa).
41. Hoopes PC. Sodium hyaluronate (Healon) in anterior segment surgery: a review and a new use in extracapsular surgery. J Am Intraocul Implant Soc 1982; 8:148-154.
42. Blaydes JE, Fritz KJ, Fogle JA. New techniques of viscosurgery with phacoemulsification. Am intra-Ocul Implant Soc J 1985; 11:395-397.
43. DeLuise VP. Viscodissection as an adjunct to phacoemulsification. Ophthalmic Surg 1988; 19:682.
44. Assia EI, Blumenthal M, Apple DJ. Hydrodissection and viscoextraction of the nucleus in planned extracapsular cataract extraction. Eur J Implant Refract Surg 1992; 4:3-7.
45. Bellucci R, Morselli S, Pucci V, Bonomi L. Nucleus viscoexpression compared with other techniques of nucleus removal in extracapsular cataract extraction with capsulorhexis. Ophthalmic Surg 1994; 25:432-437.
46. Assia EI, Yehezkel M, Ezov N, Treister G, Blumenthal M. Experimental studies on viscofluids for intraocular surgery. J Cataract Refract Surg 1998; 24:78-83.
47. Strampelli B. Operazioni endooculari colla camera anteriore permanentemente piena di aria. Rivista Ospedaliera (Roma) 1957; 11/12(Dec).
48. Gimbel HV. Hydrodissection and hydrodeineation. Int Ophthalmol Clin 1994; 34:73-90.
49. Simcoe CW. Irrigating spatula for nucleus separation. J Am Intraocul Implant Soc 1981; 7:172.
50. Spancer MH. Nucleus removal in planned extracapsular cataract extraction: a new instrument. Ophthalmology 1986; 93:80-81.
51. Allarakhia L, Pearce JL. A new cannula for nucleus hydrodissection. Ophthalmic Surg 1989; 20:296-297.
52. Nishi O, Nishi K. Irrigating capsular retractor for posterior nucleus hydrodissection. Ohthalmic surg 1990; 21:196-198.

53. Rycroft BW. Special instruments. En: Rycroft BW et al, eds, Corneal Grafts. London, Butterwoths, 1955.
54. Chang DF. Hydrodissection – pearls and pitfalls. En: Agarwal S et al, eds, *Phako, Phakonit, & Laser Phaco: A Quest for the Best.* Panama, Highlights of Ophthalmology Int'l, 2002. pp.77-81.
55. Peng Q, Apple DJ, Visessook N, Werner L, Pandey SK, Escober-Gomez M, Schoderbeck R, Guindi A. Surgical prevention of posterior capsule opacification. Part 2: Enhancement of cortical cleanup by focusing on hydrodissection. J Cataract Refract Surg 2000; 26:188-197.
56. Vasavada AR, Singh R, Apple DJ, Trivedi RH, Pandey SK, Werner L. Effect of hydrodissection on intraoperative performance: randomized study. J Cataract Refract Surg 2002; 29:1623-1628.
57. Vasavada AR, Trivedi RH, Apple DJ, Ram J, Werner L. Randomized, clinical trial of multiquadrant hydrodissection in pediatric cataract surgery. Am J Ophthalmol 2003; 135:84-88.
58. Assia E, Apple D, Barden A, Tsai JC, Castaneda VE, Hoggatt JS. An experimental study comparing various anterior capsulotomy techniques. Arch Ophthalmol 1991; 109:642-647.
59. Krag S, Thim K, Corydon L, Kyster B. Biomechanical aspects of the anterior capsulotomy. J Cataract Refract Surg 1994; 20:410-416.
60. Sethi HS, Bhartiya P, Kumar H, Sharma N. Tearing of intact capsulorhexis during hydrodissection by poorly polished hydrodissection cannula. J Cataract Refract Surg 2002; 28:1492-1494.
61. Yip CC, Au Eong KG, Yong VS. Intraoperative capsular block syndrome masquerading as expulsive hemorrhage. Eur J Ophthalmol 2002; 12:333-335.
62. Koch PS. *Simplifying phacoemulsification. Safe and efficient methods for cataract surgery.* 5th ed. Thorofare, Slack Inc., 1997.
63. Brint SF, Blaydes JE, Bloomberg L, Crozafon P, Fine IH, Kraff MC, Filippelli J, Hoffman J. Initial experience with the hydrosonics instrument to soften cataracts before phacoemulsification. J Cataract Refract Surg 1992; 18:130-135.
64. Knolle GE. The Knolle-Pearce irrigating loop. J Am Intraocul Implant Soc 1979; 5:353-355.
65. Allmallah OF. Capsulorhexis complications with planned extracapsular cataract surgery. J Cataract Refract Surg 1989; 15:232-233.
66. Drews RC. Hydrodissection of the lens at surgery. Dev Ophthalmol 1987; 14:152-154.
67. Thim K, Krag S, Corydon L. Stretching capacity of capsulorhexis and nucleus delivery. J Cataract Refract Surg 1991; 17:27-31.
68. Krag S, Thim K, Corydon L. Strength of the lens capsule during hydroexpression of the nucleus. J Cataract Refract Surg 1993; 19:205-208.
69. Corydon L, Thim K. Continuous circular capsulorhexis and nucleus delivery in planned extracapsular cataract extraction. J Cataract Refract Surg 1991; 17:628-632.
70. Thim K, Krag S, Corydon L. Hydroexpression and viscoexpression of the nucleus through a continuous circular capsulorhexis. J Cataract Refract Surg 1993; 19:209-212.
71. Koch DD, Liu JF. Multilamellar hydrodissection in phacoemulsification and planned extracapsular surgery. J Cataract Refract Surg 1990; 16:559-562.
72. Hansen TF. Hydrodissection allows planned extracapsular through capsulorhexis anterior capsulotomy. Ocul Surg News 1991; 9(4):46-47.
73. Gutierrez-Carmona, FJ. Manual multifragmentation technique. En: Gutierrez-Carmona FJ, ed, *Phaco Whitout the Phaco. ECCE and Manual Small-Incision Techniques for Cataract Surgery.* New Delhi, Jaypee Brothers Mediacl Publishers, 2005:278-289.
74. Cremona G, Carrasco MA. Hydrodissection after nucleus fracture. J Cataract Refract Surg 2000; 26:1714-1716.
75. Vasavada AR, Goyal D, Shastri L, Singh R. Corticocapsular adhesions and their effect during cataract surgery. J Cataract Refract Surg 2003; 29:309-314.
76. Apple DJ, Peng Q, Visessook N, Werner L, Pandey SK, Escobar-Gomez M, Ram J, Whiteside SB, Schoderbeck R, Ready EL, Guindi A. Surgical prevention of posterior capsule opacification. Part 1: Progress in eliminating this complication of cataract surgery. J Cataract Refract Surg 2000; 26:180-187.
77. Marcantonio JM, Vrensen GF. Cell biology of posterior capsular opacification. Eye 1999; 13:484-488.

49

Núcleo Mole

Dra. Leila Gouvêa,
Dra. Larissa Gouvêa

Introdução

À medida que somos procurados cada vez mais cedo pelo paciente portador de catarata, aumenta a nossa responsabilidade em oferecer-lhe um resultado visual cada vez mais acurado. Sabemos que operar catarata não significa tão somente remover um cristalino com algum grau de opacidade, mas sobretudo oferecer ao paciente a melhor qualidade de visão que seja compatível com seu estilo de vida.

A catarata senil inicial de consitência mole, aparentemente de fácil remoção, exige muita habilidade do cirurgião. Nesta fase inicial, a baixa visual é pequena, causada por pequenas opacidades e vacúolos cristalinianos provocando halos e *glare*. Alem disso, atualmente, outra indicação cirúrgica está se tornando cada vez mais frequente: a extração do critalino transparente com finalidade refrativa. Isto aumenta cada vez mais a responsabilidade do cirurgião em obter o resultado visual desejado pelo paciente.

Outros tipos de catarata com núcleo mole como as traumáticas, polares e congênitas apresentam particularidades em cada caso, que estão descritos em capítulos específicos.

Pré-Operatório

O exame oftalmológico completo é obrigatório em qualquer tipo de catarata. Porém, nos casos de catarata mole, situação em que a visão do paciente ainda é muito boa, a biometria tem um papel fundamental. O cálculo da lente intra-ocular é, sem dúvida, o item mais importante nesse universo multifatorial para se chegar ao resultado desejado.

A biometria de coerência óptica (IOL Master e Lenstar) praticamente substituiu a biometia ultrassônica nos dias atuais, muito embora esta ainda seja utilizada nos casos de cataratas muito densas. O estudo das aberrações oculares tem papel fundamental na escolha da lente intra ocular. Assim, aparelhos como Pentacam, I-trace ou Orbscan são de fundamental importância no estudo dessas aberações e decisivos no momento da definição da lente e na correção do astigmatismo corneano.

Técnica Cirúrgica

Em geral, a emulsificação de um núcleo mole **(Figura 1)** é simples e rápida nas mãos de cirurgiões experientes. Combinar a hidrodissecção com com a hidrodelineação para separar o núcleo do epinúcleo facilita em muito a execução de diferentes técnicas de facoemulsificação.

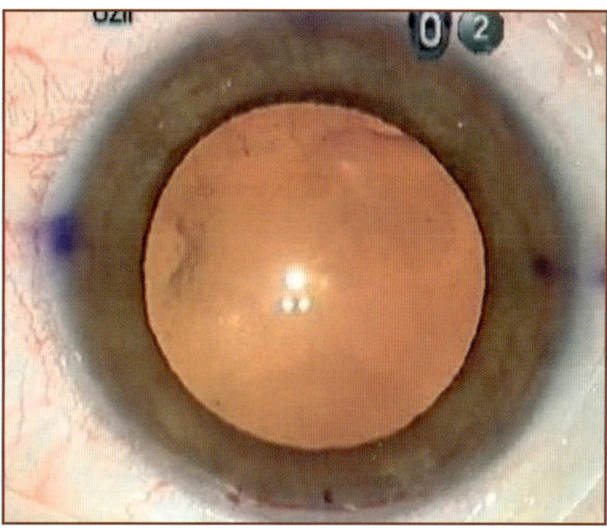

Figura 1. Núcleo mole

A menos que tenhamos que posicionar a incisão no eixo mais curvo, no intuito de corrigir astigmatismos corneanos, realizamos a incisão temporal superior no olho direito e nasal superior no olho esquerdo, de 2,2mm em córnea clara, com bisturi de metal **(Figura 2)** e com sulco prévio.

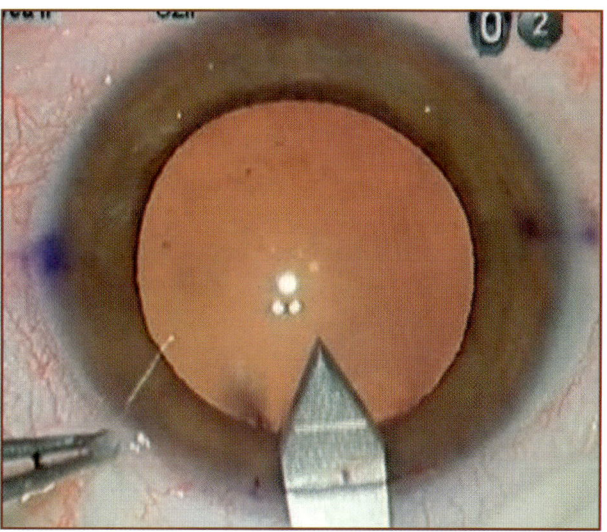

Figura 2. Incisão corneana.

Com a técnica *soft shell* que é a combinação dos viscoelásticos dispersivo e coesivo, realizamos a capsulorrexe com pinça de Utrata **(Figuras 3 e 4)**. A câmara anterior deve estar cheia de viscoelástico de modo que a cápsula anterior seja empurrada para baixo facilitando a confecção da capsulorrexe cirucular e contínua.

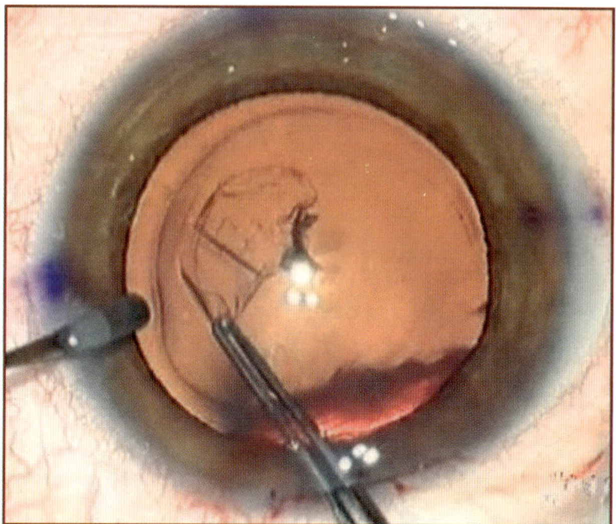

Figura 3. Capsulorrexe com pinçã de Utrata.

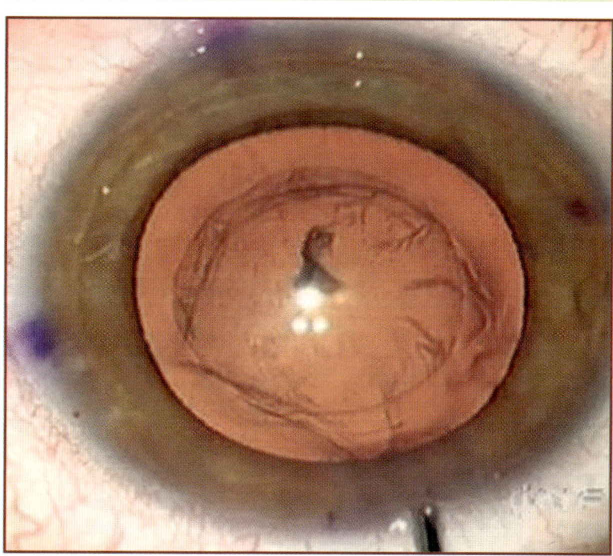

Figura 4. Capsulorrexe concluida.

Feita a capsulorrexe, o momento cirúrgico mais imporante na abordagem do núcleo mole é a hidrodissecção seguida da hidrodelineação, separação entre o núcleo e o epinúcleo. Tanto para a hidrossecção quanto para a hidrodelineação utilizamos entre 1,5 a 2,0ml de solução salina balanceada em seringa de 5,0ml. Introduzimos a cânula sob a borda da capsulorrexe, movimentando-a lateralmente e, logo após, injetamos a solução até que se observe a onda líquida sob o núcleo **(Figura 5)**. Em seguida injetamos o BSS entre o núcleo e o epinúcleo para separá-los, momento em que surge o golden ring, sinal da separação entre as duas porções do cristalino **(Figura 6)**.

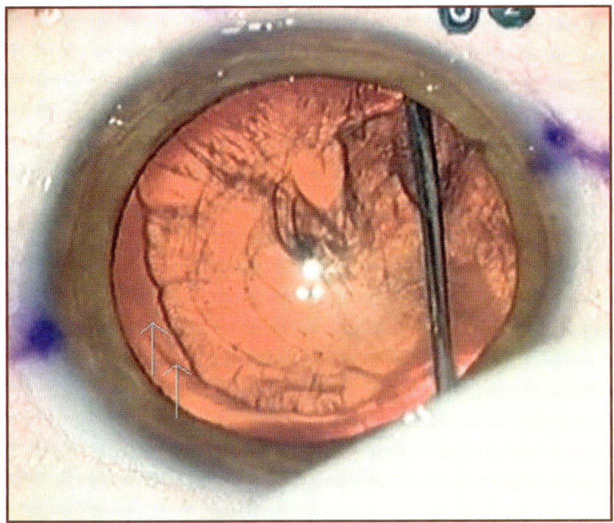

Figura 5. Hidrodissecção. Observar onda líquida (setas).

Somente após a liberação do núcleo podemos então proceder a emulsificação. Este pode ser esculpido, quebrado ou emulsificado diretamente.

Várias técnicas podem ser usadas para núcleo mole. Quando optamos por esculpir o núcleo, devemos ser cuidadosos e delicados na manobra de rotação porque nesses casos facilmente se depara com a "panela nuclear", que nada mais é que falta de integridade dos quadrantes destruidos no momento da rotação. Quando optamos por quebrar o núcleo com a técnica *Phaco Chop* é importante que os parâmetros sejam diminuídos e a exposição da ponteira seja mínima, para que sirva de obstáculo à aspiração inadvertida do núcleo, oferecendo risco à integridade da cápsula posterior. Esta técnica é de dificil execução em núcleos moles.

O mais importante na emulsificação do núcleo mole por qualquer que seja a técnica escolhida é tratar o núcleo separado do epinúcleo, que deve ser aspirado por inteiro no final. A nossa técnica é emulsificar o núcleo central **(Figura 7)** e em seguida aspirar o epinúcleo **(Figuras 8 e 9)**.

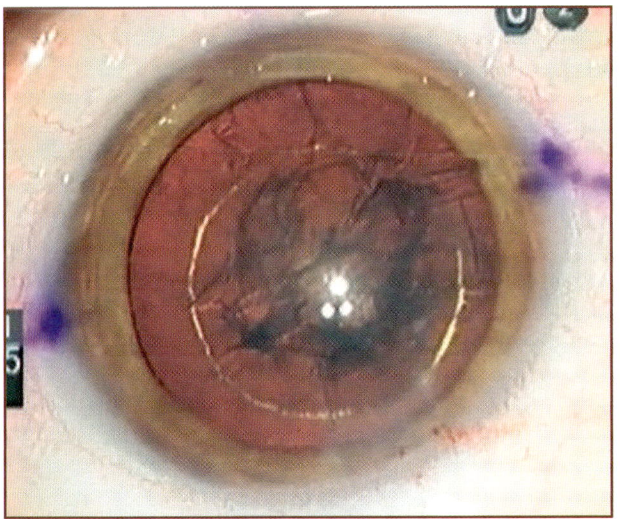

Figura 6. Golden ring.

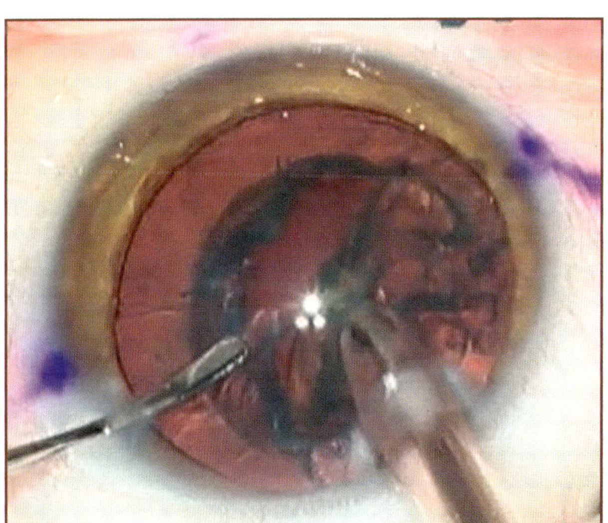

Figura 7. Emulsificação do núcleo central.

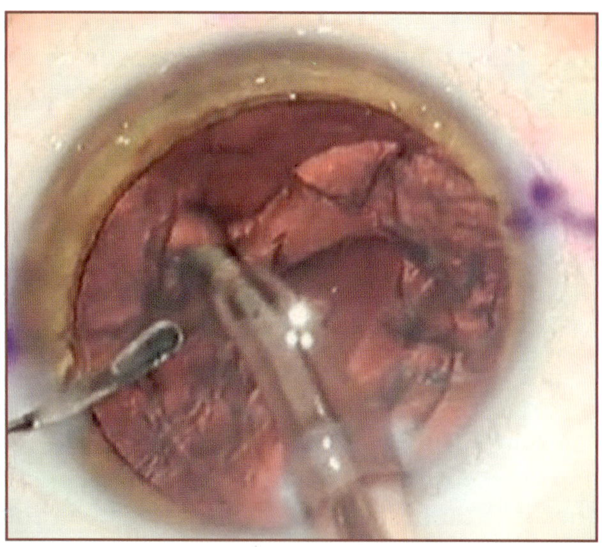

Figura 8. Aspiração do epinúcleo.

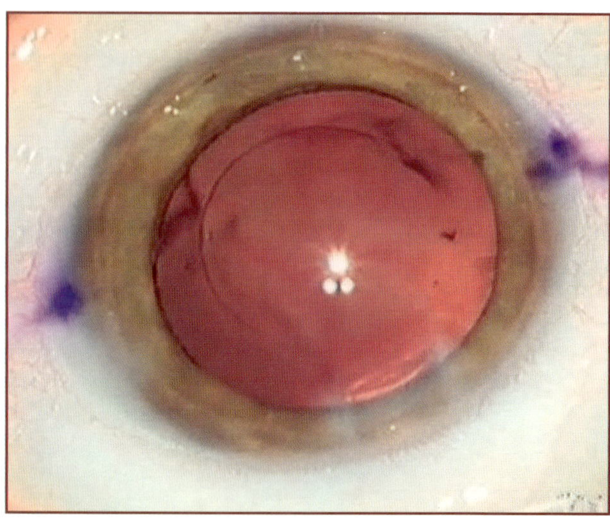

Figura 10. Aspecto finalapós a aspiração das massas cort cais.

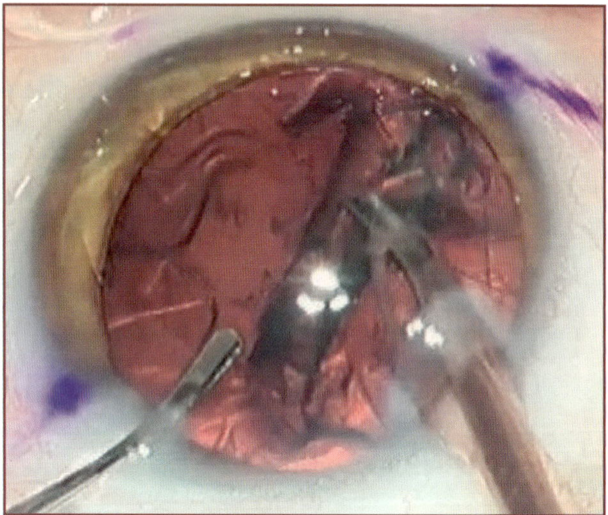

Figura 9. Aspiração do epinúcleo.

Após aspiração dos restos corticais **(Figura 10)**, segue o implante da LIO exatamente com os mesmos princípios de qualquer outro tipo de catarata.

Outras técnicas para núcleo mole estão descritos na literatura, Hydro chop, Choo Choo Chop, Visco dissecção, etc.

A extração do cristalino transparente para correção da presbiopia tem sido cada vez mais frequente com a cirurgia de catarata através de laser de Femtossegundo.

Vale ressaltar que nos casos de núcleo mole, situação em que a visão pré-operatória do paciente na maioria das vezes é muito boa, há um compromisso maior com o resultado visual e, portanto, exige muita habilidade e responsabilidade do cirugião.

Referências Bibliograficas

Arshinoff SA. Dispersive-cohesive viscoelastic soft shell technique. J Cataract Refract Surg. 1999;25:167-173.

Fine IH, Packer M, Hoffman RS. Use of power modulations in phacemulsification. Choo-Choo Chop and flip phacemulsification. J Cataract Refrac Surg; 27(2):188-97.

Rosa Braga-Mele, Baseer UK. Hydro Chop technique for soft lenses. J Cataract Refrac Surg 2006;32:18-2.

50

Phaco Prechop

Dr. Paulo Fadel

Introdução

Phaco Prechop é uma técnica de fratura do núcleo do cristalino que é realizada com a câmara anterior cheia de substância viscoelástica antes de ser realizada a facoemulsificação. Utilizando esta técnica, o cirurgião pode dividir o núcleo sem esculpir ou fazer sulcos, o que facilita a facoemulsificação de forma significativa. Esta técnica foi desenvolvida pelo Dr. Takayuki Akahoshi em 1993. Muitos cirurgiões hesitam em usar esta técnica com medo de romper a cápsula posterior ou a zônula ciliar. Para adquirir habilidade necessária para realizá-la é necessário utilizar instrumental específico para que a mesma seja reproduzível. Perguntas como: Que prechopper devo usar?; E em que direção e profundidade devo colocá-lo?, São freqüentes para aqueles que se iniciam na técnica. Com instrumental adequado, utilizando-se um único prechopper, a grande maioria das cataratas pode ser removida de forma fácil e segura.

Algumas variações da técnica (karate prechop) pode ser usada para tratar núcleos moles com zônula ciliar intacta. A maioria das cataratas que tratamos hoje apresentam núcleos grau 1+ e 2+ (+/- 70%). Núcleos duros (3+ e 4+) também podem ser fraturados, porém o cristalino deve ser ancorado com um segundo instrumento durante a introdução do prechopper. Esta é uma variação técnica chamada counter prechop, que é realizada com o Universal Prechopper (AE-4282, ASICO) e com o Nucleus Manipulator (AE-2530, ASICO). Nos casos em que há comprometimento da zônula ciliar, pseudoexfoliação, trauma, pós cirurgia vitreoretiniana ou capsulorhexis incompleta, a técnica do counter prechop está indicada e não deve ser realizada sem ancorar o núcleo. O Combo Prechopper (AE-4284, ASICO) é utilizado na técnica de Karate Prechop, e pode ser usado como instrumento único na grande maioria dos casos.

Realizar uma completa divisão do núcleo é o objetivo principal da técnica do phaco prechop.

Anestesia

A anestesia pode ser de forma tópica ou através de bloqueio (peribulbar), conforme a experiência do cirurgião e desejo do paciente.

Técnica Cirúrgica

Existem 3 pré-requisitos para realizar a técnica do phaco prechop:

1) Criar uma capsulorhexis circular contínua;
2) Realizar uma hidrodissecção eficiente na qual o núcleo gire livremente dentro do saco capsular; e
3) Proteger o endotélio corneano com substância viscoelástica dispersiva. Quando se realiza o phaco prechop pela primeira vez, sugerimos remover o córtex anterior com a caneta de irrigação/aspiração e preencher a câmara anterior com viscoelástico, o que melhora a visualização do núcleo e pode-se observar como o prechopper divide o núcleo. Uma vez adaptado a técnica, não há necessidade de aspirar o córtex.

Incisão

Para incisão deve-se utilizar bisturis de diamante ou de metal (single use), no tamanho em que o cirurgião está confortável em trabalhar. Sugerimos uma incisão de 2.2 mm **(Figura 1A)**. Temos preferência por incisões limbo-corneanas ou corneanas em plano único. Realizamos incisão side port de 1.0 mm normalmente a 90 graus da incisão principal **(Figura 1)**.

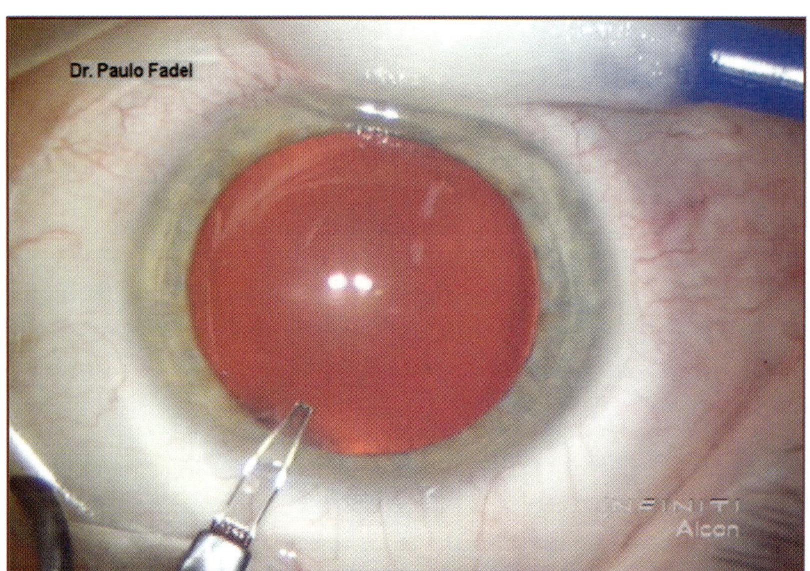

Figura 1. Incisão side port de 1.0 mm

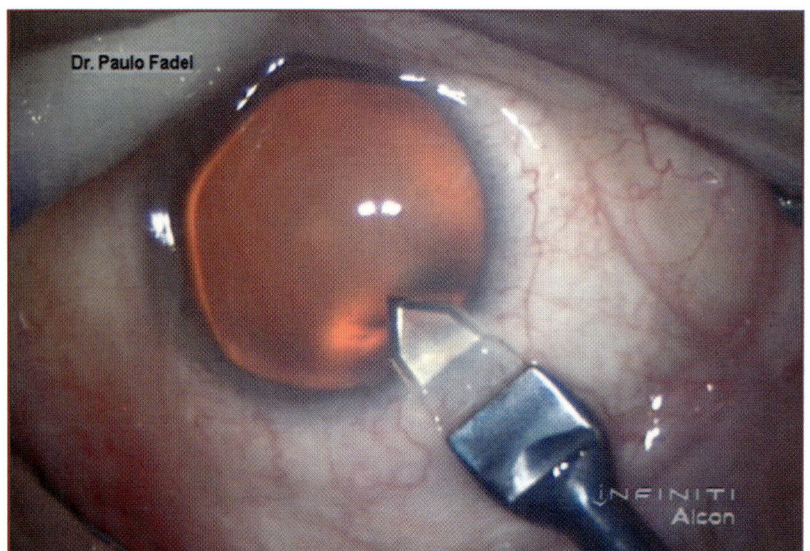

Figura 1A. Incisão principal com bisturi de diamante trapezoidal de 2.2 mm.

Viscoelástico

Após a confecção da side port, preenchemos a câmara anterior com viscoelástico dispersivo (Viscoat ou DiscoVisc) **(Figura 2)**.

Capsulorhexis (CCC)

A capsulorhexis pode ser realizada com pinça de Utrata, que é nossa preferência, ou com qualquer tipo de pinça com o qual o cirurgião esteja habituado. Procura-se realizar num tamanho de 5.0 mm **(Figura 3)**.

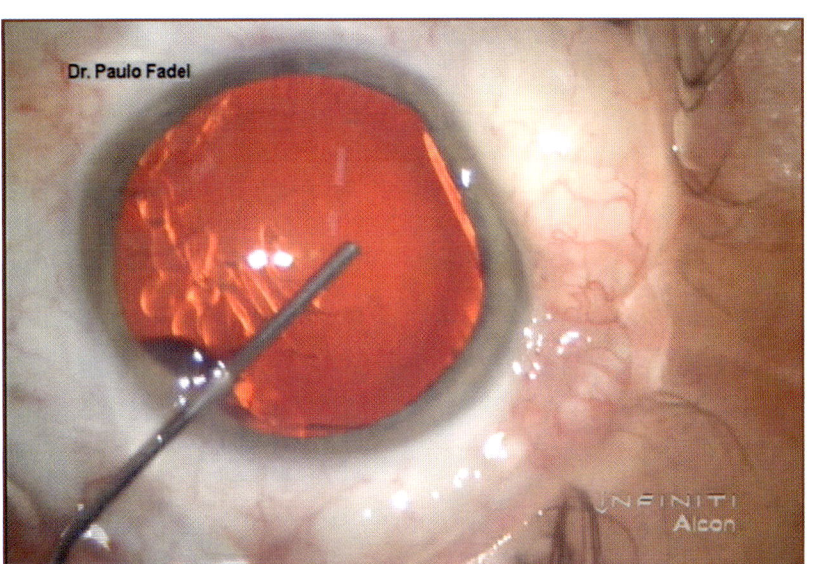

Figura 2. Preenchimento da câmara anterior com viscoelástico.

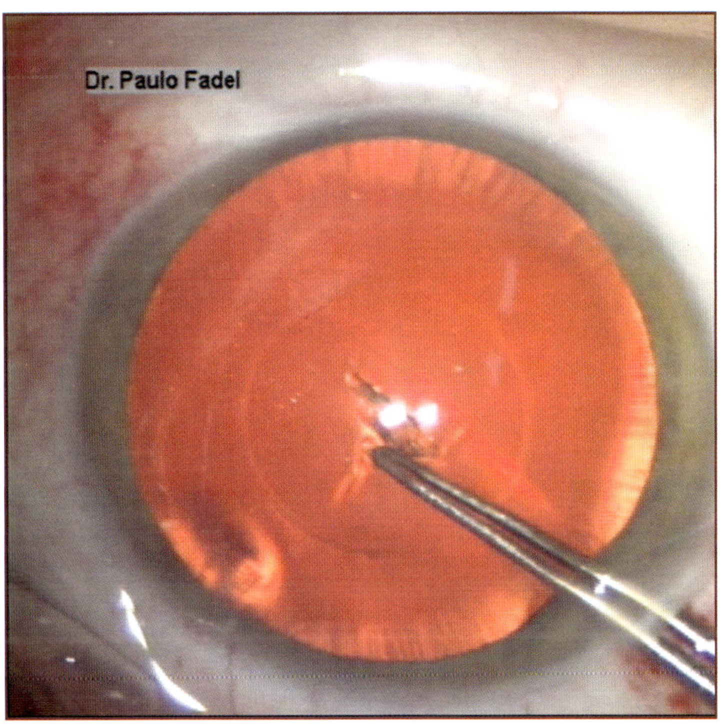

Figura 3. Capsulorhexis com pinça de Utrata.

Hidrodissecção e Hidrodelineação

Após a realização de uma capsulorhexis circular contínua, é importante mobilizar o núcleo dentro do saco capsular através de uma hidrodissecção eficiente. Existem várias cânulas no mercado. Sugerimos a cânula de Akahoshi (AE-7636, ASICO, 27 gauge, **Figura 4**) ou a cânula de Chang, acopladas a uma seringa de 3 ml, pois as mesmas possuem angulação de 90 graus, o que facilita a rotação do núcleo. Não realizamos hidrodelineação de rotina. Somente em casos em que não se consegue girar o núcleo dentro do saco capsular ou em casos de catarata polar posterior. Uma hidrodissecção eficiente é um dos mais importantes pré-requisitos na técnica do phaco prechop.

Tratamento do Núcleo

Coloque a parte cortante do Prechopper no centro do núcleo. Insira-o fechado no centro, direcionando-o para baixo. Abra as lâminas do prechopper suavemente pressionando o núcleo para baixo. Se colocar a força correta, o núcleo se divide completamente com uma única ação. É importante colocar as lâminas do prechopper sempre na direção das fibras do cristalino. Se não se conseguiu a secção do núcleo, sugerimos colocar as lâminas fechadas em outra posição mais profunda do núcleo e reabrir novamente. Uma vez que o núcleo está completamente dividido, pode-se observar a cápsula posterior entre os fragmentos. O objetivo principal da técnica do phaco prechop é quebrar completamente a placa posterior do núcleo **(Figura 5)**. O núcleo

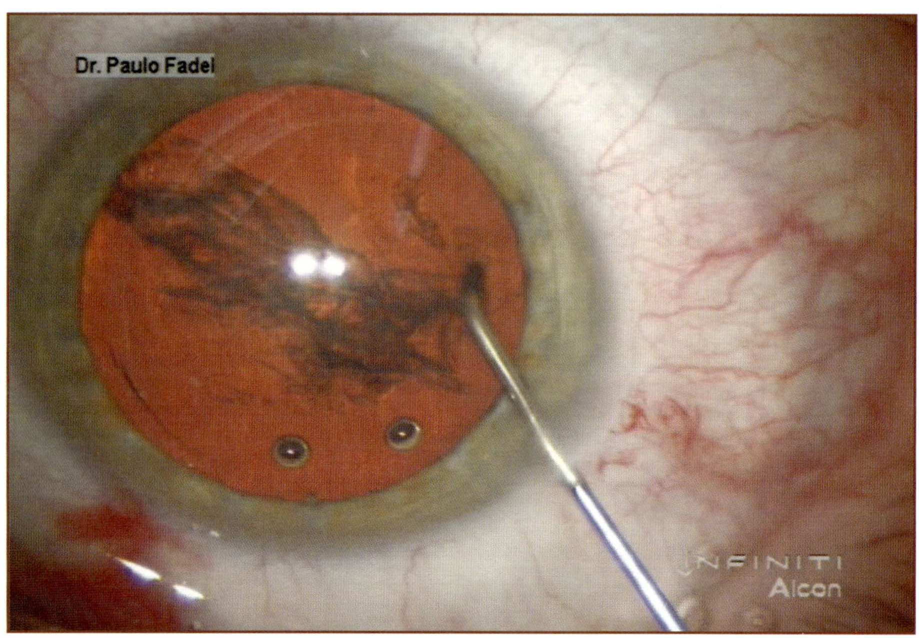

Figura 4. Hidrodissecção com cânula de Akahoshi.

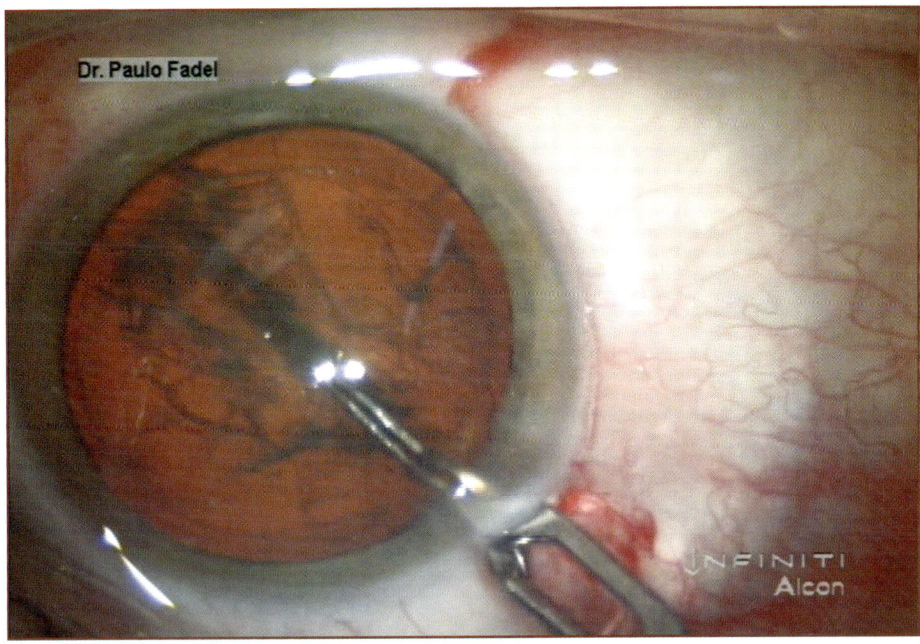

Figura 5. Divisão do núcleo com Prechopper.

deve estar completamente dividido do segmento anterior ao posterior e da face proximal a distal. Após a primeira quebra, girar o núcleo 90 graus com a parte distal do prechopper e realizar a mesma manobra. Se for preciso injete mais viscoelástico para manter a câmara anterior profunda. O ideal é dividir o núcleo completamente em quatro segmentos. Esta é a técnica do Karate Prechop e pode ser empregada em mais de 80% dos casos de catarata, em especial para núcleos 1+ e 2+. É imprescindível que a zônula e a capsulorhexes estejam intactas.

Uma vez que o núcleo foi dividido, utilizam-se altos parâmetros de vácuo e de flow rate na máquina de facoemulsificação para remoção dos fragmentos, de uma forma relativamente rápida e fácil, sem a necessidade de um segundo instrumento dentro do olho **(Figura 6)**. Quando comparada com as técnicas tradicionais de dividir e

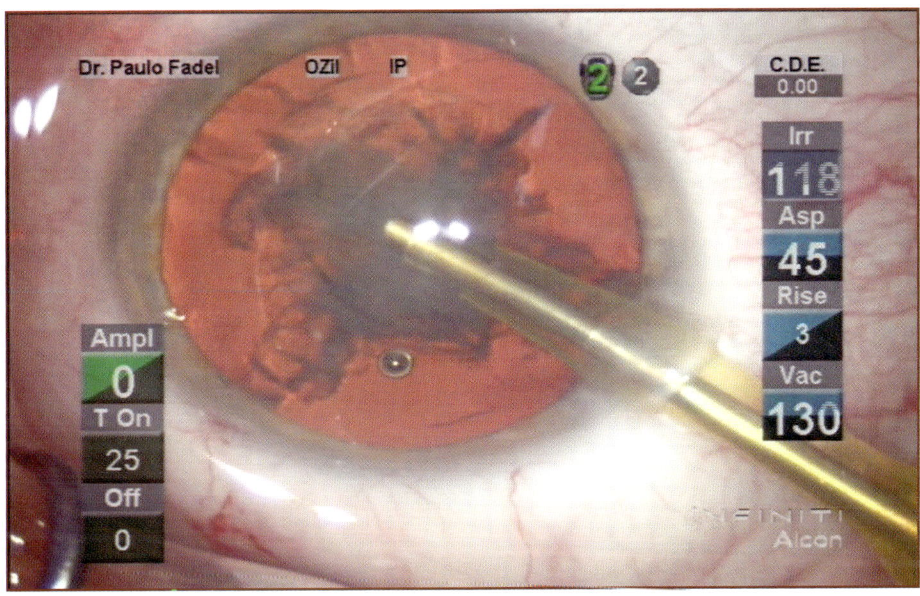

Figura 6. Facoemulsificação ultrassônica do núcleo.

conquistar e phacochop, o tempo de U/S pode ser reduzido para menos de 10% com o phaco prechop utilizando-se parâmetros altos.

Quando o núcleo é mais duro (3+ ou 4+) utilizamos a técnica do Counter Prechop, no qual se sustenta o núcleo com um instrumento (Nucleus Sustainer) pelo side port e se utiliza o Universal Prechopper pela incisão principal. É importante não sustentar o núcleo de forma superficial, pois o mesmo não suportará a contra pressão feita pelo prechopper. O importante desta técnica é que o tip do prechopper, o tip do nucleus manipulator e a parte mais dura do núcleo do cristalino estejam alinhados no mesmo eixo. Com cataratas muito densas, se recomenda que se divida o núcleo em mais de quatro partes. Após a divisão, o mesmo pode ser removido utilizando-se somente a caneta de faco, sem necessidade de instrumento pelo side port, utilizando-se parâmetros altos de vácuo e flow rate. Atualmente utilizamos somente dois prechoppers: Combo Prechopper e Universal Prechopper. Com estes dois instrumentos podemos tratar qualquer densidade de núcleo.

Aspiração de Restos Corticais e Aderências Capsulares

A irrigação e aspiração de restos corticais e aderências capsulares é um tempo bastante importante na cirurgia, pois é responsável pela qualidade de visão que o paciente terá no pós-operatório **(Figura 7)**. A limpeza da cápsula posterior é importante para retardar a opacificação da mesma e assim, melhorar a qualidade de visão. Realiza-se o polimento com o tip de silicone de 0.3 mm, tendo uma preocupação maior em deixar a zona ótica de 6 mm central o mais transparente e limpo possível **(Figura 8)**. O tip de silicone é bastante seguro para a cápsula posterior quando comparado às ponteiras de metal. Este é um avanço importante na técnica em benefício do paciente, pois ajuda a retardar a opacificação da cápsula posterior, que é tida como a complicação mais freqüente após a cirurgia de catarata.

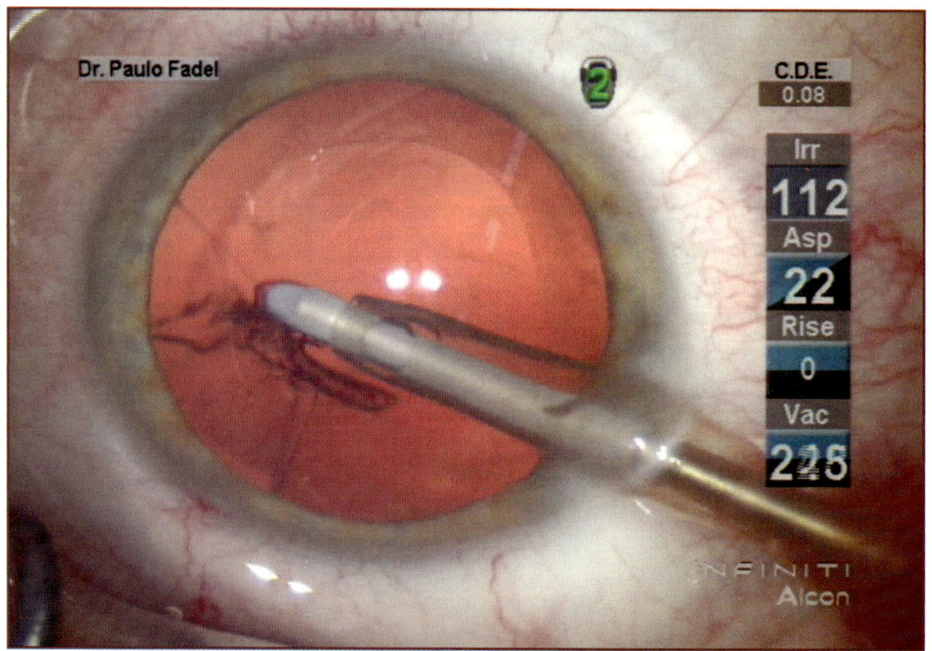

Figura 7. Aspiração de restos corticais.

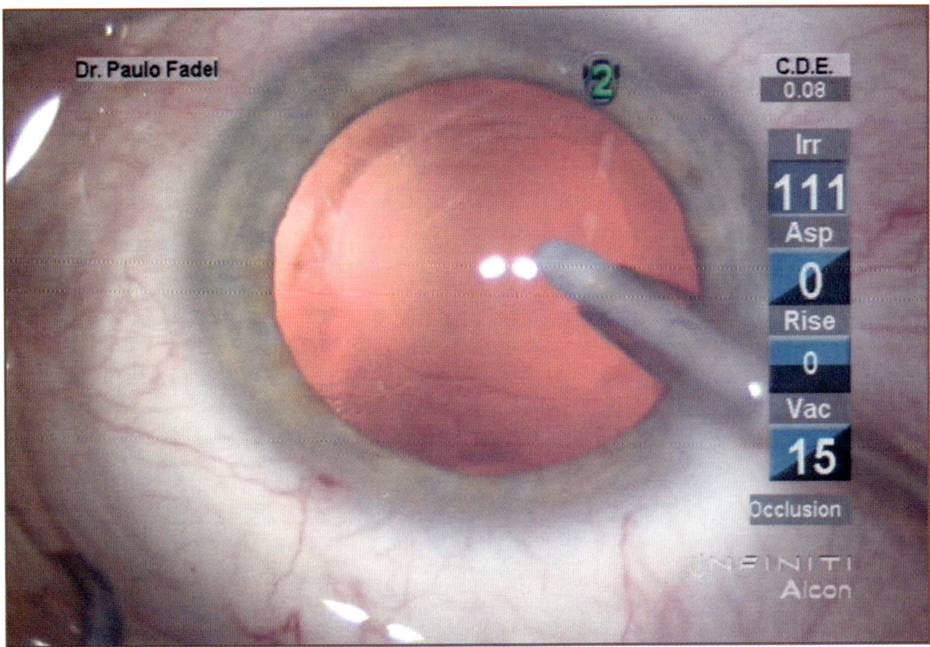

Figura 8. Polimento da cápsula posterior.

Implante da Lio

As lentes intra-oculares devem ser utilizadas de acordo com a preferência do cirurgião, mas preconiza-se que se use LIOS com borda quadrada e materiais de última geração, com injetores, para diminuir o risco de endoftalmite e preservar a anatomia da incisão **(Figura 9)**. O uso de LIOS com correção de aberrações, com filtros para proteção da retina e LIOS "multifocais" devem fazer parte do arsenal do cirurgião em busca da melhor qualidade de visão para seus pacientes.

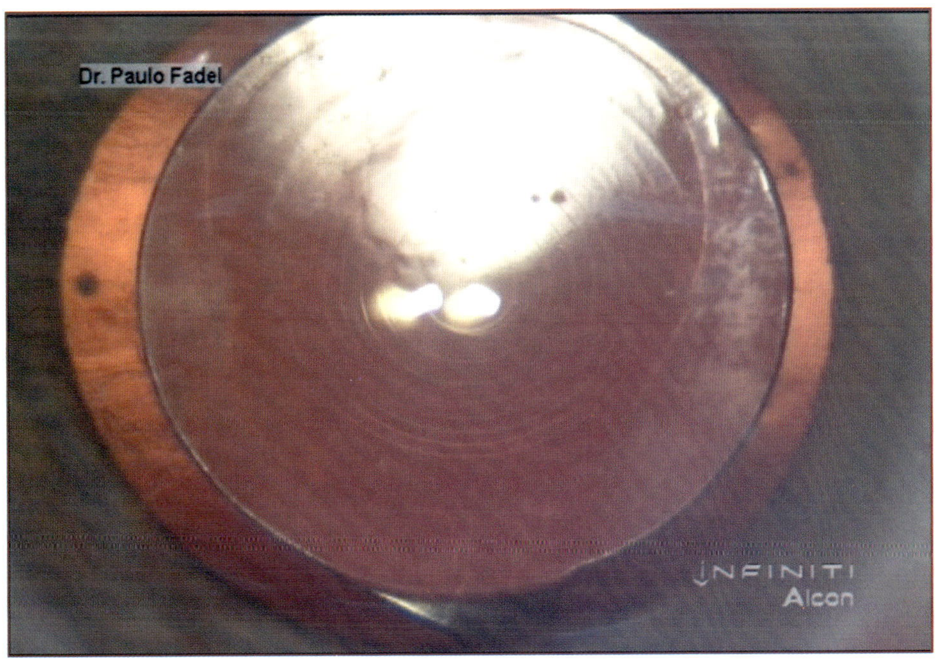

Figura 9. Implante de lente intra-ocular ReStor.

Selamento da Incisão

Geralmente realizamos a infiltração das bordas da incisão principal com solução balanceada para melhorar a coaptação e o fechamento da mesma **(Figura 10)**. Em muitos casos a incisão não precisa ser infiltrada (quando bem realizada em plano único). Esta manobra pode ser melhor observada quando se pressuriza o olho pelo side port. Como o tempo de U/S é pequeno com esta técnica, praticamente não existe lesão térmica ou mecânica na incisão, e a mesma se torna autoselante simplesmente aumentando a pressão intra-ocular com solução balanceada pelo side port.

Pós-Operatório

No pós-operatório utilizamos colírio de antibiótico e corticoide associados (Vigadexa ou Zypred) durante 15 dias, antiinflamatório não hormonal durante 60 dias (Acular LS ou Nevanac).

Comentários Finais

Quando comparada com a técnica convencional de dividir e conquistar, o prechop pode reduzir o tempo de ultra-som de forma significativa utilizando-se altos parâmetros de vácuo e flow rate, com menor energia sendo usada dentro do olho, e conseqüente preservação das nobres estruturas oculares. Após domínio da técnica, a cirurgia pode ser realizada de forma mais rápida e segura para o paciente, o que facilita a recuperação visual. É uma técnica extremamente reprodutível e pode ser realizado por qualquer cirurgião que adquira instrumental adequado e habilidade para utilizá-los. Acreditamos que o Phaco Prechop é a técnica mais efetiva e fácil para manuseio e quebra do núcleo.

No momento estamos entrando na era do femtolaser para cirurgia de catarata. Sem dúvida é um avanço tecnológico espetacular e que deve substituir várias etapas da cirurgia, tornando-a mais segura e efetiva em benefício do paciente. Mas isto merece discussão em outro capítulo.

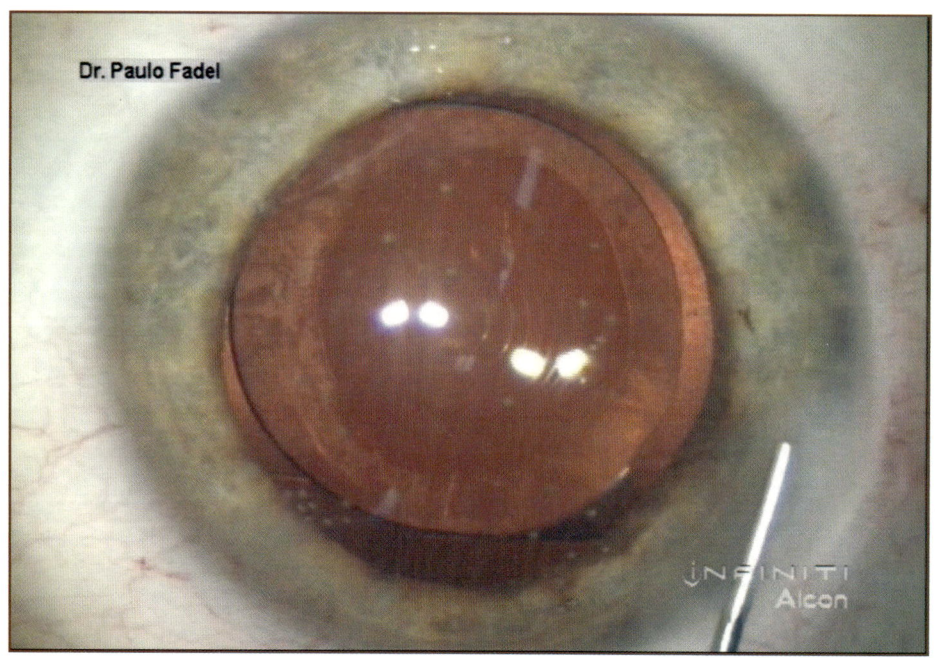

Figura 10. Infiltração das bordas da incisão com solução salina balanceada.

Referências

1. Akahoshi T: Phaco prechop: Manual nucleofracture prior to phacoemulsification. Op Tech Cataract Ref Surg. 1998; 1:69-91

2. Akahoshi T; Phaco Prechop: Mechanical Nucleofracture Prior to Phacoemulsification. The Frontier of Ophthalmology in the 21st Century, Tianjin, China; 2001; 288-322

3. Akahoshi T: Mastering Phaco Prechop; Alcon Video Library, 2001

4. Vasavada AR: Phaco tips and corneal tissue. Cataract & Refractive Surgery Today, 2005, June;5-6 (suppl); 9-10

51

Ultrachopper: El Bisturí Ultrasónico

Dr. Luis J. Escaf,
Dra. Luz Marina Melo, Dra. Juanita Londoño,
Dr. Lyle Newball, Dr. Eduardo Viteri Coronel,
Dr. Ramón Lorente, Dr. Arnaldo Espaillat,
Dr. Jorge Alejandro Jaramillo, Dr. Jaime Zapata

Introducción

La facoemulsificación es la técnica preferida de la mayoría de los cirujanos de catarata en los Estados Unidos,[1] y una tendencia similar, aunque a un ritmo más lento, se observa en Latinoamérica. Entre las diferentes técnicas descritas, el phaco chop y sus variaciones[2-5] han demostrado varias ventajas sobre la fractura del núcleo con la alternativa de "dividir y conquistar"[6,7] en términos de cantidad de energía ultrasónica empleada.[8-11]

Estas técnicas de chop ("picar" o "hender" en inglés) son denominadas así por que son comparables a los que se hace cuando se resquebraja la madera. Así como un fragmento de madera tiene planos de clivaje, en los que una cuña puede causar una fractura sin esfuerzo, en el núcleo del cristalino las fibras pueden separarse a través de sus planos de clivaje.

Las técnicas de chop requieren que la punta del facoemulsificador sostenga firmemente y estabilice el núcleo, mientras que un segundo instrumento (chopper) corta y fractura la catarata en fragmentos. De ésta forma se emplea energía mecánica para dividir el núcleo en fragmentos de tamaño mediano que sean fáciles de manipular. La última encuesta anual de la American Society of Cataract & Refractive Surgery mostró un incremento en el interés en las técnicas de chopping. Estas son empleadas por el 24% de quienes respondieron. Sin embargo, la técnica preferida sigue siendo la fractura con "dividir y conquistar" (54%).[1] Pensamos que una de las razones de esta preferencia es que el faco chop es más difícil de aprender y requiere destreza en ambas manos. La estabilización del núcleo al realizar la maniobra de chopping (especialmente en técnicas verticales) puede ser difícil, y las técnicas horizontales conllevan el riesgo de lesionar el borde de la capsulorrexis. Sin embargo, en las técnicas de chopping la curva de aprendizaje puede ser más larga de lo anticipado y algunos cirujanos se pueden rendir antes de dominarlas.

Otra opción para realizar la prefactura del núcleo es el empleo de las técnicas de (prefractura) prechopping introducidas en 1.993 por Akahoshi.[12-14] Estas se basan en los mismos principios del faco chop, pero la fractura se realiza utilizando unos instrumentos diseñados especialmente para ello, sin necesidad de esculpir ni de sostener el núcleo con la punta de faco. Existen varios modelos de instrumentos para prechopping, y el cirujano escoge la que va a usar de acuerdo a la dureza del núcleo. Esta es una excelente alternativa que empleamos por varios años, pero el cirujano que empieza con ella puede enfrentar algunas dificultades, especialmente si no tiene a su lado a un cirujano experto para guiarlo. Además los núcleos brunescentes y de cataratas nigrans constituyen un reto aún para estás técnicas avanzadas. Obtener la división completa del núcleo con faco chop o con un prechopper puede ser difícil, ya que las fibras posteriores de estas cataratas avanzadas tienen una consistencia muy resistente al corte, casi como caucho o cuero, por lo que se "estiran" pero no se parten. Para realizar las maniobras de fractura se requiere mantener estable la catarata, lo cual se logra llenando la cámara anterior con viscoelástico, sin embargo, luego de la primera fractura se requiere ir rotando la catarata para realizar las fracturas subsiguientes, lo que en manos inexpertas produce entreabertura de las incisiones con pérdida del viscoelástico e inestabilidad de la catarata, dificultando las maniobras hasta que se reponga el viscoelástico.

Las técnicas de facoemulsificación modernas requieren una prefactura del núcleo, para poder emulsificar de manera más eficiente los fragmentos. Por esto, uno de los autores (Dr. Luis Escaf) se dedicó a buscar una alternativa más eficaz y fácil de aprender que el faco chop y el prechopping, llegando a diseñar un bisturí ultrasónico que permite la división de núcleos de todas las durezas con una facilidad asombrosa y con mucha seguridad, al cual llamó Ultrachopper.

Principios del Ultrachopper

El Ultrachopper es fundamentalmente un bisturí ultrasónico diseñado para dividir la catarata en varios fragmentos y así poder emulsificarla más facilmente y con menos energía. Al combinar la fuerza mecánica del desplazamiento de la hoja, con la energía ultrasónica, se consigue ua acción supremamente efectiva para cortar el material cristaliniano. Su diseño incluye un cuerpo cilíndrico hueco, similar al de una punta de facoemulsificación convencional. Posee 2 orificios laterales proximales de 0.3 mm de diámetro que permiten aspirar los detritos a medida que se produce el corte favoreciendo la visualización de la maniobra. La gran diferencia radica en su punta, la cual es aplanada e incurvada hacia abajo **(Figuras 1a-b)**. Esta hoja vibra a frecuencia ultrasónica variando de acuerdo a la pieza de mano y el equipo al que esté conectada. Al entrar en contacto con la catarata produce un efecto de corte fino como el de "un cuchillo

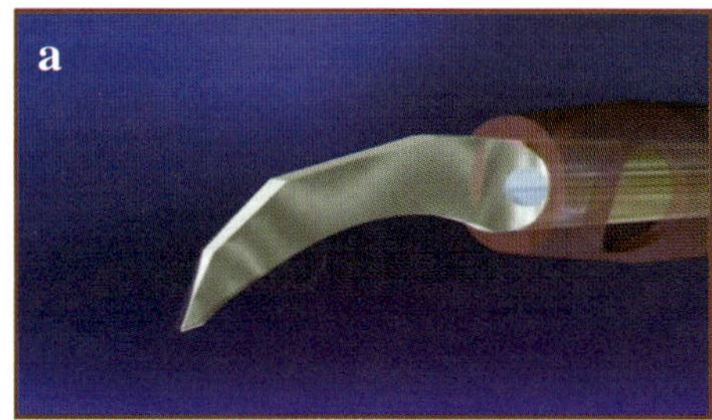

Figura 1a-b.

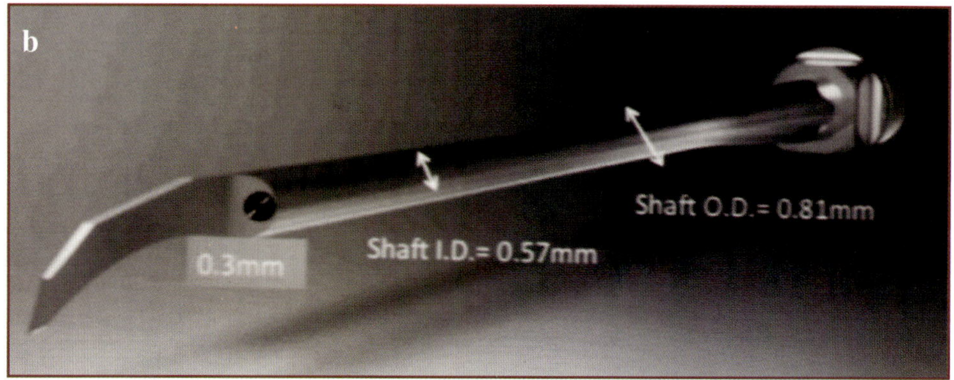

caliente cortando una barra de mantequilla" para el caso de cataratas blandas o de 3.5 + en adelante, "como un cuchillo caliente cortando una barra de chocolate" en caso de cataratas negras. La facilidad con la que se realiza el corte del núcleo es notablemente mayor a cualquiera de los otros métodos de prefractura. Los fragmentos obtenidos son de un perfil liso y se separan facilmente al no tener aristas que los entrelazen entre ellos.

Esta hoja tiene un diseño especial para que su porción cortante esté en contacto con el núcleo, pero no entre en contacto con otros tejidos que queremos proteger, tales como el iris, el borde de la capsulorrexis y la cápsula posterior. Una gran ventaja del Ultrachopper es permitir la división de la catarata en el número de fragmentos deseados (2 a 12), lo cual facilita significativamente la emulsificación de los fragmentos en casos de cataratas 3,5 o más si usamos la clasificación de LOCS III.

Al estar asociado a irrigación y aspiración, el Ultrachopper mantiene una cámara anterior permanentemente formada y una catarata estable y firme. Esto aumenta la estabilidad del núcleo que deseamos fracturar. Por otro lado, durante las maniobras de corte y rotación generalmente se desprende material cortical, que al mezclarse con el viscoelástico dificulta la visualización con las técnicas de fractura convencionales, pero que con el Ultrachopper pueden aspirarse fácilmente, permitiendo un control visual adecuado durante todo el procedimiento.

Este instrumento se puede utilizar con cualquiera de los sistemas de faco de la casa Alcon-Novartis (Laureate, Infiniti ,Accurus, Constellation, Centurion), actuales dueños de la patente. Se conecta a la pieza de mano tan fácilmente como cualquier punta de faco y puede ser rápidamente intercambiable luego de realizar la prefractura. Actualmente el equipo Infiniti® viene con un puerto adicional con el módulo de Ultrachopper permitiendo utilizar las dos piezas de mano sin intercambiar puntas facilitando así el proceso y agilizando el tiempo quirúrgico. Recientemente (Octubre 6, 2014) durante la ESCRS en Amsterdam, fue presentada la nueva máquina de faco de Alcon (El Centurión®) que también incluye un puerto para el Ultrachopper.

El Ultrachopper puede cortar a través del núcleo, incluso en los de alto grado de dureza, de una manera nítida y controlada. Su forma y tamaño especialmente diseñados, evitan riesgos para la cápsula posterior, ya que la longitud de la hoja sólo alcanza de un 25% a un 50 % del espesor del núcleo, aún en la periferia media del cristalino cataratoso **(Figura 2)**. En modelos in vitro con cristalinos humanos **(Figura 3)**, se ha demostra-

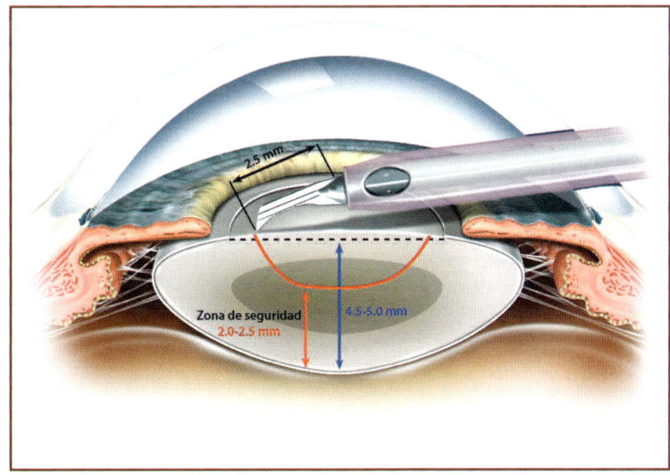

Figura 2.

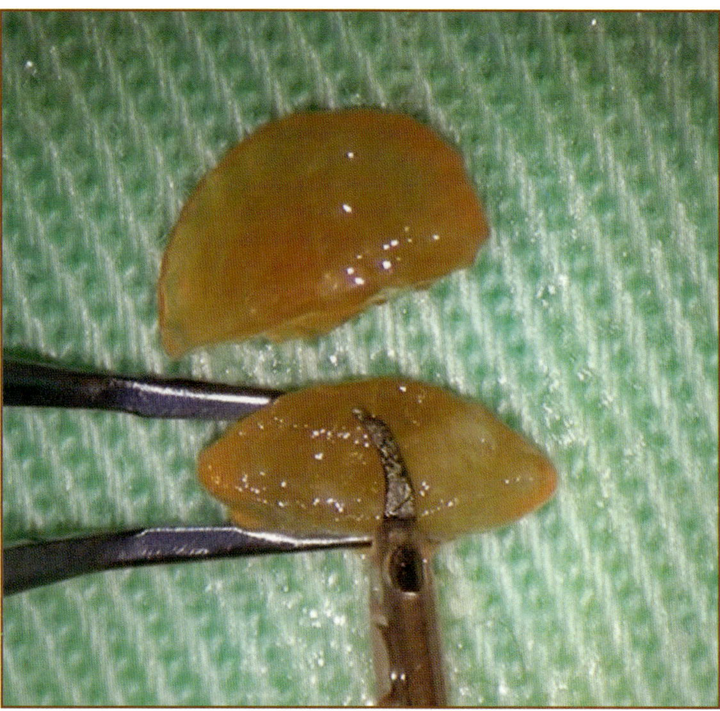

Figura 3.

do la eficacia, limpieza y seguridad del corte del Ultrachopper que está directamente relacionado con la penetración de la hoja en el interior de la catarata. Así mismo, el poder de ultrasonido puede ser ajustado de acuerdo con el grado de dureza de la catarata. Entre más dura la catarata más poder de ultrasonido se deberá utilizar.

PASOS QUIRURGICOS

- **Medicación Preoperatoria**
  En todos los pacientes aplicamos gotas de antibióticos (quinolonas de cuarta generación, preferiblemente moxifloxacina). Se realiza una limpieza quirúrgica periocular y del borde de los párpados con yodopovidona al 10%, y se aplican gotas de yodopovidona al 5% en el fondo de saco conjuntival.

- **Anestesia**
  La mayoría de nuestros casos de facoemulsificación se realizan bajo anestesia tópica e intracameral. Preparamos una mezcla de bupivacaína para aplicación tópica de la cual se aplican 4-5 gotas preoperatoriamente. Además se le aplica al paciente lidocaína en gel. Luego de realizar la paracentesis se aplica lidocaína libre de preservativos, intracameral.

- **Incisión**
  Para facoemulsificación coaxial realizamos una paracentesis de 1.4 mm usualmente en el meridiano de la hora 2. La incisión principal (de 2.2– 2.65 mm de tamaño) usualmente se realiza a 135 o 150 grados. En casos de ojos muy enoftálmicos, o cuando el cirujano lo prefiere, se realiza la incisión principal en córnea temporal. Para minimizar el astigmatismo inducido puede ubicarse la incisión principal en el meridiano corneal más curvo y la paracentesis auxiliar a 90° de ella. Siempre se tiene cuidado de no realizar una incisión demasiado inferior, ya que su posible contacto en el postoperatorio con el menisco lagrimal ha sido identificado como un posible factor de riesgo de endoftalmitis.[15]

Aunque la gran mayoría de cirujanos realizan incisiones biplanares o triplanares y no colocan suturas, nosotros preferimos la incisión en un solo plano, colocando un punto de sutura por seguridad de forma rutinaria. La razón de hacerlo es facilitar el aprendizaje y brindar seguridad en el medio de enseñanza en el cual nos encontramos ya que no todos los cirujanos nóveles realizan bien las incisiones multiplanares.

En casos de cirugía de microfacoemulsificación bimanual utilizamos las lancetas de cirugía vitreoretiniana para construir una incisión de 1.5 mm.

- **Capsulorrexis**
  Bajo viscoelástico, usualmente con la técnica soft-shell de Arshinoff[16] se practica una capsulorrexis de aproximadamente 5 mm de diámetro con una pinza de Utrata. En el caso de cirugía microincisional empleamos la pinza de microUtrata de MST.

  Ya que, como lo comentamos, empleamos anestesia tópica, preferimos sostener el ojo de manera firme con una pinza con garra (por ej. 0.12) en el limbo, para garantizar un buen control del globo durante la rexis, y evitar movimientos súbitos del paciente que puedan comprometer la integridad de la misma.

- **Hidrodisección**
  Previamente a esta maniobra se evacúa una parte del viscoelástico realizando depresión en el labio posterior de la incisión principal para evitar un bloqueo de la capsulorrexis circular continua. Hidrodisecamos con solución salina balanceada hasta visualizar el paso de la ola de fluido por detrás de la catarata, para permitir que el núcleo rote libremente.

No se realiza hidrodelaminación. Esta maniobra no es necesaria en cataratas blancas con corteza fluida y está contraindicada en cataratas polares posteriores por el riesgo de ruptura de la cápsula posterior. En cataratas brunescentes o nigrans se recomienda realizarla luego de una primera fractura, lo que se ha descrito como "Técnica anti-bloqueo".

Montaje del Ultrachopper

El montaje del Ultrachopper es muy sencillo y se semeja a cualquier punta de facoemulsificación.

Se acopla la punta de Ultrachopper a la pieza de mano y se recomienda la programación con los siguientes parámetros: un porcentaje de poder longitudinal de entre 30 y 50 % de acuerdo con la dureza de la catarata. Para disminuir la posibilidad de algún grado de quemadura en la incisión se puede utilizar hiperpulsos de 100 milisegundos a 50 pulsos por segundo. Se establece una altura de la botella entre 90 a 115 cms, un flujo de 30 ml y un vacíos por encima de 100 mmHg.

Retirando el Epinúcleo y el Viscoelástico

Parámetros: Vacío 150 a 200, flujo 30 a 50 ml, altura de botella 100-115 cm, rise time 0.

Se introduce la punta del Ultrachopper en modo irrigación continua a través de la incisión principal con una rotación de 90° permitiendo que la forma plana del instrumento se acople a la incisión. Ya en el interior de la cámara anterior giramos el ultrachopper 90° adicionales lo que genera que la concavidad se presente hacia arriba dejando el "lomo" en contacto con la corteza y el epinúcleo expuesto. Procedemos a "raspar" la corteza y a aspirar los restos de viscoelástico que pudieren ocluir la punta y generar calor en la incisión. Proseguimos después a girar la punta del ultrachopper 180 grados quedando la concavidad hacia abajo y lista para empezar a cortar el material de la catarata. Cuando la punta del Ultrachopper entre en contacto con el centro de la catarata pasamos inmediatamente a posición 3 del pedal usando ultrasonido longitudinal fijo y enterramos en el interior de la catarata avanzando hacia adelante para fabricar el primer un surco profundo (20 % a 30% de profundidad) de 1,5 a 2.5 milímetros de longitud sin ir a extenderse al borde de la capsulorexis. Rotamos la catarata en 45 grado y repetimos esta maniobra hasta obtener de 2 a 10 fragmentos a gusto del cirujano y del tipo de catarata.

Para completar la fractura puede usarse un divisor de núcleo introduciéndolo por el puerto lateral o también se puede completar la fractura usando un prechopper mecánico ingresándolo por la incisión principal, previo llenado de la cámara anterior con viscoelástico dispersivo.

Con ésta técnica se puede conseguir un CDE de 5 a 10 dependiendo del la dureza de la catarata y del número de fragmentos que hagamos.

El tiempo utilizado para hacer los surcos sobre la catarata no debe exceder mas de 1 a 3 segundos lo que nos garantiza menos calor sobre la incisión y menos riesgo de contractura o quemadura de ella. La punta tiene capacidad de cortar tanto al avanzar como al retroceder, a diferencia de la punta de facoemulsificación que solamente actúa al avanzar, lo que la hace muy eficiente.

Después de completada la fractura se procede a emulsificar los fragmentos utilizando muy poco ultrasonido torsional.

En cataratas brunescentes y negras , si desea usar la técnica de divide y conquista debe aumentar el poder longitudinal a 60% pero debe usar en forma pulsada 50 pulsos por segundo para no quemar la incisión. Para éste tipo de catarata recomiendo realizar una foseta central y luego usar el Ultrachopper con sostenedor de núcleo (Ultrachop Vertical), como veremos más adelante, obteniéndose CDE muy bajos (1 a 3 CDE).

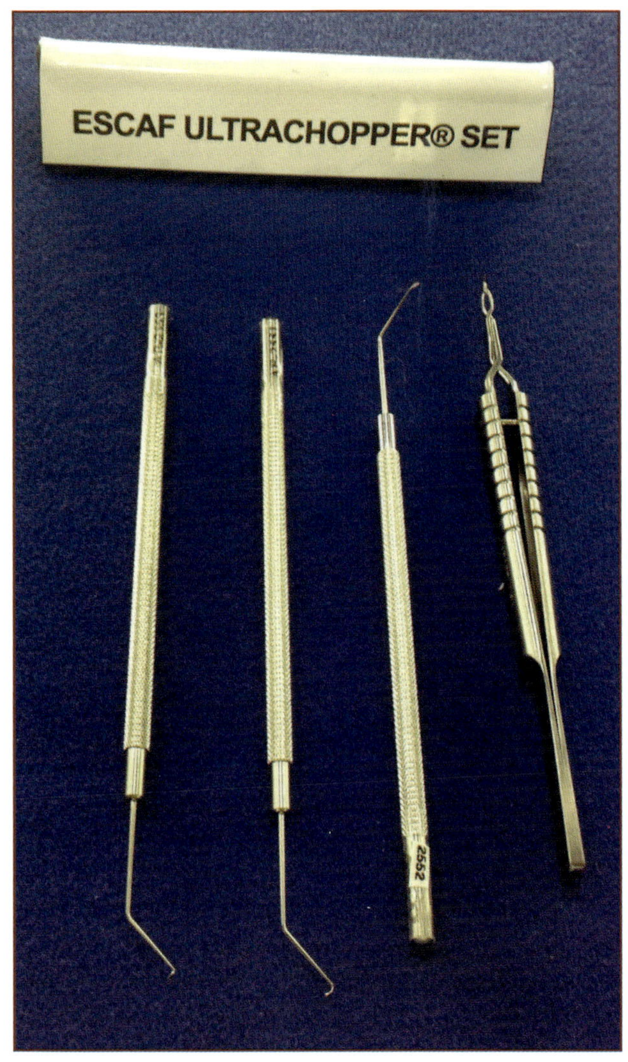

Figura 4.

PREFACTURA DEL NÚCLEO CON EL ULTRACHOPPER

Set de Ultrachopper

Hemos diseñado una serie de instrumentos (Set de Ultrachopper - **Figura 4**) para facilitar las maniobras durante la fractura con el ultrachopper y durante la facoemulsificacion de los fragmentos, como son el Divisosr de núcleo. Sostenedor de núcleo. Manipulador de núcleo y Escaf prechopper (Asico).

TÉCNICAS QUIRÚRGICAS

1- *ULTRACHOP HORIZONTAL* (Divide y Conquista)

a) Divisor de núcleo
b) Escaf prechopper

Esta forma de utilizar el Ultrachopper es la mas amigable ya que es similar a la que usan la mayoría de los cirujanos cuando utilizan la punta del faco a diferencia que aquí solo están cortando **(Figuras 5 a-b)**. Las angulaciones y la curvatura de los perfiles de la hoja aplanada del Ultrachopper están diseñadas de manera que al aplicar la hoja al área proximal del núcleo se evite el contacto con el iris y la cápsula anterior. Además, la punta de la hoja del Ultrachopper también está diseñada para que al alcanzar el punto más distal penetre en el material nuclear y cortical por delante del borde de la rexis, sin comprometerla.

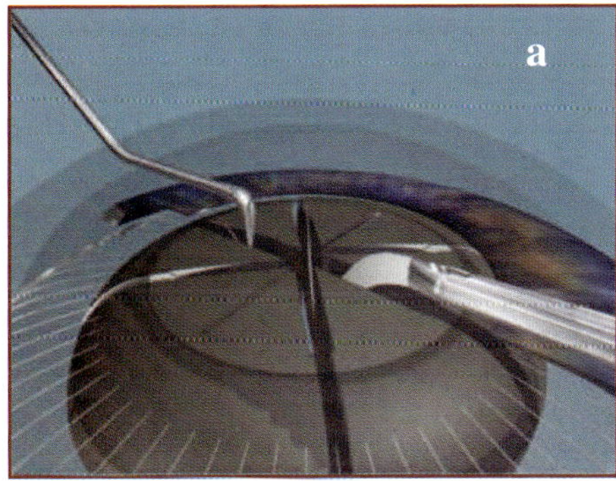

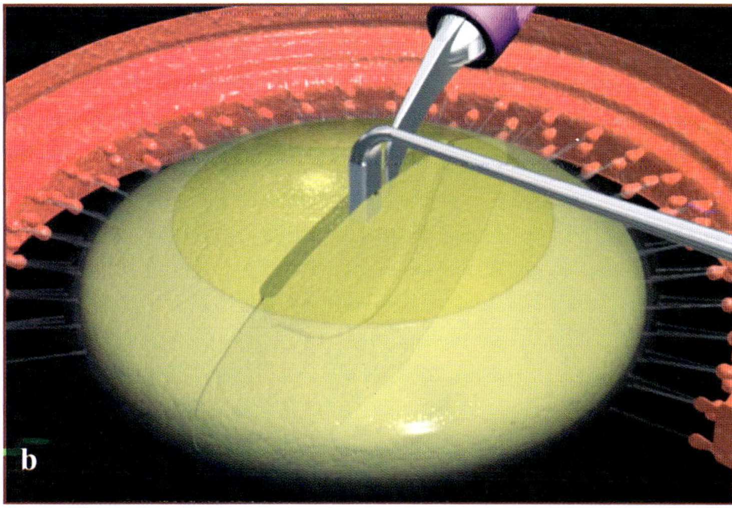

Figuras 5a-b.

Otra forma muy amigable de terminar la fractura de la catarata es introduciendo dentro de los surcos previamente realizados por el Ultrachopper el prechopper mecanico diseñano para tal fin (Escaf Prechopper **Figuras 6 a-b**) obteniendose una fractura completa en una forma nitida y completa. Este prechopper tambien es útil con la técnica de Femtosegundo para completar la fractura.

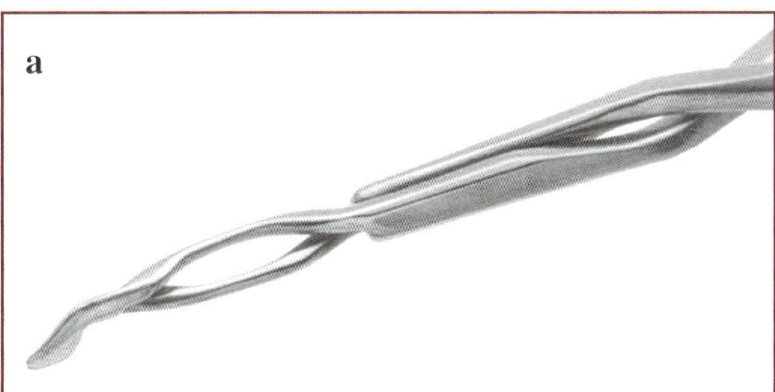

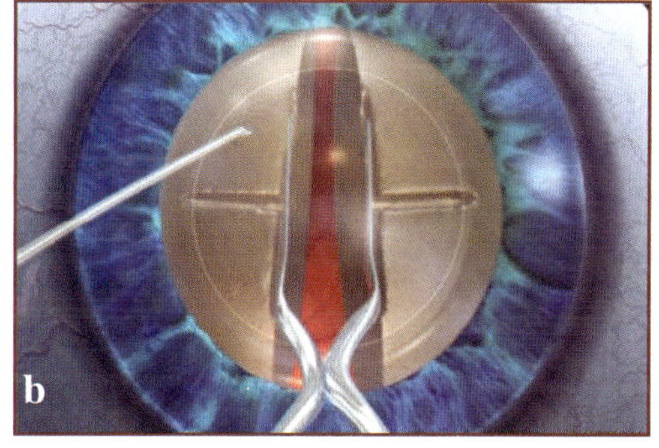

Figuras 6a-b.

2- ULTRACHOP VERTICAL

Esta técnica es más efectiva para fracturar la catarata y la recomiendo para núcleos 4.5 + en adelante. El CDE (Cantidad Energía Disipada) es mínima, lográndose fracturar cataratas densas con 1 a 3 de CDE e igualmente el tiempo utilizado para cada fractura es menos de 2 a 3 segundos.

El sostenedor de núcleo (Asico) **(Figuras 7a-d)** se introduce por la incisión auxiliar, se coloca en contacto con material nuclear y se desliza, manteniendo este contacto, por debajo del borde de la rexis hasta abrazar el polo de la catarata. Este movimiento nos garantiza que nunca se colocará por encima de la cápsula anterior, lo que llevaría a una complicación por ruptura capsular o diálisis zonular. En algunos casos es evidente como la punta del sostenedor pliega y rechaza el borde de la rexis mientras ingresa al saco. Cuando ya se encuentra dentro del saco, se lleva el sostenedor hasta el ecuador del núcleo haciendo que su punta doblada sostenga adecuadamente el núcleo. En ese momento se lleva el pedal a posición 3 utilizando ultrasonido longitudinal y se introduce la hoja del Ultrachopper en la zona proximal al centro de la catarata; mientras el Ultrachopper se desplaza, el sostenedor ejerce contrapresión y con movimientos contrarios la-

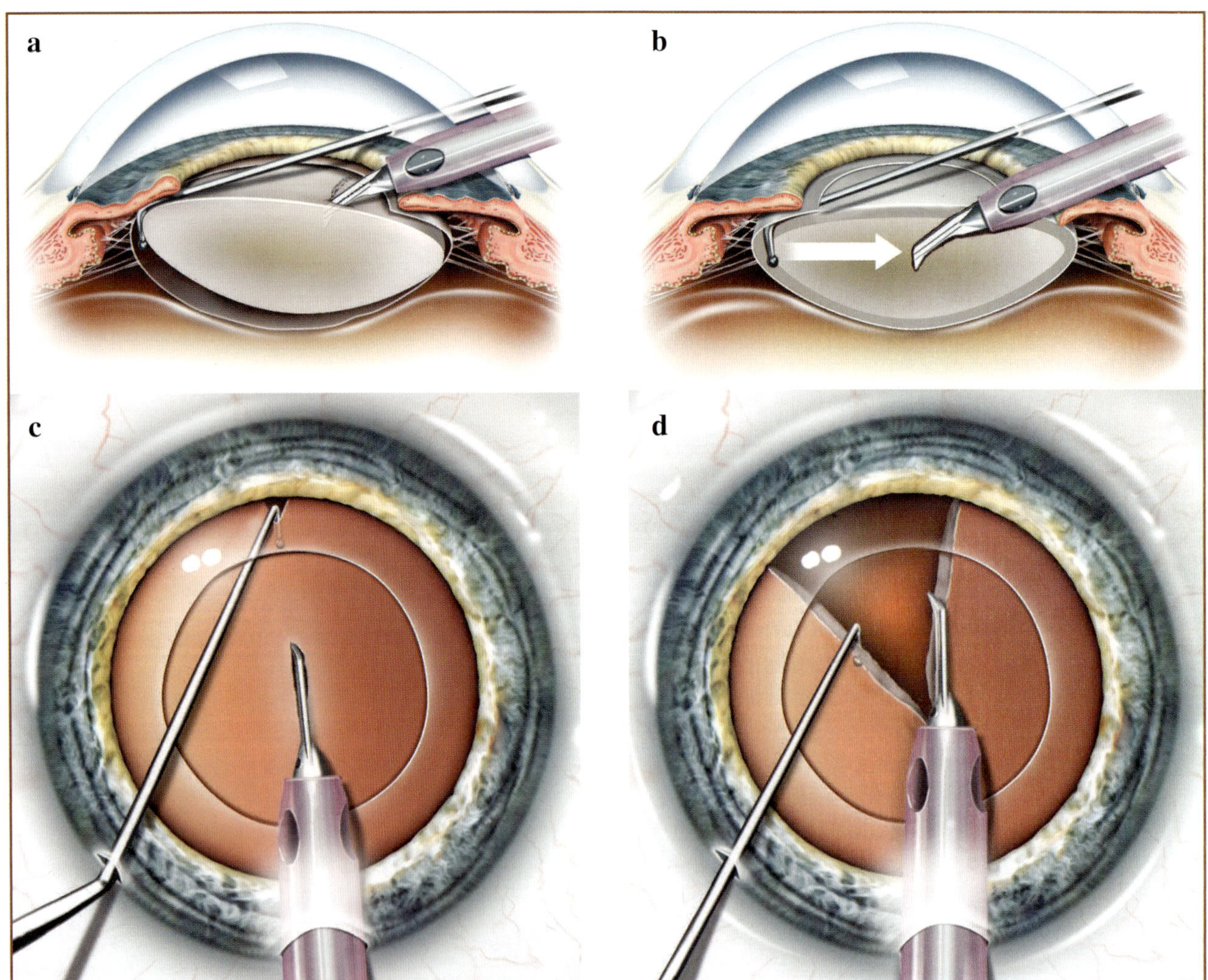

Figuras 7a-d.

terales se obtiene la fractura completa de la catarata.

Podemos repetir esta maniobra varias veces y así obtener 4 a 8 fragmentos individuales.

En cataratas muy densas (brunescentes, negras, blancas fibrosas) con diámetro anteroposterior grande (4.8- 5.2 mm) y cámara estrecha podemos realizar previamente a la fractura con Ultrachopper una **foseta central** con el fin de poder maniobrar más fácilmente en la cámara anterior y poder fracturar la placa posterior en forma más efectiva **(Figura 8)**. Ampliaremos esta informacion en el capitulo dedicado a Cataratas Densas en éste mismo libro

Emulsificación de los Fragmentos

Luego de tener el núcleo dividido en los fragmentos que se desee, se retira la punta de Ultrachopper y se cambia por una punta de facoemulsificación convencional, usualmente de 45 grados de bisel. Una de las dificultades de las técnicas de chopping es que puede ser difícil extraer el primer fragmento, ya que hay poco espacio para realizar maniobras, y los fragmentos se encajan de manera similar a un rompecabezas. Nosotros no encontramos este problema al usar el Ultrachopper. Una explicación es que los bordes de corte son muy parejos y esto evitas que los fragmentos "encajen" de nuevo en su posición, además como se realizan múltiples cortes, para obtener varios fragmentos, es fácil deshacer la integridad del núcleo.

Para emulsificar los fragmentos en la técnica Ultrafaco empleamos el sistema Infinity (Alcon). Utilizamos bajos vacíos y el poder de ultrasonido es calibrado de acuerdo a la dureza de la catarata, usualmente ultrasonido torsional y el módulo IP activado.

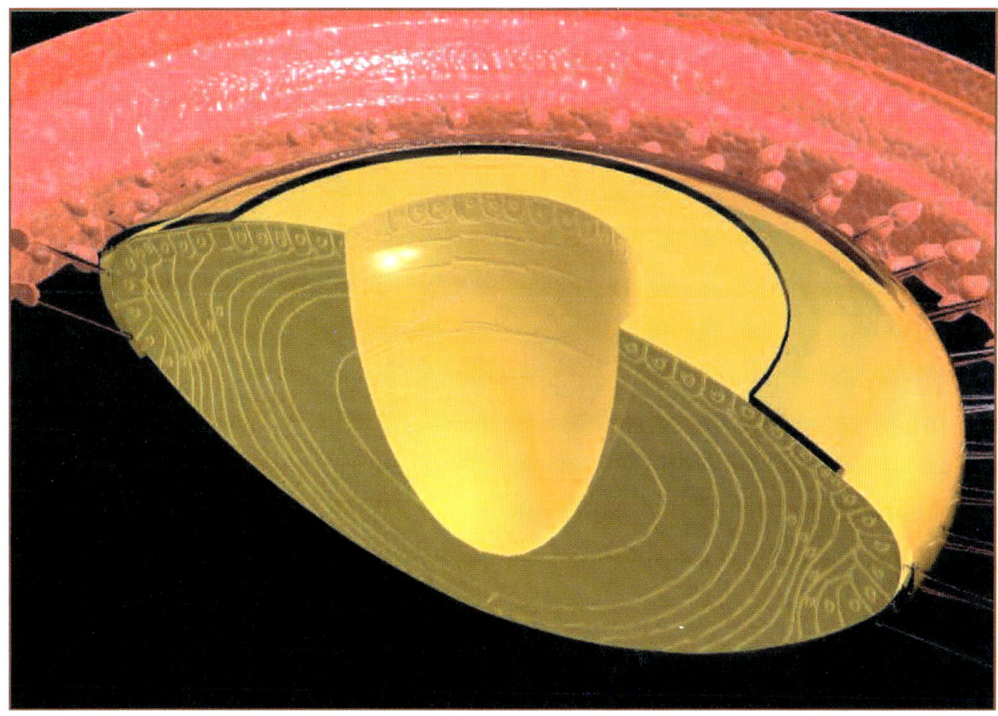

Figura 8.

En la **Tabla 1** se muestran los parámetros empleados para la división del núcleo con el ultrachopper y la **Tabla 2** muestra los parámetros para emulsificación de los fragmentos y la aspiración del epinúcleo. Como segundo instrumento empleamos de rutina un manipulador de núcleo (Asico).

Tabla 1 - Parámetros para usar el Ultrachopper (Infiniti). Técnica Ultrachop Horizontal o Ultrachop Vertical

Dureza de catarata	Técnica	Poder Longitudinal fijo	Vacío	Flujo aspiración	Dynamics Rise time	Altura botella (cms)
3,5 +	Ultrachop horizontal	30-40 %	100	25	0	100
4.0 -5.0 +	Ultrachop horizontal	30 -50 % usar pulsado 50 msg	100	25	0	100
5.5-6.0+. Densas	Ultrachop vertical	40 -50 % usar pulsado 50 msg	100	25	0	100

Tabla 2 - Parámetros para Facoemulsificación Fragmentos con el Equipo Infiniti (ALCON).

Tipo de Núcleo	Paso Quirúrgico	Poder (%) Torsional -oZil	Vacío (mm Hg) Lineal	Fujo de Asp. (cc/min)	Dynamics Rise time	Altura botella (cms)
Blando	Fragmentos	0-20	200-250	25-30	0	100-115
	Epinúcleo	0-20	200-250	25-30	0	100-115
Medio	Fragmentos	30-40	250-350	25-30	0	100-115
	Epinúcleo	0-20	200-250	25-30	0	100-115
Duro	Fragmentos	50-100	300-350	25-30	0	100-115
	Epinúcleo	0-20	250	25-30	0	100-115

Ultramics: Micro-Faco Bimanual con el Ultrachopper

Como ya se indicó, el Ultrachopper se puede utilizar con una manga de irrigación a través de incisiones de faco estándar coaxial, o sin manga de irrigación para técnicas de microincisión.

Tiene muchas ventajas importantes para la micro-facoemulsificación bimanual. Ya que la parte más difícil de la cirugía, la fragmentación del núcleo, se realiza fácilmente, hace que el procedimiento sea muy amigable con el cirujano. Acorta mucho la curva de aprendizaje de las técnicas de microfacoemulsificación bimanual.

Tipos de Catatara y Situaciones donde se Puede Utilizar el Ultrachopper

Cataratas 3.5 + en adelante
Cataratas luxadas
Cataratas Pseudoexfoliativas
Pupilas pequeñas
Catarata Morganiana
Catarata Negra
Catarata Brunescente
Catarata Facomórfica
Catarata Facolítica
Catarata Polar Posterior
Bandera Argentina
IFIS

Curva de Aprendizaje del Ultrachopper

Para un cirujano con experiencia en faco, prácticamente no existirá una curva de aprendizaje cuando se emplee el Ultrachopper por primera vez. Esto lo pudo confirmar uno de nosotros de manera personal. Es muy fácil dividir el núcleo en cuatro o aún en ocho fragmentos, sin producir estrés significativo en el saco capsular o las zónulas. El cirujano puede controlar el instrumento de manera muy precisa, de manera que la posibilidad de lesionar la rexis o la cápsula posterior es mínimo.

En cataratas duras puede ser necesario pasar el instrumento dos o tres veces a lo largo del mismo surco para lograr la separación, pero siempre es posible dividir el núcleo. El empleo del sostenedor de núcleo facilita aún más la prefractura del núcleo en casos de cataratas duras. Si el cirujano tiene experiencia en faco chop o en las técnicas de prechopping, ya sabrá como manipular el sostenedor dentro del saco capsular, y encontrará muy fácil la técnica de prefactura con el Ultrachopper.

Las ventajas del Ultrachopper en caso de cirujanos con experiencia serán que se disminuirá el tiempo quirúrgico total, y debido a que puede dividir en múltiples fragmentos a los núcleos duros, podrá disminuir también el tiempo de ultrasonido aplicado (para demostrar esto en este momento estamos realizando un estudio prospectivo aleatorizado comparando Prechoper y Ultrachopper). Además disminuirá los riesgos de complicaciones relacionados con estrés capsular y zonular, por la excesiva manipulación de un núcleo duro. Por otra parte podrá aumentar su porcentaje de casos realizados con el Aqualase y con técnicas de microfacoemulsificación bimanual.

Como cualquier punta de facoemulsificación que use ultrasonidos como generadora de energía existe la potencialidad de producir calor en la incisión y quemarla por eso se recomienda usar poderes bajos, tiempos cortos al realizar los surcos y aspirar antes el viscoelástico.

Para el caso de oftalmólogos sin ninguna experiencia en ésta tecnicas de faco, la curva de aprendizaje se reduce en forma dramática desde que comienzan a usar el ultrachopper para dividir la catarata. Esto lo hemos podido comprobar en nuestra institución (Clínica Oftalmológica del Caribe) en los programas de fellowship de catarata con mas de 60 oftalmólogos formados directamente (2003-2014) con la técnica de Ultrachopper.

Parámetros de Faco, Recuento Endotelial y Ultrachopper

El uso del Ultrachopper en nuestra práctica diaria ha demostrado ser una técnica eficaz, eficiente y segura en la cirugía de cataratas.

En un estudio reciente (2014) realizado por el Departamento de Segmento Anterior de La Clínica Oftalmológica del Caribe, se revisaron una serie de 256 cirugías de catarata **(Tabla 3)** realizadas con el sistema Ultrachopper donde se evalúa la clasificación de las mismas, la técnica quirúrgica empleada, los promedios de CDE, solución salina balanceada y tiempo quirúrgico utilizados así como también la pérdida endotelial post-operatoria.

Tabla 3. Aspectos Demográficos

	Nº	%	EDAD	SD
TOTAL CASOS	256	100	70.1	±10.0
FEMENINO	155	60.5	69.8	±9.2
MASCULINO	101	39.5	70.5	±8.7

Los resultados evidenciaron como el Ultrachopper permite la fractura y posterior facoemulsificación de las cataratas en cualquier grado de dureza **(Tabla 4)**, incluso en cataratas blancas duras, con una mínima utilización de ultrasonido para la fractura (CDE fractura promedio = 0.69 CDE) y un menor tiempo de CDE total utilizado (CDE Total= 13.33) **(Gráfico 1)**. Igualmente el sistema Ultrachopper redujo los líquidos utilizados y el tiempo quirúrgico lo que aminora el trauma a los tejidos oculares y mejora el post-operatorio de nuestros pacientes.

Tabla 4. Clasificación de la Catarata

Clasificación LOCS III (N=256)	N02NC2	N03NC3	N04NC4	N05NC5	N06NC6	BLANCA BLANDA	BLANCA DURA
#	4	125	92	26	3	2	4
%	1.6	48.8	35.9	10.2	1.2	0.8	1.6

Gráfico 1. Ultrachopper y uso de CDE

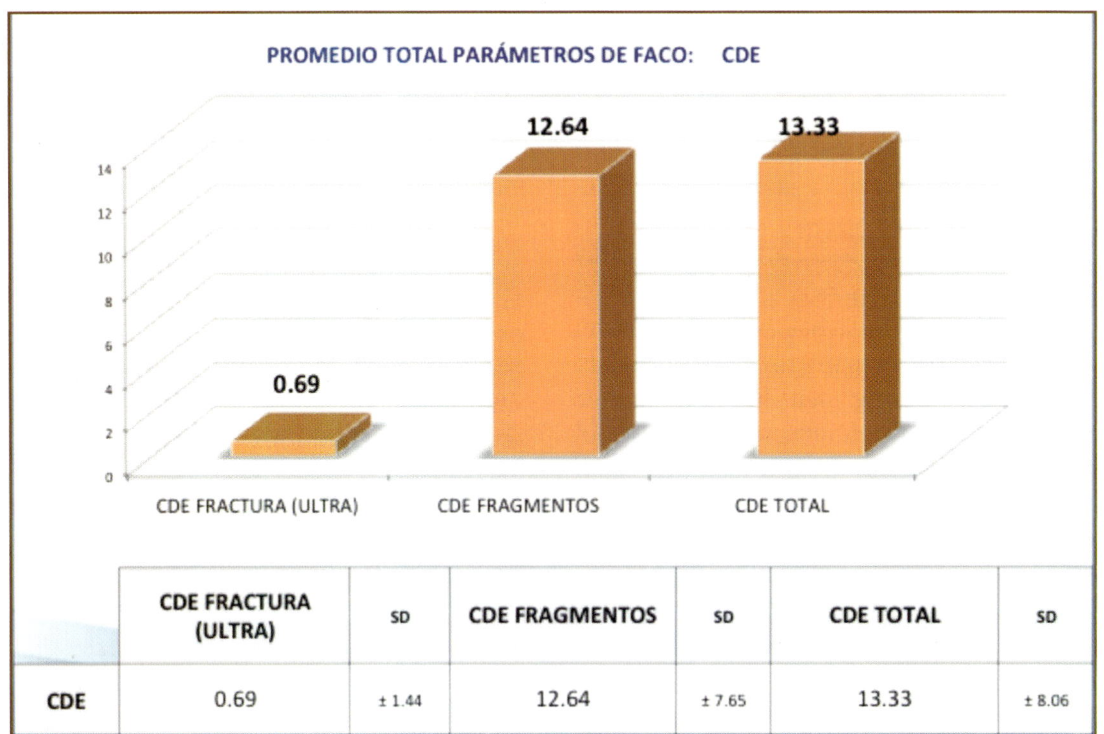

	CDE FRACTURA (ULTRA)	SD	CDE FRAGMENTOS	SD	CDE TOTAL	SD
CDE	0.69	± 1.44	12.64	± 7.65	13.33	± 8.06

Al comparar la técnica de Ultrachopper horizontal vs Ultrachopper vertical se evidenció como esta última técnica disminuye de manera estadísticamente significativa (P<0.0001 Kruskal Wallis Test) los promedios de CDE de fractura en 94% lo que repercute igualmente en el CDE total utilizado y en los demás parámetros de faco **(Gráfico 2)**. Es por esta razón que actualmente es la técnica más utilizada por los cirujanos expertos de la institución en un 82 % de los casos y se enseña a los fellows en entrenamiento a partir del quinto mes de aprendizaje cuando han dominado correctamente la técnica de Ultrachopper horizontal y tienen un mejor manejo del segmento anterior. Esto no supone el dejar de lado la técnica de ultrachopper horizontal, pues esta nos permite realizar la técnica antibloqueo que es de extrema utilidad en cataratas con riesgo alto de ruptura capsular como las cataratas polares o lenticonos posteriores. De igual manera es una técnica muy amigable en pacientes con mala dilatación pupilar y cuando encontramos debilidades zonulares ya que, como lo demostró el Dr. Alan Crandall con la cámara de Miyake en el ASCRS 2011,[17] la técnica de Ultrachopper horizontal dismuye la tensión ejercida a nivel de las zónulas.

En cuanto a la pérdida endotelial, durante los últimos años algunos autores han investigado acerca de este tema. El Dr. Silva y colaboradores[18] publicaron en el año 2008 la revisión de 84 pacientes operados con técnica de Ultramics encontrando una pérdida endotelial promedio de 8.5%. En 2010, la Dra. Veitía y colaboradores[19] publicaron en la Revista Cubana de Oftalmología un estudio comparativo entre las técnicas de Ultrachopper y Prechopper donde se evidenció una pérdida del 9.9% con el uso del Ultrachopper. En nuestros estudio, la pérdida promedio celular encontrada fue del 10.2% lo cual corrobora la seguridad de esta tecnología en cuanto al trauma endotelial **(Gráfico 3)**. No se encontró ninguna diferencia estadísticamente significativa entre la pérdida endotelial con el uso de Ultrachopper horizontal, Ultrachopper vertical o técnica de Foseta central lo cual ratifica la seguridad del instrumento **(Gráfico 4)**.

Gráfico 2. Parámetros de CDE según Técnica Quirúrgica

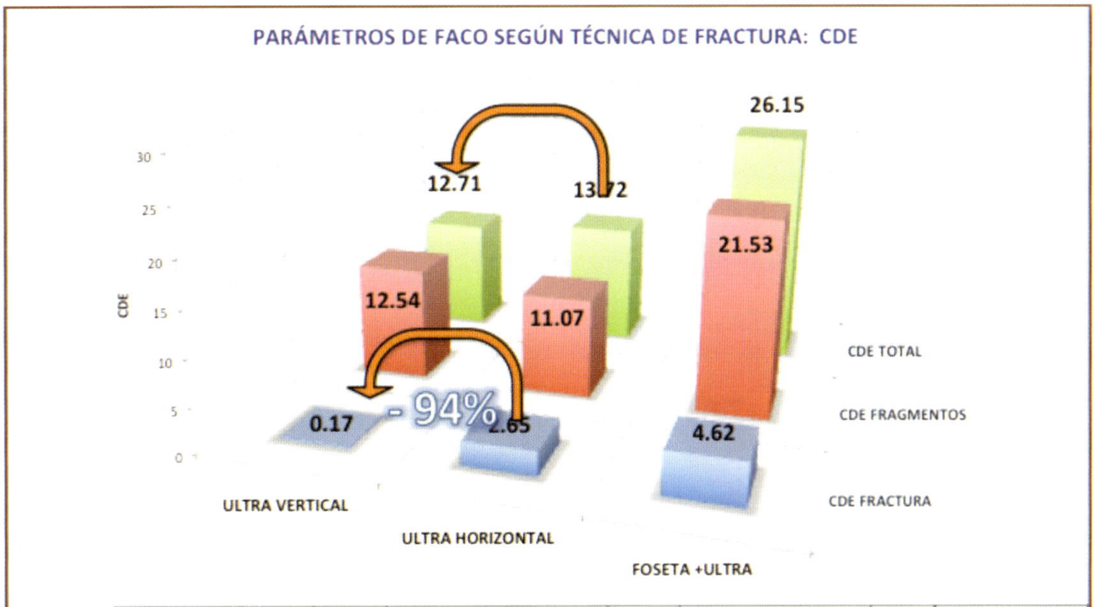

PARÁMETROS DE FACO SEGÚN TÉCNICA DE FRACTURA: CDE

	ULTRA VERTICAL n=210	SD	ULTRA HORIZONTAL N=37	SD	FOSETA+ULTRA N=9	SD	p
CDE FRACTURA	0.17	± 0.47	2.65	± 1.68	4.62	± 2.42	<0.0001
CDE FRAGMENTOS	12.54	± 7.58	11.07	± 7.19	21.53	± 5.30	0.0009
CDE TOTAL	12.71	± 7.80	13.72	± 7.66	26.15	± 4.93	0.0001

Gráfico 3. Densidad Celular Endotelial: Pre y Postoperatoria.

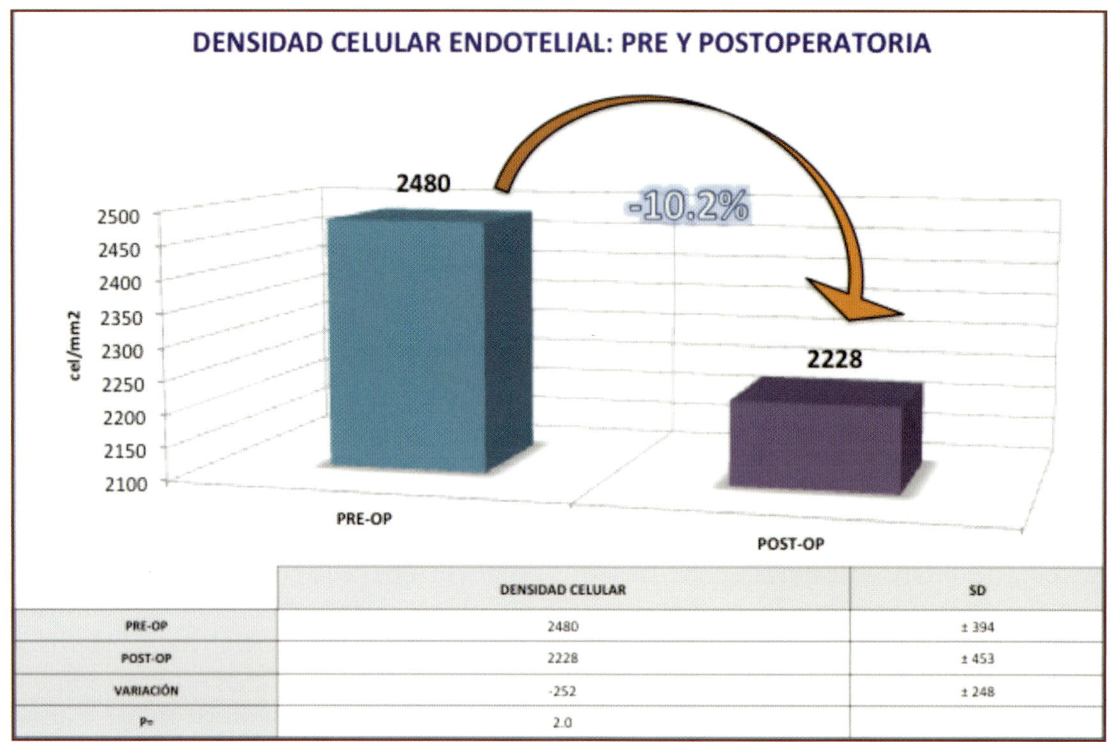

	DENSIDAD CELULAR	SD
PRE-OP	2480	± 394
POST-OP	2228	± 453
VARIACIÓN	-252	± 248
P=	2.0	

Gráfico 4. Densidad Celular Endotelial Pre y Postoperatoria según Técnica Quirúrgica.

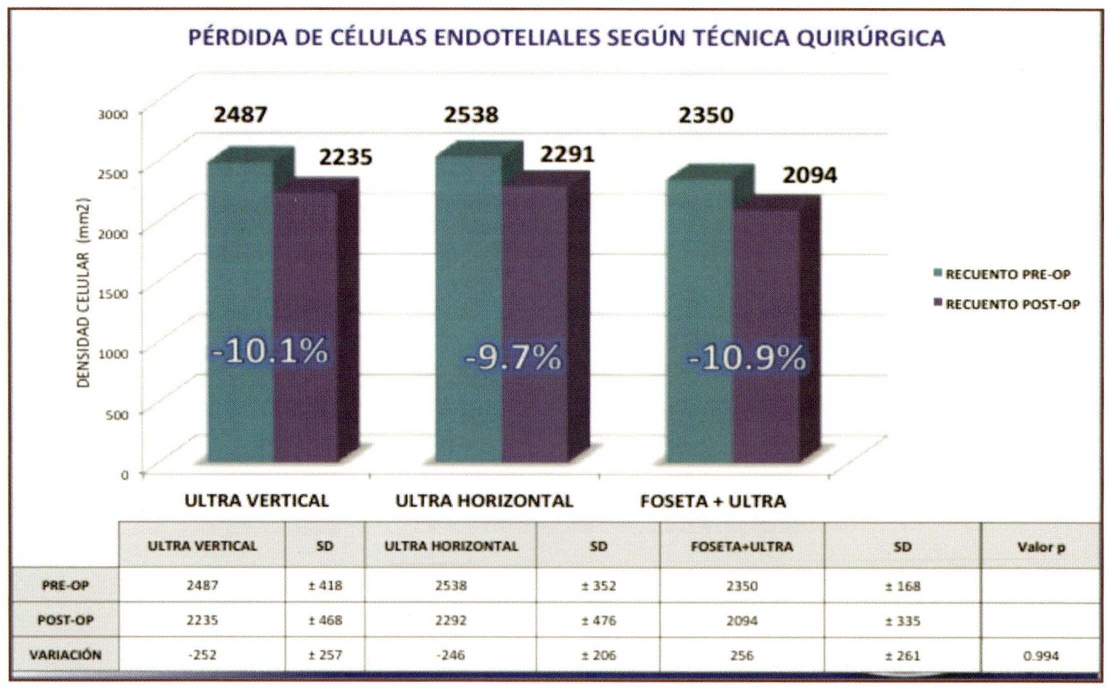

	ULTRA VERTICAL	SD	ULTRA HORIZONTAL	SD	FOSETA+ULTRA	SD	Valor p
PRE-OP	2487	± 418	2538	± 352	2350	± 168	
POST-OP	2235	± 468	2292	± 476	2094	± 335	
VARIACIÓN	-252	± 257	-246	± 206	256	± 261	0.994

El Ultrachopper demuestra entonces ser una técncica ideal de pre-fractura ya que disminuye el uso de ultrasonido, los tiempos quirúrgicos y minimiza el impacto endotelial.

Complicaciones

Al ser el Ultrachopper una punta de faco modificada puede también ocasionar quemadura o contractura de la incisión como cualquiera punta de faco, si no se toman las precauciones y no se siguen las instruciones de uso.

Si la punta del Ultrachopper toca el borde de la capsulorexis puede ocasionar lesion de ésta, si toca el iris estando en posición 3 del pedal, lo puede lesionar.

En un estudio experimental realizado por los Drs William R. Barlow Jr., MD, Jeff Pettey, MD, Randall J. Olson, MD demostraron que si se usa por más de 60 segundos seguidos con un poder de 50 % longitudinal ,80 % torsional Longitudinal Power 50%, Aspiración: 20mL/min, Vacío 80 mmHg. Tanto las puntas de faco convencional y la del ultrachopper pueden aumentar la temperatura por encima de 42 grados. Por esta razon insistimos en retirar el viscoelastico y el epinúcleo antes de iniciar cortando con el Ultrachopper.

Como dijimos anteriormente en los parámetros de uso del Ultrachopper, no hay necesidad se utilizarlo por más de 3 a 4 segundos continuos y su flujo siempre debe ser mayor de 30 ml/min.

El uso del Ultrachopper en mas de 20.000 casos reportados por los autores de este capítulo demuestra que el ultrachopper es seguro, efectivo y fácil de usar.

El Ultrachopper esta disponible en todas las máquinas de faco de Alcon y en la nueva máquina Centurion tiene un puerto anexo para ser conectado a la pieza de mano sin necesidad de recalibrar la punta cada vez que se va utilizar.

Al cierre de éste capitulo hemos comenzado a realizar los cortes con el Dr. Centurion y hemos observado que los parametros necesarios son más bajos que con el Infiniti , en todas las fases de la faco incluyendo el corte con Ultrachopper. Aprovechando actualmente las nuevas tecnologias de los portales de Internet , se pueden ver más de 100 videos en Youtube realizados por varios cirujanos colocando solo la palabra Ultrachopper.

Referencias

1- Leaming D. Practice styles and preferences of ASCRS member—2003 survey. J Cataract Refract Surg. 2004;30: 892–900.

2- K. Nagahara, MD, "Phaco-Chop Technique Eliminates Central Sculpting and Allows Faster, Safer Phaco," Ocular Surgery News, International Edition, October 1993, pages 12–13.

3- Fukasaku H. The Snap and Split Phacoemulsification Technique. Techniques in Ophthalmology 2(4):135–136, 2004.

4- Chang D. Phaco Chop Techniques: Comparing Horizontal vs Vertical Chop. Highlights of Ophthalmology, May-Jun 2004;32: 4:11-13

5- Vejarano LF, Tello A. Vejarano's Safe Chop Technique: A Safer Chopping. Techniques in Ophthalmology 3(3):109–115, 2005.

6- Shepherd JR. In situ fracture. J Cataract Refract Surg 1990; 16:436–440.

7- Gimbel HV. Divide and conquer nucleofractis phacoemulsification: development and variations. J Cataract Refract Surg 1991; 17:281–291.

8- Pirazzoli G, D'Eliseo D, Ziosi M, Acciarri R. Effects of phacoemulsification time on the corneal endothelium using phacofracture and phaco chop techniques. J Cataract Refract Surg 1996; 22:967–969.

9- DeBry P, Olson RJ, Crandall AS. Comparison of energy required for phaco-chop and divide and conquer phacoemulsification. J Cataract Refract Surg 1998; 24:689–692.

10- Ram J, Wesendahl TA, Auffarth GU, Apple DJ. Evaluation of in situ fracture versus phaco chop techniques. J Cataract Refract Surg 1998; 24:1464–1468.

11- Wong T, Hingorani M, Lee V. Phacoemulsification time and power requirements in phaco chop and divide and conquer nucleofractis techniques. J Cataract Refract Surg 2000; 26: 1374–1378.

12- Akahoshi T. Phaco prechop: manual nucleofracture prior to phacoemulsification. Operative Tech Cataract Refract Surg. 1998;1:69-91.

13- Akahoshi T: The Karate Prechop Technique. Cataract & Refractive Surgery Today. 2002;2:63-64.

14- Akahoshi T in Chopping before phaco reduces ultrasound time, by Charters L. Ophthalmology Times, May 2004.

15- Flynn HW en "Endoftalmitis aguda: Cuáles son los factores de riesgo", POR Charters l. Ophthalmology Times América Latina 2006: 10; 2:5.

16- Arshinoff SA. Dispersive-cohesive viscoelastic soft shell technique. J Cataract Refract Surg 1999; 25:167-173.

17- Alan Crandall. https: //www.youtube.com/watch?v=II_0YfgB1DM

18- Hernandez Silva, Juan Raúl et al. ULTRAMICS: Microemulsificación por ultrachop. Rev Cubana Oftalmol [online]. 2008, vol.21, n.1, pp. 0-0. ISSN 1561-3070.

19- Veitía Rovirosa ZA, Bauza FortunatoII Y, Hernández Silva JR, Ramos López M, Curbelo Cunill L, López Hernández I. Estudio comparativo de la pérdida celular endotelial entre las técnicas de facoemulsificación por ultrachop y prechop. Rev Cubana Oftalmol. 2010;23 Supl 2:734-48.

20- The Ultrachopper tip: a wound temperature studyWilliam R. Barlow Jr., MD, Jeff Pettey, MD, Randall J. Olson, MD. CAN J OPHTHALMOL—VOL. 48, NO. 6, 512-514. DECEMBER 2013.

52

Facoemulsificación Biaxial y Micro-Biaxial

Dr. L. Felipe Vejarano

La evolución de la cirugía de la catarata a lo largo de las últimas décadas ha sido muy rápida, pasando de la extracción extracapsular a la facoemulsificación ultrasónica que se ha ido convirtiendo en el procedimiento quirúrgico estándar para la cirugía de la catarata en todo el mundo, dado que induce menos astigmatismo, permite una estabilización rápida del astigmatismo, con menor inflamación y menor riesgo de complicaciones postoperatorias que la extracción extracapsular.[1-6] Uno de los últimos grandes avances de la facoemulsificación ha sido su realización a través de una microincisión mediante cirugía bimanual, con una punta de faco sin infusión. La idea de la extracción del a través de dos microincisiones data de los años 1970,[7-8] aunque no se ha popularizado hasta que recientemente comenzaron a realizarla Agarwal en India y Tsuneoka en Japón en 1998 y 1999, respectivamente[9,10]; sin embargo el porcentaje de cirujanos que la realizan sigue siendo todavía pequeño. Agarwal acuñó el término "Phakonit", que inicialmente indicaba una facoemulsificación ("phaco") realizada con una aguja (needle, "N") y a través de una incisión ultra estrecha (I) con la punta de faco (tip, "T") sin manguito.[11] Inicialmente Agarwal describió una incisión de hasta 0.9 mm,[9] con una punta estándar Microtip sin manguito. Aunque inicialmente se planteó el riesgo de una posible quemadura térmica, los estudios posteriores echaron por tierra estos temores; Tsuneoka demostró de forma experimental en ojo de cerdo que cuando se utiliza una punta de faco sin manguito la temperatura de la córnea en el punto de la incisión se eleva tan solo 8.4 ° C, sin llegar a provocar quemaduras térmicas.[10] En otro experimento, Olson et al. demostraron que hacía falta utilizar parámetros poco habituales en la clínica para provocar una quemadura de la incisión en la facoemulsificación bimanual y que además no era posible provocar una quemadura de la incisión con "faco fría" utilizando una cánula de aspiración desnuda de 19G en ojos humanos de cadáver ni aún utilizando los mayores niveles de energía a menos que se bloqueara todo el flujo de fluido al interior del ojo y se ocluyera toda la aspiración. Estos parámetros se encuentran muy por encima de las condiciones clínicamente aplicables. Además el Dr. Carlos Verges de Barcelona (España) midió la temperatura de la córnea durante la cirugía Biaxial y observó que nunca superaba los niveles de riesgo **(Figura 1)**.

La explicación del autor consiste en la dificultad de que un instrumento de metal de sección circular llegue a obstruir completamente una incisión lineal, a diferencia de lo que ocurre en la faco

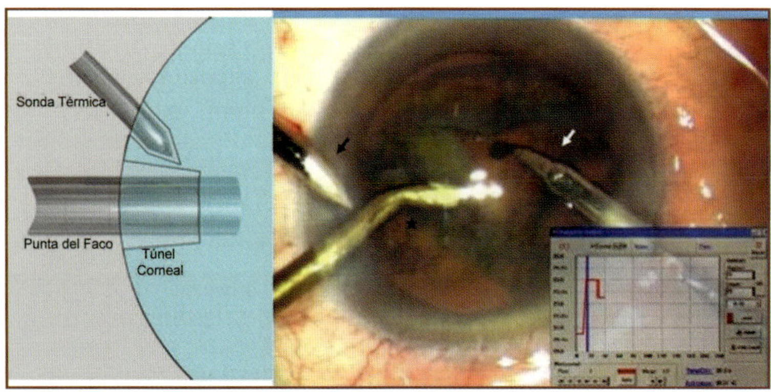

Figura 1. Medida de la temperatura corneal.

estándar coaxial en la que el manguito de rotación flexible rellena la incisión y reduce el flujo alrededor de la punta, especialmente cuando la incisión es muy ajustada. La combinación de una incisión ajustada ocupada por un manguito de irrigación flexible con una oclusión completa de la aspiración y con ello un bloqueo completo de la irrigación termina provocando la quemadura de la incisión, por lo que de facto el riesgo de provocar una quemadura térmica puede ser inferior en la faco Biaxial que en la coaxial.[12,13]

Agarwal ha comunicado buenos resultados quirúrgicos tras centenares de intervenciones. Su ayudante vertía continuamente solución balanceada salina (BSS®) sobre la punta del faco, y tenía que agrandar la incisión original para implantar la lente (LIO), sin que se llegara a producir en ningún caso una quemadura térmica de la incisión.[14] Tsuneoka y cols.[15] comunicaron una serie de 637 casos operados de cataratas a través de una incisión de 1.4 mm sin un solo caso de quemadura térmica. De igual modo, no hemos identificado ningún caso de quemadura corneal en más de 500 ojos de nuestra serie.[16]

Otros muchos cirujanos de todo el mundo, como nosotros mismos, han comunicado sus resultados con la cirugía bimanual micro-incisional (Biaxial o Micro-Biaxial) utilizando diferentes equipos de faco.[16-27] Alió, acuñó el término "Cirugía de Catarata Micro Incisional" (Microincision Cataract Surgery [MICS][23]), y ha comunicado unos buenos resultados visuales con las dos LIOs que se pueden implantar a través de las microincisiones.[24,25] En una serie prospectiva randomizada de casos consecutivos comunicó que la cirugía de catarata microincisional reducía de forma significativa el tiempo medio de facoemulsificación, el porcentaje total de facoemulsificación total, el tiempo medio de faco efectivo, y el astigmatismo inducido quirúrgicamente en comparación con la faco coaxial.[26] Fine ha resaltado las ventajas de mantener un medio intraocular más estable durante la extracción del cristalino.[27] Esta ventaja puede ser de especial importancia en los altos miopes, que presentan un mayor riesgo de desprendimiento de retina tras la cirugía de la catarata,[27] y en los pacientes glaucomatosos al evitar las grandes fluctuaciones de la presión intraocular (PIO) durante la intervención.

En 2002, Olson, fue el primero en utilizar una punta de faco de 0.8 mm con un *chopper* de irrigación de 21G en una cirugía bimanual de la catarata, y denominó a esta técnica microfaco.[13,14,30]

Estas técnicas de facoemulsificación a través de incisiones de 1.0 a 1.5 mm se han ido difundiendo por todo el mundo. También se han denominado facoemulsificación bimanual y faco sin manguito. Ya hace tiempo que Agarwal comunicó el microphakonit, una técnica similar que empleaba una punta de 0.7 mm con un *chopper* de irrigación de 0.7 mm a través de una incisión de menos de 1 mm,[28-30] que recibieron los nombres de Biaxial por 1.2 mm y Micro-Biaxial por 0.8 mm, utilizando también una aguja de faco de 22G y un *chopper* de irrigación. Pasar de una punta de faco de 0.9 mm a una de 0.7 mm reduce el flujo de aspiración, la potencia de sujeción y en general la eficiencia de la punta, por lo que en un intento de que la técnica resultara factible Microsurgical Technology – MST (Redmond, USA) desarrolló una punta modificada de 30° con paredes más delgadas que permitía un diámetro interno mayor lo que incrementaba la eficiencia hasta cerca de la que poseían las puntas de 0.9 mm. Agarwal utiliza su *chopper* de irrigación distal afilado y una infusión forzada por gas; inicialmente empleaba una bomba de aire externa y posteriormente el sistema de infusión anterior forzada por gas (Anterior Vented Gas Forced Infusion, AVGFI) de los equipos Accurus de Alcon, con la bomba de infusión a 100 mmHg.[30,31] Uno de nosotros (LFV) lleva utilizando la técnica Biaxial desde hace más de 11 años y medio (desde Septiembre de 2002), con un técnica personal de *chop*, el "*chop* seguro de Vejarano"[16, 32-34] y el chopper de irrigación de Vejarano.[33,34] Ya hemos publicado nuestros resultados con la técnica Biaxial a través de 1.2 a 1.5 mm, con las puntas Microtip de 20G, la Standard 19G o la MicroFlow®, implantando las LIOs Thinoptx.[16] Ahora disponemos de la Nanotip (MST) de 0.7 mm especialmente diseñada, que nos permite realizar la cirugía a través de incisiones de 0.8mm. A continuación mostramos nuestra técnica y los resultados preliminares.

Técnica quirúrgica

BIAXIAL

Antes de la intervención se dilata la pupila con Tropicamida 1% y Fenilefrina al 10 %. Se realiza una anestesia peribulbar con lidocaína al 2% y bupivacaína al 0.5%, o con tetracaína tópica al 0.5% según las preferencias del cirujano. Inicialmente se operaban con anestesia tópica en torno al 80% de los pacientes, pero en la actualidad preferimos utilizar la nueva técnica con anestesia peribulbar realizada por nuestro anestesista con una aguja de insulina que evita cualquier riesgo de perforar o lesionar el globo ocular. Se aplica povidona yodada al 10% sobre las pestañas y los bordes de los párpados y al 5% en la conjuntiva, y se lava de 3 a 5 minutos más tarde, y a continuación se aplica una gota de un colirio antibiótico con una quinolona de 4ª generación.

La paracentesis auxiliar debe ser lo más estanca posible cuando el instrumental (el *chopper* de irrigación) se encuentre en posición, sin llegar a comprometer su maniobrabilidad; se trata de una cuestión de gran importancia, dado que en la Biaxial es el instrumental que más se mueve para la emulsificación del núcleo. Por este motivo utilizamos una paracentesis auxiliar de sección trapezoidal que resulta muy estanca por dentro y por fuera permite una buena movilidad en arco del instrumento; si parece que el instrumental se queda atascado en la incisión, se puede aplicar una gota de viscoelástico sobre el *chopper* para facilitar sus movimientos.

Hemos descubierto que una incisión trapezoidal de unas dimensiones internas de 0.8 mm y externas de 1.2 mm con un cuchillete de diamante (Accutome, Malvern,USA) **(Figura 2)** nos permite utilizar el chopper de irrigación de Vejarano® (MST, Redmond, USA) **(Figuras 3a-b)**, de 22G para Micro-Biaxial (unos 0.7 mm de diámetro), sin apenas fugas y con muy buena maniobrabilidad.

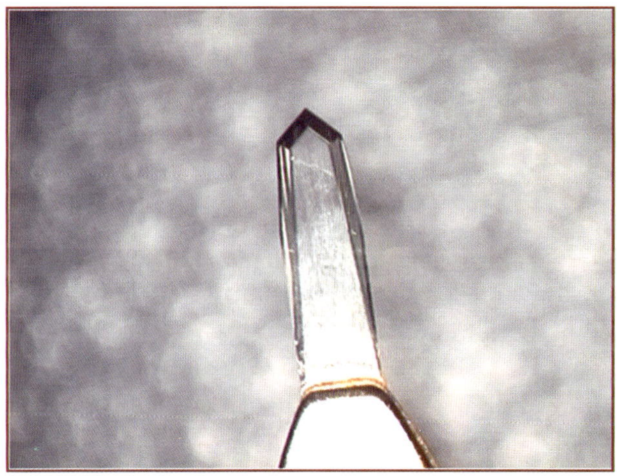

Figura 2. Cuchillete de diamante trapezoidal para la incisión principal y paracentesis.

Cuando realizamos la incisión principal utilizamos una lanceta de diamante de 1.2 mm o el mismo cuchillete de diamante de 0.8/1.2 mm para evitar más gasto (ambos de Accutome, Malvern,USA), si vamos a utilizar una punta Microtip de 20G y una hoja de diamante de 1.5 mm (Natural Clear Cornea Vejarano's Microincision Knife. AK6018 Accutome, Malvern, USA) cuando utilizamos una punta de 19 G Standard o MicroFlow®. Pensamos que no resulta indispensable que la incisión principal posea esa forma trapezoidal debido a que en Biaxial la

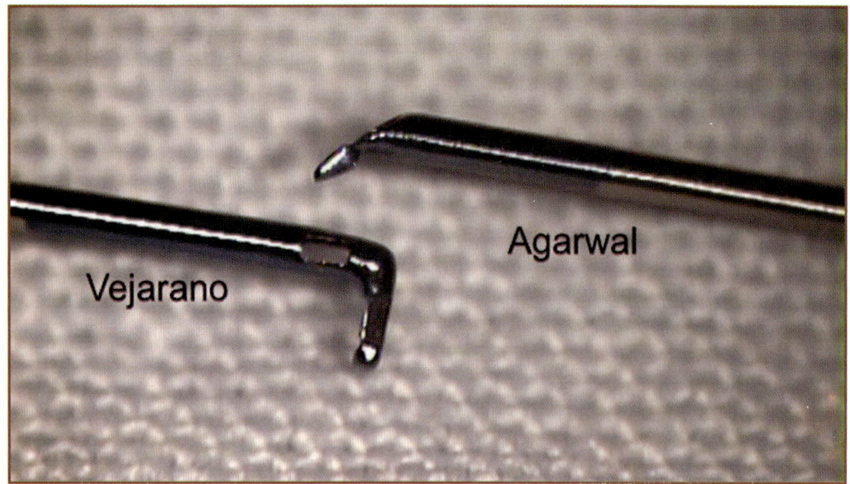

Figura 3a. Choppers de irrigación de Vejarano y Agarwal.

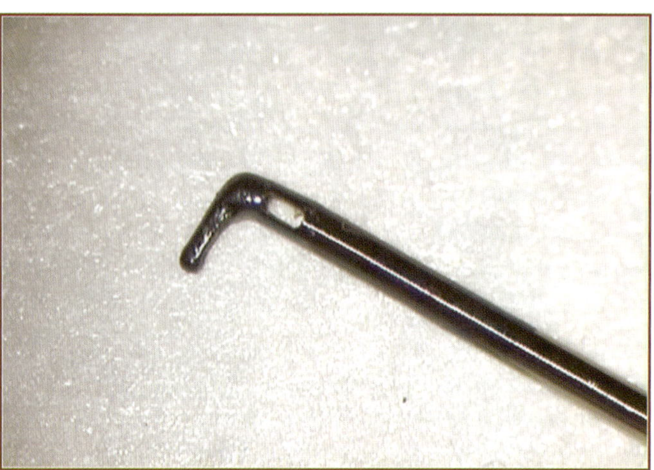

Figura 3b. Microchopper de irrigación de Vejarano.

punta del faco no se mueve demasiado, sino solo adelante y atrás. Además, en la parte más ancha de la incisión (1.5 mm) podría haber una fuga excesiva con una forma trapezoidal.

Recientemente hemos cambiado de la hoja de diamante trapezoidal a la hoja de diamante recta de 15° para la paracentesis auxiliar **(Figura 4)** para construir la paracentesis auxiliar de la misma forma que la principal y así también reducir gastos y porque con el faco Micro-Biaxial este tamaño resulta más que suficiente para una buena estanqueidad y maniobrabilidad. Previamente habremos realizado la incisión en casi dos planos, uno paralelo a la córnea y el interno paralelo al iris, aunque hemos comprobado que en los casos difíciles rasgamos la parte externa de la incisión o incluso más en ambas incisiones, por lo que hemos decidido realizar una incisión en tres planos también para la paracentesis auxiliar de la misma forma que para la principal, de forma similar a la incisión en bisagra de Langerman[38] **(Figura 5)**, con resultados asombrosos, sin más desgarros y lo mejor de todo, sin fugas al término de la intervención de forma que hemos dejado de dar punto para evitar la fuga y las posibles infecciones. Este es el último grito

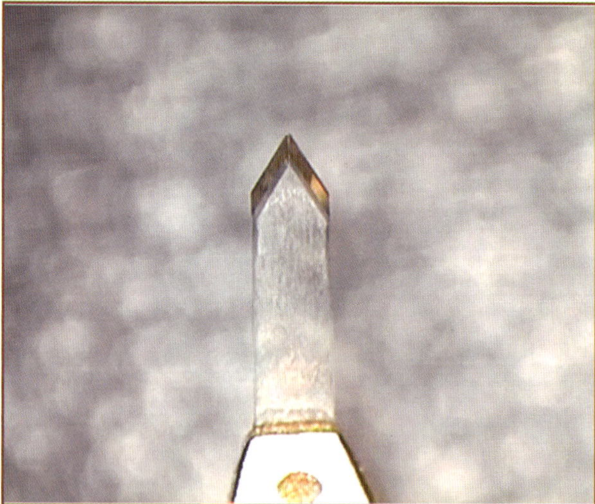

Figura 4. Cuchillete de diamante para la incisión principal y paracentesis.

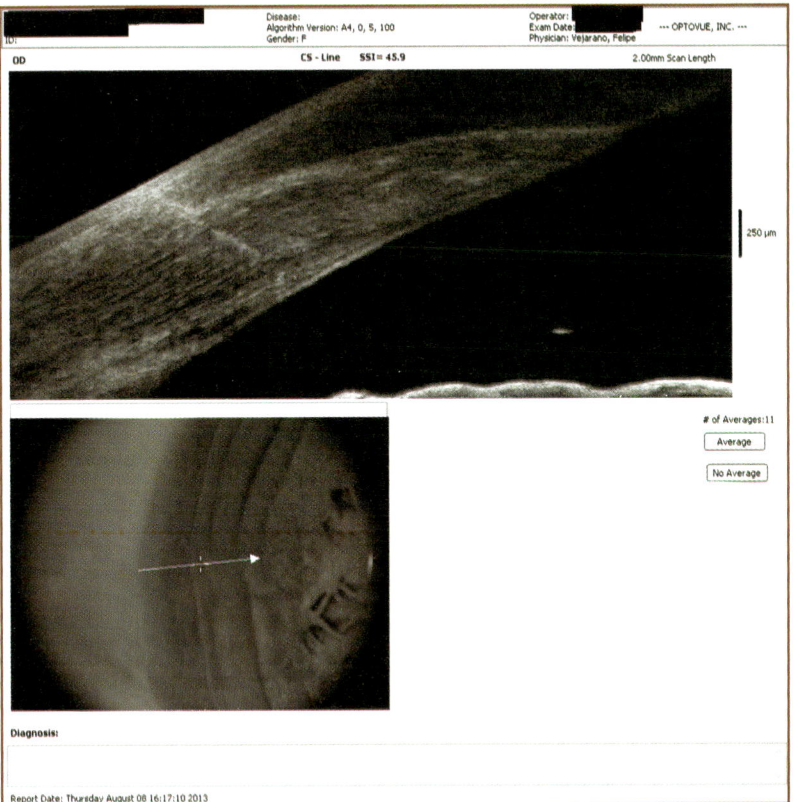

Figura 5. Incisión en 3 planos.

de la arquitectura de las incisiones en la cirugía microincisional.

La anchura de la incisión no se determina de forma arbitraria, sino que guarda relación con el diámetro de la punta. Existe la idea errónea de que un instrumental de 0.9 mm de diámetro puede pasar por una incisión de 0.9 mm. En realidad se produce un estiramiento excesivo de la incisión que puede provocar desgarros y comprometer su estanqueidad, y debido al contacto excesivo entre el tejido y la punta del faco se puede incrementar el riesgo de provocar un daño térmico porque la salida del fluido ayuda a enfriar la punta. Por otro lado, una incisión demasiado grande aumenta el riesgo de fugas y comprometerá la estabilidad de la cámara anterior. Dependiendo de los calibres del instrumental de irrigación y de la punta de faco que se utilice, se puede determinar el tamaño más adecuado de las incisiones. Se calcula la longitud de la circunferencia del instrumental [2(π x r)], donde r es el radio del instrumento en mm. Como cada labio de la incisión cubre la mitad de la circunferencia y la longitud del labio se corresponde con la longitud de la incisión se tiene que dividir el resultado entre 2 (para calcular la longitud de la mitad de la circunferencia del instrumento y por tanto de la longitud de la incisión). Además, la córnea es elástica y se debe tomar en cuenta la complianza del tejido que de forma empírica y de acuerdo a la longitud verdadera de la incisión medida en nuestras cirugías hemos calculado en un 20%. Por lo tanto, la fórmula final para decidir la longitud adecuada de la incisión es:

[2 (πr) /2] - 20%

que se puede simplificar a

π x r x 0.8.

Por ejemplo, para una punta de 0.7 mm (un calibre 22G), la longitud de la incisión debería ser de:

π x r x 0.8= π x 0.35 mm x 0.8 ≈ 0.9 mm.

Para una punta de 0.9 mm (aproximadamente un calibre 20G), la longitud de la incisión debería ser

π x r x 0.8= π x 0.45 mm x 0.8 ≈ 1.1 mm.

CALIBRE	MM	INCISION
18	1,245	1,56 mm
19	1,067	1,34 mm
20	0,889	1,11 mm
21	0,759	0,95 mm
22	0,711	0,89 mm

Figura 6a. Tabla de calibres y tamaños de incisión.

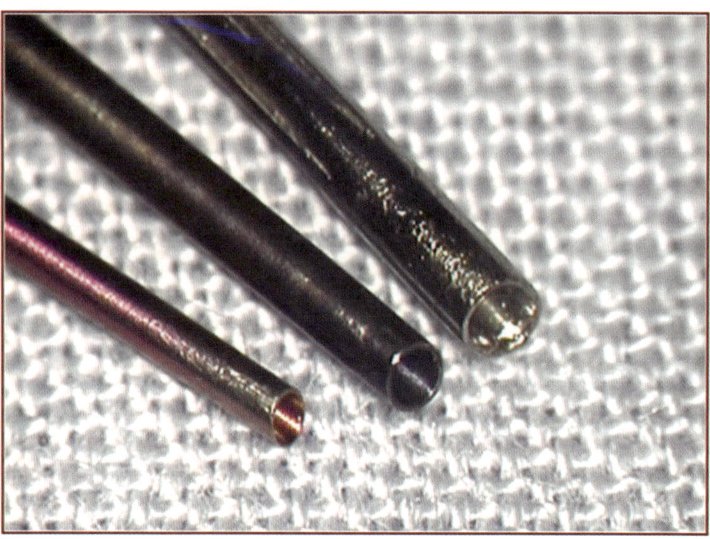

Figura 6b. Puntas de faco estándar, microtip y nanotip.

Para una punta de 1.1 mm (aproximadamente un calibre 19G), la longitud de la incisión debería ser:
$\pi \times r \times 0.8 = \pi \times 0.55$ mm $\times 0.8 \approx 1.4$ mm.
(Figuras 6a-b)

Cuando se utiliza anestesia tópica se inyecta 0.3 mL de lidocaína al 2% sin conservantes en la cámara anterior antes de inyectar viscoelástico.

Habitualmente empleamos DUOVISC® (Alcon, Fort Worth, TX, USA) con la técnica de cáscara blanda de Arshinoff.[35]

Se realiza una capsulorrexis circular continua (CCC) de 5.5 – 6.0 mm con la pinza de capsulorrexis de microincisión de 23G (Accutome, Malvern, USA) o la pinza de capsulorrexis de presa fina de DUET de 23G (MicroSurgical Technology -MST, Redmond, USA).

Si el reflejo rojo de fondo no es lo bastante bueno (cataratas avanzadas) utilizamos azul tripan como describió Melles,[36] aunque diluyendo la forma comercial del 0.1% hasta un 0.05% con muy buenos resultados de contraste y visualización.

Se realiza la hidrodisección con la cánula de Gimbel o de Chang después de deprimir ligeramente el labio posterior de la incisión para permitir la salida de una pequeña cantidad de viscoelástico y así evitar un incremento brusco de la PIO durante la hidrodisección; se puede realizar de forma opcional una hidrodelaminación, de acuerdo a las preferencias personales del cirujano.

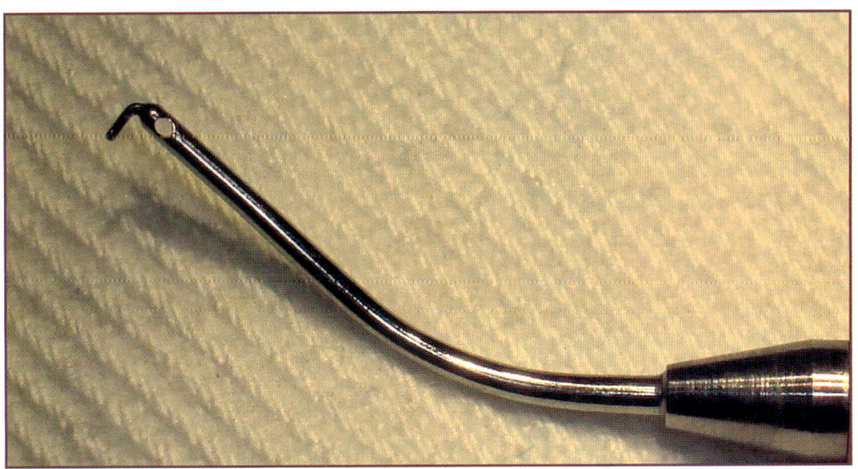

Figura 7. Chopper irrigador de Vejarano de 20G.

Se introduce el *chopper* de irrigación de Vejarano® 20G (Accutome, Malvern, USA), o 22G (MicroSurgical Technology -MST, Redmond, USA) por la paracentesis auxiliar, con el fin de mantener el espacio adecuado en la cámara anterior. En la **Figura 7** se muestran las características de este *chopper* de 20G: posee un diámetro externo de 0.9mm (un calibre aproximado de 20G), que se ajusta muy bien a la paracentesis de 0.9/ 1.2 mm. Hemos encontrado que resulta muy útil y con un elevado perfil de seguridad tanto cuando se utiliza la unidad Storz Premiere® (Bausch & Lomb Surgical, San Dimas, CA, USA), como el sistema Legacy Advantec Everest 20000 (Alcon, Fort Worth., USA.), el Accurus (Alcon, Fort Worth., USA.) o el Infiniti Vision System (Alcon, Fort Worth., USA.).

Por la incisión principal se introduce en la cámara anterior una punta parcialmente sin manguito MicroFlow® (Bausch & Lomb, Reference DP8230), de 1.07 mm de diámetro externo y de 0.5 mm de diámetro interno (aproximadamente un calibre 19G), con una punta de 30°, una Microtip de 0.9 mm de diámetro externo y 0.66 mm de diámetro interno (aproximadamente un calibre 20G). Se utiliza un manguito cortado en la punta del faco, según la descripción de Prakash,[37] que resulta útil para reducir la salida de fluido de la punta del faco durante la aplicación de la energía del faco (como la lluvia). No utilizamos ninguna otra fuente externa de fluido para enfriar la incisión.

Los parámetros que se utilizan en las máquinas de faco guardan relación con la dureza del núcleo. Utilizamos una infusión forzada por gas con los sistemas que la llevan incorporada, pero hemos descubierto que con el *chopper* de irrigación de Vejarano se puede realizar la intervención con una cámara anterior estable con una infusión pasiva (gravitacional) colocando la botella a suficiente altura. Se pueden resumir los parámetros como sigue:

Premiere®:
Vacío: 120 a 160 mm Hg.
Potencia: 30 a 50 %
Modo: Pulsado, 20 PPS.
PIO (infusión forzada por gas): 80 – 100 mm Hg.

Accurus®
Vacío: 150 a 200 mm Hg.
Potencia: 30 a 50 %
Modo: Pulsado, 15 PPS.
AVGFI: 80 – 120 mm Hg.

Legacy® con Everest:
Flujo: 25 a 30 cc/min.
Vacío: 250 - 300 mm Hg.
Potencia: 30 a 60%
Modo: Pulsado, 20 - 30 pps.
Modulación de potencia: 30 – 50% ON
Modo: Burst: 50 msec.
Altura de la botella: 160 – 188 cm sobre la cabeza del paciente

Infiniti® Vision System
Flujo fijado: 25 a 30 cc/min.
Vacío Lineal: 250 - 300 mm Hg.
Dynamic Rise: 3 - 4
Potencia Lineal: 30 a 60%
Modo: Pulsado, 20 - 50 pps.
Modulación de Potencia: 30 – 50% ON
Modo: Burst: 50 – 70 msec.
Altura de la botella: 180 cm sobre la cabeza del paciente

Signature® Ellips FX
Flujo fijado: 25 a 30 cc/min.
Vacío Lineal: 250 - 300 mm Hg (Peristáltico).
Vacío Lineal: 200 mm Hg (Venturi).
Modo Post Oclusión y software de caso: ON
Potencia Lineal: 30 a 80%
Modo: Pulsado, 20 - 30 pps.
Modulación de Potencia: 10 – 30% ON
Altura de la botella: 105 cm sobre la cabeza del paciente

Para emulsificar el núcleo empleamos la técnica de *Chop* seguro de Vejarano[18,19] que a continuación describimos brevemente.

Tras aspirar el córtex y el epinúcleo se coloca la punta del faco con el bisel hacia abajo en la porción proximal del núcleo y se aplica energía pulsada o preferiblemente en modo *burst* de forma que penetre en profundidad en el núcleo. Cuando la punta está enterrada en el núcleo, se cambia el pedal a la posición 2. En este momento el *chopper* de irrigación se rota ligeramente en sentido horizontal de modo que la longitud mayor de la punta no quede frente al espacio entre el borde de la CCC y el material del núcleo (un espacio que en las cataratas brunescentes es muy escaso o incluso está ausente). Se desliza el *chopper* inclinado por debajo de la cápsula anterior, a 180° de la paracentesis lo que resulta mucho más sencillo que intentar deslizarlo frente a la punta del faco **(Figura 8)**. A continuación, al llegar al ecuador del núcleo se rota en sentido vertical el *chopper* y se mueve al interior del saco a la posición frente a la punta del faco y se realiza la maniobra de *chop*. En las cataratas duras sujetamos el núcleo entre los dos instrumentos un momento y aplicamos una pequeña cantidad de ultrasonidos pulsados de modo que la punta penetre más en profundidad en el núcleo **(Figuras 9a-b)**, lo que permite mejorar el control del núcleo durante el *chop*, ya que no se suelta con facilidad en tanto en cuanto se mantenga un vacío elevado y la posición de la punta en profundidad mantenga una oclusión firme alrededor de la punta. Una ventaja importante de esta técnica es que con esta buena sujeción del núcleo, en especial en las cataratas duras, el proceso de *chop* resulta más efectivo y nos ayuda a separar las capas coriáceas posteriores de estas cataratas, que suelen representar una dificultad añadida por su gran dureza.

Tras dividir el núcleo en dos mitades se rota 45° para intentar asir la primera pieza de hemi-núcleo. La pista para intentar no dañar la CCC durante el *chop* de los fragmentos de núcleo es insertar el *chopper* de irrigación ahora en posición vertical y siempre a lo largo de las líneas de

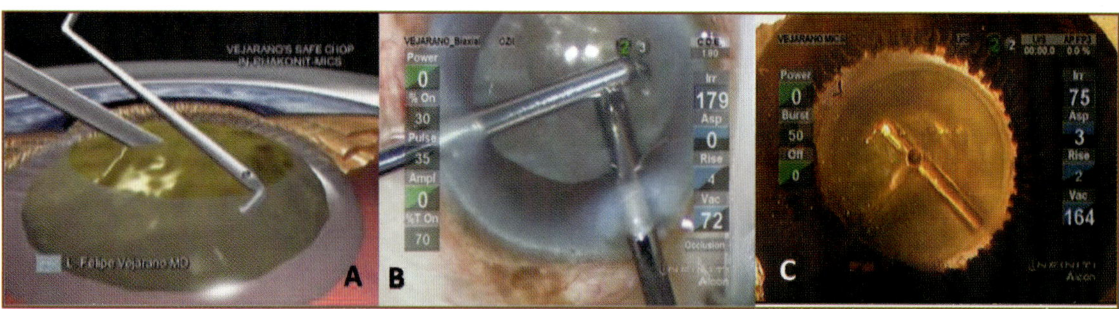

Figura 8. Deslizamiento del chopper inclinado por debajo de la cápsula anterior.

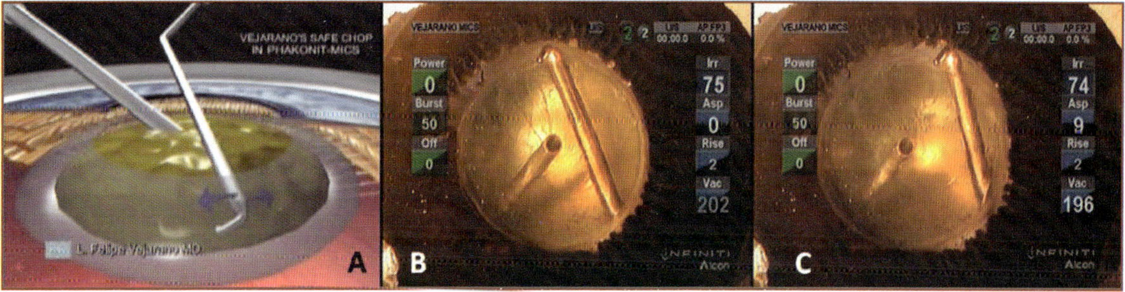

Figura 9a. Desplazamiento del chopper irrigador dentro del saco capsular.

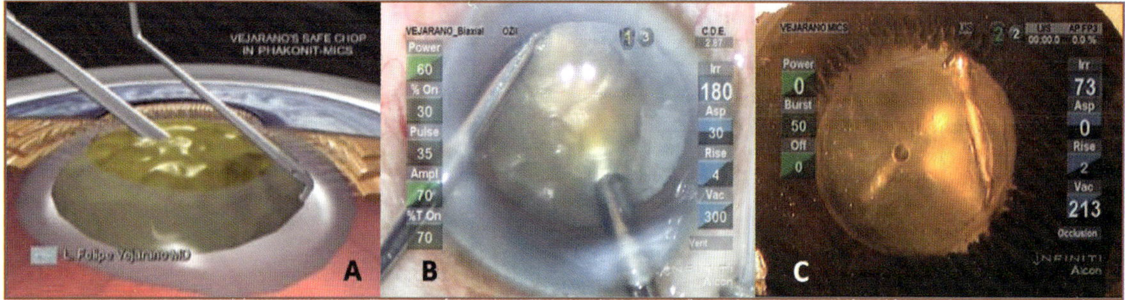

Figura 9b. Se posiciona el chopper irrigador en el ecuador inferior del núcleo.

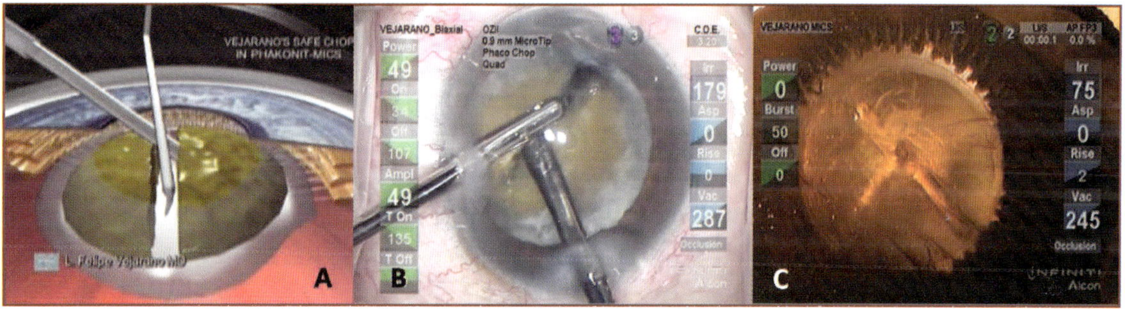

Figura 10. Se introduce el chopper irrigador a lo largo de la línea de fractura.

fractura del núcleo **(Figura 10)**, donde hay más espacio para el *chopper*, y moverlo hasta llegar a su posición de *chop* solo cuando se encuentre en el ecuador del cristalino, de forma que este paso sea completamente seguro y se pueda repetir cuantas veces resulte necesario para eliminar el primer fragmento. Las características de fluídica y diseño del *chopper* de irrigación de Vejarano con orificios laterales de irrigación de forma oval y una oliva en la punta facilitan el paso de deslizar la punta del *chopper* dentro del saco capsular, puesto que lo infla **(Figuras 11a-b)** y al mismo tiempo protege la cápsula posterior. Los fragmentos restantes se manejan de la misma forma. Cuando ya se han emulsificado muchos fragmentos del núcleo, queda menos material nuclear y se dispone de más espacio en el centro, por lo que no suele resultar necesario meterse por debajo de la CCC anterior para cortarlos. Se aspira el epinúcleo mediante una técnica de *flip*

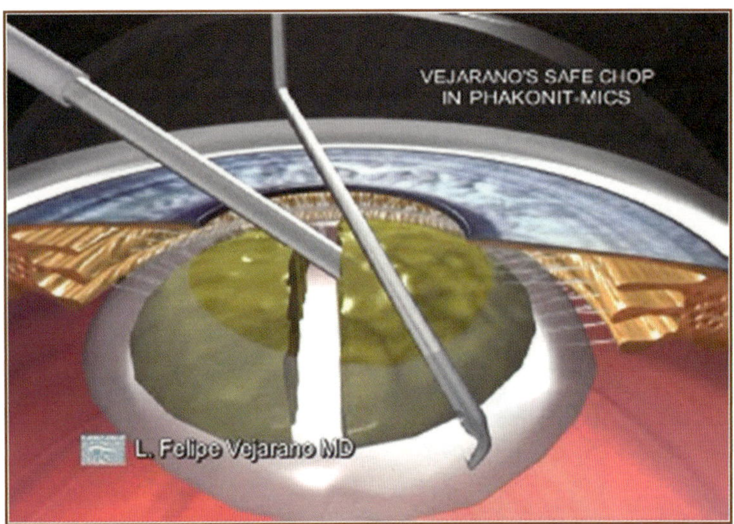

Figura 11a. Deslizamiento del chopper irrigador en el interior del saco.

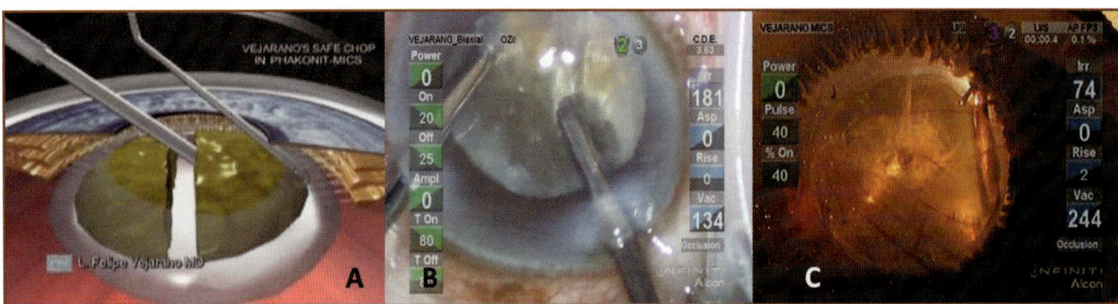

Figura 11b. Se repite la maniobra segura hasta capturar el primer fragmento.

al tiempo que se protege la cápsula posterior con el *chopper* de irrigación como barrera, dado que tiene una oliva en la punta posterior para evitar dañar los tejidos, al tiempo que el flujo aleja la cápsula.

Se realiza una irrigación/aspiración bimanual de los restos corticales con piezas de mano bimanuales y si es necesario se pule la cápsula posterior; siempre pulimos la cápsula anterior con la Singer Sweep (EPSILON, Montclair, CA, USA). La elección de la LIO sigue siendo un punto de debate. Hemos utilizado la lente enrollable ThinOptx Ultra Choice 1.0® (ThinOptx, Abingdon, USA), que se puede introducir a través de una incisión de 1.5 mm mediante un cartucho de diseño especial que funciona también como sistema de enrollado con el bloque (cuando lo teníamos), pero ahora además implantamos LIOs acrílicas hidrofóbicas o hidrofílicas con el inyector de titanio EL-30 (EPSILON, Montclair, CA, USA) que se puede manejar con una sola mano y permite implantar a través de una incisión de 1.8 a 2.2 mm. Es importante que se pueda utilizar con una sola mano (con un émbolo), ya que la otra mano se utiliza para hacer contrapresión con un segundo instrumento a través de la paracentesis lateral fijando el ojo y la inyección de la LIO se debe hacer de forma rápida.

MICROBIAXIAL

La técnica Micro-Biaxial es muy similar, pero obviamente las incisiones son de menor tamaño. Utilizamos instrumental de 22G.

Según la fórmula ya descrita, para un instrumental de 0.7mm (unos 22G), la longitud de la incisión debería ser:

$\pi \times r \times 0.8 = \pi \times 0.35 \text{ mm} \times 0.8 \approx 0.87 \text{ mm}.$

Construimos una paracentesis lateral de 0.9 mm con el cuchillete de diamante de 0.9 – 15° (Accutome) para introducir el *chopper* de irrigación Micro-Biaxial de Vejarano de 22G (Microsurgical Technology – MST, Redmond, USA) (Figura 3a) que tiene un calibre aproximado de 0.7 mm. Al igual que el *chopper* Micro-Biaxial del Dr. Agarwal (Figura 3), esta pieza posee unas paredes más delgadas, lo que permite un diámetro interior mayor, y además presenta dos orificios laterales de irrigación muy alargados, lo que permite incrementar el flujo.

Se realiza la incisión principal de 0.9 mm con el mismo cuchillete de diamante o con las nuevas lancetas desechables MST de 0.8 mm, aunque con estas la micropinza de Utrata de 23G entra demasiado justa, lo que dificulta su movilidad. Utilizamos la nanopunta MST de 0.7 mm de diámetro y el sistema Signature® Ellips FX (AMO). Hemos comprobado que esta punta funciona muy bien con buena eficiencia a la hora de emulsificar y aspirar el material del núcleo pese a su menor diámetro externo gracias a su diseño con una pared muy delgada.

Se emulsifica el núcleo con la ayuda del *chopper* seguro de Vejarano, ya descrito, con los mismos parámetros en el sistema Signature que se usaban para el Biaxial.

Conclusión

En nuestra clínica se han operado más de 3500 pacientes con la técnica Biaxial o Micro-Biaxial, y últimamente solo con Micro-Biaxial, en cualquier tipo de catarata, incluso en cataratas hipermaduras y subluxadas, y todos los casos fueron realizadas por uno de nosotros (LFV).

No ha habido complicaciones adicionales en comparación con la facoemulsificación coaxial y los resultados son muy alentadores, apenas sin edema corneal y agudezas visuales no corregidas de 20/25 a 20/40 el primer día del postoperatorio.

Entre las complicaciones ha habido 20 casos con prolapso de iris durante la cirugía, que un caso llegó a causar atrofia sectorial del iris.

En 10 casos se produjo una rotura de la cápsula posterior, en 4 de ellos con prolapso del vítreo, pese a lo cual se pudo implantar la LIO en saco en todos ellos.

No hemos tenido ni un solo caso de quemadura térmica de la incisión.

Existe una tendencia en la actualidad entre los oftalmólogos de todo el mundo a realizar técnicas de microincisión debido a sus ventajas. Creemos que de hecho las incisiones de menor tamaño son en realidad más seguras, dado que se trabaja en un sistema casi cerrado. Con los parámetros adecuados, la cámara anterior es mucho más estable que en la faco coaxial, con mucha menos turbulencia, daño endotelial y gasto de BSS. Además, durante la faco existe un mayor control ya que se evitan las corrientes que rechazan los fragmentos y los alejan de la punta del faco como en la cirugía coaxial. Además, se puede utilizar el flujo de entrada como un tercer instrumento que ayuda a dirigir los fragmentos hacia la punta del faco y a alejar de él otras estructuras como la cápsula posterior o el iris.

La disponibilidad de un instrumental mejorado como la nanopunta MST diseñada en colaboración con el Dr. Agarwal y MST, y los choppers de irrigación de Vejarano (de 20 y 22G) y las puntas de infusión/aspiración bimanual (de 20 y 22G), nos permiten realizar cirugía de cataratas microincisional, e incluso romper la barrera de 1 mm con la Micro-Biaxial, una auténtica nanocirugía.

Ventajas

* La cámara esta completamente cerrada.
* Reduce aún más el consumo de BSS: 120 – 180 cc en la Biaxial frente a 60 - 80 cc en la Micro-Biaxial.
* Estabiliza la cámara anterior de forma constante durante toda la intervención.
* Permite incisiones más pequeñas y con 800 micras se hace posible la cirugía de menos de 1 mm.
* Los prolapsos de iris dejan de ser un problema, incluso en casos de síndrome de iris flácido intraoperatorio (IFIS).
* Reduce la inducción de astigmatismo.

* Mínimo trauma uveal.
* Recuperación visual más rápida.
* Mayor estabilidad corneal.
* Mayor resistencia al traumatismo.
* Se dispone de buenas LIOs que se pueden introducir agrandando la incisión.
* Hay buenos equipos de faco con software excelentes.
* Se puede tratar cualquier caso.
* En teoría se reduce el riesgo de endoftalmitis.
* Se reduce la pérdida endotelial.
* Se facilita la extracción del córtex subincisional.
* Se puede cambiar de mano durante la faco en para los zurdos y para los diestros.
* La irrigación funciona como un tercer instrumento, al movilizar los fragmentos y proteger y mantener alejada la cápsula posterior.
* Menor movilización del vítreo.
* Resulta perfecta para el intercambio de LIOs por motivos refractivos (RLE).
* Está indicada en casos con antecedentes de desgarros de retina o desprendimiento.
* Al ser una incisión de menor tamaño resulta menos agresiva.
* Es casi imposible detectar la ampliación de la incisión principal
* Se reducen los cambios de forma y elevación corneales.
* Mínima inducción de HOA.
* Es auténticamente anastigmática.
* Es perfecta para los pacientes glaucomatosos al evitar cambios bruscos de la presión durante la intervención.
* Mejora el mantenimiento de la cámara anterior con el OVD mejorando la estandarización de la capsulorrexis y el implante.
* La capsulorrexis se puede realizar desde ambas incisiones.
* Mejora la protección del endotelio ya que OVD mantiene la cámara anterior durante la cirugía.
* Evita la PIO elevada provocada por el flujo elevado de la coaxial, lo que resulta más seguro en pacientes glaucomatosos.
* Es un sistema mejor y más seguro para controlar las complicaciones durante la faco.
* La incisión principal ayuda a no ocluir la punta del faco.
* Se puede realizar con cualquier máquina.
* No resulta obligatorio utilizar hiperpulsos.
* Mejora el control en la efusión uveal.

Referencias

1. Minassian DC, Rosen P, Dart JK, et al. Extracapsular cataract extraction compared with small incision surgery by phacoemulsification: a randomized trial. Br J Ophthalmol 2001; 85:822-9
2. Cavallini GM, Lugli N, Campi L, et al. Surgically induced astigmatism after manual extracapsular cataract extraction or after phacoemulsification procedure. Eur J Ophthalmol 1996; 6:257-63
3. Watson A, Sunderraj P. Comparison of small-incision phacoemulsification with standard extracapsular cataract surgery: post-operative astigmatism and visual recovery. Eye 1992 6 (Pt 6):626-9
4 Chee SP, Ti SE, Sivakumar M, Tan DT. Postoperative inflammation: extracapsular cataract extraction versus phacoemulsification. J Cataract Refract Surg 1999; 25:1280-5.
5. Francis PJ, Morris RJ. Post-operative iris prolapse following phacoemulsification and extracapsular cataract surgery.Eye 1997 11 (Pt 1):87-90
6. Linebarger EJ, Hardten DR, Shah GK, Lindstrom RL. Phacoemulsification and modern cataract surgery . Surv Ophthalmol 1999 ; 44: 123-147.
7. Girard LJ. Ultrasonic fragmentation for cataract extraction and cataract complications. Adv Ophthalmol 1978.
8. Shearing SP, Relyea RL, Loaiza A, Shearing RL. Routine phacoemulsification through a one-millimeter non - sutured incision. Cataract 1985; 2(2):6–11.
9. Agarwal A, Agarwal S, Agarwal A. Phakonit : lens removal through a 0.9 mm incision. (letter) J Cataract Refract Surg 2001;27:1531-1532.
10. Tsuneoka H, Takuya S, Takahashi Y. Feasibility of ultrasound cataract surgery with a 1.4 mm incision. J Cataract Refract Surg 2001;27:934-940.

11. Agarwal A, Agarwal S, Agarwal A. Phakonit and laser phakonit : lens removal through a 0.9 mm incision. In: Agarwal S, Agarwal A, Sachdev MS, et al, eds,Phacoemulsification, Laser Cataract Surgery and Foldable IOLs, 2nd ed. New Delhi, Jaypee Brothers, 2000; 204-216.
12. Soscia W, Howard JG, Olson RJ.J Cataract Refract Surg. 2002 Jun;28(6):1039-43.Bimanual phacoemulsification through 2 stab incisions. A wound-temperature study.
13. Soscia W, Howard JG, Olson RJ. Microphacoemulsification with WhiteStar A wound-temperature study. J Cataract Refrac Surgery 2002, Jun; 28,(6):1044-1046.
14. Agarwal A, Agarwal S, Agarwal A. Phakonit: Phacoemulsification through a 0.9 mm corneal incision.J Cataract Refract Surg 2001;27:1548-1552.
15. Tsuneoka H, Shiba T, Takahashi Y. Ultrasonic phacoemulsification using a 1.4 mm incision: clinical results. J Cataract Refract Surg 2002; 28:81-86.
16. Vejarano L. Felipe, Tello A. Outcomes with the ThinOptx IOL. Using the lens as part of Microincisional Cataract Surgery. Cataract & Refractive Surgery Today I, Sept 2004, 84.
17- Centurion V, Caballero JC, Lacava AC. The time is now for MICS Technique and technology align to permit ultrasmall cataract incisions. OCULAR SURGERY NEWS 5/1/2003.
18. Carreño E. Cirugía por microincisión realizada con faco estándar. Ocular Surgery News Latin America Edition. Mar/Abril 2003; 5: 2.
19. Chang DF. 400 mm Hg high-vacuum bimanual phaco attainable with the Staar Cruise Control device. J Cataract Refract Surg. 2004 Apr;30(4):932-3.
20. Pandey SK, Werner L, Agarwal A, Agarwal A, Lal V, Patel N, Hoyos JE, Callahan JS, Callahan JD Phakonit: cataract removal through a sub-1.0 mm incision and implantation of the ThinOptX rollable intraocular lens. Journal of Cataract and Refractive Surgery - Sept 2002 28, 9:1710-1713.
21. Braga-Mele R, Liu E. Feasibility of sleeveless bimanual phacoemulsification with the Millennium microsurgical system Journal of Cataract and Refractive Surgery - Nov 2003, 29, 11: 2199-2203.
22. Pérez-Arteaga A. Anterior Vented Gas Forced Infusion System of the Accurus Surgical System in Phakonit . J Cataract Refractive Surgery - April 2004 , 30, 4:933-935.
23. Alió JL, "Microincision Cataract Surgery [MICS] Improves Safety, Surgeon Says," Ocular Surgery News, December 1, 2001.
24. Alió JL, Schimchak P, Montés-Micó R, Galal A . Retinal image quality after microincision intraocular lens implantation Journal of Cataract & Refractive Surgery - Aug 2005, 31, 8:1557-1560.
25. Alió JL, Rodriguez-Prats JL, Vianello A, Galal A .Visual outcome of microincision cataract surgery with implantation of an Acri.Smart lens. Journal of Cataract & Refractive Surgery – Aug 2005, 31, 8:1549-1556.
26. Alio J, Rodriguez-Prats JL, Galal A, Ramzy M. Outcomes of microincision cataract surgery versus coaxial phacoemulsification. Ophthalmology. 2005 Nov;112(11):1997-2003.
27. Fine IH, Hoffman RS, Packer M. Optimizing refractive lens exchange with bimanual microincision phacoemulsification. J Cataract Refract Surg 2004; 30:550–554.
28. Agarwal A, Agarwal A, Agarwal S. Microphakonit surgery performed with 0.7-mm tip. OCULAR SURGERY NEWS EUROPE/ASIA-PACIFIC EDITION September 2005
29. Agarwal A, Agarwal A, Agarwal S. A look at Microphakonit Phaco. Eyeworld Magazine-September 2005.
30. Agarwal, A. How small can you go? Ophthalmology Times Europe. Mar 1, 2006.
31. Agarwal A, Agarwal S, Agarwal A, Lal V, Patel N. Antichamber collapser. J Cataract Refract Surg, 28;7:1085-1086.
32. Vejarano LF, Tello A. Safe Chop: A safer technique" in "New Outcomes in Cataract Surgery". Ed. Boyd S. Highlights of Ophthalmology, Panamá, 2.005.
33. Vejarano LF, Tello .Vejarano's Safe Chop Technique: A Safer Chopping. Techniques in Ophthalmology 3(3):109-115, 2005.
34. Vejarano L. Felipe, Tello A. Vejarano Safe Chop makes transition to chopping easier. Ocular Sugery News, March 1 2005; 23(5): 10-11.
35. Arshinoff SA. Dispersive-cohesive viscoelastic soft shell technique. J Cataract Refract Surg 1999; 25:167-173.
36. Melles G, de Waard P, Pameyer J, Beekhuis W. Trypan blue capsule staining to visualize the capsulorhexis in cataract surgery. J Cataract Refract Surg. 1999;25:7-9.
37. D.P. Prakash, MD. "Cutting phaco sleeve permits ultrasmall-incision surgery: Using a cut sleeve without irrigation eliminates water splashing and improves visibility during surgery". OCULAR SURGERY NEWS EUROPE/ASIA-PACIFIC EDITION 6/1/03
38. DW Langerman, MD. Architectural design of a self-sealing corneal tunnel, single-hinge incision. J Cataract Refract Surg. 1994 Jan;20(1):84-8

53

La Cirugía de Cataratas por Microincisión MICS

Dr. Jorge L. Alió,
Dr. Francisco Arnalich

Resumen

La cirugía de cataratas por microincisión (Micro Incision Cataract Surgery o MICS) es el abordaje de la cirugía de cataratas por una incisión menor de 1.8 mm. La reducción del tamaño de la incisión reduce la invasividad del procedimiento y al mismo tiempo mejora los resultados quirúrgicos.

La cirugía MICS ha demostrado poseer ventajas en el control y la eliminación del astigmatismo corneal inducido quirúrgicamente, y las aberraciones ópticas corneales, lo que proporciona unos resultados postquirúrgicos superiores a la cirugía de cataratas convencional.

Esta sofisticada técnica quirúrgica es posible gracias a un alto grado de innovación quirúrgica mediante el uso de plataformas quirúrgicas con control presurizado de los parámetros de fluídica y a un novedoso instrumental quirúrgico. La técnica MICS aprovecha el uso de una fluídica más eficiente para reducir el uso de energía durante la facoemulsificación y al mismo tiempo, el abordaje bimanual permite una manipulación en la cámara anterior del ojo más sencilla y cómoda que la técnica coaxial estándar. En la actualidad, la cirugía microincisional se puede realizar a través de incisiones menores de 1 mm, pero las lentes intraoculares disponibles para MICS limitan esta cirugía a incisiones mayores, siendo la incisión más habituales de 1.8 mm. El aumento de la oferta de lentes MICS permite una selección individualizada de las mismas según las necesidades de cada paciente, incluyendo multifocalidad y toricidad. El tiempo ha demostrado una estabilidad a largo plazo de los resultados quirúrgicos lo que convierte a la cirugía MICS en el más moderno y adecuado abordaje para una cirugía de cataratas mínimamente invasiva.

1. DESARROLLO DE LA TÉCNICA MICROINCISIONAL BIMANUAL

La cirugía de cataratas ha experimentado una rápida evolución en las últimas décadas como respuesta a una mayor exigencia del resultado refractivas tanto de pacientes como de los oftalmólogos implicados en el tratamiento quirúrgicos de la cataratas. La continua necesidad de perfeccionar los resultados visuales ha forzado un constante desarrollo de la técnica quirúrgica. De forma paralela, la obtención de unos resultados mejores tanto por la técnica quirúrgica como por la variedad de funcionalidad de las lentes intraoculares (LIO) disponibles en el mercado, ha facilitado que cada vez operemos a pacientes más jóvenes y con un menor grado de limitación visual por la catarata.

El motor del cambio de la cirugía de cataratas desde la cirugía intracapsular siempre ha sido disminución del tamaño de la incisión para disminuir las complicaciones y mejorar el resultado óptico. La tendencia a disminuir el tamaño de la incisión ha contribuido al desarrollo de los aparatos de facoemulsificación, los láseres y el instrumental quirúrgico para adaptarse al cambio del abordaje. Fruto de esta incesante búsqueda por disminuir el tamaño de la incisión condujo a la aparición y al desarrollo de una técnica bimanual que permitía trabajar con incisiones por debajo de 1.8 mm. El cambio conceptual al separar la irrigación de la aspiración conllevó al desarrollo de un sistema de fluídica más eficiente, lo cual era una potente herramienta para reducir la energía de facoemulsificación necesaria en cada cirugía, reduciendo el trauma quirúrgico, y las potenciales complicaciones.

El termino Micro Incision Cataract Surgery (MICS) como tal, acuñado y registrado como marca por primera vez por Jorge Alió en España, en el año 2002, como un nuevo concepto de cirugía de cataratas basado en un abordaje bimanual, que requería un nuevo instrumental, un nuevo concepto de manejo de la fluídica y un nuevo concepto de técnica quirúrgica1. Otros cirujanos como Amar Agarwal y Tusuneoka describieron en paralelo la técnica bimanual aunque con otros nombre como Phaconit o Facoemulsificación-aspiración bimanual2-6.

En la actualidad el tamaño estándar de la incisión para MICS bimanual es de 1.5 mm gracias a un instrumental específico, una plataforma de facoemulsificación eficiente, y una técnica depurada. Con la tecnología disponible actualmente somos capaces de realizar MICS a través de incisiones menores de 1.0 mm. Sin embargo, la limitación en el tamaño de las incisiones bien hoy en día motivado por un retraso en la tecnología de las lentes intraoculares, ya que hay pocas lentes que puedan implantarse través de 1.5 mm como requiere la técnica MICS.

Esta necesidad de reducir el tamaño de la incisión no solo ha motivado la aparición de la técnica bimanual sino también ha originado cambios y evolución en la cirugía de facoemulsificación coaxial. El calibre de la punta de la pieza de mano de facoemulsificación y de su capuchón han sido reducidos hasta poder ser implantados a través de 1.8 mm en lo que se conoce como MICS coaxial o co-MICS en contraposición a la técnica MICS originalmente descrita para un abordaje bimanual. Sin tener todas la ventajas de la cirugía bimanual, tanto una como otra técnica pertenecen actualmente al concepto de cirugía microincisional.

Cada vez más cirujanos están adoptando la cirugía microincisional en su práctica diaria conforme ha ido mostrando sus virtudes en los numerosos artículos dedicados en la literatura científica de los últimos 10 años. Muchos cirujanos perciben que la cirugía MICS es una técnica atractiva no solo por ser innovadora sino porque se ha demostrado que presenta numerosas ventajas sobre la cirugía estándar coaxial in incluso la MICS coaxial7, y debe ser el referente hacia donde se dirige el futuro de la cirugía de cataratas.

En nuestra opinión la única limitación de la cirugía es la curva de aprendizaje y el tiempo necesario para sentirse cómodo con la técnica, pero compensa a la vista de los beneficios que se obtienen con la adopción de esta técnica. En la actualidad el 16% de cirujanos que pertenecen al grupo europeo de cirugía de cataratas microincisional consideran la MICS bimanual como la técnica de elección.

2. VENTAJAS DE LA TÉCNICA BIMANUAL

Las ventajas de esta técnica MICS bimanual con respecto a la cirugía coaxial estándar pueden resumirse en:

1. Una incisión más pequeña que produce
   - menor impacto en las propiedades biomecánicas de la cornea.[8-10]
   - menor astigmatismo inducido quirúrgicamente.[11,12]

- mejor calidad óptica corneal postoperatoria.[13]
- menor riesgo de endoftalmitis.
- menor riesgo de prolapso del iris durante la cirugía.

2. La separación de la vía de irrigación de la vía de aspiración que proporciona
   - capacidad ilimitada de dirigir el flujo de irrigación durante la cirugía.[2]
   - mejora de la eficiencia del sistema de fluídica.
   - mejor acceso a los fragmentos nucleares.
   - menor energía utilizada.[12,14-16]

3. Una mayor flexibilidad quirúrgica al disponer de dos incisiones que permite
   - acceso bilateral a los fragmentos nucleares.[17]
   - mejor acceso a la cámara anterior.[17,18]
   - mayor sencillez a la hora de realizar capsulorrexis y la hidrodisección.

4. Un menor tamaño del instrumental consigue
   - mejora de la visión del campo quirúrgico.

5. La presencia de una corriente de irrigación independiente de la pieza de facoemulsificación favorece el
   - Uso de la corriente dirigida a la capsula posterior para proteger la misma.[19]
   - Mantenimiento de la cámara anterior estable durante toda la cirugía.[19]

3. PRINCIPIOS DE LA TÉCNICA MICS BIMANUAL

En general los principios de la MICS bimanual rigen también para la cirugía de cataratas MICS coaxial. La bimanualidad sin embargo aporta un "plus" quirúrgico porque nos permite ampliar los límites de la cirugía, tenemos acceso a todo el segmento anterior los 360° y se facilitan maniobras que permiten disminuir la manipulación en caso normales y complicados. Las claves de una cirugía MICS consisten en:

1. Incisión trapezoidal de 1.5 mm
   La configuración trapezoidal de la incisión previene la deformación de la herida durante la manipulación de una incisión mayor de 1 mm. Si la incisión es de 1 mm o menor no es necesario este perfil.

2. Cámara anterior estable y cerrada
   Al usar una vía de infusión en una incisión podemos mantener la cámara anterior estable en todo momento mientras que a través de la segunda incisión podemos realizar la facoemulsificación, la aspiración de las masas o la inyección de la LIO.

3. Aumento del uso del vacío
   La cirugía bimanual disminuye el uso de la energía ultrasónica necesaria para fragmentar las masas. En su lugar se usa un vacío alto en la punta del facoemulsificador y un adecuado hidrochopper.

4. Uso de infusión presurizada para mantener la fluídica
   El hidrochopper de MICS está diseñado para suministrar fluido a la cámara anterior a una velocidad de 60-70 ml/min. Esta cantidad de fluido es suficiente para mantener llena la cámara anterior cuando usemos fuerzas de vacío de 500 mmHg para fragmentar la catarata. La infusión implementada con gas (Gas Forced Infusion o GFI) se usa en la cirugía MICS porque proporciona una mayor seguridad. Una infusión alta estabiliza la cámara anterior.

5. Descenso del uso de la energía ultrasónica programada
   Un vacío alto y un alto volumen de infusión son muy eficaces para fraccionar el núcleo, por esta razón no usamos ultrasonidos en muchos momentos de la cirugía.

6. Abordaje bimanual con instrumental específico de MICS
   Usando dos instrumentos en cada mano incrementamos nuestra capacidad de movi-

miento y maniobra durante la cirugía. Dos incisiones opuestas nos permiten un acceso libre a sinequias de iris o a capsulorrexis complicadas por ambos lados.

7. Uso de lentes intraoculares MICS
   El uso de LIOs específicas para cirugía microincisional nos permite implantar la lente sin necesidad de aumentar el tamaño de la incisión.

4. PASOS EN LA CIRUGÍA MICS BIMANUAL

4.1 Las Incisiones

En la BICS bimanual no existe una incisión principal sino que se deben programar dos incisiones de pequeño tamaño. Es importante colocar las incisiones en el eje del astigmatismo corneal. Aun así, existe una incisión dominante por la cual haremos la mayor parte de las maniobras (capsulorrexis, facoemulsificación, aspiración o implante de lente) para disminuir el astigmatismo corneal que podemos generar.[20]

Las dos incisiones deben ser colocadas con un eje de 90° entre ellas lo que produce un cambio simétrico en la biomecánica corneal, y un astigmatismo inducido quirúrgicamente neutral.[12] Una adecuada programación de las incisiones y el uso de incisiones relajantes limbales puede incluso corregir un astigmatismo previo y por tanto proporcionar una mejoría de la calidad de imagen corneal.[21]

La cirugía MICS se proyectó para realizar una incisión de menor tamaño que la estándar y así reducir el trauma quirúrgico, el tiempo de cicatrización de la herida, así como la deformación e inflamación del ojo. En la cirugía MICS la doble incisión simétrica menor a 1.8 mm permite acceder a la cámara anterior del ojo desde diferente ángulo lo que facilita la maniobra de capsulorrexis. Resulta necesario la utilización de un cuchillete calibrado que realice una incisión trapezoidal, con una entrada interna de menor diámetro que la entrada externa. De esta forma se pueden realizar fácilmente movimientos horizontales con el instrumental gracias a la entrada externa más ancha, y una buena estabilidad y correcto sellado gracias a la entrada interna más ajustada. Además, el tamaño de la incisión permite un autosellado perfecto, sin más maniobras, o con un mínimo grado de hidratación. La integridad de la herida y su capacidad de autosellado son hoy en día unas de las principales virtudes de la MICS y las incisiones coaxiales para la prevención de la endoftalmitis.[9] Otra ventaja es la reducción del riesgo de síndrome de iris fláccido.[22] Can et al describió un aumento de la incidencia de despegamiento de la Membrana de Descemet en el grupo de MICS8 aunque no se observa en otros estudios como el de Elkady et al en el que se usó OCT de segmento anterior para comprobar este efecto.[9]

El tamaño de la incisión va a ser clave a la hora de manejar el astigmatismo, las aberración inducidas por la cirugía,[17] y las propiedades biomecánicas de la córnea.[23] Aunque cualquier incisión produce cambios en la curvatura de la córnea, el estudio de Kaufman et al. confirma que las incisiones opuestas de MICS ofrecen una neutralidad astigmática en la cirugía de cataratas lo que ofrece una ventaja refractiva. Esto es coincidente con nuestros resultados. Además la incisión en MICS respeta la configuración prolata de la córnea mejor, con menos edema en el corto plazo y también con menos aberraciones en el largo plazo. Tong et al[13] demostraron que las aberraciones en el frente de onda inducidas por el tamaño de la incisión en la cirugía de cataratas dependen del tamaño de la incisión y la MICS bimanual minimiza estas con respecto a otras técnicas estándar. Algunos estudios muestran una reducción significativa de los parámetros de histéresis corneal (CH y CRF) después de la cirugía de cataratas en el periodo postoperatorio inmediato. En un estudio Alió et al.[24] se observó que una incisión menor de 1.5 mm consigue una CH más estable que con una incisión para cirugía coaxial **(Tabla 1)**.

4.2 Capsulorrexis Circular Continua

El tamaño de la capsulorrexis es fundamental para conseguir una posición y centrado adecuado de la LIO, especialmente en lentes multifocales y tóricas. La capsulorrexis debe ser 1 mm

Tabla 1. Comparación de los cambios en la biomecánica corneal tras cirugía de cataratas MICS o Coaxial. Revisión de la literatura.

Autor	Título	Año	Revista	Resultados	Ref
Yu JG,	Biaxial microincision cataract surgery versus conventional coaxial cataract surgery: Metaanalizys of randomized controlled trials.	2012	CRS	MICS y Coaxial presentan similares resultados	[14]
Can I,	Anterior segment optical coherence tomography evaluation and comparison of main clear corneal incisions in microcoaxial and biaxial cataract surgery.	2011	JCRS	Resultados superiores en MICS	[8]
Kim EC	Microincision versus small-incision coaxial cataract surgery using different power modes for hard nuclear cataract.	2011	JCRS	MICS y Coaxial presentan similares resultados	[33]
Alió JL,	Factors influencing corneal biomechanical changes after microincision cataract surgery and standard coaxial phacoemulsification.	2010	JCRS	Resultados superiores en MICS	[23]
Wylegała E,	Influence of 3.0 mm incision coaxial phacoemulsification and microincision cataract surgery (MICS) on corneal thickness].	2010	KO	Resultados superiores en MICS	[32]
Kurz S	Biaxial microincision versus coaxial small-incision cataract surgery in complicated cases.	2010	JCRS	MICS y Coaxial presentan similares resultados	[18]
Elkady B,	Corneal incision quality: microincision cataract surgery versus microcoaxial phacoemulsification.	2009	JCRS	Resultados superiores en MICS	[9]
Dupont-Monod S	In vivo architectural analysis of clear corneal incisions using anterior segment optical coherence tomography.	2009	JCRS	Resultados superiores en Coaxial	[23]
Cavallini GM	Bimanual micro phacoemulsification versus coaxial mini phacoemulsification: prospective study.	2007	JCRS	MICS y Coaxial presentan similares resultados	[31]
Osher RH[55]	Microcoaxial phacoemulsification Part 1: Laboratory studies	2007	JCRS	Resultados superiores en Coaxial	[55]
Berdahl J[56]	Corneal wound architecture and integrity after phacoemulsification. Evaluation of coaxial microincision coaxial and microincision bimanual techniques	2007	JCRS	Resultados superiores en Coaxial	[56]
Kahraman G	Intraindividual comparison of surgical trauma after bimanual microincision and conventional small-incision coaxial phacoemulsification	2007	JCRS	MICS y Coaxial presentan similares resultados	[27]
Mencucci R,	Corneal endothelial damage after cataract surgery: Microincision versus standard technique.	2006	JCRS	MICS y Coaxial presentan similares resultados	[29]
Braga R	Thermal effect of microburst and hyperpulse settings during sleeveless bimanual phacoemulsification with advanced power modulations	2006	JCRS	Resultados superiores en MICS	[10]
Alió J,	Outcomes of microincision cataract surgery versus coaxial phacoemulsification.	2005	OPHTH	MICS y Coaxial presentan similares resultados	[12]

menor que la óptica de la lente; un tamaño mayor puede provocar descentramientos, y un tamaño menor, fibrosis y mayores aberraciones ópticas.

En la cirugía MICS, el uso de la unas micropinzas de capsulorrexis **(Figura 1)** permite realizar esta maniobra a través de una incisión de 1.25 mm. En nuestro medio usamos las pinzas MICS de Alió(Katena Inc., Denville, NJ, USA) **(Figura 2)**. Esta pinza dispone de un brazo corto que facilita los movimientos y, al contrario que las pinzas de brazo largo que pueden quedar enganchadas en la incisión, permiten un movimiento de capsulorrexis fluido. La punta presenta un borde cortante que permite realizar el

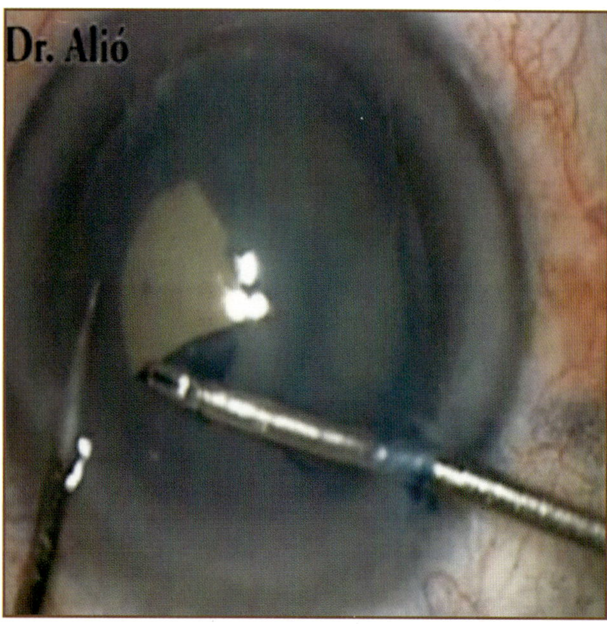

Figura 1. Capsulorrexis en MICS bimanual Alió MICS.

desgarro inicial en la cápsula. Durante la capsulorrexis es necesario mantener una adecuada estabilidad de la cámara anterior mediante el uso de agentes viscoelásticos, evitando una gran diferencia entre el tamaño de la incisión y el calibre de la pinza. Al usar una incisión de 1.25 mm, la pinza de tamaño 23G queda bien ajustada. La bimanualidad permite un acceso fácil a ambos lados de la capsulorrexis, lo cual puede ser muy útil en casos de capsulorrexis complicadas como en cataratas subluxadas, patología de la cápsula anterior, sinequias iridianas, o cámaras anteriores estrechas.

4.3 Hidrodisección

Como en cualquier otra técnica de cirugía de cataratas, es fundamental realizar una correcta hidrodisección e hidrodelaminación. En el caso de la MICS es necesario enfatizar la importancia de lavar el viscoelástico de la cámara anterior antes de estas maniobras porque con una incisión tan pequeña y cerrada como la de MICS, se puede obstruir la salida del viscoelástico fuera del ojo durante la hidrodisección, subir dramáticamente la tensión intraocular, y provocar daños graves del saco capsular.

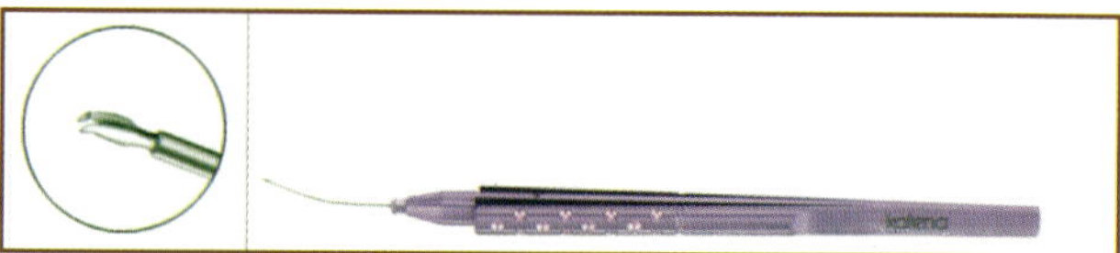

Figura 2. Micropinzas MICS de Alio para capsulorrexis (Katena Inc, Denville, NJ, USA).

4.4 Prechopping

El "prechopping", consiste en fragmentar el núcleo en pequeños fragmentos antes de la facoemulsificación, y es una maniobra muy útil en cirugía MICS.[25] Reduce el uso de energía, las maniobras necesarias para realizar la cirugía así como el tiempo quirúrgico. Este paso se puede realizar usando el MICS Prechopper de Alió-Scimitar (Katena Inc., Denville, NJ, USA) diseñado para facilitar una cirugía a través de 700 micras. De igual forma se pueden utilizar dos prechoppers simétricos. Los Prechoppers de Alió- Rosen tiene puntas curvas con un filo cortante interno. Al usar las dos incisiones opuestas de MICS y colocarlas de forma cruzada, podemos hacer el corte usando una fuerza simétrica que no traumatiza la zónula. Con el mismo instrumental, rotamos el núcleo unos 90° para volver a realizar el corte, y así tantas veces como queramos. Una vez dividido el núcleo en cuatro partes podemos ya proceder a la aspiración de las masas.[17]

4.5 Facoemulsificación y Control de la Energía

Una vez realizado el anterior paso, y con el núcleo dividido al menos en cuatro cuadrantes, no es necesario esculpir o fragmentar el cristalino usando facoemulsificación.

Usamos la mano dominante para sujetar la pieza de mano del facoemulsificador, sin capuchón, para aspirar y romper las masas. El tamaño de la punta del facoemulsificador debe ajustarse bien a la incisión para eliminar fuga de líquidos que provoca inestabilidad de la cámara anterior. Por ejemplo, para una punta de 0.9mm de diámetro interno, la incisión debería ser menor de 1.2 mm **(Figura 3)**.

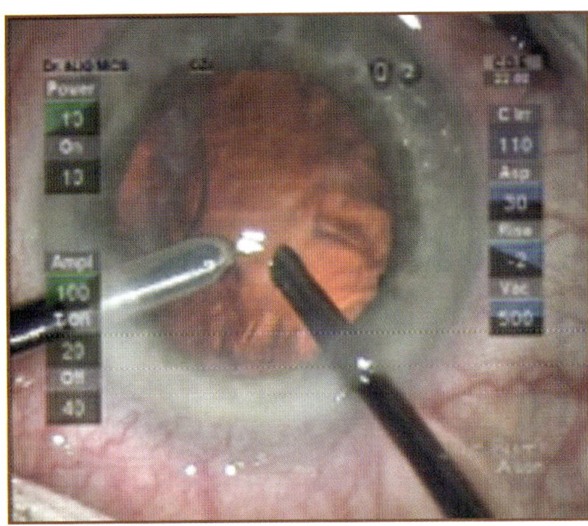

Figura 3. Facoemulsificación MICS con una punta de 0.9mm).

La mano no dominante se utiliza para manejar el chopper irrigador de MICS. Los vacíos elevados que se usan en MICS requieren de un flujo alto de líquidos y solo unos pocos chopper-irrigadores son aptos para cirugía MICS **(Figuras 4-7)**. Un flujo alto de líquido permite:

- Evitar subidas térmicas en la cámara anterior
- Estabilizar la cámara anterior
- Estabilizar la cápsula posterior
- Facilitar la ruptura de las masas

Nosotros utilizamos el hidromanipulador Alió MICS irrigating stinger (Katena Inc., Denville, NJ, USA) **(Figura 8)**. Este instrumento proporciona más de 60 cc cada minuto. El gancho que tiene al final del manipulador es muy útil para fragmentar los núcleos y para machacar las masas que obstruyen la punta. El flujo de líquido se proyecta hacia abajo para repeler la capsula posterior, y de igual forma proteger el endotelio de las turbulencias que se puedan generar en la cámara anterior. De esta forma disponemos de un instrumento que permite trabajar en condiciones de estabilidad de cámara anterior y de seguridad.[19]

El control de la energía en la cirugía MICS es uno de los aspectos más importantes porque esta técnica permite altos valores de fluídica y baja energía de facoemulsificación. Los sistemas que ahorran energía mejoran la eficacia de la cirugía MICS. Modalidades como el hiperpulso o el ultrapulso, que son rachas muy cortas de energía, disminuyen dramáticamente la incidencia de quemadura de la herida porque se enfría la punta durante el tiempo en que la energía está en Off. Además los pulsos cortos producen mayor energía cavitacional que la energía continua.

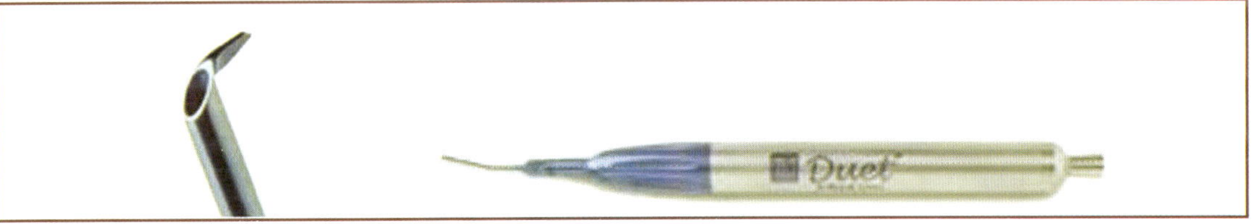

Figura 4. Fine Irrigating chopper Duet System (MST, Redmond, Washington, USA).

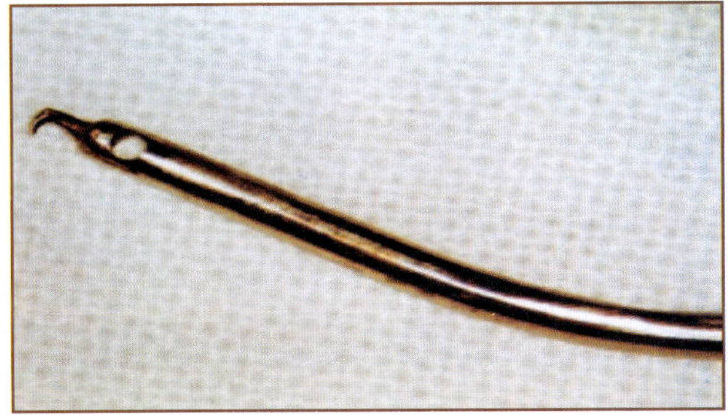

Figure 5. Phaconit Side Opened Irrigating Chopper 20 G diseñado por Agarwal (Katena Inc, Denville, NJ, USA).

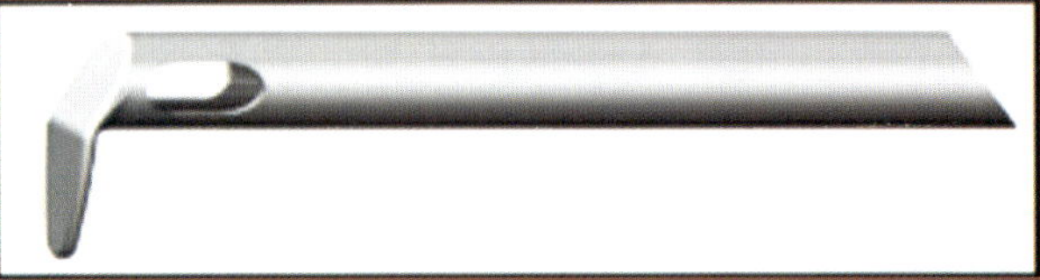

Figura 6. Tsuneoka Irrigating Chopper Tip 20G (ASICO LLC, IL, USA).

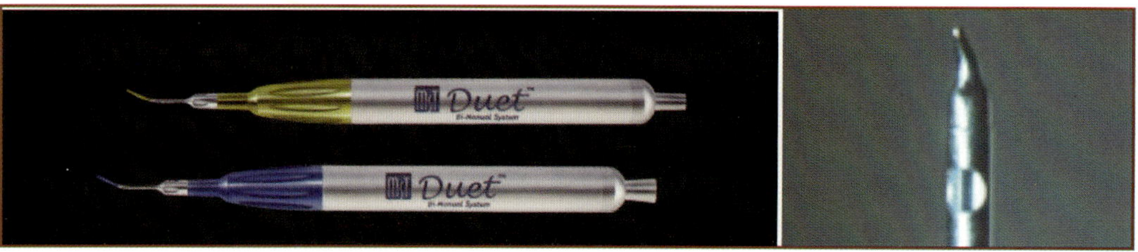

Figura 7. Alio Stinger irrigating chopper 22G Duet System (MST, Redmond, Washington, USA) preparado para hacer 0.7mm MICS a través de una incisión de 1 mm.

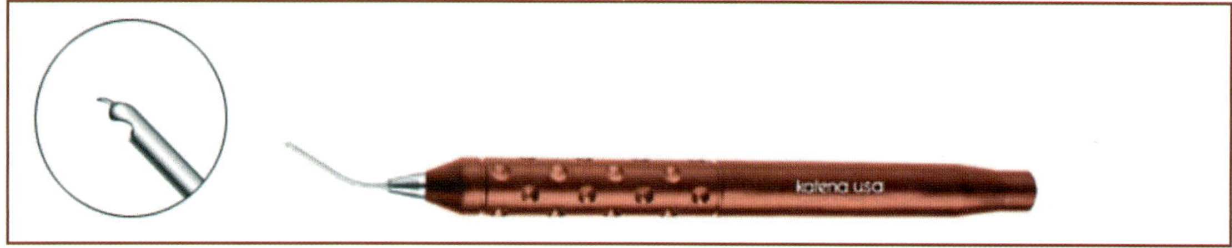

Figura 8. Alio's MICS Irrigating Stinger (Katena Inc, Denville, NJ, USA)

La plataforma de Alcon, ***Constellation***, usa facoemulsificación torsional para disminuir la energía,[17] y dispone de un nuevo sistema de bomba que permite suficiente flujo o vacío para realizar con seguridad y eficacia cualquier paso de la cirugía. La bomba de Venturi es tan potente que permite generar presiones de hasta 650 mmHg., y dispone del sistema GFI. Esta plataforma es posiblemente una de las más eficaces para realizar cirugía MICS **(Tabla 2)**.

La plataforma Bausch & Lomb, ***Stellaris PC***, realiza una facoemulsificación con una pieza de mano con movimiento longitudinal. Además presenta un avanzado sistema de control de la energía de facoemulsificación, una potente bomba Venturi con sistema GFI e integra un Stable Chamber System en su circuito. Todo ello hace que esta plataforma sea ideal para realizar cirugía MICS **(Tabla 3)**.

El uso de una fluídica más eficiente permite que los parámetros de energía usados sean distintos entre la cirugía bimanual y coaxial. Un artículo de Alió et al, donde se compara la energía usada en MICS y en facoemulsificación coaxial, mostró una gran diferencia, con niveles de energía hasta 4 veces inferiores en el grupo de MICS en comparación con el grupo de coaxial, junto con un astigmatismo también 3 veces menor.[12] Parecidos resultados en cuanto al uso de energía fueron encontrados en otras series de cirujanos comparando MICS con cirugía coaxial.[26-28]

Existen otros estudios que no encuentran diferencias en el tiempo quirúrgico empelado para MICS y para cirugía coaxial.[12,29] El estudio de Crema et al[30] muestra que aunque la energía usada es la misma en los dos grupos (media 10.1% +/- 3.76% en el grupo coaxial y 10.0% +/- 4.0%, en el grupo MICS), el tiempo total de ultrasonido es menor en el grupo coaxial que en el grupo de MICS(0.50 minutes +/- 0.33 y 0.82 +/- 0.39 minutes, respectivamente). En el estudio de Cavallini et al.[31] comparan MICS con la cirugía micro-coaxial, y llegan a la conclusión que MICS requiere menor tiempo quirúrgico (P=0.04) y menor consume de suero salino(P=0.004). En un meta-análisis publicado por Yu et al.[14] vieron que en la mayoría de los estudios analizados (6:1), el tiempo de energía emulsificadora (EPT) y los parámetros de potencia necesarios eran

Tabla 2. Parámetros Constellation para 19G MICS en Catarata de Grado 3 LOCS III.

Parámetros CONSTELLATION Alcon	
Irrigación	140
Vacío	550
Tasa de Aspiración	30
Energía de Facoemulsificación Burston-time	0 30 msec
Amplitud Torsional Ozil Burst on-time	Límite 40 On: 0 Off: 45 60 msec

Etapas	Función	Parámetros
Chop	Irrigación Energía Vacío Tasa de aspiración	110 cm H2O 35% 10 m s on /30ms off 150 25
Cuadrantes	Irrigación Energía Vacío Tasa de aspiración	110 cm H2O 20% 30 ms /on 45 ms off 250 30
Aspiración corteza	Irrigación Vacío Tasa de aspiración	110 cm H2O 250 30
Aspiración viscoelástico	Irrigación Vacío Tasa de aspiración	50cm H2O 60 30

Tabla 3. Parámetros de Stellaris Bausch & Lomb para 19G MICS en Catarata de Grado 3 LOCS III.

Parámetros Stellaris PC Baush & Lomb	
Altura de la botella	120 cm
Vacío	350 mmHg
Nivel de Energía U/S Multiple Burst	25%
Duración del Burst	8 ms
Ciclo de trabajo	60%

Etapas	Función	Parámetros
Esculpido	Altura de la botella Presión de infusión Vacío fijo U/S fijo Duración Ciclo de trabajo	110 cm 100 mmHg 90 mmHg 4% 20 ms 60 %
Segmentos	Altura de la botella Presión de infusión Vacío fijo U/S fijo Duración Ciclo de trabajo	110 cm 100 mmHg 350 mmHg 2% 20 ms 60%
I/A	Altura de la botella Presión de infusión Vacío fijo	110 cm 100 mmHg 350 mmHg
VISCO	Altura de la botella Presión de infusión Vacío fijo	50cm H2O 60 30

significativamente menores en el grupo MICS **(Tabla 4)**. Kutz et al[18] comprobó que el uso de MICS en cataratas complicadas no generaba más complicaciones que la cirugía coaxial, y además usaba menor EPT. Wylegala[32] describe una menor paquimetría central en el grupo de MICS con respecto al grupo coaxial, que se podría correlacionar con un menor tiempo de EPT.

Sabemos que de forma directa, la energía de facoemulsificación usada tiene reflejo en el estado postquirúrgico de las células endoteliales. La gran mayoría de los estudios comparativos no muestran diferencias significativas en cuanto a pérdida endotelial o morfología postoperatoria entre los grupos.[27,29,33] Exclusivamente los resultados de Crema et al. muestran una menor

Tabla 4. Comparativa de tiempo equivalente de faco o EPT en MICS bimanual o en cirugía coaxial. Revisión de la literatura.

Autor	Título	Año	Revista	Resultados	Ref
Yu JG,	Biaxial microincision cataract surgery versus conventional coaxial cataract surgery: Meta-analysis of randomized controlled trials.	2012	CRS	Menor EPT en MICS	[14]
Dick HB.	Controlled clinical trial comparing biaxial microincision with coaxial small incision for cataract surgery.	2012	EJO	Menor EPT en MICS	[15]
Kim EC	Microincision versus small-incision coaxial cataract surgery using different power modes for hard nuclear cataract.	2011	JCRS	MICS y Coaxial presentan similares resultados	[33]
Wylegała E,	Influence of 3.0 mm incision coaxial phacoemulsification and microincision cataract surgery (MICS) on corneal thickness].	2010	KO	MICS y Coaxial presentan similares resultados	[32]
Kurz S	Biaxial microincision versus coaxial small-incision cataract surgery in complicated cases.	2010	JCRS	Menor EPT en MICS	[18]
Can I	Coaxial, microcoaxial, and biaxial microincision cataract surgery: prospective comparative study.	2010	JCRS	Menor EPT en MICS	[16]
Crema AS,	Comparative study of coaxial Phacoemulsification and microincision cataract surgery. One-year follow-up.	2007	JCRS	Menor EPT en Coaxial	[30]
Kahraman G,	Intraindividual comparison of surgical trauma after bimanual microincision and conventional small-incision coaxial phacoemulsification.	2007	JCRS	Menor EPT en MICS	[27]
Cavallini GM	Bimanual micro phacoemulsification versus coaxial mini phacoemulsification: prospective study.	2007	JCRS	MICS y Coaxial presentan similares resultados	[31]
Tanaka T	Cataract surgery using the bimanual phacoemulsification technique with an Accurus system and Mackool microphaco tip.	2007	JCRS	MICS y Coaxial presentan similares resultados	[28]
Osher RH	Microcoaxial phacoemulsification Part 1: Laboratory studies	2007	JCRS	Menor EPT en MICS	[55]
Braga R	Thermal effect of microburst and hyperpulse settings during sleeveless bimanual phacoemulsification with advanced power modulations	2007	JCRS	Menor EPT en MICS	[10]
Alió J,	Outcomes of microincision cataract surgery versus coaxial phacoemulsification.	2005	OPHTH	Menor EPT en MICS	[12]

pérdida celular en el grupo coaxial.[30] La media de pérdida endotelial central a los tres meses fue de 4.66% +/- 6.10% en el grupo coaxial y de 4.45% +/- 5.06% en el grupo MICS; al año fue de 6.00% +/- 6.72% and 8.82% +/- 7.39%, respectivamente **(Tabla 5)**.

En relación a la inflamación postoperatoria en la cámara anterior, que evaluaba el flare por fotometría laser, no encontró diferencias entre grupos en los distintos estudios.[12,26,27]

Recientemente en un estudio por Kimet al, no se encontraron diferencias en cuanto al porcentaje de complicaciones intraoperatorias entre la cirugía MICS o coaxial en cataratas duras incluyendo 180 pacientes. No solo no hubo diferencias en esto, sino que además se observó que el grupo de MICS tenía menor perdida endotelial, menor grosor corneal central, y menor uso de energía ultrasónica durante la facoemulsificación.[34]

4.6 Manejo de los Parámetros de Fluídica

Durante la cirugía de cataratas, al ser un sistema cerrado, la cantidad de liquido que se bombea dentro del ojo es igual a la cantidad de líquido aspirado. La cirugía de MICs es una cirugía

Tabla 5. Comparativa de la pérdida endotelial en MICS bimanual o en cirugía coaxial. Revisión de la literatura.

Autor	Título	Año	Revista	Resultados	Ref
Yu JG,	Biaxial microincision cataract surgery versus conventional coaxial cataract surgery: Meta-analysis of randomized controlled trials.	2012	CRS	MICS y Coaxial presentan similares resultados	[14]
Dick HB.	Controlled clinical trial comparing biaxial microincision with coaxial small incision for cataract surgery.	2012	EJO	Menor pérdida celular en MICS	[15]
Can I,	Anterior segment optical coherence tomography evaluation and comparison of main clear corneal incisions in microcoaxial and biaxial cataract surgery.	2011	JCRS	Menor pérdida celular en MICS	[8]
Kim E	Microincision versus small-incision coaxial cataract surgery using different power modes for hard nuclear cataract.	2011	JCRS	MICS y Coaxial presentan similares resultados	[33]
Kurz S	Biaxial microincision versus coaxial small-incision cataract surgery in complicated cases.	2010	JCRS	MICS y Coaxial presentan similares resultados	[18]
Wilczynski M,	Comparison of early corneal endothelial cell loss after coaxial phacoemulsification through 1.8 mm microincision and bimanual phacoemulsification through 1.7 mm microincision.	2009	JCRS	MICS y Coaxial presentan similares resultados	[33]
Crema AS,	Comparative study of coaxial Phacoemulsification and microincision cataract surgery. One-year follow-up.	2007	JCRS	Menor pérdida celular en Coaxial	[30]
Kahraman G,	Intraindividual comparison of surgical trauma after bimanual microincision and conventional small-incision coaxial phacoemulsification.	2007	JCRS	MICS y Coaxial presentan similares resultados	[27]
Cavallini GM	Bimanual micro phacoemulsification versus coaxial mini phacoemulsification: prospective study.	2007	JCRS	MICS y Coaxial presentan similares resultados	[31]
Berdahl J	Corneal wound architecture and integrity after phacoemulsification. Evaluation of coaxial microincision coaxial and microincision bimanual techniques	2007	JCRS	Menor pérdida celular en Coaxial	[56]
Wilczynski M,[57]	Evaluation of early corneal endothelial cell loss in bimanual microincision cataract surgery (MICS) in comparison with standard phacoemulsification.	2006	EJO	MICS y Coaxial presentan similares resultados	[57]
Mencucci R,	Corneal endothelial damage after cataract surgery: Microincision versus standard technique.	2006	JCRS	MICS y Coaxial presentan similares resultados	[29]
Braga R	Thermal effect of microburst and hyperpulse settings during sleeveless bimanual phacoemulsification with advanced power modulations	2006	JCRS	Menor pérdida celular en MICS	[10]
Alió J,	Outcomes of microincision cataract surgery versus coaxial phacoemulsification.	2005	Ophth	MICS y Coaxial presentan similares resultados	[12]
Donnenfeld ED[58]	Efficacy and wound-temperature gradient of white star phacoemulsification through a 1.2 mm incision.	2003	JCRS	Menor pérdida celular en MICS	[58]

estanca que nos permite modular la presión de irrigación y la fuerza de vacío de forma más eficaz.

Una infusión elevada de 120 a 140 mm de agua, necesaria en MICS, mantiene una buena estabilidad de la cámara anterior y permite una cirugía segura. En concreto, es obligado el uso de un flujo de liquido presurizado por infusión forzada de gas (Gas forced infusión o GFI), puesto que garantiza unos niveles de flujo alto. Las plataformas Accurus, Millenium, Stellaris, o Megatron tienen su propia bomba de aire interna; otras como el Infinity necesitan una conexión de bomba de aire externa conectada con un filtro.

El mejor método para incrementar la eficiencia fluídica es aumentar la entrada de suero en cámara anterior. El uso de un chopper irrigador de MICS es suficiente para suministrar los volúmenes por minuto necesarios para la mayoría de cirugía de cataratas pero el conectar la bomba de aire a la botella de irrigación podemos también incrementar mecánicamente la cantidad de fluidos suministrados. Esta idea de infusión de aire forzada funciona muy bien en plataformas con aire presurizado como Stellaris Pc (Bausch & Lomb), o Megatron S3 (Geuder).

Los altos parámetros de fluídica no solo mantienen una cámara anterior estable y sino que además permiten que se refrigere el ojo durante la cirugía. También se evita lo que se conocía como efecto "Surge" que se refiere a la cantidad de fluido que entra por la punta del facoemulsificador una vez terminada la oclusión del fragmento cristaliniano, y que si es alta pone en peligro estructuras como la cápsula posterior. La mayor parte de las compañías fabricantes han mejorado su software y han cambiado la elasticidad de los circuitos o tubos, haciéndolos más rígidos. De esta forma es posible modificar los parámetros de vacío para que haya una respuesta adecuada a las bajadas rápidas de presión.

En el caso de que haya una potente bomba necesitamos usar algo que restrinja el flujo para evitar o disminuir el efecto surge. Este sistema consiste en una membrana interna en el sistema de tubos. Esta membrana tiene pequeños orificios para que solo una parte de suero fluya por el sistema. Los grandes fragmentos de núcleo quedan retenidos en el filtro. El Cruise Control (Staar Surgical Company) y el Stabile Chamber System (Baush & Lomb) son los únicos sistemas en el Mercado actualmente con este fin. Estos sistemas se conectan al tubo de aspiración, detrás de la pieza de mano del facoemulsificador, y permite incrementar el vacío y fragmentar y aspirar las cataratas con gran seguridad. Los parámetros de vacío pueden alcanzar los 500 mmHg siendo seguros y cómodos para el cirujano. Los pequeños filtros restringen la entrada de liquido y el surge no excede de los valores límite con lo que la posibilidad de colapso de la cámara anterior y ruptura de la cápsula posterior son prácticamente eliminados.[35]

4.7 Variaciones de la Técnica con MICS Coaxial

La facoemulsificación coaxial microincisional o Co-MICS, no se diferencia en lo esencial de la cirugía coaxial de cataratas y la curva de aprendizaje es fácil. La diferencia fundamental es el tamaño de la incisión que pasa a ser de 1.8 mm. La punta del faco y su funda son muy finas. La punta del faco puede tener final ampliado (Oertli, Bausch & Lomb) o longitudinal con aperturas en el lado externo. Estos accesorios facilitan la entrada de fluido a la cámara anterior a través del túnel coaxial. El volumen de entrada también está restringido por la anchura de la funda o capuchón que recubre la punta. Esta cirugía de cataratas también necesita una alta presión de entrada para proteger la cámara anterior de un colapso por el efecto surge. La salida de fluido está restringida por el ancho interno de la punta del faco. Para asegurarse de que aumenta el flujo es necesario aumentar el vacío. El alto volumen es asimétrico durante la cirugía. La inducción de astigmatismo es baja pero sigue ocurriendo.

La mayor dificultad para la salida de flujos altos aumenta la necesidad de ultrasonido y es mayor que en el MICS bimanual. Aquí la fluídica no asegura suficiente eficiencia como para actuar como una potente herramienta, por lo que aunque mejor que las técnicas coaxiales convencionales, no se obtienen todos los beneficios adicionales de la MICS bimanual.

5. LENTES INTRAOCULARES EN MICS

Las lentes para MICS deben cumplir una serie de requisitos que hacen que de momento no exista la variedad en el mercado que hay para incisiones mayores debido a su alta tecnicidad y necesidad óptica. Una lente apropiada para MICS debe:

- Ser implantable por una incisión menor de 1.8 mm **(Figura 9)**.
- Presentar flexibilidad y resistencia a la compresión sin dañarse.
- Disponer de una óptica capaz de pasar a través del inyector MICS sin dañarse.

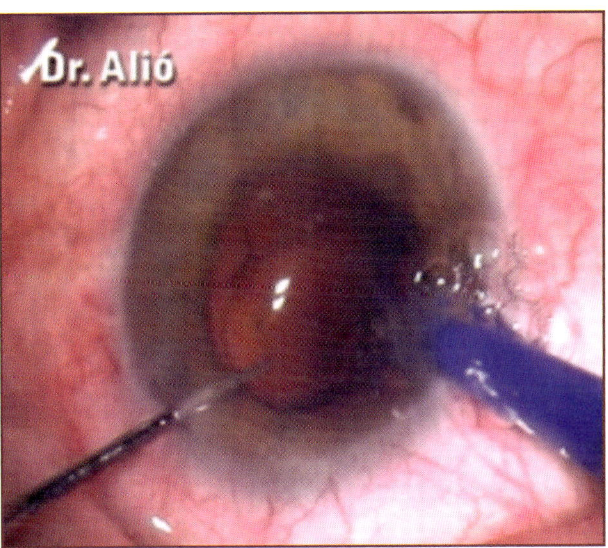

Figura 9. Implante de LIO para MICS MICS (MI-60), a través de una incision de 1.8 mm.

- Disponer de unos hápticos que una vez desplegados deber mantenerse de forma adecuada en el saco.
- Demostrar una estabilidad en el saco capsular en el largo plazo.
- Integrar un diseño que proteja frente opacidad subcapsular posterior.
- Estar diseñado con una óptica sin aberraciones.

Las lentes actualmente en el mercado que cubren las demandas de MICS están desglosadas en la **Tabla 6**.

Tabla 6. Lentes para MICS disponibles en el mercado

No.	Nombre de la lente	Compañía
1	Familia LIOS Zeiss MICS	Zeiss, Berlín, Alemania
2	Akreos AO Micro Incision MI60	Bausch & Lomb, Rochester, New York, USA
3	LIOs MicroSlim, Slimflex	**PhysIOL**, Liège, Bélgica
4	LIO AcriFlex MICS 46CSE	Acrimed GmbH, Berlín, Alemania
5	LIO Miniflex	Mediphacos Ltda., Minas Gerais, Brasil
6	LIO Presbysmart.plus	MTO, Sion, Suiza

5.1 Lentes MICS de Zeiss

La casa Carl Zeiss comercializa el mayor número de lentes de MCIS, e incluyen 6 lentes diferentes que pueden implantarse a través de incisiones de 1.5 mm. Las lentes son conocidas como Acri. Tec MICS, e incluyen lentes multifocales, tóricas y monofocales.

Todas las lentes tienen una óptica de 6mm, biconvexa, equiconvexa y no angulada con superficie hidrofóbica. El grosor de la lente es de 0.25 a 0.27 mm como otros modelos de lentes estándar. Esta fabricado con un material acrílico, un copolímero de hidroxietilmetacrilato y etoximetacrilato con absorción ultravioleta. La lente CT Asphina tiene un diseño con bordes cuadrados truncados. El poder óptico de estas lentes oscila entre 0 D y 32 D. El inyector AT Shooter A2/2000 con el cartucho ACM2 se usa para implantar las lentes por 1.5 mm. Son fáciles de cargar y tras la inyección, se despliegan rápido y de una forma controlada. No tiene tendencia a descentrarse o a inclinarse. La adhesión entre la lente y la cápsula posterior es perfecta.[36]

Las lentes de Zeiss disponibles son:
- Monofocal asférica –CT. Asphina
- Monofocal esférica – CT. Spheris
- Multifocal asférica – AT. Lisa
- Multifocal esférica – AT. Lisatoric
- Monofocal tórica – AT. Torbi

Resultados Clínicos

Las lentes de Acri.Smart demostraron en un estudio de Alió et al. su validez en la cirugía MICS de cataratas.[37] La incisión media usada fue de 1.46 mm (1.4-1.9), y a los 6 meses, el 98.9% de los pacientes presentaban al menos una mejor AV de lejos con corrección de 20/25(0.7 en decimales) y sin corrección un 71.3% alcanzaban al menos 20/32 (0.6 decimal). El índice de seguridad para la visión de lejos fue de 2.5, y el índice de eficacia del procedimiento de 1.8. La mejor AV de cerca con corrección fue de 20/25 (0.8 decimal) en un 90% o más de los casos, y el 60%sin corrección alguna presentaban agudeza visual de 20/32 (0.6 decimal) o más. La adicción media necesaria para la visión de cerca fue de +1.5 D en un 70% de los casos, y de + 2D en un 26% de los casos. El índice de seguridad para la visión de cerca fue de 1.4 y el índice de eficacia fue de 0.9. Esto parece indicar que las lentes Acri.Smart tiene una capacidad pseudoacomodativa. Ninguna lente mostro desplazamiento, descentramiento, inclinación u opacidad subcapsular posterior.[37]

Hoy en día tenemos también datos de los resultados de la lente multifocal tórica LISA 909M para la corrección de un astigmatismo moderado en la cirugía de cataratas. Alió el al. publicó excelentes agudezas visuales sin corrección de cerca y lejos, con unos niveles aceptables de visión intermedia (0.3log Mar) y una estabilidad rotacional, con una rotación menor al 6%.[38] En otro estudio por Alió et al. también se encontró resultados equiparables usando la lente AT.LISA 909M con un error medio de desviación del ángulo de 0.37±5.50° y −4.51±13.16° para el grupo de MICS y el de mini-incisión (2.2mm) respectivamente (p=0.09).[39] Alfonso et al. describieron los resultados de la implantación de la lente bifocal Acri.Lisa 366D con unos excelentes índices de seguridad para la agudeza visual de cerca y lejos, y buena sensibilidad al contraste.[40-42] Spyriaki et al. mostró una baja incidencia de opacidad subcapsular posterior y de capsulotomía YAG en pacientes operados con MICS con implante de Acri.Smart 48S.[43]

5.2 Akreos AO MI60

Akreos AOMI60 Micro Incision es una lente de Bausch & Lomb acrílica hidrofílica con un 26% de grado de hidratación. La parte óptica, asférica y con aberración esférica neutra, mide 6 mm y tiene un relieve posterior para prevenir la opacidad de cápsula. Los hápticos están diseñados con cuatro puntos de apoyo y con una angulación de 10°. Esta lente se puede implantar a través de un cartucho de 1.8 mm Viscoglide, y el sistema de inyección Viscoject Lens Inyection System (Medicel AG, Widnau, Switzerland) (Figura 9).

Can et al. mostró unos resultados excelentes ópticos con esta lente, estabilidad capsular y una baja incidencia de opacidad capsular posterior.[44] A los 3 meses ningún ojo había requerido capsulotomía YAG. En otro estudio de Selvam et al. se observó que a los 30 meses de la cirugía un 20% habían requerido capsulotomía YAG debido a una alta tasa de opacidad subcapsular posterior.[45] Los resultados de la función óptica de la lente midiendo el MTF (modulation transfer function) en el análisis de frente de onda fueron excelentes en un estudio de Alió et al.[46]

5.3 Lentes Physiol MICS

Las lentes para MICS Microslim y SlimFlex (PhysIOL, Liège, Bélgica) , son acrílicas hidrofílicas con una óptica biconvexa, de 6.15 mm de diámetro, y un diámetro total de 10.75 mm. La angulación es de 5°. El poder dióptrico de esta lente va desde +10 a +30 D. Esta lente se puede implantar a través de un cartucho de 1.8 mm Viscoglide, y el sistema de inyección Viscoject Lens Inyection System (Medicel AG, Widnau, Switzerland). No hay estudios clínicos publicados con esta lente.

5.4 Lentes Acrimed MICS

Las lente AcriFlex MICS 46CSE (Acrimed GmbH, Berlín, Alemania) es un 25% acrílica hidrofílica, con superficies hidrofóbicas. El diámetro de la óptica, biconvexa y de bordes afilados, es de 6.00 mm y en total de 11.0 mm. Es una lente monobloque con hápticos perforados, y una angulación de 0°. Las potencias disponibles van desde +15D hasta +27 D. No hay resultados clínicos publicados con esta lente.

5.5 Lentes Mediphacos MICS

La lente Miniflex IOL (Mediphacos Ltda., Minas Gerais, Brasil) es una nueva lente para MICS que puede implantarse a través de una incisión de 1.8 mm mediante un técnica de "docking" o acoplamiento. Esta fabricado con Flexacryl® Hybrid Acrylic que une a la vez monómeros hidrofílicos e hidrofóbicos. La óptica presenta una aberración neutra. La lente fue presentada por Carlos Vergel en el 2008 en el congreso de la ESCRS en Berlín.

5.6 Lente Presbysmart.plus

Presbysmart.plus es una nueva lente para MICS, que puede ser implantada a través de 1.5mm. Se trata de una lente multifocal difractiva cuyo mecanismo de acción es pupilo-independiente. La lente es de una sola pieza, con 26% contenido en agua, equibiconvexa, y sin aberraciones ópticas. El diámetro de la óptica es de 6 mm y el de la lente de 11 mm.

Como hemos visto, las lentes para MICS no son lentes estándar adaptadas para introducirlas por mínima incisión, sino lentes diseñadas para este tipo de cirugías. La nueva tecnología ha permitido crear estas lentes finas y estables con una calidad óptica tan buena como las lentes convencionales.[47,48]

6. RESULTADOS DE LA CIRUGÍA MICS

La calidad óptica de la córnea juega un papel fundamental en la recuperación visual tras la cirugía de cataratas, y esto está predeterminado por la combinación de las aberraciones corneales e internas originadas por la lente intraocular y los cambios corneales inducidos por la cirugía. Estos cambios refractivos corneales van a depender del tamaño y la localización de la incisión. Cuanto más pequeña es la incisión, menor grado de aberraciones ópticas y mayor calidad visual. Por ello resulta transcendente inducir el menor grado de astigmatismo o aberraciones corneales en la cirugía de cataratas. En la cirugía MICS, las incisiones de 1.5 mm realizadas de forma simétrica le dan una ventaja sobre el resto de técnicas de cirugía de cataratas ya que prácticamente son neutras en su efecto sobre la biomecánica corneal. Incluso, podríamos reducir el astigmatismo y las aberraciones corneales de alto orden si se colocaran las incisiones en el eje mayor del astigmatismo.

6.1 Astigmatismo Inducido Quirúrgicamente (SIA)

La gran ventaja de la técnica MICS es la reducción del SIA si lo comparamos con la facoemulsificación convencional de 3 mm, y esto resulta fundamental en una cirugía que es cada vez más exigente con los resultados refractivos **(Tabla 7)**. Aunque la cirugía de cataratas de 3.5mm sin suturas no degrada la calidad óptica de la superficie corneal anterior, si puede introducir aberraciones ópticas como el coma, el astigmatismo o el trefoil. Sabemos que las incisiones menores de 2 mm no tienen impacto en la curvatura de la córnea por lo que la cirugía MICS es una técnica que se mantiene en la vanguardia de la cirugía de cataratas como procedimiento refractivo[37] puesto que disminuye la inducción tanto del astigmatismo como de las aberraciones ópticas **(Figura 10)**.

Dick et al.[15] confirmó unos mejores resultados visuales en MICS con respecto al grupo coaxial, con mejor agudeza visual mejor corregida y menor SIA. El SIA también se demostró menor en el estudio de Can et al,[16] aunque no en el grupo de Wilczynski et al.[49] que comparaba MICS con micro coaxial. Kauffman et al no encontraron cambios significativos en la queratometría pre y post quirúrgica tras MICS en un estudio topográfico.[11]

6.2 Aberraciones Corneales

En un procedimiento refractivo como el que se preconiza hoy en día en la cirugía de cataratas, la agudeza visual final está en parte relacionada con las aberraciones ópticas inducidas por el procedimiento quirúrgico o por la lente intraocular implantada. Las nuevas tecnologías nos permiten implantar lentes intraoculares que disminuyan las aberraciones de alto orden del ojo.

En un estudio de Alió y Elkady, prospectivo, intervencional, y no comparativo analizó el resultado aberrométrico en 25 ojos con cirugía de MICS por debajo de 1.8 mm, y observó que el valor RMS (Root Media Square) de las aberraciones corneales totales disminuyeron después de MICS (media antes de la cirugía 2.15±2.51μm, 1.87±1.87 μm al mes, y 1.96 ± 2.01 μm a los 3 meses, aunque no alcanzó significación). El análisis individual de Zernike mostró que el astigmatismo medio era 0.85 ±0.74 μm prequirúrgico, 0.65±0.44 μm al mes, y 0.69 ± 0.46 μm a los 3 meses y la aberración esférica media de -0.11 ± 0.25 μm, -0.09 ± 0.25 μm, y -0.19±0.13 μm, respectivamente. El coma descendió tras la cirugía (media 0.45 ± 0.40 μm prequirúrgico, 0.39 ± 0.36 μm al mes, y 0.42 ± 0.44 μm a los 3 meses aunque no se alcanzó significación). La

Tabla 7. Comparativa del astigmatismo inducido por la cirugía (surgical induced astigmatism, SIA) en MICS bimanual o en cirugía coaxial. Revisión de la literatura.

Autor	Título	Año	Revista	Resultados	Ref
Yu JG,	Biaxial microincision cataract surgery versus conventional coaxial cataract surgery: Meta-analysis of randomized controlled trials.	2012	CRS	Mejores resultados con MICS	[14]
Dick HB.	Controlled clinical trial comparing biaxial microincision with coaxial small incision for cataract surgery.	2012	EJO	Mejores resultados con MICS	[15]
Can I,	Comparison of clinical outcomes with 2 small-incision diffractive multifocal intraocular lenses.	2012	JCRS	Mejores resultados con MICS	[52]
Kim EC	Microincision versus small-incision coaxial cataract surgery using different power modes for hard nuclear cataract.	2011	JCRS	MICS y Coaxial presentan similares resultados	[33]
Can I	Aspheric microincision intraocular lens implantation with biaxial microincision cataract surgery: efficacy and reliability.	2010	JCRS	Mejores resultados con MICS	[44]
Alió JL	Corneal Optical Quality Following Sub 1.8 mm Micro-Incision Cataract Surgery vs. 2.2 mm Mini-Incision Coaxial Phacoemulsification.	2010	MEAJO	MICS y Coaxial presentan similares resultados	[53]
Wilczyńska O,	[Surgically induced astigmatism after bimanual phacoemulsification through microincision and after standard phacoemulsification].	2010	KO	MICS y Coaxial presentan similares resultados	[57]
Can I	Coaxial, microcoaxial, and biaxial microincision cataract surgery: prospective comparative study.	2010	JCRS	Mejores resultados con MICS	[16]
Wilczynski M,	Comparison of surgically induced astigmatism after coaxial phacoemulsification through 1.8 mm microincision and bimanual phacoemulsification through 1.7 mm microincision.	2009	JCRS	MICS y Coaxial presentan similares resultados	[49]
Kaufmann C,	Astigmatic neutrality in biaxial microincision cataract surgery.	2009	JCRS	Mejores resultados con MICS	[11]
Elkady B,	Corneal incision quality: microincision cataract surgery versus microcoaxial phacoemulsification.	2009	JCRS	Mejores resultados con MICS	[9]
Tong N,	Changes in corneal wavefront aberrations in micro incision and small-incision cataract surgery.	2008	JCRS	Mejores resultados con MICS	[13]
Morcillo-Laiz R,[59]	Surgically induced astigmatism after biaxial phacoemulsification compared to coaxial phacoemulsification.	2009	E	MICS y Coaxial presentan similares resultados	[64]
Denoyer A,	Intraindividual comparative study of corneal and ocular wavefront aberrations after biaxial microincision versus coaxial small incision cataract surgery.	2008	BrJO	MICS y Coaxial presentan similares resultados	[51]
Elkady B,	Corneal aberrations after microincision cataract surgery.	2008	JCRS	Mejores resultados con MICS	[50]
Yao K[60]	Corneal astigmatism, high order aberrations, and optical quality after cataract surgery: microincision versus small incision.	2006	JRS	Mejores resultados con MICS	[60]
Alió J,	Outcomes of microincision cataract surgery versus coaxial phacoemulsification.	2005	O	MICS y Coaxial presentan similares resultados	[12]
Tsuneoka H.	Ultrasonic phacoemulsification using a 1.4 mm incision: clinical results.	2002	JCRS	Mejores resultados con MICS	[6]

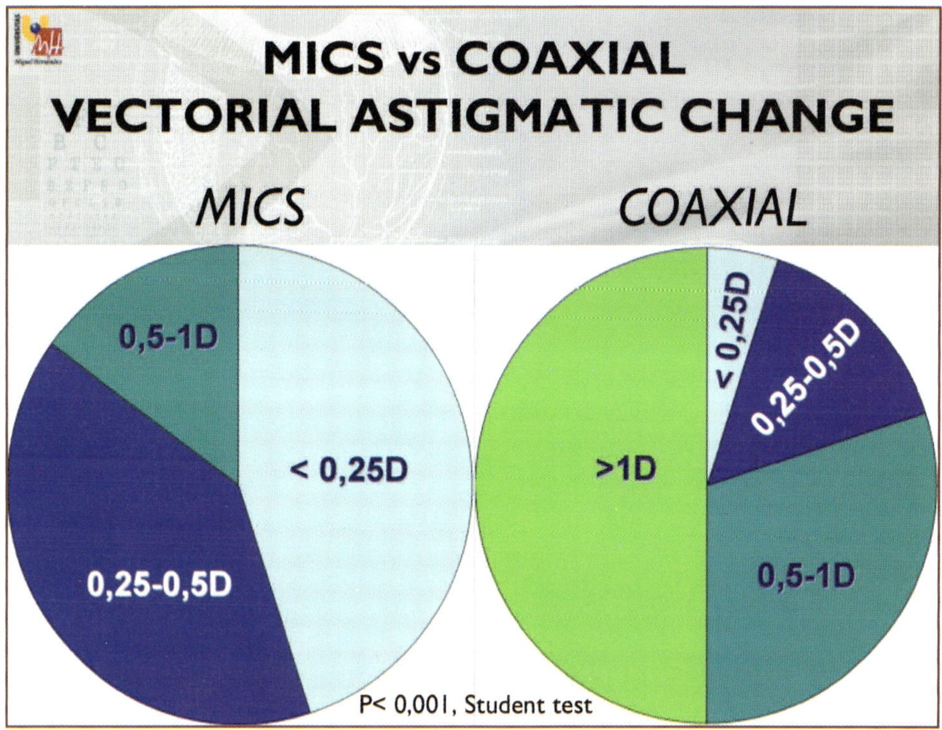

Figure 10. Comparación de la cirugía MICS y Coaxial en el cambio del vector astigmático. [12]

media de las aberraciones de alto orden fue 0.47±0.26 μm prequirúrgico, 0.59± 0.32 μm al mes, y 0.54 ± 0.25 μm a los 3 meses; sin tampoco alcanzar significación.[50]

Todas las aberraciones excepto las totales de alto orden disminuyeron ligeramente pero como hemos visto no hubo diferencias entre las visitas. Todas las aberraciones fueron estables 3 meses después de la cirugía lo que indica que la MICS es una técnica que previene la inducción de aberraciones ópticas de alto orden y es un procedimiento quirúrgico neutral en cuanto a inducción de aberraciones y estable en el tiempo **(Figura 11)**.

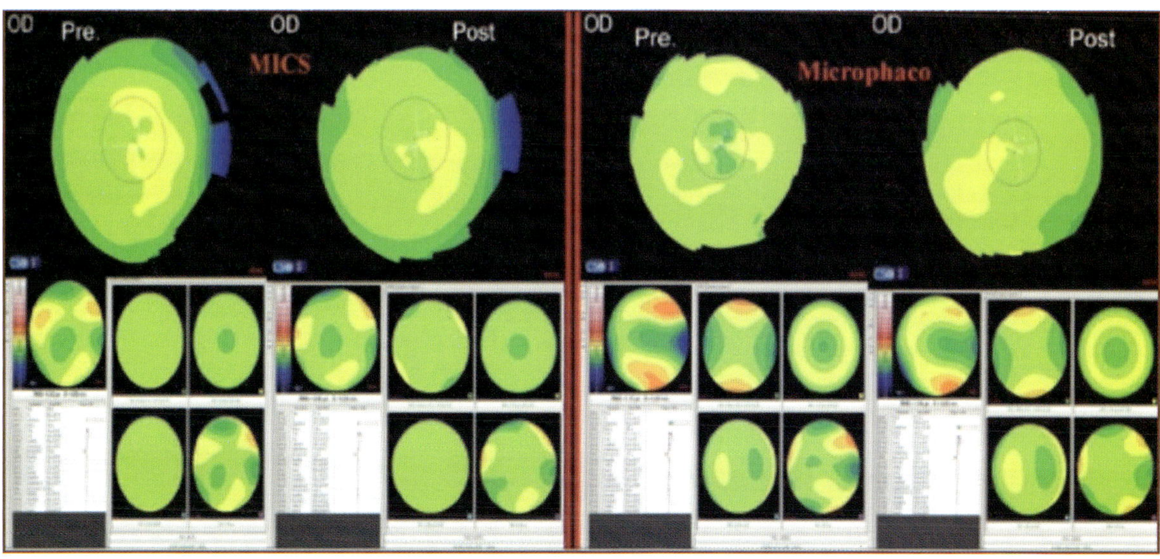

Figura 11. Mapas topográficos corneales (mapas axiales) preoperativos frente a 1 mes tras la cirugía en un ojo de cada grupo. Más abajo los mismos ojos pero mostrando mapas de aberración corneal.[53]

Denoyer et al. comparó los resultados ópticos de la cirugía MICS y la coaxial convencional y se comprobó que era mejor en la MICS, reduciendo la inducción de aberraciones de alto orden. El RMS postquirúrgico de las aberraciones de 3° a 6° orden fue inferior en el grupo operado con MICS 0.705 ±0.285 μm frente al 0.956 ±0.236 μm en el grupo coaxial, lo cual tuvo significación estadística (P<0.001).[51]

Can et al. comparó MICS bimanual con MICS coaxial y confirmó que la cirugía MICS no alteraba las aberraciones corneales, y era neutral.[52] Tong et al,[13] en un grupo de 80 pacientes mostro menos aberraciones corneales con cirugía MICS bimanual que con coaxial, en el astigmatismo oblicuo, el trefoil, el trefoil vertical, el RMS total y el RMS de alto orden con frente de ondas corneal.

En un reciente estudio comparativo de Alió et al. sobre las aberraciones corneales tras MICS y coaxial 2.2 mm demostró que los 2 mm es el límite para un procedimiento neutral sobre la córnea. MICS produce significativamente menos cambios que la cirugía coaxial en el coma y en las aberraciones de alto orden[53] **(Tabla 8)**.

Tabla 8. Comparativa del resultado de aberración corneal en MICS bimanual o en cirugía coaxial. Revisión de la literatura.

Autor	Título	Año	Revista	Resultados	Ref
Yu JG,	Biaxial microincision cataract surgery versus conventional coaxial cataract surgery: Meta-analysis of randomized controlled trials.	2012	CRS	Mejores resultados con MICS	[14]
Can İ,[61].	Comparison of corneal aberrations after biaxial microincision and microcoaxial cataract surgeries: a prospective study.	2012	Curr eye res	MICS y Coaxial presentan similares resultados	[61]
Can I,	Comparison of clinical outcomes with 2 small-incision diffractive multifocal intraocular lenses.	2012	JCRS	Mejores resultados con MICS	[52]
Can I	Aspheric microincision intraocular lens implantation with biaxial microincision cataract surgery: efficacy and reliability.	2010	JCRS	Mejores resultados con MICS	[44]
Can I	Aspheric microincision intraocular lens implantation with biaxial microincision cataract surgery: efficacy and reliability.	2010	JCRS	Mejores resultados con MICS	[44]
Alió JL	Corneal Optical Quality Following Sub 1.8 mm Micro-Incision Cataract Surgery vs. 2.2 mm Mini-Incision Coaxial Phacoemulsification.	2010	MEAJO	Mejores resultados con MICS	[53]
Tong N,	Changes in corneal wavefront aberrations in microincision and small-incision cataract surgery.	2008	JCRS	Mejores resultados con MICS	[13]
Denoyer A,	Intraindividual comparative study of corneal and ocular wavefront aberrations after biaxial microincision versus coaxial small incision cataract surgery.	2008	BrJo	Mejores resultados con MICS	[61]
Elkady B,	Corneal aberrations after microincision cataract surgery.	2008	JCRS	Mejores resultados con MICS	[50]
Kurz S[62]	Contrast sensitivity after implantation of a spherical versus an aspherical intraocular lens in biaxial microincision cataract surgery.	2008	JCRS	Mejores resultados con MICS	[62]
Yao K	Corneal astigmatism, high order aberrations, and optical quality after cataract surgery: microincision versus small incision.	206	JRS	Mejores resultados con MICS	[60]

7. CONCLUSIONES y PERSPECTIVAS

Después de más de una década realizando cirugía MICS, podemos con mas perspectiva y datos publicados, evaluar la eficacia de esta técnica. Uno de cada 5 cirujanos elige esta técnica bimanual como la preferida para realizar cirugía de cataratas.

Las ventajas de la cirugía MICS en el campo refractivo son un mejor control del astigmatismo inducido y neutralidad en cuanto a la aberración óptica. La cirugía bimanual MICS no solo ofrece ventajas en el terreno refractivo, también en el tema de mejora de la fluídica, mejor control quirúrgico y tiempo quirúrgico. MICS bimanuales una técnica sencilla y rápida de aprender por los cirujanos de cataratas. La cirugía MICS no aumenta la perdida endotelial, el edema corneal, la inflamación en la cámara anterior o la cicatrización de la herida quirúrgica en comparación con la técnica coaxial.

Creemos que la continua reducción del tamaño de la incisión es un tema prioritario en el futuro de la cirugía de cataratas. MICS no tiene límites en cuanto al tamaño de la incisión, y ya es posible con la tecnología actual realizar cirugía con incisiones por debajo de 1 mm.[54] La aplicación de la tecnología femtosegundo para la cirugía de cataratas es posible que nos permita disminuir el tamaño de la incisión y reducir el uso de ultrasonido **(Figura 12)**. La eliminación de la pieza de mano del faco nos permitiría reducir aún más el tamaño de la incisión. La cirugía de microincisión bimanual está preparado para incisiones de menos de 1.5 mm. Aunque existe instrumental para realizar cirugía de menos de 1.5 mm, es necesario desarrollos tecnológicos de la lente intraocular para implantaciones a través de este tamaño de incisión. Este obstáculo es difícil de superar pues se necesitan nuevos materiales que puedan ser comprimidos y descomprimidos sin pérdida de cualidad óptica.

MICS debe ser considerada una técnica quirúrgica de elección en el caso de para la cirugía de cristalino transparente, el implante de lentes multifocales o el implante de lentes tóricas para mejorar los resultados quirúrgicos.

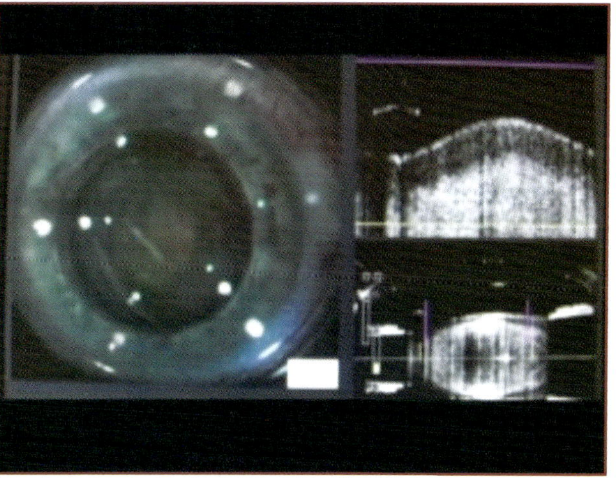

Figura 12. Cirugía de cataratas con tecnología femtosegundo.

Referencias

1. Alió JL, Rodriguez-Prats JL, Galal A. Micro-Incision cataract surgery.Miami, USA2004.
2. Pandey SK, Werner L, Agarwal A, et al. Phakonit. cataract removal through a sub-1.0 mm incision and implantation of the ThinOptX rollable intraocular lens. J Cataract Refract Surg. Sep 2002;28(9):1710-1713.
3. H.Tsuneoka. Implantation of a new Hoya-IOL, Y-60H, through a 1.7mm corneal incision. . In: M.Packer, ed. Mastering the Techniques of Advanced Phaco Surgery. New Delhi: Jaypee LTD; 2008:209-213.
4. Agarwal A, Agarwal S, Agarwal A, et al. Phakonit-lens removal through a 0.9 mm incision. J Cataract Refract Surg. Oct 2001;27(10):1531-1533.
5. Agarwal A, Agarwal A, Agarwal S, Narang P, Narang S. Phakonit: phacoemulsification through a 0.9 mm corneal incision. J Cataract Refract Surg. Oct 2001;27(10):1548-1552.
6. Tsuneoka H, Shiba T, Takahashi Y. Ultrasonic phacoemulsification using a 1.4 mm incision: clinical results. J Cataract Refract Surg. Jan 2002;28(1):81-86.
7. Alió JL, Rodriguez-Prats JL, Klonowski P, Kady BE. MICS: Cirugía de la catarata por microincisión. Cirugía de Cristalino: Sociedad Española de Oftalmología; 2008.
8. Can I, Bayhan HA, Celik H, Bostanci Ceran B. Anterior segment optical coherence tomography evaluation and comparison of main clear corneal incisions in microcoaxial and biaxial cataract surgery. J Cataract Refract Surg. Mar 2011;37(3):490-500.
9. Elkady B, Pinero D, Alio JL. Corneal incision quality: microincision cataract surgery versus microcoaxial phacoemulsification. J Cataract Refract Surg. Mar 2009;35(3):466-474.
10. Braga-Mele R. Thermal effect of microburst and hyperpulse settings during sleeveless bimanual phacoemulsification with advanced power modulations. J Cataract Refract Surg Apr 2006;32(4):639-642.

11. Kaufmann C, Krishnan A, Landers J, Esterman A, Thiel MA, Goggin M. Astigmatic neutrality in biaxial microincision cataract surgery. J Cataract Refract Surg. Sep 2009;35(9):1555-1562.
12. Alio J, Rodriguez-Prats JL, Galal A, Ramzy M. Outcomes of microincision cataract surgery versus coaxial phacoemulsification. Ophthalmology. Nov 2005;112(11):1997-2003.
13. Tong N, He JC, Lu F, Wang Q, Qu J, Zhao YE. Changes in corneal wavefront aberrations in microincision and small-incision cataract surgery. J Cataract Refract Surg. Dec 2008;34(12):2085-2090.
14. Yu JG, Zhao YE, Shi JL, et al. Biaxial microincision cataract surgery versus conventional coaxial cataract surgery: metaanalysis of randomized controlled trials. J Cataract Refract Surg. May 2012;38(5):894-901.
15. Dick HB. Controlled clinical trial comparing biaxial microincision with coaxial small incision for cataract surgery. Eur J Ophthalmol. Sep-Oct 2012;22(5):739-750.
16. Can I, Takmaz T, Yildiz Y, Bayhan HA, Soyugelen G, Bostanci B. Coaxial, microcoaxial, and biaxial microincision cataract surgery: prospective comparative study. J Cataract Refract Surg. May 2010;36(5):740-746.
17. Alio JL, Klonowski P, El Kady B. Microincisional Cataract Surgery (MICS). In: Eds J, ed. Mastering of Advanced Phaco Surgery 2008.
18. Kurz S, Krummenauer F, Thieme H, Dick HB. Biaxial microincision versus coaxial small-incision cataract surgery in complicated cases. J Cataract Refract Surg. Jan 2010;36(1):66-72.
19. Alio JL, Klonowski P, Rodriguez-Prats JL. MICS Instrumentation. In: Eds J, ed. Mastering the Techniques of Advanced Phaco Surgery2008.
20. Alio JL, Klonowski P, El Kady B. Micro incisional lens surgery In: Springer, ed. Essentials in Ophthalmology. Cataract and Refractive Surgery2009.
21. Ouchi M, Kinoshita S. Prospective randomized trial of limbal relaxing incisions combined with microincision cataract surgery. J Refract Surg. Aug 2010;26(8):594-599.
22. Moore SP, Goggin M. Intraoperative floppy iris syndrome and microincision cataract surgery. J Cataract Refract Surg. Nov 2010;36(11):2008.
23. Dupont-Monod S, Labbe A, Fayol N, Chassignol A, Bourges JL, Baudouin C. In vivo architectural analysis of clear corneal incisions using anterior segment optical coherence tomography. J Cataract Refract Surg. Mar 2009;35(3):444-450.
24. Alio JL, Agdeppa MC, Rodriguez-Prats JL, Amparo F, Pinero DP. Factors influencing corneal biomechanical changes after microincision cataract surgery and standard coaxial phacoemulsification. J Cataract Refract Surg. Jun 2010;36(6):890-897.
25. Akahoshi T. Phaco Prechop. In: Buratto L, ed. Phacoemulsification: Principles and techniques: Slack Incorporated; 2003.
26. Kurz S, Krummenauer F, Gabriel P, Pfeiffer N, Dick HB. Biaxial microincision versus coaxial small-incision clear cornea cataract surgery. Ophthalmology. Oct 2006;113(10):1818-1826.
27. Kahraman G, Amon M, Franz C, Prinz A, Abela-Formanek C. Intraindividual comparison of surgical trauma after bimanual microincision and conventional small-incision coaxial phacoemulsification. J Cataract Refract Surg. Apr 2007;33(4):618-622.
28. Tanaka T, Koshika S, Usui M. Cataract surgery using the bimanual phacoemulsification technique with an Accurus system and Mackool microphaco tip. J Cataract Refract Surg. Oct 2007;33(10):1770-1774.
29. Mencucci R, Ponchietti C, Virgili G, Giansanti F, Menchini U. Corneal endothelial damage after cataract surgery: Microincision versus standard technique. J Cataract Refract Surg. Aug 2006;32(8):1351-1354.
30. Crema AS, Walsh A, Yamane Y, Nose W. Comparative study of coaxial phacoemulsification and microincision cataract surgery. One-year follow-up. J Cataract Refract Surg. Jun 2007;33(6):1014-1018.
31. Cavallini GM, Campi L, Masini C, Pelloni S, Pupino A. Bimanual microphacoemulsification versus coaxial miniphacoemulsification: prospective study. J Cataract Refract Surg. Mar 2007;33(3):387-392.
32. Wylegala E, Rebkowska-Juraszek M, Dobrowolski D, Woyna-Orlewicz A. [Influence of 3.0 mm incision coaxial phacoemulsification and microincision cataract surgery (MICS) on corneal thickness]. Klinika oczna. 2009;111(7-9):207-211.
33. Wilczynski M, Supady E, Loba P, Synder A, Palenga-Pydyn D, Omulecki W. Comparison of early corneal endothelial cell loss after coaxial phacoemulsification through 1.8 mm microincision and bimanual phacoemulsification through 1.7 mm microincision. J Cataract Refract Surg. Sep 2009;35(9):1570-1574.
34. Kim EC, Byun YS, Kim MS. Microincision versus small-incision coaxial cataract surgery using different power modes for hard nuclear cataract. J Cataract Refract Surg. Oct 2011;37(10):1799-1805.
35. Alio JL, Klonowski P, Prats JLR. MICS instrumentation. In: Springer, ed. Minimizing Incisions and Maximizing Outcomes in Cataract Surgery.2010:25-37.
36. Alio JL, Kady BE, Klonowski P. Acri.Lisa with MiCS. In: Jaypee, ed. Multifocal IOLs2009.
37. Alio JL, Rodriguez-Prats JL, Vianello A, Galal A. Visual outcome of microincision cataract surgery with implantation of an Acri. Smart lens. J Cataract Refract Surg. Aug 2005;31(8):1549-1556.
38. Alio JL, Pinero DP, Tomas J, Plaza AB. Vector analysis of astigmatic changes after cataract surgery with implantation of a new toric multifocal intraocular lens. J Cataract Refract Surg. Jul 2011;37(7):1217-1229.
39. Mojzis P, Pinero DP, Studeny P, et al. Comparative analysis of clinical outcomes obtained with a new diffractive multifocal toric intraocular lens implanted through two types of corneal incision. J Refract Surg. Sep 2011;27(9):648-657.
40. Alfonso JF, Fernandez-Vega L, Baamonde B, Orti S, Montes-Mico R. Refractive lens exchange with Acri. LISA bifocal intraocular lens implantation. Eur J Ophthalmol. Mar-Apr 2011;21(2):125-131.

41. Alfonso JF, Fernandez-Vega L, Senaris A, Montes-Mico R. Prospective study of the Acri.LISA bifocal intraocular lens. J Cataract Refract Surg. Nov 2007;33(11):1930-1935.
42. Alfonso JF, Puchades C, Fernandez-Vega L, Merayo C, Montes-Mico R. Contrast sensitivity comparison between AcrySof ReSTOR and Acri.LISA aspheric intraocular lenses. J Refract Surg. Jul 2010;26(7):471-477.
43. Spyridaki M, Hoh H. [Comparison of four MICS intraocular lenses regarding their rates of neodymium:YAG laser capsulotomy]. Klinische Monatsblatter fur Augenheilkunde. Mar 2010;227(3):208-214.
44. Can I, Takmaz T, Bayhan HA, Bostanci Ceran B. Aspheric microincision intraocular lens implantation with biaxial microincision cataract surgery: efficacy and reliability. J Cataract Refract Surg. Nov 2010;36(11):1905-1911.
45. Selvam S, Khan IJ, Craig EA. Neodymium:YAG laser capsulotomy rate of microincision hydrophilic acrylic intraocular lens. J Cataract Refract Surg. Nov 2011;37(11):2080-2081.
46. Alio JL, Pinero DP, Ortiz D, Montalban R. Clinical outcomes and postoperative intraocular optical quality with a microincision aberration-free aspheric intraocular lens. J Cataract Refract Surg. Sep 2009;35(9):1548-1554.
47. Alió JL, Klonowski P. MICS intraocular lenses. In: Jaypee, ed. Mastering the Techniques of Advanced Phaco Surgery2008.
48. Alió JL, Klonowski P. MICS Intraocular Lenses. In: Springer, ed. Minimizing Incisions and Maximizing Outcomes in Cataract Surgery2010:209-220.
49. Wilczynski M, Supady E, Piotr L, Synder A, Palenga-Pydyn D, Omulecki W. Comparison of surgically induced astigmatism after coaxial phacoemulsification through 1.8 mm microincision and bimanual phacoemulsification through 1.7 mm microincision. J Cataract Refract Surg. Sep 2009;35(9):1563-1569.
50. Elkady B, Alio JL, Ortiz D, Montalban R. Corneal aberrations after microincision cataract surgery. J Cataract Refract Surg. Jan 2008;34(1):40-45.
51. Denoyer A, Denoyer L, Marotte D, Georget M, Pisella PJ. Intraindividual comparative study of corneal and ocular wavefront aberrations after biaxial microincision versus coaxial small-incision cataract surgery. The British journal of ophthalmology. Dec 2008;92(12):1679-1684.
52. Can I, Bostanci Ceran B, Soyugelen G, Takmaz T. Comparison of clinical outcomes with 2 small-incision diffractive multifocal intraocular lenses. J Cataract Refract Surg. Jan 2012;38(1):60-67.
53. Alió JL, Elkady B, Ortiz D. Corneal Optical Quality Following Sub 1.8 mm Micro-Incision Cataract Surgery vs. 2.2 mm Mini-Incision Coaxial Phacoemulsification. Middle East Afr J Ophthalmol. 2011;17(1):94-99.
54. Alió JL, Agarwal A, Klonowsky P. 0,7mm Microincision Cataract Surgery. . In: Springer, ed. Minimizing Incisions and Maximizing Outcomes in Cataract Surgery2010:13-25.
55. Osher RH, Injev VP. Microcoaxial phacoemulsification Part 1: laboratory studies. J Cataract Refract Surg. Mar 2007;33(3):401-407.
56. Berdahl JP, DeStafeno JJ, Kim T. Corneal wound architecture and integrity after phacoemulsification evaluation of coaxial, microincision coaxial, and microincision bimanual techniques. J Cataract Refract Surg. Mar 2007;33(3):510-515.
57. Wilczynski M, Drobniewski I, Synder A, Omulecki W. Evaluation of early corneal endothelial cell loss in bimanual microincision cataract surgery (MICS) in comparison with standard phacoemulsification. Eur J Ophthalmol. Nov-Dec 2006;16(6):798-803.
58. Donnenfeld ED, Olson RJ, Solomon R, et al. Efficacy and wound-temperature gradient of whitestar phacoemulsification through a 1.2 mm incision. J Cataract Refract Surg. Jun 2003;29(6):1097-1100.
59. Morcillo-Laiz R, Zato MA, Munoz-Negrete FJ, Arnalich-Montiel F. Surgically induced astigmatism after biaxial phacoemulsification compared to coaxial phacoemulsification. Eye. Apr 2009;23(4):835-839.
60. Yao K, Tang X, Ye P. Corneal astigmatism, high order aberrations, and optical quality after cataract surgery: microincision versus small incision. J Refract Surg. Nov 2006;22(9 Suppl):S1079-1082.
61. Can I, Bayhan HA, Celik H, Ceran BB. Comparison of corneal aberrations after biaxial microincision and microcoaxial cataract surgeries: a prospective study. Current eye research. Jan 2012;37(1):18-24.
62. Kurz S, Krummenauer F, Thieme H, Dick HB. Contrast sensitivity after implantation of a spherical versus an aspherical intraocular lens in biaxial microincision cataract surgery. J Cataract Refract Surg. Mar 2007;33(3):393-400.

54

Facoemulsificación Mediante la Técnica MICS

Dr. Marcelino Rio Torres,
Dra. Iramis Miranda Hernández

Introducción

Hasta hace relativamente poco tiempo, la técnica MICS tenía bastantes inconvenientes, debido a su limitado desarrollo, su insuficiente expansión y el elevado coste de las lentes intraoculares para microincisión. La aparición de lentes intraoculares con nuevos diseños, fundamentos ópticos, materiales y resultados visuales superponibles a los obtenidos con las lentes convencionales; las técnicas de MICS coaxial que no precisan bimanualidad (separación de las funciones de irrigación y emulsificación-aspiración); la mínima curva de aprendizaje-adaptación para el cirujano experimentado en facoemulsificación son aspectos que han permitido introducir novedades importantes que han favorecido la transición a esta técnica quirúrgica.

La tendencia actual con el objetivo de reducir la morbilidad trans y postoperatoria, es optimizar el empleo del ultrasonido tanto en tiempo como en potencia, se busca obtener el mejor efecto a través de capitalizar la aspiración nuclear y reducir el tamaño de la incisión para abolir la inducción de astigmatismo a través de la técnica de Phaconit (phaco needle incisión tip) practicada a través de una incisión de 0.9 mm de largo y mas recientemente Microphaconit que se practica a través de una incisión de 0.7 mm. Estas incisiones son lo suficientemente pequeñas para no causar modificaciones de las curvaturas del domo de la córnea al no relajar en forma considerable el meridiano de la incisión y por consiguiente no inducen astigmatismo. Desafortunadamente estas técnicas conllevan a dificultades durante el procedimiento quirúrgico y también limitan al cirujano en la aplicación de la técnica quirúrgica para cada caso en particular.[1] Actualmente se disponen de nuevos sistemas de facoemulsificación, unos basados en ultrasonido micropulsado frio y otros basados en el láser de femtosegundo. Ambos sistemas tienen ventajas y desventajas y son validos de conseguir buenos resultados. En relación al abordaje quirúrgico es la cirugía microincisional bimanual (MICS-Bimanual), la que ha demostrado más ventajas sobre las otras técnicas, tanto en eficacia como en seguridad. Existen evidencias científicas en estudios comparativos, reflejan recuperación más rápida de los pacientes, así como una menor incidencia de complicaciones.

Facoemulsificación Micro Coaxial

Jack Dodick propuso una nueva modalidad para disolver el núcleo en la cual se emplea energía de Yag Laser para lograrlo. Su principal ventaja radica en que como la cánula de emisión de energía y aspiración de 1 mm de diámetro no genera calor, no es necesario cubrirla con un manguito de silicón y puede introducirse a través de una incisión corneal de 1 ½ de extensión. Dodick tiene el gran mérito de haber despertado el interés por la modalidad bimanual de facoemulsificación en la cual, la irrigación está separada de la emulsificación –aspiración.[1,2,3] Los dos sistemas láser utilizados en ese momento, con núcleos de Erbium-YAG y de Neodinio-YAG, no disponían de una pieza de mano como las que presentaban los de ultrasonido, en las que se combinaba la aspiración, la irrigación y la energía ultrasónica en una sola pieza de mano, de forma coaxial. En el caso del láser, la aspiración y la fuente de liberación de la energía sí eran coaxiales, en un mismo instrumento o pieza de mano pero la irrigación debía ir en otro instrumento, lo cual obligaba a readaptar la técnica quirúrgica, separando las líneas de irrigación y aspiración, cirugía bimanual, algo que tampoco era nuevo ya que Girad JL en 1974[4] había propuesto esta técnica como alternativa a las coaxiales (irrigación y aspiración en el mismo instrumento).

Había un problema que había que resolver para poder emplear una cánula de vibración ultrasónica sin cubierta de silicón necesaria para proveer irrigación que disipara el calor producido y evitar superar el umbral de 45 grados que provoca quemadura de la herida corneal.[3] Para evitar este problema se diseñaron nuevos software y AMO fue la pionera, desarrollando un sistema que denominaron White Star en el cual en posición 3 hay una descarga de vibración de un tiempo muy corto de 300 milisegundos seguido por un período de descanso de 700 milisegundos que impide la generación de calor excesivo y así se evita la quemadura corneal. Este sistema ha sido seguido por todas las compañías productoras de equipos y hoy todas disponen de esta modalidad denominada genéricamente Hiperpulso que ha permitido desarrollar la técnica de facoemulsificación por microincisión recibiendo diferentes denominaciones como Phaconit por Agarwal, MICS por Jorge Alio (sus principales proponentes) o sencillamente Facoemulsificación bimanual.[5] La modalidad de hiperpulso hace que la energía liberada sea menor y por lo tanto el calor es mínimo, el cual se disipa en el periodo de reposo, estos pueden ser liberados en ciclos cortos de "on" y "off", siendo variables los tiempos entre ellos, además que disminuye el rechazo de las masas a aspirar; por lo tanto mejora la operatividad y disminuya el tiempo de procedimiento.[3] El Dr. Takayuki Akahoshi diseñó la técnica de facoemulsificación MicroCoaxial, en la cual utiliza una cánula de titanio de 0.9 mm diámetro y un manguito de silicón mucho mas delgado lo cual permite su introducción a través de una incisión corneal de 2mm de extensión y al finalmente logró implantar una lente a través de esta incisión, a este procedimiento lo denominó ¨Sayonara Bimanual¨ (Adiós Bimanual).[1] Basado en la técnica del Dr. Akahoshi, se han fabricado camisas de silicón para irrigación que son capaces de volúmenes de solución salina balanceadas que responden a las demandas técnicas de mediano o de alto vacío. Estas camisas de irrigación pueden introducirse a través de incisiones de 2 mm o menores (1.8 mm) y dan la oportunidad de que la cirugía se realice a través de una monoincisión. El punto fundamental de la faco microcoaxial es la aguja modificada de microfluidos, denominada aguja ULTRAFLOW en la cual el orificio a lo largo del mango de silicón esta agrandado para maximizar el fluido. Las características de enfriamiento de la nueva aguja son mantenidas y la infusión adicional, permite ser usada con un menor diámetro en la manga de silicón. Usando esta aguja, la cirugía puede ser realizada a través de una incisión de 2 mm manteniendo la misma capacidad de infusión y estabilidad de la cámara anterior como en la faco coaxial estándar.[5]

Lo esencial de esta técnica es como conseguir reducir el traumatismo quirúrgico y mejorar la eficacia para conseguir una recuperación más rápida del paciente.[6]

Es importante entender que la MICS supone dos hechos básicos, (1) separar las líneas de irrigación y aspiración y (2) realizar incisiones pequeñas, entre 1,5 y 1,2 mm, que pueden reducir la movilidad de los instrumentos en el interior de la cámara anterior y, fundamentalmente, suponen menor pérdida de fluido hacia el exterior del ojo, siempre que se ajusten bien los tamaños de las incisiones al diámetro del instrumental que utilicemos, ya que si el ajuste no es correcto, se produce mayor pérdida de fluido y cambian totalmente las condiciones de la fluídica en la cámara anterior del ojo.[6]

En el momento actual las modernas plataformas de ultrasonido permiten obtener niveles de fluídica muy elevados, Constellation (Alcon), Stellaris PC (Baush & Lomb), Megatron S3 (Geuder) o Signature (Abbot), son algunos ejemplos. Estas plataformas también han desarrollado sistemas que reducen el avance longitudinal de la punta del faco, combinando movimientos circulares (Alcon) o elipsoides (Abbot). Las nuevas puntas están diseñadas para ser más eficientes y ser manipuladas a través de microincisiones sin tensionar excesivamente el tejido corneal además presentas recubrimientos especiales o una superficie externa muy suave para disminuir la fricción con el tejido.[6] Estos aspectos le atribuyen a la cirugia microincisional ventajas como la rápida recuperación visual, reducción del astigmatismo inducido, reducción del tiempo de cicatrización, menor complicaciones y el implante de LIO para microincisiones.

La aplicación del MICS en la cirugía de catarata es capaz de tratar todos los grados de dureza nuclear según la escalada de densidad nuclear.

Otra plataforma de desarrollo es el uso del láser de Femtosegundo, aplicada a la cirugía de la catarata, permite mejorar al límite la máxima precisión el diseño y tamaño de las incisiones, haciéndolas de la medida exacta que deseamos. La incorporación del femtosegundo para la realización de la capsulorrexis y el reblandecimiento y fragmentación del núcleo se ven asistidos de un modo extremadamente eficaz con las nuevas puntas de 0.7 mm y la plataforma Stellaris. La cirugía microMICS tiene su límite actual en incisiones sub 1 mm (microMICS).

Nuestra Experiencia

En el Centro de Microcirugía Ocular del Instituto Cubano de Oftalmología Ramón Pando Ferrer, los cirujanos han continuado aplicando esta técnica y han encontrado en la práctica, ventajas de este procedimiento. La técnica de Multichop para el tratamiento de la catarata por facoemulsificación Microcoaxial con incisiones de 1,5 mm, ha continuado aplicándose y extendiéndose lográndose reunir información sobre los resultados y beneficios que se han obtenido en estos años.

Chopper

Para esta técnica, el autor diseñó el chopper convencional para multichop del Dr. Curbelo (Janach 2180.36A), instrumento que posee punta delicadamente aguzada, además de filo a 45 grados para cortar con movimiento lateral, siendo este diseño capaz de realizar chopping vertical, diagonal y horizontal en un mismo instrumento, lo cual lo hace ideal para esta técnica de facoemulsificación **(Figura 1)**.

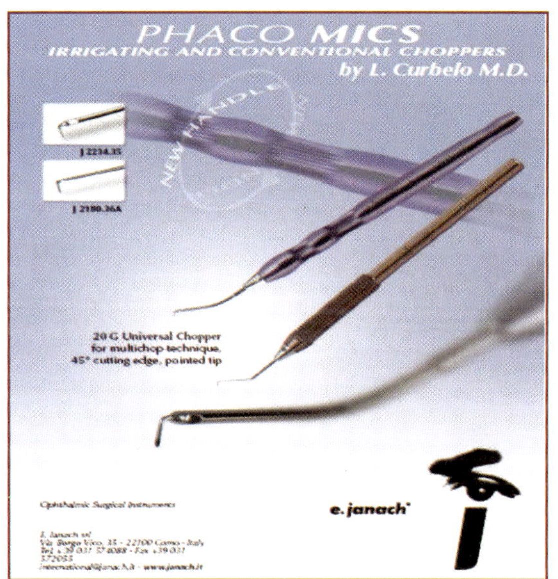

Figura 1 . Chopper convencional para la técnica de multichop.

En una serie de 53 operaciones realizadas en el año 2012, incisiones de 1,5 mm, se obtuvieron los siguientes resultados:

La **Tabla 1**, expresan la distribución de los pacientes según la agudeza visual pre y postoperatoria promedio con corrección Best Correction Visual Acuity (BCVA). La media AV postoperatoria fue de 0,84 (IC 0,80 a 0,88) de manera que se obtuvo una mejoría de la AV significativa.

Tabla 1. Cambios postoperatorios de la agudeza visual. (*Asociada a Prueba T para datos pareados/ Fuente: Base de datos del Centro de Microcirugía Ocular.)

Agudeza Visual con corrección	Pre-Operatoria	Post-operatoria
Media	0,41	0,84
Intervalo de Confianza (IC) p* Cambios postoperatorios de la agudeza visual. (*Asociada a Prueba T para datos pareados/ Fuente: Base de datos del Centro de Microcirugía Ocular.)	0,35 – 0,46 0.000	0,80 – 0,88 0.000

En la **Tabla 2** se muestran los valores de parámetros facodinámicos utilizados para la emulsificación del cristalino y su relación con la dureza del mismo. Observamos que al incrementarse la dureza aumenta el valor del poder ultrasónico, así como el tiempo de faco y tiempo efectivo de faco. De esta en el grupo con dureza grado II la media del poder ultrasónico 7,3% presentó diferencias estadísticamente significativas con respecto a las restantes medias, igualmente ocurrió para los parámetros de Tiempo de Faco con una media de 15,1seg. así como para el EPT con una media de 0,6 seg. En cuanto al grupo con dureza III las medias obtenidas en todos los parámetros fueron también significativamente diferentes con respecto a los restantes. Finalmente los grupos de dureza IV y IV+ no mostraron diferencias significativas entre sí, siendo los valores de las medias similares. Se plantea que el EPT depende de la densidad de la catarata, la disminución del mismo minimiza el daño intraoperatorio a estructuras oculares y maximiza el nivel y rapidez de la rehabilitación visual.[7,8] Can I y col. en un estudio comparativo año 2010 se compararon los resultados postoperatorios entre las técnicas de cirugía coaxial estándar, microcoaxial y biaxial. El EPT fue de 2,56 seg +/-2,46(SD) en el grupo coaxial estándar, 1,98 +/-1,91(SD) en la microcoaxial y 1,29 +/-1,85 seg (SD) en la microincisión biaxial.[9]

Tabla 2: Relación de los Parámetros Faco-dinámicos con la dureza del cristalino.

Dureza del Cristalino	No	*Parámetros Faco-Dinámicos* Poder Ultrasonido (%) Media	Intervalo (I)	Tiempo de Faco (seg.) Media	Intervalo	Tiempo Efectivo de Faco (seg.) Media	Intervalo
II	11	7,3	5,9 – 8,7	15,1	9,2 – 20,9	0,6	0 – 1,24
III	26	19,0	17.7 – 20,3	53,6	51,4 – 55,8	8,0	7,4 – 8,6
IV	11	23,6	21,5 – 25,6	92,6	85,6 – 99,6	16,6	14,8 – 18,5
IV +	5	26,6	24,9 – 28,2	105,6	91,5 – 119,7	25,4	22,4 – 28,4
Total	53	18,2	16,85 – 20,1	58,6	50,2 – 67,0	9,9	7,8 – 11,9
p*		0.000		0.000		0.000	

(* Asociada a ANOVA. * Asociada a prueba a posteriori de Sheffé. < 0,05
Fuente: Base de datos del Centro de Microcirugía Ocular.)

Tabla 3: Astigmatismo Inducido según grupos de edad.

Grupos de Edad	*No de casos*	*Cilindro K Promedio pre*	*Cilindro K Promedio post*	*Astigmatismo Inducido*
Menor de 50 años	4	0,00	0,50	0,50
50 a 59 años	16	0,25	0,44	0,19
60 a 69 años	17	0,46	0,57	0,12
70 y más	16	1,48	1,27	-0,21
Total	53	0,67	0,74	0,07
p*		0,000	0,000	0,000

* Asociada a ANOVA
* Asociada a prueba a posteriori de Sheffé. < 0,05
Fuente: Base de datos del Centro de Microcirugía Ocular

La principal ventaja de la MICS es su capacidad para reducir el astigmatismo inducido (SIA). Los estudios con análisis vectorial muestran que el SIA en la MICS tiene un valor medio de 0,44 a 0,88 dioptrías incrementándose a medida que aumenta el tamaño de las incisiones. En la **Tabla 3** analizamos el comportamiento del SIA en cuanto a grupos de edades siendo similares los valores entre los 3 primeros grupos, o sea, en los pacientes menores de 70 años. Los valores fueron < de 1D, no existiendo diferencias significativas entre ellos. En el grupo de 70 años el astigmatismo preoperatorio promedio fue de 1,48D y el SIA de -0,21D, siendo significativamente mayor con respecto a los restantes grupos. En un estudio realizado en el 2013 por Oziol y col. Para evaluar el SIA después de la cirugía microincisional coaxial, este fue menor en el grupo donde se realizo la incisión en el eje axial de 91-135° en el OD y de 46-90° en el OI.[10]

Respecto al conteo celular endotelial corneal pre y posquirúrgico según Tiempo Efectivo de Faco, encontramos que el conteo promedio postquirúrgico y por ende el promedio de pérdida de células endoteliales fue significativamente mayor en el grupo en los que el EPT fue mayor de 20 seg. con respecto a los restantes grupos. El valor promedio post fue de 283 células/mm^2 y el 12,6% de pérdida celular. En el 2013 Park I y col. Compararon las técnicas de Facochop, Divide y Conquista y Stop and Chop en MICS, demostraron que el porcentaje de pérdida de células endoteliales fue significativamente menor en el grupo de facochop que en los restantes grupos para cataratas de densidad grado 4, dos meses después de la cirugía.[11]

PRECHOP EN MICS

Técnica del Dr. Juan Raúl Hernández Silva

Se comienza realizando una incisión en córnea clara por el lado temporal, tunelizada de 1,5 mm, autosellante con un bisturí de diamante y una hoja de 1,5 mm de ancho, se realiza una incisión accesoria de uno a dos milímetros de diámetro en nasal superior. Se inyecta viscoelástico para conformar la cámara anterior y proteger el endotelio corneal. Se efectúa capsulorrexis con una pinza diseñada para la MICS, hidrodisección, e hidrodelaminación en todos los casos. Posteriormente se realiza fragmentación del núcleo en cuatro partes aplicando dos choppers, diseñados por Kelman y Dodick, por la incisión accesoria y principal **(Figura 2)**.

Se emulsifica el núcleo fragmentándolo paso a paso dentro el saco capsular, ayudado por el chopper de irrigación (J2234.37) **(Figura 3)**. Previamente se ajustaron los parámetros facodinámicos utilizando bomba Venturi con vacíos de 150 a 300 mmHg o bomba peristáltica con vacíos de hasta 400 mmHg y en ambos casos valores de poder de ultrasonido de hasta 20%, flujo 25 a 30 ml/min. Finalmente se aspiraron los res-

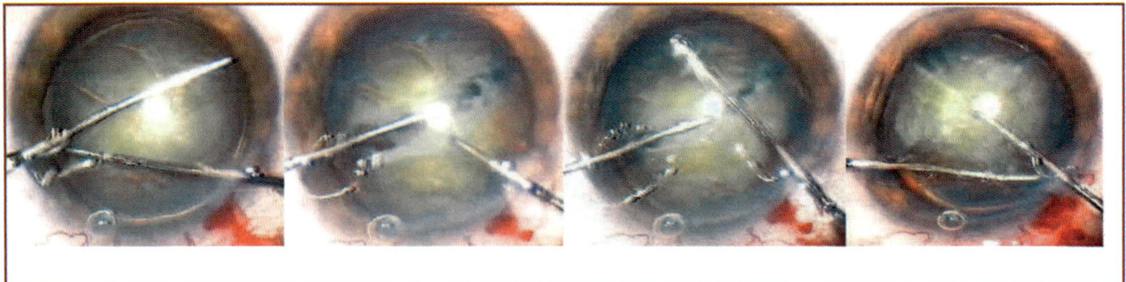

Figura 2. Secuencia de Pre Chop del núcleo del cristalino.

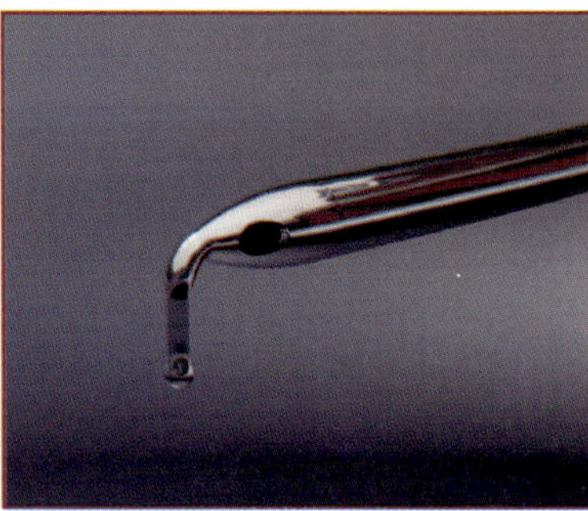

Figura 3. Chopper de irrigación (J2234.37).

tos corticales mediante el sistema de irrigación aspiración bimanual utilizando niveles de vacío de 400 mmHg y flujo de aspiración de 30 ml/ min.

Las ventajas del Chopper de irrigación oblicua 20G, con dos agujeros semifrontales en ángulo de 90 grados, punta redonda de 1,5mm y cuatro bordes cortantes del Dr. Juan Raúl Hernández Silva12 (J2234.37) (Figura 3), innovada en cuanto a la dirección de los fluidos, tiene tres orificios para la salida del mismo. Los dos laterales con dirección oblicua de 0,3 mm cada uno, lo que al impulsar el fluido hacia adelante ayuda a producir hidrodelaminación; al mismo tiempo, el orificio inferior menor de 0,2 mm diámetro, impulsa el fluido hacia abajo, separando el epinúcleo o cápsula posterior según corresponda en el paso de la cirugía. Se realiza además la extensión de un milímetro en forma de chopper con bordes cortantes en las cuatro direcciones, lo que permite fracturar el núcleo en cualquier dirección. Su extremo distal posee una terminación redondeada para proteger la cápsula posterior.

El modo de ultrasonido que se utiliza es el multi-burst o multi ráfagas con 80 milisegundos de ráfagas largas ligadas a un poder de ultrasonido sobre los 20%, a través de un control lineal del pedal. Al inicio los impulsos están separados por espacios de 2,5 segundos y así sucesivamente van aumentando las ráfagas a medida que se deprime el pedal, hasta alcanzar la cifra de cuatro ráfagas por segundo. De esta manera se evita administrar innecesariamente energía ultrasónica al ojo con la consecuente protección de los tejidos, lo que es el modo ideal para las técnicas de chopping. Esta técnica mostró resultados satisfactorios en 257 pacientes, en este estudio el 70.1% de los casos se encuentran en los rangos de 56 a 65 años de edad, esto responde a la frecuencia de aparición de cataratas en poblaciones del mismo grupo de edades. Como patrón de calidad del resultado quirúrgico, la agudeza visual corregida tiene un valor importante, donde en el pre operatorio la media de la MAVCC fue de 0,43 y mejoró a 0,97 en el post operatorio, en la cartilla de Snellen. Otro valor en la actualidad que expresa calidad del resultado quirúrgico es el astigmatismo postoperatorio, basado en cambios del Cilindro Queratométrico, donde los valores medios mejoraron de -1.50D en el pre operatorio a -1.25D en el postoperatorio. Estos resultados demuestran, que a través de una incisión pequeña de 3-3.5 mm no se produce o se induce un mínimo de astigmatismo. La Densidad Celular posterior a la cirugía, disminuyo en el post operatorio en un valor de 4.8%. Hecho este análisis podríamos decir que los valores que hemos obtenido de células endoteliales en el postoperatorio están lejos del umbral de descompensación corneal que está más o menos reconocido en alrededor de una densidad de 500 células/mm^2 y que por debajo de las 1000 células/mm^2, una actuación quirúrgica en el segmento anterior podría causar un edema corneal crónico.

Conclusiones

Tanto la técnica de Multichop como la Pre Chop en MICS demostraron efectividad en sus resultados, su manejo en nuestro medio debe tomarse en consideración ya que aún hay pacientes con núcleos cristalineanos de dureza alta que pueden ser tributarios de una técnica quirúrgica novedosa y su recuperación tanto en función visual como incorporación a las actividades se logra en breve tiempo.

Referencias

1. Dr. Fernando Aguilera. Anual ASCRS convetion in San Francisco. March. 2006.
2. Jorge L. Alio. Cirugía microincisional y lentes en MICS. Libro Cristalino de las Americas, 2005, cap46.
3. Fernando Aguilera Z. Ultranido torsional. Libro Cristalino de las Americas, 2005, cap457.
4. Girad JL, Hawkins RS, Cataract Extraction by ultrasonic aspiration vitrectomy by ultrasonic aspiration. Trans Am Acad Ophthalmol Otolaryngol 78: OP50-59, Jan-Feb 1974.
5. Khiun Tjia,MD. Torsional ultrasound. Introducing News Technologies for catarats surgery. Ophthalmology Times. Europa, may 1, 2006.
6. JL. Alió, C. Vergés, P. Klonowski. Cirugía microincisional de la catarata. Annals d'Oftalmologia 2012; 20(5):16-23.
7. Jiraskova Nada. journal of Cataract and refractive Surgery, Volume 27, Number 9, September 2001, pp. 1433-1436(4). Phacoemulsification parameters: Series 20000 Legacy versus Legacy whit Advan Tec Software and NeoSoniX handpiece.
8. Dholakia SA, Vasavada AR. Intraoperative Performance and logterm outcome of phacoemulsification in age-relate cataract. Indian J Opthalmolol 2004; 52:311-7.
9. Can I,Takmaz T, Bayhan HA, Soyugelen G, Bostanci B. Coaxial, microcoaxial and biaxial microincision cataract surgery: prospective comparative study . J. cataract Refract surg. 2010 May; 36(5):740-6.
10. Park J, Yum HR, Kim MS, Harrision AR, Kim EC. Comparasion of phaco-chop, divide and conquer, and stop and-chop phaco techniques in microincision coaxial cataract surgery. J. cataract Refract surg. 2013 OcT, 39(10):1463-9.
11. Ozyol E, Ozyol P. Analyses of surgically induced astigmatism and axis deviation in microcoaxial phacoemulsification. Int Ophthalmol. 2013 Oct, 1.

55

Faco Frío

Dr. Sérgio Kwitko

Diversos avanços na cirurgia da catarata têm permitindo a realização da facoemulsificação com maior segurança e em cataratas cada vez mais densas.

Uma das primeiras dificuldades, a realização da capsulorrexe sem o reflexo vermelho, foi superada pela coloração da cápsula anterior com corantes vitais, mais comumente o azul tripan **(Figura 1)**.

Equipamentos mais potentes e mais eficientes em relação à aspiração e vácuo sem prejuízo da estabilidade da câmara anterior ("anti-surge" mais eficiente) também contribuíram muito para a maior segurança da facoemulsificação em núcleos mais densos.

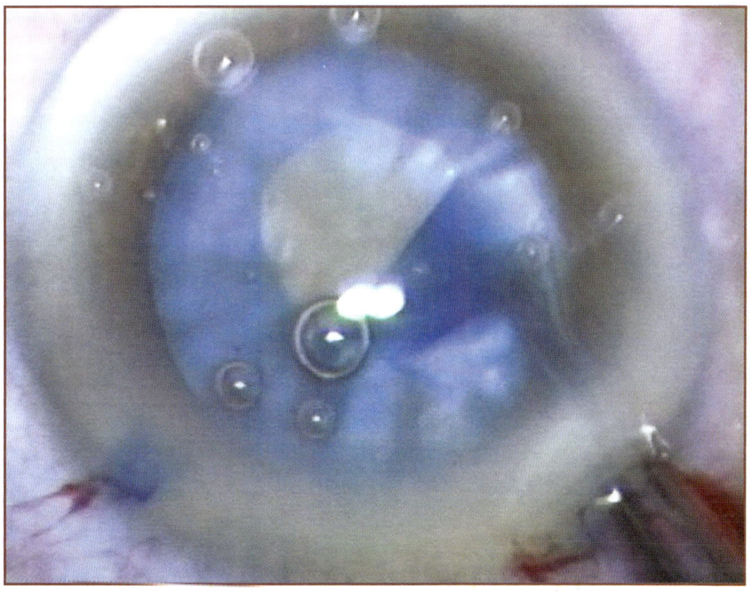

Figura 1. Capsulorrexe sendo realizada com azul tripan.

Ponteiras com novos formatos, como a de Kelman **(Figura 2)**, e técnicas que utilizam cada vez menos ultrassom, como a fragmentação nuclear antes da facoemulsificação **(Figura 3)**, também aumentaram a eficiência da emulsificação de núcleos densos.

Entretanto, quanto maior a densidade da catarata, maior a energia ultrassônica necessária para emulsificá-la, o que pode provocar queimadura da incisão **(Figura 4)**.

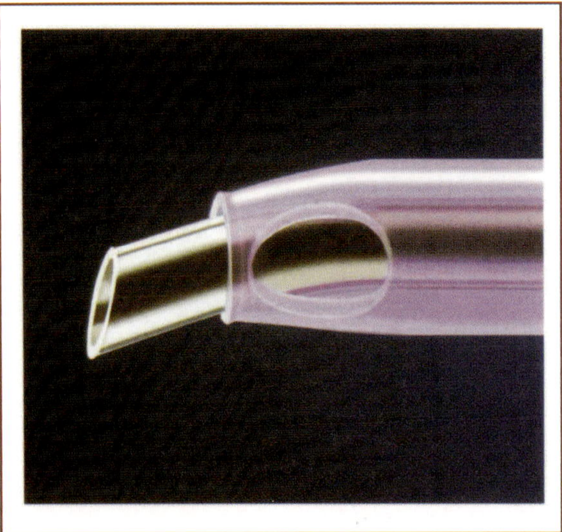

Figura 2. Ponteira do tipo Kelman.

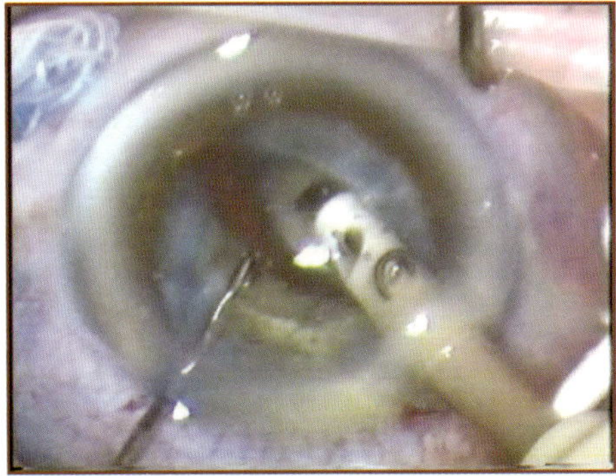

Figura 3. Fragmentação nuclear com a técnica "stop & chop" antes da emulsificação do núcleo.

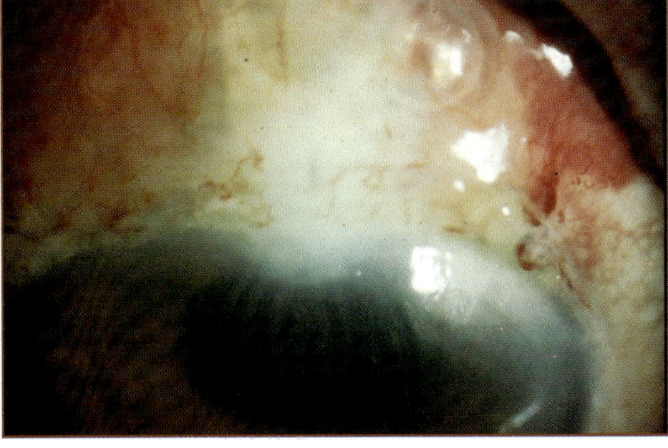

Figura 4. Queimadura da incisão.

A vibração da ponteira de titânio em velocidade ultrassônica (40 a 50kHz) eleva a temperatura a 100oC ao redor da luva de silicone em poucos segundos, podendo provocar queimadura da incisão, especialmente quando trabalhamos através de incisões mais justas (menores que 2.75 mm), para aumentarmos a eficiência do "anti-surge".

O risco de queimadura aumenta também nas seguintes situações:

- pouca infusão de solução salina balanceada ao redor da ponteira de titânio;
- pouca aspiração;
  oclusão da ponteira de titânio;
- muito viscoelástico de alto peso molecular na câmara anterior;
- luva de silicone velha ou rasgada;
- mangueiras de infusão e/ou de aspiração mal conectadas ou obstruídas.

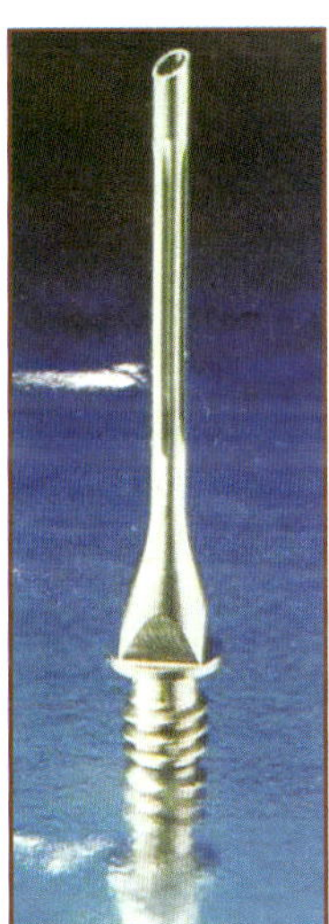

Figura 5. Ponteira do tipo "Microflow®".

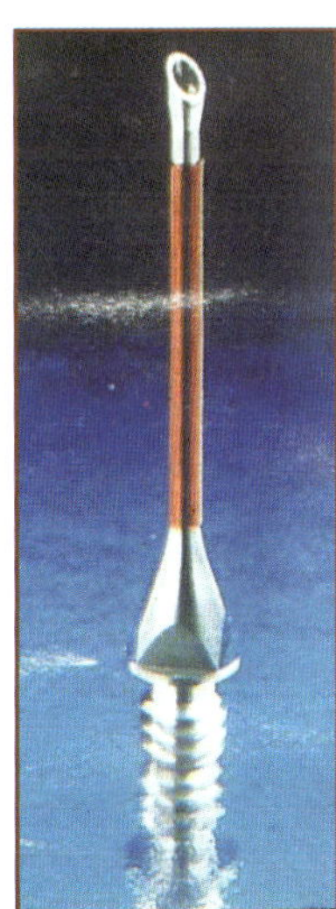

Figura 6. Ponteira do tipo "Microseal®".

Para reduzir o risco de queimadura, pode-se aspirar um pouco do viscoelástico presente sobre a superfície anterior do cristalino antes de se iniciar a emulsificação do núcleo, além de se usar solução salina balanceada refrigerada e irrigar continuamente a incisão.

Algumas luvas de silicone mais rígidas ou com uma proteção extra na ponteira de titânio, tais como a "Microflow" ® **(Figura 5)**, a Microseal"® **(Figura 6)**, a "Flare"® **(Figura 7)**, e ponteiras com aberturas laterais, como a ABS® **(Figura 8)**, também foram desenvolvidas para aumentar a refrigeração da incisão. Além disto, a utilização de pulsos de ultrassom, ao invés do seu uso contínuo, reduz em aproximadamente 50% a possibilidade de queimadura térmica do colágeno corneano.

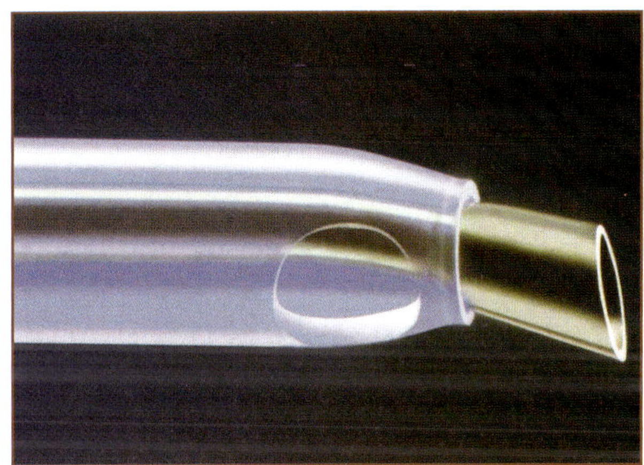

Figura 7. Ponteira do tipo "Flare®".

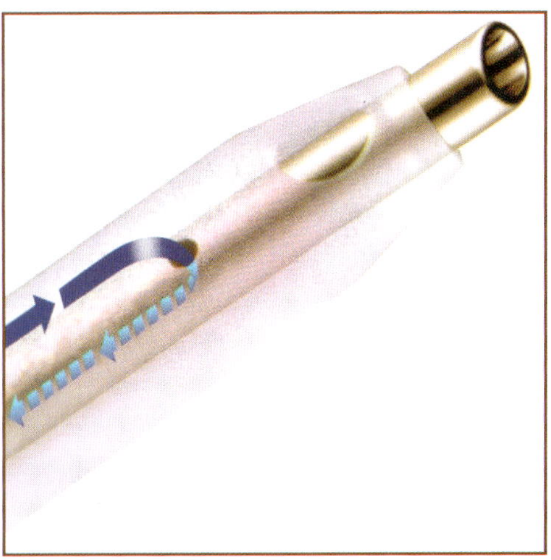

Figura 8. Sistema ABS® de refrigeração da ponteira de tit\ânio.

A associação da energia sônica com a ultrassônica e a vibração torcional associada ou não à longitudinal **(Figura 9)** também são alternativas muito eficazes para se aumentar a eficiência de emulsificação reduzindo-se a energia ultrassônica utilizada. Isto não elimina, entretanto, por completo a possibilidade de queimadura da incisão.

Mesmo com todos estes avanços, como a energia utilizada é ultrassônica, o risco de queimadura da incisão ainda existe.

Outras alternativas para emulsificar a catarata, tais como ultrassom de menor freqüência (28.5 kHz, como a utilizada pela Bausch & Lomb), energia sônica (utilizada pela Staar), jatos de água morna (Aqualase®, Alcon), e Yag laser, têm a grande vantagem de não queimar a incisão, entretanto só são efetivas em cataratas pouco densas.

Todas as alternativas acima que utilizam energia ultrassônica elevam a temperatura a níveis entre 50ºC e 60ºC o redor da luva de silicone, e sabemos que o encurtamento do colágeno se inicia a 60ºC. Necessitamos, portanto, algo mais eficiente que elimine por completo o risco de queimarmos a incisão.

A modulação da energia ultrassônica em micropulsos de 4 mili-segundos reduz drasticamente a temperatura ao redor da ponteira de tinânio, atingindo níveis máximos de 27ºC, eliminando--se, portanto, por completo o risco desta complicação.

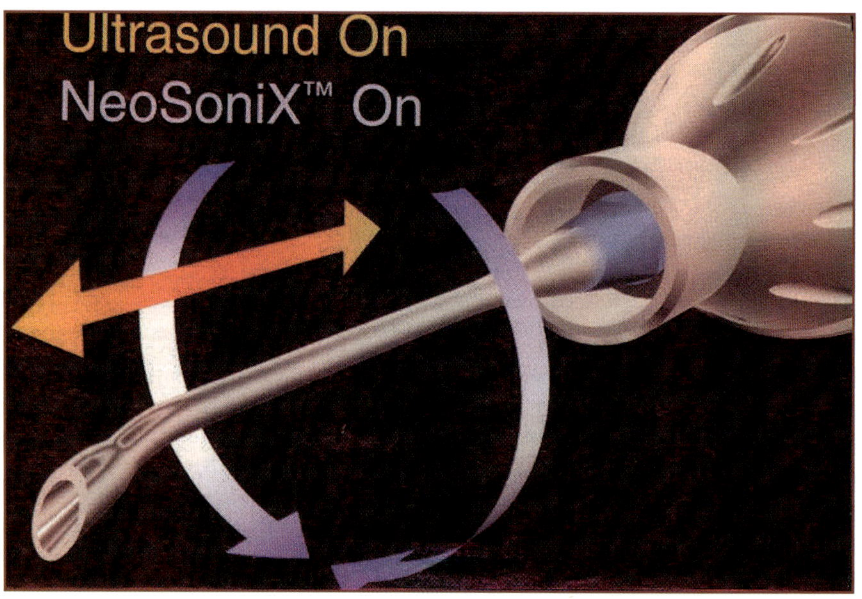

Figura 9. Representação esquemática das vibrações rotacional e longitudinal da ponteira de faco.

Lembre-se que o módulo pulsátil de facoemulsificação nos equipamentos que não têm este sistema de micropulsos, emite pulsos de ultrassom com intervalos mínimos de 35 milisegundos e, este sistema, desenvolvido pela AMO (WhiteStar®) e utilizado no facoemulsificador Sovereign® e reproduzido no Infiniti®, emite micropulsos com intervalos de 4 milisegundos o que elimina o risco de queimadura da incisão.

Além disto, estes micropulsos de ultrassom aproveitam somente a fase inicial da cavitação, a transitória, que é a mais efetiva e a menos lesiva às estruturas intra-oculares. Já os módulos contínuo e pulsátil de ultrassom geram tanto cavitação transitória como estável na câmara anterior **(Figura 10)**, aumentando o risco de perda endotelial, além de ter menor efetividade de emulsificação nuclear a cavitação estável. Este melhor aproveitamento da energia ultrassônica permite realizar a facoemjulsificação com o poder de ultrassom entre 30% e 40%, enquanto que nos sistemas sem esta modulação ultrassônica, necessitamos utilizar um maior poder de ultrassom (geralmente entre 60% a 65%).

Outra vantagem é que este sistema permite ainda modular o tempo em que queremos o ultrassom ligado e desligado, para aproveitarmos ao máximo a eficiência do ultrassom dependendo da fase da cirurgia.

Este sistema permite, portanto, a realização de uma facoemulsificação segura, independente da densidade da catarata, através de incisões pequenas de de 1,8 mm, ou mesmo sem a luva de silicone em incisões menosres de 1.0 mm nas

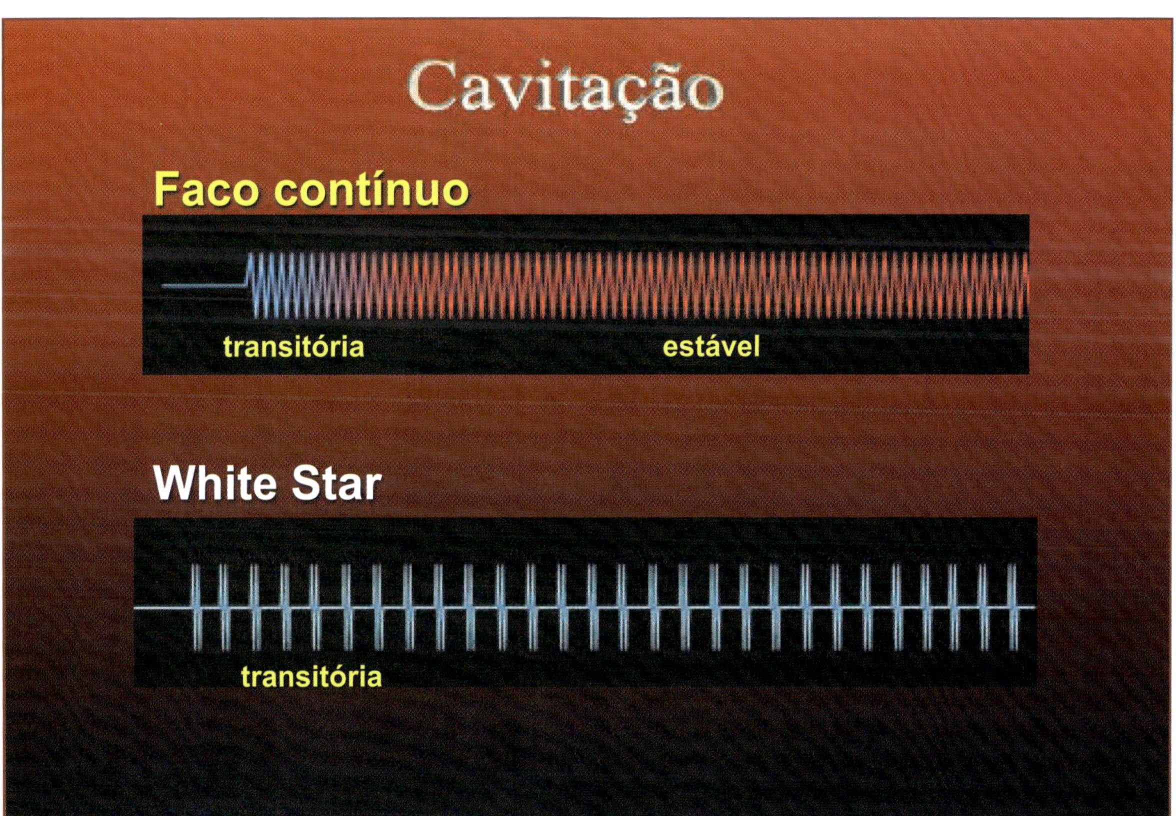

Figura 10. Comparação entre módulos contínuo, pulsátil e micropulsos de energia ultrassônica.

"MICS" *("micro-incision cataract surgery")* com maior eficiência, menor perda endotelial (devido à menor quantidade de energia ultrassônica na câmara anterior) e sem nenhum risco de queimadura da incisão.

Referências Bibliográficas

1. Chang DF. The power and efficiency of White-Star cold phaco technology. Review of Ophthalmology, May 2004.
2. Soscia W, Howard JG, Olson RJ . Bimanual phacoemulsiphication through 2 stab incisions. A wound-temperature study. J Cataract Refract Surg 2002, 28:1039-43.
3. Soscia W, Howard JG, Olson RJ . MIcrophacoemulsiphication with White-Star: a wound-temperature study. J Cataract Refract Surg 2002, 28:1044-46.
4. Donnenfeld ED, Olson RJ, Solomon R, et al. Efficacy and wound temperature gradient of White-Star phacoemulsiphication through a 1.2 mm incision. J Cataract Refract Surg 2003, 29:1097-1100.
5. Chang DF. Technological advances in cold phaco. Cataract Refract Surg, July 2002 (suppl).
6. Olson RJ, Jin Y, Kefalopoulos G, et al. Legacy AdvanTec and Sovereign WhiteStar: A wound temperature study. J Cataract Refract Surgery 2004, 30:1109-13.
7. Fishkind W, Bakewell B, Donnenfeld ED, et al. Comparative clinical trial of ultrasound phacoemulsification with and without the WhiteStar system. J Cataract Refract Surgery 2006, 32:45-49.
8. Fine IH, Packer M, Hoffman RS. Power modulations in new phacoemulsification technology: Improved outcomes. J Cataract and Refract Surgery 2004, 30:1014-19.
9. Fine I H, Packer M, Hoffman RS. New phacoemulsification technologies. J Cataract Refract Surgery 2002, 28: 1054-60).
10. Kwitko S. "Faco Frio": as vantagens do sistema de micropulsos. Oftalmologia em Foco 2004,92:24-25.

56

O Tratamento da Catarata Nigra com a Técnica de Volteio Stop and Chop

Dr. Virgilio Centurión,
Dr. Juan Carlos Sánchez Caballero,
Dr. Augusto Cézar Lacava

Introdução

A cirurgia da catarata é considerada *curativa*, por retirar a opacificação do cristalino, e *refrativa* por ter a possibilidade de corrigir vícios de refração pré-existentes e em especial de prevenir a sua indução.

Os índices de recuperação anatômica e funcional fazem da moderna cirurgia da catarata ser considerada como uma das técnicas que maior impacto tem na qualidade de vida. Daí a tendência da cirurgia ser realizada precocemente. Porém, em indivíduos muito idosos, portadores de doenças sistêmicas crônicas, e em especial, nos países em desenvolvimento onde por falta de recursos, falta de informação ou educação existem situações em que a catarata evolui a graus extremos, deixando o paciente sem visão.

Características, Desafios e Objetivos

A catarata nigra é uma situação especial, um cristalino opaco, "denso", com aspecto de consistência dura, coloração marrom escura ou preta brilhante.

A parte posterior está formada por fibras que são muito difíceis de quebrar ou fraturar, por terem uma consistência de "couro" (leathery). O couro não quebra ... como podemos observar na **Figura 1**.

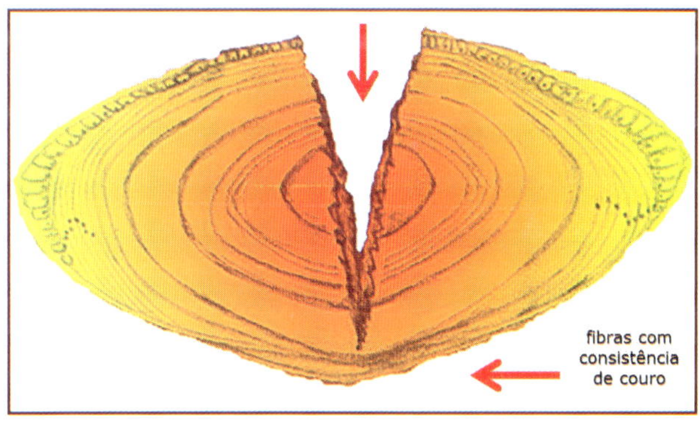

Figura 1. Catarata nigra.

Portanto, o maior *desafio* nesta situação é a primeira quebra em dois heminúcleos para ter uma facoemulsificação com sucesso e mínima possibilidade de complicações.

O nosso objetivo é demonstrar que a técnica que denominamos de *upside down stop and chop ou stop and chop com* volteio é uma técnica segura, confiável, com excelentes resultados e baixa incidência de complicações, para esta situação desafiadora.

O Pré-operatório

Fatores importantes a considerar são:

a) A idade: este tipo de catarata é mais frequente no grupo etário acima dos 80 anos ou muito idosos.
b) O olho contralateral: que poderá ser pseudofácico, ou com catarata, ou com outra doença ocular associada. Em nossa experiência a maioria dos pacientes ficaram satisfeitos com a primeira cirurgia e não procuraram tratamento no segundo olho. Muito comum ser contraindicado pelos próprios oftalmologistas.

No exame oftalmológico considerar:

- Acuidade visual: projeção de luz, é bom sinal.
- Reflexo pupilar, direto e indireto: bom sinal.
- Pupila: avaliar tamanho em midríase.
- Cristalino: reflexo vermelho: ausente; avaliação da zônula.
- Córnea: em especial a face posterior; as células endoteliais.
- Profundidade da câmara anterior

Exames oftalmológicos complementares:

1. Microscopia especular: de extrema importância para avaliar a saúde do endotélio, cuja proteção durante a cirurgia é muito importante para a recuperação anátomo-funcional.

2. Ultrassonografia do globo ocular: para avaliar o vítreo e a retina.

3. Biometria – *método*: o ideal, a biometria óptica é de difícil realização, portanto a ultrassônica se impõe dando preferencia ao método da imersão e em último caso a de contato. O exame deve ser bilateral, pois os dados do olho contralateral podem auxiliar.
Assim como temos dificuldades nas cataratas brancas, também nas cataratas nigras sem reflexo vermelho a medida do comprimento axial pela biometria óptica é praticamente impossível.
A frequência que a literatura relata é variável e oscila entre 4 e 18% dos casos impossíveis de medida confiável pelo biômetro óptico. Esta incidência era com as versões 3.0 e 4.0 do software do IOL Master. Com a introdução da versão 5.0 e 5.5 houve melhora significativa do sinal diminuindo o número de casos não mensuráveis.
Hill e colaboradores estudaram 54 casos de cataratas densas com esta versão do software conseguindo medir em 92% dos olhos com a técnica de 5 medidas e em 96,30% dos olhos com o recurso de 20 medidas.
   – *fórmula*: a nossa preferência recai na Haigis, ou outra de última geração como a Holladay II.

4. A topografia corneana de contorno, faz parte da nossa propedêutica pré-operatória, ainda que sua utilização neste caso não seja obrigatória, para avaliar astigmatismo.

5. Exame de imagem do segmento anterior pelo sistema de Scheimpflug (Pentacam ou similar) ou pela biomicroscopia ultrassônica (UBM) podem avaliar a catarata e adjacências.

6. Paquimetria: avaliação indireta do estado funcional das células endoteliais.

Técnica Cirúrgica Passo-A-Passo

Preparo para a cirurgia: um dia antes se inicia na forma de colírio o uso de moxifloxacin 0,5% + dexametasona 0,1% + lubrificante, Systane® UL - Alcon, de 6/6 horas e nepafenac 0,1% de 12/12 horas. Esta medicação é aplicada de 15/15 minutos e 1 hora e meia antes da cirurgia acrescentada de tropicamida 1% + cloridrato de fenilefrina 10%.

1. Anestesia peribulbar + sedação.

2. Incisão corneana: de 2.20 ou 2.75mm, obliqua, hora 10 (±125°).

3. Injeção de azul tripan 0,1%.

4. Aspiração do corante e injeção de viscoelástico dispersivo, de elevado peso molecular, sulfato de condroitina 4%, hialuronato de sódio 3%, Viscoat®, Alcon.

5. Capsulotomia anterior de 5.50mm.

6. Rotação do núcleo com gancho de Simskey, sem hidrodissecção ou com "hidro suave" por não ser possível visualizar a passagem da onda do liquido entre a catarata e cápsula e pelo perigo de provocar bloqueio capsular e ruptura de cápsula posterior.

7. Volteio: com o cristalino solto realizamos a manobra do volteio que consiste em: com o gancho de Simskey na mão direita, dominante, e pela incisão principal pegamos o equador do cristalino por baixo da capsulotomia a hora 6 e puxamos suavemente na direção de hora 12 e para cima **(Figuras 2 e 3)**.
   Com a mão esquerda e pela incisão auxiliar com a espátula de Koch fazemos uma leve pressão do cristalino a hora 12, na direção da cápsula. Podemos acompanhar essa manobra nas **Figuras 4, 5, 6 e 7**.

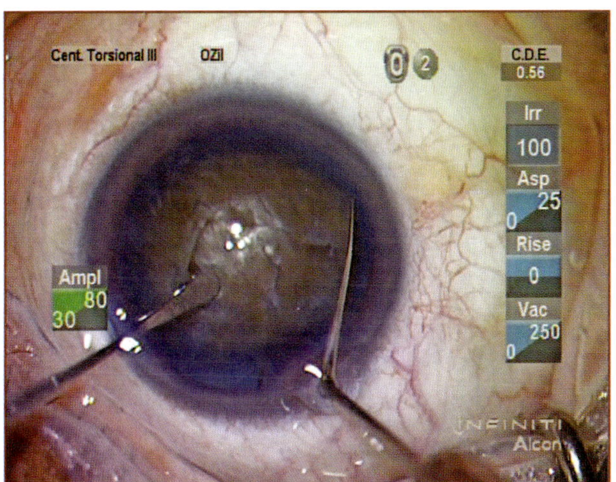

Figura 2.

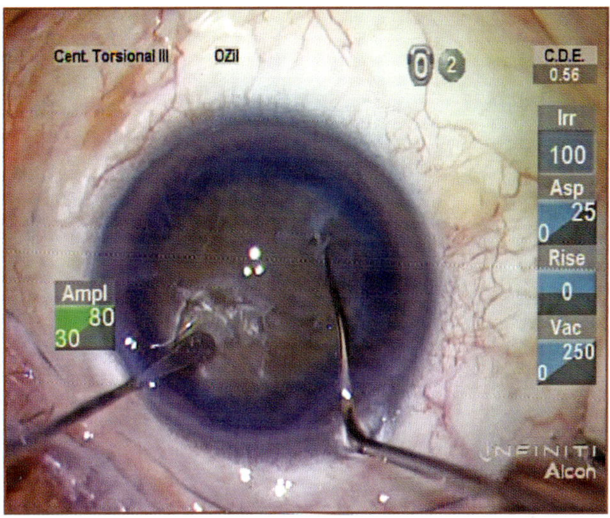

Figura 3.

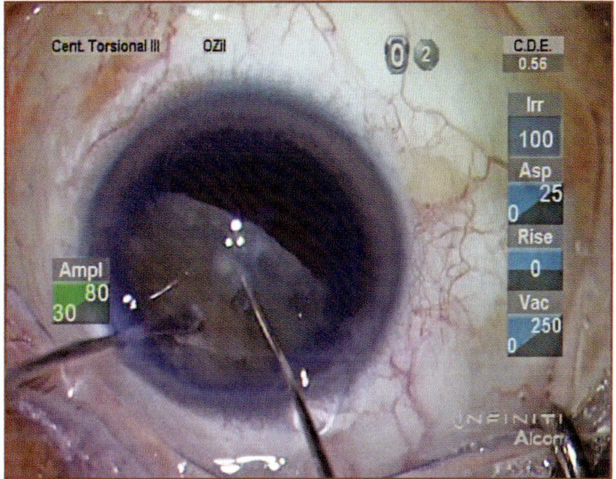

Figura 4.

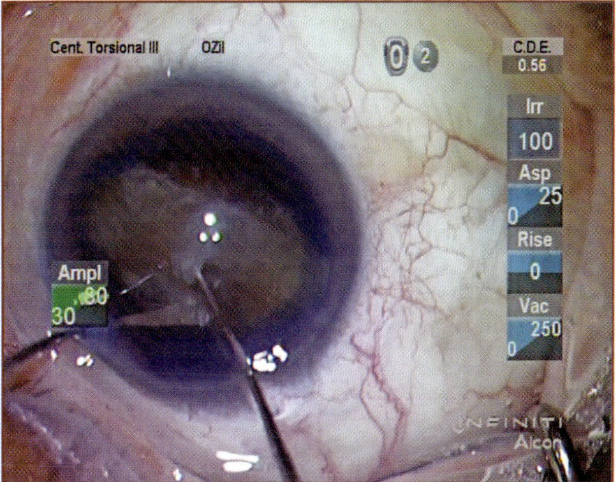

Figura 5.

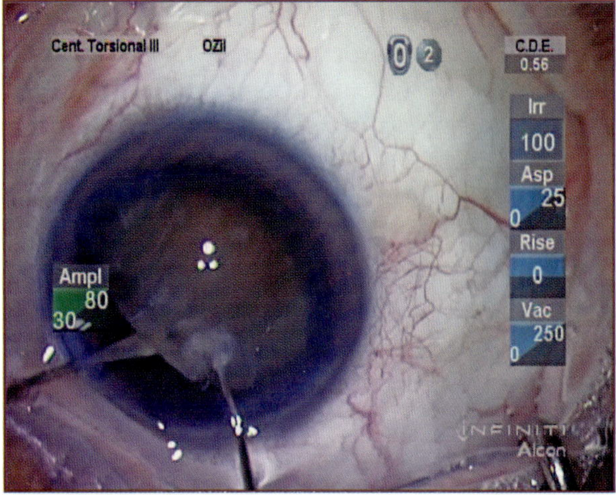

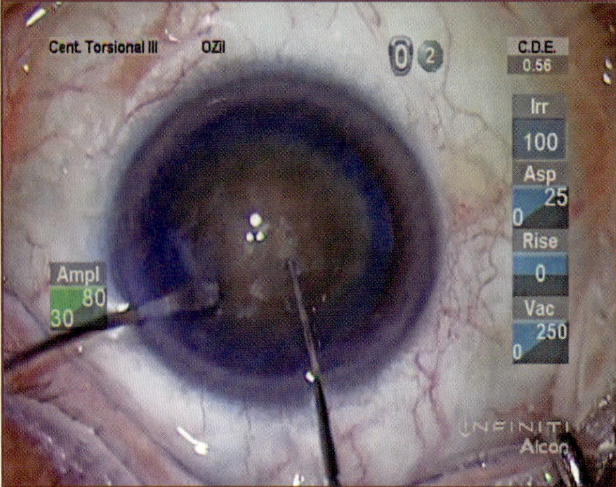

Figuras 6 e 7.

Portanto, com a mão direita, direção para cima, e com a mão esquerda, direção para baixo, rotamos o núcleo e reinserimos dentro do saco capsular **(Figura 8)**.

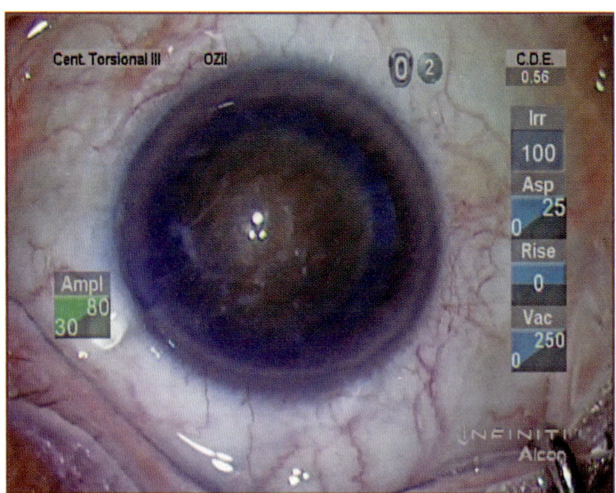

Figura 8.

O nosso objetivo é tratar as fibras que não quebram em primeiro lugar, colocando a face posterior do cristalino no local da face anterior e realizar o sulco principal **(Figura 9)** e único da técnica stop and chop.

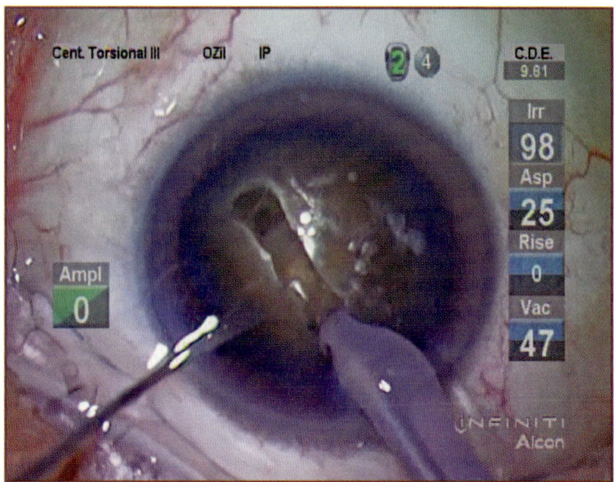

Figura 9.

Conseguido o sulco profundo **(Figura 10)**, procedemos à fratura em dois heminúcleos sem nenhum problema **(Figura 11)**, e a seguir continuamos com chop dos quadrantes **(Figura 12)**.

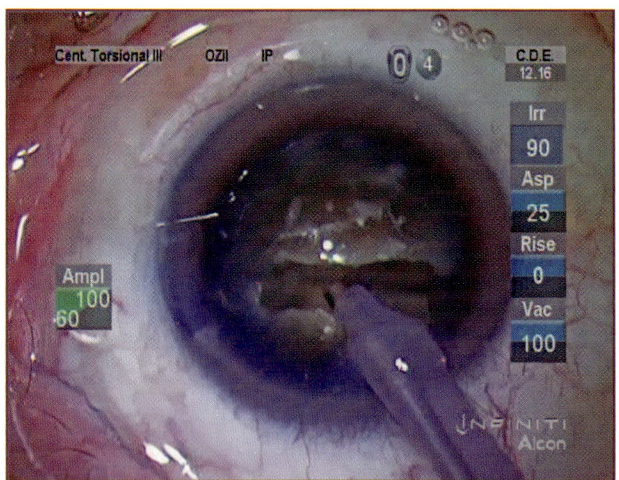

Figura 10.

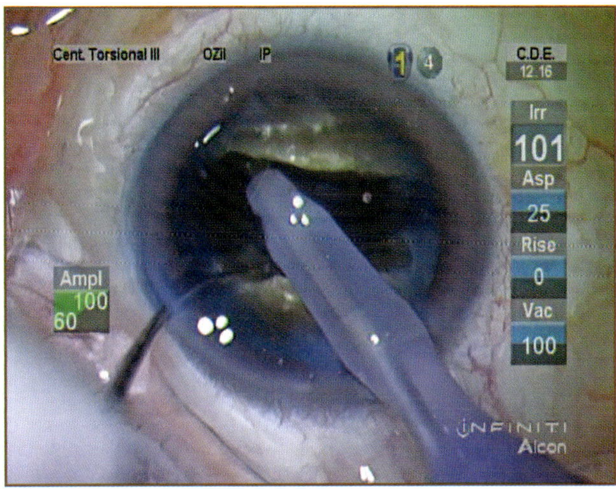

Figura 11.

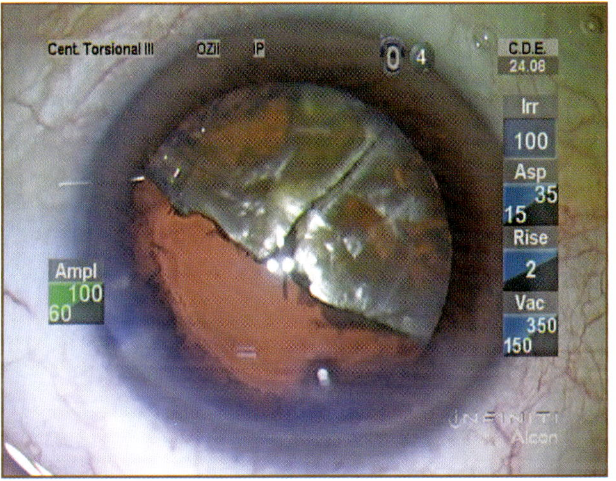

Figura 12.

O tempo todo com a câmara anterior preenchida por viscoelástico dispersivo, tendo como referência o CDE *(coefficient diffusion energy)* e a cada 5 unidades do mesmo vamos refazendo a câmara anterior com material viscoelástico.

Equipamento utilizado Infiniti® Vision System Ozil® IP Torsional Ultrasound – Alcon, com ponteira angulada de 45°, kelman® Mini-flared ABS® – Alcon, com os seguintes parâmetros:

	Vácuo	Flow
- esculpir:	↓ 70 – 100mmHg	20ml/min
- chop:	↓ 300 – 380mmHg	30-35ml/min
- altura da garrafa: + 90cm ↓		

8. Irrigação/aspiração cortical: quase nunca é necessário.
9. Polimento: sim, para retirar pequenos grumos de restos nucleares aderidos à cápsula anterior e posterior.
10. Implante de LIO: o modo tradicional com injetor manual ou automatizado (AutoSert^{TM}, Alcon) com LIO acrílica hidrofóbica asférica peça única.
11. Retirada do viscoelástico.
12. Infiltração das incisões.

O Pós-operatório

1. Antibiótico tópico: moxifloxacin 0,5% de 6/6 horas por 15 dias.
2. Anti-inflamatório hormonal: dexametasona 0,1% de 3/3 horas na 1ª semana e de 6/6 horas na 2ª semana.
3. Anti-inflamatório não hormonal: nepafenac 0,1% de 12/12 horas por 4 semanas.
4. Lubrificante: Systane® UL – Alcon de 6/6 horas por 4 semanas.

Avaliação do segmento anterior + PIO no 1°, no 7°, 15°, 30° pós-operatório.

Resultados

Em 18 casos consecutivos encontramos:

- Idade: média 81,5 anos, ± 57 a 93 anos;
- Microscopia especular:
  - Pré-operatório: média 2114 cel./mm^2, ± 1178 a 3086 cel./mm^2;
  - Pós-operatório: média 1873 cel./mm^2, ± 1107 a 2392 cel./mm^2;
- MAVC pós-cirurgia: média 20/200, ± 20/30 a 20/400;

- 20/30 = 16,66% (3)
- 20/40 = 16,66% (3)

33,32%

- 20/50 = 5,56% (1)
- 20/80 = 5,56% (1)

- 20/200 = 5,56% (1)
- 20/400 = 38,89% (7)
- PL = 11,11% (2)

55,56%

As causa de visão ≤ 20/200 foram: DMRI, glaucoma, atrofia NO, descolamento de retina pré-existente.

- Equivalente esférico: médio -0,058 dioptrias, -3.25 a +7.50 dioptrias.

A única complicação per cirúrgica nesta série foi um caso de ruptura capsular.

Comentários

Casos de catarata nigra são cada vez menos frequentes devido à tendência de se indicar a cirurgia da catarata precocemente, em função das exigências visuais dos pacientes que ainda idosos têm perspectiva de longevidade e vida ativa prolongadas.

A nossa experiência mostra que a catarata nigra atinge frequentemente indivíduos muito idosos (≥ 80a), que o índice de comorbidade é elevado (55,56%) o que se traduz por baixa de visão, que a cirurgia teve uma perda de células endoteliais aceitável com diminuição de 11,40% no pós-operatório imediato e quase ausência de complicações per cirúrgicas, o que evidencia uma técnica previsível e reproduzível.

As *causas* mais frequentes são indivíduos operados de um olho e não serem submetidos à cirurgia do segundo olho por opção pessoal do paciente, por aconselhamento do oftalmologista, por falta de acesso ao tratamento ..., em fim problemas socioeconômicos.

A *estratégia cirúrgica* que empregamos para as cataratas nigra baseia-se em dois conceitos:

1. As características anatômicas, que dificultam a facoemulsificação na face posterior do cristalino.
2. A técnica de stop and chop, que utilizamos de rotina achamos seria a mais indicada pela nossa experiência ou intimidade com a mesma nos casos de rotina. Nada mais lógico que utilizar a técnica que o cirurgião tem mais experiência, tendo como única variante as características da catarata a ser tratada.

Não podemos deixar de mencionar outras opções de técnicas como a extração extracapsular programada e a utilização do Ultrachopper de Luis Escaf, todas com suas vantagens e possíveis efeitos colaterais.

O tratamento da catarata nigra deve ser considerado como de alto risco, devendo o cirurgião ser experiente, não sendo recomendável a utilização de anestesia tópica, de viscoelástico "suave", de incisão corneana menor de 2.2mm, de capsulotomia menor de 5.5mm.

Pode-se utilizar a técnica extracapsular em casos de baixa contagem de células endoteliais, porém correndo todos os riscos de uma incisão grande em indivíduo idoso e o astigmatismo induzido no pós-operatório. Todas as vantagens são da facoemulsificação, em sistema fechado, desde que os parâmetros sejam "amigáveis" e a utilização de viscoelástico dispersivo seja generosa.

A curva de aprendizado praticamente inexistente, de fácil domínio por um cirurgião experiente.

Referências bibliográficas

1. Centurion V, Caballero JC, Carrari MJ, Lacava AC. Catarata nigra e facoemulsificação. Rev Bras Oftalmol. 2001;60(10):713-717.
2. Stumpf S, Nosé W. Endothelial damage after planned extracapsular cataract extraction and phacoemulsification of hard cataracts. Arq Bras Oftalmol. 2006;69(4):491-496.
3. Zeng M, et al. torsional ultrasound modality for hard nucleus phacoemulsification cataract extraction. Br J Ophthalmol. 2008;92(8):1092-1096.
4. Ando E, Simões VRB, Ozores DP. Facoemulsificação bowl up/down. Rev Bras Oftalmol. 1998;57(12):955-958.
5. Centurion V, Carrari MJ, Falvo AS, Caballero JC, Lacava AC. O segundo olho na cirurgia de catarata. Rev Bras de Oftalmol. 2001;60(9):644-649.
6. Fernández J, et al. Técnica de volteo en la catarata negra-brunescente. In: Lorente R, Mendicute J. Cirugía del cristalino. España, Sociedad Española de Oftalmología, 2008. v.2, p.1006-1009.
7. Falabella P, et al. Retrochop technique for rock-hard cataracts. J Cataract Refract Surg. 2013;39(6):826-829.
8. Kim HK. Decrease and conquer: phacoemulsification technique for hard nucleus cataracts. J Cataract Refract Surg. 2009;35(10):1665-1670.
9. Kamoi K, Mochizuki M. Phaco forward-chop technique for managing posterior nuclear plate of hard cataract. J Cataract Refract Surg. 2010;36(1):9-12.
10. Vasavada A, Singh R. Surgical techniques for difficult cataracts. Current Opinion in Ophthalmology. 1999;10(1):46-52.
11. Escaf LJ, Rojas V, Cortez MA, Galvis V, Tello A, Aparicio JP. Ultraphaco and ultraqual techniques using a new ultrasonic chopper (Ultrachopper). Techniques in Ophthalmology 11/2007;5(4):131-135.
12. Ishikawa T, Desapriya E, Puri M, Kerr JM, Hewapathirane DS, Pike I. Evaluating the benefits of second-eye cataract surgery among the elderly. J Cataract Refract Surg. 2013;39(10):1593-1603.
13. Hill W, Angeles R, Otani T. Evaluation of a new IOL Master algorithm to measure axial length. J Cataract Refract Surg. 2008;34(6):920-924.

57

Faco en Catarata Negra: Técnica Bichopper

Dr. Durval M. Carvalho Jr

Introducción

Al inicio de la facoemulsificación se indicaban sólo las cataratas pequeñas o intermedias, evitando núcleos duros, pupilas pequeñas, subluxaciones y sin reflejo rojo. El desarrollo de técnicas y productos, tales como ganchos de iris para el cierre de la pupila, anillo capsular para subluxación, fueron de gran ayuda pero la catarata negra aún sigue siendo una fuerte barrera a ser superada.

La catarata negra se caracteriza por una consistencia más dura, que requiere una mayor liberación de ultrasonido (U / S) y con mayor riesgo de subluxación debido al compromiso zonular.

Cuando la catarata negra se compara con otros tipos de cataratas, se observan alteraciones metabólicas importantes como la disminución de los aminoácidos libres, además de una disminución rápida y progresiva del glutatión.[1, 2]

Las dificultades de faco en catarata negra han sido un obstáculo para que ésta se consagre como la técnica de preferencia, a pesar de que varias técnicas han sido sugeridas.[3] Por su alto riesgo de complicaciones y la necesidad de conversión la gran mayoría de los cirujanos han mantenido la extracapsular como la opción preferida en estos casos, ya que es más segura. Se han reportado complicaciones (13,3%) y la pérdida de células (25,59%) cuando se realizó faco en catarata negra con la técnica Stop & Chop.[7] Para garantizar una mayor seguridad y ofrecer las ventajas de faco se cree en la propuesta de adaptar a la técnica las características de catarata negra.

Peculiaridades de la Catarata Negra

Las técnicas convencionales de faco no demuestran la misma eficacia cuando son utilizadas en la catarata negra, obligando algunas veces a su conversión a extracapsular.[13]

Entre los factores que la diferencian se destacan:
1. Pupila pequeña y miosis en el intraoperatorio.
2. Ausencia de reflejo rojo.
3. Fibrosis en la cápsula anterior (frecuente).
4. Aumento de la dureza del núcleo.
5. Corteza de consistencia elástica.
6. Catarata con aumento de volumen.
7. Debilidad zonular.

La simple pérdida del reflejo rojo no es diagnóstico de catarata negra, hay que añadir la coloración brunescente acentuada que dificulta la biomicroscopía con hendidura **(Figura 1A)**. También ocurren variaciones en su forma que a menudo se confunden con las cataratas de baja resistencia. Pueden presentar la periferia licuada de aspecto blanco lechoso simulando una catarata intumescente, pero tienen un núcleo muy duro, que sólo se percibe después de aspirada la corteza.

La coloración da el grado de dureza que se espera, es decir, cuanto más cerca del color negro más resistencia tendrá.[14,16] La presencia de grumos de coloración amarillo-marrón o blanco-azulado presentes en la catarata pueden significar un alto grado de dureza **(Figura 1B)**.Se observó en una ocasión, un paciente con catarata de color dorado, que presentó durante la faco una dureza superior a las ya conocidas, teniendo que ser convertido por la imposibilidad de emulsificación con el equipo de faco **(Figura. 1C)**. La presencia del brillo dorado en la catarata puede significar el grado extremo de dureza que se pueda lograr.

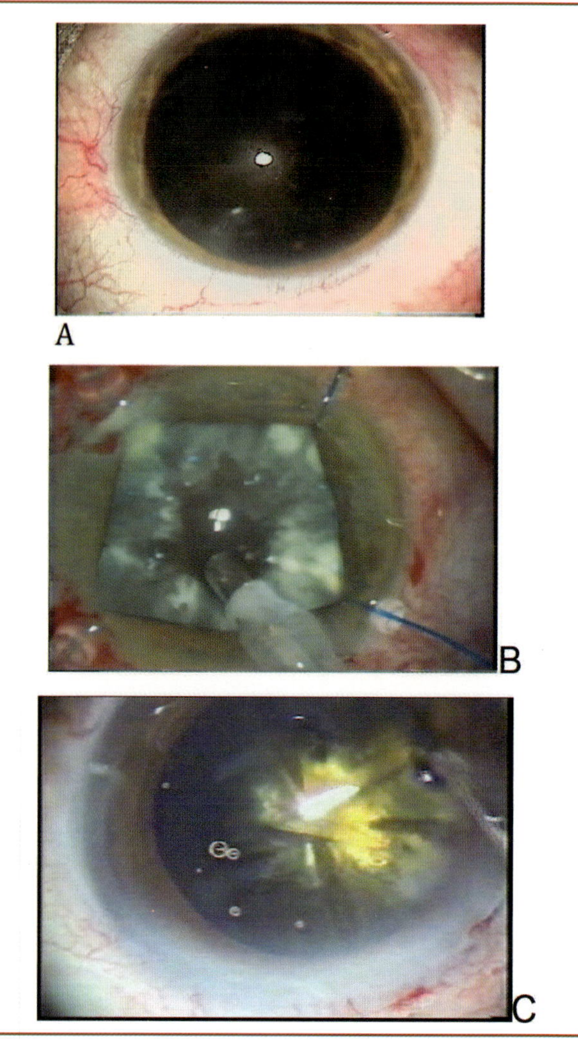

Figura 1 A-C. A) Catarata negra, B) Catarata negra con corteza blanquecina y grumos, C) Catarata negra con reflejo dorado.

Es común encontrar en la catarata negra, pupilas poco dilatadas, que se cierran al principio de la facoemulsificación. La razón puede ser el aumento del volumen de la catarata que altera la estructura del iris debido a la fricción constante, principalmente en la manipulación durante la facoemulsificación. Por lo general se requiere el uso de ganchos de iris para mantener dilatada la pupila **(Figura 2)**.

Capsulorrexis

Es esencial que la capsulorrexis se complete y no sufra una discontinuidad en su realización o durante la faco debido al gran volumen de catarata negra y a la falta de espacio en la bolsa capsular lo cual puede aumentar la posibilidad de ruptura de la cápsula posterior en la progresión de la discontinuidad de la rexis.

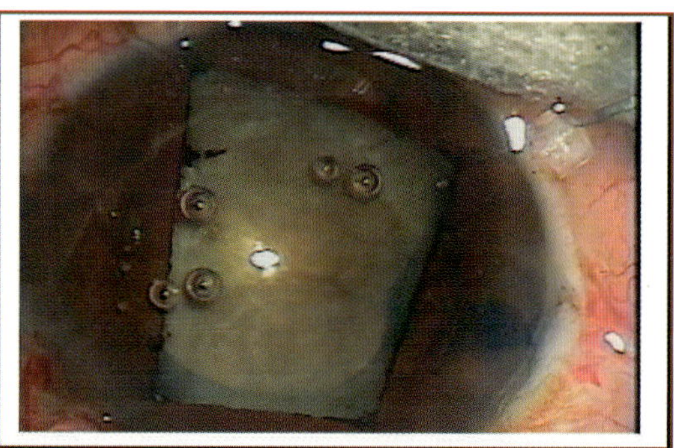

Figura 2. Utilización del gancho de iris en catarata negra.

El azul de tripán ha sido de gran ayuda para este tipo de catarata, que no ofrece ningún reflejo rojo, pupila pequeña y con frecuencia asociada a la fibrosis **(Figura 3A)**. Se inyecta después de realizada la paracentesis, junto con una burbuja de aire.

Las fibrosis son las principales causas de la discontinuidad de la capsulorrexis y deben ser tratadas de acuerdo con su ubicación y consistencia **(Figura. 3B)**. Cuando están situadas en el centro pueden ser retiradas junto con la rexis aunque el cirujano se vea obligado a realizarla más grande de lo programado. Si se encuentra lateral a la incisión, puede ser seccionada con una tijera tipo "Vannas". Si llega a extensiones mayores o se localiza distal o muy cerca de la incisión, deberá utilizar otros recursos como la vitrectomía, radiofrecuencia o tratar de despegar la membrana de la cápsula.

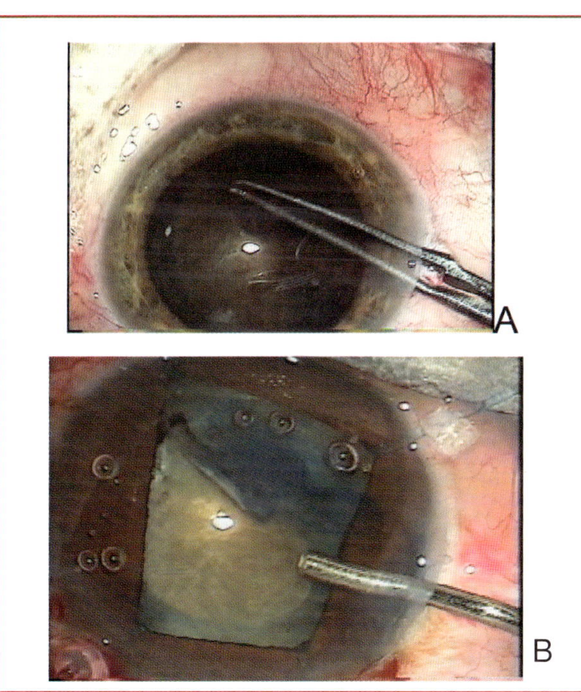

Figura 3 A-B. A) Capsulorrexis con azul de tripán en catarata negra, B) Capsulorrexis que tiende a correrse debido a la fibrosis.

Con la realización de una rexis mayor de 6 mm se puede hacer girar el núcleo más fácilmente reduciendo el riesgo de subluxación por tracción de la zónula. Sin embargo, existe una tendencia a liberar más fragmentos hacia la cámara anterior de una manera desordenada.

Las rexis más grandes pueden presentar riesgo de subluxación. Con una rexis inferior entre 5 y 5,5 mm se logran controlar mejor los fragmentos además de no exceder el diámetro de la parte óptica de la LIO.

Corteza Elástica

La razón principal para el fracaso de la utilización de técnicas convencionales en catarata negra tales como la Stop & Chop es la dificultad de separar la corteza posterior, que es más resistente. El intento de separar las dos mitades del núcleo con la punta del faco puede empujarlo hacia posterior sin conseguir la ruptura o fractura **(Figura 4)**. Además de la resistencia de la corteza posterior, la punta de faco no es el instrumento ideal para este procedimiento, ya que su punta es circular y dificulta llegar a la parte más profunda del sulco, además de no lograr adherirse a la pared del sulco, deslizándose.

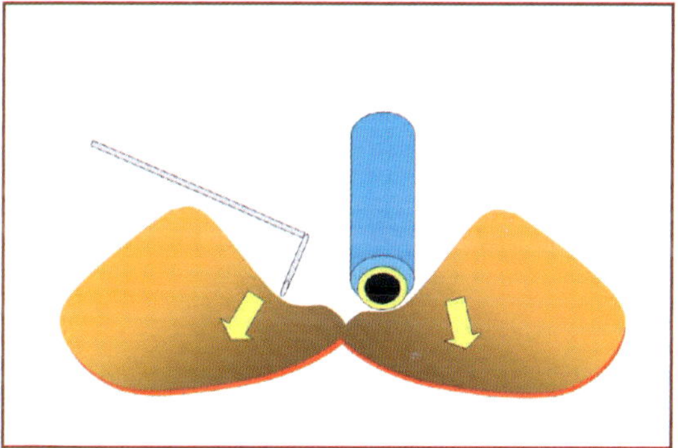

Figura 4. Intento de ruptura de núcleo con corteza posterior resistente luxándolo.

Se consiguió un análisis experimental de las capas de la catarata negra después de la conversión de una cirugía de facoemulsificación con 4 minutos de U / S ya completados, incluso sin haber profundizado el surco. Un cuadrante ya separado lateralmente del resto del núcleo no se puede separar por completo debido a encontrarse pegado a la corteza posterior. De consistencia elástica, la corteza posterior no cede aunque se extienda el fragmento a una distancia que sobrepase las dimensiones del globo ocular **(Figura 5A)**. La manera más eficaz para separar el cuadrante fue dividirlo comenzando por sus extremidades ya semi-cortadas y no estirando el centro del cuadrante **(Figura 5B)**.

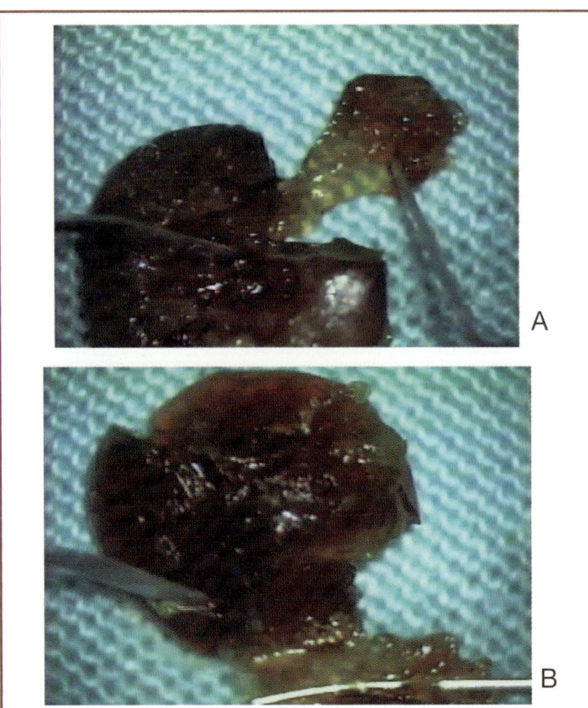

Figura 5 A-B. A) Fragmento de catarata negra sin ser liberado de la corteza posterior; B) Corteza siendo desprendida al movimiento para romperla.

Técnica Bichopper

La técnica Bichopper complementa el Stop & Chop,[17] justo en la etapa en que se encuentra dificultad para romper en 2 mitades después de haber realizado el surco. Se utilizan 2 choppers por ser más eficaces en impulsar las regiones más profundas del surco y demostrando una mayor adherencia en comparación con la punta de faco **(Figura 6)**. Se ejerce una fuerza separando las dos mitades, a diferencia de la técnica préslice que utiliza una fuerza centrípeta, de gran riesgo para la catarata negra, ya que requiere más fuerza facilitando la desestabilización del núcleo, que puede causar una subluxación. La capsulorrexis no es necesaria para la realización de esta técnica.

Es necesaria la corrección de la inclinación de los choppers para evitar pliegues en la córnea. Otro factor que dificulta la visualización es, durante el uso de los choppers, la liberación de la corteza hacia el área central oscureciendo detalles de la separación de las dos mitades. Se aconseja su remoción con la inyección de viscoelástico.

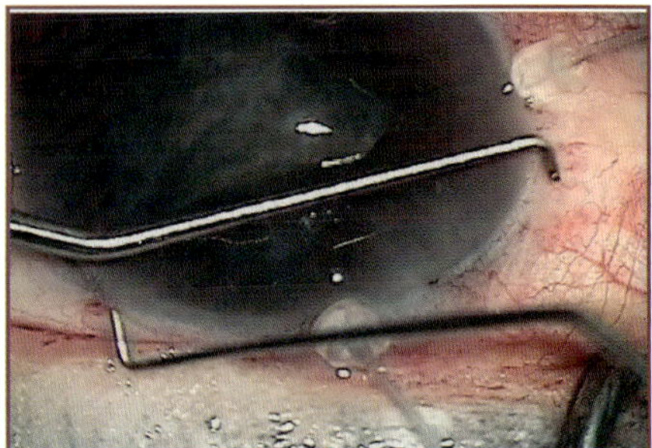

Figura 6. Demostración de los dos choppers usados en la técnica.

Pasos de la Técnica Bichopper

La técnica Bichopper consiste en dos pasos:

<u>Etapa 1:</u> Romper el Ecuador de la Catarata - después de realizar el surco, la cámara anterior se llena con viscoelástico para que los choppers sean introducidos a continuación. Su objetivo es separar las dos mitades. Al forzar las paredes del surco la primera parte a ceder y romper son las áreas ecuatoriales (periferia) de la catarata en ambos lados, manteniendo la región posterior aún intacta. Se puede realizar de dos maneras:

- Alejando los choppers **(Figura 7)**.
- Cruzando los choppers: mayor amplitud, siendo la más utilizada porque es más eficiente **(Figura 8)**.

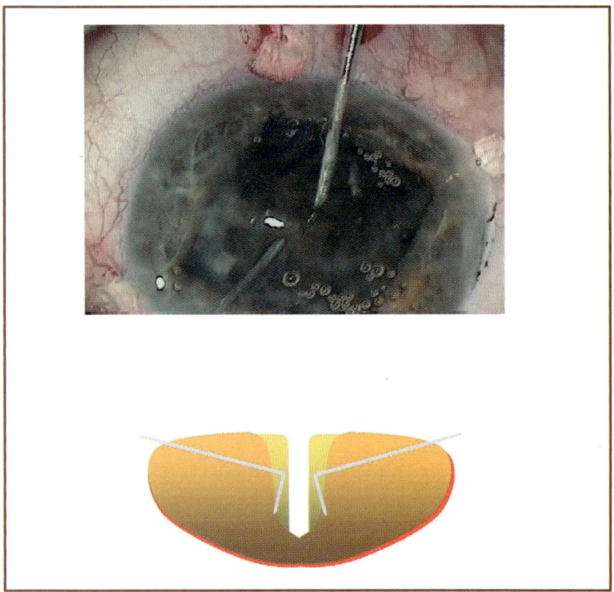

Figura 7. Ruptura de la periferia de la catarata alejando los choppers.

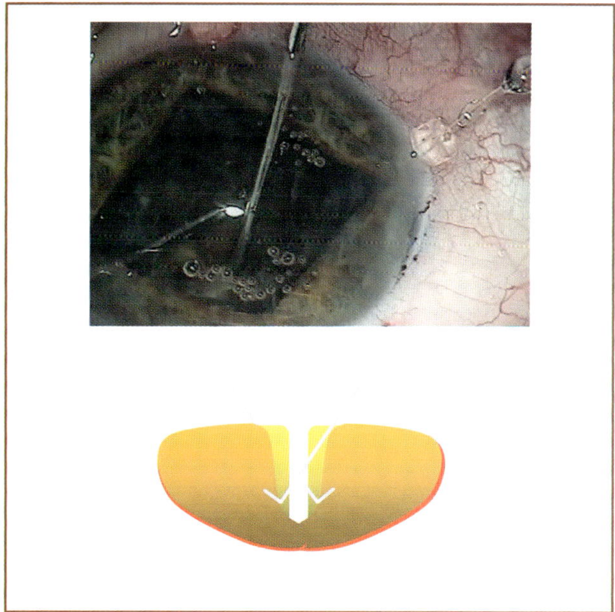

Figura 8. Ruptura de la periferia de la catarata empujando los choppers de manera cruzada.

Etapa 2: División de la Corteza Posterior . La manera más eficaz de romper la capa posterior de la catarata negra se basa en hallazgos experimentales citados anteriormente. Se inicia separando la periferia (ecuador) por donde fue rota durante la primera fase y no por el centro **(Figuras 9, 10)**.

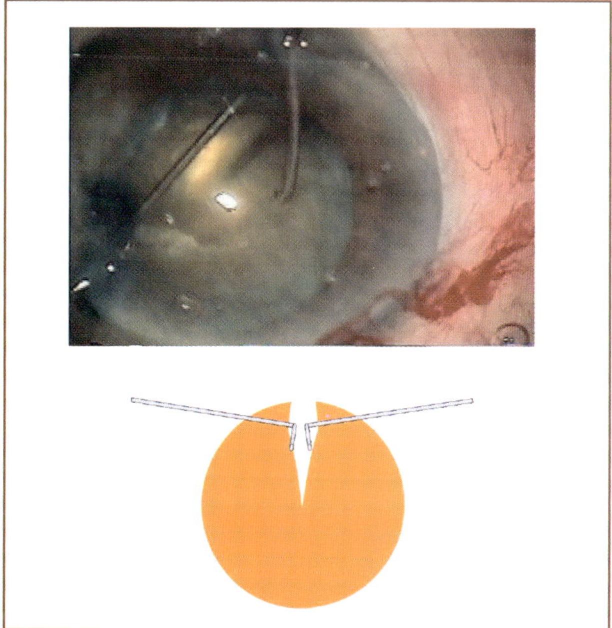

Figura 9. Apertura de la corteza posterior por la periferia de uno de los lados.

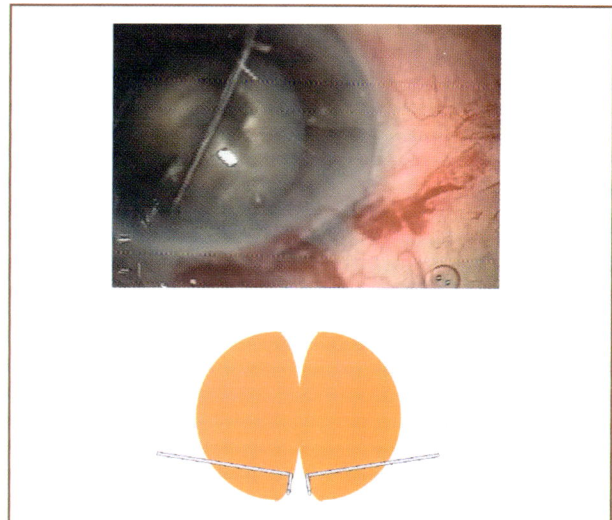

Figura 10. Apertura de la periferia de la corteza posterior del otro lado.

Se separan las dos partes para luego dividir al centro **(Figura 11)**. Ocasionalmente, la separación posterior de uno de los lados es suficiente para separar la región central posterior. La ruptura del núcleo puede ser difícil en caso de que el sulcus se presente más estrecho y llano.

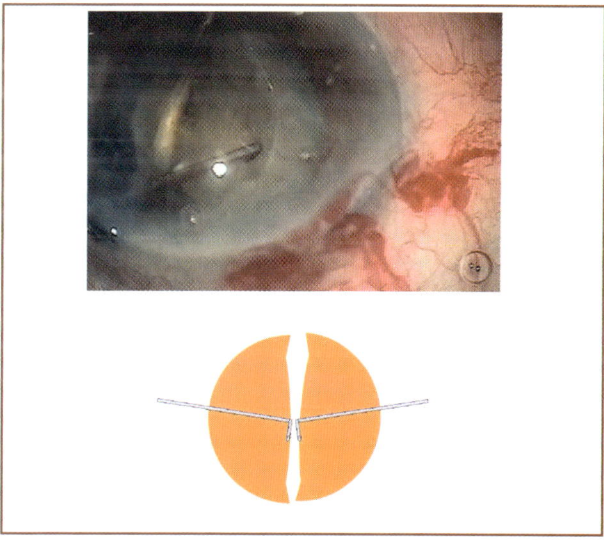

Figura 11. Apertura de la corteza posterior presionando el centro donde se evidencia las dos mitades completamente separadas.

Chop en las Mitades del Núcleo

Una vez fracturada en dos mitades, su remoción se realiza de manera similar a "Stop & Chop", pero con mayor dificultad durante el chop de los fragmentos debido a la mayor dureza del núcleo y la corteza. La corteza posterior del fragmento a emulsificar debe ser separada a lo largo de su mitad.

Slice de Periferia

Puede ocurrir que la periferia (ecuador) de la catarata negra no se rompa por uno de los lados debido a la gran dureza. La solución es provocar una guillotina con el uso de los dos choppers, calificado como "slice de periferia" **(Figura 12)**.

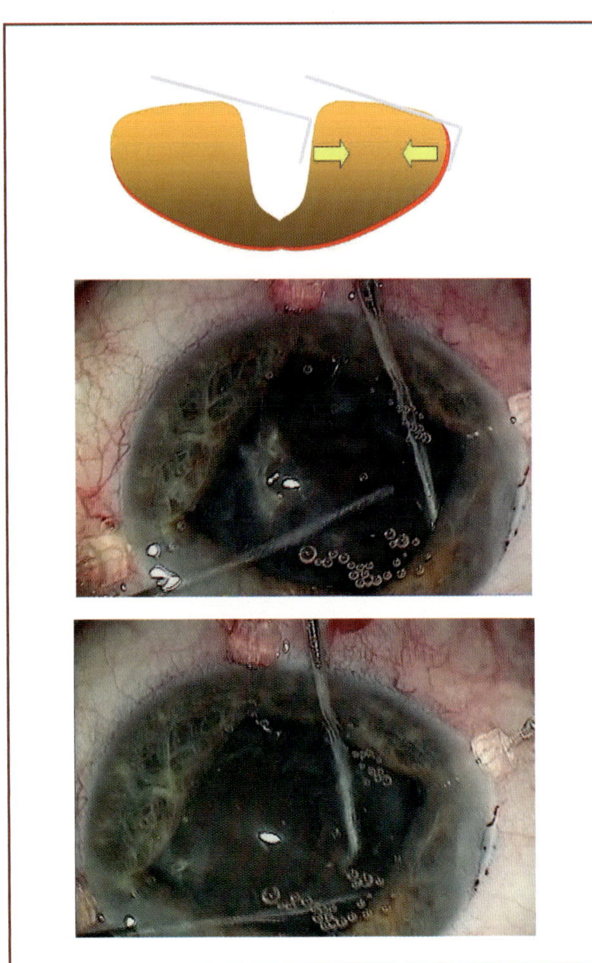

Figura 12. Ruptura de la periferia (ecuador) de la catarata negra utilizando 2 choppers (slice de periferia).

Ruptura del Núcleo

La ruptura de núcleo puede ser útil para sustituir la primera fase de la técnica Bichopper cuando el núcleo es demasiado duro o en la presencia de un surco pequeño **(Figura 13)**.

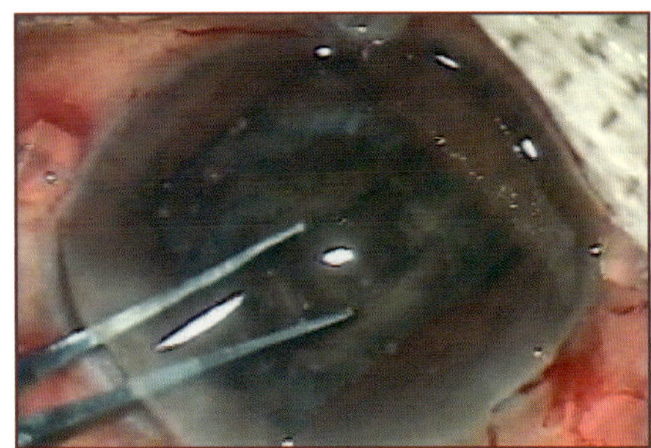

Figura 13. Ruptura de la periferia de la catarata negra en presencia de un núcleo duro.

Subluxación

La subluxación es común por la pérdida de fibras zonulares a cargo del aumento del volumen de la catarata negra **(Figura 14)**.

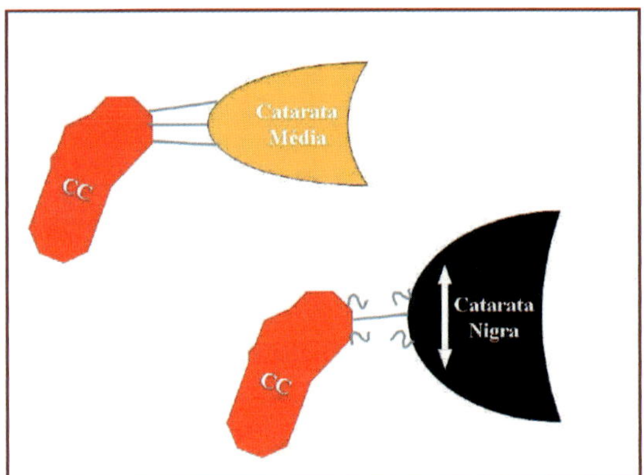

Figura 14. Dibujo explicativo de la debilidad zonular en catarata debido a la pérdida de fibras zonulares.

Se percibe por la descentración **(Figura 15A)**, en la capsulorrexis en la región subluxada **(Figuras 15B,C)**. Si es necesario, una vitrectomía puede ser realizada, preferiblemente en seco. Después de la emulsificación es necesario el anillo capsular para estabilizar la bolsa o simplemente el posicionamiento del asa en la región subluxada, si la subluxación es pequeña. El riesgo de utilizar ganchos de iris sujetos a la bolsa capsular es que sea desplazado por el párpado al mover el ojo, causando la ruptura de la capsulorrexis y en consecuencia la ruptura de la cápsula posterior.

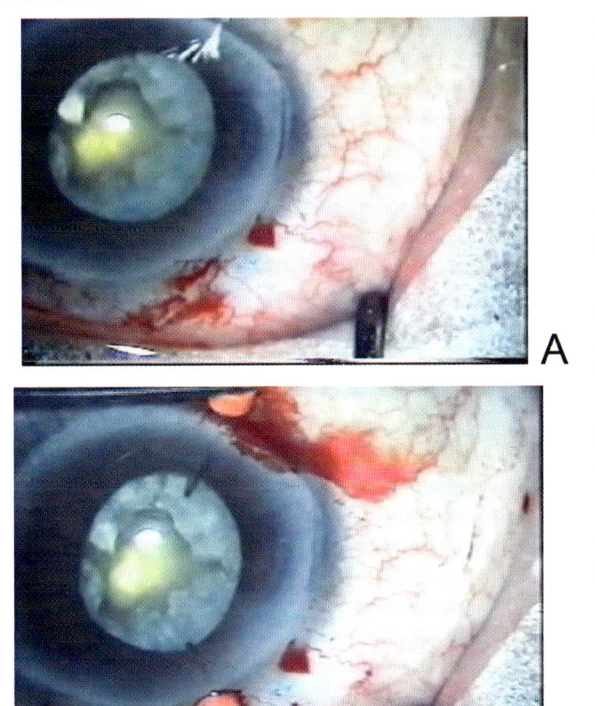

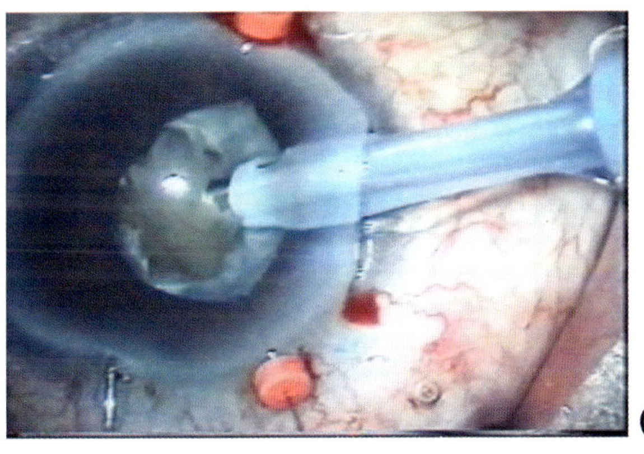

Figuras 15 A-C. A) Núcleo descentrado después de la subluxación cerca de la incisión, B) Ganchos sujetos a la bolsa capsular restaurando la posición central del núcleo, C) Realización de faco no estando impedido por la subluxación.

La solución es realizar una rectopexia para inmovilizar el ojo, especialmente en los casos que requieren los 4 ganchos, pequeña hendidura palpebral y blefaroespasmo.

Otros Consejos para la Catarata Negra

1- ***Anestesia:*** Se recomienda peribulbar o periconal, mediante la manipulación del iris y aumento del riesgo de complicaciones, aunque la tópica puede ser posible.

2- ***Hidrodisección:*** Es eficaz para liberar las adherencias cortico-capsulares18, pero en pequeñas cantidades para evitar la explosión de la bolsa capsular debido a su acúmulo posterior.

3- ***Surco:*** Utilice el bisel hacia abajo concentrando la cavitación hacia el núcleo y evitando las ondas de ultrasonido contra el endotelio. Evite puntas de faco en ángulo para realizar el surco.

4- ***Surco:*** Realizar una región más amplia en su mitad más superficial para tener suficiente espacio cuando se talla más profundo.

5- ***Reposición de viscoelástico*** debe ser frecuente, sobre todo cuando se prolonga el tiempo de la cirugía.

6- ***Combinar la U/S con la aspiración*** evita el aumento de temperatura de la punta del faco, no causando quemadura de la incisión. Esta preocupación es menor en presencia de equipos con faco frío ahorrando tiempo de cirugía sin causar daños a la incisión y al endotelio.

7- ***Remoción de los fragmentos:*** Reposicionar el bisel de la punta de faco hacia arriba para un mejor ajuste en los cuadrantes y facilitar el vacío necesario para el Chop. El bisel hacia abajo se debe evitar en esta etapa pues provoca la dirección de restos de fragmentos contra el endotelio.

8- ***Emulsificar los fragmentos*** uno por vez y siempre posicionados en el plano del iris con la ayuda del chopper, para evitar el contacto endotelial. Son fragmentos muy traumáticos por ser duros y con puntas.

9- ***Una mayor atención en los últimos fragmentos*** a ser removidos, ya que es cuando hay más inestabilidad de la cámara, probablemente debido a la hidratación vítrea causada por la irrigación prolongada.

10- ***Compruebe al final el espacio sub-iridiano*** porque los fragmentos de catarata negra por su dureza tienden a ser atrapados en esta región y no son percibidos.

11- ***Convertir al prolongar el tiempo de U/S*** o en sospecha de ruptura de cápsula posterior, especialmente si se inició la luxación del núcleo.

Referencias

1. Cioli S, D'Arrigo V. Free amino acids in the normal and cataractous bovine and human lens capsule and lens. Ophthalmologica 1976;173(6):505-12.
2. Pau H, Graf P, Sies H. Glutathione levels in human lens: regional distribution in different forms of cataract. Exp Eye Res 1990;50(1):17-20.
3. Chercota V. [20 rules for hard nucleus phacoemulsification]. Oftalmologia 2005;49(1):6-7.
4. Singh R, Vasavada AR, Janaswamy G. Phacoemulsification of brunescent and black cataracts. J Cataract Refract Surg 2001;27(11):1762-9.
5. Dada VK, Sharma N, Dada T, Vajpayee RB. Sinus fracture--phacoemulsification technique for dense cataracts. Ophthalmic Surg Lasers 2001;32(6):503-4.
6. Bu J, Zou Y. [Hard nucleus chopping technique for non-phacoemulsification in small-incision cataract surgery: two-knife chopping]. Yan Ke Xue Bao 2001;17(2):93-5.
7. Centurión V, Caballero JC, Carrari MJ, Lacava AC. Catarata nigra e facoemulsificação / Nigra cataract in phacoemulsification. Rev. bras. oftalmol 2001;60(10):713-17.
8. Vasavada A, Singh R. Surgical techniques for difficult cataracts. Curr Opin Ophthalmol 1999;10(1):46-52.
9. Song X, Shi Y, Zhu X, Chai J. [The application of chopping method for phacoemulsification of hard nucleus cataract]. Zhonghua Yan Ke Za Zhi 1999;35(2):88-90.
10. Zhu S, Wu X, Xu B. [Hard nucleus cataract extraction by phacoemulsification with intraocular lens implantation]. Zhonghua Yan Ke Za Zhi 1998;34(2):90-2.
11. Vasavada A, Singh R. Step-by-step chop in situ and separation of very dense cataracts. J Cataract Refract Surg 1998;24(2):156-9.
12. Smith SG. Nucleus-splitting phacoemulsification technique. J Cataract Refract Surg 1991;17(5):632-6.
13. Dada T, Sharma N, Vajpayee RB, Dada VK. Conversion from phacoemulsification to extracapsular cataract extraction: incidence, risk factors, and visual outcome. J Cataract Refract Surg 1998;24(11):1521-4.
14. Pau H. The significance of brown coloration with regard to lens nuclear hardness in the case of extracapsular lens extraction. Ger J Ophthalmol 1992;1(3-4):139-41.
15. Gullapalli VK, Murthy PR, Murthy KR. Colour of the nucleus as a marker of nuclear hardness, diameter and central thickness. Indian J Ophthalmol 1995;43(4):181-4.
16. Smith JM, El-Brawany M, Nassiri D, et al. The relationship between nuclear colour and opalescence on the LOCSIII scale and physical characteristics of cataract nuclei. Eye 2002;16(5):543-51.
17. Koch PS, Katzen LE. Stop and chop phacoemulsification. J Cataract Refract Surg 1994;20(5):566-70.
18. Vasavada AR, Goyal D, Shastri L, Singh R. Corticocapsular adhesions and their effect during cataract surgery. J Cataract Refract Surg 2003;29(2):309-14.

58 Abordaje de Cataratas Densas con Ultrachopper ™

Cataratas Blancas, Intumescentes, Negras y Brunescentes

Dr. Luis J. Escaf,
Dra. Luz Marina Melo, Dra. Juanita Londoño,
Dr. Lyle Newball, Dr. Eduardo Viteri,
Dr. Ramón Lorente , Dr. Jaime Zapata,
Dr. Arnaldo Espaillat, Dr. Jorge A. Jaramillo

Introducción

Tratar de agrupar las cataratas densas (blancas, intumescentes, negras y brunescentes) **(Figura 1)** en una sola categoría no es lo más indicado bajo el punto de vista académico y de enseñanza, ya que cada una tiene características especiales de presentación, formas de abordaje tanto en la clínica como en la cirugía. En éste libro se han dedicado varios capítulos a cada

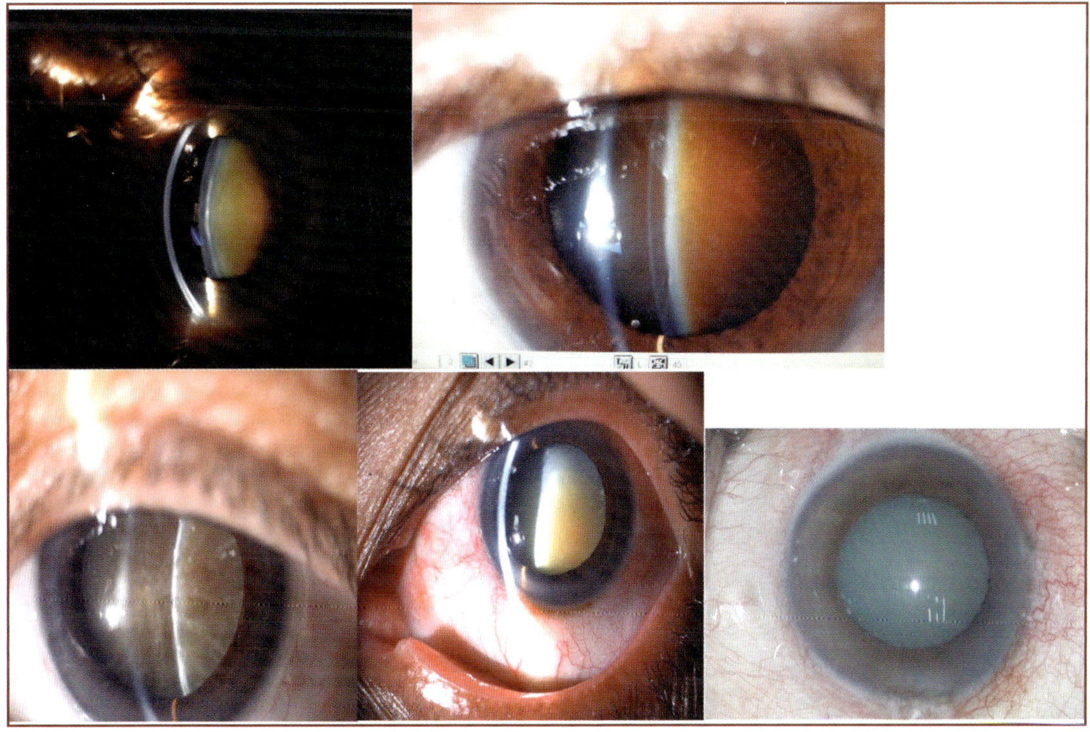

Figura 1. Cataratas Densas.

una de ellas donde se cubre de manera más extensa su etiología y clasificación.

Estas cataratas representan la forma más avanzada de una catarata y su abordaje quirúrgico es una caja de sorpresas. Presentaremos en este capítulo el manejo del núcleo de la catarata en sí, independientemente de las características morfológicas, de su cápsula, corteza y otras consideraciones.

La gran mayoría de estas cataratas tienen la característica que el núcleo es de una dureza extrema, las cámaras son estrechas, la cápsula posterior es delgada y la zónula puede estar debilitada.

En los países desarrollados este tipo de cataratas son de baja frecuencia de presentación debido a que los sistemas de salud prestan un buen servicio y las cirugías de la catarata se hacen en forma más precoz por lo que los pacientes no tienen que esperar a que la catarata tenga estas características para ser operadas.

Si vemos las estadísticas, España con igual población que Colombia (46 millones de habitantes) opera 450.000 cataratas al año y Colombia menos de 80.000 cirugías de catarata por año (relación 1 a 5,6). La diferencia es enorme en el número de cirugías de catarata entre los dos países, sin que exista una diferencia marcada en el nivel científico y tecnológico entre ambos.

Si miramos otra forma de evaluar la frecuencia de la cirugía de cataratas, con la tasa de cirugía de catarata por año, vemos que en Estados Unidos es de 10.000 cirugías de catarata por cada millón de habitantes y en Colombia es menos de 1.500 por cada millón de habitantes. Son muchos los factores que hacen esta diferencia.

Usualmente este tipo de cataratas se abordan con técnica de cirugía extracapsular y bajo anestesia infiltrativa. Muchos cirujanos han publicado diferentes técnicas y formas de abordar este tipo de cataratas.[1-16] Pensamos que estas cataratas densas se pueden abordar con técnicas de facoemulsificación y anestesia tópica en su gran mayoría, si se cuenta con tecnología e instrumentos adecuados.

Hemos desarrollado técnicas exitosas para abordar estas cataratas con facoemulsificación, como lo describiremos más adelante. En el servicio de uno de los autores (Luis Escaf) en un estudio retrospectivo no publicado, estas cataratas corresponden a más 80 % de la cataratas sometidas a cirugía en los últimos 10 años **(Tabla 1)** y en su mayoría realizadas con técnica de facoemulsificación.

Tabla 1. Cirugía de catarata por Facoemulsificacion en 15 años Clinica oftalmológica del Caribe (1998 a 2.013)

LOCS III	*Número Ojos*	*%*
G I-II	537	1.9
G III	1.216	4.3
G IV	3.394	12
G V	11.030	39
Grado VI	10.747	38
Blancas	707	2.5
Negras	452	1.6
TOTAL	28.083	100

Historia Clínica

Con cualquier paciente que presente una catarata se debe elaborar una buena historia clínica y apoyarse con pruebas diagnósticas como:

Ecografía modo B.
Recuento endotelial.
Biometría Ultrasónica por inmersión.
Biometría Óptica (si se puede) o ultrasónica por inmersión.
Medir el grosor de la catarata.
Profundidad de la cámara anterior.
Paquimetría.
Evaluar la integridad de la zónula con el paciente dilatado, mejor si está acostado.
Topografía y tomografía corneal (si se va implantar LIOs Premium).
OCT macular (no siempre arroja un resultado).

Se debe dedicar más tiempo a explicar al paciente y familiares el pronóstico visual ya que por la densidad de la catarata no se puede valorar la retina, igualmente explicar el potencial daño del ultrasonido sobre el endotelio y cotejar en número de células endoteliales versus las que se puedan perder por la cirugía en sí (que puede variar desde un 10 a un 40%) y por supuesto hacer firmar el consentimiento informado.

El cirujano debe conocer su técnica y conocer en su medida cuál es su pérdida de células endoteliales en estos casos.

Plan Quirúrgico

El plan quirúrgico debe estar sustentado con tener a mano en el quirófano todas las herramientas e insumos necesarios para el abordaje de este tipo de cataratas.
No debe faltar:

Azul Trypan
Manitol
Viscoelástico dispersivo y cohesivo
Retractores de iris (Malyugin, Grieshaber, otros)
Anillos de expansión capsular
Equipo de vitrectomía
Soporte del retinólogo
Soporte Anestesiólogo

Anestesia

Preferimos la anestesia tópica e intracameral o la peribulbar ocasionalmente.

Incisión, Capsulorexis, Hidrodisección

Como lo mencionamos al principio, sólo evaluaremos la fractura del núcleo ya que dependiendo del tipo de catarata, la estrategia para la incisión, la capsulorexis y las maniobras de hidrodisección pueden variar, aunque los remitimos al capítulo de Técnica Antibloqueo donde describimos la forma de realizar hidrodisección y que se aplica a este tipo de cataratas. Lo que sí es mandatorio es teñir la cápsula anterior para realizar la capsulorexis anterior continua, a menos que se utilice el femtosegundo para realizar la capsulotomia

Técnicas de Abordaje del Núcleo en Cataratas Densas

Las técnicas de abordaje de cataratas densas son: extracapsular, extracapsular por incisión pequeña, facoemulsificación y femtosegundo.

Antes de decidir que técnica de facoemulsificación vamos a realizar debemos preguntarnos si la facoemulsificación la mejor técnica para abordar estas cataratas.

En este tipo de cataratas además de que el núcleo está duro, las zónulas están más débiles y la cápsula posterior es más delgada aumentando la morbilidad de la cirugía en sus diferentes etapas. Debemos tener presente que una extracapsular bien reglada nos puede ofrecer más seguridad que una facoemulsificación.

También debemos sopesar las ventajas de realizar una facoemulsificación, como son el trabajar a cámara cerrada (mejor control de una hemorragia coroidea o expulsiva), incisión más pequeña, recuperación postoperatoria más rápida, menos astigmatismo inducido vs más probabilidad de quemadura de la incisión, más tiempo quirúrgico, más solución salina utilizada y más pérdida de células endoteliales.

Estas consideraciones, entre elegir una faco a una extracapsular, son válidas cuando abordamos estas cataratas con las técnicas tradicionales de facoemulsificación en sus diferentes modalidades (divide y conquista, chop vertical, chop horizontal, faco chop, técnicas de prechopper mecánico Akahoshi).

Si abordamos estas cataratas con la técnica de Ultrachop (Uso del Ultrachopper) en sus diferentes variantes, podemos abordar con éxito este tipo de cataratas con la técnica que mostraremos más adelante.

Qué es el Ultrachopper™

El Ultrachopper[16,17,18,19] inventado por uno de los autores (Luis Escaf) es un bisturí ultrasónico diseñado para cortar la catarata en varios fragmentos (2 a 8 fragmentos) y así poder emulsificarlos más fácilmente y con menos energía ultrasónica

(Figura 2). El Ultrachopper™ solo se puede conectar a la pieza de mano de los equipos de Facoemulsificación de Alcon, dueños de la patente.

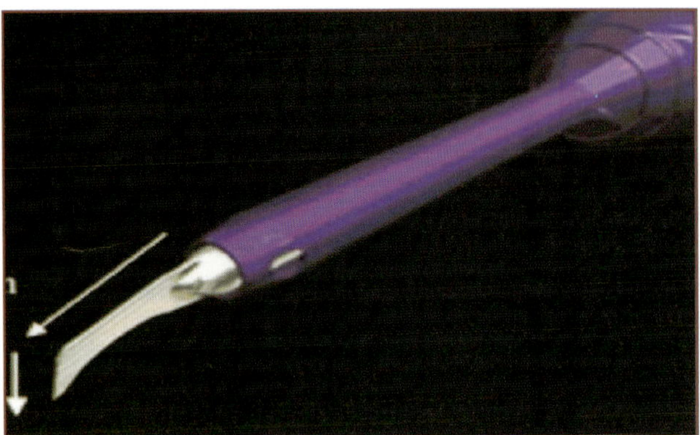

Figura 2. Ultrachopper.

Formas de Usar el Ultrachopper™ en Cataratas Densas

La forma más efectiva de abordar la fractura del núcleo de estas cataratas es cuando usamos el Ultrachopper™ con técnica de Ultrachop vertical asistido por un sostenedor introducido por la incisión auxiliar **(Figuras 3, 4)**.

Técnicas Quirúrgicas

Técnica de Ultrachop Vertical

Después de realizar los pasos previos de incisión, capsulorexis, hidrodisección, procedemos a rellenar la cámara anterior con viscoelástico dispersivo.

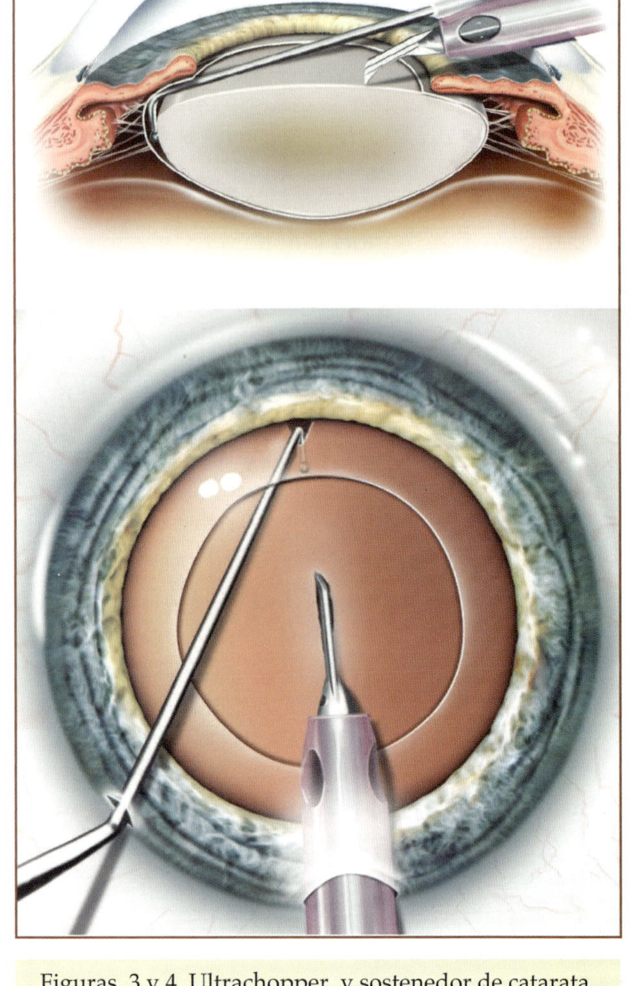

Figuras 3 y 4. Ultrachopper y sostenedor de catarata.

Introducimos el Ultrachopper™ por la incisión principal en modo de irrigación continua, previamente lo hemos calibrado **(Tabla 2)** y con el capuchón dejando expuesta la punta plana y los orificios a ras con el borde de él.

Tabla 2

Dureza de Catarata	Técnica	Poder Longitudinal Fijo	Vacío	Flujo Aspiración	Dynamics Rise Time	Altura Botella (cms)
5.0 -5.5 Locs III	Ultrachop horizontal	50 a 60 %	100	25	0	100
5.5-6.0 Locs III	Ultrachop vertical	40 -50 %	100	25	0	100

Por la incisión auxiliar introducimos el sostenedor de núcleo (Asico) a la cámara anterior y lo ubicamos abrazando el ecuador de la catarata, levantándolo lentamente, paralelo a esto verticalizamos el Ultrachopper™ un poco por detrás del centro de la catarata y en posición 3 del pedal, lo clavamos en lo profundo de la catarata y avanzamos como si fuéramos a encontrarnos con el sostenedor. Antes de encontrase los 2 instrumentos realizamos un movimiento lateral y en direcciones opuestas tanto la punta del Ultrachopper™ como el sostenedor y así obtener la primera fractura de la catarata **(Figuras 5, 6)**. El CDE (energía disipada acumulada) varia de 1 a 4 cuando fracturamos 4 a 5 fragmentos, lo que representa muy poca energía ultrasónica si lo comparamos con técnicas de divide y conquista que en este tipo de catarata puede estar por arriba de 20 de CDE.

Figuras 5 y 6. Fractura.Ultrachop vertica.

Podemos repetir esta maniobra varias veces hasta obtener de 4 a 8 fragmentos individuales que ya son mucho más fáciles de emulsificar utilizando ultrasonido torsional.

Otra forma mucho más efectiva que recomendamos ampliamente antes de empezar a fracturar con el Ultrachopper™, es la realización de un cráter o foseta central **(Figuras 7, 8)** lo que permite debilitar más el centro de la catarata,

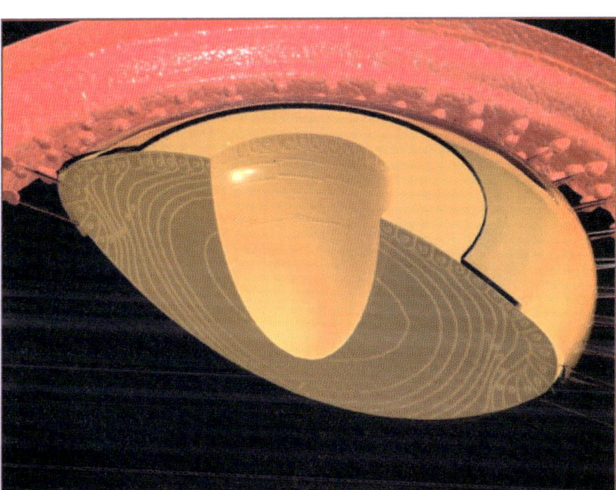

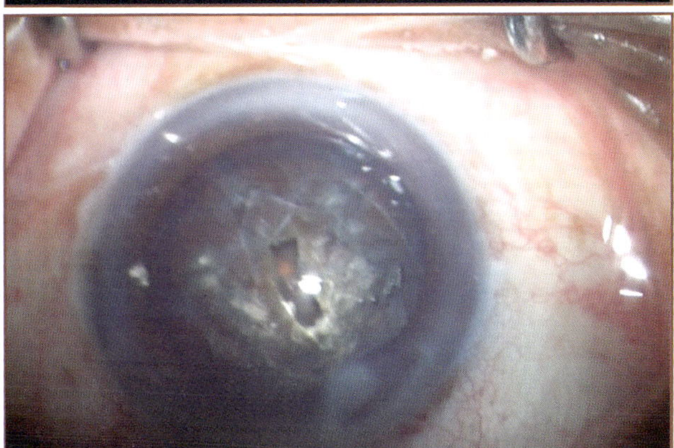

Figuras 7 y 8. Foseta Central.

tener más espacio para manipular y fracturar más fácilmente la placa posterior. Este cráter o foseta lo realizamos con la punta convencional de Kelman angulada 45 grados utilizando ultrasonido longitudinal o torsional o la punta cuadrada de Akahoshi (Harmonyx).

Debemos tener el cuenta el uso permanente de viscoelástico dispersivo en las fases de la facoemulsificación ya sea que por cada 10 de CDE utilizado (Infiniti - Centurión), rellenar la cámara anterior con viscoelástico dispersivo o por cada cuadrante que se termine de emulsificar. Esto ha demostrado que protege al endotelio y hay menos edema postoperatorio.

Otra forma la cual hemos venido trabajando es infundiendo viscoelástico continuo en la medida que emulsificamos y para esto hemos diseñado una cánula **(Figura 9)** que nos permite realizar infusión continua de viscoelástico. Esta cánula la acoplamos a la jeringa del viscoelástico (Viscoat).

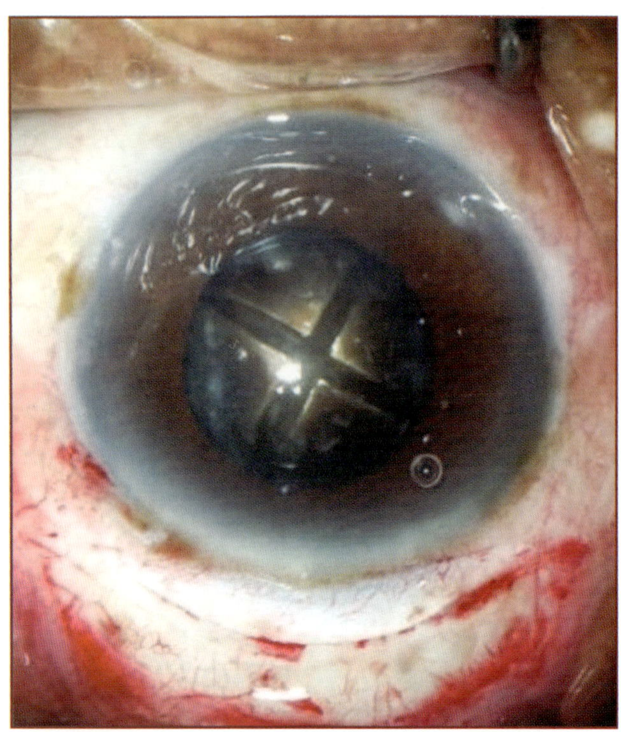

Figura 10. Surcos profundos con Ultrachopper *(Dr. Jorge A. Jaramillo).*

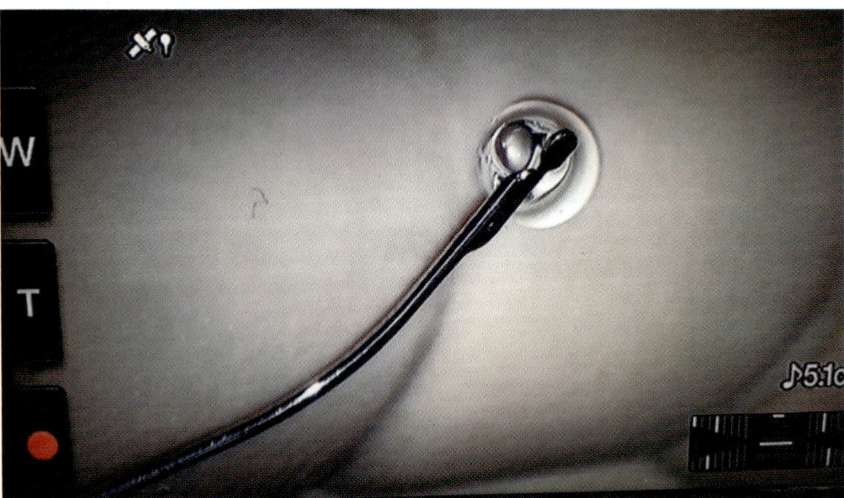

Figura 9. Cánual de infusión continua de viscoelastico.

Ultrachop Horizontal (Divide y Conquista)

Esta forma de utilizar el Ultrachopper es la más amigable ya que es similar a la que usan la mayoría de los cirujanos cuando utilizan la punta del faco a diferencia que aquí solo está cortando la catarata sin lograr fracturarla 100% **(Figura 10)**. Sin embargo, para éste tipo de cataratas densas aunque se puede utilizar para dividir la catarata preferimos no hacerlo de esta forma ya que se utiliza mucha energía ultrasónica. Después de realizar los surcos debemos determinar la fractura de la catarata introduciendo dentro de los surcos previamente realizados por el Ultrachopper el prechopper mecánico diseñado para tal fin **(Escaf Prechopper Figura 11)**, obteniéndose la fractura completa en una forma nítida.

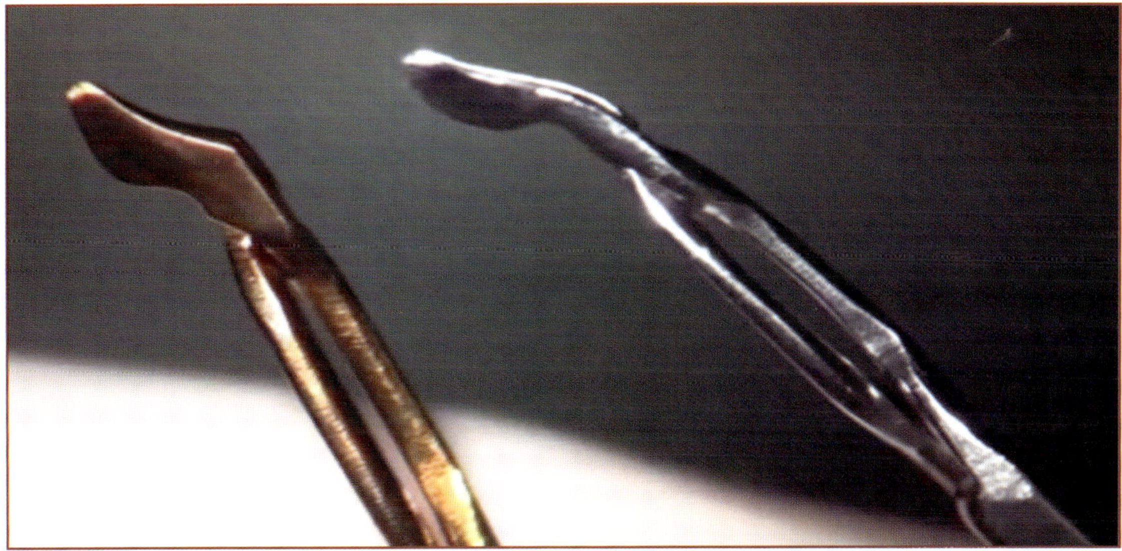

Figura 11. Escaf Prechopper

Femtosegundo y Ultrachopper

Femtosecond Ultrachopper Assisted Cataract Surgery (FUACS)

Con el advenimiento y la tecnología de femtosegundo para "ablandar" el núcleo de la catarata (ya que en cataratas densas éste no puede fracturar la placa posterior en un 100% - margen de seguridad de 500 a 800 micras, **(Figura 12)**, vemos que si "ablandamos" el núcleo de la catarata y complementando la fractura con el Ultrachopper (que sí fractura la placa posterior) se pueden abordar con mucha eficiencia y seguridad estas cataratas densas. Esta técnica la hemos denominado FUACS (Femtosecond Ultrachopper Assisted Cataract Surgery).

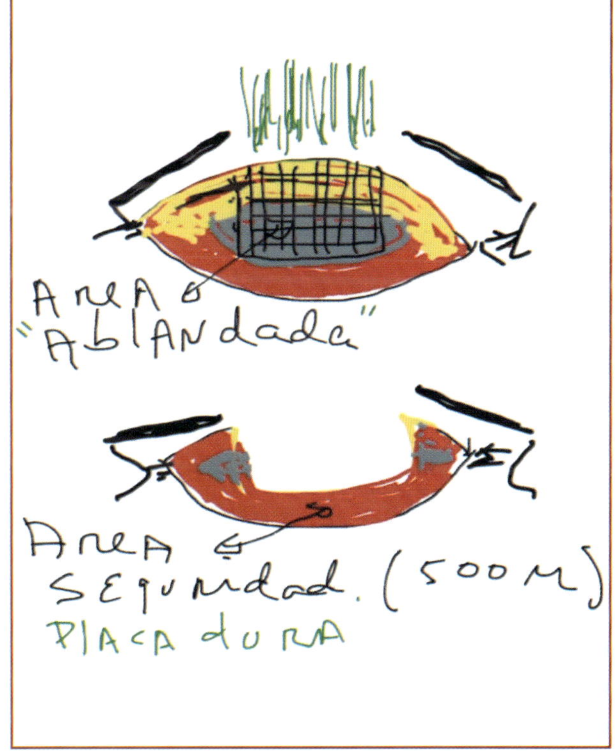

Figura 12. Esquema mostrando área de ablandamiento con femto y placa posterior.

Después de realizar todos los pasos requeridos con el femto, capsulotomía, ablandamiento del núcleo, (patrón que prefiera el cirujano) e incisiones, procedemos a realizar la cirugía de extracción de la catarata de la siguiente forma:

1. Traslado del paciente al quirófano donde se encuentra el facoemulsificador (previa asepsia con yodopovidona).
2. Apertura de incisión de servicio.
3. Irrigación en cámara anterior anestésico (lidocaína con epinefrina).

4. Tinción con azul tripán.
5. Relleno de cámara anterior con viscoelástico dispersivo.
6. Apertura de incisión principal.
7. Remoción de la cápsula anterior previamente cortada con el femto.
8. La técnica antibloqueo para evitar la posible ruptura o estallido de la cápsula posterior[20] **(Figura 13)** la podemos realizar con el Ultrachopper haciendo un surco profundo en la catarata **(Figura 14)**, antes de realizar la hidrodisección, complementando la fractura con el Escaf prechoppe. Se observa cómo sale el gas acumulado **(Figura 15)**, liberando la presión de éste sobre la cápsula posterior. Luego de esto procedemos a realizar la hidrodisección.
9. Otra forma de hacer la técnica antibloqueo es con el sostenedor de núcleo .Sin haber realizado hidrodisección procedemos a realizar la técnica antibloqueo con Ultrachopper™ y sostenedor **(Figura 16)**. Realizando una primera fractura y asi poder realizar la hidrodisección para después complementar con otras fracturas y proceder a facoemulsificar los fragmentos que han sido ablandados por el femto.

Con esta nueva técnica (FUACS) hemos podido realizar en forma segura y reproducible cataratas densas con menos ultrasonido, menos CDE, menos líquido y tiempo de cirugía, observando córneas muy claras al día siguiente **(Figura 17)**.

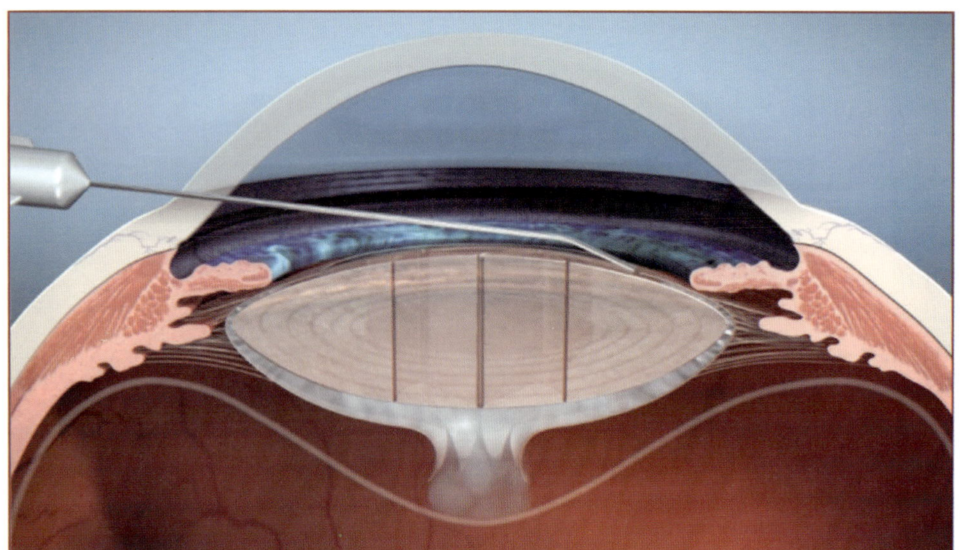

Figura 13. Ruptura capsula posterior por bloque capsular.

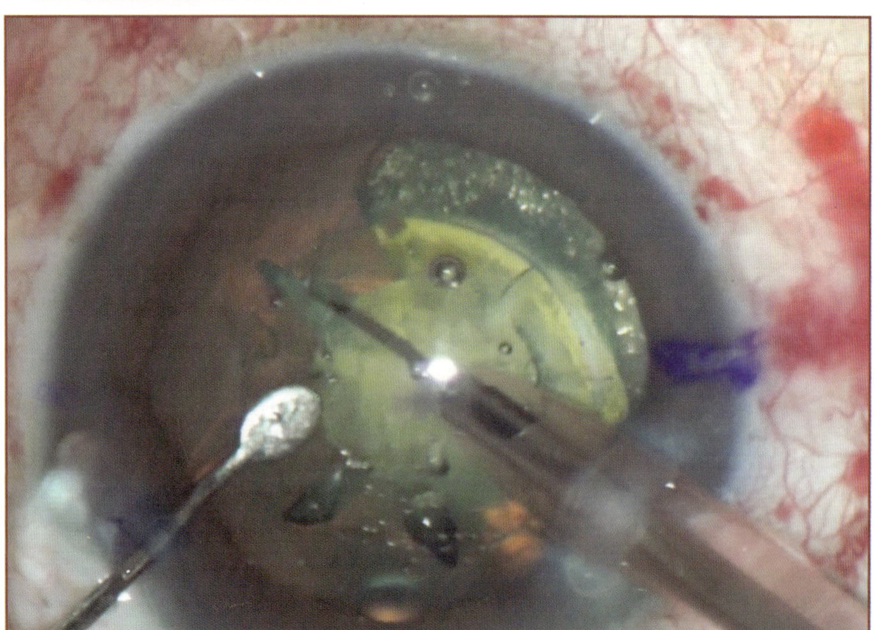

Figura 14. Corte con ultrachopper.

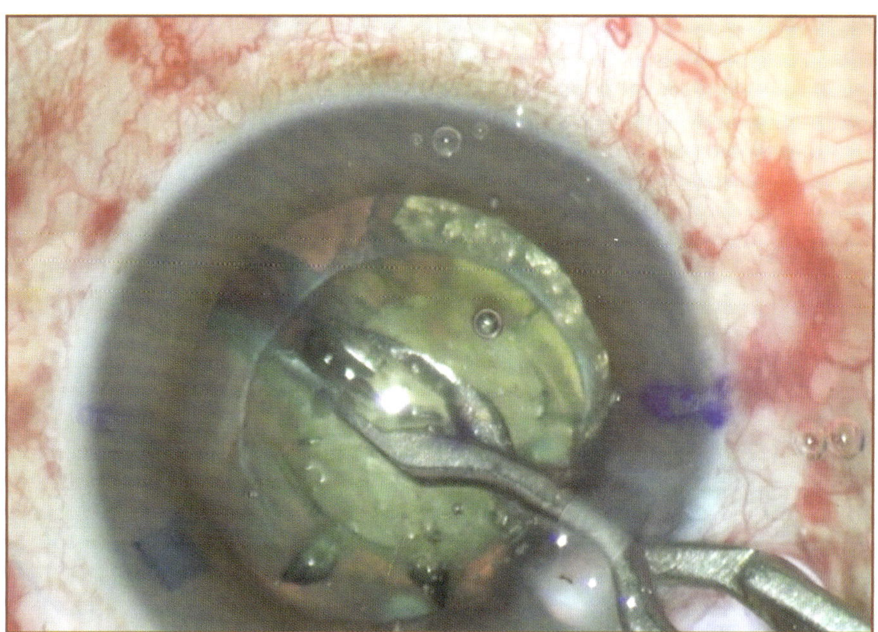

Figura 15. Fractura con escaf prechopper Salida del gas.

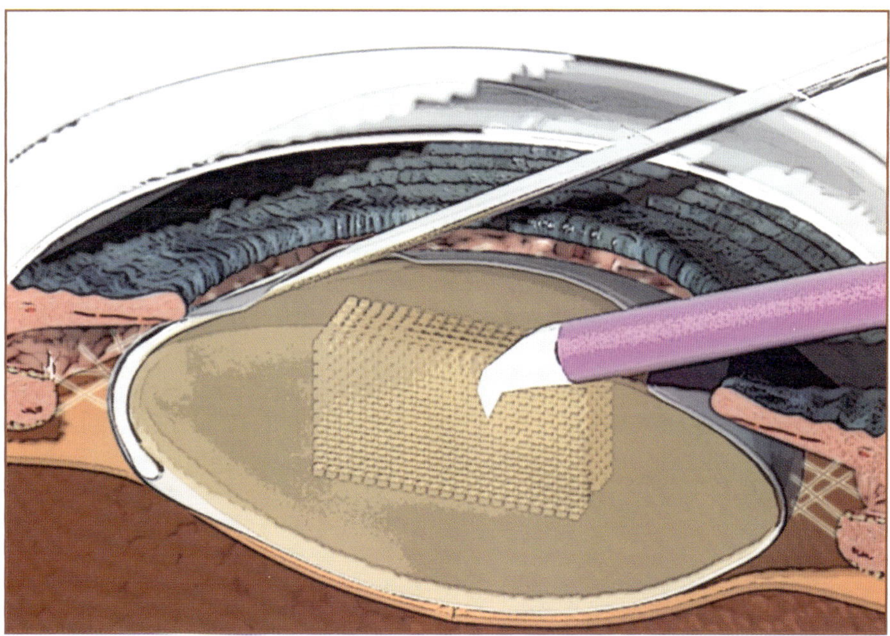

Figura 16. Ultrachopper con sostenedor.

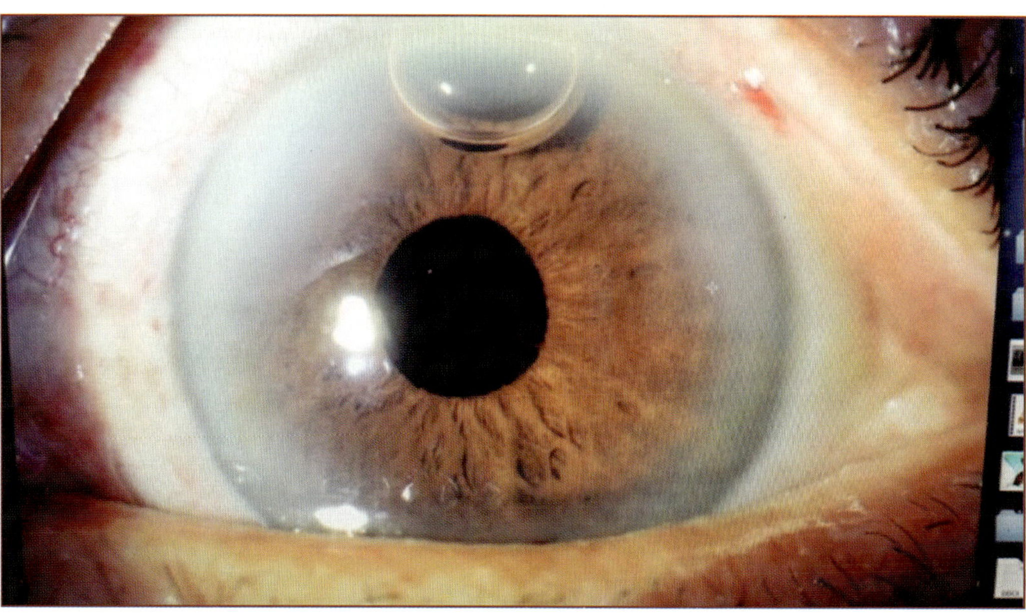

Figura 17. Post operatorio 12 horas pos femto (FUACS).

Ultrachopper™ en Casos de Inestabilidad Zonular

La cirugía de cataratas duras en un paciente con pseudoexfoliación (PEX) avanzada sigue siendo un reto para el cirujano, principalmente porque presenta una debilidad zonular progresiva que es mayor en cataratas muy duras.[21,22] La asociación con mala dilatación pupilar puede agravar el proceso.

En la región donde trabajamos (Dr. Ramón Lorente. Galicia-España) tenemos una incidencia de PEX del 22% en cirugía de cataratas, por lo que es muy importante trabajar con el método más seguro posible que tenga la menor repercusión sobre la zónula. Cuando se asocia PEX y catarata dura nuestro método de elección para dividir el núcleo es el Ultrachopper™ porque nos aporta importantes ventajas respecto a los métodos tradicionales:

a. Disminución del estrés zonular. Realizar la cirugía sin aumentar la alteración zonular existente es el objetivo en estos casos, siendo por ello muy importante no provocar ningún estrés sobre el complejo saco capsular-zónula. Con el Ultrachopper™ lo conseguimos por tres motivos:
   1) Utilizamos un sostenedor que fija el núcleo en el ecuador impidiendo que durante la fase de corte ninguna presión repercuta sobre la zónula.
   2) La punta del Ultrachopper™, dada su capacidad de corte, penetra en el núcleo sin desplazarlo como si fuera un bisturí eléctrico.
   3) Los fragmentos divididos quedan realmente separados entre sí, por lo que al aspirarlos no traccionamos del saco capsular.
b. La punta está diseñada de manera que respeta los tejidos blandos como el iris o la cápsula anterior por lo que nos sentimos más seguros trabajando en pupilas con mala dilatación.
c. Disminución de todos los valores de energía utilizada: En la ASCRS de 2012 presentamos un estudio comparando la eficacia y seguridad entre la técnica estándar de *faco-chop* y con el Ultrachopper™ (Lorente R. *Assessment of new nucleus division modality compared to standard phaco chop technique on hard cataract cases.* ASCRS Chicago April, 2012). Realizamos cirugía de cataratas a 40 pacientes con cataratas de dureza 5 y 6 de la Locs III divididos en dos grupos: en el grupo I se utilizó la punta de Kelman *miniflared* de 45° y en el grupo II la punta Ultrachopper™. Medimos el CDE parcial (hasta finalizar la división del núcleo), el CDE total, tiempo total de ultrasonidos (US), tiempo total de faco, tiempo total de energía torsional, tiempo de aspiración y

cantidad de líquido utilizado. Como vemos en la **Tabla 3** todos los resultados fueron menores en el grupo II. Este estudio, que fue premiado como el mejor de la sesión, pone de manifiesto lo beneficioso que resulta la utilización del Ultrachopper™ para limitar la energía utilizada en este tipo de cataratas duras en ojos con PEX, con una densidad endotelial disminuida y un polimorfismo pronunciado de las células endoteliales.[23]

Técnica Quirúrgica

A continuación describimos los pasos que seguimos en pacientes con PEX y cataratas muy duras utilizando el Ultrachopper™.

En la exploración previa debemos valorar principalmente tres parámetros: el grado de inestabilidad zonular, (con signos directos como facodonesis o indirectos como asimetrías o alteración en la profundidad de la cámara anterior), el grado de dureza de la catarata y el de dilatación pupilar.

Comenzamos la cirugía con una incisión temporal de 2,2 mm que es con la que nos encontramos más cómodos, induce menos astigmatismo y porque las subluxaciones suelen comenzar por la zona superior es necesario situar la paracentensis a +/- 50· de la incisión principal para manejar mejor el instrumental. Empleamos tinción capsular con azul tripán ya que nos ayuda a visualizar la cápsula para hacer la rexis y así mismo, nos permite ver en todo momento el reborde de la rexis durante la cirugía. Inyectamos un viscoelástico dispersivo y otro cohesivo -técnica del escudo- y realizamos la rexis, si es posible de 5,25 mm. Si la pupila fuera más pequeña utilizaremos el método que estemos acostumbrados para conseguir una dilatación en la que trabajemos seguros. Hacemos siempre hidrodisección para separar el núcleo del saco capsular y una rotación bimanual del núcleo para asegurarnos que no queden adherencias con el saco capsular.

Antes de empezar comprobamos que el capuchón de silicona está colocado adecuadamente en la punta del Ultrachopper™, justo por debajo de los dos orificios de aspiración. Utilizamos exclusivamente energía torsional en forma lineal desde 70% hasta 100%, flujo de aspiración de 30 cc/min y vacío lineal de 0 a 400mmHg. Utilizamos siempre un sostenedor que introducimos por la paracentesis y lo situamos pasando por debajo de la rexis en el ecuador, en la zona situada enfrente de la incisión principal. Va a tener una doble función: hacer contrapresión al avanzar el Ultrachopper™ y como chop horizontal como explicaremos a continuación. La punta del Ultrachopper™ la introducimos por la incisión principal y la situamos en el centro del cristalino y con el pedal en posición 3 hacemos un surco a través del núcleo no muy profundo y de una longitud que no sobrepase la rexis. Seguidamente profundizamos el surco llegando a la profundidad deseada, sobrepasando ligeramente la mitad del núcleo (alrededor de dos tercios del núcleo). En este momento avanzamos con el sostenedor (ahora en función de chopper) hasta que se encuentran ambos y separamos lateralmente los instrumentos produciéndose la división del núcleo. En casos de catarata rubra utilizamos un

Tabla 3

	CHOP	ULTRACHOPPER™	P
CDE p	4.15±6.90	2.91±1.72	0.22
CDE T	20.99±14.47	15.76±7.09	0.08
Total U/S (sec)	79.9±52.45	62.65±22.63	0.09
Total phaco (sec)	4.10±2.77	1.91±1.11	**<0.01***
Total torsional (sec)	75.83±50.43	60.74±21.75	0.12
Asp (sec)	287.9±69.63	236.25±58.01	**0.01***
Fluid (cc)	96.25±33.67	84.48±22.33	0.09

chopper horizontal de Nagahara a modo de sostenedor ya que es más eficaz para fragmentar la placa posterior del núcleo. Esta maniobra la realizamos hasta obtener 8 fragmentos de núcleo que es el número que nos parece adecuado para cataratas muy duras. La separación real que se produce entre los fragmentos facilita su emulsificación posterior. Una importante ventaja de esta técnica es que generalmente rompe el núcleo en su totalidad, incluso la placa posterior, típica de cataratas muy duras, de consistencia similar al cuero y resistente a la fractura, con tendencia a estirarse pero no a partirse y con una morfología similar a pétalos de flor.

PERLAS

1. No tener miedo a la punta (Ultrachopper), si observamos su morfología y la comparamos con la anatomía del núcleo comprobamos que no podemos llegar a la cápsula posterior.
2. La tinción de la cápsula es muy útil en cataratas duras en las que vamos a usar el sostenedor ya que nos permite visualizar el reborde de la rexis durante toda la cirugía y estar seguros que el sostenedor se sitúa por debajo de la cápsula anterior.
3. Aspirar material cortical si lo hubiera antes de empezar con el Ultrachopper™ pues nos dificulta la visión.
4. Dividir el núcleo en 8 fragmentos permite realizar una emulsificación más controlada y posiblemente, más segura para el endotelio.
5. El realizar movimientos de chop horizontal con el separador nos parece que aumenta la eficacia de la técnica y disminuye la cantidad de energía utilizada.

Bibliografía

1. Vasavada, Abhay, and Raminder Singh. "Step-by-step Chop in Situ and Separation of Very Dense Cataracts." Journal of Cataract & Refractive Surgery 24.2 (1998): 156-59. Web.
2. Vasavada, Abhay R., and Jagruti P. Desai. "Stop, Chop, Chop, and Stuff." Journal of Cataract & Refractive Surgery 22.5 (1996): 526-29. Web.
3- K. Nagahara, MD, "Phaco-Chop Technique Eliminates Central Sculpting and Allows Faster, Safer Phaco," Ocular Surgery News, International Edition, October 1993, pages 12–13.
4- Fukasaku H. The Snap and Split Phacoemulsification Technique. Techniques in Ophthalmology 2(4):135–136, 2004.
5- Chang D. Phaco Chop Techniques: Comparing Horizontal vs Vertical Chop. Highlights of Ophthalmology, May-Jun 2004;32: 4:11-13.
6- Vejarano LF, Tello A. Vejarano's Safe Chop Technique: A Safer Chopping. Techniques in Ophthalmology 3(3):109–115, 2005.
7- Shepherd JR. In situ fracture. J Cataract Refract Surg 1990; 16:436–440.
8- Gimbel HV. Divide and conquer nucleofractis phacoemulsification: development and variations. J Cataract Refract Surg 1991; 17:281–291.
9- Pirazzoli G, D'Eliseo D, Ziosi M, Acciarri R. Effects of phacoemulsification time on the corneal endothelium using phacofracture and phaco chop techniques. J Cataract Refract Surg 1996; 22:967–969.
10- DeBry P, Olson RJ, Crandall AS. Comparison of energy required for phaco-chop and divide and conquer phacoemulsification. J Cataract Refract Surg 1998; 24:689–692.
11- Ram J, Wesendahl TA, Auffarth GU, Apple DJ. Evaluation of in situ fracture versus phaco chop techniques. J Cataract Refract Surg 1998; 24:1464–1468.
12- Wong T, Hingorani M, Lee V. Phacoemulsification time and power requirements in phaco chop and divide and conquer nucleofractis techniques. J Cataract Refract Surg 2000; 1374–1378.
13- Akahoshi T. Phaco prechop: manual nucleofracture prior to phacoemulsification. Operative Tech Cataract Refract Surg. 1998;1:69-91.
14- Akahoshi T: The Karate Prechop Technique. Cataract & Refractive Surgery Today. 2002;2:63-64,
15- Akahoshi T in Chopping before phaco reduces ultrasound time, by Charters L. Ophthalmology Times, May 2004.
16. Lorente, Ramón, and Javier Mendicute. "57: Ultrachopper En Facoemulsificacion." Cirugía Del Cristalino. 1st ed. Vol. 1. Madrid: Sociedad Española De Oftalmología, 2008. 704-09. Print.
17- Escaf L.J, Alio J, Akahoshi T,…Prechoping surgical techniques . Techniques in Ophthalmology 7 (4):139 (2009).
18. Escaf LJ, Virgilio Galvis, Alejandro tello, Victor Rojas, Maria A Cortes. Phaco Prechopping as an Option in High-Volume Cataract Service.Techniques in Ophthalmology 5(1): 1-7 (2007).
19. Escaf LJ, Virgilio Galvis, Alejandro Tello, Victor Rojas, Maria A Cortes.
Ultraphaco and ultraqual techniques using a new ultrasonic Chopper (Ultrachoppert Techniques in Ophthalmology 5(4): 131-1357 (2007).
20. Roberts, Timothy V., Gerard Sutton, Michael A. Lawless, Shveta Jindal-Bali, and Chris Hodge. "Capsular Block Syndrome Associated with Femtosecond Laser?assisted Cataract Surgery." Journal of Cataract & Refractive Surgery 37.11 (2011): 2068-070.
21. Lorente R, Canut I, de Rojas V, Fernández-Vila PC, Mendicute J, Rebolleda G. Catarata & glaucoma. Monografía de la Sociedad Española de Cirugía Ocular Implanto-Refractiva 2012.
22. Naumann GDH, Schlotzer-Schrehardt U, Kuchle M. Pseudoexfoliation syndrome for the comprehensive ophthalmologist: intraocular and systemic manifestations. Ophthalmology 199 : 105; 951-68.
23. Miyake K, Matsuda M, Inaba M. Corneal endotelial changes in pseudoexfoliation syndrome. Am J Ophtalmol 1989; 108: 49-52.

59

Cirugía Manual del Cristalino: Alternativa de Extracción del Núcleo Cristaliniano en Casos Complejos

Dra. Eneida de la C. Pérez Candelaria,
Dr. Marcelino Río Torres,
Dra. Carmen M. Padilla González,
Dr. Reinaldo Ríos Caso

Introducción

La cirugía de catarata es en la actualidad la intervención quirúrgica más frecuente en los países desarrollados. La facoemulsificación es una de las técnicas más seguras y precisas de la Oftalmología moderna, permite la extracción del cristalino a través de una incisión de 2 mm ó menos y una rápida recuperación visual e inserción de los pacientes a la vida cotidiana. Como en cualquier cirugía siempre existen riesgos, aunque estos son mínimos en manos hábiles y entrenadas.[1]

Existen condiciones particulares que pueden limitar la elección de la técnica de facoemulsificación en determinados pacientes con riesgos inherentes y condiciones singulares del mismo que imposibiliten garantizar resultados satisfactorios. Entre ellos podemos citar los cristalinos dislocados o subluxados, núcleos muy grandes y marrones, pupilas pequeñas, edad avanzada, etc. Para un buen resultado de un proceso quirúrgico refractivo, que es considerada la cirugía de catarata en la actualidad, es indispensable la evaluación cuidadosa de muchos parámetros tanto generales como oculares de los pacientes.[2]

En la mayoría de los países subdesarrollados y de Latinoamérica, del 60 al 80% de las cirugías de catarata son extracapsulares de mediana y pequeña incisión.[2] Actualmente existen técnicas con las cuales le podemos y debemos ofrecer lo mejor a nuestros pacientes, sobre todo cuando realizamos una minuciosa evaluación preoperatoria que permitirá al cirujano prepararse para complicaciones anticipadas y planificar la cirugía adecuadamente.[2,3]

En el Centro de Microcirugía Ocular del Instituto Cubano de Oftalmología "Ramón Pando Ferrer" se tiene vasta experiencia con la cirugía de catarata a través de la facoemulsificación e implante de lentes plegables, no obstante, a nuestras consultas especializadas nos llegan con frecuencia pacientes con cataratas complicadas cuya cirugía constituye un verdadero reto. No debemos confiarnos en la experiencia y habilidades acumuladas, debemos siempre pensar en la manera más saludable de enfrentar la cirugía, de tal forma que le brindemos al paciente la posibilidad de recuperar su función visual que tan confiadamente la depositó en nuestras manos.

Descripción de la Técnica - Consideraciones Generales

En este capítulo se expone una modificación de la técnica de extracción extracapsular por túnel esclero-corneal descrita por el Dr. Hernández Silva en el año 2007.[4] Consideramos oportuna esta alternativa quirúrgica sobre todo en aquellos pacientes cuyas pupilas no dilatan lo suficiente, y la dureza del núcleo cristaliniano es extrema, con el objetivo de minimizar al máximo los riesgos intraoperatorios, y de esta forma garantizar un término feliz de la cirugía. Entre estos pacientes se encuentran aquellos portadores de cataratas negras brunescentes, cristalinos subluxados con cataratas hipermaduras y pseudoexfoliación del cristalino con catarata blanca dura. El hecho de poseer una pupila estrecha no nos obliga a preferir esta técnica, dicha condición debe concomitar con un cristalino de dureza extrema como se había mencionado anteriormente.

Existen numerosas técnicas y accesorios que nos ayudan a dilatar mecánicamente la pupila durante la cirugía de catarata y realizar una facoemulsificación exitosa, pero no es menos cierto que en muchos casos provocan daños irreversibles a nivel de la anatomía del iris (pupilas irregulares y atónicas) que repercute en la calidad visual del paciente, quejándose en el postoperatorio de síntomas como fotofobia, deslumbramiento, pobre adaptación a los cambios de luces y hasta pérdida del sentido de profundidad.[5]

Descripción de la Técnica

Se inicia la intervención quirúrgica como la mayoría de las cirugías que abordan el segmento anterior del ojo, se instila colirio anestésico tópico previa asepsia y antisepsia de la piel de la región periocular con Iodo Povidona al 10% y en fondos de saco al 5%.

Se realizan dos paracentesis auxiliares en hora 10 y hora 2 con bisturí MVR 20g **(Figura 1)**, por donde se instilan 0,3 a 0,5ml de lidocaína al 2% libre de preservo intracameral y luego viscoelástico del tipo hialuronato de sodio (Healon). Si existieran sinequias posteriores (recordar que estamos en presencia de pupilas pequeñas), se realiza sinequiotomía con maniobras gentiles cuidando de no manipular excesivamente el iris, luego se realiza, si es posible, una capsulotomía circular continua (capsulorrexis) con cistótomo de aproximadamente 5,5 o 6mm, u otra variante si es fallida la anterior **(Figura 2)**. Es bueno destacar que la apertura de la misma debe ser lo suficientemente amplia para que pase el núcleo cristaliniano. En estos casos es muy útil el uso de colorantes de la cápsula anterior como el azul tripán, pues la mayoría de estos pacientes presentan cataratas blancas o negras que dificultan la correcta visualización de la cápsula anterior.

A continuación se instila nuevamente viscoelástico para aumentar el tono del globo ocular y nos facilite realizar un túnel esclero-corneal con adecuada arquitectura. Se procede a realizar

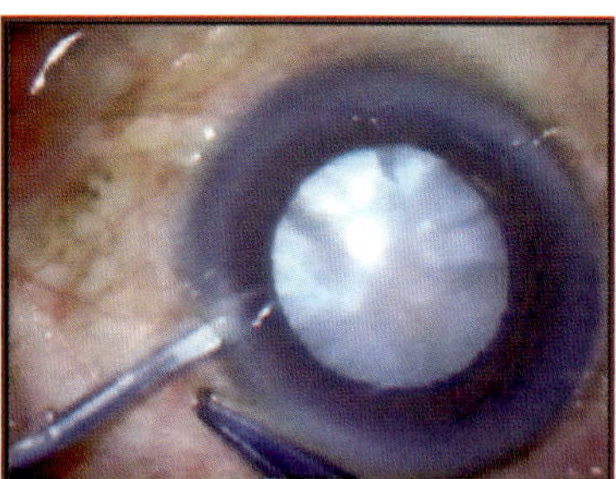

Figura 1. Creación de incisiones auxiliares.

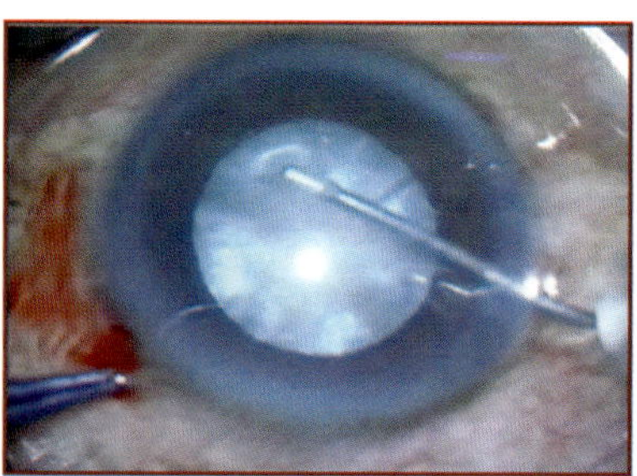

Figura 2. Capsulorrexis.

dicho túnel creando un colgajo conjuntival con base fórnix en sector superior o temporal según preferencia del cirujano, y se cauterizan los vasos episclerales solo lo necesario **(Figura 3)**. Esta última localización de la incisión se reserva preferiblemente para aquellos pacientes con una cirugía filtrante previa, o con toda intención de actuar sobre el astigmatismo corneal pre-existente. Se comienza marcando el lecho escleral con el cuchillete crescent en forma perpendicular a 1,5mm o 2mm del limbo corneal y con una longitud de aproximadamente 6 a 6,5mm, se procede con ese mismo cuchillete a disecar en un plano más profundo el túnel hasta sobrepasar 1,5mm el limbo y con movimientos laterales decolamos en forma trapezoidal el lado interno del mismo, haciendo énfasis en los bolsillos esclerales laterales de la incisión, la cual es perforada con un querátomo de 2,8 o 3,2mm y penetramos a cámara anterior (CA) completando la apertura de la incisión principal **(Figura 4)**, por donde introducimos una cánula con solución salina balanceada (BSS) y realizamos una hidrodisección controlada **(Figura 5)**, cuidando de no presurizar excesivamente para evitar el riesgo de luxación del cristalino a vítreo. Mientras realizamos esta maniobra intentamos rotar el núcleo dentro del saco capsular evitando el estrés zonular y sin intención de luxarlo a CA. Debemos tener presente que la mayoría de estos pacientes presentan debilidad a nivel de esta estructura y una maniobra intempestiva pudiera dar al traste con el éxito de la cirugía.

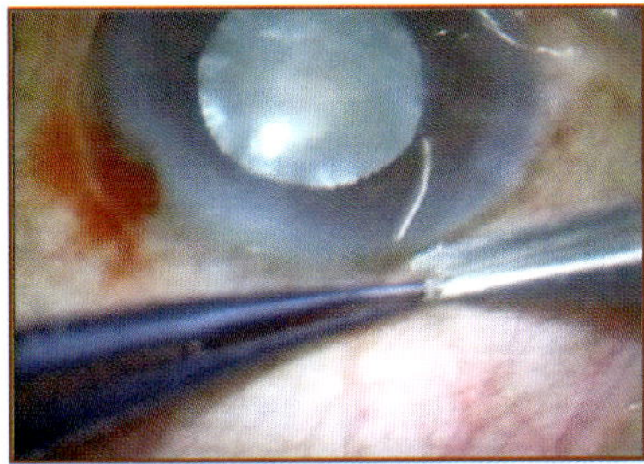

Figura 3. Realización del colgajo conjuntival.

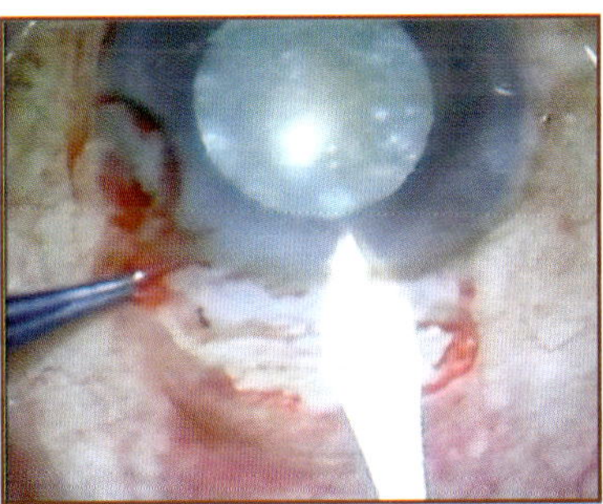

Figura 4. Creación del túnel esclero-corneal.

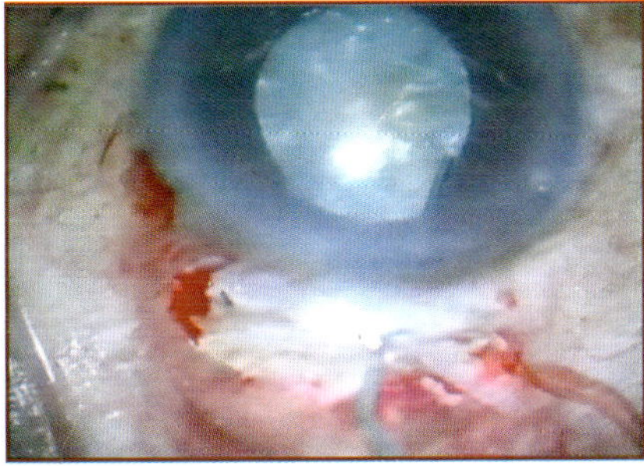

Figura 5. Hidrodisección.

Por una de las incisiones auxiliares colocamos Healon e introducimos el cistótomo, y por la incisión principal colocamos la espátula de iris en CA **(Figura 6A)**, por donde realizaremos las maniobras de levantamiento y rotación del núcleo ya que por la paracentesis contralateral estarían muy limitados estos movimientos. Enclavamos el cistótomo superficialmente en la porción paracentral del cristalino, y sin **deprimirlo lo desplazamos en sentido lateral en dirección a la incisión auxiliar** (Figura 6B y Figura 7); al unísono con la espátula de iris rechazamos hacia el lado opuesto el esfínter pupilar y el borde de la capsulorrexis, de modo que podamos visualizar parte del ecuador del cristalino **(Figura 6C y Figura 7)**. Una vez que estemos seguros que la localización de la espátula esté por debajo del borde del ecuador cristaliniano, levantamos e inclinamos ligeramente el núcleo como si estuviéramos "cargándolo" **(Figura 6D y Figura 7)**, y colocamos al menos ¼ del mismo ya luxado sobre iris en CA **(Figura 6E y Figura 7)**, retiramos el cistótomo del ojo e introducimos Healon sobre la zona de iris donde se había luxado la porción de cristalino,y continuamos la luxación del núcleo con la espátula de iris con movimientos rotatorios a favor de las manecillas del reloj **(Figura 6F)**, hasta completar la luxación del mismo **(Figura 6G)**. Con la cánula de viscoelástico inyectamos esta solución desde hora 6 a hora 12 obligando al núcleo a enclavarseen el túnel esclero-corneal previamente realizado, y procedemos a la viscoexpresión del mismo haciendo presión en el labio escleral de la herida con esta misma cánula, y por una de las paracentesis introducimos la espátula de iris para empujar el cristalino por su ecuador en hora 6, extrayéndolo del interior del globo ocular **(Figura 6H)**. A continuación se procede a la aspiración mecánica de los restos corticales a través de las incisiones auxiliares con bimanuales de aspiración-irrigación, se coloca viscoelástico e implantamos el LIO de polimetilmetacrilato (PMMA) con óptica de 6,0mm de diámetro, el cual rotamos para co-

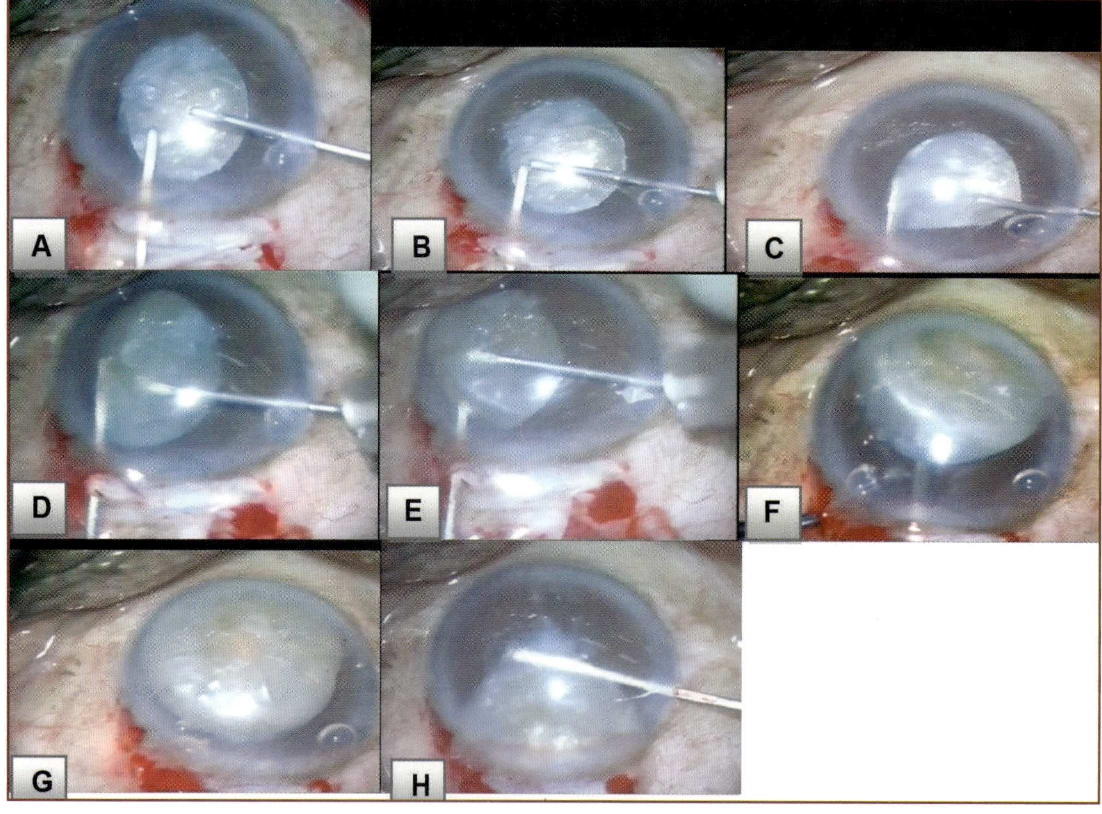

Figura 6 A-H. Secuencia de maniobras de enclavamiento, retracción de iris y borde de la capsulorrexis, levantamiento y rotación del núcleo cristaliniano hasta completar su luxación en CA, y extracción del mismo del interior del globo ocular con la ayuda de la espátula de iris.

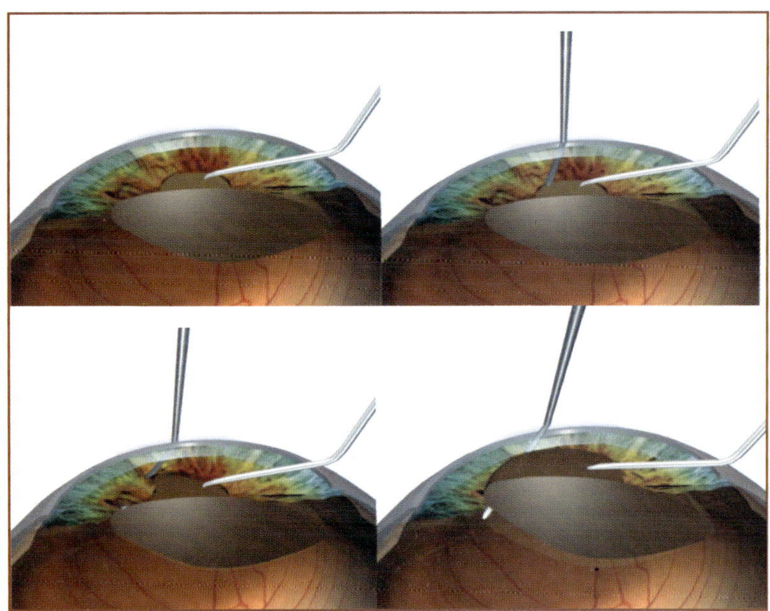

Figura 7. Maniobras de enclavamiento, retracción de iris y borde de la capsulorrexis y levantamiento del núcleo cristaliniano.

locarlo adecuadamente en el saco capsular, aspiramos el Healon e hidratamos las paracentesis con BSS comprobando la hermeticidad del túnel presionando ligeramente sobre la córnea, y en esta maniobra nos cercioramos de la ausencia de escape de fluidos, recubrimos la incisión principal con el colgajo conjuntival y cauterizamos los bordes de la misma con cauterio bipolar dando por terminada la cirugía **(Figura 8)**.

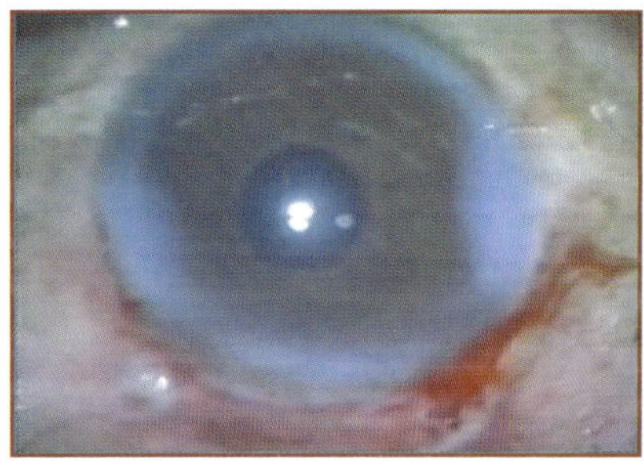

Figura 8. Cirugía finalizada.

Resultados en el Instituto Cubano de Oftalmología

Desde el año 2009 hemos sistematizado en nuestro Instituto esta alternativa de extracción del cristalino cataratoso. Han sido beneficiados con las bondades de la misma 712 pacientes con diagnóstico de subluxación y pseudoexfoliación del cristalino, pacientes glaucomatosos con pupilas estrechas y cataratas negras, cataratas blancas duras, etc. La edad promedio de la muestra estudiada fue de 72,7 años, correspondiendo el 60,3% al sexo femenino lo que pudiera explicarse por la mayor supervivencia por parte de las mujeres, o lo que es lo mismo, debido probablemente a su mayor esperanza de vida.[6]

La mala visión provocada por la catarata en el preoperatorio (0,19 como promedio con un IC 0,17 – 0,21) es recuperada de manera significativa en el postoperatorio donde encontramos una agudeza visual corregida promedio de 0,72 (IC 0,70 – 0,74), resultando en una ganancia de hasta 6 líneas en la cartilla de Snellen. En el 3,2% de los pacientes se reportaron complicaciones transoperatorias siendo la más frecuente la desinserción de cápsula posterior y pérdida de vítreo. Este porciento no lo consideramos relevante si partimos del hecho que nos enfrentamos a casos con cierta complejidad. El astigmatismo inducido promedio en el postoperatorio fue de

0,98 teniendo en cuenta el cilindro refractivo, valor muy similar a lo encontrado en otros estudios.[4,6] Uno de los factores que influye en el astigmatismo postoperatorio inducido por una incisión tunelizada esclero-corneal, y que puede ser controlado por el cirujano es precisamente la localización y el tamaño de la incisión, donde a mayor extensión mayor aplanamiento del meridiano de la incisión y un encurvamiento —por el efecto del acoplamiento— del meridiano perpendicular que induce un astigmatismo contra la regla en los casos en que el túnel esté localizado en hora 12.[7] En la técnica que describimos, a pesar de manipular cristalinos grandes y duros no ampliamos la incisión, y nos ayudamos con una espátula de iris para extraer el núcleo cristaliniano, evitando de esta forma inducir un astigmatismo adicional.

Otra de las ventajas que le conferimos a esta técnica de extracción del núcleo, se encuentra la de evitar manipulaciones excesivas del cristalino que conlleven a potencializar una zonulodiálisis ya latente y complicaciones transquirúrgicas, como la tan temida luxación del mismo a vítreo, o desinserciones capsulares que comprometen el acto quirúrgico.

Consideramos este procedimiento seguro y efectivo con todos los beneficios de la cirugía de catarata de incisión pequeña sin suturas, de bajo costo, reproducible, de fácil aprendizaje, aplicable a todo tipo de cataratas y puede propiciar una recuperación visual semejante a la facoemulsificación.[8,9] Muy útil en nuestra práctica diaria si tenemos en cuenta que la expectativa de vida de la población cubana es alta,[6] lo que conlleva a un incremento en la incidencia de cataratas, y nos obliga a ser consecuentes con todo aquello que mejore la calidad de vida de nuestros pacientes.

Referencias

1. Ashok G. Phacochop in transition: an introduction. En Ashok G, Alio JL, Weinstock RJ, et al. Masteringphaco chop techniques. New Delhi. JaypeeBrothers Medical Publishers (p) ltd. 2009;3-5.
2. Reeta G, Albrecht H. Cirugía de catarata de incisión pequeña: consejos para evitar complicaciones. Revista de Salud Ocular Comunitaria. 2008;3(6).
3. Quintana Feliú I, Armengol Oramas Y, Morey López A, Porben Martínez AM. Comportamiento visual y del astigmatismo corneal inducidos en operados de catarata por técnica de Blumenthal. Revmédelectrón[Seriada en línea] 2009; 31(3). Disponible en URL: http://www.revmatanzas.sld.cu/revista%20medica/año%202009/vol3%202009/tema01.htm [consulta: 31 de octubre 2013].
4. Río M. Técnica de Blumenthal, Facosección y Extracción Extracapsular del Cristalino por Túnel Esclero-Corneal. En: Centurión V, Nicoli C, Villar-Kuri J. El libro del cristalino de las Américas. Sao Paulo: Livraria Santos Editora; 2007:569-578.
5. Rohit Om P, Sukhdyal Singh S, Karamjit S. Atraumatic small pupil phacoemulsification. En Ashok G, I. Howard F, Alio JL, et al. Mastering the techniques of advanced phaco surgery. New Delhi. Jaypee Brothers Medical Publishers (p) ltd. 2008;169-175.
6. Garcés Fernández A, Hernández López I, Carmona Pérez O, y cols. Resultados anatómicos y funcionales en la cirugía de catarata mediante la técnica de extracción extracapsular del cristalino versus facoemulsificación. Rev. Cub. Oftalmol. 2011;24(1).
7. Blumenthal M. Evolución de la cirugía de catarata. En: Blumenthal M, Kansas P: Cirugía manual de catarata con incisión pequeña. Madrid: HiglihtOphthalmol. 2004. p. 1-6.
8. Horacio J, Lincoln LF. Técnicas quirúrgicas. En: Centurión V, Nocili C, Villar Kouri J. El libro del cristalino de las américas. São Paulo: Livraria Santos Ed; 2007. p. 393-402.
9. Pallin SL. La dinámica de las incisiones de catarata sin sutura. En: Ashok A. Dominando la facodinámica. Nueva Delhi: Amolca. 2008. p. 80-5.

60

Ultrasonido Torsional

Dr. Fernando Aguilera Zárate

La utilización de ultrasonido (US) para emulsificación (KPE – facoemulsificación de Kelman)) de cataratas es el estándar de tratamiento para la extracción del cristalino. El movimiento de la punta de faco en dirección anterior-posterior ha sido utilizado por más de 40 anos en forma efectiva, sin embargo eso no significa que no haya posibilidad de mejorarlo.

El ultrasonido torsional (UST) es una nueva forma de remoción de cataratas. Fue diseñado para disminuir la repulsión de fragmentos y aumentar la eficiencia de la eliminación de cataratas, la tecnología torsional utiliza movimientos rotacionales de la punta del faco en vez de los movimientos anterior-posterior tradicionales **(Figura 1)**.

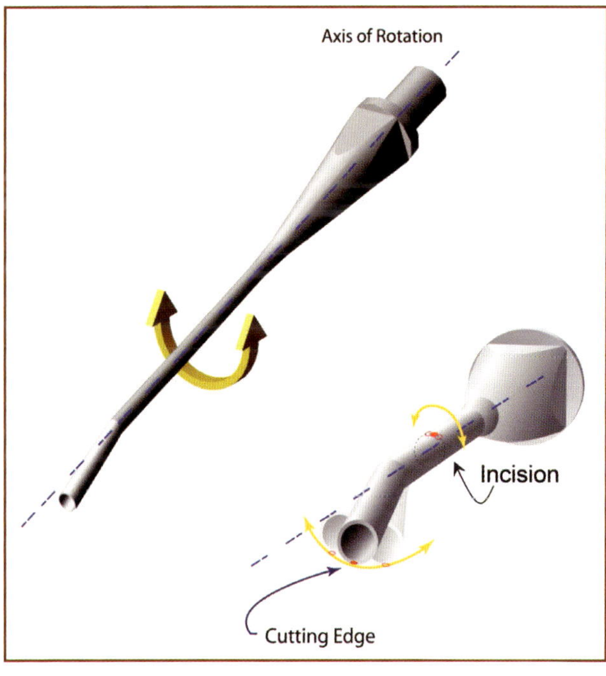

Figura 1. En el US Torsional hay un movimiento de oscilación hacia ambos lados en vez de movimiento anteroposterior de la punta del faco.

Dicha tecnología se encuentra en la maquina Infiniti-OziL **(Figura 2)** de la compañía Alcon quienes han desarrollado esta nueva modalidad.

Durante la fase de escupido debido al movimiento de la punta del faco del US tradicional hay repulsión del material emulsificado, forzando al cirujano a perseguir dichos fragmentos por la cámara anterior. Hay mayor utilización de energía y más probabilidades de complicaciones para el paciente por la mayor liberación de ener-

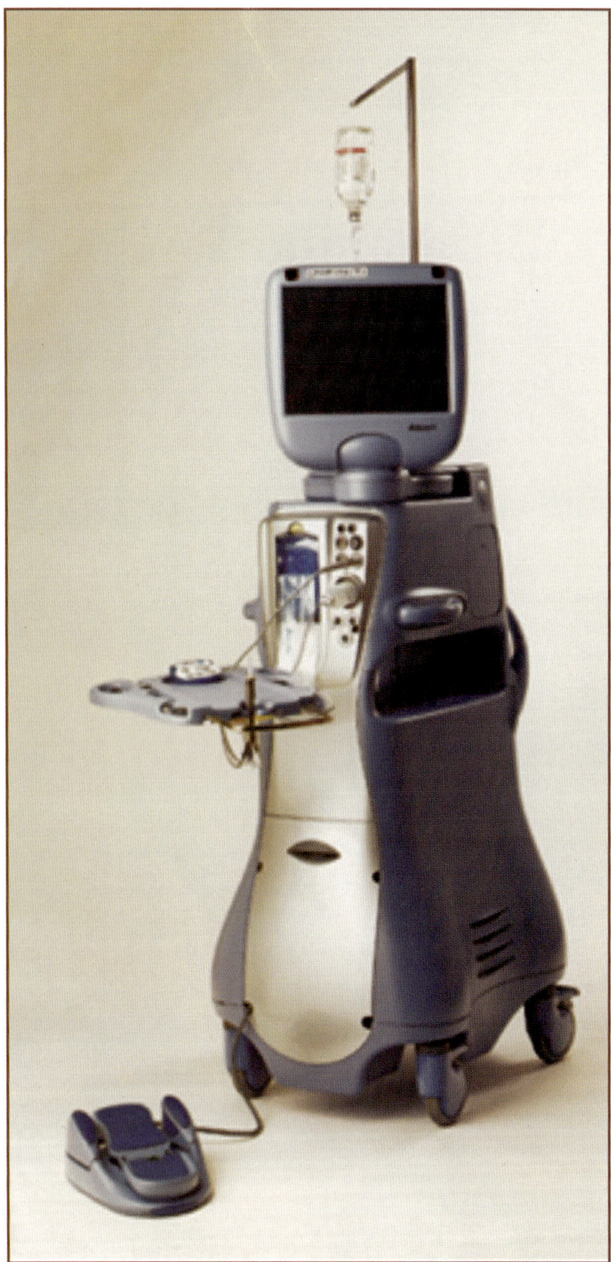

Figura 2. Facoemulsificador Infiniti-Alcon con OziL.

gía, como son quemaduras de incisión y/o pérdida de células endoteliales.

La faco tradicional necesita en la mayoría de las veces un sistema de I/A abierto para que el líquido fluya y enfríe la punta del faco para evitar quemaduras de la incisión. En cataratas brunescentes la mayor utilización de energía es un verdadero riesgo para mayor pérdida de células endoteliales[1-6] y quemaduras de la incisión.[7-14]

Una de las ventajas del UST introducido a fi- nales del 2005 consiste en una mejoría en la fluidica durante la faco. Algunos reportes refieren la menor utilización de SSB debido a que se trabaja con un sistema cerrado (en UST) ya que la posibilidad de quemadura es más baja al ser utilizada menor energía. Menos infusión significa menos aspiración, lo que significa menos posibilidades de aspirar elementos no deseados, tales como la capsula y el iris. Ya que en el UST no hay movimiento posterior de la punta, el material se mantiene en constante contacto con el material cristaliniano, y es por lo tanto menos dependiente de el vacio de la aspiración para mantener la eficacia en el corte que con el US tradicional.

Cómo puede ser que haya tantos beneficios con un solo avance de la tecnología? La respuesta está en el perfil del movimiento de la punta del faco en forma de oscilación. El cuerpo de la punta de faco angulada (tapered-Kelman) rota, lo que se transmite a un movimiento más amplio de lado a lado en la punta (Figura 1). Sin embargo, esta amplitud de movimiento depende de la angulación de la punta; a mayor ángulo, corresponde mayor movimiento rotacional. Con UST se usan agujas (puntas) anguladas, y el movimiento en la punta es tres veces mayor que el movimiento del cuerpo de la aguja de faco. En términos de energía significa que la mayor energía está en la punta y no en el cuerpo, lo que significa menor posibilidad de quemadura corneal. La energía en el cuerpo de la aguja de faco produce energía y la punta rompe la catarata. En el US tradicional el movimiento posterior de la aguja de faco es necesaria para preparar el movimiento anterior que es lo que corta la catarata, sin embargo produce más calor y energía, la cual es desperdiciada ya que en si el movimiento posterior no tiene ningún efecto de corte de la catarata y si produce más calor.

Al no haber movimiento posterior con UST el material cristaliniano se mantiene en constante contacto con la punta del faco mejorando su efectividad de corte. Es este aumento de efectividad para la emulsificación lo que hace la diferencia con el US tradicional y por lo que el UST tiene cada vez más adeptos. La menor utilización de energía se debe a dos cosas, primero la punta vibra a razón de 32 KHz, mientras que el US tradicional lo hace a 40 KHz, pero debido al constante contacto con el núcleo (sin movimiento posterior), el material cristaliniano es despedazado con cada movimiento de corte oscilatorio – el UST duplica virtualmente la habilidad de corte de la punta. El resultado es una emulsificación efectiva y más suave comparada al US Tradicional. En el UST no hay movimiento posterior de la punta del faco, por lo anterior no hay cavitación, la cual ha sido demostrado por el Dr. Jaime Zacarías de Chile no ser necesaria para la efectiva emulsificación de catarata en US Convencional. Es este contacto constante en el UST lo que le da la fuerza desgarradora que rompe y emulsifica el material cristaliniano con tanta efectividad.

Una facoemulsificación efectiva significa la remoción de la catarata con mínimo o nulo daño como sea posible al ojo. Es un balance delicado entre energía-fuerza, fuerza suficiente para romper la catarata, y al mismo tiempo la mínima energía necesaria para lograrlo, ya que mucha energía pude dañar el ojo. Uno de los objetivos principales del cirujano de faco es mantener el material en constante contacto con la punta del faco, de tal manera que sea utilizada una menor cantidad de SSB. El equilibrio entre la cantidad de SSB que entra y sale del ojo es lo que hace a una cirugía de faco más segura. El mantener un sistema cerrado y el material cristaliniano en constante contacto con la punta del faco permite usar menos cantidad de SSB, y debido a que no hay movimiento de martillo anteroposterior la fluidica es más efectiva y pueden disminuirse los parámetros de flujo y vacio, lo que significa menor turbulencia en cámara anterior, menor perdida de células endoteliales y edema corneal postoperatorio.

Este equilibrio entre la solución irrigada al ojo y el material aspirado fuera de la cámara anterior es crucial en faco. Este balance entre el líquido que entra y sale mantiene la correcta presión intraocular, forma la cámara anterior, y al mismo tiempo enfría la aguja del faco para ayudar a evitar una quemadura corneal.

La lesión por calor – quemadura – es quizá el mayor riesgo de la faco **(Figura 3)**. Prueba de libera-

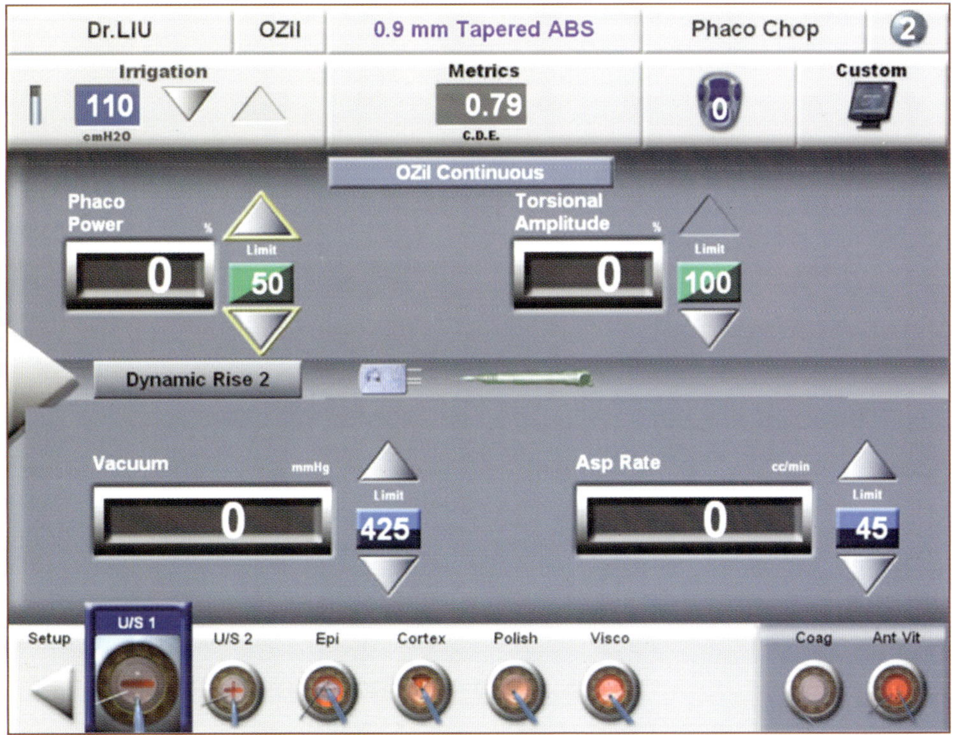

Figura 3. Prueba de liberación de calor entre US torsional y US convencional.

ción de energía calórica con aspiración e irrigación en ceros entre UST y USC. El edema corneal ha sido relacionado con niveles de energía altos. Ya ha sido reportado que a mayor tiempo de US, mayor riesgo de pérdida endotelial. Los tiempos de US altos se asocian a mayor movimiento de fragmentos en cámara anterior, así como mayor utilización de SSB. Nosotros comparamos en un estudio el US Torsional vs US Convencional encontrando menor utilización de SSB (26%) con Torsional, menor edema corneal (23%) y pérdida de células endoteliales (8%), así como menor utilización de energía (8%) a nivel del cuerpo de la aguja de faco a nivel de la incisión, lo que significa un mayor margen de seguridad al utilizar tecnología Torsional en comparación con tecnología convencional.

En este estudio los parámetros métricos y clínicos favorecieron al UST comparado con el US Convencional en todos los aspectos. Menor energía, menor cantidad de SSB lo que se tradujo en menor efectos sobre cornea, menor perdida de células endoteliales y menor edema corneal.

La mejora en fluidica con el US Torsional que es utilizado con la maquina Infiniti OZil (Alcon) hace que la cirugía sea más eficiente. La plataforma Infiniti-OziL permite combinar la tecnología convencional con la Torsional, ambas pueden ser programadas en forma lineal ascendente, descendente o fija, continua, pulsada o en Burst, lo que da cerca de 40,000 combinaciones posibles de flujos, vacios, y tipo de ultrasonido (convencional-torsional) **(Figura 4)**. La pieza de mano del OziL es de peso y tamaño muy semejante a la de USC **(Figura 5)**. Otra ventaja es que prácticamente no hay curva de aprendizaje ya que los mismos parámetros son utilizados pero al ser más eficiente en corte y haber mucha menor repulsión de material cataratoso en el UST, la cirugía es más rápida, utilizándose menor cantidad de energía y SSB. Es decir se tiene la posibilidad de hacer la cirugía más rápida con el mismo o mejor nivel de seguridad que con el US Convencional ya que como mencionamos antes los efectos colaterales corneales son menores con UST. La nueva tecnología de la máquina de facoemulsificación Centurión de Alcon,

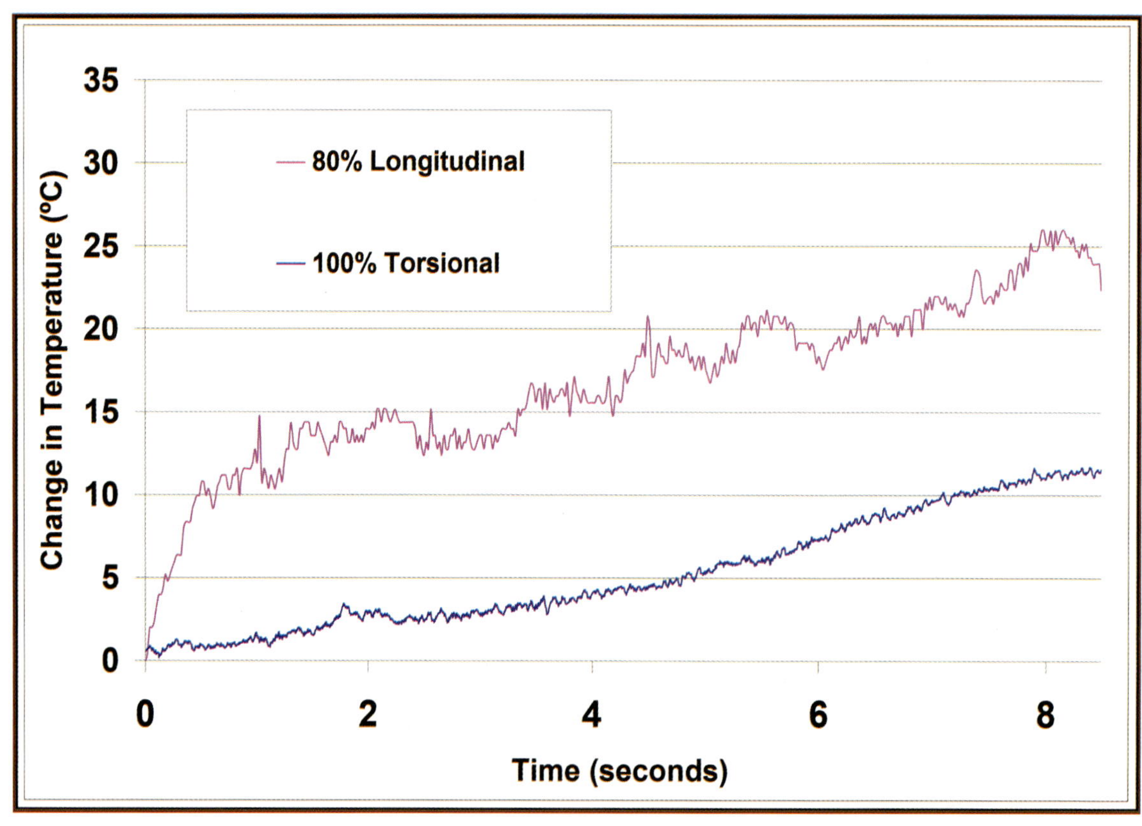

Figura 4. Pantalla Infiniti-OziL, parámetros utilizables.

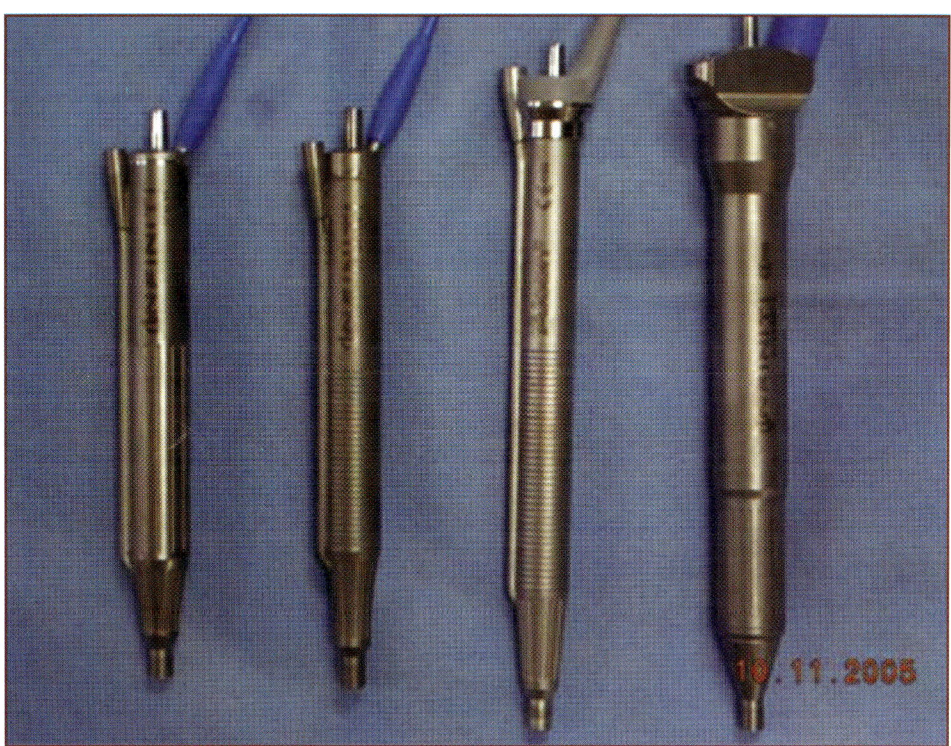

Figura 5. Piezas de mano del Infiniti.

proporciona una mejor fluidica con monitoreo constante de la presión intraocular, con compensación de la misma mediante solución salina balanceada infundida mediante un sistema de prensas (presurización activa), esto aunado a un nuevo diseño de puntas, mejora el desempeño del ultrasonido torsional con mayor estabilidad de cámara anterior y mayor efectividad del ultrasonido torsional.

En cuanto a la liberación de energía calórica en el ojo, sabemos de los efectos de una que madura en la incisión altera el proceso cicatrizal produciendo cierre imperfecto, astigmatismo y puede producir lesión endotelial. En el Ultrasonido Convencional la fricción producida por el movimiento antero-posterior de la aguja del faco en contacto con la herida, aumenta más la temperatura en comparación con el movimiento rotacional del cuerpo de la aguja de faco en el UST, además la duración del pulso de US es diferente, en el UST la duración de cada oscilación es de 1.6 milisegundos, mientras que en el US Convencional es de aproximadamente 3.1 milisegundos, lo que por ende este ultimo da una mayor liberación de energía a los tejidos adyacentes. En el USConvencional podemos hacer varias cosas para disminuir la cantidad de energía calórica como son disminuir el diámetro de la aguja de faco para disminuir la superficie de contacto, así como disminuir la cantidad y nivel de energía de la punta del faco, sin embargo estas medidas disminuyen la efectividad de la facoemulsificación con US Convencional, por el otro lado con UST podemos disminuir el calibre de la aguja de faco ya que al estar en constante contacto con el material cristaliniano al haber menos repulsión por el movimiento oscilatorio de la punta, se necesita menor energía sin sacrificar efectividad.

En resumen podemos concluir que la tecnología de US torsional es efectiva y segura en la emulsificación de cataratas de cualquier densidad, y en comparación con la emulsificación tradicional convencional, induce menos perdida de células endoteliales, menor edema corneal, utiliza menor tiempo de Ultrasonido y disminuye el riesgo de quemaduras a nivel de incisión. Creemos que el futuro de la facoemulsificación es una combinación entre las dos tecnologías (torsional y convencional) para producir una cirugía eficaz y muy segura.

Referencias

1. Dick HB, Kohnen T, Jacobi FK, et al. Long-term endothelial cell loss following phacoemulsification through a temporal clear corneal incision. J Catarcat Refract Surg 1996; 22: 63-71.
2. Hayashi K, Hayashi H, Nakao F, et al. Risk factors for corneal endothelial injury during phacoemulsifi- cation. J Cataract Refract Surg 1996; 22: 1079-1084.
3. Diaz -Valle D, Benitez del Castillo JM, Castillo A, et al. Endotelial damage with cataract surgery techni- ques. J cataract Refract Surg 1998;24:951-955.
4. Vajpayee RB, Kumar A, Dada T, et al. Phaco-chop versus stop and chop nucleotomy for phacoemulsi- fication. J Cataract Refract Surg 2000;26:1638-1641.
5. Beltrame G, Saletat ML, Driussi G, et al. Effect of in- cision size and site on corneal endothelial changes in cataract surgery. J Catract Refract Surg 2002; 208:118- 125.
6. Tsuneoka H, Shiba T, Takahashi Y. Feasibility of ul- trasound cataract surgery surgery with a 1.4 mm in- cision. J Cataract Refrac Surg 2001;27:934-940.
7. Sugar A, Schertzer RM. Clinical course of phacoemulsification wound burns. J Cataract Refract Surg 1999;25:688-692.
8. Bissen-Miyajima H, Shummura S, Tsubota K. Thermal effect on corneal incisions with different phacoemulsification ultrasonic tips. J Cataract Refract Surg 1999;25:60-64.
9. Majid MA, Sharma MK, Harding SP. Corneoscleral burn during phacoemulsification surgery. J Cataract Refract Surg 1998;24:1413-1415.
10. Soscia W, Howard J, Olson R. Bimanual phacoemulsification through 2 stab incisions- a wound temperature study. J Cataract Refract Surg 2002;28:1039-1043.
11. DeBry P, Olson RJ, Crandall AS. Comparison of energy required for phaco chop and divide and con- quer phacoemulsification. J Cataract Refract Surg 1998;24:689-692.
12. Wong T, Hingorani M, Lee V. Phacoemulsification time and power requirements in phaco-chop and di- vide and conquer nucleofractis techniques. J Cataract Refract Surg 2000;26:1374-1378.
13. Fine H, Packer M, Hoffman RS. Use of power modulation in phacoemulsification. Choo-choo chop and flip phacoemulsification. J Cataract Refract Surg 2001;27:188-197.
14. Ernst P, Rhem M, Mc Dermott M , et al. Phacoemul- sification conditions resulting in thermal wound in- jury. J Cataract Refract Surg 2001;27:1829-1839.

Técnica Para Evitar el Bloqueo Capsular Intraoperatorio Utilizando el Ultrachopper™

Dr. Luis Escaf,
Dra. Luz Marina Melo,
Dra. Juana Maria Londoño

Introducción

La facoemulsificación sigue siendo la técnica de elección de la gran mayoría de los oftalmólogos en el mundo. La técnica de faco no esta exenta de complicaciones que se pueden presentar en cualquiera de las etapas de la cirugía; estas complicaciones pueden ser intraoperatorias o postoperatorias. La frecuencia de aparición de las complicaciones intraoperatorias varian de acuerdo a la experiencia del cirujano, tipo de cataratas e instrumentos adecuados con que se cuente.

Una complicación que se puede presentar durante la cirugía de catarata por facoemulsificación es el **bloqueo capsular intraoperatorio**. Hemos desarrollado una técnica quirúrgica para prevenir que suceda, la cual hemos llamado "Técnica Antibloqueo" y es el tema de éste artículo.

Fisiopatología del Bloqueo Capsular Intraoperatorio

El síndrome del bloqueo capsular intraoperatorio es una condición que se caracteriza por el acumulo de líquido por delante de la cápsula posterior y por detrás del epinúcleo en la maniobra de hidrodisección durante la cirugía de la catarata con técnica de facoemeulsificación; al realizar la hidrodisección en una forma brusca, el líquido inyectado puede desplazar en nucleo de la catarata hacia delante y bloquear la capsulorrexis, produciendo una distensión de la capsula posterior y la ruptura de ésta en forma inadvertida. Además se presentan otros signos como son salida de viscoelástico, herniación del iris, disminución de la profundidad de la cámara anterior y aumento del tono ocular **(Figura 1)**.

Los Drs. Vasavada[1] y Howar Fine[2] demostraron que la maniobra de la hidrodisección es la que mas aumenta la presión intraocular (223 mmHg) durante la cirugía de catarata por facoemulsificación; y si a este hecho le agregamos un bloqueo de la abertura de la capsulorrexis por el desplazamiento anterior brusco del núcleo es mas factible que se produzca una ruptura de la cápsula posterior y luxación del núcleo a cavidad vítrea.

Si no se sospecha y se continúa la cirugía, ésta puede complicarse y la catarata entera o fragmentos pueden caer al vítreo, lo que complicaría más aun la situación.

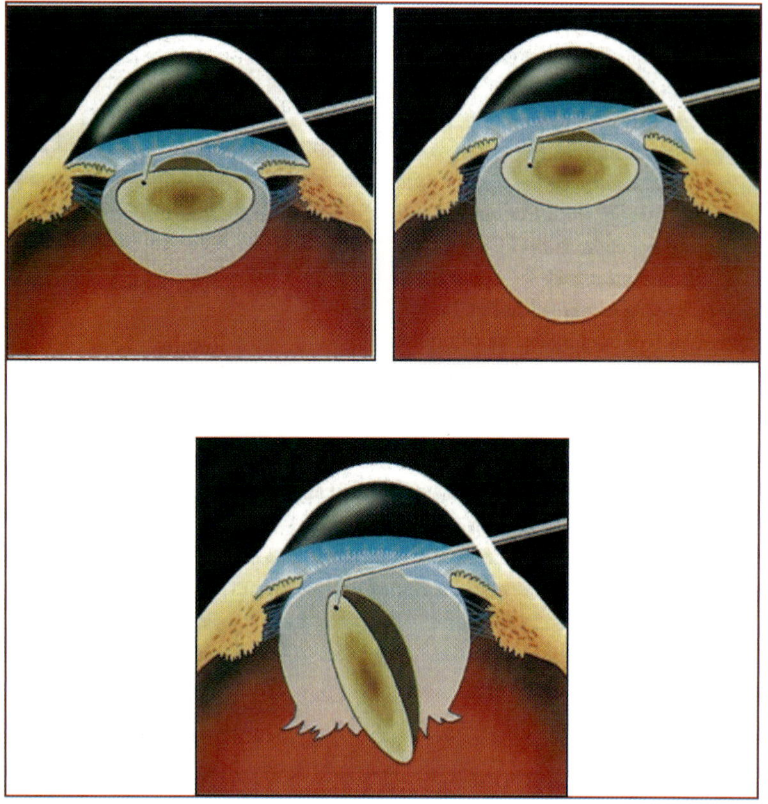

Figura 1. Se evidencia la fisiopatología del síndrome de bloqueo capsular. Se observa oclusión del orificio de la capsulotomía anterior por el núcleo o el lente intraocular debido a inyección del liquido de infusión, que queda atrapado dentro de la bolsa capsular y la ruptura de la capsula posterior por la distensión que produce la solución.

Tabla 1. Valores de PIO Durante las Diferentes Fases de la Facoemulsificación

Paso de la Cirugía	PIO (mmHg)
Inyección de viscoelástico	163
Irrigación/Aspiración	82
Implante de lente intraocular	121
HIDRODISECCIÓN	**223***

Davison[3] en 1990 fue el primero en describir el síndrome de bloqueo capsular (SBC), que aparece tras una cirugía de catarata con capsulorrexis circular continua (CCC) e implante de lente intraocular (LIO). Se caracteriza por una hiperexpansión capsular, desplazamiento anterior de la LIO, disminución de la profundidad de la cámara anterior y miopización tras una facoemulsificación con implante de LIO.

Miyake[4,5,6,7] lo clasifica considerando el momento (tiempo) en que se presenta esta complicación, con relación al acto quirúrgico, así:

- Bloqueo capsular intraoperatorio
- Bloqueo capsular postoperatorio temprano
- Bloqueo capsular postoperatorio tardío

De acuerdo a la etiología tendremos:

- Bloqueo capsular por cristalino (catarata)
- Bloqueo capsular por lente intraocular: implante intrasacular o en sulcus

De acuerdo al tipo de capsulotomía:

- Bloqueo capsular con capsulorrexis
- Bloqueo capsular en abrelatas

Se debe hacer el diagnóstico diferencial con otras patologías como el desprendimiento agudo de coroides, hemorragia expulsiva o el síndrome de misdirección.

Muchos autores[8-22] en la literatura oftalmologica describen difrentes formas de abordar las cataratas , pero nadie toca el tema de cómo prevenir el bloqueo capsular intraoperatorio.

Objetivos

- Describir una nueva técnica quirúrgica para evitar el bloqueo capsular intra-operatorio durante la hidrodisección.
- Prevenir la ruptura de la cápsula posterior en principiantes de FACO durante la hidrodisección.

- Aumentar la seguridad en casos especiales.
- Describir la utilidad del Ultrachopper™ en la prevención el sindrome de bloqueo capsular intraoperatorio durante la cirugía de catarata por facoemulsificación.

Centros Participantes

- Clínica Oftalmológica del Caribe. Barranquilla - Colombia
- Fundación Oftalmológica del Caribe. Barranquilla - Colombia.

Material y Métodos

Pacientes con edades comprendidas entre 50 y 75 años y catarata clasificada según LOCS III (como se especifica en los criterios de inclusión abajo) que fueron sometidos a división del núcleo con Ultrachopper, en quien se practicó la técnica de antibloqueo y fue implantado un LIO en saco capsular. Los pacientes fueron operados por varios cirujanos que incluyeron cirujanos expertos y en entrenamiento.

Criterios de Inclusión

- Pacientes con cataratas subcapsulares posteriores según la clasificación LOCS III.
- Pacientes con cataratas polares.
- Pacientes con midriasis medias.
- Pacientes con cámara anterior estrecha.
- Pacientes con IFIS.
- Pacientes con núcleos voluminosos.
- Iniciación en FACO.
- Rexis pequeña.

Técnica Quirúrgica

- Anestesia tópica.
- Incisión autosellante.
- Capsulorrexis de 5.0 -5.5 mm de diámetro.
- Construcción del surco con ultrachopper, separación con divisor de Escaf (K3-2387).
- Hidrodisección, rotación.
- División con de los fragmentos con ultrachopper.
- Facoemulsificación (Infiniti y manipulador de Escaf (K3-2347)).
- Implante de lente intraocular.

¿Como Evitar el Bloqueo Capsular Intraoperatorio Durante la Hidrodisección?

Técnica Antibloqueo

Después de realizar la capsulorrexis circular continua procedemos a realizar un corte central profundo de la catarata con el bisturi ultrasónico (Ultrachopper™)[23,24,25] diseñado por el Dr. Luis Escaf y fabricado por Alcon. Inmediatamente después de obtener este surco central procedemos a completar la fractura ya sea con un divisor de núcleo (K3-2387) o un prechopper mecánico Escaf prechopper (ASICO) y así comunicamos la parte anterior de la catarata con la parte posterior.

Cuando hayamos obtenido estas 2 mitades de la catarata procedemos a realizar la hidrodisección y vemos como el líquido de la infusión circula a través del espacio creado entre los 2 fragmentos de la catarata tomando un curso hacia arriba para descargar en la cámara anterior, facilitando con esta nueva vía la circulación del líquido de infusión e impidiendo que se acumule en la parte posterior y pueda producir la distensión de la cápsula posterior y su ruptura **(Figura 2 A-B)**.

Una forma de comprobar que el líquido de infusión si circula a través de esta nueva vía es tiñendo la solución con azul tripán y vemos perfectamente como la solución teñida sale hacia arriba a través de las 2 mitades de la catarata cuando realizamos la hidrodisección **(Figura 3)**. Luego rotamos las 2 mitades, completamos la fractura de la catarata con el Ultrachopper y realizamos la facoemulsificación.

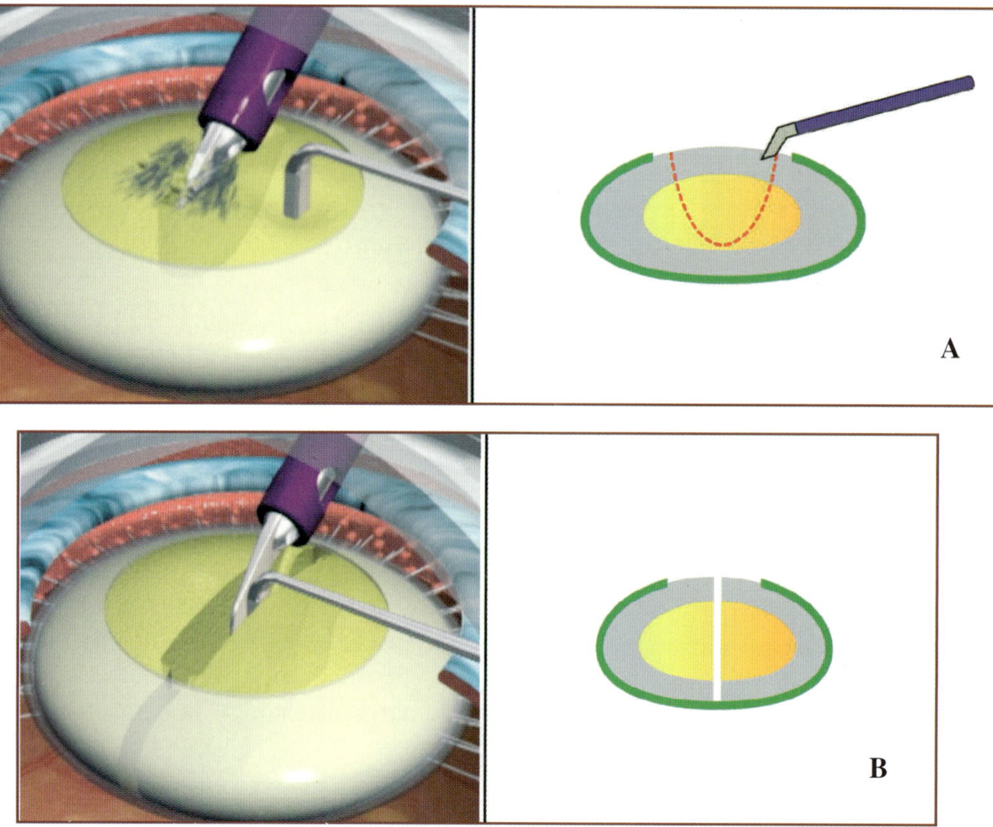

Figura 2 A-B. Técnica antibloqueo con el uso del Ultracopper. A. Después de realizar la CCC se procede a realizar un surco en el centro de la catarata. B. Se amplía el surco hasta obtener 2 mitades, comunicando la cámara anterior con la cápsula posterior.

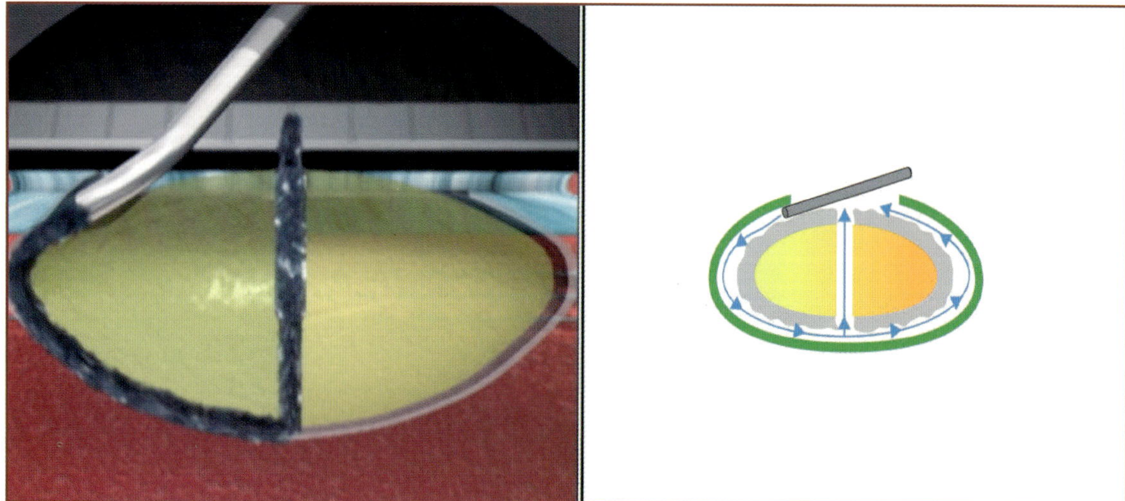

Figura 3. Hidrodisección. La solución fluye a través de las 2 mitades liberando la tensión sobre la cápsula posterior, evitando el bloqueo de la abertura de la capsulorexis.

Resultados

Tabla 2. Número de Casos en los Cuales no Ocurrió Bloque Capsular Usando la Técnica Antibloqueo

	Número de casos	No Bloqueo
Catarata Subcapsular posterior	80	80- (100%)
Catarata Polar	68	68 –(100%)
Midriasis Media	31	31-(100%)
Cámara estrecha	52	52-(100%)
IFIS	8	8-(100%)
Catarata Voluminosa	50	50-(100%)
CCC Pequeña	80	80-(100%)
Fellows en entrenamiento	300	300-(100%)
TOTAL	669	669-(100%)

Cuando Recomendamos Utilizar la Técnica Antibloqueo

- Cirujanos en entrenamiento
- Cámaras estrechas
- Cataratas voluminosas
- Ojos cortos
- Midriasis media
- Catarata Polar Posterior
- Capsulorrexis mediana
- IFIS
- Catarata Subcapsular Posterior
- Catarata Pseudoexfoliativa
- Otras que el cirujano considere.

Conclusiones

- Presentamos una nueva técnica quirúrgica, lógica y reproducible para evitar el bloqueo capsular intraoperatorio y prevenir la ruptura capsular en la maniobra de hidrodisección.
- Se presentan resultados en 669 casos donde se aplica la técnica antibloqueo, obteniéndose resultados positivos en 100% de los casos.
- Esta técnica ayuda a los cirujanos en general a prevenir el bloqueo capsular intraoperatorio y sus complicaciones y principalmente a los cirujanos en entrenamiento.
- El Ultrachopper™ permite realizar esta nueva técnica quirúrgica.

Referencias

1. Vasavada, etal. Real –Time-Intraocular Pressure (IOP) Measurement During Phcoemulsification:Randomized, Clinical Trial. AJOC, 2010, pág 4-6.
2. Howard Fine et al. Intraocular pressure during phacoemulsificatin. J.CATARACT REFRACT SURG –VOL 32,FEBRUARY 2006.
3. Davison JA. Capsular bag distension after endophacoemulsification and posterior chamber intraocular lens implantation. J Cataract Refract Surg 1990; 16: 99-108.
4. Miyake K, Ota I, Ichihashi S, et al. New clasification of capsular block syndrome. J Cataract Refract Surg 1998; 24: 1230-1234.
5. Durak I, Özbek Z, Ferliel ST, et al. Early postoperative capsular block syndrome. J Cataract Refract Surg 2001; 27: 555-559.
6. Shah N, Goulstine DB. Capsular block syndrome presenting with a hyperopic shift. J Cataract Refract Surg 2006; 32: 1974-1976.
7. Yepez JB, Cedeño de Yepez J, Arevalo JF. Intraoperative peripheral anterior capsulotomy to prevent early postoperative capsular block syndrome. J Cataract Refract Surg 2004; 30: 1840-1842

8- Leaming D. Practice styles and preferences of ASCRS member—2003 survey. J Cataract Refract Surg. 2004;30: 892–900.

9- K. Nagahara, MD, "Phaco-Chop Technique Eliminates Central Sculpting and Allows Faster, Safer Phaco," Ocular Surgery News, International Edition, October 1993, pages 12–13.

10- Fukasaku H. The Snap and Split Phacoemulsification Technique. Techniques in Ophthalmology 2(4):135–136, 2004.

11- Chang D. Phaco Chop Techniques: Comparing Horizontal vs Vertical Chop. Highlights of Ophthalmology, May-Jun 2004;32: 4:11-13.
12- Vejarano LF, Tello A. Vejarano's Safe Chop Technique: A Safer Chopping. Techniques in Ophthalmology 3(3):109–115, 2005.
13- Shepherd JR. In situ fracture. J Cataract Refract Surg 1990; 16:436–440.
14- Gimbel HV. Divide and conquer nucleofractis phacoemulsification: development and variations. J Cataract Refract Surg 1991; 17:281–291.
15- Pirazzoli G, D'Eliseo D, Ziosi M, Acciarri R. Effects of phacoemulsification time on the corneal endothelium using phacofracture and phaco chop techniques. J Cataract Refract Surg 1996; 22:967–969.
16- DeBry P, Olson RJ, Crandall AS. Comparison of energy required for phaco-chop and divide and conquer phacoemulsification. J Cataract Refract Surg 1998; 24:689–692.
17- Ram J, Wesendahl TA, Auffarth GU, Apple DJ. Evaluation of in situ fracture versus phaco chop techniques. J Cataract Refract Surg 1998; 24:1464–1468.
18- Wong T, Hingorani M, Lee V. Phacoemulsification time and power requirements in phaco chop and divide and conquer nucleofractis techniques. J Cataract Refract Surg 2000; 26: 1374–1378.
19- Akahoshi T. Phaco prechop: manual nucleofracture prior to phacoemulsification. Operative Tech Cataract Refract Surg. 1998;1:69-91.
20- Akahoshi T: The Karate Prechop Technique. Cataract & Refractive Surgery Today. 2002;2:63-64,
20- Akahoshi T in Chopping before phaco reduces ultrasound time, by Charters L. Ophthalmology Times, May 2004.
21- Flynn HW en "Endoftalmitis aguda: Cuáles son los factores de riesgo", POR Charters l. Ophthalmology Times América Latina 2006: 10; 2:5.
22- Arshinoff SA. Dispersive-cohesive viscoelastic soft shell technique. J Cataract Refract Surg 1999; 25:167-173.
23- Escaf L.J, Alio J, Akahoshi T,...Prechoping surgical techniques . Techniques in Ophthalmology 7 (4):139 (2009).
24- Escaf LJ, Virgilio Galvis, Alejandro tello, Victor Rojas, Maria A Cortes. Phaco Prechopping as an Option in High-Volume Cataract Service. Techniques in Ophthalmology 5(1): 1-7 (2007).
25- Escaf LJ, Virgilio Galvis, Alejandro Tello, Victor Rojas, Maria A Cortes. Ultraphaco and ultraqual techniques using a new ultrasonic Chopper (Ultrachopper Techniques in Ophthalmology 5(4): 131-1357 (2007).

Sección VII

CIRUGÍA REFRACTIVA DE CATARATA CON LASER

62

La Plataforma Catalys Optimedica: Resultados

Dr. Carlos Palomino Bautista,
Dr. Santiago Medrano Vázquez,
Dr. Alfredo Castillo Gómez,
Dr. David Carmona González

La compañía Optimedica con sede en Sunnyvale, Estados Unidos, fue fundada en 2004 y desde sus inicios enfocó sus esfuerzos en desarrollar un sistema láser femtosegundo de precisión para reemplazar las fases que tradicionalmente se ejecutan de modo manual en la cirugía de la catarata.

Durante el desarrollo y diseño del sistema láser femtosegundo Catalys **(Figura 1)**, Optimedica ha apostado por numerosas innovaciones tecnológicas para conseguir el mayor grado de precisión posible. Dos de los componentes más destacados en su diseño son el interfaz de paciente sin contacto corneal (Liquid Optics Interface, **Figura 2**) y el sistema de guiado por imagen OCT tridimensional.

El interfaz de paciente ***Liquid Optics*** optimiza el resultado de las incisiones realizadas por el láser aumentando la precisión en el posicionamiento de los disparos láser durante las tres fases del

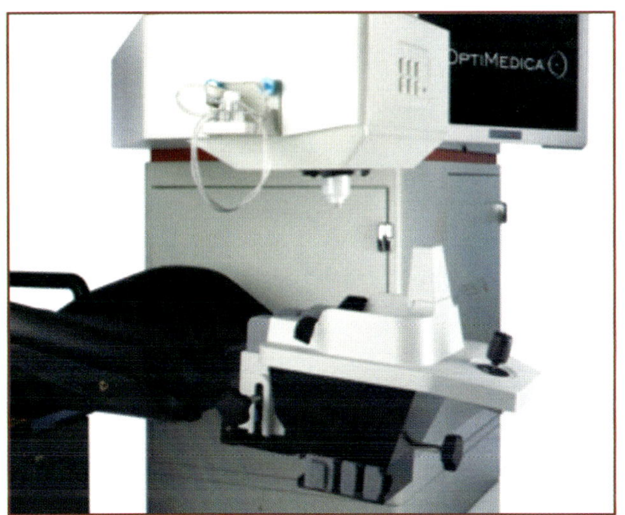

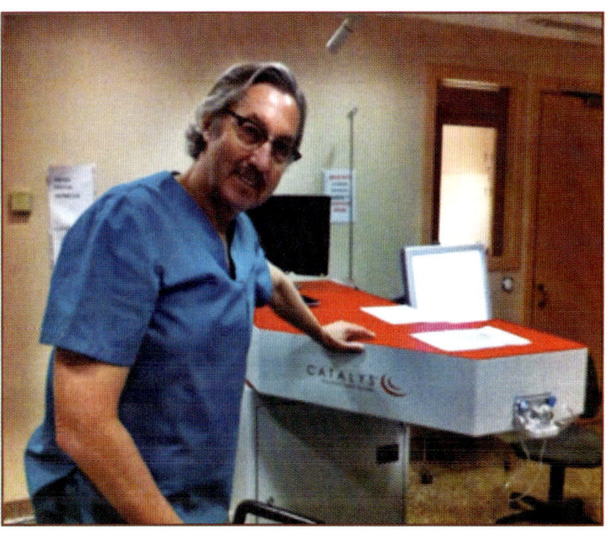

Figura 1. El sistema láser femtosegundo Catalys de Optimedica.

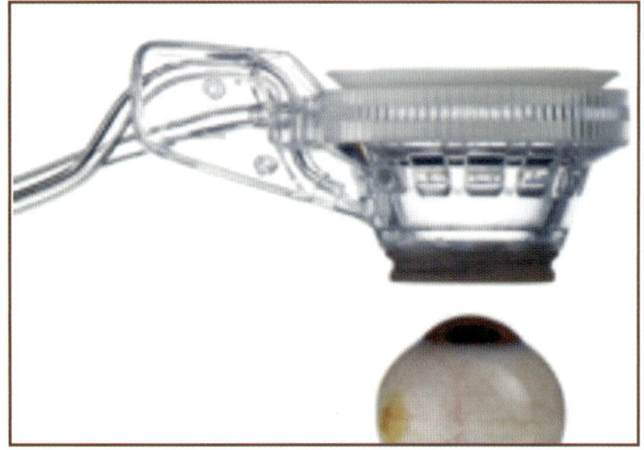

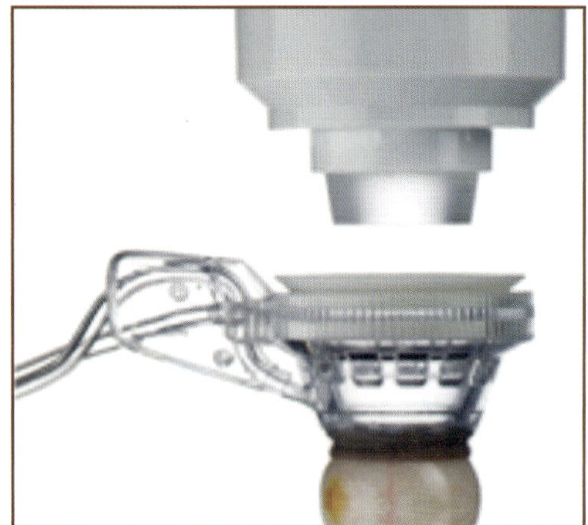

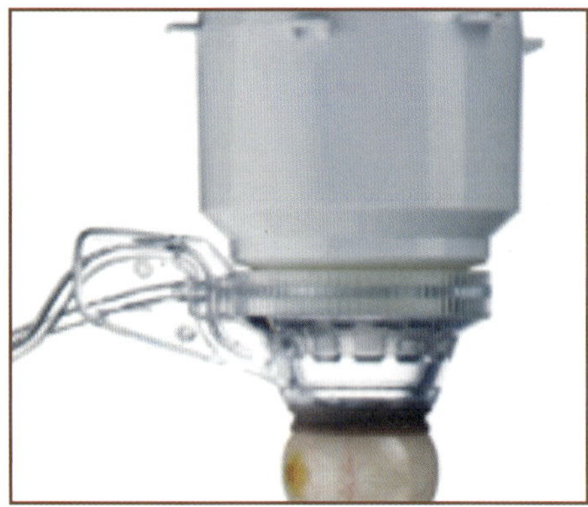

Figura 2. Interfaz de paciente Liquid Optics utilizado por el sistema láser Catalys.

tratamiento: capsulotomía, fragmentación del núcleo e incisiones corneales. Ello se consigue gracias a que el interfaz no comprime la córnea evitando la formación de pliegues en el endotelio. El anillo de succión empleado tiene un diámetro de 13mm y succión escleral, el centrado se realiza respecto al limbo y el espacio entre la córnea y la lente de salida se rellena con solución salina balanceada.

El sistema de guiado ***Integral Guidance*** utiliza un sistema OCT Fourier tridimensional diseñado y construido por la propia compañía que visualiza las distintas estructuras oculares implicadas en el procedimiento: córnea anterior, córnea posterior, iris, cristalino anterior y cristalino posterior. Los algoritmos de cálculo integrados calculan de modo automático las zonas de tratamiento donde actuará el láser así como los márgenes de seguridad respecto al iris y cápsula posterior del cristalino.

El sistema de visualización OCT 3D también permite el posicionamiento correcto de la capsulotomía y del patrón de fragmentación del núcleo incluso si el cristalino presenta inclinación respecto al eje ortogonal de tratamiento del láser (tilt compensation) **(Figura 3)**.

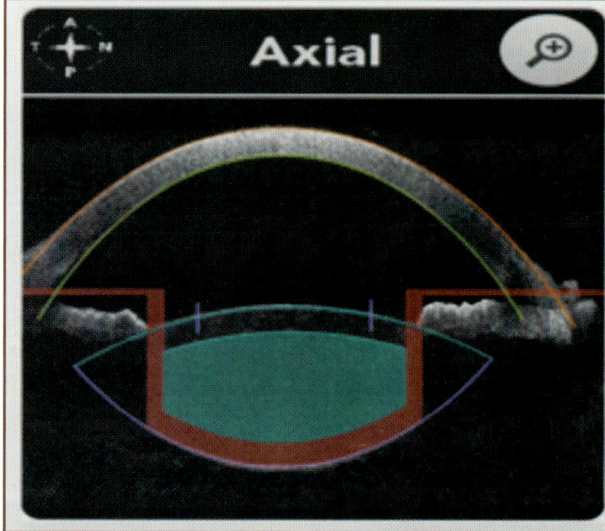

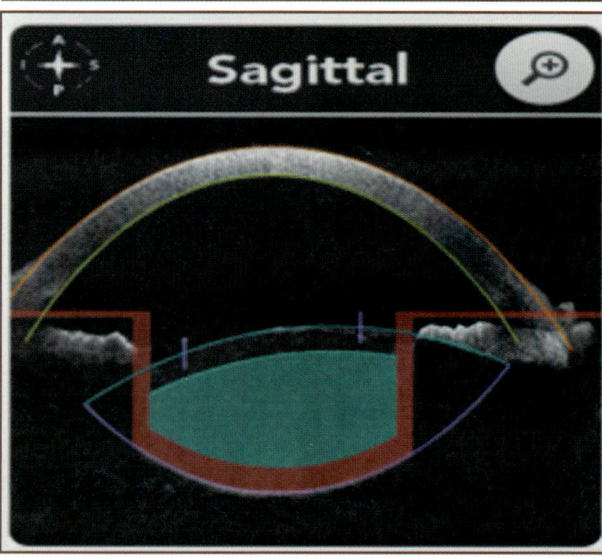

Figura 3. Vistas Axial y Sagital mostradas después del procesamiento del sistema de guiado OCT tridimensional del Catalys.

La detección y visualización de las estructuras oculares se consigue con un alto grado de perfección incluso en casos de cataratas brunescentes de dureza máxima.

La secuencia de tratamiento láser una vez confirmados las distancias de seguridad y las zonas de trabajo del haz láser es la siguiente:

1. **Capsulotomía** (tallado de un cilindro de 600 micras de altura y centrado en la cápsula anterior, comenzando 300 micras dentro del saco y en sentido ascendente hasta terminar 300 micras en cámara anterior).

2. **Fragmentación del núcleo** (comenzando desde el límite superior de la zona de seguridad de la cara posterior del saco y en sentido ascendente hasta llegar al límite de seguridad de la cara anterior).

3. **Incisiones corneales** (principal y paracentesis e incisiones para corrección del astigmatismo).

La capsulotomía se completa en aproximadamente 1,8 segundos y dispone de varias opciones de centrado: en pupila, limbo, capsula escaneada y definido por el usuario **(Figura 4)**.

En la fase de fragmentación del núcleo, Catalys ofrece distintos patrones de fragmentación en cuadrantes, sextantes y octantes, así como la posibilidad de añadir opción de suavizado con su característico patrón de fragmentación en rejilla completa **(Figuras 5, 6 y 7)**.

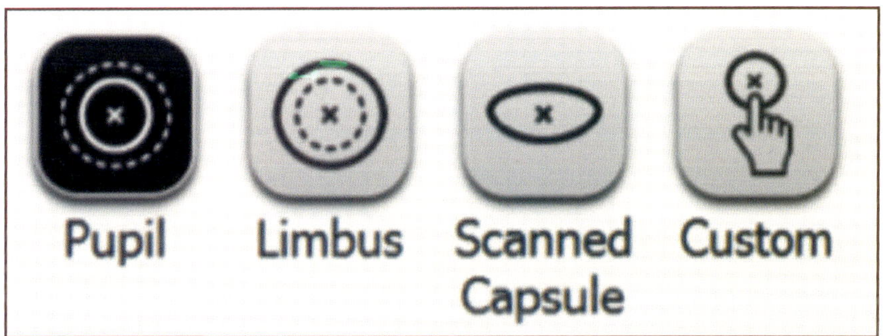

Figura 4. Distintas opciones del centrado de la capsulotomía con el láser Catalys.

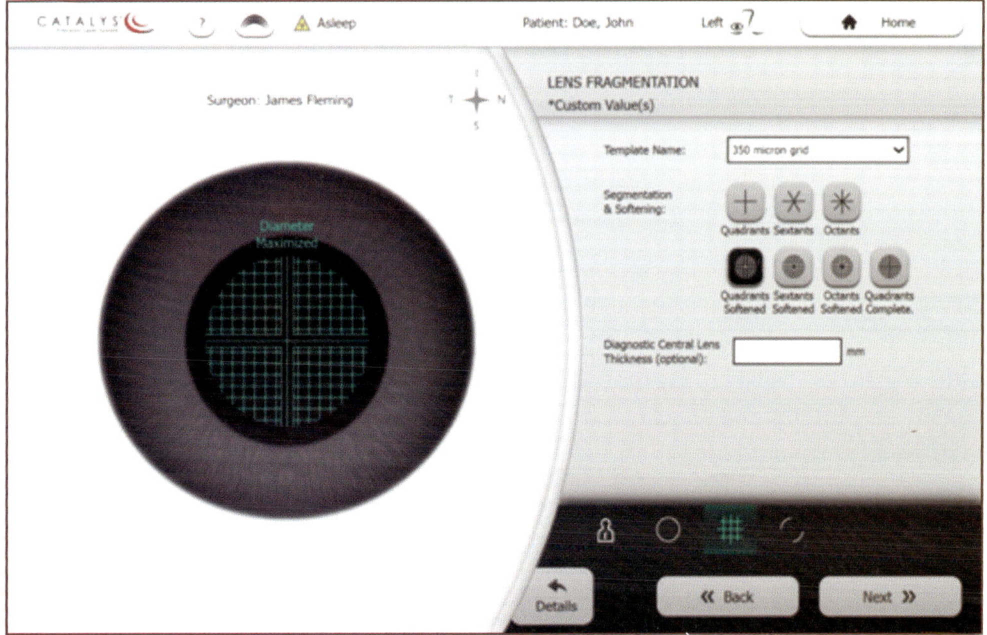

Figura 5. Pantalla de Fragmentación en el Láser Catalys.

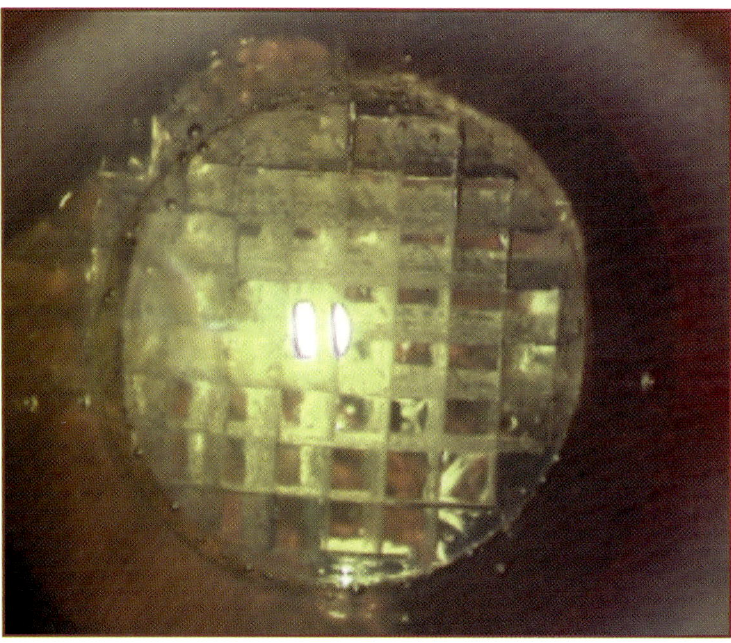

Figura 6. Capsulotomía y patrón de fragmentación en rejilla completa.

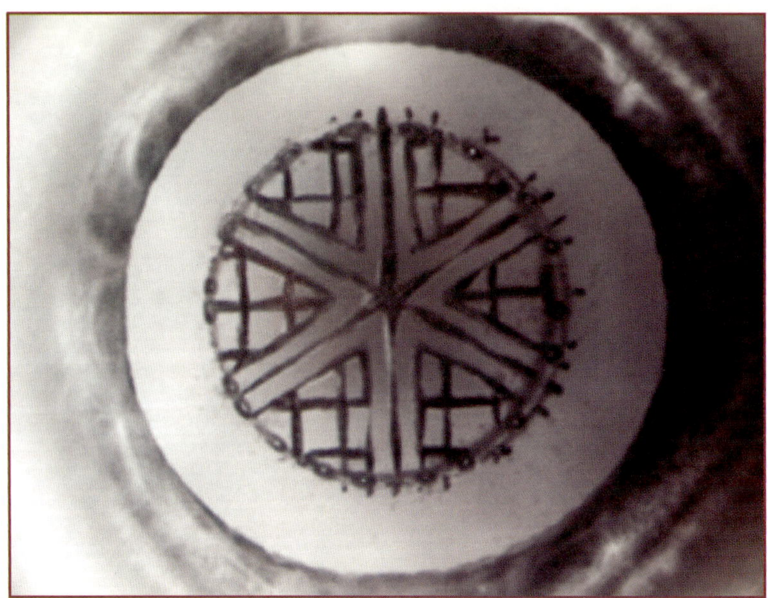

Figura 7. Capsulotomía y patrón de fragmentación en sextantes.

La distancia de seguridad para la fragmentación del núcleo hasta la cápsula posterior es típicamente de 500 micras. Para realizar una fragmentación más eficiente en cataratas duras puede seleccionarse en el programa que el haz láser realice hasta cuatro barridos en la zona central. El tiempo de actuación del láser femtosegundo durante la fase de fragmentación del núcleo depende principalmente del grosor del cristalino, de la dilatación pupilar conseguida y del patrón de fragmentación elegido.

El software del Catalys permite realizar las incisiones corneales de entrada (principal y paracentesis) pudiendo seleccionar tamaño, ancho y angulaciones para crear incisiones multiplanares y autosellantes referenciadas al limbo que es automáticamente detectado por el sistema de

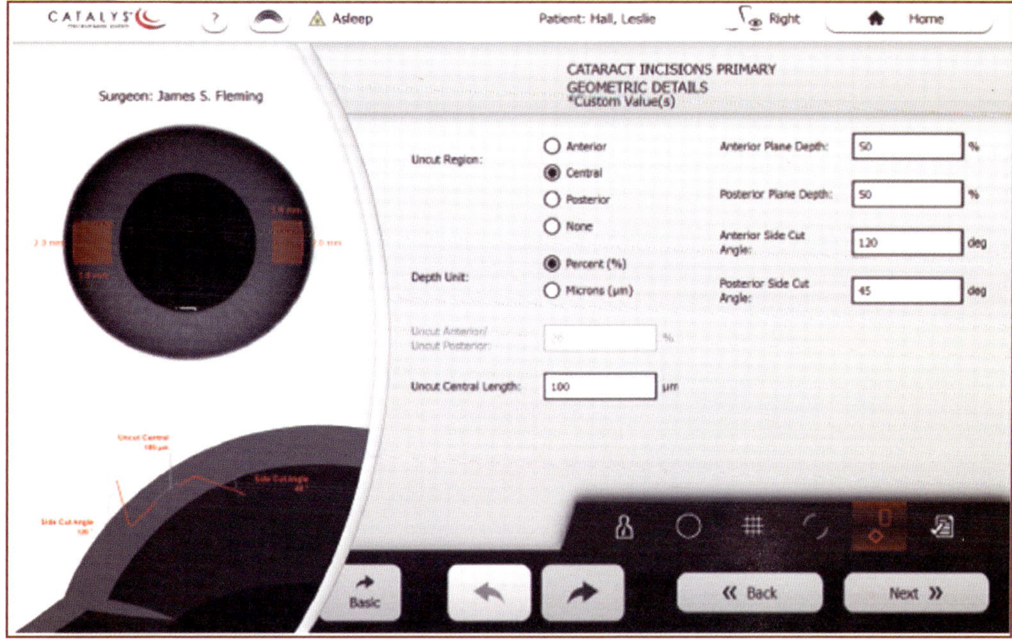

Figura 8. Pantalla detalles incisiones corneales para catarata.

imagen OCT tridimensional **(Figura 8)**. También es posible programar una zona donde la incisión no será completada (bien en la parte superior, central o inferior de la córnea).

El sistema tiene la capacidad de compensar la posible ciclorotación ocular y posicionar las incisiones en la orientación adecuada.

Para la corrección del astigmatismo también dispone de la opción de realizar incisiones relajantes o arcuatas, pudiendo seleccionar el centrado (respecto a centro pupilar, limbo o definido por el usuario), tamaño, zona óptica y opción de realizarlas dentro del estroma sin cortar la córnea anterior **(Figura 9)**. En todos los casos el grosor corneal será automáticamente determinado por

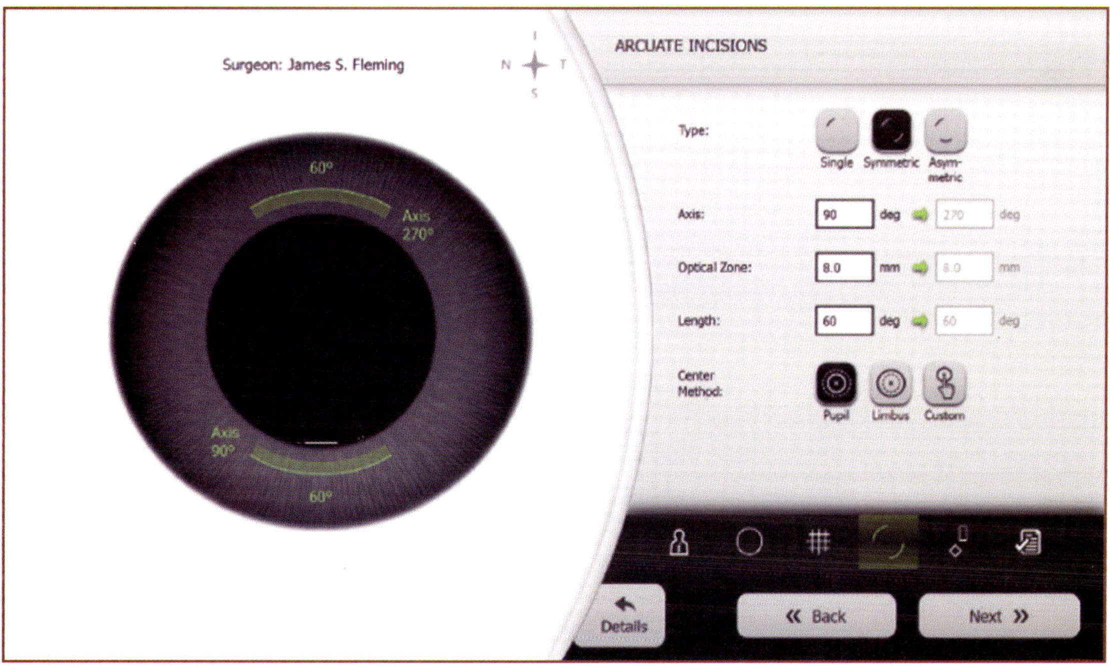

Figura 9. Pantalla detalles incisiones arcuatas.

el sistema de guiado OCT 3D y definido de antemano el porcentaje de córnea que profundizará la incisión.

Los primeros tratamientos y el estudio clínico en pacientes con la plataforma Catalys se realizó en la Clínica Centro Láser Santo Domingo, República Dominicana en 2009 por los doctores Batlle, Culbertson y Feliz **(Figura 10)**.

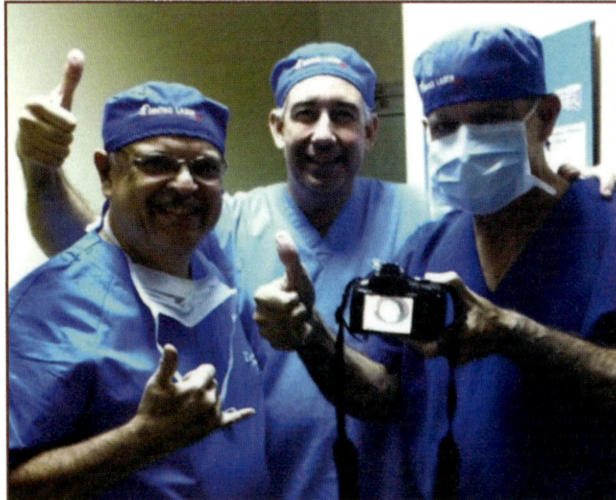

Figura 10. Drs. Batlle, Culbertson y Feliz en el Centro Láser Santo Domingo.

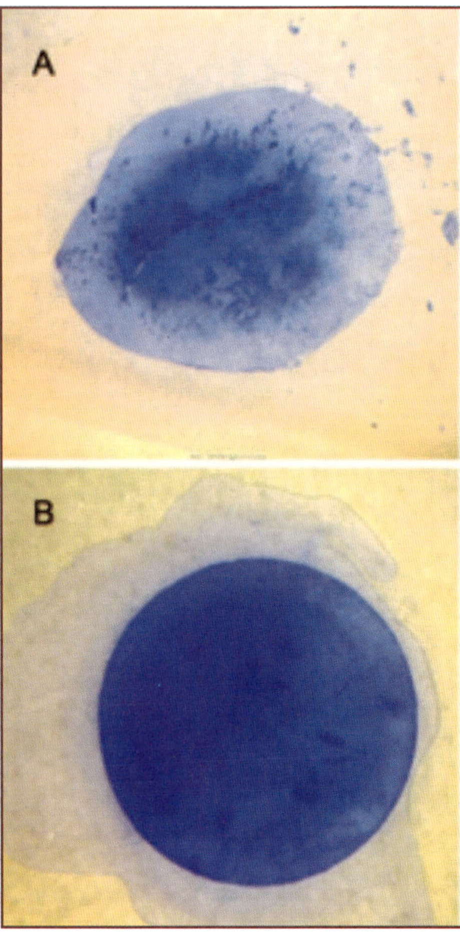

Figura 11. A) disco de capsulorrhexis manual B) disco de capsulotomía realizado con el láser Catalys.

Resultados

Palanker y colaboradores evaluaron la exactitud y precisión que el láser Catalys aporta durante la capsulotomía en un estudio clínico realizado en 50 pacientes en Centro Laser de Santo Domingo República Dominicana.[1]

La desviación sobre el tamaño intentado en los discos de capsulotomía realizados con el láser fue de 27 +/- 25 micras (n=29), mientras que para el grupo de capsulorrhexis manual fue de 282 +/- 305 micras (n=30) **(Figura 11)**.

La circularidad de los discos de capsulotomía en el grupo láser (n= 29) fue de 0,95+/- 0,04 (circularidad perfecta=1). En el grupo de capsulorrhexis manual (n=22) el valor de circularidad obtenido fue de 0,77+/-0,15.

Respecto al efecto de la fragmentación del núcleo realizada por el láser, los investigadores concluyen que el grado percibido de la dureza de la catarata disminuye en 2 grados (de grado 4 a grado 2).

Friedman y col midieron en ojos de cerdo la fuerza necesaria para desgarrar la cápsula después de realizar capsulotomía con láser Catalys 2 utilizando diferentes energías de disparo y compararon respecto a un grupo de capsulorrhexis manual **(Figura 12)**.

En el grupo de capsulotomía láser los investigadores determinaron que la resistencia al desgarro de la cápsula en el grupo de capsulotomía creada con láser fue mayor que en el grupo manual, si bien dicha resistencia disminuye al aumentar la energía del pulso láser: para 3 microjulios midieron 152 +/- 21 mN (milinewtons) y aumentando la energía a 10 microjulios el resultado fue de 113+/-23 mN. En el grupo de capsulorrhexis manual la resistencia al desgarro de la cápsula

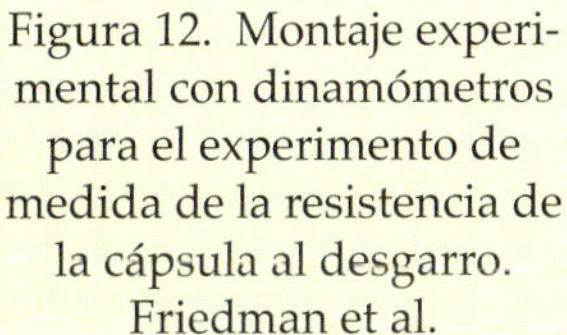

Figura 12. Montaje experimental con dinamómetros para el experimento de medida de la resistencia de la cápsula al desgarro. Friedman et al.

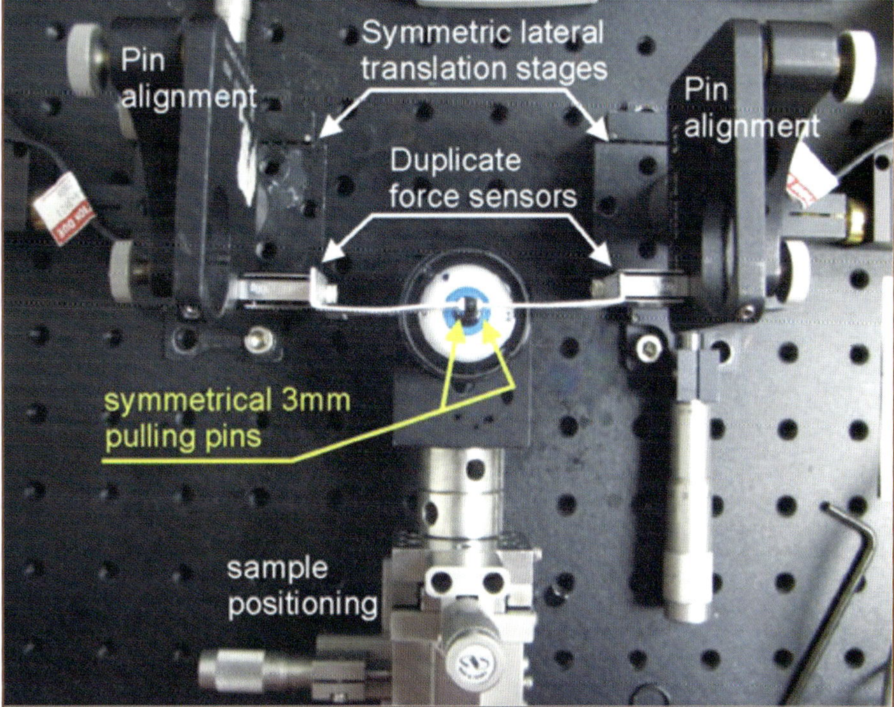

se estableció en 65+/-21mN. En uso comercial el láser Catalys emplea una energía de 4 microjulios para la realización de la capsulotomía.

El aumento de la PIO durante el tratamiento de la catarata con láser es otro de los puntos clave a considerar. Optimedica tuvo esto en cuenta al diseñar el Liquid Optics Interface utilizado en el láser Catalys.

Schultz y col[3] midieron y estudiaron las variaciones de la PIO antes, durante y después de la cirugía de catarata con Láser Catalys **(Figura 13)**.

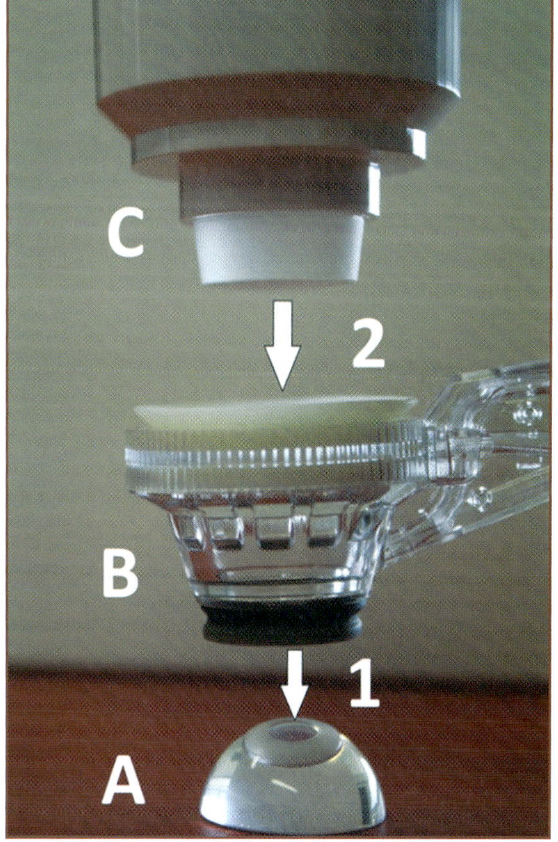

Figura 13. Esquema del proceso de acoplamiento con el interfaz líquido: A) ojo; B) anillo de succión; C) lente desechable. 1. acoplamiento entre ojo y anillo de succión; 2. acoplamiento entre anillo de succión y lente desechable.

En este estudio realizado en 100 ojos de pacientes en el Center for Vision Science, Ruhr University Eye Clinic, Alemania; los autores midieron un incremento máximo de la PIO de aproximadamente 12 mmHg (15,6+/-3,4 mmHg preoperatorio a 27,7+/-5,5 mmHg con succión aplicada durante el tratamiento láser).

La PIO máxima medida no excedió de 38,8 mmHg. En todos los casos la PIO volvió a valores normales al desactivar la succión.

Comparando con valores previamente publicados de aumento de PIO durante cirugía ocular con láser de femtosegundo (65 +/

-20 mmHg para Visumax; 135+/-16 mmHg para IntraLase; 205 +/-32 mmHg para Femtec y 184+/-28 mmHg para LDV Ziemer) el Liquid Optics Interface utilizado por Catalys induce un aumento de PIO muy suave durante la cirugía de cataratas.

Las ventajas de utilizar un interfaz de paciente sin contacto corneal (Liquid Optics Interface) fueron demostradas por Talamo y cols[4] quienes advirtieron que el uso de un interfaz curvo de contacto corneal produce pliegues en el endotelio corneal que dan lugar a desviaciones indeseadas en el posicionamiento de los pulsos láser **(Figuras 14 y 15)** dando como resultado puentes de tejido sin cortar y otras imperfecciones durante el tallado de la capsulotomía.

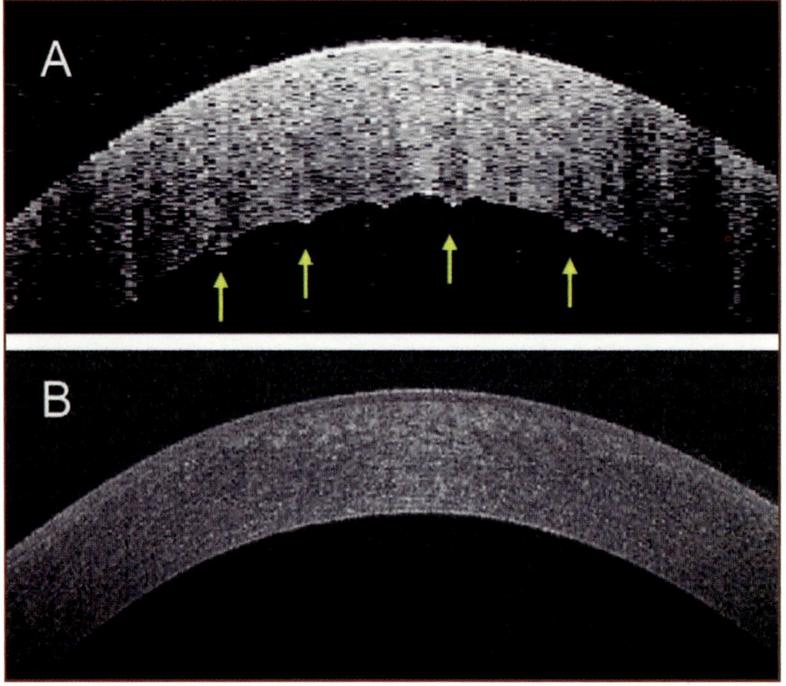

Figura 14. A) imagen OCT de la córnea acoplada a un interfaz curvo de contacto. B) imagen OCT de la córnea acoplada al interfaz líquido (Liquid Optics Interface).

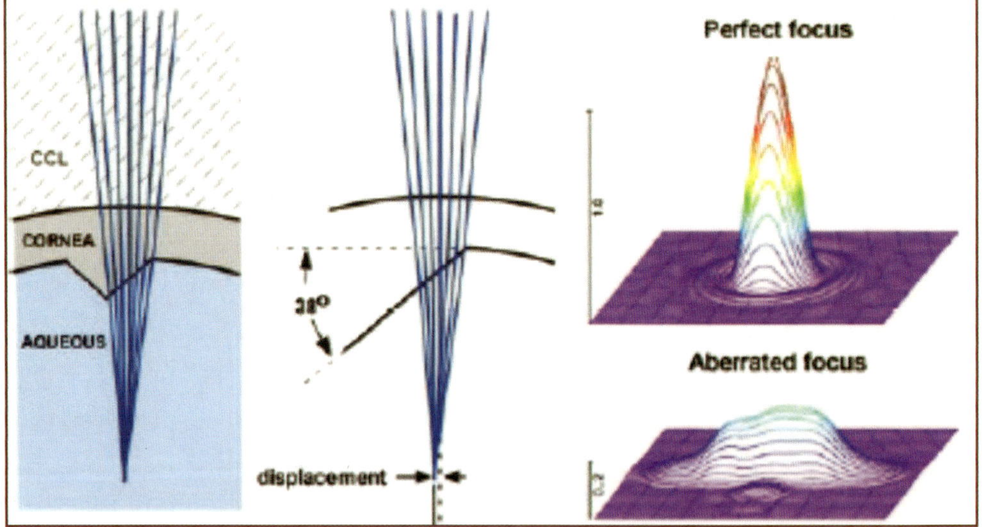

Figura 15. Pliegues en endotelio corneal provocan un desplazamiento no deseado del haz láser y un deterioro del foco al interactuar con el tejido.

Abell, Vote y Kerr del Tasmanian Eye Institute y Launcestone Eye Institute en Tasmania, Australia compararon la seguridad y eficacia de la cirugía de la catarata con láser Catalys y con la técnica tradicional manual. Sus resultados reflejan un 70% de reducción de tiempo efectivo de faco (EPT) en el grupo tratado con láser respecto al grupo manual.[5]

El Profesor Burkhard Dick y colaboradores de la Eye Clinic Universidad del Ruhr en Bochum, Alemania evaluaron diferentes patrones de fragmentación realizados con la plataforma Catalys con el propósito de minimizar el uso de la energía de ultrasonidos durante la fase de eliminación y aspiración del cristalino.[6]

El empleo de un patrón de fragmentación de rejilla completa con separación de líneas de 350 micras permitió una reducción de la energía de ultrasonidos (EPT) según el estudio comparativo de 160 ojos (80 ojos en el grupo con rejilla de 500 micras y 80 ojos en el de 350 micras).Tanto la media en Tiempo de Faco Efectivo como la media en Tiempo Absoluto de Faco presentaron una reducción estadísticamente significativa en el grupo de rejilla con 350 micras de separación **(Figura 16)**.

Con objeto de estudiar el impacto que sobre el contaje de células endoteliales y sobre el grosor de la córnea supone el empleo del láser Catalys durante la cirugía de la catarata, Conrad-Hengerer y colaboradores de la Eye Clinic Universidad del Ruhr, Bochum, Alemania realizaron un estudio clínico prospectivo con 3 meses de seguimiento en 146 ojos.[7]

En el grupo experimental (tratado con láser Catalys) la media utilizada de EPT (effective phaco time) fue de 0.0 segundos +0,1 mientras en el grupo control (cirugía catarata manual) fue de 1,4+0,1 segundos. En el grupo tratado con láser 47 ojos (64,4%) tuvieron 0.00 segundos de EPT, 66 ojos (90.4%) tuvieron un EPT de 0.07 segundos o menor.

Tres meses después de la cirugía, en el grupo tratado con láser la media de pérdida de células endoteliales fue de 8,1%. En el grupo control la media de pérdida endotelial fue 13,7%. Así mismo, el cambio relativo medio del grosor corneal a los 3 meses fue de 3,3% para el grupo tratado con láser y de 3,2% para el grupo de cirugía manual. El uso del láser femtosegundo permitió una reducción de la EPT con el beneficio de una menor pérdida de células endoteliales.

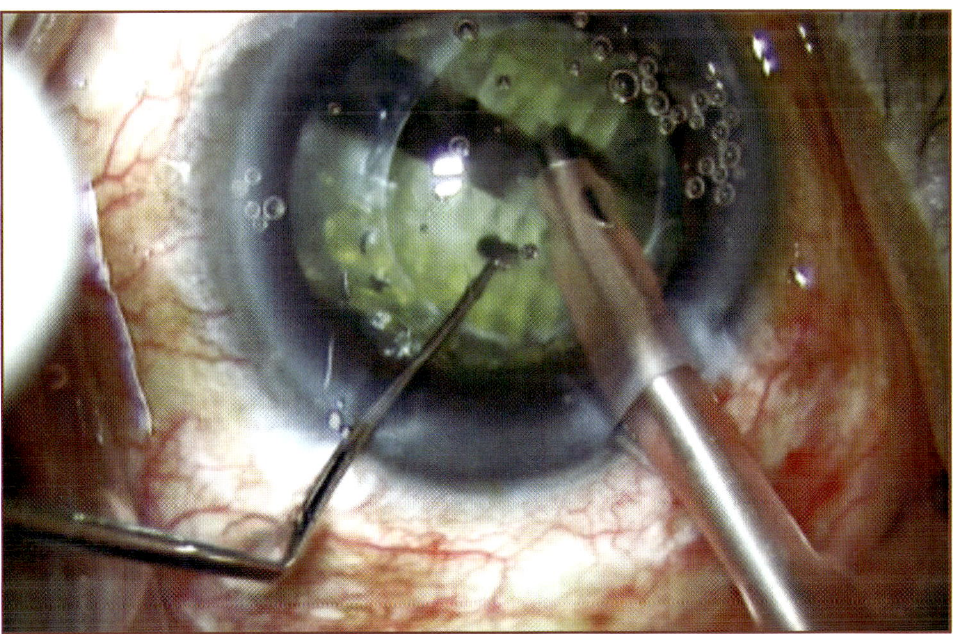

Figura 16. Fragmentación del núcleo con un patrón de rejilla completa.

Uso del Láser Femtosegundo Catalys en Casos Complicados

En Europa, el Profesor Burkhard Dick comenzó a utilizar la primera unidad de la plataforma Catalys en noviembre 2011 y pronto resaltó la gran utilidad del patrón de fragmentación en rejilla completa para conseguir una disminución de la energía de ultrasonidos (EPT) del 96% comparado con la cirugía manual tradicional. La versatilidad del sistema de guiado OCT tridimensional junto con el revolucionario diseño del interfaz de paciente del Catalys hacen posible la cirugía de catarata con láser femtosegundo incluso en casos complicados como pacientes con pupilas pequeñas[8] **(Figuras 17 y 18)**, sinequias, iris flácido, post-vitrectomía, distrofia de Fuchs, síndrome pseudoexfoliativo, córnea gutata, cámara estrecha, sinequia **(Figura 19)**, catarata morganiana, catarata congénita y catarata brunescente **(Figura 20)**.

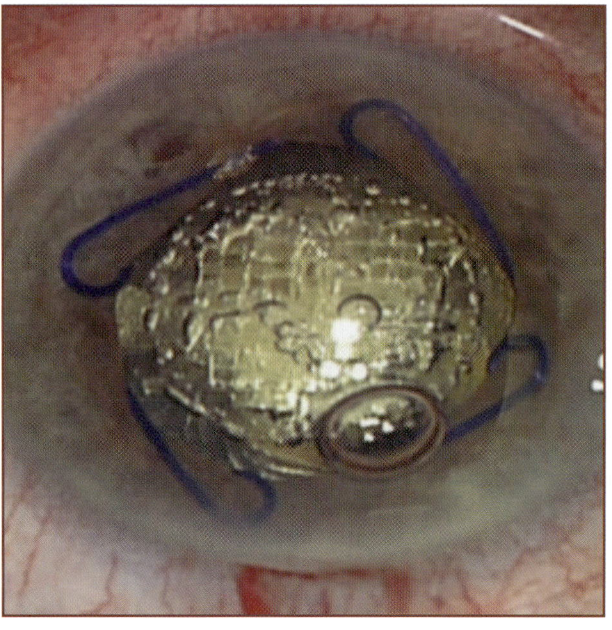

Figura 17. Pupila pequeña inserción anillo Malyugin.

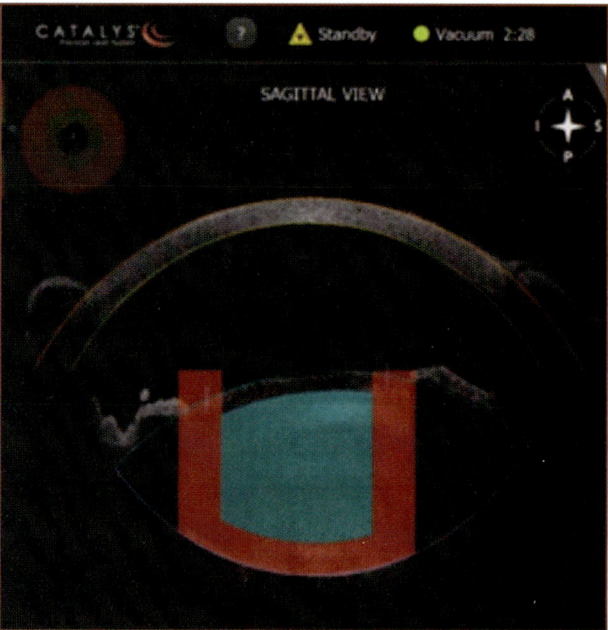

Figura 18. Imagen OCT y plan de tratamiento láser con anillo Malyugin insertado.

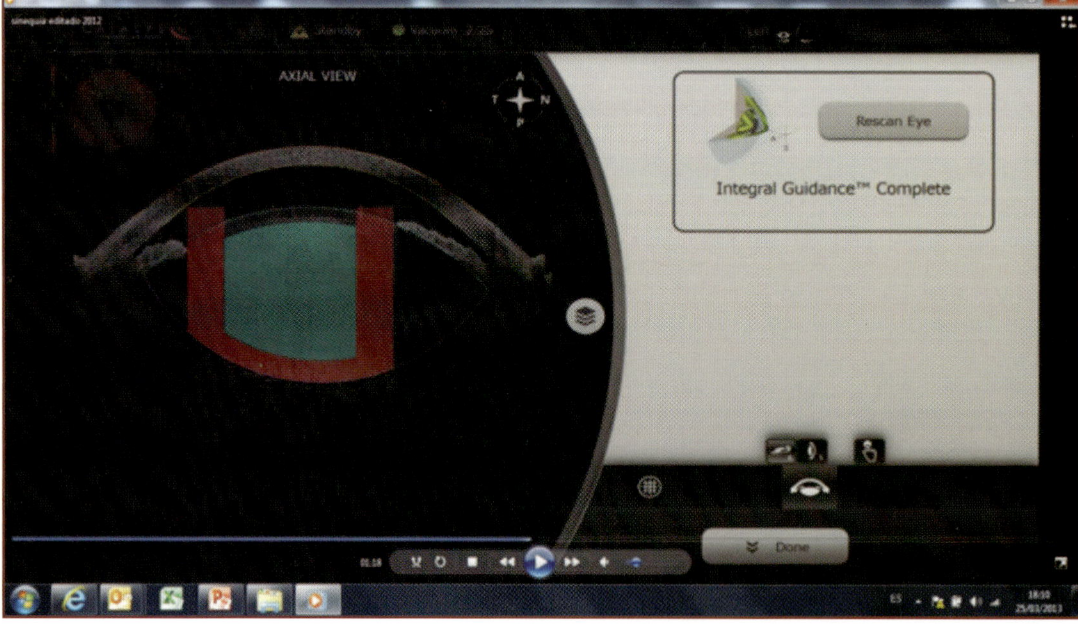

Figura 19. Imagen OCT 3D procesada de ojo con sinequia pupilar y cámara estrecha.

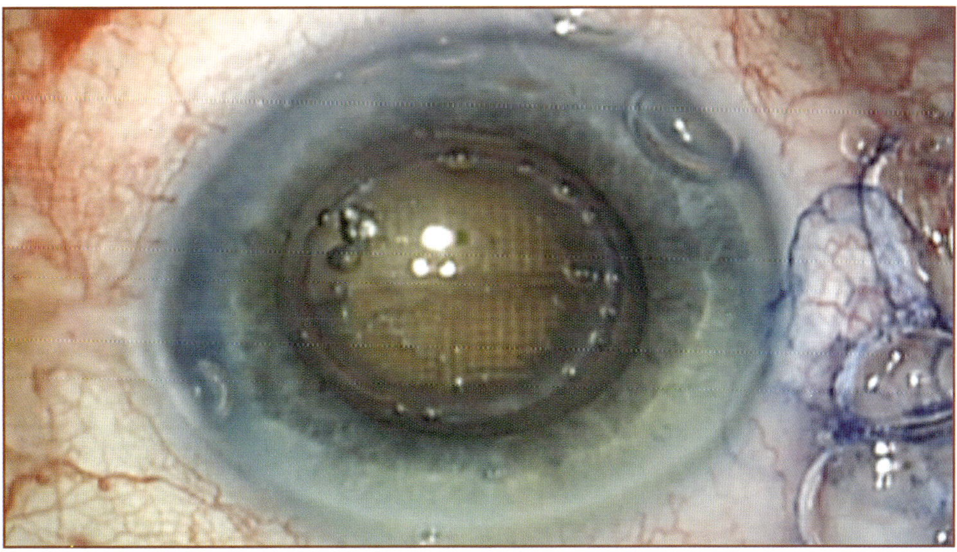

Figura 20. Catarata brunescente: capsulotomía y fragmentación del núcleo con patrón de rejilla completa.

La posibilidad de realizar capsulotomía anterior y posterior permitió al grupo del Prof. Dick tratar casos de catarata congénita pediátrica y síndrome de Marfan con éxito[9] así como casos con la técnica Bag-in-the-Lens[10] donde el láser Catalys permite en un primer paso realizar la capsulotomía anterior y fragmentación del núcleo y, una vez aspirado éste se vuelve a utilizar el láser para realizar la capsulotomía posterior. La técnica manual de Bag-In-The-Lens fue inicialmente descrita por Tassignon et al en 2002[11] con el objeto de prevenir la opacificación de la cápsula posterior que es la complicación más frecuente en la cirugía de la catarata moderna. Esta técnica ha sido criticada por la dificultad de realizar una capsulotomía posterior manual con un tamaño y centrado adecuados. El mínimo aumento de PIO (12 mmHg) inducido por el Liquid Optics Interface permite volver a acoplar el anillo de succión al paciente aunque se hayan realizado incisiones corneales previamente. De esta manera se consiguen capsulotomías anteriores y posteriores de gran precisión en tamaño y centrado **(Figura 21)**.

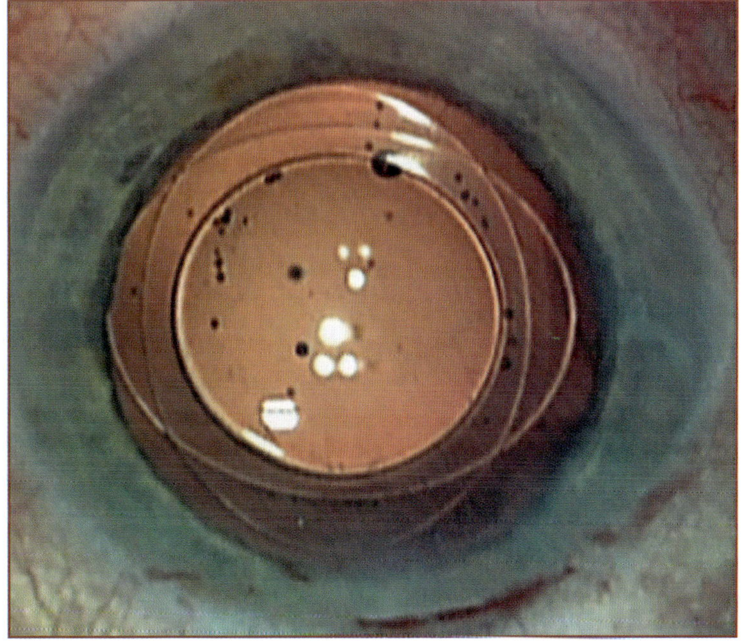

Figura 21. LIO implantada con técnica bag in the lens y capsulotomía anterior y posterior con láser Catalys.

Referencias

1. Palanker DV, Blumenkranz MS, Andersen D, Wiltberger M, Marcellino G, Gooding P, Angeley D, Schuele G, Woodley B,Simoneau M, Friedman NJ, Seibel B, Batlle J, Feliz R,
Talamo J, Culbertson W. Femtosecond laser-assisted cataract surgery with integrated optical coherence tomography. Sci Transl Med 2010; 2:58ra85.
2. Friedman NJ, Palanker DV, Schuele G, Andersen D,Marcellino G, Seibel BS, Batlle J, Feliz R, Talamo JH, Blumenkranz MS, Culbertson WW. Femtosecond laser capsulotomy.
J Cataract Refract Surg 2011; 37:1189–1198
3. Schultz T, Conrad-Hengerer I, Hengerer FH, Dick HB. Intraocular pressure variation during femtosecond laser-assisted cataract surgery using a fluid-filled interface. J Cataract Refract Surg 2013; 39:22–27
4. Talamo JH, Gooding P, Angeley D, et al. Optical patient interface in femtosecond laser-assisted cataract surgery: contact corneal applanation versus liquid immersion. J Cataract Refract Surg 2013;39:501–10.
5. Abell RG, Kerr NM, Vote BJ. Femtosecond laser-assisted cataract surgery compared with conventional cataract surgery. Clin Experiment Ophthalmol 2013;41:455–62
6. Conrad-Hengerer I, Hengerer FH, Schultz T, Dick HB. Effect of femtosecond laser fragmentation of the nucleus with different softening grid sizes on effective phaco time in cataract surgery. J Cataract Refract Surg 2012; 38:1888–1894
7. Ina Conrad-Hengerer, MD, Mayss Al Juburi, MD, Tim Schultz, MD,Fritz H. Hengerer, MD, PhD, H. Burkhard Dick, MD, PhD: Corneal endothelial cell loss and corneal thickness in conventional compared with femtosecond laser–assisted cataract surgery: Three-month follow-up J Cataract Refract Surg 2013; 39:1307–1313.
8. Ina Conrad-Hengerer, MD, Fritz H. Hengerer, MD, PhD, Tim Schultz, MD, H. Burkhard Dick, MD, PhD: Femtosecond laser–assisted cataract surgery in eyes with a small pupil; J Cataract Refract Surg 2013; 39:1314–1320 Q 2013.
9. Schultz T, Ezeanosike E, Dick HB: Femtosecond laser-assisted cataract surgery in pediatric Marfan syndrome. J Refract Surg. 2013 Sep;29(9):650-2. doi: 10.3928/1081597X-20130819-06.
10. H. Burkhard Dick, MD, PhD, Ana Paula Canto, MD, William W. Culbertson, MD, Tim Schultz, MD: Femtosecond laser–assisted technique for performing bag-in-the-lens intraocular lens implantation . J Cataract Refract Surg 2013; 39:1286–1290.
11. Tassignon M-JBR, De Groot V, Vrensen GFJM. Bag-in-the-lens implantation of intraocular lenses. J Cataract Refract Surg 2002;28:1182–1188.

63

Plataforma LenSx® de Alcon

Dr. Claudio Orlich Dundorf

Durante el 2010, el láser de femtosegundo LenSx® actualmente de la compañía Alcon (Novartis, Basilea, Suiza), fue el primer equipo de este tipo aprobado por la FDA (United States Food and Drug Administration) para realizar la capsulotomía y fragmentación del cristalino en cirugía de catarata **(Figura 1)**. Los primeros equipos fueron comercializados a inicios del 2011. Rápidamente se sumaron otros equipos de femtosegundo con la posibilidad de realizar algunos de los pasos más relevantes de la cirugía de catarata como son: la capsulotomía anterior, la fragmentación del núcleo del cristalino y las incisiones primaria y secundaria (dos secundarias en el caso de aspiración bimanual). Además se sumó la posibilidad de manejar el astigmatismo corneal con incisiones arqueadas que pueden ser intraestromales o abiertas hasta la superficie.

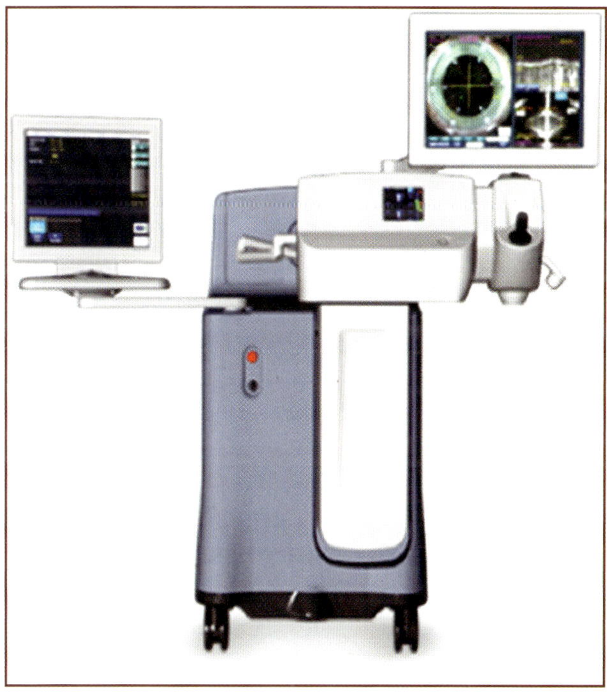

Figura 1. Equipo LenSx® de Alcon.

El LenSx® produce un fenómeno conocido como fotodisrupción, el cual se produce cuando un haz de pulsos de láser de muy corta duración (10^{-15} segundos), genera un plasma tras los impactos confluyentes, este plasma se expande a gran velocidad y desplaza el tejido a su alrededor, el plasma expandido se distribuye a través del tejido como un frente de onda, cuando el frente de onda pierde energía y velocidad, las ondas acústicas desaparecen y el plasma se enfría, formando una burbuja de gas, en este proceso se elimina una pequeña cantidad de tejido (menos de 1 micra) y la burbuja que queda contiene principalmente dos gases: dióxido de carbono y vapor de agua.

Al momento de realizar este capítulo, se han instalado más de 400 equipos LenSx® en 61 países, con más de 2.200 cirujanos entrenados.

El LenSx® es un equipo en constante evolución, desde su lanzamiento a la fecha a sufrido múltiples actualizaciones mejorando su desempeño. Probablemente la mejora más importante en el equipo ha sido el cambio de la interfase rígida curva por una interfase blanda. La interfase inicial rígida deformaba ligeramente la córnea, produciendo algunos pliegues que influían en el trayecto del láser requiriendo mayor cantidad de energía y dejando pequeñas áreas sin tratar, que en el caso de la capsulotomía se manifestaban como pequeñas adherencias en la capsula que debían ser manejadas adecuadamente por el cirujano para evitar prolongaciones de la capsulotomía y complicaciones. Al utilizar la interfase blanda o "SoftFit" el problema de los pliegues corneales se solucionó, disminuyendo significativamente las adherencias en la capsulotomía.

En sus inicios era necesario colocar una marca en la córnea para compensar manualmente la ciclotorsión del ojo durante el tratamiento, sin embargo en la actualidad con el sistema Verion™, que permite tomar una fotografía del iris y vasos esclerales del paciente sentado, la ciclotorsión es compensada automáticamente por el equipo, dando mayor precisión en la ubicación de las incisiones primaria, secundaria y arqueadas. Otra ventaja del sistema Verion™ es que permite centrar la capsulotomía de forma automática según determine el cirujano, en el eje visual, centro de la pupila o de la córnea, eliminando este paso que anteriormente era manual.

El equipo LenSx® requiere de una temperatura entre 18 y 22 grados centígrados y una humedad entre 30 y 65% para un adecuado funcionamiento. Algunos cirujanos ha preferido ubicarlo fuera del quirófano en un área no estéril y otros dentro de la sala de cirugía. Requiere un espacio mínimo de 4.27 por 3.35 mt. No cuenta con camilla propia, por lo que se puede utilizar la misma camilla quirúrgica donde se realizará la facoemulsificación o camillas con ruedas que permiten desplazar al paciente a otro salón para finalizar el procedimiento. En octubre del 2012 Alcon anunció que LenSx había recibido la aprobación de la FDA para realizar colgajos corneales, por lo cual en algunos centros se ha ubicado como una suite refractiva junto al excimer láser para realizar los colgajos para LASIK y la ablación con el excimer láser en un solo lugar.

Con esta tecnología actualmente en evolución es difícil presentar resultados definitivos, cada tres o cuatro meses se realizan actualizaciones y mejoras al equipo que influyen en los resultados refractivos de los pacientes operados.

Aún así, existe en la actualidad suficiente evidencia científica para llegar a la siguiente conclusión: *"la cirugía refractiva de catarata con láser es más segura y tiene mejores resultados visuales que el método tradicional"*.

Tomografía Óptica Coherente (OCT)

El LenSx® tiene un OCT de alta definición que realiza un escaneo 360° del segmento anterior, esta información en forma de cilindro es presentada en la pantalla de forma lineal **(Figuras 2 y 3)**. El equipo toma una imagen de referencia para determinar la profundidad del tratamiento del láser. Si durante el procedimiento el paciente desplaza la cabeza hacia atrás o pierde succión, el plano determinado a tratar no corresponderá con la realidad generando capsulotomías incompletas. Esto se puede evitar verificando siempre que la barra de aplanación se encuentre en el mismo punto donde se tomó la imagen del OCT. Para evitar el desplazamiento de la cabeza hacia atrás durante el procedimiento se recomienda utilizar una camilla con un soporte que no sea muy blando.

Acoplamiento o "Docking"

El acoplamiento o "docking" es uno de los pasos más importantes para un adecuado procedimiento. Tiende a ser más sencillo para aquellos cirujanos que realizan cirugía refractiva con otros equipos de femtosegundo como el intraLase, siendo un reto más difícil para aquellos cirujanos exclusivamente de catarata. A diferencia del intraLase, que utiliza un dispositivo para la succión y posteriormente se produce el aplanamiento en un segundo tiempo, el LenSx® realiza ambas funciones al mismo tiempo haciendo

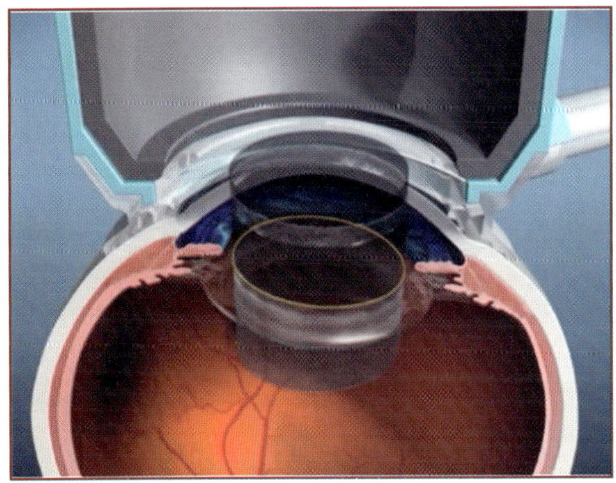

Figura 2. Escaneo 360° del OCT en forma cilíndrica (cortesía de Laboratorios ALCON).

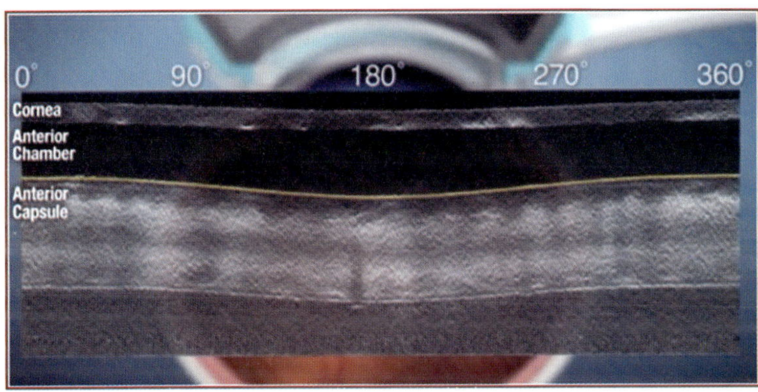

Figura 3. Proyección lineal de la información obtenida en forma cilíndrica por el OCT *(Cortesía de Laboratorios ALCON).*

el acoplamiento más difícil. Se debe solicitar al paciente que mire la luz de fijación para lograr un centrado adecuado. Una de las principales causas de falla durante el acoplamiento es cuando el párpado inferior se interpone entre el ojo del paciente y la interfase, es más fácil identificar cuando el problema es el párpado superior porque podemos verlo durante el acoplamiento, por esto es importante a diferencia de otras cirugías donde le pedimos al paciente que suba el mentón, con LenSx solicitar al paciente que baje el mentón para facilitar el acoplamiento. Durante el acercamiento de la interfase al ojo, el cirujano puede guiarse por la imagen de la pantalla centrando la retícula con la pupila del paciente. Además puede observar la imagen del OCT donde la córnea y la cápsula anterior deben verse lo más planas posibles para asegurar un acoplamiento adecuado. Con el SoftFit es más sencillo visualizar la pupila en la pantalla, ya que no se produce el empañamiento de la superficie de la interfase como sucede con la interfase rígida. La succión no está en control del cirujano, debe solicitarla a su asistente en el momento que lo considere conveniente. Durante la succión el paciente puede experimentar presión en el ojo e inconcientemente desplazar la cabeza hacia atrás, por lo cual un soporte adecuado es necesario en la cabecera de la camilla para evitar una pérdida de succión, debe ser una superficie dura.

Capsulotomía Anterior con Láser

Nos referimos a capsulorrexis circular continua (C.C.C.) cuando realizamos la abertura anterior de la bolsa capsular de forma manual y capsulotomía anterior cuando ésta se realiza con láser. El láser LenSx® guiado por el OCT genera pulsos en forma cilíndrica que confluyen para realizar la capsulotomía. Nagy y colaboradores[1] demostraron de el 100% de las capsulotomías realizadas con LenSx® se encontraban dentro de ±0.25 mm del diámetro deseado, mientras que sólo un 10% de las manuales alcanzaban esta precisión. Se piensa que el calor producido por el láser modifica la capsulotomía de tal forma que su fuerza tensil o la fuerza que permite ejercer sin desgarrarse es mayor con el láser que cuando se realiza una capsulorrexis, esto ha sido demostrado por diferentes estudios.[2] Generalmente se hace una capsulotomía entre 4.9 y 5.2 mm, con la mayoría de las lentes con ópticas de 6 mm, permitiendo un traslape del borde de la cápsula anterior sobre la superficie anterior de la lente, de tal forma que se asegura su posicionamiento dentro de la bolsa capsular. Una capsulorrexis o capsulotomía pequeña, menor a 4 mm, tiene mayor incidencia de fimosis capsular con el consiguiente desplazamiento posterior de la lente, induciendo hipermetropía por un desplazamiento en la posición efectiva del lente.

La importancia de una abertura de la cápsula anterior continua y de tamaño adecuado es bien conocida, una prolongación de la capsulotomía puede generar pérdida de vítreo y comprometer la implantación de la lente intraocular en especial si se trata de una lente multifocal o tórica. Una capsulotomía irregular o discontinua puede inducir una inclinación de la lente e inducir un astigmatismo lenticular, de tal forma que las capsulotomías con láser inducen menos aberraciones internas que la capsulorrexis circular continua.[3] Un estudio realizado por Kránitz y col.[4] demostró que al año de seguimiento la posibilidad de un descentramiento de la lente intraocular es seis veces mayor si se realiza una capsulorrexis circular continua comparado a una capsulotomía con LenSx®.

La posibilidad de realizar una capsulotomía centrada automáticamente de diámetro perfecto y constante es una de las principales justificaciones para realizar una cirugía de catarata con láser contra un procedimiento convencional.

Fragmentación del Núcleo

La mayor cantidad de energía de ultrasonido liberada durante una facoemulsificación en una técnica de "stop and chop" o "dividir y vencer" se produce durante la formación del túnel para fragmentar el cristalino. El láser permite dividir el cristalino con diferentes patrones para disminuir significativamente la cantidad de energía utilizada durante la cirugía.[5]

Estudios iniciales demostraron una reducción de 43% en el poder y 51% en el tiempo de faco con LenSx® comparándolas con cirugías tradicionales.[4] Este beneficio ha generado córneas con paquimetrías más delgadas al día siguiente[6] siendo de gran importancia para pacientes con bajos conteos endoteliales, distrofia de Fuchs o pacientes con injertos corneales. El LenSx® permite realizar cilindros, fragmentaciones lineales y en la actualidad pequeños cubos que pueden ser fácilmente aspirados sin necesidad de utilizar ultrasonido. Se pueden combinar patrones para facilitar la remoción de los fragmentos, como es el patrón de dos o tres fragmentaciones lineales, dividiendo la catarata en 4 ó 6 fragmentos combinados con un cilindro central que permita acceder fácilmente al cristalino para separar los fragmentos.

En la actualidad no es posible modificar la cantidad de energía utilizada para fragmentar el cristalino dependiendo de la dureza del núcleo, factor que probablemente será modificado con el tiempo **(Figura 4)**.

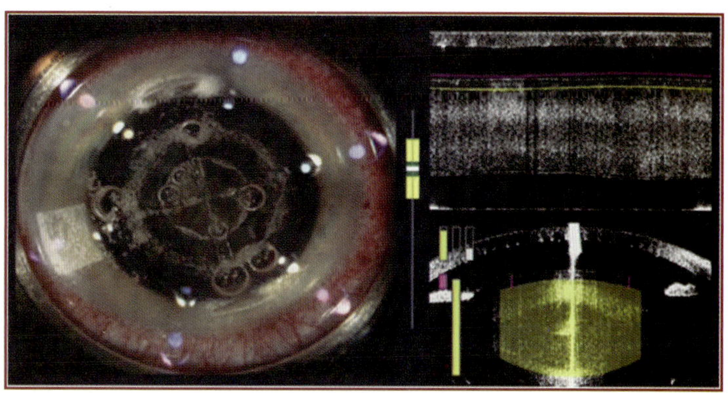

Figura 4. Imagen de la pantalla LenSx.

Incisiones Corneales

El LenSx® utiliza un OCT que permite la visualización en 3D del segmento anterior para planear la cirugía. Permite planear con gran precisión la profundidad, largo y posición de la incisión primaria. El OCT asegura la creación de una incisión con una geometría constante. Se puede programar incisiones tipo trapezoide con la base interna o externa, según preferencias del cirujano. Las incisiones son tan exactas que deben realizarse ligeramente más grandes que las realizadas con bisturí, una incisión 2.2 mm con láser debe ser de al menos 2.3 ó 2.4 mm. Incisiones muy ajustadas aumentan la dificultad de introducir la punta del faco con el riesgo de desgarros en la membrana de descemet, generan más edema y distorsión de los bordes de la incisión, siendo más frecuentes problemas de filtración al finalizar la cirugía. Incisiones muy corneales generan mayor edema, son menos autosellantes y producen sensación de cuerpo extraño en el postoperatorio. Incisiones muy esclerales son difíciles de abrir por la conjuntiva. Existe una tendencia del equipo a realizar la incisión ligeramente más corneal de lo programado, consideración importante para determinar la posición de la incisión ligeramente más limbar. Idealmente se puede secar con una microespoja la incisión para identificar adecuadamente el plano de la incisión y entrar a cámara anterior con una espátula roma. Es preferible abrir primero la incisión secundaria e inyectar viscoelástico antes de abrir la primaria, evitando descompresiones bruscas de la cámara anterior que pueden generar una prolongación de la capsulotomía si hay adherencias en esta. La longitud ideal de la incisión está entre 1600 y 1700 micras, túneles más cortos tienen mayor posibilidad de fugas. Se pueden realizar dos o tres planos según preferencias del cirujano.

Generar incisiones precisas y constantes no solo tienen un impacto para controlar el astigmatismo inducido, también disminuyen el riesgo de fuga de humor acuoso y en teoría una probable endoftalmitis. Se ha establecido que la ubicación de la incisión y la fuga de humor acuoso en las primeras horas son las principales variables asociadas a una endoftalmítis. Serán necesarios estudios multicéntricos con gran cantidad de procedimientos para determinar si realmente se produce una disminución de las infecciones intraoculares al realizar la incisión con láser, pero en teoría debería ser así.

No tener que utilizar cuchilletes o bisturí para realizar las incisiones representa una ventaja para el cirujano y personal de quirófano en casos de pacientes con enfermedades infectocontagiosas como hepatitis, VIH y otras, reduciendo la exposición y la posibilidad de un accidente.

Incisiones Arqueadas

Aunque muy cuestionadas por sus resultados impredecibles e inestables con bisturí, con el láser de femtosegundo se abre la posibilidad de realizar incisiones arqueadas intraestromales más precisas y estables guiadas por OCT. Sólo el tiempo determinará su estabilidad a largo plazo, en la actualidad son de gran utilidad en astigmatismos bajos y como complemento de las lentes tóricas, sin desplazar a estas, que son la forma más efectiva de corregir el astigmatismo en una cirugía de catarata.

Las incisiones intraestromales hipocorrigen con respecto a las abiertas hasta la superficie, por lo que se pueden abrir posteriormente si se desea un efecto adicional.

Contraindicaciones del LenSx®

- Descemtatoceles o adelgazamientos corneales que puedan generar una ruptura corneal durante la succión.
- Pupilas pequeñas menores a 5 mm que no dilatan.
- Presencia de sangre o algún otro material en la cámara anterior.
- Glaucoma en especial si presenta una vesicular filtrante o hipotonía.
- Pacientes que no puedan cooperar, incluyendo pacientes pediátricos.

Es importante tomar en cuenta que en pacientes con queratotomía radiada no es recomendable hacer las incisiones corneales para evitar que el gas producido por el láser escape por los cortes de las incisiones y se genere una incisión irregular. En pacientes operados de LASIK, se recomienda que la incisión quede en el área de la bisagra para evitar falsas vías.

Complicaciones con LenSx®

Como todo procedimiento quirúrgico, la cirugía de catarata con láser tiene una curva de aprendizaje. Dentro de las complicaciones que se pueden presentar están:

- Pérdida de succión. El equipo no se detiene si hay pérdida de succión, el cirujano debe retirar el pie del pedal, de no hacerlo el láser continua el tratamiento y se puede lesionar accidentalmente la córnea.
- Presencia de adherencias en la capsulotomía por pliegues corneales, menos frecuente con la interfase SoftFit.
- Capsulotomía incompleta, generalmente por desplazamiento de la cabeza del paciente, verificar la barra de aplanación durante el procedimiento.

- Bloqueo capsular durante la hidrodisección con ruptura de la cápsula posterior y luxación del núcleo a cavidad vítrea,[7] reportado durante una hidrodisección agresiva por sobrecarga de la bolsa capsular por exceso de líquido y gas.
- Fuga de líquido por la incisión. En algunos casos es necesario suturar la herida.
- Hemorragias subconjuntivales, con el SofFit el vació se reduce significativamente (16mmHg) disminuyendo las hemorragias, sin embargo aún se presentan, siendo importante tomar en cuenta para pacientes anticoagulados o que toman aspirina.

El primer reporte de luxación de un cristalino por ruptura posterior en un bloqueo capsular se presentó por el Dr. Timothy Roberts en Australia.[7] Posteriormente el mismo Dr. Roberts reportó que estas luxaciones se presentaron en sus primeros 200 casos de 1500, en sus siguientes 1300 casos no se presentó esta complicación.[8] Gracias a sus reportes, el bloqueo capsular es sumamente infrecuente, una irrigación cuidadosa, identificando y desplazando las burbujas de gas, permiten hacer una hidrodisección muy segura. En algunos casos el mismo gas producido durante la fragmentación del cristalino genera una especie de "pneumodisección" y la hidrodisección puede ser innecesaria o mínima.

El láser cuenta con una línea discontinua color violeta que nos indica en la pantalla un espacio de 500 micras de seguridad para evitar lesionar la cápsula posterior, no es posible producir una ruptura directa de la cápsula si se sigue este parámetro de seguridad. No es necesario que el láser fragmente el cristalino muy cerca de la cápsula posterior, lo importante es identificar en el OCT el cambio de densidad del núcleo del cristalino para fragmentarlo y finalizar la fragmentación del epinúcleo con maniobras de presión y contrapresión como con la técnica de stop and chop o dividir y vencer.

Es recomendable realizar la facoemulsificación del cristalino dentro de los siguientes cinco a diez minutos posteriores al LenSx. Por la liberación de gas y material cortical en la cámara anterior, existe una tendencia de la pupila a cerrarse aumentando la dificultad de la facoemulsificación.

En la actualidad la cirugía refractiva de catarata con láser se encuentra en constante evolución. Evidencia científica nos indica que es el camino correcto para alcanzar la emetropia de forma consistente, reproducible y segura en la cirugía de catarata.

Referencias

1. Nagy Z, Initial clinical evaluation of an intraocular femtosecond laser in cataract surgery. J Refracti Surg. 2009;25(12):1053-1060
2. Friedman, Femtosecond laser capsulotomy. J Cataract Refract Surg 2011; 37:1189–1198
3. Miháltz K. Internal aberrations and optical quality after femtosecond laser anterior capsulotomy in cataract surgery. J Refract Surg. 2011 Oct;27(10):711-6.
4. Kránitz K, Takács A, Miháltz K, Kovács I, Knorz MC, Nagy ZZ, Femtosecond Laser Capsulotomy and Manual Continuous Curvilinear Capsulorhexis Parameters and Their Effects on Intraocular Lens Centration. Journal of Refractive Surgery, 2011;27:559-563.
5. Abell RG, Kerr NM, Vote BJ. Toward zero effective phacoemulsification time using femtosecond laser pretreatment. Ophthalmology. 2013;120(5):942-948.
6. Agnes I. Takács. Central Corneal Volume and Endothelial Cell Count Following Femtosecond Laser-assisted Refractive Cataract Surgery Compared to Conventional Phacoemulsification Journal of Refract Surg. Vol.28, No. 6, 2012.
7. Timothy V. Roberts. Capsular block syndrome associated with femtosecond laser-assistedcataract surgery. J Cataract Refract Surg 2011; 37:2068-2070
8. Timothy Roberts. Surgical Outcomes and Safety of Femtosecond Laser Cataract Surgery. Ophthalmology 2013; 120:227-233

64

Cirugía Asistida por Láser más Resultados con LIO Multifocal, LIO Multifocal Tórica, LIO Tórica

Dr. Arnaldo Espaillat Matos,
Dr. Obniel Pérez Padrón,
Rick Potvin, OD

Introducción

La cirugía de catarata es el procedimiento quirúrgico que más se realiza en el mundo cada año, con un volumen aproximado de 19 millones de operaciones.[1] En la actualidad, el grado de sofisticación alcanzado en la misma ha permitido que en su gran mayoría se pueda lograr no sólo la rehabilitación visual del paciente sino también excelentes resultados refractivos, por eso, hoy día se considera que la cirugía moderna de la catarata es también una cirugía refractiva.[2]

Desde la introducción de la facoemulsificación hasta la actualidad, han ocurrido avances en el hardware y software que utilizan los equipos modernos para poder eliminar la catarata de forma cada vez más segura. Por ejemplo, el uso del ultrasonido torsional, la emisión del mismo en forma continua, pulsada o en ráfaga, el desarrollo de programas que manejan la fluídica de forma más eficiente para evitar el colapso de la cámara anterior durante la facoemulsificación (y así proteger la cápsula posterior), el empleo de fluídica con presión positiva generada por la propia máquina en lugar de la presión por gravedad, etc.

Igualmente, se han producido grandes avances en la capacidad de corrección refractiva y de calidad óptica como son el desarrollo de las micro incisiones para inducir menos astigmatismo, el empleo de lentes intraoculares (LIO) de tecnología avanzada que corrigen la aberración esférica corneal (lentes asféricas), las que producen multifocalidad de la luz para reducir la dependencia de las gafas a las distintas distancias de visión (LIO multifocal), las lentes intraoculares tóricas que corrigen o disminuyen el astigmatismo corneal presente en el paciente (LIO tórica) o las que combinan las propiedades de todas las anteriores (LIO multifocal asférica tórica). Esto sin olvidar las que tienen capacidad de corrección de presbicia del tipo acomodativo (LIO acomodativas).

Láser de Femtosegundo en la Cirugía del Cristalino

La introducción del láser de femtosegundo en la cirugía de la catarata ha representado cambios en cuanto a la reproducibilidad y exactitud de los pasos quirúrgicos que se ejecutan en la misma. Con el empleo del láser se puede realizar una capsulotomía con mayor precisión en su centrado, tamaño y forma que la capsulorrexis circular continua (CCC) hecha de forma manual de la facoemulsificación estándar (FE).[1,3,4] Igualmente, en estudios realizados en ojos de cerdo se ha reportado que las capsulotomías creadas con el láser tienen una mayor fortaleza que las CCC.[5] Sin embargo, también se ha reportado que comparando las capsulotomías láser en humanos versus las CCC, la proporción de desgarro de las primeras es mayor, muy especialmente en el periodo de la curva de aprendizaje del cirujano. Mediante microscopía electrónica se han identificado líneas de impacto de láser aberrantes así como "lengüetas" de tejido capsular en sus bordes, aún en capsulotomías libres en sus 360°. A través de esos puntos se puede producir una rotura de la cápsula anterior que incluso pueda extenderse hasta la cápsula posterior. Esto ha sido atribuido a micro movimientos del ojo de hasta 100 micras durante la aplicación del láser. Los motivos de estos micro movimientos pueden ser por una succión inadecuada de la interfase empleada para fijar el ojo o de una conjuntiva muy laxa.[6]

Otros estudios muestran que los bordes de las capsulotomías láser pueden ser tan suaves como las manuales (excepto por la presencia de microsurcos creados por el láser), siempre y cuando sean realizadas con baja energía (6 a 7 μJ).[7,8]

Por otro lado, esta mayor precisión en la construcción de las capsulotomías permite un mejor posicionamiento de la LIO dentro del ojo, ya que el borde de la óptica puede quedar cubierto en sus 360° por el borde de la capsulotomía de una forma más precisa y consistente[4,9] **(Figura 1)**. Este hecho resulta de vital importancia para el resultado refractivo de la cirugía, ya que permite predecir mejor la "posición efectiva de la lente", que es lo que las fórmulas biométricas de cálculo de poder dióptrico tratan de precisar, para que el resultado refractivo sea el que ellas pronostican.

Diferentes estudios han demostrado que un lente intraocular bien centrado y con cobertura de sus bordes en los 360° por parte de la cápsula anterior, evita el descentramiento y/o inclinación de la óptica, cambios refractivos hacia la miopía y opacificación de la cápsula anterior y posterior, debido a que se produce un contracción fibrótica simétrica del saco capsular en el tiempo.[10-15]

Otras investigaciones han reportado que el empleo del láser de femtosegundo en la cirugía de catarata se relaciona con menos reacción inflamatoria en la cámara anterior, medida con un detector láser de proteínas del humor acuoso,[16] lo cual ha sido atribuido a un menor "tiempo de faco efectivo" durante la emulsificación del

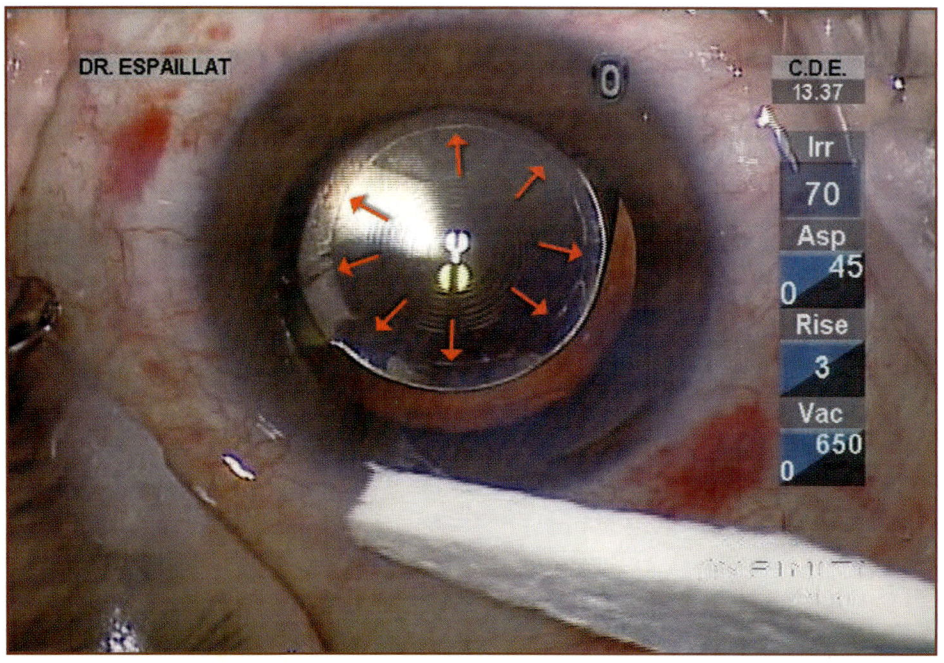

Figura 1.

núcleo.[16,17-20] Esto, a su vez, se relaciona con un menor daño endotelial, un menor grosor y un menor volumen corneal central en el primer día postquirúrgico con respecto a la FE.[17,21] Las diferencias mencionadas sobre el estado corneal entre los pacientes operados con el uso del láser de femtosegundo y los operados sin él desaparecen a la semana de la cirugía.

Por otro lado, la FE puede generar efectos inflamatorios en el polo posterior. Las estadísticas de edema macular clínico postquirúrgico varían entre un 0.1% y un 12%.[22,23] Utilizando angiografía fluoresceínica se ha podido determinar una incidencia de edema subclínico de hasta un 19% y un aumento del grosor macular, medido mediante el empleo de tomografía de coherencia óptica (OCT),[24,25] que puede durar de 4 a 6 semanas del postquirúrgico. Varios estudios han demostrado con el empleo del OCT que en los ojos operados de catarata de forma rutinaria, sin complicaciones, cuando se utiliza el láser de femtosegundo se produce un menor aumento del grosor macular, sobre todo de la capa nuclear externa, comparado con los operados mediante FE.[16,26,27] Sin embargo, la relevancia clínica de este hecho todavía es desconocida.

Otra de las utilidades del láser de femtosegundo en la cirugía del cristalino es el poder realizar incisiones corneales muy precisas, estables y reproducibles,[28] además de incisiones corneales relajantes (queratotomías) para compensar astigmatismo. De esto último, todavía no se han reportado estudios comparativos a mediano y largo plazo respecto a los resultados manuales (realizados con bisturí de diamante) versus los realizados con el láser, ni tampoco nomogramas estandarizados para lo mismo.

Estudio de la Cirugía del Cristalino con Láser de Femtosegundo e Implante de LIO Multifocal, Multifocal Tórica y Monofocal Tórica

Debido a todo lo mencionado anteriormente con respecto al láser de femtosegundo, decidimos estudiar si su empleo en las cirugías del cristalino en las que implantamos lentes intraoculares de alta tecnología (multifocales, tóricas y multifocales tóricas) se obtenían diferentes resultados visuales y refractivos, comparado con la cirugía de facoemulsificación estándar.

Incluimos en el estudio todos los pacientes que fueron operados en nuestro centro con láser de femtosegundo, ya sea por catarata o por motivos refractivos ("facorrefractiva" en cristalinos transparentes para corregir visión lejana y cercana), en el periodo de tiempo comprendido entre marzo 2012 y noviembre 2013. Seleccionamos para el análisis todos los pacientes de forma consecutiva que fueron operados con el láser de femtosegundo (Alcon LenSx Inc., Aliso Viejo, California, E.U.) y que fueron implantados con las LIO AcrySof ReSTOR SN6AD1 (adición de +3 dioptrías), AcrySof Tórica IQ, AcrySof ReSTOR IQ Tórica (adición de +3 dioptrías). El grupo control fueron todos los pacientes que de forma consecutiva fueron operados mediante facoemulsificación estándar por las mismas razones y con los mismos lentes intraoculares en el mismo periodo de tiempo. Otros criterios de inclusión eran que tenían que ser operados por el mismo cirujano (Dr. AEM) y que tuvieran un rango de seguimiento mínimo de un mes. Se podían incluir ambos ojos de un mismo paciente si reunían las condiciones para el estudio. Como criterios de exclusión estaban el haber tenido cualquier tipo de cirugía ocular previa, haber padecido de complicaciones quirúrgicas intra y/o postoperatorias, ser ojos ambliopes y el tener alguna otra patología ocular asociada que no fuera la catarata o el defecto refractivo a tratar con la cirugía del cristalino.

La evaluación preoperatoria de todos los pacientes incluyó la medida de la agudeza visual para visión lejana y cercana con y sin corrección. Para la visión lejana se utilizó la tabla de Snellen y para la cercana la medida Estándar Revisada de Jaeger. A todos los pacientes se le realizó un examen del segmento anterior con lámpara de hendidura, tonometría de aplanación y examen del fondo ocular con pupila dilatada farmacológicamente. Los estudios pre-quirúrgicos fueron biometría (IOLMaster versión 5; Carl Zeiss Meditec, Jena, Alemania), Topografía/Aberrometía/Pupilometría (Nidek OPD-Scan II; Gamagori-shi, Aichi, Japón) y microscopía especular (EM-3000; Tomey USA, Phoenix, Arizona, E.U.).

La agudeza visual fue convertida a medida decimal para permitir el análisis estadístico de comparación. El cálculo de poder de la LIO a ser implantado se realizó con la fórmula Holladay II del programa Holladay IOL Consulting edición profesional (Holladay Consulting Inc., Bellaire, Texas, E. U.).

En la preparación preoperatoria se le indicó a los pacientes el uso de Nepafenaco (Nevanac; Laboratorios Alcon Inc.), una gota 3 veces al día desde 3 días antes de la cirugía. En el postquirúrgico se le indicó el uso de gotas de Clorhidrato de Moxifloxacino más Fosfato disódico de Dexametasona (Vigadexa; Laboratorios Alcon Inc.) una gota 4 veces al día (un frasco completo) y el uso de Nepafenaco (Nevanac; Laboratorios Alcon Inc.), una gota 3 veces al día por 6 semanas de post-quirúrgico.

Los pacientes que fueron implantados con LIO multifocal y que tenían astigmatismo corneal entre ≥ 0.4 y < 0.75 dioptrías fueron tratados con queratotomías láser, en los casos operados con el láser de femtosegundo, y realizando la incisión corneal principal en el meridiano más curvo en los casos de FE.

El análisis estadístico para probar las diferencias entre los grupos se realizó usando el Análisis de Varianza (ANOVA, por sus siglas en inglés). La diferencia categórica entre los grupos se basó en las pruebas Kruskal-Wallis o en la Mann-Whitney U. Para comparar los porcentajes categóricos (por ejemplo, el porcentaje de ojos dentro de 0.25 dioptrías) se empleó la prueba "Fisher's Exact Two-way". La diferencia de resultados entre un mes y un año se determinó sólo en los subgrupos de pacientes con datos en ambos periodos de tiempo. En todos los casos el nivel de significación estadístico se fijó en $p<0.05$.

Los resultados del estudio podemos verlos resumidos en las tablas anexas. La **Tabla 1** nos muestra los datos demográficos de los 3 grupos de estudio de lentes intraoculares; la **Tabla 2** presenta el número total de ojos (238) que cumplieron con los criterios de inclusión, los pertenecientes a las dos Técnicas quirúrgicas que comparamos, además del número y tipo de lente intraocular correspondiente a cada técnica. A su vez, la **Tabla 3** expone el tiempo de seguimiento control según los distintos tipos de LIO y cirugía. Si bien la edad promedio de los pacientes era mayor para el grupo implantado con lentes tóricas comparado con los implantados con LIO multifocales, los análisis estadísticos determinaron que no existía diferencia estadísticamente significativa entre los pacientes que pertenecían a los distintos grupos de LIO. Cuando se analizó la frecuencia del tipo de sexo del paciente según el tipo de

Tabla 1

Tipo de Cirugía	Edad Promedio	Distribución por género (H:M)	No. de ojos operados
Tóricos	73 años (rango 48 a 86)	53:56	109
Multifocales	66 años (rango 48 a 83)	37:51	88
Multifocales Tóricos	64 años (rango 30 a 79)	22:19	41

Tabla 2

Tipo de Lente	No. de ojos operados con FemLaser	No. de ojos operados con Faco	Total
IQ T2	4	7	11
IQ T3	25	29	54
IQ T4	6	12	18
IQ T5	6	15	21
IQ T6	0	3	3
IQ T7	0	1	1
IQ T8	1	0	1
ReSTOR D1	62	26	88
ReSTOR D1 T2	2	5	7
ReSTOR D1 T3	15	6	21
ReSTOR D1 T4	7	3	10
ReSTOR D1 T5	1	2	**3**
TOTAL	129	109	**238**

Tabla 3. Ojos por Tipos de Cirugía, Grupos de LIO y Tiempo de Seguimiento

Grupo LIO	Tipo de Cirugía	Seguimento 1 mes	Seguimiento 1 año
Tórica	Faco	67	13
Tórica	Femto Láser	42	9
Total		109	22
ReSTOR _Tórica	Faco	16	13
ReSTOR _Tórica	Femto Láser	25	3
Total		41	16
ReSTOR	Faco	26	19
ReSTOR	Femto Láser	62	30
Total		88	49
Columna Total		238	87

cirugía, tampoco se encontró diferencia estadísticamente significativa.

La **Tabla 4** muestra que en cuanto a la esfera promedio final no hubo diferencias estadísticamente significativas al mes de seguimiento con respecto a los tipos de cirugías y LIO utilizados. Al año, sólo se observó una diferencia con p significativa en el grupo de LIO tóricas (un menor valor de esfera a favor de los casos realizados con el láser de femtosegundo) y en las LIO multifocales tóricas. Sin embargo, dado el bajo número de casos con seguimiento de un año de estos dos últimos grupos, no se puede considerar como una información estadística confiable.

De los 62 ojos operados con el láser de femtosegundo e implante de LIO multifocal, al 22.58% (14 ojos) se le realizó una queratotomía relajante para compensar astigmatismo.

Tabla 4. Esfera Promedio por Grupo de LIO, Tipos de Cirugía y Tiempo de Seguimiento

Esfera Post-operatoria (valor de p mostrado y resaltado por diferencias significativas. ANOVA)

Seguimiento	Grupo de LIO	Tipos de Cirugía	PO_Espera Promedio	PO_Esf. Std.Err.	PO_Esf. -95.00%	PO_Esf. +95.00%	N	P
1 mes	ReSTOR	Femto Láser	-0.092742	0.040627	-0.173506	-0.011978	62	0.49
1 mes	ReSTOR	Faco	-0.144231	0.62737	-0.268949	-0.019513	26	
1 mes	ReSTOR_Tórica	Femto Láser	-0.080000	0.067672	-0.216879	0.056879	25	0.07
1 mes	ReSTOR_Tórica	Faco	0.125000	0.084590	-0.046099	0.296099	16	
1 mes	Tórica	Faco	0.119403	0.038170	0.043735	0.19507	67	0.78
1 mes	Tórica	Femto Láser	0.136905	0.048210	0.041334	0.232476	42	
1 año	ReSTOR	Femto Láser	-0.125000	0.069254	-0.264484	0.014484	28	0.59
1 año	ReSTOR	Faco	-0.184316	0.084071	-0.353643	-0.014989	19	
1 año	ReSTOR_Tórica	Faco	0.173077	0.089711	-0.019334	0.365488	13	0.01
1 año	ReSTOR_Tórica	Femto Láser	-0.416667	0.186748	-0.817201	-0.016132	3	
1 año	Tórica	Faco	0.211538	0.063134	0.0779844	0.343233	13	0.02
1 año	Tórica	Femto Láser	-0.027778	0.075877	-0.186055	0.130499	9	

Tabla 5. Cilindro Promedio por Grupo de LIO, Tipos de Cirugía y Tiempo de Seguimiento

Cilindro Post-operatorio (valor de p mostrado y resaltado por diferencias significativas, ANOVA)

Grupo de LIO	Seguimiento	Tipo Cirugía	PO_Espera Promedio	PO_Cil. Err. Std..	PO_Cil. -95.00%	PO_Cil. +95.00%		P
ReSTOR	1 mes	Femto Láser	-0.250000	0.039105	-0.327739	-0.172261	62	0.49
ReSTOR	1 mes	Faco	-0.384615	0.060387	-0.504661	-0.264569	26	
ReSTOR	1 año	Femto Láser	-0.267857	0.038754	-0.345912	-0.189802	28	0.07
ReSTOR	1 año	Faco	-0.407895	0.047046	-0.502650	-0.313139	19	
ReSTOR_Tórica	1 mes	Femto Láser	-0.300000	0.053109	-0.407422	-0.192578	25	0.78
ReSTOR_Tórica	1 mes	Faco	-0.250000	0.066386	-0.384278	-0.115722	16	
ReSTOR_Tórica	1 año	Faco	-0.288462	0.097518	-0.497616	-0.079307	13	0.59
ReSTOR_Tórica	1 año	Femto Laser	-0.500000	0.202999	-0.935391	-0.064609	3	
Tórica	1 mes	Faco	-0.391791	0.034478	-0.460140	-0.323442	67	0.01
Tórica	1 mes	Femto Láser	-0.261905	0.043547	-0.348231	-0.175579	42	
Tórica	1 año	Faco	-0.653846	0.063231	-0.785744	-0.521948	13	0.02
Tórica	1 año	Femto Láser	-0.305556	0.075995	-0.464077	-0.147034	9	

En cuanto al cilindro promedio residual, la **Tabla 5** presenta una diferencia estadísticamente significativa a favor de los casos implantados con LIO multifocal realizados con el láser de femtosegundo al año de realizada la cirugía. También lo hubo a favor de esta misma técnica en los casos implantados con LIO tóricas, tanto al mes como al año de seguimiento.

La **Tabla 6** muestra que el equivalente esférico promedio varía un poco (de forma no estadísticamente significativa) entre los casos operados con FE versus los asistidos con láser de femtosegundo en todos los grupos de lentes. La excepción lo constituye el grupo de casos implantados con LIO multifocal tórica evaluados al año, donde la p es estadísticamente significativa a favor de los operados con facoemulsificación estándar, sin embargo, en este grupo de casos los operados con láser son muy pocos (3) como para poder extraer un valor que tenga validez estadística.

Utilizando los 85 ojos que tenían medida de agudeza visual al mes y a los 12 meses, se estudió el promedio de esfera, cilindro y equivalente esférico por tipo de cirugía y de LIO en el tiempo. Esto fue una medida repetitiva ANOVA para determinar si ocurría algún cambio estadísticamente significativo en el tiempo. No hubo ningún cambio en cuanto a la esfera y el equivalente esférico. Sin embargo, sí hubo un cambio estadísticamente significativo en el tiempo en el cilindro postquirúrgico de los casos implantados con lentes tóricas y operados con facoemulsificación estándar: pasaron de -0.44 a -0.65 dioptrías (p=0.02) **(Gráfica 1)**. No hubo diferencias estadísticamente significativas en el grupo de casos implantados con LIO tóricas operados con láser (1m -0.36 a 12 m -0.30 dioptrías, p=0.45) ni con ningún otro grupo.

Cuando evaluamos los ojos que estaban dentro de ±0.25 dioptrías de la refracción esperada al mes de la cirugía, observamos que el número de

Tabla 6. Equivalente Esférico Promedio por Grupo de LIO, Tipos de Cirugía y Tiempo de Seguimiento

Tipo de Cirugía Resultados Totales: LS Promedios; Hipótesis de Análisis Efectivo

Grupo de LIO	Seguimiento	Tipo Cirugía	Eq Esf. Promedio	PO_Cil. Err. Std..	PO_Cil. -95.00%	PO_Cil. +95.00%		P
ReSTOR	1 mes	Femto Láser	-0.217742	0.038485	-0.294247	-0.141237	62	0.10
ReSTOR	1 mes	Faco	-0.336538	0.059429	-0.454679	-0.218398	26	
ReSTOR	1 año	Femto Láser	-0.258929	0.068073	-0.396034	-0.121823	28	0.23
ReSTOR	1 año	Faco	-0.388263	0.082637	-0.554703	-0.221824	19	
ReSTOR_Tórica	1 mes	Femto Láser	-0.230000	0.072872	-0.377397	-0.082603	25	0.06
ReSTOR_Tórica	1 mes	Faco	-0.000000	0.091089	-0.184246	-0.184246	16	
ReSTOR_Tórica	1 año	Faco	-0.028846	0.101065	-0.18792	0.245609	13	0.01
ReSTOR_Tórica	1 año	Femto Laser	-0.666667	0.210384	-1.11789	-0.215439	3	
Tórica	1 mes	Faco	-0.076493	0.040533	-0.156845	-0.003860	67	0.21
Tórica	1 mes	Femto Láser	0.005952	0.051195	-0.095535	-0.107440	42	
Tórica	1 año	Faco	-0.115385	0.060618	-0.241833	-0.011063	13	0.50
Tórica	1 año	Femto Láser	-0.180556	0.072854	-0.332527	-0.028584	9	

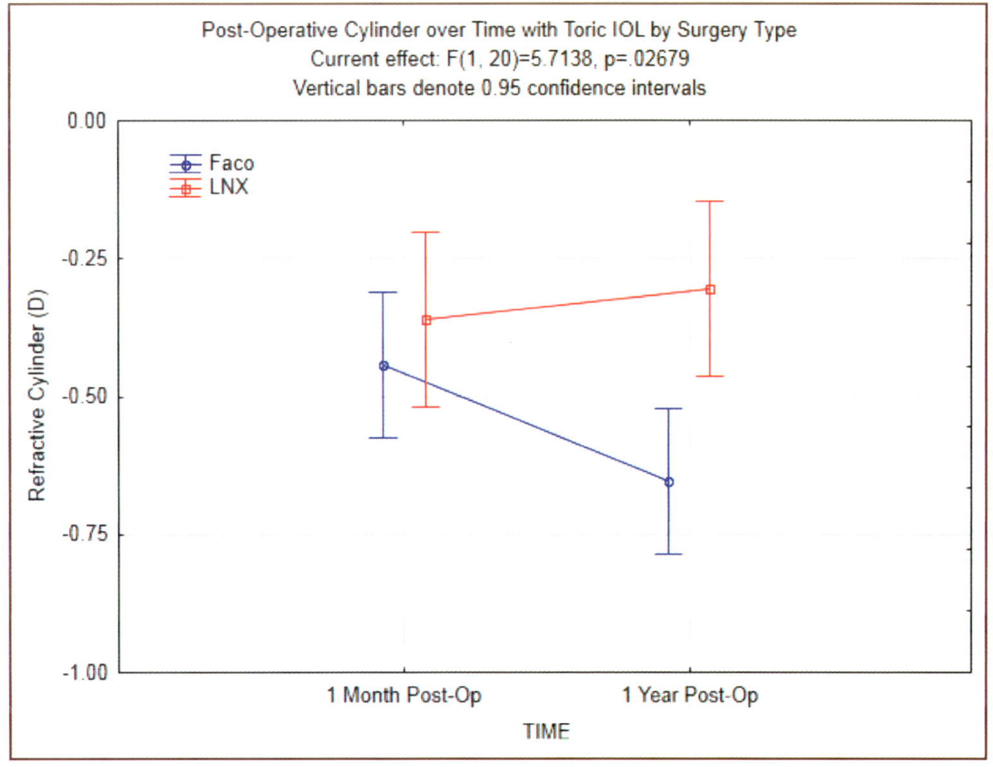

Gráfica 1.

casos implantados con LIO tóricas y operados con láser reunían esa condición de una forma estadísticamente significativa versus el grupo operado con FE **(Gráfica 2)**. El número de casos evaluados al año eran pocos para sacar conclusiones estadísticas fiables. Aunque no hubo diferencias estadísticamente significativas entre los otros grupos de LIO y tipos de cirugías, sí hubo un porcentaje mayor de ojos dentro de ±0.25 dioptrías en el grupo de los operados asistidos con láser con respecto a los operados con FE: en el grupo de LIO multifocal tanto al mes (39% vs 23%) como al año (36% vs 26%), y en el grupo de multifocal tórica también se verificó al mes (36% vs 19%). En este último grupo el número de casos evaluados al año eran pocos para sacar conclusiones fiables.

En cuanto a la agudeza visual postquirúrgica, sólo se observó una diferencia estadísticamente significativa en cuanto al número de ojos que podían ver 20/20 sin corrección para la visión lejana y fue con el grupo de LIO multifocal operado con láser versus el operado mediante facoemulsificación estándar, medido al mes de la cirugía (**Gráfica 3**: 70% vs 38%, p=0.01). La medida hecha al año de seguimiento muestra un mayor número de ojos con visión 20/20 en el grupo láser pero que no llegaba a ser estadísticamente significativa **(Gráfica 4).** No se observó diferencias significativas en el grupo de LIO multifocal tórica (los casos eran muy pocos) ni en el grupo de LIO tóricas (en este grupo, aunque no era estadísticamente significativo, había más ojos con visión 20/20 en los operados asistidos con el láser de femtosegundo comparado con los operados mediante FE: 69% vs 57% al mes de la cirugía y 56% vs 38% al año de la cirugía).

No se observó diferencia estadísticamente significativa entre los diferentes grupos de LIO y técnica quirúrgica en cuanto a la mejor agudeza visual corregida para la visión lejana, ni tampoco para la visión cercana a 40 centímetros con y sin corrección (esto último en cuanto a los lentes multifocales y multifocales tóricas).

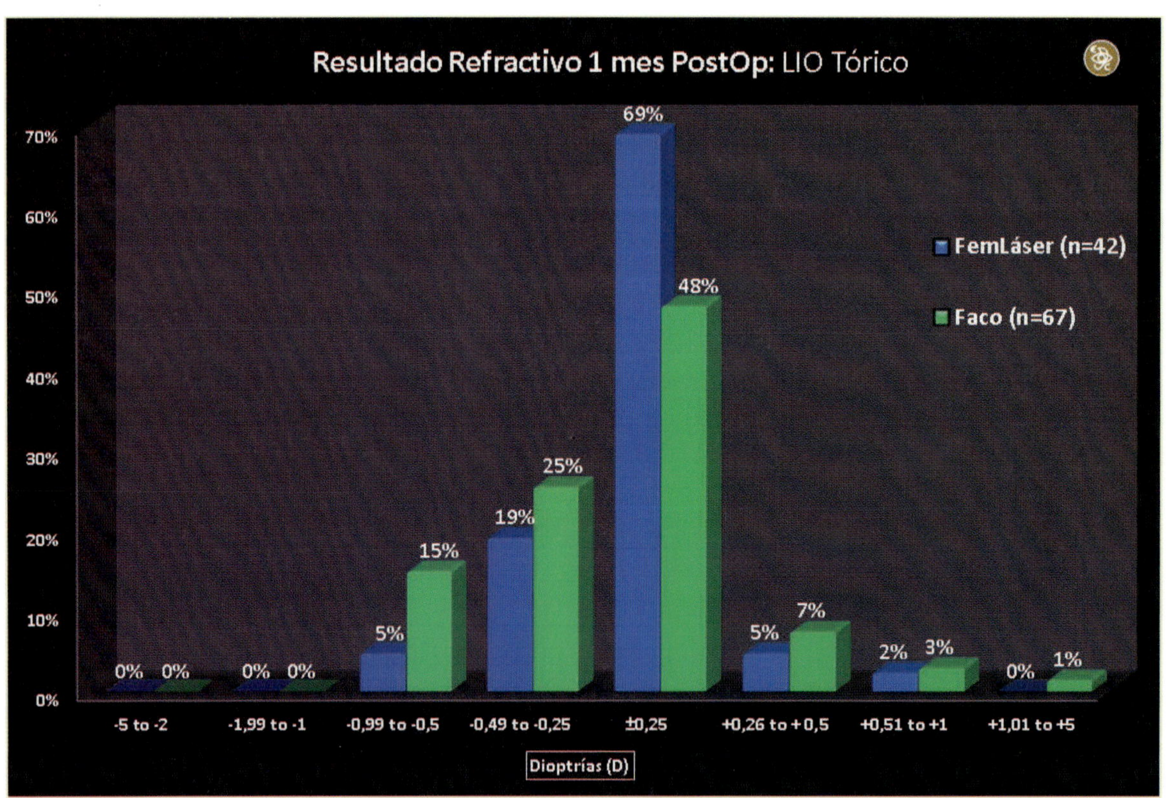

Gráfica 2.

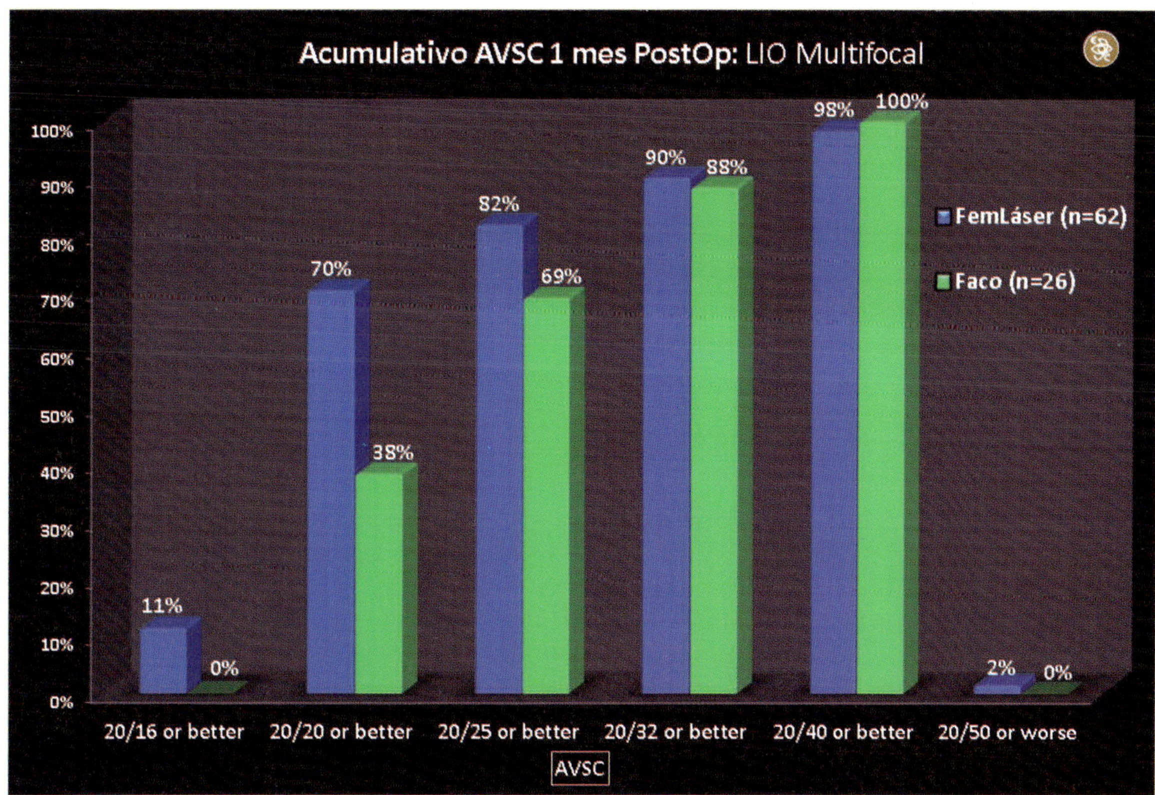

Gráfica 3.

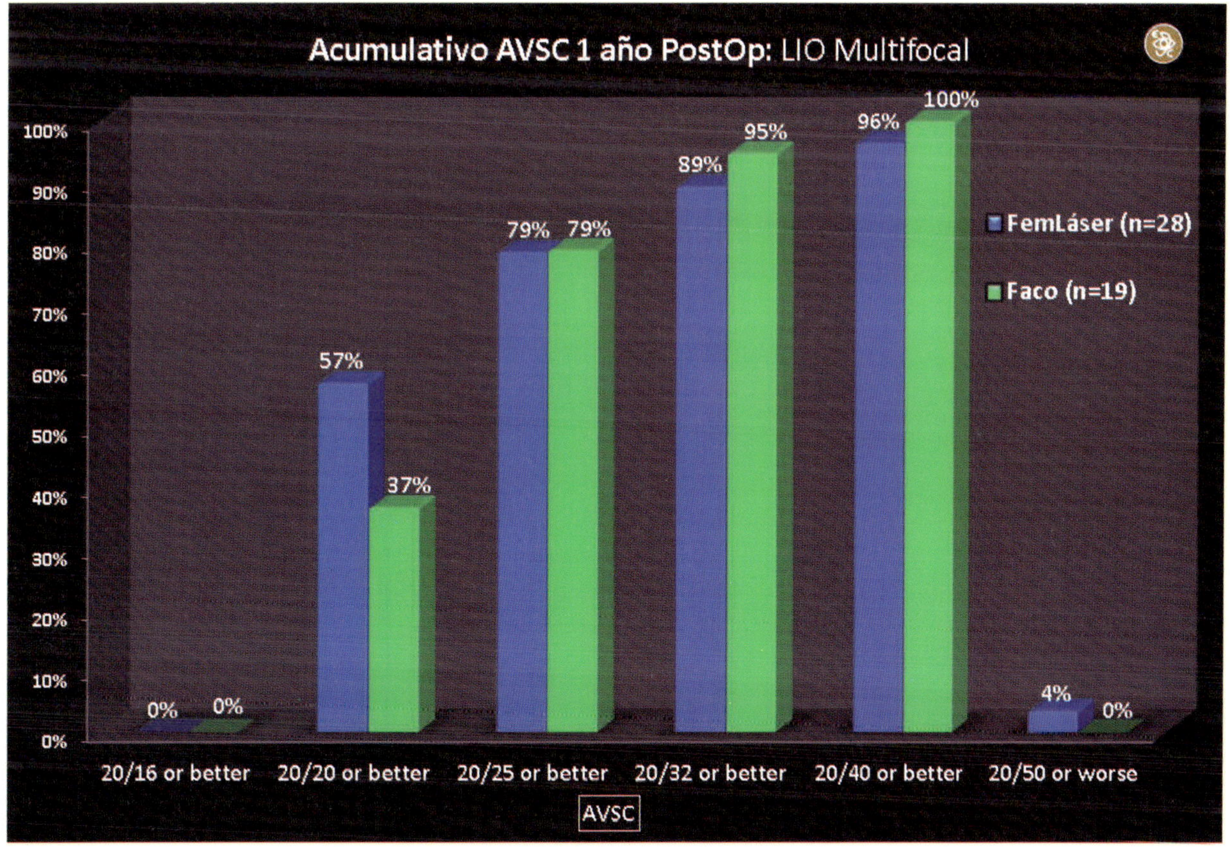

Gráfica 4.

Discusión

Los resultados refractivos encontrados en los pacientes de este estudio, en cuanto a la esfera y equivalente esférico, no presentan una diferencia estadísticamente significativa entre los dos tipos de cirugías (la asistida con láser de femtosegundo y la FE), independientemente del tipo de lente de tecnología avanzada que se implantó. Esto coincide con otros estudios previos publicados.[29,30,31] Estos resultados (para ambos tipos de cirugía) son mejores que los estándares fijados como meta luego de una cirugía de catarata por el Servicio Nacional de Salud Inglés, de acuerdo a los lineamientos de biometría establecidos en el año 2004 por el Colegio Real de Oftalmólogos.[32] Por lo anterior, podemos comentar que en manos de cirujanos expertos la técnica de láser puede ofrecer tan buenos resultados refractivos como con la facoemulsificación estándar.

Filkorn y colaboradores han reportado que el empleo del láser de femtosegundo en la cirugía de catarata permite obtener mejores resultados refractivos que con la FE.[33] Sin embargo, hay que hacer notar que sus resultados refractivos obtenidos con la FE son inferiores a los nuestros y a los trabajos anteriormente referenciados. Esto abre la posibilidad al hecho de que cirujanos de catarata de bajo volumen o menor experiencia, luego de pasar la curva de aprendizaje de la tecnología de láser de femtosegundo, puedan obtener mejores resultados refractivos que con su técnica de FE.

Un punto a resaltar es que el equivalente esférico varía un poco entre los grupos de FE y los grupos operados con el láser de femtosegundo en todos los tipos de lentes intraoculares utilizados (Tabla 6), aunque no de manera estadísticamente significativa. Esto sugiere que al momento de optimizar la constante "A" para el cálculo de poder del lente intraocular, ello se realice de manera específica para el tipo de técnica a utilizar en la cirugía: ya sea con el uso del láser de femtosegundo o bien mediante la FE. Esto es importante porque la optimización de la constante "A" reduce el defecto refractivo absoluto promedio postquirúrgico. Se ha reportado que un error de dicha constante mayor a 0.09 para la fórmula Hoffer Q, 0.09 para la Holaday 1 y 0.15 para la SRK/T produce resultados refractivos inferiores a los esperados.[34]

En cuanto a los resultados del astigmatismo promedio postquirúrgico pudimos observar que los casos operados con lente multifocal y láser de femtosegundo pueden lograr un menor astigmatismo residual con una diferencia estadísticamente significativa, al año de la cirugía, con respecto a los operados mediante FE (estando muy cerca de serlo incluso al mes de la cirugía: Tabla 5). Lo mismo para las lentes tóricas, pero estos sí logran una mayor reducción del astigmatismo residual de forma estadísticamente significativa tanto al mes como al año de operados con el láser versus la FE. En el caso de los lentes multifocales puede haber ayudado el hecho de haber tratado los astigmatismos pequeños con la queratotomía láser (22.58% de los ojos) versus realizar la incisión en el meridiano más curvo como se hizo en los casos operados por FE. Sin embargo, en el caso de las lentes tóricas se observa menos variabilidad en el cilindro y el promedio residual es más bajo en los casos operados con el láser. Esta diferencia se puede explicar por la creación de una incisión más estable y una mayor predictibilidad del astigmatismo inducido.

Nuestros resultados muestran que los valores de astigmatismo luego del implante de una LIO tórica son más estables en el tiempo cuando la cirugía es con láser de femtosegundo versus la FE (Gráfica 1), lo cual puede ser tanto por la estabilidad de las incisiones corneales así como por las capsulotomías creadas con el láser. En cuanto a lo último, ha sido reportado que esto permite un mejor posicionamiento del lente intraocular y logra menos descentramiento e inclinación del mismo que en las CCC de la FE.[4,35] Con ello se puede reducir la producción de astigmatismo inducido o cambios miópicos o hipermetrópicos en el tiempo.

Por otro lado, pudimos comprobar que a pesar de que no existían diferencias estadísticamente significativas en cuanto al equivalente esférico entre las dos técnicas quirúrgicas y los distintos LIO empleados, eran más los ojos implantados con lente multifocal y operados con el láser de femtosegundo que presentaban una agudeza visual sin corrección de 20/20 para la visión lejana comparado con los operados mediante FE. Esto fue tanto al mes como al año de seguimiento, aunque sólo al mes fue estadísticamente significativa la diferencia. Igualmente ocurrió para los ojos implantados con LIO tóricas y multifocal tóricas, aunque no de forma estadísticamente significativa. Esto se puede explicar por el hecho de que la capsulotomía láser permite un mejor centrado de la LIO en el interior del ojo,[9,35] lo cual se ha demostrado que se relaciona con menos aberraciones ópticas (tipo "Tilt" y coma),[30,35] astigmatismos inducidos, visión de halos y deslumbramiento. También se ha relacionado con lograr mejores valores de función de transferencia modulada (MTF, por sus siglas en inglés) e índice de Strehl (los cuales son indicadores de calidad de un sistema óptico medidos por aberrómetros).[35] Otro hecho que puede explicar la mayor cantidad de ojos con visión 20/20 en los casos operados con el láser es que un mayor porcentaje de casos quedó con un defecto refractivo residual equivalente a ±0.25 dioptrías.

En conclusión, el uso del láser de femtosegundo en la cirugía del cristalino con implante de lentes intraoculares de tecnología avanzada, puede contribuir a obtener resultados refractivos tan buenos como los alcanzados con la FE en los cirujanos expertos. Así mismo, abre la posibilidad de mejorar los resultados de los cirujanos de menor volumen o experiencia. Además, cuando implantamos las LIO tóricas, permite reducir y mantener más estable en el tiempo el astigmatismo residual postquirúrgico que lo que se logra con la FE. Finalmente, logra que un mayor número de ojos implantados con estos tipos de LIO queden con visión 20/20 sin corrección para la visión lejana, especialmente con las multifocales.

Referencias

1. Donaldson KE, Braga-Mele R, Cabot F, et al. Femtosecond laser-assisted cataract surgery. J Cataract Refract Surg. 2013; 39:1753–1763.
2. Rosen E. Cataract surgery is refractive surgery. J Cataract Refract Surg. 2012; 38:191–192.
3. Friedman NJ, Palanker DV, Schuele G, et al. Femtosecond laser capsu- lotomy. J Cataract Refract Surg. 2011; 37:1189–1198.
4. Nagy ZZ, Kránitz K, Takacs AI, et al. Comparison of intraocular lens decentration parameters after femtosecond and manual capsulotomies. J Refract Surg. 2011; 27:564–569.
5. Abell RG, Davies PEJ, Phelan D, et al. Anterior capsulotomy integrity after femtosecond laser-assisted cataract surgery. Ophthalmol 2014;121:17-24.
6. Auffarth GU, Prasad Reddy K, Ritter R, et al. Comparison of the maximum applicable stretch force after femtosecond laser-assisted and manual anterior capsulotomy. J Cataract Refract Surg. 2013; 39:105–109.
7. Ostovic M, Klaproth OK, Hengerer FH, et al. Light microscopy and scanning electron microscopy analysis of rigid curved interface femtosecond laser-assisted and manual anterior capsulotomy. J Cataract Refract Surg. 2013; 39:1587–1592.
8. Mastropasqua L, Toto L, Calienno R, et al. Scanning electron microscopy evaluation of capsulorhexis in femtosecond laser-assisted cataract surgery. J Cataract Refract Surg. 2013; 39:1581–1586.
9. Kránitz K, Takacs A, Miháltz K, et al. Femtosecond laser capsulotomy and manual continuous curvilinear capsulorrhexis parameters and their effects on intraocular lens centration. J Refract Surg. 2011; 27:558-563.
10. Aykan U, Bilge AH, Karadayi K. The effect of capsulorhexis size on development of posterior capsule opacification: small (4.5 to 5.0mm) versus large (6.0 to 7.0mm). Eur J Ophthalmol. 2003;13(6):541–545.
11. Hollick EJ, Spalton DJ, Meacock WR. The effect of capsulorhexis size on posterior capsular opacification: one-year results of a randomized prospective trial. Am J Ophthalmol. 1999;128(3):271–279.
12. Ram J, Pandey SK, Apple DJ, et al. Effect of in-the-bag intraocular lens fixation on the prevention of posterior capsule opacification. J Cataract Refract Surg. 2001;27(7):367–370.
13. Chang DF, Dewey S, Tipperman R, Wallace RB. Pearls for sizing the capsulorrhexis. Cataract & Refractive Surgery Today Europe. 2008;3(9):40–44.
14. Hayashi K, Hayashi H, Nakao F, Hayashi F. Anterior capsule contraction and intraocular lens decentration and tilt after hydrogel lens implantation. Br J Ophthalmol. 2001;85(11):1294–1297.
15. Hayashi H, Hayashi K, Nakao F, Hayashi F. Anterior capsule contraction and intraocular lens dislocation in eyes with pseudoexfoliation syndrome. Br J Ophthalmol. 1998;82(12):1429–1432.
16. Abell RG, Allen PL, Vote BJ. Anterior chamber flare after femtosecond laser-assisted cataract surgery. J Cataract Surg 2013: 39:1321-1326.
17. Conrad-Hengerer I, Hengerer,FH, Schultz, Dick HB. Effect of femtosecond laser fragmentation of the nucleus with different softening grid sizes on effective phaco time in cataract surgery. J Cataract Refract Surg 2012; 38:1888–1894.
18. Takács AI, Kovács I, Miháltz K, et al. Central Corneal Volume and Endothelial Cell Count Following Femtosecond Laser–assisted Refractive Cataract Surgery Compared to Conventional Phacoemulsification. J Refract Surg. 2012;28,387-391.

19. Prasad Reddy K, Kandulla J, Auffarth GU. Effectiveness and safety of femtosecond laser-assisted lens fragmentation and anterior capsulotomy versus the manual technique in cataract surgery. J Cataract Refract Surg. 2013;39:1297-1306.
20. Daya SM, Nanavaty MA, Espinosa-Lagana MM. Translenticular hydrodisecction, lens fragmentation, and influence on ultrasound power in femtosecond laser-assisted cataract surgery and refractive lens exchange. J Cataract Refract Surg. 2014;40:37-43.
21. Conrad-Hengerer I, Al Juburi M, Schultz T, et al. Corneal endothelial cell loss and corneal thickness in conventional compared with femtosecond laser-assisted cataract surgery: three-month follow-up. J Cataract Refract Surg. 2013;39:1307-1313.
22. Flach AJ. The incidence, pathogenesis and treatment of cystoid macular edema following cataract surgery. Trans Am Ophthalmol Soc. 1998;96:557–634.
23. Miyake K, Ibaraki N. Prostaglandins and cystoid macular edema. Surv Ophthalmol. 2002;47, Suppl 1:S203–S218.
24. Mentes J, Erakgun T, Afrashi F, Kerci G. Incidence of cystoid macular edema after uncomplicated phacoemulsification. Ophthalmologica. 2003;217(6):408–412.
25. Lobo CL, Faria PM, Soares MA, Bernardes RC, Cunha-Vaz JG. Macular alterations after small-incision cataract surgery. J Cataract Refract Surg. 2004;30(4):752–760.
26. Ecsedy M, Mihâltz K, Kovács I, et al. Effect of femtosecond laser cataract surgery on the macula. J Refract Surg. 2011;27: 717-722
27. Nagy ZZ, Ecsedy M, Kovács I, et al. Macular morphology assessed by optical coherence tomography image segmentation after femtosecond laser-assisted and standard cataract surgery. J Cataract Refract Surg 2012; 38:941-946.
28. Masket S, Sarayba M, Ignacio T, Fram N. Femtosecond laser-assisted cataract incisions: architectural stability and reproducibility. J Cataract Refract Surg. 2010;36:1048-1049.
29. Lawless M, Jindal Bali S, Hodge C, et al. Outcomes of femtosecond laser cataract surgery with a diffractive multifocal intraocular lens. J Refract Surg. 2012;28:859-863.
30. Mihâltz K, Knorz MC, Alió JL, et al. Internal aberrations and optical quality after femtosecond laser anterior capsulotomy in cataract surgery. J Refract Surg. 2011;27:711-716.
31. Roberts T, Lawless M, Bali SJ, et al. Surgical Outcomes and Safety of Femtosecond Laser Cataract Surgery. Ophthalmol. 2013;120:227–233.
32. Gale RP, Saldana M, Johnston RL, et al. Benchmark standards for refractive outcomes after NHS cataract surgery. Eye (Lond). 2009;23:149-152.
33. Filkorn T, Kóvacs I, Takás A, et al. Comparison of iol power calculation and refractive outcome after laser refractive cataract surgery with a femtosecond laser versus conventional phacoemulsification. J Refract Surg. 2012;28:540-544.
34. Aristodemou P, Knox Cartwright NE, Sparrow JM, Johnston RL. Intraocular lens formula constant optimization and partial coherence interferometry biometry: refractive outcomes in 8108 eyes after cataract surgery. J Cataract Refract Surg. 2011;37:50-62.
35. Kránitz K, Mihâltz K, Sándor GL, et al. Intraocular lens tilt and decentration measured by scheimpflug camera following manual or femtosecond laser-created continuous circular capsulotomy. J Refract Surg. 2012;28:259-263.

65

Cambios Estructurales en la Córnea en Cirugía de Catarata con Láser de Femtosegundos

Dr. Angel Pineda-Fernández,
Dra. Yan Chen,
Dr. José Manuel Vargas Sarquís

La cirugía de catarata con implante de lente intraocular es uno de los procedimientos más comúnmente realizados con más de 15 millones de casos realizados al año en el mundo entero.[1] Es también la cirugía más común para la corrección de errores refractivos realizada 5 veces más que la cirugía refractiva corneal.[2] La cirugía de catarata moderna es una de las cirugías más exitosas en toda la medicina para mejorar la calidad de vida de los pacientes. La facoemulsificación ha constituido el procedimiento de elección en cirugía de catarata en los últimos años.[3]

En recientes años se ha comenzado a usar el laser de femtosegundos (FS) en cirugía de catarata. El laser de FS produce pulsos ultracortos de energía a una longitud de onda cercana a la luz infrarroja (1.030-1.060 nm). Un femtosegundo es una millonésima de una billonésima de un segundo (10-15 seg). Los láseres de FS para cirugía de catarata tienen una duración de pulsos de 600 a 800 femtosegundos y para cirugía de cornea de 200 a 800 femtosegundos. Esta corta duración de los pulsos permite que haya un menor daño térmico y ondas de choque en los tejidos subyacentes en relación a otros láseres.[4,5]

El proceso por el cual actúa el laser de FS se denomina fotodisrupción. La aplicación de muchos fotones de energía laser en el mismo lugar y tiempo lleva a una absorción no linear de la energía laser de FS. Debido a dos mecanismos (efecto de multifotón y fenómeno de avalancha de electrones), la absorción de energía del tejido excede el umbral para la ruptura óptica. Este proceso de fotodisrupción crea un plasma. También produce ondas de choque acústicas, energía térmica y formación de burbujas de cavitación (compuestas de CO_2, H_2O, N, etc.).[6] Estas burbujas de cavitación colocadas en el plano deseado con el trayecto y forma requerida, son la base de la disección de tejidos en cirugía de cornea y catarata.

Existen diferencias entre los láseres de FS de cornea y aquellos para cirugía de catarata.[7] Los sistemas para cirugía de cornea producen una energía baja (1-4μJ) para resecciones más precisas en comparación a los sistemas para catarata que utilizan mayor energía (8-15μJ) para resecciones más extensas en el cristalino. Otro factor es la apertura numérica (AN).[7] El diámetro y volumen del disparo del laser están directamente relacionados con el AN. A mayor AN, menor dispersión del disparo (más enfocado). Los tratamientos corneales requieren un alto AN con relativa baja energía y los tratamientos del cristalino requieren bajo AN con alta energía. De igual forma, para la cirugía de cornea con láser de FS se necesita una alta tasa de repetición (frecuencia de pulsos) que oscila entre 60 y 250kHz (llegando al rango de megahertz con el equipo de Ziemmer AG, Port, Suiza) y para cirugía de catarata, se requiere una tasa de repetición menor, entre 33 y 80kHz.[7]

Los diferentes sistemas de láser de FS para cirugía de catarata han incorporado flexibilidad en la duración del pulso, energía, patrón y tasa de repetición para poder realizar los diferentes pasos tanto en cornea como en el cristalino.

La cirugía con laser de FS se comenzó a realizar hace varios años para crear resecciones lamelares en LASIK para cirugía refractiva, con excelentes resultados.[8] Posteriormente, la tecnología integró el laser de FS con equipos de imagenología de alta resolución del segmento anterior, con la capacidad de realizar tratamientos profundos en el cristalino, y de esta forma poder realizar pasos importantísimos en la cirugía de catarata: incisiones corneales principales, accesorias y astigmáticas, capsulotomía anterior y fragmentación del núcleo, con alta precisión y seguridad.[9,10]

Se han mencionado varias ventajas de la cirugía de catarata con laser de FS en comparación a la facoemulsificación manual:[11-16] reducción en el tiempo de facoemulsificación, mejor arquitectura de las incisiones corneales, mayor precisión y exactitud en la capsulotomía anterior, y posición efectiva del lente intraocular más estable y predecible.

En noviembre del 2012, comenzamos nuestra experiencia con el sistema láser LenSx (Alcon, Fort Worth, TX). El láser LenSx[17] **(Figuras 1 y 2)** utiliza una interfase con un lente de aplanación para ser colocado en el globo ocular. Es de uso único, de una pieza, diseñado para producir una baja succión y una amplitud de visualización de 13mm. El lente de la interfase es curvo y confortable al ojo del paciente. En los últimos años han

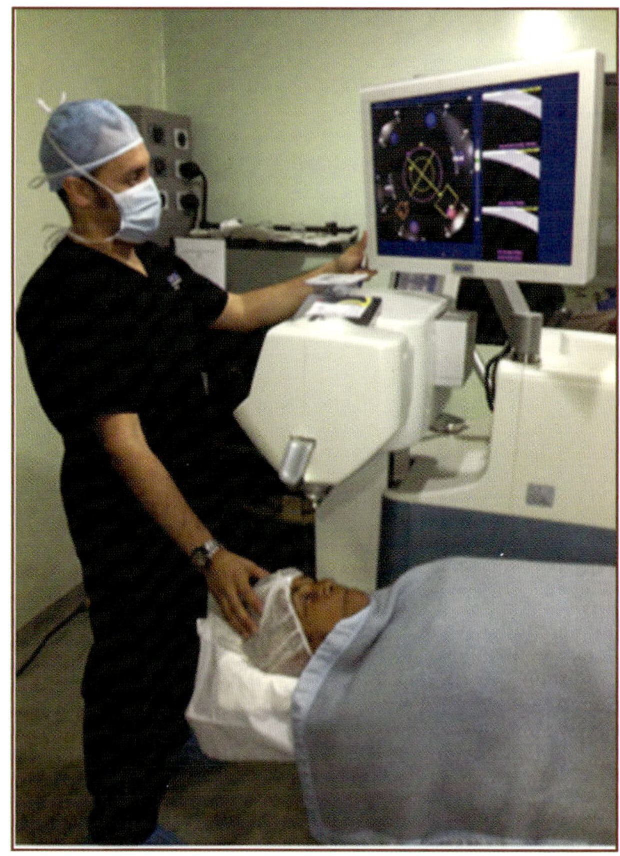

Figura 1. Sistema de láser LenSx.

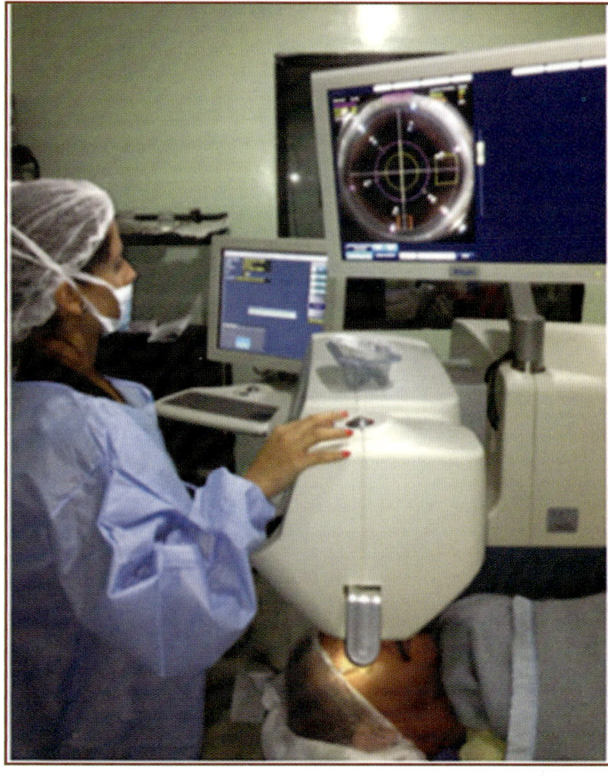

Figura 2. Sistema de láser LenSx con la interfase ya acoplada al ojo del paciente.

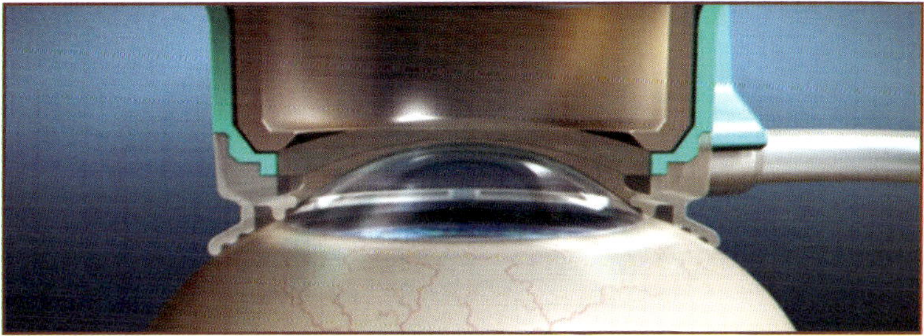

Figura 3. Interfase SoftFit™.

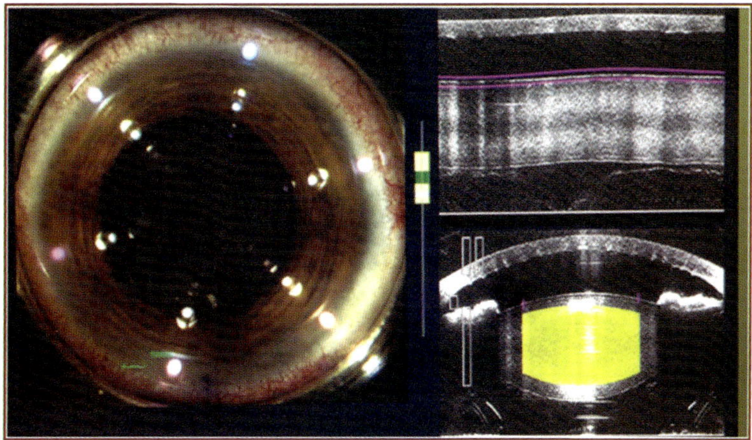

Figura 4. Imagen proporcionada por el video microscopio (izquierda), por el OCT para establecer los límites de la capsulotomía anterior (superior derecha), y del OCT del segmento anterior (inferior derecha), durante el procedimiento del láser.

aparecido mejorías en la interfase, siendo la llamada SoftFit™ la que se usa actualmente, ya que se adapta mejor al globo ocular por incorporar un lente de contacto blando, produce un menor aumento en la presión intraocular (16mmHg) deformando menos los tejidos, con una mejor aplicación de la energía láser **(Figura 3)**. El LenSx utiliza un tomógrafo de coherencia óptica de segmento anterior (OCT), integrado con el video microscopio y con el láser de FS para realizar la cirugía de catarata guiada por imágenes de alta resolución. Este sistema provee imágenes del segmento anterior en cortes seccionales en tiempo real, desde el epitelio corneal hasta la cápsula posterior del cristalino. Las imágenes en vivo del video microscopio y el OCT se usan para ayudar al cirujano en alinear el ojo del paciente con el sistema de succión de la interfase. Luego los parámetros del tratamiento con el láser son introducidos en el video de alta resolución y en las imágenes del OCT para localizar los cortes que el FS debe realizar en 3 dimensiones **(Figura 4)**. El cirujano inicia el procedimiento y monitorea durante el mismo todos los parámetros.

Pacientes y Métodos

Realizamos un estudio prospectivo con finalidad de evaluar las incisiones corneales con OCT de segmento anterior, pérdida de células endoteliales e inducción de aberraciones de alto orden entre facoemulsificación manual (grupo 1) y cirugía de catarata asistida con láser de FS (grupo 2). Comparamos 50 ojos en el grupo 1 y 46 ojos en el grupo 2. Las características demográficas y clínicas de los pacientes eran similares en ambos grupos (con una diferencia no estadísticamente significativa, t-student). Todas las cirugías fueron realizadas por 2 cirujanos con gran experiencia en facoemulsificación manual (Angel Pineda-Fernández y José Vargas Sarquís).

Estudiamos la incisión corneal principal clínicamente al terminar la cirugía, buscando si había necesidad de hidratación de la incisión para que fuese autosellante y necesidad de punto de sutura. En el postoperatorio realizamos OCT de segmento anterior (OptoVue, Inc., Fremont, CA) para estudiar la morfología y trayecto de la incisión. Realizamos contaje de células endoteliales (EM-3000; Tomey, Nagoya, Japón) en el preoperatorio y a los 3 meses postoperatorios. Realizamos medida de las aberraciones de alto orden a los 3 meses postoperatorios (aberraciones totales, RMS, tilt y coma) con el OPD-Scan II (Nidek, Gamagori, Japón).

En el grupo 1, realizamos una incisión corneal manual en un plano, con un bisturí de 2.0mm de diámetro, buscando obtener un trayecto de 1.5mm de largo en la cornea. En el grupo 2, programamos al FS para realizar una incisión corneal en 3 planos, de 2.0mm de diámetro externo e interno, con 1.4 mm de trayecto en la cornea.

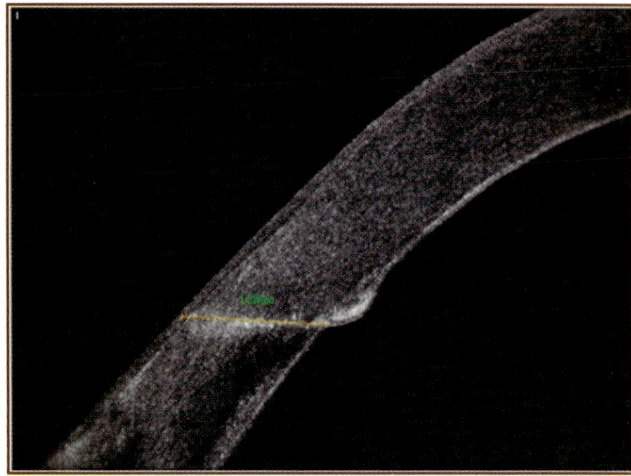

Figura 5. OCT de incisión corneal manual en un solo plano, mostrando su trayecto.

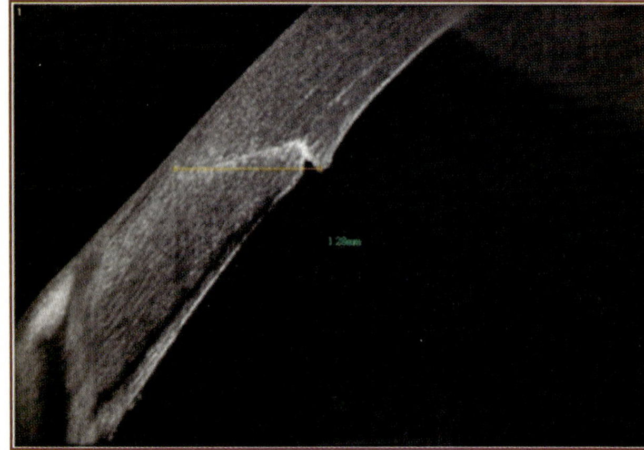

Figura 6. OCT de incisión corneal con FS en 3 planos, mostrando el trayecto de la misma.

Resultados

Incisión Corneal Principal. En el Grupo 1, 42 ojos (84%) necesitaron hidratación de la incisión para hacerla auto sellante, y 3 ojos (6%) necesitaron un punto de sutura. En el Grupo 2, 21 ojos (45.65%) necesitaron hidratación y ningún ojo necesito punto de sutura. El trayecto promedio de la incisión corneal principal a los 3 meses postoperatorios fue de 1.3±0.36mm en el grupo 1, y 1.2±0.1mm en el grupo 2 **(Figuras 5 y 6)**. Evaluamos morfológicamente las incisiones corneales con FS al 1^{ero} y 7mo día y 3 meses postoperatorio **(Figura 7 A-C)**. Se pudo observar una incisión en 3 planos, con una excelente aposición de los bordes en todos los periodos evaluados.

Pérdida de Células Endoteliales. En el grupo 1 fue 7.9±3.5 %, y en el grupo 2 fue 8.3±4.1%, con una diferencia no estadísticamente significativa.

Aberraciones de Alto Orden. Las aberraciones totales en el grupo 1 y 2 fueron 0,92±0,74 y 0,8±0,62 respectivamente, con una diferencia no estadísticamente significativa. El RMS en el grupo 1 y 2 fue 0,49±0,46 y 0,41±0,25 respectivamente, con una diferencia no estadísticamente significativa. El coma en el grupo 1 y 2 fue 0,13±0,16 y 0,15±0,12 respectivamente, con una diferencia no estadísticamente significativa. El tilt en el grupo 1 y 2 fue 0,25±0,23 y 0,28±0,2 respectivamente, con una diferencia no estadísticamente significativa.

Discusión

Con el laser FS podemos realizar incisiones corneales con una gran flexibilidad en diámetro, trayecto, patrón y localización.[18,19] De forma manual sería imposible tener toda esta gama de opciones. Además, la precisión y exactitud es mayor con el FS. En nuestro estudio, el trayec-

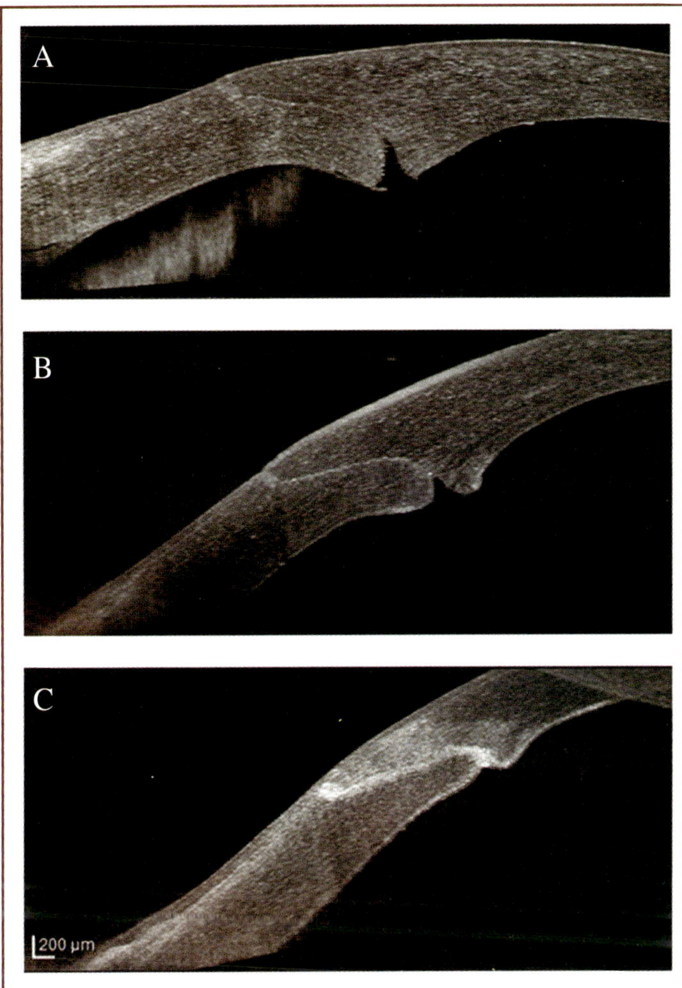

Figura 7. A) 1 día postoperatorio. B) 7 días postoperatorio. C) 1 mes postoperatorio (incisión en 3 planos con excelente aposición).

to de la incisión fue más predecible en el grupo 2 en comparación al grupo 1 (desviación estándar menor en el grupo 2). Fue necesario hidratar la incisión en menos ojos en el grupo 2 y no hubo ningún caso que necesitara punto de sutura. Existen varios estudios que comprueban que las incisiones corneales con FS son mas auto sellantes y tienen mayor resistencia que las realizadas manualmente.[10,18,19] Esto es particularmente importante para prevenir salida del humor acuoso y pérdida de profundidad de la cámara anterior en el postoperatorio, para prevenir prolapso del iris y para disminuir el riesgo de endoftalmitis postoperatoria.

En nuestro estudio no tuvimos una diferencia estadísticamente significativa en la pérdida de células endoteliales en el grupo 1 y 2 a los 3 meses postoperatorios. Existen varios estudios que demuestran una reducción significativa en el tiempo de energía de ultrasonido en cirugía de catarata con laser de FS.[9,15,16, 20] Abell y colaboradores[20] encontraron una reducción en el tiempo efectivo de ultrasónico en cirugía con FS en comparación al grupo de facoemulsificación manual, con una reducción en la pérdida de células endoteliales en el grupo de FS. Slade[21] encontró una reducción en el tiempo efectivo de ultrasonido en un 54% y una reducción en la perdida de células endoteliales en un 60% en el grupo de FS. Sin embargo, Takács y colaboradores[22] encontraron que la reducción en energía ultrasónica vista con el uso de laser de FS para catarata, no ha sido asociada con una mejoría en los resultados visuales o en una disminución significativa en la pérdida de células endoteliales. Rincón y colaboradores encontraron una reducción leve en la pérdida de células endoteliales en el grupo de FS (4.89% versus 6.33%) con una diferencia no estadísticamente significativa comparado al grupo de facoemulsificación manual (comunicación personal).

En nuestro estudio no encontramos una diferencia estadísticamente significativa en la inducción de aberraciones de alto orden en los parámetros evaluados entre los grupos de facoemulsificación manual y cirugía de catarata con láser de FS. Miháltz y colaboradores[13] encontraron que el grupo de capsulotomía con láser de FS indujo significativamente menos aberraciones internas en comparación al grupo de capsulorexis manual. Kranitz y colaboradores[12] encontraron que la capsulotomía anterior con láser de FS mostró menos descentrado del lente intraocular y menos tilt que la capsulorexis manual. Está bien demostrado que el tamaño y el centrado es más preciso en la capsulotomía anterior con láser de FS comparado a capsulorexis manual.[14] Sin embargo, solo hay evidencia preliminar de resultados refractivos mas predecibles producto de una mejoría en la posición efectiva del lente intraocular en cirugía de catarata con láser de FS.[11]

Conclusiones

La cirugía de catarata con láser de FS[23] ofrece las siguientes ventajas:

1. Poder realizar incisiones corneales de forma más flexible (en tamaño, localización y patrón), más precisas y exactas, con mejor arquitectura, llegando a ser más auto sellantes, resultando en menor incidencia de complicaciones postoperatorias como la endoftalmitis.
2. La capsulotomía anterior se realiza de forma más precisa en tamaño y centrado, independientemente de la experiencia del cirujano.
3. Se disminuye el tiempo efectivo de ultrasonido.

Queda por determinar en futuros estudios si estas ventajas definitivamente se traducen en una menor pérdida de células endoteliales en el tiempo, una menor inducción de aberraciones de alto orden y mejores resultados refractivos.

Referencias

1. Market Scope. 2009 Annual Cataract Surgeon Survey. St. Louis, MO:Market Scope LLC;2009.
2. Comprehensive reporto n global single-use ophthalmic surgical product market. Market Scope;2009.
3. Leaming DV. Practices style and preferences of ASCRS members-2003 survey. J Cataract Refract Surg. 2004; 30:892-900.
4. Soong HK, Malta JB. Femtosecond lasers in ophthalmology. Am J Ophthalmol. 2009;147:189-197.
5. Tomalla M, Auffarth GU, Bille JF. Femtosecond Laser-Principles and Application in Ophthalmology. Bremen, Germany:UNI-MED Verlag AG/International Medical Publishers;2010.
6. Vogel A, Busch S, Jungnickel K, Birngruber R. Mechanisms of intraocular photodisruption with picosecond and nanosecond laser pulses. Lase Surg Med. 1994;15:32-43.
7. Reggiani-Mello G, Krueger RR. Comparison of commercially available femtosecond lasers in refractive surgery. Expert Rev Ophthalmol. 2011;6:55-65.
8. Sutton G. Hodge C. Accuracy and precisión of LASIK flap thickness using the IntraLase femtosecond laser in 1000 consecutive cases. J Refract Surg 2008;24:802-806.
9. Nagy Z, Takacs A, Filkorn T, Sarayba M. Initial clinical evaluation of an intraocular femtosecond laser in cataract surgery. J Refract Surg 2009;25:1053-1060.
10. Masket S, Sarayba M, Ignacio T, Fram N. Femtosecond laser-assisted cataract incisions: architectural stability and reproductibility (letter). J Cataract Refract Surg 2010;36:1048-1049.
11. Filkorn T, Kovacs I, Takacs A, et al. Comparison of IOL power calculation and refractive outcome after laser refractive cataract surgery with a femtosecond laser versus conventional phacoemulsification. J Refract Surg 2012;28:540-544.
12. Kránitz K, Mihåltz K, Sándor GL, et al. Intraocular lens tilt and decentration measured by Scheimpflug camera following manual or femtosecond laser-created continuous circular capsulotomy. J Refract Surg 2012;28:259-263.
13. Miháltz K, Knorz MC, Alió JL. Internal aberrations and optical quality after femtosecond laser anterior capsulotomy in cataract surgery. J Refract Surg 2011;27:711-716.
14. Kránitz K, Takacs A, Miháltz K, et al. Femtosecond laser capsulotomy and manual continouos curvilinear capsulorrhexis parameters and their effects on intraocular lens centration. J Refract Surg 2011;27:558-563.
15. Palanker DV, Blumenkranz MS, Andersen, et al. Femtosecond laser-assisted cataract surgery with integrated optical coherence tomography. Sci Transl Med 2010;2:58-85.
16. Friedman NJ, Palanker DV, Schuele G, et al. Femtosecond laser capsulotomy. J Cataract Refract Surg 2011;37:1189-1198.
17. Weinberg E, Ignacio T, Sarayba MA, Nagy Zoltán. LenSx Laser System. In: Probst LE, Chan CC, ed. Femtosecond Cataract Surgery; a primer. Thorofare, NJ. SLACK Incorporated;2012:21-35.
18. Farid M, Steinert RF. Femtosecond laser-assisted corneal surgery. Curr Opin Ophthalmol. 2010;21(4):288–92.
19. Steinert RF, Loden JC. Primary transcorneal laser incisions. In Krueger RR, Talamo JH, Lindstrom RL Editors: Textbook of Refractive Laser assisted Cataract Surgery (ReLACS). New York 2013:175-188.
20. Abell RG, Kerr NM, Vote BJ. Toward zero effective phacoemulsification time using femtosecond laser pretreatment. Ophthalmology 2013;120:942-948.
21. Slade SG. Step-by-step: starting your ReLACS Practice. In Krueger RR, Talamo JH, Lindstrom RL Editors: Textbook of Refractive Laser assisted Cataract Surgery (ReLACS). New York 2013:175-188.
22. Takács ÁL, Kovács I, Miháltz K, et al. Central corneal volume and endothelial cell count following femtosecond laser-assisted refractive cataract surgery compared to conventional phacoemulsification. J Refract Surg 2012;28:387-391.
23. Roberts TV, Lawless M, Bali SJ, Hodge C, Sutton G. Surgical outcomes and safety of femtosecond laser cataract surgery. A prospective study of 1500 consecutive cases. Ophthalmology 2013;120:227-233.

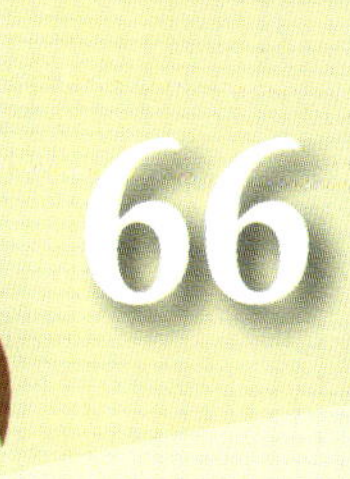

Complicaciones de Cirugía de Catarata con Láser de Femtosegundo

Dr. José Luis Rincón R,
Dra. Libe Leizaola,
Dra. Marina Rodríguez

La cirugía de Catarata es el procedimiento quirúrgico mas frecuente en el mundo con un estimado de 19 millones de operaciones al año.[1] La tecnología de láser de Femtosegundo fue introducida clínicamente en cirugía oftalmológica en el año 2001 como nueva técnica para crear flaps lamelares en el Lasik, recientemente la utilización del láser de Femtosegundo para cirugía del cristalino ha despertado un enorme interés en el mundo oftalmológico.[2]

La energía del láser de Femtosegundo es absorbida por los tejidos dando como resultado la formación de plasma. Este plasma de electrones libres y moléculas ionizadas rápidamente se expande creando burbujas de cavitación que separan los tejidos. El proceso de conversión de la energía del láser en energía mecánica se conoce como ¨Fotodisrrupción¨. La tecnología de láser de Femtosegundo virtualmente elimina daños colaterales y puede ser usada para disección de tejidos a escala microscópica.[3]

Aunque el procedimiento es simple, rápido y no doloroso se requiere de colaboración por parte del paciente para un adecuado acoplamiento de la interfase y así poder obtener lecturas apropiadas de las imágenes del segmento anterior.

Estos equipos integran imágenes del segmento anterior de alta resolución. Con el láser del Femtosegundo, permitiendo que el procedimiento sea guiado con precisión por computadora. [4]

La córnea debe estar bien centrada para el tratamiento, de lo contrario las incisiones corneales y arqueadas no estarán en el lugar correcto siendo esto aun mas importante en pacientes con astigmatismo. De igual forma el centrado de la capsulotomía evita el Tilt del Lio.[3]

Para obtener imágenes adecuadas del segmento anterior, la córnea debe ser clara, sin cicatrices, edema o pliegues corneales.[5] Córneas guttata sin edema significativo usualmente permiten obtener buenas imágenes del segmento anterior. Es crítico que el sistema de imágenes permita detectar Tilt del cristalino para evitar lesiones de la capsula posterior.[6] El cirujano determina una zona de seguridad de la cápsula posterior usualmente (500-800micrones), la cual es definida por el sistema de imágenes y también se puede modificar en el momento.

Actualmente hay 5 plataformas con tecnología de láser de Femtosegundo comercialmente disponibles para cirugía de catarata: Catalys (Optimedica Abbot), LenSx(Alcon labs), Lensar(Lensar inc), Victus(Technolas BL) y Z8(Ziemer).

Las diferentes plataformas tienen sistemas de interfase-paciente para el acoplamiento que pueden dividirse en dos grupos: de contacto y no contacto. Los sistemas de contacto tienden a tener menos diámetro y por lo tanto son mas cómodos en órbitas pequeñas. Los de no contacto tienden a incrementar menos la presión intraocular y por lo tanto causan menos hemorragias subconjuntivales, que normalmente se resuelven en un par de dias.[5] Es prudente evitar pacientes con glaucoma avanzado o enfermedad vascular retinal.

En un estudio donde se compararon los sistemas de contacto vs los de inmersión liquida, se encontró que el grupo de contacto inducía pliegues corneales que se traducían en áreas de capsulotomía incompleta en las zonas debajo de los pliegues.[7] Sin embargo las mejoras en las interfaces de contacto en los últimos 2 años han disminuido los pliegues corneales y por lo tanto la incidencia de capsulotomías incompletas. Esta evolución ha sido muy rápida ofreciendo resultados mas seguros y reproducibles.[8]

El Femtoláser es capaz de realizar tres importantes pasos en la cirugía de Catarata: Capsulotomía; Fragmentación del cristalino; Incisiones corneales. La automatización de éstos pasos ofrece ventajas en la transición de la Faco convencional a la cirugía de Catarata con Láser.[9]

La Capsulotomía es el primer paso y dura de 1,5 a 18 seg dependiendo de la plataforma que se esté usando, luego la fragmentación del núcleo en dónde el tiempo de duración va a estar determinado por la densidad que presente y por ultimo las incisiones corneales.

Las incisiones arqueadas son generalmente colocadas a 80% de profundidad en el limbo periférico, pero pueden personalizarse en tamaño de la zona óptica, localización y profundidad.[1] Algunos cirujanos eligen abrir las incisiones al momento de la cirugía, pero se puede hacer hasta un mes después en el postoperatorio, dependiendo de la AV, refracción y topografía. Existe un caso publicado de disrupción posterior de la incisión arqueada por gas, reportado por Newsom y Humble, ellos describen que el gas producido por la fotodisrupción hizo una perforación de la incisión y lo corroboraron evidenciando la presencia de gas por OCT, que se resolvió espontáneamente a los 4 días.[10]

Para evitar la miosis progresiva después del láser es recomendable practicar la facoemulsificación en un tiempo no mayor a 30-40 min después.

Durante la cirugía la hidrodisección del cristalino debe ser cuidadosa por la cantidad de aire y líquido atrapado en el bolsillo capsular, si se realiza en forma brusca corremos el riesgo de ruptura capsular posterior como describió Roberts y col.[11]

Casos Complejos

Orbita: La orbita debe permitir que el anillo de succión este en buena posición para permitir un buen acoplamiento, no solo para obtener imágenes adecuadas, sino para evitar perdidas de succión. Pacientes con problemas de cuello ó espalda pueden no ser buenos candidatos.[3]

Pupila pequeña: La pupila debe dilatar lo suficiente para realizar una adecuada capsulotomía que generalmente es de 5mm, sin embargo el tamaño puede modificarse durante la cirugía aunque no son recomendables por debajo de 4,5mm. La aplicación de la energía láser induce miosis pupilar por lo que la facoemeulsificación no debe dilatarse como describimos anteriormente. También hay que tener cuidado con los bordes pupilares en casos de miosis para no lesionarlos con el láser.[3]

El grupo de Conrad-Hengerer y col presenta en su estudio la utilización del Femto en pupilas pequeñas, dónde describen tres pasos:

1) Administración intracameral de epinefrina
2) Viscomidriasis
3) Implantación del anillo de Malyugin y posteriormente realizan el Femto láser para luego completar la cirugía con la facoemulsificación.[12]

Perdida de succión: La Pio se incrementa entre 10-20mmhg, esto no causa disconfort ni induce pérdida de visión durante el procedimiento y el paciente puede mantener la fijación en toda la cirugía. Los casos de Nistagmus ó Desordenes de atención pueden no ser pacientes adecuados. Algunos cirujanos proponen el uso de anestesia peribulbar o retrobulbar, sin embargo la quémosis que puede presentarse, pudiera hacer imposible la succión. La capsulotomía sólo dura algunos segundos y es raro que se pierda succión en este paso, si esto llegara a suceder se debe completar la capsulotomía en forma manual.(3)

Capsulotomía incompleta: Afortunadamente las mejoras en el Sofware y Hardware en estos dos últimos años, han permitido mejorar la incidencia de este problema, pasando de 10,5 % a menos del 1% en reporte presentado en la plataforma de contacto por el grupo de Roberts.(13) Inicialmente ésta era una de las mayores ventajas que presentaban las plataformas de no contacto sobre las de contacto. Es importante que el cirujano verifique que la capsulotomía este completa antes de proceder con los siguientes pasos en la cirugía para evitar desgarros en la capsula. Corneas por encima de 47D pueden ocasionar algunos pliegues durante la aplanación y de ésta forma ocasionar microadherencias capsulares.(3)

No hay duda de la enorme ventaja que representa la capsulotomía con el láser de femtosegundo vs la capsulorrexis manual en cuanto a tamaño y localización exacta.(14) En un estudio publicado por Mihaltz K y col donde se estudian las aberraciones y la calidad óptica con un Aberrómetro OPD Scan(Nidek CoLtd), dónde se comparan 48 ojos utilizando el láser de Femtosegundo(Alcon LenSx) y 51 ojos control con Capsulorrexis manual, se demostró que el Tilt vertical y Coma fueron significativamente menores y el PSF y MTF significativamente mayores en el grupo del láser, por lo que se habla de menos aberraciones y mejor calidad óptica luego de utilizar el láser de Femtosegundo.(15)

Kránitz y col en su estudio miden el Tilt y descentrado con una cámara Scheimpflug, comparando los dos grupos: Capsulorrexis manual vs Capsulotomía con Femtoláser dónde demuestran que ésta última tiene resultados refractivos mas estables.(16)

Fallas en la computadora: En ocasiones pueden presentarse algunos inconvenientes en las plataformas, que son inherentes a problemas en la aplicación del Software y por lo tanto debemos estar preparados para practicar la cirugía de manera convencional.

Algunos estudios muestran diferencias en cuanto a la tasa de complicaciones en los primeros casos, cuando se comparan con grupos subsecuentes, demostrando que si hay un camino que debemos recorrer.(13)

En un estudio publicado por Roberts Tv y Col, dónde se operaron 1500 casos divididos en 2 grupos: grupo 1, primeros 200 casos y grupo 2, los siguientes 1300 casos, se encontraron las siguientes complicaciones:

- Número de intentos de acoplamiento: (grupo 1) 1,5% (grupo 2) 1,05%
- Incidencia de constricción pupilar: (grupo 1) 9,5% (grupo 2) 1,23%
- Adherencias en cápsula anterior: (grupo 1) 10,5% (grupo 2) 1,61%
- Desgarros de cápsula anterior: (grupo 1) 4% (grupo 2) 0,31%
- Dislocación posterior del cristalino: (grupo 1) 2% (grupo 2) 0%

En todos los casos las diferencias para ambos grupos fueron estadísticamente significativas P< 0,001(13).

Nagy Z y col, publican las complicaciones de su grupo en los primeros 100 casos:

- Pérdidas de succión 2%
- Hemorragias subconjuntivales 34%
- Adherencias capsulares 20%
- Desgarros capsulares anteriores 4%
- Miosis 32%
- Daño endotelial por corte en capa de células endoteliales 3%

No reportaron bloqueo capsular y ruptura de cápsula posterior

Destaca una complicación no descrita, el daño endotelial, dónde se cortó el endotelio en 3 ojos de altos hipermétropes con cámara muy estrecha en dónde el prototipo del láser no tenia integrado el sistema de imágenes de OCT. Todos éstos pacientes no tuvieron consecuencias a largo plazo (1 año) con agudezas visuales corregidas de 20/20.[17]

Recientemente se publicó un caso con pérdida de succión durante la fragmentación del cristalino y en dónde el laser continuó disparando el patrón de rejilla en la periferia de la córnea. 6 meses después la paciente tenía excelente agudeza visual pero todavía era visible el patrón de rejilla en la córnea periférica.[18]

En resumen podemos enumerar las complicaciones inherentes a la técnica de láser de Femtosegundo en cirugía de catarata:

1) Pérdida de succión **(Figura 1).**
2) Hemorragia subconjuntival **(Figura 2).**
3) Microadherencias y adherencias capsulares **(Figura 3).**
4) Capsulotomía descentrada **(Figura 4).**
5) Desgarros capsulares anteriores **(Figuras 5 y 6).**
6) Exceso de burbujas en bolsillo capsular **(Figura 7).**
7) Bloqueo capsular con ruptura capsular posterior y lujación de núcleo a cavidad vítrea.
8) Incisión corneal incompleta **(Figura 8).**
9) Incisiones arqueadas descentradas **(Figura 9).**
10) Perforación a cámara anterior de incisión arqueada **(Figura 10).**
11) Miosis **(Figura 11).**
12) Daño endotelial post incisión relajante **(Figura 12).**
13) Hemorragias retinianas **(Figura 13).**
14) Patrón de Laser en rejilla aplicado en cornea periférica **(Figura 14).**

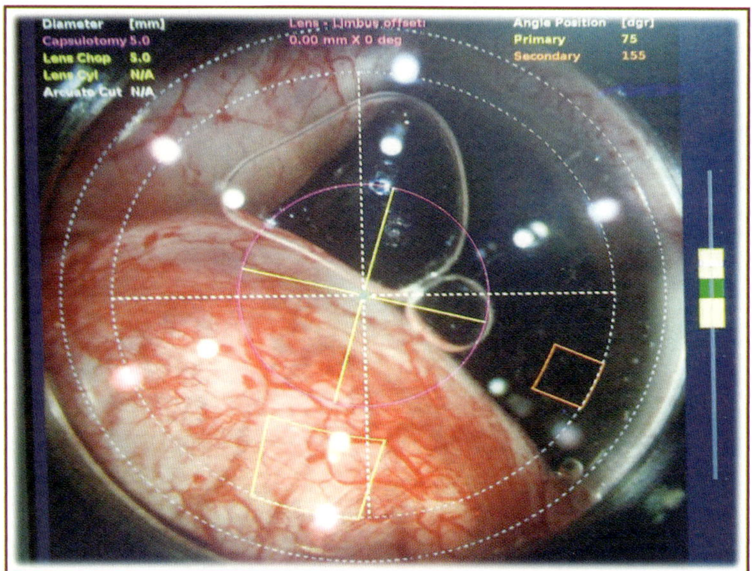

Figura 1. Pérdida de succión. *(Cortesía del Dr. Marco Rios. Maracaibo, Venezuela).*

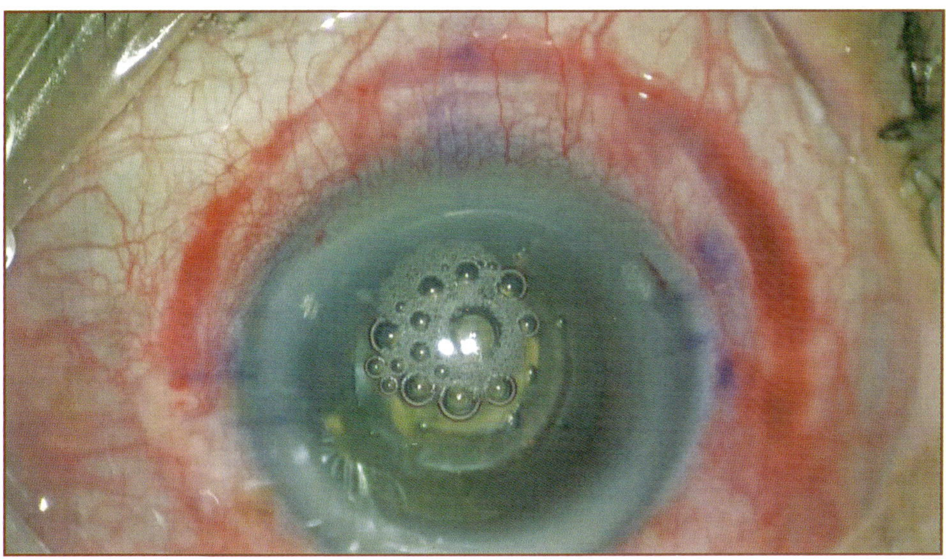

Figura 2. Hemorragia subconjuntival.

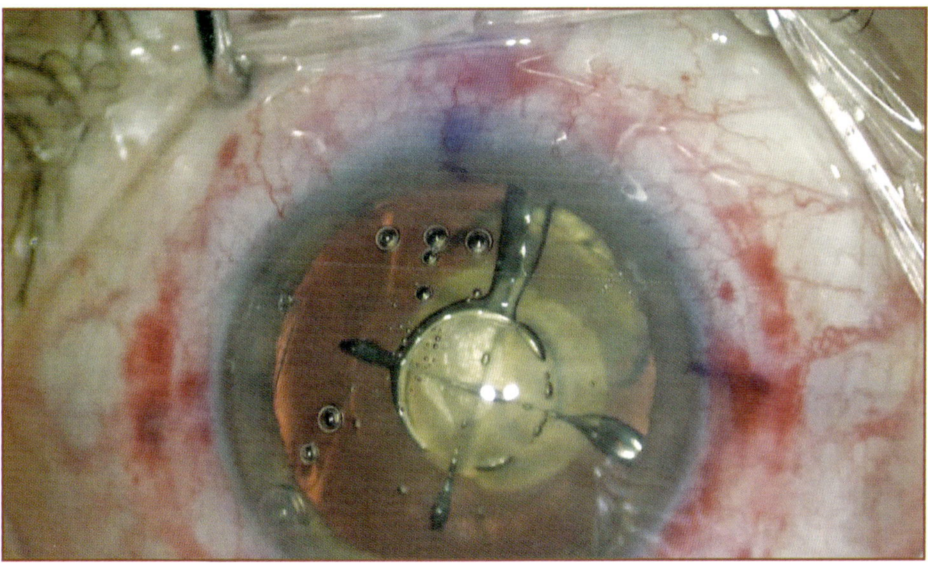

Figura 3. Microadherencias y adherencias capsulares.

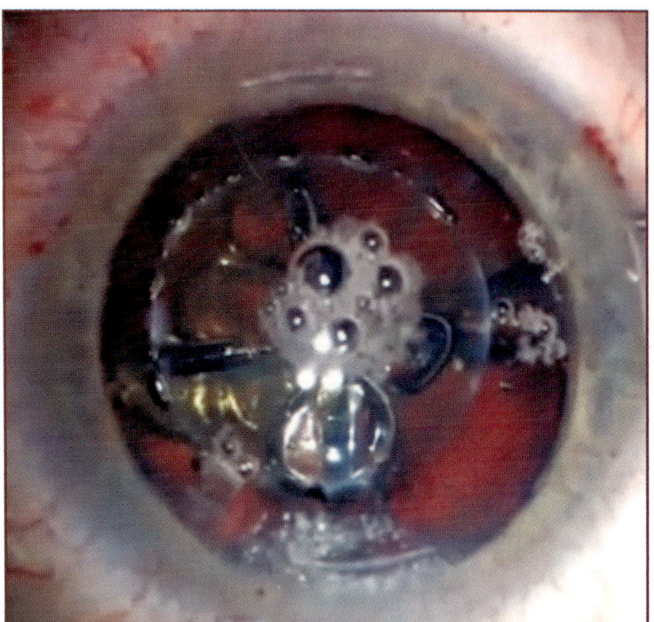

Figura 4. Capsulotomía descentrada.

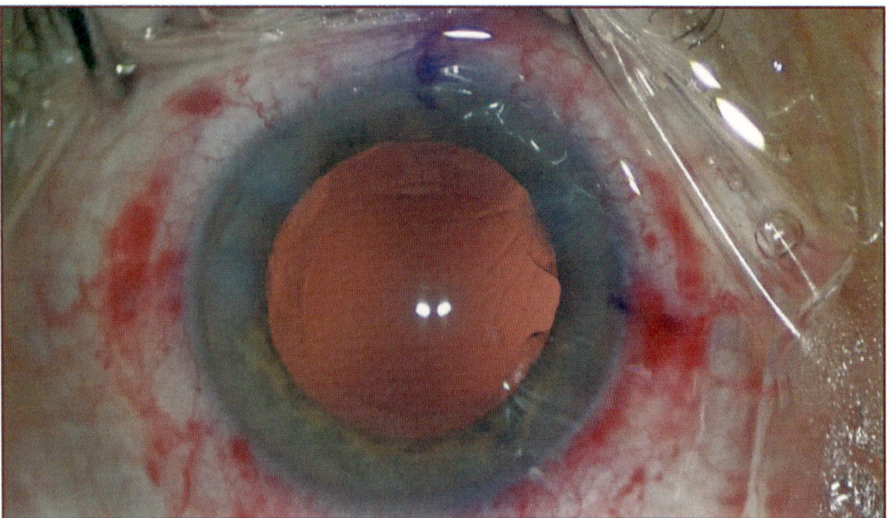

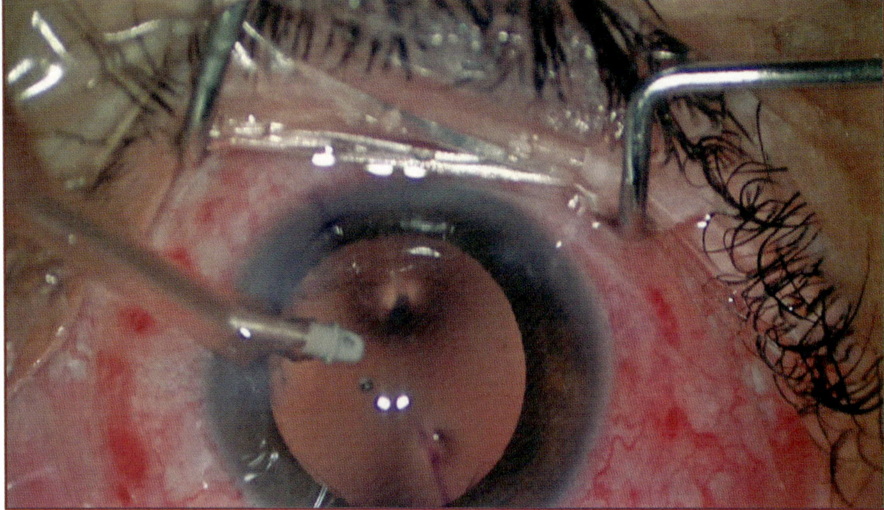

Figuras 5 y 6. Desgarros capsulares anteriores.

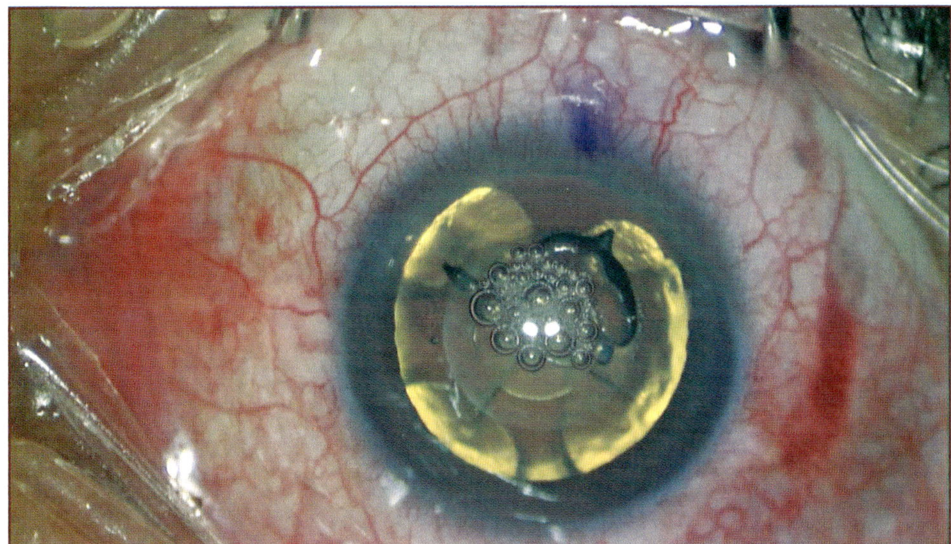

Figura 7. Exceso de burbujas en bolsillo capsular.

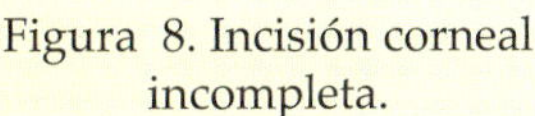

Figura 8. Incisión corneal incompleta.

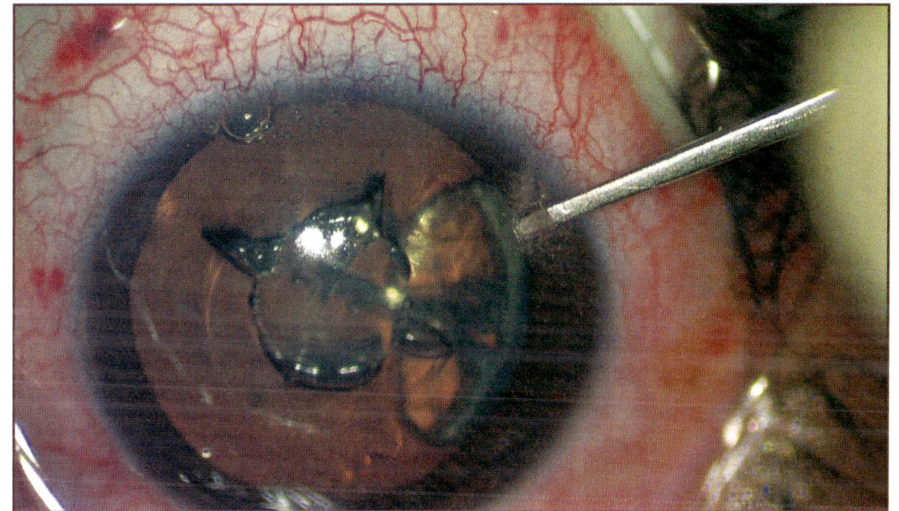

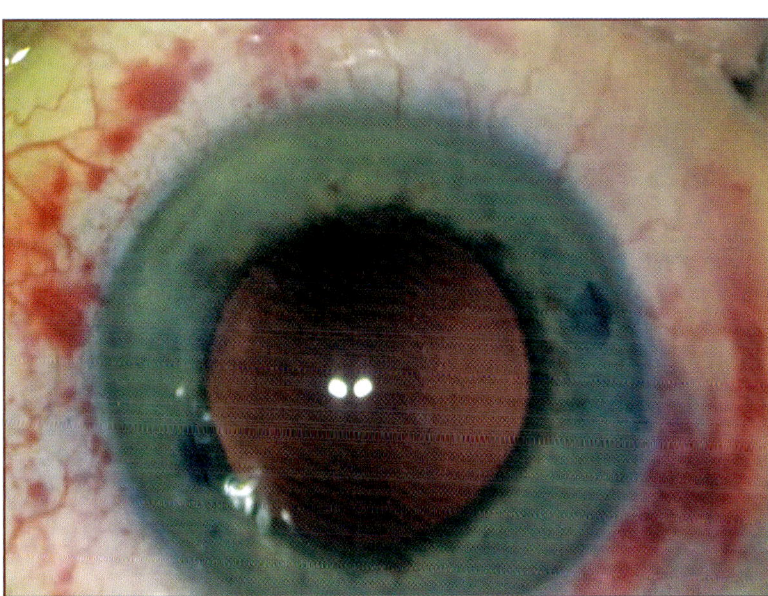

Figura 9. Incisiones arqueadas descentradas.

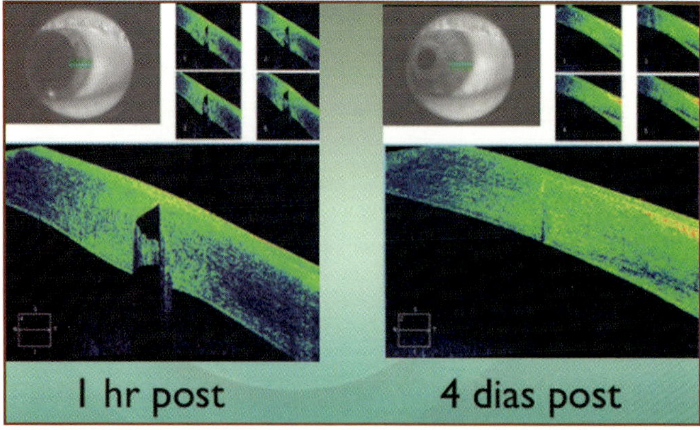

Figura 10. Perforación a cámara anterior de incisión arqueada. Newsom H y Humble H[10]

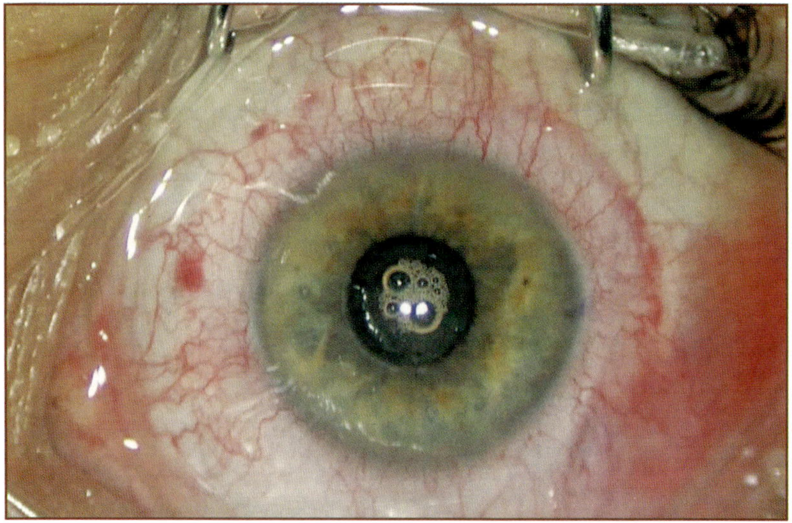

Figura 11. Miosis.

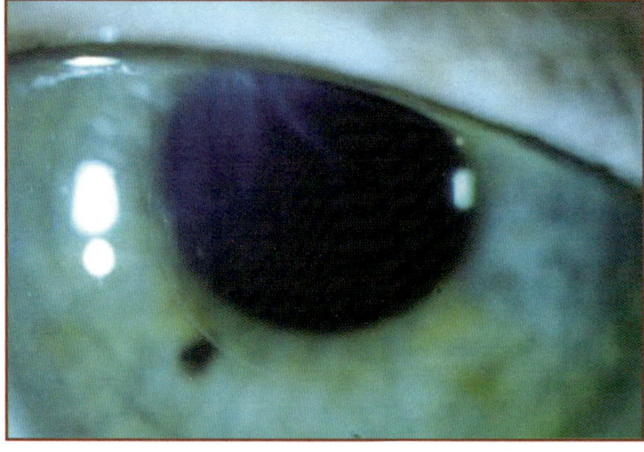

Figura 12. Daño endotelial post incisión relajante.Nagy Z, et al[17]

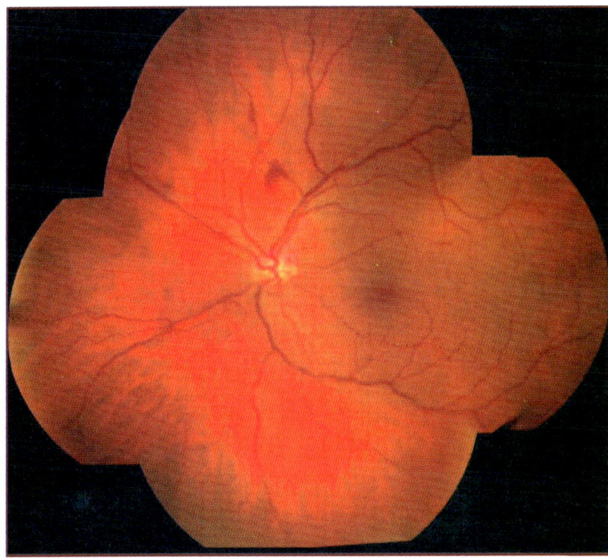

Figura 13. Hemorragias retinianas.
(Cortesía del Dr. Marco Rios, Maracaibo, Venezuela).

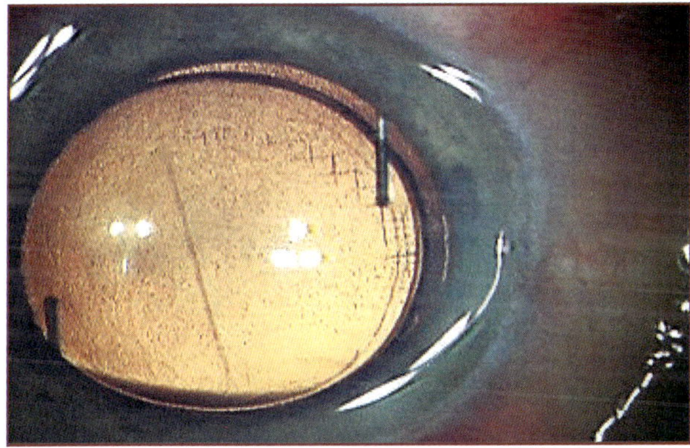

Figura 14. Patrón de Laser en rejilla aplicado en cornea periférica. Schultz T, Burkhard D[18]

Desde el primer reporte de cirugía de catarata con Láser en 2009,[2] considerables progresos han surgido en términos de desarrollo del software. Estos avances han permitido reducir los tiempos de facoemulsificación, mejorar la arquitectura de la herida, la capsulotomía y reducir el numero de complicaciones.

Bibliografía

1. Trikha S, Turnbull AM, Morris RJ, Anderson DF, Hossain P. The Journey to Femtosecond Laser-Assisted Cataract Surgery: new begining or false dawn? Eye 2013;27:461-473
2. Nagy Z, Takacs A, Filkorn T, Sarabayba M. Initial clinical evaluation of an intraocular Femtosecond Laser in Cataract Surgery. J Cataract Refract Surg 2009;25:1053-1060
3. Kendall E Donaldson, Braga-Mele R, Cabot F, Davidson R, Dhalinal D, Hamilton R, Jackson M, Patterson L, Stonecipher K, Yooh S. ASCRS Refractive Cataract Surgery Sub comittee. Femtosecond Laser-Assisted Cataract Surgery. J Cataract Refract Surg 2013;39:1753-1763
4. Roberts TV, Lawless M, Bali SJ, Chan CC, Jacobs M, Bali SJ, Hodge C, Sutton G. Femtosecond Laser Cataract Surgery:Technology and clinical practice. Clin Experiment Ophthalmol 2013 Mar; 41(2):180-6
5. Schultz T, Conrad-Hengerer I, Hengerer FH, Dick HB. Intraocular pressure variation during Femtosecond Laser-Assisted Cataract Surgery using a fluid-filled interfase. J Cataract Refract Surg 2013;39:22-27
6. Agarwal A Foreword in: Krueger RR, Talamo JH, Lindstrom RL, EDS, Textbook of Refractive Laser Assisted Cataract Surgery(Relacs)New York, Sprinter,2013 vii-viii
7. Talamo JH, Gooding P, Angeley D, Culbertson WW, Schuele G, Andersen D, Marcellino G, Essock-Burns E, Batlle J, Feliz R, Friedman NJ, Palanker D. Optical Patient interface in Femtosecond Laser-Assisted Catarat Surgery: Contact corneal applanation vs liquid inmersión. J Cataract Refract Surg 2013;39:501-510
8. Kohnen T. Interfase for Femtosecond Laser-Assisted Lens Surgery(Editorial) J Cataract Refract Surg 2013;39:491-492
9. Sutton G, Bali SJ, Hodge C. Femtosecond Cataract Surgery: Transitioning to Laser Cataract. Curr Opin Ophthalmol 2013 Jan;24(1):3-8
10. Newsom H y Humble H. Posterior gas release with femtosecond intraestromal arcuate incisión. J Cataract Refract Surg 2013;39:295-297
11. Roberts TV, Sutton G, Lawless MA, Jindal-Bali S, Hodge C. Capsular Block Syndrome associated with Femtosecond laser-Assisted Cataract Surgery. J Cataract Refract Surg 2011;37:2068-2070
12. Conrad-Hengerer I, Hengerer FH, Schultz T, Dick HB. Femtosecond Laser-Assisted Cataract Surgery in eyes with a small pupil. J Cataract Refract Surg 2013 Sep;39(9):1314-20
13. Roberts TV, Lawless M, Bali SJ, Hodge C, Sutton G. Surgical outcomes and safety of Femtosecond Laser Cataract Surgery: A prospective study of 1500 consecutive cases. Ophthalmology 2013 Feb; 120(2): 227-33
14. Friedman NJ, Palanker DV, Schuele G, Andersen G, Marcellino G, Seibel BS, Batlle J, Felix R, Talamo Jh, Blumenkranz MS, Culbertson WW. Femtosecond Laser capsulotomy. J Cataract Refract Surg 2011;37:1189-96
15. Miháltz K, Knorz MC, Alio JL, Tákacz AL, Krantz K, Kóvacs I, Nagy ZZ. Internal aberrations and optical quality after Femtosecond Laser anterior capsulotomy in Cataract Surgery. J Cataract Refract Surg 2011 Oct;27(10):711-716

16. Kránitz K, Mihältz K, Sándor GL, Takacs A, Knorz MC, Nagy ZZ. Femtosecond Laser capsulotomy and manual continuous curvilinear capsulorhexis parameters and their effects on intraocular Lens centration. J Cataract Refract Surg 2012 Apr;28(4):259-63
17. Zoltan Z Nagy, Agnes I Takacs, Tamas Filkorm, Kinga Kránitz, Andrea Gyenes, Eva Juhász, Gábor L Sándor, Illes Kovacs, Tibor Juhász, Stephen Slade. Complications of Femtosecond Laser-Assisted Cataract Surgery. J Cataract Refract Surg 2014 Jan;40(1):20-28
18. Tim Schultz, Burkhard Dick. Suction loss during Femtosecond Laser-Assisted cataract surgery. J Cataract Refract Surg 2014 March;40(3):493-4958

67

Facoemulsificación Asistida por Femtosegundo LenSx® Láser

Dr. Carlos Ferroni,
Dra. Susana Oscherow

La cirugía de catarata es el procedimiento quirúrgico que se practica con mayor frecuencia tanto en cirugía oftalmológica como en cirugía general. Si bien inicialmente la consigna era devolver la transparencia a los medios, la evolución del procedimiento la ha convertido en una cirugía de características refractivas.

Si tenemos en cuenta el aumento de la expectativa de vida, las actividades de la población, y la difusión de la cirugía refractiva, es comprensible la mayor demanda en todos los aspectos.

Posiblemente estos sean los motivos por los cuales es la técnica que más desarrollo ha tenido en los últimos años. A modo de repaso mencionamos algunos de los puntos relevantes de dichos avances contemporáneos.

El Paso de Intracapsular a Extracapsular

En 1967 el cirujano Dr. Charles Kelman de Nueva York, desarrolla esta técnica que revoluciona la cirugía de catarata contemporánea. El empleo de ultrasonido para licuar el cristalino y extraerlo por una micro incisión le valió el reconocimiento mundial como Médico del Siglo.[1-2]

En sus memorias "Through My Eyes: The story of a Surgeon Who Dared to Take on the Medical World" (1985) relata el surgimiento de esta idea: "En una consulta a su odontólogo, el mismo le aproxima un instrumento para realizar una limpieza de piezas dentarias. Del mismo surgió un fino vapor y una suave vibración. Al preguntarle al profesional qué era lo que utilizaba, este le respondió: "una sonda ultrasónica".[3-4]

Otro de los grandes desafíos fue la afaquia, si bien los pacientes recuperaban la transparencia de los medios, su calidad visual distaba mucho de lo requerido.

Durante la II Guerra Mundial, los médicos británicos observaron que el material (Plexiglás) proveniente de las astillas de las cúpulas de los aviones de guerra Spit –fire no causaba reacción de rechazo a nivel ocular de los pilotos heridos en combate.

A fines de los 40 Harold Ridley, oftalmólogo de la Royal Air Force, basándose en los datos anteriores diseña una lente intraocular de PMMC. El primer reemplazo de cristalino con implante de la lente fue llevado a cabo por Ripley a fines del 1949 con relativo éxito, aún así fue el puntapié inicial para los implantes del futuro.[5-6]

Hoy contamos con un verdadero arsenal de lentes intraoculares con gran variedad de materiales y diseños, multiplicidad de correcciones, monofocales, multifocales, tóricas etc.

Tecnología Laser Aplicada a Cirugía de Cataratas

La palabra "LÁSER" es un acrónimo de *Light amplification by stimuled emission radiation*. Es una modificación de la emisión de radiaciones electromagnéticas, entre las cuales se encuentra la luz visible. La diferencia que presenta con la luz normal es la coherencia: es monocromático, intenso y no se dispersa.

Los efectos del Láser en los tejidos dependen de la intensidad, tiempo de aplicación y de la longitud de onda utilizada. Producen diferentes reacciones como ser: fotoquímicas, ionizantes o térmicas Estas cualidades hacen que tengan una gran aplicación terapéutica en oftalmología.[7]

Los Láseres que producen Fotoablación (Excímeros) se utilizan para tratamientos de alteraciones refractivas a nivel corneal.

En el Meeting de la Academia Americana de Oftalmología, en el año 1989 el Dr. Jack Dodick presentó la técnica, realizando la primera cirugía en el año 1991 (Fotolisis *Neodynium Yag*).

Existen dos Láseres de estado sólido para cirugía de cataratas: el *Neodynium Yag (Nd:Yag Láser) y el Erbium Yag Láser. (Er –YAG Láser) (Fotolisis Zato).*

El Nd: YAG Laser (1.064nm) genera plasma induciendo ondas acústicas que causan disrupción del tejido cristalineano.[8]

El Erbium YAG Láser (Er – YAG) trabaja en forma directa sobre el tejido. La longitud de onda de 2.94 nm es altamente absorbida por el agua. Puntualmente la penetración se considera de 1 mm, pero el proceso dinámico permite un mayor alcance.[9] El contacto directo de la energía en el cristalino produce evaporación con burbujas de cavitación, propagándose la energía causando el efecto de disrupción.[10]

La forma directa del Er –YAG Laser lo haría más efectivo al compararlo con el Nd –YAG Láser.[11-12]

Al disminuir la duración de los pulsos de los diferentes tipos de Laser hasta llegar al Femtosegundo (FS) se producen ondas más cortas con menor impacto y formación de menor cantidad de burbujas disminuyendo los daños colaterales de los tejidos circundantes.

A diferencia del Excimer laser (ultravioleta) que se absorbe en la superficie anterior de la cornea, el FS (infrarrojo) puede dirigirse y focalizarse en la cornea a distintas profundidades y por detrás de misma.[13]

Cabe mencionar la importancia de los diferentes Láseres en la Oftalmología: primera especialidad médica en la que fueron aplicados.

La FDA autorizó la utilización del FS para cirugía de cataratas en el año 2010. La tecnología estuvo disponible a partir del año 2011.[14]

Mecanismo de Acción del FS

El femtosegundo trabaja produciendo un pulso más corto que los utilizados por otros láseres: Argón: fotocoagulación, - Excimer: fotoablación, Nd: YAG: fotodisrupción.

Esto reduce la potencia y se disminuye la energía necesaria para un determinado objetivo.

La importancia de esto en la cirugía de cataratas es la preservación y cuidado de todas las estructuras oculares que podrían verse involucradas, como por ejemplo el endotelio corneal, capsula del cristalino, fibras zonulares etc.

El corte de los tejidos se produce por vaporización con formación de plasma. La burbuja de cavitación que se forma sufre un fenómeno de expansión y colapso separando las fibras del tejido en tratamiento.[15]

Femtosecond LenSx® Láser

A comienzos del año 2012 elegimos la plataforma LenSx® (Alcon Laboratories, Inc., Fort Worth, TX).

Lo seleccionamos por haber sido diseñado y desarrollado específicamente para cirugía de cataratas y es el primero en ser aprobado íntegramente por la FDA.

Características Actuales

Toda tecnología compuesta posee diferentes partes o sistemas que tienen actualizaciones y mejoras continuas.

La última versión de FS SoftFit™ LenSx® Láser no solo modifica los diferentes software del sistema sino que también posee gran ventaja en el sistema de acople.

Energía: Vimos en la introducción la importancia de la misma dentro del ojo. Actualmente el LenSx® Láser libera energía dentro de los siguientes parámetros:

- Capsulotomía= 6 uJ (microJules).
- Cristalino= 9uJ.
- Incisiones primaria y secundaria = 5uJ (por cada una).
- Arcuatas= 3 uJ.

Esto representa un 66% menos de energía que la versión anterior a SoftFit™.

Parámetros quirúrgicos: Todos los pasos poseen un amplio rango para que el cirujano programe la cirugía de acuerdo al paciente y sus preferencias. Algunos ejemplos:

-Diámetro de capsulotomía de 3 a 8 mm.
-Diámetro de chopeado de 3 a 6 mm.
-Diámetro de cilindro en cristalino de 1 a 6 mm.
-Número líneas de chop de 1 a 3.
-Número de cilindros en cristalino de 1 a 8.
-Penetración de arcuatas de 30 a 90 %.
-Ancho de incisión primaria de 1 a 4 mm. Longitud del tunel de 1000 a 3000 um.
Diferencia del trapezoide de 0 a 0,5mm.

Las incisiones se pueden posicionar en los 360 grados, la energía de las mismas va de 1 a 15 uJ.

El "layer separation" de las incisiones va desde 2um hasta los 10um en cápsula y cristalino y hasta los 8um en córnea.

El "spot saparation" va desde los 3um en todos los cortes hasta los 8um en córnea, 10 um en cápsula y 12 um en el cristalino.

Visualización quirúrgica: Utiliza tomografía de coherencia óptica que llega a 8.5 mm de profundidad de escaneo, junto al video microscopio de alta definición Provee el 100% de la información anatómica sin necesidad de interpolar datos. El procedimiento se realiza en tiempo real y con visualización directa del ojo del paciente **(Figuras 1 y 2)**.

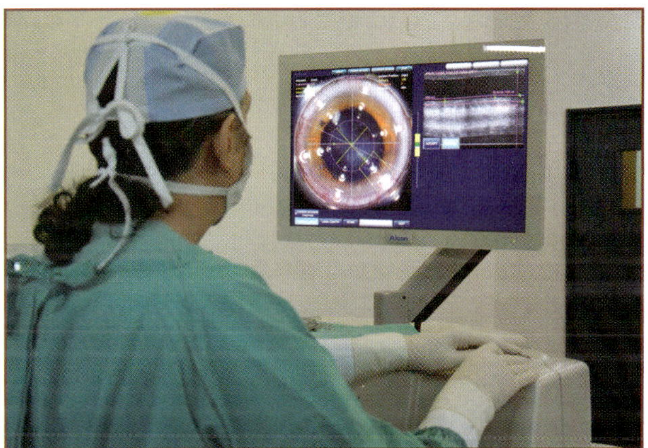

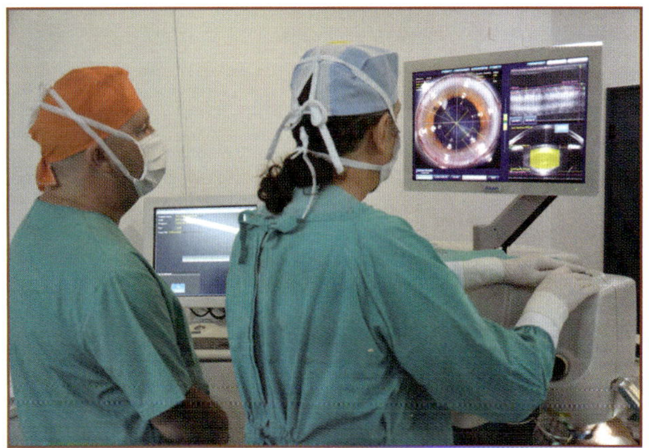

Figuras 1 y 2. Visualización directa de cada paso en tiempo real. Programación de los pasos quirúrgicos.

Acoplamiento: Este equipo requiere acoplamiento al ojo para su funcionamiento. Inicialmente teníamos un aumento tal de la presión intraocular tal que contraindicaba la cirugía en pacientes glaucomatosos.

Otro inconveniente menor pero indeseable son las posibles hemorragias sub conjuntivales.

El dispositivo de acople consta de un cono con su manguera de ensamble y una lente de contacto asférica hidrofílica que se adapta suavemente a la cornea con disminución de la formación de pliegues o artefactos visuales.

El diámetro de acople es pequeño (19 mm) lo que permite su uso en pacientes con ojos u orbitas pequeñas. Por otro lado amplía el diámetro o campo de observación del cirujano.

El nuevo sistema de acoplamiento posee distintas ventajas, entre ellas podemos mencionar el aumento de la IOP solo a 16 mmHg.

Otras ventajas que brinda el sistema son:
- -Capsulotomías libres en un 99% de casos.
- -Bordes capsulares más prolijos y suaves.
- -Mayor confort para el paciente.
- -Facilita las maniobras del el cirujano y agiliza el proceso en un 35 %.

Nuestra Experiencia

Cuando adquirimos un equipo importante para nuestros quirófanos pensamos en el volumen del mismo, circulación del paciente y circulación del personal.

El flujo del quirófano forma parte de la estrategia de cualquier cirujano. Los tiempos son valiosos en búsqueda de mayor seguridad y menor estrés.

El hecho de que el equipo no tenga la camilla acoplada para nosotros es un punto a favor porque acondicionamos al paciente en la posición correcta una sola vez. Terminado el procedimiento con LenSx® simplemente trasladamos la camilla al microscopio de facoemulsificación. Esto le brinda menor estrés al paciente obviando el paso de una camilla a otra y a nosotros nos brinda mayor circulación de pacientes.

Paso a Paso

Para aplicar femtosegundo son importantes algunos puntos claves que forman parte de los criterios de inclusión – exclusión.

-Cornea: Ausencia de leucomas o implantes corneales que impidan el paso del LASER. Ausencia de incisiones que puedan favorecer el escape de gas. Estas son contraindicaciones relativas, dependiendo de su severidad o ubicación. Ausencia de patologías que debiliten el tejido (Ej. Queratoglobo).

-Conjuntiva: Inicialmente evitar conjuntivas laxas. A medida que adquirimos experiencia aprenderemos maniobras que ayudarán al proceso. Descartar patologías que no permitan un buen acoplamiento.

-Cámara anterior: En cámara anterior tampoco debe haber ningún obstáculo que impida el paso del láser, por ejemplo colecciones hemáticas. Las cámaras estrechas son una indicación para el procedimiento ya que habrá menor manipulación de instrumental, menor liberación de energía y menor utilización de fluidos.

-Cristalino: Buena visualización (buena dilatación) Inicialmente el daño zonular y la posición anormal del cristalino constituían una contraindicación. Actualmente sabemos que la suavidad de la técnica y la posibilidad de centrar la capsulotomía en el lugar necesario o posible habilitan perfectamente el procedimiento. En estos pacientes es mandatorio y ético implementar Faco Láser.

Por otro lado, gracias al sistema Soft Fit™, el glaucoma dejó de ser una contraindicación.

Otras de las ventajas es que el procedimiento es sumamente rápido. Debemos considerar como mucho dos minutos de "suction –on" a suction –off". A medida que adquirirnos experiencia este tiempo se acorta sustancialmente. Otros equipos invierten de 6 a 8 minutos.

Si sumamos esta rapidez al tiempo menor de facoemulsificación, tendremos un paciente confortable en cuanto a la posición en camilla.

Curva de aprendizaje: A medida que las plataformas y los programas van mejorando, la curva de aprendizaje será menor ya que el procedimiento se va simplificando. Para nosotros es fundamental entender la forma de trabajo del equipo, manejar con comodidad los parámetros y la programación de los pasos. La interacción con el técnico es importante y también debe conocer el procedimiento sin actuar de manera automática.

El consejo es comenzar con casos simples. A medida que vamos aprendiendo y comprendiendo podemos avanzar en los casos más complejos.

Procedimiento Propiamente Dicho

Como dijimos anteriormente todos los pasos son programables y ajustables a los requerimientos del paciente en tratamiento.

El orden utilizado es: capsulotomía – chopeado del cristalino –incisiones primaria, secundaria y relajantes.

Nosotros no utilizamos incisiones relajantes. Preferimos implantar lentes tórica monofocal (Acrysof® Toric IQ) o multifocal (AcrySof® ReSTOR Tórica) debido a los excelentes resultados, estabilidad e indiscutible biocompatibilidad.

-Apertura de incisiones: Este paso es simple debido a la gran precisión de programación del equipo. Podemos realizarla con espátulas especialmente diseñadas o cualquier instrumento romo como, por ejemplo, el repositor de iris. Particularmente realizo este paso hasta un 50% del túnel completando el resto con sustancia viscoelástica (DisCoVisc®). De esta manera ingreso a cámara anterior evitando una probable hipotalamia.

-Capsulotomía: Con SoftFit™ la gran mayoría queda completamente liberada y flotando sobre el cristalino. De no ser así, utilizo un cistótomo para completarla manualmente. No es aconsejable retirarla con la aspiración del facoemulsificador ya que si no está del todo libre corremos el riesgo de producir un desgarro de cápsula anterior **(Figura 3)**.

El centrado y el diámetro repercuten en la posición final de cualquier tipo de lente, detalle importante pero de máxima relevancia en Lentes de Alta Tecnología (AT IOL´s).

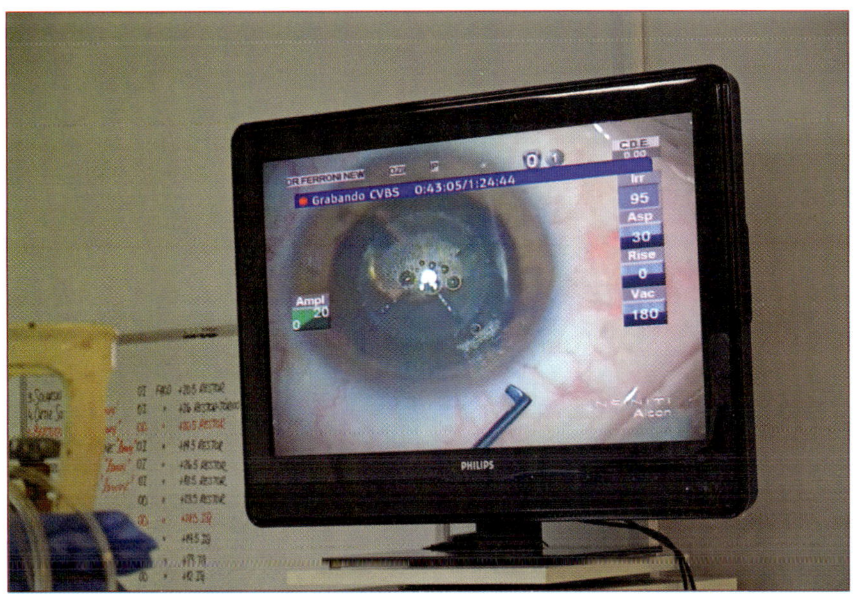

Figura 3. Capsulotomía libre sobre el cristalino. Se observa chopeado del cristalino.

-Hidrodisección: Debe hacerse con maniobras suaves y de forma completa. Recordar que estamos frente a un ojo más firme. En lo que respecta a la burbuja de aire retrocristalineana, debemos tener precaución, no pánico. En los comienzos se reportaron complicaciones asociadas a capsulotomías pequeñas, núcleos duros y maniobras intempestivas. Actualmente ingreso al ojo para realizar la hidrodisección verificando con maniobra de abanico la liberación de la cápsula, realizando el procedimiento con mayor comodidad. Posteriormente inyecto la SVE y comienzo la facoemulsificación de forma habitual, retirando la cápsula con la aspiración del facoemulsificador. Esto ahorra un paso quirúrgico sin perder seguridad.

-Fragmentación: Ya mencionamos la variabilidad de patrones y opciones con que contamos. Realizar excesivas incisiones con el FS aumentara la liberación de energía dentro del cristalino con mayor cantidad de burbujas. Por otro lado en pacientes con riesgo de miosis es conveniente realizar estos pasos sin aumentar el tiempo innecesariamente.

-Cortex: La remoción cortical puede ser inicialmente un poco más compleja por lo que se recomienda una cuidadosa hidrodisección. Los bordes de la misma son más netos y regulares. Si usamos menos hidrodisección estará naturalmente más adherida y deberemos ser más delicados con las maniobras.

Bloqueo capsular: Lo evitamos con hidrodisección suave y movimiento del cristalino en forma giratoria ("rock and roll"). Esto permite la salida de burbujas y descompresión de la cápsula.

Resultados Refractivos y Complicaciones

Análisis retrospectivo a mayo del 2012. En este lapso de tiempo se han actualizado los programas, la captura y calidad de imágenes y con la implementación de SoftFit™ podemos decir que hay un antes y un después en todos los aspectos.

A fines prácticos nos referiremos a pacientes sin tratamientos previos y sin separar por tipo de implante utilizado.

El total de procedimientos realizados hasta principios de noviembre es de 303 casos de los cuales 274 (90.43%) se llevaron a cabo en ojos vírgenes y 29 (9.57%) tenían tratamientos refractivos previos con Excimer Laser.

De los 184 pacientes, 103 (55.97%) pertenecen al sexo femenino y 81 (44.03%) al masculino.

El promedio de edad fue de 66 años con un rango de 39 a 97 años.

Lentes implantados en ojos vírgenes: AcrySof® ReSTOR: 96 – AcrySof® ReSTOR Tórica: 29 – AcrySof® Toric IQ: 36 AcrySof® IQ: 108 – AcrySof® Natural: 5.

En todos los pacientes se consigno la agudeza visual (AV) preoperatoria y postoperatoria con y sin corrección realizándose el examen oftalmológico completo, estudios complementarios y cálculo de la lente intraocular de acuerdo a cada caso y según rutina para pacientes cataratosos.

Datos Refractivos Pre Quirúrgicos

Promedio Esfera -0.23 D (+4.75 a -17.0D); Promedio Cilindro: -0.21 D (+5.25 a -6.0D) Promedio de Esférico Equivalente -0.34D.

Al mes de cirugía se controlaron 203 ojos. Promedio Esfera +0.06 (+2.0 a -1.75D) Promedio Cilindro -0.20D (+2.0 a -3.0D) Promedio de Esférico Equivalente -0.03D.

Al sexto mes se controlaron 46 casos. Promedio Esfera +0.09D (+2.5 a -1.75D) Promedio Cilindro -0.16D (+0.75 a -3.0D) Promedio Esf. Equivalente +0.01D.

Al año se controlaron 9 casos. Promedio Esf. +0.19 (+0.5 a -0.25D) Promedio Cilindro -0.06 (+0.50 a -0.75D) Promedio Esf. Equivalente +0.15D **(Gráfico 1)**.

Los cambios en la AV sin corrección (AVSC) y AV con corrección (AVCC) 8 / 10 o mejor pre quirúrgico versus post quirúrgico son: Pre quirúrgico AVSC 8 ojos (2.91%) AVCC 112 ojos (40.8%).

Gráfico 1 - Información refractiva pre y post quirúrgica a un año de evolución

	Pre Op (N 274)	1 mes (N 203)	6 meses (N 46)	1 año (N 9)
P. Esf	-0,23 D (+4,75 -17,0)	+0,06 (+2,0 -1,75)	+0,09 (+2,5 -1,75)	+0,18 +0,50 -0,25)
P. Cil	-0,21 D (+5,25 -6,0)	-0,20 (+2,0 -3,0)	-0,16 (+0,75 -3,0)	-0,06 +0,50 -0,75)
P. Esf Eq	-0,34	-0,03	+0,01	+0,15

Al mes AVSC 131 ojos (64.5%) AVCC 170 ojos (83.7).

Al sexto mes AVSC 30 ojos (65.2%) AVCC 39 ojos (84.8%).

Al año AVSC 3 ojos (33.3%) AVCC 8 (88.9%) **(Gráfico 2)**.

Respecto de la estabilidad refractiva: El comportamiento de Promedio del Esférico Equivalen-

Gráfico 2 - Cambios en la AV SC – AVCC 8/10 o mejor, Pre Op. y Post Op. A un año de evolución

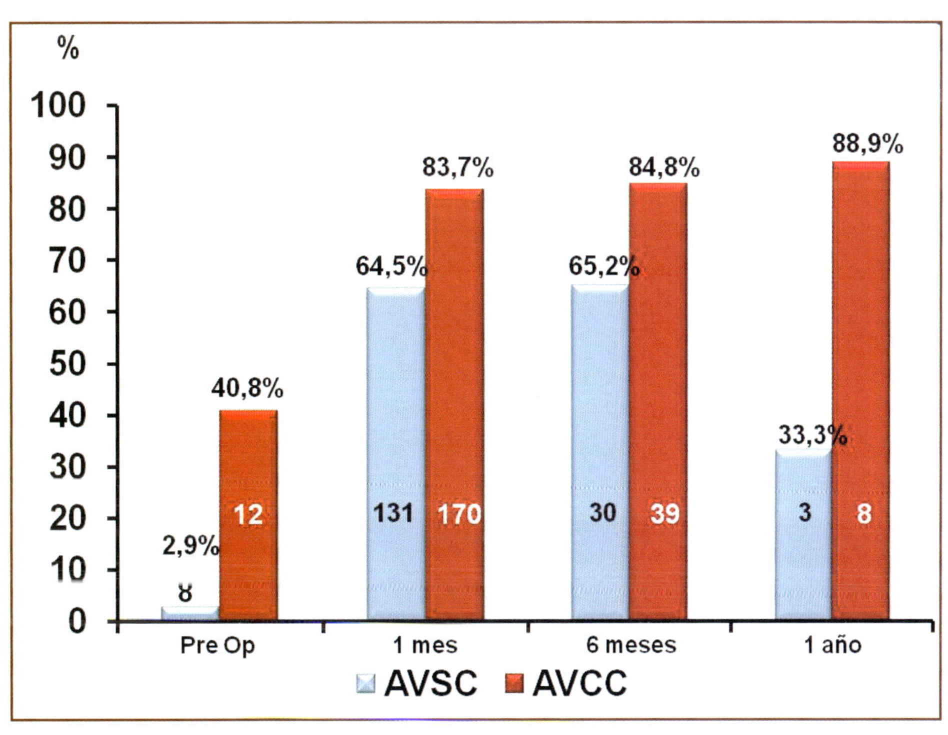

te muestra los siguientes datos Pre quirúrgico: -0.34D, al mes -0.03D, 6 meses +0.01D al año del procedimiento: +0.015D.

Complicaciones

Con todo procedimiento nuevo aparecen complicaciones que se asocian a la curva de aprendizaje.

Por eso siempre se sugiere la selección sumamente cuidadosa de los primeros casos.

- Liberación de succión: dos casos (0.66%).
- Rotura cápsula posterior: un caso (0.33%) No ocurrió durante la emisión del Femtosegundo sino durante la facoemulsificación.
- Capsulotomía incompleta: un caso (0.33%).

Hemorragias subconjuntivales: inicialmente casi todos los pacientes presentaban este cuadro. A medida que aprendimos y sobre todo con la nueva interface las hemorragias son menos frecuentes, tenues y de rápida resolución.

Ante la presencia de capsulotomía incompleta se puede proceder de dos formas:

- Reprogramar el diámetro de la misma y proceder nuevamente con el FS.
- Terminarla manualmente con la técnica habitual. Este es nuestro procedimiento de elección.

Seguridad

Para evaluar la seguridad a corto plazo o post quirúrgica inmediata tomamos los casos controlados en la Clínica el primer día y al mes del procedimiento. El total de ojos es de 232 ya que algunos pacientes se controlan en su lugar de origen. Los resultados son:

Perdida de 3 líneas: 1 caso (0.44%, perdida de 2 líneas: 1 caso (0.44%), pérdida de 1 línea: 12 casos (5.17%) permanecieron sin cambios 70 ojos (30.17%), ganancia de 1 línea: 25 ojos (10.77%), ganancia de 2 líneas: 23 ojos (9.91%), ganancia de 3 líneas o más 100 ojos (43.10%) **(Gráfico 3)**.

Gráfico 3 - Seguridad: pérdida y ganancia de AV corregida evaluada al primer día y al mes del procedimiento

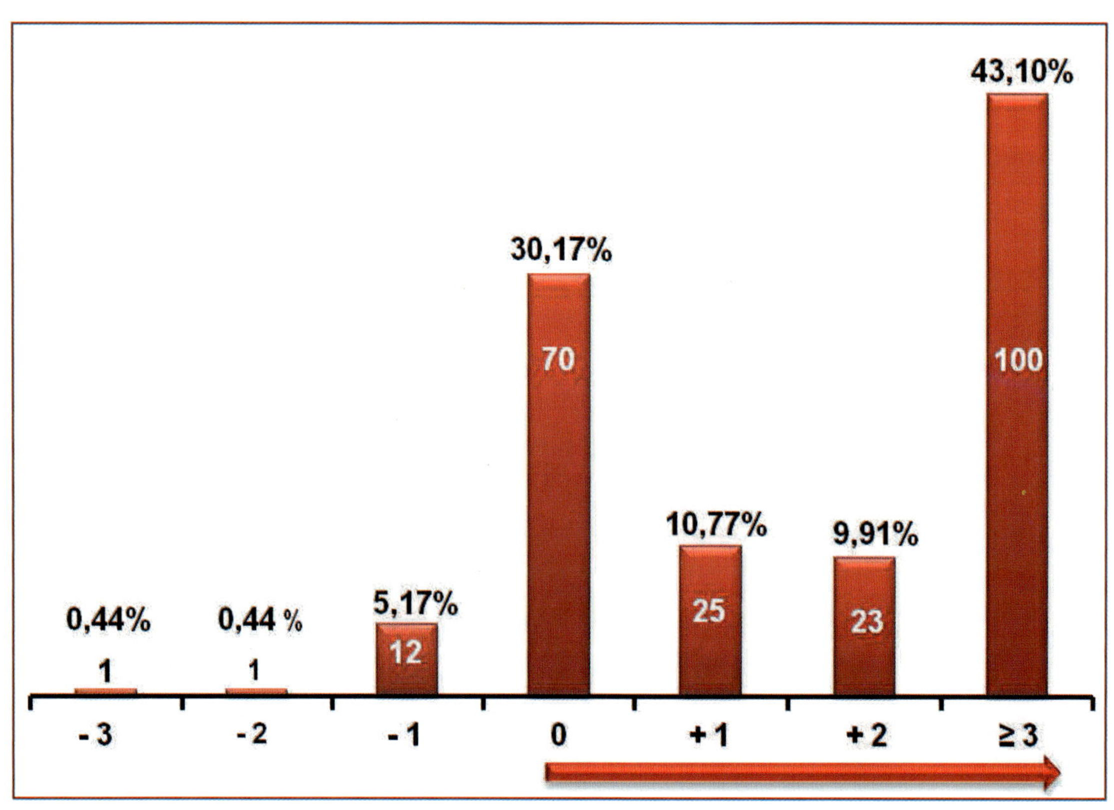

La pérdida de 2 y 3 líneas pertenecen al mismo paciente que al control del mes presentó edema macular. El paciente tiene una edad de 78 años, es diabético e hipertenso.

La pérdida de 1 línea en 12 ojos (7 pacientes) ocurrió por problemas de superficie en 10 ojos. Dos casos perdieron una línea sin causa aparente.

El riesgo más importante es la pérdida de la succión durante la emisión del Laser con desplazamiento de los pulsos a zonas no deseadas. En estos casos podríamos tener lesiones de tejidos como ruptura de la cápsula posterior y caída de fragmentos de cristalino al vítreo. De impactar en el iris podríamos tener hipema o daños endoteliales en caso de impactar en este tejido corneal.

Con LenSx® Laser esto no sucede ya que si se libera la succión el procedimiento se interrumpe dándonos un gran margen de seguridad.

Discusión y Conclusiones

Pensamos que es estéril y no conducente la discusión respecto a Cirugía de Cataratas Asistida con Femtosegundo versus Facoemulsificación simple.

Estamos frente a una cirugía que combina tecnologías superadoras para nuestros pacientes.

El más preciso de los cirujanos, con los instrumentos habituales no puede centrar y realizar una capsulorexis perfecta en arquitectura y diámetro. Lo mismo decimos respecto de la arquitectura de las incisiones. Mucho menos podemos tener exacta reproductibilidad de cada paso.

Otros de los puntos a considerar es la menor liberación de ultrasonido durante la facoemulsificación.

Evaluamos 40 ojos de similares características en los cuales en 20 realizamos FemtoFaco y en los otros 20 realizamos solo facoemulsificación. El promedio de energía utilizada fue de 6.32 vs 19.92, mientras que la utilización de facoemulsificación Torsional fue de 24.72 y 33.28 respectivamente.

En procedimientos faco –refractivos, puede llegar a eliminarse la necesidad de utilizar ultrasonido, recurriendo sólo a la irrigación - aspiración de las masas.

Mucho se ha trabajado en este sentido para aumentar los niveles de seguridad del procedimiento y de los tejidos circundantes, especialmente el endotelio.

La longitud de onda del FS no sería absorbida por la cornea mientras que las ondas acústicas del ultrasonido de la facoemulsificación están asociadas a daño endotelial.

Las producidas por el FS se disipan aproximadamente dentro del tejido cristalineano a unas 100 micras permaneciendo alejadas del endotelio corneal.[16] Si a esto le sumamos menor tiempo y menor utilización de energía de ultrasonido durante la facoemulsificación, estaríamos frente a un procedimiento que disminuye los riegos de la cirugía. También disminuye el volumen y circulación de la irrigación preservando la integridad de las estructuras involucradas.

En nuestra experiencia la pérdida de endotelio post femto facoemulsificación es menor que en aquellos pacientes en los que realizamos facoemulsificación tradicional. Estos datos coinciden con datos de otros cirujanos.[17]

A medida que avanzamos en experiencia y conocimientos podemos elegir la forma de chopear el núcleo del cristalino para luego terminar la faco fragmentación y aspiración con nuestros equipos habituales. No sólo usaremos menos instrumental en cámara anterior, sino que también realizaremos menos maniobras con las ventajas respecto de la seguridad que esto implica.[18]

Respecto a las incisiones, el Laser FS podría mostrar menor daño con cicatrización más rápida. Esto se podría atribuir a la las propiedades de la herida propiamente dicha y a la menor tensión mecánica durante la cirugía.[14,19,20]

Actualmente no todos los pacientes son candidatos al procedimiento. Pensamos que este margen se irá minimizando a la vez que la tecnología se incorporara paulatinamente a la rutina de la cirugía de cataratas.

Así como la Facoemulsificación representó una revolución en el campo de la cirugía de cataratas, el Femtosegundo es el salto evolutivo más importante en esta etapa del desarrollo quirúrgico.

Referencias

1. Tasman WS. Duane's Clinical Ophthalmology [CD-ROM]. EE. UU.: Duane; 2004.
2. Adenwala A. Historia de la facoemulsificación. En: Ashok G, editor. Dominando la facodinámica. Herramientas, tecnologías e innovaciones. New Delhi: Jaypee Brothers; 2008. p. 3-10.
3. Pandeey SK, Milverton EJ, Maloof EJ. A tribute to Charles David Kelman MD: Ophthalmologist, inventor and pioneer of phacoemulsification surgery. Clinical Experiment Ophthalmology 2004; 32(5): 529-533
4. Kelman CD. In tune with the father of phacoemulsification. J. Cataract Refractiv Surgery 1997; 23(8):1128 -9
5. Ridley NHL. Intraocular Acrilic Lenses. Trans Ophthalmol Soc. UK & Oxford Ophthalmol Congress. 1951; LXXI: 617 – 21
6. Spalton DJ. Harold Ridley´s first patient. Journal Cataract Refract Surgery. 1999; 25 (2): 156
7. Casanova C, Remón L. Interacción de los láseres con los tejidos oculares. Gaceta Óptica. 2010 [citado 9 Mar 2012];453.
8. Steinert RF, Puliafito CA. The Nd-YAG Laser in Ophtahlmology: Principles and Clinical Applications of Photodisruption. Philadelphia, WB Saunders, 1985; 22-35.
9. Dodick JM. Laser phacolysis of the human cataractous lens. Dev Ophthalmol 1991; 22:58-64.
10. Puliafito CA. The ND-YAG laser in Ophthalmology: Principles and Clinical Applications of Photodisruption. Philadelphia, WB Saunders, 1985; 22-35.
11. Levin ML, Wyatt KD. Prospective analysis of laser photophacofragmentacion. J. Cataract Refract Surg, 1990; 16:96-98.
12. Morales-Gómez, M. E., López-Gómez, E., Garzón, M., Nasser-Nasser, L., Chávez-Mondragón, E., & Cruz-Hernández, A. (2003). Estudio comparativo entre erbium-YAG láser y ultrasonido en cirugía de catarata. Rev Mex Oftalmol, 77(6), 207-210.
13. Soong, D. H. K., & Malta, J. B. (2009). El láser femtosegundo en oftalmología (Parte I). Am J Ophthalmol, 147, 189-197.
14. He L, Sheehy K, Culbertson W. Cirugía de catarata asistida por láser de femtosegundo. Opinión Actual Ophthalmol. 2011;22(1):43-52.
15. Sugar A. Ultrafast (femtosecond) laser refractive surgery. Curr Opin Ophthalmol. 2002;13(4):246-9.
16. J Ophthalmic Vis Res. 2011 April; 6(2): 151. Femtosecond Laser Cataract Surgery Sepehr Feizi, MD
17. Khurana, C. (2007). Results and Complications of First 50 eyes Operated with Femto- Second laser Cataract Surgery. APAO-AIOS 2013, Hyderabad, 33, 211.
18. Artzen D, Lundstrom M, Behndig A, Stenevi A, Lydahl E, Montan P. Capsule complication during cataract surgery: case-control study of preoperative and intraoperative risk factors: Swedish Capsule Rupture Study Group report 2. J Cataract Refract Surg. 2009;35(10):1688-93.
19. Masket S, Sarayba M, Ignacio T, Fram N. Femtosecond laser-assisted cataract incisions: architectural stability and reproducibility. J Cataract Refract Surg. 2010;36(6):1048-9.
20. Stonecipher K, Ignacio TS, Stonecipher M. Advances in refractive surgery: microkeratome and femtosecond laser flap creation in relation to safety, efficacy, predictability, and biomechanical stability. Curr Opin Ophthalmol. 2006;17(4):368-72.

Sección VIII

COMPLICACIONES TRANS QUIRÚRGICAS

68

Rotura Capsular Posterior

Dr. Carlos W. Arzabe,
Dr. J. Fernando Arévalo, Dr. Alejandro Lavaque,
Dra. Carmen Demetrio, Dr. Walter Arzabe F.,
Dr. F. Hampton Roy

Las técnicas modernas de facoemulsificación han convertido a la cirugía de cataras en un procedimiento ágil, asociado a rápida recuperación visual y a baja tasa de complicaciones.

Sin embargo, una de las complicaciones intraoperatorias más temidas es la rotura capsular Posterior (RCP). Esta complicación ocurre entre un 0.3 a 6% de los procedimientos de facoemulsificación. Esta puede ocurrir con o sin pérdida de vítreo. La pérdida de vítreo puede estar asociada a otras complicaciones hasta en el 30% de los pacientes que la padecen. La RCP puede ensombrecer el pronóstico visual luego de cirugía. Complicaciones asociadas a la RCP con pérdida de vítreo pueden ser la aparición de Edema Macular Cistoideo (EMC), encarceramiento vítreo en las incisiones, desprendimientos de retina, infecciones intraoculares y presencia de fragmentos de cristalinos retenidos en cavidad vítrea **(Figura 1)**.

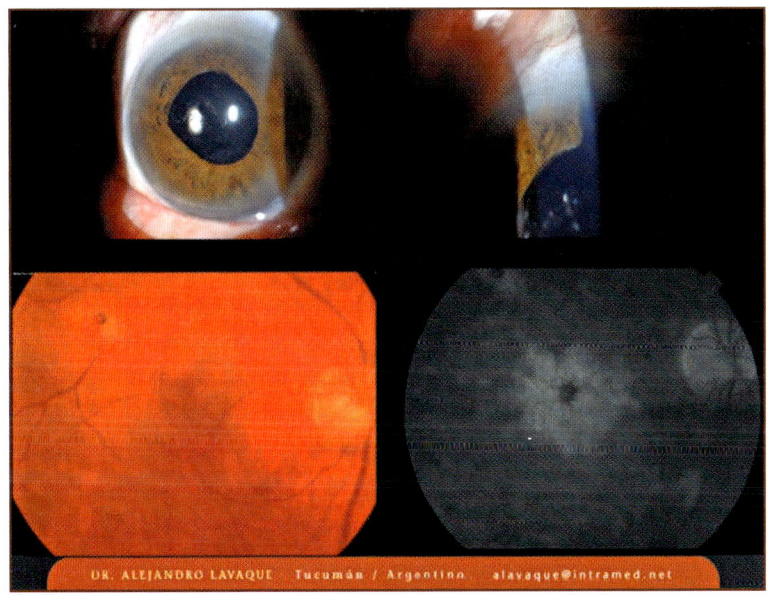

Figura 1. Arriba a la izquierda: discoria producida por presencia de vítreo enclavado en la incisión principal. Arriba a la derecha: corte con lámpara de hendidura muestra la mecha vítrea. Abajo a la izquierda: fondo de ojo derecho muestra ausencia del reflejo foveal normal. Abajo a la derecha: angiografía con fuoresceína revela edema macular quístico.

Factores a Considerar Para Evitar la RCP

Una **incisión superior para realización de facoemulsificación** puede estar asociada a problemas de visibilidad. Las incisiones temporales son una buena opción, especialmente si la frente del paciente es prominente (o en caso de exoftalmo senil secundario a atrofia de la grasa orbitaria). Si ocurre acumulo de líquido en la superficie, la cabeza del paciente se puede rotar temporalmente, lo que permitirá que el líquido drene con mayor facilidad y no se acumule en el campo quirúrgico. El blefarostato debe permitir un fácil acceso al globo ocular sin interferir con el paso de la pieza de mano de facoemulsificación ni tampoco presionar el ojo ya que esto puede aumentar la tensión del mismo. Pacientes especiales, o con cualquier grado de discapacidad, podrán requerir modalidades de anestesia diferentes a la tópica.

La **mala calidad de la imagen proporcionada por el microscopio** puede ser otra causa de visualización pobre con resultados indeseables. Otros factores que impiden una buena visión quirúrgica incluyen: arco senil corneal denso, pterigión nasal o temporal avanzado en cornea y consecuentemente del campo quirúrgico, distrofia corneal severa con o sin edema corneal asociado, cicatrices corneales, queratopastia, etc. Frente a estos desafíos de visualización, el cirujano debe ir lentamente, prestar más atención a los detalles, para lograr la mejor visualización posible del segmento anterior. Para reducir al mínimo, el riesgo de RCP durante la faco, el/los restos del núcleo se deben elevar al plano del diafragma iridiano como prioridad en el procedimiento para que a la hora de fragmentarlos y aspirarlos no estén cerca de la cápsula posterior que es mal visualizada durante el uso de la energía del Faco. Sustancia viscoelástica se debe colocar sobre y debajo de los fragmentos del núcleo para aislarlos durante la emulsificación y así mantener la capsula posterior alejada. Esta técnica es también útil en casos donde hay hialosis asteroide o hemorragias vítreas, donde la visibilidad de la capsula posterior está afectada por la presencia de un reflejo rojo atenuado. Tomando en cuenta los factores arriba mencionados el riesgo de romper la cápsula posterior disminuye.

La catarata polar posterior calcificada, merece también una mención especial ya que existe una incidencia aumentada de RCP debido a la mayor adherencia de la catarata a la capsula. En estos casos si la calcificación no se puede limpiar o pulir, se puede pensar en realizar la capsulorrexis primaria posterior, o una capsulorrexis vía pars plana con vitreofago después de colocar el LIO. Estas opciones dependen del caso y la experiencia del cirujano, ya que también una opción conservadora es colocar el LIO y después de un par de semanas realizar una capsulotomía posterior con el YAG láser.

Ojos con longitudes axiales extremas presentan otros factores predisponentes para la aparición de una RCP. En alta miopía, la cámara anterior es más profunda y existe un movimiento mayor de la cápsula posterior en sentido anteroposterior debido a la licuefacción vítrea. También, los ojos que han sido previamente vitrectomizados se comportan de una manera similar. Es recomendable usar el viscoelástico suficiente y bajar la altura de la botella de infusión para disminuir esta tendencia. En los casos de alta hipermetropía, la cámara anterior es menos profunda, esto aumenta el riesgo de daño de la capsula posterior. En estas situaciones, el uso del Faco en el modo pulsado ayuda a profundizar la cámara anterior y disminuye las posibilidades de rotura. En casos donde existe historia de trauma, es importante tener en cuenta que puede existir un daño capsular o zonular no evidenciado hasta el momento de la cirugía.

Se conoce que **en pacientes con pseudoexfoliación del cristalino existe debilidad zonular y la dilatación pupilar suele estar limitada.** Estos factores suelen ser predisponentes para la aparición de una RCP. También, puede haber dehiscencia del soporte zonular debido a la manipulación del núcleo durante el procedimiento quirúrgico.

Las cataratas maduras, con núcleos brunescentes o negros, así como las cataratas blancas hipermaduras, causan visualización pobre y dificultan la capsulorrexis. La visualización quirúrgica debe ser la mejor posible y el uso de colorantes especiales para el teñido de la cápsula anterior es recomendado. Los colorantes más usados actualmente para teñir la cápsula anterior son: La Indocianina Verde al 0.5% (ICG), y el Azul de Trypan al 0.1%. Con una jeringuilla de tuberculina, 0.1 cc del colorante se inyecta bajo burbuja de aire en la cámara anterior sobre la capsula anterior. Finalmente, con la cámara anterior llena de viscoelástico se procede a realizar la capsulorrexis.

Las pupilas pequeñas son un factor de riesgo importante en los casos de RCP. En los casos donde la dilatación farmacológica de la pupila es insuficiente los dilatadores mecánicos suelen ser de utilidad. En nuestro grupo de trabajo tenemos experiencia con el dilatador pupilar de Malyugin. Dispositivo de una sola pieza que se coloca en cámara anterior a través de un inyector. Proporciona una excelente midriasis intraoperatoria sin producir alteraciones significativas del esfínter pupilar. Su extracción al final de la cirugía resulta igualmente sencilla **(Figura 2)**.

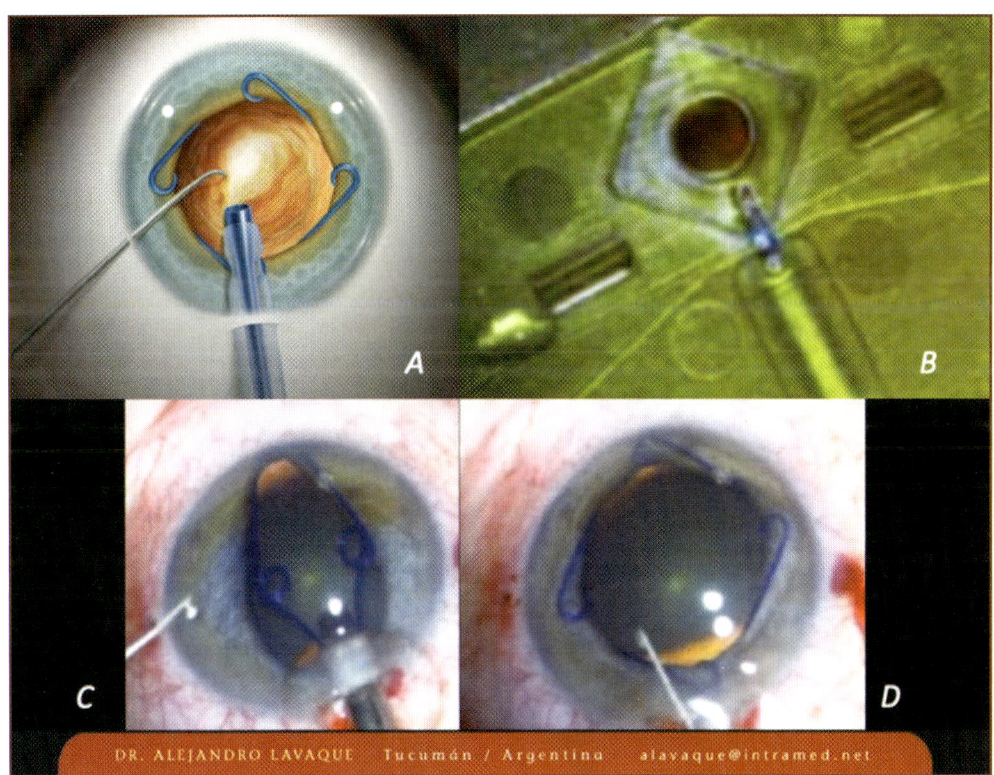

Figura 2 A-D. A) Esquema que demuestra la correcta colocación del anillo de Malyugin. B) El mencionado dilatador pupilar antes de ser inyectado. C) Inyección del dilatador pupilar en cámara anterior. D) Dilatador pupilar en posición final.

Complicaciones Quirúrgicas

En **capsulorrexis pequeñas** aumenta el riesgo de daño sobre el soporte zonular de cristalino y sobre la capsula posterior. La aspiración de las masas de la corteza en la región subincisional es considerablemente más desafiante en rrexis de menor tamaño. La manipulación excesiva puede ser un antecesor a la rotura zonular y consecuente pérdida vítrea. Durante la hidrodisección, la resistencia al flujo creado por la capsulorrexis pequeña es mayor y puede conducir a la acumulación de liquido entre el núcleo y capsula posterior y así precipitar una RCP por aumento de la presión hídrica en esa región. En presencia de una catarata nuclear madura deben realizarse capsulorrexis de mayor tamaño. Si deseamos agrandar la rrexis, es importante que el corte que se haga en la capsula anterior sea como un línea imaginaria centrifuga al círculo de la rrexis ya que si se lo da perpendicular (radial) a la misma, se puede extender hacia la periferia **(Figura 3)**.

Por el contrario, **capsulorrexis excesivamente grandes** pueden comprometer y dañar la zónula. En casos de rrexis de gran tamaño que comprometen el aparato zonular pueden producir desgarros posteriores incluso antes del inicio de la aplicación del ultrasonido. Si la capsulorrexis es grande, hay poco sitio residual para volver a redirigir la cápsula anteriormente antes de que el desgarro se extienda al ecuador del cristalino. Antes de que esto suceda, la capsula anterior tiene que mantenerse lo más plana posible con ayuda de sustancias viscoelástica, de esta forma la misma convexidad del cristalino no será un factor más para que la rrexis se desplace al ecuador. Es importante recordar que la dirección del jalado de la aleta (flap) de la rrexis debe ser hacia el centro y hacia atrás en dirección de la capsula posterior cuando se quiere atraer hacia adentro y hacer más pequeña la capsulorrexis.

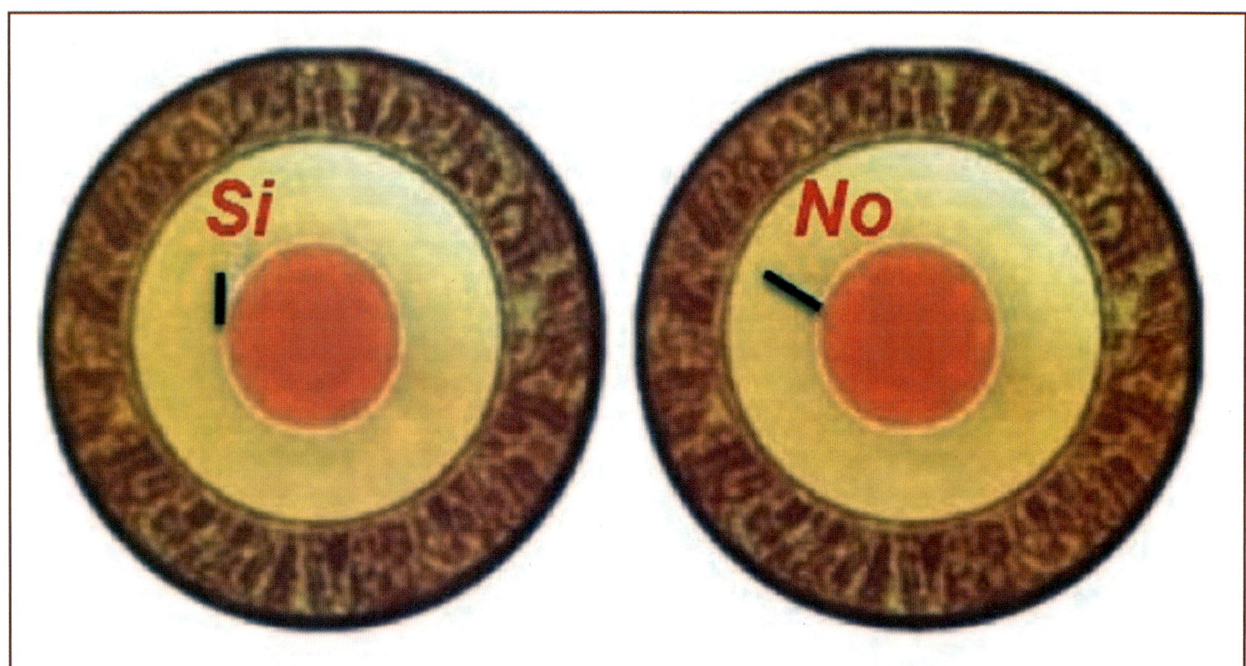

Figura 3. Importante notar la forma correcta de ampliar una rrexis pequeña (figura de la Izquierda).

Las **capsulorrexis no continuas,** ocurren cuando el rasgado progresa hacia la periferia por debajo del iris y no se visualiza más. Si esto ocurre, la razón y el por qué de la extensión debe ser determinada. Generalmente, hay presión posterior positiva que empuja el núcleo. Esto crea fuerzas de vector sobre la rrexis del saco capsular, que lo hacen rasgarse hacia fuera. Por lo tanto, el blefarostato debe ser aflojado, o cualquier instrumento o adhesivo que aumente la presión del ojo debe ser retirado, y la cámara anterior se debe profundizar inmediatamente con viscoelástico. El objetivo es hacer la cámara anterior lo suficientemente profunda como para aplanar la superficie anterior del cristalino. Esto debe invertir la tendencia para que el rasgado se desvíe periféricamente. Si el rasgado de la rrhexis puede ser visualizado, se puede terminar tirando de la aleta (flap) hacia el centro de la pupila. Si el rasgado no puede ser visualizado, puede ser terminado desde una dirección opuesta haciendo una nueva rrhexis. En esta situación, cuando se termina la capsulorrhexis, esta debe ser lo bastante grande para permitir el prolapso del núcleo. Debido a que no hay capsulorrhexis continua, el núcleo debe ser delicadamente dislocado por hidrodisección o viscodisección en cámara anterior (este es un paso lento y poco a poco, sin efectuar inyecciones de liquido o Viscoelástico mas allá de lo que se debe colocar, pues el exceso de estos también puede rasgar y romper la capsula). La facoemulsificación entonces se realiza en cámara anterior de forma más segura. No debe haber presión excesiva en la cápsula posterior, ya que esto puede hacer el rasgado de la capsulorrhexis extenderse periféricamente al ecuador en la cápsula posterior y conducir a la pérdida vítrea y/o a un núcleo luxado en vítreo.

Complicaciones al rotar el núcleo. Las técnicas modernas de facoemulsificación requieren la rotación libre del núcleo al momento de aplicar el ultrasonido. Adherencias persistentes capsulo/nucleares ecuatoriales impedirán la rotación libre del núcleo, y durante el esfuerzo rotatorio excesivo que se realiza sobrevienen las roturas zonulares y/o capsulares. Cuando el núcleo cristaliniano no rota, una suave hidrodisección adicional se debe realizar en los cuatro cuadrantes. Es preciso realizar un suave masaje sobre el núcleo para forzar que el líquido atrapado detrás del mismo se dirija alrededor del ecuador. Esta maniobra puede separar esas adherencias cortico/nucleares restantes. Si el núcleo después de estas maniobras todavía no rota libremente, una maniobra de rotación bimanual se puede realizar bajo viscoelástico. Si aun esta maniobra no es suficiente para rotar el núcleo libremente, se procede a comenzar la Faco creando surcos para que puedan ser fracturados sin haber sido rotados. Una vez se fracture y se saque un pequeño pedazo de núcleo, la rotación será más fácil de realizar ya que el mismo fluido y/o viscoelástico que se acumula entre la capsula posterior y núcleo circula más libremente sin poner presión exagerada por acúmulo de fluido en este espacio, toda vez que al haberse retirado un pequeño pedazo de núcleo la presión intraocular se distribuirá mas homogéneamente, habrá una circulación mayor de líquidos, lo que favorecerá la separación de esas adherencias cortico/nucleares tan incomodas, y muchas veces difíciles de manejar.

Pérdida de la cámara anterior. Si durante la cirugía, es difícil mantener la profundidad de la cámara anterior, la probabilidad de una RCP aumenta. Es difícil realizar la facoemulsificación en presencia de una cámara anterior poco profunda debido a que la capsula posterior se dirige hacia adelante y/o una presión grande sobre la cápsula posterior puede dar lugar a rotura de la misma. En esta situación, el cirujano debe determinar la causa de la falta de profundidad de la cámara anterior. Las frecuentes son: A) Salida excesiva de fluido a través de la paracentesis o de la incisión, o salida excesiva de la aspiración a través de la punta del faco. B) Inadecuada irrigación por obstrucción en la punta del faco o falta de altura de la botella. C) Presión positiva posterior debido a una hemorragia retrobulbar, presión mecánica externa, síndrome de dirección equivocada del fluido, o una hemorragia o efusión supracoroidea.

Si se está filtrando liquido de la paracentesis o de la incisión principal como resultado de una mala incisión, debemos colocar puntos de sutura para hacerlas más herméticas y evitar la filtración excesiva. En los casos de déficit en la irrigación la botella debe ser elevada. El uso de sustancia viscoelástica puede ayudar a la formación de espacios en el interior de la cámara anterior. Si persiste la presión positiva posterior y una cámara anterior poco profunda, la causa debe ser determinada nuevamente. La presión posterior se puede deber a fuerzas físicas tales como un espéculo apretado, telas o adhesivos apretados, o una hemorragia retrobulbar (extremadamente rara con el uso de anestesia tópica). Otras causas se deben a síndrome de dirección equivocada del fluido, o una hemorragia o efusión supracoroidea.

El síndrome de dirección equivocada del fluido, ocurre cuando el líquido de irrigación pasa a través del soporte zonular intacto o a través una rotura que permite que el líquido pase a cavidad vítrea, lo que conlleva a un aumento en el volumen del mismo y subsecuentemente aumento en la presión en el polo posterior.

La efusión supracoroidea es causada por la rotura de los vasos ciliares cortos posteriores, con el flujo subsecuente de plasma y de sangre en el espacio supracoroideo. La cantidad de extravasación es limitada en última instancia por la elevación de la presión intraocular (PIO). Si se abre la herida de la incisión principal, la resultante hipotonía aumentara el sangrado y con ello pondrá en peligro a todo el globo ocular. La efusión supracoroidea generalmente no responde al tratamiento y causará PIO alta, persistente y perdida de la cámara anterior.

El tratamiento recomendado para el síndrome de dirección equivocada del fluido, es: A) Bajar la botella del suero, en vez de levantarla, para disminuir la entrada de liquido. B) Administrar Manitol 25% (Endovenoso 1-2 g por Kilo de Peso). C) Esperar aproximadamente 20 minutos para que el Manitol haga efecto y el ojo se pueda estabilizar. Si el globo sigue tenso por una PIO alta y la cámara anterior es poco profunda, la efusión supracoroidea esta probablemente presente; mucho más si hay un reflejo oscuro y no el reflejo rojo característico. Una evaluación con oftalmoscopio indirecto, para ver el segmento posterior puede revelar una masa coroidea elevada. Si es esta la situación, lo mejor es interrumpir la cirugía. El procedimiento quirúrgico se puede recomenzar y terminarlo en el plazo de 1 o 2 semanas después.

Un cirujano nunca debe convertir la faco a una extracción extracapsular de catarata (ECCE) en esta situación debido a que la ampliación de la herida desestabilizaría el ojo y permitiría que una efusión supracoroidea se convierta en una hemorragia expulsiva.

Complicaciones Durante la Facoemulsificación

La mayoría de las RCP ocurren durante la aplicación del ultrasonido. Si fue realizada una hidrodelineación inadecuada, los fragmentos resultantes del núcleo se pegan literalmente a la corteza y resultan inmóviles. Esto forzará a que el cirujano realice Faco hacia el ecuador, más allá del plano que normalmente la hidrodelineación delimita, favoreciendo de esta forma a que se produzcan mayores roturas de capsula ecuatoriales. Además, la adherencia del núcleo al saco capsular puede causar una rotura capsular ecuatorial o una rotura zonular mientras se intenta rotar el núcleo. Una hidrodelineación inadecuada da como resultado una mayor adherencia de la corteza a la cápsula posterior, lo cual también puede causar roturas durante la I/A.

Los bordes agudos (en punta) de un fragmento nuclear duro pueden rasgar la cápsula posterior. Esto es más probable que ocurra durante un episodio de oleada o Surge que sucede después de una oclusión de la punta del Faco. Se llama Surge u oleada, a la cantidad de fluido que entra por la punta del faco una vez terminada la oclusión que produce el fragmento de cristalino. En ese momento existe una oleada abrupta de los restos de núcleo en contacto con la punta del Faco que pueden causar una RCP ya que el líquido en la cámara anterior no se puede sustituir tan rápidamente por la infusión para prevenir el colapso de la cámara anterior. Hay una dislocación rápida, anterior de la cápsula posterior y consecuentemente esta se puede romper o rasgar ya sea por la misma punta del Faco y/o por los fragmentos nucleares que están alrededor del mismo. Estos problemas se pueden evitar de la siguiente forma: A) Hidrodisección e hidrodelineación adecuadas. B) Movilizar cuidadosamente el núcleo. C) Usando puntas de Faco 0° y 15°. D) Usando máquinas con tecnología de protección de oleada o surge para prevenir el movimiento excesivo de la cápsula posterior. E) Usando I/A bimanual. Otra técnica útil es realizar I/A después de que se haya colocado el lente intraocular en casos donde queda poca masa periférica y difícil de retirar. De esta manera, se aspiran los restos corticales en cuanto la parte óptica del LIO sostiene la capsula posterior atrás de la punta de I/A.

Signos importantes para reconocer una RCP: 1) La cámara anterior se profundiza de forma inmediata. 2) Dilatación pupilar momentánea. 3) Vista transitoria repentina de un reflejo rojo claro periférico. 4) Inhabilidad evidente de rotar un núcleo previamente móvil (indica presencia de vítreo en cámara anterior). 5) Movilidad o dislocación lateral excesiva del núcleo. 6) El núcleo no se dirige hacia la punta del Faco. 7) El núcleo se va lejos de la punta del Faco. 8) Pendiente parcial del núcleo en el espacio vítreo anterior **(Figura 4)**.

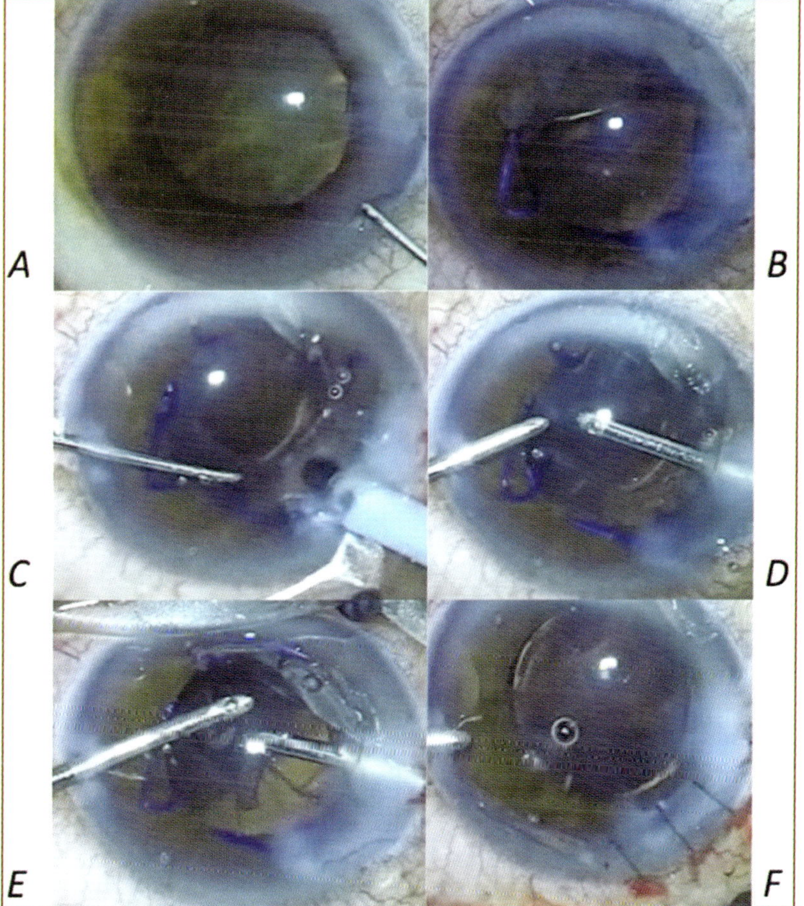

Figura 4 A-F. A) Dilatación pupilar media en paciente con pseudoexfoliación capsular. B) Dilatador pupilar en posición. C) Ruptura capsular durante facoemulsificación. D) Aspiración de masas bimanual con baja fluídica. E) Evacuación del vítreo en cavidad anterior por medio de vitrectomía anterior. F) Colocación de lente intraocular, sobre remanente capsular, con buen centrado.

El primero es la profundización repentina de la cámara anterior. En segundo lugar, el sustento de la capsula posterior desaparece de forma que el núcleo se va hacia atrás. A medida que esto sucede la pupila se dilata como repuesta a la profundización de la cámara anterior. Finalmente, durante la emulsificación, el núcleo se va hacia abajo y no se va hacia la punta del Faco. La razón de esto es que las dinámicas liquidas del flujo en el segmento anterior han sido alteradas por la RCP, donde el fluido ya no corre en una cámara cerrada y si también lo hace hacia el vítreo. La cuarta señal es cuando el vítreo es aspirado por la punta del Faco, lo cual literalmente empuja el núcleo lejos de la punta del mismo.

La RCP puede suceder en cualquier momento de la cirugía: la capsulorrhexis, la hidrodisección, en la rotación del núcleo, dividiendo el núcleo, retirando el último cuadrante de núcleo cuando aun sigue habiendo fragmentos pequeños del mismo y de la corteza, I/A, al pulir la capsula, en la inserción del LIO, y durante la aspiración final del viscoelástico.

El manejo de una rotura capsular posterior depende de cuando ocurre la misma, la cantidad u densidad del núcleo remanentes, y cantidad de masas retenidas. Lo importante en ese momento de frustración es que el cirujano la acepte, dando una solución lo más cautelosa posible, actuando sin prisa, dándole total dedicación y tiempo para manejar responsablemente esta realidad. Hay que indicar a su equipo que esta cirugía demorara mas para que se avise a los otros pacientes que están programados ese mismo día.

Una vez que se diagnostica la RCP, hay que ver si hay vítreo en cámara anterior y si se convertirá a un procedimiento extracapsular. La decisión para convertir depende de varios factores incluyendo la densidad y el tamaño del material nuclear en el segmento anterior, el tamaño de la pupila, la capacidad de mantener un segmento anterior adecuadamente profundo, y la facilidad de acceso al segmento anterior y posterior. Debemos también considerar, el nivel de experiencia del cirujano y el grado de RCP.

La meta es prevenir la ampliación de la rotura y de un mayor daño a la capsulorrhexis anterior. Mientras el cirujano determina la situación, no se debe retirar precipitadamente la punta del Faco; pues esto hará que el segmento anterior se despresurice, permitiendo una presión vítrea positiva que empujará la cápsula posterior hacia delante; agrandaría la rotura y favorecería la entrada de gel vítreo en el segmento anterior. Para prevenir esto, se debe presurizar la cápsula anterior constantemente con sustancias viscoelásticas.

Cuando se está en dudas, o cuando hay una rotura amplia asociada a mucho material cristaliniano, se debe abandonar la Faco y convertirla a una extracapsular. La meta es evitar que el núcleo, o partes del mismo, se luxen y vayan al segmento posterior. También, cuando hay vítreo inmediatamente después de una rotura capsular es indicativo generalmente de una rotura capsular grande y que es mejor convertirse a una extracapsular.

Para convertir a una incisión estándar extracapsular, debemos primero rodear el núcleo con un viscoelástico dispersivo para prevenir la pérdida de fragmentos nucleares en el vítreo. El viscoelástico debe ser inyectado por debajo del núcleo para afirmarlo. La incisión en córnea clara puede ser suturada y abandonada para iniciarse una incisión vía limbar. También se puede ampliar la incisión corneal. Una incisión corneoescleral siempre es más fácil de ampliar y deja menor cicatriz visible. Una incisión limbal deberá ser realizada después que se haya realizado un peritomía conjuntival. El tamaño de esta incisión depende del tamaño de los fragmentos nucleares restantes. No se debe poner ninguna presión externa en el limbo opuesto para evitar que mayor cantidad de vítreo vaya a la cámara anterior y sea expelido. Una vez retirado el núcleo se procede a retirar las masas cristalinianas con aspiración en seco (sin irrigación liquida la cual es substituida continuamente por viscoelástico). La opción de colocar un LIO depende de la cantidad de cápsula anterior residual restante. La sutura final de la herida se realiza con Nylon 10/0.

Si el cirujano cree que continuar con la facoemulsificación es lo apropiado, un viscoelástico dispersivo se debe colocar debajo del núcleo para elevarlo a cámara anterior. La altura de la botella del suero, el vacío, y el flujo de la aspiración se deben bajar para crear un sistema de flujo bajo (Ej: la altura de la botella se debe disminuir de 65 mm a 55 mm o menos, el flujo se debe disminuir a 18 cc/min o menos, y al vacío bajado a 100 mmHg o menos).

El núcleo se debe entonces emulsionar en cámara anterior en una sola pieza mientras usamos dos instrumentos. El segundo instrumento se utiliza para alimentar el borde del fragmento nuclear en la punta del Faco. Las posiciones 2 y 3 del pedal del pie deben ser utilizadas solamente cuando el núcleo está apoyado en la punta del Faco para evitar aspiración vítrea. Lo mejor es evitar de crear fragmentos nucleares múltiples que pueden caerse fácilmente hacia atrás en dirección del segmento posterior vítreo.

Si ocurre rotura capsular cuando solamente existe un fragmento pequeño del núcleo, el fragmento puede ser emulsionado manipulándolo hacia la punta del Faco. El fragmento debe bloquear la punta del Faco en posición 2 de aspiración del pedal, así se previene la aspiración indeseada de vítreo. Para retirar la corteza y evitar aspirar vítreo, la abertura de la extremidad de la punta de I/A debe encajar completamente en la corteza a ser aspirada antes de que se active el vacío. Bajar la botella del suero de la infusión disminuirá la irrigación. Esto debe reducir cualquier turbulencia que pueda agrandar la rotura capsular y consecuente desplazamiento vítreo hacia adelante. Se debe evitar trabajar directamente por encima de la rotura capsular. La corteza nunca se debe aspirar desde el sitio de la rotura, pues agrandaría la misma.

La I/A bimanual es beneficiosa en esta adversidad pues con esta técnica es más fácil manipular los instrumentos. Además, la cámara es más estable debido que las incisiones de las paracentesis son más pequeñas. Las técnicas manuales para retiro de las masas cristalinianas pueden también ser utilizadas. Cantidades pequeñas de material cortical que sean demasiado difíciles de retirarse, es mejor dejarlos.

Vitrectomía

Si hay vítreo inmediatamente después de la rotura capsular, se trata de evitar retirarlo hasta después que se haya emulsificado el núcleo y los fragmentos, porque la consistencia del vítreo proporciona una ayuda extra para que el núcleo no caiga hacia atrás libremente. Una vez se termina la emulsificación, se puede realizar una vitrectomía bimanual a través de 2 incisiones separadas vía incisión limbal o corneal, para impedir que la rotura se haga más grande, estableciendo la irrigación a través de una cánula 23 o 25g en la paracentesis. La botella del suero de irrigación se coloca a una altura mínima pero apropiada para mantener formada la cámara anterior durante la vitrectomía. La punta del vitreofago entonces se introduce dentro del ojo por otra paracentesis y a través de la rotura de la capsula posterior para llevar el vítreo hacia atrás. Es mejor si la vitrectomía no se realiza a través de la incisión principal porque esta incisión es mucho más grande que el instrumento y favorece salida de fluido junto con mas vítreo por esa herida

La vitrectomía se debe realizar con cortes altos por minuto, aspiración baja de 20 cc/ min o menor, y un vacío de 200 mm Hg. La vitrectomía se realiza hasta que no exista vítreo anterior al plano de la cápsula posterior. Una burbuja integra de aire en cámara anterior al final de la vitrectomía, es indicativo que ya no hay mas vítreo en la misma. Si la burbuja esta interrumpida puede deberse a presencia de vítreo o sustancia viscoelástica.

Si existe una cantidad pequeña de vítreo en presencia de una rotura capsular pequeña, una vitrectomía puede ser realizada con un viscoelástico dispersivo que primero se utiliza para llenar la cámara anterior. Se aumenta el volumen del viscoelástico así sea necesario para mantener la integridad de la cámara anterior a medida que se hace la vitrectomía de la misma forma que se ha explicado anteriormente, con la única diferencia que con esta técnica no hay irrigación liquida continua.

Se puede también (si se tiene experiencia), hacer una vitrectomía por pars plana. Se mide 3 a 3.5 mm posterior al limbo en adultos y después de hacer una peritomía en el cuadrante inferotemporal, se entra con una lámina de MVR o una aguja 21 g apuntando en dirección al centro del ojo. La punta del vitreófago sin manga de irrigación se coloca en el vítreo hasta que se visualiza a través de la pupila. La irrigación se coloca separada a través de un puerto limbal, lo que dirige el fluido posteriormente y reduce la cantidad de vítreo que migra dentro de la cámara anterior. La vitrectomía entonces se realiza utilizando los parámetros mencionados. En los últimos años, las vitrectomías vía pars plana 23--25g son las más utilizadas, ya que son más rápidas, transconjuntivales y generalmente libres de suturas.

Levitación asistida posterior: En ciertas situaciones puede ser imposible estabilizar el núcleo. Esto ocurre más frecuentemente cuando hay una rotura zonular opuesta a la incisión. En tal circunstancia, el núcleo distal se inclina hacia el vítreo, pero las zónulas que están intactas por debajo de la herida de incisión, evitan que el núcleo entero desaparezca. En estos casos es posible realizar inmediatamente una incisión a 3.5 mm del limbo sobre el lugar que ocurra la bisagra zonular. A seguir como descrito por el Dr. Charles Kelman, se utiliza una espátula de ciclodiálisis o similar para apalancar el núcleo y elevarlo hacia la cámara anterior evitando que se vaya a la cavidad vítrea posterior. Esta técnica de pars plana solo debe ser realizada por cirujanos que estén familiarizados con la misma. Una vez el núcleo se coloca en la cámara anterior, puede ser emulsificado sobre una lámina de deslizamiento (sheets glide), o retirándolo por una técnica estándar extracapsular. También, se puede levitar el núcleo ayudado por líquidos perfluorocarbonados hasta el nivel iridiano y fragmentarlo vía pars plana.

En casos donde el grado completo de la RCP pueda ser visualizado, y la membrana hialoidea vítrea anterior está intacta, una capsulorrexis posterior puede ser realizada para convertir el desgarro de la rotura en una rrhexis redonda que no se corra hacia el ecuador, primero colocando viscoelástico por debajo de la ruptura para empujar la membrana vítrea anterior hacia atrás. Esto crea un sitio suficiente para agarrar la aleta (flap) capsular posterior con un fórceps. Si la membrana vítrea anterior está rota, un viscoelástico es necesario para estabilizar la cámara y cápsula anterior y hacer espacio para entrar con un fórceps de capsulorrexis para crear una capsulorrexis posterior 360°.

La cápsula posterior es más frágil que la cápsula anterior, el agarrar de la aleta (flap) capsular es suficiente para proporcionar el control adecuado de la rrexis. Un fórceps tipo Utrata modificado es útil, pues los brazos curvos proveen un acceso más fácil al flap capsular posteriormente localizado. Este paso es difícil debido a la pobre visibilidad del flap capsular y el difícil acceso del instrumento. Este paso debe ser realizado por cirujanos con experiencia ya que tentativas malogradas pueden dar lugar a la extensión de la rotura y aumentar la pérdida vítrea.

Pérdida de Núcleo o Fragmentos del Cristalino al Vítreo

La incidencia publicada de luxación posterior de fragmentos de cristalino esta entre 0.3% a 1.1%.

Si la cápsula posterior se rasga durante la Faco, pedazos pequeños de núcleo pueden caer en el vítreo, los cuales no deben ser tratados de llevarlos a cámara anterior vía aspiración anterior, ya que la tracción vítrea sobre la retina en el intento de sacar estos pedazos puede causar desgarros y consecuente desprendimiento de retina. Si el pedazo es grande (núcleo entero incluso) y/o duro, la probabilidad de inflamación intraocular severa, edema macular, y/o de glaucoma secundario es alta. Si hay vitreitis o PIO alta mayor a 30 mm Hg, es recomendable retirar los pedazos de núcleo en un plazo de 2 semanas. Si los pedazos son blandos y más corticales en naturaleza, es probable que sean mejor tolerados y que se reabsorban espontáneamente. La inflación intraocular postoperatoria está asociada a la cantidad de restos de cristalino y el trauma quirúrgico. Fragmentos de cristalino mayores a 2 mm de diámetro casi siempre necesitan ser retirados. Nunca se debe intentar irrigar o aspirar pedazos de material del segmento posterior, por vía anterior. Si el retiro del núcleo intravítreo llegara a ser necesario, es preferible encaminar el paciente a un especialista de retina para que se retiren los fragmentos o núcleo con vitrectomía vía pars plana. El implante del lente intraocular es opcional en estos casos (permitido si la rotura fuese pequeña o si hubiéramos tenido éxito en la construcción de la rrhexis posterior), o en el sulco se puede realizar si existe un remanente capsular suficiente. Hay que tener cuidado de NO colocar una háptica del LIO en el sulco y la otra en el saco ya que puede llevar a una descentración importante del LIO.

Los cirujanos de retina pueden tener diversas opiniones con respecto a la implantación de LIO en estas situaciones. Es prudente discutir estas preferencias con el especialista que se trabaja, por adelantado. Particularmente, prefiero no colocar LIO si hay resto de núcleo grande en cavidad vítrea en presencia de una diálisis zonular extensa ya que durante la cirugía vitreorretinal el LIO también se puede caer al vítreo toda vez que no está estable. En casos de diálisis zonular y dependiendo de la cantidad de grados de zónula comprometida, se puede intentar estabilizar la misma con anillo de tensión capsular, pero si estos anillos no nos dan una buena estabilidad del saco capsular es mejor retirarlos y esperar que durante la cirugía vitreoretinal se pueda colocar un LIO suturado en esclera.

En ocasiones cuando en la cirugía primaria se coloca el lente intraocular en presencia de una RCP, en el postoperatorio inmediato se puede ocurrir la pérdida del lente intraocular a cavidad vítrea. Esta situación requiere del manejo de un cirujano de vítreo y retina **(Figura 5)**.

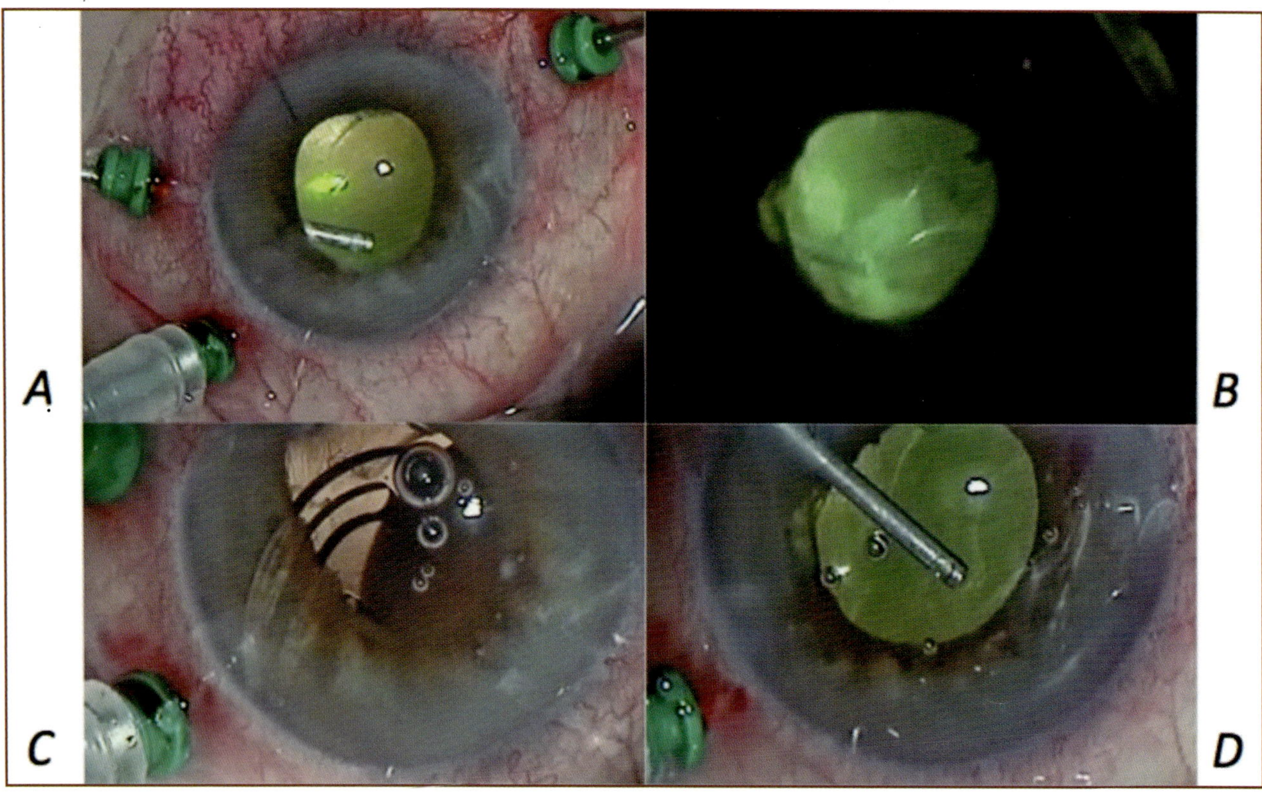

Figura 5 A-D. A) Vitrectomía inicial liberando cámara anterior y cavidad vítrea de la presencia de gel vítreo. B) Recuperación del lente intraocular por medio de levitación utilizando el puerto de aspiración del vitreófago. C) Colocación transitoria del LIO en cámara anterior. D) Implantación definitiva del lente por encima del soporte capsular remanente.

Post-Quirúrgico

Después de una vitrectomía, triamcinolona 20 mg subconjuntival puede ser colocada. Acetato de Prednisona y un antiinflamatorio no esteroide se dan cuatro veces al día. La inyección subconjuntival de triamcinolona se repite en 3 semanas si se diagnostica edema macular cistoideo.

Bibliografía

1. Fishkind WJ. http://www.ophthalmic.hyperguides.com/tutorials/cataract/torn_post/default.asp University of Utah Salt Lake City, UT The University of Arizona Tucson, AZ.
2. Horiguchi M, Miyake K, Ohta I, Ito Y. Staining of the lens capsule for circular continuous capsulorehexis in eyes with white cataract. Arch Ophthalmol. 1998;116(4):535--537.
3. Osher R, Cionni R. The torn posterior capsule: Its intra--operative behavior, surgical management, and long--term consequences. J Cataract Refract Surg. 1990;16:490--494.
4. Fishkind WJ. Unexpected vitrectomy as a complication of cataract surgery. J Cataract Refract Surg. Best Papers of Session 1994; 54-57.
5. Powe NR, Schein OD, et al. Synthesis of the literature on visual acuity and complications following cataract extraction with intraocular lens implantation. Arch Ophthalmol. 1994;112:239-252.
6. Regillo C, Chang TS, Johnson MW, Kaiser PK, Scott IU, Spaide R, Griggs PB. Retina and Vitreous 2005- 2006. American Academy of Ophthalmology, BCSC Section 12, 2005.
7. Vilar NF, Flynn HW Jr, Smiddy WE, et al. Removal of retained lens fragments after phacoemulsification reverses secondary glaucoma and restores visual acuity. Ophthamology. 1997;104:787-791.
8. Flynn HW Jr, Smiddy WE, Vilar NF. Management of retained lens fragments after cataract surgery. In: Saer JB, ed. Vitreo-Retinal and Uveitis Update. The Hague, Netherlands: Kugler; 1998:149,150.
9. Borne MJ, Tasman W, Regillo C, et al. Outcomes of vitrectomy for retained lens fragments. Ophthalmology. 1996;103:971-976.
10. Guilliland GD, Hutton WL, Fuller DG. Retained intravitreal lens fragments after cataract surgery. Ophthalmology. 1992; 99:1263-1269.
11. Lewis H, Blumenkranz MS, Chang S. Treatment of dislocated crystalline lens and retinal detachment with perfluorocarbon liquids. Retina. 1992;12:229--304.
12. Rosenfeld SI, Blecher MH, Bobrow JC, Bradford CA, Glasser D, Berestka JS. Lens and Cataract 2005--2006. American Academy of Ophthalmology, BCSC Section 11, 2005.
13. Fishkind WJ. The torn posterior capsule: prevention, recognition, and management. Focal Points: Clinical Modules for Ophthalmologists. San Francisco: American Academy of Ophthalmology; 1999, module 4.
14. Monshizadeh E, Samiy N, Haimovici R. Management of retained intravitreal lens fragments after cataract surgery. Surv Ophthalmol. 199;43:397-404.
15. Freitas LL. Cristalino e Catarata Diagnostico e Tratamento. Livraria Santos Editora Ltda., 2004
16. Roy FH, Arzabe CW. Máster Techniques in Cataract and Refractive Surgery. Slack Incorporated, 2004.
17. Mahatme V. Step by Step Phaco Tips & Tricks, Jaypee Brothers Medical Publishers, 2005.

69

Desprendimiento de la Membrana de Descemet

Dra. Marisol Garzón,
Dr. Fernando Solorio M.

La membrana de Descemet representa la membrana basal del endotelio corneal. En los adultos está compuesta por dos capas; una anterior o con bandas formada durante el desarrollo fetal y que consiste en laminas de colágeno y proteoglycanos altamente organizados, y otra posterior o amorfa que se forma posterior al nacimiento y que es menos organizada que la capa anterior. Al nacimiento la capa posterior mide aproximadamente 2 micras, pero aumenta a 10 micras en los adultos mayores. En la entrecara con el estroma corneal hay una zona de fibras de colágeno orientadas al azar que apenas penetra en la primera capa de Descemet, lo que explica con facilidad con la que puede disecarse limpiamente esta membrana.

El desprendimiento de la membrana de Descemet es una complicación transoperatoria grave asociada a la realización de cirugías de segmento anterior como extracción de catarata, trabeculectomía, iridectomía, queratoplastia penetrante o lamelar profunda o vitrectomía pars plana.

La tasa de presentación de desprendimiento de Descemet durante la cirugía de catarata se encuentra en aproximadamente 2.6% de las cirugías extracapsulares y en 0.5% de las cirugías realizadas con facoemulsificación.

Dentro de los factores para la presencia de un desprendimiento de membrana de Descemet durante la cirugía de catarata encontramos las incisiones quirúrgicas muy biseladas, la entrada y salida de instrumentos romos durante la cirugía, uso cuchillas poco cortantes, inyección inadvertida de solución salina, viscoelástico o antibiótico por debajo de membrana de Descemet, y la implantación forzada del lente intraocular. Igualmente el pequeño tamaño de las incisiones realizadas hoy en día hace que aumente la manipulación quirúrgica de la membrana de Descemet aumentando consigo el riesgo de un desprendimiento.

Factores para el desprendimiento de la membrana de Descemet
Incisiones quirúrgicas biseladas
Cuchillas poco cortantes
Entrada y salida de instrumentos romos
Inyección inadvertida de soluciones y viscoelásticos
Implantación forzada de lente intraocular
Incisiones pequeñas
Aumento del tiempo quirúrgico

Podemos dividir a los desprendimientos de la membrana de Descemet como localizados o extensos; los primeros suelen ocurrir frecuentemente en los sitios cercanos a las incisiones o puertos de paracentesis, estos suelen resolverse espontáneamente sin afectar la función visual **(Figura 1)**. Los desprendimientos extensos son menos frecuentes, sin embargo en estos el pronóstico visual puede verse severamente comprometido, llegando a presentar edema corneal persistente y queratopatía bulosa **(Figura 2)**.

Otra forma de clasificación dentro del desprendimiento de membrana de Descemet son los planos y no planos, la cual está en función de la separación existente entre la membrana de

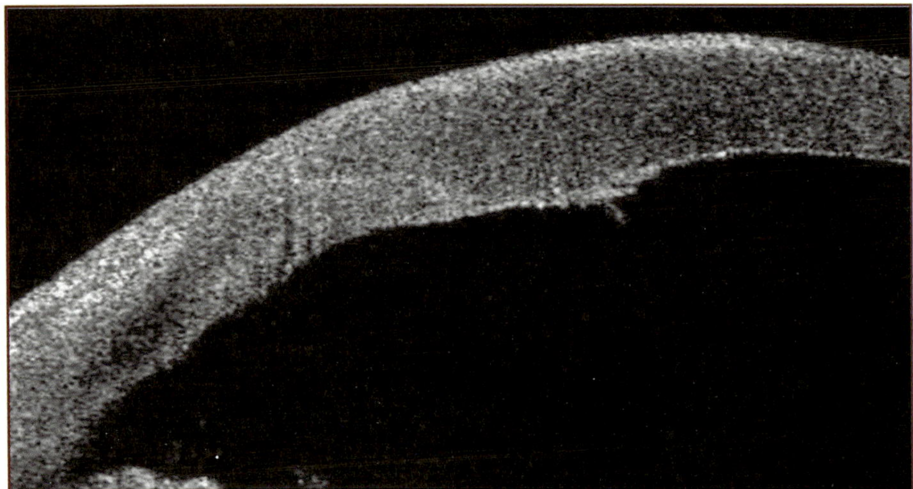

Figura 1. Desprendimiento de Descemet localizado por OCT en puerto principal.

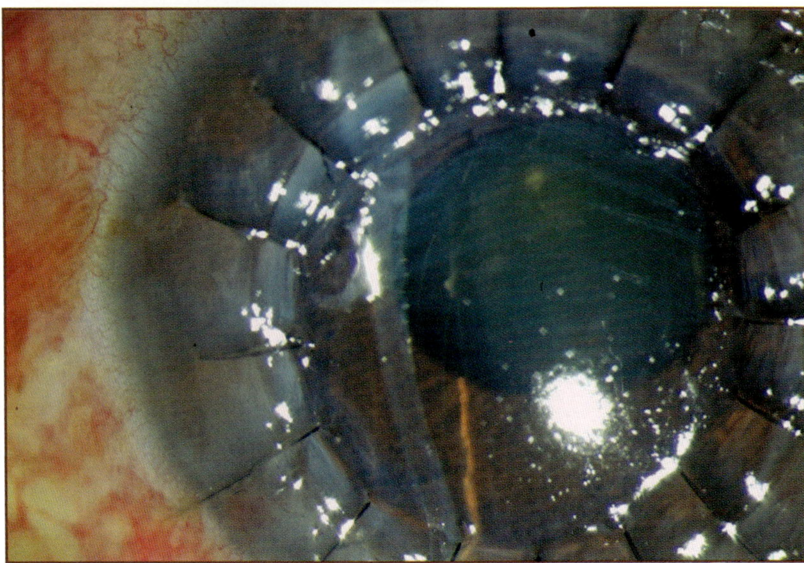

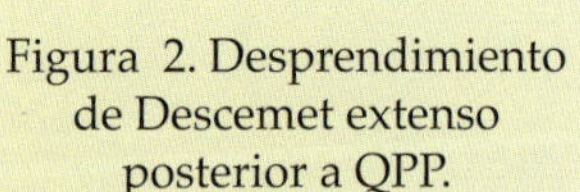

Figura 2. Desprendimiento de Descemet extenso posterior a QPP.

Descemet y el estroma posterior de la cornea. Los desprendimientos planos son aquellos menores 1 mm, y muestran una tendencia a la resolución espontánea **(Figura 3)**. Mientras que los no planos son aquellos mayores a 1 mm y usualmente requerirán abordaje quirúrgico para su resolución **(Figura 4)**.

Algo más a tomar en cuenta es la existencia o no de enrollamiento de la membrana de Descemet. La presencia de enrollamiento implica casi siempre un mal pronóstico y la necesidad de tratamiento quirúrgico **(Figura 5)**.

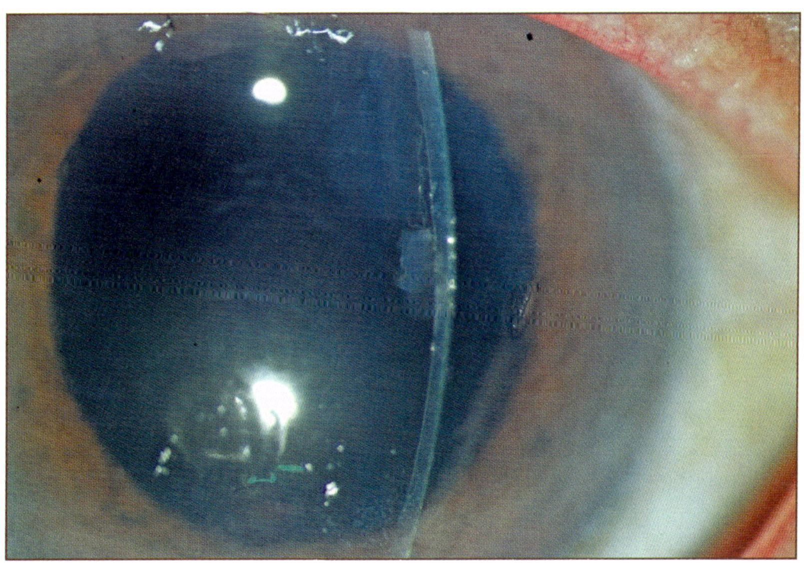

Figura 3. Desprendimiento de Descemet plano.

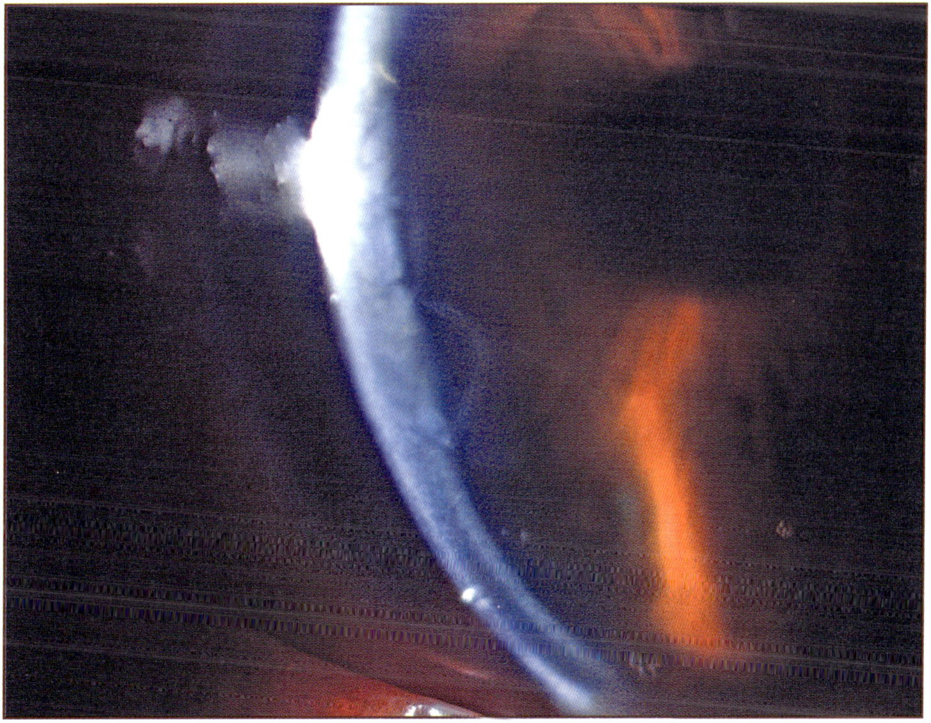

Figura 4. Desprendimiento de Descemet no plano.

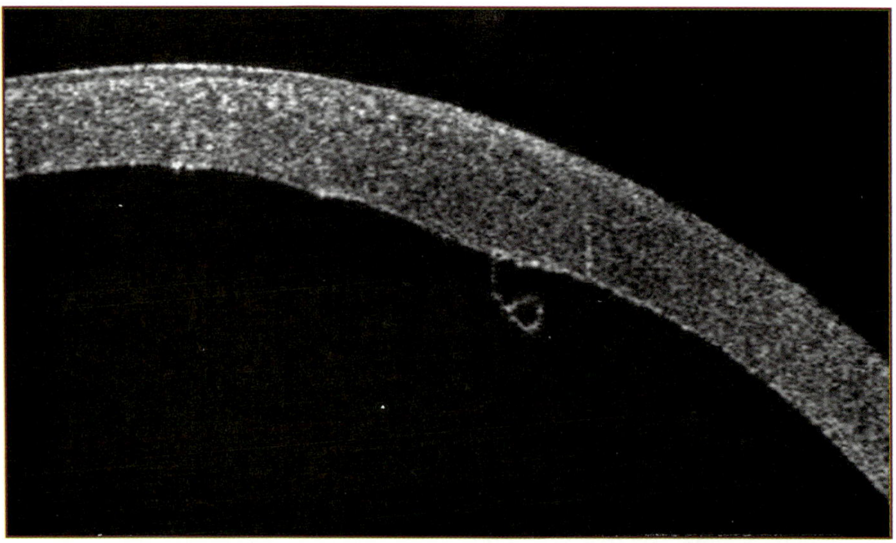

Figura 5. Desprendimiento de Descemet con enrollamiento por OCT.

Según su área	Según su separación	Presencia de enrollamiento
Localizados	Planos < 1 mm	Con presencia
Extensos	No planos > 1 mm	Sin presencia

El tratamiento del desprendimiento de la membrana de Descemet es controversial, sin embargo se acepta que desprendimientos localizados y planos suelen cursar con adecuado pronostico y reaplicarse a los pocos días o semanas posteriores a su presentación.

La presencia de desprendimientos extensos y no planos requerirá alternativas terapéuticas como lo son la inyección en cámara anterior de viscoelástico, aire, o gases expansibles como el SF6 o C3F8, y en casos especiales la sutura de la membrana de Descemet.

Cuando el desprendimiento de Descemet es diagnosticado durante el procedimiento quirúrgico y es menor a una cuarta parte de la cornea, se recomienda la reposición con aire o viscoelástico, esperando que al desaparecer estos en un plazo de 24 a 48 horas, el desprendimiento este resuelto.

Al comprometerse más de un tercio de la superficie corneal se sugiere la inyección de gas taponador en la cámara anterior (neumo Descemetopexia). Los gases más usados son el SF6 (hexafluoruro de sulfuro) al 20% con una duración aproximada de 1 a 2 semanas y el C3F8 al 14% con una duración de hasta 6 semanas. El SF6 es considerado por muchos como el tratamiento de elección y el menos endotelio tóxico. A estas concentraciones ambos gases se comportan como no expansibles, por lo que el riesgo de elevación en la presión intraocular suele ser bajo **(Figura 6)**.

La sutura de la membrana de Descemet no suele usarse como tratamiento inicial por el riesgo de complicaciones como infecciones, líneas de estrés y rupturas, así como la presencia posterior de leucomas corneales; por lo que suele recomendarse solo en caso de desprendimientos refractarios. La queratoplastia penetrante suele ser la última alternativa para el tratamiento.

Como parte del tratamiento debe incluirse también el uso de antihipertensivos oculares, antiinflamatorios esteroideos, antibióticos y soluciones hipertónicas tópicas.

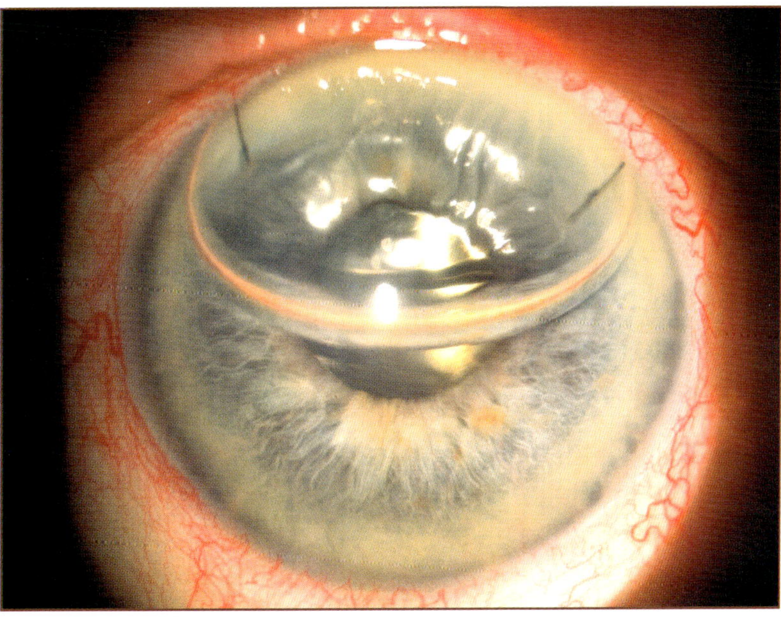

Figura 6. Tratamiento con burbuja de aire en desprendimiento de Descemet superior.

El desprendimiento de Descemet debe tenerse en cuenta dentro de las complicaciones de la cirugía de catarata, una detección precoz durante la cirugía y un correcto manejo por parte del cirujano de segmento anterior son de vital importancia para el adecuado manejo de esta patología.

Bibliografía

Chiaradía P. Anatomía de la córnea. En: La córnea en apuros. 1ra ed. Buenos Aires: Ediciones científicas argentinas; 2006. p. 1-9.

Vejerano LF, Vejerano A, Tello A. Complicaciones en facoemulsificación: prevención y manejo. En: Nuevas técnicas en cirugía de catarata. Vol 1. Panamá: Highlights of Ophthalmology Internacional; 2005. p. 141-65.

Sevillano C, Viso E, Millán-Rodríguez AC. Desprendimiento postquirúrgico de la membrana de Descemet (a propósito de un caso). Arch Soc Esp Oftalmol. 2008;83(9):549-51.

Colectivo de autores del Instituto Cubano de Oftalmología "Ramón Pando Ferrer". Complicaciones corneales de la cirugía de catarata. En: Manual de diagnóstico y tratamiento en Oftalmología. La Habana: Editorial Ciencias Médicas; 2009. p. 239-41.

Agarwal A, Jacob S, Agarwal A, Agarwal S, Kumar MA. Iatrogenic Descemetorhexis as a complication of phacoemulsification. J Cataract Refract Surg. 2006;32:895-97.

Marcon AS, Rapuano CJ, Jones MR, Laibson PR, Cohen EJ. Descemet's membrane detachment after cataract surgery: management and outcome. Ophthalmology 2002; 109: 2325-2330

Gault JA, Raber IM. Repair of Descemet's membrane detachment with intracameral injection of 20% sulfur hexafluoride gas. Cornea 1996; 15: 483-489.

Macsai MS, Gainer KM, Chisholm L. Repair of Descemet's membrane detachment with perfluoropropane (C3F8). Cornea 1998; 17: 129-134.

Kansal S, Sugar J. Consecutive Descemet membrane detachment after successive phacoemulsification. Cornea. 2001; 20: 670-671.

Mackool RJ, Holtz SJ. Descemet membrane detachment. Arch Ophthalmol 1977; 95: 459-463.

Assia EI, Levkovich-Verbin H, Blumenthal M. Management of Descemet's membrane detachment. J Cataract Refract Surg. 1995; 21: 714-717.

Mahmood MA, Teicmann KD, Tomey KF, al-Rashed D. Detachment of Descemet's membrane. J Cataract Refract Surg. 1998; 24: 827-833.

Kremer I, Stiebel H, Yassur Y, Weinberger D. Sulfur hexafluoride injection for Descemet's membrane detachment in cataract surgery. J Cataract Refract Surg 1997; 23:1449-1453.

Shah M, Bathia J, Kothari K. Repair of late Descemet's membrane detachment with perfluoropropane gas. J Cataract Retract Surg 2003; 29: 1242-1244.

Amaral CE, Palay DA. Technique for repair of Descemet membrana detachment. Am J Ophthalmol 1999; 127: 88-90.

70

Subluxación de Fragmentos Nucleares Durante la Facoemulsificación:
Causas y Manejo

Dr. Arturo Alezzandrini,
Dra. María Belén García

Introducción

La luxación de fragmentos nucleares a cavidad vítrea durante la facoemulsificación es una complicación intraoperatoria infrecuente, pero potencialmente seria. Actualmente, a medida que las cirugías de cataratas se convierten en procedimientos refractivos, las expectativas de los pacientes respecto al resultado visual, son demandadas en el postoperatorio inmediato. La subluxación de fragmentos a vítreo da lugar a inflamación intraocular severa, causando glaucoma secundario, pérdida de transparencia vítrea, edema macular cistoide, edema corneal y desprendimientos de retina, entre otros eventos que perjudican esta expectativa visual.

En la década del 70, la incidencia de dislocación de fragmentos o núcleo a cavidad vítrea variaba entre 0,4% al 4%. Sin embargo, la frecuencia ha incrementado notablemente en las últimas 2 décadas, con el advenimiento de la facoemulsificación frente a la técnica extracapsular.

En la actualidad, se considera que su incidencia varía entre el 0 y 18 %, siendo más frecuente al inicio de la curva de aprendizaje. Por lo que se puede concluir que su ocurrencia, está relacionada de manera indirecta con la experiencia quirúrgica de quien realiza la facoemulsificación. Varias son las causas identificadas que predisponen a esta complicación, como los antecedentes pre-quirúrgicos de trauma ocular, la presencia de pseudoexfoliación capsular o las cataratas en estado avanzado, entre otras que serán descriptas más adelante.

En este capítulo se integrarán enfoques de segmentos anterior y posterior, enumerando las situaciones que predisponen a esta tan temida complicación y plantear las distintas resoluciones que ofrecen los cirujanos vitreorretinales en la actualidad.

Causas de Subluxación de Fragmentos Durante la Facoemulsificación

Muchas han sido las causas intraoperatorias descriptas, la mayoría de las cuales, se relaciona directamente con la experiencia quirúrgica del cirujano de segmento anterior. Sin embargo, hay causas detectables en el período pre-quirúrgico que de ser abordadas con el cuidado necesario, evitarían estas complicaciones. Entre ellas se describen los antecedentes de pseudoexfoliación (y la debilidad zonular asociada), los ojos con antecedentes de cirugía vitreorretinal (donde hay pérdida de soporte vítreo al saco capsular), cataratas polares posteriores y cataratas hipermaduras **(Figura 1)**.

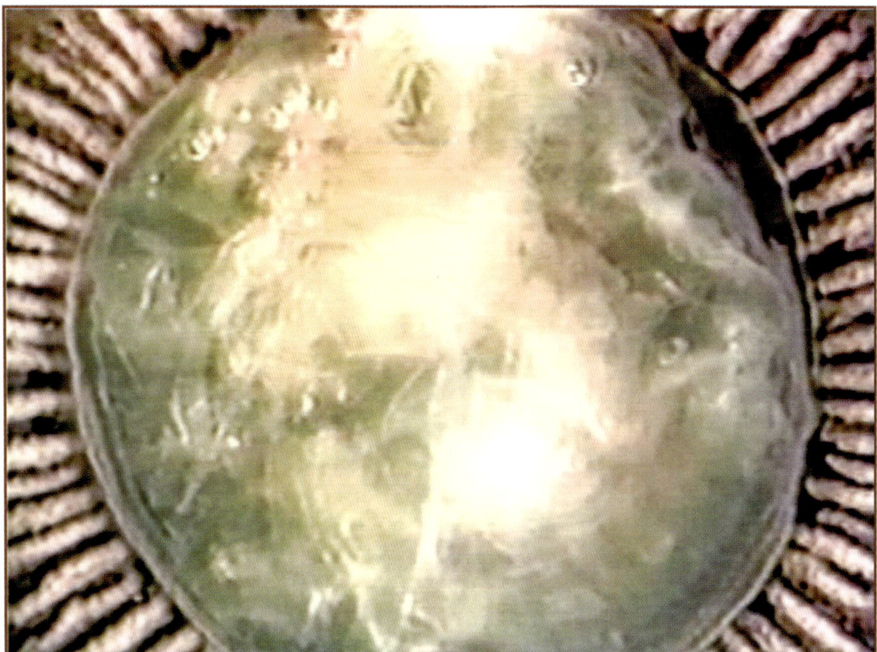

Figura 1. Vista posterior de una catarata hipermadura.

Hay autores que sugieren que los ojos miopes se asocian a un número mayor de complicaciones, ya que presentan mayor compromiso zonular, núcleos que aparentan ser más blandos de lo que resultan ser al momento de la facoemulsificación. Las cámaras anteriores profundas y corneas con mayor curvatura, derivan en aberraciones ópticas y dificultades en la manipulación de fragmentos. A su vez, la licuefacción vítrea asociada, contribuye al rápido hundimiento del fragmento al polo posterior de suceder una ruptura capsular, imposibilitando el rescate rápido del fragmento.

Los mismos autores también sugieren que los ojos pequeños, con cámara estrecha, dificultan la manipulación de fragmentos al generarse acumulación del fluido de irrigación que imposibilita la correcta visualización, aumentando a su vez, los riesgos de tocar la cápsula posterior con la punta del faco.

Se describirán las causas más asociadas a la subluxación de fragmentos individualmente:

Falta de Experiencia del Cirujano de Segmento Anterior

Varios estudios apoyan la teoría de que los cirujanos transitando la curva de aprendizaje, son los que se encuentran con este tipo de complicaciones con mayor frecuencia. La transición de la cirugía extracapsular a la facoemulsificación significa una mayor ocurrencia de complicaciones, entre las cuales se encuentra la subluxación de fragmentos a vítreo. Se han descripto datos claves para evitar esta complicación durante la curva de aprendizaje. Estudios retrospectivos, demostraron que la causa más frecuente fueron los desgarros radiales de la capsulorrexis circular continua (CCC) que se prolongan hacia el ecuador por un mal manejo de fluidos en la cámara anterior, generado por el colapso e insuflado repetitivo de la misma, y resultando en la pérdida de vítreo y subluxación del fragmento.

Se ha observado que los cirujanos principiantes, tienden a empujar el cristalino al emulsificar y rotar el núcleo, lo que puede provocar la ruptura de la cápsula.

Se sugiere entonces, que los cirujanos dando sus primeros pasos en la facoemulsificación, realicen CCC grandes, de unos 5,5 a 6,5 mm, de manera que se genere menor presión sobre la cápsula y los fragmentos puedan fluir en sentido anterior, una vez liberados con la hidrodisección. Al realizar CCC pequeñas, es importante evitar el contacto con el borde de la capsulorrexis, especialmente con material metálico, para evitar los desgarros radiales.

Otro punto sobre el cual se enfatiza es en el marcado de los surcos. La punta del faco se debe deslizar lentamente, dando tiempo al ultrasonido para actuar. Si se avanza aplicando presión hacia adelante y se entierra la punta del faco, el núcleo se puede mover hacia el polo posterior con la presión generada por el ultrasonido, provocando stress sobre las fibras zonulares y la cápsula posterior **(Figura 2)**.

Desgarros Radiales en la Cápsula Anterior

Según estudios realizados retrospectivamente y sobre ojos de banco, la extensión posterior de desgarros radiales parece ser la causa más frecuente de dislocación de fragmentos al polo posterior.

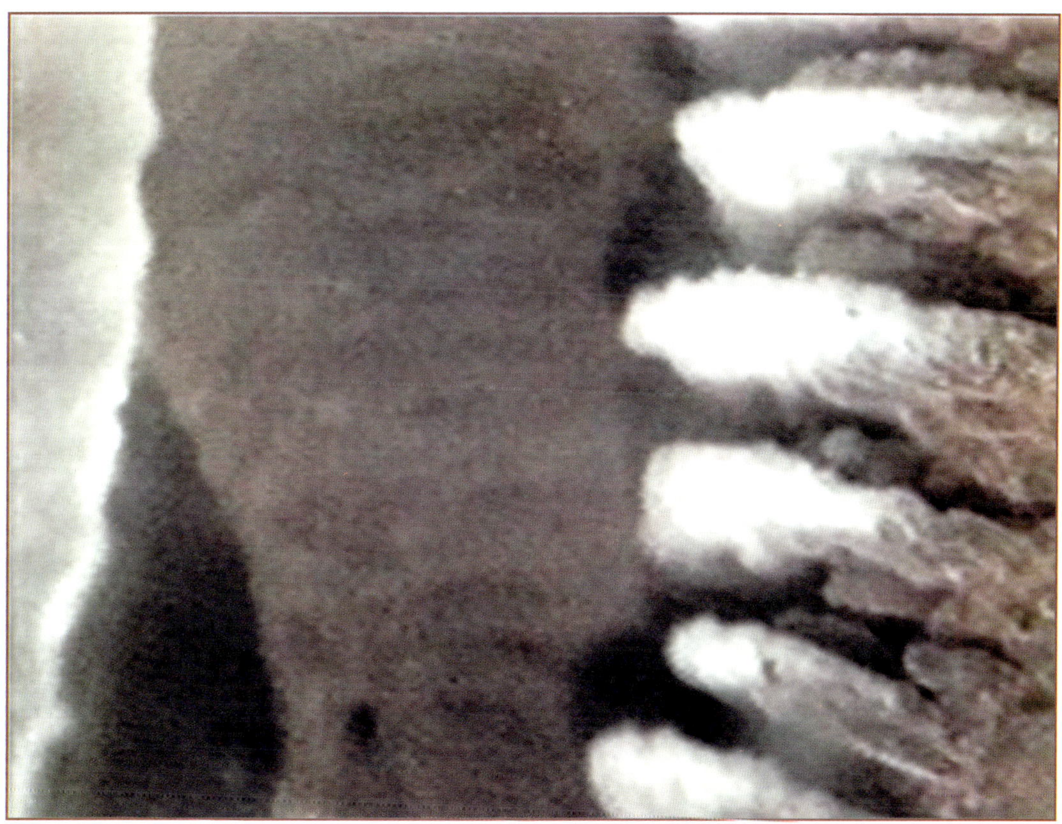

Figura 2. Hiperlaxitud de fibras zonulares.

En este estudio, se observó que los desgarros se prolongaban cuando las fuerzas del facoemulsificador se dirigían hacia este defecto, observado sobre todo en las capsulorrexis discontinuas, o en abrelatas. Esta fuerza, aplicada en sentido radial, se ve reforzada por las fibras zonulares que se insertan también en sentido radial sobre el saco capsular, facilitando su extensión más allá del ecuador. Se describe el efecto "trap door": la extensión del desgarro hacia la cápsula posterior, divide a la misma en 2, y cuando se aplica presión, facilita su apertura como la de una puerta vaivén y permite la dislocación abrupta de fragmentos nucleares, e incluso el núcleo entero hacia el vítreo **(Figura 3)**.

Las CCC realizadas de manera correcta, muestran una elasticidad del 336% del área. Las fuerzas de estiramiento se aplican de manera pareja sobre los 360° de la capsulorrexis, pero cuando se produce un desgarro lineal, por más que sea pequeño, las fuerzas pasan a concentrarse en la punta del mismo. Es por esto que se recomienda convertir la CCC a capsulorrexis en abrelatas, lo que requiere realizar varias incisiones de descarga y repartir la fuerza generada por el facoemulsificador, con el fin de evitar que se concentre solo en un desgarro y se prolongue hacia el ecuador y cápsula posterior.

Diálisis Zonulares

Las diálisis zonulares son señaladas como causa frecuente de subluxación de fragmentos a vítreo durante la facoemulsificación. Las mismas pueden detectarse en la evaluación pre-quirúrgica, como consecuencia de un traumatismo preexistente o asociado a desórdenes específicos, como el Sme de Marfan y el Sme de Weill-Marchesani. La pseudoexfoliación, a su vez es una condición que se asocia a debilidad zonular y representa un desafío adicional a la hora de enfrentarse a la facoemulsificación.

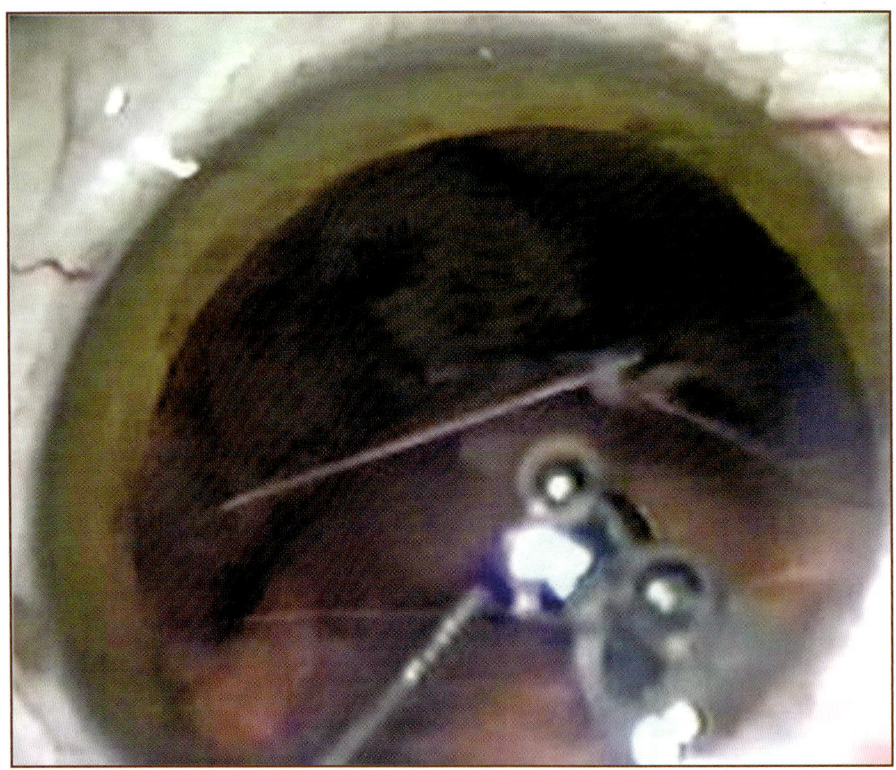

Figura 3. Desgarro de la capsulorrexis anterior con prolongación hacia el ecuador.

Por otro lado, las diálisis zonulares intraoperatorias se pueden producir como consecuencia de una capsulorrexis brusca, manipulación excesiva del núcleo o la aspiración accidental de tanto la cápsula anterior como la cápsula posterior con la punta de aspiración-irrigación **(Figuras 4 - 5)**. Al encontrarse con esta complicación intraoperatoria, lo que se recomienda es inyectar viscoelástico pesado en la zona de la diálisis, lo que actuaría como barrera frente al vítreo y disminuye la posibilidad de prolapso de vítreo hacia cámara anterior. Siempre se ha de tener en cuenta la posibilidad de colocar anillos de tensión capsular, que al ser colocados dentro del bah capsular ofrecen más resistencia a la manipulación de fragmentos.

Como consigna general, se recomienda realizar los movimientos con la punta del faco "hacia" la zona de la diálisis en lugar de "en contra", para evitar traccionar de las fibras zonulares intactas adyacentes a la diálisis y extenderla.

La última porción de corteza debería extraerse de la zona de la diálisis, y debería desprenderse no de manera perpendicular a la diálisis, como suele hacerse con la corteza, sino aspirar la masa lo más paralelo posible a dicha zona. Si la masa cortical se encuentra adherida fuertemente a la cápsula, lo que se recomienda entonces es recurrir a la viscodisección para facilitar su separación.

Ruptura de la Cápsula Posterior

Es una de las causas más asociadas a la subluxación de fragmentos a polo posterior durante la facoemulsificación. Se ve con frecuencia durante la curva de aprendizaje de la técnica, por la falta de cálculo y apreciación tridimensional de la profundidad de la cápsula, que frecuentemente termina con el impacto de la punta del instrumental contra la cápsula posterior **(Figura 4)**. Ésta situación, asociada a la infusión excesiva que aumenta la presión en la cámara anterior, "empuja" al cristalino a través del orificio en la cápsula posterior. 12 Lo mismo se ve agravado en los pacientes con historia de vitrectomía previa, por la falta de soporte posterior al saco capsular.

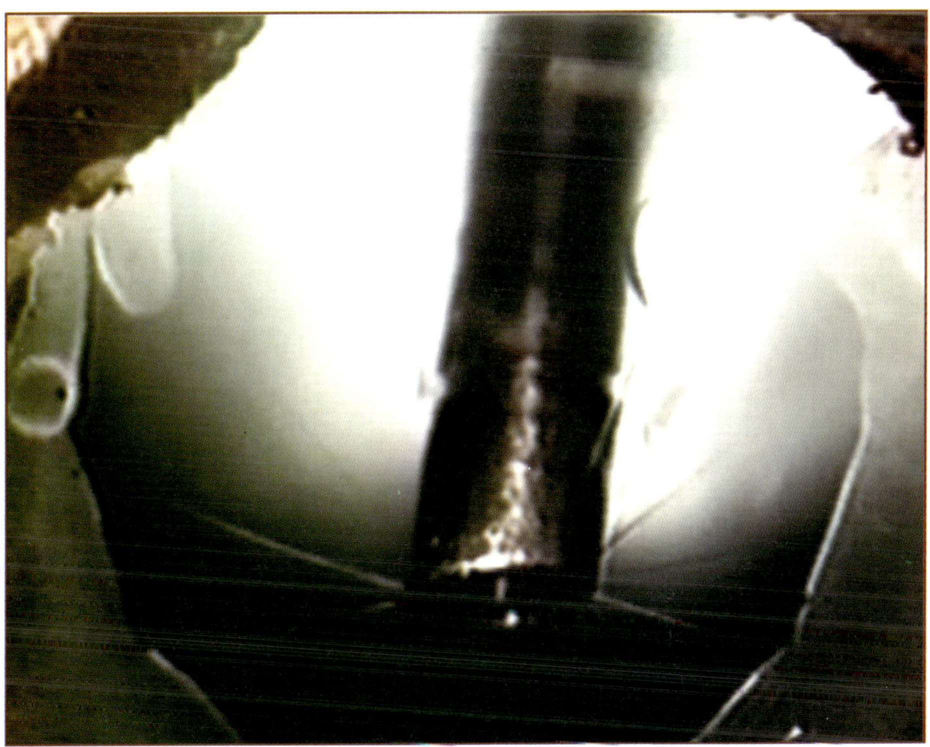

Figura 4. Ruptura de la cápsula posterior con la punta del faco.

Cabe recalcar también, que este tipo de complicaciones, no solo dependen de la experiencia del cirujano, sino que muchas veces se ven favorecidas por el uso de anestesia tópica en pacientes ansiosos, que mueven el ojo en pasos claves de la facoemulsificación, como lo son los procedimientos sobre el núcleo (tallado, choppeo o remoción de cuadrantes).

La ruptura de la cápsula posterior durante la hidrodisección es un evento que se aprecia sobre todo al inyectar la solución salina en cataratas polares posteriores, o por lesión directa con la cánula **(Figura 5)**. Es un concepto ya establecido que las cataratas polares posteriores predisponen a la dehiscencia de la cápsula posterior. Al realizar la hidrodisección, la opacidad polar posterior que se encuentra fuertemente adherida a la cápsula posterior, genera por tracción de la misma, la dehiscencia a través de la cual se dislocan los fragmentos hacia el vítreo. Lo que empeora la situación es que muchas veces este evento pasa desapercibido frente a los ojos de los cirujanos menos experimentados, que continúan con la facoemulsificación solo para darse cuenta minutos más adelante de la complicación. Lo que se recomienda para evitar la dehiscencia de la cápsula posterior en este tipo de cataratas, es usar directamente hidrodelaminación en lugar de hidrodisección, para así separar el núcleo del epinúcleo y no perturbar la cápsula posterior durante la facoemulsificación del núcleo.

Complicaciones Generadas por la Subluxación de Fragmentos

La presencia de material cristaliniano en polo posterior no suele pasar desapercibida, y trae complicaciones a corto y largo plazo que se tratan de controlar inicialmente con medicación tópica y/o oral.

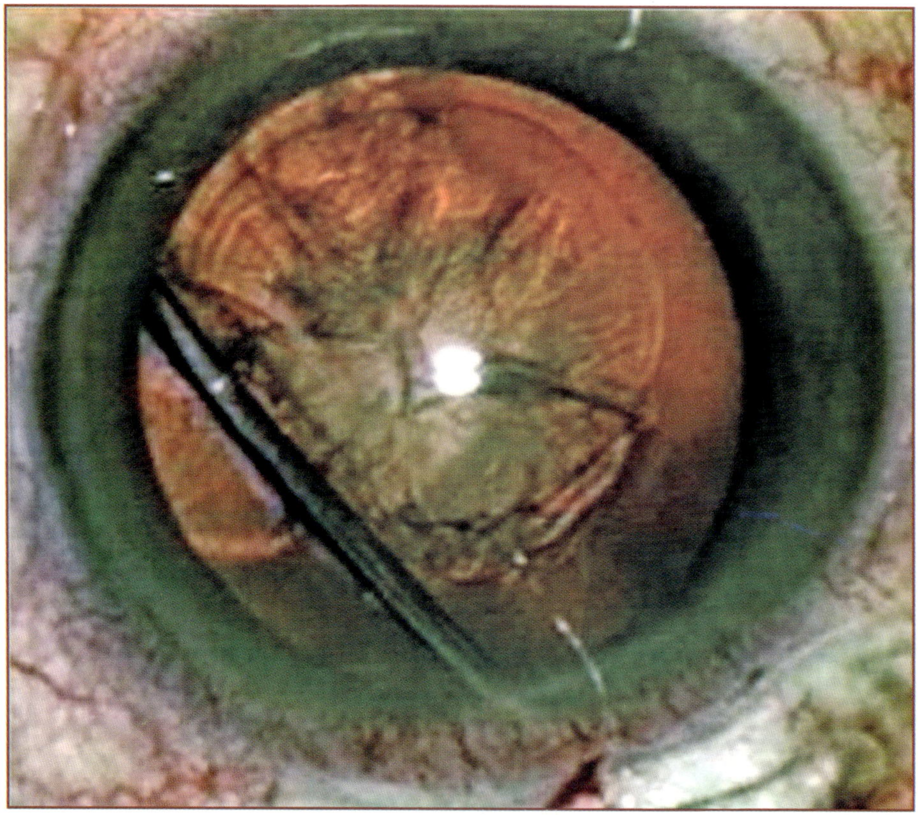

Figura 5. Ruptura de la cápsula posterior durante la hidrodisección.

Las complicaciones más frecuentes son la inflamación intraocular severa, que lleva a glaucoma secundario de muy difícil manejo con medicación tópica, turbidez vítrea, edema macular cistoide, edema corneal y desprendimiento de retina. Se han descripto casos donde se desarrollaron membranas epirretinales como consecuencia del cuadro inflamatorio prolongado. Se describió la asociación entre fragmentos corticales y un aumento en la incidencia de endoftalmitis, planteando que la corteza cristaliniana predispone al crecimiento bacteriano en casos de contaminación durante la facoemulsificación.

El tiempo óptimo para la vitrectomía por pars plana en el manejo de la subluxación de fragmentos es un tema controvertido, sobre el cual no se ha llegado a un consenso. Es más, hay varios estudios que avalan que el tiempo quirúrgico no afecta al pronóstico visual de la mayoría de los pacientes.

Muchos son los cirujanos vitreorretinales que avalan la remoción de fragmentos temprana, antes de los 10 días, asegurando que reduce el riesgo de desarrollar glaucoma secundario o edema macular cistoide. Estudios histológicos demostraron que la reacción inflamatoria es más severa, cuanto más tiempo pasen los fragmentos en el polo posterior, y que de hecho, la severidad del cuadro inflamatorio depende directamente del intervalo que transcurre entre las dos cirugías.

Tratamiento Conservador

No siempre la subluxación de fragmentos lleva directamente a la vitrectomía para removerlos. Se han propuesto situaciones en las que no se consideraría necesario, como cuando el fragmento es menor al 25% del tamaño nuclear. Se han descripto casos donde estos fragmentos pequeños se reabsorben espontáneamente sin dejar secuelas.

Por otro lado, se describe que incluso los fragmentos más pequeños, sobre todo si se trata de núcleo, y no tanto de corteza o epinúcleo, pueden causar edema macular cistoide, glaucoma o uveítis persistente, por lo que se recomienda mantener un seguimiento cercano de los pacientes hasta que no se encuentren rastros de los fragmentos.

No hay indicaciones estrictas sobre cuando pasar del tratamiento conservador a la vitrectomía por pars plana, pero son varios los autores que coinciden con remover los fragmentos cuando: los fragmentos son grandes (mayores al 25% del tamaño total del cristalino), glaucoma no controlable por medios tópicos y/o vía oral, inflamación persistente y severa y desprendimiento de retina.

Tiempos Quirúrgicos

Intervención Inmediata Tras la Subluxación de Fragmentos

Muchos cirujanos plantean a la vitrectomía inmediata, en el mismo tiempo quirúrgico que la cirugía de cataratas, como el enfoque terapéutico más beneficioso para el pronóstico visual del paciente. Se describe una marcada disminución del desarrollo de glaucoma secundario y edema macular cistoide, al minimizar la inflamación postoperatoria, evitando así una segunda intervención para el paciente. Este dato resulta particularmente importante en aquellos pacientes que se presentan a la cirugía de cataratas con antecedentes previos de glaucoma o mala perfusión del nervio óptico, y donde el intentar resolver el glaucoma secundario tan frecuentemente asociado a esta complicación (se describen valores de hasta el 41%) de manera tópica, solo empeora el cuadro inicial del paciente.

De la misma manera, la inflamación intraocular prolongada, aumentaría el riesgo de tracciones y desprendimiento de retina, y una de las causas más importantes del mal pronóstico visual luego de la intervención, como lo es el edema macular cistoide. Por lo tanto, la vitrectomía inmediata, en el mismo tiempo quirúrgico que la cirugía de cataratas también disminuiría la incidencia de las complicaciones más temidas luego de la subluxación de fragmentos.

Obviamente que presenta sus desventajas y detractores, que argumentan que el acceso inmediato a un cirujano vitreorretinal una vez ocurrida la complicación, es poco probable, sobre todo si se traslada a nuestro medio. Son valores estadísticos lo suficientemente importantes, sin embargo, que aquellos cirujanos vitreorretinales que realicen cirugías de cataratas por facoemulsificación deberían tener en cuenta para favorecer el pronóstico visual de sus pacientes.

Se decida o no, hacer una vitrectomía inmediatamente o esperar a la evolución del paciente, hay algo en que todos los autores están de acuerdo: el cirujano de segmento anterior debe extraer la mayor cantidad de corteza nuclear que se pueda del saco capsular, ya que se comprobó que el material cortical es el factor que más favorece al desarrollo de uveítis posterior. Luego se debe realizar una vitrectomía anterior lo más completa posible y nunca debe tratar de "pescar" el fragmento una vez que se encuentra en polo posterior. Esto solo acarrea pérdida vítrea con hemovítreo, desgarros y desprendimientos de retina primarios. Incluso se destaca que el desprendimiento de retina no se produce por el material cristaliniano, sino por la manipulación quirúrgica tanto en la cirugía de facoemulsificación como en la de vitrectomía.

Cuando surge la duda de si colocar la LIO o esperar, la mayoría de los autores concuerda en que depende del fragmento luxado. Si se trata de un fragmento grande o un núcleo maduro, la preferencia es que no se coloque la LIO ni en sulcus ni en cámara anterior ya que podría dificultar más adelante la extracción del mismo a través de incisiones limbares. Si se tratan de fragmentos pequeños y el soporte zonular así lo permite, se puede colocar la lente en el sulcus, y sino directamente en cámara anterior (si el endotelio y amplitud de cámara del paciente así lo permiten).

Intervención Entre los 3 y 10 Días Post Facoemulsificación

No siempre se cuenta con un cirujano vitreorretinal que pueda realizar la vitrectomía en el mismo acto quirúrgico en que se produjo la subluxación. En esos casos, la mayoría de los autores coincide en no realizar la segunda intervención al otro día, sino que plantean la espera, y manejo clínico de las complicaciones, por lo menos por 3 días. Se plantea que en este período hay mejor dilatación pupilar que en el postoperatorio inmediato. Por otro lado, si se mantuvo un tratamiento tópico con antiinflamatorios, la transparencia de medios debería ser óptima para la intervención.

Procedimiento Quirúrgico

Como se adelantó, el procedimiento quirúrgico al que se recurre en estos casos es la vitrectomía por pars plana. La técnica quirúrgica en sí, varía en relación al tamaño del fragmento nuclear subluxado, y un capítulo aparte lo constituyen los núcleos marrones o muy maduros, que independientemente de su tamaño llevan un abordaje quirúrgico distinto.

Técnica Quirúrgica en Fragmentos Pequeños

Se comienza el procedimiento realizando una vitrectomía central de tres vías por pars plana, procurando la extracción completa del gel vítreo central y periférico para crear un amplio espacio de maniobra.

Una vez finalizada la misma, se procede a la fragmentación en cavidad vítrea, que cuando se trata de material cristaliniano pequeño, se puede realizar con el mismo vitréctomo, siendo de ayuda el troceamiento de los fragmentos con la sonda de iluminación. La ventaja de esta técnica es que permite un mejor control de la aspiración y puede realizarse la vitrectomía de forma simultánea. Existen equipos más avanzados, como los facofragmentadores 20 g que también podrían realizar esta tarea.

Una vez completada la facofragmentación se realiza un intercambio fluido-gas y se visualiza la retina para detectar la presencia de alguna solución de continuidad que pudiera existir **(Figura 6)**.

Técnica Quirúrgica en Fragmentos Medianos o Grandes

Al igual que en los fragmentos pequeños se comienza realizando una vitrectomía central de tres vías por pars plana. Una vez finalizada, se inyecta perfluorocarbono líquido con una cánula especialmente diseñada para tal fin, a la altura del nervio óptico. Se inyecta de manera lenta, a la vez que se intenta manipular los fragmentos hacia la zona central, ya que la burbuja de perfluorocarbono es convexa y los fragmentos tienden a localizarse en la periferia. El perflourocarbono permite la reflotación de los fragmentos nucleares facilitando la facofragmentación de los mismos en la cavidad y protegiendo a su vez a la retina de posibles lesiones. Es frecuente que estas se produzcan bien con la punta del faco, como por el rebote de los fragmentos cristalinianos al aplicarles el ultrasonido.

Completada la fragmentación de los mismos se procede a la extracción del perfluorocarbono ya que resulta tóxico para la retina si permanece en contacto con ella.

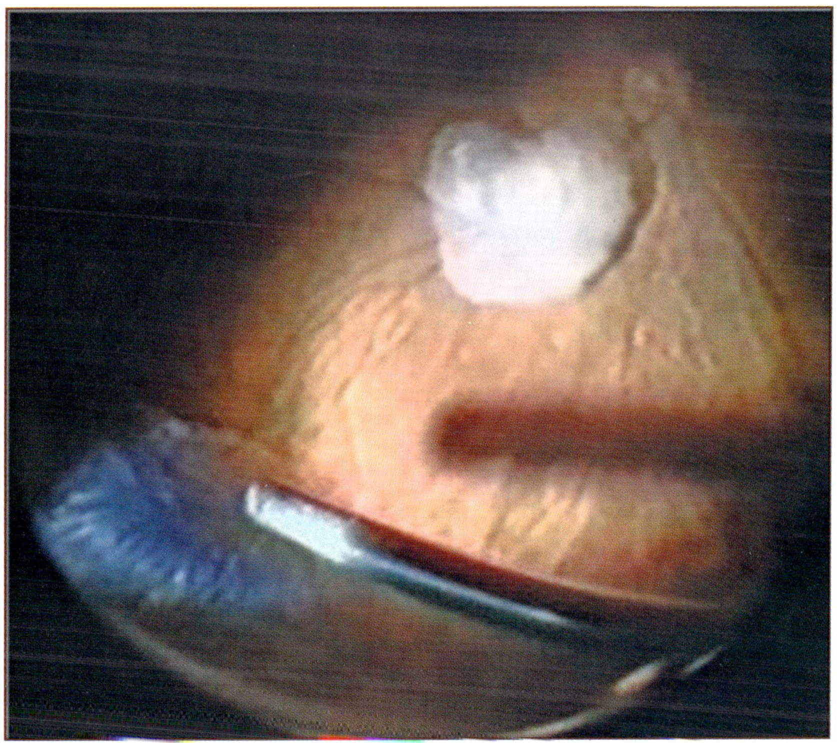

Figura 6. Fragmento nuclear mediano en polo posterior.

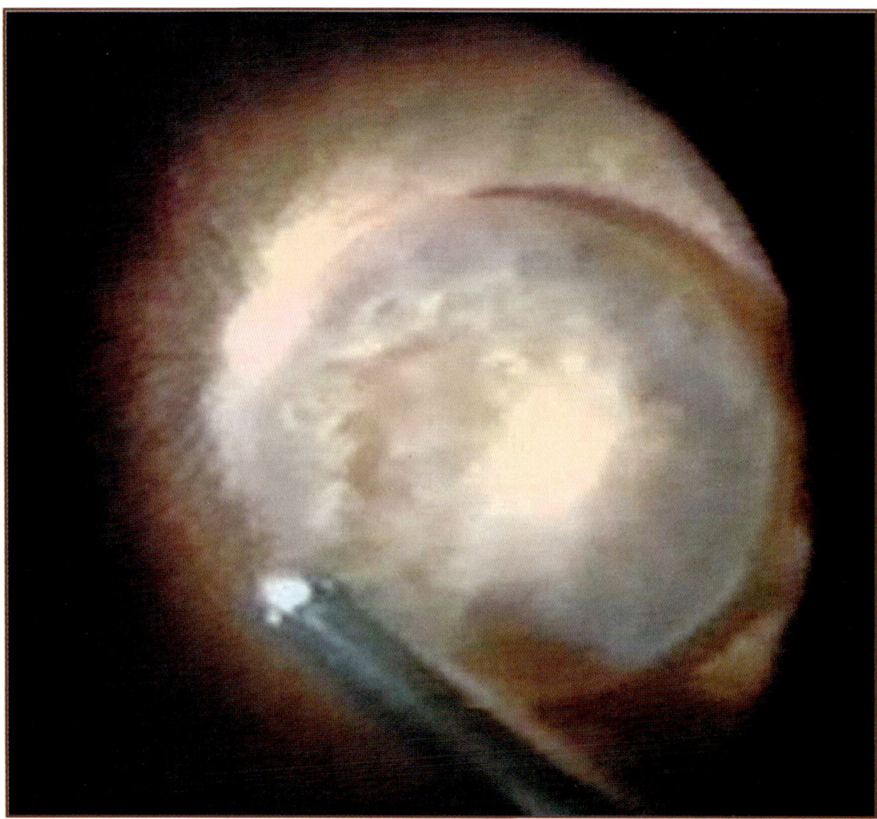

Figura 7. Cristalino completo subluxado a polo posterior.

Se finaliza la cirugía realizando un intercambio fluido gaseoso **(Figura 7)**.

Técnica Quirúrgica Para Núcleos Marrones

La dislocación de fragmentos marrones a la cavidad vítrea representa un desafío aún mayor, ya que por lo general resultan muy difíciles de facofragmentar. Se intenta la facofragmentación en cavidad vítrea, pero de no poder completarse, se procede a reflotar a los fragmentos con perfluorocarbono líquido hasta el plano pupilar. Una vez alcanzado dicho plano, se procede a extraer el fragmento a través de una pequeña incisión corneal, del menor tamaño posible para evitar el astigmatismo residual.

Luego de cerrar correctamente la herida corneal se debe extraer el perfluorocarbono liquido y realizar el intercambio fluido gaseoso correspondiente.

Conclusión

La subluxación de fragmentos es una complicación infrecuente de la facoemulsificación, sin embargo, es una situación para la cual todo cirujano de segmento anterior debe estar preparado. La sola idea de visualizar los fragmentos nucleares cayendo hacia el polo posterior, da escalofríos a quien la imagine, ya que uno es consciente de lo que tamaña situación genera. Por un lado, el paciente no se va a su casa con la expectativa visual con la que entró a quirófano, e incluso se enfrenta a la posibilidad de una segunda cirugía para tratar acercarlo un poco más a ese objetivo. Por otro lado, la magnitud y alta frecuencia de complicaciones que acarrean los fragmentos en polo posterior, haciendo necesario en la mayoría de los casos, el uso profuso y por largo tiempo de medicación tópica, que muchas veces resulta insuficiente para controlar los severos casos de inflamación y aumento de presión intraocular. Seguro una situación que nadie querría enfrentar en su carrera.

Sin embargo, hay varias cosas para tener en cuenta: dada la alta incidencia de este tipo de complicaciones al comienzo de la curva de aprendizaje de facoemulsificación, hay que tratar de evitar en un principio aquellos casos en cuyo control preoperatorio uno encuentra factores predisponentes para la subluxación de fragmentos, ya sea un paciente con antecedentes de vitrectomía, alta miopía o debilidad zonular. Durante la facoemulsificación, realizar una capsulorrexis circular continua con mucho cuidado, evitar en lo posible los desgarros radiales sobre la misma y si ocurren, manejar el instrumental de manera tal que no se fuerce más la lesión, sino tratar de controlarla. Realizar los surcos con cuidado, sin empujar el núcleo hacia polo posterior, sino mover la punta del faco lentamente para que corte sin generar demasiada presión.

Si pese a nuestros mejores esfuerzos, la complicación termina siendo inevitable, la clave sería el autocontrol. Contenerse y no tratar, por más que el fragmento nos parezca fácilmente alcanzable, de rescatar el material nuclear que cae hacia el polo posterior. Si hay algo que quedó claro durante la revisión del material bibliográfico para este trabajo, es que el cirujano de segmento anterior, se tiene que quedar precisamente en el segmento anterior. Cualquier intento de reflotar el núcleo hacia cámara anterior, solo consigue empeorar la situación en el polo posterior. Las tracciones vítreas, hemovítreos y desprendimientos de retina se asocian en la gran mayoría de los casos a los intentos fallidos de recuperar el núcleo. Se plantea con rotundo énfasis que el pronóstico visual del paciente no va a depender del resultado de la vitrectomía, sino que depende en su mayor parte de la conducta que tome el cirujano realizando la facoemulsificación. Como se detalló anteriormente, lo que se recomienda es remover la mayor cantidad de corteza posible del saco capsular y realizar una vitrectomía anterior. El colocar o no el LIO va a depender del tamaño del fragmento luxado.

Dentro de todo el material revisado, no se pudo encontrar un consenso en cuanto al momento de la vitrectomía. Las indicaciones de la misma se repiten en todos los textos, pero no el momento para realizarla. Mientras muchos autores apoyan la remoción inmediata de los fragmentos, en el mismo tiempo quirúrgico que la facoemulsificación, uno debe reconocer que en nuestro medio no es una situación que se pueda presentar con frecuencia. La mayoría de los autores propone no prolongar la vitrectomía más allá de los 10 días de la luxación, exponiendo que cuanto más tiempo permanecen los fragmentos en el polo posterior, más severa la inflamación que genera y peor el pronóstico visual, sobre todo porque se asocia a más incidencia de edema macular cistoide y de glaucoma secundario.

Sin embargo, pese a ser es una complicación que prolongará más de lo planeado los tiempos quirúrgicos y de recuperación del paciente, si es tratada dentro de una ventana de tiempo prudente, y según la técnica específica que requiere el fragmento subluxado, tiene un pronóstico visual favorable.

Bibliografía

Peyman GA, Raichand M, Goldberg MF, Ritacca D. Management of subluxated and dislocated lenses with the vitrophage.Br J Ophthalmol. 1979; 63(11):771-8.

Fastenberg DM, Schwartz PL, Shakin JL, Golub BM. Management of dislocated nuclear fragments after phacoemulsification. Am J Ophthalmol. 1991; 15;112(5):535-9.

Thim K, Krag S, Corydon L.Stretching capacity of capsulorhexis and nucleus delivery.J Cataract Refract Surg. 1991;17(1):27-31.

Gilliland GD, Hutton WL, Fuller DG. Retained intravitreal lens fragments after cataract surgery. Ophthalmology. 1992; 99(8):1263-7; discussion 1268-9.

Kim JE, Flynn HW Jr, Smiddy WE, Murray TG, Rubsamen PE, Davis JL, Nicholson DH.Retained lens fragments after phacoemulsification. Ophthalmology. 1994; 101(11):1827-32.

Chern S, Yung CW. Posterior lens dislocation during attempted phacoemulsification. Ophthalmic Surg. 1995;26(2):114-6.

Kapusta MA, Chen JC, Lam WC. Outcomes of dropped nucleus during phacoemulsification. Ophthalmology. 1996; 103(8):1184-7.

Ota I, Miyake S, Miyake K.Dislocation of the lens nucleus into the vitreous cavity after standard hydrodissection. Am J Ophthalmol. 1996; 121(6):706-8.

Vilar NF, Flynn HW Jr, Smiddy WE, Murray TG, Davis JL, Rubsamen PE. Removal of retained lens fragments after phacoemulsification reverses secondary glaucoma and restores visual acuity. Ophthalmology.1997; 104(5):787-91; discussion 791-2.

Trese MT, Cox MS, Hassan TS. Margherio RR, Margherio AR, Pendergast SD, Williams GA, Garretson BR, Strong LE, Vitrectomy for retained lens fragments after phacoemulsification. Ophthalmology. 1997; 104(9):1426-32.

Yeo LM, Charteris DG, Bunce C, Luthert PJ, Gregor ZJ.Retained intravitreal lens fragments after phacoemulsification: a clinicopathological correlation. Br J Ophthalmol. 1999; 83(10):1135-8.

Lu H, Jiang YR, Grabow HB. Managing a dropped nucleus during the phacoemulsification learning curve.J Cataract Refract Surg. 1999;25(3):447-50.

Monshizadeh R, Samiy N, Haimovici R. Management of retained intravitreal lens fragments after cataract surgery. Surv Ophthalmol. 1999; 43(5):397-404.

Wilkinson CP, Green WR. Vitrectomy for retained lens material after cataract extraction: the relationship between histopathologic findings and the time of vitreous surgery. Ophthalmology. 2001; 108 (9):1633-7.

Aasuri MK, Kompella VB, Majji AB. Risk factors for and management of dropped nucleus during phacoemulsification. J Cataract Refract Surg. 2001;27(9):1428-32.

Al-Khaier A, Wong D, Lois N, Cota N, Yang YC, Groenewald C. Determinants of visual outcome after pars plana vitrectomy for posteriorly dislocated lens fragments in phacoemulsification.J Cataract Refract Surg. 2001; 27(8):1199-206.

Khokhar S, Soni A, Pangtey MS.Risk factors for and management of dropped nucleus after phacoemulsification. J Cataract Refract Surg. 2002; 28(8):1310.

Moore JK, Scott IU, Flynn HW Jr, Smiddy WE, Murray TG, Kim JE, Vilar NF, Pereira MB, Jorge R. Retinal detachment in eyes undergoing pars plana vitrectomy for removal of retained lens fragments.Ophthalmology. 2003;110(4):709-13; discussion 713-4.

Stefaniotou M, Aspiotis M, Pappa C, Eftaxias V, Psilas K.Timing of dislocated nuclear fragment management after cataract surgery. J Cataract Refract Surg. 2003; 29(10):1985-8.

Lai TY, Kwok AK, Yeung YS, Kwan KY, Woo DC, Yuen KS, Loo AV. Immediate pars plana vitrectomy for dislocated intravitreal lens fragments during cataract surgery.Eye. 2005;19(11):1157-62.

Ruiz-Moreno JM, Barile S, Montero JA.Phacoemulsification in the vitreous cavity for retained nuclear lens fragments. Eur J Ophthalmol. 2006;16(1):40-5.

Centurión, V.;Nicoli, C.; Villar-Kuri, J. El libro del cristalino de las Américas. 2006.

Merani R, Hunyor AP, Playfair TJ, Chang A, Gregory-Roberts J, Hunyor AB, Azar D, Cumming RG.Pars plana vitrectomy for the management of retained lens material after cataract surgery. Am J Ophthalmol. 2007; 144(3):364-70.

Steinert Roger F. Cataract Surgery: Techniques, Complications and Surgery (2nd Ed.) 2003 de Courten C, Faggioni R."Spontaneous rupture of posterior capsule." J Cataract Refract Surg. 2007; 33(8):1471-3.

Bhagat N, Nissirios N, Potdevin L, Chung J, Lama P, Zarbin MA, Fechtner R, Guo S, Chu D, Langer P.Complications in resident-performed phacoemulsification cataract surgery at New Jersey Medical School. Br J Ophthalmol. 2007; 91(10):1315-7.

Martínez-Toldos, J. Vitrectomía Básica. Hoyos' Paso a Paso. 2008.

Blecher MH, Kirk MR "Surgical strategies for the management of zonular compromise." Curr Opin Ophthalmol. 2008;19(1):31-5.

Mahmood S, von Lany H, Cole MD, Charles SJ, James CR, Foot B, Gouws P, Shaw S. Displacement of nuclear fragments into the vitreous complicating phacoemulsification surgery in the UK: incidence and risk factors. Br J Ophthalmol. 2008; 92(4):488-92.

Von Lany H, Mahmood S, James CR, Cole MD, Charles SJ, Foot B, Gouws P, Shaw S.Displacement of nuclear fragments into the vitreous complicating phacoemulsification surgery in the UK: clinical features, outcomes and management. Br J Ophthalmol. 2008; 92(4):493-5

Schaal S, Barr CC."Management of retained lens fragments after cataract surgery with and without pars plana vitrectomy." J Cataract Refract Surg. 2009; 35(5):863-7

Ho LY, Doft BH, Wang L, Bunker CH, Clinical predictors and outcomes of pars plana vitrectomy for retained lens material after cataract extraction. Am J Ophthalmol. 2009; 147(4):587-594.e1

Briszi A, Prahs P, Hillenkamp J, Helbig H, Herrmann W.Complication rate and risk factors for intraoperative complications inresident-performed phacoemulsification surgery. Graefes Arch Clin Exp Ophthalmol. 2012 Sep;250(9):1315-20

Lou B, Lin X, Luo L, Yang Y, Chen Y, Liu Y. J Cataract Refract Surg. 2013 Feb;39(2):250-7. doi: 10.1016/j.jcrs.2012.07.038. Epub 2012 Dec "Residual lens cortex material: potential risk factor for endophthalmitis after phacoemulsification cataract surgery."

Lee SJ, Kim IG, Park JM J Cataract Refract Surg. 2013 Mar;39(3):334-8. doi: 10.1016/j.jcrs.2013.01.022."Management of posteriorly dislocated crystalline lens with perfluorocarbon liquidand fibrin glue-assisted scleral-fixated intraocular lens implantation."

Modi YS, Epstein A, Smiddy WE, Murray TG, Feuer W, Flynn HW Jr."Retained lens fragments after cataract surgery: outcomes of same-day versus laterpars plana vitrectomy". Am J Ophthalmol. 2013 Sep;156(3):454-9.

Sección IX

COMPLICACIONES POST-QUIRÚRGICAS

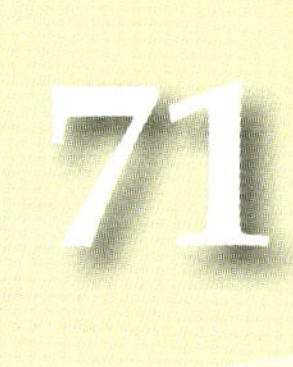

71

Resultados Refracionais Inesperados e seus Possíveis Tratamentos

Dr. Juan Carlos Sánchez Caballero,
Dr. Augusto Cézar Lacava,
Dr. Virgilio Centurión

Dentro do capítulo de complicações pós-operatórias na cirurgia moderna de catarata, os erros biométricos têm ocupado papel de destaque pela implicação médico–jurídico–legal e pelo fato de tornar-se "o cartão de visitas" no resultado final de um processo complexo, que inclui os procedimentos pré, per e pós-operatórios, para a realização da facectomia com implante de lente intraocular.

As primeiras causas de insucesso refracional podem ser classificadas em dois grupos: o primeiro seria o fator humano e outro o fator técnico.

Como exemplo de fator humano, podemos citar a troca de pacientes e suas respectivas lentes, o erro de digitação dos dados para cálculo biométrico, o fornecimento errado da LIO no ato operatório e a indisponibilidade de dioptria apropriada perante complicações per operatórias. As causas no segundo grupo estariam relacionadas aos erros de técnica, como mensuração errada do comprimento axial, do poder corneano, da profundidade de câmara anterior, na escolha inadequada de fórmulas e das constantes das lentes, entre outros.

Neste capítulo, vamos apresentar uma série de casos clínicos de maneira a ilustrar de uma forma prática dos ensinamentos dos capítulos anteriores.

Caso 1

Paciente do sexo feminino, 80 anos de idade, portadora de olho único (direito) com phitisis bulbi no OE após cirurgia de catarata. No olho direito, catarata com seclusão pupilar, história de alta hipermetropia e acuidade visual menor que 20/400. O cálculo biométrico foi realizado pelo método ultrassônico com comprimento axial de 16,38mm, a fórmula Hoffer Q sugeria uma lente de +46.00D. Foi submetida à facoemulsificação e implantou-se duas lentes de silicone (SI40 - Allergan) de +23.00 no saco capsular, totalizando +46.00D (piggyback primário). No pós-operatório, a melhor acuidade visual corrigida era de 20/80 com refração de +10.00D. Para a nossa surpresa, a paciente estava satisfeita com o resultado, principalmente pelo grau de ansiedade e pelo fato de ter adiado por anos a cirurgia em decorrência do insucesso no olho esquerdo.

Posteriormente, adquirimos o equipamento IOL Master, que realiza a biometria por interferometria óptica, ou seja, biometria sem contato. A paciente foi submetida a este método e o comprimento axial obtido com extrema facilidade pela boa fixação da paciente, foi de 14,39mm (o ultrassônico era de 16,39mm) nada mais que 2mm de erro no comprimento axial. O mesmo equipamento nos informa uma ceratometria média de 52D e um diâmetro da câmara anterior de 3,24mm, portanto, uma câmara anterior normal num olho pequeno (microftalmia). Com esses dados utilizamos a fórmula de Holladay II que indicou uma biometria de +63.00D. Como foi implantada +46.00, haveria uma diferença de +17.00D. A paciente apresentava uma refração de +10.00 (+10.00 x 1.5 = +15.00).

Sugerimos à paciente implantar uma terceira lente de +15.00, mas ela recusou, alegando estar muito satisfeita com seu óculos de +10.00D.

Comentários

Causas de erro: mensuração incorreta do comprimento axial.

Solução sugerida: piggyback secundário.

Seria o melhor para este caso: cálculo biométrico pela interferometria óptica; na indisponibilidade do equipamento, realizar biometria ultrassônica por imersão.

Fórmula ideal: Holladay II.

Atualmente a mensuração do comprimento axial pelo método ultrassônico é considerada ultrapassada e ficou restrita a casos em que a medida pela biometria óptica não foi possível. Na nossa experiência o método ultrassônico é utilizado em apenas 5% dos casos.

Em nosso serviço utilizamos a fórmula Haigis em olhos extremos com suas constantes atualizadas mensalmente.

Caso 2

Paciente de 63 anos de idade, sexo feminino, professora universitária, MAVC OD = 20/60, OE = 20/40, catarata AO, refração pré-operatória OD = -4.00 -2.50 160º, OE = -2.00 -2.50 30º. Biometria sugerida OD = +8.00D, OE = +15.00D. Realizado facoemulsificação sem intercorrências no OD com implante de LIO de +8.00D.

No primeiro pós-operatório, a refração era de +2.50 -1.50 135o com AV de 20/30. O comentário da paciente no primeiro dia pós-operatório: "vocês me tiraram a melhor qualidade que eu tinha, ler de perto sem óculos! Eu exijo a minha miopia de volta!" Esta paciente, mesmo ficando emetrope, ficaria insatisfeita. Porém, ao revisar o prontuário, notamos que houve um **erro de digitação** na dioptria indicando que deveria ser +12.00D e não +8.00 como foi implantado. Neste caso, teríamos que recalcular para um erro refracional um alvo de -3.00D.

Explicamos à paciente a possibilidade de correção do problema com outra intervenção cirúrgica e a mesma concordou desde que voltasse a ser míope!

A biometria nos sugeria implantar uma LIO de +16.00 para obter uma refração de -3.00D. Como havíamos implantado uma LIO +8.00, optamos por um piggyback secundário de outra lente de +8.00.

O resultado foi satisfatório com refração pós-operatória de -3.00D e 20/30 de AV.

Comentários

Causas de erro: não ter discutido com a paciente a opção de ficar emetrope ou continuar sendo míope. Erro na escolha da LIO por digitação equivocada.

Solução sugerida: piggyback secundário.

Prevenção de problemas: relação médico-paciente, controle rigoroso do planejamento cirúrgico.

Atualmente neste caso certamente ofereceríamos à paciente o implante da LIO multifocal tórica, que com a maior acurácia das fórmulas e dos cálculos da toricidade, passou a ser uma opção segura.

Caso 3

Paciente 40 anos de idade, sexo feminino, catarata subcapsular posterior AO, MAVC OD = 20/50, OE = 20/50, refração pré-operatória OD = -19.50 -2.00 60º, OE = -23.00 -2.50 105º. O cálculo biométrico sugeria uma LIO +1.00D em OD e LIO -3.00D em OE.

Tratando-se de paciente residente em outro estado foi planejada a cirurgia do OD numa segunda-feira e a do OE na quarta-feira da mesma semana. A cirurgia do olho direito transcorreu sem intercorrências, porém, por um descuido da enfermeira, implantamos a lente que deveria ser do OE, ou seja, ao invés de colocar uma LIO de +1.00D foi implantada uma LIO de -3.00. No primeiro dia a refração pós-operatória era de +3.00D com MAVC de 20/20. A paciente, apesar do resultado, estava extremamente satisfeita, alegando discreto "embaçamento".

A cirurgia do OE previamente planejada para o dia seguinte foi realizada, desta vez, com implante de LIO indicada (-3.00D).

No terceiro pós-operatório do OD e primeiro do OE a refração pós-operatória foi: OD = +3.00D, OE = -0.50D.

Explicamos à paciente a possibilidade de correção do erro refrativo no OD e a mesma concordou.

Optamos por piggyback secundário (+3.00 x 1.50 = +4.50D) e implantamos uma LIO +5.00D.

Resultado final -0.50D AO com AV 20/30 AO.

Comentários

Causa de erro: descuido da equipe de apoio e da equipe cirúrgica na escolha da LIO no centro cirúrgico.

Solução: piggyback secundário.

Prevenção de problemas: controle rigoroso no centro cirúrgico ao nome do paciente, o olho a ser operado e a LIO programada. Relação médico-paciente dando ênfase à imprevisibilidade biométrica nos olhos extremos.

Dica: colar etiqueta com nome do paciente e dioptria da LIO a ser implantada no ombro do olho correspondente ao lado do olho a ser operado.

Caso 4

Paciente 49 anos de idade, sexo masculino, portador de alta miopia e catarata em AO, MAVC OD = 20/200 OE = 20/200, refração pré-operatória OD = -33.50D e OE -32.00D. O cálculo biométrico foi realizado pelo método de não contato, IOL Máster – Zeiss, que forneceu os seguintes dados:

- Ceratometria: OD = 47.20 x 42.10 x 75°
  OE = 48.40 x 42.70 x 111°
- Comprimento axial: OD = 36,82mm
  OE = 36,06mm

A fórmula escolhida foi a SRKT que sugeria uma LIO de -13.00 em OD e -11.50D em OE. No OD realizamos um implante intraocular múltiplo negativo introduzindo uma LIO acrílica hidrofóbica de -5.00 e uma LIO de PMMA de -5.00 no saco capsular. A terceira LIO de -3.00, também acrílica hidrofóbica foi implantada no sulco ciliar (total -13.00D).

No primeiro pós-operatório a refração foi de +4.00 -4.00 70° com 20/60 de AV. Ao fazer uma revisão na literatura e discutindo o caso com Dr. Wagner Zacharias e Dra. Norma Allemann, concluímos que os olhos com extrema miopia necessitam de um fator de correção das constantes das lentes que atualmente são calculadas pelo método ultrassônico, ou seja, na biometria por interferometria em olhos com miopia extrema as constantes das lentes devem ser corrigidas, segundo orientação do Dr. Wolfgang Haigis.

A fórmula para esse cálculo utiliza os seguintes dados:

comprimento axial IOL – comprimento axial US x 3 = x + A

Neste paciente o comprimento axial pela interferometria foi de 36,82mm e pelo ultrassom foi de 36,03mm. O cálculo seria assim:

36,82mm – 36,03mm = 0.79 x 3 =2,37
2,37 x 118.9 = 121.27

A constante 118.9 é da lente escolhida para este paciente, que deveria ser de 121.27 quando mensuramos pela interferometria óptica.

LIO implantada = -13.00
Fator de correção = +2.37
LIO sugerida = -10.63D

Em função deste cálculo optamos em explantar a terceira LIO implantada (-3.00) e resultado final no OD = +0.50 -4.00 75° com acuidade visual de 20/60. No OE com fator de correção implantamos uma LIO PMMA de -10.00D.

A refração pós-operatória final em AO foi de:
OD = +0.50 -4.00 75° = 20/60
OE = +0.50 -4.00 75° = 20/60

Comentários

Causas de erro: não aplicar o fator de correção em olhos com miopia extrema quando utilizamos a biometria por interferometria.

Solução: explante de uma das lentes implantadas.

Como prevenir problemas: discutir com o paciente a possibilidade de maior índice de erros biométricos nos olhos extremos. A fórmula ideal para os altos míope é a SRKT e quando possível utilizar a biometria por interferometria com o fator de correção para olhos com miopia extrema.

Segundo Koch, em altos míopes, usando a fórmula SRKT, haveria necessidade de se fazer uma correção do comprimento axial segundo a fórmula: AL otimizado = 0.8981 x AL do IOL Master + 2.5637.

Atualmente as constantes das lentes são atualizadas mensalmente no site http://www.augenklinik.uni-wuerzburg.de/ulib/czm/index.htm.

É de extrema importância otimizar as LIOs apropriadas em casos de extrema miopia, assim como utilizar LIOs com constantes atualizadas. A nossa preferencia é a fórmula Haigis.

Caso 5

Paciente 57 anos de idade, sexo feminino, médica, catarata AO, refração pré-operatória OD = -5.75 -0.50 15°, OE = -8.00 -1.50 150°. MAVC OD = 20/60, OE = 20/80.

O colega que nos relatou o caso desta paciente realizou uma facoemulsificação sem intercorrências no OE com refração pós-operatória de -1.00D. O mesmo cirurgião nos informou que o planejamento para o OD foi implantar uma LIO de +13.50D. No primeiro pós-operatório do OD a refração foi de -6.00 -1.00 160o para surpresa do cirurgião. Tentando descobrir o erro, constatou que no mesmo dia foi cancelada uma cirurgia e a circulante forneceu uma LIO de +20.50 ao invés de +13.50.

A solução por nós sugerida foi realizar um piggyback secundário com uma LIO de -6.00D.

O cirurgião solicitou a lente sugerida e realizou o procedimento sem intercorrências. Ansioso para o resultado pós-operatório, examinou a médica no dia seguinte. Ao ser questionada de como se sentia, informou que estava enxergando pior que antes. Ao examiná-la, a refração era de -11.00 -2.00 105o. Ao verificar o rótulo da LIO implantada verificou que era uma LIO de +6.00 e não de -6.00 como foi planejado.

Sem condições emocionais de lidar com o caso, o colega nos encaminhou a doutora para terceira cirurgia no mesmo olho.

Bem informada de todo o ocorrido a paciente concordou em realizar explante da LIO +6.00 e implante secundário de LIO -6.00D.
O resultado final foi o seguinte:

OD = -1.00 90° = 20/30
OE = -1.00D = 20/30

Comentários

Causas de erro: falta de rotina rigorosa no planejamento cirúrgico, descuido e desatenção.

Solução: solução imediata com explicações detalhadas dos procedimentos a serem realizados; controle emocional para lidar com situações excepcionais.

Prevenção: fidelidade à rotina e atenção aos detalhes e discutir com a equipe de apoio os principais erros para prevenir erros futuros.

Caso 6

Paciente 66 anos de idade, sexo feminino, submetida a ceratoplastia penetrante devido a ceratocone em AO. (OD = 12/1997 e OE = 04/2003). Em 09/2000 foi submetida a Lasik em OD (-5.00 -7.00 75°) com evolução satisfatória e AV s/c 20/30. Em 08/2004 catarata em AO, MAVC OD = 20/80 e OE = <20/400.

As medidas para o cálculo biométrico foram realizadas pela interferometria óptica:

- Ceratometria: OD = 40.70 x 37.00 x 49°
  OE = 50.50 x 45.50 x 105°
- Comprimento axial: OD = 27,30mm
  OE = 27,31mm
- LIO sugerida: OD = +17.00D
  OE = +7.00D

Foi realizado facoemulsificação sem intercorrências em AO com a seguinte refração pós-operatória:

OD = +2.00 -2.00 45° e MAVC 20/40
OE = +3.00 -4.00 120° e MAVC 20/50

Comentários

Este caso ilustra uma paciente com ceratoplastia penetrante bilateral, submetida a Lasik em OD, evoluindo com catarata e astigmatismo corneano relevante AO.

As medidas foram realizadas com biometria óptica, vídeoceratoscopia computadorizada pelo sistema Scheimpflug (Pentacam) e calculadas pela fórmula Holladay II. Analisando o equivalente esférico o resultado final foi satisfatório.

Caso 7

Paciente 28 anos de idade, sexo feminino, pseudofacia AO por catarata congênita tardia em AO. Refração OD = +3.00 -1.00 25°, OE = plana. A paciente informou que foi submetida a Lasik há aproximadamente 1 ano em OD para correção de erro biométrico. A MAVC era de 20/30 AO, paquimetria em OD = 555μm, ceratometria de 46.90 x 46.30 x 10°, comprimento axial de 21,50mm, ACD de 2,52mm.

Resumindo, paciente com +3.00 -1.00 20° de erro refrativo, já submetida a Lasik sem sucesso, optamos por piggyback secundário (+3.00 x 1.50 = +4.50) e implantamos uma LIO DE +5.00D.

A refração pós-operatória foi de -0.50 15° = 20/30.

Comentários

Neste caso optamos pelo piggyback secundário pelo fato da paciente já ter realizado Lasik em OD sem sucesso, e principalmente pelo aspecto da córnea prolada na vídeoceratoscopia.

Caso 8

Paciente 68 anos de idade, sexo feminino, catarata AO. MAVC 20/80 em AO. Biometria sugerida de +22.00D AO.

Foi submetida à facoemulsificação em OD com refração pós-operatória plana e AVSC 20/20. Posteriormente foi operada no OE com refração pós-operatória de +7.00D e MAVC 20/20. A surpresa refracional nos levou a pesquisar o erro. No mesmo dia estavam agendados duas pacientes homônimas. Uma das pacientes deveria receber uma LIO de +12.00 e a outra +22.00. Houve uma troca de lentes ao fornecê-los ao cirurgião e o resultado refracional foi o relatado acima.

Felizmente, a outra paciente teve a sua cirurgia cancelada por problemas clínicos, caso contrário, teríamos dois erros biométricos no mesmo dia.

Explicamos à paciente que deveríamos re-intervir para melhorar o resultado visual.
Planejamos um piggyback secundário (+7.00 x 1.50 = +10.50) e implantamos uma LIO de +10.00 no sulcus ciliaris e o resultado pós-operatorio foi de refração plana e AVSC 20/30.

Comentários

Causas de erro: falta de atenção em casos de homônimos; descuido no planejamento.
Solução: piggyback secundário.

Como prevenir: rotina rigorosa no centro cirúrgico.

Caso 9

Paciente 42 anos de idade, sexo feminino, catarata capsular posterior por uso prolongado de corticóide sistêmico (+ 14 anos) com MAVC OD de 20/50 e OE de 20/50. Foi submetida a ceratotomia radial há aproximadamente 10 anos.

A mensuração do comprimento axial foi realizada por interferometria óptica, topografia atual e fórmula Holladay II. Sugerida biometria de +19.00 em OD e +20.00 em OE.

- Ceratometria: OD = 39.71 x 40.52 x 86°
  OE = 39.57 x 39.94 x 88°
- Comprimento axial: OD = 25,60mm
  OE = 25,69mm
- ACD: OD = 3,58mm
  OE = 3,49mm

A refração pós-operatória apresentou uma evolução peculiar.

Olho direito	
1° p.o.	+2.00 -1.50 165°
7° p.o.	+0.50 -1.50 165°
30 p.o.	+0.50 -1.50 165°
60° p.o.	-1.25 165°
1 ano p.o.	-0.75 155°

Olho esquerdo	
1° p.o.	+2.00 -1.00 160°
7° p.o.	+0.50 -1.25 160°
30 p.o.	-1.00 170°
60° p.o.	-1.00 165°
1 ano p.o.	-0.50 160°

Comentários

Apesar de não ser constatado erro refracional nessa paciente, devemos estar atentos a casos similares à este em que notamos uma hipermetropia transitória nos olhos com ceratotomia radial prévia.

Na nossa experiência, esse pico hipermetrópico pode permanecer de uma até seis semanas. A explicação mais aceita para esse fenômeno seria em função do edema provocado pela técnica da facoemulsificação nas incisões radiais corneanas, que provocariam um aplanamento central da córnea e consequentemente hipermetropia transitória.

Caso 10

Paciente 48 anos de idade, sexo feminino, professora universitária, portadora de alta miopia, refração pré-operatória OD = -10.00 -0.75 175o, OE = -13.00D, referida para lensectomia refrativa.

Biometria sugerida de +10.00D em olho OD e +07.00 em OE, método ultrassônico, fórmula SRKT. Submetida a facoaspiração em OE, implantamos uma LIO de +10.00 ao invés de +07.00. A LIO de +10.00 era a que deveríamos implantar no OD.

No primeiro pós-operatório a refração era de -2.50 -0.50 30° com MAVC 20/20. Três dias após operarmos o OD e implantarmos a LIO +10.00, a refração final ficou assim:

OD = -0.50 -0.50 145o
OE = -2.50 -0.50 30o

A acuidade visual sem correção em OD foi de 20/30 e J1 em OE. Explicamos à paciente a possibilidade de correção do erro refrativo em OE, mas ela alegou estar plenamente satisfeita com a monovisão.

Comentários

Causas de erro: descuido a desatenção na escolha da LIO no ato cirúrgico.

Solução: foi sugerido Lasik em OE, mas a paciente optou por ficar com monovisão.

Prevenção de problemas: por se tratar de lensectomia refrativa para correção de alta miopia, o controle da rotina no pré e per operatório deveria ser rigoroso.

Considerações Finais

A melhor conduta para evitar surpresas ou resultados inesperados em biometria ainda é a prevenção.

Como Evitar

1- Utilizar somente biometria óptica, que nos fornece:
   a. Comprimento axial;
   b. Ceratometria;
   c. Profundidade anatômica da câmara anterior;
   d. Diâmetro branco a branco.
2- Usar somente fórmulas de quarta e quinta geração.
3- Quando não é possível medir o comprimento axial pela biometria óptica, medir pelo método ultrassônico de imersão.
4- Confirmar a ceratometria com tomografia de segmento anterior nas seguintes situações:
   a. Pós-lasik, PRK, ceratotomia;
   b. Ceratocone, doenças ectásicas;
   c. Anel corneano;
   d. Astigmatismos irregulares.
5- Otimizar e atualizar as constantes das LIOs.
6- Analisar todos os dados biométricos e correlacionar com a refração e o histórico clínico do paciente.
7- Controle rigoroso da rotina no centro cirúrgico:
   a. Checar o nome completo do paciente
   b. Checar o olho a ser operado
   c. Checar a biometria e a LIO indicada.

Bibliografía

Caballero JC, Lacava AC, Centurion V. Resultados refracionais inesperados e seus possíveis tratamentos. In: Centurion V. Excelência em biometria. Rio de Janeiro, Cultura Médica, p.255-61, 2006.

Caballero JCS, Centurion V. O essencial em biometria: uma resposta apropriada para cada caso. Rio de Janeiro, Cultura Médica, 2012.

Hoffer KJ. Preventing IOL power errors. In: Hoffer KJ. IOL Power. Thorofare, Slack, 2011, p.233-236.

Wang L, Shirayama M, Jack Ma X, Kohnen T, Koch DD. Optimizing intraocular lens power calculations in eyes with axial lengths above 25.0 mm. J Cataract Refract Surg. 2011;37(11):2018-2027.

72

Histopatologia do Saco Capsular na Cirurgia do Cristalino

Dra. Liliana Werner

Introdução

Desde 1982, uma grande parte do trabalho no nosso laboratório é dedicado ao estudo da opacificação da cápsula posterior (OCP) e, particularmente, à influência dos diferentes desenhos e materiais de lentes intra-oculares (LIOs) sobre essa complicação. Nossos trabalhos com olhos de cadáver pseudofácicos, obtidos a partir de bancos de olhos de toda parte dos Estados Unidos, e com cirurgia experimental em olhos de cadáver e em coelhos nos levaram a considerar também outras formas de opacificação do saco capsular suscetíveis de causar problemas clínicos. Estas incluem a opacificação da cápsula anterior (OCA) e a opacifição interlenticular (OIL), na interface das LIOs implantadas em *piggyback*.[1] O objetivo deste capítulo é apresentar uma síntese da influência de diferentes desenhos e materiais de LIOs sobre diferentes formas de opacificação do saco capsular. Nós nos baseamos sobretudo em estudos realizados no nosso laboratório, que nos ajudaram a adquirir um conhecimento mais amplo sobre a interação entre as LIOs e o saco capsular.

Opacificação da Cápsula Posterior

O epitélio do cristalino consiste de uma camada de células epiteliais anteriores (células A), que estão em continuidade com as células da região equatorial (células E). Esses dois tipos celulares são diferentes em termos de função, de tipos de crescimento e de evolução patológica. As células A têm principalmente uma tendência a permanecer no mesmo sítio e sofrer uma transformação pseudofibrosa. Ao contrário, as células E têm principalmente uma tendência a migrar em direção à região posterior do saco capsular e formar grandes células visíveis clinicamente como pérolas (pérolas de Elschnig). As células E representam o primeiro tipo celular implicado no desenvolvimento da forma clássica de OCP (pérolas de Elschnig).

Dois princípios fundamentais para a prevenção da OCP foram definidos:

- Minimizar a quantidade de células epiteliais cristalinianas residuais (especialmente as células equatoriais ou E) e de córtex residual após a evacuação do saco capsular.

- Se existe a presença de células e córtex residuais, uma linha de defesa secundária deve ser criada, utilizando-se uma barreira para bloquear o crescimento de células da região equatorial (anel de Soemmering) em direção ao eixo visual.

Todas as etapas da cirurgia da catarata devem concorrer à prevenção dessa complicação e nós identificamos seis fatores que nos parecem ser particularmente importantes para isso.[2-5] A sua influência sobre a OCP não se exerce de maneira individual; esses seis fatores interagem entre si para uma melhor prevenção da OCP. Os três primeiros são ligados à cirurgia, enquanto os três outros são mais diretamente ligados à LIO.

1) Evacuação Completa do Saco Capsular, Facilitada pela Hidrodissecção

O termo "clivagem cortical por hidrodissecção" foi popularizado pelo Dr. Howard Fine. Esta é considerada uma manobra complementar à hidrodissecção destinada somente a liberar o núcleo cristaliniano para permitir a sua rotação dentro do saco capsular. Nossas pesquisas laboratoriais demonstraram que a clivagem cortical favoriza igualmente a realização de uma lavagem mais eficaz das massas e células epiteliais. A **Figura 1A** mostra um exemplo de um olho de cadáver que foi submetido à cirurgia experimental sem hidrodissecção. A evacuação do saco capsular, especialmente com relação às células da região equatorial foi incompleta. O material residual dentro do saco capsular não é totalmente amorfo. Ele também é composto de células epiteliais viáveis com seus núcleos dentro do material cortical residual. Essas células têm a capacidade de se proliferar e de migrar para formar OCP. Ao contrário, a **Figura 1B** mostra o saco capsular de um olho de cadáver que foi submetido a cirurgia experimental com uma hidrodissecção cuidadosa. A evacuação do saco capsular foi completa nesse caso, sem resíduos visíveis.

Nós utilizamos várias substâncias em coelhos para tornar a hidrodissecção mais eficaz:

- Lidocaína a 1%. O exame histopatológico demonstrou um número significativamente inferior de células epiteliais aderidas à cápsula após hidrodissecção à lidocaína, em comparação a uma solução fisiológica.[6]
- Agentes antimitóticos em baixa concentração (fluorouracil 5 e mitomicina C). Não conseguimos demonstrar um efeito significativo dessas soluções sobre a prevenção da proliferação dentro do saco capsular. Efeitos tóxicos ao endotélio corneano foram observados em três casos.[7]

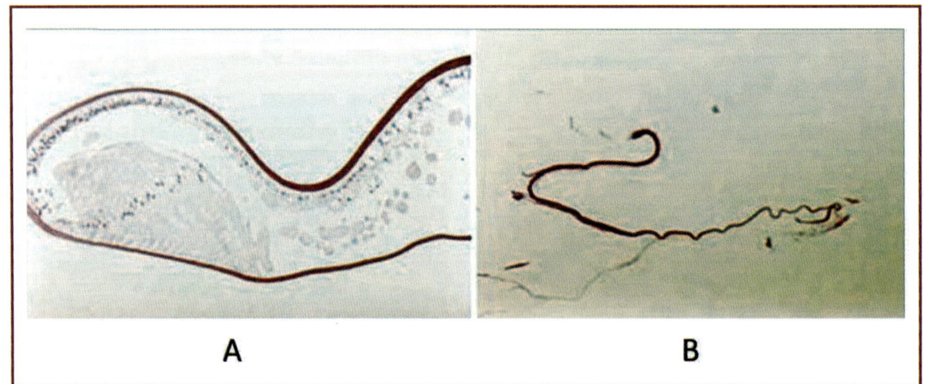

Figura 1 A-B. Cirurgia experimental em olhos de cadáver. Microfotografias do saco capsular a partir de uma visão sagital, obtidas após a facoemulsificação e a preparação histopatológica. Em A, a hidrodissecção não foi realizada, e a presença de material residual cortical e de células epiteliais pode ser observada (ácido periódico de Schiff, X250). Em B, uma hidrodissecção copiosa foi realizada com uma evacuação completa do saco capsular (ácido periódico de Schiff, X100).

O uso de agentes diferentes para a prevenção da OCP só podem ser considerados na ausência de qualquer risco de toxicidade aos outros tecidos intra-oculares. O conceito de irrigação capsular isolada, proposto pelo Dr. Anthony Maloof na Austrália, deverá talvez permitir o uso de agentes farmacológicos úteis à prevenção da OCP. O dispositivo conhecido como *Perfect Capsule* (Milvella, Austrália) permite o isolamento completo do compartimento interno do saco capsular. Assim, diferentes soluções podem ser injetadas dentro desse compartimento após a evacuação de seu conteúdo.[8]

Se a eliminação das células equatoriais (E) é muito importante para a redução da OCP, a eliminação das células anteriores (A) por técnicas como o polimento capsular anterior não demonstrou eficácia preventiva absoluta. Sacu e cols. publicaram em 2004 seu trabalho sobre o efeito do polimento da cápsula anterior sobre a OCP.[9] Nesse estudo prospectivo e randomizado, 26 pacientes foram implantados com uma LIO de silicone com bordas quadradas nos dois olhos. A cápsula anterior de um dos olhos foi polida durante a cirurgia. Fotografias digitais obtidas à lâmpada de fenda um ano após a cirurgia mostraram que o polimento não impediu o desenvolvimento de OCP de maneira significativa.

2) Fixação do Implante Intra-Ocular Dentro do Saco Capsular

A vantagem mais evidente de se fixar a LIO dentro do saco capsular é a obtenção de uma melhor centralização. No entanto, essa fixação também permite ao componente óptico do implante exercer um efeito de barreira. Esse efeito só será eficaz se o implante estiver inteiramente posicionado dentro do saco capsular, com um contato entre o componente óptico e a cápsula posterior. A saída de uma ou das duas alças de dentro do saco cria uma verdadeira avenida para o crescimento de células em direção ao eixo visual.

3) Cobertura da Periferia do Componente Óptico do Implante Pelas Bordas da Capsulorrexe

A realização da capsulorrexe diminuiu a taxa de rupturas radiais da cápsula anterior observadas com as técnicas de capsulotomia precedentes. Ela permite também uma melhor fixação da LIO dentro do saco capsular. Vários estudos demonstraram as vantagens de se realizar uma capsulorrexe de diâmetro ligeiramente menor que o do componente óptico da LIO, a fim de que seus bordos se posicionem sobre a periferia da superfície anterior do componente óptico **(Figura 2)**.[10] Essa situação é indispensável à melhora da prevenção da OCP. Ela vai isolar a parte interior do saco capsular e a LIO dos fatores inflamatórios eventualmente presentes no humor aquoso.

A contração pós-operatória do saco capsular difere de acordo com a LIO utilizada, mas o componente óptico será empurrado posteriormente, aumentando seu contato com a cápsula posterior, o que reforçará o efeito de barreira do componente óptico, tornando-o mais eficaz. Isso

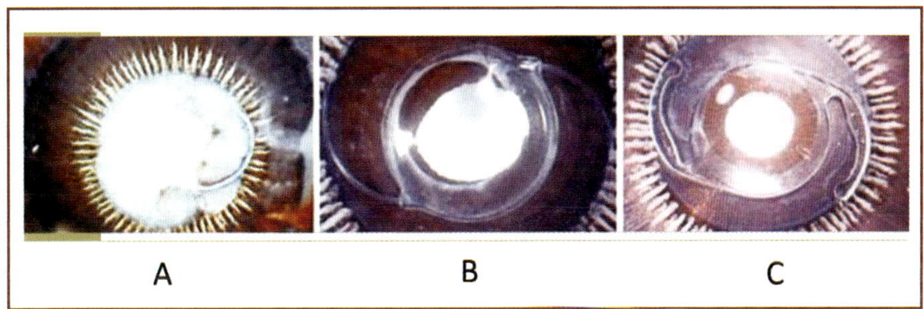

Figura 2 A-C. Fotografias de olhos de cadáver pseudofácicos obtidas a partir de uma visão posterior do segmento anterior (Miyake-Apple). Em A, o implante rígido apresenta uma fixação assimétrica, com uma das alças fora do saco capsular. A técnica de capsulotomia utilizada não foi a da capsulorrexe e a presença de um material cortical residual abundante pode ser observada. Em B e C, os três fatores cirúrgicos para a prevenção da OCP foram aparentemente aplicados. Os implantes dobráveis estão fixados dentro do saco capsular. A capsulorrexe tem um diâmetro menor que o do componente óptico das LIOs e o saco capsular foi completamente evacuado.

explicaria, pelo menos em parte, os bons resultados preventivos da OCP das lentes em silicone que não têm bordos ópticos quadrados.

4) Biocompatibilidade da LIO

A biocompatibilidade da LIO pode também ser definida como sua capacidade de inibir a estimulação pós-operatória de proliferação das células epiteliais. De acordo com a "teoria do sanduíche", proposta pelo Dr. Reijo Linnola, uma LIO fabricada a partir de um material bio-adesivo permitiria a presença de uma só camada de células epiteliais entre a cápsula e a LIO, prevenindo assim uma proliferação celular mais abundante. Isso explicaria, pelo menos em parte, a baixa taxa de opacificação capsular com os materiais hidrofóbicos acrílicos adesivos (lentes AcrySof, Alcon).

Nós realizamos dois estudos com o Dr. Linnola, utilizando olhos de cadáver implantados com LIOs fabricadas a partir de materiais diferentes.[11,12]

No primeiro estudo, análises imunoistoquímicas foram realizadas nos olhos pseudofácicos. Nós avaliamos a presença de proteínas de adesão tais como a fibronectina, a laminina, a vitronectina e o colágeno IV. Nossos resultados demonstraram que a fibronectina é o mediador da adesão entre a LIO acrílica hidrofóbica utilizada (AcrySof) e a cápsula **(Figuras 3A e B)**. Observamos um contato direto da LIO com a cápsula através de uma camada de fibronectina ou uma interposição de apenas uma camada celular entre a cápsula e a LIO. A mesma série de estudos demonstrou a presença de um tecido fibrocelular entre a cápsula e as LIOs em PMMA e em silicone, constituído de colágeno IV, mas sem uma verdadeira adesão entre esses dois tipos de LIOs e a cápsula posterior.

No segundo estudo, as análises imunoistoquímicas foram realizadas diretamente na superfície das LIOs, explantadas dos olhos de cadáver. Isso confirmou a presença de uma maior quantidade de fibronectina na superfície da LIO acrílica hidrofóbica **(Figura 3C)**.

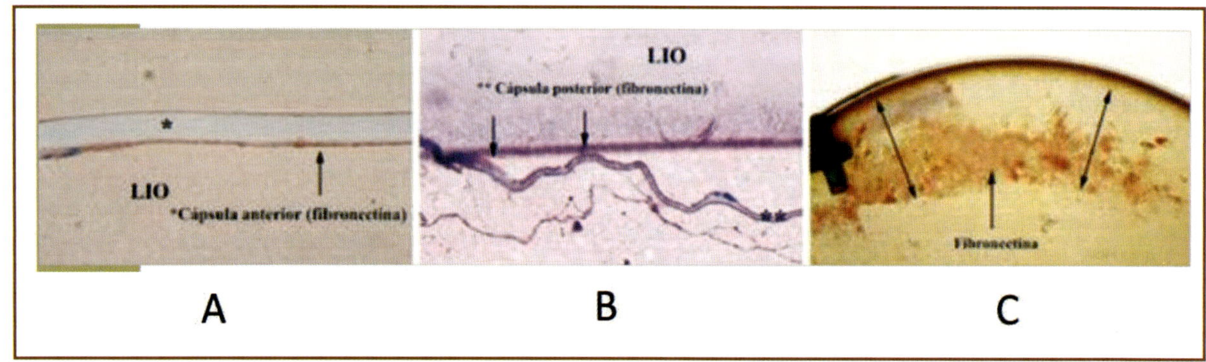

Figura 3 A-C. Estudo imunoistoquímico sobre a adesão de proteínas na superfície de LIOs. O material acrílico hidrofóbico avaliado apresentava uma adesão ao saco capsular mediada pela fibronectina. Uma camada de fibronectina foi observada na superfície interna da cápsula anterior (A, X400), e da cápsula posterior (B, X400), em secções histopatológicas obtidas a partir de olhos de cadáver implantados com essas lentes. A presença de fibronectina foi igualmente observada na superfície dos implantes acrílicos hidrofóbicos explantados de olhos de cadáver (C, X40).

Se trabalhos diferentes demonstraram que o desenho da LIO é mais importante para a prevenção da OCP do que o material da lente, as propriedades adesivas e as diferentes proteínas observadas na superfície das LIOs poderiam explicar pelo menos em parte as diferentes taxas de OCA. Com efeito, a OCA depende somente do contato entre a superfície anterior da lente e a superfície interna da cápsula. As bordas quadradas do componente óptico, fundamentais para a prevenção da OCP, não teriam uma influência importante sobre a OCA.

5) *Contato Entre a Superfície Posterior da Lente e a Cápsula Posterior*

Todas as características do desenho da LIO que favoreçam um melhor contato entre a superfície posterior da lente e a cápsula posterior ajudam na prevenção da OCP. Isso é válido para as lentes que apresentam angulação posterior do componente óptico em relação às alças e/ou um componente óptico com convexidade posterior. A fixação intracapsular, a realização de uma capsulorrexe de diâmetro menor que o do componente óptico da LIO, e eventualmente uma lente fabricada a partir de um material com propriedades adesivas, são fatores que realçam os fatores citados anteriormente para um melhor contato lente- cápsula.

Os anéis de tensão capsular também possuem um papel na prevenção da OCP, mantendo o contorno do saco capsular e exercendo uma tensão radial circunferencial sobre a cápsula posterior. Estudos de interferometria à laser de alta resolução demonstraram que o espaço entre a LIO e a cápsula posterior varia com desenhos de lente diferentes. Com um anel de tensão, este espaço é menor ou inexistente. Da mesma forma, a tensão circunferencial da cápsula posterior exercida pelo anel previne a formação de pregas ou estrias, que podem constituir uma avenida para a proliferação celular sobre a cápsula posterior.[13]

6) *Efeito Barreira do Componente Óptico da LIO*

O efeito barreira que pode ser exercido pelo componente óptico da LIO possui papel de linha de defesa secundária contra a OCP nos casos em que córtex e células residuais estão presentes. As bordas quadradas do componente óptico representam um elemento fundamental dessa barreira **(Figura 4)**. Vários de nossos estudos com olhos de cadáver pseudofácicos e também durante cirurgia experimental em coelhos demonstraram esse fato com materiais diferentes.[14-16] Essa característica do desenho da LIO foi recentemente incorporada pela maioria dos fabricantes, com variações para as bordas quadradas anteriores das lentes, que devem permanecer arredondadas para evitar fenômenos de disfotopsias observadas com LIOs de bordas quadradas nas superfícies ópticas anterior e posterior.

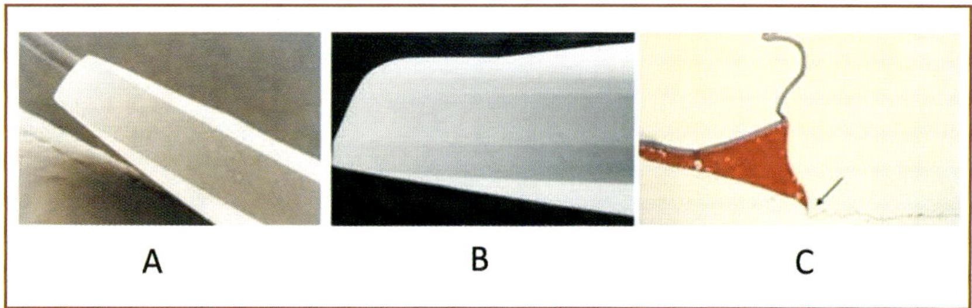

Figura 4 A-C. O desenho das LIOs com bordas ópticas quadradas é o fator ligado à lente mais importante para a prevenção da OCP. As microfotografias obtidas a partir de microscopia eletrônica de varredura mostram esta característica (A e B). Em B, as bordas da superfície anterior são redondas e as bordas da superfície posterior são quadradas. Isso ajuda na prevenção dos fenômenos de disfotopsia, que podem ser observados com lentes de bordas quadradas. A microfotografia em C mostra um corte sagital da periferia do saco capsular de um olho de cadáver implantado com uma LIO de bordas quadradas. A flecha indica a impressão das bordas quadradas do componente óptico da lente, que foi dissolvida durante a preparação para o estudo histopatológico. As bordas da lente impediram a migração e a proliferação do material dentro do anel de Soemmering (*em vermelho*) sobre a parte central da cápsula posterior (tricrômico de Masson, X100).

Também avaliamos LIOs de peça única, fabricadas a partir de materiais diferentes, com componente óptico e alças de bordas quadradas. Nesses estudos realizados em coelhos e olhos de cadáver pseudofácicos, pudemos constatar que a OCP observada a partir desses modelos tinha uma tendência a iniciar-se ao nível das junções óptico-alças.[15-17] Postulamos que o efeito barreira das bordas quadradas pode estar ausente ao nível das junções de lentes de peça única quando a borda quadrada não está presente sobre 360° ao redor do componente óptico. Isso levou a uma modificação das bordas quadradas do componente óptico de uma lente hidrofílica acrílica, onde uma borda quadrada adicional foi incorporada ao nível da junção, a fim de se obter um efeito barreira verdadeiramente circular. A prevenção da OCP em coelhos com este novo modelo, comparado ao modelo mais antigo, se revelou mais eficaz, em particular ao nível da junção óptico-alças **(Figura 5)**.[16]

É importante também ressaltar que todas as bordas quadradas disponíveis no mercado não são as mesmas; algumas lentes têm bordas mais quadradas que outras **(Figura 6)**. Estudos in

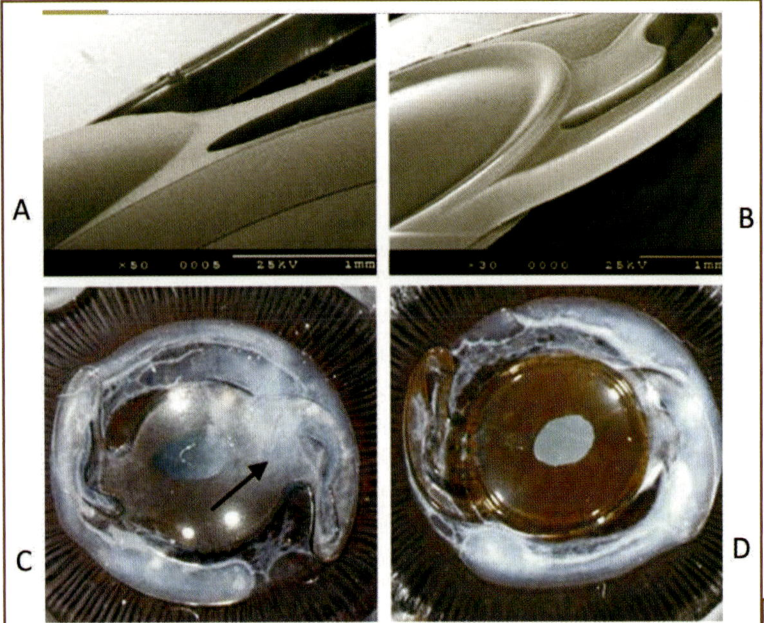

Figura 5 A-D. Estudo experimental em coelhos sobre uma lente acrílica hidrofílica com bordas quadradas. As fotografias em microscopia eletrônica de varredura mostram duas versões dessa lente. Em A, as bordas quadradas não estão presentes no nível da junção óptico-alça, enquanto em B, uma borda suplementar está presente no nível desta junção. As fotografias dos segmentos anteriores desses olhos, obtidas a partir de uma visão posterior (C e D), mostram que a OCP começou ao nível da junção óptico-alça, com o modelo em A (*flecha em C*). O efeito de barreira do componente óptico da lente foi melhor com o modelo em B (D).

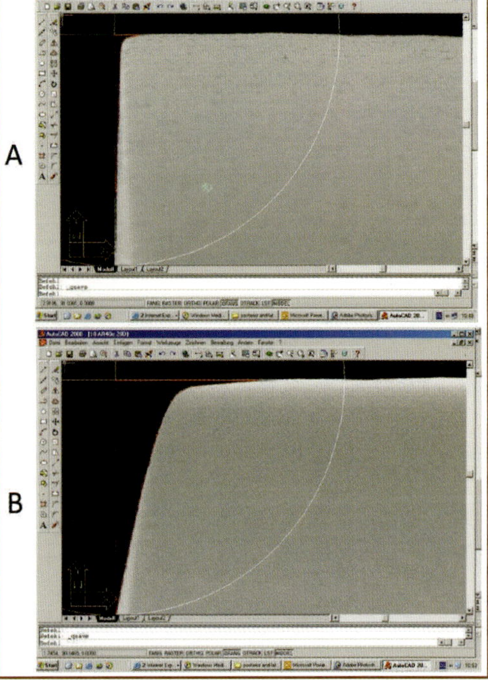

Figura 6 A-B. Fotografias obtidas a partir de microscopia eletrônica de varredura mostrando análises das bordas de LIOs. Estas lentes são comercializadas como tendo bordas quadradas na superfície óptica posterior, mas as análises em magnificação elevada mostram que as bordas são diferentes (mais quadradas em A).

vitro avaliando a microestrutura de bordas de LIOs diferentes mostraram que, como um grupo, lentes hidrofílicas acrílicas tem em geral bordas menos quadradas que lentes de silicone ou acrílicas hidrofóbicas.[18,19]

Opacificação da Cápsula Anterior

A capsulorrexe favorece a fixação das LIOs de câmara posterior dentro do saco capsular. Quando ela tem um diâmetro menor que o do componente óptico do implante, a superfície anterior do biomaterial do componente óptico permanece em contato com a face posterior da cápsula anterior. As células epiteliais cristalinianas residuais (células A) podem, então, sofrer uma proliferação fibrosa. Esta pode tomar uma forma típica de anel mais denso ao redor da abertura capsular anterior. Quando as células epiteliais (células A) não são removidas (na maioria dos casos isso não é necessário para a obtenção de um resultado cirúrgico satisfatório), a OCA pode ocorrer. Em comparação à OCP, essa transformação da cápsula anterior é mais precoce, podendo ocorrer nos primeiros meses pós-operatórios.

A contração da cápsula anterior com constricção da abertura da capsulotomia anterior (síndrome de contração da capsulorrexe ou fimose capsular) pode acompanhar a fibrose excessiva da cápsula anterior. Trata-se de uma redução exagerada da abertura da cápsula anterior e do diâmetro equatorial do saco capsular após a cirurgia da catarata. Existem condições que predispõem a essa complicação: uma fraqueza zonular, por exemplo, em casos de pseudoesfoliação capsular, idade avançada ou inflamação intra-ocular crônica. A fimose da capsulorrexe pode ser acompanhada de uma tração zonular excessiva com suas complicações próprias: deslocamento do implante, ruptura da barreira hematoaquosa, edema macular cistóide, descolamento de retina.

A opacificação excessiva da cápsula anterior é também problemática, já que ela impede uma boa visualização da periferia retiniana durante o exame do fundo de olho. A natureza essencialmente fibrosa da OCA provavelmente limitará possíveis movimentos dos implantes ditos acomodativos. Estes, com efeito, foram desenhados para que se obtenha um movimento anterior significativo do componente óptico durante os esforços de acomodação. No entanto, o desenvolvimento progressivo de uma fibrose do saco capsular pode limitar com o tempo a possibilidade de tais movimentos. Da mesma maneira, as novas possibilidades funcionais das LIOs, asfericidade, implantes multi- zonas etc., seriam beneficiadas com uma transparência a longo termo da cápsula anterior.

As células cubóides (células A) aderidas à superfície interna da cápsula anterior, são aquelas que originam a OCA. Os mecanismos biológicos participando da metaplasia das células epiteliais cristalinianas passam pelas citoquinas, que podem ser produzidas *in vivo* pelas células epiteliais cristalinianas residuais, as quais por sua vez, vão afetar as mesmas células de maneira autócrina, produzindo inflamação pós-operatória e proliferação celular. O tecido correspondendo à OCA pós-operatória é composto de células de tipo fibroblástico derivadas de células epiteliais cristalinianas metaplásticas, e de colágeno. Duas fases na formação da OCA foram demonstradas: uma fase precoce de proliferação das células epiteliais cristalinianas e uma mais tardia, com a degeneração e desaparecimento dessas células e formação de matriz extracelular.

A maioria dos estudos sobre as reações da cápsula anterior realizados até hoje foram observações clínicas para avaliar e quantificar os diferentes graus de constricção da capsulorrexe com LIOs diferentes. Realizamos dois experimentos para pesquisar as reações eventualmente diferentes da cápsula anterior com LIOs freqüentemente utilizadas, principalmente LIOs dobráveis. Avaliamos olhos de cadáver com LIOs de câmara posterior enviados ao nosso laboratório vindos de toda parte dos Estados Unidos. Para minimizar influências relacionadas a variações de técnicas cirúrgicas, utilizamos apenas olhos obtidos a partir de janeiro de 1995. Assim, 460 olhos de cadáver recebidos de janeiro de 1995 a janeiro de 1999 foram utilizados no primeiro estudo, e 300 olhos recebidos entre janeiro de 1996 a janeiro de 2000 foram incluídos no segundo estudo. Analisamos oito estilos de LIOs freqüentemente utilizados nos Estados Unidos: dois modelos de implantes em peça única ou três peças fabricados em polimetilmetacrilato (PMMA) e seis tipos de implantes dobráveis, fabricados em silicone e acrílico hidrofóbico. Somente olhos com implantes dentro do saco capsular e com o diâmetro da capsulorrexe menor que o diâmetro do componente óptico das LIOs foram utilizados. Cada olho foi fixado em formol a 10% e seccionado ao nível do equador. O exame macroscópico do segmento anterior a partir de uma visão posterior (visão de Miyake- Apple) foi realizado. A córnea e a íris foram removidas para permitir uma melhor avaliação da cápsula anterior a partir de uma visão anterior (visão do cirurgião).

No primeiro estudo, os olhos foram preparados para o exame histopatológico.[20] A fibrose da cápsula anterior foi classificada sob microscopia óptica, de acordo com a espessura do material composto de células proliferativas e de matriz extracelular aderidos à superfície interna da cápsula anterior. Os diferentes graus foram os seguintes: 0 = nenhuma proliferação ou uma proliferação celular mínima na superfície interna da cápsula anterior (somente uma camada única celular derivada do epitélio anterior; 1 = pelo menos duas camadas celulares na superfície interna ou um tecido proliferativo de espessura igual ou superior a 60 micras; 2 = presença de um tecido proliferativo de espessura de 60 a 120 micras; 3 = espessura superior a 120 micras.

O **Quadro 1** apresenta os graus histopatológicos de fibrose da cápsula anterior em cada grupo de LIO. A diferença das médias entre os grupos foi estatisticamente significativa ($p < 0,0001$; teste não-paramétrico de Kruskal-Wallis). Microfotografias de cápsulas anteriores (obtidas ao nível das bordas da capsulorrexe) dos olhos pseudofácicos são demonstrados na **Figura 7**. Elas representam exemplos de todos os graus de fibrose da cápsula anterior. Alguns espécimes histopatológicos tinham predominância de componentes celulares, enquanto em outros a matriz extracelular era predominante. A celularidade da lesão foi correlacionada com a idade da lesão em certos estudos, mas não pudemos fazer essa correlação e distinguir entre uma fase precoce e uma fase mais tardia, porque não pudemos obter informações relacionadas à data de implante das LIOs nos olhos utilizados.

Quadro 1. Fibrose da cápsula anterior (histopatológica) observada em olhos de cadáver com LIOs diferentes

Estilo de lente intra-ocular	Número de Olhos	Média	+/-	Mínimo	Máximo
Silicone de peça única (buracos de fixação grandes)	40	1,77	0,86	0	3
Silicone de peça única (buracos de fixação pequenos)	67	1,28	0,77	0	3
3 peças, silicone /PMMA	24	1,21	0,72	0	3
3 peças, silicone / Prolene	92	1,09	0,65	0	3
3 peças, PMMA /PMMA ou PMMA/Prolene	51	1,07	0,84	0	3
Peças, única, PMMA	50	0,94	0,68	0	3
3 peças, silicone /poliimida	40	0,92	0,76	0	3
3 peças, acrílico hidrofóbico /PMMA	96	0,51	0,52	0	3

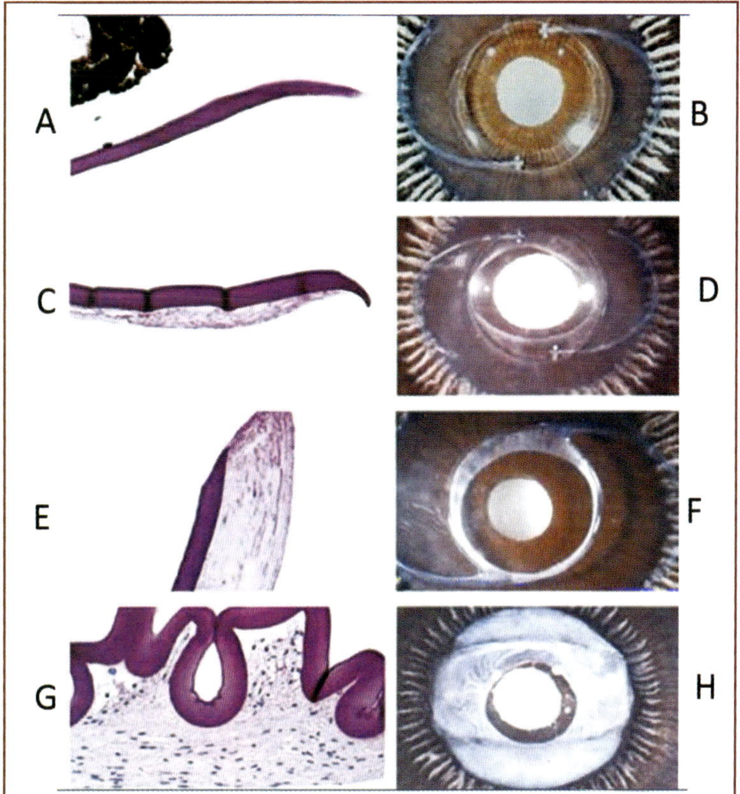

Figura 7 A-H. Opacificação da cápsula anterior. As microfotografias em A, C, E, e G foram obtidas ao nível das bordas da capsulorrexe de olhos de cadáver implantados com LIOs diferentes (ácido periódico de Schiff, X400). Em A, não há células epiteliais presentes na superfície interna da cápsula anterior. Isso corresponde à cápsula anterior transparente observada na fotografia em B. Tecidos fibrocelulares de espessuras diferentes podem ser observados na superfície interna da cápsula anterior de outras secções histopatológicas. Esse tecido fibrocelular corresponde aos diferentes graus de opacificação da cápsula anterior observados nas fotos em D, F, e H. As fotos macroscópicas de olhos de cadáver com LIOs diferentes foram obtidas a partir de uma visão posterior do segmento anterior (B, D, F, e H). A cápsula anterior está opacificada somente na região de contato com o componente óptico das LIOs.

No estudo descrito acima, comparamos, ao nível microscópico, a influência dos diferentes biomateriais e dos diferentes desenhos de LIOs sobre o desenvolvimento de fibrose da cápsula anterior. No segundo estudo, avaliamos, ao nível macroscópico, as conseqüências clínicas dos nossos resultados histopatológicos, comparando a influência dos mesmos biomateriais e desenhos sobre o aspecto clínico da contração do saco capsular associado à fibrose.[21] A partir de uma visão anterior, a OCA foi classificada de 0 a 4, sob um microscópio operatório. Os graus foram os seguintes: 0 = cápsula anterior transparente; 1 = opacificação localizada nas bordas da capsulorrexe; 2 = opacificação moderada e difusa, às vezes com zonas de pregas capsulares; 3 = opacificação capsular intensa, com zonas de pregas; 4 = fimose da capsulorrexe (diâmetro igual ou inferior a 3,5 mm) (Figura 7). O diâmetro da capsulorrexe foi medido em milímetros com um compasso cirúrgico. O eixo de um eventual decentramento do implante de câmara posterior foi anotado. O decentramento nesse eixo foi medido com um compasso cirúrgico em milímetros.

O **Quadro 2** apresenta os resultados relacionados aos graus de OCA, o diâmetro da capsulorrexe e o decentramento da LIO em cada grupo de implante. A diferença global entre os graus médios de OCA dos diferentes grupos foi estatisticamente diferente ($p < 0{,}001$; teste não paramétrico de Kruskal-Wallis). O diâmetro médio da capsulorrexe também foi estatisticamente diferente entre os grupos ($p = 0{,}036$). Dez casos de fimose da capsulorrexe foram observados neste estudo; sete casos estavam associados a implantes em silicone de três peças, com alças de Prolene (8,75%), e os três outros estavam associados a implantes de silicone em peça única. O decentramento médio nesses casos foi de 0,95 +/- 0,907 mm no primeiro grupo e 0,367 +/- 0,321 mm no segundo. A diferença de decentramento médio entre os grupos foi estatisticamente significativa ($p = 0{,}012$).

Os resultados desse estudo confirmam nossas observações histopatológicas precedentes, assim como observações clínicas de outros estudos: a taxa de fibrose da cápsula anterior é mais elevada com LIOs em silicone, sobretudo com lentes em peça única. Eles também sugerem que as lentes em silicone de três peças com alças em Prolene sejam menos resistentes às forças de contração dentro do saco capsular. Esse fato é provavelmente ligado à flexibilidade do Prolene, o que favoriza o decentramento da LIO. Com efeito, mesmo se o grau médio de OCA das LIOs de três peças com alças de Prolene tenha sido inferior ao grau médio das LIOs em silicone de peça única, as lentes de três peças tiveram um decentramento médio superior. Assim, o material e o desenho da LIO são fatores importantes, podendo influenciar o desenvolvimento de fibrose e de OCA. Estes fatores vão também influenciar as manifestações clínicas da contração capsular.

Os sete casos de fimose da capsulorrexe observados nesse grupo também estavam associados a um decentramento das LIOs mais significativo que nos três casos observados com as lentes em peça única. O decentramento médio das LIOs em PMMA de três peças com alças em Prolene também foi superior (mas não estatisticamente diferente) ao das LIOs de PMMA de peça única, mesmo quando seus graus de OCA médios eram semelhantes (1,66 +/- 0,872 e 1,64 +/- 0,693, respectivamente). Existe, então, uma tendência de se abandonar a fabricação de LIOs com alças em Prolene. Os materiais mais utilizados atualmente para a fabricação das alças de lentes de três peças são o PMMA, a poliimida, e o fluoreto de polivinilideno (PVDF). Demonstramos em um estudo experimental que esses três materiais têm uma rigidez e memória semelhantes, e superiores ao Prolene.[22]

Quadro 2. Opacificação da cápsula anterior e outras características observadas nos olhos de cadáver com LIOs diferentes

Estilo de lente intra-ocular	Número de Olhos	OCA	Capsulorrexe (mm)	Fimose	Decentramento (mm)
Silicone de peça única (buracos de fixação grandes) + Silicone de peça única (buracos de fixação pequenos)	35	2,5 ± 0,9	4,4 ± 0,5	3	0,2 ± 0,3
3 peças, silicone / Prolene	80	1,9 ± 0,9	4,4 ± 0,6	7	0,3 ± 0,6
3 peças, silicone / PMMA + 3 peças, silicone / poliimida	30	1,7 ± 0,8	4,4 ± 0,6	0	0,2 ± 0,3
3 peças, PMMA / Prolene	50	1,6 ± 0,8	4,4 ± 0,3	0	0,2 ± 0,3
Peças, única, PMMA	50	1,6 ± 0,6	4,4 ± 0,6	0	0,1 ± 0,3
3 peças, acrílico hidrofóbico / PMMA	55	1,6 ± 0,7	4,4 ± 0,7	0	0,08 ± 0,1

A OCA pode ser evitada pelo uso de uma lente cuja superfície anterior não permanece em contato com a superfície interna da cápsula anterior. Tivemos a oportunidade de avaliar dois implantes com essa característica em estudos experimentais. O primeiro foi um implante acomodativo, fabricado em silicone com dois componentes ópticos (Synchrony, Visiogen/AMO **Figura 8A**).[23] O componente óptico anterior tem duas expansões laterais que têm como função elevar a cápsula anterior, prevenindo seu contato com a lente. Nenhuma OCA significativa foi observada em coelhos com essa lente em comparação à lente em silicone de peça única padrão.

O segundo implante (Concept 360, Cornéal, France) foi avaliado durante cirurgia experimental em olhos de cadáver de tamanhos diferentes **(Figura 8B)**.[24] Ele tem um desenho em disco, com 6 alças, destinadas a se tocarem umas às outras para formar um anel de tensão capsular após o implante. O componente óptico e as alças têm bordas quadradas. Essa lente é fabricada a partir de um material hidrofílico acrílico, com uma angulação posterior das alças de 10°. Esta angulação posterior é destinada a favorecer o contato do componente óptico com a cápsula posterior e a manter a cápsula anterior distante da lente, para evitar a opacificação a longo termo. Com esse desenho, espera-se obter uma ausência de decentramento e de pregas capsulares, prevenção de migração celular e de fibrose capsular posterior, e conservação da transparência da cápsula anterior.

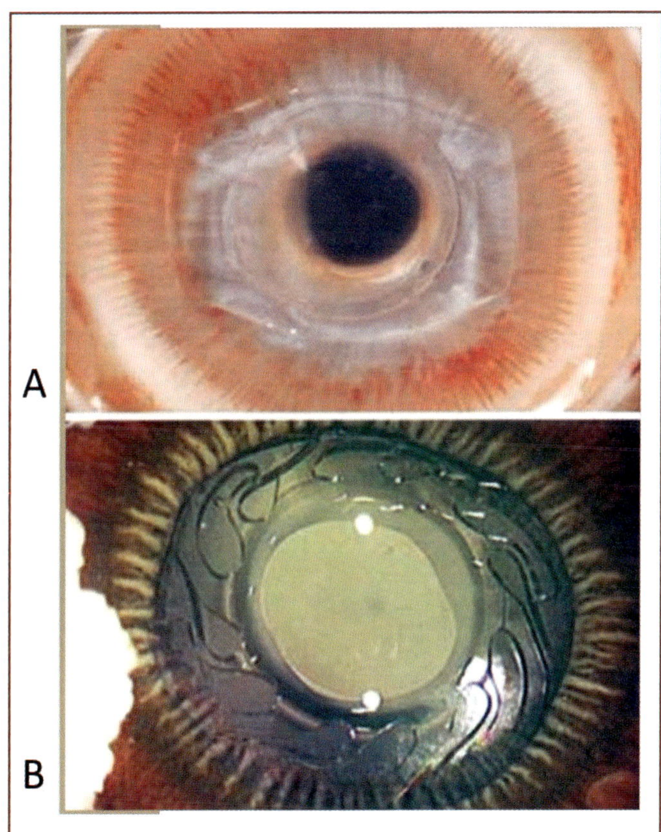

Figura 8 A-B. Novos desenhos de LIOs. Cirurgia experimental em coelhos, com um implante acomodativo, fabricado em silicone com dois componentes ópticos (A: seis semanas pós-operatórias). A fotografia em B foi obtida durante a avaliação da LIO Concept 360 em cirurgia experimental em olhos de cadáver (saco capsular colorido pelo azul tripano). As fotografias em A e B foram obtidas a partir de uma visão posterior do segmento anterior (Miyake-Apple).

Experimentalmente, ele demonstrou uma centragem apropriada em todos os casos, um contato imediato com a cápsula posterior, e um bom posicionamento das alças. Também observamos a possibilidade de superposição das alças nos sacos capsulares de diâmetro menor. Um estudo clínico piloto foi realizado em 30 olhos com um seguimento de 3 anos para verificar se os objetivos iniciais foram atingidos: somente uma capsulotomia com Nd:YAG foi necessária após três anos e a cápsula anterior permaneceu efetivamente à distância do componente óptico durante a duração do estudo. Observou-se que uma migração celular era possível através dos espaços entre as alças, quando elas não estavam em contato umas com as outras. Uma modificação do desenho foi realizada para remediar esta insuficiência. Esse tipo de LIO introduziu um conceito novo para guardar a transparência de todo o saco capsular: se o contato do componente óptico com a cápsula posterior parece ser importante para prevenir a fibrose posterior, o contrário, a ausência de contato entre a cápsula anterior e o componente óptico parece ser importante para manter a cápsula anterior transparente a longo termo, os benefícios das novas funções das LIOs, uma boa visualização da periferia retiniana, e, talvez, um saco capsular flexível para se obterem movimentos significativos das LIOs.

Opacificação Interlenticular (OIL)

O implante de duas ou mais LIOs de câmara posterior foi inicialmente realizado pelo Dr. Johnny Gayton em 1993 (polipseudofácia ou implante em *piggyback*). O objetivo dos implantes em *piggyback* é permitir uma correção óptica apropriada para os pacientes necessitados de um poder refrativo muito elevado, e permitir a correção secundária de um resultado óptico não desejável após a cirurgia da catarata. LIOs de materiais variados, incluindo o PMMA, silicone, e acrílico hidrofóbico foram utilizadas para esse tipo de procedimento. A LIO AcrySof foi também utilizada para o implante em *piggyback*. O índice de refração elevado do seu material óptico (1,5) permite a essa LIO ser mais fina que as de PMMA ou de silicone. A espessura do centro de uma LIO AcrySof de +24 D é de 0,72 mm, enquanto ela é de 1,0 mm para a LIO em silicone mais fina. A superfície plana da AcrySof permite que duas dessas LIOs sejam fixadas juntas no saco capsular, com um pequeno espaço entre elas.

Desde sua introdução, o implante de duas ou mais lentes também foi utilizado em outras situações, como na cirurgia refrativa do cristalino (extração do cristalino claro) para a hipermetropia, especialmente com pacientes présbitas. Alguns autores crêem que a zona central de contato entre as lentes em *piggyback* produz um efeito multifocal, que pode ser observado em algumas situações. O implante em *piggyback* também foi utilizado como uma solução para as mudanças refrativas de crianças pseudofacicas. Esse procedimento foi chamado polipseudofácia temporária.

As duas complicações mais importantes ligadas aos implantes em *piggyback* são a tendência à hipermetropia e a OIL.[25-28] Uma mudança refrativa em direção à hipermetropia foi observada em todos os casos analisados no nosso laboratório. O Dr. Gayton foi o primeiro a descrever mudanças refrativas com lentes de silicone, desaconselhando o uso delas para implantes múltiplos. O Dr. Joel Shugar descreveu os casos de seis olhos de três pacientes com uma mudança hipermetrópica significativa após implante de lentes em *piggyback* dobráveis (acrílicas; quatro olhos) ou em PMMA (dois olhos), entre um e dois anos pós-operatórios. Todos os olhos apresentaram pérolas de Elschnig visíveis na interface periférica entre as LIOs. De acordo com esse autor, o material proliferativo teria provocado um deslocamento posterior da LIO posterior. Uma segunda causa possível seria a separação das duas superfícies ópticas na periferia, o que teria afetado a tensão zonular e levado a um deslocamento posterior do conjunto implante/saco capsular.

Trabalhamos com cirurgiões realizando o implante em piggyback para determinar a patogenia da OIL. Todas as LIOs analisadas no nosso laboratório eram pares de implantes acrílicos hidrofóbicos de três peças (AcrySof; **Figura 9**). O material dessas lentes possui propriedades adesivas. As LIOs foram implantadas no saco capsu-

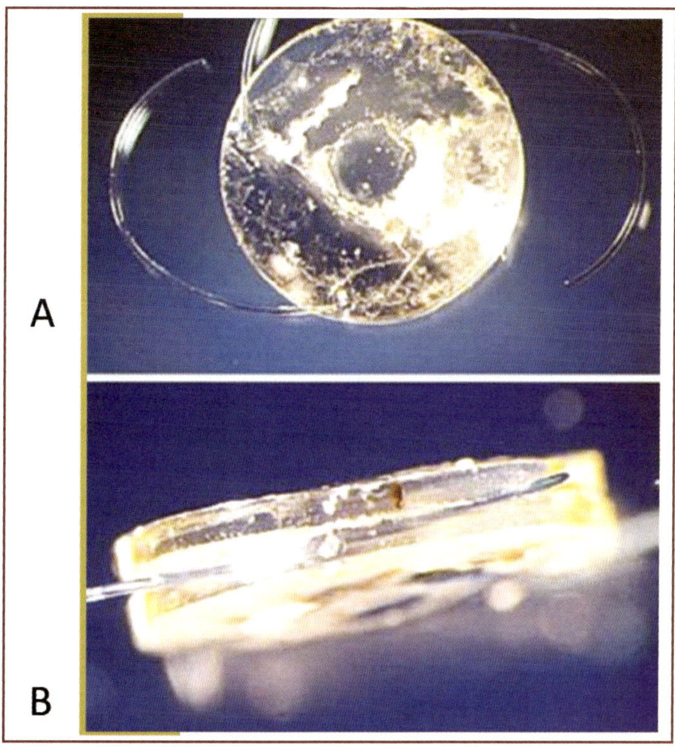

Figura 9 A-B. Opacificação interlenticular. As fotos em A e B mostram um par de LIOs acrílicas hidrofóbicas que foram implantadas dentro do saco capsular, através de uma capsulorrexe relativamente pequena (em visão anterior e lateral, respectivamente). As LIOs em *piggyback* tiveram que ser explantadas, já que um tecido composto de córtex residual e de células epiteliais cristalinianas proliferou na interface entre as duas LIOs. Os implantes estão em contato no centro, assim, o espaço interlenticular está claro a este nível. A patogenia dessa complicação é semelhante à da OCP.

lar por meio de uma capsulorrexe relativamente pequena, que cobria a superfície anterior da LIO anterior sobre 360°. As LIOs estavam alinhadas perpendicularmente umas às outras em certos casos, e paralelamente em outros. A opacificação da interface entre as LIOs foi observada entre 16 a 29 meses após a cirurgia de catarata com implante em *piggyback*. Às vezes os pares de LIOs analisados em nosso laboratório estavam colados uns aos outros ao nível da interface.

O exame patológico demonstrou que o material opacificando a interface entre as LIOs era composto de córtex cristaliniano residual, células epiteliais cristalinianas e pérolas de Elschnig, com uma patogenia similar àquela da OCP. A partir da interface periférica, e em direção à interface central (onde as LIOs estavam em contato), o aspecto do material se modificava em função da espessura do espaço interlenticular. Na zona central desse espaço, onde as LIOs estavam em contato, pouco ou nenhum material era observado.

A natureza adesiva do material acrílico hidrofóbico da LIO AcrySof possuem um papel na ocorrência dessa complicação. Quando as LIOs são fixadas no saco capsular por meio de uma capsulorrexe pequena, a bioadesão da superfície anterior da lente anterior às bordas da cápsula anterior, assim como a adesão da superfície posterior da LIO à cápsula posterior previnem a migração das células da região equatorial sobre a cápsula posterior. Essa migração pode, então, se dirigir para o espaço interlenticular. Mesmo sendo mais fina que lentes em PMMA ou em silicone, com o mesmo poder refrativo, existe um espaço potencial entre as duas LIOs AcrySof fixadas dentro do saco capsular. Nesse caso, as duas LIOs são aprisionadas juntamente com humor aquoso e células epiteliais cristalinianas dentro de um microambiente hermeticamente fechado. A natureza adesiva do material da AcrySof parece tornar o material proliferativo na interface entre as LIOs difícil de se remover por meios cirúrgicos.

A OIL não é uma ocorrência freqüente com lentes em silicone. O Dr. Joel Shugar implantou pares de LIOs em silicone de peça única dentro do saco capsular, com os componentes hápticos orientados perpendicularmente um ao outro. Ele não observou OIL nestes casos. O mesmo cirurgião nos enviou os dois olhos de uma paciente obtidos *post-mortem*, implantados com lentes de silicone de peça única em *piggyback*. Apesar da realização de capsulotomias posteriores com laser devido a OCP, a OIL não foi observada nestes olhos. A estratégia preferida pelo Dr. Shugar para pacientes que necessitam de um poder refrativo +40 D é colocar uma lente de silicone de peça única dentro do saco capsular e uma lente em silicone de três peças no sulco ciliar. Essa complicação foi observada mais raramente na Europa, onde LIOs de poder refrativo muito elevado estão disponíveis.

Baseando-se sobre os aspectos de diferentes casos de OIL, métodos cirúrgicos foram propostos para sua prevenção. Uma evacuação meticulosa do saco capsular durante a cirurgia é obrigatória para o implante em *piggyback*. A primeira opção é o implante de duas LIOs dentro do saco capsular, mas por meio de uma capsulorrexe relativamente grande, para se obter uma adesão das bordas da capsulorrexe à cápsula posterior, mantendo as células epiteliais no fórnice equatorial. Outra possibilidade é a de se implantar a lente anterior no sulco ciliar e a posterior no saco capsular por meio de uma capsulorrexe relativamente pequena. As bordas da capsulorrexe vão aderir à superfície anterior da lente posterior, e as células no fórnice equatorial serão igualmente retidas naquele sítio. Um seguimento rigoroso de pacientes implantados com LIOs em *piggyback* por meio dessas técnicas nos informará sobre sua eficácia na prevenção da OIL.

Uma reavaliação de fatores responsáveis pela OIL é importante, já que algumas das lentes acomodativas em desenvolvimento têm dois componentes ópticos de silicone. Nós realizamos um estudo em coelhos, comparando a ocorrência de OIL com essas lentes, e de pares de LIOs silicone ou material acrílico hidrofóbico, implantados dentro do saco capsular (peça única).[28] A OIL foi associada de maneira mais significativa às LIOs acrílicas hidrofóbicas, o que confirma as observações clínicas anteriores.

O uso de lentes em *piggyback* está se tornando bastante popular nos Estados Unidos para a correção de erros refrativos residuais. A lente anterior é em geral implantada no sulco ciliar, o que aparentemente previne a formação de OIL. Existe também um maior interesse nesse procedimento, visando ao implante de uma LIO multifocal no suco ciliar de pacientes já pseudofácicos. Estudos clínicos verificarão as vantagens do implante em *piggyback* nessa última situação.

Conclusões

Em conclusão, a prevenção da OCP depende de um equilíbrio entre a qualidade da cirurgia e a da LIO implantada. Um componente óptico com bordas quadradas na superfície posterior é o fator ligado à LIO mais importante para a prevenção dessa complicação. As diferenças entre os materiais não são tão importantes. No entanto, existem evidências de que, para se obter uma barreira eficaz contra a OCP, as bordas quadradas devem estar presentes sobre 360° ao redor do componente óptico.

Os desenvolvimentos tecnológicos de fabricação de LIOs, e o desenvolvimento de implantes especializados tais como os acomodativos, obrigam-nos a levar em conta outras formas de opacificação do saco capsular. Estas incluem a OCA e a OIL, que podem afetar de maneira significativa a função desses implantes a longo termo. Os fatores cirúrgicos, assim como aqueles ligados à LIO, que podem prevenir a ocorrência dessas duas ultimas complicações, devem ser identificados e aplicados. A necessidade (e a possibilidade) de se conservar a transparência de todo o saco capsular graças aos novos desenhos de LIOs é uma interessante linha de pesquisa.

Referências

1. Werner L, Apple DJ. Complications of Aphakic and Refractive Intraocular Lenses. International Ophthalmology Clinics. Lippincott Williams & Wilkins, Philadelphia, PA, 2001; 41(3).
2. Apple DJ, Peng Q, Visessook N, Werner L, Pandey SK, Escobar-Gomez M, Ram J, Whiteside SB, Schoderbeck R, Ready EL, Guindi A. Surgical prevention of posterior capsule opacification. Part I. How are we progressing in eliminating this complication of cata- ract surgery? J Cataract Refract Surg 2000; 26:180-7.
3. Peng Q, Apple DJ, Visessook N, Werner L, Pandey SK, Escobar-Gomez M, Schoderbek R, Guindi A. Surgical prevention of posterior capsule opacification. Part II. Enhancement of cortical clean up by increased emphasis and focus on the hydrodissection procedure. J Cataract Refract Surg 2000; 26:188-97.
4. Peng Q, Visessook N, Apple DJ, Pandey SK, Werner L, Escobar-Gomez M, Schoderbek R, Solomon KD, Guindi A. Surgical prevention of posterior capsule opacification. Part III. The IOL barrier effect functions as a second line of defense. J Cataract Refract Surg 2000; 26:198-213.
5. Apple DJ, Peng Q, Visessook N, Werner L, Pandey SK, Escobar-Gomez M, Ram J, Auffarth GU. Eradication of posterior capsule opacification. Documentation of a marked decrease in Nd:YAG laser posterior capsulotomy rates noted in an analysis of 5416 pseudophakic human eyes obtained postmortem. Ophthalmology 2001; 108:505-18.
6. Vargas LG, Escobar-Gomez M, Apple DJ, et al. Pharmacologic prevention of posterior capsule opacification: In vitro effects of preservative-free lidocaine 1% on lens epithelial cells. J Cataract Refract Surg 2003; 29:1585-92.
7. Chew J, Werner L, Stevens S, Hunter B, Mamalis N. Evaluation of the effects of hydrodissection with antimitotics using a rabbit model of Soemmering's ring formation. Clin Experiment Ophthalmol 2006; 34:449-56.
8. Maloof A, Neilson G, Milverton EJ, Pandey SK. Selective and specific targeting of lens epithelial cells during cataract surgery using sealed capsule irrigation. J Cataract Refract Surg 2003; 29:1566-8.
9. Sacu S, Menapace R, Findl O, et al. Influence of optic edge design and anterior capsule polishing on posterior capsule fibrosis. J Cataract Refract Surg 2004; 30:658-62.
10. Smith SR, Daynes T, Hinckley M, Wallin TR, Olson RJ. The effect of lens edge design versus anterior capsule overlap on posterior capsule opacification. Am J Ophthalmol 2004; 138:521-6.
11. Linnola RJ, Werner L, Pandey SK, et al. Adhesion of fibronectin, vitronectin, laminin and collagen type IV to intraocular lens materials in human autopsy eyes. Part I: histological sections. J Cataract Refract Surg 2000; 26:1792-806.
12. Linnola RJ, Werner L, Pandey SK, et al. Adhesion of fibronectin, vitronectin, laminin and collagen type IV to intraocular lens materials in human autopsy eyes. Part II: explanted IOLs. J Cataract Refract Surg 2000; 26:1807-18.
13. Pandey SK, Cochener B, Apple DJ, Colin J, Werner L, Bougaran R, Trivedi RH, Macky TA, Izak AM. Intracapsular ring sustained 5-fluorouracil delivery system for the prevention of posterior capsule opacification in rabbits: a histological study. J Cataract Refract Surg 2002; 28:139-48.
14. Izak AM, Werner L, Pandey SK, Apple DJ. Pathological evaluation of postmortem human eyes implanted with a new single-piece hydrophobic acrylic lens. J Cataract Refract Surg 2004; 30:1537-44.
15. Werner L, Mamalis N, Izak AM, Pandey SK, Davis BL, Nilson CD, Weight C, Apple DJ. Posterior capsule opacification in rabbit eyes implanted with single- piece and three-piece hydrophobic acrylic intraocular lenses. J Cataract Refract Surg 2005; 31:805-11.
16. Werner L, Mamalis N, Pandey SK, Izak AM, Nilson CD, Davis BL, Weight C, Apple DJ. Posterior capsule opacification in rabbit eyes implanted with hydrophilic acrylic intraocular lenses with enhanced square edge. J Cataract Refract Surg 2004; 30:2403-9.
17. Ness PJ, Werner L, Maddula S, Davis D, Zaugg B, Stringham J, Burrow M, Yeh O. Pathology of 219 human cadaver eyes with 1-piece or 3-piece hydrophobic acrylic intraocular lenses: capsular bag opacification and sites of square-edged barrier breach. J Cataract Refract Surg 2011; 37:923-30.
18. Werner L, Müller M, Tetz M. Evaluating and defining the sharpness of intraocular lenses. Microedge structure of commercially available square-edged hydrophobic lenses. J Cataract Refract Surg 2008; 34:310-7.
19. Werner L, Tetz M, Feldmann I, Bücker M. Evaluating and defining the sharpness of intraocular lenses: microedge structure of commercially available square-edged hydrophilic intraocular lenses. J Cataract Refract Surg 2009; 35:556-66.
20. Werner L, Pandey SK, Escobar-Gomez M, et al. Anterior capsule opacification: A histopathological study comparing different IOL styles. Ophthalmology 2000; 107:463-71.
21. Werner L, Pandey SK, Apple DJ, et al. Anterior capsule opacification: correlation of pathological findings with clinical sequelae. Ophthalmology 2001; 108:1675-81.
22. Izak AM, Werner L, Apple DJ, et al. Loop memory of different haptic materials used in the manufacture of posterior chamber intraocular lenses. J Cataract Refract Surg 2002; 28:1229-35.
23. Werner L, Pandey SK, Izak AM, et al. Capsular bag opacification after experimental implantation of a new accommodating intraocular lens in rabbit eyes. J Cataract Refract Surg 2004; 30:1114-23.
24. Werner L, Hickman MS, LeBoyer RM, Mamalis N. Experimental evaluation of the Corneal Concept 360 intraocular lens with the Miyake-Apple view. J Cataract Refract Surg 2005; 31:1231-7.
25. Shugar JK, Schwartz T. Interpseudophakos Elschnig pearls associated with late hyperopic shift: A complication of piggyback posterior chamber intraocular lens implantation. J Cataract Refract Surg 1999; 25:863- 7.

26. Werner L, Shugar JK, Apple DJ, et al. Opacification of piggyback IOLs associated with an amorphous material attached to interlenticular surfaces. J Cataract Refract Surg 2000; 26:1612-9.
27. Werner L, Apple DJ, Pandey SK, et al. Analysis of elements of interlenticular opacification. Am J Ophthalmol 2002; 133:320-6.
28. Werner L, Mamalis N, Stevens S, et al. Interlenticular opacification: Dual-optic versus piggyback intraocular lenses. J Cataract Refract Surg 2006; 32:656-62.

73

Opacidad de la Cápsula

Dra. Linda Nasser Nasser

La opacidad de la capsula posterior es una complicación tardía común observada en pacientes operados de catarata. Aun con las nuevas técnicas quirúrgicas, materiales de lentes intraoculares y empleo de medidas preventivas, sigue existiendo un porcentaje de pacientes que con el paso de los meses o años cursan con una opacidad capsular. (1)

Existen factores de riesgo que pueden aumentar la incidencia de la opacidad de la capsula tanto anterior como posterior, entre estos factores tenemos: antecedentes en los pacientes de diabetes, glaucoma, traumatismo, cirugías previas, pupila chica, capsulorexis chicas, cuadros inflamatorios, miopes altos, pacientes en edad pediátrica o adultos jóvenes, etc., **(Figura 1)**.

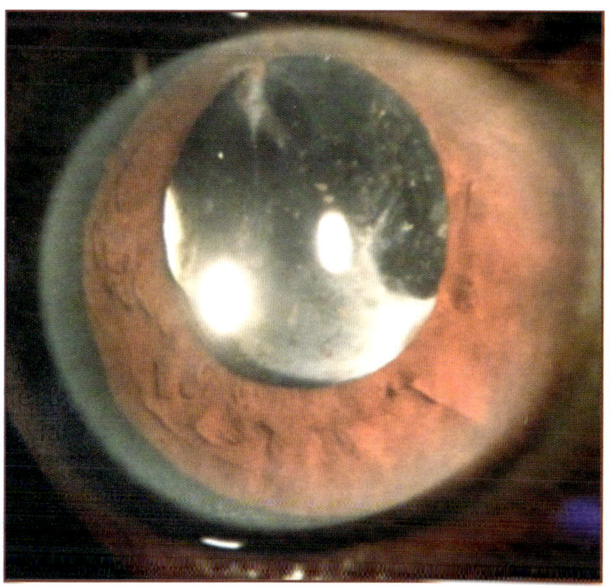

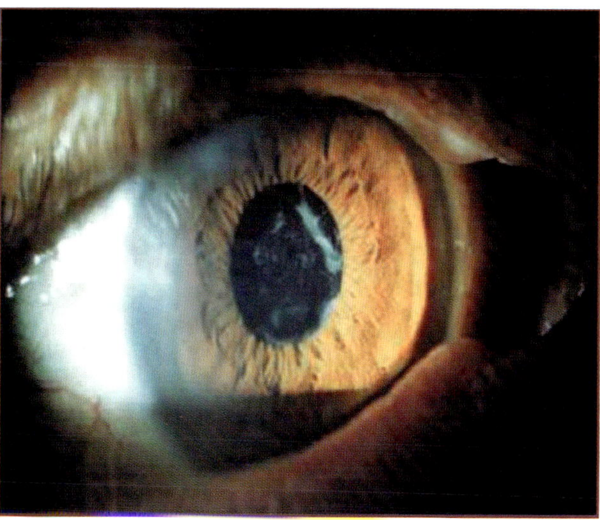

Figura 1. Opacidad de la cápsula posterior en pupila pequeña.

Síntomas

Los pacientes con opacidad capsular acuden por cursar con disminución o distorsión visual, diplopia monocular, deslumbramiento y disminución .de la sensibilidad al contraste.

Esta sintomatología dependerá del tipo y grado de opacidad capsular.[1,2]

Incidencia

Se reporta una incidencia de hasta un 10 a 50% de opacidad capsular a los 5 años después de la cirugía, para principios de los 90´s se ha reportado un porcentaje > 15%, ésta incidencia varía de acuerdo al tipo de lente intraocular que se implante y de los factores de riesgo que ya hicimos mención anteriormente **(Figura 2)**; existe en la literatura diferentes estadísticas de acuerdo a algunos autores : Sinskey y Cain reportan 43% de opacidad entre 3 meses a 4 años después de la cirugía , y Emery 28% en 2 a 3 años.[2,6]

Clínicamente se puede clasificar la opacidad de la capsular en la forma intrínseca relacionada con la cápsula como proliferación o alargamiento de las células residuales del epitelio subcapsular anterior como arenas o perlas de Elschnig, fibrosis (metaplasia), pliegues finos (miofibroblastos) y formas mixtas; formas intrínsecas relacionadas con la cápsula y el parénquima, como restos de fibras lenticulares (anillo de Soemmering) y formas no relacionadas al cristalino como la fibrosis exudativa, inflamación y/o hemorragia **(Figura 3)**.[1,3,6]

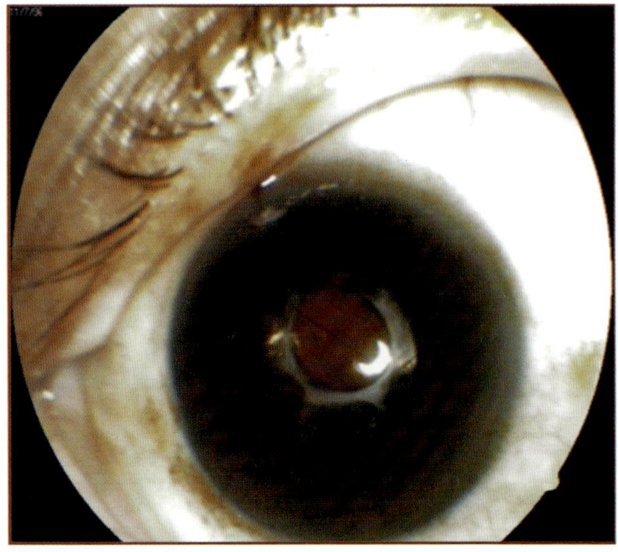

Figura 2. Opacidad de cápsula anterior más fibrosis en paciente con Sx. Pseudoexfoliación.

En algunos casos podemos observar una fibrosis preexistente en la capsula posterior, sobre todo en pacientes jóvenes, cataratas traumáticas, diabéticos o en pacientes miopes altos, esta puede aumentar en el transcurso de los días o meses y más aun si existe un resto cortical que no se aspiro durante el acto quirúrgico. Las que se presentan meses o años después de la cirugía, se deben a migración del epitelio del cristalino, metaplasia fibrosa y producción de colágeno. Clínicamente, la opacidad de la capsula posterior relacionada intrínsecamente con la cápsula se subdivide en dos tipos: regenerativa y fibrótica.

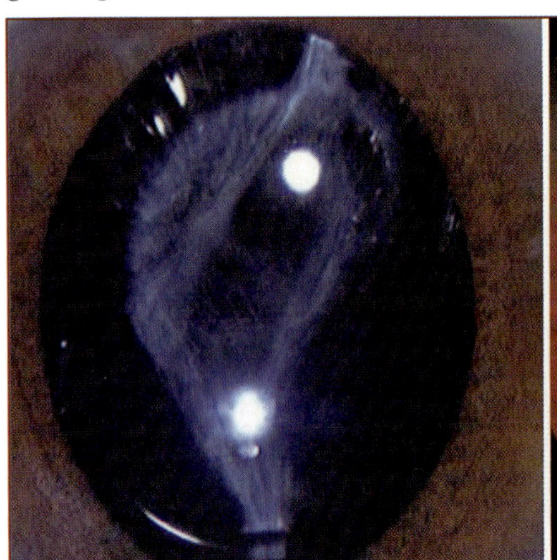

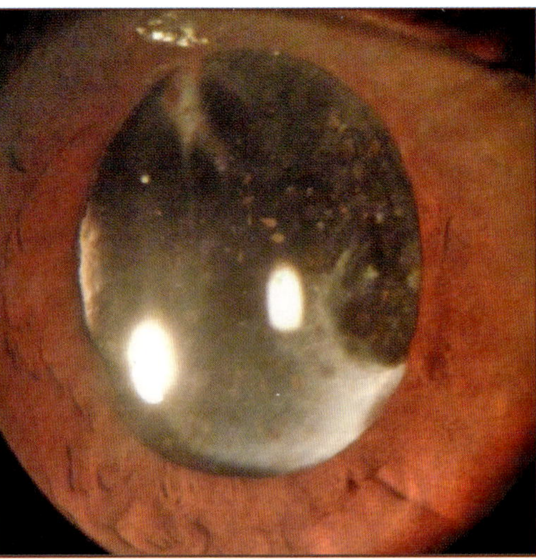

Figura 3. Opacidad más fibrosis capsular.

La regenerativa es mucho más frecuente y es resultado de la migración de las células epiteliales cristalinianas a lo largo de la cápsula posterior hasta la región retrolental formando agregados celulares conocidos como perlas de *Elsching*. En la opacidad fibrótica las células epiteliales residuales del cristalino experimentan la transformación a miofibroblastos, lo que ocasiona fibrosis y contracción de la bolsa capsular.[1] Esta trasformación fibroproliferativa es inducida por la liberación de mediadores inflamatorios y citoquinas, particularmente el *transforming growth beta factor* (TGF-â) contenidos en una matrix extracelular secretada por los propios agregados celulares.[8,9]

También existe opacidad de la capsula anterior como es la fimosis capsular, la cual se debe a una metaplasia fibrosa por el contacto de las células epiteliales del cristalino y la periferia de la superficie interna de la cápsula anterior en contacto con el lente intraocular, donde además estas células del cristalino producen una membrana fibrosa en forma de anillo bajo la capsula anterior produciendo una contracción y disminución del tamaño de la apertura de la capsulorexis anterior. Existen factores de riesgo de igual forma que aumentan este tipo de opacidad ya mencionados y sobre todo los que cursan con debilidad zonular, que no pueden resistir la fuerza de contracción producidas por las fibras de células epiteliales del cristalino y de este modo provocan una contracción en la apertura de la cápsula anterior. En cuanto al material del lente intraocular esta descrito que la mayor incidencia de opacidad de la capsula posterior y/o fimosis capsular es en primer lugar los lentes de PMMA, seguidos de los de silicón, posteriormente los acrílicos hidrofílicos y por último los acrílicos hidrofóbicos. Nosotros realizamos un estudios en el Instituto de Prevención de la Ceguera de Nuevo León en pacientes operados de facoemulsificación con lentes intraoculares de hidrogel y reportamos un alto porcentaje de fimosis capsular **(Figura 4).**[5,13,14,15]

Un estudio publicado por Nishi y colaboradores señalan que existen tres factores que juegan un importante papel en la reducción de la incidencia de la opacidad de la cpsula posterior:

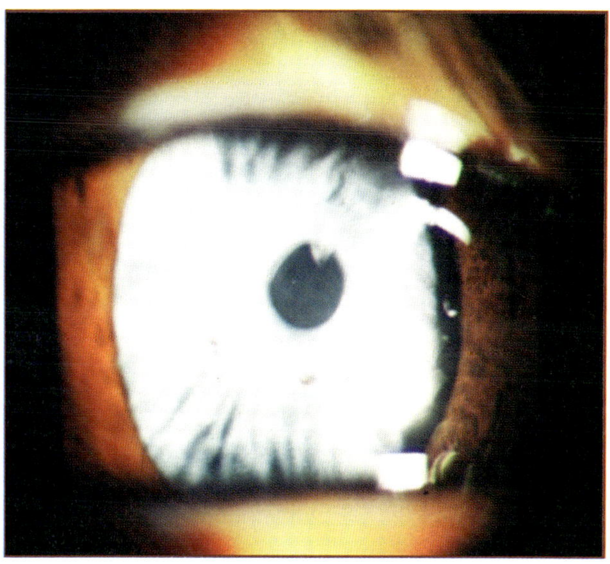

Figura 4. Fimosis capsular importante.

1. El diseño del LIO el cual resulta en creación de un doblez agudo de la cápsula. Los dobleces interrumpidos, rectangulares o en ángulo en la cápsula posterior, interfieren con la proliferación de las células epiteliales del cristalino.
2. El material del LIO, señalando los beneficios del LIO acrílico por sus propiedades de adhesividad y biocompatibilidad (menos fibrosis).
3. La técnica quirúrgica en la cual debe existir una capsulorexis circular continua perfectamente centrada, de tamaño más pequeño que el óptico del LIO. Además, Nishi recomienda el uso de antiinflamatorios no esteroideos durante tres meses después de la cirugía con el fin de reducir la inflamación.[2,3,4]

Diagnóstico

Este generalmente se realiza en la exploración oftalmológica, tomando la agudeza visual corroborando la disminución de la agudeza visual y observando la opacidad capsular en la lámpara de hendidura, existen múltiples sistemas persiguen mediante el análisis de imágenes en retroiluminación, así como de tomogramas tomados con la cámara rotatoria *Scheimpflug* del Pentacam para determinar la magnitud de la opacidad, sin embargo, no ha habido un consenso general en cuanto al método estandarizado universal a utilizar que sea efectivo.[7,11]

Medidas de Prevención

Se ha intentado disminuir el riesgo de la presencia de esta opacidad de la cápsula posterior mediante la aspiración exhaustiva de restos de corteza, de células epiteliales por la cara interna de la capsulorexis anterior y en la periferia, a si como el uso de fármacos, pero hasta ahora no han sido lo suficientemente efectivos.

Esta reportado que la incidencia disminuiría también si realizamos una cirugía exitosa, con un buen tamaño de la capsulorexis posterior, el empleo de lentes intraoculares de un material y diseño biocompatible con la capsula, y la estrecha unión LIO-capsulorexis, impide el paso al interior del saco capsular de factores deletéreos y mediadores inflamatorios que podrán estimular la proliferación celular epitelial, la geometría del lente como orilla cuadrada o truncada, lo cual se ha visto que inhibe la migración de las células epiteliales residuales.[14,15]

Existen artículos que mencionan el uso de anillos de tensión capsular, los cuales son dispositivos adicionales que se implantan en la bolsa capsular antes de la colocación del LIO y pueden contribuir a reducir la opacidad. El mecanismo de acción principal que se les atribuye para prevenir la opacidad capsular es el efecto de barrera que logran mediante la tensión tangencial en 360° que producen sobre la cápsula posterior (bolsa capsular). Esto incrementa la presión sobre el punto P y potencia el bloqueo mecánico del borde posterior de la óptica del LIO sobre la migración de las células epiteliales. Este efecto no es el único pues se plantea que facilitan la adhesión del complejo LIO-cápsula, previenen la descentración del implante y la deformación de los lentes plegables, disminuyen los pliegues de la cápsula posterior, facilitan el pulido de la cápsula anterior y la eliminación del viscoelástico del espacio retrolental, así como que podrían destruir las células epiteliales por un mecanismo de compresión directa sobre el ecuador del saco capsular.

Diversos estudios han confirmado su relación con la disminución de la opacificación de la cápsula posterior.[24,25]

Boyce y otros en el 2002 demostraron, matemáticamente, que una lente intraocular de borde cuadrado ejerce dos veces más presión sobre la cápsula posterior en el punto de contacto entre esta y la esquina del borde de la óptica (punto p). Esta presión aumentada puede producir un bloqueo físico a la migración de las células epiteliales y por consiguiente explicar la menor incidencia de opacidad observada con la utilización de LIO con este tipo de diseño del borde óptico cuadrado o truncado en comparación con los de borde redondo.

El pulido manual o automatizado del saco capsular va dirigido a minimizar el número de células epiteliales residuales tras la facoemulsificación del cristalino. Cabría esperar que al reducir la presencia de estas células que son la causa directa del origen de la opacificación disminuya la incidencia de opacidad capsular.

Efectivamente, *Sacu* y otros en un estudio de 2004 reportaron tasas significativamente mayores de opacidad de la capsula posterior fibrótica en los ojos no pulidos.

Boltz en 2006 y *Menapace* en 2007 observaron que la opacidad de la capsula posterior regenerativa no mostró diferencias entre los ojos pulidos y no pulidos. Por tanto, es importante señalar que más que eliminar la capa de células epiteliales anteriores, debemos eliminar principalmente las células epiteliales de la zona ecuatorial, cualquiera que sea el método utilizado para el pulido capsular. A pesar de su eficacia demostrada para la reducción significativa de la opacidad, no logran eliminarla totalmente. Este efecto limitado y el costo adicional de la cirugía han dificultado que se generalice su uso.

Antimetabolitos: Actinomycina D, metrotrexate, daunomicina, 5-fluoracilo, colchicina, doxorubicina, arabinósido de citosina, mitomicina y siramesine son fármacos que tienen probado efecto citotóxico sobre las células epiteliales, pero así mismo pueden ser letales para el endotelio corneal. La daunomicina es el único de los antimetabolitos que ha sido probado en humanos con este objetivo pero no se han reportado nuevos estudios sobre su uso.

Inmunotoxinas: La MDX-Ra es la única inmunotoxina ensayada en la cirugía de catarata en humanos *in vivo*. Clark en 1998 y luego Meacock en el 2000 hallaron una reducción significativa en la incidencia de la opacidad capsular así como buena tolerancia para su uso intraocular. Otras inmunotoxinas probadas *in vitro* o animales han sido reportadas como potenciales agentes reductores de la opacidad capsular, entre ellos el factor de necrosis epitelial lenticular, el 4137X-ricin A inmunoconjugado, la cafeína, inhibidores de la aldosa reductasa, bacteriolin (este asociado con terapia fotodinámica), etc. Se necesitan nuevos estudios para demostrar su efectividad y seguridad *in vivo* en humanos.

Para posibilitar el uso de los fármacos antes mencionados y evitar el daño endotelial al imposibilitar la salida de la sustancia citotóxica fuera del saco capsular fue diseñado el dispositivo de irrigación sellada conocido como *Cápsula Perfecta* que permite sellar el saco capsular a nivel de la capsulorexis mediante un anillo de succión unido a una jeringa.(1,9,10)

Antiinflamatorios: Un ensayo en un modelo ex vivo demostró que fármacos como el rofecoxib y el celecoxib, que previenen la *transición epitelial-mesenquimal (EMT: epithelial-mesenchymal transition)* de las células epiteliales mediante la inhibición la cicloxigenasa-2 (COX-2), resultaron eficaces para la prevención de la opacidad capsular. En 1997 un estudio reportó la inhibición de la proliferación de las células epiteliales con el uso de diclofenaco en combinación con ciclosporina A. Sin embargo, se han realizado posteriormente estudios con varios antiinflamatorios como indometacina, dediclofenaco, dexametasona, betametasona, Ketorolac y no se han encontrado diferencias significativas en la prevención de la opacidad capsular entre ellos y el uso de placebos.(1)

Trypan Blue: En abril de 2010 se publica un estudio realizado en el Departamento de Oftalmología de la Universidad de São Paulo, Brasil en el que concluyen que el *Trypan blue* causa la muerte de las células epiteliales por un mecanismo de autofagia y apoptosis. Esto apoya la hipótesis de que la tinción con *Trypan blue* al 0,1 % podría contribuir a la reducción de la incidencia de la opacidad capsular tras una cirugía de catarata.(33)

Tratamiento de la Opacidad Capsular

Capsulotomía con Yag Laser

Actualmente el tratamiento de la opacidad de la cápsula posterior se basa en la realización de una abertura en la cápsula posterior con un láser granate de neodimio: itrio aluminio (Nd:YAG), rara vez se requiere una capsulotomía quirúrgica. Ésta es una técnica simple y cómoda de realizar, no invasiva, que puede ejecutarse en la misma consulta, con anestesia tópica y con carácter ambulatorio.

Generalmente este tratamiento es efectivo, sobre todo si se realiza con el equipo y parámetros adecuados para disminuir los riesgos de daño de la óptica del LIO, elevación transitoria de la presión intraocular, edema macular quístico y desprendimiento de retina.

Método

Se utiliza el lente de capsulotomi (Abraham), con metilcelulosa al 2% en su interior, se coloca una gota de anestesia, se recomienda un nivel bajo de energía pulsátil que pueda abrir la cápsula posterior, usualmente 1mJ (2-4 mJ), no más de 20-25 mJ en cada sesión.

Se comienza de forma circular en la periferia, con un diámetro de 3 mm, se toma como centro el eje visual, y se concluye en el sector superior. Otras formas puede ser en cruz y en rombo o impactando directamente en el centro de la capsula posterior con pulsos mas fuertes **(Figuras 5 a 9)**.

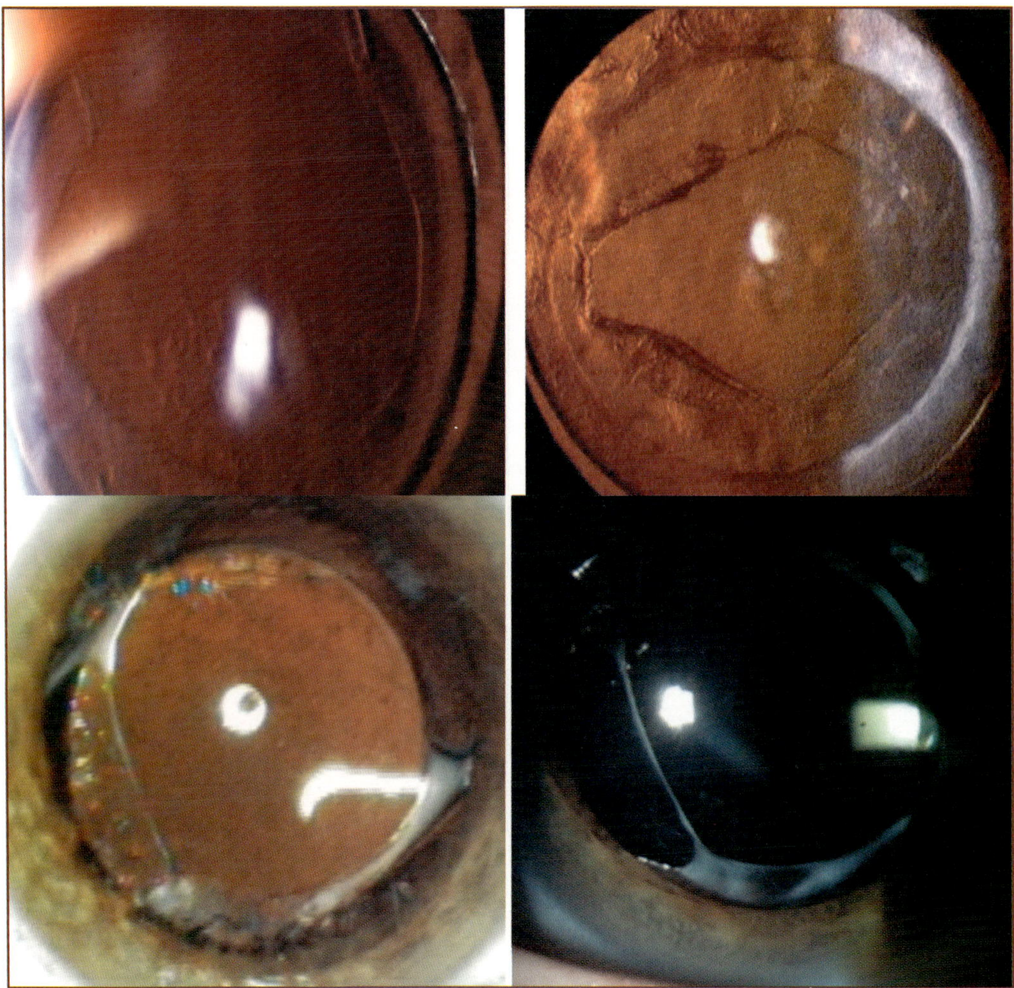

Figura 5. Opacidad de cápsula posterior y limpieza con Yag láser ND.

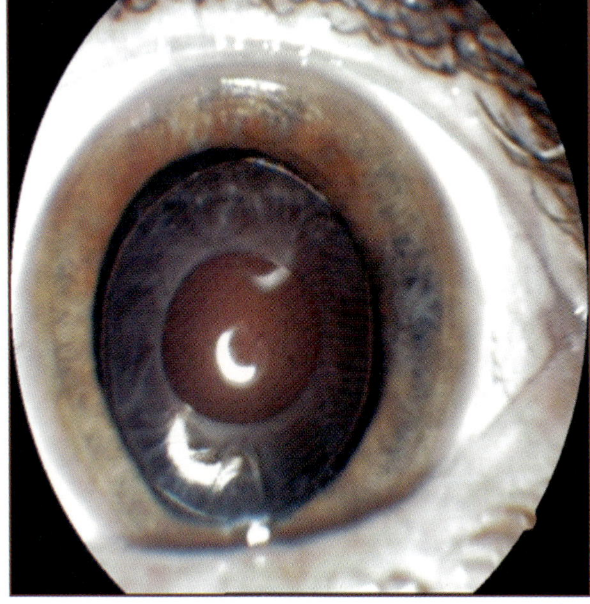

Figura 6. Opacidad mas fibrosis de cápsula anterior.

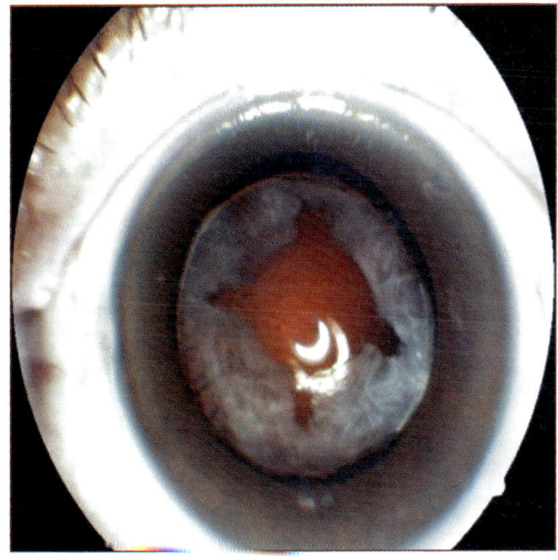

Figura 7. Capsulotomía en cruz.

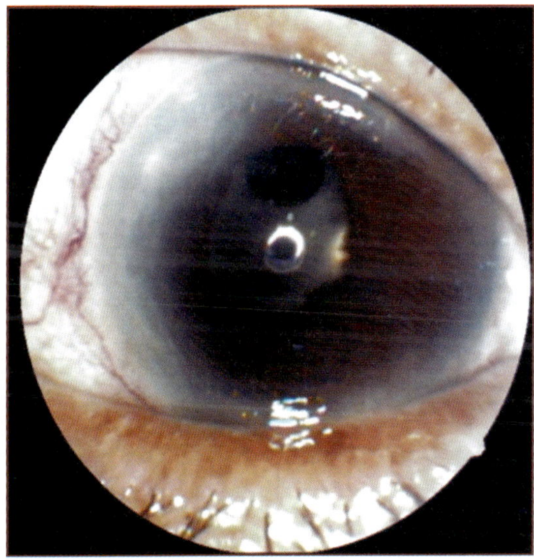

Figura 8. Opacidad de la cápsula anterior en pupila chica.

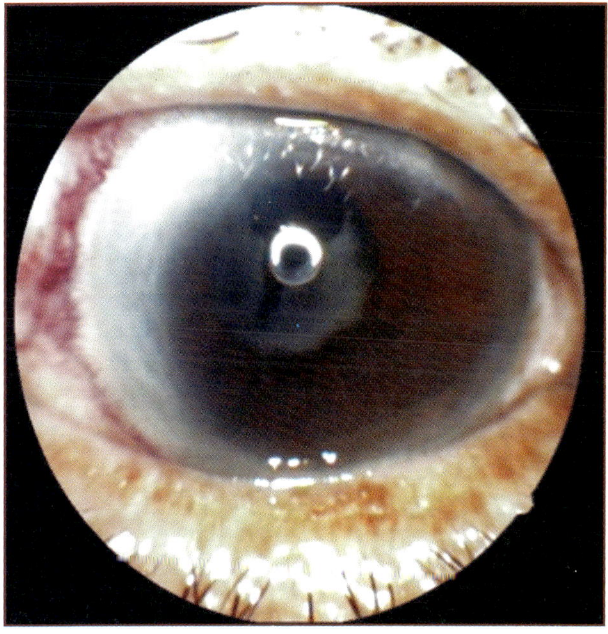

Figura 9. Capsulotomía Yag laser radial.

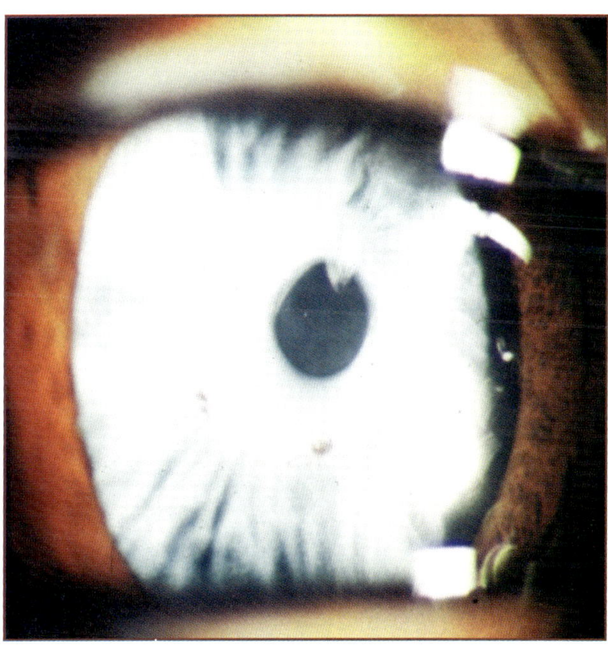

Figura 10. Fimosis importante.

En los casos de fimosis importante de la cápsula anterior y opacidad de cápsula posterior, se puede realizar una tratamiento de capsulotomía quirúrgica de la cápsula anterior y posteriormente capsulotomia con Yag laser ND de la cápsula posterior **(Figuras 10, 11 y 12)**.

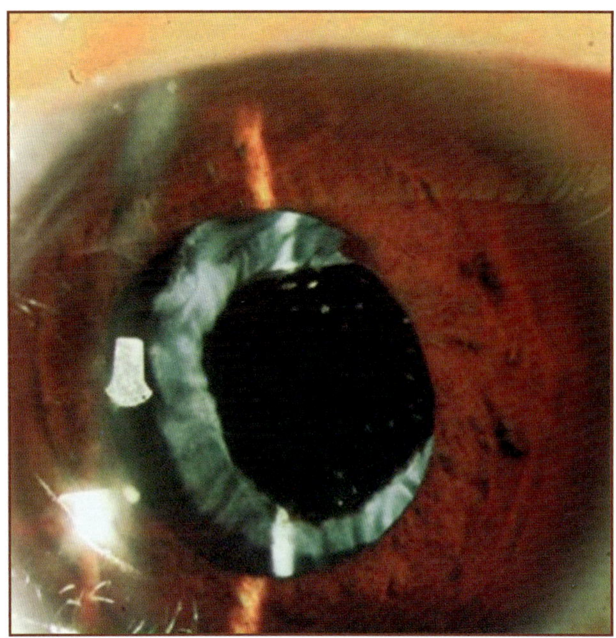

A

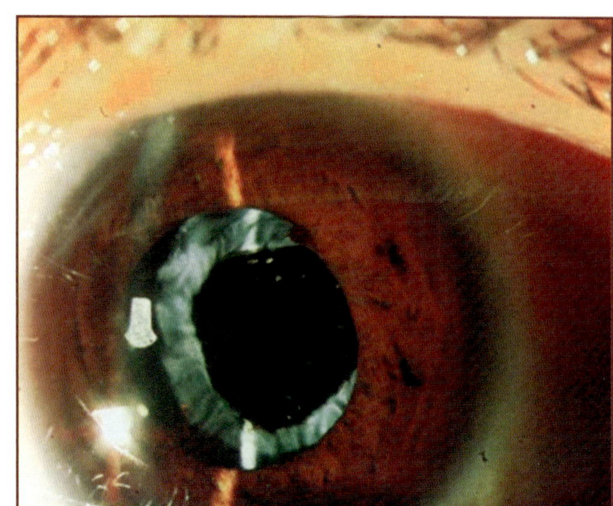

B

Figura 11 A-B. A) Capsulotomía quirúrgica de cápsula anterior; B) capsulotomía con YAG laser de cápsula posterior.

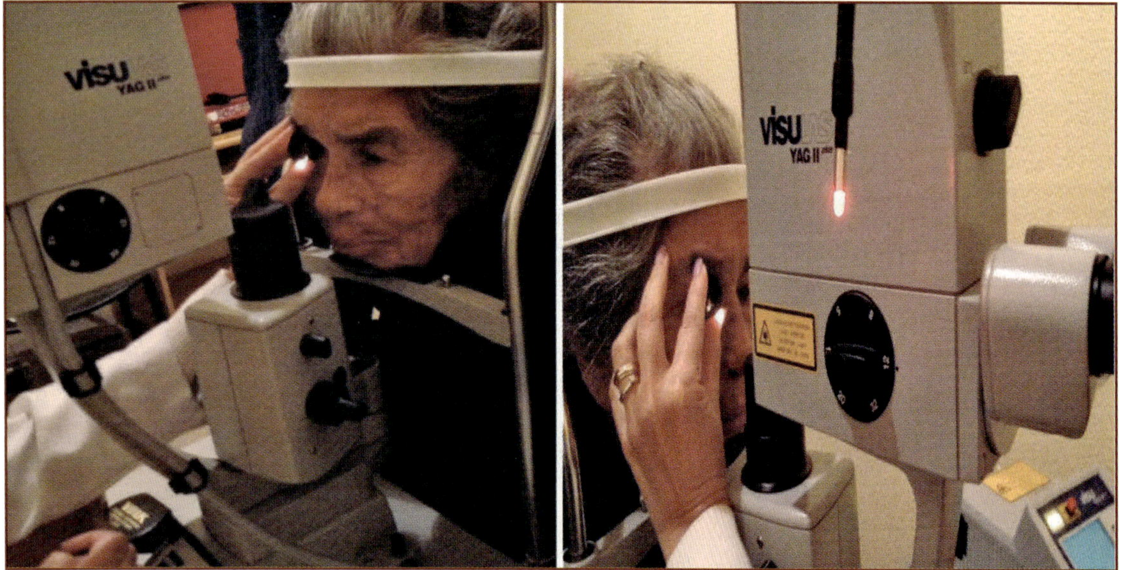

Figura 12. Equipo de YAG laser.

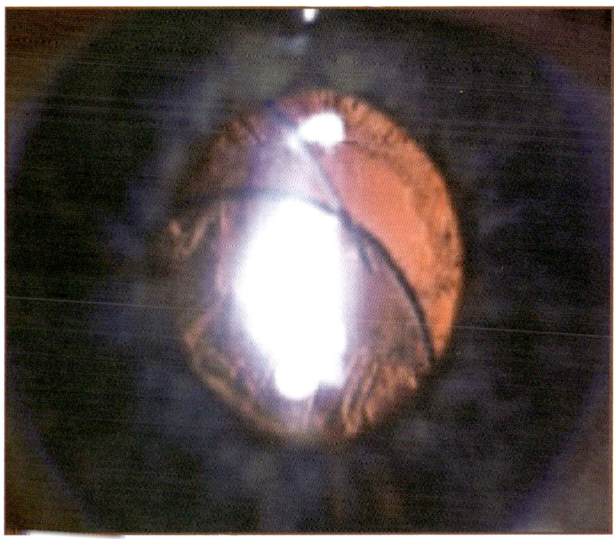

Figura 13. Dislocación del LIO posterior a capsulotomía con Yag laser.

Complicaciones

- Elevación transitoria de la presión intraocular: para evitarlo se recomienda instilar una gota de brinzolamida o de dorzolamida, 30 min antes y 1 gota después del procedimiento con el láser. Seguir cada 12 hrs durante 1 semana, que se puede combinar con un antiinflamatorio para evitar una inflamación por los impactos del laser.[17]

- Daño del lente intraocular (disparo sobre este): puede ocurrir si el láser está mal enfocado.

- La subluxación o luxación posterior del lente intraocular es rara, pero puede suceder sobre todo con los lente intraocular de silicona o hidrogel, con las prolongaciones en placas **(Figura 13)**.

- Hifema: si se llegara a impactar al iris.

- Desprendimiento de retina: ocurren en pacientes con historia de desprendimientos en el ojo contralateral. O con enfermedad preexistente, como la degeneración lattice y los agujeros retinales o en ojos con longitudes axiales mayores de 25 mm. Los desprendimientos de retina asociados con la capsulotomía posterior con Yag láser, ocurren con más frecuencia dentro de los 6 primeros meses después de la capsulotomía.[18]

- Edema macular quístico.

- Endoftalmitis crónica, debida a la liberación de microorganismos secuestrados en el vítreo; es muy rara.

Seguimiento: realizar refracción posláser 2-4 semanas después de su aplicación y revisiones periódicas de la retina.

Referencias

1. FloresG, A. Morales G, M. Opacidad de la cápsula posterior después de facoemulsificación. Evaluación de varios tipos de lentes intraoculares. Rev Mex Oftalmol; Mayo-Junio 2005; 79(3): 159-162.
2. Nishi O, Nishi K. Preventing posterior capsule opacification by creating a discontinous sharp bend in the capsule. J Cataract Refract Surg 1999; 25:521-526.
3. Nishi O. Posterior capsule opacification. Part 1: Experimental investigations. J Cataract Refract Surg 1999; 25:106-117.
4. Sterling S, Wood TO. Efect of intraocular lens convexity on posterior capsule opacification. J Cataract Refract Surg 1986; 12:655
5. Nasser, L. Sánchez de Ita, A. et al Experiencia con el lente de hidrogel en pacientes operados de facoemulsificaciónRev Mex Oftalmol; Mayo-Junio2007; 81(3):171-175.

6. Apple DJ, Solomon KD, Tetz MR y cols. Posterior capsular opacification. Surv Ophthalmol 1992; 37:73.
7. Wilhelmus KR, Emery JM. Posterior capsule opacification follo¬wing phacoemulsification. Opthalmic Surg 1980; 11:264-267.
8. Hernández López I, Castro González Y, Trujillo Fonseca K, Cepero Hernández L, Miranda Hernández I. Opacidad de la cápsula posterior. En: Rio Torres M. Oftalmología. Criterios y tendencias actuales. La Habana: Ciencias Médicas; 2009. p. 307-17.
9. Yuen C, Williams R, Batterbury M, Grierson I. Modification of the surface properties of a lens material to influence posterior capsular opacification. Clinical and Experimental Ophthalmology. 2006;34(6):568-74.
10. Wormstone IM, Tamiya S, Anderson I. TGF-â2-induced matrix modification and cell transdifferentiation in the human lens capsular bag. Invest Ophthalmol Vis Sci. 2002;43:23018.
11. Aslam TM, Dhillon B, Werghi N, Taguri A, Wadood A. Systems of analysis of posterior capsule opacification. Br J Ophthalmol. 2002 October;86(10):11816.
12. Amon M. Biocompatibility of intraocular lenses. J. Cataract Refract Surg. 2001;27(2):178-9.
13. Boyd, B , Koch, D., et al . Ultimos avances en cataratas y lentes intraoculares. Highligts of Ophthalmology 1988;26(3):31-35.
14. Hansen,S; Crandall, A; Olson, R. Progressive constriction of the anterior capsular opening following intact capsulorhexis. J Cataract Refract Surgery. 1993; 19:77-82.
15. Kurosaka, D; Ando, I. et al . Fibrous membrana formation at the capsular margin in capsule contraction síndrome. J Caracatc Refractive Surgery. 1999;25:1105-1110.
16. Þemaitienë R, Jaðinskas V, Barzdþiukas V, Auffarth GU. Prevention of posterior capsule opacification using different intraocular lenses (results of one-year clinical study). Medicina (Kaunas). 2004;40(8):721-30.
17. Fourmans Apisson J. Late onset elevation in intraocular pressure after neodymiun-Yag posterior capsulotomy. Arch Ophthalmol 2001;98(4):633-4.
18. Fasterberg D, Schwardz P, Linh Z. Retinal detachment following neodymiun-Yag Lasercapsulotomy. Am J Ophthalmol 1995; 97:288-91.

74

Descolamento de Retina Pós-Capsulotomia Posterior com Nd:Yag Laser

Dr. Juan Carlos Sánchez Caballero,
Dr. Augusto Cézar Lacava,
Dr. Virgilio Centurión

Introdução

O descolamento de retina (DR) pode acontecer de forma primária (regmatogênico) ou secundária (pós-cirurgia), existindo fatores predisponentes como alta miopia,[2] cirurgia de catarata[1,4] ou cirurgia refrativa.[12] O desenvolvimento do DR em olhos míopes é mais frequente que em olhos emetropes. A incidência de descolamento de retina (DR) em míopes varia de 0,71% a 3,20%.[2] A incidência de descolamento de retina depois de capsulotomia com Nd:Yag laser varia de 0 a 4%.[4] Jahn acredita que a miopia seja o fator de risco mais importante no desenvolvimento do descolamento de retina.

A cirurgia de catarata, elevada ao status de curativa pelo tratamento dado ao problema e de refrativa pela correção de ametropias, apresenta índice de complicações per e pós-cirúrgicas extremamente baixos. O descolamento de retina no olho pseudofácico traz preocupações decorrentes da possibilidade de comprometimento dos resultados funcionais.

Powell e Olsen relatam aumento do risco de DR após capsulotomia posterior com Nd:Yag laser. A incidência de DR foi de 0.82% após um tempo médio de 32 meses entre a cirurgia da catarata e a capsulotomia e de 13,5 meses entre a capsulotomia e o DR.[9]

Estudo

Estudo retrospectivo de 20 olhos pseudofácicos, de 20 pacientes, submetidos à capsulotomia posterior com Nd:Yag laser, que sofreram descolamento de retina.

As cirurgias de DR foram realizadas sob anestesia peribulbar e a técnica cirúrgica foi a retinopexia com introflexão escleral, cintamento 360° com faixa de silicone 240 – Labtician. Quando necessário foi realizado vitrectomia posterior via pars plana com o equipamento Accurus – Alcon, infusão de perfluoroctano líquido – Okta Line Chauvin – Opsia, endofotocoagulação com laser de diodo – Íris Medical, retirada de perfluoroctano e, quando indicada, infusão de óleo de silicone 5.700 CST – Oxane – Chauvin – Opsia na cavidade vítrea.

Os pacientes foram observados no 1° dia, 7° dia, 1° mês, 3° mês e depois, controles semestrais. O período mínimo de acompanhamento foi de 6 meses e o máximo de 4 anos.

Analisamos os resultados anatômicos, a melhor acuidade visual corrigida (MAVC), o número de cirurgias necessárias para a aplicação da retina, tempo do aparecimento do descolamento de retina pós capsulotomia, o uso ou não de óleo de silicone e tipo de lente intraocular implantado.

Resultados

Todos os 20 olhos eram pseudofácicos e foram submetidos a capsulotomia posterior com Nd:Yag Laser. A idade variou de 57 a 70 anos de idade, com média de 63 anos, sendo 10 do sexo masculino e 10 do sexo feminino.

O tempo do aparecimento do descolamento da retina após a capsulotomia variou de 1 a 24 meses, com média de 11 meses **(Tabela 1)**.

Tabela 1. Tempo do aparecimento do DR após a capsulotomia posterior

Tempo	Olhos	%
- até 6 meses	02	10
- de 7 a 12 meses	05	25
- de 13 a 24 meses	13	65
Total	20	100

Em relação aos resultados anatômicos pós-cirurgia, 100% dos olhos tiveram sucesso, ou seja, ficaram com a retina aplicada, sendo 15 olhos (75.0%) com uma única cirurgia e 5 olhos (25.0%) com duas cirurgias. Em 4 olhos foi necessário infusão de óleo de silicone **(Tabela 2)**.

Tabela 2. Resultados cirúrgicos anatômicos

Nº de cirurgias	Olhos	%
1	15	75
2	05	25
Total	20	100

Ao analisarmos os resultados funcionais observamos que 10 olhos mantiveram a MAVC, 5 olhos perderam 2 linhas na escala de Snellen e 5 olhos perderam 3 linhas, como podemos observar na **Tabela 3.**

Tabela 3. Resultados cirúrgicos funcionais

MAVC	Olhos	%
- mantiveram	10	50
- perderam 2 linhas	05	25
- perderam 3 linhas	05	25
Total	20	100

Considerando o material da LIO implantada, 8 olhos eram portadores de LIO de PMMA, 8 olhos LIO de silicone e 4 olhos com LIO acrílica hidrofóbica **(Tabela 4)**.

Tabela 4. Material da LIO implantada

Tipo de LIO	Olhos	%
- PMMA	08	40
- Silicone	08	40
- Acrílica	04	20
Total	20	100

Dos 20 olhos estudados, 10 olhos (50%) são considerados altos míopes com comprimento axial maior que 26,5 mm, os outros 10 olhos apresentaram um comprimento axial que variou de 22 a 24 mm.

Discussão

A capsulotomia com Nd:Yag laser provoca um desarranjo no vítreo devido às ondas de choque geradas pelo laser.[9]

Bradford et al. detectaram uma diminuição do ácido hialurônico em olhos pseudofácicos autopsiados, tanto em olhos com cápsula íntegra como nos de cápsula rota. A redução do ácido hialurônico favorece a liquefação do vítreo, contribuindo para sua retração e desenvolvimento do descolamento do vítreo posterior que pode gerar roturas retinianas.

Freitas[1] analisando 1410 afácicos e pseudofácicos submetidos a capsulotomia com Nd:Yag laser, observou 0,92% de descolamento de retina sendo que nos olhos com 26mm ou mais de comprimento axial esta incidência chegou a 2,1%.

Javitt[3] analisando olhos submetidos à extração extracapsular da catarata, conclui que a capsulotomia com Nd:Yag laser aumenta 4 vezes o risco de olhos afácicos e pseudofácicos desenvolverem descolamento de retina e aumenta 2 vezes o risco de roturas retinianas, quando comparados com olhos submetidos a extracapsular sem subsequente capsulotomia.

Jahn[4] afirma que, em olhos submetidos a facoemulsificação sem intercorrência, com implante de lente intraocular de câmara posterior, a incidência de descolamento de retina após capsulotomia com Nd:Yag laser varia de 0 a 4%. Acredita que os descolamentos de retina ou rupturas que aparecem até os 3 meses indicariam que a capsulotomia contribuiu para o desenvolvimento do descolamento de retina. Em contraste, um longo intervalo entre a capsulotomia e o descolamento de retina (34 a 85 meses) indicariam que a capsulotomia teria um papel secundário ao desenvolvimento do descolamento de retina.

No presente trabalho, destacamos como relevante a maior incidência de DR no grupo de 13 a 24 meses após a realização da capsulotomia, com somente 50% de manutenção de MAVC, os resultados anatômicos expressivos, 100% positivos, indicando a técnica aplicada está correta. Porém, os resultados funcionais poderiam ser atribuídos a complexidade do descolamento de retina, ao número de cirurgias e ao tempo entre o DR e a cirurgia.

A redução da opacificação da cápsula posterior deve ser uma preocupação de todos cirurgiões da catarata.

Apple[10,11] evidencia 6 pontos que podem reduzir a opacificação de cápsula posterior.

1. Apropriada limpeza cortical por meio de boa hidrodissecção.
2. Implante dentro do saco capsular, ou seja, parte da LIO deve estar em contato direto com a cápsula posterior, não deixando espaço para o crescimento epitelial.
3. Capsulorrexe menor que a parte óptica da LIO.
4. Biocompatibilidade da lente intraocular, ou seja, habilidade de neutralizar ou inibir a proliferação celular pós-operatória.
5. Bioadesividade: material que promova máximo contato entre a parte óptica e a cápsula posterior
6. Efeitobarreira da LIO: a borda retificada da LIO impediria a migração das células epiteliais.

Nishi[5] sugere alguns pontos que devem ser observados para inibir a migração das células epiteliais do equador cristalino:

1. Boa técnica cirúrgica: que inclui uma capsulotomia curvilínea contínua de 4 a 4,5mm, com remoção de todas as células epiteliais cristalinianas.
2. Utilização de lente intraocular biconvexa, de bordas retangulares ou trucadas, de acrílico e dobrável.
3. Uso de anti-inflamatório não hormonal para reduzir a inflamação pós-operatória.

Caso esse objetivo não seja alcançado devemos considerar também:

1. Antes da capsulotomia, examinar detalhadamente a periferia da retina.
2. Nos pacientes com DR no olho contralateral, retardar o máximo possível a capsulotomia.
3. Nos altos míopes evitar capsulotomia antes do 6° mês pós-operatório.
4. Caso seja imprescindível a capsulotomia, utilizar a menor quantidade possível de energia.

Ahmadieh[8] mostrou que cintamento escleral (scleral buckle) e vitrectomia primária sem cintamento escleral tem resultados comparáveis no descolamento de retina do pseudofácico e afácico.

Burq[14] e colaboradores relatam a incidência de descolamento de retina pós Nd:Yag laser em 1,9%, e a incidência de 9,6% de edema macular cistóide pós capsulotomia com Nd:Yag laser.

El Matri[15] e colaboradores apresentam as características clínicas e os resultados terapêuticos de descolamento de retina pós capsulotomia com Nd:Yag laser. A conclusão é que este tipo de descolamento leva a severo comprometimento anatômico e funcional.

Conclusão

Com base nos dados apresentados, concluímos que o tratamento da opacificação capsular do olho pseudofácico com Nd:Yag laser traz como consequência a possibilidade do deslocamento de retina e edema macular, cujo tratamento técnico é altamente efetivo do ponto de vista anatômico, porém, isso não se equivalendo aos resultados funcionais.

Referências

1. Freitas, JAH, Provenzano J, Luca PE, Fernandes LSC. Descolamento da retina após capsulotomia posterior Nd:YAG Laser. Rev. Bras. Oftalmol 1995; 54:423-6.
2. Ruiz-Moreno JM, Perez-Santonja JJ, Alio JL. Retinal detachment in myopic eyes after laser in situ keratomileusis. Am J Ophthalmol. 1999; 128:588-94.
3. Javitt JC, Tielsch JM, Canner JK, Kolb MM, Sommer A, Steinberg EP. National outcomes of cataract extraction. Increased risk of retinal complications associated with Nd:YAG laser capsulotomy. The Cataract Patient Outcomes Research Team. Ophthalmology 1992; 99:1487-98.
4. Jahn CE, Richter J, Jahn AH, Kremer G, Kron M. Pseudophakic retinal detachment after uneventful phacoemulsification and subsequent neodymium YAG capsulotomy for capsule opacification. J Cataract Refract Surg 2003; 29:925-9.
5. Nishi O. Prevention of posterior capsule opacification after cataract surgery: theoretical and practical solution. In: Masket S, Crandall AS. eds. Atlas of cataract surgery. London, Martin Dunitz, 1999, p.205-14.
6. Koch DD, Liu JF, Gill EP, Parke DW. Axial myopia increases the risk of retinal complications after neodymium-YAG laser posterior capsulotomy. Arch Ophthalmol 1989; 107:986-90.
7. Steinert RF, Puliafito CA, Kumar SR, Dudak SD, Patel S. Cystoid macular edema, retinal detachment, and glaucoma after Nd:YAG laser posterior capsulotomy. Am J Ophthalmol 1991; 112:373-80.
8. Ahmadieh H, Moradian S, Faghihi H, et al. Anatomic and visual outcomes of scleral buckling versus primary vitrectomy in pseudophakic and aphakic retinal detachment. Six-month follow-up results of a single operation – report no 1. Ophthalmology 2005;112:1421-9.
9. Abujamra S, Resende GP, Gomes AMV. Catarata e descolamento de retina. In: Padilha M. Catarata. Rio de Janeiro, Cultura Médica, 2003, p.515-21.
10. Apple DJ, Auffarth GU, Peng Q, Visessook N. Posterior capsule opacification. In: Apple DJ, Auffarth GU, Peng Q, Visessook N. Foldable intraocular lenses: evolution, clinicopathologic, correlations and complications. Thorofare, NJ, Slack, 2000. p.157-275.
11. Lacava AV, Centurion V, Caballero JC. Opacification of the posterior capsule. In: Boyd S. Laser surgery of the eye: the art of lasers in ophthalmology. Panama, Highlights of Ophthalmology, 2005. p.207-16.
12. Aras C, Ozdamas A, Karaorlu M, Sener B, Bahcecroglu retinal detachment follorring laser in situ keratomilenses. Opthalmic Surgery an Laser 2000; 31-2:121-5.
13. Centurion V, Lacava AC, De Lucca ES. Descolamento de retina após facoemulsificação. Revista Brasileira de Oftalmologia. v.8, n.10, p.789-93, outubro 1999.
14. Burq MA, Taqui AM. Frequency of retinal detachment and other complications after neodymium:Yag laser capsulotomy. J Park Med Assoc. 2008;58(10):550-552.
15. El Matri L, Mghaieth F, Limaiem R, Chaker N, Baklouti K, Bouraoui R, Merdassi A. Characteristics of retinal detachment following neodymium YAG laser posterior capsulotomy: clinical and therapeutic aspects. Bull Soc Belge Ophthalmol. 2006;301:71-77.

75

Ciertos Aspectos Histopatológicos de la Cirugía de Catarata

Dr. Francisco Contreras Campos

En el ser humano, la vesícula lenticular primitiva se origina del ectodermo superficial cuando el ectodermo neural se invagina para formar la copa óptica. Esto sucede entre la cuarta y quinta semana del desarrollo de vida intrauterina.

Desde su origen, el cristalino queda aislado de las otras estructuras oculares por la membrana basal del epitelio lenticular: la cápsula.

La vesícula cristaliniana es ocupada rápidamente por las fibras lenticulares primarias procedentes de la elongación del epitelio de la cara posterior, constituyendo así el núcleo lenticular embrionario.

De aquí en adelante, solo habrá epitelio lenticular en la cara anterior y en el ecuador del cristalino, ambos con diferente comportamiento celular.[1]

El epitelio de la cara anterior tendrá poca actividad de reproducción. En casos patológicos mostrará alguna proliferación y metaplasia fibrosa, usualmente limitada a la región central como en la catarata polar anterior.

En cambio, el epitelio lenticular del ecuador tiene una actividad mitósica muy activa, formando las fibras lenticulares secundarias, terciarias, etc. que envuelven al núcleo embrionario ya mencionado y forman los núcleos fetal, infantil, juvenil etc. a través de los años. Cuando se alteran las condiciones normales,[2] estas células forman fibras lenticulares aberrantes tales como las que se encuentran en la catarata subcapsular posterior: son las llamadas células en vejiga o Wedl cells **(Figura 1)**.

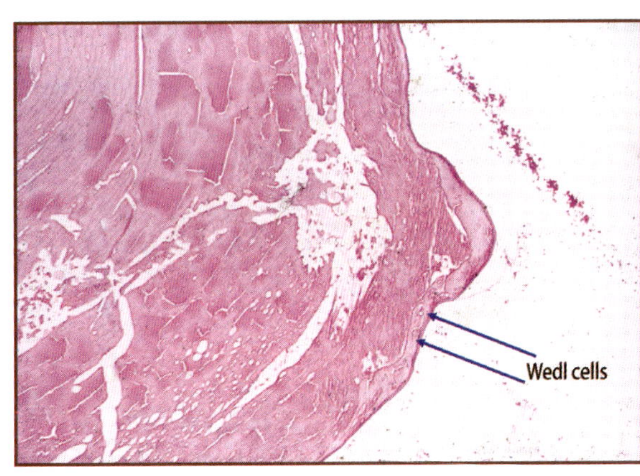

Figura 1. Células en vejiga.

Restos de Cristalino

Si se efectúa una extracción de catarata extracapsular, ya sea manual, automatizada o por facoemulsificación, los restos corticales que quedan, se transforman clínicamente en las llamadas perlas de Elschnig **(Figura 2)** que se extienden sobre la cápsula posterior; son las fibras lenticulares aberrantes procedentes del epitelio ecuatorial que contribuyen a la opacidad de la cápsula posterior.

En los casos que queda material cortical en la periferia de la bolsa capsular, las células de esa zona quedan atrapadas por la cápsula que se enrolla.

Estas células ecuatoriales producen fibras lenticulares aberrantes, formando lo que clínicamente se conoce como el anillo de Soemmering **(Figura 3)**. Cuando la capsulorhexis anterior no es amplia y no se quita el epitelio de la porción remanente de esta cápsula, estas células pueden proliferar y manifestar su tendencia a la metaplasia fibrosa ya mencionada, produciéndose eventualmente la fimosis de la cápsula anterior, más dura y consistente que cuando se opacifica la cápsula posterior lo cual depende mayormente del epitelio procedente del ecuador que produce fibras aberrantes.

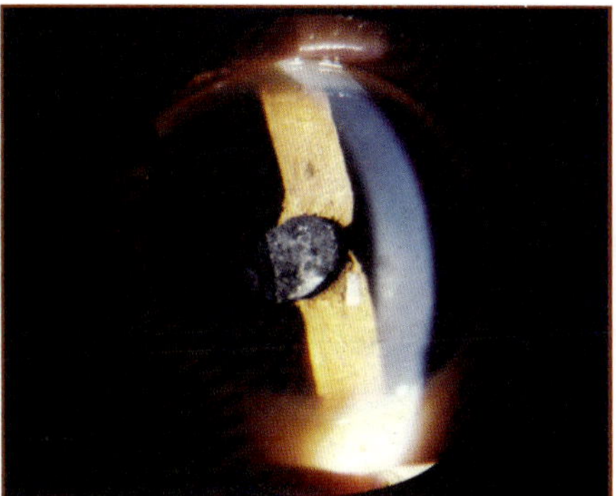

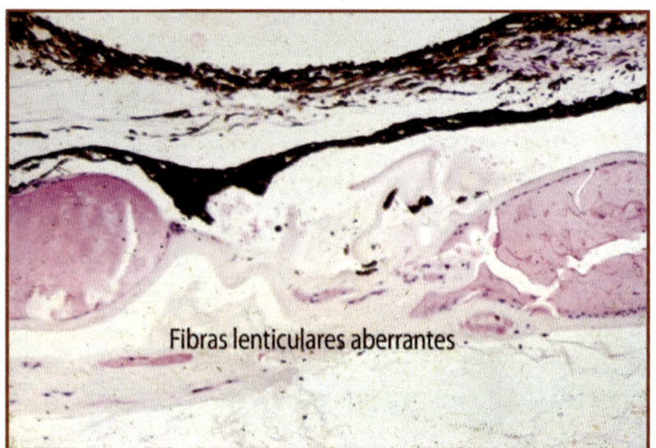

Figura 2. Opacificación de la cápsula posterior. Fibras lenticulares aberrantes.

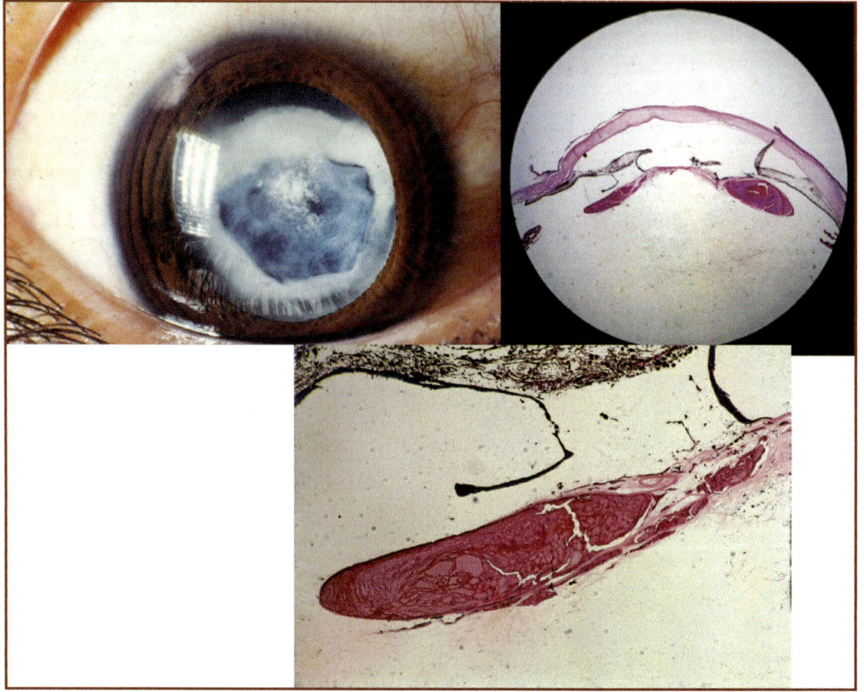

Figura 3. Anillo de Soemmering.

Pérdida de Vítreo

Otra complicación importante que ocurre durante la cirugía del cristalino es la pérdida de vítreo por ruptura de la cápsula posterior.

El humor vítreo tiene la adherencia más fuerte a la periferia de la retina, unos dos milímetros por delante y otros 2 mm por detrás de la ora serrata: la base del vítreo **(Figura 4)**. Las otras adherencias, ya sea al cristalino a través del ligamento hialoideo-capsular y a diferentes áreas de la retina se van perdiendo progresivamente a través de los años.

La incidencia de pérdida de vítreo por cirugía del cristalino ha disminuido y su manejo en caso de presentarse ha mejorado notablemente con las técnicas modernas de vitrectomía. Sin embargo, permítanme presentarles algunos casos histopatológicos relacionados con esta causa.

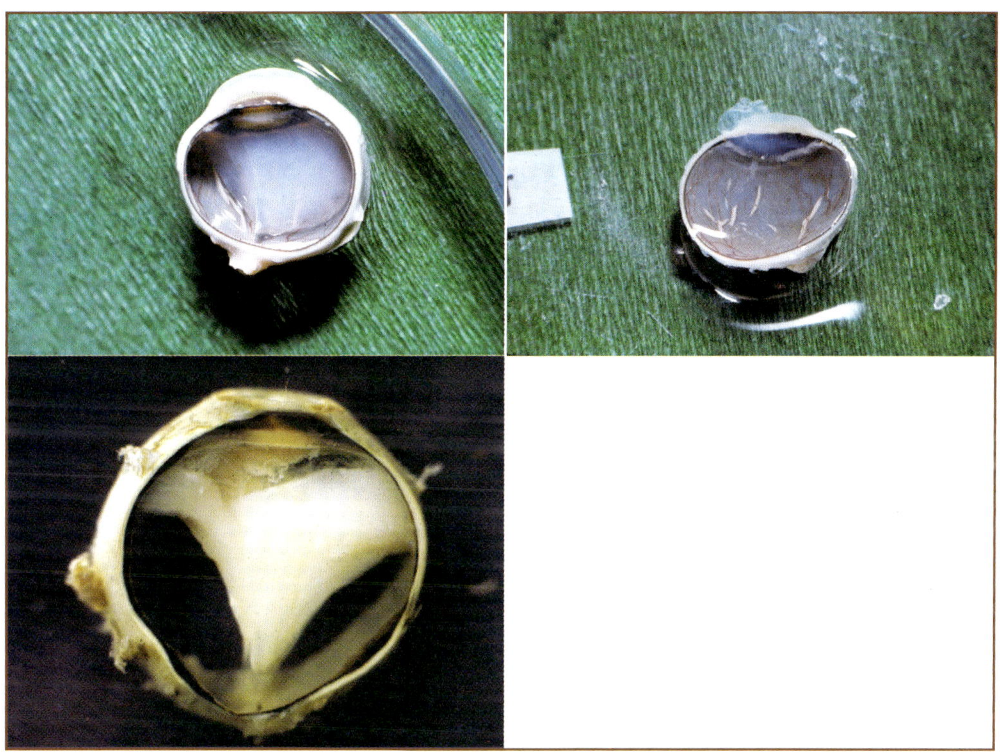

Figura 4. Vítreo en ojo de recién nacido. Vítreo en ojo adulto.

Cuando en una herida perforante corneal o limbar, ya sea accidental o quirúrgica existe una defectuosa aposición de los labios posteriores de la herida y si además el endotelio corneal vecino ha sufrido, estas células endoteliales reaccionan a metaplasia fibrosa formando una membrana retrocorneal **(Figura 5)**.

Si a esta situación se agrega la encarceración del humor vítreo en la herida, el vítreo sufre un proceso de inflamación y luego contracción fibrosa. Si la fijación del vítreo a la cicatriz corneal se mantiene, también compromete el iris, produciéndose sinequias córneo-vítreo iridianas. Al bloquear el paso del humor acuoso de la cámara posterior a la cámara anterior por las sinequias mencionadas, el iris se abomba y la periferia se adosa al ángulo produciéndose el cuadro de glaucoma secundario de ángulo cerrado **(Figura 6)**.

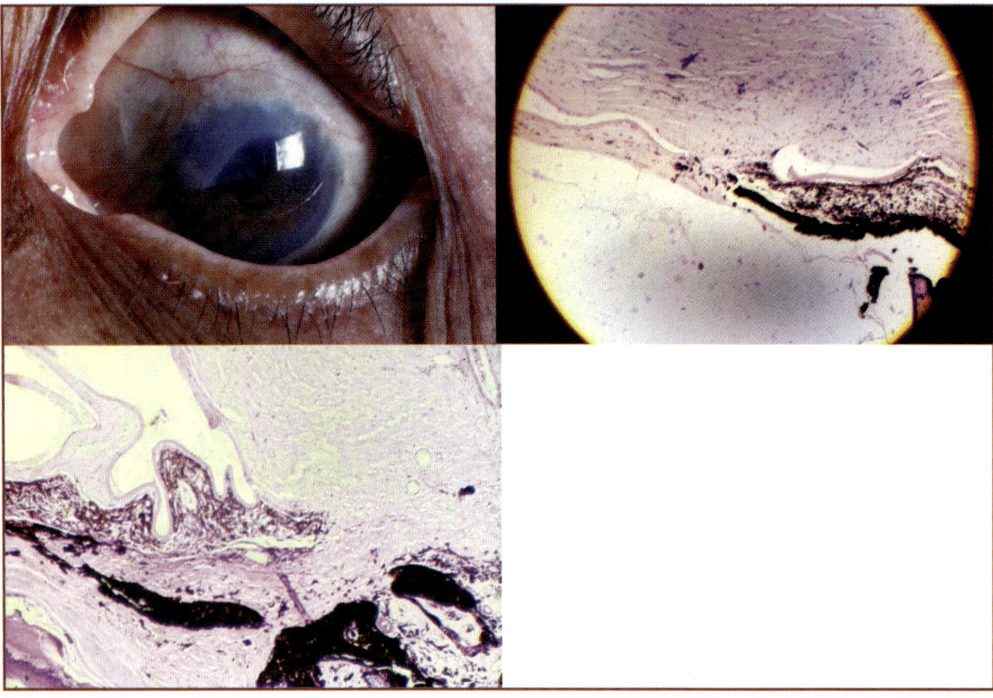

Figura 5. E.E.C.C. técnica manual complicada. Membrana retrocorneal. Membrana retrocorneal proliferación endotelial.

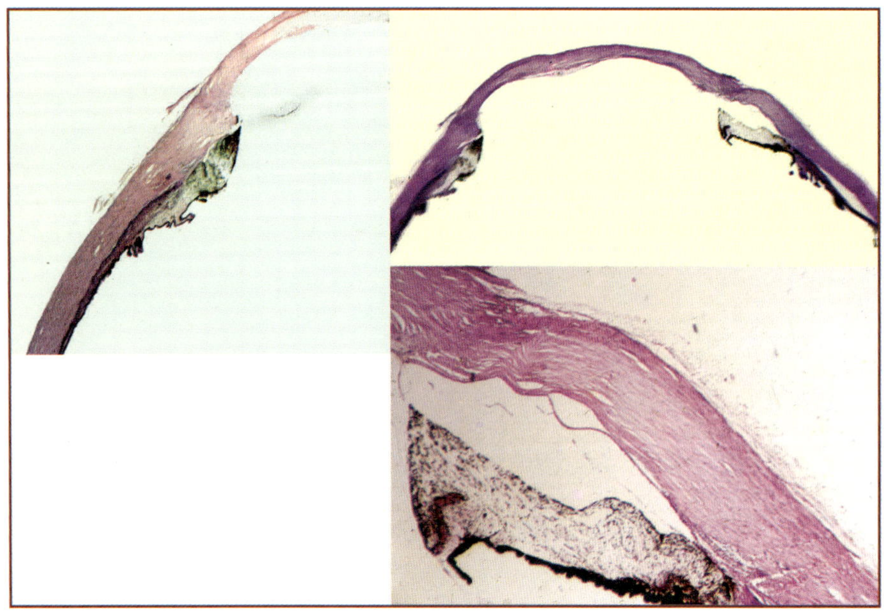

Figura 6. Sinequias vítreo-irido-corneales. Glaucoma secundario de ángulo cerrado.

Si esta inflamación y fibrosis vítrea se extiende hacia atrás y se adhiere a los procesos ciliares, se forman sinequias vítreo-ciliares que orientan el flujo del humor acuoso hacia el polo posterior, provocando el bloqueo ciliar llamado glaucoma maligno **(Figura 7)**. Por este motivo, una iridectomía en este caso no solucionaría el problema. Es mandatorio que el humor acuoso producido por los procesos ciliares pase a la cámara anterior mediante una vitrectomía que rompa el bloqueo cilio-vítreo y restablezca la comunicación del humor acuoso a la cámara anterior.

Si estas adherencias anteriores del vítreo fibroso y retráctil no se liberan a tiempo, se consolidan y pueden traccionar la base del vítreo o sea la retina periférica, provocando desgarros retinianos y desprendimiento de retina secundarios (**Figura 8**).

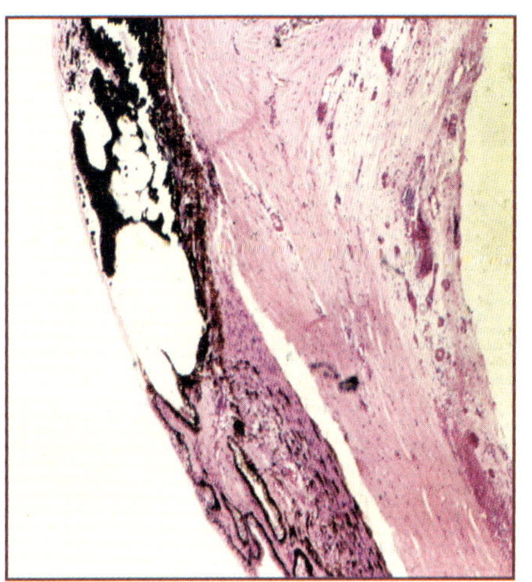

Figura 7. Sinequias vítreo ciliares. Glaucoma maligno.

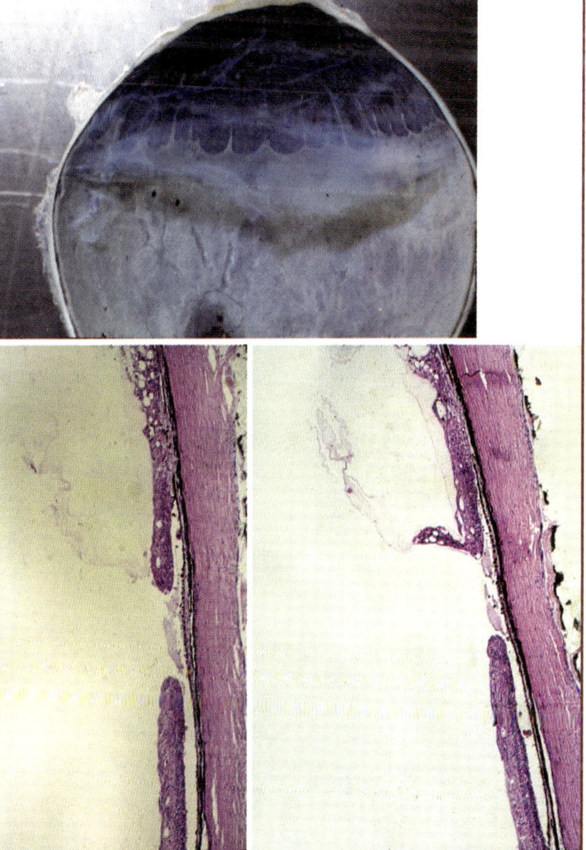

Figura 8. Agujeros retinianos situados en el borde de base del vítreo. Desgarros retinianos por tracción vítreo.

Hemorragia Coroidea

El espacio virtual supracoroideo está situado entre la lámina supracoroidea y la superficie interna de la esclerótica o lámina fusca. Se extiende desde el espolón escleral hasta las vainas del nervio óptico.

Cuando existe un brusco desbalance entre la presión intraocular y la presión externa, por herida accidental o quirúrgica de la córnea o el limbo, se produce dilatación de los vasos del tracto uveal, especialmente de la coroides anterior. Esta dilatación conduce a transudación del líquido sanguíneo que va al espacio supracoroideo: se produce el desprendimiento coroideo seroso **(Figura 9)**.

Cuando los vasos sanguíneos no están en buenas condiciones como en arterioesclerosis avanzada, diabetes o el paciente está con terapia anticoagulante, fácilmente existe salida de hematíes y el desprendimiento coroideo seroso se convierte en desprendimiento coroideo hemorrágico localizado o masivo, llamado entonces hemorragia coroidea expulsiva en caso de la salida de elementos intraoculares a través de la herida **(Figura 10)**.

Hay también factores predisponentes oculares tales como el nanoftalmos, el buftalmos, miopía elevada o glaucoma no controlado además de los factores sistémicos mencionados. Este evento quirúrgico es grave, pero afortunadamente no es frecuente. Se presenta en el 0.6% de las queratoplastías penetrantes y en el 0.2% de la cirugía extracapsular de catarata cuando la incisión es amplia.[2,3]

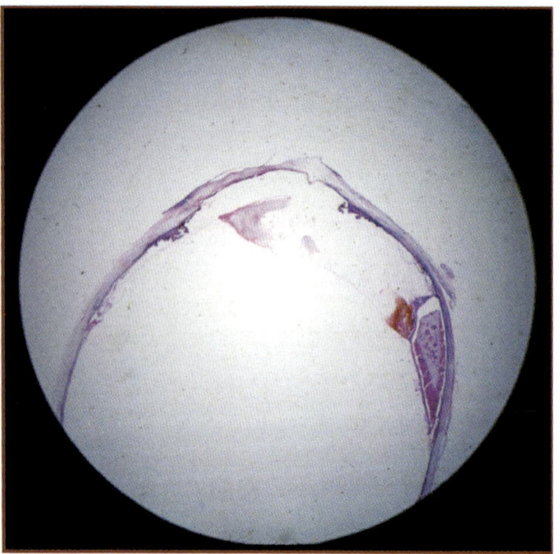

Figura 9. Desprendimiento coroideo seroso.

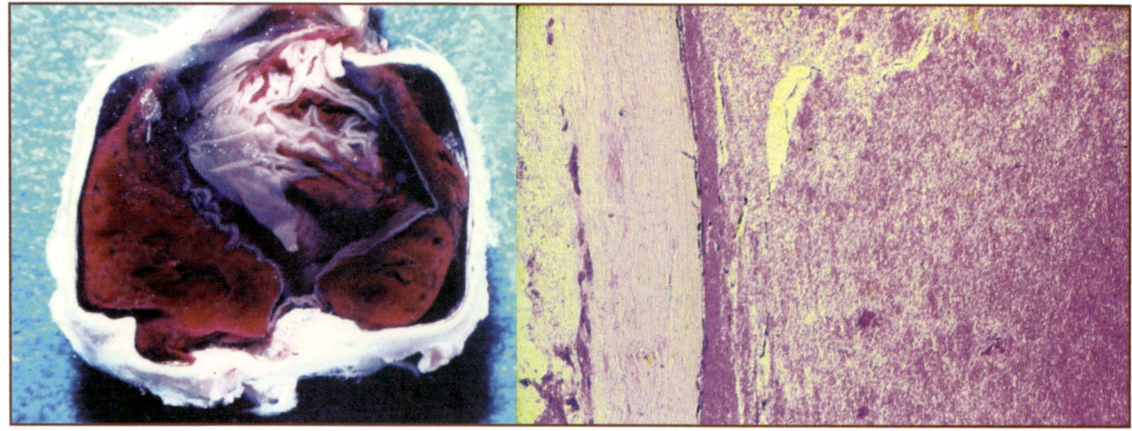

Figura 10. Hemorragia coroidea expulsiva.

Actualmente con la técnica de facoemulsificación la incisión es pequeña y autosellante, se trabaja en ambiente cerrado, lo cual controla los cambios bruscos de presión y la hemorragia coroidea expulsiva es extremadamente rara.

Endoftalmitis

La endoftalmitis infecciosa secundaria a cirugía de catarata es una condición patológica muy severa que puede causar disminución acentuada o pérdida de la función visual si no se toman las medidas terapéuticas urgentes y adecuadas.

Afortunadamente, cada vez se presentan menos casos en cirugía de catarata. Así tenemos que en el Bascom Palmer Eye Institute[4] se reportó una incidencia del 0.08% entre los años 1984 y 1994.

Uno de los autores de este trabajo[5] informó que en la misma institución entre los años 2000 a 2005 el porcentaje disminuyó a 0.05%.

Como factores de riesgo sistémicos pueden mencionarse la inmunodeficiencia y la diabetes.

Como factores preoperatorios, la defectuosa limpieza de la conjuntiva y párpados del ojo a operarse.

Intraoperatoriamente, podemos señalar los riesgos de repetidas entradas al globo ocular, la pérdida de vítreo, la filtración de la herida quirúrgica, etc.

El manejo actual adecuado de antibióticos y antiinflamatorios, así como la vitrectomía oportuna han mejorado notablemente el pronóstico de la función visual.

Sin embargo, ocasionalmente se presenta en ojos operados de catarata una inflamación crónica, tardía, de curso lento y progresivo. Se trata de infecciones a bacterias de poca patogenicidad, tales como propionibacterium acnes, staphylococcus epidermidis o infestación a hongos.[3,4]

Caso 1

H.C. 076048. I.D.O., mujer de 67 años de edad procedente del interior del país que consultó por disminución de la visión en ambos ojos.

En Enero de 1974 se efectuó extracción extracapsular de catarata, técnica manual, en el ojo derecho. Hubo pérdida de vítreo.

La paciente regresó cinco meses más tarde, manifestando dolor progresivo hasta ser intolerante en el ojo operado y pérdida de la visión. Al examen, ojo derecho ciego y doloroso, con presión muy alta. Glaucoma absoluto. El 27 del mismo mes se procedió a la enucleación. Al examen macroscópico (OP 74-118) el espécimen mostró en la cicatriz operatoria la encarceración del iris y vítreo acompañada de restos lenticulares. En la cavidad vítrea se notó un nódulo blanquecino en la base del vítreo. Microscópicamente este nódulo estaba formado por células inflamatorias de tipo agudo y crónico con acentuada reacción fibrosa. Dentro de este foco pudo observarse micelios compatibles morfológicamente con un hongo no identificado **(Figura 11)**.

Este caso así como las demás presentaciones clínicas y patológicas provienen del Laboratorio de Patología Ocular del Instituto Nacional de Oftalmología en Lima, Perú.

Cabe mencionar el Síndrome Tóxico de Segmento Anterior (TASS). Es una reacción inflamatoria no infecciosa que puede producir daño a las estructuras intraoculares con apariencia de endoftalmitis infecciosa. Puede presentarse secundaria a detergentes enzimáticos, endotoxinas

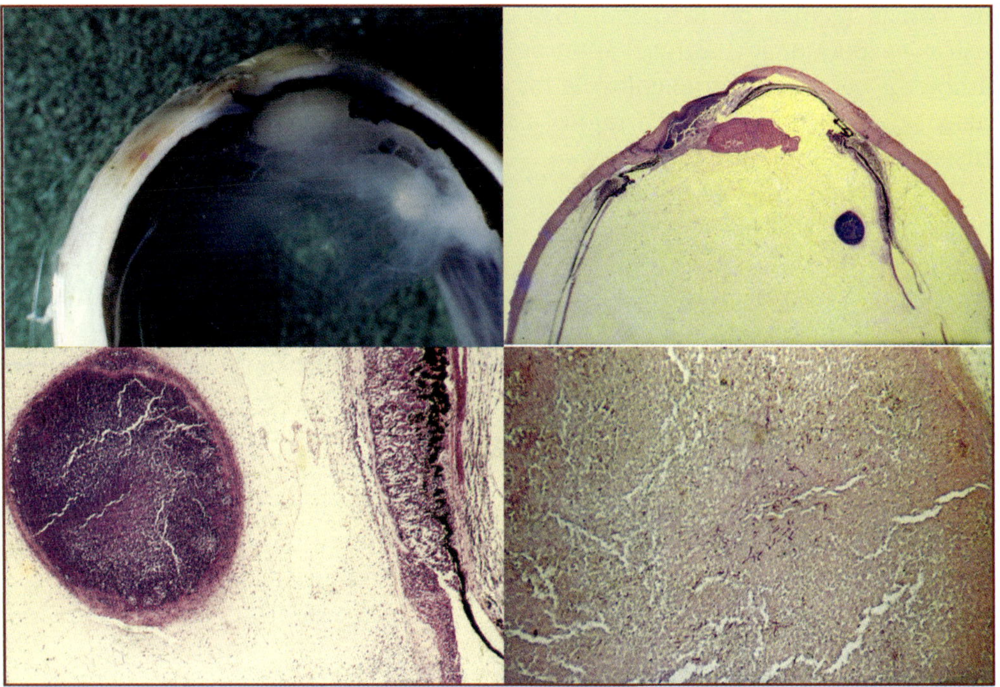

Figura 11. Endoftalmitis micótica.

bacterianas, oxidación de metales o residuos de soluciones irritantes oculares. Puede dejar como secuela edema corneal, atrofia de iris y glaucoma secundario.[8]

Conforme las técnicas de la cirugía de catarata han mejorado, los especímenes oculares que muestran sus complicaciones han disminuido.

Sin embargo, es importante señalar los hallazgos histológicos de las complicaciones, ya que contribuyen al mejor conocimiento y comprensión de la cirugía ocular más frecuente y de mayor causa de ceguera recuperable.

Referencias

1. Garg A et al "Advances in Ophthalmology 2", New Delhi, Taypee Br., 2005.
2. Spencer WH "Ophthalmic Pathology" 3rd Ed. Philadelphia,Saunders 1985: pp.447-448.
3. Taylor BM Trans Ophthalmol Soc. 1974; 82: 157-169.
4. Aaberg JM, Flynn HW, Newton J, Ophthalmology 1998; 105: 1004-1010,
5. Flynn HW O.T.; 2006; 10:5,
6. Tarkkamen A et al Acta Ophthalmol Scand 2004; 82: 232-235,
7. Narang S et al Am. J. Ophthalmol 2001; 132: 609-617,
8. Mamalis N. Toxic Anterior Segment Syndrome Focal Points: Module 1, 2012: 5.

76

Endoftalmitis Aguda Postquirúrgica

Dr. Carlos L. Nicoli,
Dr. Guido Bregliano

Introducción

La cirugía de catarata es uno de los procedimientos quirúrgicos programados que más se realiza en el mundo. El desarrollo y perfeccionamiento de esta cirugía, así como la demanda creciente de resultados óptimos hacen de la endoftalmitis aguda infecciosa una de las complicaciones postquirúrgicas más temidas en la actualidad con grandes implicancias médicas, sociales y legales.

La endoftalmitis aguda post cirugía de catarata representa una respuesta inflamatoria grave de los tejidos intraoculares de causa infecciosa.[1]

El cuadro se caracteriza por disminución de la agudeza visual asociada a dolor, congestión, tyndall, hipopión, y vitreitis. El diagnóstico es clínico y se complementa con el análisis de las muestras intraoculares.

El hecho de que el cuadro infeccioso sea intraocular es relevante, ya que una de las complicaciones de la endoftalmitis es la denominada "panoftalmitis", que consiste en la extensión extraocular de la infección con compromiso de las estructuras adyacentes al globo ocular y la posible diseminación hacia el sistema nervioso central.[2]

Incidencia

Los reportes indican que la incidencia de la endoftalmitis bacteriana aguda post cirugía de catarata varía entre un 0,04% a un 2%. Esta variación está determinada principalmente por factores como la administración o no de antibióticos intracamerulares, diabetes, inmunosupresión, complicaciones intraoperatorias como la ruptura de la capsula posterior con vítreo en cámara anterior.

Lundstorm et al evaluaron una serie de 225.000 casos que recibieron profilaxis con cefuroxima intracamerular durante la cirugía de cataratas, reportando una incidencia de endoftalmitis aguda postquirúrgica de 0,05% (0,5 infecciones cada 1000 operados). La ESCRS (European Society Cataract and Refractive Surgery) ratifico los beneficios del uso de este antibiótico intracamerular en la profilaxis de endoftalmitis, mediante un estudio donde comparo la incidencia de la infección entre un grupo donde se administró cefuroxima intracamerular (0,07%) (5 casos de 6836) con otro grupo donde se administró levofloxacina tópica pre y postoperatoria (0,33%) (23 casos de 6862), demostrando una incidencia cinco veces mayor en los pacientes del segundo grupo.[5]

Matzura et al, en Japón, compararon la incidencia de endoftalmitis postquirúrgica entre 18794 casos a los que se les administro moxifloxacina intracamerular durante la cirugía y 15958 casos a los que no. La infección fue diagnosticada durante el transcurso del primer mes postoperatorio en: 3 casos del primer grupo con una incidencia de 0,015% (1 cada 6265) y 8 casos del segundo grupo con una incidencia de 0,051% (1 cada 1955), demostrando que la administración de la moxifloxacina intracamerular disminuyo 3 veces la incidencia de endoftalmitis postquirúrgica.[6]

Patogenia

Existen diversos factores que contribuyen a la fisiopatogenia de este proceso. La endoftalmitis postquirúrgica infecciosa es el resultado de la interacción negativa entre la carga infectante del germen que ingresa al interior del globo ocular y la respuesta inmunológica del paciente. La presencia de gérmenes viables en la cámara anterior al final de la cirugía de catarata (contaminación bacteriana) en algunas series se eleva hasta valores superiores al 40% del total de los pacientes examinados.[7] Extrapolando estos resultados y comparándolos con la baja incidencia de endoftalmitis (0,04% a un 2% aproximadamente) resulta claro que en el interior del globo ocular una respuesta inmunológica competente, en la gran mayoría de los casos, resulta suficiente como para detener e impedir el desarrollo de la endoftalmitis. Lógicamente este no es el único factor determinante para el impedimento o desarrollo de la infección, debido a que existen diversos factores tales como la virulencia del germen, cantidad de inoculo, adhesividad, y síntesis de toxinas con capacidad de contrarrestar la inmunocompetencia del huésped y causar la consecuente infección intraocular.[8,9]

Existen diversas fuentes de infección como la contaminación de instrumental, soluciones de irrigación, gotitas de flugge, colirios, viscoelásticos, lentes intraoculares, suturas, tubuladuras y equipos quirúrgicos. Sin embargo todas estas fuentes mencionadas se consideran de una incidencia despreciable comparadas con la relevancia que adquiere la propia flora bacteriana conjuntivo palpebral del paciente, la cual es la principal y más importante fuente contaminante de endoftalmitis post cirugía de catarata.[10]

La cirugía de catarata causa una alteración en la barrera hemato/acuosa permeabilizándola, observándose consecuentemente un ingreso de células inflamatorias como polimorfonucleares, macrófagos, células del complemento e inmunoglobulinas dentro de la cámara anterior constituyendo una parte importante en la defensa ante la colonización de microorganismos. Otro factor importante, es la producción de humor acuoso en sí misma, que contribuye a la remoción mecánica de gérmenes y toxinas. Así como hemos detallado las características que hacen al humor acuoso un sistema eficiente desde el punto de vista defensivo, lo contrario ocurre a nivel del humor vítreo, que por sus características en lo que hace a barrera hemato/vítrea, dinámica e inmunocompetencia, lejos de ofrecer una resistencia frente a los patógenos, se comporta en realidad como un caldo de cultivo para la reproducción y multiplicación bacteriana.[11]

Factores de Riesgo

1. Alteración de la Flora Conjuntivo-Palpebral Normal

- Lentes de contacto
- Blefaritis / Conjuntivitis / Ojo seco
- Alteraciones de la vía lagrimal
- Alteraciones palpebrales (entropión o ectropión)
- Cirugías oculares previas
- Otros: profesionales de la salud, pacientes internados crónicamente con cateterizaciones, ileostomías o colostomías.[12]

2. Diabetes

La incidencia de endoftalmitis es mayor en estos pacientes. Además los pacientes diabéticos son más propensos a padecer infecciones causadas por bacilos gram negativos con un pronóstico visual mucho más desfavorable y pobre.[13]

3. Ruptura de la Cápsula Posterior

La incidencia es 10 veces mayor en aquellos casos en donde se produjo la ruptura de la capsula posterior acompañada de una vitrectomía anterior (13,11 cada 1000), principalmente debido al acceso directo de la bacterias hacia el vítreo, y al mayor tiempo y maniobras quirúrgicas requeridas.[14]

4. Edad

La incidencia se duplica en aquellos pacientes añosos mayores de 85 años (2.18 cada 1000).[15]

5. Cirujanos Inexpertos

La incidencia de endoftalmitis es mayor (1,33 cada 1000) en aquellos cirujanos con poco volumen quirúrgico y menor experiencia debido a que son cirugías asociadas a mayor incidencia de complicaciones intraoperatorias como incisiones poco autosellantes, ruptura de la capsula posterior, emulsificación y/o aspiración incompleta de masas cristalineanas.[16]

6. Incisiones Quirúrgicas

Independientemente del tipo de incisión, cualquier filtración en la herida quirúrgica aumenta el riesgo de la infección. *Wallin et al* encontraron que una herida filtrante en el primer día postoperatorio, aumenta 44 veces el riesgo de endoftalmitis.[17] El gran debate respecto de la herida quirúrgica se centra en el riesgo relativo de la incisión corneal versus la incisión con túnel escleral. En el estudio de *Nagaki et al* se encontró un incremento en la incidencia de endoftalmitis en pacientes a los que se le realizo una incisión corneal temporal comparativamente con aquellos que tuvieron una incisión esclerocorneal superior.[18] Sin embargo, estos estudios no han caracterizado la arquitectura incisional corneal realizada, las cuales probablemente no han sido uniformes o estandarizadas en estas series multicéntricas, dando lugar a la duda si fueron realmente valvuladas y autosellantes. La tecnología avanzada del láser fetmosegundo ofrece crear potencialmente de forma más precisa la arquitectura de la incisión cornea clara.[19] A pesar de las controversias sobre los riesgos de infección relacionados con la incisión corneal o escleral, existe un convenio general en donde si la herida quirúrgica es filtrante se debe suturar la misma al concluir la cirugía.[20,21]

Etiología

Debido a que la flora bacteriana normal conjuntivo palpebral constituye el reservorio de gérmenes que más frecuentemente se ve implicado en las endoftalmitis postquirúrgicas, la mayoría de las infecciones secundarias a la cirugía de catarata son causadas por Bacterias Gram Positivas, representando el 90% de la estadística etiológica según el Endophthalmitis Vitrectomy Study. Este estudio realizo el cultivo de todos los pacientes que cursaron con una endoftalmitis postquirúrgica aguda, determinando los siguientes porcentajes de la etiología bacteriana:[22]

Bacterias Gram Positivas: 90%
- Estafilococo Epidermidis: 70%
- Estafilococo Aureus: 9,9%
- Estreptococos: 9%
- Enterococos: 2%
- Otras: 3%

Bacterias Gram Negativas: 7%
- Pseudomona Aeureginosa
- Haemophilus
- Proteus
- Neisseria

Hongos: 3%
- Cándida albicans

Profilaxis

Ninguna técnica profiláctica en la cirugía intraocular recibe la recomendación clínica crucial (A), la única técnica que recibió una recomendación clínica intermedia (B) fue el uso de la preparación de iodopovidona preoperatoria. El resto de las técnicas (antibióticos tópicos pre y postoperatorios, antibióticos subconjuntivales postoperatorios, antibióticos en la solución de irrigación) son consideradas de recomendación clínica baja (C).[23]

Examen Preoperatorio

Examen detallado especialmente dirigido a descartar o tratar, previo a la operación, aquellas patologías de base predisponentes para la infección como:

Blefaroconjuntivitis: como hemos descripto, la flora conjuntivo palpebral normal constituye la fuente principal de bacterias causantes de endoftalmitis, por ende, la blefaritis y la disfunción de las glándulas de meibomio multiplican la carga bacteriana. Motivo por el cual se debe evitar la cirugía en aquellos pacientes que presenten blefaritis, meibomitis, conjuntivitis, y/o dacriocistitis en actividad.
Alteraciones palpebrales: deben resolverse el entropión, el ectropión, o el parpado floppy antes de proceder con la facoemulsificación de la catarata.
Obstrucciones de la vía lagrimal: deben desobstruirse antes de la cirugía.

Antibioticoterapia Tópica Preoperatoria

La administración profiláctica de antibióticos tópicos perioperatorios para prevenir endoftalmitis, normalmente es practicada por la mayoría de los oftalmólogos, aunque su eficacia actualmente continua siendo controversial.[24]

El tiempo y la frecuencia de administración tópica también ha sido sujeto de debate, ya que basados en la farmacocinética de estas drogas, empezando 1-3 días antes de la cirugía puede resultar más ventajoso.[25]

La antibioticoterapia preoperatoria reduce el número de bacterias de la flora normal conjuntivo palpebral al momento quirúrgico.[26]

Las fluoroquinolonas de 4° generación, como la gatifloxacina 0,3% y la moxifloxacina 0,5%, son las más comúnmente prescriptas como antibioticoterapia profiláctica en la cirugía debido a su actividad de amplio espectro antibacteriano y su mayor penetrancia en el humor acuoso.[27]

Asepsia Pre Quirúrgica Inmediata

Iodo-povidona al 5%: Actualmente su administración periocular y en el fondo del saco conjuntival continua siendo el método más eficaz en la disminución del número de colonias conjuntivo palpebrales preoperatorias. La forma de aplicación sugerida es 5 a 10 minutos antes del acto quirúrgico, para que la misma permanezca más tiempo en contacto con la conjuntiva aumentando su acción antiséptica. Inclusive, existen trabajos que sugieren que el uso de la misma luego de la cirugía, resultaría ser más eficaz en minimizar el número de colonias conjuntivales postoperatorias que los antibióticos tópicos de amplio espectro.[28] El uso de iodopovidona al 5% en el fondo del saco, inmediatamente antes de la cirugía promueve una esterilización del 83% de la superficie ocular.[29]

Campos plásticos autoadhesivos: Su utilización permite el aislamiento de los anexos oculares previniendo su contacto con el campo quirúrgico, y por ende, reduciendo la probabilidad de contaminación intracamerular.[30]

Antibióticos Intracamerulares Durante el Acto Quirúrgico

El uso profiláctico de antibióticos durante el desarrollo de la cirugía de catarata continua siendo una medida controversial y discutida.[31]

Como ya hemos mencionado anteriormente, los estudios europeos han concluido que la administración de cefuroxima intracamerular en la solución de irrigación ha disminuido significativamente la incidencia de endoftalmitis aguda postquirúrgica, comparada con aquellos casos en los cuales no se administró el antibiótico **(Figura 1)**. Sin embargo, como la vancomicina,

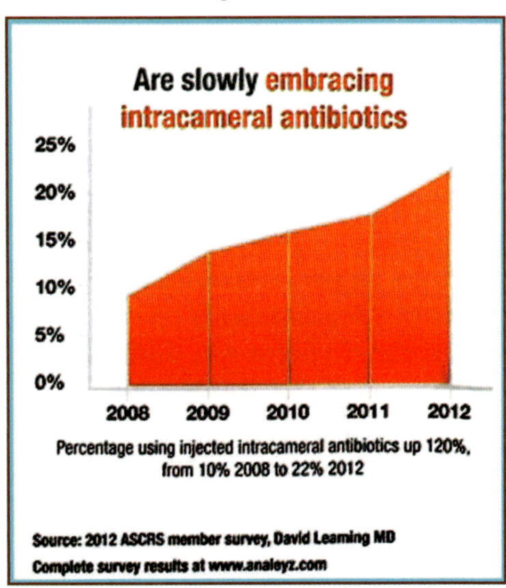

Figura 1.

la cefuroxima está disponible mediante una preparación sistémica que debe ser reconstituida utilizando solución salina antes de poder ser administrada con seguridad dentro del ojo. Esta preparación de la dilución de la droga sistémica para poder ser administrada intraocularmente, puede incrementar el riesgo de síndrome de toxicidad del segmento anterior (TASS) debido a una inadecuada concentración de la droga. Es bien conocido que una incorrecta concentración de la droga, pH incorrecto, y/o incorrecta osmolaridad pueden causar TASS y/o toxicidad endotelial con la consecuente descompensación corneal. Considerando las posibles complicaciones con vancomicina y cefuroxima, se han realizado estudios en América y Japón demostrando que la administración de 0,1 ml de moxifloxacina 0,5% al final de la cirugía, parecería ser la mejor opción en la profilaxis antibiótica intracamerular de la endoftalmitis debido a su amplia cobertura del espectro, modo de acción, y menor incidencia de efectos adversos.

Esta es una fluoroquinolona de 4° generación activa contra un amplio espectro de bacterias de la flora conjuntival gram positivo y negativo, atípicas y anaerobias. La solución oftálmica es isotónica formulada a un pH de 6,8 con una osmolaridad de 290 mosm/kg, ambos valores dentro del rango normal para el ojo humano. La moxifloxacina 0,5 % además de no presentar preservativos adherentes, su formulación oftálmica no requiere preparación especial para el uso intracamerular, reduciendo el riesgo de TASS y toxicidad endotelial. Diferentes estudios encontraron que la moxifloxacina es superior en términos de potencia ya que tiene la menor concentración inhibitoria mínima (CIM) para la mayoría de las cepas bacterianas de la flora conjuntivo palpebral causantes de endoftalmitis.[32,33]

Arshinoff citando a *Montan et al* reportaron que la vida media aproximada de la cefuroxima en la cámara anterior es de aproximadamente 30 minutos; mientras que *Asenu et al*, recientemente, estimaron que la vida media de la moxifloxacina fue de 2,2 horas aproximadamente.[34]

Antibioticoterapia Tópica Postoperatoria

La administración postoperatoria de fluoroquinolonas de 4° generación atenuaría la probable inoculación bacteriana postoperatoria hasta el completo sellado de la incisión quirúrgica.[35] Es frecuente que se discontinúe la administración antibiótica tópica en el séptimo día postoperatorio, aunque ciertos autores sugieren que el tiempo promedio de presentación de la endoftalmitis ocurre a los 9.3 días de la cirugía.[36]

Antibióticos Subconjuntivales

Aunque su efectividad profiláctica no resulta demasiado convincente debido a que no existen estudios clínicos randomizados que evidencien un beneficio significativo,[37] muchos oftalmólogos utilizan comúnmente una de las diluciones combinadas con Gentamicina y Dexametasona. Esta debería ser reevaluada, ya que la gentamicina actúa contra bacterias gram negativas, cuando sabemos que la mayoría de las endoftalmitis son causadas por gram positivas, y además por otro lado existen reportes acerca de la toxicidad macular producida por la terapia con aminoglucosidos. Es por eso que en aquellas cirugías que se administre el antibiótico subconjuntival, por complicaciones intraoperatorias y/o defectos en el cierre de la incisión quirúrgica, se recomienda la utilización de la Cefazolina que presenta un buen espectro contra gram positivos y no genera toxicidad retinal.[38]

Clínica

La presentación clínica de la endoftalmitis postquirúrgica puede ser variable dependiendo de la virulencia del microorganismo infectante, la defensa inmunitaria del huésped, y la presencia de enfermedades sistémicas y/o oculares de base.

La forma clásica y más frecuente de presentación de endoftalmitis ocurre entre las 24 horas y 7 días luego de finalizado el acto quirúrgico, y mediante la aparición de su triada diagnostica caracterizada por el dolor ocular, la disminución de la agudeza visual y el hipopión.[39]

Síntomas

Disminución visual: Es el síntoma más característico en la endoftalmitis postoperatoria aguda, apareciendo en un 94% de los casos aproximadamente. Es consecuencia de la opacificación de medios producida por la turbidez en cámara anterior y/o la turbidez vítrea por la vitreitis, y en menor medida por el edema retiniano con compromiso macular. Actualmente, la agudeza visual constituye uno de los parámetros más importantes en la elección del tratamiento a instaurar.

Dolor ocular: Es uno de los síntomas más constantes, apareciendo en aproximadamente un 75% de los casos. Puede presentarse como punzante, localizado o difuso del lado afectado, e intensidad progresiva. Puede no aparecer en aquellos pacientes diabéticos y/o con infecciones causadas por gérmenes de baja virulencia como el Epidermidis.

Fotofobia: Suele acompañar al dolor ocular.

Signos

Hipopion: Constituye el signo más característico de la endoftalmitis postoperatoria aguda, manifestándose en aproximadamente un 86% de los casos **(Figura 2)**. Como respuesta a la invasión séptica intraocular se inicia la "fase inflamatoria exudativa" caracterizada por el pasaje de células inflamatorias y componentes plasmáticos hacia la cámara anterior, a través de la permeabilización de la barrera hemato-ocular. Dentro de los exudados inflamatorios distinguiremos: exudados serosos proteicos visualizados como tyndall y flare en cámara anterior, exudados fibrinosos que pueden observarse como membranas fibrinoides camerulares, y exudados purulentos compuestos por polimorfonucleares y detritus celulares manifestados inicialmente como un tyndall más grueso, para luego formar el hipopion característico de inflamaciones severas. También existen casos postoperatorios que cursan con hipopion inflamatorio sin etiología séptica, como por ejemplo en el TASS, cirugías complicadas y prolongadas, cirugías de cataratas traumáticas y/o pacientes con antecedentes de uveítis.

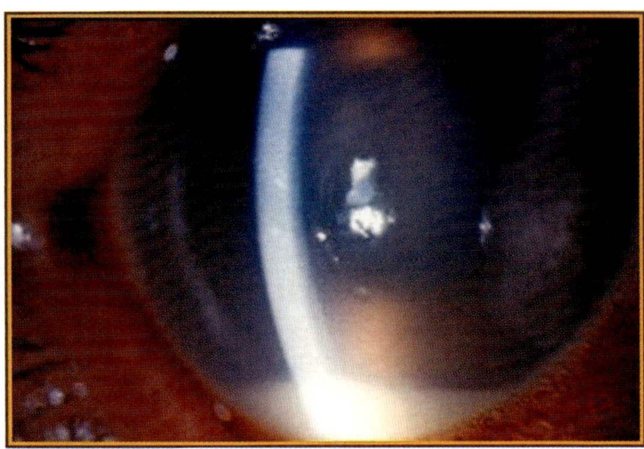

Figura 2. Endoftalmitis Aguda Postquirúrgica.

Ojo rojo: Hiperemia con inyección conjuntival superficial generalizada y de los vasos profundos dispuestos en forma tortuosa (por afectación uveal). La congestión ocular puede ir acompañada de quemosis.

Edema de párpados: Edema bipalpebral intenso por la gran extensión del proceso inflamatorio conjuntival. Deberá evaluarse y descartarse la posible celulitis orbitaria.

Vitreitis: La permeabilización de la barrera hemato-ocular, acompañada de la multiplicación bacteriana y del pasaje de los gérmenes de cámara anterior al vítreo, se traduce inicialmente en una vitreitis fina leve. Con la progresión de la infección y la reacción leucocitaria, el acumulo de fibrina desencadenara un absceso vítreo con un aumento rápido en la turbidez del mismo y la consiguiente disminución y pérdida del reflejo rojo. En ocasiones, principalmente cuando existe mucha turbidez en cámara anterior, la única forma de valorar la vitreitis y haze vítreo es mediante la ecografía ocular.

Córnea: Permanece transparente al principio, pero con los días se tornara cada vez más edematosa.

Presión intraocular: En general, disminuye al principio del proceso para ir aumentando hacia el final del mismo.[40]

Tiempo de Presentación

Se la clasifica de acuerdo al tiempo de su presentación clínica en:

Hiperaguda: Cuadro severo, muy infrecuente, con una presentación clínica intensa que se manifiesta durante las primeras 24 horas. Etiológicamente predominan bacterias gram negativas y positivas muy virulentas, causantes de una infección con pronóstico visual desfavorable, aun con la instauración del tratamiento adecuado y precoz.

Aguda: Es la forma más frecuente, manifestándose entre las 24 hs y el 5° día postoperatorio con una presentación clínica muy variable. Etiológicamente predominan las bacterias gram positivas, responsables de casi el 90% de los casos. El pronóstico visual se relaciona con los siguiente factores: virulencia del germen, defensa inmunológica del huésped, e instauración del tratamiento adecuado y precoz.

Subaguda: Su presentación se manifiesta entre el 5° y 20° día postoperatorio, de forma mucho más atenuada con signos característicos como la persistencia del tyndall y membranas pupilares causada por gérmenes de menor virulencia. A veces el cuadro puede ser sospechoso, pero estar enmascarada por el uso de medicación postoperatoria, y recién confirmado cuando se establece el hipopion.[41]

Estudios Complementarios

Ecografía Ocular

En presencia de signos de sospecha de endoftalmitis se debe solicitar una ecografía a fin de corroborar el diagnóstico, determinar su extensión y la severidad de la infección.

Hallazgos Ecográficos Positivos

- Flotadores vítreos: son ecos puntiformes en mayor cantidad que en el ojo contralateral. Su coalescencia genera "membranas vítreas" constituyendo una red cada vez más densa cuando empeora la evolución.
- Desprendimiento de vítreo posterior: si no existía previo a la cirugía, la vitreitis favorece la mayor adhesión de la hialoides posterior a la retina y constituye un andamiaje para las membranas vítreas que evolutivamente podrán traccionar la retina.
- Desprendimiento de retina: el desprendimiento regmatogeno al igual que el seroso son signos de mal pronóstico, ya que en presencia de infección, la retina desprendida sufre un proceso de disolución.
- Desprendimiento coroideo: su presencia se correlaciona con mal pronóstico, y además dificulta el manejo quirúrgico.
- Panoftalmitis: es una endoftalmitis más avanzada con compromiso de toda la pared ocular incluso esclera, epiesclera, y tejidos orbitarios adyacentes.

La presencia de membranas vítreas, y/o desprendimiento de retina y/o desprendimiento coroideo son signos asociados a un mal pronóstico visual, y obligan al cirujano a cambiar su estrategia de tratamiento médico a quirúrgico mediante una vitrectomia.

Es importante remarcar que las ecografías informadas como "libres de ecos" no necesariamente se corresponden con cavidad vítrea "libre de gérmenes"; ecografías silentes pueden dar una falsa sensación de tranquilidad, ya que la contaminación vítrea puede haberse iniciado y todavía no ser lo suficientemente significativa en el examen ecográfico.

Seguimiento: De acuerdo con la evolución puede ser necesario repetir la ecografía diariamente. Si los hallazgos ecográfico a las 24 horas del tratamiento no evidencian signos infecciosos evolutivos, es un signo de respuesta favorable al mismo. También sucede que, luego de realizar intravitrea de antibióticos y/o corticoides, el aumento de flotadores vítreos no es signo de progresión, dado que las partículas inyectadas pueden dar esa impresión.[42]

Laboratorio

Una vez que la presunción de endoftalmitis fue contemplada, la toma de muestra del humor acuoso y vítreo es imprescindible para la identificación del germen causante y su tratamiento específico.[43]

Toma de Muestra de Humor Acuoso

Se puede realizar con anestesia tópica, luego se realiza la asepsia de la superficie ocular con Iodo-povidona 5% durante 3-5 minutos. Realizar la punción mediante una paracentesis corneal limbar, con un aguja 27 gauge montada en una jeringa de insulina, aspirando 0,1 a 0,2 ml de humor acuoso para sembrarlo en un medio de cultivo.[44]

Aproximadamente, en un 30% de los casos obtendremos un resultado positivo.[45]

Toma de Muestra de Humor Vítreo

La toma de material vítreo se realiza en simultaneidad con el tratamiento empírico de la endoftalmitis postquirúrgica.

En este caso se aconseja una anestesia parabulbar mas profunda, luego se realiza la asepsia de la superficie ocular con Iodo-povidona 5%. Realizamos una divulsión de conjuntiva y tenon a nivel del cuadrante donde se procederá con la punción de 0,1 a 0,2 ml de vítreo, a través de la pars plana, mediante una aguja 22 gauge montada en una jeringa de insulina. Finalmente se deberá cerrar la esclerotomia con sutura vycril 7-0.

En casos en los cuales se indique la vitrectomia por pars plana precoz, la toma de muestra vítrea puede ser realizada durante la misma, obteniendo volúmenes de entre 0,5 a 1 ml.

Aproximadamente, el procesamiento de este material da resultados positivos en un 60% de los casos.[46]

Examen Directo

La tinción con Gram puede ayudar, rápidamente, con la identificación y clasificación del microorganismo, pero una tinción negativa puede correlacionarse pobremente con los resultados del cultivo.

Cultivos

Los medios de cultivo incluyen el Agar Sangre, Chocolate, Saboreaud y el Caldo Tioglicolato. Los resultados suelen demorarse 3-7 días dependiendo del germen causal.[47]

Estudios han demostrado que 1/3 de los cultivos realizados han presentado un resultado negativo, el cual puede deberse a: ausencia de proceso infeccioso, infección con gérmenes localizados fuera de la zona de punción, o microorganismos de difícil cultivo.[48]

Reacción en Cadena de la Polimerasa (PCR)

La base para un tratamiento efectivo es el rápido diagnóstico de la enfermedad infecciosa y su agente causante. Aunque clásicamente los cultivos y los métodos bioquímicos, adecuadamente aplicados, detectan la mayoría de las bacterias u hongos con una sensibilidad razonable, estas técnicas a menudo fallan debido al bajo número de patógenos infecciosos causantes en el interior del ojo.

El rápido desarrollo de nuevos métodos en el área de biología molecular, como la reacción de cadena de la polimerasa (PCR), está dirigido a mejorar los procedimientos de diagnóstico microbiológicos en casos en los cuales la microscopia es poco sensible y/o los cultivos fallen o demoren demasiado tiempo.
Esta técnica que permite obtener múltiples copias de ADN especifico, actualmente es considerada el estudio diagnostico microbiológico de mayor sensibilidad, ya que requiere cantidades muy pequeñas de muestra y los resultados se obtienen con mayor rapidez.

Diagnósticos Diferenciales

El primer diagnóstico diferencial que se plantea ante la presencia de una inflamación aguda postquirúrgica es reconocer si la misma obedece a una endoftalmitis infecciosa o se trata de una inflamación estéril. No obstante, toda inflamación aguda postquirúrgica debe ser considerada infecciosa hasta que se demuestre lo contrario, debido a que una leve demora en la instauración de su tratamiento puede ocasionarle un pronóstico visual muy desfavorable al paciente.[50]

1) Síndrome Tóxico del Segmento Anterior (TASS)

Ver capitulo TASS.

2) Inflamación Intraocular por el Trauma Quirúrgico

La cirugía intraocular por más depurada y poco traumática que resulte, siempre desencadena una permeabilidad a nivel de la barrera hematocular con la consiguiente liberación de sustancias pro inflamatorias como prostaglandinas, leucotrienos y macromoléculas inflamatorias responsables de activar una cascada de inflamación en la cámara anterior. Esta reacción inflamatoria postquirúrgica se encuentra directamente relacionada con la magnitud del procedimiento quirúrgico, por ende, en el caso de cirugías complicadas y prolongadas con mayor manipulación intraquirúrgica de los tejidos, las reacciones inflamatorias postoperatorias suelen ser más intensas y clínicamente significativas.[51]

3) Inflamación Intraocular Facoanafiláctica

Cuadro inflamatorio intraocular granulomatoso desencadenado por la reacción de anticuerpos dirigidos contra proteínas cristalineanas.

Esta inflamación suele desarrollarse entre una semana y seis meses después de la cirugía.

Es un diagnostico difícil de diferenciar de la endoftalmitis infecciosa, aunque puede orientarnos el antecedente de una cirugía complicada con retención de material cristalineano, y una aparición relativamente más tardía.[52]

4) Endoftalmitis Postquirúrgica Tardía

Es una inflamación intraocular infecciosa, poco frecuente, que suele aparecer en un periodo de tiempo más tardío comprendido entre las 4 semanas posteriores a la cirugía de cataratas y años después de la misma, con un promedio de 9 meses.[53]

Este tipo de endoftalmitis es causada, en su gran mayoría, por el bacilo gram positivo anaeróbico Propinebacterium Acnés. Existen también otros patógenos, de baja virulencia, capaces de generar esta infección tardía como el Corynebacterium sp, Estafilococo Epidermidis, Actinomyces, Cándida y Aspergillus.

La sintomatología de los pacientes es sutil con una leve o mínima reacción inflamatoria, con recurrencias, en la cual podemos destacar una disminución de la agudeza visual, fotofobia y ausencia de dolor severo.

La característica clínica de la endoftalmitis crónica es la presencia típica de una placa blanquecina localizada en el cuadrante superior del saco capsular **(Figura 3)**, no siempre presente, una uveítis granulomatosa con presencia de precipitados queráticos gruesos, tyndall persistente, leve congestión, y en algunos casos depósitos de fibrina e hipopion leve. También puede cursar con vitreitis y aumento de la presión intraocular.

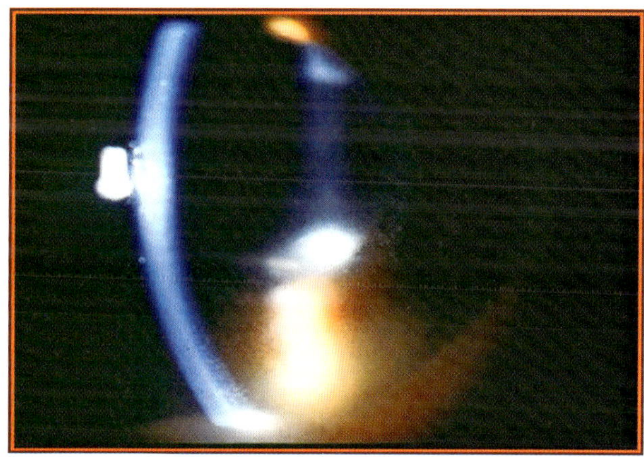

Figura 3. Endoftalmitis Tardía Postquirúrgica.

Debido a que el Propinebacterium Acnés es un patógeno de muy lento crecimiento en los cultivos y que la microscopia directa es poco sensible para su identificación, la técnica diagnóstica de elección es la PCR.

Es sumamente difícil indicar un esquema terapéutico preciso ya que no existe un consenso definido sobre el mejor tratamiento a efectuar, al ser esta enfermedad poco común y los estudios publicados presentar un reducido número de pacientes.

El tratamiento tópico con corticoides, en dosis elevadas y con gran frecuencia, en etapas iniciales de la infección puede ser apropiado especialmente cuando el paciente mantiene una buena agudeza visual y la inflamación es mínima. También ha sido recomendado como tratamiento no invasivo la administración de claritromicina por vía oral, antibiótico que penetra favorablemente en la cámara anterior.

Es muy importante que el tratamiento sea específico para el germen causal de la enfermedad infecciosa, y esto depende de la identificación del microorganismo por el laboratorio. Cuando comienza a deteriorarse la agudeza visual y aumenta la inflamación considerablemente, y recordando que el Propinebacterium Acnés es el patógeno más frecuente, se debe comenzar a utilizar procedimientos medianamente invasivos como la aplicación de vancomicina intravitrea (1 mg / 0,1 ml). Otro tratamiento intentado es la irrigación de cámara anterior, especialmente la región ecuatorial de la lente intraocular, con vancomicina diluida en solución salina balanceada.

Frente a la persistencia del cuadro o la recurrencia infecciosa, debemos pensar posibilidades de tratamientos más severos e invasivos, como la vitrectomia por pars plana asociada o no a la capsulectomia parcial o total, dependiendo de la localización de la placa blanca capsular. Este procedimiento, también se acompaña de la inyección intravítrea de vancomicina.

Si la inflamación persiste severa o aparecen recidivas con mayor frecuencia, se debe realizar una terapéutica quirúrgica riesgosa que consiste en vitrectomia por vía pars plana, capsulectomia total, el explante del lente intraocular y la inyección intravítrea de vancomicina. Este tratamiento drástico, como fue demostrado en varios trabajos, provoca la cura de la enfermedad y mantiene una buena agudeza visual.

Tratamiento

El diagnóstico temprano y la rápida instauración del tratamiento determinan, en gran medida, el pronóstico visual del paciente. Por eso aun cuando el tratamiento ideal es la antibioticoterapia intravitrea específica contra el microorganismo causante, no podemos retrasar la inyección esperando los resultados del cultivo que identifiquen al germen. Debemos realizar, inmediatamente, la inyección intravítrea de dos antibióticos de amplio espectro contra aquellas bacterias potencialmente causantes de la infección.[55]

La vancomicina (1 mg en 0,1 ml) es la droga de elección intravítrea contra las bacterias gram positivas.[56] Mientras que contra las bacterias gram negativas, las alternativas pueden ser la ceftazidima (2,25 mg en 0,1 ml) o la amikacina (0,4 mg en 0,1 ml).[57]

Simultáneamente con la terapia antibiótica intravítrea, suele administrarse dexametasona (0,4 mg en 0,1 ml) por la misma vía, ya que la respuesta inflamatoria intraocular secundaria a la endoftalmitis puede ser tan nociva como la misma infección.[58] La administración debe ser siempre intravítrea porque es allí donde está, generalmente, el foco infeccioso e inflamatorio y donde se necesitan las concentraciones más altas. También recordar que la administración debe realizarse por distintas vías, con el fin de que no se precipiten los antibióticos administrados.[59]

Considerando que la vitrectomía por vía pars plana (VPP) es un método más invasivo y con mayor incidencia de complicaciones, su indicación inmediata asociada a la inyección intravítrea de antibióticos, resulta ser otra de las conductas controversiales y discutidas en el manejo de la endoftalmitis infecciosa. El Endophthalmitis Vitrectomy Study Group (EVS) realizo un trabajo randomizado en 420 ojos con endoftalmitis infecciosa aguda postquirúrgica, concluyendo que la VPP inmediata tuvo un significativo incremento en la mejoría de la agudeza visual final y una franca disminución en la incidencia de la perdida visual severa, únicamente, en aquellos pacientes que presentaban percepción luminosa en su agudeza visual inicial. Motivo por el cual tomando la agudeza visual preliminar, el EVS aconseja para aquellas endoftalmitis en las que la agudeza visual inicial sea inferior a movimiento de manos, la VPP inmediata simultáneamente con la inyección intravítrea de los antibióticos de amplio espectro.[60]

Sin embargo, existen publicaciones donde consideran a la endoftalmitis infecciosa como un absceso purulento intracavitario, en donde existe una mezcla de microorganismos, toxinas, enzimas y células inflamatorias dañinas en contacto directo con el vítreo y la retina, y aun si la inyección intravítrea de antibióticos mate a todas las bacterias, persiste el daño continuo influenciado por los residuos inflamatorios que permanecen en el ojo. Motivo por el cual, recomiendan que la VPP sea inmediata y completa no solamente en aquellos casos con percepción luminosa, sino también en casos en los cuales presenten un pobre reflejo rojo donde al examen del fondo del ojo no se puedan ver detalles de la retina, y/o presenten restos de material cristalineano y/o no presenten una mejoría clínica 24 hs posterior a la inyección intravítrea de antibióticos de amplio espectro.[61,62] La vitrectomía ayuda a eliminar los microorganismos, residuos inflamatorios, y favorece la distribución de los antibióticos, mejorando el pronóstico visual en este tipo de casos.[63]

La administración de colirios tópicos fortificados, como la vancomicina 33 mg-ml y la ceftazidima 50 mg-ml, representa una gran coadyuvancia en casos con infección asociada a la herida corneal o escleral. La moxifloxacina oral, en su dosis de 400 mg, también suele actuar como co-adyuvante en el tratamiento de la infección, debido a que se ha demostrado que alcanza altos niveles de penetrancia vítrea.[64]

Caso Clínico

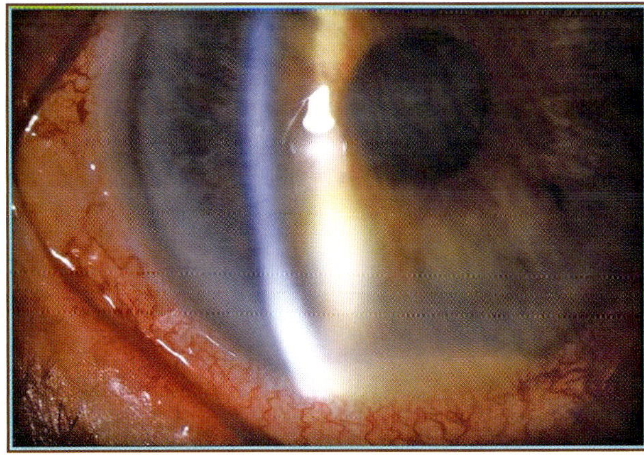

Figura 4. Caso Clínico – Endoftalmitis a las 72 hs Post Cirugía de Catarata.

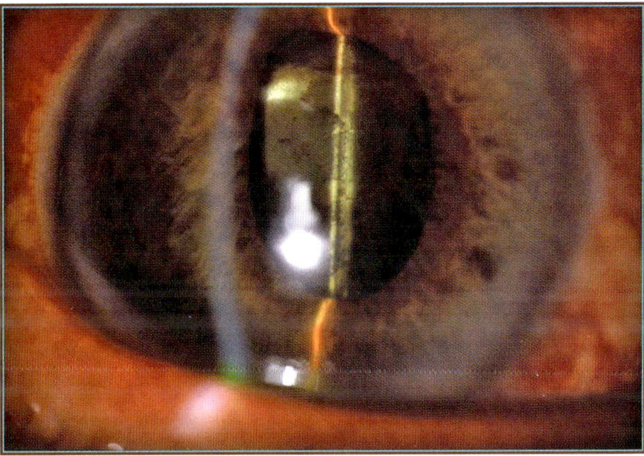

Figura 5. Endoftalmitis Postquirúrgica a las 24 hs del Tratamiento Intravitreo con Vancomicina, Ceftazidima, y Dexametasona

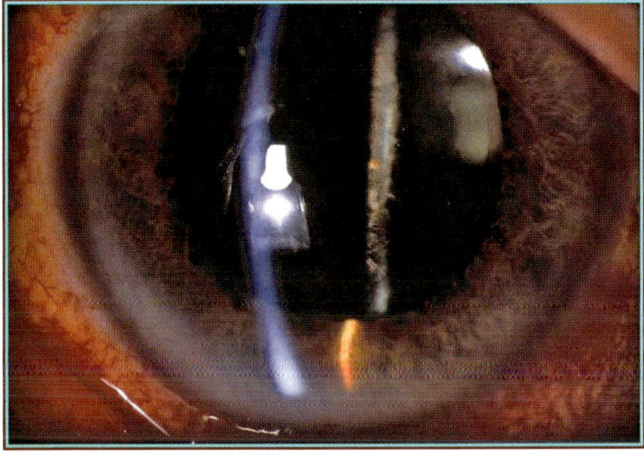

Figura 6. Caso Clínico – Endoftalmitis Postquirúrgica a los 10 días del Tratamiento Intravitreo

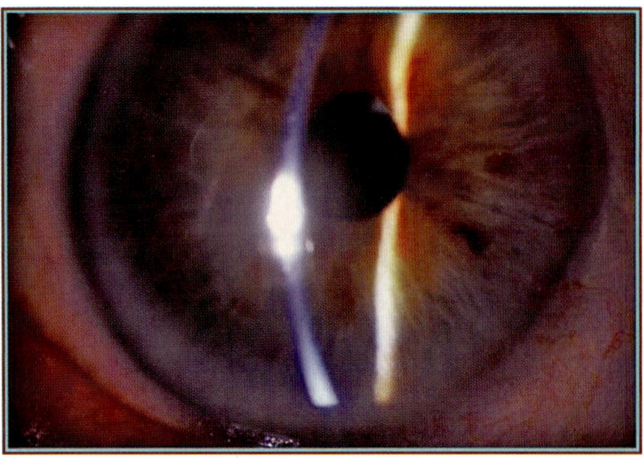

Figura 7. Caso Clínico – Resolución de la Endoftalmitis Postquirúrgica a los 60 días del Tratamiento Intravitreo.

Algoritmo Terapéutico

En casos en los cuales exista una duda diagnostica sobre si la inflamación postoperatoria es estéril, se puede realizar una prueba terapéutica con el uso de corticoides tópicos en una alta frecuencia y por un corto tiempo. Si el cuadro no evolucionara satisfactoriamente a esta prueba, la punción diagnostica de humor acuoso y vítreo junto con el tratamiento antibiótico intravítreo empírico será obligatorio.

En nuestra práctica rutinaria solemos adoptar el siguiente manejo terapéutico de la endoftalmitis infecciosa aguda postquirúrgica:

AV Mejor a Movimiento de Manos

- Punción vítrea + ATBs intravítreos empíricos + Dexametasona intravítrea

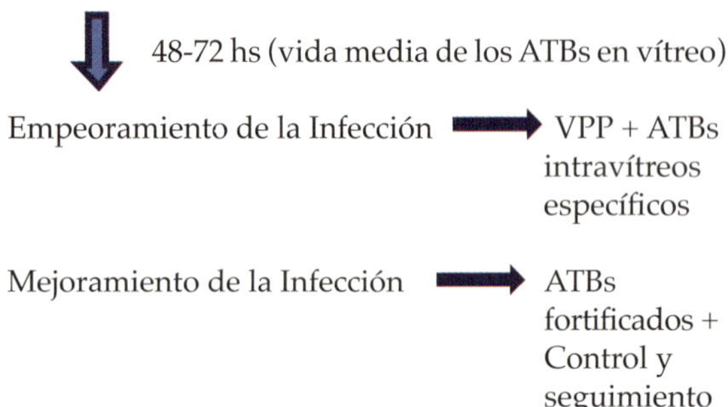

AV Inferior a Movimiento de Manos +/- Membranas Vítreas Traccionales +/- DR

- VPP precoz + Punción vítrea + ATBs intravítreos empíricos + Dexametasona intravítrea

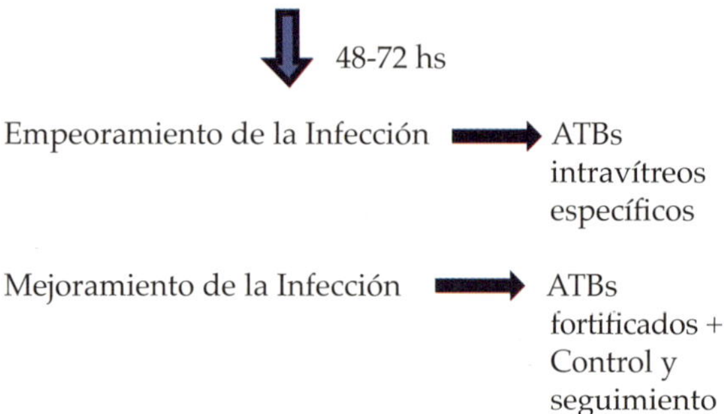

Conclusiones

La endoftalmitis infecciosa como complicación secundaria a la cirugía de catarata es poco frecuente. Sin embargo, la repercusión de esta urgencia médica es muy importante porque representa una seria amenaza a la función visual y a la integridad anatómica ocular.

El diagnóstico precoz y la rápida instauración del tratamiento, mediante la inyección intravítrea de antibióticos, determinan en gran medida, el pronóstico visual del paciente.

El cirujano del segmento anterior deberá emplear todas las técnicas y medidas preventivas que hayan demostrado su eficacia clínica en la profilaxis de la endoftalmitis.

Referencias

1. Powe, NR; Schein, OD; Gieser, SC; et al. Synthesis of the literature on visual acuity and complications after cataract extraction with intraocular lens implantation. Arch. Ophthalmology. 1994; 112-239.
2. Endoftalmitis post-quirúrgicas - Brunzini, Pellegrino - capitulo 1, pagina 19.
3. Miller JJ, Scott IU, Flynn HW, Smiddy WE, Newton J, Miller D - Acute-onset endophthalmitis after cataract surgery (2000–2004): incidence, clinical settings, and visual acuity outcomes after treatment. Am J Ophthalmol. 2005;139:983–987
4. Endophtalmitis after cataract surgery - Ophtalmology – April 2010- Volume 117 - issue 4 – Pages 853 – Deepa Anijeet
5. ESCRS study of prophylaxis of postoperative endophthalmitis after cataract surgery" Journal of Cataract

& Refractive Surgery Volume 32, Issue 3 , Pages 407-410, March 2006 Peter Barry, David V. Seal, George Gettinby, Fiona Lees, Magnus Peterson, Crawford W. Revie),

6. Efficacy and safety of prophylactic intracameral moxifloxacin injection in Japan Kazuki Matsuura, MD, Teruyuki Miyoshi, MD, Chikako Suto, MD, Junsuke Akura, MD,Yoshitsugu Inoue, MD J Cataract Refract Surg 2013; 39:1702–1706 Q 2013 ASCRS and ESCRS
7. Mc Natt, J, Allen, SD; Wilson, LA. et al. Anaerobic flora of the normal human conjuntival sac. Arch. Ophthalmology. 1978; 96: 1.448
8. Mistlberger, A; Ruckhofer, J; Raithel, E. Anterior chamber contamination during cataract surgery with IOL implantation. Journal Cataract Refractive Surgery. 1997, Sep; 23(7): 1064-9.
9. Ernes, J. Endophthalmitis after cataract surgery Cesk Slov. Ophthalmology. 2000, October; 56(6): pages 351-6.
10. Endoftalmitis post-quirúrgicas - Brunzini, Pellegrino - capitulo 1, pagina 29.
11. Pande, MV; Spalton, DJ; Kerr-Muir, MG. Postoperative inflamatory response to facoemulsification an extracapsular surgery. Journal Cataract Refractive Surgery. 1996; 22.
12. Journal of Cataract & Refractive Surgery Volume 37, Issue 9 , Pages 1699-1714, September 2011 Prevention, diagnosis, and management of acute postoperative bacterial endophthalmitis Mark Packer, David F. Chang, Steven H. Dewey, Brian C. Little, MDNick Mamalis, MDThomas A. Oetting, MDAudrey Talley-Rostov, MD Sonia H. Yoo,
13. Postoperative endophthalmitis in association with diabetes mellitus – Ophthalmology - Volume 101, Issue 3 , Pages 508-518, 1 March 1994 Phillips W.B. Tasman W.S.
14. "Risk Factors for Acute Endophthalmitis after Cataract Surgery: A Population-based Study - Ophtalmology – March 2009 - Volume 116 - issue 3 – Pages 425-430 – Wendy V. Hatch, Geta Cernat, David Wong, Robert Devenyi, Chaim M. Bell, ".
15. "Risk Factors for Acute Endophthalmitis after Cataract Surgery: A Population-based Study - Ophtalmology – March 2009 - Volume 116 - issue 3 – Pages 425-430 – Wendy V. Hatch, Geta Cernat, David Wong, Robert Devenyi, Chaim M. Bell,".
16. Postcataract Surgery Endophthalmitis in the United States: Ophthalmology Volume 119, Issue 5 , Pages 914-922, May 2012, Emily W. Gower, Sandra D. Cassard, James M. Tielsch, Oliver D. Schein,"
17. Wallin T, Parker J, Jin Y, Kefalopoulos G, Olson RJ. Cohort study of 27 cases of endophthalmitis at a single institution. J Cataract Refract Surg. 2005;31:735–741
18. Nagaki Y, Hayasaka S, Kadoi C, Matsumoto M, Yanagisawa S, Watanabe K, et al. Bacterial endophthalmitis after small-incision cataract surgery; effect of incision placement and intraocular lens type. J Cataract Refract Surg. 2003;29:20–26
19. Masket S, Belani S. Proper wound construction to prevent short-term ocular hypotony after clear corneal incision cataract surgery. J Cataract Refract Surg. 2007;33:383–386
20. Nichamin LD, Chang DF, Johnson SH, Mamalis N, Masket S, Packard RB, et al. ASCRS white paper. What is the association between clear corneal cataract incisions and postoperative endophthalmitis?. J Cataract Refract Surg. 2006;32:1556–1559
21. Tam DY, Vagefi MR, Naseri A. The clear corneal tongue: a mechanism for wound incompetence after phacoemulsification.Am J Ophthalmol. 2007;143:526–528
22. Endophthalmitis Vitrectomy Study – Microbioloic factors and drugs suceptibilities in the Endophthalmitis Vitrectomy Study. Am J Ophthalmology 122: 1-17, 1996
23. Bacterial endophthalmitis prophylaxis for cataract surgery: An evidence-based update – Ophthalmology - Volume 109, Issue 1 , Pages 13-24, January 2002 - Thomas A. Ciulla, Michael B. Starr, Samuel Masket
24. Ciulla TA, Starr MB, Masket S. Bacterial endophthalmitis prophylaxis for cataract surgery. an evidence-based update Ophthalmology. 2002;109:13–24
25. McCulley JP, Caudle D, Aronowicz JD, Shine WE. Fourth-generation fluoroquinolone penetration into the aqueous humor in humans. Ophthalmology. 2006;113:955–959
26. Liesegang TJ. Intracameral antibiotics: questions for the United States based on prospective studies. J Cataract Refract Surg. 2008;34:505–509.
27. Chang DF, Braga-Mele R, Mamalis N, Masket S, Miller KM, Nichamin LD, et al. Prophylaxis of postoperative endophthalmitis after cataract surgery; results of the 2007 ASCRS member survey; the ASCRS Cataract Clinical Committee. J Cataract Refract Surg. 2007;33:1801–1805
28. Carrim ZI, Mackie G, Gallacher G, Wykes WN. The efficacy of 5% povidone–iodine for 3 minutes prior to cataract surgery. Eur J Ophthalmol. 2009;19:560–564
29. Apt L. et al., Outpatient topical use of povidone-iodine in preparing the eye for surgery. Ophthalmology, 1989. 96: 289-92.
30. Chan DG, Francis IC. Effective draping for cataract surgery by using a relieving incision in the operative drape. [letter] Clin Exp Ophthalmol. 2004;32:656
31. Safety of prophylactic intracameral moxifloxacin 0,5% ophtalmic solution in cataract surgery patients - J Cataract Refractive Surgery – Vol 33 – Pg 63-68 - January 2007 - Cesar Ramon G Espiritu, Victor L Caparas, Joanne Bolinao.
32. Safety of prophylactic intracameral moxifloxacin 0,5% ophtalmic solution in cataract surgery patients - J Cataract Refractive Surgery – Vol 33 – Pg 63-68 - January 2007 - Cesar Ramon G Espiritu, Victor L Caparas, Joanne Bolinao.
33. Efficacy and safety of prophylactic intracameral moxifloxacin injection in Japan - Kazuki Matsuura, MD, Teruyuki Miyoshi, MD, Chikako Suto, MD, Junsuke Akura, MD, Yoshitsugu Inoue, MD - J Cataract Refract Surg 2013; 39:1702–1706 Q 2013 ASCRS and ESCRS
34. Efficacy and safety of prophylactic intracameral moxifloxacin injection in Japan - Kazuki Matsuura, MD, Teruyuki Miyoshi, MD, Chikako Suto, MD, Junsuke Akura, MD, Yoshitsugu Inoue, MD - J Cataract Refract Surg 2013; 39:1702–1706 Q 2013 ASCRS and ESCRS

35. Liesegang TJ. Intracameral antibiotics: questions for the United States based on prospective studies. J Cataract Refract Surg. 2008;34:505–509.
36. Moshirfar M, Feiz V, Vitale AT, Wegelin JA, Basavanthappa S, Wolsey DH. Endophthalmitis after uncomplicated cataract surgery with the use of fourth-generation fluoroquinolones: a retrospective observational case series. Ophthalmology.2007;114:686–691
37. Yu-Wai-Man P, Morgan SJ, Hildreth AJ, Steel DH, Allen D. Efficacy of intracameral and subconjunctival cefuroxime in preventing endophthalmitis after cataract surgery. J Cataract Refract Surg. 2008;34:447–451
38. Brown GC, Eagle RC, Shakin EP, Gruber M, Arbizio VV. Retinal toxicity of intravitreal gentamicin. Arch Ophthalmol.1990;108:1740–1744
39. Wisniewski, SR; Capone, A; Kelsey, SF. Characteristics after cataract extraction or secondary lens implantation among patients screened for the Endophthalmitis Vitrectomy Study. Ophthtalmology 2000 Jul; 107(7): 1274-1282.
40. Endoftalmitis post-quirúrgicas - Brunzini, Pellegrino - capitulo 1, pagina 34-35
41. Endoftalmitis post-quirúrgicas - Brunzini, Pellegrino - capitulo 1, pagina 21,-33. Libro ecografia
43. Catarata - Miguel Padilha - Endoftalmite em Cirugia de Catarata – Denise de Freitas, Bruno Costelo Branco, Miguel Angelo Padilha - Capitulo 40, pag 490
44. Catarata - Miguel Padilha - Endoftalmite em Cirugia de Catarata – Denise de Freitas, Bruno Costelo Branco, Miguel Angelo Padilha - Capitulo 40, pag 490
45. Endoftalmitis post-quirúrgicas - Brunzini, Pellegrino - capitulo 1, pagina 40.
46. Catarata - Miguel Padilha - Endoftalmite em Cirugia de Catarata – Denise de Freitas, Bruno Costelo Branco, Miguel Angelo Padilha - Capitulo 40, pag 490
47. Barza M, Pavan PR, Doft BH, Wisniewski SR, Wilson LA, Han DP, et al. Evaluation of microbiological diagnostic techniques in postoperative endophthalmitis in the Endophthalmitis Vitrectomy Study; for the Endophthalmitis Vitrectomy Study Group. Arch Ophthalmol. 1997;115:1142–1150
48. Catarata - Miguel Padilha - Endoftalmite em Cirugia de Catarata – Denise de Freitas, Bruno Costelo Branco, Miguel Angelo Padilha - Capitulo 40, pag 491
49. Diagnosis of infectious endophthalmitis after cataract surgery by polymerase chain reaction - ChrisP. Lohmann, MD, PhD, Marcus Heeb, MD, Hans-Jorg Linde, MD, Veit-Peter Gabel, MD, Udo Reisch!, PhD – J CATARACT REFRACT SURG-VOL 24, pag 822 – June 1998
50. Fox GM, Joondeph BC, Flynn HW, Pflugfelder SC, Roussel TJ. Delayed-onset pseudophakic endophthalmitis. Am J Ophthalmol.1991;111:163–173
51. Endoftalmitis post-quirúrgicas - Brunzini, Pellegrino - capitulo 1, pagina 44.
52. Endoftalmitis post-quirúrgicas - Brunzini, Pellegrino - capitulo 1, pagina 44-45.
53. Diagnosis of infectious endophthalmitis after cataract surgery by polymerase chain reaction - ChrisP. Lohmann, MD, PhD, Marcus Heeb, MD, Hans-Jorg Linde, MD, Veit-Peter Gabel, MD, Udo Reisch!, PhD – J CATARACT REFRACT SURG-VOL 24, pag 822 – June 1998
54. Catarata - Miguel Padilha – Endoftalmite Tardia – Carlos Nicoli; capitulo 41, pag 501-503
55. Johnson MW, Doft BH, Kelsey SF, Barza M, Wilson LA, Barr CC, et al. The Endophthalmitis Vitrectomy Study; relationship between clinical presentation and microbiologic spectrum. Ophthalmology. 1997;104:261–272
56. Barza, M. Antibacterial agents in the treatment of ocular infections. Infect. Dis. Clin. North Am. 1989; 3: 533.
57. Roth, DB; Flynn, HW. Jr. Antibiotic selection in the treatment of endophthalmitis: the significance of drug combinations Surv. Ophthalmology. 1997; 41: 395-401.
58. Graham RO; Peyman, GA; Intravitreal injection of dexamethasone. Treatment of expermientally induced endophthalmitis. Arch. Ophthalomology. 1974, Aug; 92 (2): 149-54.
59. Endoftalmitis post-quirúrgicas - Brunzini, Pellegrino - capitulo 4 - pagina 143.
60. Results of the Endophthalmitis Vitrectomy Study. A randomized trial of immediate vitrectomy and of intravenous antibiotics for the treatment of postoperative bacterial endophthalmitis. Endophthalmitis Vitrectomy Study Group. Results of the Endophthalmitis Vitrectomy Study. A randomized trial of immediate vitrectomy and of intravenous antibiotics for the treatment of postoperative bacterial endophthalmitis. Endophthalmitis Vitrectomy Study Group.
61. Vitrectomy for Endophthalmitis – Ophthalmology - Volume 113, Issue 4 , Page 714, April 2006 - Ferenc Kuhn, MD, PhD Giampaolo Gini, MD.
62. Endophthalmitis in Patients with Retained Lens Fragments after Phacoemulsification – Ophthalmology - Volume 103, Issue 4 , Pages 575-578, April 1996 - , Harry W. Flynn Patrick E. Rubsamen, Timothy G. Murray, Janet L. Davis, William E. Smiddy, MD
63. Mandell, BA. Effects of inflamation and surgery on amikacin levels in the vitreous cavity. Am. J. Ophthalmology. 1993; 115: 770-774.
64. Cataract Surgery (third edition) – Roger F Steinert, David F Chang, Hiroko Bisse Miyajima, Howard Fine, Howard Gimbel, Douglas D Koch, Stephen S Lane, Richard L Lindstrom, Thomas F Neuhann, Robert H Osher. – Postoperative Endophthalmitis – Davida A. Eichenbaum, MD, Robert I. Park, MD, Trexler M. Topping, MD - Chapter 55 - page 676.

77

Síndrome Tóxico del Segmento Anterior

Dr. Carlos L. Nicoli,
Dr. Guido Bregliano

Introducción

El síndrome toxico del segmento anterior (TASS) es una inflamación aguda estéril del segmento anterior, desarrollado después de una cirugía de catarata con o sin complicaciones.

Su presentación típica suele darse dentro de las primeras 12 y 48 horas postoperatorias, aunque en raras instancias puede aparecer tardíamente.

Esta inflamación postoperatoria estéril no infecciosa es causada por una sustancia que ingresa al segmento anterior durante o inmediatamente después de la cirugía, resultando en un daño tóxico de los tejidos intraoculares.

Puede cursar con una presentación clínica similar a la endoftalmitis con ojo rojo, visión borrosa, edema corneal, tyndall, flare e incluso hipopion, pero siempre limitada al segmento anterior, por ende, son cuadros que no presentaran vitreitis.

El tratamiento tópico intensivo con agentes esteroides lleva una resolución del cuadro. Aunque en casos severos pueden desencadenarse secuelas graves como el edema corneal permanente, glaucoma, edema macular cistoideo y otros efectos crónicos inflamatorios.

Etiología

Toda sustancia que acceda a la cámara anterior, durante o inmediatamente después de la cirugía de catarata, puede causar TASS. El endotelio corneal es especialmente sensible a cualquier injuria tóxica.[1]

En Norte América, luego de un gran brote de TASS, se realizaron extensos análisis del mismo sin encontrar un factor único causante de TASS pero si múltiples factores potenciales, dentro de los cuales la limpieza y esterilización de los instrumentos quirúrgicos oftalmológicos fue considerado el factor desencadenante más comúnmente hallado.

La American Society of Cataract and Refractive Surgery (ASCRS) desarrollo dos cuestionarios con el fin de detectar e identificar posibles factores desencadenantes de TASS, uno dirigido hacia la limpieza y esterilización del instrumental quirúrgico, y el segundo hacia el uso de productos y medicación durante la cirugía del segmento anterior. Estos cuestionarios permitieron el análisis, durante un periodo de 3 años, de aproximadamente 1000 casos de TASS luego de la facoemulsificación: [2]

Problemas con la Limpieza y Esterilización del Instrumental Quirúrgico

Considerada la causa más frecuente asociada al TASS.

- **Inadecuada limpieza de las piezas de mano y tubuladuras del faco y la irrigación/aspiración (I/A):** fue el factor más comúnmente observado como causante de TASS, ya que dentro de los mismos puede permanecer material residual toxico como restos de corteza, núcleo, viscoelástico, y/o detergente enzimático.

- **El uso de detergente enzimático en el lavado del instrumental:** es otro de los factores comúnmente asociado. El problema se origina por una inadecuada concentración del detergente y/o la inadecuada remoción del mismo, debido a que la persistencia de cualquier residuo del detergente en las pinzas quirúrgicas puede ser toxico para el segmento anterior durante la cirugía.

- **Reutilización de cánulas:** al presentar diámetros tan pequeños es frecuente que en su interior persistan residuos de viscoelástico, material cortical y/o detergente enzimático que no pudieron ser completamente removidos luego de la limpieza de las cánulas.[3]

- **Contaminación con endotoxinas en esterilizadores:** existen endotoxinas capaces de sobrevivir, en el reservorio del autoclave, a las altas temperaturas de una esterilización de ciclos cortos (130-137°).

Luego de la aparición del brote de TAAS en los Estados Unidos, se formó un equipo especial conformado por múltiples oftalmólogos, instrumentadoras, enfermeras, representantes de la industria, y miembros de la FDA con el objetivo de culminar un reporte especial de recomendaciones prácticas en el lavado y esterilización de instrumentos quirúrgicos para prevenir la aparición del TASS.[4] Se encontró que el corto tiempo disponible entre cirugías para realizar el correcto y adecuado lavado y esterilización de instrumental quirúrgico, era un área importante de preocupación.[5]

Productos y Medicación Intraocular Utilizados Durante la Cirugía

El uso de medicación intracamerular o adicionada en la solución salina balanceada (BSS), con una incorrecta concentración de la droga, pH incorrecto, y/o incorrecta osmolaridad pueden causar TASS.[6]

Aquellas soluciones oftálmicas que contengan preservantes o agentes estabilizadores son las más tóxicas para el endotelio corneal, y por ende las más propensas a desencadenar una inflamación intraocular. Uno de los conservantes más frecuentemente utilizados es el cloruro de benzalconio. Por tal motivo se considera imperativo utilizar medicaciones intraoculares libres tanto de preservantes como de estabilizadores.

- **BSS:** es importante asegurarse que no exista una contaminación de la solución secundaria a una endotoxina. En 2005 investigadores analizaron una serie de 112 casos consecutivos de TASS en los EEUU, donde hallaron que en la gran mayoría de las cirugías se utilizó un BSS de una marca particular *(Endosol)*, el cual al ser examinado se encontró que presentaba niveles de endotoxina que excedían los límites permitidos de 0,5 EU/mL.[7]

- **Antibióticos intracamerulares:** son una fuente adicional de toxicidad tanto en la inyección directa a la cámara anterior luego de finalizada la cirugía, como en su adicción a la solución salina balanceada.[8] Dentro de los antibióticos administrados, la vancomicina y la cefuroxima continúan siendo los más utilizados. Ambos están disponibles mediante una preparación sistémica que debe ser reconstituida utilizando solución salina antes de poder ser administrada con seguridad dentro del ojo. Esta preparación de la dilución de la droga sistémica, para poder ser administrada intraocularmente, puede incrementar el riesgo de TASS debido a una inadecuada concentración de la droga.[9]

- **Epinefrina:** midriático habitualmente empleado en el BSS para mantener la dilatación pupilar durante la cirugía de catarata. Aquella droga utilizada con estabilizadores como el bisulfato, es mucho más propensa a causar TASS.[10,11]

- **Lidocaína intracamerular:** anestésico usualmente administrado como suplemento de las cirugías con anestesia tópica. La lidocaína intracamerular, utilizada libre de preservantes y a la concentración de 1%, no suele ser tóxica para el endotelio.[12]

- **Medicación tópica:** anestésicos, antibióticos y/o iodopovidona con preservantes en forma de gotas o ungüentos, administrados en el fondo del saco al concluir la cirugía de cataratas, pueden acceder a la cámara anterior y desencadenar un inicio retrasado de un síndrome símil TASS.[13,14]

- **Viscoelásticos:** una gran cantidad de viscoelástico remanente en la cámara anterior puede causar un incremento de la presión intraocular como así también un aumento de la inflamación postoperatoria. Otro de los problemas adicionales es la posibilidad de que persista viscoelástico desnaturalizado residual en cánulas reusables, tips o piezas de mano inadecuadamente purgadas y lavadas.[15]

- **Polvo de guantes quirúrgicos:** el ingreso del talco de los guantes dentro del ojo puede ser un factor causante de toxicidad.[16]

- **Azul trypan:** el uso de genéricos es otro de los factores predisponentes de TASS.

Cirugías Complicadas

Las complicaciones durante la cirugía de catarata suelen presentar mayor inflamación postquirúrgica ya que suelen asociarse a: una mayor manipulación intraquirúrgica del iris con o sin prolapso, remanente de viscoelástico en cámara anterior, restos hemáticos, ruptura de la cápsula posterior con pérdida de vítreo y/o restos de corteza o núcleo retenidos dentro del interior del ojo.[17]

Presentación Clínica

La manifestación sintomática más frecuente es una visión borrosa significativa. El dolor usualmente no está presente, lo cual lo diferencia del cuadro de endoftalmitis postoperatoria infecciosa.[18]

El signo clínico más común suele ser el edema corneal difuso, descripto como "limbo a limbo", secundario al extendido daño endotelial **(Figura 1)**. Un segundo sello distintivo de esta entidad inflamatoria es la alteración de la barrera hemato acuosa, que conlleva a un incremento marcado del flare y células inflamatorias en la cámara anterior, las cuales a menudo suelen decantar hacia el sector inferior de la cámara conformando el hipopion con o sin la presencia de fibrina. Finalmente, el TASS puede desencadenar daño en el iris causando irregularidades pupilares permanentes con sinequias y atrofia del estroma iridiano, y también evolucionar hacia un daño a nivel de la malla trabecular.[19]

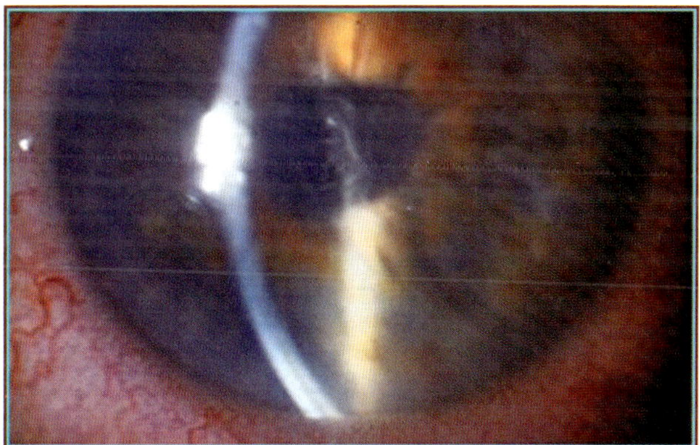

Figura 1.

Curso Clínico

La evolución clínica del TASS está directamente relacionada con el grado de injuria tóxica a los tejidos del segmento anterior del ojo.

Aquellos pacientes que tuvieron una leve inflamación postoperatoria estéril, tienden a evolucionar hacia una rápida resolución del edema corneal durante el transcurso de días a semanas. La inflamación suele resolver rápidamente sin generar secuelas y/o daños permanentes.[20]

Pacientes que han padecido una injuria tóxica más moderada, pueden tener un curso clínico más prolongado en donde el aclaramiento del edema corneal suele tardar desde semanas a meses, incluso con la posibilidad de presentar un pequeño edema corneal residual. Pueden además tener un incremento de la presión intraocular (PIO).

Casos en donde se ha desencadenado un TASS de severa injuria tóxica e inflamatoria, frecuentemente sufren daños tisulares permanentes en el ojo. Estos pueden incluir la descompensación endotelial con un edema corneal irreversible, que requerirá de un transplante de córnea. También pueden padecer otras secuelas inflamatorias como el edema macular cistoideo.[21] Finalmente, el daño tóxico significativo puede evolucionar hacia un daño a nivel de la malla trabecular con el consecuente glaucoma secundario de difícil control y tratamiento.[22]

TASS vs Endoftalmitis Infecciosa

Es de vital importancia diferenciar la inflamación estéril causada por el TASS de una endoftalmitis infecciosa, ya que ambas entidades cursan con una presentación clínica muy similar con ojo rojo, visión borrosa, edema corneal, tyndall, flare e incluso hipopion.[23]

Sin embargo existen ciertas características clínicas que permiten la diferenciación entre ambos cuadros inflamatorios:

	TASS	ENDOFTALMITIS
Aparición	12-48 hs	4-7 días
Dolor	ausente	presente
Vision borrosa	leve a moderada	moderada a severa
Vitreitis	-	+
Reflejo rojo	presente	ausente
Corticoterapia topica	mejoria	empeoramiento

Si existe una mínima duda respecto si estamos frente a una inflamación de etiología infecciosa o no, debemos siempre tomar muestras de humor acuoso y vítreo para cultivo y PCR.

Si las dudas continúan, trate como si el cuadro fuera de etiología infecciosa.[24]

Profilaxis

Como el TASS tiene la posibilidad de causar una morbididad ocular significativa, se deberán realizar grandes esfuerzos para la prevención del mismo.

Es imperativo que los hospitales y centros quirúrgicos presenten un protocolo de limpieza y esterilización del instrumental quirúrgico, y que todos los integrantes del staff quirúrgico estén perfectamente instruidos y entrenados para el cumplimiento del mismo.[25]

Prevención

- Limpiar y lavar adecuadamente todo el instrumental quirúrgico entre cirugías, previo a la esterilización del material con autoclave.

- Tratar de no reutilizar ningún tipo de instrumental quirúrgico entre cirugías. En caso que se reutilice la pieza de mano, tips y/o cánulas, es muy importante la limpieza de los mismos con más de 120 cc de solución estéril para evitar la remanencia de residuos como viscoelástico o restos cristalineanos dentro de los mismos.[26,27]
- Utilizar el detergente enzimático para lavar el instrumental oftalmológico en su concentración precisa y durante el tiempo recomendado.

- Tratar de utilizar la menor cantidad de soluciones intracamerulares posibles durante la cirugía de catarata. En aquellas soluciones administradas, prestar especial atención respecto de que sean libre de preservantes y agentes estabilizadores y que sean utilizadas en su correcta dosis y concentración.[28]
- Renovar el agua utilizada en el reservorio del autoclave antes de cada cirugía y limi-

tar la esterilización de ciclos cortos, con el fin de evitar el ingreso de endotoxinas a la cámara anterior.

Tratamiento

El pilar fundamental en el tratamiento del TASS es la supresión de la respuesta inflamatoria secundaria a la injuria tóxica.

El tratamiento primario es el uso intensivo de corticoesteroides tópicos para atenuar la inflamación intraocular y limitar el daño no solo de la injuria tóxica inicial sino también de la respuesta inmunológica secundaria. Se deberá administrar acetato de prednisolona al 1% en gotas cada 1-2 horas, con un estricto seguimiento de la evolución del cuadro durante los primeros días del tratamiento.

Adicionalmente, la presión intraocular (PIO) deberá ser monitoreada atentamente en el TASS, ya que aunque en los inicios suele encontrarse baja, la recuperación del cuerpo ciliar con la consecuente sobreproducción de humor acuoso al disminuir la reacción inflamatoria, puede desencadenar un brusco aumento de la PIO.[29]

La administración tópica de corticoides, generalmente, es suficiente para resolver esta inflamación, pero adoptar esta conducta no invasiva encierra el grave riesgo de que, en realidad, se trate de un cuadro bacteriano de baja virulencia y presentación atípica. En estos casos, la infección progresara rápidamente, por lo que debemos estar preparados para adoptar una conducta quirúrgica en forma inmediata. Este tipo de pacientes requieren, en la práctica, dedicación exclusiva y el control luego de iniciada la corticoterapia tópica deberá realizarse a lo sumo cada 12 horas. Cuando no pueda establecerse una mejoría franca del cuadro, si persiste la sospecha diagnostica y, por supuesto, si se observase el menor signo de empeoramiento, se procederá como si el cuadro fuese séptico aun a riesgo de sobretratar un cuadro estéril.[30]

Caso Clínico

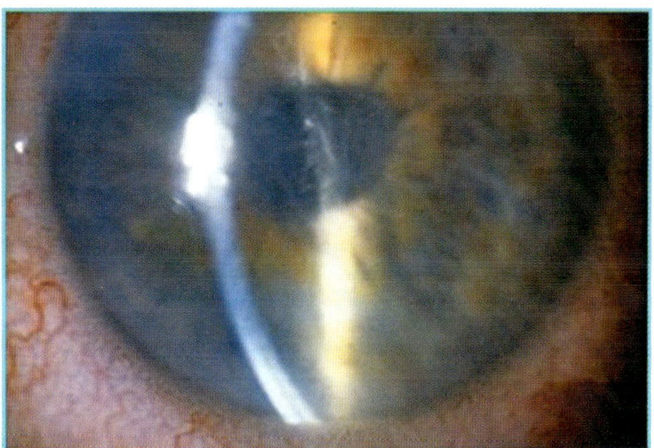

Figura 2. Caso Clínico – TASS a las 24 hs Post Cirugía de Catarata.

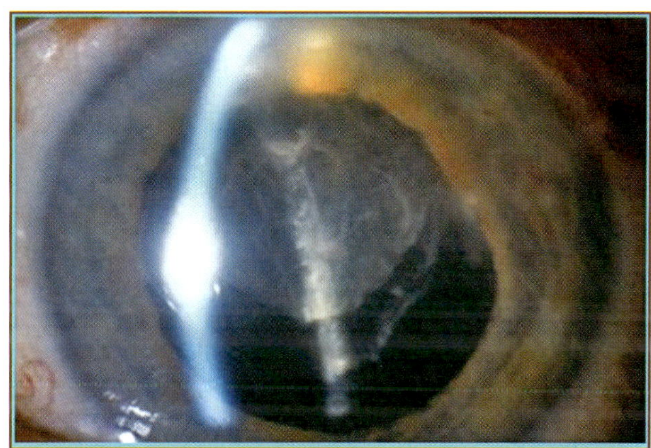

Figura 3. Caso Clínico – TASS a las 72 hs del Tratamiento Corticoesteroideo Tópico Intenso.

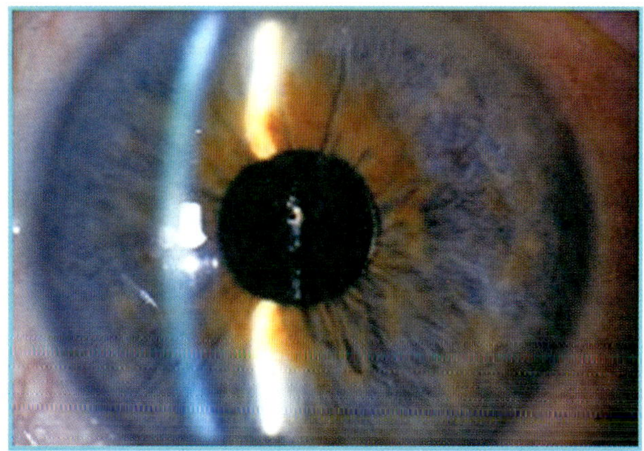

Figura 4. Caso Clínico – Resolución del TASS a los 14 días del Tratamiento Corticoesteroideo Tópico.

Conclusiones

El TASS se produce excepcionalmente, pero puede cursar con una inflamación postoperatoria significativa causante de morbilidad ocular.

Toda sustancia utilizada durante la cirugía de catarata es un factor predisponente en la producción del TASS, motivo por el cual es muy importante que todas las drogas y soluciones intraoculares empleadas sean libres de conservantes y posean la correcta concentración.

Cirujanos y personal de centros quirúrgicos deben familiarizarse con protocolos apropiados respecto a la adecuada limpieza y esterilización del instrumental oftalmológico.

El cuadro inflamatorio suele presentar una excelente respuesta al tratamiento intensivo con corticoesteroides tópicos durante las primeras horas. No obstante, toda inflamación aguda postquirúrgica debe ser considerada infecciosa hasta que se demuestre lo contrario, debido a que una demora en la instauración de su tratamiento puede ocasionarle un pronóstico visual muy desfavorable al paciente.

Referencias

1. Cataract Surgery (third edition) – Roger F Steinert, David F Chang, Hiroko Bisse Miyajima, Howard Fine, Howard Gimbel, Douglas D Koch, Stephen S Lane, Richard L Lindstrom, Thomas F Neuhann, Robert H Osher. Toxic Anterior Syndrome – Nick Mamalis - Chapter 48 - page 589.
2. Toxic anterior segment syndrome update: from the editor - Nick Mamalis MD – Journal Cataract Refractive Surgery – Vol 36, July 2010, page 1067.
3. Toxic anterior segment syndrome: common causes – Carolee M Cutler Peck, MD, MPH, Jacob Brubaker, MD, Sue Clouser, RN, Chris Danford, Henry E Edelhauser, PhD, Nick Mamalis, MD – Journal Cataract Refractive Surgery – Vol 36, July 2010 – Pages 1074-1077.
4. Toxic anterior segment syndrome update: from the editor - Nick Mamalis MD – Journal Cataract Refractive Surgery – Vol 36, July 2010, page 1067.
5. Cataract Surgery (third edition) – Roger F Steinert, David F Chang, Hiroko Bisse Miyajima, Howard Fine, Howard Gimbel, Douglas D Koch, Stephen S Lane, Richard L Lindstrom, Thomas F Neuhann, Robert H Osher. Toxic Anterior Syndrome – Nick Mamalis - Chapter 48 - page 592
6. Safety of prophylactic intracameral moxifloxacin 0,5% ophtalmic solution in cataract surgery patients - J Cataract Refractive Surgery – Vol 33 – Pg 63-68 - January 2007 - Cesar Ramon G Espiritu, Victor L Caparas, Joanne Bolinao.
7. Cataract Surgery (third edition) – Roger F Steinert, David F Chang, Hiroko Bisse Miyajima, Howard Fine, Howard Gimbel, Douglas D Koch, Stephen S Lane, Richard L Lindstrom, Thomas F Neuhann, Robert H Osher. Toxic Anterior Syndrome – Nick Mamalis - Chapter 48 - page 590
8. Cataract Surgery (third edition) – Roger F Steinert, David F Chang, Hiroko Bisse Miyajima, Howard Fine, Howard Gimbel, Douglas D Koch, Stephen S Lane, Richard L Lindstrom, Thomas F Neuhann, Robert H Osher. Toxic Anterior Syndrome – Nick Mamalis - Chapter 48 - page 590
9. Safety of prophylactic intracameral moxifloxacin 0,5% ophtalmic solution in cataract surgery patients - J Cataract Refractive Surgery – Vol 33 – Pg 63-68 - January 2007 - Cesar Ramon G Espiritu, Victor L Caparas, Joanne Bolinao.
10. Cataract Surgery (third edition) – Roger F Steinert, David F Chang, Hiroko Bisse Miyajima, Howard Fine, Howard Gimbel, Douglas D Koch, Stephen S Lane, Richard L Lindstrom, Thomas F Neuhann, Robert H Osher. Toxic Anterior Syndrome – Nick Mamalis - Chapter 48 - page 591
11. Toxic anterior segment syndrome: common causes – Carolee M Cutler Peck, MD, MPH, Jacob Brubaker, MD, Sue Clouser, RN, Chris Danford, Henry E Edelhauser, PhD, Nick Mamalis, MD – Journal Cataract Refractive Surgery – Vol 36, July 2010 – Page 1078.
12. Cataract Surgery (third edition) – Roger F Steinert, David F Chang, Hiroko Bisse Miyajima, Howard Fine, Howard Gimbel, Douglas D Koch, Stephen S Lane, Richard L Lindstrom, Thomas F Neuhann, Robert H Osher. Toxic Anterior Syndrome – Nick Mamalis - Chapter 48 - page 591

13. Cataract Surgery (third edition) – Roger F Steinert, David F Chang, Hiroko Bisse Miyajima, Howard Fine, Howard Gimbel, Douglas D Koch, Stephen S Lane, Richard L Lindstrom, Thomas F Neuhann, Robert H Osher. Toxic Anterior Syndrome – Nick Mamalis - Chapter 48 - page 591
14. Toxic anterior segment syndrome: common causes – Carolee M Cutler Peck, MD, MPH, Jacob Brubaker, MD, Sue Clouser, RN, Chris Danford, Henry E Edelhauser, PhD, Nick Mamalis, MD – Journal Cataract Refractive Surgery – Vol 36, July 2010 – Page 1078.
15. Cataract Surgery (third edition) – Roger F Steinert, David F Chang, Hiroko Bisse Miyajima, Howard Fine, Howard Gimbel, Douglas D Koch, Stephen S Lane, Richard L Lindstrom, Thomas F Neuhann, Robert H Osher. Toxic Anterior Syndrome – Nick Mamalis - Chapter 48 - page 591
16. Toxic anterior segment syndrome: common causes – Carolee M Cutler Peck, MD, MPH, Jacob Brubaker, MD, Sue Clouser, RN, Chris Danford, Henry E Edelhauser, PhD, Nick Mamalis, MD – Journal Cataract Refractive Surgery – Vol 36, July 2010 – Page 1078.
17. Catarata - Miguel Padilha - Endoftalmite em Cirugia de Catarata – Denise de Freitas, Bruno Costelo Branco, Miguel Angelo Padilha - Capitulo 40, pag 489
18. Cataract Surgery (third edition) – Roger F Steinert, David F Chang, Hiroko Bisse Miyajima, Howard Fine, Howard Gimbel, Douglas D Koch, Stephen S Lane, Richard L Lindstrom, Thomas F Neuhann, Robert H Osher. Toxic Anterior Syndrome – Nick Mamalis - Chapter 48 - page 589
19. Toxic anterior segment syndrome update: from the editor - Nick Mamalis MD – Journal Cataract Refractive Surgery – Vol 36, July 2010, page 1067.
20. Cataract Surgery (third edition) – Roger F Steinert, David F Chang, Hiroko Bisse Miyajima, Howard Fine, Howard Gimbel, Douglas D Koch, Stephen S Lane, Richard L Lindstrom, Thomas F Neuhann, Robert H Osher. Toxic Anterior Syndrome – Nick Mamalis - Chapter 48 - page 592-593
21. Cataract Surgery (third edition) – Roger F Steinert, David F Chang, Hiroko Bisse Miyajima, Howard Fine, Howard Gimbel, Douglas D Koch, Stephen S Lane, Richard L Lindstrom, Thomas F Neuhann, Robert H Osher. Toxic Anterior Syndrome – Nick Mamalis - Chapter 48 - page 593
22. Toxic anterior segment syndrome: common causes – Carolee M Cutler Peck, MD, MPH, Jacob Brubaker, MD, Sue Clouser, RN, Chris Danford, Henry E Edelhauser, PhD, Nick Mamalis, MD – Journal Cataract Refractive Surgery – Vol 36, July 2010 – Pages 1073.
23. Mamalis N, Edelhauser HF, Dawson DG, Chew J, LeBoyer RM, Werner L. Toxic anterior segment syndrome. J Cataract Refract Surg. 2006;32:324–333 Endoftalmitis – Brunzini Pelegrino - Capitulo 1 - página 46.
24. Cataract Surgery (third edition) – Roger F Steinert, David F Chang, Hiroko Bisse Miyajima, Howard Fine, Howard Gimbel, Douglas D Koch, Stephen S Lane, Richard L Lindstrom, Thomas F Neuhann, Robert H Osher. Toxic Anterior Syndrome – Nick Mamalis - Chapter 48 - page 593
25. Cataract Surgery (third edition) – Roger F Steinert, David F Chang, Hiroko Bisse Miyajima, Howard Fine, Howard Gimbel, Douglas D Koch, Stephen S Lane, Richard L Lindstrom, Thomas F Neuhann, Robert H Osher. Toxic Anterior Syndrome – Nick Mamalis - Chapter 48 - page 593
27. Toxic anterior segment syndrome: common causes – Carolee M Cutler Peck, MD, MPH, Jacob Brubaker, MD, Sue Clouser, RN, Chris Danford, Henry E Edelhauser, PhD, Nick Mamalis, MD – Journal Cataract Refractive Surgery – Vol 36, July 2010 – Pages 1075.
28. Cataract Surgery (third edition) – Roger F Steinert, David F Chang, Hiroko Bisse Miyajima, Howard Fine, Howard Gimbel, Douglas D Koch, Stephen S Lane, Richard L Lindstrom, Thomas F Neuhann, Robert H Osher. Toxic Anterior Syndrome – Nick Mamalis - Chapter 48 - page 593
29. Cataract Surgery (third edition) – Roger F Steinert, David F Chang, Hiroko Bisse Miyajima, Howard Fine, Howard Gimbel, Douglas D Koch, Stephen S Lane, Richard L Lindstrom, Thomas F Neuhann, Robert H Osher. Toxic Anterior Syndrome – Nick Mamalis - Chapter 48 - page 592
30. Endoftalmitis postquirúrgicas - Brunzini, Pelegrino - Capitulo 1, página 46.

78

Edema Macular Cistoideo

Dra. Claudia Palacio Pastrana

El edema macular cistoideo (EMC) representa una patología común de la retina, asociada a un amplio espectro de posibles detonantes. Se define como una expansión del espacio intra y extracelular de la retina en el área macular. La predilección de esta zona está probablemente asociada a la pérdida de la conexión de las fibras de Henle en ésta región, lo que permite la acumulación de fluido que escapa de los capilares perifoveales. La ausencia de células de Muller en la región foveal es otro factor que contribuye al acúmulo de líquido. La orientación radial de los espacios quísticos con acúmulo de líquido es oftalmológicamente detectable, ya que los quistes se caracterizan por alterar la reflexión de la luz y provocar una disminución del reflejo central con un borde delgado y elevado. Histológicamente los quistes aparecen como zonas de la retina en las que las células han sido desplazadas por líquido.

Mecanismos Fisiopatológicos Básicos

En el ojo normal, el volumen y la composición del compartimiento extracelular de la retina neurosensorial, incluyendo el espacio subrretiniano, está regulado por uniones estrechas de las células endoteliales capilares (barrera hemato retiniana interna) y por la función de bombeo de las células el epitelio pigmentario de la retina (EPR) uniones estrechas de células (barrera hemato retiniana externa). Por lo tanto, el fluido intrarretiniano puede acumularse cuando hay una pérdida de la integridad funcional en cualquiera de estas barreras y/o pérdida del bombeo eficaz de fluidos del EPR. Independientemente de la procedencia del líquido, las imágenes de tomografía de coherencia óptica (OCT) revelan que el edema macular se encuentra predominantemente en las capas externas de la retina en la mayoría casos.

Más comúnmente, el edema macular resulta de la hiperpermeabilidad patológica de los vasos sanguíneos de la retina, particularmente el lecho capilar **(Tabla 1)**. El aumento de la permeabilidad vascular da como resultado la extravasación de fluido, proteínas, y otras macromoléculas en el intersticio de la retina. Numerosas moléculas pueden inducir la hiperpermeabilidad vascular retiniana que conduce a edema macular. Dependiendo de la enfermedad asociada, estos pueden incluir prostaglandinas y leucotrienos, proteína cinasa C, óxido nítrico, y diversas citoquinas tales como el factor de crecimiento endotelial vascular (VEGF), factor de necrosis tumoral α, factor-1 de crecimiento similar a la insulina e interleucinas. Un factor que contribuye a menudo

Tabla 1. Mecanismos Fisiopatológicos en el Edema Macular.[1,2,3]

Incremento de la permeabilidad Vascular Factores inflamatorios y vasopermeabilidad Éstasis de leucocitos Pérdida de células endoteliales y pericitos Incompetencia vascular congénita
Incremento del flujo sanguíneo Incremento de la presión intraluminal Vasodilatación Incremento del volumen sanguíneo
Disfunción del EPR barrera/bomba **Estrés traccional** Tracción anteroposterior vítrea Membranas epirretinianas
Reacciones a drogas **Migración del fluido intrarretiniano por anomalidades de la cabeza del nervio óptico**

a la fuga vascular es el daño endotelial que resulta de la adhesión de leucocitos a las paredes de los vasos (leucostasis), un fenómeno mediado por el óxido nítrico, la adhesión de moléculas, y otros mediadores inflamatorios. En la clínica, la fuga de los vasos sanguíneos de la retina es mejor detectada con fluorangiografía (FAG), mientras que las imágenes OCT son un método sensible para detectar y cuantificar el grosor macular independientemente de su causa. La fuga de fluido es amplificada por factores que aumentan el flujo sanguíneo de la retina, como la vasodilatación, aumento de la presión intraluminal y el aumento del volumen de sangre. Además, hay evidencia de que las alteraciones en la barrera hemato retiniana externa (EPR) pueden contribuir directamente al edema macular en condiciones tales como distrofias tapetorretinianas, retinopatía diabética e incluso como evolución del postoperatorio. Alternativamente, la disfunción de la barrera del EPR o mecanismo de bomba, como en la retinopatía serosa central idiopática, pueden conducir a desprendimiento seroso macular crónico y secundariamente EMC. La tensión traccional por desprendimiento vítreo perifoveal o membrana epirretiniana (ERM) pueden causar engrosamiento macular y la formación de espacios quísticos, con o sin fuga inducida por la tracción de los capilares maculares. Por último, diversas anomalías que causan fugas de líquido la cabeza del nervio óptico puede dar lugar a la acumulación de fluido intrarretiniano y al edema macular.

Independientemente de los mecanismos patogénicos que causan edema macular, la agudeza visual resultante depende de muchos factores: engrosamiento macular, duración del edema, perfusión de capilares maculares, deterioro y/o pérdida de los fotorreceptores y disfunción del EPR. Todas estas condiciones explican porque no sea sorprendente que muchos estudios hayan encontrado pobre correlación entre el espesor macular y la agudeza visual en ojos con edema macular de diversas etiologías.[1,2,3]

El EMC puede ser detectado clínicamente teniendo una incidencia del 0% al 6 %, o fluorangiográficamente del 9.1% al 57%.[4,5,6,7] La agudeza visual en el EMC, cuando se manifiesta clínicamente, suele estar por debajo de 20/40; en el caso de ser un hallazgo angiográfico puede no estar afectada **(Figura 1A-B)**.

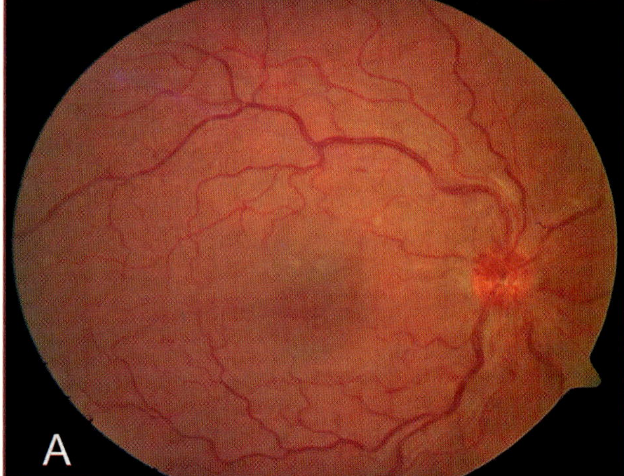

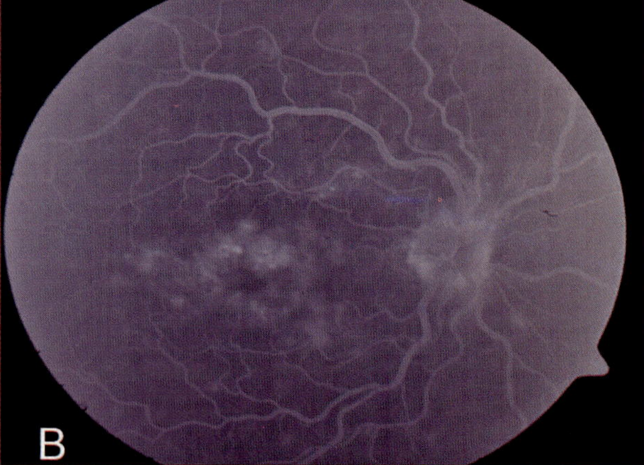

Figura 1. A) Imagen de fondo de ojo que muestra la pérdida del brillo foveolar con cambios pigmentarios de la mácula. B) Patrón típico fluorangiográfico con fuga en área macular en pétalos de flor. *(Archivo fotográfico, Departamento de retina. Fundación Hospital Nuestra Señora de la Luz).*

Etiología

La patogénesis del EMC se considera multifactorial y está asociado a un gran número de enfermedades tanto oculares como sistémicas.

1. Enfermedades Vasculares de la Retina

a. Retinopatía Diabética

El edema macular puede ser dividido en dos tipos, focal y difuso. El focal hace referencia a áreas localizadas de la retina engrosadas, causadas primariamente por fuga de microaneurismas, capilares dilatados, y en forma menos común a anormalidades intrarretinianas de la microvasculatura. El difuso se caracteriza por fuga generalizada proveniente de capilares dilatados y confinada al polo posterior **(Figura 2)**.[8,9]

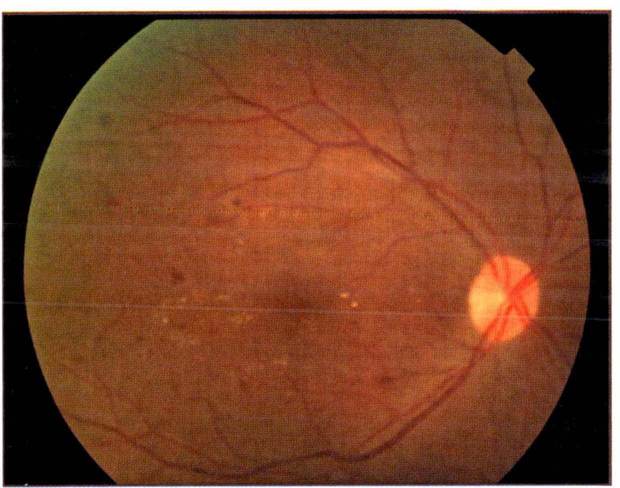

Figura 2. Fotografía de fondo de ojo evidenciando cambios vasculares secundarios a retinopatía diabética que condicionan EMC. *(Archivo fotográfico, Departamento de retina. Fundación Hospital Nuestra Señora de la Luz).*

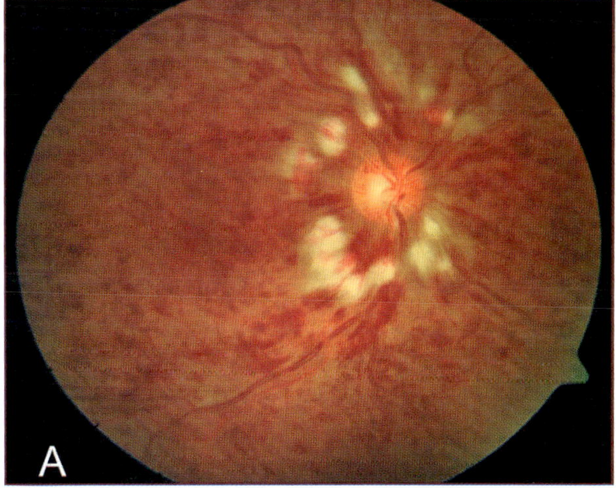

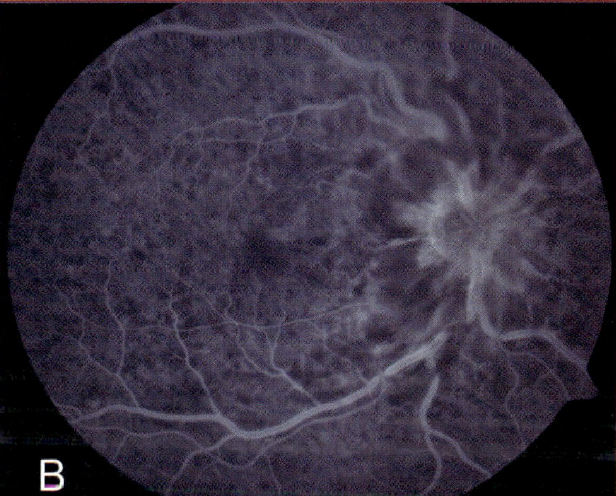

Figura 3. A) Fotografía de fondo de ojo con oclusión de la vena central de la retina, con hemorragias en flama características y edema de papila. B) Patrón angiográfico con zonas de hipoperfusión y fuga de medio de contraste en área macular. *(Archivo fotográfico, Departamento de retina. Fundación Hospital Nuestra Señora de la Luz).*

b. Oclusión venosa de la retina

Las oclusiones venosas representan otra causa frecuente de EMC. En pacientes con oclusión de vena central o alguna tributaria del área macular, se presenta un edema severo que causa una disminución de la agudeza visual, resultado de la disrupción de las conexiones retinianas celulares, causando incluso daño intracelular. Los cambios vasculares descritos cursan frecuentemente con formación de espacios cistoideos, y en algunos casos, se pueden encontrar los espacios quísticos ocupados con niveles de sangre **(Figuras 3A-B y 4A-C)**.[10,11,12]

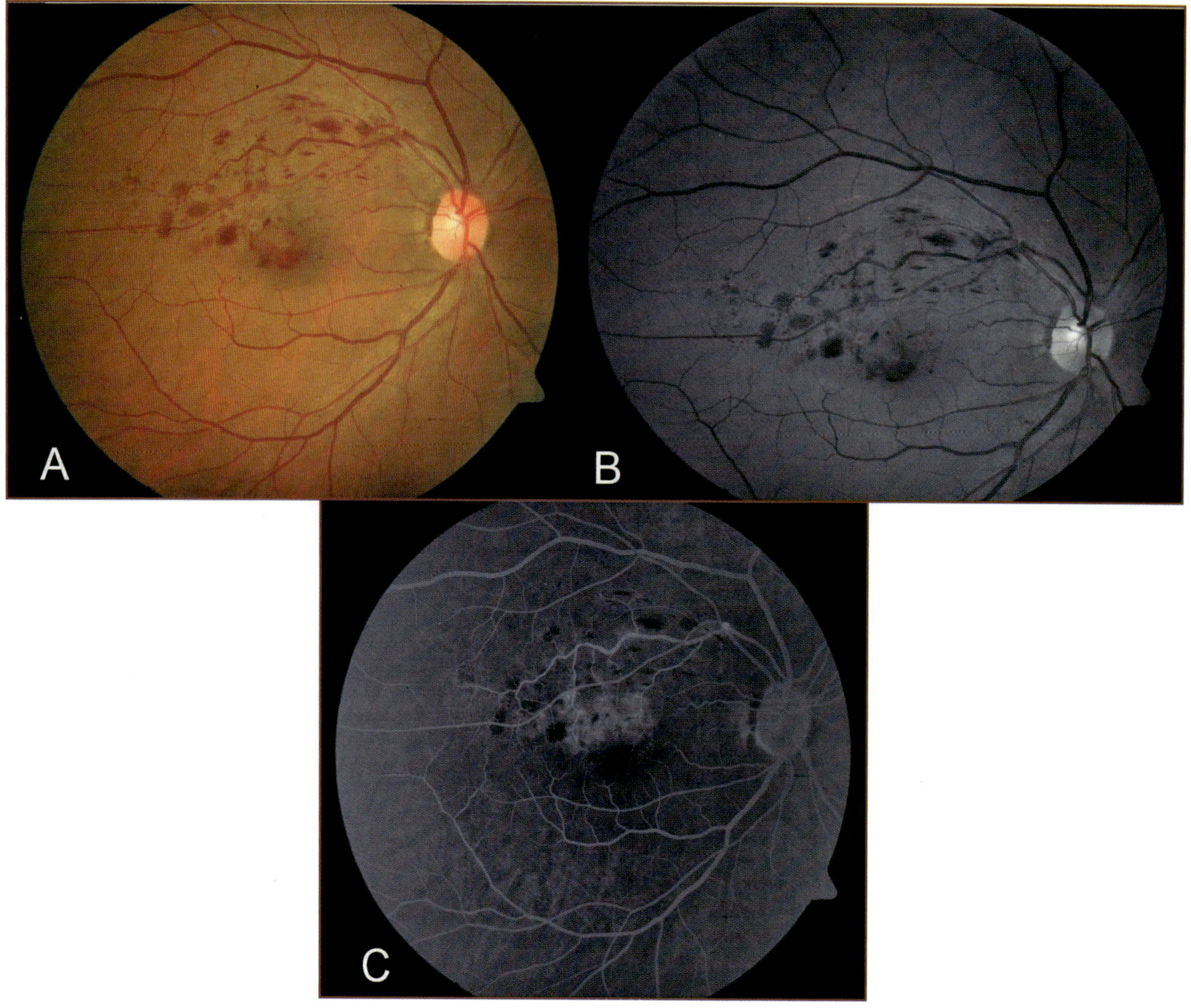

Figura 4. A) Fotografía de fondo de ojo con oclusión de rama venosa temporal superior, con hemorragias en flama. B) Fotografía aneritra. C) Angiografía tardía que muestra fuga de colorante en región macular. *(Archivo fotográfico, Departamento de retina. Fundación Hospital Nuestra Señora de la Luz).*

c. Retinopatía por radiación

Existen reportes de una alta incidencia en pacientes que reciben radioterapia como terapéutica de melanomas oculares, teniendo una incidencia de hasta 87% en los tres primeros años de tratamiento.[13]

2. *Enfermedades Inflamatorias*

a. Pars planitis

El EMC y la pérdida consecuente de la visión es una de las complicaciones mas serias y frecuentes en los pacientes con pars planitis. La presencia por mas de 6 a 9 meses del EMC causa cambios irreversibles en la mácula, con daño permanente de la visión central **(Figura 5)**.[14]

b. SIDA y uveítis inmunológica

Aunque la exudación macular serosa ha sido descrita en pacientes con SIDA asociada a la retinitis por citomegalovirus, el EMC no es una asociación frecuente. Sin embargo, con la introducción de la terapia HAART (Highly Active Antiretroviral Therapy) ha cambiado la incidencia y pronóstico de la retinitis por citomegalovirus

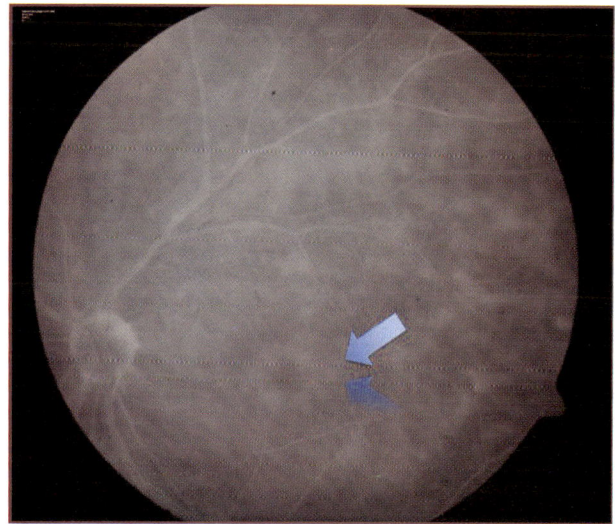

Figura 5. Angiografía tardía mostrando patrón en pétalos de flor en un paciente con Pars Planitis. *(Archivo fotográfico, Departamento de Enfermedades Inflamatorias. Fundación Hospital Nuestra Señora de la Luz).*

y por lo tanto, su asociación con EMC. En algunos pacientes la restauración de la competencia inmune asociada a reacciones inflamatorias del segmento anterior y el vítreo han provocado una amenaza permanente para el desarrollo de complicaciones incluyendo el EMC **(Figura 6A-C)**.[15]

Otras condiciones inflamatorias que pueden cursar con EMC están relacionadas con uveítis anteriores asociadas con HLA-B27, retinocoroidopatía de Birdshot, Síndrome de Behcet, toxoplasmosis, enfermedad de Eales, vitreítis idiopática, síndrome de Vogt Koyanagi Arada y escleritis.[16,17,18]

3. *Postoperatorio*

El EMC después de cirugía de catarata fue descrito por primera vez por Irvine en 1953 y es conocido como Síndrome de Irvine-Gass.[19] Es la más frecuente causa de pérdida visual después de cirugía de catarata y se produce por la disrupción de la barrera hemato-acuosa y hemato-retiniana, así como por la inflamación inducida por prostaglandinas y mediadores inflamatorios.[20] Se ha reportado una incidencia del 0 al 6% en su presentación clínica y del 9.1 a 54.7 % por angiografía.[5]

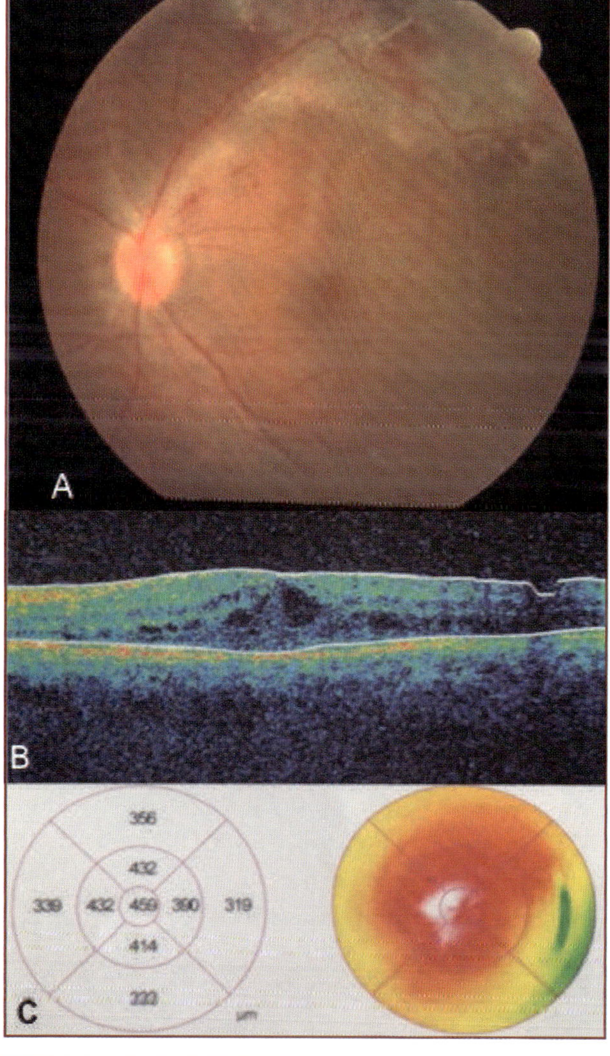

Figura 6. A) Fotografía de fondo de ojo mostrando retinitis por citomegalovirus. B) OCT con espacios quísticos intrarretinianos, evidenciando EMC. C) Mapa de grosor macular evidenciando aumento. *(Archivo fotográfico, Departamento de Enfermedades Inflamatorias. Fundación Hospital Nuestra Señora de la Luz).*

Frecuentemente se presenta entre las 6ta y 8va semanas postquirúrgicas, aunque puede presentarse hasta años después de la cirugía pero con una frecuencia baja y la agudeza visual suele estar igual o peor de 20/40.

Los antiinflamatorios no esteroideos (AINE) han sido utilizados en cirugía de catarata para prevenir la miosis intraoperatoria, la inflamación ocular y el EMC debido a que han demostrado un decremento en el nivel de prostaglandinas en el humor acuoso y por tanto del desarrollo de EMC.[21,22]

Existe evidencia de la presencia de EMC fluorangiográfico 60 días posteriores a la cirugía de catarata en una serie de pacientes sin ningún tipo de complicación durante la cirugía y sin profilaxis con AINE.[23] Otros estudios reportan una incidencia de EMC menor utilizando profilaxis con AINE, sin embargo, no existe un tratamiento estandarizado para su prevención, aunque el beneficio de la profilaxis ha sido ampliamente reportado **(Esquema 1)**.[4, 5, 24, 25, 26, 27]

En pacientes con diabetes que se someten a cirugía de catarata, el edema macular diabético preexistente puede acelerarse al igual que la progresión de la retinopatía diabética, con la consecuente presencia de EMC.[28] Dicha progresión se puede preveer y tratar cuando la retinopatía es identificada preoperatoriamente y se da un tratamiento oportuno de panfotocoagulación con láser, siempre y cuando la catarata permita la visualización para la aplicación del tratamiento.[29]

En el caso de pacientes con catarata secundaria a uveítis, la incidencia de EMC es alta, hasta del 46%, y es una de las principales causas de mala recuperación visual después de cirugía de catarata, el riesgo aumenta cuando se tiene un cuadro uveítico después de la cirugía.[30, 31]

4. *Procedimientos con Laser*

Se estima que el EMC después de una capsulotomía con Nd:YAG láser tiene una incidencia del 0 a 2%, la cual se incrementa si el procedimiento

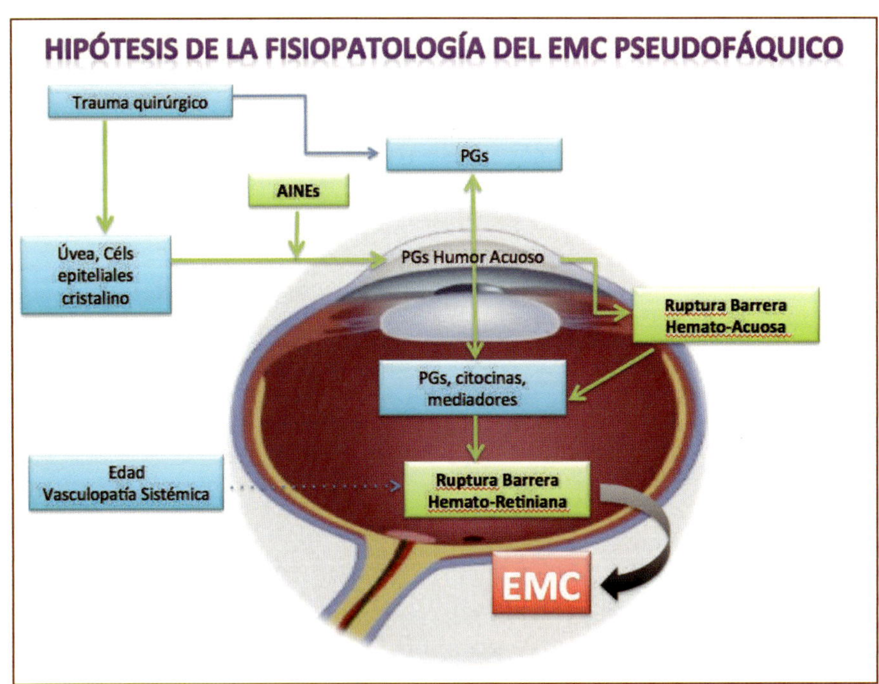

Esquema 1

se realiza dentro de los tres meses post cirugía de catarata.[32]

El EMC también puede ocurrir como consecuencia de una panfotocoagulación retiniana, sobre todo en pacientes con retinopatía diabética, siendo mayor la frecuencia en pacientes con diabetes tipo II. La patogénesis de este EMC está asociada probablemente al incremento del flujo sanguíneo y la inflamación inducidos por la terapia láser **(Figura 7)**. [33]

5. *Distrofias Hereditarias*

Se ha descrito el EMC asociado a un factor autosómico dominante que se presenta clínicamente con grandes áreas de fuga de capilares en la zona macular y perdida visual importante.[34] Algunas enfermedades como la retinitis pigmentaria tienen una importante incidencia de EMC que fluctúa entre el 3 al 15%, siendo mas frecuente entre la población joven que padece la enfermedad, con mínima alteración en el epitelio pigmentario de la retina y con historia familiar de ocurrencia. Aunque el EMC suele ser angiográfico, algunos pacientes con el tiempo y ante la permanencia del edema, desarrollan agudeza visual de 20/40 o menos. Sin embargo no se ha corroborado un estrago a la visión al color **(Figura 8)**. [35]

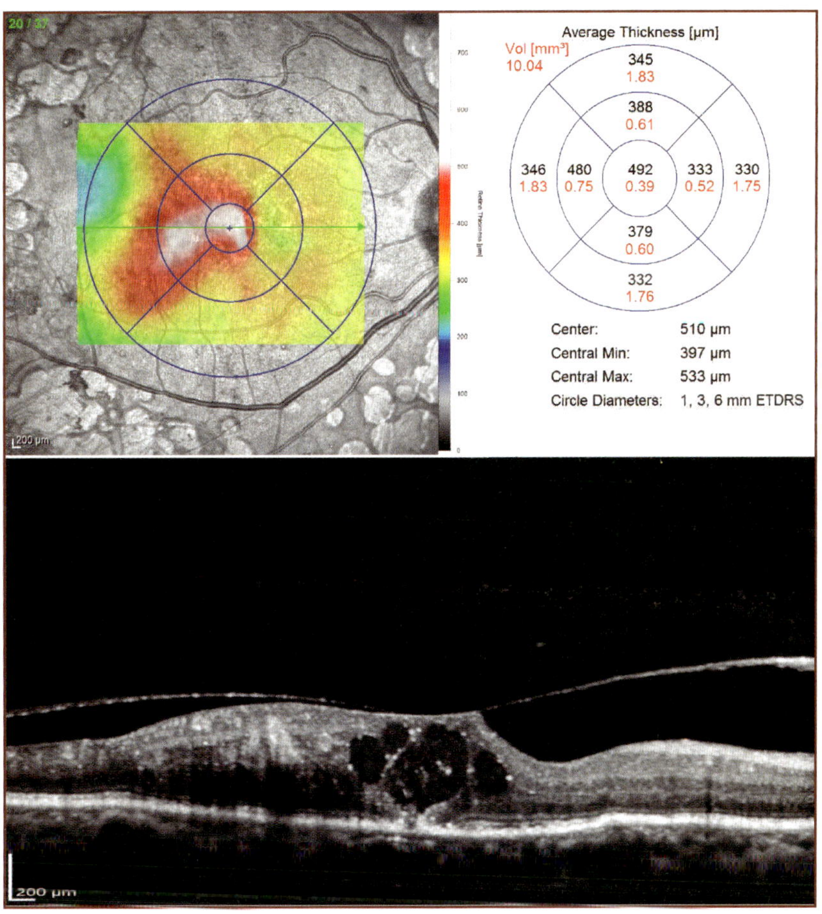

Figura 7. A) Fotografía de fondo con OCT de dominio espectral mostrando huellas de fotocoagulación en la periferia y su correlación con el mapa de grosor mostrando aumento en la región macular. B) Imagen tomográfica que muestra quistes por debajo de zona de tracción macular. *(Archivo fotográfico, Departamento de retina. Fundación Hospital Nuestra Señora de la Luz).*

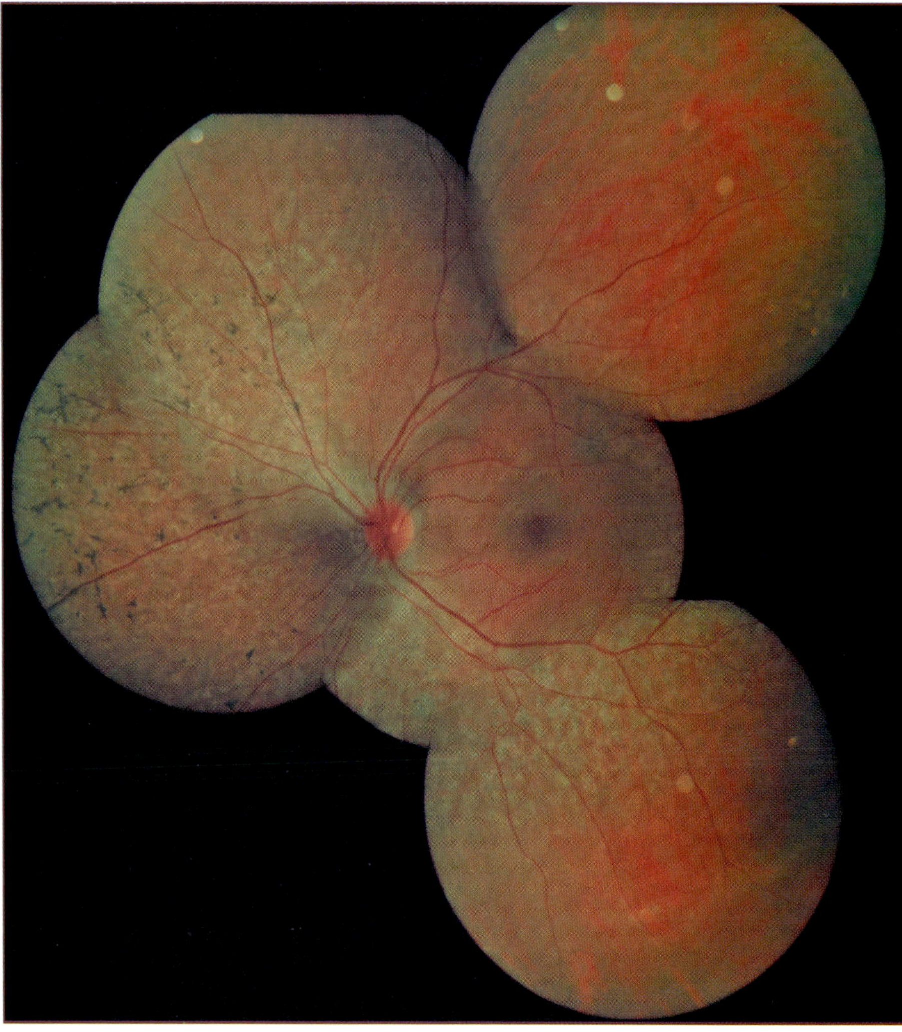

Figura 8. Fotografía de fondo de ojo mostrando los típicos cambios de la retinosis pigmentaria: espículas óseas, atenuación vascular y pérdida de pigmento del EPR. *(Archivo fotográfico, Departamento de retina. Fundación Hospital Nuestra Señora de la Luz).*

6. *Tumores*

El EMC es una manifestación frecuente que acompaña a los tumores intraoculares. Wolter describe tres principales tipos de EMC que se asocia a melanomas coriodeos:[36]

a) Con participación directa cuando la neoplasia se encuentra ubicada debajo de la fóvea.
b) Con participación indirecta cuando existe un exudado subfoveal en neoplasias alejadas de la fóvea.
c) Con participación indirecta cuando no existe ni tumor ni exudados subfoveales.

El diagnóstico de EMC tiene gran relevancia en estos pacientes, ya que puede ser la primera manifestación clínica de un melanoma localizado en la periferia de la retina y sin evidencia clínica como desprendimiento de retina seroso. Se ha asociado el desarrollo del EMC a la reacción inflamatoria secundaria a la presencia del tumor, seguramente por la infiltración celular dentro del tejido coroideo adyacente y la presencia de vasculitis.[37] El EMC también puede estar presente en tumoraciones benignas como los hemangiomas coroideos.[38]

7. Edema Inducido por Drogas

El EMC puede ser e resultado de la administración de una importante variedad de drogas. El uso tópico de epinefrina como terapia antiglaucomatosa en pacientes áfacos y fáquicos puede causar ruptura de la barrera hemato acuosa y hemato retiniana.[39,40]

El uso prolongado de tamoxifeno, causa EMC que suele desaparecer con la suspensión del medicamento.[41]

La nicotina y sus derivados han demostrado ser un detonante importante de incidencia de EMC que persiste fluorangiográficamente aún después de su suspensión.[42]

El latanoprost, análogo de prostaglandinas, ampliamente utilizado en el tratamiento del glaucoma, se encuentra asociado con una gran incidencia de EMC angiográfico. Aunque no se sabe si el latanoprost es una sustancia vasoactiva que afecta la permeabilidad de los vasos, estudios recientes han mostrado que estimula la síntesis endógena de prostaglandinas, las cuales son mediadores de la inflamación, sin embargo este fenómeno es angiográfico y subclínico en la mayoría de los pacientes usuarios de latanoprost.[43, 44]

El cloruro de benzalconio, preservador de muchos medicamentos tópicos oftalmológicos, se ha asociado con la incidencia de EMC.[45]

8. *Desórdenes Traccionales de la Retina*

a. Membrana Epirretiniana

Las membranas epirretinianas ya sean idiopáticas o asociadas a patologías vítreo-retinianas, pueden evolucionar a EMC. La disrupción de la microcirculación en ojos con membranas epirretinianas, ha mostrado significativa disminución de la velocidad de flujo vascular, lo que permite el desarrollo del EMC. Ocasionalmente la liberación de la membrana epirretiniana puede ocurrir, sin embargo en pacientes con agudeza visual de 20/60 o peor se debe considerar el tratamiento quirúrgico.[46]

b. Síndrome de tracción Vítreo Macular

Es un síndrome raro en el que se presenta un desprendimiento parcial del vítreo posterior, que se asocia con la persistencia de adherencia del vítreo a la zona macular, presentando una tracción de la misma. Cuando se prolonga dicha tracción se puede presentar EMC, degeneración y desprendimiento macular. La vitrectomía, para liberar la zona de tracción es un procedimiento que se requiere frecuentemente aunque el pronóstico suele ser reservado **(Figura 9)**.[47]

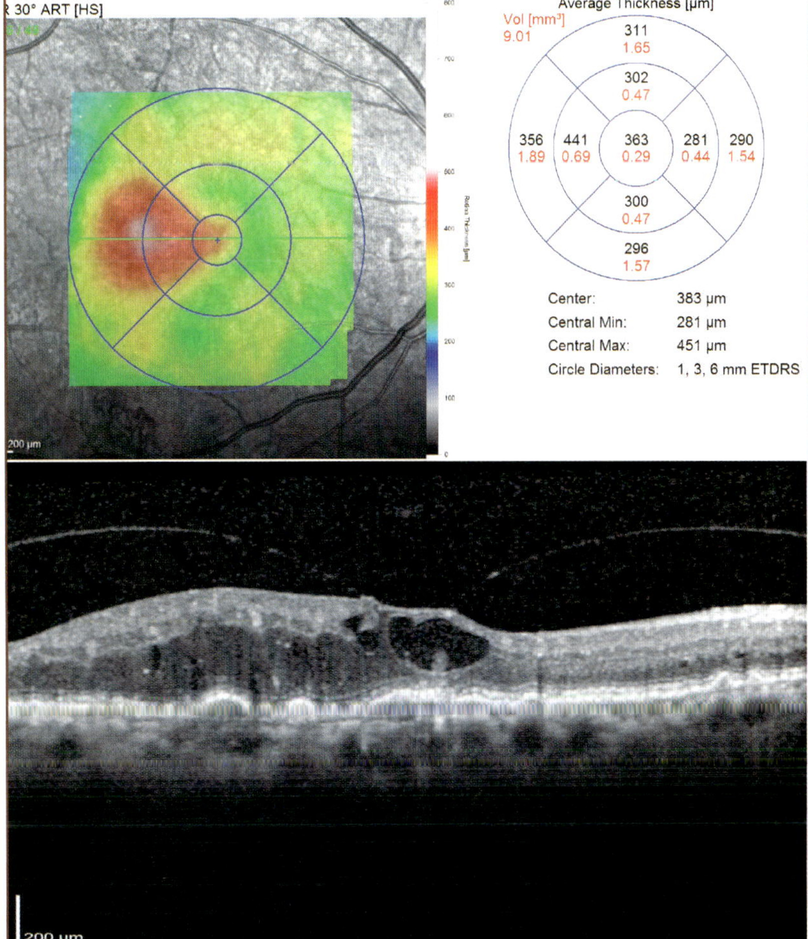

Figura 9. A) Fotografía de fondo con OCT de dominio espectral mostrando irregularidad en sector macular. B) Imagen tomográfica mostrando quiste por tracción vítreo macular. *(Archivo fotográfico, Departamento de retina. Fundación Hospital Nuestra Señora de la Luz).*

Diagnóstico

El examen en lámpara de hendidura, con lentes que permitan la visualización del fondo de ojo detallada, hace posible detectar la zona de engrosamiento macular y la visualización de los espacios quísticos. Ante la sospecha de EMC existen una seria de estudios que pueden corroborar el diagnóstico y su impacto en la función visual.

Existe evidencia de que el glare y la sensibilidad al contraste son medidas mas sensibles que la cuantificación con cartilla de Snellen a la pérdida de visión asociada a EMC.[48]

a. Test de detección de ruptura de la barrera hematoacuosa (BHA)

El EMC puede ser el resultado de la ruptura de la BHA, ocurre a nivel del epitelio pigmentario de la retina o de los capilares de las células endoteliales vasculares. Los métodos diagnósticos que se han implementado permiten detectar la disrupción de la BHA y la extensión del edema macular. [49]

La angiografía con fluoresceína, es el estudio de mayor utilidad para el diagnóstico. La cantidad de fluoresceína liberada depende de la disfunción que se tenga en el endotelio vascular retiniano. Aunque existe una correlación entre la agudeza visual y la extensión del área afectada con los quistes, no existe una correlación entre la agudeza visual y la distancia de los quistes a la zona avascular foveal.[50] Este método diagnóstico también proporciona la posibilidad de realizar un plan de tratamiento, al permitir identificar las zonas de mayor problema.[51] Un método diagnóstico asociado es la fluorofotometría. Esta técnica es usada para cuantificar la fuga de fluoresceína con ayuda de un fluorofotómetro en una lámpara de hendidura, permitiendo escanear pequeños volúmenes de cavitación vítrea y convirtiéndolos en una medida de concentración de fluorescencia.[52]

b. Detección de grosor retiniano

Los dos métodos más frecuentemente usados son la Tomografía de Coherencia Óptica (OCT) y el analizador de grosor retiniano (RTA).[53,54,55] La Tomografía de Coherencia Óptica (OCT) permite la captura no invasiva de imágenes de cortes transversales de alta resolución de la retina en diferentes patologías como el EMC. Desde su introducción, ha permitido la medición del espesor de la retina con una buena confiabilidad y reproducibilidad. Las recientes mejoras en la tecnología del OCT han conducido al desarrollo de una nueva generación de máquinas, basado en los principios del dominio espectral. Estos instrumentos difieren de los de dominio en el tiempo en que permiten la adquisición de imágenes a velocidades más rápidas y con una mayor resolución axial **(Tabla 2)**.[56]

Tratamiento

El reto en el tratamiento del EMC radica en su cronicidad y persistencia. Cualquier tratamiento debe de ir de la mano de un control estricto de la condición del paciente, siempre alerta de cualquier efecto adverso. El tratamiento quirúrgico debe de indicarse solo en casos refractarios y sintomáticos de EMC **(Tabla 3)**.

a. Antinflamatorios no esteroideos. (AINES)

En EMC secundario a afaquia o pseudofaquia, la inflamación cursa con liberación de prostaglandinas y con una disrupción de la unión de los capilares perifoveales. Los AINES son drogas que actúan inhibiendo la enzima cicloxigenasa, la cual es requerida para la síntesis de prostaglandinas, como un producto de degradación del ácido araquidónico. El efecto de los AINES tanto en COX-1 como en COX-2 previene la producción de endoperoxidasas y su efecto en el desarrollo de la inflamación. Se ha podido documentar que los AINES también actúan sobre otros mediadores químicos pro inflamatorios.[57,25] Antiinflamatorios como el Ketorolaco trometamidaal 0.5%, la Indometacina al 1% y el Diclofenaco al 1%, han sido utilizados tanto en el tratamiento como en la prevención de EMC asociado a cirugía de catarata.[58,21]

b. Inhibidores de la anhidrasa carbónica. (IAC)

El uso de IAC para el EMC ha sido común por más de una década. Los IAC, alteran la polari-

Tabla 2. Técnicas actuales de investigación del Edema Macular utilizadas en la práctica clínica y la investigación. [55]

Técnica	Principio	Ventajas	Desventajas	Otros
Angiografía con fluoresceína	Fuga capilar por lesión de células del endotelio capilar Fuga asociada con ruptura de *tight junctions* entre células adyacentes del EPR	Permite visualización del área cubierta por formaciones quísticas Buena correlación con AV Mejora la precesión del tratamiento	Bajo riesgo para el paciente	Cualitativa Invasiva
Fluorofotometría Vítrea	Fluorofotómetro en lámpara de hendidura	Cuantifica la fuga de fluoresceína	Resultados inconsistentes No específico	Cuantitativo No Invasivo
Fotómetro láser	Alteración de la barrera Hemato-Acuosa	Cuantifica la disrupción Hemato-Acuosa	No específico	Cuantitativo No Invasivo
Tomografía de Coherencia Óptica	Interferencia a la luz visible	Cuantificación del grosor retiniano Visualización de la estructura retiniana	Menor resolución que microscopía de luz Depende del procesamiento de algoritmos que pueden malinterpretar los contornos de la superficie retiniana Requiere medios claros	Cuantitativo No Invasivo
Analizador del grosor retiniano	Láser proyectado en ángulo oblicuo a la retina	Grosor retiniano	Afectado por medios opacos	Cuantitativo No Invasivo
Oftalmoscopio de escaneo láser	Escanea un pequeño punto enfocado, dando una imagen de alto contraste	Capaz de generar una imagen a través de pupila pequeña y medios opacos	Afectado por la óptica del ojo	Cuantitativo No Invasivo
Sensibilidad al contraste	Contraste de letras pequeñas	Mas sensible que Snellen para edema macular	No confiable	Cualitativo No Invasivo
Electro diagnóstico	Estimula únicamente conos foveales	La amplitud correlaciona bien con agudeza visual	Cualitativo	Cualitativo No Invasivo

dad de los sistemas de transporte iónico en el epitelio pigmentario de la retina. Como resultado hay un incremento del transporte de fluidos a través del epitelio pigmentario del espacio subretiniano a la coroides, disminuyendo el edema. Los IAC también han mostrado tener un efecto en la función de las células de la retina, al acidificar los espacios sub retinales, e incrementando la adhesividad. [59-63]

Tabla 3. Causas comunes de Edema Macular, Sitio del defecto primario y Modalidades de Tratamiento. [55]

	Condición	Sitio Primario	Tratamiento Propuesto
Vascular	Diabético	Células del endotelio capila	Panfotocoagulación focal en rejilla Implante intraocular de esteroides VTM* pars plana
	*OVCR/ORVR	Células del endotelio capila	Panfotocoagulación focal en rejilla (OVCR) VTM* pars plana O_2 hiperbárico
	Retinopatía por radiación	Células del endotelio capila	Pantotocoagulación focal en rejila
	Macroaneurisma retiniano adquirido	Arteriola retiniana	Fotocoagulación alrededor o en el macroaneurisma
Inflamatorio	Síndromes uveíticos	Células del endotelio capilar	Esteroides oral/ periocular Implantes intraocular de esteroides Esteroides intravitreos Inmunosupresores Acetazolamida VTM* pars plana
Postoperatorio	Irvine-Gass	Células del endotelio capilar	Esteroides / AINEs tópicos Acetazolamida
Hereditario	Retinitis pigmentosa	Epitelio pigmentario de la retina	Acetazolamida
Tumores		Involucro directo Fuga vascular	Tratamiento de la causa primaria
Inducido por Drogas	Epinefrina Acido nicotínico Etc.	Células del endotelio capilar	Descontinuar la droga AINEs
Traccional	Tracción localizada del vítreo	Tracción del vítreo en la mácula	VTM* pars plana
	Distorsión pupilar por banda vítrea	Tracción del vítreo en la mácula	Vitreólisis con Nd: YAG
	Adhesión vitreomacular	Tracción vítrea Membrana epirretiniana	VTM* pars plana

*OVCR= Oclusión de vena central de la retina, ORVR= Oclusión de rama venosa de la retina, VTM= Vitrectomía

c. Esteroides

Los esteroides inhiben de prostaglandinas, inhiben la enzima fosfolipasa A2 responsable de catalizar la conversión de lípidos en acido araquidónico, este proceso evita la formación tanto de prostaglandinas como de leucotrienos. Por otro lado sus propiedades vasoconstrictoras disminuyen el edema tanto intra como extracelular, suprimiendo la actividad de los macrófagos y reduciendo la producción de linfoquinas.[64]

Los corticoides se pueden administrar tópicamente, a través de inyección periocular, oral o parenteralmente. En su presentación tópica, penetra en el epitelio corneal y alcanzan la cámara anterior. Las propiedades antiinflamatorias de los corticoesteroides son especialmente útiles en pacientes con uveítis anteriores. Existe evidencia de que la combinación de AINES y corticoesteroides tópicos, tiene un beneficio sobre la monoterapia antiinflamatoria. Aunque la tendencia de manejo medicamentoso ha tendido a basarse en los AINES tópicos, tratando de evitar los ya conocidos efectos adversos de los esteroides, como glaucoma, catarata subcapsular posterior, exacerbación de cuadros infecciosos, recurrencia de queratitis herpéticas etc.[65,66]

Las inyecciones perioculares de esteroides pueden ser vía subtenoniana o peribulbar y tienen ventajas sobre la administración tópica, ya que permite la administración de un bolo importante del medicamento, minimizando los efectos sistémicos y manteniendo una dosis efectiva.

Los corticosteroides sistémicos de administración oral han demostrado un beneficio en pacientes con EMC bilateral y resistente a otros tratamientos, se inicia con dosis de impregnación altas, sosteniendo la dosis mínima por periodos largos, con una reducción paulatina del medicamento. Sin embargo, hay publicaciones que recomiendan altas dosis de metilprednisolona por vía intravenosa para tratar el EMC pseudofáquico persistente, este tipo de terapéutica tiene una baja asociación con efectos sistémicos y oculares adversos.[67,68]

Los resultados favorables del tratamiento de degeneración macular relacionada a la edad con esteroides intravítreos, ha dado una línea de investigación para tratar pacientes con EMC refractario y crónico. La inyección intravítrea de triamcilonona ha sido usada sola o en combinación con panfotocoagulación, cuando el EMC se combina con edema macular difuso diabético, pudiendo corroborarse una disminución del grosor macular con tomografía de coherencia óptica.[69] De cualquier forma diferentes autores han puntualizado que la mejoría tiende a disminuir a los 5 meses, siendo necesaria la aplicación repetida del esteroide intravítreo.[70-73]

Una opción reciente son los sistemas de liberación prolongada de droga en implantes intraoculares. Estos implantes no son tóxicos y permiten la liberación constante de la droga a niveles terapéuticos.[74,75]

d. Oxígeno hiperbárico

El oxígeno hiperbárico mejora la función visual en pacientes con edema macular crónico, especialmente asociado a oclusión venosa. También se ha observado una mejoría en pacientes con edema EMC seudofáquico / afáquico con la aplicación de oxígeno, o EMC atribuible a uveítis.[76,77]

La dosis recomendada es de 2.2 atm (222.92 kPa) de oxígeno por una hora y media, 2 veces al día por 7 días, seguido de aplicaciones de 2 horas durante 14 horas más. En pacientes áfacos se ha podido documentar una mejoría importante con esta terapéutica.[78]

Los mecanismos mediante los cuales los pacientes con terapia de oxígeno hiperbárico mejoran están asociados probablemente al efecto vasoconstrictor del oxígeno, que disminuye la fuga de líquido de los capilares. Este decremento en la presión venosa permite la restauración de la unión entre las células del endotelio vascular, lo que restaura la BHA.[79,80]

e. Inmunomoduladores

La ciclosporina A, es un metabolito con actividad inmunosupresora; sin embargo, no existen estudios con evidencia médica que respalden su uso en EMC uveítico, aunque se ha observado un efecto beneficio al tratar a pacientes con uveítis severa crónica. La azatriopina, el metrotexate y los anticuerpos monoclonales antiCD4, utilizados en el tratamiento de uveítis ha mostrado un efecto beneficio en el tratamiento del edema macular cistoideo secundario. La falta de estudios con respaldo científico hace que el uso de estas drogas deba ser cauteloso en el manejo de edema macular EMC.[81]

f. Tratamiento quirúrgico

En algunos casos de EMC la vitrectomía ha mostrado un efecto benéfico. En caso de enfermedades inflamatorias como sarcoidosis y uveítis intermedias se han publicado reportes de vitrectomía vía pars plana en pacientes que no responden a terapia médica.[82,83]

En caso de edema macular diabético, se ha postulado que cuando no hay respuesta al tratamiento con láser, la vitrectomía puede beneficiar el cuadro al liberar tracciones de la hialoides, proporcionando una mejora en la microcirculación de los ojos diabéticos, que repercute en un incremento de la agudeza visual.[84]

Del 38 al 100% de los pacientes con edema macular diabético han mostrado mejoría posterior a la realización de vitrectomia posterior.[85] En ojos pseudoafacos que cursaron con pérdida vítrea, la vitrectomía ha mostrado mejoría, siendo la razón la persistencia de bandas vítreas a la incisión quirúrgica, prolapso de vítreo a cámara anterior y su adherencia a estructuras anteriores que en forma secundaria causan tracción sobre la hialoides posterior.[86]

g. Antiangiogénicos

El VEGF juega un papel en el desarrollo de EMC y complicaciones neovasculares en la OVCR. El primer fármaco anti -VEGF en ser aprobado por la FDA fue el bevacizumab (Avastin®), anticuerpo monoclonal murino humanizado dirigido contra todas las formas biológicamente activas del VEGF. Fue desarrollado como terapia intravenosa para el tratamiento de metástasis de cáncer colorrectal; y aunque no fue formulado para su uso intraocular , las inyecciones intravítreas de bevacizumab se han convertido en una práctica común en el manejo de otros trastornos vasculares de la retina (degeneración macular relacionada con la edad, edema diabético, oclusiones vasculares, etc.).

Varios reportes de casos han mostrado una disminución del grosor retiniano y la mejora de la agudeza visual después de tratamiento intravítreo con bevacizumab en OVCR. En la mayoría de estos estudios, se evidencia la necesidad un tratamiento repetido con bevacizumab para evitar la repetición de EMC. En un estudio, la agudeza visual aumentó a un nivel máximo en 3 a 6 semanas después de la inyección inicial. La posterior disminución de la agudeza visual está estrechamente relacionada con un aumento en EMC y la recurrencia temprana debe llevar a la consideración de retratamiento. El momento más adecuado entre inyecciones todavía no está claro **(Figura 10)**.[87-90]

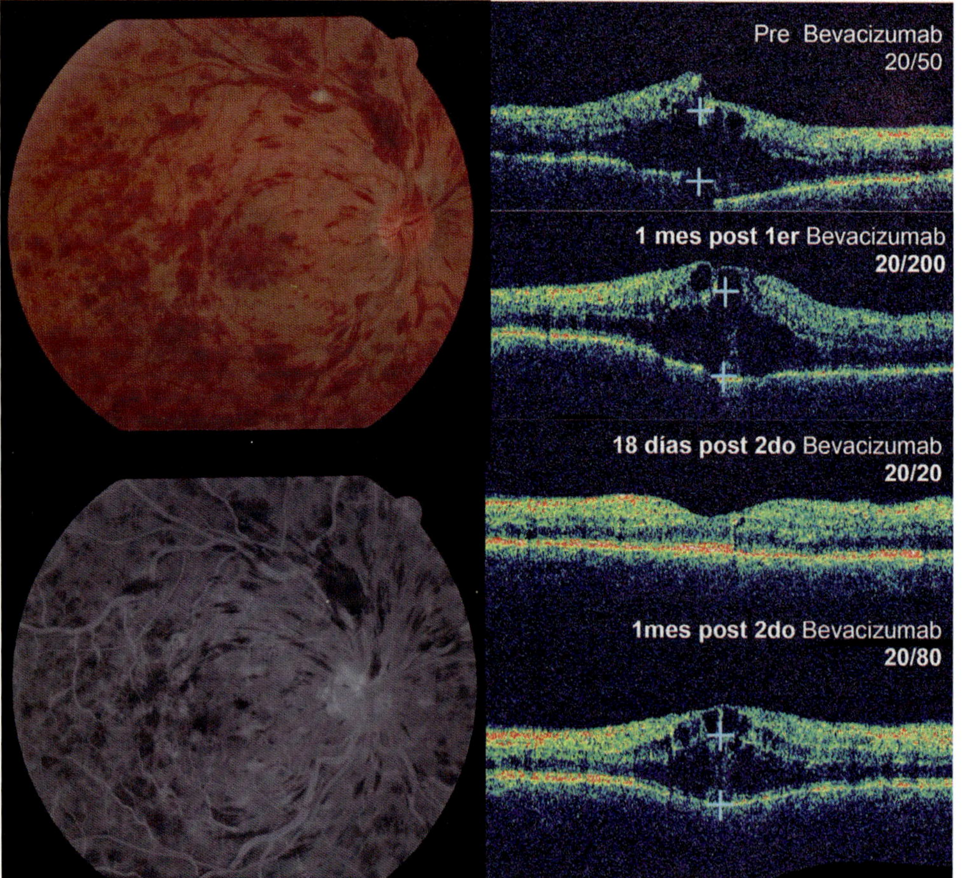

Figura 10. Evolución del edema macular en OVCR con cambios angiográficos típicos, tratada con antiangiogénico, con evidencia de mejoría después de la inyección intravítrea y reincidencia de EMC. *(Archivo fotográfico, Departamento de retina. Fundación Hospital Nuestra Señora de la Luz).*

Referencias

1. Mark W. Johnson Perspective. Etiology And Treatment Of Macular Edema. American Journal Of Ophthalmology Volume 147, Issue 1 , Pages 11-21.E1, January 2009
2. Catier A, Tadayoni R, Paques M, et al. Characterization of macular edema from various etiologies by optical coherence tomography. Am J Ophthalmol 2005;140:200–206.
3. Leal EC, Manivannan A, Hosoya K, et al. Inducible nitric oxide synthase isoform is a key mediator of leukostasis and blood-retinal barrier breakdown in diabetic retinopathy. Invest Ophthalmol Vis Sci 2007;48:5257–5265.
4. Miyake K, Masuda K, Shirato S, et al. Comparison of diclofenac and fluorometholone in preventing cystoid macular edema after small incision cataract surgery: a multicentered prospective trial. Jpn J Ophthalmol 2000; 44:58–67
5. Ursell PG, Spalton DJ, Whitcup SM, Nussenblatt RB. Cystoid macular edema after phacoemulsification: relationship to blood- aqueous barrier damage and visual acuity. J Cataract Refract Surg 1999; 25:1492–1497
6. Mentes J, Erakgu¨n T, Afrashi F, Kerci G. Incidence of cystoid macular edema after uncomplicated phacoemulsification. Oph- thalmologica 2003; 217:408–412
7. Gass JDM, Norton EDW: Cystoid macular edema and papi- lledema following cataract extraction: a fluorescein fundos- copic and angiographic study. Arch Ophthalmol: 221–4, 1966
8. Klein R, Meuer SM, Moss SE, Klein BE: Retinal microaneurysm counts and 10 year progression of diabetic retinopathy.Arch Ophthalmol 113:1386–91, 1995
9. Lopes de Faria JM, Jalkh AE, Trempe CL, McMeel JW: Diabetic macular edema: risk factors and concomitants. Acta Ophthalmol Scand 77:170–5, 1997.
10. Klein R, Meuer SM, Moss SE, Klein BE: Retinal microaneurysm counts and 10-year progression of diabetic retinopathy.Arch Ophthalmol 113:1386–91, 1995
11. Jones WL: Fluid blood level in cystoid space resulting from central retinal vein occlusion. J Am Optom Assoc 69:129– 32, 1998
12. Reyes ME, Barr CC, Gamel JW: Blood levels in macular cystoid spaces and their relationship to retinal vein obstruc- tion. Retina 14:14–8, 1994
13. Guyer DR, Mukai S, Egan KM, et al: Radiation maculopathy after proton beam irradiation for choroidal melanoma. Ophthalmology 99:1278–85, 1992
14. Henderly DE, Genstler AJ, Rao NA, Smith RE: Pars plan- itis. Trans Ophthalmol Soc UK 105(Pt 2):227–32, 1986
15. Cassoux N, Lumbroso L, Bodaghi B, et al: Cystoid macular oedema and cytomegalovirus retinitis in patients with HIV disease treated with highly active antiretroviral therapy. Br J Ophthalmol 83:47–9, 1999
16. Dana MR, Merayo-Lloves J, Schaumberg DA, Foster CS:Prognosticators for visual outcome in sarcoid uveitis. Ophthalmology 103:1846–53, 1996
17. Cassoux N, Fardeau C, Lehoang P: [Ocular manifestations of Behc¸et's disease]. Ann Med Interne (Paris) 150:529– 34, 1999
18. Helm CJ, Holland GN, Webster RG, et al: Combination in- travenous ceftazidime and aminoglycosides in the treatment of pseudomonal scleritis. Ophthalmology 104:838–43, 1997
19. Irvine SR: A newly defined vitreous syndrome following cataract surgery, interpreted according to recent concepts of the structure of the vitreous. Am J Ophthalmol 36:599– 619, 1953
20. Miyake K, Masuda K, Shirato S, et al. Comparison of diclofenac and fluorometholone in preventing cystoid macular edema after small incision cataract surgery: a multicentered prospective trial. Jpn J Ophthalmol 2000; 44:58–67
21. Miyake K, Ibaraki N. Prostaglandins and cystoid macular edema. Surv Ophthalmol 2002; 47(suppl 1):S203–S218
22. Stewart R, Grosserode R, Cheetham JK, Rosenthal A. Efficacy and safety profile of ketorolac 0.5% ophthalmic solution in the prevention of surgically induced miosis during cataract surgery. Clin Ther 1999; 21:723–732
23. Preoperative topical indomethacin to prevent pseudophakic cystoid macular edema, Gu¨ liz Fatma Yavas, MD, Faruk O¨ ztu¨ rk, MD, Tuncay Ku¨ sbeci, MDJ Cataract Refract Surg 2007; 33:804–807 Q 2007 ASCRS and ESCRS
24. RossettiL, BujtarE, Castoldi D, et al. Effectiveness of diclofenac eyedrops in reducing inflammation and the incidence of cystoid macular edema after cataract surgery. J Cataract Refract Surg 1996; 22:794–799
25. Wolfensberger TJ, Herbort CP. Treatment of cystoid macular edema with non-steroidal anti-inflammatory drugs and cortico- steroids. Doc Ophthalmol 1999; 97:381–386
26. ReisA, BirnbaumF, HansenLL, ReinhardT. Cyclooxygenase-2 inhibitors: a new therapeutic option in the treatment of macular edema after cataract surgery. J Cataract Refract Surg 2005; 31:1437–1440
27. Bonnet S: [Repercussions of cataract surgery on the develop- ment of cystoid macular edema in the diabetic patient]. Bull Soc Belge Ophtalmol 256:127–9, 1995
28. Dowler JG, Sehmi KS, Hykin PG, Hamilton AM: The natural history of macular edema after cataract surgery in diabetes. Ophthalmology 106:663–8, 1999
29. Dowler JG, Hykin PG, Hamilton AM: Phacoemulsification versus extracapsular cataract extraction in patients with dia- betes. Ophthalmology 107:457–62, 2000
30. Foster RE, Lowder CY, Meisler DM, Zakov ZN: Extracapsular cataract extraction and posterior chamber intraocular lens implantation in uveitis patients. Ophthalmology 99:1234– 41, 1992
31. Okhravi N, Lightman SL, Towler HM: Assessment of visual outcome after cataract surgery in patients with uveitis. Oph- thalmology 106:710–22, 1999
32. Steinert RF, Puliafito CA, Kumar SR, et al: Cystoid macularedema, retinal detachment, and glaucoma after Nd:YAG laser posterior capsulotomy. Am J Ophthalmol 112:373– 80, 1991
33. McDonald HR, Schatz H: Visual loss following panretinal photocoagulation for proliferative diabetic retinopathy. Ophthalmology 92:388–93, 1985

34. Deutman AF, Pinckers AJ, Aan de Kerk AL: Dominantly inherited cystoid macular edema. Am J Ophthalmol 82:540– 8, 1976
35. Pinckers A, van Aarem A, Keunen JE: Colour vision in retinitis pigmentosa. Influence of cystoid macular edema. Int Ophthalmol 17:143–6, 1993
36. Wolter JR: Three basic types of foveal involvement in cho- roidal melanomas. Graefes Arch Clin Exp Ophthalmol 218: 237–243, 1982
37. Brownstein S, Orton R, Jackson B: Cystoid macular edema with equatorial choroidal melanoma. Arch Ophthalmol 96:2105–7, 1978
38. Zografos L, Bercher L, Chamot L, et al: Cobalt-60 treatment of choroidal hemangiomas. Am J Ophthalmol 121:190–9, 1996
39. Kolker AE, Becker B: Epinephrine maculopathy. ArchOphthalmol 79:552–62, 1968
40. Thomas JV, Gragoudas ES, Blair NP, Lapus JV: Correlation of epinephrine use and macular edema in aphakic glauco- matous eyes. Arch Ophthalmol 96:625–8, 1978
41. Pavlidis NA, Petris C, Briassoulis E, et al: Clear evidence that long-term, low-dose tamoxifen treatment can induce ocular toxicity. A prospective study of 63 patients. Cancer 69:2961– 4, 1992
42. Fraunfelder FW, Fraunfelder FT, Illingworth DR: Adverse ocular effects associated with niacin therapy. Br J Ophthal- mol 79:54–6, 1995
43. Camras CB: Latanoprost may trigger the biosynthesis of endogenous prostaglandins in early postoperative pseu-dophakias. Arch Ophthalmol 117:1265–6, 1999
44. Miyake K, Ota I, Maekubo K, et al: Latanoprost accelerates disruption of the blood-aqueous barrier and the incidence of angiographic cystoid macular edema in early postoperative pseudophakias. Arch Ophthalmol 117:34–40, 1999
45. Miyake K, Ota I, Ibaraki N, et al: Enhanced disruption of the blood-aqueous barrier and the incidence of angiographic cystoid macular edema by topical timolol and its preservative in early postoperative pseudophakia. Arch Ophthalmol 119:387–94, 2001
46. Kadonosono K, Itoh N, Nomura E, Ohno S: Capillary blood flow velocity in patients with idiopathic epiretinal membranes. Retina 19:536–9, 1999
47. Hikichi T, Yoshida A, Trempe CL Koerner F, Garweg J: Vitrectomy for macular pucker andvitreomacular traction syndrome. Doc Ophthalmol 97:449–58, 199: Course of vitreomaculartraction syndrome. Am J Ophthalmol 119:55–61, 1995
48. Ginsburg AP, Cheetham JK, DeGryse RE, Abelson M. Effects of flurbiprofen and indomethacin on acute cystoid macular edema after cataract surgery: functional vision and contrast sensitivity.J Cataract Refract Surg 1995; 21:82–92
49. Jaffe NS, Luscombe SM, Clayman HM, Gass JD: A fluorescein angiographic study of cystoid macular edema. Am J Oph- thalmol 92:775–7, 1981
50. Gass JD, Anderson DR, Davis EB: A clinical, fluorescein angiographic, and electron microscopic correlation of cys- toid macular edema. Am J Ophthalmol 100:82–6, 1985
51. Kylstra JA, Brown JC, Jaffe GJ, et al: The importance of fluorescein angiography in planning laser treatment of diabetic macular edema. Ophthalmology 106:2068–73, 1999
52. Lund-Andersen H, Krogsaa B, la Cour M, Larsen J: Quantita- tive vitreous fluorophotometry applying a mathematical model of the eye. Invest Ophthalmol Vis Sci 26:698–710, 1985
53. Massin P, Girach A, Erginay A, Gaudric A. Optical coherence tomography: a key to the future management of patients with diabetic macular oedema. Acta Ophthalmol Scand 2006;84: 466–474.
54. Correlation between fluorescein angiography and spectral-domain optical coherence tomography in the diagnosis of cystoid macular edemaBr J Ophthalmol 2010;94:9 1197-1200 Published Online First: 3 December 2009
55. Paris G. Tranos, FRCS(G),1 Sanjeewa S. Wickremasinghe, FRC Ophth,1 Nikos T. Stangos, MD,2Fotis Topouzis, MD, Ioannis Tsinopoulos, MD, Carlos E. Pavesio, Macular Edema Surv Ophthalmol 49 (5) September–October 2004
56. Andrea Giani, Mario Cigada, Netan Choudhry, Antonio Peroglio Deiro, Marta Oldani, Marco Pellegrini, Alessandro Invernizzi, Piergiorgio Duca, Joan W. Miller, And Giovanni Staurenghi. Reproducibility of Retinal Thickness Measurements on Normal and Pathologic Eyes by Different Optical Coherence Tomography Instruments. Volume 150, Issue 6 , Pages 815-824.e1, December 2010
57. Flach AJ: Topical nonsteroidal antiinflammatory drugs in ophthalmology. Int Ophthalmol Clin 42:1–11, 2002
58. Miyake K. Indomethacin in the treatment of postoperative cys- toid macular edema. Surv Ophthalmol 1984; 28:554–568
59. Kita M, Marmor MF: Effects on retinal adhesive force in vivo of metabolically active agents in the subretinal space. Invest Ophthalmol Vis Sci 33:1883–7, 1992
60. Normative data and enhancement by mannitol and acetazolamide. Invest Ophthalmol Vis Scin 33:1879–82, 1992
61. Chen JC, Fitzke FW, Bird AC: Long-term effect of acetazo- lamide in a patient with retinitis pigmentosa. 31:1914–8, 1990 ox SN, Hay E, Bird AC: Treatment of chronic macular edema with acetazolamide. Arch Ophthalmol 106:1190–5, 1988
62. Fishman GA, Gilbert LD, Fiscella RG, et al: Acetazolamide for treatment of chronic macular edema in retinitis pigmentosa. Arch Ophthalmol 107:1445–52, 1989.

63. Moldow B, Sander B, Larsen M, et al: The effect of acetazo- lamide on passive and active transport of fluorescein across the blood-retina barrier in retinitis pigmentosa complicated by macular oedema. Graefes Arch Clin Exp Ophthalmol 236:881–9, 1998 Fraunfelder FW, Fraunfelder FT, Illingworth DR
64. Abe T, Hayasaka S, Nagaki Y, et al: Pseudophakic cystoid macular edema treated with high-dose intravenous methyl- prednisolone. J Cataract Refract Surg 25:1286–8, 1999
65. Heier JS, Topping TM, Baumann W, et al: Ketorolac versus prednisolone versus combination therapy in the treatment of acute pseudophakic cystoid macular edema. Ophthalmol- ogy 107:2034–8; discussion 2039, 2000
66. McGill J: The enigma of herpes stromal disease. Br J Ophthalmol 71:118–25, 1987
67. Abe T, Hayasaka S, Nagaki Y, et al: Pseudophakic cystoid macular edema treated with high-dose intravenous methyl- prednisolone. J Cataract Refract Surg 25:1286–8, 1999
68. Tehrani NN, Saeed T, Murray PI: Deep intramuscular methylprednisolone for the treatment of cystoid macular oedema in uveitis. Eye 14(Pt 5):691–4, 2000
69. Jonas JB, Kreissig I, So¨fker A, Degenring RF: Intravitreal injection of triamcinolone for diffuse diabetic macular edema. Arch Ophthalmol 121:57–61, 2003
70. Jonas JB, So¨fker A: Intraocular injection of crystalline corti- sone as adjunctive treatment of diabetic macular edema. Am J Ophthalmol 132:425–7, 2001
71. Martidis A, Duker JS, Greenberg PB, et al: Intravitreal triam- cinolone for refractory diabetic macular edema. Ophthal- mology 109:920–7, 2002
72. McCartney HJ, Drysdale IO, Gornall AG, Basu PK: An auto- radiographic study of the penetration of subconjunctivally injectedhydrocortisone into the normal and inflamed rabbit eye. Invest Ophthalmol Vis Sci 4:297–302, 1965
73. Yoshikawa K, Kotake S, Ichiishi A, et al: Posterior sub-Tenon injections of repository corticosteroids in uveitis patients with cystoid macular edema. Jpn J Ophthalmology 39:71–6,1995
74. Jaffe GJ, Ben-Nun J, Guo H, et al: Fluocinolone acetonide sustained drug delivery device to treat severe uveitis. Ophthalmology 107:2024–33, 2000
75. Jaffe GJ, Yang CH, Guo H, et al: Safety and pharmacokinetics of an intraocular fluocinolone acetonide sustained delivery device. Invest Ophthalmol Vis Sci 41:3569–75, 2000
76. Miyamoto H, Ogura Y, Wakano Y, Honda Y: [The long term results of hyperbaric oxygen treatment for macular edema with retinal vein occlusion]. Nippon Ganka Gakkai Zasshi 97:1065–9, 1993
77. Suttorp-Schulten MS, Riemslag FC, Rothova A, et al: Long-term effect of repeated hyperbaric oxygen therapy on visual acuity in inflammatory cystoid macular oedema. Br J Ophthalmol 81:329, 1997
78. Benner JD, Miao XP: Locally administered hyperoxic ther- apy for aphakic cystoid macular edema. Am J Ophthalmol 113:104–5, 1992
79. Pfoff DS, Thom SR: Cystoid macular edema treated with hyperbaric oxygen. Ophthalmology 97(Suppl): 1990 120.
80. Pfoff DS, Thom SR: Preliminary report on the effect of hyperbaric oxygen on cystoid macular edema. J Cataract Refract Surg 13:136–40, 1987.
81. Freeman G, Matos K, Pavesio CE: Cystoid macular oedema in uveitis: an unsolved problem. Eye 15:12–7, 2000
82. Kiryu J, Kita M, Tanabe T, et al: Pars plana vitrectomy for cystoid macular edema secondary to sarcoid uveitis. Ophthalmology 108:1140–4, 2001
83. Wiechens B, Nö̈lle B, Reichelt JA: Pars-plana vitrectomy in cystoid macular edema associated with intermediate uveitis. Graefes Arch Clin Exp Ophthalmol 239:474–81, 2001
84. Kadonosono K, Itoh N, Ohno S: Perifoveal microcirculation before and after vitrectomy for diabetic cystoid macular edema. Am J Ophthalmol 130:740–4, 2000
85. Gandorfer A, Messmer EM, Ulbig MW, Kampik A: Resolution of diabetic macular edema after surgical removal of the posterior hyaloid and the inner limiting membrane. Retina 20:126–33, 2000
86. Harbour JW, Smiddy WE, Flynn HW, Rubsamen PE: Vitrec- tomy for diabetic macular edema associated with a thick- ened and taut posterior hyaloid membrane. Am J Ophthalmol 121:405–13, 1996
87. Justis P. Ehlers, MD, and Sharon Fekrat, MD. Retinal Vein Occlusion: Beyond the Acute Event Major Review. Survey of Ophthalmology Volume 56 Number , July–August 2011
88. Kreutzer TC, Alge CS, Wolf AH, et al. Intravitreal bevacizumab for the treatment of macular oedema secondary to branch retinal vein occlusion. Br J Ophthalmol. 2008;92(3):351--5
89. Kriechbaum K, Michels S, Prager F, et al. Intravitreal Avastin for macular oedema secondary to retinal vein occlusion: a prospective study. Br J Ophthalmol. 2008;92(4):518—22
90. Pai SA, Shetty R, Vijayan PB, et al. Clinical, anatomic, and electrophysiologic evaluation following intravitreal bevacizumab for macular edema in retinal vein occlusion. Am JOphthalmol. 2007;143(4):601-6

Sección X

SITUACIONES ESPECIALES

79

Catarata Branca Intumescente e o Diagnóstico de Certeza por Meio de Tomógrafo de Segmento Anterior

Dr. Virgilio Centurión,
Dr. Augusto Cézar Lacava

As cataratas maduras, sejam elas brunescentes ou brancas, apresentam uma característica comum que é a falta de *reflexo vermelho* durante ato cirúrgico. Este desafio foi superado com o aparecimento de corantes como o azul tripan a 0,1% que, sendo bem tolerado pelo endotélio corneano, oferece além de excelente *visibilidade*, uma alta *previsibilidade* da técnica da capsulotomia devido à alteração do colágeno quando exposto à luz do microscópio.

Porém, quando nos deparamos com a catarata branca devemos fazer um diagnóstico diferencial entre *branca normotensa* (simples ou morganiana) e a branca *hipertensa ou intumescente* (CBI), pois esta última apresenta alta incidência de capsulotomia complicada, sendo a mais conhecida a denominada sinal da *bandeira Argentina*, caracterizada por uma capsulotomia descontínua que "foge" em direção à periferia ou da região zonular.

Num diagnóstico clínico de CBI, o exame realizado na lâmpada de fenda mostra uma *catarata branca*, formando *gomos peroláceos*, que lembram uma abóbora e uma câmara anterior rasa **(Figura 1)**.

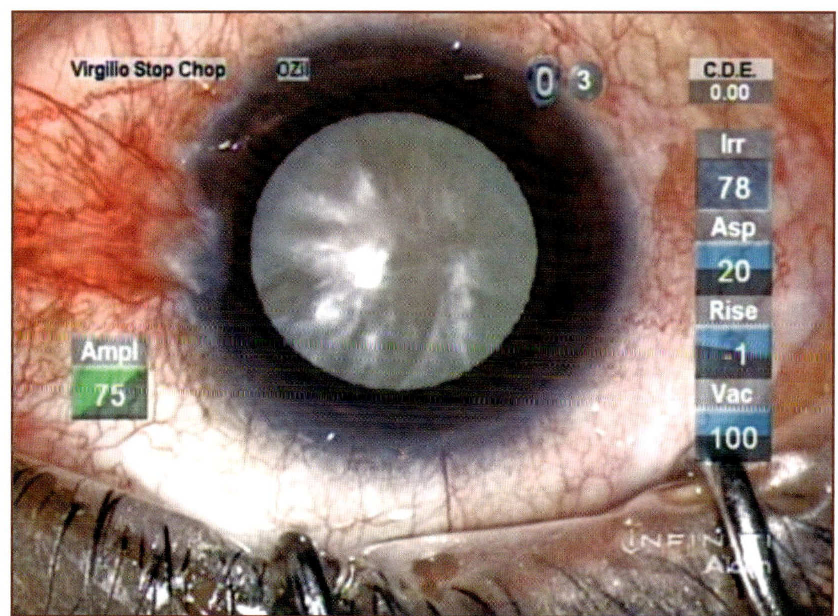

Figura 1. Catarata branca.

Essas características nos levam a *suspeitar* da existência de CBI, porém, o diagnóstico de certeza só poderá ser conseguido por meio da *análise computadorizada do segmento anterior* ou tomografia do segmento anterior pelo sistema de Scheimpflug **(Figuras 2 e 3)**, que nos evidencia os seguintes aspectos: cristalino *esferiforme* em lugar do clássico formato biconvexo, aumento da espessura do cristalino > 5,5 mm, câmara anterior rasa < 2 mm, e ângulo camerular estreito (< 45º).[5]

Uma vez obtido o diagnóstico de CBI a estratégia cirúrgica sugerida por Centurion é:[2]

1. Corar a cápsula com azul tripan 0,1%.
2. Injetar viscoelástico dispersivo de elevado peso molecular a fim de relaxar a zônula.

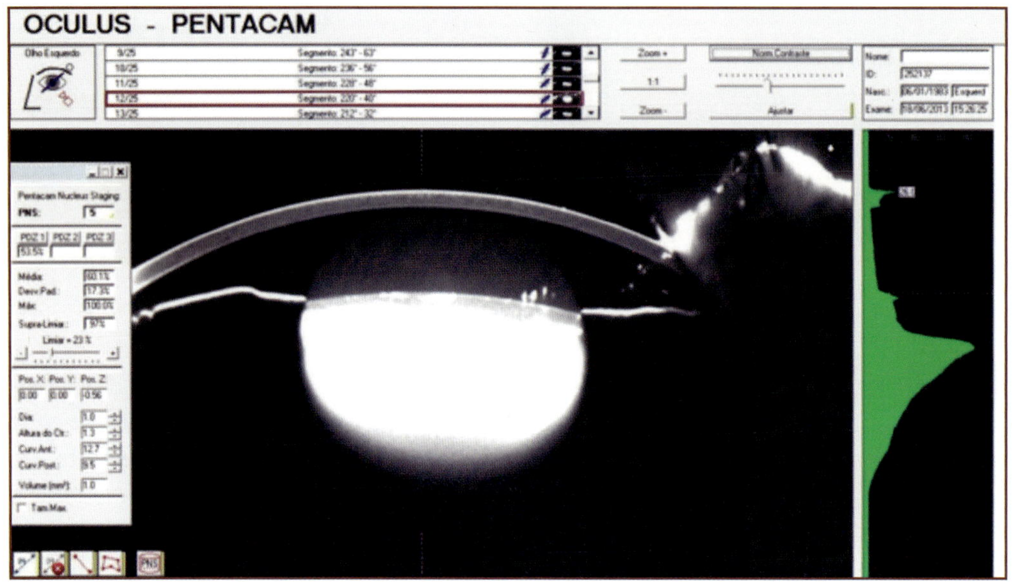

Figura 2. Imagem característica de CBI.

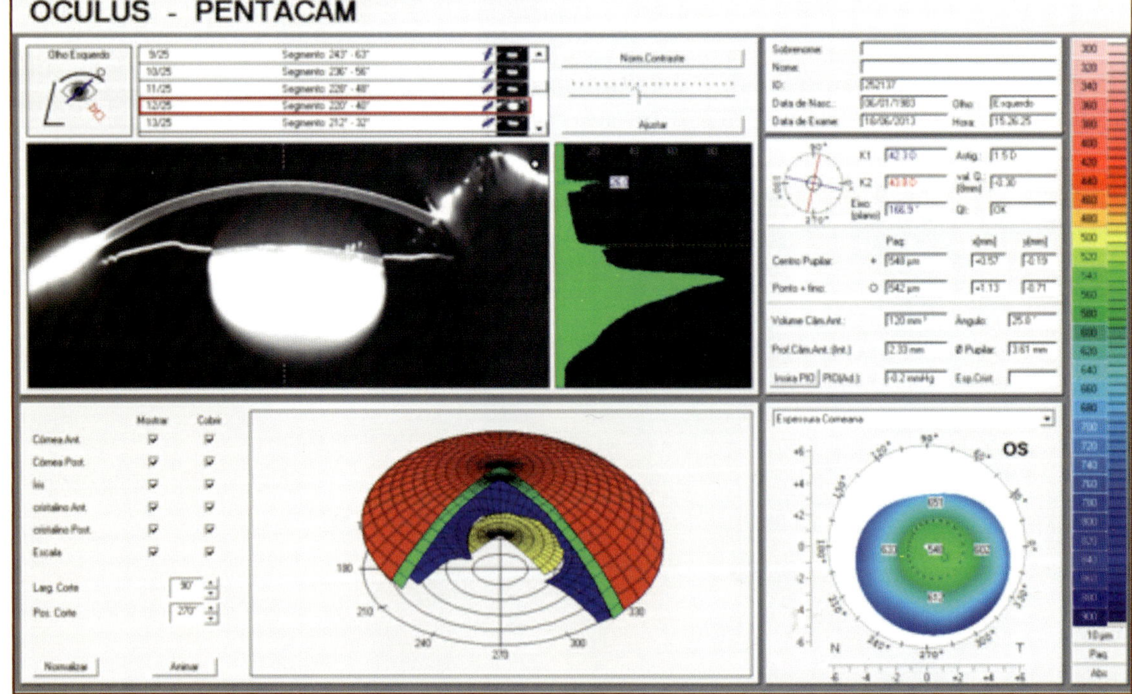

Figura 3. Imagem de catarata.

3. *Puncionar* o cristalino, no centro, com agulha 15/40 e *aspiração instantânea* para aliviar a tensão intracapsular.
4. Com o controle da pressão intrasacular, realizar a capsulotomia em segurança.

De acordo com estudos experimentais,[3] ao ser puncionada, a CBI em sua região central, para dar início à capsulorrexe, provoca a saída abrupta do material intrasacular, o que torna a capsulotomia descontínua e incontrolável. Porém, à medida que ela "corre" para a periferia há uma diminuição da pressão intrasacular, que *autolimita* ou estaciona a descontinuidade até o nível da inserção zonular. A sua posteriorização é um acontecimento raro, dependendo do modo de intervenção do cirurgião.

Venkatesh[1] relata que na Índia há 12 milhões cegos e que, destes, 50 a 80% sofrem de catarata, que em sua maioria são intumescentes, madura ou hiper-madura e propõe o uso de facoemulsificação com pequena incisão para tratar estes casos. Outrora se apregoava o uso de extração extracapsular da catarata para estes casos.

Jacob[4] mostrou um insucesso na realização da capsulorrexe contínua com o uso de azul tripan de 3,8% nos olhos com catarata branca, e tiveram que ser convertidas para extracapsular. Venkatesh[1] também encontrou uma taxa de 4% destes maus resultados em seus casos.

Classicamente, a gênese da catarata branca intumescente é atribuída à disfunção da célula epitelial relacionada a alterações na bomba sódio-potássio. Isto leva a diferente morfologia estrutural deste tipo de catarata, caracterizada por extrusão da membrana basal na região limítrofe entre membrana basal e célula epitelial gerando enfraquecimento intencional localizado e consequentemente problemas cirúrgicos.[6]

Existe grande polemica sobre qual a melhor técnica para o cirurgião evitar a complicação denominada de **sinal da bandeira argentina**.[7] Há sugestão de se usar o laser femtosegundo na confecção completa da capsulorrexe, o que inibiria a complicação. Não há consenso sobre isto.[8]

Como complicação imediata pós-operatória com utilização de facoemulsificação e pequena incisão em catarata intumescente, o edema corneano é descrito, com 13% de incidência, que foram maiores que os resultados de facoemulsificação em catarata branca.[1]

Conclusão

O diagnóstico de certeza de CBI é de fundamental importância para a elaboração de uma estratégia cirúrgica que possa prevenir complicações.

Referências

1. Venkatesh R, Das M, Prashanth S, Muralikrishanan R. Manual small incision cataract surgery in eyes with white cataracts. Indian J Ophthalmol 2005; 53:173-6.
2. Centurion V. Diagnostico de certeza de catarata branca intumescente por meio de tomógrafo de segmento anterior. Oftalmologia em Foco. v.21, n.102, p.42-43, abr./maio 2006.
3. Assia EI, Apple DJ, Tsai JC, Morgan RC. Mechanism of radial tear formation and extension after anterior capsulectomy. Ophthalmology 1991; 98:432-7.
4. Jacob S, Agarwal A, Agarwal S, Chowdhary S, Chowdhary R, et al. Trypan blue as an adjunct for safe phacoemulsification in eyes with white cataract. J Cataract Refract Surg 2002; 28:1819-25.
5. Centurion V, Leal EB, Lacava AC. O exame de imagem do segmento anterior no diagnóstico de certeza da catarata branca intumescente. Rev Bras Oftalmol. 2008; 67(5):236-242.
6. Hawlina M, Stunf S, Hvala A. Ultrastructure of anterior lens capsule of intumescent White cataract. Acta Ophthalmol. 2011; 89(4):e367-370.
7. Mangat S. Brazilian technique in white cataract. J Cataract Refract Surg 2013; 39(2):305-306.
8. Yeoh R, Chee SP. Safer management of the white cataract. J Cataract Refract Surg 2013; 39(2):306-307.

80

Catarata Congénita e Infantil. Etiología

Dra. Cristina Villanueva Mendoza,
Dra. Vianney Cortés González

Introducción

La catarata congénita, como su nombre lo indica, está presente desde el nacimiento, sin embargo, en ocasiones las manifestaciones clínicas se pueden presentar en los primeros meses o años de vida y es por ello que se usa el término de catarata infantil o del desarrollo; algunos autores prefieren el término de catarata juvenil para aquéllos casos en que se manifiesta en la primera década. Desde el punto de vista epidemiológico es importante pues se considera que es responsable de cerca del 10% de todos los casos de ceguera en la niñez.

Su prevalencia varía entre 0.6 a 6 por 10 000 en países industrializados, pero puede ser mayor en los países en vías de desarrollo considerándose entre 5 a 15 por 10 000.[1-3]

Como patología puede presentarse en forma aislada, acompañarse de otras alteraciones oculares pero no sistémicas, o bien estar asociada con enfermedades sistémicas. En cualquiera de estas variedades la presentación puede ser unilateral o bilateral.

En un estudio epidemiológico realizado en Dinamarca[1] en el que se revisaron 1027 casos de catarata congénita e infantil se pudo determinar que la presentación más común es la catarata aislada (71%), por otro lado las cataratas asociadas a otras alteraciones oculares se presentaron en 14.5%, al igual que las cataratas asociadas con alteraciones sistémicas. En los casos de catarata asociada con alteraciones oculares la presentación fue unilateral en 66%, en cambio la catarata asociada con alteraciones sistémicas fue predominantemente bilateral (89%).

Clasificación Morfológica

Existen diversas clasificaciones de la catarata congénita. La siguiente clasificación está basada en el sitio que ocupa la opacidad dentro del cristalino o su forma y no correlaciona con una determinada etiología.[4, 5]

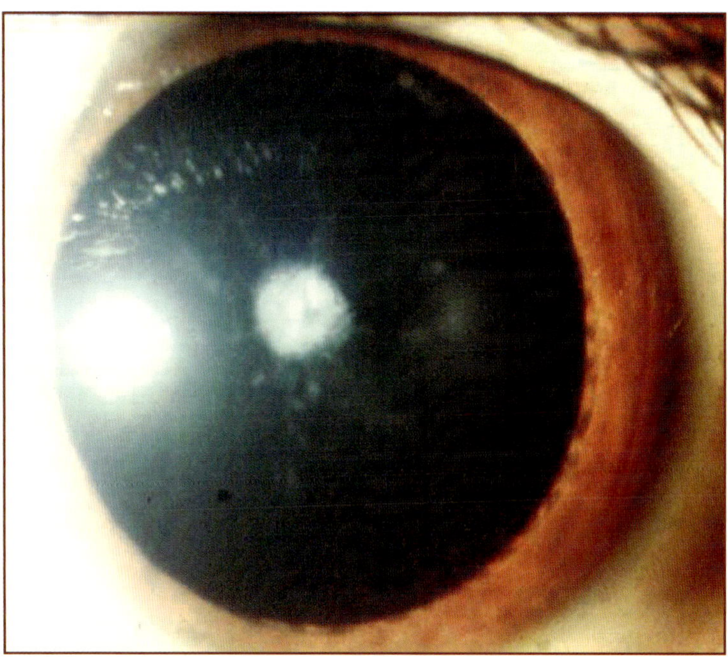

Figura 1. Catarata polar anterior. *(Cortesía del Dr. Alfredo Gómez Leal, Servicio de Patología de la Asociación para Evitar la Ceguera en México).*

Catarata Polar Anterior

La opacidad está en la parte más anterior del cristalino; habitualmente son simétricas y discretas, aunque se reconocen formas unilaterales que usualmente no están genéticamente determinadas. Se asocia con persistencia de membrana pupilar **(Figura 1)**.

Catarata Polar Posterior

La opacidad está en el polo posterior del cristalino. Generalmente son simétricas y pueden ser estacionarias o progresivas, se asocia con la persistencia de la vasculatura fetal.

Nuclear

Hay una opacidad tanto del núcleo fetal como del embrionario, puede ser un puntilleo a manera de "polvo", recibiendo en estos casos el término de "pulverulenta", o bien estar opaco todo el núcleo incluyendo las suturas embrionarias.

Catarata Zonular o Laminar

La opacidad se presenta en láminas o capas concéntricas al núcleo embrionario; este último está claro, al igual que la corteza. Esta variedad de catarata generalmente ocurre desde el nacimiento pero también hay ejemplos de inicio tardío **(Figuras 2 y 3)**.

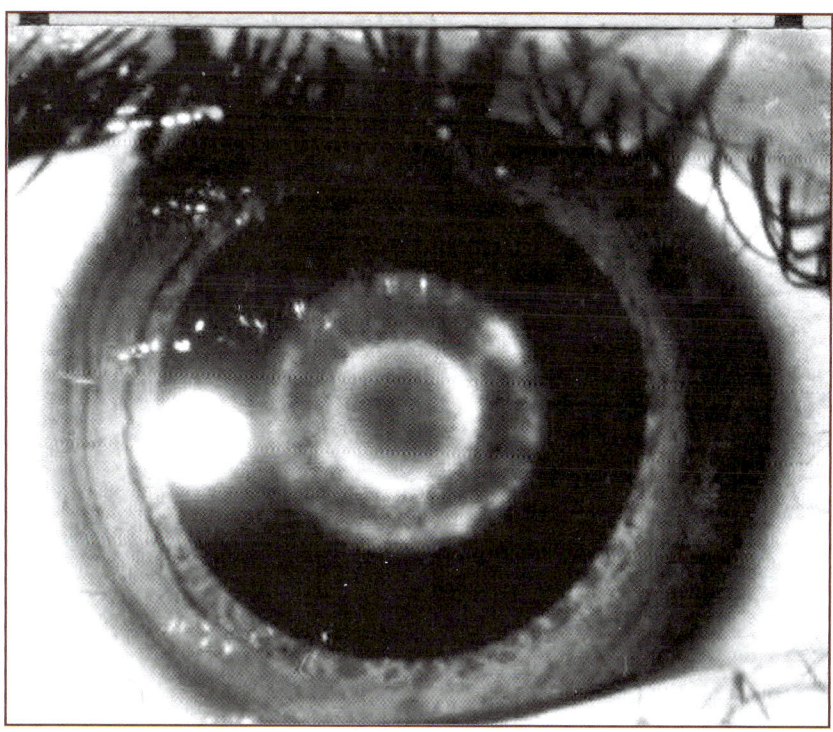

Figura 2. Catarata zonular. *(Cortesía del Dr. Alfredo Gómez Leal, Servicio de Patología de la Asociación para Evitar la Ceguera en México).*

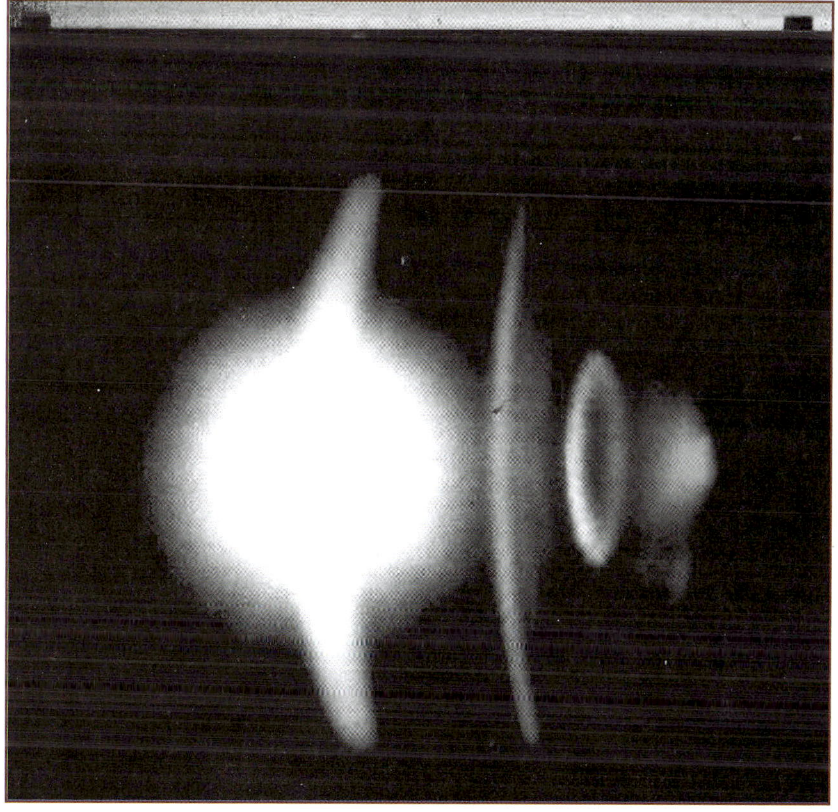

Figura 3. Catarata zonular. *(Cortesía del Dr. Alfredo Gómez Leal, Servicio de Patología de la Asociación para Evitar la Ceguera en México).*

Catarata Pulverulenta

Es una opacidad en forma de polvo, puede estar sólo en el núcleo como ya fue descrito en la catarata nuclear o estar ocupando todo el cristalino **(Figura 4)**.

Aculeiforme

Es una opacidad en forma de agujas o cristales que se extienden desde el núcleo hacia la corteza anterior y posterior. El aspecto también puede ser semejante al coral por lo que también se ha utilizado el término de "coraliforme" **(Figura 5)**.

Cerúlea

Son opacidades discretas a manera de "cabeza de alfiler" de un tono blanco-azuloso distribuidas en todo el cristalino con una mayor concentración hacia la corteza. Es una opacidad que no

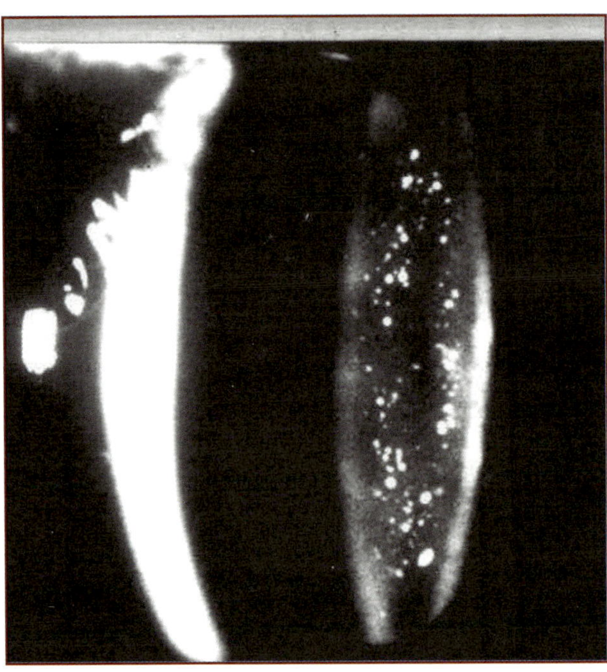

Figura 4. Catarata pulverulenta. *(Cortesía del Dr. Alfredo Gómez Leal, Servicio de Patología de la Asociación para Evitar la Ceguera en México).*

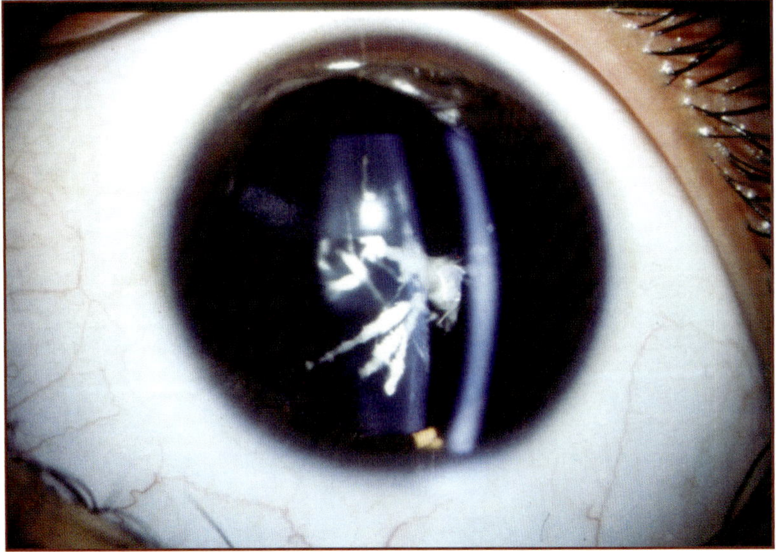

Figura 5. Catarata aculeiforme o coraliforme. *(Cortesía del Dr. Alfredo Gómez Leal, Servicio de Patología de la Asociación para Evitar la Ceguera en México).*

está presente desde el nacimiento, se desarrolla durante la niñez y va progresando.

Cortical

Esta variedad de catarata es rara, afecta la zona más externa de la corteza.

Polimórfica

Como el nombre lo indica, la forma varía en individuos dentro de una misma familia.

Sutura

Están opacas las suturas anterior y posterior. Esta forma de catarata se asocia con otras cataratas como nuclear, pulverulenta, cerúlea y laminar **(Figura 6)**.

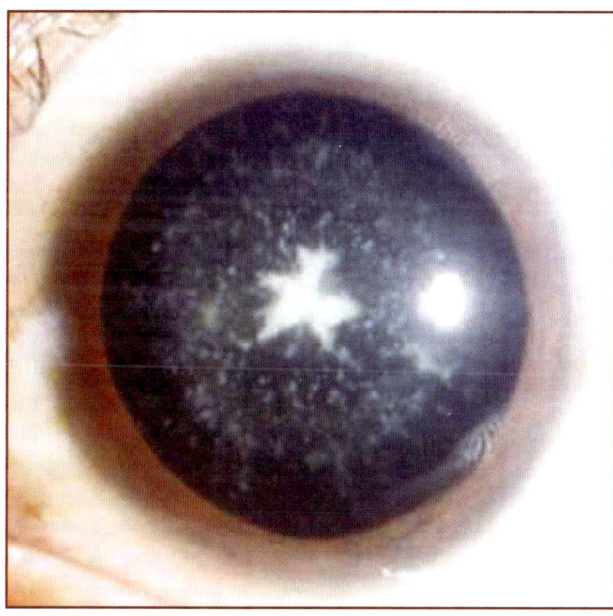

Figura 6. Catarata cerúlea y sutural. *(Cortesía del Dr. Alfredo Gómez Leal, Servicio de Patología de la Asociación para Evitar la Ceguera en México).*

Catarata Total

La opacidad afecta núcleo fetal y corteza desde el nacimiento.

ETIOLOGÍA

Existen diversos factores, genéticos y no genéticos, que pueden ocasionar catarata. En muchos casos es difícil determinar la causa, una historia clínica cuidadosa haciendo hincapié en los antecedentes heredofamiliares, de la gestación y perinatales puede ayudar.

En un buen número de casos no se puede identificar la causa y se clasificaría como catarata idiopática; algunos de éstos pueden tener etiología genética pero al ser nuevos en la familia no se reconoce un determinado patrón de herencia. El porcentaje de los casos idiopáticos o de etiología desconocida es variable, pero se puede considerar entre 40 y 50%; el grupo de casos con etiología genética varía entre 30 a 45% y los ocasionados por agentes infecciosos y otros factores perinatales puede ser de 5% en países industrializados contrastando con reportes hasta de 38% en países como Brasil.[3]

Etiología Infecciosa

Entre los factores no genéticos sobresalen infecciones prenatales como rubéola, toxoplasmosis, citomegalovirus, herpes simple, varicela, parotiditis y sífilis. Esto se ha modificado en los últimos años a medida que en un mayor número de países desarrollados se utiliza la vacuna antirubéola.

Embriopatía por Rubéola

La infección por rubéola adquirida en el primer trimestre de la gestación puede causar patología hasta en el 80% de los casos. En el segundo trimestre también es posible que se ocasione daño aunque los efectos pueden ser diferentes como retraso en el crecimiento, sordera y déficit mental. Aproximadamente más de la mitad de niños con rubéola congénita son asintomáticos al nacimiento y manifiestan las secuelas de la infección en los primeros 5 años de vida.

En la embriopatía por rubéola no sólo se encuentra catarata congénita, también se asocia con glaucoma, microftalmos y retinopatía. De hecho la retinopatía se considera como la alteración ocular más común, se presenta con cambios en la pigmentación en forma de "sal y pimienta", más en polo posterior y región macular, son unilaterales o bilaterales y pueden no afectar la visión.

La catarata ocurre en aproximadamente 15% de los casos y puede ser nuclear unilateral o bilateral.

Entre las complicaciones sistémicas hay microcefalia, daño neurológico, sordera y cardiopatía como la persistencia del conducto arterioso, estenosis pulmonar y coartación de la aorta.

El diagnóstico se establece mediante la detección de anticuerpos específicos IgM anti-rubéola antes de los primeros 3 meses y por la persistencia de IgG entre los 6 y 12 meses. La detección del virus mediante PCR en exudado nasofaríngeo, orina y suero confirma el diagnóstico.[6,7]

Embriopatía por Citomegalovirus

La infección por citomegalovirus y por toxoplasma puede pasar inadvertida durante el embarazo.

La infección primaria por citomegalovirus en la madre tiene un riesgo de 30 a 40% de ocasionar infección en el recién nacido; por otro lado una reactivación ocasiona un riesgo menor y es de 1 a 3%. El daño en el recién nacido es mayor si la infección ocurre en el primer trimestre. Sólo el 10% de niños con infección son sintomáticos al nacimiento y un 10 a 25% manifestarán las secuelas durante la niñez.

El cuadro clínico se caracteriza por prematurez, retraso en el crecimiento, ictericia, hepatoesplenomegalia, microcefalia, convulsiones, calcificaciones cerebrales, microftalmos con catarata, coriorretinitis y atrofia óptica. Los hallazgos en laboratorio incluyen trombocitopenia, hiperbilirrubinemia conjugada, elevación de alanina aminotransferasa y elevación de proteínas en líquido cerebroespinal.

El diagnóstico se establece mediante el aislamiento del virus en orina, o bien por PCR en orina, sangre, saliva y líquido cerebroespinal. También es útil la determinación de anticuerpos IgM específicos en las primeras 3 semanas de vida. [6,7,8]

Embriopatía por Toxoplasmosis

La infección primaria de toxoplasmosis en la madre tiene un riesgo de 25 a 30% de ocasionar infección en el recién nacido. La mayoría de los niños con infección congénita son asintomáticos inicialmente sin embargo entre el 80 y 90% manifestarán secuelas oculares o neurológicas tardíamente.

El cuadro clásico consiste en microftalmos con catarata, coriorretinitis, hidrocefalia y calcificaciones cerebrales.

Otras características son anemia, ictericia, hepatoesplenomegalia, linfadenopatía y microcefalia.

La determinación de IgM anti-toxoplasma y la persistencia de IgG después del año son sugestivas de infección congénita.[6, 7]

Desafortunadamente no todos los cuadros son tan "clásicos" por lo que en todo paciente con catarata congénita con o sin microftalmos, con o sin retraso psicomotor es necesario realizar el perfil TORCH con determinación de anticuerpos IgG e IgM. El estudio se debe realizar en los primeros meses de vida (probablemente hasta los 9 meses) y debe ser pareado, es decir, junto con el de la madre, posteriormente los resultados ya no son confiables.

Como medida preventiva este perfil se debe llevar a cabo en mujeres sanas que desean embarazarse.

Otros factores no genéticos involucrados con catarata son: prematurez, hipoxia, hipoglicemia, alteraciones metabólicas perinatales, y también se ha relacionado en algunos casos con hipovitaminosis.

Etiología Genética

Las cataratas genéticamente determinadas se comportan con diferentes patrones de herencia reconociéndose familias con herencia autosómica dominante, otras con herencia autosómica recesiva y otras más con un patrón ligado a X recesivo. El patrón hereditario más frecuente es el autosómico dominante. En el estudio epidemiológico ya mencionado de Haargaard y col.[1] se encontró 29% de catarata genéticamente determinada; de estos casos 89% correspondieron a una herencia autosómica dominante, 7% fueron autosómicos recesivos y 2% fueron de herencia ligada a X recesiva; en un 2% no se pudo establecer un patrón de herencia específico.

Es muy importante la valoración familiar en todos los casos de catarata, principalmente si aparentemente son casos aislados y no se ha identificado otro factor causal. A través de una revisión con la lámpara de hendidura se pueden encontrar familiares en primer grado afectados con una opacidad menor que no ha repercutido en la visión.

Composición del Cristalino y Genes Relacionados

Las cataratas que son consideradas como genéticamente determinadas (hereditarias) se asocian con mutaciones en genes relacionados con proteínas que participan en el mantenimiento de la transparencia del cristalino así como en su homeostasis.

Es interesante que distintas mutaciones en el mismo gen o en diferentes genes pueden causar fenotipos parecidos, por otro lado individuos de una familia con la misma mutación pueden manifestar variantes en las características morfológicas de la catarata. Esto significa que existen otros factores que modifican el efecto de las mutaciones genéticas, éstos pueden ser otros genes modificadores o bien factores externos.[9]

Entre los genes causales de catarata congénita están los siguientes: 1) los que codifican para las fibras cristalinas (las proteínas más abundantes dentro del cristalino), son *CRYA*, *CRYB* y *CRYC*; 2) los que tienen que ver con las conexiones intercelulares, son las conexinas *Cx43*, *Cx46* y *Cx50*; 3) los relacionados con transporte del agua *MIP* o *AQPO*; 4) proteínas del citoesqueleto *BFSP* y, 5) factores de transcripción, estas son proteínas reguladoras que intervienen en procesos embrionarios como *PITX3*, *MAF* y *HSF4*.

Se considera que mutaciones en los genes de las cristalinas son responsables de cerca del 50 % de los casos familiares, mutaciones en las conexinas de un 25% y el 25% restante serían los otros genes.[3, 4,10,11]

Genes que Codifican para las Fibras Cristalinas

Las proteínas cristalinas constituyen aproximadamente el 90% de las proteínas del cristalino, son de tres tipos: α, β, y γ y tienen un papel importante en la transparencia del mismo. Las más abundantes son las β.

Las α-cristalinas a su vez tienen dos subtipos: A y B. El gen que codifica para el subtipo A se denomina *CRYAA* y está ubicado en el cromosoma 21q22.3. Para el subtipo B el gen se denomina *CRYAB* ubicado en cromosoma 11q23.3-q24.2.

Mutaciones en el gen *CRYAA* se han relacionado con catarata nuclear, en ocasiones asociada con microcórnea, con patrón hereditario autosómico dominante. También se han descrito familias con herencia autosómica recesiva. Mutaciones en el gen *CRYAB* se han relacionado con catarata polar posterior y zonular autosómica dominante.

Las β-cristalinas constituyen una familia de proteínas y se conocen cuatro formas ácidas (A) y tres básicas (B). Los genes se denominan *CRYBA1* en 17q11.1-12, *CRYBB1* y *CRYBB2* ubicados en 22q11.2.

Las mutaciones encontradas en *CRYBA1* se han relacionado con catarata autosómica dominante nuclear y pulverulenta con opacidad de la sutura posterior.

Mutaciones en *CRYBB1* determinan catarata pulverulenta y nuclear con opacidad polar anterior o posterior y patrón de herencia autosómico dominante, así mismo catarata nuclear con patrón autosómico recesivo. El gen *CRYBB2* se ha relacionado con diferentes cataratas: cerúlea, nuclear pulverulenta y cerúlea con suturas opacas, todas con herencia autosómica dominante.

Las proteínas γ cristalinas también tienen subtipos. Existe un conglomerado de genes que codifican para algunos subtipos en el cromosoma 22q33-36, son las variedades γ A, B y C y γ D, E y F. Existe otro subtipo denominado γ-s cuyo locus está en 3qter.

Mutaciones en el gen *CRYGC* se han relacionado con catarata autosómica dominante pulverulenta y zonular; las mutaciones en el gen *CRYGD* con catarata pulverulenta juvenil, cerúlea, aculeiforme, nuclear y zonular con herencia autosómica dominante; otras mutaciones ocasionan catarata nuclear y coraliforme asociada con miopía alta o bien con microcórnea.[3,4,10,11]

Genes que Codifican Para Proteínas de Transporte de Membrana

Algunas de las fibras del cristalino dependen para su nutrición de un sistema de transporte activo que se encarga tanto de llevar los nutrientes como de la eliminación de productos de desecho. La adecuada función de este sistema también contribuye en la transparencia del cristalino. Dentro de este grupo de proteínas se encuentran las acuaporinas y las conexinas y mutaciones en los genes que codifican para estas proteínas también se han identificado en familias con catarata congénita.

Acuaporinas o *MIP* (Major Intrinsic Protein)

Es la proteína de membrana más abundante en el cristalino y su función es el transporte del agua a través de las membranas celulares, se considera esencial en la microcirculación del cristalino. El gen responsable se encuentra en 12q12.

Las mutaciones encontradas en este gen se han visto en familias con una catarata polimórfica produciendo en algunos casos pequeñas opacidades bilaterales progresivas y en otros una catarata polar, en otra familia se encontró catarata zonular y sutural, en ambos casos se observó herencia autosómica dominante.[3, 4,10,12]

Conexinas

Son proteínas especialmente importantes en la nutrición y comunicación intercelular en el cristalino avascular.

Aquí se incluyen conexina 46 *(GJA3, Cx46)* y conexina 50 *(GJA8, Cx50)*. Mutaciones en conexina 46 producen catarata, microcórnea y en algunos casos miopía. La variedad de catarata es nuclear y zonular pulverulenta con herencia autosómica dominante.[3,4,10]

Proteínas del Citoesqueleto

Las células del cristalino, al igual que otras células, poseen un sistema de microfilamentos, microtúbulos y filamentos intermedios. Los microfilamentos facilitan cambios en la forma de las células y fortalecen el contacto entre ellas; los microtúbulos dirigen los procesos de transporte intracelulares y contribuyen a la distribución de los organelos; los filamentos intermedios ayudan a la célula en situaciones de estrés, como pueden ser cambios de temperatura, y en el mecanismo de acomodación.

El gen *BFSP2*, ubicado en 3q21.2, codifica para una variedad de filamentos intermedios y se han encontrado mutaciones que originan catarata zonular o nuclear en una misma familia; en otra familia se identificó catarata pulverulenta y opacidades corticales, en ambos casos la herencia fue autosómica dominante. [3,4,10]

El gen *LIM2*, ubicado en 19q13.4, es una proteína de membrana, se ha relacionado con catarata pulverulenta con patrón autosómico dominante; también se han identificado familias con catarata pulverulenta de inicio tardío (catarata presenil) y casos con herencia autosómica recesiva.[3]

Factores de Transcripción y Crecimiento

Los genes encargados del desarrollo embriológico (proceso complejo en el que se regulan genes de una manera ordenada y en un tiempo específico), producen proteínas denominadas factores de transcripción. Algunos de estos genes involucrados con catarata son *PITX3, MAF* y *HSF4*.

El gen *PITX3*, ubicado en 10q24-25, se ha relacionado con catarata total asociada con disgenesia del segmento anterior, incluyendo opacidad corneal, adherencias iridocorneales así como alteraciones del nervio óptico; el patrón hereditario es autosómico dominante. También existe un reporte familiar con catarata polar posterior.[13]

El gen *MAF*, ubicado en 16q23, se ha relacionado con catarata autosómica dominante pulverulenta juvenil, asociada con microcórnea y coloboma de iris, demostrando con esto que el gen está involucrado en el desarrollo del segmento anterior.

El gen *HSF4* (heat-shock transcription factor) se encuentra en 16q22, regula la expresión de proteínas, incluyendo las αB cristalinas, en respuesta a temperaturas elevadas o bien otros factores de estrés, se ha relacionado con catarata zonular autosómica dominante con inicio en la niñez temprana o bien catarata congénita con patrón hereditario autosómico recesivo variable en severidad, desde nuclear con involucro cortical hasta catarata total. Este mismo gen se expresa en corazón, músculo, pulmón y cerebro sin embargo hasta el momento solo se ha correlacionado con catarata, esto puede explicarse por "corte y empalme" alternativo tejido-específico.[14] Otros genes en este mismo grupo son *FOXE3, EYA1, CHX10, PAX6. FOXE3, EYA1* y *PAX6* se relacionan con catarata y disgenesia del segmento anterior; mutaciones en *CHX10* producen catarata asociada a microftalmos.[3,4,10,11]

En cuanto a la catarata con herencia ligada a X recesiva se ha identificado un locus en Xp22. Las mujeres portadoras pueden mostrar opacidades en cristalino que frecuentemente involucran las suturas, los varones afectados tienen cataratas totales.[4,10]

Catarata Asociada con Otras Alteraciones Oculares

Existen dos mecanismos mediante los cuales las cataratas se asocian con otras anomalías particularmente de la córnea y del segmento anterior. El primero está relacionado con los genes involucrados, los cuales intervienen en el crecimiento y desarrollo embrionario no sólo del cristalino sino de otros tejidos oculares, es decir, el gen tiene un efecto pleiotrópico. El segundo mecanismo se explica porque el daño primario al cristalino desencadena una cascada de efectos secundarios en el desarrollo del segmento anterior, esto explica porque mutaciones en los genes de las fibras cristalinas se asocian con microcórnea y microfaquia.

El hecho de que la microcórnea sea una de las alteraciones más comúnmente asociadas con catarata enfatiza la estrecha relación en el desarrollo del cristalino y la córnea.[10]

Otras anomalías oculares asociadas a catarata además de la microcórnea son:

- La catarata polar anterior se asocia con persistencia de membrana pupilar, la polar posterior a la persistencia de la vasculatura fetal.
- Catarata y microftalmos, a veces también asociados con persistencia de la vasculatura fetal.
- Catarata dentro del espectro de las malformaciones que acompañan a la aniridia.
- Catarata y lenticono anterior, se observa en el síndrome de Alport.
- Catarata y otras anomalías del segmento anterior, incluyendo anomalía de Peters.

Síndromes Genéticos con Catarata

Existen numerosos síndromes descritos en la literatura con catarata congénita o infantil.[15] A continuación se describirá brevemente el cuadro clínico de algunos de estos síndromes.

Síndrome de Down

Es la cromosomopatía más común y se presenta con una prevalencia mundial de 1 por cada 704 nacimientos. Sin embargo esto puede variar dependiendo de la edad materna, considerándose de 1 en 1445 nacidos vivos a los 20 años de edad aumentando hasta 1 en 25 a los 45 años. Por otro lado tomando en cuenta que en la actualidad la edad materna al momento de la concepción ha incrementado ha habido un aumento significativo en la prevalencia de fetos afectados por esta patología desde 13.1 a 18.2 en 10,000 nacimientos.

El cuadro clínico es bien conocido y aquí sólo cabe resaltar que la frecuencia de catarata varía entre 2 y 6% **(Figura 7)**.

Otras características oculares comunes en esta patología son los errores de refracción (miopía, astigmatismo e hipermetropía), estrabismo, tanto endotropía como exotropía, blefaroconjuntivitis crónica, nistagmo y queratocono. También se puede observar con menos frecuencia obstrucción de vías lagrimales y ectropión.[15-18]

Además del síndrome de Down existen numerosos síndromes con alteraciones cromosómicas variadas (trisomías, deleciones y duplicaciones) en los cuales dentro del cuadro clínico se manifiesta catarata. Estas patologías se presentan con poca frecuencia, algunos ejemplos son trisomía 13, trisomía 18, trisomía 22, deleción 4p o síndrome de Wolf-Hirschhorn, deleción 5p o síndrome de Cri-du-chat, deleción 13q y síndrome de Turner o monosomía X .[15]

Síndrome de Hallermann-Streiff

También conocido como síndrome de François o discefalia oculomandibular. La facies es muy característica con una desproporción entre el cráneo y la cara, la frente es amplia y se acentúa más por el cabello escaso (hipotricosis), los ojos pueden ser microftálmicos, la nariz fina, pequeña, en punta, hay hipoplasia cigomáticomalar y mandibular dando una cavidad oral y apertura bucal pequeñas, los dientes tienen diversas alteraciones, son supernumerarios o bien hipodesarrollados y con malposiciones. La piel de la cara es atrófica, las cejas y pestañas escasas **(Figuras 8 y 9)**.

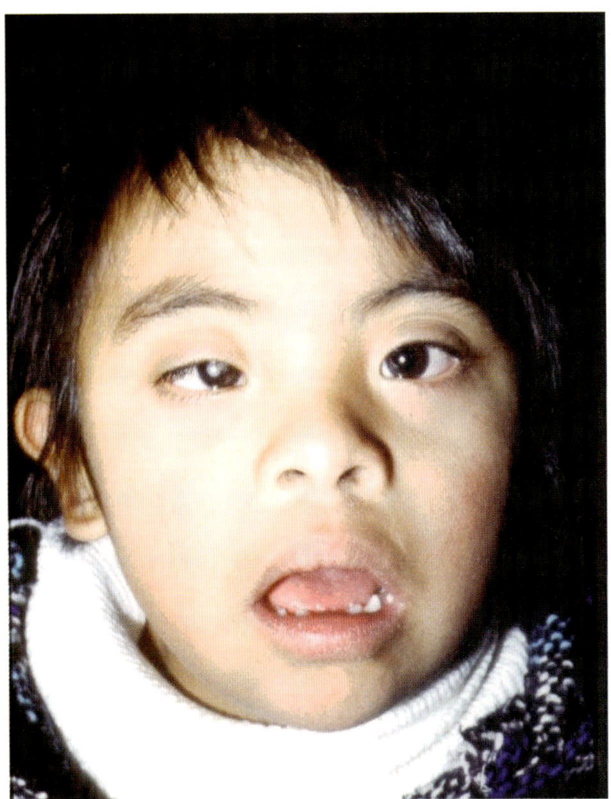

Figura 7. Paciente con síndrome de Down. Se observa epicanto, hendiduras palpebrales oblicuas, puente nasal ancho, leucocoria derecha por catarata congénita.

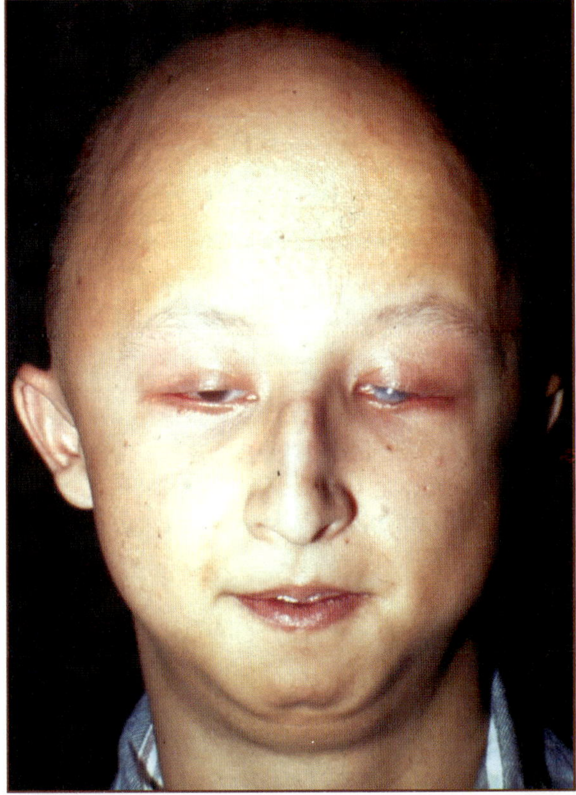

Figura 8. Paciente con síndrome de Hallermann-Streiff. Se observa frente amplia, hipotricosis, microftalmía bilateral, nariz hipoplásica y boca pequeña.

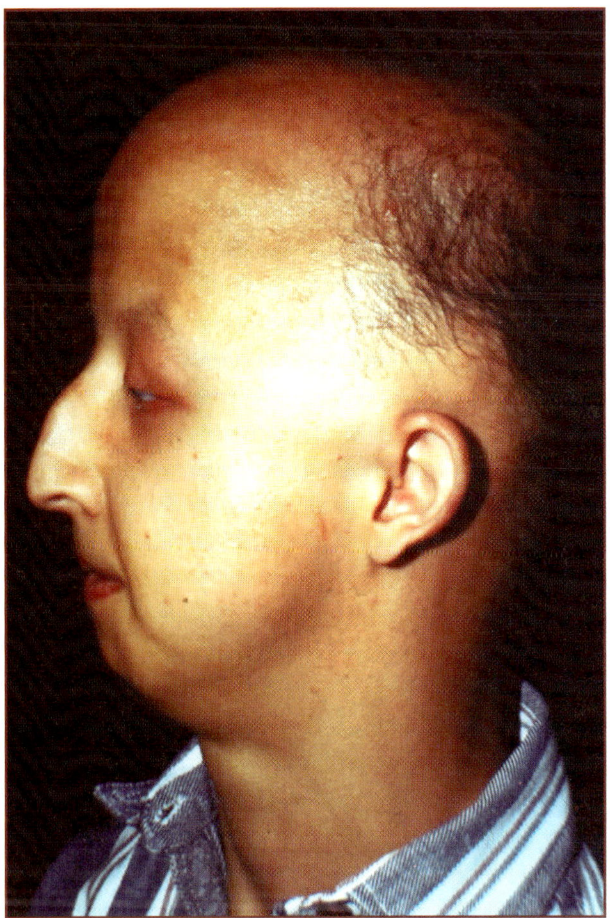

Figura 9. Paciente con síndrome de Hallermann-Streiff. Desproporción cráneo-cara, nariz ganchuda, pabellones auriculares bajos y micrognatia.

Los ojos microftálmicos se asocian con catarata y microcórnea, se puede observar nistagmo y es frecuente el glaucoma secundario a una cámara anterior estrecha. La catarata puede reabsorberse en forma espontánea.

Se observa retraso en el cierre de fontanelas y en la osificación de las suturas así como huesos wormianos; la estatura es baja pero con una proporción adecuada de los segmentos corporales. La inteligencia es normal, aunque se han reportado algunos casos con déficit mental.

La mayoría de los casos son esporádicos y aunque las bases genéticas son desconocidas se han reportado casos de pacientes con hijos sanos.[15, 19-23]

Síndrome de Marinesco-Sjögren

Es un padecimiento autosómico recesivo que se caracteriza por catarata congénita o infantil, ataxia cerebelosa de inicio temprano con atrofia cerebelosa, déficit intelectual y miopatía.

Otras manifestaciones son hipogonadismo hipergonadotrófico, alteraciones esqueléticas como xifoescoliosis y *pectus carinatum* y talla baja **(Figura 10)**.

Recientemente se han demostrado mutaciones en el gen *SIL1* como causantes de la entidad. SIL1 es una glicoproteína que está presente en el retículo endoplásmico y juega un papel importante como co-chaperona en la translocación de proteínas dentro del retículo endoplásmico, plegamiento proteico, control de la degradación de proteínas mal plegadas y respuesta al estrés celular. Mutaciones en *SIL1* (5q31) ocasionan alteraciones en el plegamiento de ciertas proteínas y consecuentemente apoptosis.

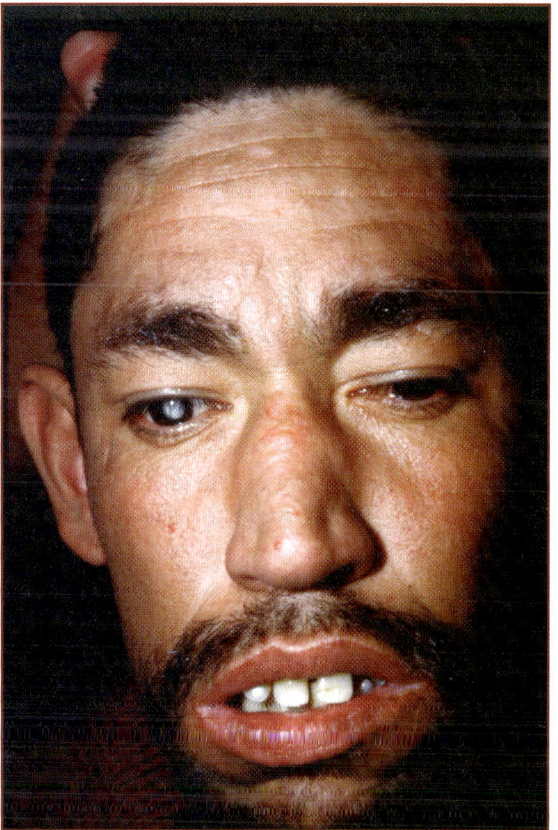

Figura 10. Paciente con síndrome de Marinesco-Sjögren. Se observa catarata total en ojo derecho y la facies denota retraso mental (los hermanos tenían marcha inestable por ataxia).

La catarata tradicionalmente se describe como congénita sin embargo en algunos reportes se demuestra que está ausente en niños pequeños y aparece posteriormente, con frecuencia el inicio es repentino y tiende a progresar; también se ha visto que el inicio es posterior a los signos motores y cognitivos. La ausencia de catarata no excluye el diagnóstico.

La miopatía ocurre tempranamente en la niñez y progresa durante el curso de la enfermedad. [19-21, 24]

Síndrome de Alport

En esta patología se observa glomerulopatía progresiva, sordera neurosensorial, lenticono anterior, catarata y retinopatía. La incidencia es de 1 en 5 000 a 10 000 individuos y es la forma más común de falla renal de causa hereditaria después de la nefronoptisis y nefropatía por reflujo en los niños. Se ha considerado que es responsable del 50% de los casos de insuficiencia renal en los niños y 20% en los adultos.

Desde la niñez puede haber hematuria microscópica o macroscópica evolucionando hacia una glomerulopatía con insuficiencia renal crónica.

Las manifestaciones oculares son de gran ayuda para el diagnóstico y ocurren en más del 70% de los pacientes, sin embargo por lo general son tardías. Éstas incluyen lenticono anterior, catarata (asociada al lenticono o bien nuclear, cortical o subcapsular posterior) y, retinopatía caracterizada por un moteado amarillo pálido a nivel del epitelio pigmentario evidente en la región perimacular y polo posterior **(Figura 11)**, estas lesiones habitualmente no interfieren con la visión. Rara vez se presentan erosiones corneales recurrentes y distrofia corneal polimórfica.

En esta patología hay heterogeneidad genética y expresividad variable inter e intrafamiliar.

La forma más común es ligada a X recesiva presentándose este patrón de herencia hasta en el 85% de los casos, esto explica un mayor número

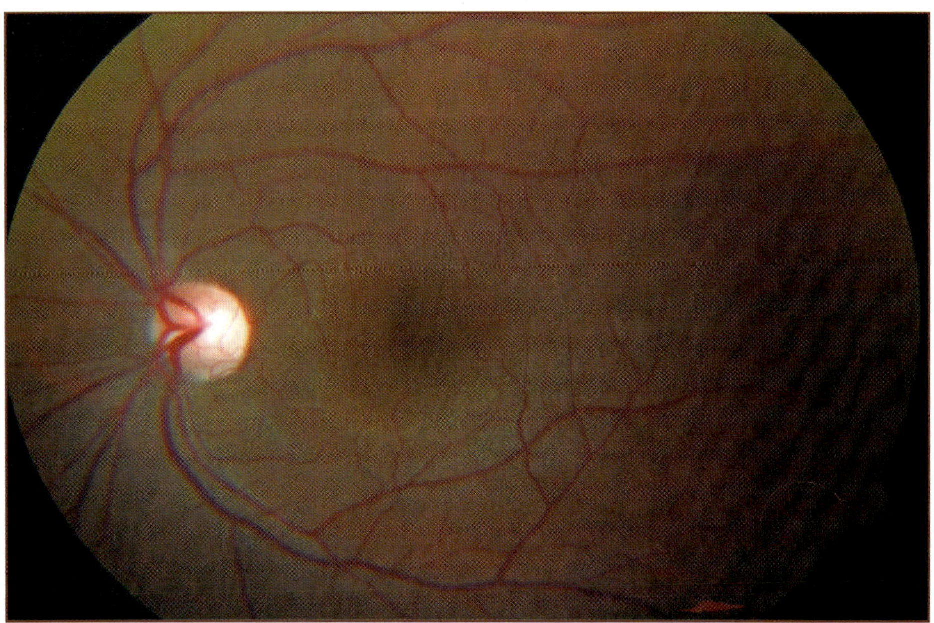

Figura 11. Fotografía de polo posterior en un paciente con síndrome de Alport, se observan cambios de pigmento amarillento en zona perifoveal con patrón de moteado fino.

de varones afectados, el gen de la síntesis de la cadena α-5 de colágena tipo IV es el responsable de la patología; las formas autosómicas recesivas se deben a mutaciones en los genes que codifican para las cadenas α-3 y 4 de colágena tipo IV; por último la forma autosómica dominante se relaciona con la síntesis de la cadena α-4 también de colágena tipo IV.

En la variedad ligada a X los pacientes desarrollan insuficiencia renal antes de los 30 años, sin embargo la hematuria está presente desde la infancia, la hipoacusia alrededor de los 6 años, la retinopatía en la adolescencia y el lenticono correlaciona con el inicio de la insuficiencia renal terminal. Aunque típicamente el lenticono se observa en la lámpara de hendidura también se puede ver con el oftalmoscopio como una gota de aceite en el reflejo rojo **(Figuras 12 y 13)**.

La hipoacusia ocurre en casi todos los pacientes con enfermedad grave, el lenticono en más del 50% y la retinopatía en el 70%.

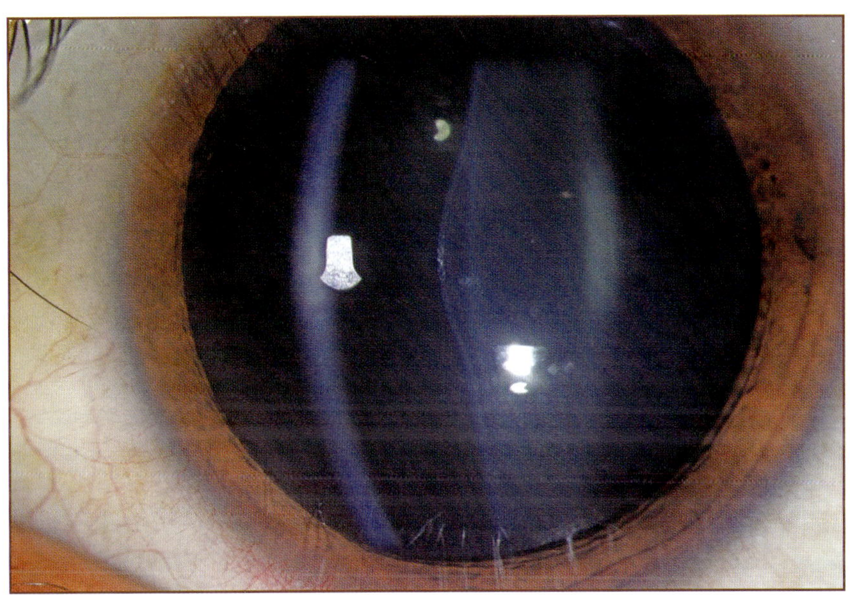

Figura 12. Biomicroscopia con haz de hendidura a 45°, se observa cara anterior y posterior del cristalino siendo evidente el lenticono anterior en un paciente con síndrome de Alport.

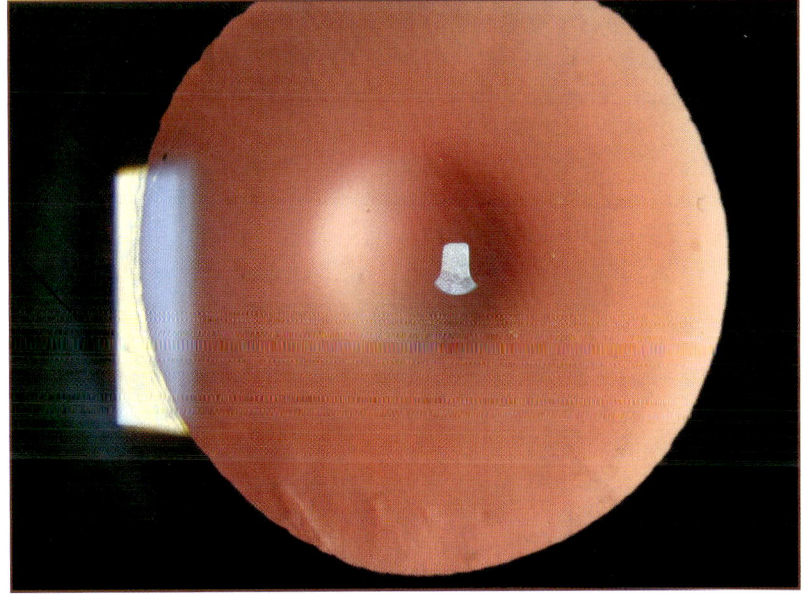

Figura 13. Fotografía con retroiluminación del cristalino donde se evidencia la apariencia de gota de aceite por el lenticono anterior en un paciente con síndrome de Alport.

Aún cuando se trata de herencia ligada a X recesiva las mujeres pueden tener un cuadro menos grave y tardío, 30% desarrollan patología renal alrededor de los 60 años, si tienen hipoacusia ésta se presenta a los 50 años, en cambio el lenticono no es común y ocurre en el 15%, así como la retinopatía que se encuentra en el 30% a los 40 años de edad.

Las variedades autosómicas dominantes y recesivas son menos frecuentes, se identifican porque las manifestaciones ocurren en varones y mujeres por igual; cuando se demuestra una retinopatía central florida en una mujer joven esto sugiere una enfermedad autosómica recesiva. Se considera que la variedad autosómica dominante es más leve que la autosómica recesiva, no obstante aproximadamente el 29% de los casos progresan a insuficiencia renal y en promedio se presenta en la 6° década de la vida.

Los estudios genéticos son el estándar de oro para el diagnóstico y así mismo son útiles para determinar el modo de herencia. En la herencia ligada al X la gravedad de la enfermedad se relaciona con la localización y naturaleza de la mutación. Las deleciones largas, los rearreglos y las mutaciones sin sentido se asocian con falla renal de inicio temprano, hipoacusia y probablemente lenticono. [19-22, 25-27]

Es recomendable que pacientes con insuficiencia renal tengan una valoración oftalmológica completa y dependiendo de los hallazgos realizar también una revisión familiar.

Síndrome de Stickler

El síndrome de Stickler es una artro-oftalmopatía ocasionada por alteración de fibras de la colágena, usualmente con herencia autosómica dominante aunque se ha descrito una forma autosómica recesiva. Las características principales son oculares, faciales, articulares y auditivas. La frecuencia es de aproximadamente 1 en 10,000.

Las manifestaciones oculares consisten en: miopía alta, usualmente congénita y no progresiva, con un rango entre 8 y 18 dioptrías y aumento en el eje antero-posterior del ojo; catarata, esta también puede ser congénita o juvenil, aunque usualmente se describe de inicio tardío, no es progresiva, es en forma de cuña y cortical; el vítreo se describe como ópticamente vacío y se forman condensaciones o velos que favorecen el desprendimiento de retina considerándose éste la complicación ocular más severa; ocasionalmente puede haber subluxación del cristalino, también se ha descrito glaucoma congénito, esta manifestación es rara.

Las características sistémicas se dividen en faciales, auditivas y esqueléticas. Las manifestaciones faciales son más evidentes en niños y consisten en hipoplasia medio-facial, puente nasal deprimido, micrognatia y paladar hendido, puede ser paladar hendido sub-mucoso ó úvula bífida **(Figuras 14 y 15)**. Algunos niños catalogados con anomalía de Pierre-Robin al nacimien-

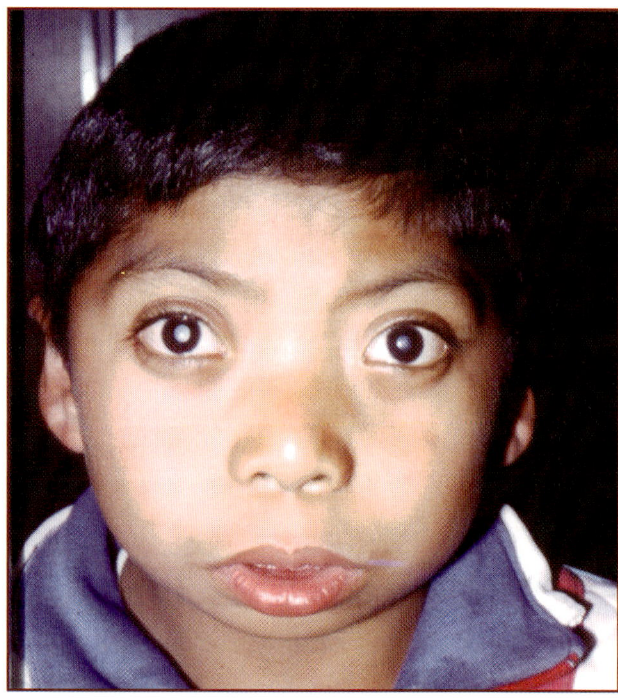

Figura 14. Síndrome de Stickler. Se observa catarata, puente nasal ancho, deprimido, hipoplasia mediofacial y micrognatia.

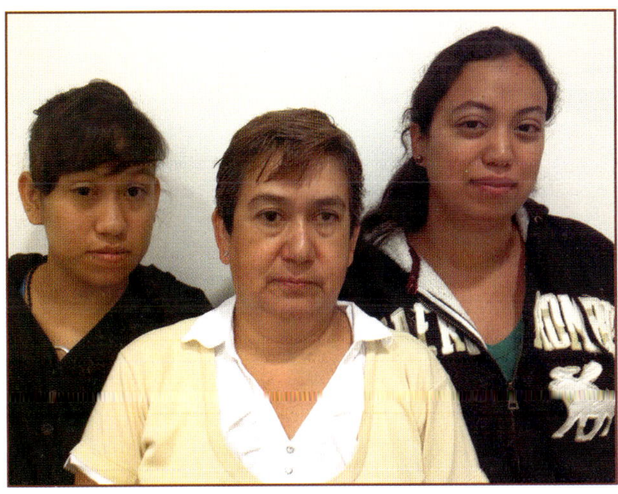

Figura 15. Síndrome de Stickler. Madre y dos hijas con hipoplasia medio facial, historia de miopía alta y desprendimiento de retina.

to se identifican posteriormente con las características oculares del síndrome. La hipoacusia se considera de etiología tanto conductiva (el paladar hendido ocasiona mayor incidencia de otitis media serosa), como neurosensorial. Hay hipermovilidad articular, esto es más evidente en los primeros años, algunos casos manifiestan artropatía severa, en otros puede haber dolores articulares que semejan artritis reumatoide juvenil, desde el punto de vista radiográfico se observa displasia espondilo-epifisaria de leve a moderada. En adultos se observa artropatía degenerativa de severidad variable.

También se describe hábito marfanoide con aracnodactlia, xifosis y escoliosis.

El diagnóstico de síndrome de Stickler debe considerarse en neonatos con la anomalía de Pierre-Robin, principalmente si hay antecedente familiar de paladar hendido, así mismo en familias con miopía alta y desprendimiento de retina no traumático.

Hasta el momento se describen 4 variedades de acuerdo con el tipo de colágena alterada. En el tipo 1 el vítreo tiene un aspecto membranoso en el espacio retrolental; en el tipo 2 se forman acúmulos irregulares (como "cuentas") distribuidos en toda la cavidad vítrea. Estas dos variedades pueden o no asociarse con alteraciones sistémicas con expresividad variable. En el tipo 3 no hay alteraciones oculares, hay hipoacusia, artropatía y paladar hendido. El tipo 4 es la forma autosómica recesiva con hipoacusia neurosensorial, miopía, vitrerretinopatía y displasia epifisiaria. La mayoría de los pacientes que se presentan con un oftalmólogo pueden ser del tipo 1 o 2 y frecuentemente cursan con miopía.

Mutaciones en los genes que codifican para la cadena α-1 de colágena tipo II (*COL2A1*) ocasionan Stickler I, los de la cadena α-1 de colágena tipo XI *(COL11A1)* ocasionan Stickler II, los de α-2 de colágena XI *(COL11A2)* son responsables del tipo III, y las mutaciones en fibras colágenas IX *(COL9A1* y *COL9A2)* causan la variedad autosómica recesiva. La variedad I se considera la más común.

Hasta hace algunos años se consideraba al síndrome de Stickler junto con el de Marshall y Wagner. Actualmente es evidente que el síndrome de Wagner constituye otra entidad nosológica con características oculares y no sistémicas, es una vitreorretinopatía con carácter autosómico dominante, determinada por mutaciones en el gen *CSPG2*. Por otro lado el síndrome de Marshall es una variante alélica de Stickler ya que correlaciona con mutaciones en *COL11A1* y se distingue por pérdida auditiva temprana y severa, así mismo hipoplasia medio facial severa y nariz corta. Vale la pena mencionar que mutaciones en *COL2A1* se han relacionado con otras condrodisplasias como es la denominada tipo Kniest y la displasia espondilotorácica, estas patologías presentan alteraciones esqueléticas importantes en asociación con las características oculares de Stickler. [19-22, 28-30]

Galactosemia

La galactosa es una fuente importante de energía en los lactantes, sin embargo, para ser aprovechada se necesita metabolizarse a glucosa. Las principales vías metabólicas de la galactosa involucran tres enzimas: galactoquinasa (GALK1), galactosa 1 fosfato uridil transferasa (GALT) y uridin-difosfato-galactosa-4-epimerasa (GALE). La deficiencia de estas enzimas ocasiona una alteración metabólica con la acumulación de galactosa y sus metabolitos conocida como galactosemia.

El cuadro clásico de galactosemia se debe a la deficiencia de galactosa-1-fosfato-uridil-transferasa y el gen responsable *GALT* se localiza en el cromosoma 9p13.

En las primeras semanas de vida después de la ingesta de alimentos que contienen galactosa se presentan manifestaciones como vómito, diarrea, letargia e hipotonía. Otras características son disfunción hepática, tendencia a sangrado, hipoglucemia, disfunción tubular renal, catarata y septicemia (frecuentemente causada por *E. coli*). En ocasiones se presenta *"pseudotumor cerebri"* que causa abombamiento de la fontanela. El tratamiento consiste en la restricción de la galactosa en la dieta. Algunas de las manifestaciones pueden resolverse con la dieta sin embargo a pesar de una dieta estricta muchos pacientes desarrollan retraso mental, dispraxia verbal, alteraciones motoras e hipogonadismo hipergonadotrófico. Se ha propuesto que la producción endógena de galactosa en adultos (1 gramo por día) es la principal causa de complicaciones tardías, como las mencionadas anteriormente.

El gen responsable de la galactoquinasa *(GALK1)* se encuentra en el cromosoma 17p24. Se han descrito aproximadamente 35 mutaciones causantes de catarata congénita bilateral asociada a galactosemia y galactosuria.

También se ha descrito *"pseudotumor cerebri"* y ambas características pueden desaparecer al retirarse de la dieta la galactosa. La ausencia de otras alteraciones sistémicas que sugieran enfermedad metabólica limitan el diagnóstico oportuno de esta variedad de galactosemia. En cambio en países desarrollados el diagnóstico es temprano gracias al tamiz neonatal. Por otro lado el uso de las nuevas tecnologías de diagnóstico molecular como es el mapeo de regiones homocigotas escaneando el genoma completo ayuda en la detección de genes responsables de las patologías como recientemente se publicó en una familia con catarata congénita originaria de Costa Rica, encontrando que dos individuos afectados compartían 6 Mb de regiones homocigotas, en este intervalo se incluía el gen de la galactoquinasa, al secuenciar el gen se determinó la mutación.

El gen responsable de la enzima uridin-difosfato-galactosa-4-epimerasa, *GALE*, está en 1p36. El cuadro clínico en la mayoría de los casos por esta deficiencia es leve pero también ha habido casos severos; hay respuesta al tratamiento con la dieta.

Es probable que la formación de catarata en las tres variedades se deba al resultado de fenómenos osmóticos causados por la acumulación de galactitol en el cristalino de los recién nacidos expuestos a la dieta con galactosa.

La galactosemia es un padecimiento autosómico recesivo.[31-33]

Síndrome de Nance-Horan

Se caracteriza por catarata y microcórnea (en ocasiones microftalmos), así como alteraciones dentales. Las opacidades son congénitas y progresivas. Los dientes son hipoplásicos, con separaciones entre ellos (diastemas), incisivos con aspecto "en desarmador", puede haber algunos supernumerarios. Otras características descritas son pabellones auriculares prominentes y con plegamiento del hélix, dolicocefalia, prognatismo, hábito marfanoide y déficit mental **(Figuras 16 y 17)**.

La etiología es ligada a X recesiva por lo que se manifiesta en varones, aunque en las mujeres portadoras se puede observar catarata sutural con visión normal, microcórnea y algunas dismorfias faciales. La catarata sutural se considera una característica clásica y ocurre prácticamente en todas las portadoras.

El gen *NHS* es el responsable y está ubicado en Xp22, puede ser alélico con la catarata aislada ligada a X. Codifica para una proteína reguladora de actina, que interviene en estructuras del citoesqueleto. Se expresa en cristalino, cerebro, mesénquima craneofacial y primordios dentales.[4,15,34-36]

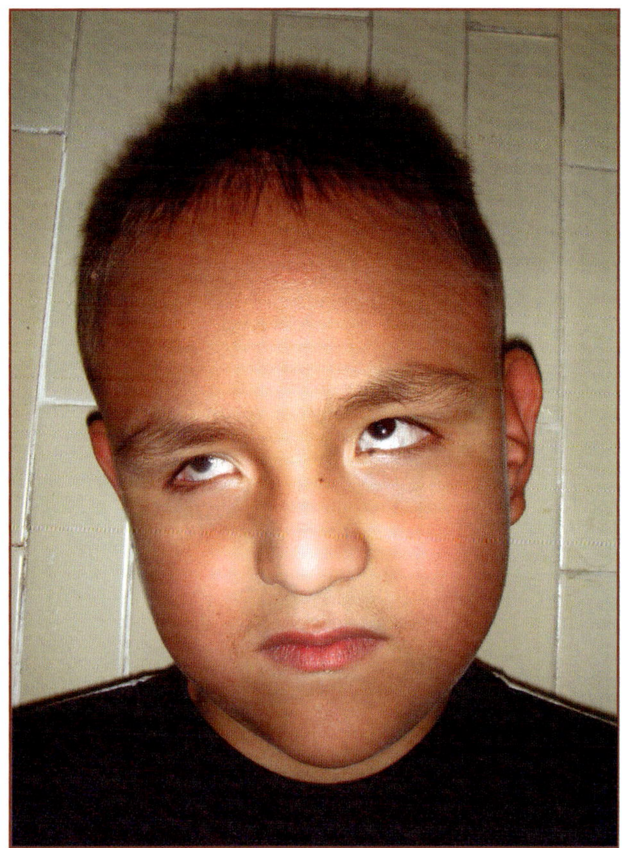

Figura 16. Síndome de Nance-Horan. Paciente con frontal amplio, implantación alta del cabello, pabellones auriculares prominentes, antecedente de catarata y microcórnea.

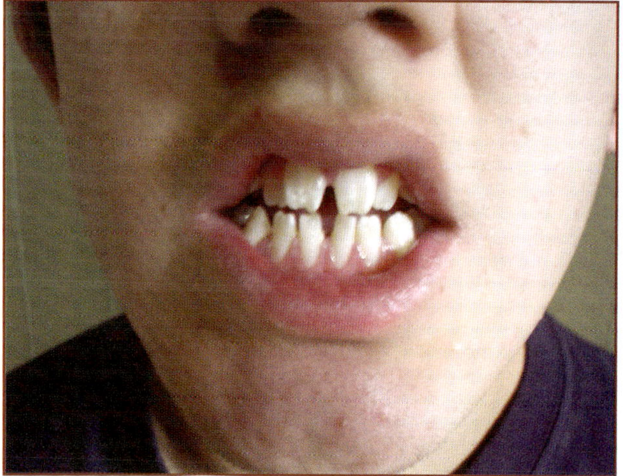

Figura 17. Incisivos centrales con aspecto "en desarmador" en un paciente con síndrome de Nance-Horan.

Los dientes son hipoplásicos, cónicos, su erupción es tardía. Se puede presentar paladar hendido con un riesgo 25 veces mayor que la población general. El cabello es escaso, hay zonas de alopecia y cicatrices atróficas en piel cabelluda. Hay alteraciones en uñas como distrofia ungueal y tumores subungueales o periungueales, así mismo defectos en pezones como hipoplásicos, aplásicos y supernumerarios.

Existen múltiples alteraciones oculares descritas: estrabismo, catarata, pseudoglioma o fibroplasia retrolental, alteraciones en los vasos de retina ocasionando isquemia y proliferación de nuevos vasos, hemorragias y fibrosis; menos frecuentemente puede haber desprendimiento de retina, uveítis, queratitis, microftalmos y atrofia óptica **(Figura 18)**. Además de los problemas oculares que son incapacitantes, puede haber déficit mental, microcefalia, crisis convulsivas, hemiplejía o hemiparesia y leucocitosis con eosinofilia. Actualmente existen criterios clínicos mayores y menores para poder establecer el diagnóstico.

El gen responsable es *NF-kB*, es un factor de transcripción que regula a su vez otros genes, algunos relacionados con la producción de citocinas y mecanismos involucrados con apoptosis.[20-21, 37-38]

Incontinentia pigmenti o síndrome de Bloch-Sulzberger

Es una patología rara con una prevalencia de 0.2 en 100,000 y con herencia ligada a X dominante. El gen se encuentra ubicado en el cromosoma Xq28, se presenta casi exclusivamente en las mujeres y es usualmente letal en los hombres.

Se caracteriza por cambios dérmicos tempranos, en ocasiones son rápidos y pueden pasar desapercibidos. En las primeras semanas de vida hay lesiones vesiculares, seguidas de verrugas que cambian a una pigmentación irregular, marmórea, de límites mal definidos **(Figura 19)**. Esta pigmentación puede permanecer por años o bien desaparecer dejando áreas hipopigmentadas muy tenues, en una piel atrófica.

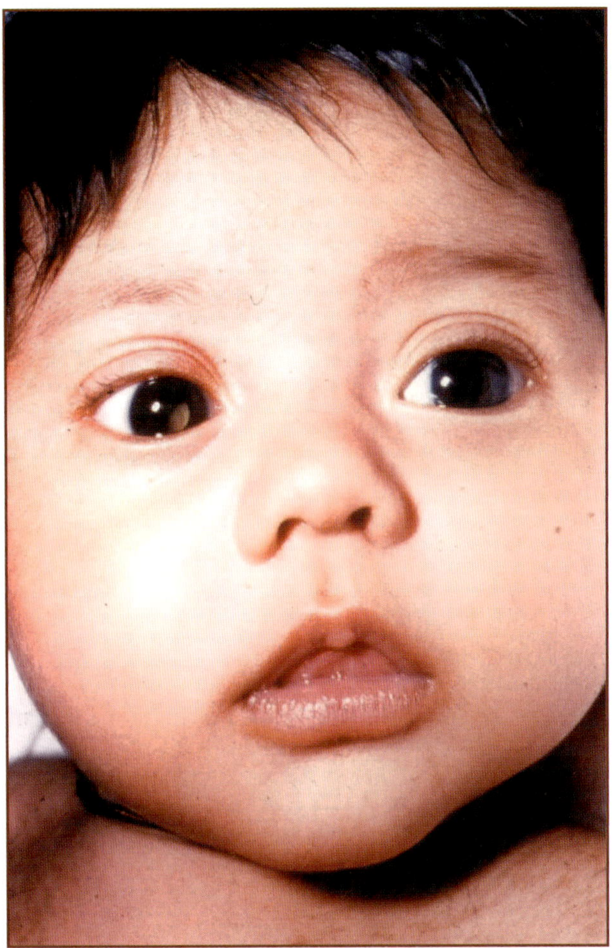

Figura 18. Leucocoria secundaria a fibroplasia retrolental en paciente con síndrome de Incontinentia Pigmenti.

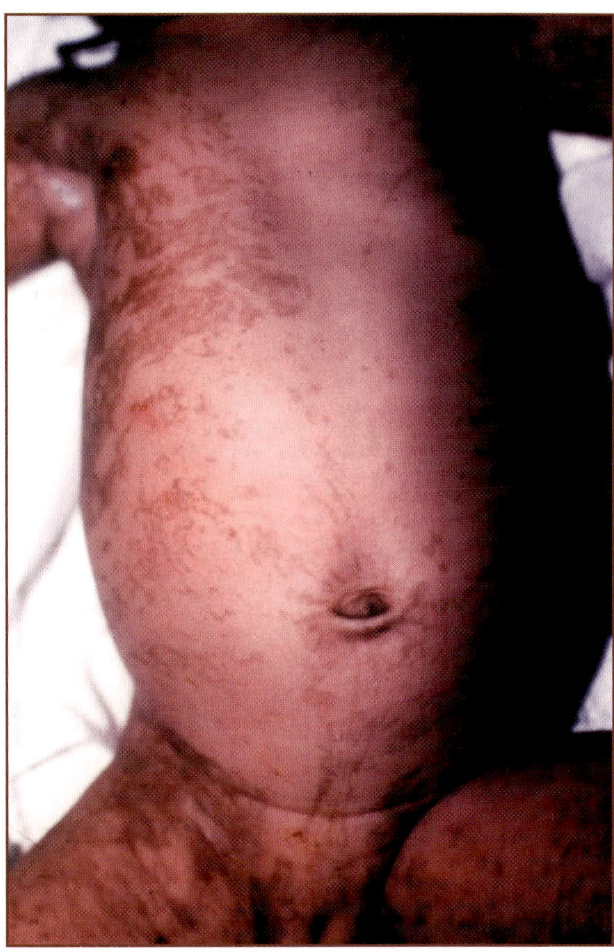

Figura 19. Hiperpigmentación irregular de piel de tórax, abdomen, axilas y regiones inguinales en paciente femenina con síndrome de Incontinentia Pigmenti.

Síndrome de Goltz-Gorlin o Hipoplasia Dérmica Focal

Es un síndrome raro caracterizado por alteraciones en piel distintivas y una variedad de defectos que afectan a los ojos, dientes, esqueleto, tracto urinario, aparatos gastrointestinal, cardiovascular y sistema nervioso central.

Es causado por mutaciones heterocigotas en el gen *PORCN* que se encuentra ubicado en el cromosoma Xp11.23. En esta patología hay hiper o hipopigmentación irregular, telangiectasias y lesiones dérmicas con aspecto de lipomas o angiofibromas circundando boca, ano, ojos, oídos, dedos y zonas inguinales.

El cabello es escaso y se observan zonas de alopecia. Los dientes y uñas son hipoplásicos e irregulares, hay anodoncia parcial y erupción tardía. En extremidades hay sindactilia (dedos unidos) en manos y pies, hipoplasia de falanges y en ocasiones ausencia de dedos o hasta de una extremidad. Las manifestaciones en extremidades pueden ser asimétricas.

Entre las alteraciones oculares se encuentran coloboma de iris, coroides, retina y nervio óptico; catarata, microftalmos, anoftalmos y estrabismo. Ocasionalmente se ha descrito subluxación de cristalino, atrofia óptica, nistagmo y obstrucción de vías lagrimales **(Figura 20)**.

Otras alteraciones sistémicas descritas son cardiopatía congénita, riñón en herradura, hernia umbilical, inguinal o diafragmática y onfalocele. El patrón hereditario es ligado a X dominante, por lo tanto la mayoría de los casos se manifies-

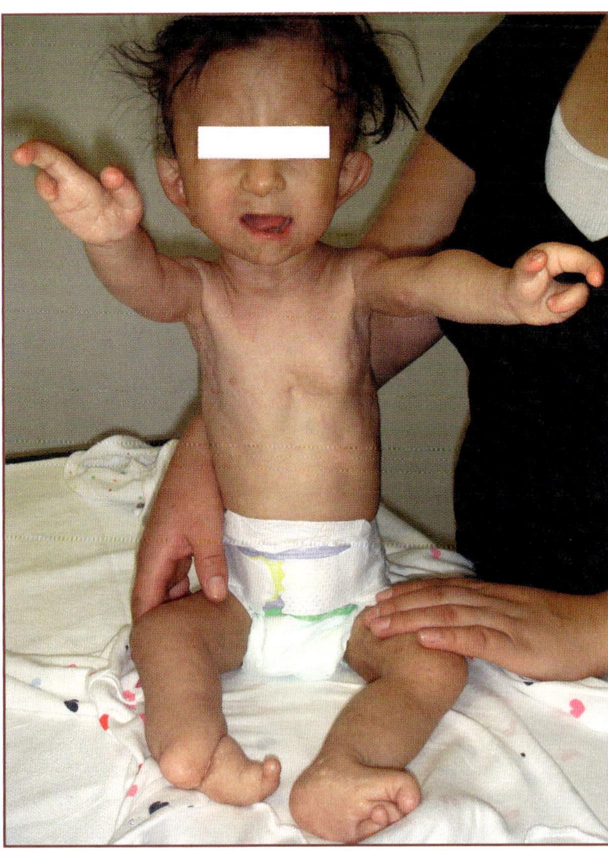

Figura 20. Paciente con síndrome de Goltz-Gorlin. Se observa microftalmos derecho, alopecia, pabellones auriculares dismórficos, piel atrófica en zona peribucal, regiones axilares y extremidades, malformaciones de manos y pies.

tan en mujeres y en los varones es letal. Se ha reportado la presencia de esta entidad en varones 47 XXY.[20-21]

Como se ha podido ver a lo largo de este capítulo el estudio de un paciente con catarata congénita requiere de una valoración multidisciplinaria en la que intervienen el oftalmólogo, el pediatra y el genetista básicamente. El asesoramiento genético va a depender de poder establecer un determinado patrón de herencia para lo cual se requiere de una historia clínica y familiar detallada, sin olvidar la importancia de estudios complementarios como el perfil TORCH, tamiz metabólico y cariotipo en aquellos pacientes que así lo requieran. Aún así habrá un buen número de casos en los que no se identifiquen familiares afectados, éstos pacientes pueden corresponder a mutaciones *"de novo"* para los genes responsables o bien estar ocasionados por causas no genéticas.

Cabe resaltar que los avances en los estudios moleculares han demostrado que las mutaciones patológicas en los genes relacionados con catarata congénita pueden por sí mismas ser responsables de la patología, por otro lado variaciones menores en estos mismos genes pueden ocasionar un aumento en la susceptibilidad a factores externos como la luz, hiperglicemia, oxidación y predisponer a la catarata senil considerándose la etiología de ésta como multifactorial en la que intervienen tanto factores genéticos como del medio ambiente.

Bibliografía

1. Haargaard B, Wohlfahrt J, Fledelius H, Rosenberg T, Melbye M. A nationwide Danish study of 1027 cases of congenital/infantile cataracts. Etiological and clinical classifications. Ophthalmology 2004; 111: 2292-2298.
2. Stoll C, Alembik Y, Dott B, Roth MP. Epidemiology of congenital eye malformations in 131,760 consecutive births. Ophthalmic Paediatrics and Genetics 1992; 13 (3): 179-186.
3. Santana A, Waismol M. The genetic and molecular basis of congenital cataract. Arq Bras Oftalmol 2011; 74(2): 136-142.
4. Reddy MA, Francis PJ, Berry V, Bhattacharya SS, Moore AT. Molecular genetic basis of inherited cataract and associated phenotypes. Surv Ophthalmol 2004; 49 (3): 300 315.
5. Zetterström C, Lundvall A, Kugelberg M. Cataracts in children. J Cataract Refract Surg 2005; 31: 824-840.
6. Shet A. Congenital and perinatal infections: throwing new light with an old TORCH. Indian J Pediatr 2011; 78: 88-95.
7. Menson E, Lyall H. Clinical presentation of congenital viral infections. Current Paediatrics 2005; 15: 163-170.
8. Andriesse GI, Weersink AJL, De Boer J. Visual impairment and deafness in young children: consider the diagnosis of congenital infection with cytomegalovirus, even years after birth. Arch Ophthalmol 2006; 124: 743.
9. Shafie SM, Barria von-Bischhoffshausen FR, Bateman JB. Autosomal dominant cataract: intrafamilial phenotypic variability, intraocular asymmetry, and variable progression in four Chilean families. Am J Ophthalmol 2006; 141(4): 750-752.
10. Hejtmancik JF. Congenital cataracts and their molecular genetics. Semin Cell Dev Biol 2008; 19(2): 134-149.
11. Francis PJ, Moore AT. Genetics of childhood cataract. Curr Opin Ophthalmol 2004; 15: 10-15.
12. Geyer DD, Spence A, Johannes M, Flodman P, Clancy KP, Berry R, Sparkes RS, Jonsen MD, Isenberg SJ, Bateman JB. Novel single-base deletional mutation in major intrinsic protein (MIP) in autosomal dominant cataract. Am J Ophthalmol 2006; 141: 761-762.

13. Finzi S, Li Y, Mitchell TN, Farr A, Maumenee IH, Sallum JMF, Sundin O. Posterior polar cataract: genetic analysis of a large family. Ophtalmic Genet 2005, 26 (3): 125-130.
14. Ke T, Wang QK, Ji B, Wang X, Liu P, Zhang X, Tang Z, Ren X, Liu M. Novel HSF4 mutation causes congenital total white cataract in a Chinese family. Am J Ophthalmol 2006; 142: 298-303.
15. Cassidy L, Taylor D. Congenital cataract and multisystem disorders. Eye 1999; 13: 464-473.
16. Cassidy S, Allanson J. Management of Genetic Syndromes. 3° Ed, Hoboken, New Yersey 2010.
17. Cocchi G, Gualdi S, Bower C, Halliday J, Jonsson B, Myrelid A, Mastroiacovo P et al. International trends of Down syndrome 1993-2004: Births in relation to maternal age and terminations of pregnancies. Birth Defects Res A Clin Mol Teratol 2010; 88 (6):474-9.
18. Wong V, Dickson H. Ocular abnormalities in Down syndrome: an analysis of 140 chinese children. Pediatr Neurol 1997; 16: 311-314.
19. Jagadeesan M, Héon E. Genetics of congenital cataract. In Traboulsi EI. Genetic Diseases of the eye. 2° Ed, Oxford University Press, 2012.
20. Villanueva C, Joffe S, Niño de Rivera O, Arenas ML, Cervantes A, López M. Genética y Oftalmología. Publicaciones Educativas en Oftalmología. Sociedad Mexicana de Oftalmología, 2000.
21. Jones KL. Smith's recognizable patterns of human malformation. 6ª Ed, Elsevier Saunders, 2006.
22. Black G. Genetics for ophthalmologists. The molecular genetic basis of ophthalmic disorders. London-Chicago: Remedica, 2002.
23. Numabe H, Sawai H, Yamagata Z, Muto K, Kosaki R, Yuki K, Kosaki K. Reproductive success in patients with Hallermann–Streiff syndrome. Am J Med Genet Part A 2011; 155:2311–2313.
24. Horvers M, Anttonen AK, Lehesjoki AE, Morava E, Wortmann S, Vermeer S, van de Warrenburg BP, Willemsen MA. Marinesco-Sjogren syndrome due to SIL1 mutations with a comment on the clinical phenotype. Eur J Paediat Neurol 2013; 17(2): 199-203.
25. Savige J, Colville D. Opinion: ocular features aid the diagnosis of Alport syndrome. Nat Rev Nephrol 2009; 5(6): 356-60.
26. Xu J-M, Zhang S-S, Zhang Q, Zhou Y-M, Zhu C-H, Ge J, Wang L. Ocular manifestations of Alport syndrome. Int J Ophthalmol 2010; 3(2): 149-151.
27. Joosten H, Strunk AL, Meijer S, Boers JE, Ariës MJ, Abbes AP, Engel H, Beukhof JR. An aid to the diagnosis of genetic disorders underlying adult-onset renal failure: a literature review. Clin Nephrol 2010; 73 (6): 454-72.
28. Snead MP, McNinch AM, Poulson AV, Bearcroft P, Silverman B, Gomersall P, Parfect V, Richards AJ. Stickler syndrome, ocular-only variants and a key diagnostic role for the ophthalmologist. Eye 2011; 25 (11): 1389–1400.
29. Shenoy BH, Mandal AK. Stickler syndrome associated with congenital glaucoma. Lancet 2013; 2; 381(9864):422.
30. Snead MP, Payne SJ, Barton DE, Yates JRW, Al-Imara L, Pope EM, Scott JD. Stickler syndrome: correlation between vitreoretinal phenotypes and linkage to col 2A1. Eye 1994; 8: 609-614.
31. Holton JB, Walter JH, Tyfield LA. Galactosemia. In Scriver CR, Beaudet A, Sly W, Valle D. The metabolic and molecular bases of inherited disease. 8ª Ed, McGraw-Hill, 2001.
32. Bosch A. Classical galactosemia revisited. J Inherit Metab Dis 2006; 29 (4): 516-525.
33. Chacon-Camacho OF, Buentello-Volante B, Velázquez-Montoya R, Ayala-Ramírez R, Zenteno JC. Homozygosity mapping identifies a GALK1 mutation as the cause of autosomal recessive congenital cataract in 4 adult siblings. Gene 2013, Nov 7 [Epub ahead of print]
34. Brooks SP, Ebenezer ND, Poopalasundaram S, Maher ER, Francis PJ, Moore AT, Hardcastle AJ. Refinement of the X-linked cataract locus (CXN) and gene analysis for CXN and Nance Horan syndrome. Ophthalmic Genet 2004, 25(2): 121-131.
35. Khan AO, Aldahmesh MA, Mohamed JY, Alkuraya FS. Phenotype-genotype correlation in potential female carriers of X-linked developmental cataract (Nance-Horan syndrome). Ophthalmic Genet 2012; 33(2): 89-95.
36. Ding X, Patel M, Herzlich AA, Sieving PC, Chan CC. Ophthalmic pathology of Nance-Horan syndrome: a case report and review of the literature. Ophthalmic Genet 2009; 30(3): 127-35.
37. Cates CA, Dandekar SS, Flanagan DW, Moore AT. Retinopathy of Incontinentia Pigmenti: a case report with thirteen years follow-up. Ophthalmic Genetics 2003, 24 (4): 247-252.
38. Minic S, Trpinac D, Obradovic M. Incontinentia pigmenti diagnostic criteria update. Clin Genet 2013 [Epub ahead of print]

81

Catarata Congénita

Dra. Laura Leticia Arroyo Muñóz,
Dr. Santiago García Arroyo

La catarata congénita es la opacidad del cristalino presente al nacimiento o dentro del primer año de vida, su tratamiento requiere una serie de consideraciones clínicas y técnicas diferentes a las del adulto.[1]

La catarata congénita bilateral representa la mayor causa de ceguera infantil curable, del 5 a 20% de niños ciegos en el mundo la padecen y el porcentaje aumenta dramáticamente en los países en vías de desarrollo.

El tratamiento quirúrgico de la catarata en niños ha mejorado en los últimos años como resultado de modernas técnicas quirúrgicas, la utilización de lentes intraoculares y nuevas técnicas anestésicas, especialmente en aquellos niños con patología ocular congénita o neonatal.

Debemos tener en cuenta algunos factores relacionados con el desarrollo de la función visual durante los primeros 3 meses de vida, conocido como el "periodo sensible" del desarrollo de la visión, cuya afectación puede provocar ambliopía. El tratamiento de la misma es tan importante como la cirugía.

Cuando la afección es unilateral cobra mayor importancia la cirugía precoz, debido a que la estimulación asimétrica de ambos ojos es causa de ambliopía, recientemente, se han reportado excelentes resultados visuales en cataratas monoculares cuando fueron operadas durante la primer semana de vida.[2,3]

Introducción

La ambliopía es la afección principal en los niños con catarata congénita, se ha demostrado que el tratamiento quirúrgico temprano con la corrección óptica adecuada es el mejor método para combatirla.

En los trabajos de Hubel y Wiesel (premio Nobel en 1963) se muestra que la deprivación sensorial provocada al suturar por un período de tres meses, los párpados de gatos recién nacidos, se afecta el desarrollo del sistema visual. Esto quedó demostrado cuando al término de los tres meses se abrieron los párpados y los gatos se comportaron como ciegos. Histológicamente se encontró atrofia marcada de las capas celulares en el cuerpo geniculado lateral y fue notable la ausencia de respuestas eléctricas durante los intentos de conducir impulsos de unidades celulares simples en la corteza estriada a través de la retina del ojo afectado; no se encontraron cambios morfológicos en otras partes del sistema visual. Cuando se intentó repetir el experimento en animales de mayor edad, estas anomalías no fueron reproducibles.[4]

Posteriormente, los estudios realizados en los campos receptivos de gatos recién nacidos, revelaron un comportamiento bien organizado en las células de la corteza estriada, al parecer, el defecto a nivel cortical en estos animales, cuando han sido privados del estímulo visual, es provocado por la ruptura de las conexiones que ya estaban presentes al momento del nacimiento y no por un error en el desarrollo post-natal relacionado con una falta de experiencia visual. Hallazgos similares son referidos por Von Noorden, Chow, Riesen y Newell.[4,5]

Algunos estudios experimentales recientes han arrojado evidencia mediante análisis funcional de la actividad visual en la corteza primaria y áreas de asociación, que demuestra diferencias entre sujetos adultos sanos y pacientes con antecedente de catarata congénita bilateral operada en la infancia. El primer hallazgo es que la afectación en el procesamiento de la función visual provocada por la catarata congénita no es generalizada; es decir algunos componentes del procesamiento se encontraron normales a pesar de la menor agudeza visual encontrada.

Los datos obtenidos por resonancia magnética funcional (fMRI), indican que el déficit es específico para la identificación de rostros humanos, en áreas específicas como la prefrontal y otras (core y extended face- network regions). No se ha demostrado activación de áreas cerebrales diferentes entre los casos y los controles. La conectividad funcional del giro fusiforme (localizado en el lóbulo temporal, en el área 37 de Brodmann) está alterada en los pacientes con deprivación visual por catarata al nacimiento. La relevancia de estos hallazgos se traduce en una habilidad reducida para interpretar y emitir juicios cuando se trata de identificar rostros en condiciones experimentales controladas estáticas y dinámicas (gesticulación), detección de las posiciones de la mirada, decodificación de las expresiones faciales, integración del reconocimiento visual de otros individuos, indispensables para la relación interpersonal a lo largo de la vida, en contraste con los sujetos sanos.[6]

Es por ello que la mayoría de los cirujanos intenta realizar la cirugía lo más tempranamente posible, Gregg, Parks han encontrado excelentes resultados visuales operando niños el primer día de nacidos. Birch, Wilson y colaboradores apoyan la idea de operar las cataratas, durante la primer semana de vida.[7,8,9]

La introducción de un lente intraocular en mayores de 2 años es ya un procedimiento aceptado en muchas partes del mundo; en los niños menores, existe controversia respecto a la aplicación del implante primario y muchos cirujanos prefieren diferir su colocación pasados los primeros años. Esto se debe a que la selección del poder del lente adecuado se dificulta por las modificaciones constantes, tanto en la curvatura corneal como en la longitud axial, propias del crecimiento del ojo; especialmente durante los primeros 24 meses de vida.

La longitud axial aumenta de 16.5 mm al nacimiento hasta 21 mm a los 2 años de edad y alcanza en el adulto hasta 23.5 mm; la córnea también presenta cambios queratométricos que varían de 51 dioptrías en el recién nacido hasta 44 dioptrías a los 2 años de edad. Las fórmulas empleadas en el cálculo del lente intraocular no contemplan estas medidas extremas y su exactitud es cuestionable. Este crecimiento tan marcado durante los primeros dos años de la vida, repercute en un cambio refractivo constante. Por tanto, resulta muy difícil decidir, cual será la mejor manera de corregir el defecto refractivo y prevenir la aparición de la temida ambliopía.[10,11]

El tamaño y localización de la catarata, dependen del momento en que se presentó el estímulo cataratogénico y son un factor determinante para decidir, si la visión del niño se compromete hasta el punto de requerir la cirugía. Hasta hoy, se desconoce la etiología en el 50% de los cuadros bilaterales y el 100% de los unilaterales y se considera que pudiera ser multifactorial.

Cuando se ha podido identificar el origen de la catarata congénita, se reporta que aproximadamente la mitad de los casos de catarata bilateral, están determinados genéticamente. Clínicamente, se presentan como patología única, asociados a otras anomalías del desarrollo del ojo, o bien, forman parte de un síndrome. Los restantes se han relacionado con infecciones intrauterinas del grupo TORCH (Toxoplasmosis, Rubéola, Citomegalovirus y Herpes simple); al virus de la Varicela; alteraciones metabólicas, traumatismos durante el parto y a enfermedades inflamatorias juveniles. En los casos unilaterales la etiología se desconoce.

Epidemiología

La ceguera por catarata infantil representa un serio problema de salud, en términos de morbilidad humana, carga económica y deterioro social. Su tratamiento es difícil y tedioso, además requiere de un esfuerzo económico mayor y tiempo de seguimiento adicional en la rehabilitación por parte del médico y de los padres. Por ello, el tratamiento del niño que padece de catarata congénita, repercute seriamente en la economía familiar y del estado; este último, debe implementar centros de atención especializados y personal calificado para la rehabilitación adecuada de estos niños.

La Organización Mundial de la Salud, refiere que cada minuto nace un niño ciego y que actualmente existen 1.5 millones de niños con baja visión o ciegos legales (agudeza visual con corrección menor a 1/20 en el mejor ojo) en el mundo; de ellos 1.3 millones viven en Asia y África y se estima que el 75%, son provocados por enfermedades previsibles o curables. La prevalencia de la ceguera varía de acuerdo al nivel socio-económico de la comunidad y de la mortandad de los menores de 5 años. En los países industrializados la proporción de ceguera infantil es dramáticamente menor, aproximadamente 10 veces menos que en los países pobres donde es tan alta como 5 a 15 por 10 000 niños.

Recientemente en Inglaterra, Francis y Moore (2004) encontraron que la prevalencia de la catarata congénita fue de 1 a 6 por 10 000, con una incidencia de 2.2 a 2.49 por 10 000 nacidos vivos,[12] resultados muy similares a los reportados por San Giovanni y colaboradores en Estados Unidos.[13]

La menor incidencia encontrada en los países industrializados, se justifica por la disminución en la frecuencia de la embriopatía intrauterina por rubéola y otras enfermedades infecto-contagiosas, como resultado de los programas de inmunización establecidos por el sector público. En los países donde estos programas de salud pública son menos eficientes, la prevalencia por exposición a rubéola prenatal es de 11.2 por 10 000, se incluyen los casos en que la madre pudo presentar cuadros subclínicos.

El diagnóstico oportuno, que influye directamente en la adecuada recuperación visual de estos pacientes, por lo general no se lleva a cabo; el reporte de dos grandes hospitales oftalmológicos de concentración, de países altamente industrializados, coinciden en los porcentajes de catarata congénita diagnosticada. Los Centros para el Control y Prevención de las Enfermedades (Atlanta, GA) y el British Congenital Cataract Interest Group han propuesto que aproximadamente el 50% de los lactantes con catarata clínicamente significativa, permanecen sin diagnosticar hasta después del período neonatal, a la edad de 10 semanas de vida. También fueron considerados factores de riesgo la prematurez y el bajo peso al nacimiento; en estos últimos, se reporta una prevalencia de catarata infantil de 16.5 por 10 000, así mismo en los niños nacidos prematuramente la prevalencia fue de 7.1 por 10 000 nacidos vivos, cifras que coinciden en ambos grupos de estudio.[14]

La catarata congénita forma parte de diferentes síndromes, afectaciones metabólicas y ambientales. En el caso de niños sanos, aparece como fenómeno aislado hasta en un 40%. Foster y Gilbert reportan 500 mil casos nuevos de niños ciegos por año, que podrían sobrevivir 50 años de edad. El control de la ceguera infantil ha sido identificada como una prioridad por la Organización Mundial de la Salud y ha propuesto una iniciativa para la eliminación de la ceguera curable para el 2020.[15]

Etiología de la Catarata Congénita

La Catarata Congénita puede ser clasificada de acuerdo a su etiología (v.gr. catarata traumática, catarata autosómica dominante) y su aspecto morfológico.

Fueron las primeras enfermedades autosómicas en ser mapeadas genéticamente en humanos y han mostrado una considerable heterogenicidad fenotípica y genotípica. Muchas cataratas son heredadas con carácter autosómico dominante, en las cuales la penetrancia es casi completa pero su expresividad es altamente variable, se ven con menor frecuencia los casos de herencia autosómica recesiva y los patrones de herencia ligada al cromosoma X.

Fenotípicamente se utilizan distintos términos para clasificar la apariencia y distribución de la opacificación, las presentaciones más comunes son: la nuclear, lamelar (cuando la opacificación se limita a una lámina), pulverulenta (cuando tiene la apariencia de motas de polvo), polar posterior, polar anterior y cerúlea, cuando parece polvo azuloso. Generalmente, el tipo de catarata es similar entre ambos ojos del individuo afectado y de los familiares incluidos en el mismo pedigrí, aunque la severidad puede variar. Por esto, es importante una exploración bajo dilatación pupilar, en la lámpara de hendidura, de los familiares de alto riesgo, para excluir opacidades leves que han permanecido asintomáticas, antes de dar un consejo genético.

No es posible distinguir entre las diferentes formas de catarata hereditaria por un examen fenotípico, pero la presencia de catarata total al nacimiento, es raramente vista en niños con enfermedad autosómica dominante y es común en niños afectados por la herencia ligada al cromosoma X. En pacientes femeninas heterocigotas, se ha encontrado menor opacidad del cristalino que a veces incluye las suturas.[16,17]

Las mutaciones genéticas pueden afectar los genes que codifican para la formación de las proteínas alfa, beta y gamma, proteínas hidrosolubles altamente expresadas en el cristalino que corresponden al 90% de las proteínas responsables de su transparencia. Las proteínas gamma, (las más pequeñas y menos abundantes) y beta cristalinas (las más abundantes 55% del total), han sido claramente identificadas en las fibras celulares del cristalino y nunca en el epitelio; se presentan en empaquetadas fuertemente, con aspecto de ¨letras griegas¨ y minimizan la dispersión de luz. En contraste, las alfa cristalinas (proteínas de mayor tamaño), se localizan en el epitelio y también en las fibras celulares, se aprecian con apariencia ¨globular¨.[18]

Las cristalinas solo se localizan en el cristalino, nunca en otras estructuras como el iris o el cuerpo ciliar y representan excelentes candidatos genéticos para el estudio de la catarata hereditaria, por tanto no es sorprendente que han sido identificadas más de 15 mutaciones distintas; las gama-cristalinas del gene 2q33-35 se expresan ampliamente en los cristalinos humanos, con fenotipos reportados como pulverulentas, ceruliformes y cataratas puntiformes juveniles; se presume que el resultado de la mutación es una proteína truncada no funcional que es rápidamente degradada y se supone que la catarata, es el resultado de la cristalización espontánea de la proteína mutante secundaria a su solubilidad reducida.

Mutaciones de las proteínas beta-cristalinas se manifiestan clínicamente como cerúleas y pulverulentas locus 22q11.2 del gene CRYBB2. La mutación de las proteínas alfa-cristalinas del lucus 21q 22.3, ha sido descrita en familias que padecen catarata y miopatías; estudios realizados in vitro por Fu y Liang muestran que los efectos funcionales de la mutación son disminuir la solubilidad de la proteína, aumentando su precipitación que se apreciará como catarata.

De las proteínas de unión en las membranas celulares del cristalino, responsables de regular el transporte selectivo de moléculas de agua, la más abundante y mejor estudiada es la proteína intrínseca de la membrana (MIP). Se trata de un polipéptido de 26 kDa, llamado MIP26 que forma parte de las uniones tipo hendidura. Experimentalmente, se ha realizado una mutación en el gen MIP de un modelo animal, el ratón *Fraser*, y provocado la aparición de catarata. Posteriormente, ya ha sido identificada la mutación del gen MIP (E134G; T138R) en dos familias con historia de catarata hereditaria.

Los iones y pequeños solutos se transportan con dificultad por la alteración genética de las conexinas hacia el espacio extracelular, se han demostrado con diferentes tipos de conexinas, alteraciones en la función de canales y algunas como la conexina 50 se asocia con disminución del crecimiento del ojo en ratones, sin embargo no se ha encontrado esta asociación en los ojos microftálmicos.

LIM-2 cuya función no es bien conocida, se localiza coexistiendo con las uniones intercelulares, la mutación en *LIM-2*ha sido responsable de la catarata presenil en una familia consanguínea (Phe105Val). Otras formas de catarata en las que la comunicación intercelular ha sido implicada son en el Síndrome de Lowe, un síndrome ligado al X, que comprende catarata. El síndrome renal de Fanconi con retardo mental, por una mutación en el gene *OCRL1*, juega un papel importante en la polimerización de la actina, esencial para la función, mantenimiento y formación de las uniones fuertes, críticas en la diferenciación del cristalino y formación de los túbulos proximales del riñón. Se han descrito mutaciones de los genes que forman el citoesqueleto y en los genes reguladores de la transcripción de las HSF-4 del DNA, que recientemente se ha identificado el fenotipo con catarata y otras anomalías del desarrollo llamadas MRCS (micro córnea, distrofia de conos-bastones, catarata y estafiloma posterior).

Otros genes que producen cataratas autosómicas dominantes se han identificado en los cromosomas 1, 2,13,14,16, 17, ligada al x (Xp) y 22. Las asociadas a Síndromes como: Hallerman-Streiff, S. de Marfan, S Weill-Marchesani, Osteogénesis imperfecta, S. de Marinesco-Sjögren, S. de Torstem-Sjögren, Distrofia miotónica, Incontinentia pigmenti, S de Marshall, S de Wagner, S de Stickler, S de Alport, Galactosemia, S de Rubisntein-Taybi, S de Cockayne, S de Conradi, S de uña-rótula, S de Rothmund-Thompson, Displasia ectodérmica anhidrótica y S de Hallgren. También se han asociado a cromosomopatías como S de Down y de Turner. Otros trastornos trisómicos de los cromosomas 13, 18, deleción 4p,5p13q,18p y 18q.[19]

Por tanto, se puede apreciar que la mutación en genes del cristalino puede causar la formación de catarata, como una consecuencia común de la disfunción celular de las fibras cristalineanas. La caracterización de los defectos genéticos subyacentes a la catarata en los niños, facilitará un mejor entendimiento de la patogénesis de la catarata y a largo plazo el desarrollo de tratamiento médico.

Las cataratas congénitas por alteraciones durante la gestación, pueden ser provocadas por radiaciones, agentes tóxicos o secundarias a procesos infecciosos que se transmiten por la vía placentaria y que cuando se presentan durante la etapa de organogénesis se manifiestan como necrosis de las fibras del cristalino. En el caso de infecciones virales como la rubéola, se puede afectar el cristalino hasta antes de la sexta semana de gestación, ya que a partir de este momento la cápsula del cristalino no permitirá el paso del virus, por ello es característica la catarata del núcleo embrionario y fetal, en la rubéola intrauterina, el virus se incorpora el ADN de las células afectadas, pudiendo persistir en el ojo con catarata durante años, se manifiesta como necrosis del núcleo embrionario y fetal, degeneración vacuolar de la corteza y degeneración de las fibras superficiales. Otras infecciones pueden ser provocar catarata como la parotiditis, influenza, herpes zoster, citomegalovirus, poliomielitis, mononucleosis y toxoplasmosis.[19]

Las alteraciones en el recién nacido por prematurez, hipoxia, hipocalcemia, hipoglucemia e hipovitaminosis se han asociado a la presencia de catarata, aunque no se ha establecido el mecanismo.

CLASIFICACIÓN MORFOLÓGICA DE LA CATARATA PEDIÁTRICA[20, 21]

1. Difusa-total
2. Polar anterior
3. Lamelar
4. Nuclear
5. Polar posterior
6. Lentiglobo posterior
7. Subcapsular posterior y anterior
8. Persistencia de vítreo primario hiperplásico
9. Traumáticas

FIGURAS 1, 2, 3 y 4

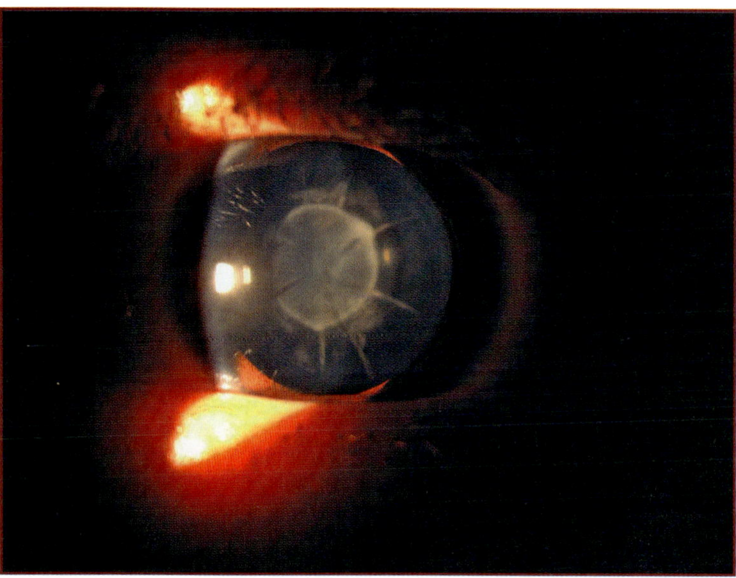

Figura 1. Fotografía clínica. Catarata nuclear con extensiones corticales formando "jinetes".

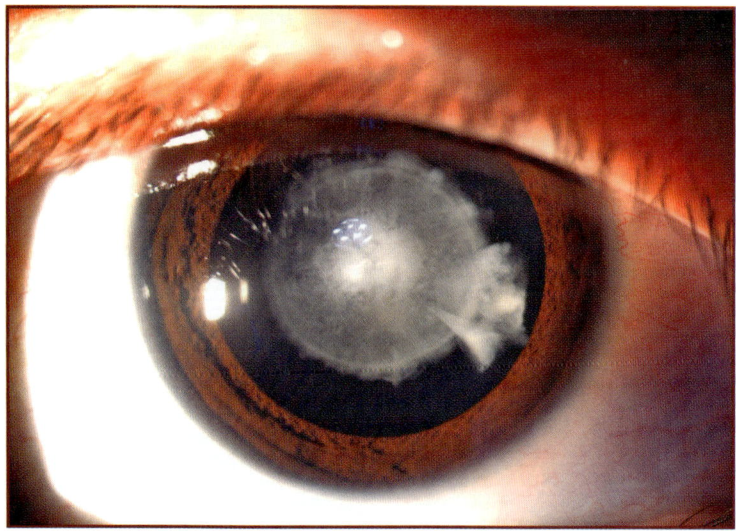

Figura 2. Fotografía clínica. Catarata nuclear densa con invasión cortical.

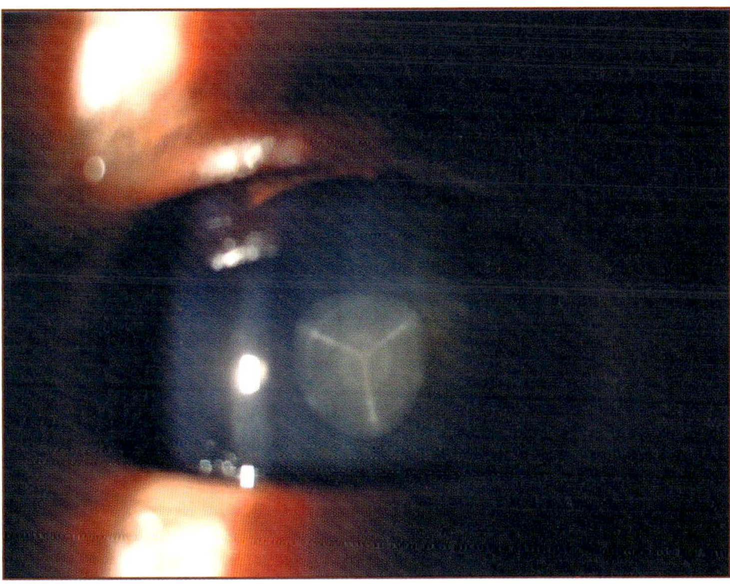

Figura 3. Fotografía clínica. Catarata zonular en la que se aprecia la sutura anterior.

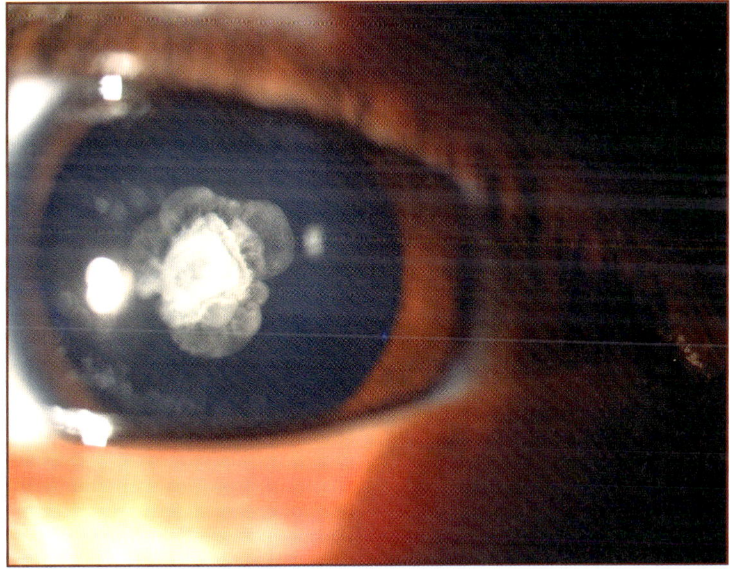

Figura 4. Fotografía clínica. Catarata lamelar.

Catarata Difusa o Total

La opacificación total del cristalino en niños, se presenta tardíamente y es por ello más frecuentemente reportada en países pobres, donde la detección es generalmente en edades mayores; las cataratas lamelares, el lentiglobo posterior y las polares posteriores a la larga terminan opacificando la totalidad del cristalino. Algunas veces se presentan con ruptura de la cápsula posterior, posiblemente por algún traumatismo no referido. Durante la cirugía puede verse licuefacción, o cristalinos parcialmente reabsorbidos, otras veces solo se encuentra una membrana fibrosa, adherida a las cápsulas.

Catarata Polar Anterior

Generalmente son hereditarias, bilaterales y disminuyen poco la visión; pueden deberse a un desprendimiento de la vesícula del cristalino y generalmente son puntiformes, de 1 mm o menos de diámetro, rara vez progresan.

Las piramidales anteriores son la forma agresiva de cataratas anteriores, pueden protruir hacia la cámara anterior hasta contactar el endotelio corneal, pueden ser asimétricas, consiste en una hiperplasia del epitelio en una matriz colágena, son fibrosas y se asocian a la opacidad subcapsular anterior, generalmente disminuyen la visión por su presentación central y amplia, tienen un carácter hereditario dominante, se asocian a microftalmos, aniridia, retinoblastoma bilateral y recientemente en un paciente con Síndrome de Ehlers Danlos.

El lenticono anterior, es poco frecuente y se encuentra asociado al síndrome de Alport, rara vez se opacifica, pero puede causar astigmatismo severo que indique la cirugía.

Catarata Lamelar

Son generalmente adquiridas, más que congénitas; incluyen la opacificación en capas de la corteza que rodea al núcleo fetal. Este tipo de opacidad permite retrasar la cirugía y se ha visto un mejor pronóstico visual que cuando se trata de una opacidad más densa al nacimiento como es el caso de la nuclear. Con el tiempo, estas opacidades pueden empeorar y requerir cirugía, son opacidades lamelares de 5 a 6 mm de diámetro rodeando al núcleo transparente y están rodeadas de un anillo externo de corteza clara.

Catarata Nuclear

La forma más común de catarata congénita es la opacidad del núcleo fetal. Se presentan uni o bilateralmente. Clínicamente, se aprecia una opacidad densa de 3.5 mm de diámetro por dentro de las suturas en Y, rodeada de cristalino transparente. Al pasar el tiempo, la opacidad puede extenderse hacia la corteza radialmente formando los llamados ¨jinetes¨. Se asocia frecuentemente a microftalmia y microcórnea. El iris se presenta hipoplásico con pobre respuesta a la dilatación pupilar. Algunas veces los remanentes de la arteria hialoidea pueden estar presentes en los casos de persistencia de vasos fetales. La catarata es nuclear y no hay evidencia de tracción en el cuerpo ciliar. Es una de las presentaciones más ambliogénicas, por lo que se deberá considerar la cirugía inmediata, ya sea en los casos unilaterales o bilaterales.

Catarata Polar Posterior

Son generalmente opacidades corticales con tendencia a la ruptura espontánea. De presentación unilateral o bilateral, por la fragilidad que presenta la cápsula posterior, está contraindicada la hidrodisección profusa. Es frecuente la mala visión provocada por la opacidad, que aunque puede ser pequeña, la cercanía de ésta con el punto nodal de la visión, la convierte en una opacidad altamente ambliopizante.

Lentiglobo Posterior

Generalmente unilateral, representa el tipo más común de catarata del desarrollo. Se presenta de forma esporádica o con una carácter autosómico dominante en casos bilaterales. El crecimiento de la cápsula posterior aumenta con el incremento de la presión intrasacular que provoca el desarrollo del cristalino y la opacidad central se inicia en el sitio de contacto con la arteria hialoidea. Algunos autores le llaman lenticono posterior, pero el aspecto globoso y no cónico, describe mejor la presentación clínica. La alteración es progresiva y puede ocurrir una ruptura espontánea que facilitará la opacificación del cristalino, esta ruptura podría diagnosticarse por medio de ultrasonografía por inmersión en modo A. La recuperación visual es buena, dado que no genera ambliopía importante.

Catarata Subcapsular Posterior y Anterior

La opacidad anterior de la cápsula se asocia con el lenticono anterior, Síndrome de Alport, traumatismos, descargas eléctricas o procesos inflamatorios como uveítis. La opacidad de la cápsula posterior del cristalino, se presenta como ¨vidrio escarchado,¨ en cuadros inflamatorios recurrentes de la úvea como pars-planitis y con el uso prolongado de esteroides o de radiaciones. Provoca deslumbramientos con la luz intensa y por su localización posterior, afecta la visión.

Persistencia de Vasos Fetales (Vítreo Primario Hiperplásico)

Este nuevo término fue acuñado por Goldberg en 1997, se aprecia una membrana retrocristalineana, vascularizada, adherida a la cápsula posterior del cristalino y puede también, encontrarse firmemente adherida a los procesos ciliares. Es frecuente la presencia de catarata. En los casos leves, se deberá mantener una conducta expectante y vigilancia estrecha, cuando aparecen datos de tracción en la base del vítreo o si la presentación desde el inicio es severa, se realizará una cirugía combinada con vitrectomía y extracción del cristalino. El pronóstico visual dependerá de la severidad del caso.

Una rara presentación clínica es la Pseudofaquia Fibrosa de Czermak, es una hiperplasia de la túnica vasculosa lentis, en la que vasos provenientes del iris o de los procesos ciliares invaden el cristalino presentando una variedad clínica con tejido mesodérmico (vasos sanguíneos, cartílago y/o fibras musculares) que ocupa) el interior del cristalino de manera parcial o total (22).

Cataratas Traumáticas

La presentación clínica dependerá del mecanismo de la lesión. En traumas cerrados es característica la ruptura de la cápsula posterior y la presencia de una placa o anillo fibroso en el borde de la ruptura. Es frecuente encontrar afectada la zónula.

En resumen, la opacidad del cristalino de origen congénito o adquirido en los niños, adopta formas variadas y se requerirá de una historia clínica detallada y de una exploración exhaustiva, muchas veces bajo anestesia general, para establecer el diagnóstico y plan de tratamiento a seguir.

TRATAMIENTO QUIRÚRGICO

Los avances tecnológicos en microcirugía y el desarrollo de lentes intraoculares que han ocurrido en lo últimos 40 años, han modificado radicalmente el tratamiento quirúrgico de la catarata congénita, sin embargo sigue siendo una gran reto la prevención y el manejo de la ambliopía, la cual se presenta aún en los casos de haber realizado una cirugía impecable y la corrección óptica adecuada.

Es necesario reconocer la etiología, extensión y localización de la catarata así como la presencia de otras anomalías oculares o sistémicas concomitantes, antes de elegir el momento de la cirugía y la corrección refractiva de la hipermetropía pseudofáquica. Esta última, se adecuará a las necesidades de cada paciente, ya sea con el implante de lentes intraoculares, o bien, con la utilización de lentes aéreos o de contacto. Es importante recalcar la necesidad de actualizar la refracción tan frecuentemente como el crecimiento natural del ojo lo requiera, lo cual puede ocurrir hasta cada mes, así como la corrección bifocal para la visión cercana.[23, 24]

La extracción de la catarata congénita más el implante de lente intraocular de cámara posterior en niños, fue propuesta por Gimbel[25] desde 1976, la técnica obtuvo excelentes resultados en el posoperatorio inmediato, sin embargo, la opacificación temprana de la cápsula posterior, ocasionada por la migración de las células ecuatoriales por debajo del lente intraocular, provocó nuevamente, una disminución importante de la agudeza visual.

Hasta 1994, el mismo autor, resolvió esta complicación, realizando una segunda capsulorrexis circular, ahora en la cápsula posterior, que permite la captura o atrapamiento de la zona óptica del lente por detrás de la misma. De esta forma, se mantiene una barrera, que detiene la migración de las células ecuatoriales del borde de la capsulorrexis posterior, hacia la hialoides anterior. Esta técnica ha logrado mantener transparente el eje visual a largo plazo, previene la opacificación de la hialoides anterior y la formación de adherencias hacia la base del vítreo, responsables de la afectación de la retina periférica.[26]

Existen reportes previos, realizados por BenEzra en la década de los 80, quien había notado que en los niños operados por catarata traumática, que presentaban ruptura de la cápsula posterior, se lograban mejores resultados visuales a largo plazo; de acuerdo a sus observaciones, también propuso el manejo rutinario de la capsulorrexis anterior y posterior en el mismo tiempo quirúrgico para la cirugía de la catarata pediátrica. [27, 28]

Para decidir cual es el momento ideal para operar la catarata congénita bilateral, se debe considerar que en el ser humano, existe un "período crítico" para el desarrollo de la corteza visual, la cual se afecta severamente cuando existe alguna deprivación visual. Histológicamente, se manifiesta con una reducción de las neuronas corticales que reciben el estímulo visual del ojo y la disminución del tamaño en todas las capas celulares del núcleo del cuerpo geniculado homolateral.

Este "período crítico" se considera desde el nacimiento, hasta a los 4 meses de vida; por ello la cirugía de la catarata congénita bilateral, debe realizarse dentro de esta etapa y en cuanto las condiciones sistémicas del recién nacido lo permitan. Wright y colaboradores, han mostrado que existe fusión sensorial en el 60% de los niños operados antes de las 9 semanas de vida, Birch y colaboradores encontraron que la agudeza visual podría ser de 20/ 40 si la cirugía se realizaba antes de las 6 semanas, Lewis y Sinskey, han mostrado que la cirugía con el implante de un lente intraocular, puede realizarse sin complicaciones antes de los 17 días de nacido. Gregg y Parks han descrito una agudeza visual de 20/25 y con visión binocular, en un niño de 8 años de edad que fue operado a las 24 hs de nacido con diagnóstico de catarata monocular. [29]

Para la corrección de la afaquia, la recuperación visual ha sido de mejor con el implante de un lente intraocular que cuando se corrige solamente con lentes de contacto, y ha sido confirmado en los estudios de diferentes autores.[30]

Criterios Para la Decisión Quirúrgica

1.- Cuando la afectación es bilateral, más o menos simétrica y respeta el eje visual: esperar, realizando controles refractivos y oftalmológicos periódicos.
2.- Cuando la afectación es bilateral, más o menos simétrica, pero interfiere con el eje visual: realizar cirugía en un ojo y 1 semana después el otro, manteniendo el primer ojo ocluido para disminuir el riesgo de ambliopía.
3.- Si la afectación es unilateral o bilateral, asimétrica, interfiera o no con el eje visual: se debe considerar la cirugía inmediata.

Consideraciones Preoperatorias

Es deseable conocer el diagnóstico etiológico preoperatorio, considerando que la recuperación visual y el pronóstico se verán afectados por la presencia de patologías asociadas a la catarata.

Debe realizarse la exploración rutinaria del fondo de ojo en todos los recién nacidos por medio de oftalmoscopía directa, este método, permite detectar opacidades clínicamente significativas en los medios transparentes del ojo: la sombra que generen en el ¨reflejo rojo¨ de la retina, ayudará a determinar el tamaño de las mismas. La presencia de leucocoria o ¨pupila blanca¨, típica en las cataratas congénitas, frecuentemente se asocian a estrabismo o nistagmo secundarios; se ha visto que disminuyen o desparecen cuando se ha quitado la catarata.

Es importante preguntar a los padres, si han notado alguna posición compensadora de la cabeza o cual es el ojo que parece preferir el niño para ver, lo que ayudará en la detección del ojo dominante. La aparición de estrabismo en cataratas unilaterales o nistagmo en las bilaterales, después de los 4 meses de edad, son considerados de mal pronóstico.[21] La aparición de nistagmo a cualquier edad, es indicación inmediata de cirugía.

El registro de la agudeza visual es el aspecto de la función visual más útil en la clínica y puede ser medido por diferentes métodos en lactantes y niños. Se estudian dos aspectos de la agudeza visual:

La "agudeza visual mínima resoluble", es un indicativo de la capacidad del paciente para resolver la separación espacial de estímulos visuales contrastantes (como las líneas en rejilla, cuyas frecuencia espacial se disminuye hasta que su estructura se hace aparente). En un observador normal, el ángulo mínimo de resolución (AMR) se considera entre los 30 segundos y 1 minuto de arco.

La "agudeza de reconocimiento", muestra la capacidad para reconocer los elementos espaciales del estímulo y percibe estos elementos como un todo, además reconoce la forma de todos los elementos (tales como letras) y requiere, tanto del conocimiento previo de las formas del estímulo, como de la capacidad de expresar por algún medio que fue reconocido. La comunicación puede ser verbal como las letras de una cartilla de Snellen o por senalamiento de formas (símbolos LEA o las cartas de agudeza visual de la Lighthouse New York, que utilizan símbolos simples, como círculos o manzanas).

En niños pequeños incapaces de comprender la petición o indicar al examinador cual es su rendimiento visual real, se han ideado técnicas de medición de la agudeza visual denominadas ¨objetivas¨ que no siempre son equivalentes, ya que pueden canalizarse a través de diferentes circuitos nerviosos; las dos técnicas de medición objetiva más notables para medir el ángulo mí nimo de resolución utilizan potenciales eléctricos nerviosos y respuestas oculomotoras.

El estudio de los potenciales evocados visuales , es un buen indicador de la función retino-cortical. Para realizarlo, se presenta al paciente, un patrón espacial diferenciado (intercambio instantáneo de cuadrados iluminados y obscuros en una cuadrícula) y se miden los cambios del electroencefalograma que acompañan a la presentación. El uso de la repetición temporal y de un promediador de señales puede permitir que se realicen buenas mediciones de la resolución.
Las técnicas de la mirada preferencial, son una variante del método de movimientos oculares, la observación de la frecuencia relativa de las fijaciones voluntarias ha sido empleada en lactantes, para valorar el desarrollo de la agudeza visual. En uno de dos parches, equivalentes, pero separados del campo visual del lactante, se muestra una rejilla, y un observador anota la frecuencia relativa de las fijaciones voluntarias en ambos, lo que se espera es que un campo con un patrón diferenciado habrá de verse favorecido con la fijación. Es necesario recordar que esta prueba requiere de la integridad de las vías oculomotoras (se han empleado las cartas de Teller y las cartas de Keeler).

La dificultad para valorar la capacidad de resolución del lactante, dejaron durante mucho tiempo poca claridad del curso temporal del desarrollo de la visión. Son necesarios, al menos tres meses después del nacimiento, para llegar a un desarrollo completo de los movimientos oculares de seguimiento y por tanto, no es fácil diferenciar entre la incapacidad para resolver un patrón y la incapacidad para ejecutar el movimiento que demostraría la resolución.

El Nistagmo Optocinético (NOC), es un patrón de movimientos de componente rápido y lento, alternante. Se presenta cuando se observa una serie de objetos en movimiento, como pueden ser las bandas de un tambor optocinético que se hace girar frente al paciente, los ojos tienden a fijarse en una banda, siguiéndola durante algún tiempo (movimiento de compensación) para posteriormente realizar una sacudida en la dirección opuesta (movimiento de anti compensación). La presentación computarizada del estudio, es preferible porque en la pantalla plana, la mayor amplitud (frecuencia espacial) puede ser alterada sin cambiar la distancia de visión, como ocurre en el tambor optocinético. En estudios de visión binocular, los lactantes han demostrado NOC desde el nacimiento.

Las pruebas de sensibilidad al contraste, se pueden aplicar en niños mayores de 4 años, las pruebas de Hiding Heidi (HH) y los símbolos de bajo-contraste LEA son las dos cartas comerciales de sensibilidad al contraste disponibles .Es importante recordar que la agudeza visual tal cual no define la calidad de la visión. Estas pruebas son particularmente útiles para mostrar funciones visuales en niveles de bajo contraste de los ojos ambliopes.

La exploración de los lactantes, bajo anestesia general, es indispensable para medir adecuadamente los diámetros corneales, la presión intraocular y valorar el estado del segmento posterior del ojo cuando la revisión en el consultorio no ha sido satisfactoria. Para ello es necesario contar con; un tonómetro manual, lentes especiales para valorar el ángulo irido-corneal, queratómetro automatizado y ecografía modo A en el quirófano.

Decidir la mejor técnica quirúrgica en cada caso y valorar la necesidad de cirugías combinadas a veces requiere de la asistencia de un experto en glaucoma o retina.

La selección del lente intraocular cuando se decide un implante primario, deberá ser cuidadosa. El modelo, material y el cálculo del poder del lente por su importancia se tratarán por separado.

En casos unilaterales, donde la binocularidad peligra, se ha demostrado que es mejor con la colocación del lente intraocular que con lente de contacto y cuando se opera dentro de la primer semana de vida.[30,31,32]

Disponer del instrumental de microcirugía necesario, viscoelásticos suficientes, tinciones capsulares, dilatadores pupilares, anillos expansores de la bolsa capsular, vitrector automatizado, etc.

Contar con la valoración de un neuropediatra experto acerca del desarrollo neurológico del niño, que generalmente se ve afectado por la discapacidad visual y planear las estrategias para su atención por terapistas entrenados.

Consejo psicológico a los padres y plan de tratamiento postoperatorio por parte de los padres, el optometrista y el médico.

Consentimiento informado de la cirugía y la firma de la "carta de compromiso" de los padres para continuar el tratamiento integral, en casa.

Consideraciones Transoperatorias

Los riesgos propios de la anestesia general en niños pequeños, requieren de un anestesiólogo con experiencia pediátrica.

Se debe recordar que las dimensiones oculares varían de acuerdo a la edad del niño. Hay cambios importantes en el tamaño de la pars plana, que aún no está bien desarrollada, y podemos encontrar que la retina anterior, se localiza justamente detrás de la pars plicata, también existe menor espesor y rigidez de la esclera que en el ojo del adulto, lo que dificulta la técnica, por ello la cirugía debe realizarla un cirujano con experiencia.

Frecuentemente hay mala respuesta a la dilatación pupilar por hipoplasia del iris.

El diseño de la herida quirúrgica es preferible por túnel escleral, para lograr mejor cierre de la herida y mantener protegidas las suturas con la conjuntiva.

La utilización de tinciones capsulares permite visualizar fácilmente la continuidad de la capsulorrexis anterior, y así, lograr el correcto alojamiento del lente intraocular.

Se recomienda el uso de viscoelástico de alta densidad, que oponga resistencia a la presión del vítreo y facilite el manejo de la cápsula anterior.

La hidrodisección debe ser muy suave y cuidadosa, previniendo rupturas provocadas por la frecuente debilidad del área central de la cápsula posterior.

Es importante la cuidadosa y exhaustiva aspiración de los restos corticales periféricos para disminuir la respuesta inflamatoria posquirúrgica. En los niños menores de 8 años se recomienda realizar capsulorrexis posterior, que de preferencia deberá ser central y menor que la zona óptica del lente intraocular.

Se debe realizar la vitrectomía anterior mecanizada con frecuencias de 800 cortes por minuto o mayor; cuando no ha sido posible capturar la óptica del lente por detrás de la cápsula posterior, o bien, cuando hay ruptura de la hialoides y presencia de vítreo en la cámara anterior. Algunos autores prefieren realizar la vitrectomía por via pars plana y posteriormente realizar la cirugía del cristalino por vía anterior.

Cuando se decide la implantación del lente intraocular, se prefiere introducir las asas del lente dentro de la bolsa capsular y capturar la zona óptica por detrás de la cápsula posterior. Si hay sospecha de algún desgarro o inestabilidad de la bolsa capsular, se dejan las asas del lente sobre el remanente de la cápsula anterior, a nivel del surco ciliar y la óptica del lente se abotona en la capsulorrexis circular continua anterior, para evitar una posible descentración.

Es aconsejable realizar una iridectomía periférica con la finalidad de evitar la hipertensión ocular por el bloqueo pupilar, que ocasionalmente provocan las sinequias del iris hacia el borde de la capsulorrexis.

El cierre de la herida quirúrgica se sugiere con monofilamento 10-0 y con las suturas protegidas por la conjuntiva.

La colocación de una burbuja de aire en la cámara anterior ofrece algunas ventajas: mantiene adecuadamente la cámara anterior, disminuye el posible sangrado de pequeños vasos del iris, provocado por las maniobras de dilatación pupilar o por la iridectomía periférica. Es muy útil para la revisión de la cirugía al día siguiente.

Los esteroides de depósito al finalizar la cirugía, han disminuido notablemente, la presencia de fibrina y membranas inflamatorias

Consideraciones Postoperatorias

Existe un alto riesgo de opacificación del eje visual.

La dificultad para la aplicación de medicamentos tópicos en los niños mayores de tres años, propicia una mala dilatación pupilar, sinequias posteriores, hipertensión ocular por bloqueo, membranas inflamatorias y corectopia.

Frecuentemente encontramos inflamación severa del segmento anterior del ojo, en el posoperatorio inmediato, con la presencia de membranas y síndrome fibrinoide, en respuesta a la manipulación del iris durante la cirugía, y no es rara la hipertensión ocular. Se deberá iniciar tratamiento médico con una vigilancia estrecha de la presión intraocular y en caso de persistir, valorar algún procedimiento filtrante.

Es necesario corregir el error refractivo residual, que será mayor cuando es más pequeño el niño. La dificultad para documentar los cambios constantes de la queratometría y longitud axial, propias del crecimiento del ojo en los menores de 2 años complican la selección del lente adecuado, el cual deberá actualizarse cuantas veces sea necesario para lograr una imagen clara en la retina que permita mejorar la visión.

Se recomienda realizar revisiones bajo anestesia general en la mayoría de los niños menores de 2 años, para medir la presión intraocular y resolver las complicaciones que puedan presentarse. Es indispensable el compromiso y la cooperación de los padres para realizar revisiones periódicas y el manejo adecuado ,tanto de las técnicas de oclusión (para evitar la ambliopía) como, del tratamiento de las alteraciones del desarrollo neurológico y limitaciones físicas que acompañan a estos pacientes.

Sensibilizar a los padres de la importancia del seguimiento a largo plazo, para disminuir la morbilidad que acompaña a la catarata congénita (ambliopía, estrabismo, glaucoma, desprendimientos de retina).

Algunos autores refieren buenos resultados visuales al realizar la extracción de la catarata con afaquia primaria y colocación de lente de contacto o lentes durante el primer año de vida, al término de éste se implanta un lente intraocular de polimetilmetacrilato (PMMA), con la óptica de 6 o 6.5 mm a través de una incisión escleral, y con una hipocorrección del 30 al 40% de la refracción estimada por ultrasonografía. El manejo de la ambliopía se realiza en dos etapas. En los casos bilaterales se propone una penalización alterna, en casos unilaterales se propone una oclusión del ojo sano del 80% de las horas ambulatorias. En los casos de nistagmus asociado, a la penalización óptica fue realizada agregando +3.00 D a la corrección óptica, posteriormente el tratamiento de oclusión depende del desarrollo de la agudeza visual y del estrabismo asociado. [33]

En los niños operados de catarata y que requieren un implante secundario, se ha propuesto la fijación transescleral por diferentes autores.(34,35,36)

Recientemente se han utilizado lentes multifocales en niños mayores de 2 años, operados de catarata, sin embargo los resultados son cuestionables, la principal complicación es la descentración secundaria a la contracción de la bolsa.

CÁLCULO DEL LENTE INTRAOCULAR

El cálculo de un lente intraocular, requiere de dos medidas críticas que son la longitud axial y el poder corneal. En los niños se debe considerar además el diámetro corneal, la presión intraocular y el grosor escleral.

El ojo pseudofaco tiene dos factores importantes a considerar que son el poder del lente y la posición efectiva del lente, por ello uno de los pasos importantes en el cálculo del lente es reconocer los errores potenciales por el crecimiento del ojo. Existe controversia sobre el tamaño final del ojo en el niño pseudofaco, algunos autores refieren una disminución en el crecimiento del ojo, quedando un defecto hipermetrópico, sin embargo, la mayoría concuerda que existe una tendencia hacia la miopía.(37)

Las fórmulas actualmente disponibles están basadas en las características anatómicas de los ojos del adulto, sin embargo, el segmento anterior de los lactantes es significativamente más pequeño y en aquéllos con catarata congénita pueden existir variantes anatómicas considerables (profundidad de cámara anterior y grosor del cristalino), además, proporcionalmente, la relación entre segmento anterior / segmento posterior es mayor en comparación al ojo adulto. Estas diferencias estructurales pueden modificar la estimación de la posición efectiva del lente y por tanto, su efecto refractivo. La bolsa capsular es más pequeña y se contrae más tempranamente, lo que puede resultar en un mayor desplazamiento posterior del lente. Los lentes de alto poder refractivo (principalmente mayores de 30 dioptrías) frecuentemente son necesarios en los lactantes y pueden magnificar los errores de medición y de cálculo, así como los cambios en la posición del lente.

Vanderveen y colaboradores analizaron el error predictivo de las fórmulas más comúnmente utilizadas para el cálculo del poder del lente intraocular (SRK II, SRK/T, Hoffer Q, Holladay 1 y 2) en pacientes con catarata unilateral.

Se encontró que en promedio, la fórmula SRK/T tuvo en menor error predictivo, seguida por Holladay 1. Sin embargo, la comparación de los errores predictivos absolutos medios mostraron resultados similares utilizando ambas fórmulas. En los ojos con longitud axial menor de 18 mm, se obtuvieron resultados similares con las fórmulas Holladay 1, 2 o SRK/T.(38)

Neely et al y Kekunnaya et al demostraron en pacientes pediátricos que la precisión de las fórmulas se reduce en ojos con longitud axial corta, principalmente menores de 19 mm y encontraron la menor variabilidad con la fórmula SRK II.(39)

Eibschitz- Tsimhoni et al encontraron discrepancia en los resultados de diferentes fórmulas, en función de una amplia gama de valores queratométricos y longitudes axiales y concluyeron que no es posible determinar con precisión en qué circunstancias se debe seleccionar una u otra fórmula. (40,41)

Los estudios publicados por Gordon y Donzis acerca del crecimiento del ojo y los cambios sobre la biometría de la longitud axial y la queratometría en niños sanos de todas las edades, ha dado pie a que otros autores analicen el comportamiento del crecimiento ocular comparando estos valores con los resultados refractivos de ojos áfacos. McClatchey y Parks, incluyeron ambos resultados en un programa computarizado y encontraron un comportamiento similar en el crecimiento del ojo.

La miopización del ojo, parecería ser mayor cuando hay mala visión, como en los casos de ambliopía, estudios realizados en primates demostraron un mayor crecimiento en ojos áfacos que en los pseudofáquicos, posiblemente porque los pseudofáquicos ven mejor. Sin embargo llama la atención que los resultados refractivos tardíos en los niños pseudofacos operados antes del año de edad se ha reportado un mayor crecimiento miópico.

En un estudio realizado por Dahan[34] con 13 años de seguimiento, evaluaron el crecimiento refractivo en 156 niños pseudofacos y los dividieron en dos grupos de acuerdo a la edad de la cirugía. En el primer grupo de niños menores de 2 años de edad sugieren hacer una hipocorrección del 20% a la biometría encontrada, en el segundo grupo de niños entre 2 y 8 años de edad, hacer una hipocorrección del 10%.

Con este planteamiento y de acuerdo a sus resultados, ellos disminuyen la posibilidad del recambio del lente intraocular cuando se presentan los cambios miópicos esperados por el crecimiento.

Cuando se usa solamente la longitud axial se propone:

Longitud axial (mm)	**Poder del LIO (D)**
17	28.00
18	27.00
19	26.00
20	24.00
21	22.00

Para los implantes secundarios del LIO, (en afaquia primaria) se usan dos métodos para el cálculo del lente:

a) La fórmula refractiva de Holladay (no confundir con Holladay I o II), la cual, es una fórmula de vergencia que hace el cálculo a partir de la refracción preoperatoria y de la potencia corneal.

b) La medición de la longitud axial; se mide la longitud axial en el modo afáquico (velocidad de ultrasonido a 1.532 m / seg) y la queratometría y se introducen dichos datos junto con la constante de la lente en la fórmula a utilizar de ojos fáquicos (Holladay II, Hoffer Q, SRK-T.

Los errores predictivos de estas fórmulas son secundarios a diferentes circunstancias que se presentan en el desarrollo del ojo operado:

1) Respecto a los cambios en la curvatura corneal es sabido que rápidamente alcanzan al valor del adulto (promedio de 48.4 ± 1.7 D en neonatos cambia a 45.9± 2.3 D al mes y 42.9 ± 1.3 D a los 36 meses), por lo que no afectarían demasiado las fórmulas.

2) El grosor de la cornea en niños de 2 años de edad es de 0.52 mm, casi equivalente a la del adulto, por tanto tampoco afecta la predicción.

3) En relación a la posición efectiva del lente, la fibrosis capsular posoperatoria es más severa en los niños, así como una menor rigidez de la esclera, estos cambios sí tienen efectos adversos en las refracción final. [42]

En los niños muy pequeños, la medición de la longitud axial y la queratometría, realizadas bajo anestesia general ha sido la técnica más empleada, a pesar de saber, que la indentación que se produce sobre tejidos tan elásticos provocada durante la ecometría por contacto, es causa de grandes fallas. Por ello la biometría debe realizarse mediante técnicas de inmersión.

Por todo esto el esfuerzo de los cirujanos por elegir un método adecuado para la selección del lente intraocular no ha sido satisfactorio y es necesario contemplar la necesidad de usar además, lentes de contacto o aéreos para lograr la emetropía, particularmente cuando se trata con niños menores a 2 años. No olvidar la corrección bifocal para la visión cercana.

Muchos oftalmólogos pediátricos prefieren aún colocar lentes de contacto en lugar de el lente intraocular, por la dificultad de encontrar el poder refractivo del lente más adecuado.[29] BenEzra ha propuesto en los niños menores de 2 años de edad la colocación de un lente de cámara posterior con poder de 21 dioptrías, para todos los casos, la hipermetropía la trata con lentes de contacto o aéreos para mantener la emetropía. Tiene la ventaja de disminuir la necesidad de un recambio del lente temprano.

TÉCNICAS QUIRÚRGICAS

Lensectomía

Significa la extracción completa del cristalino y generalmente se realiza por la pars plana, fue la técnica de elección durante mucho tiempo, cuando no se contaba con lentes intraoculares, ha sido empleada principalmente en neonatos y tiene la ventaja de respetar el segmento anterior (pupila y endotelio corneal) y facilitar la manipulación del vítreo anterior, disminuye la formación de membranas y bloqueo pupilar, actualmente se realiza en:

a) Cataratas traumáticas que incluyen daño vitreorretiniano o pérdida zonular severa.
b) Cataratas secundarias a uveitis media, especialmente en niños menores a los 12 años con antecedentes de artritis reumatoide
c) Cataratas asociadas a persistencia o hiperplasia del vítreo anterior con alteraciones del desarrollo en la cámara anterior.
d) Cirugía combinada de retina por prematurez o desprendimientos de retina.

Cuando existen antecedentes de uveitis asociados a la catarata se debe considerar la aplicación de anti-inflamatorios preoperatorios hasta inactivar el cuadro, lensectomía y vitrectomía via pars-plana y no está indicada la colocación de un lente intraocular.

Técnica de Facoaspiración

La capsulotomía anterior y posterior descrita por Parks en 1976, fue realizada primeramente en niños,[43] sin la colocación lentes intraoculares, esta técnica se popularizó sin la necesidad del uso de sustancias viscoelásticas y se realizó vitrectomía anterior al mismo tiempo. Gimbel y Neuhann en 1992 describieron la capsulorrexis circular continua anterior (CCCA) en adultos con el implante de lente y la técnica se popularizó en niños, más tarde Gimbel propuso para los niños la capsulorrexis posterior con el implante de un lente intraocular y atrapamiento de la zona óptica, que se emplea hasta el momento. Cuando no se realiza atrapamiento de la zona óptica , es aconsejable realizar vitrectomía central para evitar la opacificación tardía sobre la hialoides.

La corrección óptica de la afaquia con lentes de contacto en niños operados de catarata congénita, sigue siendo una buena opción y es empleada exitosamente por algunos médicos, sobre todo cuando la cirugía se realizó antes de los 4 meses y mientras se decide colocar el LIO después de los 12 meses de edad. Hay que enfatizar el elevado costo por pérdida, infecciones recurrentes y vascularización de la cornea. Sin embargo se obtienen buenos resultados cuando se manejan técnicas de oclusión para tratar la ambliopía.[32]

Complicaciones Tardías

La frecuencia de complicaciones posteriores a la cirugía de catarata congénita han disminuido con el advenimiento de técnicas combinadas de lensectomía y vitrectomía, tres estudios recientes presentan un 8% de complicaciones comparados con el 27% de los reportes previos.[44,45]

La edad en el momento de la cirugía, ha sido el factor más sobresaliente para que se presenten complicaciones, las cuales aumentan notablemente cuando se trata de menores operados antes de los 2 meses de nacidos. Un factor muy importante es la seguridad de la anestesia general durante la infancia, la inmadurez cardiovascular, pulmonar, gastrointestinal, del hígado y riñones, así como la difícil regulación de la temperatura a esta edad aumentan notablemente los riesgos anestésicos. El más temido es la apnea posoperatoria, que ha mostrado ser mayor en niños prematuros menores de 44 semanas de gestación, por ello se aconseja diferir la cirugía en estos casos, hasta que los diferentes sistemas del lactante alcancen la madurez y exista una mayor seguridad.

Las complicaciones pueden presentarse tardíamente, se ha descrito por Keech (44), que a mayor tiempo de seguimiento aparece mayor porcentaje de complicaciones (20%).

Las complicaciones más frecuentes son:

a) Glaucoma secundario
b) Reacción fibrinoide
c) Descentración de la pupila

Glaucoma Secundario

Es generalmente de ángulo abierto, y se ha reportado que se desarrolla hasta en un tercio de los niños operados con lensectomía y vitrectomía Los factores de riesgo conocidos para el glaucoma afáquico incluyen micro córnea, persistencia de vasos fetales y catarata durante la infancia. Parks y colaboradores (reportaron que el 54% de los niños en sus series , que presentaron glaucoma afáquico, habían sido operados de catarata antes de los 2 meses de edad. Rabiah[46] reportó, que el 37% de los niños operados de catarata antes de los 9 meses, habían desarrollado glaucoma en comparación con el 6% de los niños que fueron operados más tardíamente., Lundvall y Kugelberg,[47] también reportaron que el 80% de los niños en sus series operados de catarata bilateral congénita durante las primeras 4 semanas de vida, Watts y colaboradores,[45] reportaron que el glaucoma fue más común en niños con cirugía entre los 14 y los 34 días de edad. Es probable que los ojos con catarata congénita que requieren cirugía temprana son más propensos a padecer glaucoma que aquellos ojos que presentan cataratas del desarrollo, y también en probable que la cirugía aumente el riesgo cuando se operan durante los primeras 4 semanas de vida. La fisiopatología del glaucoma afáquico de ángulo abierto no se conoce muy bien, su etiología se ha atribuido a diferentes mecanismos, que incluyen a las anomalías del ángulo iridocorneal, las secuelas de la inflamación, con la formación de sinequias y membranas y la cicatrización, y a la pérdida mecánica del soporte de la malla trabecular. El glaucoma primario de ángulo abierto se asocia a catarata congénita, en el mismo porcentaje, aún sin antecedentes quirúrgicos. Sin embargo estudios recientes, han notado aumento en la incidencia de glaucoma de ángulo abierto en niños operados de catarata con implante de lente intraocular. [48]

Recientemente, se han propuesto dos teorías que justifican la menor incidencia de glaucoma secundario a cirugía de catarata cuando se ha implantado un LIO de primera intención, y son:

Teoría química: un componente químico del vítreo, tóxico para la malla trabecular, cuando el ojo esta áfaco, tiene fácil acceso al trabéculo, este acceso está limitado cuando se ha colocado un lente intraocular con vitrectomía central y atrapamiento de la zona óptica, formando una barrera entre el vítreo y la cámara anterior.

Teoría mecánica: el soporte de la malla trabecular se pierde en la afaquia, esto contribuye a la desorganización o colapso de la malla trabecular, resultando en una función disminuida como "filtro" y como "tejido metabólicamente activo". La colocación de un LIO minimiza la pérdida de este soporte.[48]

Reacción Fibrinoide

El alto grado de inflamación que se presenta en los niños, propicia la presencia de fibrina en la pupila, aún cuando se hubo colocado un lente intraocular de gran biocompatibilidad. En estos casos, el uso frecuente de esteroides y midriáticos pueden ayudar. Ocasionalmente, puede requerirse el uso de Nd:YAG laser para mantener un eje visual claro. Es frecuente la formación de sinequias en el posoperatorio, especialmente cuando en el recién nacido, no fue implantado un lente intraocular.

Descentración de la Pupila

Algunas veces, es posible apreciar la incarceración del iris en la herida quirúrgica, para prevenirla, se recomienda realizar un túnel largo y la colocar suturas para cerrar firmemente la herida. La cirugía debe ser cuidadosa, tratando de no lastimar el iris, que frecuentemente presenta una pobre dilatación pupilar por hipoplasia del mismo. Cuando el eje visual ha sido ocluido por el iris, se aconseja la reposición inmediata del iris , o bien realizar una pupiloplastía con Nd: Yag laser , o quirúrgica.

Las complicaciones más frecuentes en la cirugía de la catarata congénita son: la opacificación de la cápsula posterior, la presencia de sinequias y la formación de secundaria de membranas. Por ello se sugiere una remoción exhaustiva de los restos corticales, cápsula posterior y vítreo anterior.

TRATAMIENTO DE LA AMBLIOPÍA

La prevención de la ambliopía secundaria a catarata congénita, es el principal reto al que se enfrenta el médico, ya que aún en casos de cirugías exitosas, sobreviene el fracaso funcional de la visión.

Se han tratado ampliamente las técnicas de corrección quirúrgica, pero se deberán establecer programas de oclusión o penalización con atropina, Wilson y Ram[49,50] proponen oclusión del mejor ojo durante una semana por cada año de vida (por ejemplo 3 semanas en un niño de 3 años) en caso de ambliopía por oclusión se recomienda parchar el ojo opuesto por un período corto (un día por cada año de edad) y revisar frecuentemente.

Se debe discutir con los padres si están dispuestos a llevar el tratamiento apegados a los horarios y si el esfuerzo no afecta el bienestar de la familia y del niño, si embargo algunas veces no se logran los resultados esperados y los padres se sienten defraudados, ellos deben decidir cuando parar el tratamiento si es que su vida y la del niño se ven severamente afectadas. Taylor y cols.[51] proponen un esquema de tratamiento, que contempla diferentes situaciones:

Cuando el manejo activo de ambliopía esta absolutamente contraindicado:

Si una enfermedad sistémica afecta la vida
Enfermedades oculares severas, asociadas (retinopatía del prematuro, toxoplasmosis, ausencia de potenciales visuales evocados)
Parientes que rehúsen el tratamiento
Cuando el manejo activo está relativamente contraindicado:
Microftalmos, Persistencia del vítreo primario hiperplásico, Enfermedad sistémica sintomática, parientes o niños que no puedan manejar la oclusión.

Régimen de oclusión para tratamiento de la catarata unilateral del Great Ormond Street Hospital, por David Taylor.

1) El ojo fáquico, es ocluido una hora/día por cada mes de vida, hasta la edad de 6 meses. Después de los 6 meses la oclusión depende de la diferencia interocular (ver 2 a 4 abajo)
2) 0-1/2 octavos de diferencia interocular en la agudeza visual: 50% de horario ambulatorio de oclusión del ojo fáquico
3) 1-2 octavos de diferencia interocular en la agudeza visual: 75 % de horario ambulatorio de oclusión del ojo fáquico
4) Más de dos octavos de diferencia interocular en la agudeza visual: 100% de horario ambulatorio (debe ser revisado cada 2 semanas)

Consentimiento Informado

La decisión de tratar o no, una catarata monocular, es de los padres del niño afectado y no del cirujano. Los padres, que deben entender que el tratamiento no es un procedimiento quirúrgico sino que se trata de un "parche" y el uso de alguna forma de corrección óptica por muchos años. Esta oclusión deberá ser regular, constante y sostenida durante años, lo cual implica riesgos, costos e incomodidad. Los padres deberán tomar la decisión libremente, y el oftalmólogo deberá apoyar la decisión tomada por ellos e informar los datos importantes, como los períodos de plasticidad cortical visual conocidos en modelos animales y que son seguros en el ojo humano.

Así mismo es necesario explicar a los padres que la oclusión prolongada del ojo sano, puede provocar algún grado de deterioro en la agudeza visual y afectar el desarrollo de la visión binocular, la cual, solo se ha encontrado adecuada cuando se ha operado la catarata en la primer semana de vida y se logró una imagen clara en la retina. Diferentes autores han reportado que la fusión binocular y una buena agudeza visual no son recíprocas, y que solo pueden lograrse a través de un tratamiento agresivo de la ambliopía.

Se debe explicar la necesidad de entrenarse en el manejo adecuado de los lentes de contacto, y alertarlos sobre la posibilidad de infecciones, intolerancia y frecuentes pérdidas de los mismos por los niños, lo que redunda en un alto costo. En resumen, los padres requieren gran apoyo en el inicio del tratamiento de oclusión, que es la parte más fácil, y cuando los niños llegan a los 10 años o más, y se vuelve realmente difícil lograr su cooperación. La mayor causa de falla en el tratamiento de la ambliopía , es la falta de continuidad durante la oclusión.

DESARROLLO NEUROLOGICO

El desarrollo neurológico en los lactantes puede afectarse inmediatamente si no es capaz de establecer contacto visual con sus padres siendo un factor importante de afectividad y socialización; la comunicación pre-verbal en especial la imitación y la reciprocidad social es altamente dependiente de la visión ya que los niños aprenden por imitación, así mismo los primeros esquemas cognitivos como la construcción de la permanencia del objeto, el espacio o la imitación gestual son altamente dependiente de la visión, las experiencias con el medio ambiente influyen de manera preponderante en el desarrollo del lenguaje y el área cognitiva, los niños ciegos frecuentemente retrasan sus movimientos naturales, quizá por el temor de sufrir daño, a la desorganización espacial, hipotonía, de manera que esto retrasa más su desarrollo.

Es importante por ello elaborar un programa multidisciplinario de rehabilitación visual temprana y de identificación y tratamiento de las limitaciones asociadas, que repercutirá en menor impacto en aspecto social y económico durante la vida adulta de estos niños.

El objetivo de su estudio y tratamiento estará encaminado a recuperar la transparencia y sustituir el poder refractivo del cristalino para disminuir los efectos nocivos que la obstrucción ocasionada por la opacidad, ejerce sobre la maduración adecuada de la vía visual, para ello, es necesario llevar a cabo la extracción quirúrgica de la catarata con la colocación de un lente intraocular, o bien con la utilización de lentes de contacto y aéreos para restaurar la visión de lejos y cerca, de esta manera se intenta disminuir el riesgo de la ambliopía; así mismo, es necesario establecer el grado de retraso mental y en el desarrollo neurológico (áreas personal-social, adaptativa, motriz, cognitiva y de la comunicación) ocasionados por el trastorno de la percepción visual y su impacto en el neurodesarrollo infantil, para determinar las acciones de terapia de estimulación del desarrollo cognitivo, físico, lingüístico, social y emocional que en mayor o menor grado se presente descritos por Piaget en 1969.[52]

Desarrollo Visual

Desde la perspectiva de la capacidad visual, los niños que se inician en la etapa monopedestante, aprenden por asociación de imágenes y estableciendo analogías y diferencias en los dibujos presentados, para ello requieren de capacidades cromáticas, discriminativas, binoculares y perceptivas. A esta edad son capaces de construir torres de hasta 12 cubos y para realizarlo requieren de la precisión y destreza que les permiten habilidades visuales como la visión binocular, estereopsis y la coordinación ojo-mano. Por ello, el aprendizaje en general y el escolar en particular requieren de una combinación de habilidades visuales y del desarrollo neurológico.

Es indispensable la colaboración de un optometrista-pediátrico, experto, que sea capaz de realizar la esquiascopía y prescribir la corrección visual adecuada, así como de entrenar a los padres en su uso.

Se evalúa el grado del desarrollo neurológico por un neuroterapéuta experto y se califican habilidades.

Para ello se llevan a cabo pruebas de agudeza visual y refracción. En esta etapa suelen manejar con cierta soltura los tiempos verbales y gramaticales, pero con frecuencia pueden tener dificultades de pronunciación y expresión.

Para adecuar el examen, al nivel de comprensión del niño, se utilizan las cartillas de pruebas con optotipos simples como círculos, manzanas, pasteles, manos, teléfono, etc. o bien, con la cartilla de "E" para iletrados. Siempre con la mejor graduación lejos y cerca.

Pruebas de oculomotilidad: en esta etapa los movimientos oculares deben realizarse con mayor suavidad y precisión, se esperan movimientos de cabeza significativos asociados a los movimientos de los ojos, se utilizan pruebas para determinar la madurez de los movimientos sacádicos (tambor optocinético) y de seguimiento.

Pruebas del desarrollo de la visión binocular, una adecuada binocularidad, facilita la percepción del relieve y el cálculo de las distancias, contribuyendo además al procesamiento de la información visual con menor esfuerzo.

Pruebas acomodativas: La acomodación es el proceso por el cual los ojos pueden enfocar y mantener dicho enfoque de manera precisa a distintas distancias. Desde la perspectiva del aprendizaje, la alteración de esta área, puede reducir el tiempo de atención del niño o mostrar un cierto desagrado el realizar actividades en visión próxima que requieran tiempo y minuciosidad. Esto puede originar comportamientos marcadamente hiperactivos.

Pruebas de detección del color: Una detección precoz, puede ayudar a padres y educadores a dirigir la formación del niño, ya que hay ciertas actividades que exigen un adecuado procesamiento de códigos cromáticos.

Pruebas de rendimiento perceptual: con frecuencia, cuando la historia del niño revela retraso en la madurez, es necesario adecuar las pruebas del examen optométrico a su edad perceptual, la más leve sospecha de un problema psicomotor o de otra índole como resultado del mismo debe alertar al manejo multidisciplinario inmediato.

Para determinar el nivel o estado de desarrollo infantil y establecer el diagnóstico se requiere de la observación de una serie de conductas en 4 áreas:

1) Area motora: Reacciones posturales, control del cuello, sedestación, gateo, locomoción y aquellas conductas relacionadas con la coordinación ojo-mano.
2) Area adaptativa: Coordinación sensorial, varias formas de exploración constructiva, percepción de las relaciones y solución de problemas sencillos en función de experiencias previas.
3) Area del lenguaje: Expresiones faciales, vocalización, palabras, frases u oraciones, imitación y comprensión de los expresado por otros.
4) Area personal-social: Reacciones ante las personas, alimentación, higiene, vestido, control de esfínteres y comportamiento en el juego.

Se obtienen coeficientes de desarrollo por área y global de acuerdo el procedimiento establecido por Gesell en 1979.[52]

Es importante recordar que esta etapa de la vida corresponde al período de maduración intelectual y afectiva, en este momento, no debemos escatimar esfuerzos para lograr la generación del conocimiento que le permitirá al niño desarrollarse como un adulto sano y productivo, el niño nunca volverá a crecer ni aprender tan rápidamente y no se debe perder la oportunidad de prestar y dedicar la atención suficiente al niño.

Referencias

1. Calhoun JH Cataracts. In; Nelson LB Harley RD eds Pediatric Ophthalmology.2nd. ed. Philadelphia; WB Saunders Co 1983;549-568.
2. Watts P Abdolell M Levin A Complications in infants undergoing surgery for congenital cataract in the first 12 weeks of life: Is early surgery better? J AAPOS. 2003;7:81-85.
3. Wilson E, Trivedi R, Hoxie J, Bartholomew L. Treatment Outcomes of Congenital Monocular Cataratcts: The Effects of Surgical Timing and Patching Compliance. J Pediatr Ophthalmol Strabismus 2003;40:323-329.
4. Gunter K von Noorden, MD, Classification of Amblyopia. Am J. Ophthalmology 1967;63:2.238-244.

5. Wilson J, Fernándes A Chandler CH Tigges M Abnormal Development of Axial Length of Aphakic Monkey Eyes Invest Ophthalmol Vis Sci 28:2096-2099,1987.
6. Grady C, Mondloch C, Lewis T, Maurer D. Early visual deprivation from congenital cataracts disrupts activity and functional connectivity in the face network. Neuro psychologia 57: 2014, 122- 139.
7. Peterseim M Wilson E. Bilateral Intraocular Lens Implantation in the Pediatric Population, Ophthalmology 2000;107:1261-1266.
8. Brian N Campolattaro MD.Congenital and Infantile Cataracts, The New York Eye and Ear Infirmary,1997.
9. Birch E Cheng C, Stager D Jr., Weakley D, Stager D Sr. The critical period for surgical treatment of dense congenital bilateral cataracts. J AAPOS 2009; 13(1); 67- 71.
10. Flitcroft D Nanan K Bowel R Lanigan B Intraocular lenses in children: changes in axial length, corneal curvature, and refraction B J Ophthalmol 1999;83:265-269.
11. Gordon R Donzis P. Refractive Development of the Human Eye. Arch Ophthalmol 1985;103:785-789.
12. Francis P, Moore A Genetics of childhood cataract Curr Opin Ophthalmol 200415:10-15.
13. San Giovanni J, Chew E, Reed G Remaley N Infantile Cataract in the Collaborative Perinatal Project, Arch Ophthalmol 2002 ;120:1559-1565.
14. Rahi J Dezateux C National cross sectional study of detection of congenital and infantile cataract in the United Kingdom: role of childhood screening and surveillance BMJ1999;318:362-365.
15. Foster A, Gilbert C Epidemiology of childhood blindness Eye 1992;6:173-76.
16. Francis P Moore A <genetics of childhood cataract Curr Opin Ophthalmol 2004;15:10-15.
17. Wirth M Russell-Eiggitt, Craig J, Elder J Aetiology of congenital and paediatric cataract in an Australian population Br J Ophthalmol 2002;86:782- 786.
18. Hart W. Adler´s Physiology of the eye. Novena edición. Ed Mosby/ Doyma. España 1994.Cap 10, pag 372.
19. Villanueva C. Genética y Oftalmología, Primera Edición Publicaciones Educativas en Oftalmología de la Sociedad Mexicana de Oftalmología. México 2000 Cap 6 pag 95-109.
20. Amaya L, Taylor D Russell-Eggitt I Nischal, K The Morphology and Natural History of Childhood Cataracts Surv Ophthalmol 2003;48:125-144.
21. Zetterström Ch ,Lundvall A, Kugelberg M Cataracts in children J Cataract Refract Surg 2005;31:824-840.
22. Fuchs A. Oftalmología. Viena: McGraw- Hill. 1958 pp 498- 506.
23. Plager D. Lipsky S, Snyder Capsular Management and Refractive Error in Pediatric Intraocular Lenses, Ophthalmology 1997;104:600-6073.
24. Chung Y, Seung H Clinical Symptoms and Visual Outcome in Patients With Presumed Congenital Cataract Journal of Pediatric Ophthalmology and Strabismus 2000;37:219-224.
25. Gimbel H, Bast S, Ferensowicz M, Results of Bilateral Cataract Extraction with Posterior Chamber Intraocular Lens Implantation in Children Ophthalmology 1997; 104: 1737-1743.
26. Gimbel H, De Broff BM. Posterior Capsulorhexis with optic capture; maintaining a clear visual axis after pediatric cataract surgery. J Cataract Refract Surg 1994;20:658-64.
27. Ben Ezra D, Paez JH. Congenital cataract and intraocular lenses. Am J Ophthalmol 1983;96:311-314.
28. BenEzra D Cataract surgery and intraocular lens implantation in children. Am J Ophthalmol 1996;121:124-25.
29. Gregg F, Parks M Stereopsis After Congenital Monocular Cataract Extraction. Am J Ophthalmol 1992:114:314-317.
30. Neumann D, Weissman A, Isenberg S. The effectiveness of Daily Wear Contact Lenses for the Correction of Infantile Aphakia. Arch Ophthalmol 1993;111: 927- 930.
31. Lindsay R, Chi J. Contact lens management of infantile aphakia. Clin Exp Optom 2010; 93: 1: 3- 14.
32. Dahan E, Medd M, Drusedau M. Choice of lens in dioptric power in pediatric pseudophakia. J Cataract Refract Surg 1977;23:618-623.
33. Mezer E, Rootman D, Abdolell M, Levin A Early postoperative refractive outcomes of pediatric intraocular lens implantation, J Cataract Refract Surg 2004;30:603-610.
34. Dahan E. Intraocular lens implantation in children Curr Opin Ophthalmol 2000,11:51-55.
35. Ozmen A, Dogru M Erturk H Ozcetin H. Transsclerally Fixated Intraocular Lenses in Children ,Ophthalmic Surg Lasers 2002;33:394-399.
36. Speeg-Schatz C, Flament J, Wiesrrock M. Congenital cataract extraction with primary aphakia and secondary intraocular lens implantation in the ciliary sulcus. J Cataract Refract Surg 2005;31:750-756.
37. Mezer E, Rootman D, Abdolell M, Levin A Early postoperative refractive outcomes of pediatric intraocular lens implantation, J Cataract Refract Surg 2004;30:603-610.
38. Vanderveen D, Trivedi R, Nizam A, Lynn M, Lambert S. Predictability of intraocular lens power calculation formulae in infantile eyes with unilateral congenital cataract: results from the infant aphakia treatment study. Am J Ophthalmol 2013; 156 (6); 1252- 1260.
39. Neely DE, Plager DA, Borger SM, Golub RL. Accuracy of intraocular lens calculations in infants and children under- going cataract surgery. J AAPOS 2005;9(2):160–165.
40. Eibschitz Tsimhoni M, Tsimhoni O, Archer SM, Del Monte MA. Discrepancies between intraocular lens implant power prediction formulas in pediatric patients. Ophthalmology 2007;114(2):383–386.

41. Eibschitz-Tsimhoni M, Tsimhoni O, Archer SM, Del Monte MA. Effect of axial length and keratometry measurement error on intraocular lens implant power prediction formulas in pediatric patients. J AAPOS 2008;12(2):173–176.
42. Zetterström Ch, Lundvall A. Kugelberg M. Cataracts in children. J Cataract Refract Surg 2005;31:824-840 2005 ASCRS and ESCRS.
43. Parks MM. Posterior lens caspulectomy during primary cataract surgery in children. Ophthalmology 1983;90:344-345.
44. Keech R, Cibis A, Scott W Complications After Surgery for Congenital and Infantile Cataracts. Am J Ophthalmol 1989;108:136-141.
45. Watts P, Abdolell M Levin A Complications in infants undergoing surgery for congenital cataract in the first 12 weeks of life: Is early surgery better? J AAPOS 2003;7:81-85.
46. Rabia PK. Frecuency and predictors of glaucoma after pediatric cataract surgery. Am J Ophthalmol 2004;137: 30-37.
47. Lundvall A, Kugelberg Y. outcome after treatment of congenital bilateral cataract. Acta Ophthalmol Scand 2002;80:593-597.
48. Asrani S, Freedman S, Hasselblad V, Buckley E. Does Primary Intraocular Lens Implantation Prevent "Aphakic" Glaucoma Children? J AAPOS 2000;4:33-39.
49. Ram J, Pandey SK. Management of infantile cataracts. In: Dutta LC, ed., Modern Ophthalmology. New Delhi: Jaypee, 2005; 333- 339.
50. Wilson ME, Trivedi R, Pandey SK. Pediatric cataract surgery: techniques, complications and management. Philadelphia: Lippincott Williams & Wilkins. 2005; 281- 282.
51. Taylor D. Wright K, Amaya L, Cassidy. Should we aggressively treat unilateral congenital cataracts? B J Ophthalmol 2001 ;85 : 1120-1126.
52. Gesell A, Amatruda C, Diagnóstico del desarrollo normal y anormal del niño, métodos clínicos y aplicaciones prácticas, Paidos, Buenos Aires, 1979.

82

Catarata Pediátrica

Dra. Liana O. Ventura,
Dr. Marcelo C. Ventura,
Dra. Bruna V. Ventura

Introdução

A catarata pediátrica, incluindo a catarata congênita, é considerada a causa tratável mais comum de cegueira infantil e de baixa visão no mundo, existindo em cerca de 5-20% das crianças cegas. Estimativas globais indicam que ela afeta 1 a 15/10.000 nascidos vivos.[1-7]

Frequentemente o diagnóstico de crianças com leucocoria é feito tardiamente, dificultando a precisão da idade do surgimento da catarata na criança. Fatores causais ligados à gênese das opacidades do cristalino surgidas por ocasião do nascimento ou na primeira infância podem ser semelhantes, daí preferir-se utilizar o termo catarata pediátrica ou infantil.[6,7]

A perda da visão pela catarata pediátrica é um grande problema em termos de morbidade, perda econômica e peso social. Considerando-se também a expectativa de vida desses pacientes, acredita-se que restaurar a visão de uma criança cega por catarata equipara-se a restaurar a visão de dez idosos.[8]

A incidência e causas da catarata pediátrica apresentam grandes variações geográficas, refletindo os diferentes níveis de desenvolvimento socioeconômico e a facilidade do acesso aos serviços de saúde.[6,8,9] Os fatores implicados na cataratogênese são múltiplos e diversos. Uma cuidadosa avaliação da morfologia da catarata permite o diagnóstico etiológico em diversos casos.[6,9,10] Aproximadamente um terço de todas as cataratas bilaterais pediátricas e quase todas as unilaterais são idiopáticas. Dentre os casos de causa conhecida, a catarata hereditária ocorre em 40% dos pacientes, sendo a hereditária autossômica dominante a mais comum.[6,11] Existem casos decorrentes de anormalidades cromossômicas, tais como trissomia (13, 18 e 21) e as deleções (5p, 18p e 18q).[10,12,13] Fatores ambientais e metabólicos são atribuídos a aproximadamente 30% dos casos de causas conhecidas, sendo a galactosemia, a hipoglicemia, a hipocalcemia, o diabetes mellitus e a deficiência da galactoquinase os distúrbios metabólicos mais comumente associados.[6,11,14]

A catarata pediátrica pode fazer parte do quadro apresentado em síndromes que afetam primariamente outros órgãos, tais como os rins (síndromes de Lowe, Alport e Hallerman-Streiff-Francois), o sistema esquelético (síndromes de Smith-Lemli-Opitz e Stickler), o sistema nervoso central (síndrome de Marinesaco-Sjogren e Zellweger), o sistema músculoesquelético (distrofia miotônica) ou a derme (Síndrome de Cockayne, incontinência pigmentar e ictiose).[10,11,15-17]

As infecções intrauterinas (rubéola, citomegalovírus, toxoplasmose, toxocaríase e varicela), o trauma e a radiação, podem predispor à formação de catarata pediátrica.[9,10,14,18-21] Esses fatores estão ainda mais presentes em países pobres e em desenvolvimento.[18,19,21] Em todo o mundo, estima-se existirem cerca de 238.000 crianças que nascem anualmente com a síndrome da rubéola congênita (SRC), sendo a maioria de países em desenvolvimento.[21]

Independentemente da causa, a deficiência visual provocada pela catarata pediátrica pode trazer sérias consequências ao desenvolvimento global da criança;[10,18] repercute na qualidade de vida do paciente e de seu cuidador por toda a vida, e influencia as perspectivas pessoais, educacionais, de emprego, econômicas e sociais.[6,22] Sendo assim, o combate à cegueira por catarata pediátrica tem sido considerado uma prioridade para a Organização Mundial da Saúde (OMS), numa iniciativa global para eliminar a cegueira evitável até o ano 2020.[1,22]

Classificação

Em crianças, a opacificação do cristalino, ou seja, a catarata, pode se apresentar morfologicamente como total, zonular, capsular, membranácea ou em reabsorção.[23,24] A catarata é dita congênita quando está presente ao nascimento ou surge até os três meses de idade. Já as cataratas que surgem após esse período são chamadas catarata do desenvolvimento ou infantil. Na catarata infantil precoce, a opacificação do cristalino está presente antes dos 12 meses de vida, enquanto que na infantil tardia, a opacificação surge após essa idade.[23]

Achados Clínicos e Diagnóstico

Crianças com catarata unilateral podem ser assintomáticas, o que dificulta o diagnóstico precoce. Já nos casos bilaterais, a diminuição da acuidade visual provoca com frequência nistagmo e estrabismo, podendo haver ainda fotofobia, o que chama a atenção dos familiares, que procuram o especialista e facilita o diagnóstico mais precoce.[23,24] O grau de deficiência visual depende da localização e do grau da opacificação lenticular. Geralmente, as opacidades centrais e posteriores causam maior redução da acuidade visual. Semelhantemente, as cataratas nucleares comumente são mais densas e diminuem a acuidade visual mais que as lamelares.[25] O principal achado clínico nesses pacientes é a leucocoria, sendo importante fazer o diagnóstico diferencial com outras doenças, tais como retinoblastoma, toxocaríase, toxoplasmose, descolamento de retina e doença de Coats.[23,24]

O teste do reflexo vermelho, realizado com o oftalmoscópio direto, e o exame do cristalino realizado com o retinoscópio revela a forma, localização, densidade e distorção óptica induzida pela catarata.[6,18,23,25] Em pacientes que colaboram com o exame, é importante uma avaliação mais detalhada do segmento anterior através da biomicroscopia. A oftalmoscopia binocular indireta é utilizada para avaliação da cavidade vítrea e retina, sendo a ultrassonografia ocular realizada quando não se consegue visualizar o segmento posterior.[23]

Prognóstico Visual e Conduta

Diversos fatores pré, trans e pós-operatórios podem afetar o desempenho funcional visual de pacientes com catarata pediátrica.[10,24,25] A presença de opacificação lenticular significante no eixo visual da criança atua causando deficiência por privação visual, sendo fator ambliogênico que pode ocasionar perda acentuada da visão, com tratamento longo e difícil.[6,10,26]

Para o desenvolvimento e funcionamento neural normal das células corticais bilaterais, as retinas necessitam receber imagens nítidas e semelhantes durante o período crítico do desenvolvimento visual.[27] O início da fusão e estereopsia ocorre entre dois e seis meses de vida, seguido por rápida melhora da estéreoacuidade até os oito a doze meses.[28] Durante esse período precoce do desenvolvimento visual, o córtex visual encontra-se mais suscetível a experiências visuais anormais, sendo mais vulnerável quanto à binocularidade.[27,28] A privação visual prolongada produz perda visual irreversível. Nas cataratas unilaterais, além da deficiência por privação visual, existe a competição entre os olhos, produzindo uma deficiência visual mais profunda e de pior prognóstico, quando comparada às cataratas bilaterais.[29,30] **(Figura 1)**

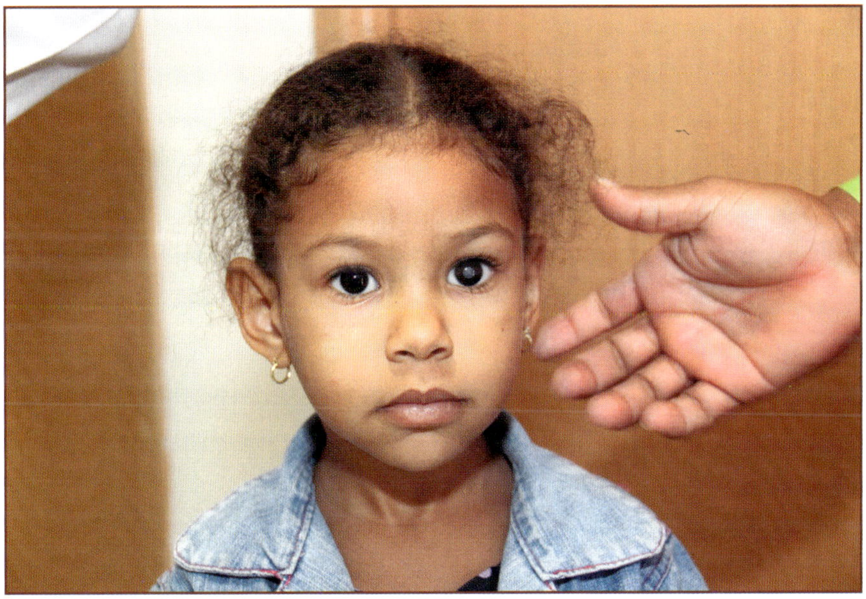

Figura 1. Criança com catarata congênita unilateral.

No período neonatal precoce, o sistema visual ainda encontra-se imaturo e as perturbações visuais aparentemente não provocam impacto no resultado visual final. Nas privações unilaterais, esse período corresponde às seis primeiras semanas de vida.[10] Já nas cataratas bilaterais, esse período pode ser de até dez semanas.[26]

O prognóstico visual dos pacientes com catarata pediátrica varia de acordo com a idade do surgimento da catarata, época de instituição do tratamento, morfologia da catarata, lateralidade, associação com outras anormalidades oculares, complicações e intercorrências.[10,24,25,31]

Apesar de haver recomendações para a realização do rastreamento das doenças oculares nos recém-nascidos, esse nem sempre é feito, dificultando o diagnóstico precode da catarata pediátrica, especialmente nos países em desenvolvimento, o que repercute no prognóstico visual.[8,18,32] A intervenção precoce, a correção do erro refrativo residual, a instituição do tratamento anti-ambliopia, a adesão ao tratamento e a estimulação visual precoce são imprescindíveis para a reabilitação visual satisfatória dos pacientes.[6,10,33-35]

Entretanto, é importante frisar que nem toda criança com catarata pediátrica tem indicação de tratamento cirúrgico. Aquelas com opacificações lenticulares menores e deficiência visual leve podem ser tratadas para ambliopia com midriáticos e oclusão. A função visual destes pacientes deve ser monitorada periodicamente e nos casos com progressão da opacidade ou com piora progressiva da acuidade visual, indica-se a cirurgia.[24] De forma geral recomenda-se o procedimento cirúrgico quando existe opacificação central, confluente ou densa, maior do que 3 mm, ou acuidade visual inferior a 20/60.[25,36] O tratamento cirúrgico requer equipe de anestesista, equipamentos adequados e maior experiência do cirurgião no manejo do segmento anterior e posterior do olho, além de maior habilidade na conduta diante de potenciais complicações.[1,6,10,24]

Em casos com catarata densa bilateral, a cirurgia deve ser feita antes do surgimento do nistagmo. Pacientes com nistagmo e estrabismo apresentam pior prognóstico visual.[6,10,26] Nos casos bilaterais, recomenda-se que a cirurgia seja realizada inicialmente no olho com pior visão, sendo o segundo olho operado após uma semana. Em pacientes com risco de vida, pode-se considerar a realização da facectomia bilateral em tempo cirúrgico único.[6]

Pacientes com catarata pediátrica podem apresentar outras anormalidades oculares, tais como a persistência do vítreo primário hiperplásico e a microftalmia, ou anormalidades sistêmicas.[6,10,25] Crianças com persistência do vítreo primário hiperplásico apresentam maior reatividade tecidual, e os resultados visuais são variáveis, dependendo do grau de envolvimento do polo posterior. Estes pacientes apresentam maior tendência a desenvolver glaucoma.[24] Casos com microftalmia, além das peculiaridades anatômicas, apresentam implicações funcionais que requerem cuidados específicos, apresentando maior propensão a desenvolver complicações cirúrgicas.[37,38] Olhos com diâmetro ânteroposterior menor do que 16 mm em crianças recém-nascidas são considerados microftálmicos. Em crianças maiores, há tabelas que descrevem o diâmetro anteroposterior normal para cada idade. Olhos com diâmetro anteroposterior menor do que dois desvios padrões abaixo do normal para a idade são considerados microftálmicos.[39]

A microftalmia está presente em cerca de 7,2% a 16,9% dos casos de catarata congênita, sendo classificada como simples ou complexa.[37,40] Olhos com microftalmia simples são anatomicamente normais, exceto por apresentarem diâmetro anteroposterior reduzido, o que resulta em altas hipermetropias. Por outro lado, olhos com microftalmia complexa apresentam outras malformações no segmento anterior ou posterior do olho, além de diâmetro anteroposterior reduzido.[37,38]

Cirurgia da Catarata na Criança

Em 1949 Harold Ridley inventou a lente intraocular (LIO) e implantou-a utilizando a técnica extracapsular na cirurgia da catarata em adultos.[41] A evolução dos equipamentos e insumos utilizados na cirurgia da catarata e os benefícios oferecidos aos pacientes adultos impulsionaram a realização da cirurgia com implante de LIO em crianças.[25] Entretanto, os olhos das crianças apresentam condições anatômicas e funcionais peculiares e respondem à cirurgia distintamente dos olhos dos adultos.[6,10,35]

No período pós-natal, o desenvolvimento e a maturação ocular continuam.[42,43] O olho da criança recém-nascida tem aproximadamente 17 mm de diâmetro anteroposterior, e atinge na idade adulta cerca de 23,6 mm. O maior crescimento ocular ocorre nos primeiros 18 meses de vida (20,3 mm). Também, ao nascimento a córnea apresenta alto poder refrativo com 47,6 dioptrias (D), que vai progressivamente diminuindo com o crescimento do olho até a vida adulta (42,5 D).[43,44] Essas modificações trazem desafios à cirurgia da catarata pediátrica, como por exemplo na escolha do poder de LIO a ser implantada na cirurgia. Também, os tecidos oculares em crianças tem propriedades distintas dos de adultos: existe menor rigidez escleral, maior elasticidade da cápsula cristaliniana e maior pressão vítrea.[10,24,25,45]

A maior elasticidade da cápsula cristaliniana resulta em uma maior dificuldade na confecção da capsulorrexe anterior e posterior.[46] Para a confecção da capsulorrexe circular contínua em crianças com catarata pediátrica, pode-se utilizar a pinça de Utrata, o vitreófago ou o bisturí de radiofrequência (EasyRhex, Loktal Medical Eletronics, São Paulo, Brasil).[24,25] Em casos com fibrose da cápsula anterior e/ ou posterior a capsulorrexe pode ser bastante facilitada com o uso de cautério de radiofrequência.[24]

As técnicas mais utilizadas para a remoção do cristalino em crianças, são a facoaspiração e a lensectomia.[48] Em criancas, a capsulotomia posterior e a vitrectomia anterior primária são defendidas pela maioria dos autores, uma vez que vários trabalhos demonstraram que essas intervenções reduzem a incidência de opacificação secundária do eixo visual e a necessidade de reoperações.[10,47]

O controle da reação tissular nas cirurgias intraoculares de crianças através da modulação da inflamação é especialmente importante, não havendo um consenso em como deve ser feita. A maioria dos autores utiliza corticoides sistêmicos, tópicos, ou intracamerais.[54,55,57,61,62] O uso sistêmico e tópico de corticoides resulta em concentrações intraoculares eficazes para modular a inflamação ocular pós-operatória.[63] Entretanto, as concentrações adequadas da droga no humor aquoso não se mantêm por período prolongado, sendo compensadas por doses frequentes no pós-operatório, que aumentam o risco de efeitos adversos.[64] Também, os membros da família e/ou cuidadores nem sempre conseguem seguir as instruções para administrar corretamente os medicamentos no pós-operatório. Essa situação pode levar a subdose da droga, o que favorece o surgimento de complicações que podem comprometer o prognóstico visual.[54,57] A injeção intraocular de corticosteróide proporciona uma quantidade adequada e constante da droga no tecido alvo.[63] Sendo assim, alguns métodos têm sido usados, visando minimizar as dificuldades de administração e as complicações associadas ao uso de corticoides tópico e sistêmico.[53,63,65] O Surodex® (Oculex Pharmaceuticals, Inc., Sunny vale, CA, USA) é um sistema de transporte de droga constituído por uma matriz polimérica biodegradável composta de poli L-ácido láctico-co-ácido glicólico (PLGA), na qual se encontram homogeneamente dispersos 60 μg de dexametasona. Esse dispositivo garante a liberação constante e controlada da droga, por um período de 7 a 10 dias quando implantado na câmara anterior ou posterior. Seu uso e eficácia foram testados preliminarmente em adultos e em casos especiais de crianças.[53]

O acetato de triancinolona sem preservantes tem sido cada vez mais utilizado para modular a inflamação intraocular após a facoemulsificação em adultos[61,65,67] e crianças,[54,68] e como corante vítreo.[68] O acetato de triancinolona é um corticóide de depósito, com baixa solubilidade em água, o que contribui para a sua ação prolongada.[63] Seu tempo de meia-vida em olhos não vitrectomizados é estimado em 18,7 ± 5 dias.[66] A triancinolona intracameral tem sido utilizada para modular a inflamação pós-operatória na cirurgia de catarata congênita apresentando resultados satisfatórios.[54,55,57] Em crianças operadas de catarata congênita com menos de dois anos de idade não alterou significativamente a PIO ou a paquimetria central no primeiro ano após a cirurgia.[60] No entanto, a sua utilização não é isenta de riscos, tais como aumento da pressão intraocular e o glaucoma induzido por esteróides. Dessa forma, independentemente do meio de administração do corticóide, é importante acompanhar o paciente para detectar possíveis efeitos adversos.[55,65]

Em sumo, nos últimos anos os avanços obtidos na cirurgia da catarata pediátrica através de moderna tecnologia, 10 inovadoras técnicas cirúrgicas,[49,50] utilização de LIO com desenho, forma e material biocompatível implantada no saco capsular[47,51,52] e o uso de drogas que modulam a inflamação pós-operatória,[53-57] têm favorecido a obtenção de resultados visuais bastante animadores.[58-60]

Reabilitacao Visual

A escolha do melhor método para a correção refracional na catarata pediátrica ainda não é um consenso.[69-71] No passado, as crianças eram deixadas afácicas e a correção do erro refracional total era feita com óculos. Entretanto, os óculos para correção da afacia são pesados, cosmeticamente pouco desejáveis, desconfortáveis e oferecem magnificação de 20 a 30%, provocando aberrações ópticas significativas.[6,69] Nos casos de cataratas unilaterais, produzem elevada anisometropia e aniseiconia, fortes estímulos ao desenvolvimento de ambliopia e, consequentemente, estrabismo.[10]

Atualmente, o implante de LIO em crianças maiores do que dois anos de idade já é um consenso.[24,25] O implante de LIO em crianças com atraso do neurodesenvolvimento ou com distúrbios comportamentais também é defendido pela maioria dos cirurgiões.[10,71] Entretanto, em crianças mais jovens, sua indicação ainda é questionada por alguns autores que tentam esclarecer qual o melhor método para correção refracional: o uso de lentes de contato ou o implante primário de LIO.[69] As lentes de contato, apesar de reduzirem a anisometropia e a aniseiconia causadas pela correção da afacia com óculos, ainda constituem um desafio.[69,72] Os problemas mais comuns associados são dificuldades no manuseio das lentes e na adaptação, perdas constantes, custo e maior dificuldade de adesão ao tratamento.[6,69,72,73] Os resultados visuais obtidos com lentes de contato em crianças afácicas foram satisfatórios em alguns pacientes de países desenvolvidos. Entretanto, nos países em desenvolvimento o sucesso na adaptação de lentes de contato em crianças operadas de catarata pediátrica não é frequente.[8,69,74-76] Aproximadamente 50% dos pacientes afácicos apresentam incompatibilidade ao uso de lentes de contato[73] e apenas 40% das crianças afácicas unilaterais usam suas lentes de contato ao retornarem para acompanhamento.[72] A adesão ao tratamento é especialmente difícil nas crianças com menos de três anos de idade. O uso de lentes de contato também pode provocar algumas complicações na córnea, incluindo ceratite infecciosa, vascularização e úlceras.[69,72] A correção da afacia unilateral com lente de contato produz uma diferença de imagem de 10%, enquanto o implante de LIO induz uma aniseiconia muito menor (0 - 4%).[77]

O implante de LIO durante a cirurgia da catarata possibilita uma correção óptica em tempo integral, simulando a lente do cristalino, sem depender da cooperação de familiares para correção da maior parte do erro refracional da criança.[73,78] As vantagens ópticas da pseudofacia quando comparadas à afacia são significativas, e os riscos são minimizados quando a operação é realizada por cirurgião experiente.[74,79]

O primeiro implante de LIO em crianças foi realizado por Dr. Edward Epstein, em 1952, em uma paciente afácica de 12 anos de idade.[j] Em meados de 1970, Hiles descreveu a reabilitação visual em crianças com catarata traumática ou infantil que foram operadas com o implante de LIO.[81] Entretanto, dificuldades técnicas e os tipos de LIOs disponíveis na época provocaram muitas complicações, desestimulando seu uso na infância por vários anos[82] **(Figura 2)**.

Entre o fim da década de 1980 e início da década de 1990, o implante de LIO em crianças ganhou mais adeptos, especialmente devido ao advento da LIO de polimetilmetacrilato (PMMA), ao uso de vitrectomia mecanizada, capsulotomia posterior e vitrectomia anterior, os quais reduziram muito os índices de complicações.[47,83,84] Dentre os inúmeros benefícios, as LIOs possibilitam correção óptica da afacia em tempo integral, minimizam a anisometropia e a aniseiconia, permitindo teoricamente uma melhor função visual,[35,84-86] além de apresentarem maior praticidade, especialmente nos países em desenvolvimento.[8,24]

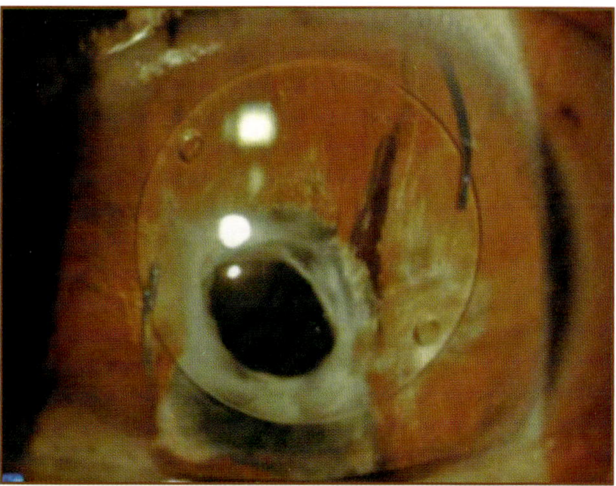

Figura 2. LIO implantada no sulco. Migração das alças e óptica da LIO através da íris para a câmara anterior. *(Fonte: Extraído de Ventura, 2013).*

Em crianças pseudofácicas tem sido observada uma menor incidência de estrabismo e melhor estereoacuidade devido à correção óptica permanente proporcionada pela LIO.[27,33,77,87] Também, estudos demonstram que o implante de LIO está associado à menor incidência de glaucoma. Essa complicação pode ser vista com maior frequência no paciente afácico, provavelmente devido a esses olhos serem mais suscetíveis ao fechamento do ângulo camerular e à formação de sinéquias anteriores periféricas, com o subsequente aumento da pressão intraocular.[88,-90]

Os tipos, tamanhos, modelos e materiais das LIOs estão em evolução, não havendo ainda a lente ideal para o olho da criança. Os avanços tecnológicos e a pesquisa em biocompatibilidade poderão trazer propostas mais promissoras no futuro.[36] A tendência atual é pelo implante de lentes acrílicas dobráveis hidrofóbicas, por serem introduzidas através de pequena incisão, permitindo melhor estabilidade da câmara anterior durante a cirurgia e induzindo menor astigmatismo. Essas lentes apresentam boa biocompatibilidade e provocam menos inflamação.[47,52,59,91] Ventura et al. relataram o uso da LIO acrílica dobrável hidrofóbica Acrysof cristal (Alcon), que, apesar de ter sido desenhada para o saco capsular do adulto (diâmetro óptico de 5,5 mm e diâmetro total de 12,5 mm), pode ser implantada na criança. Essa lente é bastante flexível e adapta-se ao saco capsular de pequenas dimensões.[59] A inserção do anel expansor endocapsular (AEE) possibilita o implante da LIO de peça única hidrofóbica, sem o risco de contração do saco capsular com deslocamento das alças para o eixo visual[92] **(Figura 3)**.

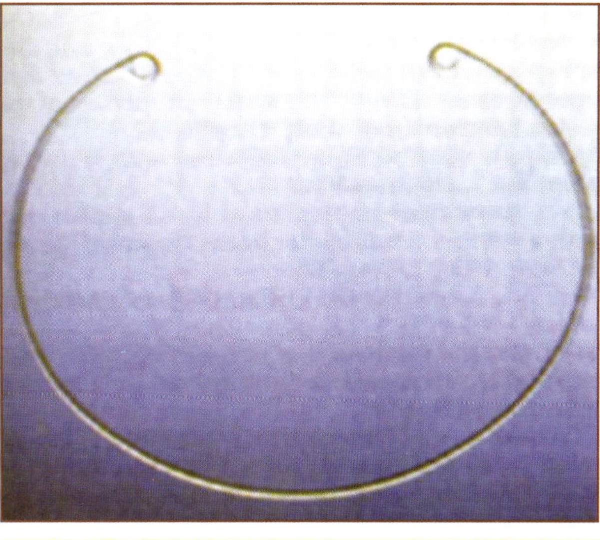

Figura 4. Anel expansor endocapsular. *(Fonte: Extraído de Ventura, 2013)*

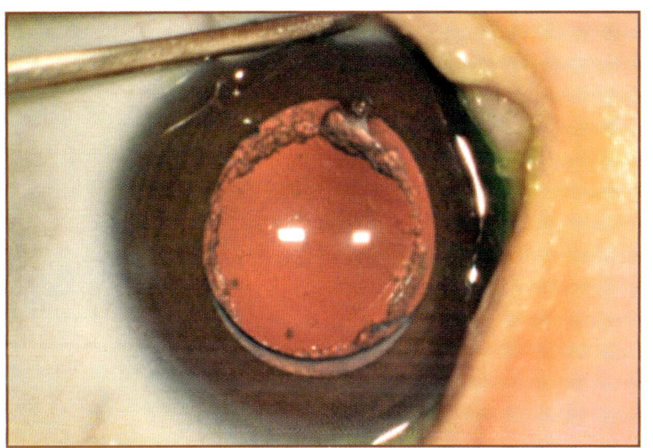

Figura 3. Pós-operatório tardio de paciente em que foi feita facoaspiração, inserção de anel expansor endocapsular, capsulorrexe posterior, vitrectomia anterior primária e implante de lente intraocular no saco capsular. O eixo visual está livre, há Pérolas de Elschnig fora do eixo visual e ótimo reflexo vermelho. *(Fonte: Extraído de Ventura, 2013)*

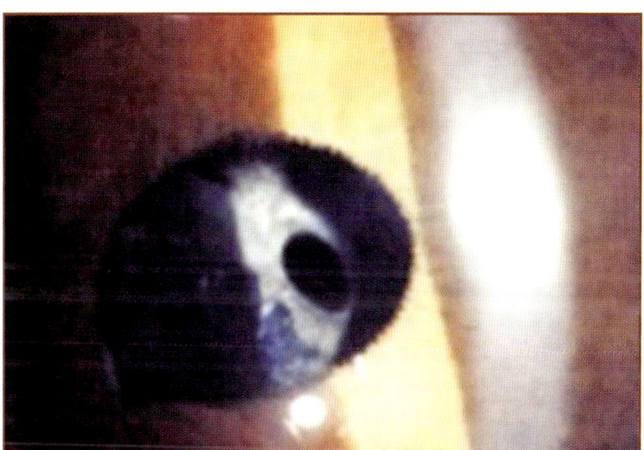

Figura 5. Fimose do saco capsular em criança operada de catarata pediátrica sem a inserção do anel expansor endocapsular. *(Fonte: Extraído de Ventura, 2013).*

O AEE é um dispositivo de suporte endocapsular, cujo diâmetro 10-12 mm é maior do que o do saco capsular da criança **(Figura 4)**.[93] É usado nas cirurgias de catarata infantil na tentativa de proporcionar um saco capsular mais estável, expandindo-o em toda a sua circunferência, o que contribui para manter uma capsulorrexe circular e central. Também, evita a contração capsular assimétrica e a fimose capsular **(Figura 5)**, minimizando o risco de descentralização da LIO.[24,94-97]

Na cirurgia de catarata pediátrica, Ventura et al.[24] usam o AEE de rotina em crianças operadas a partir de oito semanas de vida com condições anatômicas oculares ideais. A exemplo de outros autores,[95,96] observaram que a longo prazo a LIO permanece clinicamente mais bem centrada nos pacientes com este dispositivo e há uma diminuição da opacidade de cápsula posterior.[95-97]

As contraindicações de implante de LIO na população pediátrica incluem a presença de anomalias oculares, tais como microftalmia complexa, riscos de descompensação corneana e presença de uveíte.[98]

Cálculo do Poder da LIO

A escolha adequada do poder da LIO para crianças depende de vários fatores. Em relação à fórmula para cálculo do poder da LIO, ainda não há um consenso de qual a melhor fórmula a ser utilizada.

Ao se escolher o poder da LIO a ser implantada, deve-se considerar o crescimento futuro do olho da criança e a tendência à miopização.[99-101] As crianças são em geral hipermétropes. Entretanto, durante a primeira infância a hipermetropia diminui gradualmente. Essa mudança natural no erro refrativo reflete o crescimento do olho, definindo um processo conhecido como emetropização. As mudanças refracionais do olho são mais rápidas nos primeiros 12 meses de vida, sendo a emetropia alcançada em torno dos quatro anos de idade.[24,25]

Alguns autores advogam o implante da LIO visando a emetropia no momento da cirurgia, para evitar o potencial ambliogênico da hipermetropia residual.[98] Uma das vantagens é que há teoricamente menos prejuízo na reabilitação visual em casos de baixa adesão ao tratamento pós-operatório. Entretanto, existe o risco de ocorrer altos graus de miopia no futuro.[99,102,103]

Outros autores escolhem o poder da LIO objetivando a emetropia no futuro.[24,104] Estes propõem uma hipocorreção da hipermetropia com base na idade do paciente.[24,104,105] Wilson et al.[70] descreveram uma hipocorreção de + 6,0 D para crianças de 4 a 6 meses de idade, e de + 4,0 D para aquelas com idade entre 6 a 12 meses. Ventura et al.[24,59] também defendem uma hipocorreção inversamente proporcional à idade da criança. A hipocorreção da LIO é de + 9,0 D em crianças menores do que 3 meses, de + 7,0 D naquelas entre 3 e 6 meses, de + 5,0 D naquelas entre 6 e 9 meses, de + 4,0 D naquelas entre 9 e 12 meses, de + 3,0 D naquelas entre 12 e 18 meses, de + 2,0 D naquelas entre 12 e 24 meses, de + 1 D naquelas entre 2 e 4 anos, e de nenhuma hipocorreção naquelas com mais de 4 anos **(Tabela 1)**.

Tabela 1. Hipocorrecão do poder da lente intraocular a ser implantada na cirurgia de catarata pediátrica. A hipocorreção é feita baseada na idade da criança no momento da cirurgia.

Idade da criança, na cirurgia (meses)	Hipocorrecão (Dioptrias)
≤ 3	9.00
6	7.00
9	5.00
12	4.00
18	3.00
24	2.00
36	1.00
≥ 48	0.00

(Fonte: Extraído de Ventura, 2013)

Com a hipocorreção e a consequente hipermetropia residual, almeja-se, no futuro, alcançar a emetropia com o crescimento fisiológico do globo ocular.[70,71] Nesses pacientes pseudofácicos hipocorrigidos, indica-se a correção óptica do erro refrativo remanescente através de óculos. Nas crianças com menos idade, prescreve-se óculos com hipercorreção de + 2,0 D ou + 3,0 D, favorecendo a visão de perto. Naquelas que deambulam, prescreve-se lentes bifocais ou multifocais, com adição de + 3,0 D.[8,74]

Outras opções cirúrgicas descritas na literatura são a polipseudofacia e o uso de LIOs multifocais.[70,106] Wilson et al.,[70] descreveram o uso de polipseudofacia temporária para correção óptica de crianças operadas de catarata pediátrica. Nesta técnica, duas LIOs são implantadas no olho: uma LIO permanente com maior poder dióptrico é implantada no saco capsular e a segunda LIO temporária é implantada no sulco ciliar. Esta última lente é removida quando ocorre modificações refracionais significativas.

O uso de lentes multifocais na população pediátrica foi utilizado em um grupo de crianças de 2 a 14 anos com catarata uni ou bilateral havendo um elevado índice de satisfação dos pacientes (80,0%) e um resultado visual funcional satisfatório, além de boa tolerabilidade.[106] Entretanto, faz-se necessário estudo com maior tempo de seguimento e resultados visuais a longo prazo.[98] Ventura et al.[92] sugerem que as lentes multifocais só devam ser utilizadas em crianças com crescimento ocular e ceratometria estáveis, em média a partir dos quatro a seis anos de idade.

Acompanhamento dos Pacientes

A cirurgia da catarata pediátrica apresenta riscos adicionais e complicações precoces e tardias diferentes da cirurgia de catarata do adulto, requerendo um acompanhamento pós-operatório longo.[6,25,31,56,107,108] Existe a necessidade de um acompanhamento minucioso desses pacientes, especialmente nos primeiros dez anos de vida. Deve-se realizar atualizações refracionais frequentes, tratamento oclusivo antiambliopia, e detecção precoce e condução adequada das possíveis complicações.[29,40,45] Pacientes com catarata congênita frequentemente apresentam associação com outras anomalias oculares requerendo maior habilidade cirúrgica e melhor controle das complicações.[109] A participação de equipe especializada, multidisciplinar, e o envolvimento familiar ativo são fundamentais para o melhor prognóstico visual.[6,8,25]

Conduta dos Nossos Servicos

A conduta utilizada na Fundação Altino Ventura e no Hospital de Olhos de Pernambuco, inclue a realização de alguns exames (ceratometria manual e a biometria), no bloco cirúrgico, sob anestesia geral, imediatamente antes da cirurgia. A pressão intraocular é aferida utilizando-se o tonômetro de aplanação de Perkins (Clement Clarke Ltd, Londres, UK), realizando-se também a paquimetria ultrassônica (DGH 4000B, DGH Technology, Inc., Exton, PA, EUA). A ultrassonografia B-scan é realizada nos casos de catarata em que não é possível a vizualização do fundo de olho no pré-operatório.

A técnica cirúrgica utilizada consiste em peritomia, criação de uma incisão escleral de 3 mm às 10 horas 1,0 mm posteriormente ao limbo, tunelização até córnea clara, e penetração na câmara anterior com bisturi de 3,0 mm. Um bisturi de diamante de 1,0 mm é utilizado para realizar a paracentese às 2h. Após o preenchimento da câmara anterior com uma bolha de ar, utiliza-se o azul de tripan para coloração da cápsula anterior. Realiza-se a capsulorrexe anterior circular contínua de aproximadamente 5,0 mm de diâmetro usando um fórceps de Utrata (Katena; Denville , NJ, EUA). Nos casos com fibrose importante da cápsula anterior, utiliza-se um aparelho com bisturi de alta freqüência (Easy Rhex) para confecção da capsulorrexe circular contínua **(Figura 6)**. Na experiência do serviço, este aparelho proporciona maior segurança, previsibilidade e regularidade da capsulorrexe nestes casos de fibrose, sem fragilizá-la. Esta técnica também pode ser útil aos cirurgiões com menos experiência em capsulorrexe, nos casos de catarata total em que não é possível verificar o reflexo vermelho e em olhos com pupila pequena.

Utiliza-se o Sistema 800 Accurus CS Surgical (Alcon, Inc.) para realizar a facoaspiração do cristalino. De rotina, realiza-se a inserção no saco capsular de um AEE de PMMA de 10/12-mm (Visiontech Medical Optics Ltda., Belo Horizonte, MG, Brasil) **(Figura 6)**. Nas crianças menores de quatro anos, realiza-se a capsulotomia posterior de aproximadamente 4 mm de diâmetro com bisturi de alta freqüência (Easy Rhex). A vitrectomia anterior primária é feita de forma ampla, utilizando o Accurus 800 (Alcon , Inc.) com uma taxa de corte fixa de 2500 cpm e uma taxa de aspiração linear de 100 a 300 mmHg de vácuo. Nas crianças maiores de quatro anos deixamos a capsula posterior íntegra, pois elas geralmente colaboram com a realização de capsulotomia posterior com Nd:YAG laser quando a cápsula posterior se opacifica. Em casos de opacificação, a capsulotomia posterior deve ser realizada precocemente.

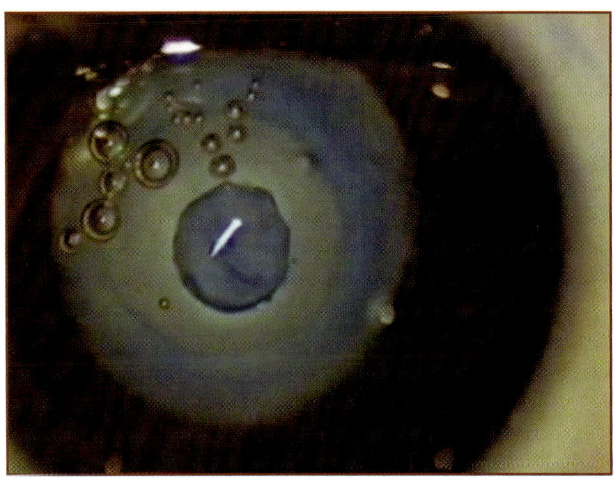

Figura 6. Capsulorexe anterior utilizando bisturi de alta freqüência na capsula espessa. *(Fonte: Extraído de Ventura, 2013).*

Implanta-se primariamente uma LIO de acrílico dobrável hidrofóbica de 3 peças Tipo 7B (Alcon, Inc.), no saco capsular, seguido de aspiração do agente viscoelástico da câmara anterior. Esta LIO tem um diâmetro óptico de 5,5 mm e um diâmetro total de 12,5 mm. No Hospital de Olhos de Pernambuco e Fundação Altino Ventura, utiliza-se desde 1994 um protocolo para definição do poder da LIO objetivando a emetropia aos 4 anos de idade (Tabela 1). Nos casos unilaterais, considera-se a refração do olho contralateral para a seleção do poder da LIO. A escolha do poder da LIO a ser implantada é feita de forma que não haja uma anisometropia prevista aos quatro anos maior do que 3,0 D.[24]

Após implante da LIO, induz-se a miose através da injecção intracameral de 0,01% de carbacol. A câmara anterior é reformada usando uma bolha de ar única. Para obter melhor controle da inflamação intraocular pós-operatória injetamos 1,2 mg/0,03 mL de acetato de triancinolona sem conservantes (Triancinolona Ophthalmos, Laboratório Ophthalmos, São Paulo, SP, Brasil) no ângulo da câmara anterior no final da cirurgia. A triancinolona ocupa toda a circunferência do seio camerular, no espaço entre o ângulo da câmara anterior e a bolha de ar **(Figura 7)**.

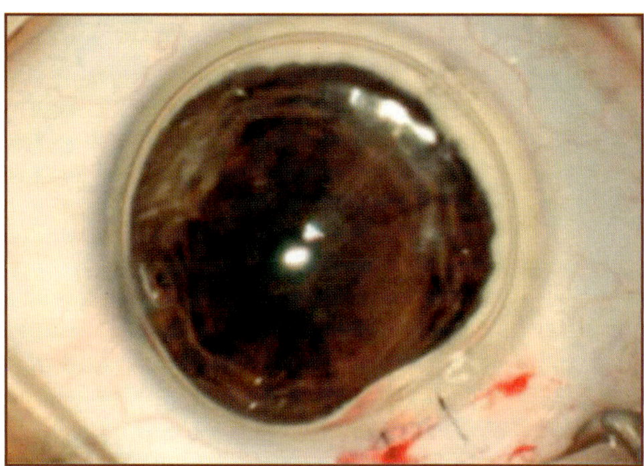

Figura 7. Injeção intracameral de acetato de triancinolona em 360° do ângulo da câmara anterior, na presença de bolha de ar. *(Fonte: Extraído de Ventura, 2013).*

Em todos os casos realiza-se duas suturas na incisão principal com vycril 10-0 e a conjuntiva é aproximada utilizando cautério bipolar.

O mapeamento de retina é realizado rotineiramente no intra-operatório nos casos em que a opacificação de meios impede o exame detalhado do polo posterior no pré-operatório. No final da cirurgia, os olhos recebem uma injeção subconjuntival de 0,3 ml de 4% de dexametasona (Farmace, Barbalha, CE, Brasil). Instila-se no olho moxifloxacina a 0,5% (Vigamox, Alcon Laboratórios, São Paulo, SP, Brasil) e utiliza-se um curativo oclusivo por 24 horas.

Prescreve-se, colírios de moxifloxacina 0,5% quatro vezes ao dia durante 10 dias; tropicamida a 1% (Mydriacyl, Alcon Laboratórios, São Paulo, SP, Brasil) diluído 1:1 com lágrimas artificiais, duas vezes ao dia, durante 10 dias; betaxolol a 0,5% (Presmin; Latinofarma Indústrias Far- macêuticas Ltda, Cotia, SP, Brasil) duas vezes ao dia por 30 dias, e acetato de prednisolona a 1% (Oftpred; Latinofarma Indústrias Farmacêuticas Ltda.) a cada 3 horas, durante uma semana, com redução gradual até seis semanas. Os pacientes são examinados no consultório 1, 15, 30, 90 e 180 dias após a cirurgia. Após este período são reavaliados periodicamente, e também submetidos à alguns exames sob sedação ao longo do pós-operatório para acompanhamento da PIO e da espessura central da córnea **(Figura 8)**.

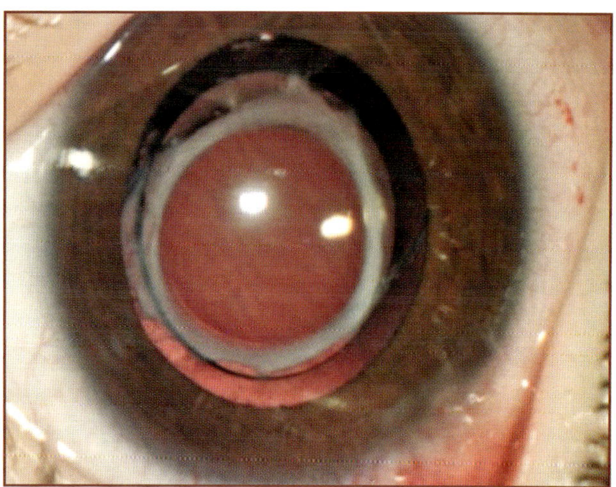

Figura 8. Eixo visual livre, em paciente pseudofacico em acompanhamento de três anos. *(Fonte: Extraído de Ventura, 2013).*

Indica-se o acompanhamento multidisciplinar de rotina, estimulando-se a ativa participação familiar. Através do Centro de Reabilitação Visual e/ou Múltiplas Deficiências, este serviço oferece o tratamento ao paciente e suporte à família, por meio de uma equipe composta de oftalmologistas especializados em oftalmologia pediátrica, estrabismo e baixa visão, neurologia pediátrica, cardiologia, otorrinolaringologia, psiquiatria, fisioterapia, psicologia, fonoaudiologia, terapia ocupacional, psicopedagogo, assistente social, além de musicoterapeuta **(Figuras 9 e 10)**. Além disso, na Fundação Altino Ventura foi fundado um grupo de apoio para dar suporte educacional e social a estes pacientes. Esse grupo tem favorecido muito a adesão ao tratamento e comparecimento nas consultas de seguimento. Aos pacientes da população de baixa renda, promove-se a doação de medicação para o pós-operatório, oclusores e, através de parcerias com óticas, doa-se os óculos.

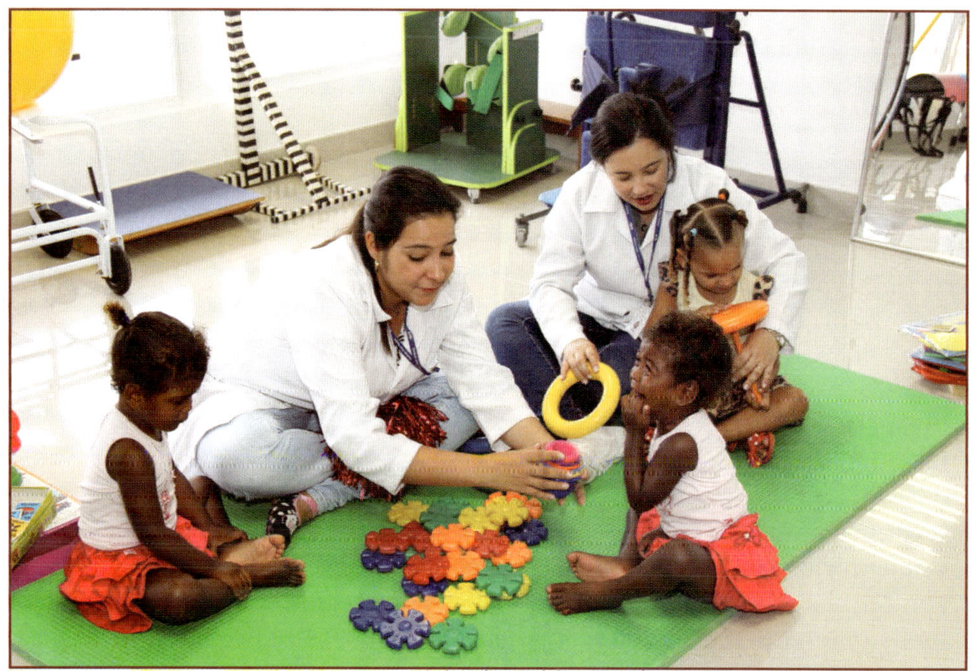

Figura 9. Atividades do grupo de apoio a pacientes com catarata congênita. *(Fonte Ventura, 2014).*

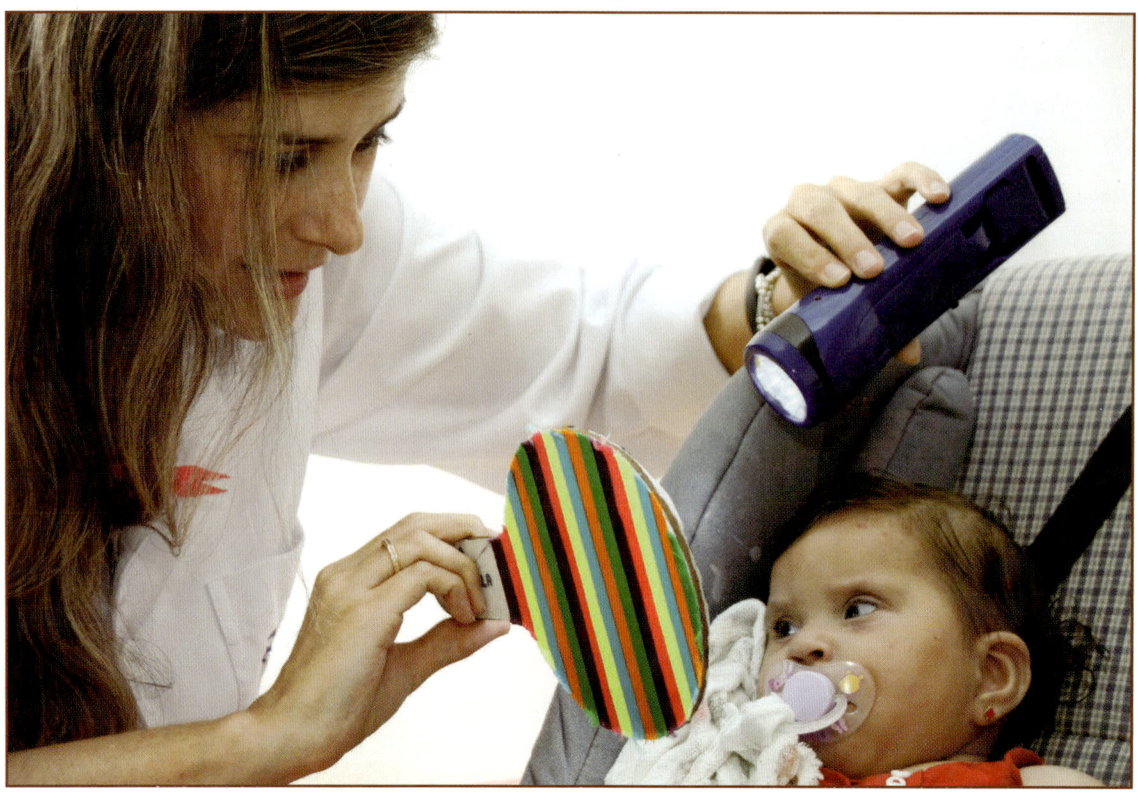

Figura 10. Estimulação visual da paciente por terapêuta da Fundação Altino Ventura *(Fonte Ventura, 2014).*

Sumário

A catarata pediátrica representa um problema de grande impacto social para a criança, sua família e a sociedade. Os múltiplos fatores que podem causar a catarata pediátrica indicam a importância de programas estratégicos preventivos de saúde pública.

A conduta dos pacientes requer serviços com equipe especializada, contando com anestesista, oftalmologista pediátrico e oftalmologista especialista em baixa visão, além de outros profissionais para compor uma equipe multidisciplinar. Casos com opacificação visual que comprometem a visão das crianças requerem cirurgia no período da neuroplasticidade. Crianças com cirurgias intraoculares apresentam maior inflamação no pós-operatório. Além disto, os olhos das crianças apresentam peculiaridades anatômicas e funcionais que requerem técnica cirúrgica especializada por cirurgião experiente e uso de agentes antiinflamatórios, minimizando as complicações e necessidades de reoperações. Os resultados visuais quantitativos e qualitativos obtidos com o uso de LIOs em crianças têm sido cada vez mais encorajadores. Entretanto, o implante de LIO aumenta a complexidade cirúrgica, requerendo profissionais experientes. O melhor resultado visual é obtido nos casos em que existe um maior envolvimento familiar e maior adesão ao tratamento multidisciplinar.

Referências

1. Foster A, Gilbert C, Rahi J. Epidemiology of cataract in childhood: a global perspective. J Cataract Refrac Surg. 1997;23 Suppl 1:601-4. Review.
2. Nelson LB. Diagnosis and management of cataracts in infancy and childhood. Ophthalmic Surg. 1984;15(8):688-97. Review.
3. Rahi JS, Dezateux C. National cross sectional study of detection of congenital and infantile cataract in the United Kingdom: role of childhood screening and surveillance. The British Congenital Cataract Interest Group. BMJ. 1999;318(7180):362-5.
4. Lambert SR, Drack AV. Infantile cataracts. Surv Ophthalmol. 1996;40(6):427-58. Review.

5. Brito PR, Veitzman S. Causas de cegueira e baixa visão em crianças. Arq Bras Oftalmol. 2000;63(1):49-54.
6. Ventura LMVO, Ventura MC, Endriss D. Catarata infantil. In: Centurion V. El libro del cristalino de las Américas. São Paulo: Santos; 2007. p. 695-708.
7. Mérula RV, Fernandes LC. Catarata infantil: importância do diagnóstico e tratamento precoces. Arq Bras Oftalmol. 2005;68(3):299-305.
8. Wilson ME, Pandey SK, Thakur J. Pediatric cataract blindness in the developing world: surgical techniques and intraocular lenses in the new millenium. Br J Ophthalmol. 2003;87(1):14-9.
9. Cruz CB, Endriss D. Ventura B. Ventura L. Catarata na infância: perfil socioeconômico, gestacional e desenvolvimento neuropsicomotor. Arq Bras Oftalmol. 2005;68(1):9-13.
10. Chan WH, Biswas S, Ashworth JL, Lloyd IC. Congenital and infantile cataract: etiology and management. Eur J Pediatr. 2012;171(4):625-30. Review.
11. SanGiovanni JP, Chew EY, Reed GF, Remaley NA, Bateman JB, Sugimoto TA, et al. Infantile cataract in the collaborative perinatal project: prevalence and risk factors. Arch Ophthalmol. 2002;120(11):1559-65.
12. Apple DJ, Hoden JD, Stallworth B. Ocular pathology of Patau's syndrome with an unbalanced DID translocation. Am J Ophthalmol. 1970;70(3):383-91.
13. Catalano RA. Down syndrome. Surv Ophthalmol. 1990;34(5):385-98. Review.
14. Mackey DA. 2005 Gregg Lecture: congenital cataract – from rubella to genetics. Clin Experiment Opthalmol. 2006;34(3):199-207.
15. Falls HF, Shull WJ. Hallerman-Streiff syndrome, a dyscephaly with congenital cataracts and hypotrichsis. Arch Ophthalmol. 1960;63:409-20.
16. Jacobs M, Jeffret B, Kriss A, Taylor D, Sa G, Barrat TM. Ophthalmologic assessment of young patients with Alport syndrome. Ophthalmology. 1992;99(7):1039-44.
17. Tripathi RC, Cibis GW, Tripathi BJ. Pathogenesis of cataract in patients with Lowe's syndrome. Ophthalmology. 1986;93(8):1046-51.
18. Ventura LO, Leal DB, Tavares SS, Araujo A, Linhares O, Gonçalves S. Catarata congênita bilateral: estudo comparativo dos achados clínicos observados em dois grupos pertencentes a níveis sócio-econômicos distintos em Pernambuco. Arq Bras Oftalmol. 1995;58(6):429-33.
19. Stagno S, Reynolds DW, Amos CS, Dahle AJ, McCollister FP, Mohindra I, et al. Auditory and visual defects resulting from symptomatic and subclinical congenital cytomegaloviral and toxoplasma infections. Paediatrics. 1977;59(5):669-78.
20. Salerno LMVO, Brandt CT, Figueiroa JN, Ventura LMVOC, Arraes LC, Duarte MCMB, et al. Síndrome da rubéola congênita: perfil clinico de crianças usuárias do Sistema Único de Saúde de Pernambuco, Nordeste do Brasil. An Fac Med Univ Fed Pernamb. 2004;49(1):38-45.
21. Vijayalakshmi P, Kakkar G, Samprathi A. Banushree R. Ocular manifestations of congenital rubella syndrome in a developing country. Indian J Ophthalmol. 2002;50(4):307-11.
22. Seddon J, Fong D. Introducing "Public Health and the Eye". Surv Ophthalmol. 1994;38(4):325.
23. Tartarela MB. Catarata Congenita – Técnicas cirúrgicas e lentes intraoculares. in: Farmacologia e terapêutica ocular. 1. ed. Rio de Janeiro: Cultura Médica: Guanabara Koogan; 2013. p. 4-6.
24. Ventura MC, Ventura LO, Endriss D. Congenital cataract surgery. In: Garg A, Alio JL, editors. Surgical techniques in ophthalmology: cataract surgery. New Deli: Jayppe Brothers Medical Publishers; 2010. p.12-9.
25. Shrestha UD. Cataract surgery in children: controversies and practices. Nepal J Ophthalmol. 2012;4(1):138-49.
26. Lambert SR, Lynn MJ, Reeves R, Plager DA, Buckley EG, Wilson ME. Is there a latent period for the surgical treatment of children with dense bilateral congenital cataracts? J AAPOS. 2006;10(1):30-6.
27. Wright KW, Matsumoto E, Edelman PM. Binocular fusion and stereopsis associated with early surgery for monocular congenital cataracts. Arch Ophthalmol. 1992;110(11):1607-9.
28. Jeffrey BG, Birch EE, Stager DR Jr, Stager DR Sr, Weakley DR Jr. Early binocular visual experience may improve binocular sensory outcomes in children after surgery for congenital unilateral cataract. J AAPOS. 2001;5(4):209-16.
29. Autrata R, Rehurek J, Vodicková K. Visual results after primary intraocular lens implantation or contact lens correction for aphakia in the first year of age. Ophthalmologica. 2005;219(2):72-9.
30. Birch EE, Stager D, Leffler J, Weakley D. Early treatment of congenital unilateral cataract minimizes unequal competition. Invest Ophthalmol Vis Sci. 1998;39(9):1560-6.
31. Kim KH, Ahn K, Chung ES, Chung TY. Clinical outcomes of surgical techniques in congenital cataracts. Korean J Ophthalmol. 2008;22(2):87-91.
32. Ventura LMVO, Travassos S, Ventura AG, Trigueiro L, Marques S. Um programa baseado na triagem visual de recém-nascidos em maternidades - Fundação Altino Ventura / 2000. Arq Bras Oftalmol. 2002;65(6):629-35.
33. Ram J, Brar GS, Kaushik S, Sukhija J, Bandyopadhyay S, Gupta A. Primary intraocular lens implantation in the first two years of life: safety profile and visual results. Indian J Ophthalmol. 2007;55(3):185-9.
34. Lesueur LC, Arne JL, Chapotot EC, Thouvenin D, Malecaze F. Visual outcome after paediatric cataract surgery: is age a major factor? Br J Ophthalmol. 1998;82(9):1022-5.
35. Vasavada AR, Nihalani BR. Pediatric cataract surgery. Curr Opin Ophthalmol. 2006;17(1):54-61. Review.
36. Ventura M. Catarata congênita. In: Rezende F, editor. Cirurgia da catarata. Rio de Janeiro: Cultura Médica; 2000. p. 399-407.
37. Kitadai SPS. Freqüência da microftalmia associada à catarata congênita, sua frequência etiológica e o resultado visual pós-cirúrgico [tese]. São Paulo: Universidade Federal de São Paulo; 1999.

38. Kitadai SPS. Catarata congênita e microftalmia. In: Verçosa IC, Tartarella MB, editores. Catarata na criança. Fortaleza: Celigráfica; 2008. p. 215-21.
39. Weiss AH, Kousseff BG, Ross EA, Longbottom J. Simple microphthalmos. Arch Ophthalmol. 1989;107(11):1625-30.
40. Oliveira MLS, Di Giovanni ME, Porfírio Neto Junior F, Tartarella MB. Catarata congênita: aspectos diagnósticos, clínicos e cirúrgicos em pacientes submetidos a lensectomia. Arq Bras Oftalmol. 2004;67(6):921-6.
41. Apple DJ, Sims J. Harold Ridley and the invention of the intraocular lens. Surv Ophthalmol. 1996;40(4):279-92.
42. Waiswol M, Cursino JW, Cohen R. Variações nas dimensões do cristalino humano de acordo com a idade. Arq Bras Oftalmol. 2001;64(6):507-12.
43. Eustis HS. Postnatal Development. In: Wright KW. Pediatric Ophthalmology and Strabismus. St. Louis: Mosby; 1995. p.45-6
44. Snir M, Friling R, Weinberger D, Sherf I, Axer-Siegel R. Refraction and keratometry in 40 week old premature (corrected age) and term infants. Br J Ophthalmol. 2004;88(7):900-4.
45. Watts P, Abdolell M, Levin AV. Complications in infants undergoing surgery for congenital cataract in the first 12 weeks of life: is early surgery better? J AAPOS. 2003;7(2):81-5.
46. Koch DD, Kohnen T. Retrospective comparison of techniques to prevent secondary cataract formation after posterior chamber intraocular lens implantation in infants and children. J Cataract Refract Surg. 1997;23 Suppl 1:657-63. Erratum in: J Cataract Refract Surg. 1997;23(7):974.
47. Wilson ME Jr, Trivedi RH, Buckley EG, Granet DB, Lambert SR, Plager DA, et al. ASCRS white paper. Hydrophobic acrylic intraocular lenses in children. J Cataract Refract Surg. 2007;33(1):1966-73.
48. Rezende MSVM, Souza SB, Dib O, Branzoni E, Ribeiro LEF. Abordagem da catarata congênita: análise de série de casos. Rev Bras Oftalmol. 2008;67(1):32-8.
49. Gimbel HV, Sun R, Heston JP. Management of zonular dialysis in phacoemulsification and IOL implantation using the capsular tension ring. Ophthalmic Surg Lasers.1997;28(4):273-81.
50. Argento C, Badoza D, Ugrin C. Optic capture of the AcrySof intraocular lens in pediatric cataract surgery. J Cataract Refract Surg. 2001;27(10):1638-42.
51. Tuncer S, Gucukoglu A, Gozum N. Catract extraction and primary hydrophobic acrylic intraocular lens implantation in infants. J AAPOS. 2005;9(3):250-6.
52. Raina UK, Mehta DK, Monga S, Arora R. Functional outcomes of acrylic intraocular lenses in pediatric cataract surgery. J Cataract Refract Surg. 2004;30(5):1082-91.
53. Lee SY, Chee SP, Balakrishman V, Farzavandi S, Tan DT. Surodex in paediatric cataract surgery. Br J Ophthalmol. 2003;87(11):1424-6.
54. Cleary CA, Lanigan B, O'Keeffe M. Intracameral triamcinolone acetonide after pediatric cataract surgery. J Cataract Refract Surg. 2010;36(10):1676-81.
55. Dixit NV, Shah SK, Vasavada V, Vasavada VA, Praveen MR, Vasavada AR, et al. Outcomes of cataract surgery and intraocular lens implantation with and without intracameral triamcinolone in pediatric eyes. J Cataract Refract Surg. 2010;36(9):1494-8.
56. Evereklioglu C, Ilhan Ö. Do non-steroidal anti-inflammatory drugs delay posterior capsule opacification after phacoemulsification in children? A randomized, prospective controlled trial. Curr Eye Res. 2011;36(12):1139-47.
57. Ventura MC, Ventura BV, Ventura CV, Ventura LO, Arantes TE, Nosé W. Outcomes of congenital cataract surgery with intraoperative intracameral triamcinolone injection versus postoperative oral prednisolone. J Cataract Refract Surg. Forthcoming 2013.
58. Vasavada VA, Dixit NV, Ravat FA, Praveen MR, Shah SK, Vasada V, et al. Intraoperative performance and postoperative outcomes of cataract surgery in infant eyes with microphthalmos. J Cataract Refract Surg. 2009;35(3):519-28.
59. Ventura M, Delgado AC, Ventura LO, Tito IR, Endriss D. Facoemulsificação / aspiração e implante primário de lente intra-ocular dobrável de acrílico em 28 olhos com catarata infantil. Rev Bras Oftalmol. 2001;60(1):33-9.
60. Ventura MC, Ventura BV, Ventura CV, Ventura LO, Nosé W. Congenital cataract surgery with intracameral triamcinolone: pre- and postoperative central corneal thickness and intraocular pressure. J AAPOS. 2012;16(5):441-4.
61. Negi AK, Browning AC, Vernon SA. Single perioperative triamcinolone injection versus standard postoperative steroid drops after uneventful phacoemulsification surgery: Randomized controlled trial. J Cataract Refract Surg. 2006;32(3):468-74.
62. Ng JS, Fan DS, Young AL, Yip NK, Tam K, Kwok AK, et al. Ocular hypertensive response to topical dexametasone in children: a dose-dependent phenomenon. Ophthalmology. 2000;107(11):2097-100.
63. Gills JP, Gills P. Effect of intracameral triamcinolone to control inflammation following catract surgery. J Cataract Refract Surg. 2005;31(8):1670-1.
64. Krupin T, Waltman SR, Becker B. Ocular penetration in rabbits of topically applied dexamethasone. Arch Ophthalmol. 1974;92(4):312-4.
65. Beer PM, Bakri SJ, Singh RJ, Liu W, Peters GB 3rd, Miller M. Intraocular concentration and pharmacokinetics of triamcinolone acetonide after a single intravitreal injection. Ophthalmology. 2003;110(4):681-6.
66. Hida T, Chandler D, Arena JE, Machemer R. Experimental and clinical observations of the intraocular toxicity of commercial cortidosteroid preparations. Am J Ophthalmol. 1986;101(12):190-5.
67. Karalezli A, Borazan M, Akova YA. Intracameral triamcinolone acetonide to control postoperative inflammation following cataract surgery with phacoemulsification. Acta Ophthalmol. 2008;86(2):183-7.
68. Shah SK, Vasavada V, Praveen MR, Vasavada AR, Trivedi RH, Dixit NV. Triamcinolone-assisted vitrectomy in pediatric cataract surgery. J Cataract Refract Surg. 2009;35(2):230-2.

69. Infant Aphakia Treatment Study Group, Lambert SR, Buckley EG, Drews-Botsch C, DuBois L, Hartmann EE, et al. A randomized clinical trial comparing contact lens with intraocular lens correction of monocular aphakia during infancy: grating acuity and adverse events at age 1 year. Arch Ophthalmol. 2010;128(7):810-8.
70. Wilson ME, Peterseim MW, Englert JA, Lall-Trail JK, Elliott LA. Pseudophakia and polypseudophakia in the first year of life. J AAPOS. 2001;5(4):238-45.
71. Ventura , Ventura L, Endriss D. Catarata infantile: aspectos biométricos e desafios. In: Centurion V, editor. Excelência em biometria. Rio de Janeiro: Cultura Médica; 2006. p. 157-66.
72. Assaf AA, Wiggins R, Engel K, Senft S. Compliance with prescribed optical correction in cases of monocular aphakia in children. Saudi J Ophthalmol. 1994;8:15-22.
73. Hutchinson AK, Wilson ME, Saunders RA. Outcomes and ocular growth rates after intraocular lens implantation in the first 2 years of life. J Cataract Refract Surg. 1998;24(6):846-52.
74. Ventura M. Visual impairment due to congenital cataract. Highlights Ophthalmol. 2004;32(5):17-20.
75. Lambert SR. Management of monocular congenital cataracts. Eye (Lond). 1999;13(Pt 3b):474-9. Review.
76. Young PW, Schwab L. Intraocular lens implantation in developing countries: an ophthalmic surgical dilemma. Ophthalmic Surg. 1989;20(4):241-4.
77. Zubcov AA, Stahl E, Rossillion B, Nutzenberger A, Kohnen T, Ohrloff C, et al. Stereopsis after primary in-the-bag posterior chamber implantation in children. J AAPOS. 1999;3(4):227-33.
78. Chak M, Rahi JS; British Congenital Cataract Interest Group. Incidence of and factors associated with glaucoma after surgery for congenital cataract: findings from the British Congenital Cataract Study. Opthalmology. 2008;115(6):1013-1. e.2
79. Taylor D, Wright KW, Amaya L, Cassidy L, Nischal K, Russell-Eggitt I. Should we aggressively treat unilateral congenital cataracts? Br J Ophthalmol. 2001;85(9):1120-6. Review.
80. Letocha CE, Pavlin CJ. Follow-up of 3 patients with Ridley intraocular lens implantation. J Cataract Refract Surg. 1999;25(4):587-91.
81. Hiles DA. Intraocular lens implantation in children. Ann Ophthalmol. 1977;9(6):789-97.
82. Hiles DA, Watson BA. Complications of implant surgery in children. J Am Intraocul Implant Soc. 1979;5(1):24-32.
83. Hussin HM, Markham R. Long-term visual function outcomes of congenital cataract surgery with intraocular lens implantation in children under 5 years of age. Eur J Ophthalmol. 2009;19(5):754-61.
84. Ram J, Brar GS, Kaushik S, Gupta A, Gupta A. Role of posterior capsulotomy with vitrectomy and intraocular lens design and material in reducing posterior capsule opacification after pediatric cataract surgery. J Cataract Refract Surg. 2003;29(8):1579-84.
85. Trivedi RH, Wilson ME. Pediatric cataract surgery with an intraocular lens implant. Expert Rev Ophthalmol. 2007;2(5):819-32.
86. Lu Y, Ji YH, Luo Y, Jiang YX, Wang M, Chen X. Visual results and complications of primary intraocular lens implantation in infants aged 6 to 12 months. Graefes Arch Clin Exp Ophthalmol. 2010;248(5):681-6.
87. Lloyd IC, Ashworth J, Biswas S, Abadi RV. Advances in the management of congenital and infantile cataract. Eye (Lond). 2007;21(10):1301-9. Review.
88. Swamy BN, Bilson F, Martin F, Donaldson C, Hing S, Jamieson R, et al. Secondary glaucoma after paediatric surgery. Br J Ophthalmol. 2007;91(12):1627-30.
89. Lundvall A, Zetterström C. Primary intraocular lens implantation in infants: complications and visual results. J Cataract Refract Surg. 2006;32(10):1672-7.
90. Astle WF, Alewenah O, Ingram AD, Paszuk A. Surgical outcomes of primary foldable intraocular lens implantation in children: understanding posterior opacification and the absence of glaucoma. J Cataract Refract Surg. 2009;35(7):1216-22.
91. Müllner-Eidenböck A, Amon M, Moser E, Kruger A, Abela C, Schlemmer Y, et al. Morphological and functional results of Acrysof intraocular lens implantation in children: prospective randomized study of age-related surgical management. J Cataract Refract Surg. 2003;29(2):285-93.
92. Ventura MC, Ventura LO, Endriss D. Implante de lentes intra-oculares na cirurgia de catarata na criança. In: Verçosa IC, Tartarella MB. Catarata na criança. Fortaleza: Celigráfica; 2008. p. 119-26.
93. Hasanee K, Ahemed II. Capsular tension rings: update on endocapsular suport devices. Ophthalmol Clin North Am. 2006;19(4):507-19.
94. Hara T, Hara T, Yamada Y. Equator ring for maintenance of the completely circular contour of the capsular bag equator after cataract removal. Ophthalmic Surg. 1991;22(6):358-9.
95. Gimbel HV, Sun R. Clinical application of capsular tension rings in cataract surgery. Ophthalmic Surg Lasers. 2002;33(1):44-53.
96. Dick HB, Schwenn O, Pfeiffer N. Implantation of the modified encapsular bending ring in pediatric cataract surgery using a viscoadaptive viscoelastic agent. J Cataract Refract Surg. 1999;25(11):1432-6.
97. Nishi O, Nishi K, Menapace R, Akura J. Capsular bending ring to prevent posterior capsule opacification: 2 year follow-up. J Cataract Refract Surg. 2001;27(9):1359-65.
98. Dharmaraj S, Azar N. Controversies of implanting intraocular lenses in infancy. Int Ophthalmol Clin. 2005;45(4):61-81.
99. Vanathi M, Tandon R, Titiyal JS, Vajpayee RB. Case series of 12 children with progressive axial myopia following unilateral cataract extraction. J AAPOS. 2002;6(4):228-32.
100. Griener ED, Dahan E, Lambert SR. Effect of age at time of cataract surgery on subsequent axial length growth in infant eyes. J Cataract Refract Surg. 1999;25(9):1209-13.

101. McClatchey SK, Dahan E, Maselli E, Gimbel HV, Wilson ME, Lambert SR, et al. A comparison of the rate of refractive growth in pediatric aphakic and pseudophakic eyes. Ophthalmology. 2000;107(1):118-22.
102. Crouch ER, Crouch ER Jr, Pressman SH. Prospective analysis of pediatric pseudophakia: myopic shift and postoperative outcomes. J AAPOS. 2002;6(5):277-82.
103. Flitcroft DI, Knight-Nanan D, Bowell R, Lanigan B, O'Keefe M. Intraocular lenses in children: changes in axial length, corneal curvature, and refraction. Br J Ophthalmol. 1999;83(3):265-9.
104. Kora Y, Shimizu K, Inatomi M, Fukado Y, Ozawa T. Eye growth after cataract extraction and intraocular lens implantation in children. Ophthalmic Surg. 1993;24(7):467-75.
105. Enyedi LB, Peterseim MW, Freeman SF, Buckley EG. Refraction changes after pediatric intraocular lens implantation. Am J Ophthalmol. 1998;126(6):772-81.
106. Jacobi PC, Dietlein TS, Konen W. Multifocal intraocular lens implantation in pediatric cataract surgery. Ophthalmology. 2001;108(8):1375-80.
107. Lin AA, Buckley EG. Updat on pediatric cataract surgery and intraocular lens implantation. Curr Opin Ophthalmol. 2010;21(1):55-9.
108. Murta JN. Catarata pediátrica. In: Padilha M. Catarata. Rio de Janeiro: Cultura Médica; 2003. p. 377-422.
109. Ventura MC, Sampaio VV, Ventura BV, Ventura LO, Nosé W. Congenital cataract surgery with intraocular lens implantation in microphthalmic eyes: visual outcomes and complications. Arq Bras Oftalmol. 2013;76(4):240-3.

83

Tratamiento Quirúrgico de las Cataratas Pediátricas

Prof. Dr. Arturo Maldonado-Bas,
Prof. Dra. Ana G. Maldonado Junyent

Introducción

La catarata pediátrica es una causa importante de ceguera y ambliopía en el mundo especialmente en los países en desarrollo y tiene a la rubeola como a su principal agente etiológico, sin embargo las cataratas hereditarias abarcan casi el 40% de los casos. Ella debe ser diagnosticada por el oftalmopediatra de la manera más precoz posible.

Lo primero que hay que saber es si la catarata es uni o bilateral y si afecta al eje visual como para entorpecer la maduración de la visión, de lo que resultaría una indicación quirúrgica inmediata.

Algunas cataratas nucleares permiten el paso de la imagen por las áreas periféricas y alcanzan por ello la consiguiente maduración de la retina. Dichos ejemplos no requieren de una cirugía precoz sino del control y estímulos oftalmológicos adecuados.

En casos de cataratas densas, éstas deben ser operadas a partir de la cuarta semana de vida para permitir el normal estímulo retinal.

Un niño con catarata congénita necesita un examen oftalmológico completo y una evaluación individual para decidir el momento preciso de la intervención.

La aparición de nistagmus por atraso o postergación de la cirugía significará un daño permanente y es un signo de mal pronóstico visual. Existe una importante cantidad de cataratas traumáticas en niños, las que necesitan soluciones rápidas y con objetivos claros. La cirugía de cataratas en pacientes pediátricos y su manejo postoperatorio es un problema complejo.

En el pasado el abordaje con vitréctomo vía pars plana, con lensectomía y vitrectomía, sin colocación de LIO era la técnica clásica. Actualmente la facoemulsificación ofrece la posibilidad de realizar todo el procedimiento por vía anterior con innumerables ventajas.

El implante primario de un LIO como recurso óptico correctivo es un punto controvertido, porque cambia el concepto clásico del tratamiento, que era remover la catarata y colocar un LIO tardíamente.

Algunas de las razones que se pueden esgrimir en contra de un LIO primario son:

a) La dificultad técnica cuando se operan niños de menos de 18 meses de vida.
b) Cierta limitación en el cálculo del poder del LIO debido a las modificaciones en el largo axial de un ojo en crecimiento.
c) La opacificación de los medios en muchos casos y otras complicaciones obligan a realizar re-intervenciones.

Muchos cirujanos de segmento anterior, comparando sus resultados con relación a la corrección de la afaquia mono o bionocular con el uso de lentes de contacto y/o anteojos, consideraron el implante primario de LIO de cámara posterior como un avance muy positivo en niños.

Hoy se dispone de una serie de estadísticas basadas en este procedimiento.

Indicaciones

La necesidad o no de tratamiento quirúrgico y el momento de la intervención dependerá, entre otros factores de:

a) Tipo de catarata.
b) Uni o bilateralidad de las mismas.
c) Congénitas o adquiridas.
d) La obliteración del eje visual, parcial o total.

Técnica

Capsulotomía Circular Continua Anterior (CCCA)

La CCCA se efectúa bajo sustancia viscoelástica de alta densidad. La misma debe mantenerse pequeña, ya que generalmente se amplía por la elasticidad característica de la cápsula en estos pacientes. Esto puede producir desgarros con extensión al ecuador **(Figura 1)**.

Técnicamente el ideal es hacer incisiones muy pequeñas, de 1 mm y realizar capsulotomía utilizando pinzas especiales semejantes a las de cirugía vítreo retinal.

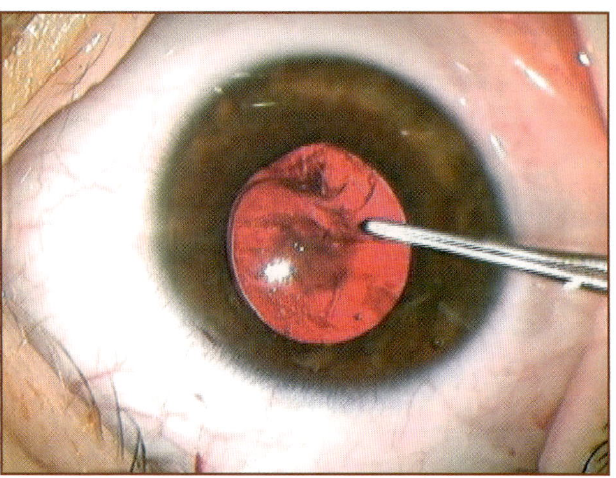

Figura 1.

Extracción del Material Cristaliniano

Luego de una cuidadosa hidrodisección, la extracción de la catarata se puede realizar, en la mayoría de los casos, usando una sonda de infusión y aspiración (I/A).

Todo el material cortical debe ser removido para reducir la inflamación postoperatoria.

También se puede utilizar el sistema de cánulas separadas de I/A, preconizado por J. I. Barraquer en Colombia y E. Manzitti en Argentina y actualizadas por F. Crozafon en Francia.

Capsulotomía Circular Continua Posterior (CCCP) y Vitrectomía Anterior (VA)

La proliferación de fibras desde la zona ecuatorial conduce a la formación de catarata secundaria que es más agresiva en los niños.

Una opción para mantener el eje visual libre, luego de la extracción de la catarata, es la CCCP descripta por Gimbel. Esta maniobra es muy difícil técnicamente y su realización puede fallar en algún caso, aún en manos expertas **(Figura 2)**. Otra opción puede ser una capsulotomía posterior primaria con vitréctomo.

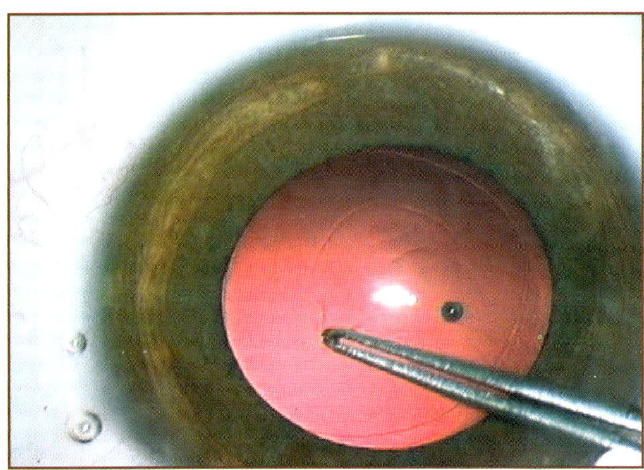

Figura 2.

La opacificación de hialoides subyacente es capaz de originar una catarata tercia por lo que está indicado en este caso quitar la cápsula posterior en el área central y eliminar la hialoides y una porción del vítreo anterior, esto se realiza perfectamente bajo material viscoelástico con un vitréctomo sin infusión.

Muchos cirujanos practican rutinariamente una vitrectomía anterior junto con la CCCP. Sin embargo Gimbel y De Broff reportaron que la captura de la óptica en la rexis posterior, por encima de 3 años, mantiene el eje visual claro, eliminando la necesidad de VA.

En contraste, Vasavada y Desai en un estudio y Vasavada en otro encontraron, trabajando con chicos menores de 5 años y entre 5 y 12 años respectivamente, que la captura óptica sin VA no siempre asegura un eje visual libre por lo que es preferible la realización de ambos procedimientos simultáneamente.

Cálculo del LIO

La queratometría y el largo axial son las dos variables a considerar para el cálculo del LIO.

Al nacimiento la córnea tiene una curvatura de 50 D y experimenta un aplanamiento rápido en los 6 primeros meses, por lo que en niños menores de un año es conveniente emplear una K promedio de 44 D.

En cuanto a los cambios en el largo axial, Sampaolesi sostiene que un ojo normal aumenta desde el nacimiento, 2.4 mm hasta el año, 3.1 mm hasta los dos años y 3.5 mm hasta los 3 años. A partir de ese momento y hasta los 7 años solo 0.8 mm. El cambio del largo axial en ojos normales fáquicos, es de 3,5 mm en los primeros 3 años de vida, mientras que solo 0.8 mm en los cuatro años posteriores **(Tabla 1)**.

Tabla 1. Correlación entre edad, largo (en ojos normales) y el poder del LIO para alcanzar la emetropía *(Basado en la Tabla del Prof. Dr. R. Sampaolesi)*

Edad en meses	Largo axial mm	Poder del LIO		
		SRKT	Holladay	Haigis
1	18.7	38.0	39.0	43.0
12	21.1	28.0	28.5	30.5
24	21.8	25.5	26.0	27.5
36	22.2	24.0	24.5	26.0
48	22.5	23.0	23.5	24.5
60	22.7	22.5	22.5	24.0
72	22.9	22.0	22.0	23.0
84	23.0	21.5	21.5	22.5

Es conveniente considerar que existen varios métodos para elegir el poder del lente a colocar en las cataratas pediátricas. Por ejemplo el criterio del protocolo FAV-HOPE es proceder con la hipocorrección al momento de la cirugía, es decir provocar una hipermetropía artificial que variará de acuerdo a la edad del niño, desde +7D a los 6 meses, +4D al año, +2D a los 2 años y +1D a los 3 años, que será corregida con anteojos o lentes de contacto, además de la corrección para visión cercana.

Esta ametropía tenderá a compensarse a medida que el ojo continúe creciendo en longitud.

Según Buckley, citado por Mc Clatchey, si se deja a un niño de 3 años pseudofáquico con una hipermetropía de +2 D, será miope de -4 D a los 20 años. Si el ojo a los 3 años tiene 21.3 mm y en el adulto normal es de 23.6 mm, el cambio habrá sido de 2.3 mm, lo que equivale a aproximadamente 6 D de miopización.

Otro método es hacer los ojos emétropes desde el momento de la cirugía e ir corrigiendo con anteojos o lentes de contacto negativos la ametropía que progresa junto con el crecimiento del largo axial. Una vez que el crecimiento del ojo se completa, se puede proceder a cambiar el LIO o bien colocar otro delante del primario, contemplando el cambio refractivo y utilizando para ello la técnica de piggyback.

Según Dahan, en ojos pseudofáquicos, el largo axial aumenta 3.59 mm (+/- 1.8 SD) hasta el año y medio, 0,75 +/- 0.85 mm entre el año y medio y los 3 años y 0.76 +/- 0.69 mm entre los 3 y los 8 años.

Implante del LIO

El procedimiento de elección de los autores es el implante primario en la bolsa capsular. Esto permite el perfecto centrado de la lente y minimiza las reacciones inflamatorias.

Puede colocarse el LIO en el saco capsular, de 3 piezas o de una pieza combinado con anillo de tensión capsular **(Figura 3)**.

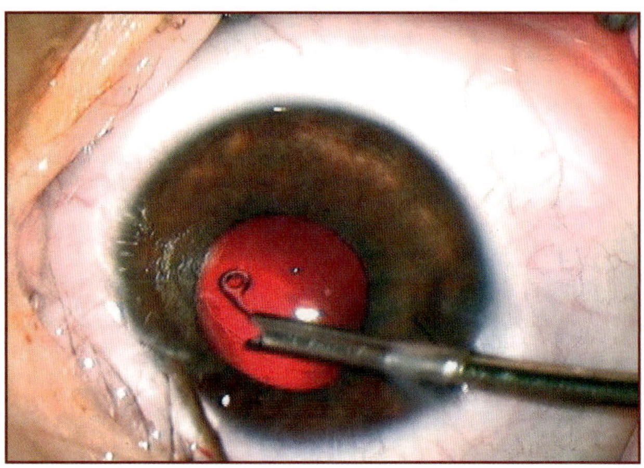

Figura 3.

El problema futuro será si las perlas de Elschnig migran por detrás del lente y se ubican frente a la CCCP con la consiguiente opacificación del eje visual.

Una solución a este inconveniente lo brinda la técnica de Gimbel de colocar el LIO con las hápticas en la bolsa y la óptica capturada detrás de la CCCP de 4 a 4,5 mm de diámetro, con la que si las perlas migran, inevitablemente caerán por delante de la óptica sin ocupar el eje visual.

Con el LIO en la bolsa capsular se reducen las posibilidades de contacto con tejidos vasculares y la consiguiente inducción a la inflamación crónica postoperatoria.

El colocar el lente intraocular primario en los niños pequeños permite introducirlo en la bolsa capsular, con menor inflamación y corregir gran parte de la ametropía, con lo que las ayudas ópticas serán de menor aumento y más fáciles de manejar.

LIO Multifocal

Como el crecimiento del largo axil es marcado desde el nacimiento hasta los tres años y a partir de entonces crece menos de 1mm, el tratamiento de la catarata en los niños, tendrá variantes según sea por encima o debajo de los 3 años **(Figura 4)**.

La única manera de que una LIO adecue su poder al crecimiento del ojo dentro de ciertos límites es que ésta sea **multifocal** (lente de foco ajustable)

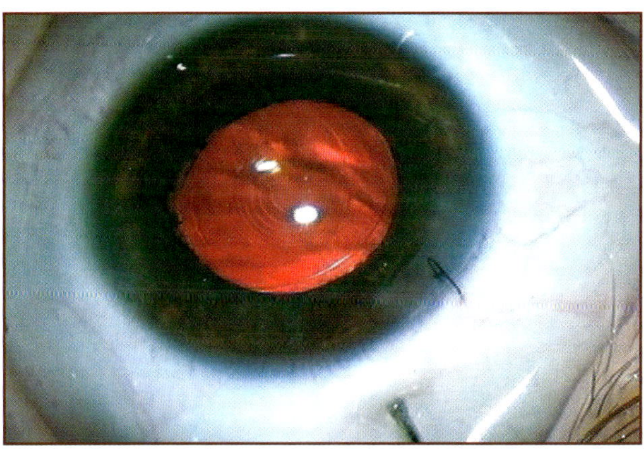

Figura 4.

El lente multifocal conceptualmente tiene 3 focos a saber:

1) Lejos plano periférico
2) Intermedio +2 D
3) Cercano +4 D central

El cerebro buscará y seleccionará el sector de la lente con la que pueda enfocar correctamente.

A los 3 años, elegirá la parte central que se adecuará al largo axial del ojo en visión lejana. Entre los 4 o 5 años el ojo preferirá la zona de mirada intermedia para lejos, según el crecimiento del largo axil la zona central del lente quedará con un foco miópico de -2 D, lo que será usado por el cerebro para visión intermedia.

Entre los 5 y 8 años, el continuo crecimiento del largo axil hará que la lente intraocular multifocal cumpla la exacta función para la que fuera diseñada.

El cerebro elegirá la parte externa para la visión lejana, la intermedia miope de -2 D para la visión intermedia y la central, miope -4 D para la lectura.

Por ejemplo: Si la ecometría a los 3 años nos indica una LIO de +25D deberá colocarse un valor en la lente de +21D, ya que la parte central tendrá un valor de +25D.

Los crecimientos de largo axil que se produzcan a partir de ese momento inducirán cambios refractivos en general pequeños, pero difíciles de predecir en lo individual, dado que es imposible saber si un ojo determinado será miope en la vida adulta. Sin embargo, aunque el paciente debiera usar anteojos para visión lejana, su ojo mantendrá la pseudoacomodación debido a los diferentes focos del LIO multifocal.

La Tabla de Sampaolesi realizada sobre ojos normales (Tabla 1), es muy importante porque sirve como patrón para saber si el largo axil del ojo es el normal para la edad en el momento de la cirugía.

Pese a todos los pasos realizados y aun a la utilización de triamcinolona a fin de evitar la opacificación del eje visual, esta puede ocurrir **(Figura 5)**.

En esta situación debe realizarse una membranectomía posterior con quistótomo y completarla con vitrectomo, sea por vía anterior o por pars plana **(Figura 6)**.

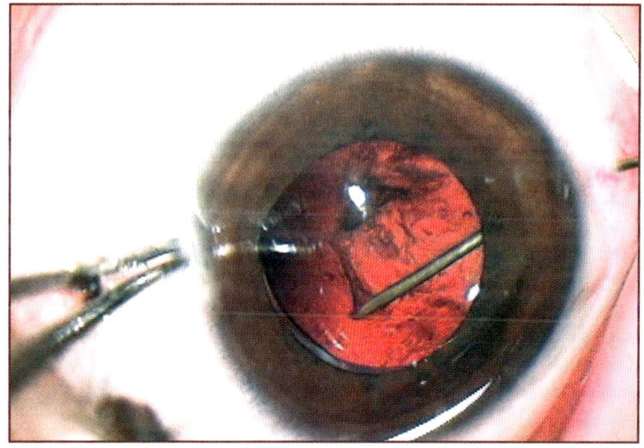

Figura 5.

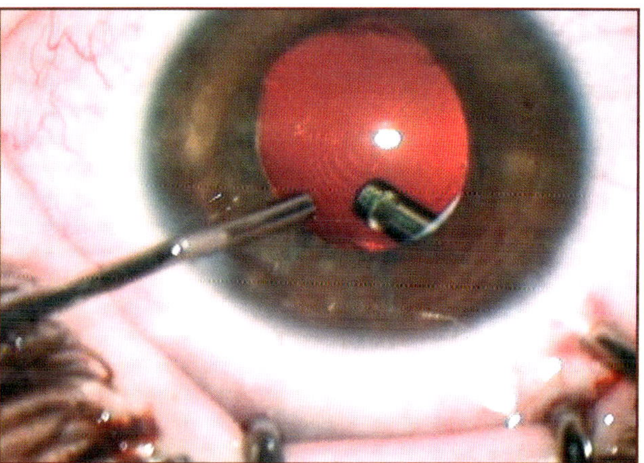

Figura 6.

LIO Multifocal Cataratas Unilaterales

En las cataratas traumáticas unilaterales frecuentes en los niños, la posibilidad de colocar una LIO multifocal, evita la presbicia unilateral, mejora la fusión y la estereopsis.

Sistema "Apolo"

En el año 2005 se presentó en el congreso Panamericano de Oftalmología la idea de realizar la implantación de un par de lentes intraoculares por debajo de los 3 años, donde el crecimiento del largo axial es muy rápido, con mayor indicación debajo de los 18 meses. La idea es, como en las naves espaciales, acoplar 2 partes, temporariamente, para cumplir un objetivo.

El LIO posterior podrá ser monofocal o multifocal con un poder en visión lejana acorde al promedio de poder en el adulto emétrope, por ejemplo +21D.

El LIO anterior será un monofocal para emetropizar el ojo desde el momento de la cirugía, con un poder que variará de acuerdo a la edad. Así, por ejemplo, será de +15 D en los primeros 6 meses y +10 D hasta el año.

Otra posibilidad utilizada por los autores fué poner detrás una LIO y delante una ICL, para formar un piggi bag, ya que al terminar el crecimiento del ojo, el ICL es muy facil de explantar.

Esta dupla cumplirá la función de enfocar el ojo adecuadamente durante su crecimiento, usando las tres posibilidades de foco que se describieron en el caso del multifocal.

Cuando el ojo llegue a los 22 mm, lo que ocurre aproximadamente a los 36 meses, eligiendo el mejor momento, será posible por rotación, cortando las hápticas o por cualquier otro método, retirar el LIO anterior o la ICL.

Como hace la nave Apolo, una vez terminado el motivo del acoplamiento, la parte temporaria se desprenderá de la definitiva y entonces el LIO posterior mono o multifocal comenzará a cumplir la función de adaptación correspondiente.

Conclusión

El tratamiento de una catarata pediátrica debe incluir tres aspectos:

- La extirpación quirúrgica.
- La corrección óptica.
- La profilaxis o el tratamiento de la ambliopía.

La facoemulsificación o aspiración con CCCA e implante del LIO en la bolsa permite una rápida recuperación, minimizando las reacciones inflamatorias. Además usando lentes plegables es posible realizar incisiones pequeñas.

De manera que esta técnica, ideal para el adulto, puede aplicarse parcialmente al niño y la principal diferencia radica en que en este último siempre debe realizarse una capsulotomía posterior primaria, manual o mecánica, acompañada en la mayoría de los casos de una hialoidectomía y una VA.

Comentarios

Facilitaría la cirugía en niños que los LIO sean estos, de una pieza inyectable o de acrílico con hápticas de PMMA, tuvieran un diámetro de la óptica de 5.5mm.

Cualquiera de estos lentes podrá ser usado como único por encima de los 3 años o como lente posterior en el sistema Apolo, por debajo de esa edad.

La facofagia con vitréctomo por pars plana, con o sin conservación de la cápsula posterior, es una técnica inusual para el cirujano de segmento anterior, por lo que se tiende a utilizarla para los casos en los que el procedimiento principal es la cirugía vitreorretinal.

Por otra parte, por vía anterior, en caso de permanecer una banda vítrea en la herida, es factible verla con la utilización de triamcinolona y solucionar la complicación, procurando disminuir la incidencia de desprendimiento de retina y edema macular.

Básicamente el concepto de la cirugía de catarata en niños es que el abordaje anterior y los pasos de la facoemulsificación permiten colocar con seguridad el LIO en el saco capsular desde el primer momento.

Esta ubicación de la LIO dentro del saco capsular, minimiza la reacción inflamatoria, a la vez que provee de una corrección óptica de aproximadamente el 60% de la requerida para corregir la ametropía del pequeño paciente. Esto facilita la rehabilitación visual del niño ya que la ayuda óptica será la tercera parte de la necesaria en un ojo simplemente afáquico.

La utilización del multifocal por encima de los 3 años nos permite mantener el foco durante el crecimiento del ojo. El posible desarrollo del sistema Apolo ayudará a transformar la cirugía del niño menor de 3 años en una corrección refractiva dinámica con posibilidad de reajuste.

Bibliografía

Ainsworth, J. R. [et al.]. Pediatric cataract management with variations in surgical technique and aphakic optical correction. Ophthalmology 104 (1997): 1096-101.

Alemán, E.; Barraquer, R. I. Cataratas congénitas: resultados postoperatorios de la extracción con implante de lente intraocular de cámara posterior. An. Inst. Barraquer 27 (1998):455-458.

Amaya, L. [et al.]. The morphology and natural history of childhood cataracts. Surv. Ophthalmol. 48 (2003): 125-144.

Argento, C. [et al.]. Nuestra experiencia en lentes intraoculares en niños. Arch. Oftalmol. B. Aires 68 (1993): 129-133.

Artigas, E. Cataratas congénitas: formas clínicas y tratamiento. Buenos Aires: Editorial Oftalmológica Argentina, 1990.

Berman, M. [et al.]. Pseudoafaquia en niños. Arch. Oftalmol. B. Aires 69 (1994): 226-230.

Buckley, E. G. [et al.]. Management of the posterior capsule during pediatric intraocular lens implantation. Am. J. Ophthalmol. 115 (1993): 722-728.

Cassidy, L. [et al.]. Outcome of lens aspiration and intraocular lens implantation in children aged 5 years and under. Br. J. Ophthalmol. 85 (2001): 540-2.

Chia, W. L.; Martin, F. Childhood cataracts. Clin. Experiment. Ophthalmol. 29 (2001): 75-80.

Cotlier, E. ; Lambert, S.; Taylor, D. Congenital cataracts. Austin: R. G. Landes, 1994. (Medical intelligence unit).

Ellis, F. J. Management of pediatric cataract and lens opacities. Curr. Opin. Ophthalmol. 13 (2002): 33-7.

Fallaha, N.; Lambert, S. R. Pediatric cataracts. Ophthalmol. Clin. North. Am. 14 (2001): 479-92.

Gimbel, H. V.; DeBroff, B. M. Posterior capsulorhexis with optic capture: maintaining a clear visual axis after pediatric cataract surgery. J. Cataract Refract. Surg. 20 (1994): 658-664.

Gimbel, H. V. [et al.]. Results of bilateral cataract extraction with posterior chamber intraocular lens implantation in children. Ophthalmology 104 (1997): 1737-43.

González Viejo, I. Cataratas congénitas y adquiridas infantiles en nuestro medio. Arch. Soc. Esp. Oftalmol. 74 (1999): 627-630.

Harto, M. A. Tratamiento quirúrgico de las cataratas congénitas: estudio retrospectivo. Arch. Soc. Esp. Oftalmol. 72 (1997): 607-612.

Hiatt, R. L. Rehabilitation of children with cataracts. Trans. Am. Ophthalmol. Soc. 96 (1998): 475-517.

Hiles, D. A. Visual rehabilitation of aphakic children. III. Intraocular lenses. Surv. Ophthalmol. 34 (1990): 371-9.

Jacobi, P. C. [et al.]. Multifocal intraocular lens implantation in pediatric cataract surgery. Ophthalmology 108 (2001): 1375-80.

Jacobi PC, Dietlein TS, Lueke C, Jacobi FK. Multifocal Intraocular Lens Implantation in Prepresbyopic Patients with Unilateral Cataract. Ophthalmology 2002; 109(4): 680-686.

Jacobi PC, Dietlein TS, Lueke C, Jacobi FK. Multifocal Intraocular Lens Implantation in Patients with Traumatic Cataract. Ophthalmology 2003; 110(3): 531-538.

Katina, J. H. [et al.]. Tratamento cirúrgico da catarata pediátrica. Arq. Bras. Oftalmol. 65 (2002): 193.

Koch, D. D.; Kohnen, T. Retrospective comparison of techniques to prevent secondary cataract formation after posterior chamber intraocular lens implantation in infants and children. J. Cataract Refract. Surg. 23 (1997): 657-663.

Lloyd, I. C. Intraocular lens implantation in infants. Clin. Experiment. Ophthalmol. 28 (2000): 338-40.

Lundvall, A. [et al.]. Intraocular lens designed for the newborn infant eye. J. Cataract Refract. Surg. 27 (6): 928-33.

Maldonado-Junyent, A. Sossa, D. Implante de Lente Intraocular Multifocal en un paciente joven con Catarata Traumática Unilateral. Comunicación personal. (2013)

McClatchey, S. K. Intraocular lens calculator for childhood cataract. J. Cataract Refract. Surg. 24 (1998): 1125-9.

Menezo, J. L. Cataratas congénitas y lentes intraoculares. Resultados tardíos. Arch. Soc. Esp. Oftalmol. 58 (1990): 503-508.

Mullner-Eidenbock, A. [et al.]. Morphological and functional results of AcrySof intraocular lens implantation in children: prospective randomized study of age-related surgical management. J. Cataract Refract. Surg. 29 (2003): 285-93.

Pandey, S. K. [et al.]. Pediatric cataract surgery and intraocular lens implantation: current techniques, complications, and management. Int. Ophthalmol. Clin. 41 (2001): 175-96.

Parks, M. M. Posterior lens capsulectomy during primary cataract surgery in children. Ophtalmology 90 (1983): 344-345.

Peterseim, M. W. [et al.]. Bilateral intraocular lens implantation in the pediatric population. Ophthalmology 107 (2000): 1261-6.

Plager, D. A. [et al.]. Complications in the first year following cataract surgery with and without IOL in infants and older children. J. AAPOS. 6 (2002): 9-14.

Sampaolesi, R. Glaucoma. 2ª. ed. Buenos Aires: Panamericana, 1991, p. 695.

Sewelam, A. Four-point fixation of posterior chamber intraocular lenses in children with unilateral aphakia. J. Cataract Refract. Surg. 29 (2003): 294-300.

Taylor, D. [et al.]. Should we aggressively treat unilateral congenital cataracts? Br. J. Ophthalmol. 85 (2001): 1120-1126.

Tromans, C. [et al.]. Accuracy of intraocular lens power calculation in paediatric cataract surgery. Br. J. Ophthalmol. 85 (2001): 939-41.

Urrets Zavalía, E. A. [et al.]. Corrección de la afaquia en los niños mediante lente intraocular de cámara posterior. Arch. Oftalmol. B. Aires 69 (1994): 219-225.

Vanathi, M. [et al.]. Case series of 12 children with progressive axial myopia following unilateral cataract extraction. J. AAPOS. 6 (2002): 228-32.

Vasavada, A. R.; Desai, J. Primary posterior capsulorhexis with and without anterior vitrectomy in congenital cataracts. J. Cataract Refract. Surg. 23 (1997): 645-651.

Vasavada, A. R.; Trivedi, R. H. Role of optic capture in congenital cataract and intraocular lens surgery in children. J. Cataract Refract. Surg. 26 (2000): 824-831.

Vasavada, A. R.; Trivedi, R. H. Necessity of vitrectomy when optic capture is performed in children older than 5 years. J. Cataract Refract. Surg. 27 (2001): 1185-193.

Vasavada, A. R. [et al.]. Randomized, clinical trial of multiquadrant hydrodissection in pediatric cataract surgery. Am. J. Ophthalmol. 135 (2003): 84-8.

Ventura, M. [et al.]. Facoemulsificação/aspiração e implante primário de lente intra-ocular dobrável de acrílico em 28 olhos com catarata infantil. Rev. Bras. Oftalmol. 60 (2001): 33-39.

Watts, P. [et al.]. Complications in infants undergoing surgery for congenital cataract in the first 12 weeks of life: is early surgery better? J. AAPOS. 7 (2003): 81-5.

Weakley, D. R. [et al.]. The association between myopic shift and visual acuity outcome in pediatric aphakia. J. AAPOS. 7 (2003): 86-90.

Wilson, M. E. Management of aphakia in childhood. Focal Points 17, nº 1 (1999): 1-16.

Wilson, M. E.; Pandey, S. K.; Thakur, J. Paediatric cataract blindness in the developing world: surgical techniques and intraocular lenses in the new millennium. Br. J. Ophthalmol. 87 (2003): 14-9.

Wilson, M. E. The challenge of pediatric cataract surgery. J. AAPOS. 5 (2001): 265-6.

84

Catarata y Uveítis

Prof. Dr. Arturo Maldonado-Bas,
Prof. Dra. Ana G. Maldonado-Junyent

La uveítis por definición es la inflamación del tracto uveal, que se encuentra conformado por el iris, el cuerpo ciliar y la coroides.[1]

Estas inflamaciones pueden ser de origen infeccioso:

- Toxoplasmosis.
- Candidiasis.
- Tuberculosis.
- Herpes simple I.
- Citomegalovirus, etc.

O no infecciosas y relacionadas a trastornos inmunológicos como:[2]

- Artritis reumatoidea juvenil.
- Espondilitis anquilosante.
- Psoriasis.
- Poliarteritis nodosa, etc.

Pueden asimismo ser de causa desconocida

- Enfermedad de Voght-Koyanagi-Harada.
- Iridociclitis heterocrómica de Fuchs
- Coroidopatía de Birdshot.
- O pueden estar relacionadas a traumatismos (cuerpos extraños intraoculares), a cirugías complicadas, o a otras enfermedades oculares (queratitis, escleritis).

Existen muchas formas de clasificar a las uveítis y varían éstas según los criterios usados para ello. Se puede utilizar como criterio el origen de las mismas, la forma clínica de presentación, o teniendo en cuenta la anatomía. Si se habló que el tracto uveal se encuentra formado por el iris, el cuerpo ciliar y la coroides, se puede entonces clasificarlas en anteriores, intermedias, posteriores y panuveítis.

Es importante para el cirujano de catarata conocer la actitud que debe tener frente a esta patología.

No es la intención de este capítulo describir el tratamiento específico para cada una de las causas de uveítis, sino tratar de formar un criterio en lo que refiere a la conducta médica que se debe tener cuando nos enfrentamos a un paciente con catarata asociada a uveítis.

Es posible que la catarata sea consecuencia de los episodios inflamatorios o corolario del tratamiento prolongado con esteroides.[3]

Es evidente que cuando nos enfrentamos a un paciente con catarata y uveítis el principal objetivo es identificar la causa de la inflamación, realizar su tratamiento específico y después realizar la cirugía de catarata. Si bien esta situación es la ideal, muchas veces no se pueden identificar las causas (uveítis de etiología desconocida) en cuyo caso la conducta adecuada será inactivar la inflamación y luego realizar al cirugía de catarata.

Es aconsejable en todos los casos, tanto en los que se ha determinado la causa como en los que no se ha logrado, que la cirugía de catarata se realice pasado un **período mayor a los cuatro meses** de haber logrado la inactivación de la inflamación. Este es un concepto importante que el cirujano debe tener muy presente, ya que las consecuencias de una cirugía mal programada y sin respetar los tiempos necesarios, pueden ser negativas para la rehabilitación visual del paciente.

Las situaciones quirúrgicas a las que se enfrentará el cirujano son tan variadas como lo son las causas de estas inflamaciones.

Es posible que el paciente en el momento del diagnóstico o en el transcurso de la uveítis presente glaucoma asociado.[4]

Teniendo en cuenta el lugar de dificultad de filtración, el glaucoma puede ser *pretrabecular, trabecular o post trabecular*.

Cuando es:
Pretrabecular se debe a:

- Bloqueo pupilar
- Sinequias anteriores periféricas
- Asociación al uso de fármacos (cortisónico)
- Obstrucción de la malla trabecular (células, proteínas)
- Neovasos, etc.

Trabecular:

- Trabeculitis
- Degeneración trabecular por inflamación crónica, etc.

Postrabecular:

- Aumento de la presión venosa epiescleral.

Habrá que dilucidar como primera medida si el glaucoma es preexistente a la inflamación o consecuencia de la misma para determinar si es pasible o no de tratamiento médico o quirúrgico.

En caso de no lograr el control de la presión ocular con medicamentos, habrá que realizar cirugía, sea esta esclerectomía no penetrante, trabeculectomía (asociada a antimetabolitos intraoperatorios para aumentar el índice de éxito) o implante de dispositivos de drenaje,[5] previo a la extracción de la catarata o en combinación con ella.

Si la causa del aumento de la presión es por bloqueo pupilar, es posible que con la extracción de las membranas ciclíticas durante la cirugía de catarata se logre regular la presión intraocular, aún así, debe asociarse siempre una iridectomía periférica.

En aquellos pacientes en los que se ha podido determinar y tratar la causa de la inflamación, o inactivarla por el período de cuatro meses, se programará entonces la cirugía de catarata.

Consideraciones Prequirúrgicas

Es aconsejable realizar 24 horas antes de la intervención tratamiento con antiinflamatorios esteroideos (metilprednisona 1 mgr / Kg / día) por vía general y en forma tópica con colirios potentes administrados cada seis horas. Se puede utilizar la asociación de antiinflamatorios no esteroideos por vía general o local.

En la evaluación del paciente es importante determinar todos los factores que pueden complicar la cirugía. Si el paciente ha tenido uveítis que se logró controlar sin presentar complicaciones (membranas ciclíticas, sinequias anteriores) se procederá a la cirugía con una técnica habitual, que deberá ser lo más reglada posible para evitar con manipulaciones intraoperatorias innecesarias o poco delicadas reactivar la inflamación.

Consideraciones Intraquirúrgicas

Todas las maniobras en la cámara anterior deben ser realizadas bajo sustancia viscoelástica para evitar lesionar el endotelio (que es más susceptible en pacientes con uveítis) y prevenir la descompensación de la córnea.

En caso que existan membranas ciclíticas en la pupila, éstas se removerán utilizando una pinza tipo Utrata.

Las sinequias posteriores se pueden liberar utilizando ganchos (tipo Lester). Si ello no es posible con esta maniobra, se puede recurrir a la inyección retroiridiana de viscoelástico y separando el iris de la cápsula cristaliniana, se cortan las sinequias con una tijera (tipo Vannas).

Si la pupila permanece miótica, se puede realizar una dilatación mecánica de la misma estirando el esfínter pupilar mediante dos ganchos de Lester ejerciendo una tracción en direcciones opuestas. Se debe tener en cuenta que por haber perdido su tono el iris (debido a microrupturas del esfínter) puede complicar los pasos posteriores en la facoemulsificación por ser un iris fláccido. Este inconveniente se puede evitar utilizando ganchos de iris colocados a través de cuatro paracentesis.

En cuanto a la rexis capsular, hay que evaluar la visibilidad de la cápsula antes de comenzarla. En caso de ser necesario se puede colocar azul tripán para teñirla y facilitar la maniobra. La apertura de la cápsula es conveniente iniciarla con un quistótomo y completarla con una pinza de Utrata para evitar desgarros que compliquen los pasos posteriores.

La facoemulsificación se realiza en forma habitual, aunque usualmente este tipo de cataratas son blandas por lo que se pueden aspirar sin el uso o con un mínimo de ultrasonido.

En aquellas uveítis con compromiso del vítreo es aconsejable realizar vitrectomía6, ya que es sabido que en él se encuentran complejos antígeno-anticuerpo que deben ser removidos para disminuir la tasa de recidivas.

La vitrectomía se puede realizar a través de una rexis circular continua posterior (mas adecuada por soportar maniobras de estiramiento sin que se produzcan desgarros), o a través de una realizada con el mismo vitréctomo. En caso de no ser posible realizar ninguna de estas opciones, se procede a la vitrectomía vía pars plana. Cualquiera sea el caso, terminada la vitrectomía se debe colocar triamcinolona intravítrea.

Un nuevo avance en el tratamiento de las uveítis no infecciosas, es la colocación del dispositivo de liberación lenta de Dexametasona 0.7 mg (Ozurdex®),[7] durante o después de la cirugía.

Con el avance de las técnicas quirúrgicas y de los equipamientos oftalmológicos hay algunos criterios que han cambiado con respecto a la colocación de la lente intraocular.[8]

Es sabido que la lente intraocular en un paciente con uveítis **siempre se debe colocar en el saco capsular** para evitar su contacto con tejidos inmunológicamente activos. No consideramos que exista alguna contraindicación absoluta para el implante de la lente, auque si una contraindicación relativa en aquellos pacientes que presentan síndrome de Voght-Koyanagi-Harada, enfermedad de Behcet, oftalmía simpática o sarcoidosis.

Caso Quirúrgico

Se presenta la técnica quirúrgica de catarata realizada en un paciente con uveítis a causa de espondilitis anquilosante.

1. Paracentesis para mano izquierda e incisión corneal para facoemulsificación.
2. Cuatro paracentesis para colocación de ganchos de iris **(Figura 1)**.
3. Sinequiolisis con ganchos **(Figura 2)**.
4. Llenado de cámara anterior con viscoelásico, remoción de membrana ciclítica con pinza de Utrata **(Figura 3)**.
5. Inyección de aire en cámara anterior.
6. Inyección de azul tripán **(Figura 4)**.
7. Colocación de viscoelástico, removiendo el azul tripán.
8. Capsulorexis circular continua, iniciada con quistótomo y completada con pinza de Utrata **(Figura 5)**.
9. Facoemulsificación-aspiración **(Figura 6)**.
10. Capsulorexis posterior continua **(Figura 7)**.
11. Vitrectomía amplia **(Figura 8)**.
12. Implante de lente intraocular en saco capsular **(Figura 9)**.
13. Inyección de triamcinolona intravítrea. 0,15cc.
14. Cierre de herida quirúrgica con puntos separados de nylon 9/0 **(Figura 10)**.

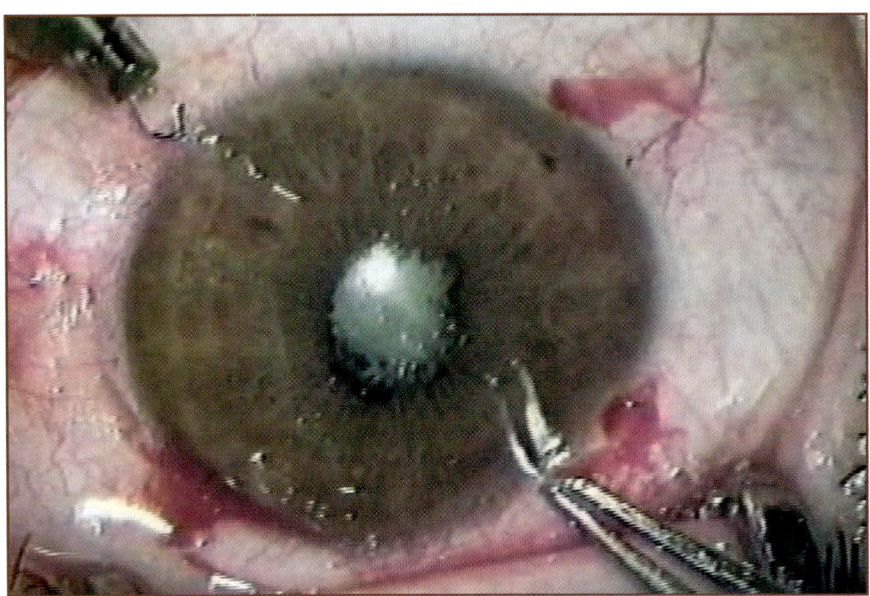

Figura 1. Cuatro paracentesis para ganchos de iris.

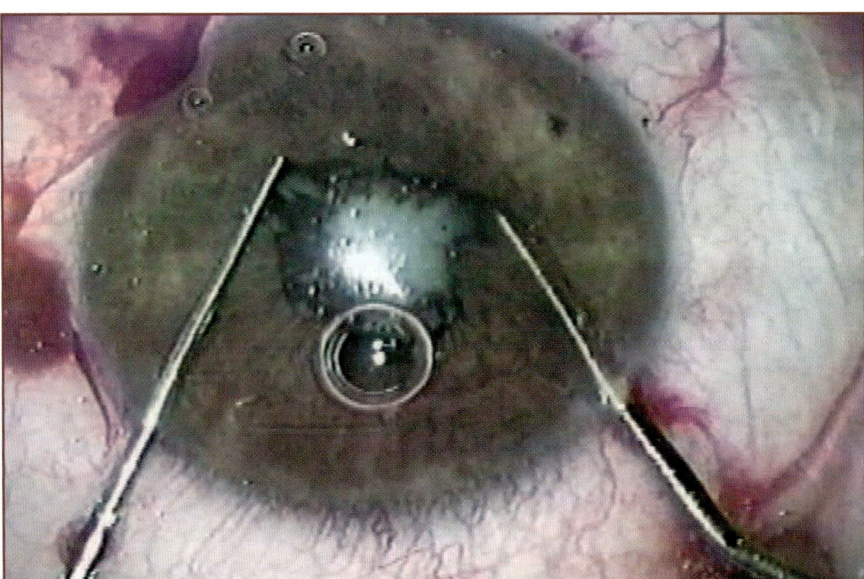

Figura 2. Sinequiolisis.

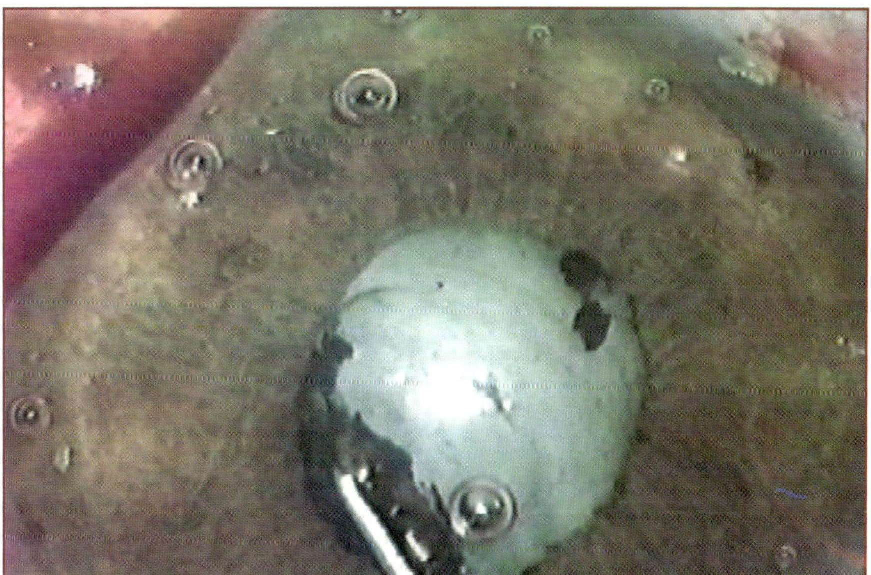

Figura 3. Remoción de membrana ciclítica.

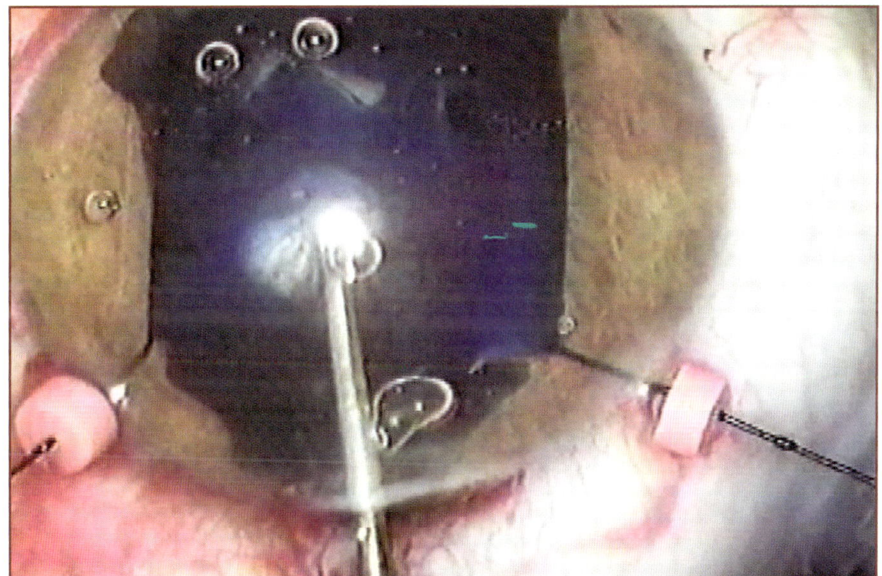

Figura 4. Colocación de azul tripán en cámara anterior.

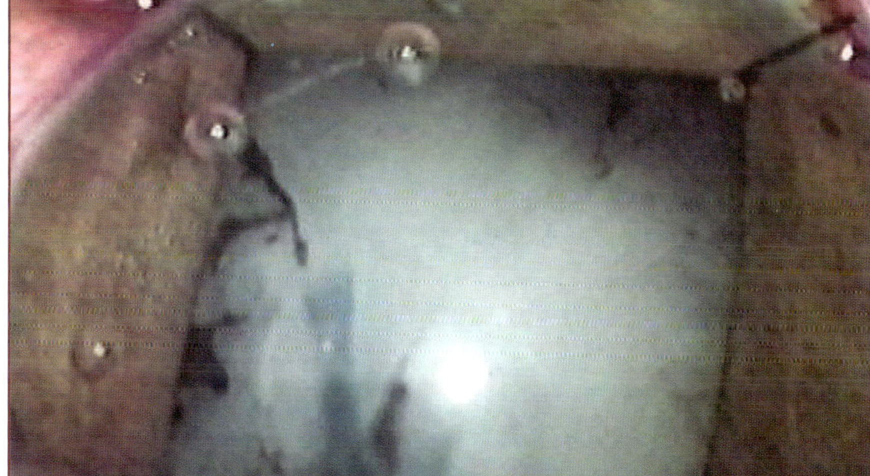

Figura 5. Capsulorrexis anterior completa.

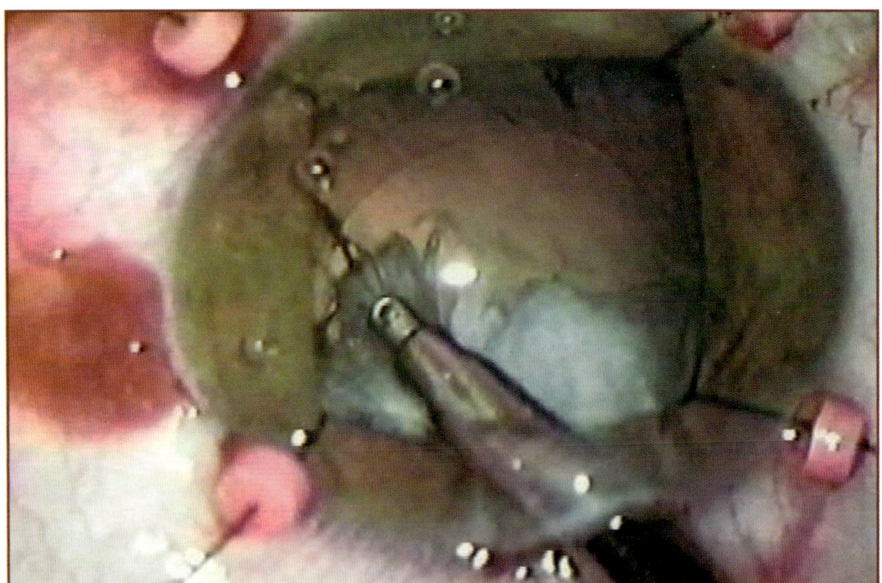

Figura 6. Facoaspiración.

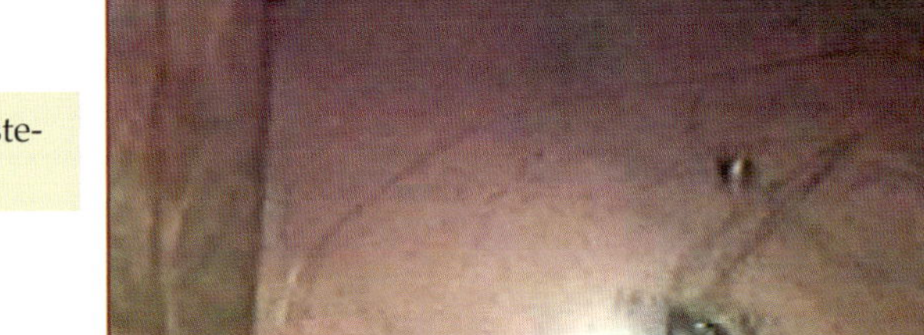

Figura 7. Capsulorrexis posterior circular continua.

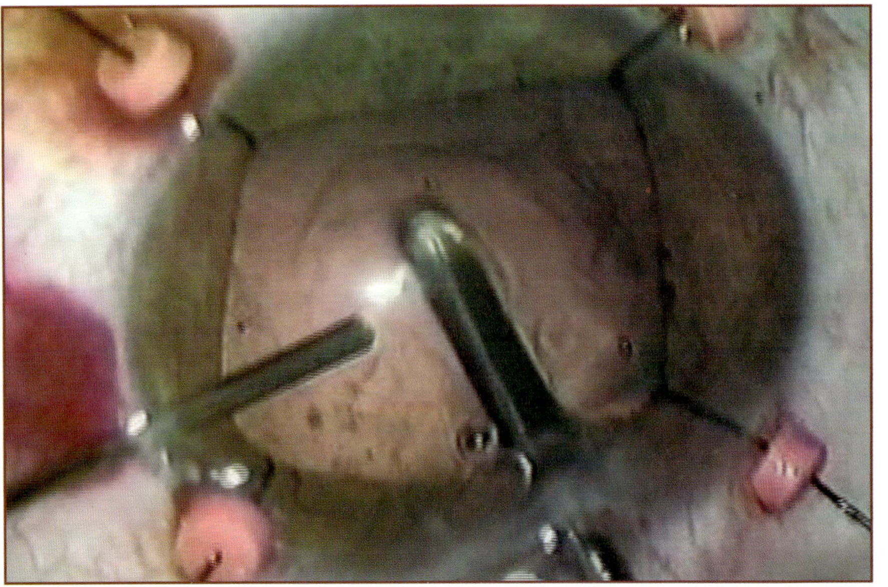

Figura 8. Vitrectomía a través de la rexis posterior.

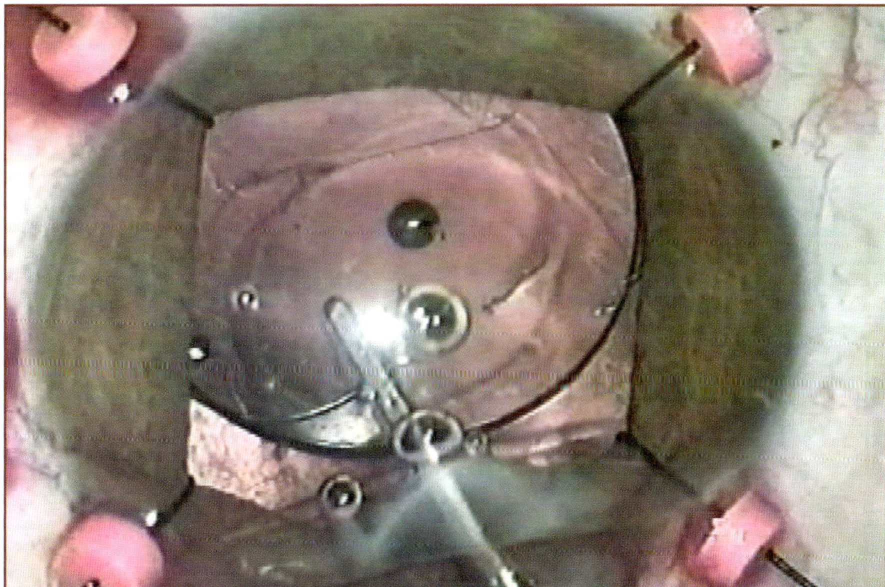

Figura 9. Implante de lente intraocular en saco capsular.

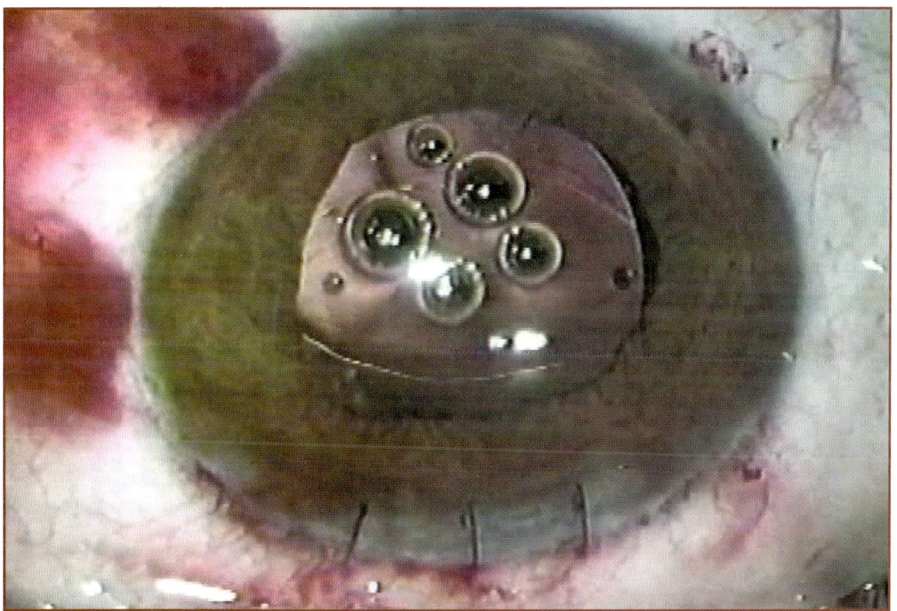

Figura 10. Vista final de la cirugía.

Consideraciones Posquirúrgicas

La instilación de colirios antibióticos debe ser realizada como en cualquier intervención intraocular. La administración de corticoides por vía oral con la misma dosis utilizada en el preoperatorio debe continuar por el tiempo que sea necesario, disminuyendo la dosis gradualmente de acuerdo a la evolución del paciente. En algunas uveítis crónicas, los esteroides por vía general aunque en pequeñas dosis deben continuarse siempre.

Los corticoides en forma tópica deben ser administrados cada 2 horas en el postoperatorio temprano y es conveniente la reducción de la dosis según la evolución del paciente, teniendo en cuenta que deben administrarse por un período no menor a sesenta días. Es sin embargo necesario controlar la presión intraocular en cada consulta postoperatoria.

En cuanto a la administración de antiinflamatorios no esteroideos es conveniente continuarlos por un período no menor a tres-cuatro meses del posoperatorio.

Bibliografía

1. Couto C, Maldacena J, y col. Uvea. Consejo Argentino de Oftalmología. 2003:25-28; 315-322.
2. Monnet D, Breban M, et al. Ophthalmic findings and frecuency of extraocular manifestations in patients with HLA-B27 uveitis: A study of 175 cases. Ophthalmology. 2004; 111:802-809.
3. Foster CSA, Barrett F. Cataract development and cataract surgery in patients with juvenile rheumatoid arthritis-associated iridociclytis. Ophthalmology. 1993; 100:809-817.
4. Panek WC, Holland GN, et al. Glaucoma in patients with uveitis. Br J Ophthalmol. 1990; 74:223-227.
5. Molteno ACB, Sayawat H. Otago glaucoma surgery outcomes study: Long term results of uveitis with secondary glaucoma drained by Molteno implants. Ophthalmology. 2001; 108:605-613.
6. Foster RE, Lowder CY, et al. Combined extracapsular cataract extraction, posterior chamber intraocular lens implantation, and pars plana vitrectomy. Ophthalmic Surg.1993;24:446-452.
7. Jane S Myung, Grant D Aaker, and Szilárd Kiss. Treatment of noninfectious posterior uveitis with dexamethasone intravitreal implant. Clin Ophthalmol. 2010; 4: 1423–1426.
8. Saaeha R, Panagiota S, et al. Evaluation of foldable intraocular lenses in patients with uveitis. Ophthalmology. 2000;107:909-919.

Decisiones en la Cirugía de Glaucoma y Catarata

Dr. Arturo Maldonado- Junyent,
Dra. Ana Maldonado-Junyent, PhD,
Dra. María Maldonado-Junyent,
Dr. Arturo Maldonado-Bas, PhD

Introducción

En la actualidad el glaucoma se presenta con gran frecuencia simultáneamente con la catarata. Esto lleva a tener que enfrentar muchas veces estas patologías en forma conjunta.

La comprensión de la fisiopatogenia es imprescindible para determinar el tratamiento y conducta a tomar en cada caso particular. El examen minucioso es clave para determinar la conducta quirúrgica que debe llevarse a cabo en cada paciente, esto constituye un reto a cada profesional.

Examen del Paciente

Como se dijo anteriormente un examen detallado facilitará la toma de decisiones para el tratamiento quirúrgico de estas patologías.

La agudeza visual es un detalle muy importante a la hora de medir la función visual central pero no da información acerca del daño del nervio óptico. También se debe evaluar la función macular por medio de la interferometría laser y la anatomía con Tomografía Óptica de coherencia (OCT).

Se debe revisar minuciosamente el nervio óptico en estos pacientes (si la transparencia de los medios lo permite) para evaluar el estado del mismo, que es información valiosa en el momento de determinar la técnica quirúrgica a llevar a cabo.

En la biomicroscopía se encontrará los detalles para estudiar la fisiopatogenia del glaucoma en cada paciente. También brinda información importante acerca de las estructuras oculares, lo que ayuda para la planificación quirúrgica. Se examina la córnea y sus patologías, la amplitud de la cámara anterior, el iris, la pupila y su grado de dilatación máxima, la presencia de material de pseudoexfoliación o pigmento, el estado de la zónula y el grado de dureza de la catarata.

Es imprescindible conocer la presión intraocular, tanto con la pupila normal como en midriasis, lo que brinda información de las variaciones de la misma, muchas veces relacionado con la anatomía del ángulo iridocorneal.

Los estudios complementarios proveen información que colabora con el médico en la determinación de los pasos a seguir en cada paciente, entre ellos los más importantes son los estudios estructurales y funcionales del nervio óptico.

Con los elementos anteriormente descriptos se determinará la PIO objetivo o target, que es la presión intraocular obtenida con tratamiento que logra detener la progresión del daño del nervio óptico. Esto es clave para plantear las posibles alternativas terapéuticas y quirúrgicas de cada caso.

La biometría es imprescindible para la determinación del adecuado poder de la lente intraocular (LIO).

Toma de Decisiones

Existen varias opciones que llevaran a tomar diferentes decisiones quirúrgicas de acuerdo a las características de cada paciente.

CIRUGIA DE FACOEMULSIFICACION

En algunos ojos en los que existen ambas patologías, glaucoma y catarata, estas pueden ser resueltas con solo la extracción del cristalino.

Estos casos generalmente incluyen a personas con patología en el cristalino y con glaucomas controlados con una o dos drogas y que presentan un daño campimétrico leve.

La experiencia apoyada en la bibliografía, muestra que la reducción de la presión intraocular (PIO) luego de la facoemulsificación solamente es de 3 mmHg promedio en la mayoría de los casos.

Existen situaciones especiales en los que la disminución PIO es mayor como sucede en la pseudoexfoliación capsular, en la cual se aspira el material depositado en la malla trabecular con lo que hay un descenso en la PIO. Esta enfermedad es progresiva por lo que la disminución de la PIO es temporaria, habitualmente con duración cercana al año. Por ello requieren controles post quirúrgicos tempranos ya que presentan picos de presión con mayor frecuencia que otros pacientes y tardíos para diagnosticar aumentos de PIO posteriores.

Los ojos con ángulo estrecho pueden potencialmente desarrollar un glaucoma agudo. En ellos la extracción de la catarata modifica el ángulo iridocorneal abriéndolo, lo que facilita la circulación del humor acuoso hacia el canal de Schlemm. Esto per se previene el cierre angular definitivamente, excepto si hubieran goniosinequias extensas, glaucoma primario, o alguna otra patología asociada.

CIRUGIA COMBINADA

Si el paciente coloca dos o más drogas como tratamiento, sin controlar la PIO adecuadamente y muestra progresión del daño campimétrico y/o estructural del nervio óptico, la técnica que debe realizarse es la cirugía combinada de catarata y glaucoma.

Esta cirugía presenta múltiples variaciones de acuerdo a la experiencia del cirujano, las características del paciente, y la presión objetivo buscada.

Esclerectomía Profunda no Penetrante (EPNP) y Catarata

Los autores prefieren en un alto porcentaje de pacientes la facoemulsificación con EPNP clásica porque se llega a excelentes resultados, tanto en la presión obtenida como en la respuesta inflamatoria del paciente. Esto coincide con mucho de lo anteriormente expuesto por el Dr. Homero G. de Almeida en el capítulo Cirugía Filtrantes No-Penetrantes y Facoemulsificación **(Figuras 1-3)**.

También los autores publicaron una variación de esta técnica, modificada en la que se incluye la realización de una trabeculotomía conjuntamente con la EPNP. En esta experiencia se comparó un grupo operado solo de glaucoma (grupo A – 33 casos) con otro combinado con catarata (grupo B – 28 casos). Las presiones preoperatorias promedio fueron: grupo A 21.30 mmHg y grupo B 22.29mmHg, a los dos años de segui-

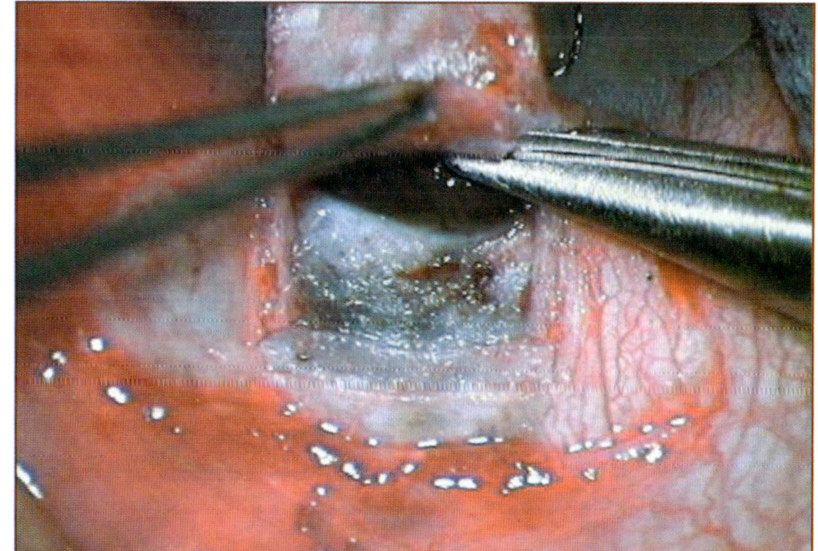

Figura 1. Resección del colgajo escleral profundo.

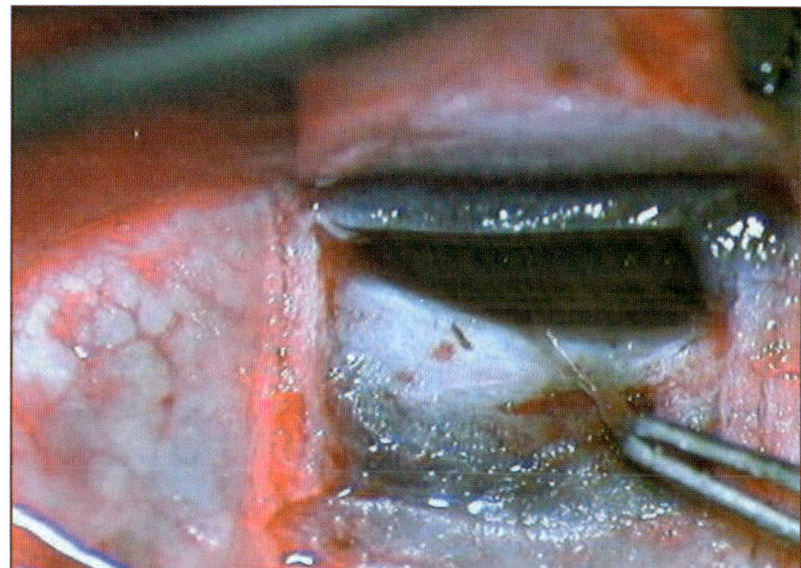

Figura 2. Extracción del tejido Juxtacanalicular.

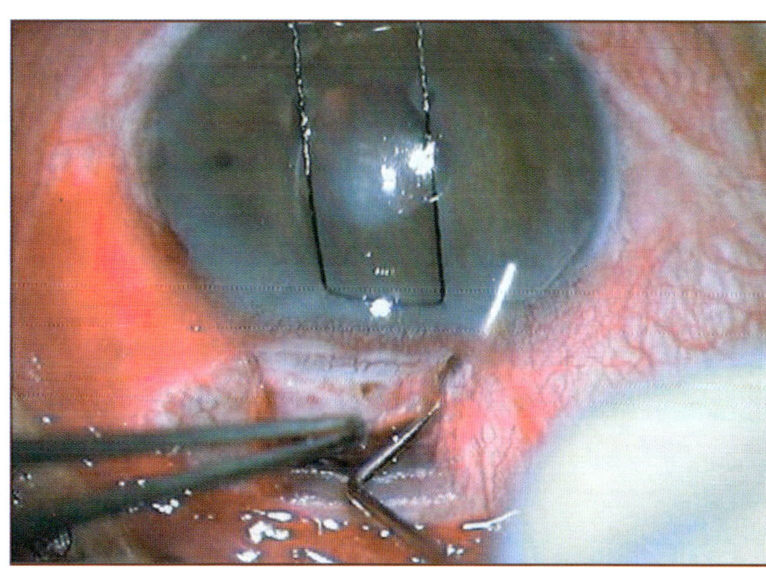

Figura 3. Trabeculotomía.

miento la PIO se redujo a: grupo A 11.83mmHg y grupo B 12.67mmHg.

Trabeculectomía y Catarata

Hasta el momento en muchos centros se acepta que el descenso de la PIO con la trabeculectomía es mayor que el de la EPNP. Por eso conociendo la fisiopatología del glaucoma se la indica para obtener PIO menores a 15mmHg.

Aunque la evidencia es débil con respecto a las vías de abordaje, se aconseja en estos casos realizar la trabeculectomía y la facoemulsificación por vías separadas.

Los autores publicaron en 1994 la trabeculectomía sin sutura que tiene mucha semejanza con la técnica de Peng Tee Khaw del Moorfields Hospital, porque ambas favorecen la filtración hacia atrás, disminuyendo la formación de ampollas quísticas. También desarrollaron suturas removibles de fácil colocación y remoción que cierran perfectamente el flap escleral y ayudan a regular la presión en el post quirúrgico, manteniendo la ampolla formada, sin filtración excesiva en los primeros días, permitiendo regular la filtración post operatoria **(Figura 4)**.

Como dice Béchetoille, el humor acuoso normal no produce crecimiento de fibroblastos, mientras que el obtenido inmediatamente después de la cirugía estimula dicha proliferación.

Es probable que el humor acuoso filtrado a través del trabéculo y descemet en la EPNP favorezca menos la cicatrización que el de la trabeculectomía.

Es importante el cierre cuidadoso del flap escleral y la conjuntiva para evitar las complicaciones post quirúrgicas tempranas.

Dispositivos de Drenaje y Catarata

Otra opción para realizar cirugías combinadas de glaucoma y catarata es el implante de dispositivos de drenaje que pueden ser los clásicos, colocados en la parte externa del globo ocular, como las válvulas de AHMED, MOLTENO, BEARVELD o KRUPIN. Estos dispositivos tienen dos porciones, el plato que va colocado sobre la esclera a nivel del ecuador y debajo de la conjuntiva, y el tubo de silicón que comunica el implante con la cámara anterior, derivando así el humor acuoso al espacio sub conjuntival. En este grupo el único que presenta un mecanismo valvular es el dispositivo de AHMED.

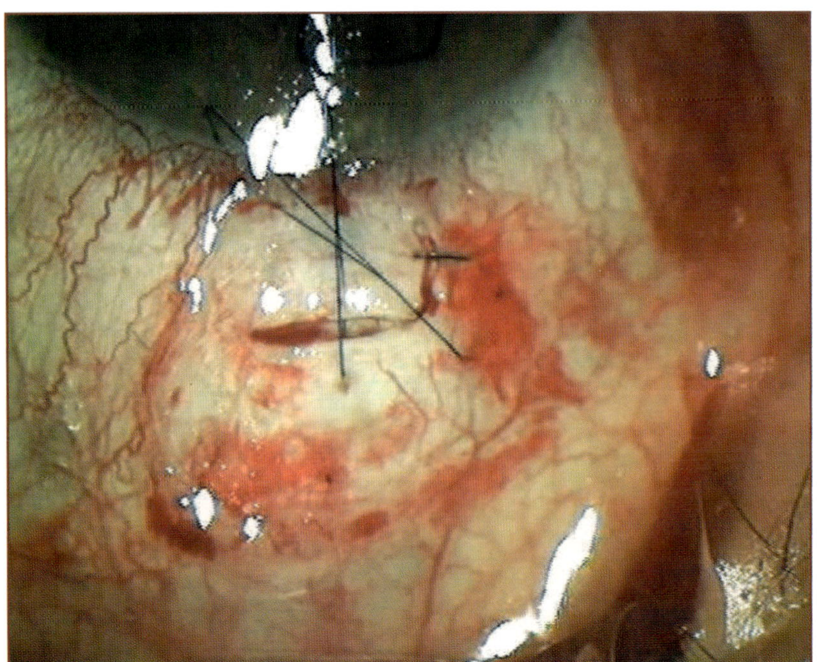

Figura 4. Trabeculectomía puntos removibles.

Una idea original desarrollada por los autores desde 1998 fue la comunicación, mediante un tubo de silicón, de la cámara anterior con un espacio intraescleral creado quirúrgicamente, con un flap semejante al de la trabeculectomía **(Figuras 5 y 6)**.

Un perfeccionamiento de lo anterior fue el diseño de un microdispositivo que agrega un plato de elastane en el extremo que se ubica debajo de un flap escleral y tiene la función de mantenedor de espacio. En este dispositivo existe una experiencia de ocho años **(Figuras 7 y 8)**.

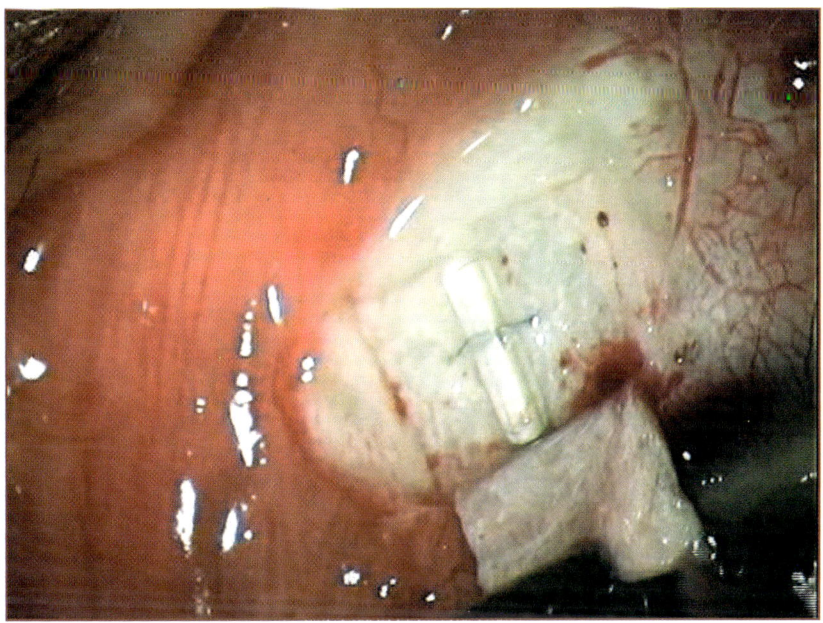

Figura 5. Tubo de silicón fijado a esclera.

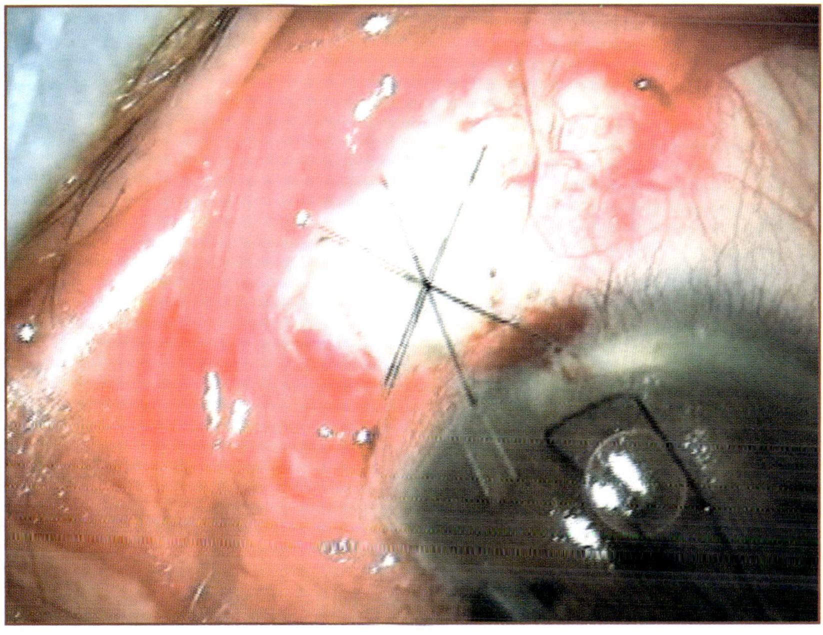

Figura 6. Cierre del flap con puntos removibles.

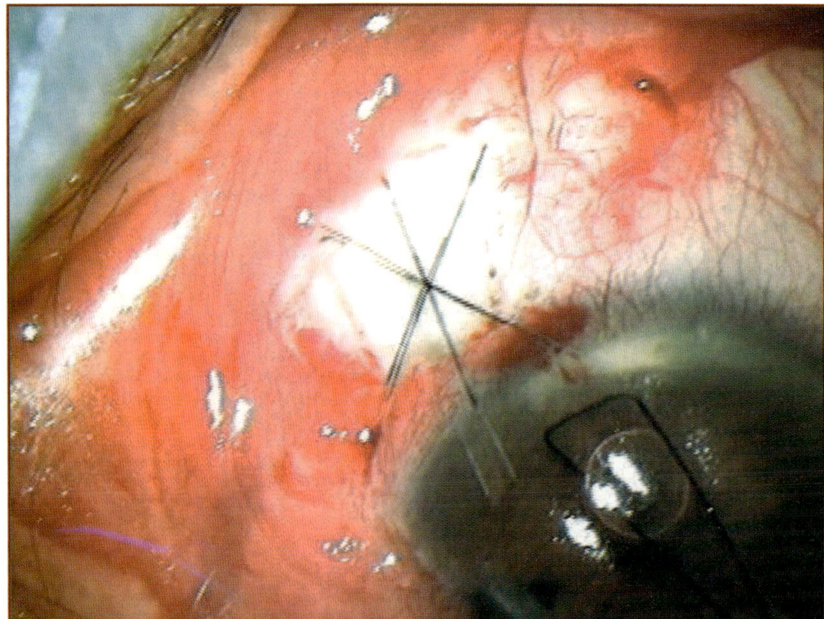

Figura 7. Colocación de Microdispositivo.

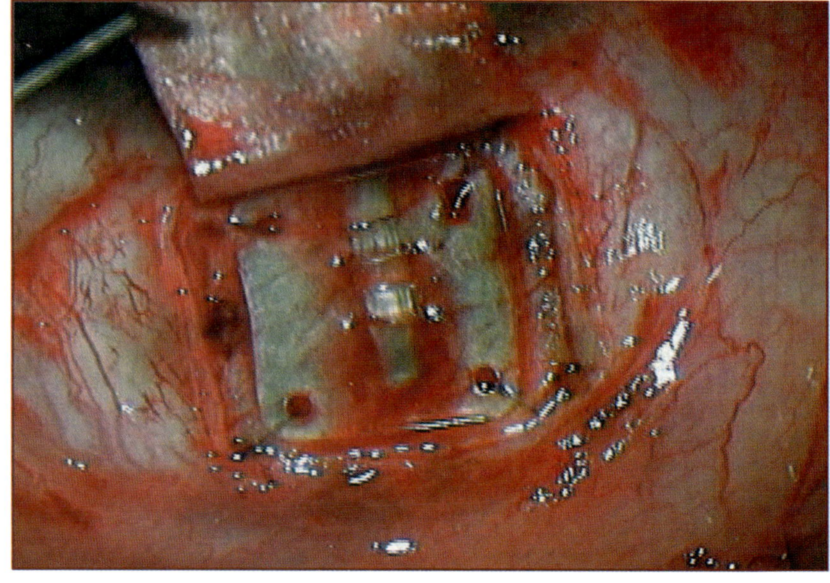

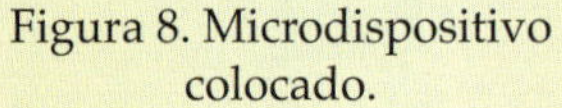

Figura 8. Microdispositivo colocado.

Un modelo similar que desde hace pocos años se coloca de la misma manera, en un espacio subescleral, es el Shunt ex–press, de una pieza de titanio.

Estos dispositivos de los que se habló, son ubicados en la parte externa del globo ocular, como se explicó previamente. En la actualidad existen también algunos que se colocan internamente o ab–interno y tienen la ventaja de no agredir la conjuntiva, ya que usan la misma incisión que se realiza para la facoemulsificación.

El más popular de los implantes es el de I-STENT, pero se encuentran en desarrollo e investigación otros diseños.

Una opción de tratamiento combinado sin dispositivo, es la trabeculotomía ab-interno que se realiza con un dispositivo que genera una trabeculotomía mediante yag laser, con una pieza de mano diseñada a tal fin.

CIRUGIA SECUENCIAL

Otro de las posibilidades que puede presentarse, es que el daño del glaucoma sea muy avanzado, por lo cual la conducta a seguir en un primer tiempo es la cirugía de glaucoma, y posteriormente la extracción de la catarata. En esta situación la trabeculectomía generalmente va acompanada de la colocación de anti metabolitos, para disminuir el fracaso por exceso de cicatrización, ya que generalmente estos pacientes presentan cirugías previas o tratamientos de larga data con medicamentos hipotensores tópicos, que producen alteraciones en la conjuntiva y esclera e inciden en la cicatrización.

El uso de válvulas o dispositivos es cada vez más frecuente, y también suele estar acompañado con la colocación de anti metabolitos.

La facoemulsificación debe realizarse por lo menos tres meses después de la cirugía de glaucoma para minimizar el efecto inflamatorio, que incidirá en la cicatrización de la zona de filtrado.

Discusión

La toma de decisiones en estas patologías asociadas de forma conjunta, es muy importante para lograr los mejores resultados a corto y largo plazo para los pacientes.

La diferencia de criterios, y la experiencia personal, hacen que cada caso pueda tener diferentes caminos a seguir, pero siempre es primordial colocar el daño del nervio óptico del paciente y el resto de los factores que lo rodean para determinar la presión objetivo (PIO target) que dará la pauta más clara para definir la cirugía a realizar. El desarrollo de nuevas técnicas y tecnología pueden colaborar para lograr los objetivos planteados, pero deben usarse siempre de acuerdo a las indicaciones y con un seguimiento post operatorio permanente ya que el glaucoma es una patología crónica que, salvo excepciones no tiene cura definitiva.

Bibliografía

Ayyala RS, Zurakowski D, Smith JA, Monshizadeh R, Netland PA, Richards DW, Layden WE: A Clinical Study of the Ahmed Glaucoma Valve Implant in Advanced Glaucoma. Ophthalmology 1998;105:1968-1976.

Béchetoille A,: Traitement actuel du glaucoma primitive a angle ouvert. Societe Francaise d´Ophtalmologie et Masson, Paris 1989;297-335.

Demailly P, Jeanteur-Lunel MN, et al (1996): Non-penetrating deep sclerectomy associated with collagen device in primary open angle glaucoma: middle-term retrospective study. J Fr Ophtalmol 19: 659-666.

Fellenbaum PS, Almeida AR, Minckler DS, et al. Krupin disk implantation for complicated glaucomas. Ophthalmology 1994;101:1178–82.

Friedman DS, Jampel HD, Lubomski LH, et al. Surgical strategies for copexisting glaucoma and cataract. Ophthalmology 2002;109:1902-119.

Fyodorv SN et al (1984): Deep sclerectomy: technique and mechanism of a new glaucomatous procedure. Glaucoma 6: 281-283.

Gedde S, Schiffman J, et al: Treatment outcomes in the tube versus trabeculectomy study after one year of follow-up. Am J Ophthalmol 2007;143:9-22.

Gimbel, H. et al. Intraocular pressure response to combined phacoemulsification and trabeculotomy ab externo versus phacoemulsification alone in primary open-angle glaucoma. J Cataract Refract Surg – 1995; 21: 653-660.

Goulet R, Phan A, Cantor L, et al: Efficacy of the Ahmed S2 glaucoma valve compared with the Baerveldt 250mm2 glaucoma implant. Ophthalmol 2007;xx:xxx (article in press).

Harms H & Dannheim R (1970): Epicritical consideration of 300 cases of trabeculotomy "ab externo" Trans Ophtalmol Soc UK 89: 491-499.

Heuer DK, Lloyd MA, Abrams DA, Baerveldt G, Minckler DS, et al. Which is better? One or two? A randomized clinical trial of single-plate versus double-plate Molteno implantation for glaucomas in aphakia and pseudophakia. Ophthal. 1992 Oct; 99(10): 1512-9.

Hong CH, Arosemena A, Zurakowski D, Ayyala RS: Glaucoma drainage devices: A systematic literature review and current controversies. Surv Ophthalmol 2005;50:48-58. http://www.polymertech.com/BMP/BMP_elasthane.html

Johnson DH & Johnson M: How does non-penetrating glaucoma surgery works?. In Mermoud A and Shaarawy T (Eds) (2001): Non-penetrating glaucoma surgery. Martin Dunitz Ltd, United Kingdom. Chapter 4.

Kotera, Y. Hayashi, H., et al: Short-term outcome of trabeculotomy by modified deep sclerectomy. Japanese Journal of Clinical Ophthalmology 2005; 59;9:1561-1565.

Kozlov VI & Kozlova TV (1996): Non-penetrating deep sclerectomy with collagen drainage implantation (ABSTRACT 9-02). 5th Congress and the Glaucoma Course of the European Glaucoma Society, June 1996, Paris. Abstract Book: 120.

Krupin Eye Valve Filtering Surgery Study Group. Krupin eye valve with disk for filtration surgery. Ophthalmology 1994; 101: 651-8.

Lim KS, Allan BDS, Lloyd AW, Muir A, Khaw PT. Glaucoma drainage devices; past, present, and future. Br J Ophthalmology 1998; 82: 1083-1089.

Lloyd MA, Baerveldt G, Heuer DK, et al. Initial clinical experience with the Baerveldt implant in complicated glaucomas. Ophthalmology 1994;101:640 –50.

Lüke, C., Dietlein, T., et al: Phaco-trabeculotomy combined with deep sclerectomy, a new technique in combined cataract and glaucoma surgery: complication profile. Acta Ophthalmologica Scandinavica 2007;85:2:143-148.

Maldonado-Bas A, Maldonado-Junyent A: Filtering Glaucoma Surgery Using an Excimer Laser. J Cataract Refract Surg – Sept 2001 27:1403-08.

Maldonado-Bas A, Maldonado-Junyent A: Últimas innovaciones en los Glaucomas: Cirugía Filtrante con Laser Excimer. ED Highlights of Ophthalmology 2001. Cap. 25:245-52.

Maldonado Bas, A., Maldonado-Junyent, Ana, Maldonado-Junyent, Arturo. Microdevice for aqueous humor drainage Maldonado Bas – Pförtner Arq. Bras. Oftalmol. 2011; 74 (3): 201-206.

Maldonado Bas, A., Maldonado-Junyent, Ana, Maldonado-Junyent, Arturo, Maldonado-Junyent, M. Non penetrating deep sclerectomy and trabeculotomy for glaucoma. Vis. Pan-Am. 2012;11(4):111-112.

Mermoud, A., et al: Yag goniopuncture after deep sclerectomy with collagen implant. Ophthalmic Surg and Lasers 1999;30:2,120-125.

Palmberg p: The failing filtering bleb. Ophthalmology 2000 (13);3:517-529..

Papadaki T, Zacharopoulos I, et al: Long-term results of Ahmed glaucoma valve implantation for uveitic glaucoma. Am J Ophthalmol 2007;144:62-69.

Paufique L et al (1970). Technique et résultats de la trabeculotomie ab externo dans le traitement du glaucoma congénital. Bull et M de la Soc Franc d´Ophtalmol. Masson et Cie Editeurs, París: 54-65.

Sampaolesi, R. Glaucoma, Ed. Médica Panamericana, Buenos Aires 1991; 607-617.

Sampaolesi Roberto, Sampaolesi Juan: Cirugía no penetrante para glaucoma. Highlights of Ophthalmol. Últimas innovaciones en los glaucomas. Etiología, diagnóstico y tratamiento. 2002;225-244.

Shaarawy T, Nguyen C, Schnyder C, Mermoud A. Comparative study between deep sclerectomy with and without collagen implant: long term follow up. Br J. Ophthalmol. 2004 ;88 ;95-98.

Sidoti PA, Dunphy TR, Baerveldt G, et al: Experience with Baerveldt glaucoma implant in treating neovascular glaucoma. Ophthalmology 1995;102:1107-18.

Sourdille, P., Santiago, P., et al: Reticulated hyaluronic acid implant in non-perforating trabecular surgery. J Cataract Refract Surg 1999; 25:332-339.

Souza C, Tran D, Loman J et al: Long term outcomes of Ahmed glaucoma valve implantation in refractory glaucomas. Am J Ophthalmol 2007;144:893-900.

Stegmann, R., Pienaar, A., et al: Viscocanalostomy for open-angle glaucoma in black African patients. J Cataract Refract Surg 1999; 25: 316-321.

Stegmann, R.(2005) New microcatheter provides light at the end of the tunnel for glaucoma surgery. Eurotimes Vol 10 Issue 9:6-7.

Syed HM, Law SK, Nam SH, et al. Baerveldt-350 implant vs. Ahmed valve for refractory glaucoma: a case-controlled comparison. J Glaucoma 2004;13:38–45.

Tsai J, Jhonson C, Dietrich M : The Ahmed shunt vs Baerveldt shunt for refractory glaucoma. A single-surgeon comparison of outcome. Ophthalmology 2003;110:1814-1921.

WuDunn D, Phan A, Cantor L, Lind J, et al: Clinical experience with the Baerveldt 250-mm^2 glaucoma implant. Ophthalmology 2006;113:766-772.

Zimmermann TJ, et al. Effectiveness of non penetrating trabeculectomy in aphakic patients with glaucoma. Ophthalmic Surg 1984;15:44-50.

86

Facoemulsificación en el Cierre Angular Primario Agudo

Dr. Ibrain Piloto Díaz,
Dr. Marcelino Río Torres,
Dra. Liamet Fernández Argones,
Dr. Raúl Barroso Lorenzo

Introducción

La coexistencia de casos con Catarata y Glaucoma aumenta con el envejecimiento poblacional. Para el control quirúrgico las estrategias abarcan la Facoemulsificación, los procedimientos combinados y la cirugía secuencial, ya sea comenzando por el Glaucoma y la Facoemulsificación en un segundo tiempo o viceversa.

Ha sido estudiado el efecto reductor sobre la presión intraocular (PIO) obtenido con la Facoemulsificación en pacientes normales y glaucomatosos. Se ha encontrado que esta reducción es más marcada en ojos con Glaucoma de Angulo Estrecho y Pseudoexfoliación. Otros artículos hacen referencia en la Hipertensión Ocular y al Glaucoma Primario de Angulo Abierto (GPAA).[1-3]

El Glaucoma Primario de Angulo Cerrado es probablemente la primera entidad nosológica relacionada con el Glaucoma que se describe en la historia. Se estima, que existen 16 millones de personas afectadas y aproximadamente unos 4 millones quedarán ciegos por esta enfermedad, aportando la mitad de las cegueras atribuibles al glaucoma.[4] En la población china es causa del 91% de los casos de ceguera.[5]

Incluso en poblaciones donde predomina el GPAA (75%) el cierre angular muestra los mayores efectos destructivos para la visión.[6,7]

La clasificación validada por la International Society of Geographical and Epidemiological Ophthalmology (ISGEO) es la propuesta por Foster en el año 2002.[8,9] Esta incluye las siguientes categorías: sospecha de cierre angular primario (PACS, primary angle closure suspect), cierre angular primario (PAC, primary angle closure) y glaucoma por cierre angular primario (PACG, primary angle closure-glaucoma). El cierre angular primario puede aparecer de forma aguda (APAC, acute primary angle closure), causando un cuadro de dolor intenso de brusca aparición con afectación de la visión, midriasis media paralítica y una gran congestión del segmento anterior, convirtiéndose en una urgencia oftalmológica, condicionada por la presencia de factores desencadenantes como: presencia de un bloqueo pupilar (90%), la configuración del iris en meseta (10%), la expansión coroidea y algunas características especiales del iris en relación a la absorción y retención de fluidos durante los mecanismos de dilatación pupilar, así como un grosor mayor que el observado en sujetos normales y alteraciones en su curvatura posterior.[4,9,10]

Entre los mecanismos posibles de la enfermedad también se propone el envejecimiento del cristalino y su progresivo crecimiento, que condiciona compresión de la malla trabecular y el canal de Schlemm, por lo que el flujo de salida comienza progresivamente a limitarse. Por estas razones la extracción de cristalino y la sustitución por una delgada lente intraocular, constituye una acción que de forma elemental explicaría el efecto en la reducción de la PIO **(Figura 1 A-B)**. Así mismo se describen otros mecanismos que la propician, como son: el desplazamiento posterior del lente que actúa propiciando la apertura del canal de Schlemm y mejorando de esta forma la salida del humor acuoso, la contracción de la capsulorrexis que provoca tracción zonular y del cuerpo ciliar con la consiguiente disminución de la producción de humor acuoso y el aumento de prostaglandina F2 postoperatoriamente.[11]

condicionado por la dureza del cristalino o por la presencia de un conteo endotelial insuficiente.

En una serie preliminar de 16 casos operados, estudiada en nuestro servicio, todos fueron del sexo femenino, se agruparon en 7 por facoemulsificación y 9 por técnica de Blumenthal. Se obtienen resultados similares en cuanto a la agudeza visual mejor corregida, pero menor astigmatismo postquirúrgico en el grupo por facoemulsificación. Los niveles de PIO, mostraron valores inferiores para el grupo por Facoemulsificación (11 mmHg ± 2 vs. 12.4 mmHg ± 0.21) en los primeros seis meses postoperatorios, mientras que tienden a ser ligeramente inferiores en el grupo por Blumenthal a los doce meses del postoperatorio, aunque sin diferencias estadísticamente significativas.

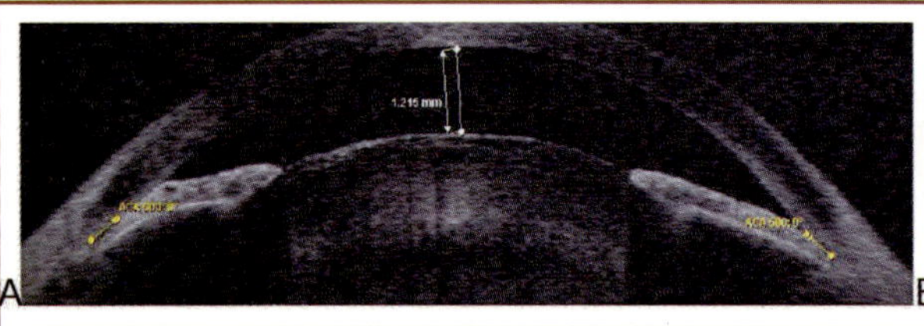

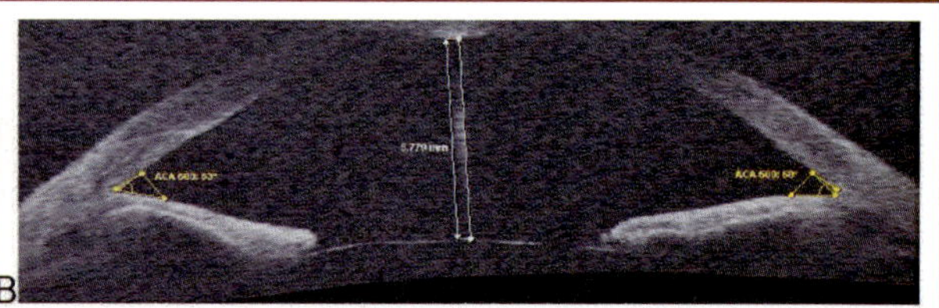

Figura 1 A-B. A) Angulo estrecho (ACA 0°) en un paciente portador de un CAP. B) Evidente apertura angular posterior a la extracción del cristalino (ACA 53°).

Diferentes estudios muestran ventajas de la Facoemulsificación en el tratamiento e incluso la prevención del Glaucoma por Cierre Angular, sin embargo no son pocos los autores que advierten la necesidad de realizar más investigaciones y de mayor extensión en el tiempo, con el objetivo de determinar la permanencia de este efecto a largo plazo.[2,11-17]

Aunque se ha estudiado el efecto que sobre la PIO tiene la extracción del cristalino usando otras técnicas,[18,19] comparadas con la facoemulsificación, esta última provee una serie de ventajas adicionales tales como: mayor seguridad en caso de hipertensión transquirúrgica, pronta recuperación visual, mejores resultados refractivos, y de manera importante preserva la conjuntiva ante la posibilidad de una cirugía filtrante posterior. Sin embargo, en algunos casos preferimos las técnicas por vía tunelizada escleral,

Evaluación Preoperatoria

Es la piedra angular de todo, ya que las múltiples alteraciones presentes en estos pacientes hacen que las condiciones de la intervención deban personalizarse, siendo la gravedad en que se encuentre el glaucoma lo que condiciona el cómo y cuándo de la intervención. De manera habitual preferimos no suspender la medicación de manera precoz con posterioridad a un APAC, sino ajustarla y agilizar el momento de la cirugía (Facoemulsificación). No es infrecuente encontrar una drástica disminución de los niveles de PIO al instaurar una terapéutica hipotensora enérgica, pero la suspensión total de fármacos puede favorecer la aparición de una hipertensión de rebote, que en ocasiones no logramos controlar (mediado posiblemente por la instauración de otros mecanismos), que obliga a la realización de una cirugía filtrante previa que entorpece el diseño quirúrgico, genera molestias al paciente y agrega otros factores de riesgo a la futura cirugía de cristalino, que a su vez, puede inducir alteraciones o fallos de la filtrante y descontrol tensional. Organizamos nuestra evaluación siguiendo el siguiente esquema:

Córnea

Es frecuente encontrar diversos grados de edema corneal ocasionado por la hipertensión, que comúnmente persiste aún logrado el control tensional. Siempre que esté presente debemos insistir en su resolución antes de emprender la cirugía. La evaluación del endotelio corneal se torna en extremo importante. El reducido espacio de la cámara anterior complejiza y dificulta las maniobras quirúrgicas, y lo hace más vulnerable al trauma por la instrumentación, así como, al posible daño por las ondas de ultrasonido **(Figura 2).**

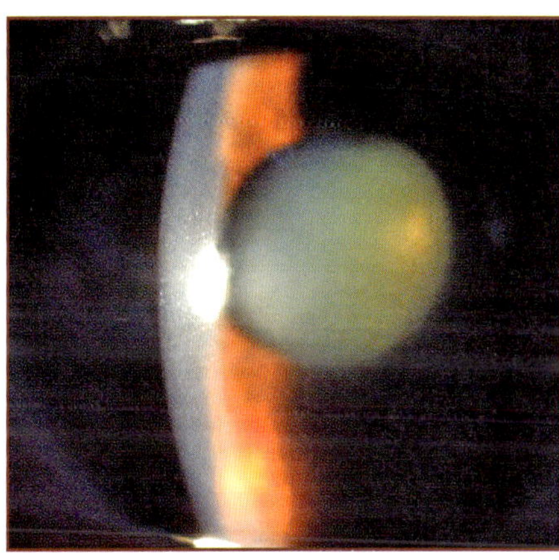

Figura 2. Edema corneal inferior persistente a las 48 horas de iniciado el cuadro agudo, nótese que el cierre pupilar fue adecuado, así como el control de la PIO.

Cámara Anterior

El volumen y la amplitud de la cámara anterior es menor en estos pacientes encontrándose la raíz del iris muy próxima al endotelio corneal **(Figura 3 a-b)**. Variados niveles de inflamación se asocian a pacientes que llegan con tiempos prolongados de instalado el cierre angular. Debe ser evaluada la presencia de celularidad, la cual es frecuente, que debemos minimizar o resolver previo a la cirugía, ya que podría potenciarse por el mismo efecto de la cirugía y generar complicaciones severas postoperatorias e inducir otros mecanismos de aumento de la PIO.

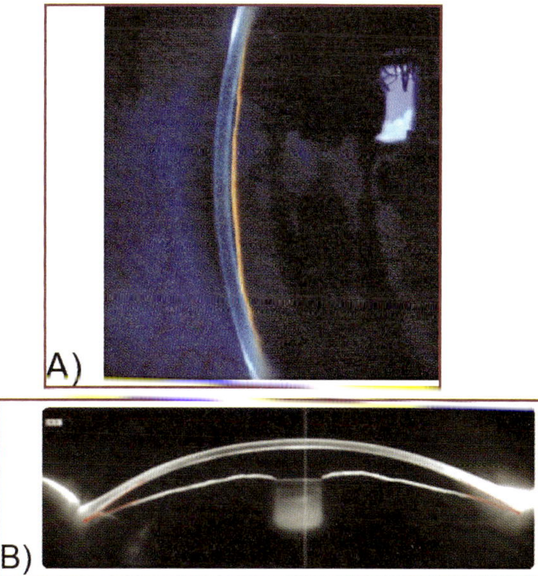

Figura 3 A-B. A) Imagen biomicroscópica de la amplitud de la cámara anterior mostrando el reducido espacio periférico que dificulta las maniobras quirúrgicas. B) Imagen del Pentacam, nótese la reducida amplitud de la cámara anterior, y la posición muy anterior del iris.

Ángulo Camerular

La evaluación detallada nos permite identificar el tipo de cierre angular. Se debe descartar un cierre angular permanente por la presencia de sinequias periféricas anteriores **(Figura 4)**, sobre todo en pacientes que acuden después de periodos largos de instalado el cuadro agudo o en aquellos en los que exista evidencia de inflamación activa en cámara anterior o presencia de

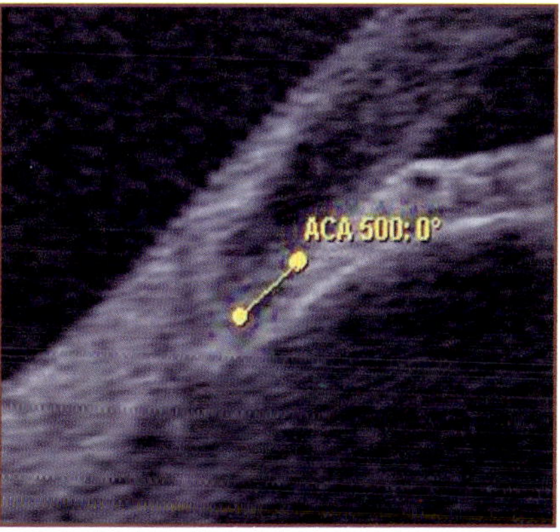

Figura 4. Imagen de SL-OCT mostrando un ángulo totalmente cerrado en el preoperatorio.

sinequias posteriores, ya que limitaría la efectividad de la técnica en relación al control de la PIO postoperatoria. Poder interpretar la vitalidad del ángulo es trascendental, siendo un indicativo el control de la PIO en el preoperatorio. La persistencia de cifras elevadas, a pesar de la medicación, podría suponer daño angular permanente o la presencia de otros mecanismos. En estos casos se debe evaluar un nuevo diseño quirúrgico, donde se impone la necesidad de una filtrante previa.

Iris

Es una de las estructuras más vulnerables en un APAC. La presencia de la clásica midriasis media paralítica dificulta tanto el control de la PIO preoperatoria como el transquirúrgico **(Figura 5 A-B)**. La dinámica pupilar no debe ser explorada como usualmente hacemos al decidir una facoemulsificación en un paciente normal, por la posibilidad de inducir hipertensión, motivada por los mismos mecanismos que pretendemos modificar. Debe evaluarse además la presencia de sinequias tanto anteriores como posteriores, y la presencia de grandes áreas de atrofia iridiana que pueden causar laxitud del tejido, creando situaciones complejas durante la cirugía.

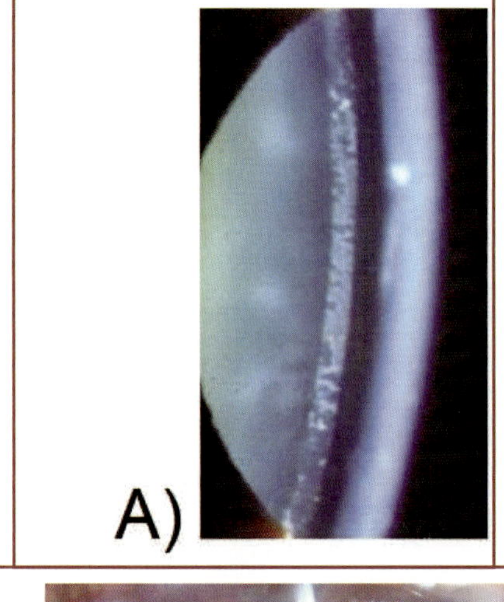

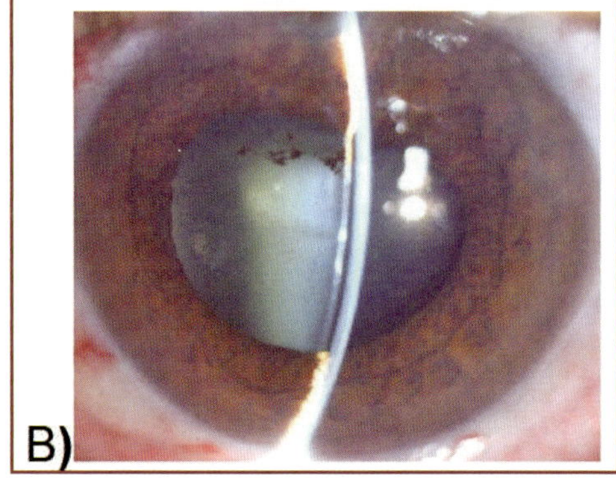

Figura 6 A-B. A) Presencia de opacidades (Glaukomflecken) en cápsula anterior. B) sinequias posteriores que suponen alteraciones en el manejo de la capsulotomía.

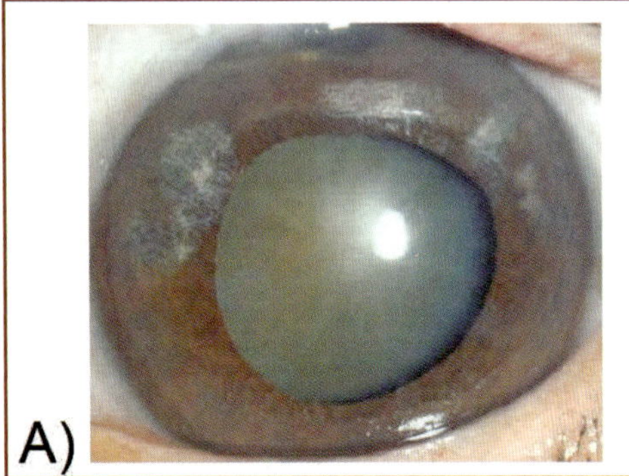

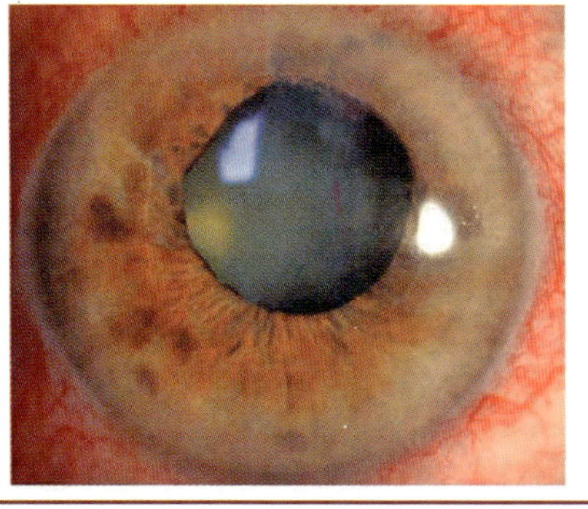

Figura 5 A-B. A) Clásica midriasis media paralítica posterior a un CAPA, con presencia de áreas de atrofia del Iris. B) Pupila de menor diámetro, evidencia de menor daño del esfínter.

Cápsula Anterior

La presencia de opacidades (Glaukomflecken) y de grandes zonas de sinequias **(Figura 6 A-B)**, hacen suponer alteraciones en la elasticidad y textura de la cápsula. Estos elementos condicionarán dificultades en el manejo de la capsulotomía.

Cristalino

Con frecuencia se observan grados diversos de facodonésis producidos por debilidad zonular. Predominan las cataratas nucleares y un cristalino aumentado de volumen (participando en la patogénesis del APAC). La gradación de la opacidad del cristalino permite la decisión final del plan quirúrgico y trazar la estrategia de Facoemulsificación **(Figura 7)**.

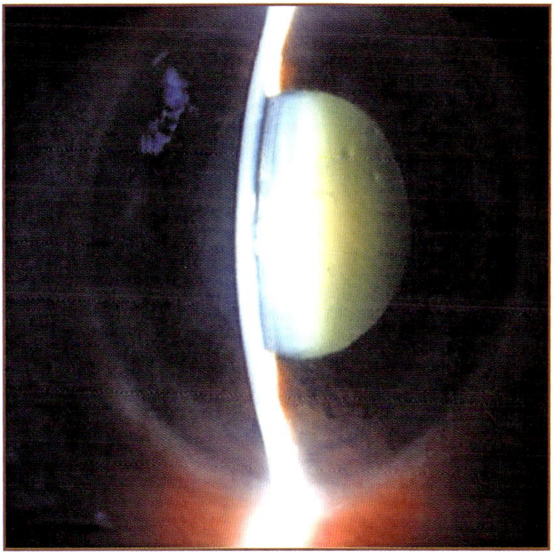

Figura 7. En función de la dureza del cristalino y la pupila se decide la estrategia de Facoemulsificación.

Cálculo del Poder y Selección del Lente Intraocular (LIO)

Las fórmulas utilizadas por lo general en ojos con longitud axil entre 22 a 24 mm son Holladay o SRK/T, y en menores de 22 mm las más predecibles son Hoffer-Q y Holladay II.[20] Por las características de estos ojos se requiere el uso de la luz infrarroja del IOL Master o la biometría por inmersión. La elección del LIO es compleja, siendo necesario poderes dióptricos totales altos y poder del vértice específico. Debe prestarse especial atención a la amplitud de la cámara anterior, al factor cirujano y en general a la necesidad de personalizar las constantes. Nuestra preferencia es el uso de lentes de acrílico.

Acto Quirúrgico - Consideraciones

Las características descritas conllevan a un acto quirúrgico complejo. Debe realizarse por cirujanos expertos, de forma controlada, segura y optimizando el tiempo. Durante el proceder existen una serie de elementos a tener en cuenta para lograr un mejor resultado funcional y evitar complicaciones. No podemos enmarcar al paciente en un estándar rígido de tratamiento, cada paciente lleva un análisis integral individualizado.

Diseño de las Incisiones

Por la posibilidad de aparición de picos hipertensivos durante la ejecución, así como en el postoperatorio se requiere una correcta tunelización de las incisiones en aras de lograr una adecuada hermeticidad. Realizar la incisión principal por temporal en córnea clara, supone ventajas importantes que permiten obtener una cirugía más segura. Se destacan: la mantención del plano del iris paralelo al microscopio que permite visualizar mejor el reflejo rojo-naranja de fondo, reducción del astigmatismo y estabilidad refractiva al estar alejada del eje visual, y la mayor facilidad en el drenaje de fluidos. Las incisiones auxiliares deben tener un diseño adecuado que evite el prolapso del iris, o pérdida de fluidos (posibles por la hipertensión potencial o laxitud iridiana), la profundidad de la cámara dificulta su correcto diseño.

Manejo del Iris

El cirujano debe tener una estrategia trazada de manejo pupilar en el pre operatorio. Con frecuencia nos encontramos flacidez del iris, pupilas mióticas (medicamentosa) o sinequiadas. El estiramiento o elongación del borde pupilar ya sea con el uso de anillos de dilatación o ganchos pupilares, debe realizarse de forma gentil para evitar traumas tanto del iris como del endotelio corneal. Este proceder nos permite también acceder más fácilmente al cristalino y a su vez disminuir el trauma al iris durante la facoemulsificación. En casos de miosis se recomienda no abrir la pupila más de 5,5 mm de diámetro, evitando lastimar el esfínter pupilar y una mala función de cierre. Sin embargo lo más común es la presencia de una midriasis media causada por atrofia de esfínter del iris, debiendo proceder con sumo cuidado evitando no lastimarlo. Preferimos trabajar entonces sin alterar el diámetro realizando una Facoemulsificación en condiciones de pupila pequeña, aprovechando la relativa poca dureza del cristalino, que aunque complejiza la ejecución, permite evitar grandes deslumbramientos postquirúrgicos o la necesidad de realizar una pupiloplastia **(Figura 8)**.

Capsulorrexis

El uso de pinzas puede contribuir al aplanamiento de la cámara anterior con salida de viscoelástico, por lo que optamos por el uso de una aguja 26 ó 27 G doblada o capsulótomo. Por otra parte la utilización de viscoelástico cohesivo permite mantener el espacio y un aplanamiento adecuado de la cápsula facilitando la maniobra. La combinación con uno dispersivo minimiza los traumas ocasionados por múltiples entradas y salidas, evitando el daño en endotelio u otras estructuras.

Las alteraciones en la elasticidad de la cápsula pueden complejizar la realización de la rexis aumentando su dificultad. Cuando preferimos no variar el diámetro pupilar es necesario vigilar atentamente el avance de la capsulotomía, ya que un desgarro debajo del iris podría ser muy difícil de evaluar, razón por la que recomendamos realizarla con movimientos cortos, cambiando la posición de capsulótomo constantemente para acercarnos al punto de desgarro, manteniendo así un mayor control. Debe prestarse atención al tamaño de la capsulotomía, para evitar el descentramiento de la lente o el síndrome de contracción capsular **(Figura 9)**.

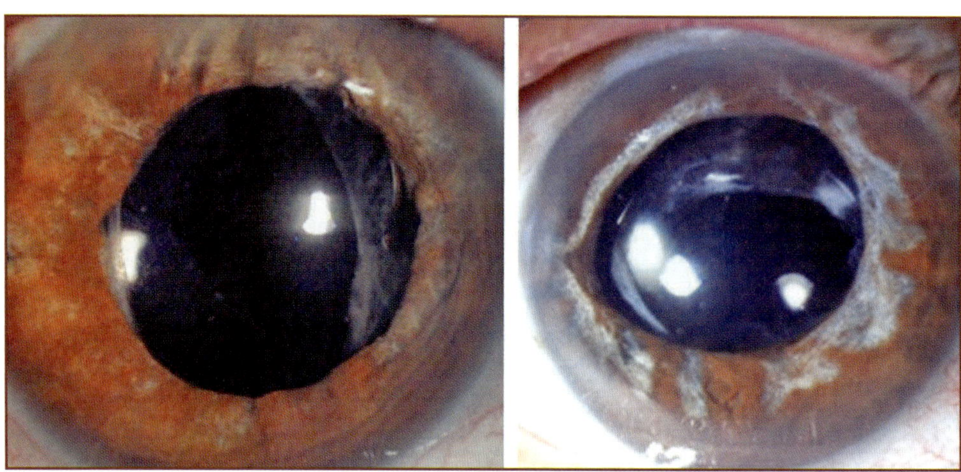

Figura 8. El tamaño postoperatorio de la pupila puede crear molestias por deslumbramiento.

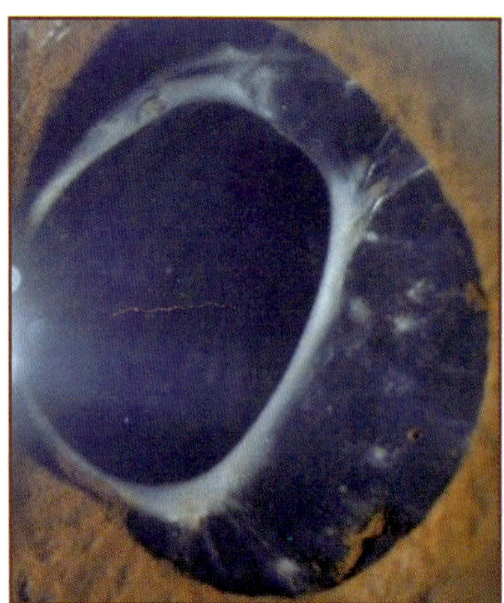

Figura 9. La contracción capsular excesiva puede desplazar anteriormente el LIO pudiendo alterar la anatomía angular.

Técnica Quirúrgica y Fluídica

Las técnicas de chopping permiten menor aplicación de energía y temperatura dentro del ojo. Estas disminuyen el daño endotelial y las quemaduras de los bordes de la incisión. En los casos con mayor dureza del cristalino y poca midriasis, recomendamos la utilización de chopper con punta filosa, admitiendo el chopping vertical, lo que permite mejor visualización, menor trauma del iris y estrés zonular.

En cataratas blandas realizar hidrodisección e hidrodelaminación del núcleo separando concéntricamente en capas el cristalino. Esto permite extraer la mayor parte del núcleo y epinúcleo usando solo aspiración y disminuir la aplicación de ultrasonido, haciendo la maniobra eficiente y segura.

Recomendamos el uso de bomba peristáltica sobre la venturi, ya que en esta última el tiempo que transcurre una vez ocluida la punta hasta alcanzar los valores de vacios prefijados es casi cero, siendo el tiempo de elevación del vacío muy rápido, lo que aumenta el riesgo de traumas al iris o al endotelio corneal, y ruptura de la cápsula posterior, haciendo más inseguro el procedimiento.

Para mantener la estabilidad de la CA durante la cirugía y evitar los colapsos se recomienda: elevar al máximo la altura de la botella, ajustar la tasa de flujo de aspiración y los niveles de vacios adecuados (de preferencia bajos), lograr incisiones ajustadas, uso de mangas de silicona, de sistemas de mangueras con la rigidez adecuada y puntas más largas, de preferencia de microflujo que tienen surcos alternos de irrigación.

Como medidas adicionales orientamos el bisel de la punta hacia abajo evitando el trauma de las ondas de ultrasonido al endotelio, aunque preferimos angulaciones pequeñas de las puntas, incluso de 0^0. Durante la aspiración de los restos corticales, el uso de irrigadores con salida lateral del flujo, presenta la ventaja adicional de evitar que la dirección el mismo hacia el endotelio cause pérdida celular. El cirujano debe optimizar las maniobras con el objetivo de reducir al máximo cantidad de fluido intraocular. Debe prestarse atención a la correcta colocación del LIO en el saco capsular y al cierre hermético de las incisiones.

Bibliografía

1. Poley BJ, Lindstrom RL, Samuelson TW. Long-term effects of phacoemulsification with intraocular lens implantation in normotensive and ocular hypertensive eyes. J Cataract Refract Surg. 2008;34:735-742.
2. Shingleton BJ, Gamell LS, O'Donoghue MW, Baylus SL, King R. Long-term changes in intraocular pressure after clear corneal phacoemulsification: normal patients versus glaucoma suspect and glaucoma patients. J Cataract Refract Surg. 1999;25(7):885-890.
3. Fernandez MJ. Glaucoma de ángulo estrecho y Facoemulsificación. Pu. Soc. Arg. de cornea refractiva y catarata. Año XIII. No 31. Julio 2011:pag 18-31.
4. Quigley HA. Glaucoma de ángulo cerrado, respuestas simples a mecanismos complejos. Explicación de los mecanismos del glaucoma de ángulo cerrado sobre la base de conceptos fundamentados en evidencias. Am J Ophthalmol. 2009;148(5):657-69.
5. Foster PJ, Johnson GJ. Glaucoma in China: how big is the problem? Br J Ophthalmol. 2001;85(11):1277-82.
6. Garudadri. Advances in ocular hypertension research and treatment. Br.J Ophthalmology. 2010 Jul;117(7):1352-9.
7. Rahman.Mechanisms of the Glaucoma: Disease processes and therapeutic. Br J Ophthalmol 2004;88:1493-7).
8. The Royal Victorian Eye and Ear Hospital [Internet]. Lance F. Glaucoma [actualizado 2012; citado 10 enero 2012]. Disponible en: http://www.eyeandear.org.au/page/Home/.
9. Foster P.J., Buhrmann R., Quigley H.A., Johnson G.J.: The definition and classification of glaucoma in prevalence surveys. Br J Ophthalmol . 2002;86:238-242.
10. Wang BS, Narayanaswamy A, Amerasinghe N, Zheng C, He M, Chan YH, Nongpiur ME, Friedman DS, Aung T. Increased iris thickness and association with primary angle closure glaucoma.Br J Ophthalmol. 2011 Jan;95(1):46-50. Epub 2010 Jun 7.
11. Poley BJ. La Facoemulsificación podría jugar un papel clave en el paradigma de tratamiento del glaucoma. Ocular Surgery News. Latin America Edition. Julio / Agosto 2009: 11 (4).
12. Franzco MW y Franzco RD. Role of Clear Lens extraction in adult closure glaucoma. Clinical and experimental ophthalmology.2011;39: 61-64.
13. Jacobi PC, Dietlein TS, Lüke C, Engels B, Krieglstein GK. Primary phacoemulsification and intraocular lens implantation for acute angle-closure glaucoma. Ophthalmology. 2002;109(9):1597-603.
14. Teekhasaenee C, Ritch R. Combined phacoemulsification and goniosynechiolysis for uncontrolled chronic angle-closure glaucoma after acute angle closure glaucoma. Ophthalmology. 1999;106(4):669-74.

15. Kubota T, Toguri I, Onizuka N, Matsuura T. Phacoemulsification and intraocular lens implantation for angle closure glaucoma after the relief of pupillary block. Ophthalmologica. 2003;217(5):325-8.
16. Lam DS, Leung DY, Tham CC, Li FC, Kwong YY, Chiu TY, et al. Randomized trial of early phacoemulsification versus peripheral iridotomy to prevent intraocular pressure rise after acute primary angle closure. Ophthalmology. 2008;115(7):1134-40.
17. Lai JS, Tham CC, Cha JC. The clinical outcomes of cataract extraction by phacoemulsification in eyes with primary angle-closure glaucoma (PACG) and coexisting cataract: a prospective case series. Am J Ophthalmol. 2006;42(3):533.
18. Civerchia LL, Balent A. Intraocular lens implantation in acute angle closure glaucoma associated with cataract. J Am Intraocul Implant Soc. 1985;11(2):171-3.
19. Acton J, Salmon JF, Scholtz R. Extracapsular cataract extraction with posterior chamber lens implantation in primary angle-closure glaucoma. J Cataract Refract Surg. 1997;23(6):930-4.
20. Mönestam E, Wachmeister L. Impact of cataract surgery on the visual ability of the very old. American Journal of Ophthalmology. 2004;137:145-155.

87 Cirurgias Filtrantes não Penetrantes e Facoemulsificação

Dr. Homero Gusmão de Almeida,
Dr. Roberto M. B. Teixeira

O paciente portador de catarata e glaucoma requer atenção especial quando há indicação de cirurgia. Se a cirurgia filtrante é realizada inicialmente, uma extração subsequente da catarata pode comprometer uma fístula funcionante.46 Se a cirurgia de catarata é realizada em um primeiro tempo há sempre um risco maior de picos hipertensivos que podem ser responsáveis por danos adicionais ao campo visual, principalmente em glaucomas avançados.[32]

A cirurgia combinada de catarata e glaucoma tem alcançado maior aceitação devido a várias vantagens, como menor incidência de hipertensão pós-operatória, bons resultados no controle da pressão intra-ocular no longo prazo e também devido ao fato de se submeter o paciente a apenas uma intervenção cirúrgica.

Embora a trabeculectomia seja hoje a cirurgia padrão para ser associada à facoemulsificação,[37] nos procedimentos combinados ela pode proporcionar uma ocorrência maior de complicações pós-operatórias que inclui hifema, filtração excessiva com câmara anterior rasa, hipotonia, descolamento de coróide etc.

Cirurgias Filtrantes Não Penetrantes

Foi Krasnov[29] quem primeiro concebeu o conceito de uma cirurgia para controle da pressão em olhos glaucomatosos sem penetração intra-ocular. Em 1962 realizou, pela primeira vez, a externalização do canal de Schlemm (sinusotomia), que consistia na remoção de uma faixa de esclera, em toda sua espessura, ao longo do limbo e abertura do canal de Schlemm das 10 às 2 horas. Na sua descrição original a parede interna do canal de Schlemm era mantida intacta e a conjuntiva suturada **(Figura 1)**. Variações técnicas são publicadas posteriormente.[30]

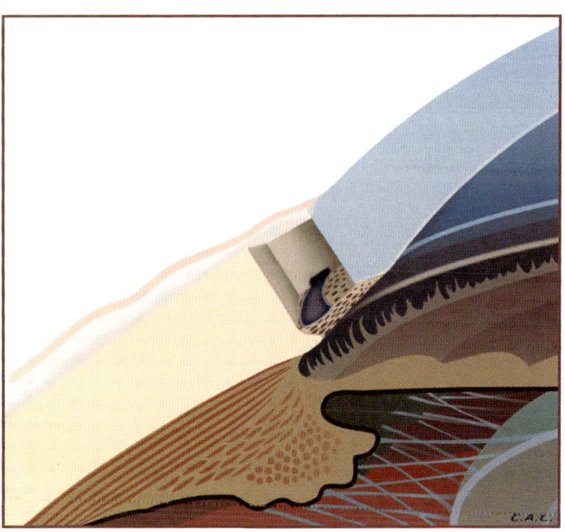

Figura 1. Sinusotomia: Na técnica original descrita por Krasnov[29] é realizada a remoção de uma faixa de esclera ao longo do limbo juntamente com a parede externa do canal de Schlemm.

Krasnov[31] acreditava que a resistência ao escoamento do humor aquoso na maioria dos olhos com glaucoma primário de ângulo aberto situava-se ao nível dos canais coletores e vasos esclerais. A cirurgia também recebia suporte da teoria desenvolvida por Nesterov[37] de que o colapso das paredes do canal de Schlemm seria um mecanismo importante no aumento da resistência ao escoamento do humor aquoso nos olhos glaucomatosos. A sinusotomia mostrava-se mais segura que as técnicas de filtração não protegida que frequentemente eram acompanhadas de hipotonia prolongada, atalamia, hifema e descolamento de coróide. Ao realizar a sinusotomia, se não observasse boa percolação de humor aquoso após a esclerectomia e abertura do canal de Schlemm, Krasnov[31] penetrava a câmara anterior, realizava iridectomia e transformava a sinusotomia em uma cirurgia filtrante clássica. Relata controle tensional em 83% dos casos, embora não tenha relatado aos critérios de sucesso, tempo de seguimento etc.

A sinusotomia nunca se tornou popular devido às maiores dificuldades técnicas e também ao fato de que poucos anos depois, a trabeculectomia descrita por Sugar,[50] Korillos,[27] Vasco-Posada[54] e Cairns,[5] tornou-se a cirurgia padrão para o tratamento cirúrgico dos glaucomas, provendo bom controle tensional e baixa incidência de complicações, se comparada às cirurgias fistulantes não protegidas.

Trabeculectomia Ab Externo (Não Penetrante)

Diversas técnicas de cirurgias filtrantes não penetrantes têm sido desenvolvidas, baseadas na sinusotomia. A trabeculectomia ab externo foi descrita inicialmente por De Laage de Meux e Kantelip[10] em 1976 e posteriormente por Zimermann et al.[58] (1994), Arenas[3] (1991) e Tanibara et al.[51] (1993). Nessa técnica é retirada também a parede interna do canal de Schlemm e o trabeculado justacanalicular, após confecção de retalho escleral de base límbica **(Figura 2)**. Rossier et al.[41](2000) reportam aumento da facilidade de escoamento em olhos de cadáver operados com esta técnica: de 0,21 para 2,03 ml/min/mmHg. Em estudos clínicos são relatados índice de sucesso entre 85 a 90%.[8,51]

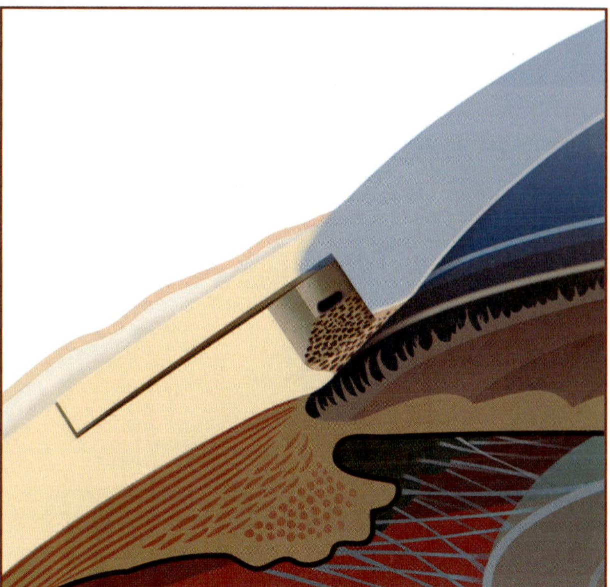

Figura 2. Na trabeculectomia ab externo, sob a proteção de um retalho escleral, é retirado um fragmento de tecido corneoscleral juntamente com o canal de Schlemm e também o trabeculado justa-canalicular.[49]

Esclerectomia Profunda

Em 1989, Fyodorov[17] e logo após, Koslov[28] (1990) descreveram técnica semelhante, com exérese adicional de tecido esclerocorneano que recobre a porção anterior da malha trabecular e a periferia da membrana de Descemet **(Figura 3)**. Na

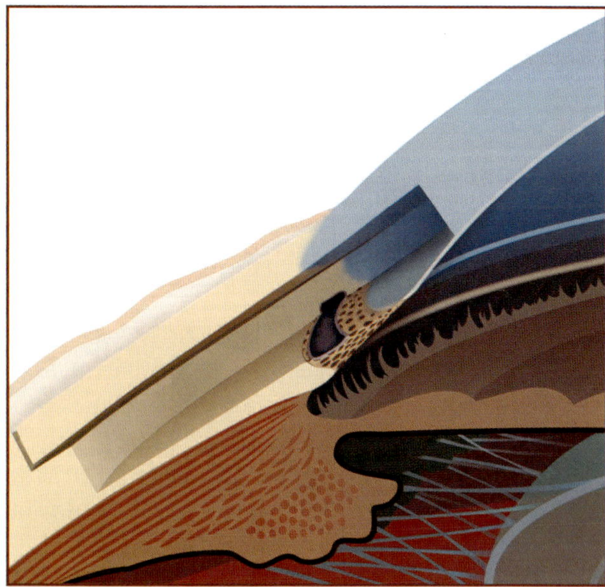

Figura 3. Na esclerectomia profunda é retirado um retalho amplo de esclera, a parede externa do canal de Schlemm e tecido esclero-corneano que recobre o trabeculado anterior e periferia da córnea, com exposição da membrana de Descemet.

esclerectomia profunda a drenagem se processa ao nível do trabeculado anterior e membrana de Descemet para um *lago* intraescleral. Vaudaux e Mermoud[55] reportam um aumento da facilidade de escoamento de 0,19 para 24,5 ml/min/mmHg em estudo experimental. Demailly et al.[11] reportam sucesso em 89% dos casos, sem medicação e, após 6 meses, o índice de sucesso foi de 75,6%. Em 36 meses de seguimento, Karlen et al.[25] relatam sucesso sem medicação em 44,6% dos casos e com ou sem medicação, em 97,7%.

As técnicas mais atuais de esclerectomia profunda tendem a incorporar a trabeculectomia ab externo (retirada de parede interna do canal de Schlemm e porção mais externa do trabeculado esclero-corneano).

Viscocanalostomía

Descrita por Stegman et al.[48](1999), esta técnica se assemelha à esclerectomia profunda já que promove a exposição da parede externa do canal de Schlemm e da periferia da membrana de Descemet, com a retirada de um fragmento esclero-corneano. A técnica preconiza que o retalho escleral superficial seja cuidadosamente suturado, pois pressupõe que o aquoso se dirija aos dois óstios abertos do canal de Schlemm e dali flua pelos canais coletores e veias aquosas. Isto seria facilitado pela dilatação do canal de Schlemm com injeção de substância viscoelástica de alto peso molecular.

Mecanismo das Cirurgias não Penetrantes

As novas técnicas para o tratamento cirúrgico do glaucoma levantam a questão de qual é o mecanismo de abaixamento da pressão nos olhos operados.

Tanto a esclerectomia profunda como a viscocanalostomia propõem a retirada de uma camada profunda de esclera, com exposição da membrana de Descemet e da parede interna do canal de Schlemm.

Estudos clássicos apontam para a parede interna do canal de Schlemm e tecido justacanalicular como o principal sítio de resistência à drenagem do humor aquoso.[23] A simples exposição da membrana de Descemet não deve ser suficiente para baixar a pressão nos olhos glaucomatosos, já que sua permeabilidade é baixa.[15] O mais provável é que ao se proceder à retirada da parede externa do canal de Schlemm ocorra dano à parede interna. Os septos que unem as paredes interna e externa quando tracionados podem provocar rupturas que se estenderiam ao tecido justacanalicular e mesmo a porções da malha trabecular.

Stegman et al.[48] acreditam que a drenagem do humor aquoso na viscocanalostomia se processe a partir do espaço *(lago)* intraescleral pela via normal: pelos óstios do canal de Schlemm e depois pelos canais coletores dilatados após a injeção de hialuronato de alto peso molecular (Healon GV). Admitem que também uma drenagem suplementar deva se processar por via úveo-escleral.

Como é demonstrado em estudos por biomicroscopia ultrassônica,[6] quase todos os pacientes submetidos a cirurgias não penetrantes exibem uma bolsa conjuntival pouco elevada e difusa.

Parece que, na realidade, estas técnicas constituem uma variação de cirurgia fistulante protegida, com a adição de uma "proteção" adicional àquela oferecida pelo retalho escleral superficial. Seriam uma nova categoria, a de "cirurgias filtrantes duplamente protegidas".

Facoemulsificação Associada a Cirurgias Filtrantes não Penetrantes

Cirurgias filtrantes não penetrantes têm sido apresentadas como alternativas válidas à trabeculectomia e qualquer um desses procedimentos pode ser associado à facoemulsificação no tratamento de pacientes portadores de catarata e glaucoma, com resultados bastante satisfatórios no controle da pressão intraocular e recuperação visual. E diversos estudos reportam que as cirurgias de facoemulsificação associadas a cirurgias filtrantes não penetrantes têm menor incidência de complicações pós-operatórias.[8,12,14,19,20,39,52]

Gianoli et al.[19] publicaram em 1999 um estudo prospectivo envolvendo 60 olhos de 60 pacientes portadores de catarata e vários tipos de glaucoma. Trinta olhos foram submetidos a facoemulsificação e esclerectomia profunda e outros 30 foram submetidos a facoemulsificação e trabeculectomia. Após 18 meses de seguimento, observaram um índice de sucesso completo (PIO < 21mmHg, sem medicação) de 49% no grupo submetido à esclerectomia profunda e de 52% no grupo submetido à trabeculectomia. O índice de sucesso qualificado (PIO <21mmHg com ou sem medicação) foi de 81% e de 96% nos grupos de esclerectomia profunda e de trabeculectomia, respectivamente. As pressões intraoculares finais foram similares: 14,2mmHg (+/- 4,0) no grupo de facoesclerectomia profunda e 15,2 mmHg (+/-2,8) no grupo de facotrabeculectomia **(Tabela 1)**. A presença de bolsa conjuntival foi semelhante em ambos os grupos. Seis (20%) pacientes do grupo de facoesclerectomia profunda necessitou goniopuntura com Nd:Yag laser. Reportam que os resultados visuais foram similares, todavia constataram que os olhos submetidos à esclerectomia profunda e facoemulsificação apresentaram menor reação inflamatória e menos hifema. Sanchez e cols.[43] publicaram estudo semelhante e reportaram uma menor incidência de hifema e inflamação nos pacientes submetidos à facoemulsificação associada à esclerectomia profunda.

Funnell et al.[16] compararam os resultados obtidos com a mitomicina C em olhos submetidos à cirurgia combinada de facoemulsificação associada à esclerectomia profunda (59 olhos) ou à trabeculectomia (38 olhos). Não constataram diferença entre os dois grupos no grau de controle da pressão intraocular: índice de sucesso completo (PIO < 19mmHg, sem medicação) de 77,6% no grupo de esclerectomia profunda e 89,5% no grupo de trabeculectomia. A única diferença que detectaram foi a incidência maior de vazamento incisional (Seidel +) nos olhos submetidos a facotrabeculectomia. Já Cillino et al.[8], comparando essas mesmas duas técnicas, reportaram níveis de pressão mais baixos nos olhos com facotrabeculectomia, quando comparados com a facoemulsificação associada à esclerectomia profunda.

Tabela 1- Cirurgia combinada: Associada a trabeculectomia ou esclerectomia não penetrante.

Autor	Técnica	Pressão intraocular (mmHg) Nº	Pré	Pós	Seguimento (meses)
Stewart et al.[49](1994)	FACO TREC	16	18,9	14,5	12
Shingleton el al.[47] (1995)	FACO TREC	37	20,4	15,3	16
Budenz el al.[4] (1999)	FACO TREC	21	18,2	14,8	18,6
Almeida[1] (1999)	FACO TREC c/ mitomicina C	43	23,5	12,5	15,0
Gianoli el al.[19] (1999)	FACO ENP c/ implante de colágeno	60	24,8	14,2	60
Almeida[2] (2003)	FACO ENP c/ mitomicina C	21	22,7	15,9	10

Comparando 20 olhos submetidos somente à viscocanalostomia com 20 olhos submetidos à facoviscocanalostomia, Uretmen et al.[53] relataram bons resultados em ambos os grupos. Reportaram redução no tratamento clínico e nos níveis da pressão intraocular, de 34% no grupo de viscocanalostomia e 38% no grupo de cirurgia combinada. Concluem que a incorporação da facoemulsificação à viscocanalostomia não tem efeitos negativos quanto ao nível de controle da intraocular e incidência de complicações. Resultados similares foram publicados por Wishart et al.[57], estudando 101 olhos, com um seguimento médio de 24 meses. Reportam um resultado similar em ambos os grupos, de viscocanalostomia e de facoviscocanalostomia, com índice de sucesso completo (PIO ≤ 21mmHg, sem medicação) em 93% dos casos. Gimbel et al.[22] compararam a facoviscocanalostomia realizada em incisão única e incisões separadas e reportam resultados semelhantes com ambas variantes técnicas.

Muitos trabalhos apontam resultados mais favoráveis com o uso intra ou pós-operatório de antimetabólitos como a mitomicina C ou 5-fluorouracil.[9,36] Nossa experiência é similar, num seguimento médio de 12 meses, em 21 pacientes operados[2] **(Tabela 2)**.

Técnica

1- Após a anestesia peribulbar e colocação de rédea no reto superior, abre-se a conjuntiva no quadrante superior junto ao limbo. Após uma incisão relaxante, divulsiona-se a conjuntiva posteriormente.
2- Preparo do retalho escleral de forma elipsóide e base fórnix, com espessura de +/- 0,3 mm **(Figuras 4A e 5A e B)**. Aplicação de esponja de celulose, embebida em solução de mitomicina C 0,5 mg/ml, por 2 minutos.
3- Paracentese às 2 horas com bisturí de diamante de 1mm de largura e preenchimento da câmara anterior com substância viscoelástica.
4- Incisão corneana no meridiano das 10 horas com bisturi de diamante trapezoidal de 28,/3,0 mm de largura **(Figura 4B)**.
5- Após a capsulorrexe, promove-se a hidrodissecção com solução salina balanceada e rotação do núcleo. Realiza-se a fragmentação e emulsificação do núcleo utilizando-se técnicas variadas (fatiamento prévio, *stop & chop*, etc.) **(Figura 5C)** e completa-se com a limpeza cortical.
6- Após o preenchimento da câmara anterior com substância viscoelástica, insere-se a lente intraocular dobrável.
7- Retornando ao quadrante superior, inicia-se a confecção de outro retalho escleral no leito da primeira delaminação **(Figuras 4C e 5D)**. Sua espessura é similar à do retalho superficial e todo cuidado é necessário para não atingir o corpo ciliar. Por outro lado deve ser bem profundo para, ao dirigir-se anteriormente, atingir o canal de Schlemm.

Tabela 2- Trabeculectomia isolada e cirurgias combinadas[2]

Técnica	N	Pressão Intraocular Pré (mmHg)	Pressão Intraocular Pós (mmHg)	Seguimento (meses)
TREC Isolada	56	31,2	14,1	41
EEC+TREC	52	23,5	18,0	35
FACOTREC MMC	43	23,3	12,5	15
FACO+TREC MMC	31	24,6	13,8	19
FACOTENP MMC	21	22,7	15,9	17

EEC: extração extracapsular; MMC: mitomicina C; TREC: trabeculectomia

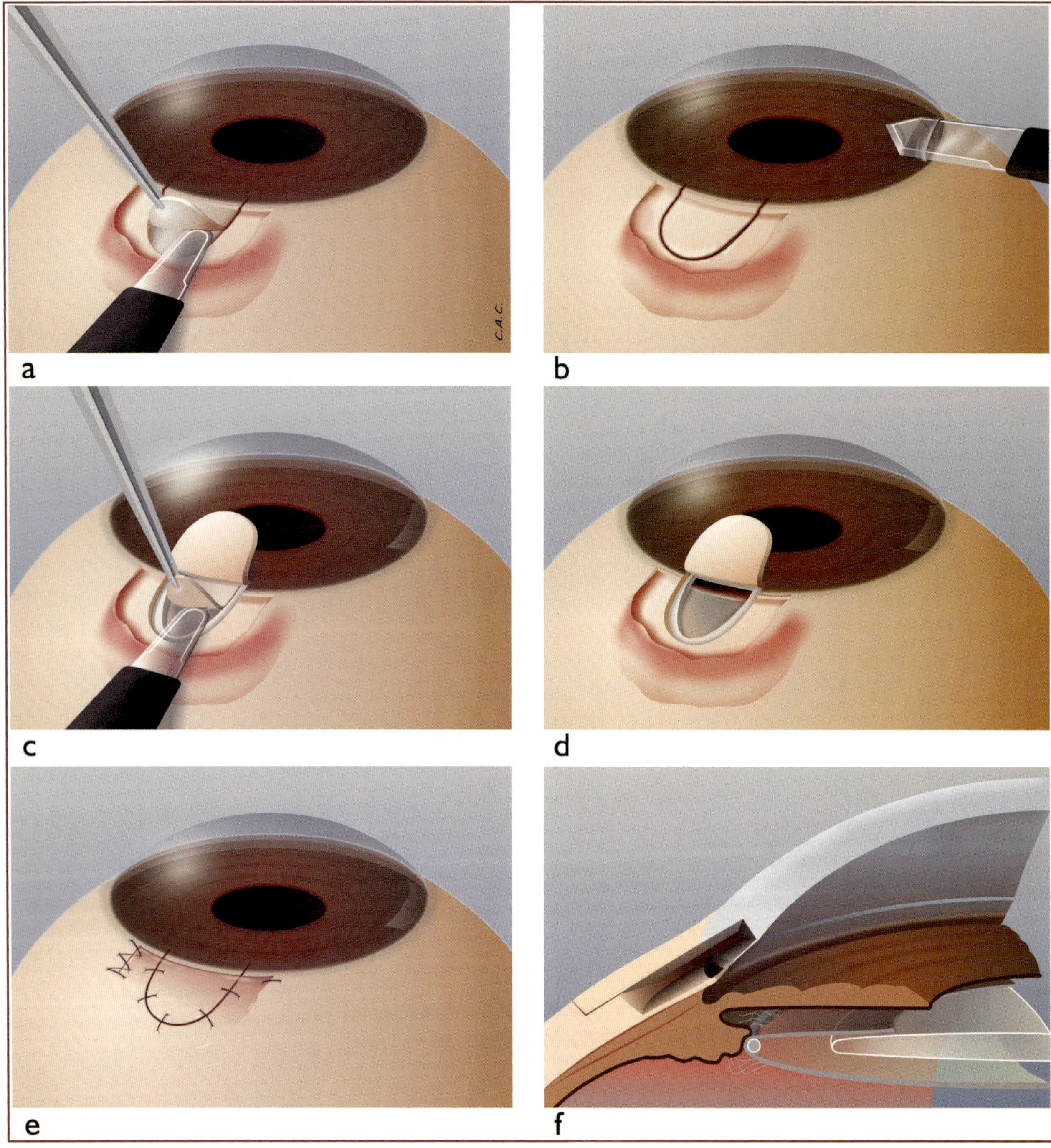

Figura 4. Cirurgia combinada: facoemulsificação associada a esclerectomia profunda não penetrante. a) Preparo de retalho escleral de média espessura. b) Incisão em córnea clara para facoemulsificação. c) Confecção do retalho escleral profundo, estendendo-se até a periferia corneana. d) Excisão do retalho escleral profundo. e) Fechamento do retalho escleral superficial e síntese da conjuntiva. f) Visão em corte do lago intra-escleral.

Deve-se avançar a delaminação na córnea para expor-se a periferia da membrana de Descemet e, em nenhum momento, penetra-se na câmara anterior.

8- Após completar-se a delaminação do retalho profundo promove-se a sua retirada, rente à sua base, com delicada tesoura de Vannas **(Figuras 4D e 5F e G)**.

9- Remoção da membrana trabecular justacanalicular juntamente com a parede interna do canal de Schlemm com pinça delicada **(Figuras 5H e I)**.

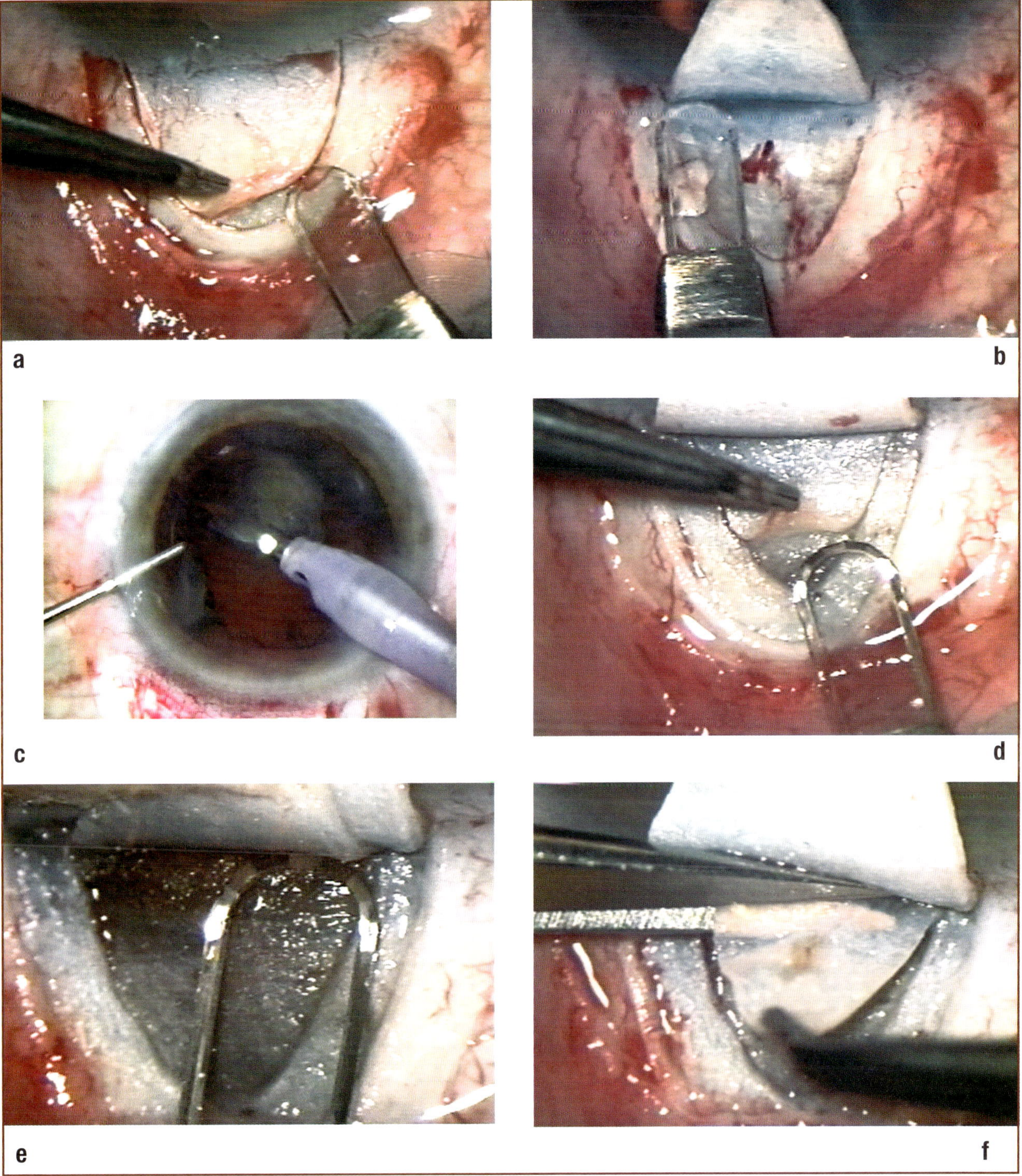

Figura 5. Facoesclerectomia profunda não penetrante. O preparo do retalho escleral superficial de cerca 0,3mm de espessura, com bisturi em crescente (a), deve estender-se na córnea por cerca de 0,5-1.0mm (b). Após a confecção do retalho superficial, procede-se à facoemulsificação através de incisão em córnea clara (c). O retalho escleral profundo deve ter uma espessura suficiente para se vislumbrar corpo ciliar logo abaixo (d). A abertura do canal de Schlemm e principalmente a delaminação do tecido esclero-corneano que recobre o trabeculado anterior e membrana de Descemet são os momentos mais delicados da cirurgia (e). Na retirada do retalho profundo com tesoura de Vannas deve-se evitar tracionar excessivamente (f).

10- Fechamento do retalho escleral superficial é realizado com 3-5 pontos separados, com nylon 10-0. O fechamento da conjuntiva é feito com o mesmo fio, com pontos nas extremidades da abertura conjuntival **(Figuras 4E e 5J)**.

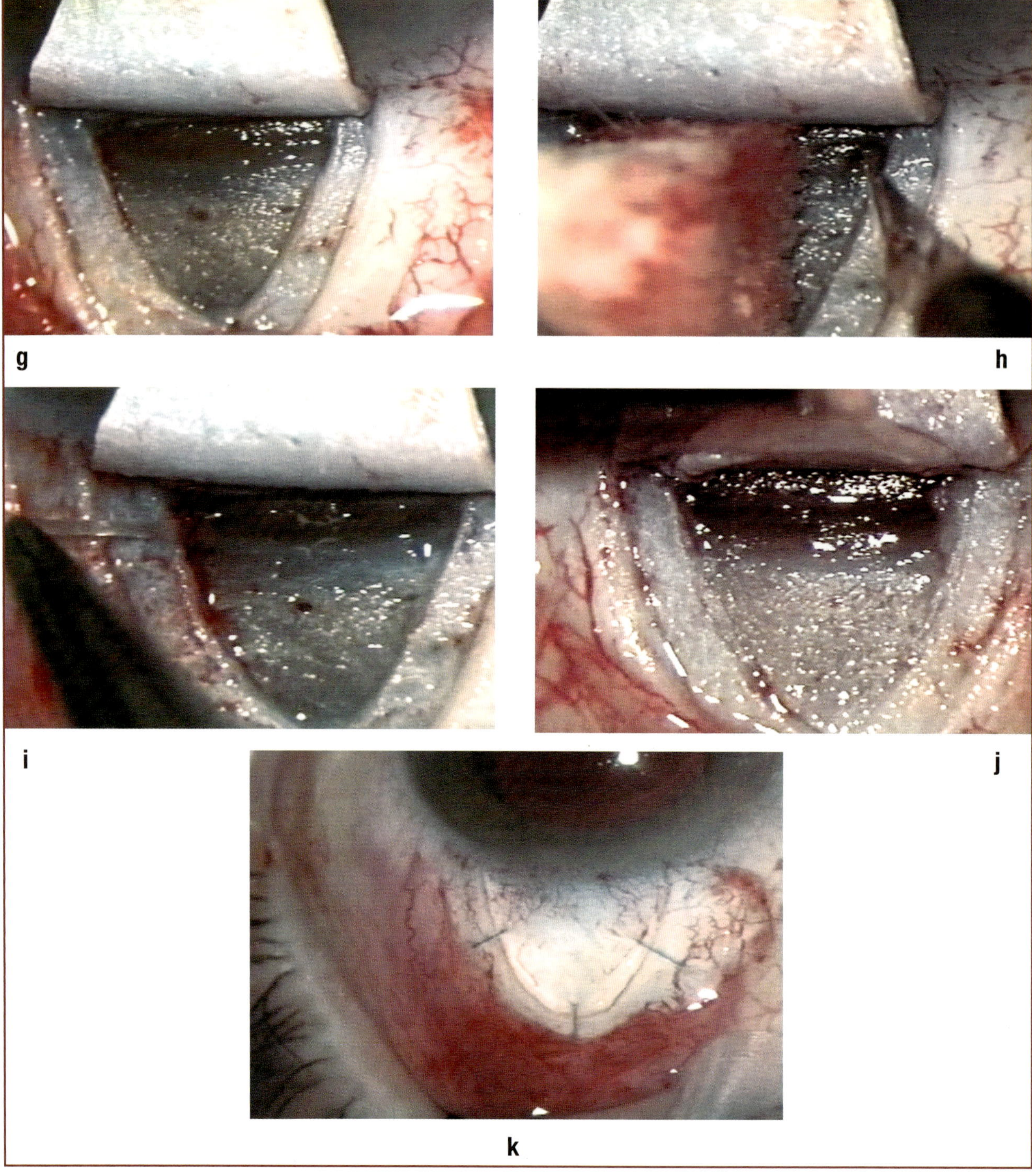

Figura 5. É possível perceber a percolação do humor aquoso através da janela trabéculo-Descemet (g). Após delicada incisão em uma das extremidades da parede interna do canal de Schlemm (h), é possível retirar uma fina membrana, que corresponde à parede interna do canal e porção externa do trabeculado corneoscleral (i). É possível perceber um aumento do fluxo de humor aquoso através da membrana trabéculo-Descemet (j). A sutura do retalho escleral superficial é realizada com 3 pontos de náilon 10-0 (k).

A esclerectomia profunda não perfurante é tecnicamente mais difícil. Propomos algumas manobras[2] que ajudam enormemente o aprendizado **(Figura 6)**.

1- No preparo do retalho escleral superficial pode-se avaliar a posição anterior da delaminação em relação às estruturas internas utilizando um manipulador sob o retalho **(Figura 6A)** e checando sua visualização através de gonioscopia intraoperatória **(Figura 6B)**.

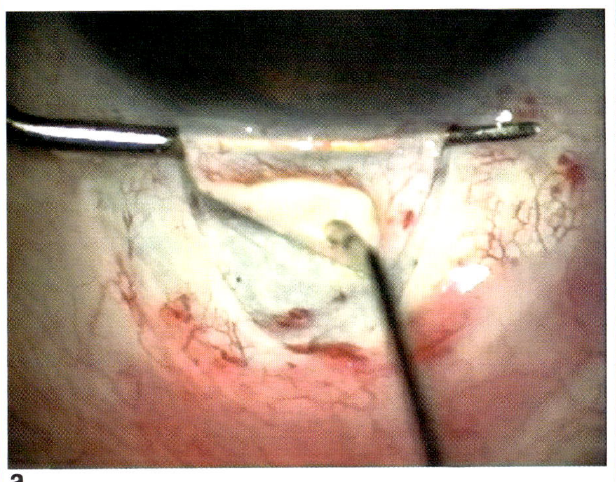
a

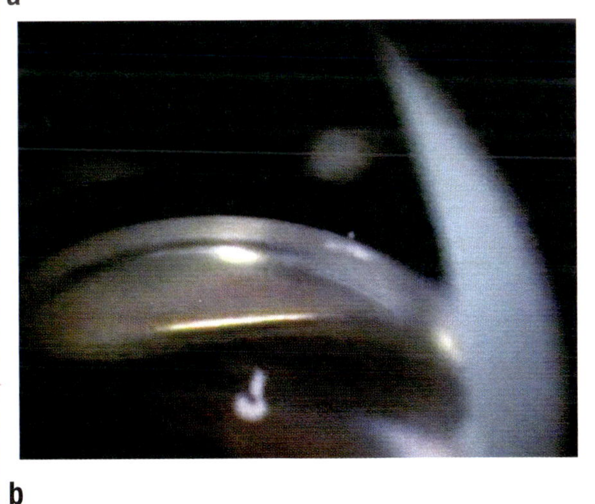
b

Figura 6. Manobras que auxiliam na fase de aprendizado. O preparo do retalhos esclerais podem ser checados com a utilização de um manipulador sob o retalho (a) e observação gonioscópica (b).

2- Na confecção da delaminação do retalho escleral profundo, sugerimos fazer-se, inicialmente, uma incisão radial no limbo para identificação do canal de Schlemm **(Figura 6C)**. Ao localizar-se o canal, introduzimos um fio de prolene 5-0 que desliza dentro do canal por

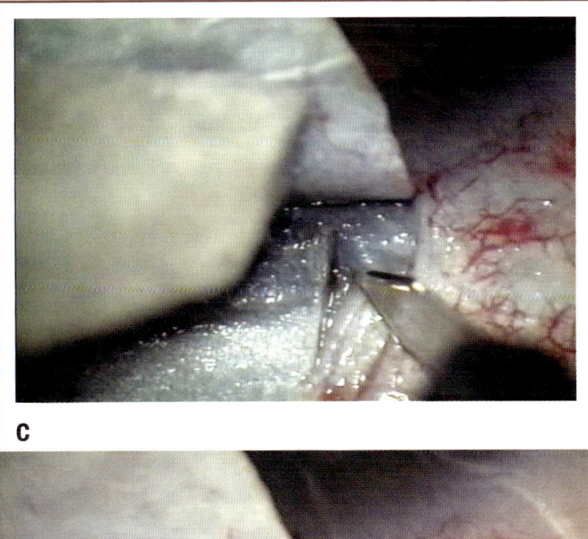
c

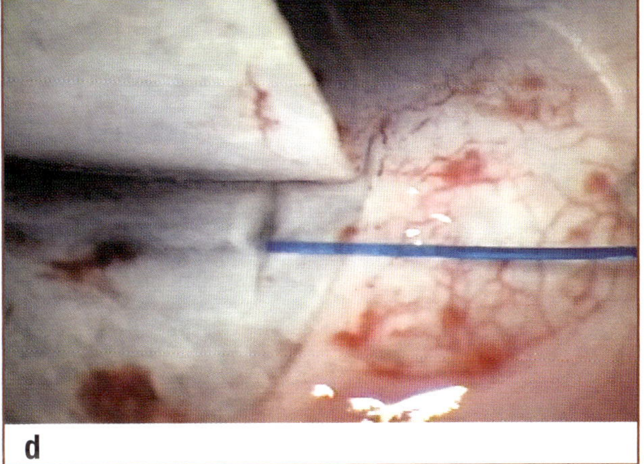
d

Figura 6. Sob o retalho superficial, incisa-se o limbo perpendicularmente (c), até a identificação do canal de Schlemm, que é sondado com fio de prolene 6-0 (d).

7-10 mm **(Figura 6D)**. Em seguida, checamos sua posição através de exame gonioscópico transoperatório **(Figura 6E)**.

3- Após termos a certeza de que o fio encontra-se dentro do canal de Schlemm prosseguimos com a delaminação do retalho escleral profundo, caminhando em direção ao fio de prolene. Ao atingirmos o fio de prolene teremos a certeza de que chegamos ao canal de Schlemm **(Figura 6F)** e ao prosseguirmos com a delaminação estaremos retirando sua parede externa e preservando a parede interna e trabeculado **(Figura 6G)**.

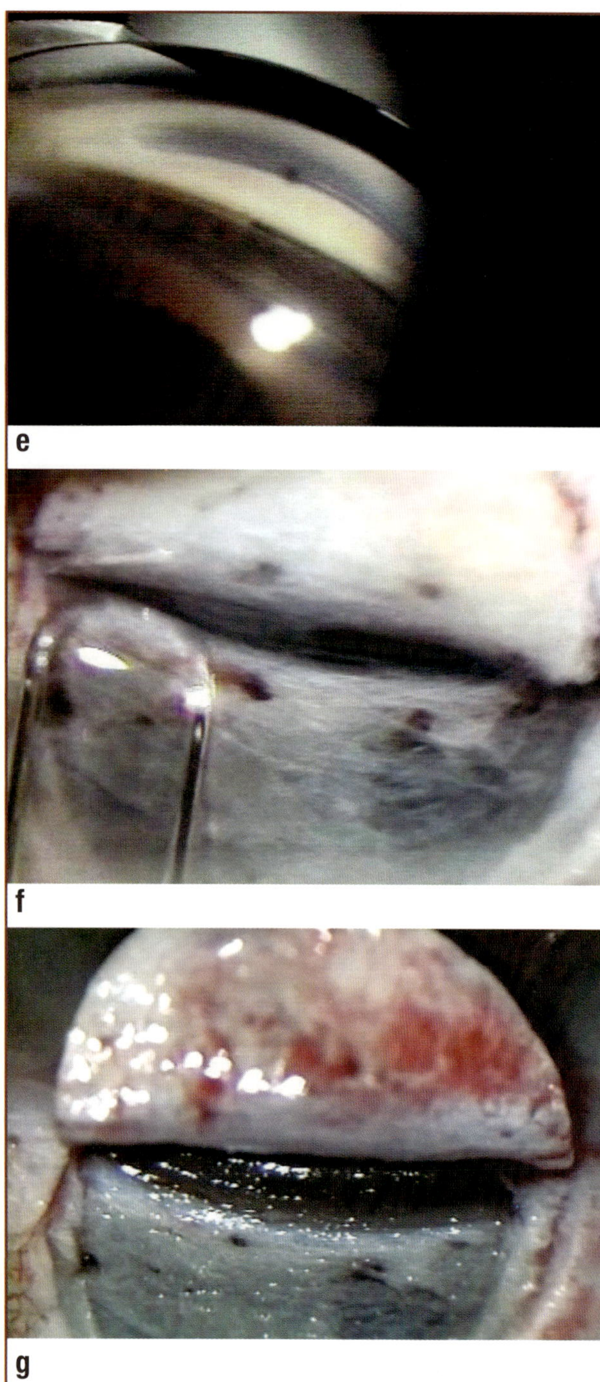

Figura 6. Após sondagem do canal de Schlemm, o exame gonioscópico intra-operatório permite comprovar a posição correta do fio dentro do canal (e). Em seguida, confecciona-se o retalho profundo, modulando cuidadosamente sua espessura e caminhando em direção ao fio de prolene, que funciona com um marcador do canal de Schlemm (e). Excisa-se o retalho profundo após delaminação e exposição da periferia da córnea e da parede interna do canal de Schlemm (g).

A integridade da membrana de Descemet e do trabeculado interno poderá ser checada ao exame gonioscópico **(Figuras 7A e B)**. E a comprovação de que a parede interna do canal de Schlemm juntamente com o tecido justacanalicular foram removidos poderá ser confirmada pelo exame histológico da membrana trabéculo-Descemet que foi removida **(Figura 8)**.

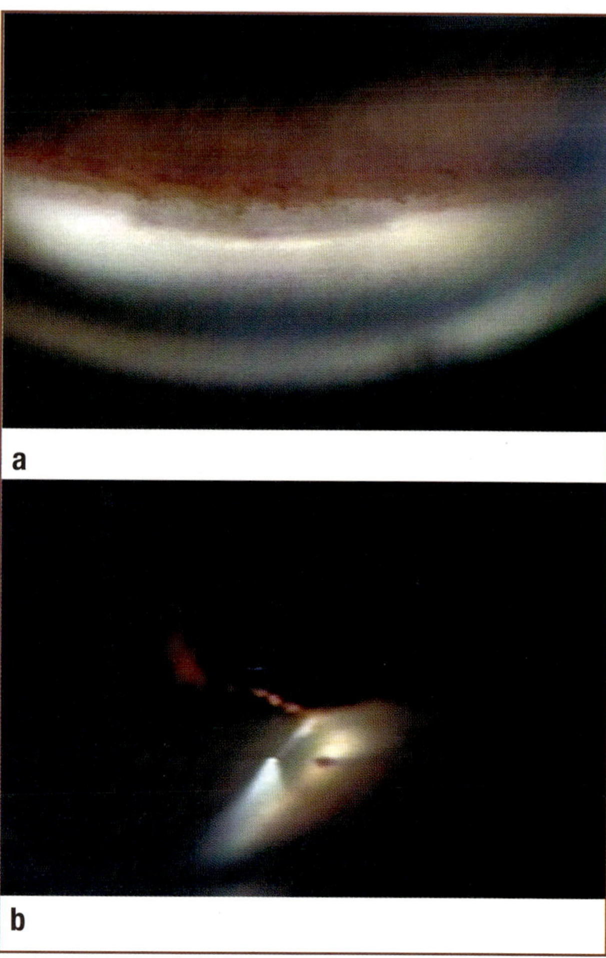

Figura 7. A gonioscopia permite avaliar a integridade da membrana de Descemet e malha trabecular (a). Em corte óptico observa-se o lago esclerocorneano formado com a retirada do retalho profundo (b).

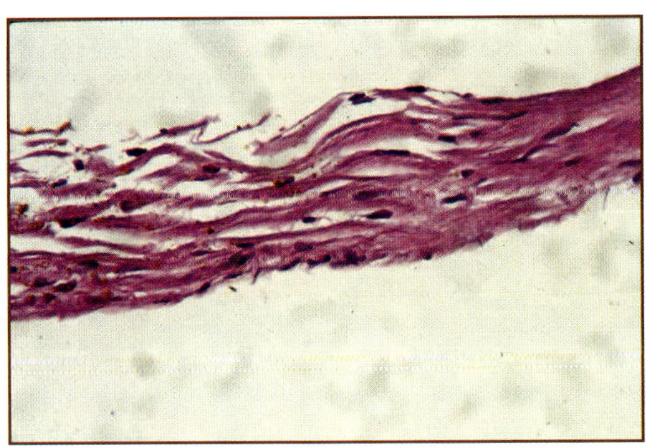

Figura 8. Exame da membrana que é retirada após a abertura do canal de Schlemm (Fig. 51) permite constatar que se trata realmente de fragmento da malha trabecular e tecido justacanalicular.

A complicação mais comum durante a escleretomia ou viscocanalostomia é perfuração da membrana de Descemet. Se é pequena, pode ser ignorada e a cirurgia seguir sem maiores problemas. Se é maior, geralmente com herniação da íris, procede-se à iridectomia e converte-se em facotrabeculectomia. A conversão não parece comprometer um resultado favorável.[37] A falha em se identificar o canal de Schlemm é devido a uma confecção inadequada do retalho escleral profundo. Complicações no pós-operatório imediato incluem picos hipertensivos.

A técnica de facoemulsificação associada à esclerectomia profunda não perfurante é relativamente recente e um tempo seguimento maior é necessário para estabelecer se o resultado pressórico é pelo menos similar ou melhor que a facoemulsificação associada à trabeculectomia (Tabela 2).

Discussão

Estudos prospectivos a médio e longo prazo comparando a cirurgia convencional de glaucoma (trabeculectomia) com as diversas técnicas de cirurgias antiglaucomatosas não penetrantes ainda são em pouco número. Talvez a dificuldade de padronização da técnica e a lenta curva de aprendizado reduzam a cirurgia não penetrante a poucos grupos. Talvez, pelo mesmo motivo, os cirurgiões de glaucoma tendam a introduzir a técnica de cirurgia glaucomatosa não penetrante em casos de glaucoma inicial, ou de hipertensão ocular, reservando a técnica convencional para os casos mais avançados, onde o objetivo do ato cirúrgico é uma pressão intraocular mais baixa.

Rulli et al.[42] realizaram um estudo de revisão sistemática e meta-análise sobre a eficácia e segurança da cirurgia de glaucoma não penetrante (esclerectomia profunda, viscocanalostomia e canaloplastia) em comparação com a trabeculectomia convencional. A análise mostrou, aos 6 meses de seguimento, uma pressão intraocular 2,15 mmHg menor no grupo no qual foi realizada a trabeculectomia. A adição de mitomicina C no ato cirúrgico diminuiu a diferença para 0,83 mmHg. Entre as diversas técnicas não penetrantes estudadas, não houve diferença estatisticamente significante em relação à redução da pressão intraocular. Por outro lado, apresentaram um número muito menor de complicações pós-operatórias (hipotonia, catarata, câmara anterior rasa) que o grupo da trabeculectomia convencional.

Menor redução da pressão intraocular, ao lado de menor incidência de complicações pós-operatórias, também foram as conclusões do trabalho de revisão sistemática realizado por Cheng et al.[6] comparando a cirurgia não penetrante (esclerectomia profunda e viscocanalostomia) e a trabeculectomia. Após 2 anos de seguimento, as cirurgias não penetrantes obtiveram sucesso na redução da pressão intraocular (PIO < 21 mmHg) de 35,2 % (esclerectomia profunda) e 30,2 % (viscocanalosplastia), enquanto que a trabeculectomia obteve 45,6 %. Segundo estes autores, o uso de mitomicina C e implantes na cirurgia não penetrante melhorou a redução da pressão intraocular, mas ainda assim menor que a redução obtida com a trabeculectomia.

Vários procedimentos acessórios foram incorporados à técnica básica das cirurgias antiglaucomatosas para aumentar a eficiência da redução da pressão intraocular: adição de implantes para manter o lago intraescleral aberto, uso da mitomicina C no retalho conjuntival e a goniopunctura (abertura da membrana trabeculo-Descemet) com Yag-laser no pós-operatório. Hondur et al.[24] constataram maior redução da pressão intraocular em olhos submetidos á esclerectomia não penetrante com adição de implantes e com a utilização de mitomicina C.

A goniopunctura praticamente converte a cirurgia não penetrante em uma trabeculectomia convencional, mas sem iridectomia cirúrgica e, teoricamente, com menos complicações. Funnell et al.[16] relataram taxas de sucesso (PIO <19 mmHg) de 77,6 % em olhos submetidos á esclerectomia profunda com 1 ano de seguimento e de 71,5 % com 2 anos, mas com goniopunctura realizada em cerca de metade dos olhos operados. Resultados semelhantes foram obtidos por Rho et al.[40], que realizaram esclerectomia profunda com implante de colágeno, mitomicina C e goniopunctura quando necessário (46,9% dos casos) em 65 olhos de pacientes coreanos, com redução média da pressão intraocular de 30,5 mmHg para 13,4 mmHg. A medicação antiglaucomatosa diminuiu de 3,6 para 1,6 colirios.

Estudos comparando a cirurgia combinada antiglaucomatosa não penetrante associada à facemulsificação com a facotrabeculectomia convencional são de número reduzido e geralmente realizados por um número limitado de centros de pesquisa, usualmente aqueles nos quais a cirurgia não penetrante atingiu um alto nível de reprodutibilidade.

Kobayashi e Kobahyashi[26] observaram resultados semelhantes na redução da pressão intraocular quando compararam a facoviscocanalostomia com a facotrabeculectomia. No grupo submetido á viscocanalostomia, a pressão intraocular diminuiu de 24 mmHg para 14,9 mmHg, enquanto no grupo submetido à facotrabeculectomia, a pressão intraocular caiu de 23,7 mmHg para 14,1 mmHg, Matlach et al.[33] observaram maior redução da pressão intraocular em olhos submetidos à facotrabeculectomia (de 30 mmHg para 11,7 mmHg) que em olhos submetidos à cirurgia de catarata associada à canaloplastia (de 28,3 mmHg para 12,6 mmHg,). Cerca de 79 % dos olhos submetidos á trabeculectomia apresentaram pressão intraocular menor que 21 mmhg, contra 60,0% dos olhos submetidos á viscocanalosplastia.

Wishart e Dagres[56] em uma série de 165 olhos submetidos á viscocanalostomia e facoemulsificação, seguidos durante sete anos, relataram com redução média da pressão intraocular de 24,1 mmHg para 16 mmHg, ou seja 33,2 % de redução, sem maiores complicações pós-operatórias.

A redução inicial da pressão intraocular logo após a cirurgia combinada de esclerectomia profunda e facoemulsificação pode ter valor preditivo para o sucesso da cirurgia. Garcia-Perez et al.[18] observaram maior redução final da pressão intraocular aos 24 meses de seguimento nos olhos que tiveram menor pressão intraocular no primeiro dia de cirurgia.

Schoenberg et al.[45] compararam 36 olhos submetidos à facotrabeculectomia convencional com 41 olhos submetidos à facoemulsificação combinada com canaloplastia e observaram redução da pressão intraocular de 8 mmHg no grupo de facotrabeculectomia e de 5 mmHg no grupo de facocanaloplastia.

A cirurgia não penetrante de glaucoma parece ser eficaz tanto quando é realizada de modo combinado ou em olhos já submetidos à facoemulsificação prévia, como demonstraram Tetz et al.[53] que observaram redução de 23,5 mmHg para 13,6 mmhg em olhos submetidos à facocanaloplastia e de 23,9 mmHg para 15,6 mmHg em olhos pseudofácicos operados com canaloplastia isolada.

Talvez a análise mais realista da indicação da cirurgia combinada de catarata e glaucoma com a técnica não penetrante seja a sugerida por Cillino et al.[8], que concluíram que a esclerectomia profunda não penetrante combinada com a facoemulsificação reduz de modo eficaz a pressão intraocular em olhos com glaucoma, mas a quando se é necessário uma pressão intraocular final mais baixa ou frente a uma expectativa de vida maior do paciente, a facotrabeculectomia produz melhores resultados. Neste estudo, os autores observaram redução média da pressão intraocular de 30,2 mmHg para 17,7 mmHg nos olhos submetidos á esclerectomia não penetran-

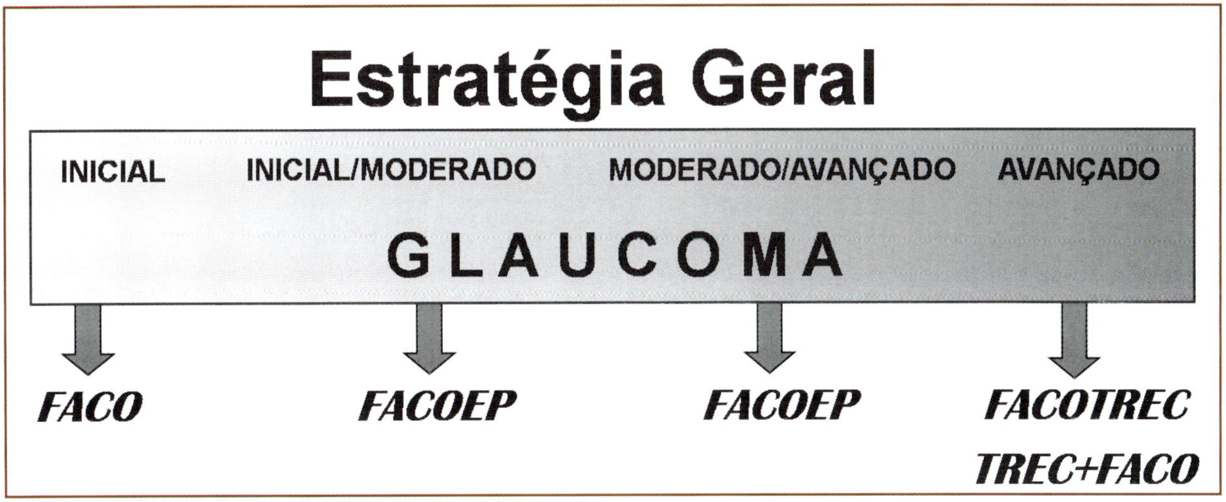

Figura 9. Estratégia para seleção da técnica cirúrgica de acordo com o estádio evolutivo do glaucoma.

te e de 27,0 mmHg para 14,2 mmHg nos olhos submetidos á facotrabeculectomia convencional, em um seguimento médio de 22 meses.

A cirurgia combinada com esclerectomia profunda ou viscocanalostomia e facoemulsificação amplia nossas opções para o tratamento cirúrgico do paciente portador de glaucoma e catarata. Hoje nossa opção frente a um paciente portador de glaucoma e que venha a desenvolver catarata está na dependência do estádio evolutivo do glaucoma e do grau de controle da pressão intra-ocular. De uma maneira simplificada **(Figura 9)**, se o paciente é portador de um glaucoma inicial e apresenta controle adequado com apenas um tipo de colírio, sem efeitos colaterais, nossa opção é operar apenas a catarata. Se as lesões glaucomatosas são incipientes ou moderadas, preferimos associar a esclerectomia profunda à facoemulsificação. Se o glaucoma é avançado, nossa tendência é optar pela facotrabeculectomia.

Referências

1. Almeida, HG. A evolução da cirurgia combinada de catarata e glaucoma. O Glaucoma, 4:6-7, 1999.
2. Almeida HG. Catarata e glaucoma. In: Padilha, MA Catarata. Rio de Janeiro, Cultura Médica, 2003, p.347-59.
3. Arenas, E.Trabeculectomy ab externo. Highlights Ophthalmol, 19:59-66, 1991.
4. Budenz DL, Pyfer M, Singh K, Gordon J, Piltz-Seymour J, Keates EU.Comparison of phacotrabeculectomy with 5-fluorouracil, mitomycin-C, and without antifibrotic agents.Ophthalmic Surg Lasers, 30:367-74, 1999.
5. Cairns JE. Trabeculectomy – preleminary report of a new method. Am J Ophthalmol, 66:673-679, 1968.
6. Cheng JW, Cheng SW, Cai JP, Li Y, Wei RL. Systematic overview of the efficacy of nonpenetrating glaucoma surgery in the treatment of open angle glaucoma. Med Sci Monit. 2011 Jul;17(7):RA155-63.
7. Chiou AGY, Mermoud A, Hédiguer, SE. Ultrasound biomicroscopy of eyes undergoing deep sclerectomy with collagen implant. Br J Ophthalmol, 80:541-44, 1996.
8. Cillino S, Pace FD, Casuccio A, Calvaruso L, Morreale D, Vadala M, Lodato G. Deep sclerectomy versus punch trabeculectomy with or without phacoemulsification: a randomized clinical trial.J Glaucoma, 13:500-6, 2004.

9. Cohen JS, Greff LJ, Novack GD, Wind BE. A placebo-controlled, double-masked evaluation of mitomycin C in combined glaucoma and cataract procedures. Ophthalmology, 103:1934-42, 1996.
10. De Laage De Meux, MP, Kantelip, B.Surgical anatomy of corneoscleral limbs. Arch Ophtalmol (Paris), 36:39-50, 1976.
11. Demailly, P, Jeanteur-Lunel, MN, Berkani, M.Non-penetrating deep sclerectomy associated with collagen device in primarr open-angle glaucoma: Middle term retrospective study. J Fr Ophtalmol, 19:659-666, 1996.
12. Di Staso S, Taverniti L, Genitti G, Marangolo L, Aiello A, Giuffre L, Balestrazzi E.Combined phacoemulsification and deep sclerectomy vs phacoemulsification and trabeculectomy.Acta Ophthalmol Scand Suppl, 232:59-60, 2000.
13. El-Sayyad FF, Helal MH, Khalil MM, El-Maghraby MA.Phacotrabeculectomy versus two-stage operation: a matched study.Ophthalmic Surg Lasers, 30:260-5, 1999.
14. El Sayyad F, Helal MEL, Kholify H, Khalil MEI, Maghraby A. Non-penetrating deep sclerectomy versus trabeculectomy in bilateral primary open-angle glaucoma. Ophthalmology, 107:1671–1674, 2000.
15. Fatt I. Permeability of Descemet's membrane to water. Exp Eye Res, 8:340-54, 1969.
16. Funnell CL, Clowes M, Anand N. Combined cataract and glaucoma surgery with mitomycin C phacoemulsification-trabeculectomy compared to phacoemulsification-deep sclerectomy.Br J Ophthalmol, 89:694-8, 2005.
17. Fyodorov SN. Non-penetrating deep sclerectomy in open-angle glaucoma. Eye Microsurg, 1:52-55, 1989.
18. García-Pérez JL, Rebolleda G, Muñoz-Negrete FJ. Intraocular pressure on the first postoperative day as a prognostic indicator in phacoemulsification combined with deep sclerectomy. J Cataract Refract Surg. 2008 Aug;34(8):1374-8.
19. Gianoli F, Mermoud A. Cataract-glaucoma combined surgery: comparison between phacoemulsification combined with deep sclerectomy, or trabeculectomy. Klin Monatsbl Augenheilkd, 210:256-60, 1997.
20. Gianoli F, Schnyder CC, Bovey E, Mermoud A. - Combined surgery for cataract and glaucoma: phacoemulsification and deep sclerectomy compared with phacoemulsification and trabeculectomy. J Cataract Refract Surg, 25:340-346, 1999.
21. Gimbel HV, Meyer D, DeBroff BM, Roux CW, Ferensowicz M. - Intraocular pressure response to combined phacomulsification and trabeculectomy ab externo versus phacomulsification alone in primary open-angle glaucoma. J Cataract Refract Surg, 21:653-660, 1995.
22. Gimbel HV, Penno EE, Ferensowicz M.Combined cataract surgery, intraocular lens implantation, and viscocanalostomy.J Cataract Refract Surg, 25:1370-5, 1999.
23. Grant WM. Experimental aqueous perfusion in enucleated human eyes. Arch Ophthalmol, 69:783-801, 1963.
24. Hondur e cols (2008)
25. Karlen ME, Sanchez E, Schnyder C, Sickenberg M & Mermoud A (): Deep sclerectomy with collagen implant: medium term results. Br J Ophthalmol83: 6–11.
26. Kobayashi H, Kobayashi K. Randomized comparison of the intraocular pressure-lowering effect of phacoviscocanalostomy and phacotrabeculectomy. Ophthalmology. 2007 May;114(5):909-14.
27. Korillos K. Trabeculectomy: a new glaucoma operation. Bull Soc Hellén Ophthalmol, 35:147-157, 1967.
28. Kozlov VI, Bagrov SN, Anisimova SY. Deep sclerectomy with collagen. Eye Microsurg, 3:44-46, 1990
29. Krasnov MM. externalization of Schlemm's canal (sinusotomy) in glaucoma.Br J Ophthalmol, 52:157-61, 1968.
30. Krasnov MM. Microsurgery of glaucoma. Indications and choice of techniques. Am J Ophthalmol, 67:857-64, 1969.
31. Krasnov MM. Sinusotomy: foundations, results, prospects. Trans Am Ophthalmol Otolaryngol, 76:369-74, 1972.
32. Krupin T, Feitl M, Bishop KL. Postoperative intraocular pressure rise in open-angle glaucoma patients after cataract or combined cataract-filtration surgery. Ophthalmology, 96:579-84, 1989.
33. Matlach J, Freiberg FJ, Leippi S, Grehn F, Klink T. Comparison of phacotrabeculectomy versus phacocanaloplasty in the treatment of patients with concomitant cataract and glaucoma. BMC Ophthalmol. 2013 Jan 29;13:1.
34. Mermoud A, Karlen ME, Schnyder CC. Nd:Yag goniopuncture after deep sclerectomy with collagen implant. Ophthalmic Surg Lasers, 30:120-5, 1999.

35. Mermoud A, Schnyder CC, Sickenberg M, Chiou AGY, Hediguer SEA, Faggioni R. Comparison of deep sclerectomy with collagen implant and trabeculectomy in open-angle glaucoma. J Cataract Refract Surg,25:323–331, 1999.
36. Munden PM, Alward WLM. Combined phacoemulsification, posterior chamber intraocular lens implantation, and trabeculectomy with mitomycin-C. Am J Ophthalmol, 119:20-9, 1999.
37. Nesterov AP. Role of blockade of Schlemm's canal in pathogenesis of primary open angle glaucoma. Am J Ophthalmol, 43:691-96, 1970.
38. Park M, Tanito M, Takahashi H, Chihara E.Does the adjunctive peeling of juxtacanalicular tissue affect the outcome of two-site phaco-viscocanalostomy?J Glaucoma, 14:224-9, 2005.
39. Park M, Tanito M, Chihara E.Outcome of combined phacoemulsification, intraocular lens implantation and viscocanalostomy.Nippon Ganka Gakkai Zasshi, 106:173-7, 2002.
40. Rho S, et al. Long-term Results of Deep Sclerectomy with Small Collagen Implant in Korean Korean J Ophthalmol Vol.27, No.1, 2013
41. Rossier A, Uffer S, Mermoud A. Aqueous dynamics in experimental ab externo trabeculectomy. Ophthalmic Res, 32:165-71, 2000.
42. Rulli E, Biagioli E, Riva I, Gambirasio G, De Simone I, Floriani I, Quaranta L. Efficacy and Safety of Trabeculectomy vs Nonpenetrating Surgical Procedures: A Systematic Review and Meta-analysis. JAMA Ophthalmol. 2013 Oct 24.
43. Sanchez E, Schnyder CC, Sickenberg M. - Deep sclerectomy: results with and without collagen implant. Int Ophthalmol, 20:157-162, 1997.
44. Sanchez E, Schnyder CC, Mermoud A.Comparative results of deep sclerectomy transformed to trabeculectomy and classical trabeculectomy.Klin Monatsbl Augenheilkd, 210:261-4, 1997.
45. Schoenberg ED, Chaudhry AL, Chod R, Zurakowski D, Ayyala RS. Comparison of Surgical Outcomes Between Phacocanaloplasty and Phacotrabeculectomy at 12 Months' Follow-up: A Longitudinal Cohort Study. J Glaucoma. 2013 Nov 14. [Epub ahead of print]
46. Seah SKL, Jap A, Prata JA. Cataract surgery after trabeculectomy. Ophthalmic Surg Lasers, 27:587-94, 1996.
47. Shingleton BJ, Chaudhry IM, O'Donoghue MW, Baylus SL, King RJ, Chaudhry MB. Phacotrabeculectomy: limbus-based versus fornix-based conjunctival flaps in fellow eyes.Ophthalmology, 106:1152-5, 1999.
48. Stegmann R, Pienaar A, Miller D. Viscocanalostomy for open-angle glaucoma in black African patients. J Cataract Refract Surg, 25:316-322, 1999.
49. Stewart WC, Crinkley CMC, Carlson AN. - Results of trabeculectomy combined with phacoemulsification versus trabeculectomy combined with extracapsular cataract extraction in patients with advanced glaucoma. Ophthalmic Surg, 25:621-627, 1994
50. Sugar HS. Experimental trabeculectomy in glaucoma. Am J Ophthalmol, 51:623, 1961.
51. Tanibara, H., Negi, A., Akimoto, M.Surgical effects of trabeculectomy ab externo on adults eyes with primary open angle glaucoma and pseudoexfoliation syndrome. Arch Ophthalmol, 111:1653-1661, 1993.
52. Tanito M, Park M, Nishikawa M, Ohira A, Chihara E.Comparison of surgical outcomes of combined viscocanalostomy and cataract surgery with combined trabeculotomy and cataract surgery.Am J Ophthalmol, 134:513-20, 2002.
53. Uretmen O, Ates H, Guven S, Andac K. Comparison of outcomes of viscocanalostomy and phacoviscocanalostomy.Can J Ophthalmol, 38:580-6, 2003.
54. Vasco-Posada J. Glaucoma: esclerectomia subescleral. Arch Soc Amer Oftalmol Optom, 6:237-252, 1967.
55. Vaudaux J, Mermoud A. Aqueous humor dynamics in non-penetrating filterin surgery. Ophthalmol Pract, 38:S1064, 1998.
56. Wishart MS e Dagres E. Seven-year follow-up of combined cataract extraction and viscocanalostomy J Cataract Refract Surg. 2006 Dec;32(12):2043-9.
57. Wishart MS, Shergill T, Porooshani H. Viscocanalostomy and phacoviscocanalostomy: long-term results.J Cataract Refract Surg, 8:745-51, 2002.
58. Zimmerman TJ, Konner KS, Ford VJ. Trabeculectomy vs non-penetrating trabeculectomy: a retrospective study of two procedures in phakic patients with glaucoma. Ophthalmic Surg,15:734–740, 1984.

Cirugía de Catarata en Retinopatía Diabética o Degeneración Macular Asociada a la Edad

Dr. Carlos W. Arzabe,
Dr. J. Fernando Arévalo., Dr. Alejandro Lavaque,
Dra. Carmen Demetrio., Dr. Walter Arzabe F.

La pérdida senil de transparencia del cristalino es la principal causa de dificultad visual reversible en el mundo. Tanto la retinopatía diabética (RD), y su complicación más frecuente: el edema macular diabético (EMD), como la degeneración macular asociada a la edad (DMRE) son patologías de la retina que con frecuencia coexisten con la presencia de catarata. El manejo adecuado de la patología del cristalino junto a los problemas de retina son imprescindibles para lograr resultados visuales apreciables. La evaluación preoperatoria, como el diálogo con el paciente antes del procedimiento quirúrgico, son de utilidad para obtener expectativas realistas en relación a los resultados **(Figura 1 A-G)**. La progresión de la patología retiniana luego de la cirugía de reemplazo de cristalino es algo de frecuente observación y debe ser mencionado antes del procedimiento **(Figura 2 A-B)**.

Es necesario que el cirujano de segmento anterior esté familiarizado con las características del fondo de ojo que presenta su paciente, los cuidados especiales a tomar en cada uno de los pasos de la cirugía, además de tener conocimiento básico de las opciones terapéuticas disponibles en la actualidad. Para esto debe tomar importantes decisiones sobre el tipo de tratamiento pre o post quirúrgico, la técnica a utilizar y el momento oportuno para realizar estos procedimientos.

Estado General del Paciente

Es conocido que la exposición a la luz posee un efecto acumulativo en los tejidos. Podría favorecer el desarrollo de DMRE en personas susceptibles con base en condicionantes intrínsecos, genéticos y extrínsecos (hábitos, dieta, exposición a otros factores).

La Diabetes Mellitus es el factor de riesgo más común en el desarrollo de catarata, además los pacientes diabéticos desarrollan catarata normalmente a edades más precoces que los individuos sin diabetes con una prevalencia 3-4 veces más alta de catarata en pacientes menores de 65 años en comparación con los no diabéticos y 2 veces más alta en aquellos con 65 años o más. Otro punto importante es que tienen un mayor riesgo de registrar complicaciones del segmento anterior y posterior.

Es por esto que la consulta preoperatoria con el médico especialista es de vital importancia, al igual que la valoración previa por el anestesiólogo, debido a la alta incidencia de enfermedades renales o cardiacas asociadas.

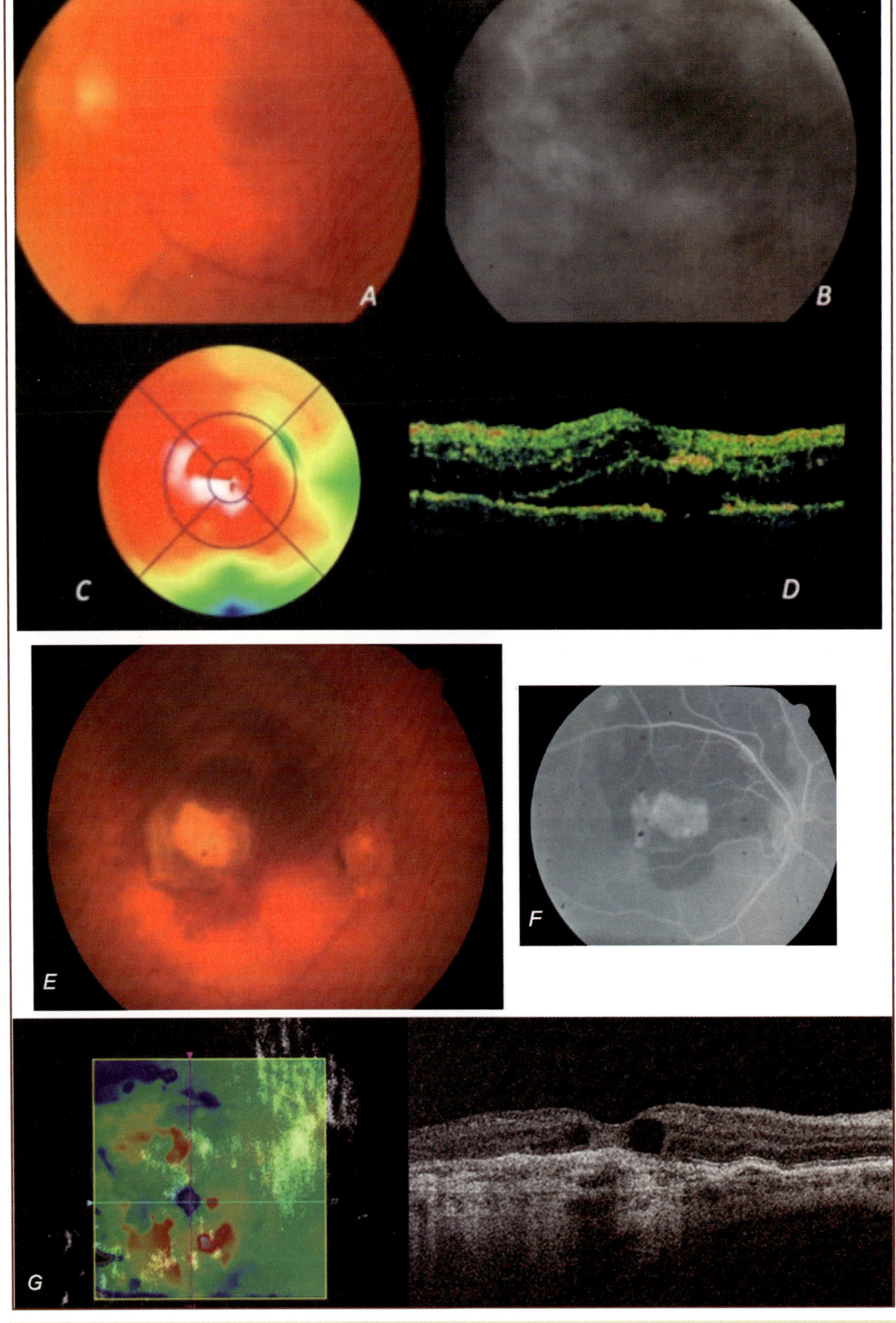

Figura 1 A-G. A) Paciente diabético con catarata. B) angiografía con fluorescenína no revela de forma clara presencia de EMD. C y D) OCT muestra marcado edema macular. E-F) paciente con diagnóstico de catarata y cambios en el fondo de ojo (color y angiografia) compatibles con DMRE. G-H) OCT revela cambios característicos de la forma exudativa de DMRE y cambios atroficos a nivel del EPR.

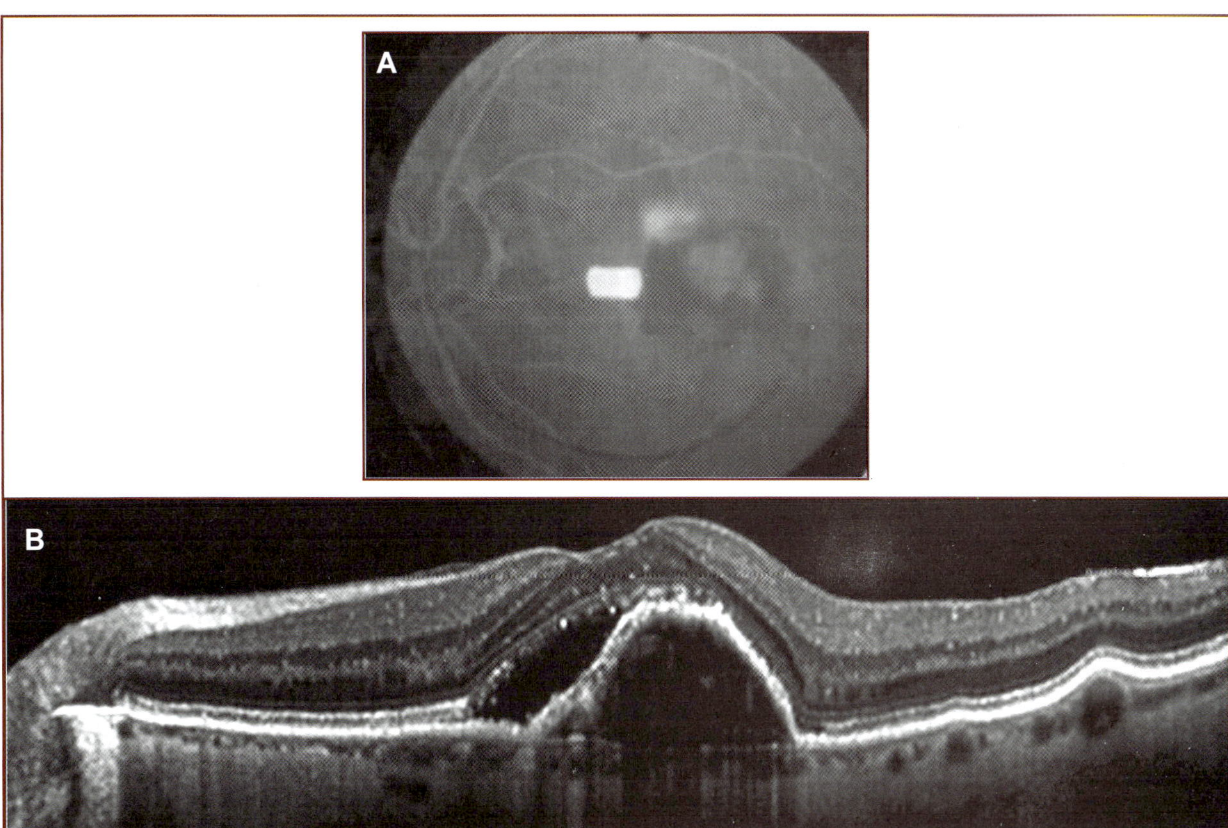

Figura 2 A-B. A) Paciente con antecedente de cirugía de reemplazo de cristalino con implante de lente intraocular que desarrolla en el postoperatorio temprano signos de actividad neovascular en región macular. B) OCT revela presencia de fluido subretiniano y desprendimiento del epitelio pigmentario con distorsión macular. Notese que la el espesor de la coroides esta disminuido.

Se sabe que la **hipertensión arterial** agrava el edema macular diabético y que pacientes con **proteinuria** tienen una prevalencia tres veces más alta de padecer EMD y RD proliferativa.

El control metabólico estricto no previene totalmente la aparición de la retinopatía, pero reduce su incidencia y progresión. En pacientes con RD establecida, el tratamiento intensivo de la hiperglicemia es más efectivo en evitar la progresión de la retinopatía si se lo realiza en las etapas iniciales no avanzadas de la retinopatía. Sin embargo, se requieren 3 años o más de control metabólico estricto, para demostrar un efecto favorable sobre la RD.

El estudio ETDRS, incluyó 2.709 pacientes con RD no proliferante moderada seguidos por 5-9 años. El estudio demostró que el **colesterol total** está directamente asociado a la severidad de los exudados céreos (depósitos lipídicos o exudados duros), al igual que el **LDL-Colesterol**; la aparición de exudados duros en los pacientes que no los tenían al ingreso, están también asociados a los niveles de **lípidos sanguíneos**. Corregir entonces las **hiperlipidemias** en los Diabéticos disminuye el riesgo de pérdida de visión y de problemas cardiovasculares.

Los pacientes diabéticos deben además ajustar el uso de sus hipoglicemiantes orales o inyecciones de insulina, recomendándose realizar las cirugías en estos pacientes lo más temprano posible, siempre contando con un acceso venoso intra y postoperatoriamente, en caso de requerir tratamiento de una potencial reacción hipoglicémica. Medir el nivel de Glucosa sanguíneo es esencial antes, durante y después de la cirugía.

Consideraciones Pre-Operatorias

En condiciones normales un paciente que va a ser sometido de cirugía de reemplazo de cristalino enfrenta la cirugía con altas expectativas visuales. Los casos donde se encuentre una patología retiniana concomitante deben ser manejados de forma diferenciada.

Los principales factores que afectan la agudeza visual son la retinopatía preexistente y el avance de la retinopatía posterior a la operación.

La indicación quirúrgica más importante para realizar la cirugía de catarata en estos pacientes es la reducción en la agudeza visual atribuible a la misma catarata. La segunda indicación para la extracción de catarata se relaciona con el tratamiento de las patologías retinianas presentes y su grado de severidad o evolución. Pacientes con grados leves a moderados de DMRE seca suelen beneficiarse visualmente de la cirugía de catarata **(Figura 3)**.

En ocasiones encontramos a pacientes con opacidades que impiden la evaluación del fondo de ojo, lo que entorpece el diagnostico, evaluación y seguimiento de la retinopatía o el daño macular. Esto incluye también a los pacientes en los que su catarata impide el tratamiento con láser **(Figura 4)**.

Actualmente, el concepto clásico de retrasar la cirugía lo más que se pueda como se hacía hasta algunos años no es el más aceptado, ya que esperar la cirugía hasta que se produzca una disminución marcada de la visión, puede tener como consecuencia un deterioro mayor de la retinopatía o la DMRE hasta etapas en la cual los resultados visuales son menos promisorios. Por esto surge la tendencia de efectuar la cirugía de forma precoz.

En pacientes diabéticos resulta de especial importancia el examen del segmento anterior. Se debe excluir la presencia de neovasos en el borde pupilar y en el ángulo. Especial atención se deben prestar a los signos incipientes de neovascularización por medio del examen con gonioscopia sin dilatación **(Figura 5 A-F)**.

Es importante que el paciente tenga una idea realista sobre la agudeza visual que tendrá luego de la cirugía de reemplazo de cristalino. El pronóstico visual luego de cirugía depende de dos factores: 1) la severidad preoperatoria de la RD o la DMRE, por lo que se considera que estas patologías deberían ser tratadas antes de la ciru-

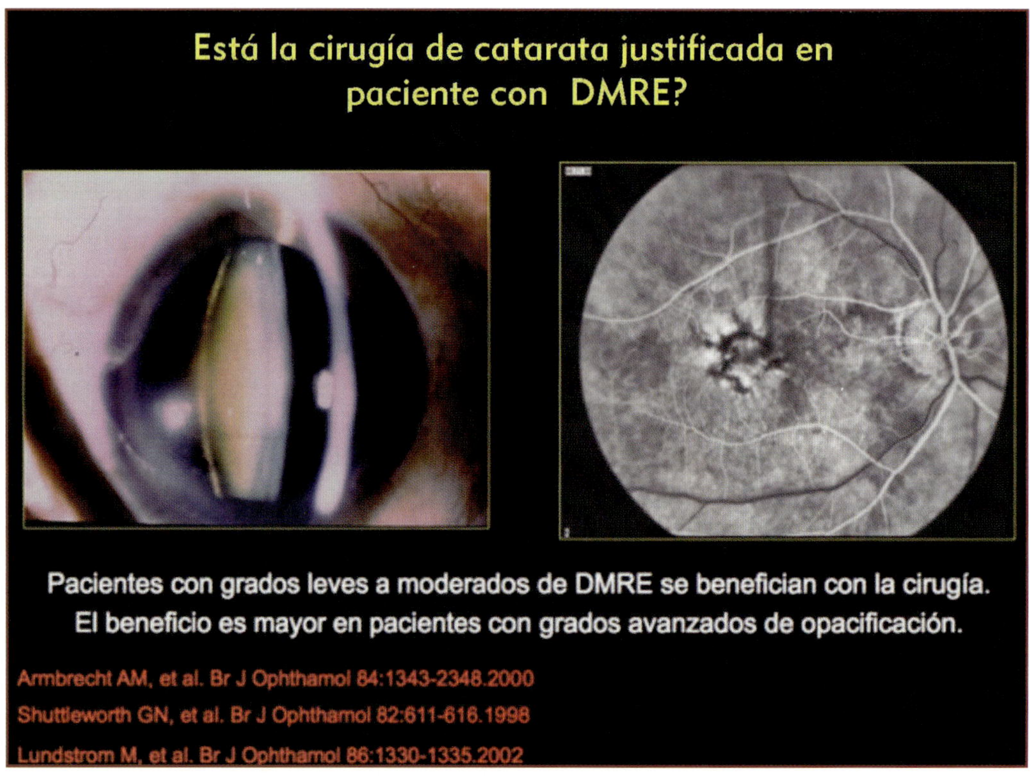

Figura 3

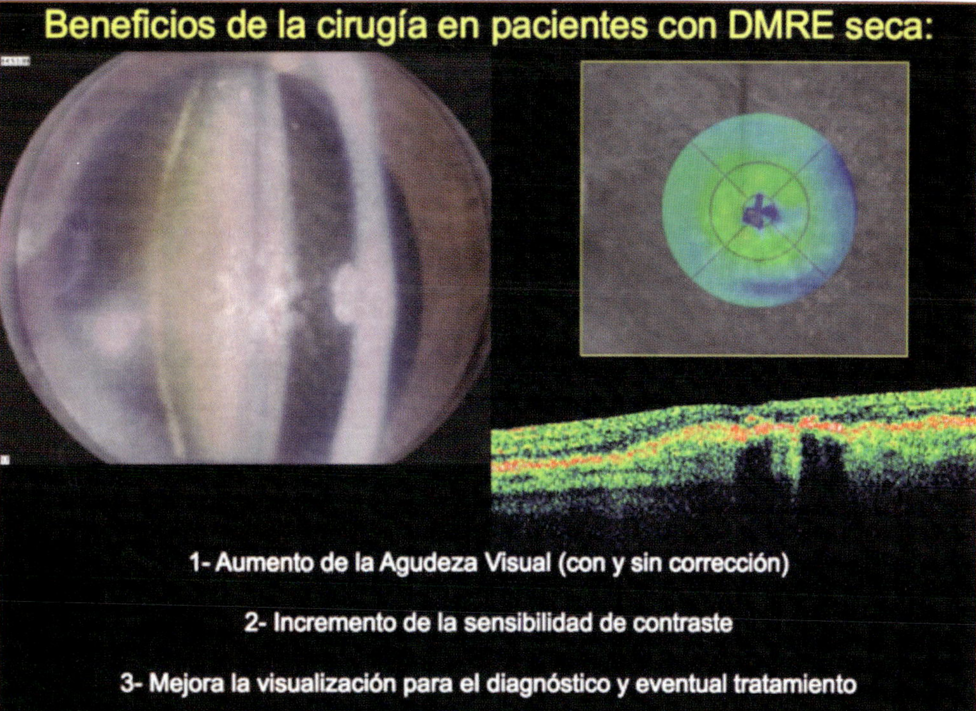

Figura 4

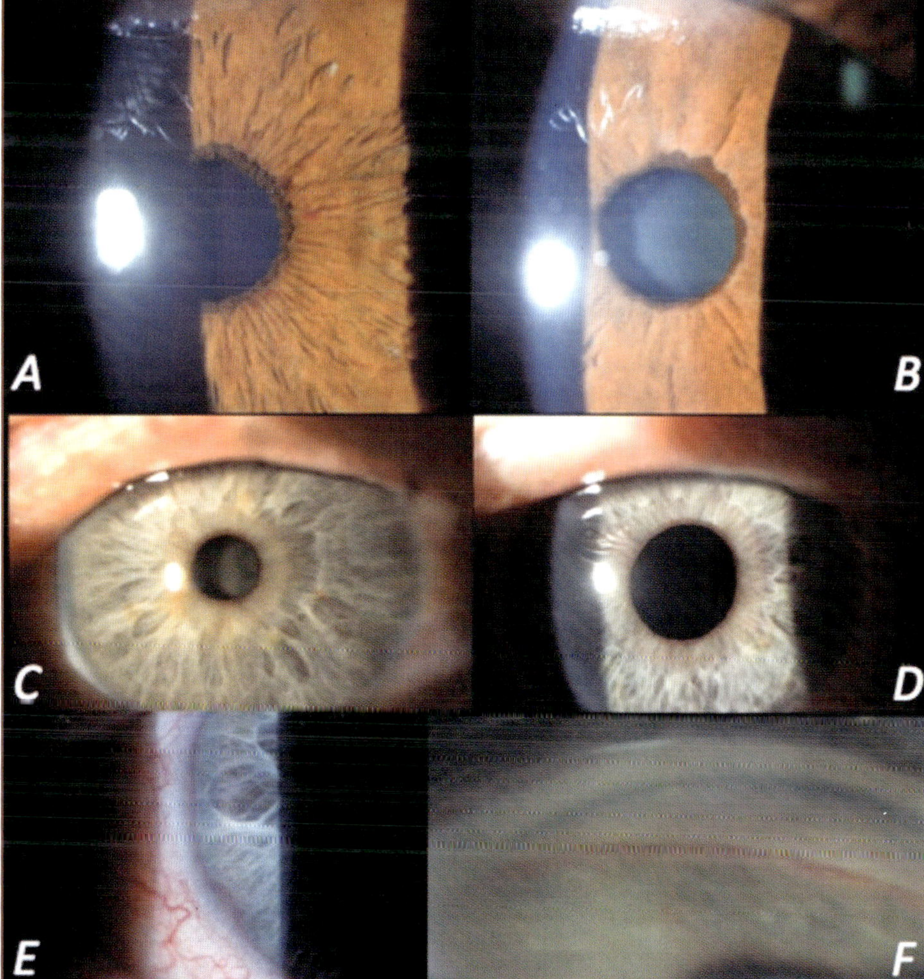

Figura 5 A-F. A) Neovasos sutiles cercanos al reborde pupilar. B) ectropion del epiltelio pigmentario de iris es una signo temprano de neovascularización. C y D) asimetría del diámetro pupilar (pupila de OI pertenece a segmento anterior con neovasos). E) proliferación fibrovascular que avanza sobre el estroma iridiano. F) franca neovacularización del ángulo.

gía para mejorar la función y estabilizar al máximo una función apropiada de la retina; y 2) la agudeza visual y función macular preoperatorios valorados por las pruebas de agudeza visual, visión de colores, y en casos de cataratas más avanzadas, mediante la ayuda de: potenciales evocados, Tomografía Óptica Coherente (OCT) e incluso el test de deslumbramiento o foto-estrés macular y el Potencial Acuity Meter (PAM).

El PAM consiste en proyectar sobre la retina una cartilla de Snellen con intensa luz y brillo, buscando traspasar alguna "ventana" o espacio claro en la catarata, lo que permitirá valorar la función visual pese a la opacidad del lente.

El test de Foto estrés también aporta buena información sobre la función macular. Con una linterna de mano se ilumina directamente sobre el ojo, siendo necesario un tiempo de recuperación hasta que el paciente sea capaz de identificar las letras de 1 línea más grande, que la línea más pequeña que el alcanzaba a ver en el examen previo en la tabla de Snellen. El tiempo de recuperación normal es de 27 segundos con un desvío Standard de 11 segundos, siendo menos de 50 segundos en el 99% de los ojos normales. Su prolongación sugiere enfermedad macular.

En estos pacientes es importante estatificar el grado de RD al igual que estimar el tipo y estadio de la DMRE. La clasificación y estadificación de ambas patologías han sido tratada ampliamente en otro capítulo de este libro y la literatura.

Consideraciones Intraoperatorias

Las técnicas de facoemulsificación por incisión pequeña son la elección preferida por la mayoría de los cirujanos de segmento anterior, ya que al tratarse de heridas minúsculas, cámaras cerradas y autosellantes dan una seguridad mayor.

En el paciente diabético hay algunos escenarios especiales que podrían presentarse. Estos son la ausencia de reflejo rojo debido a la presencia de una hemorragia vítrea, pupila pequeña por falta de respuesta a los midriáticos y la presencia de algunas opacidades especiales del cristalino como la catarata en árbol de navidad **(Figura 6)**.

Una decisión importante es la selección del lente intraocular (LIO) a utilizar. El acrílico y el polimetilmetacrilato (PMMA) funcionan muy bien en relación a la visualización postoperatoria del polo posterior, como también provocando mínima reacción inflamatoria intraocular postoperatoria.

Están en desventaja los LIO de silicón (no recubiertos), ya que se asocian a mayor inflamación y a la posterior formación de depósitos en su superficie, además de dificultar una futura cirugía de vitrectomía, debido a la formación de gotas de condensación sobre su óptica, al utilizar aceite de silicón en las cirugías de segmento posterior o al realizar el intercambio fluido-aire.

Para los cirujanos que no utilizan lentes intraoculares plegables, es un factor importante adicional el diámetro de la parte óptica, que debe ser idealmente de 6 milímetros, permitiendo al cirujano una mejor y mayor visión del fondo de ojo y retina periférica para el necesario seguimiento, clasificación y posible tratamiento con láser o cirugía de vitrectomía Posterior.

La cirugía de catarata con lentes plegables convencionales puede aumentar el riesgo de desarrollar DMRE? Sería lógico pensar que un LIO con un filtro adecuado debería disminuir dicho riesgo. Se sugiere la protección de los LIO's con filtro UV (330-400 nm) y de la luz azul hasta los 430 nm con dicho fin. Se ha reconocido la capacidad de filtrar la luz azul por el cristalino, que aumenta en relación a los cambios de color que sufre el mismo cristalino adquiriendo una pigmentación amarillenta con el envejecimiento.

Los LIO´s amarillos absorben la luz azul como lo haría el cristalino de un adulto de 50 años, y son capaces de bloquear la luz violeta, la azul y parcialmente la verde. Esta capacidad de filtrado evitaría la sobre exposición retiniana a la luz y especialmente a la luz azul. Se acepta que el filtrado de la luz azul de las lentes amarillas no altera ni la calidad de visión ni la percepción de colores. Sin embargo, algunos autores sugieren que dicho filtrado pudiera tener también repercusiones negativas en determinadas situaciones clínicas, pudiendo disminuir la sensibilidad escotópica y comprometiendo el normal desenvolvimiento y la deambulación en condiciones de baja iluminación.

Cabría pensar que en pacientes jóvenes o pacientes con gran esperanza de vida dichas LIO´s pudieran tener un papel protector sobre la exposición a luz azul y, si ésta está implicada en el riesgo de padecer DMRE, estaríamos actuando directamente sobre uno de los factores de riesgo.

En cualquier caso, una LIO que incorpora un filtro para la luz azul, que no deteriora la calidad visual, debería merecer nuestra consideración.

También, varios estudios se están llevando a cabo para medir los riesgos y beneficios de implantar lentes de miniatura telescópicos en pacientes con DMRE.

En cirugías combinadas de catarata con vitrectomía el abordaje anterior del cristalino es la vía preferida por muchos. En casos especialmente complejos como el de pacientes diabéticos con cierto grado de neovascularización del segmento anterior la lensectomía por pars plana puede ser una opción válida (Técnica de Blankenship) **(Figura 7 A-D)**.

Hemos implementado de rutina en este tipo de pacientes, el uso intraoperatorio de Acido Aminocaproico (1 ampolla de 4gr endovenosa, y a dosis de 100 mg por kilo de peso en niños). Administrados en 1 hora, como previsión a posibles sangrados o roturas de los neovasos retinianos e iridianos que pueden presentar estos pacientes y que, en caso de romperse durante la manipulación quirúrgica, pueden desencadenar desde problemas de visualización, hasta hemorragias de mal pronóstico. La utilización de bevacizumab intravítreo (Avastin®, Genentech Inc., San Francisco, CA, USA) como agente anti-angiogénico 4 días antes de la cirugía también se utiliza para evitar el sangrado intraoperatorio, y disminuir complicaciones y el tiempo quirúrgico.

Es importante, que cualquier amenaza de Desprendimiento de Retina (incluyendo las elevaciones traccionales de la región de polo posterior en los diabéticos), deban ser abordados con Vitrectomía Posterior para cortar dichas tracciones vitreoretinales, realizando al mismo tiempo la catarata con la vitrectomía si acaso la opacidad del cristalino no permita la visualización del segmento posterior. En cuanto a colocar LIO en estos pacientes, la mayoría de las veces es posible hacerlo pero preferimos no implantarlo cuando la enfermedad ocular está muy avanzada (Ej.: Glaucoma Neovascular, DR extenso y crónico, etc.), y también cuando las condiciones sistémicas del paciente están muy deterioradas.

Consideraciones Post-Operatorias

La **Figura 8** ejemplifica algunos de los cambios que produce la cirugía de reemplazo de cristalino y que eventualmente podría producir una descompensación macular.

Las complicaciones más temidas en los pacientes diabéticos son: aparición de neovascularización del segmento anterior que podría conducir a un glaucoma neovascular de difícil manejo **(Figura 9)**. También la progresión de la retinopatía diabética como el empeoramiento del edema macular. La conversión de una forma húmeda de la enfermad es el escenario más temido en pacientes con diagnóstico de DMRE.

Opciones de Tratamiento Previo a la Cirugía

El uso de luteína, zeaxanthina, vitaminas C - E y zinc han demostrado en lentecer la progresión de ciertas formas de DMRE. Estadías más avanzados de la enfermedad son de peor pronóstico y de un manejo más complejo.

Es tema de controversia el efecto de la cirugía de catarata en pacientes con diagnóstico de DMRE. En estadios incipientes a moderados de la enfermedad parecería que la cirugía no estimula la progresión de los defectos retinianos. En formas avanzadas de DMRE, en especial en las que tiene características de alto riesgo (presencia de drusen blandos confluentes y redistribución de pigmento en región macular), los resultados de los estudios no son conclusivos (Figura 3).

El Dr. Frederick Ferris divulgó los resultados de un análisis de pacientes en el estudio **Age-Related Eye Disease Study (AREDS)** en el curso de retina en Chicago en Octubre del 2.005. La ventaja de los pacientes enrolados en el estudio AREDS era que la macula fue examinada y fotografiada antes de la cirugía de catarata. Durante un seguimiento de 6 años, el 19% de los pacientes en el AREDS tenían cirugía de catarata y no hubo un riesgo creciente de desarrollar DMRE severo en los pacientes que se hacían la cirugía de catarata comparado a los que no se habían operado. Por lo tanto parece que la cirugía de catarata no aumenta la progresión de DMRE.

Algo similar sucedería en los pacientes diabéticos. En estadios incipientes de la enfermedad, retinopatía diabética no proliferativa (RDNP) leve a moderada, la cirugía de cataratas no parecería favorecer la progresión de la enfermedad. En estadios más avanzados, RDNP severa o muy severa el efecto de la cirugía es menos claro. Estos pacientes podrían avanzar a formas neovasculares luego de la cirugía, ya sea estimulados por esta o por la propia evolución natural de la enfermedad.

Tratamiento Láser

Se requiere tener una buena visualización de la retina a tratar. Las cataratas corticales, muy comúnmente asociadas con diabetes, normalmente reducen grandemente la visión del polo posterior, antes de afectar la función visual.

Es por ello la importancia de los test de función macular (test del deslumbramiento o foto estrés, potenciales evocados y actualmente el OCT), para valorar el estado de la macula (Figura 1). Además de la angioflouresceinografía, que ayudara a detectar la presencia de la retinopatía y el grado de hiperpermeabilidad en el área macular.

Cuando se observa presencia de neovasos sobre la retina, nervio óptico o segmento anterior del globo ocular está indicada la realización de una panfotocoagulación (PFC) con láser. La cámara anterior, incluyendo el iris y el ángulo, deben examinarse cuidadosamente en todos los pacientes diabéticos para determinar neovascularización anterior. Si la visualización del fondo es obstaculizada por una hemorragia vítrea u otra opacidad de medios, deberán considerarse la vitrectomía vía pars plana con endoláser o crioterapia. En pacientes con formas muy severas de RD no proliferativa, en las que se duda sobre la adhesión del paciente a la realización de controles retinianos frecuentes, se puede indicar PFC aún sin evidencia de neovascularización activa.

Es mejor aplicar el tratamiento de PFC en diferentes sesiones, tratando primero la retina periférica extendiéndolo tan posterior como sea necesario. Se recomienda dividir el tratamiento en diferentes sesiones para disminuir el riesgo de EM, desprendimiento exudativo de la retina, desprendimiento coroideo y glaucoma de ángulo cerrado. La retina inferior usualmente se trata primero, ya que ante la eventualidad de una hemorragia vítrea, ésta tiende a localizarse en los cuadrantes inferiores por efecto de la gravedad. Las marcas del láser deben colocarse a la mitad del diámetro de la quemadura anterior, usando un diámetro de disparo entre 200 y 500 mμ, con una duración de pulso de 0.05-0.2 segundos y un poder suficiente para causar un blanqueamiento moderado de la retina tratada. El láser puede aplicarse bajo anestesia tópica o retrobulbar. La PFC con oftalmoscopio indirecto resulta útil en casos seleccionados. El número de marcas, o disparos necesarios, dependen de la severidad de la RD. Existe consenso general para decir que una cantidad entre 1200 a 1600 disparos, aplicadas en dos o tres sesiones, suele ser suficiente. El intervalo entre sesiones suele ser de dos semanas.

Existen diferentes lentes de contacto disponibles para realizar la PFC con lámpara de hendidura: lente de tres espejos de Goldman, Mainster, Rodenstock, Cuadrasférico y super Quad 160. Cada uno de ellos tiene un área de visualización diferente y generan disparos de diferentes diámetros.

Corticoides Intraoculares

La inyección intravítrea de acetónido de triamcinolona (AT) actuaría reduciendo temporalmente la permeabilidad de los capilares y disminuyendo la producción de VEGF, pero no actúa sobre la hipoxia, que podría estar implicada en el desarrollo de la RD y la DMRE. Presenta a corto plazo una desaparición del edema y una mejoría de la visión en un gran porcentaje de pacientes, pero su eficacia es temporal y a medio plazo la recidiva la patología macular. Por otra parte, un importante porcentaje de los pacientes que reciben esta terapia desarrollan complicaciones tales como catarata, aumento de la presión intraocular y endoftalmitis/pseudoendoftalmitis, sobre todo cuando se deben hacer inyecciones repetidas. Además, recientemente han sido publicados los resultados de un estudio multicéntrico elaborado por la *DRCRnet* demuestra que a largo plazo la triamcinolona aislada es peor que la fotocoagulación con láser para el tratamiento del edema macular diabético.

Para intentar mejorar los pobres resultados obtenidos con la inyección aislada de triamcinolona, se ha propuesto combinar este tratamiento con la fotocoagulación con láser. Se realizaría la inyección intravítrea de triamcinolona y unas semanas después, cuando el edema hubiese disminuido, se realizaría la fotocoagulación en grilla macular. En teoría este procedimiento permitiría aplicar el láser de forma más precisa y con menor intensidad sobre una retina menos engrosada, aumentaría la eficacia del láser y prolongaría el efecto de la triamcinolona. Los resultados de estos estudios han arrojado datos contradictorios. Así, mientras algunos encuentran beneficios en este tratamiento combinado, para otros esta opción no proporciona ventajas significativas. De cualquier forma, la *DRCRnet* está valorando actualmente la combinación de triamcinolona y láser, la combinación de ranibizumab y láser o el ranibizumab (Lucentis®, Genentech Inc., San Francisco, CA, USA) aislado para el edema macular diabético.

Se están evaluando con diversos estudios colaborativos nuevas alternativas de tratamiento con otros corticoides de uso intravítreo como la fluocinolona o la dexametasona conjugada de depósito. Estos esteroides estarían formando parte de dispositivos de liberación prolongada que se inyectarían en la pared del ojo o en forma intravítrea.

Fármacos Antiangiogénicos

La formación de neovasos está relacionada con una serie de factores de riesgo como: hipoxia, inflamación, engrosamiento difuso de la membrana de Bruch, y principalmente la liberación de factores angiogénicos, el más importante llamado **Factor de Crecimiento del Endotelio Vascular (VEGF).** Este tiene un efecto de aumentar la permeabilidad vascular 50.000 veces más que la histamina. Actualmente están siendo estudiadas varias moléculas, cuyo mecanismo es controlar la angiogenesis ocular, principalmente como inhibidores o antagonistas del VEGF, para reducir las lesiones neovasculares o los aumentos de permeabilidad.

Pegaptanib Sodico (Macugen), es la primer droga antiangiogénica aprobada por la FDA para su uso como tratamiento para la neovascularización coroidea. Los resultados en su uso como inyección intravítrea han demostrado disminuir la progresión de la retinopatía.

Otras moléculas de efecto **anti-VEGF** que están mostrando resultados promisorios son el **Bevacizumab** (Avastin®), **Ranibizumab** (Lucentis®) y **Aflibercept** (Eylea®), que han mostrado mejores agudezas visuales y control de las patologías en pacientes tratados en comparación con la terapia fotodinámica o el no tratamiento.

El **Ranibizumab** (Lucentis), y como reportado por el Dr. Peter Kaiser en el Cleveland Clinic Cole Eye Institute Ophthalmology Update de Spring del 2006, ya se encuentra en la fase III de su estudio de evaluación clínica como tratamiento intravítreo para la neovascularización subfoveal coroidea predominantemente clásica, a dosis mensuales que van entre los 0,3 a 0,5 mg. Mostrando mantenimiento o mejoría de la mejor agudeza visual corregida en el 94-96% de los pacientes, dependiendo de la dosis, llegando incluso a visiones de 20/40 en el 39% en dosis de 0.5mg y casi sin efectos secundarios o inesperados, solo leves hemorragias subconjuntivales, aumento de la presión intraocular y dolor ocular transitorio.

Otro estudio con este fármaco denominado **MARINA**, también muestra que se produjo una mejoría de la visión de más de 15 letras en el 24,8% (59/238) de los pacientes tratados con 0,3 mg de ranibizumab y en el 33,8% (81/240) de los pacientes tratados con 0,5 mg, en comparación con el 4,6% aproximadamente (11/238) de los pacientes del grupo control (p<0,0001).

Es importante explicar a los pacientes que tienen DMRE y RD especialmente con afección macular instalada, que la cirugía de catarata no mejorara su visión central; pero que al retirar la opacidad del cristalino nos dará opciones de mejor evaluación de su enfermedad retinal a futuro o de aplicar nuevos tratamientos para tratar de evitar su mayor deterioro.

Los nuevos fármacos para uso previo, aun están en estudio, pero ya se perfilan como buenas opciones para estabilizar las patologías retinianas y evitar deterioro mayor posterior a la cirugía.

Conclusiones

La pérdida senil de transparencia del cristalino es la principal causa de dificultad visual reversible en el mundo. Tanto la RD, y su complicación más frecuente: el EMD, como la DMRE son patologías de la retina que con frecuencia coexisten con la presencia de catarata. El manejo adecuado de la patología del cristalino junto a los problemas de retina son imprescindibles para lograr resultados visuales apreciables. La evaluación preoperatoria, como el diálogo con el paciente antes del procedimiento quirúrgico, son de utilidad para obtener expectativas realistas en relación a los resultados.

Es necesario que el cirujano de segmento anterior esté familiarizado con las características del fondo de ojo que presenta su paciente, los cuidados especiales a tomar en cada uno de los pasos de la cirugía, además de tener conocimiento básico de las opciones terapéuticas disponibles en la actualidad incluyendo el uso de anti-angiogénicos y/o laser en pacientes con DMRE exudativa, EMD, y RDP antes de la cirugía.

Referencias

1. Wilkinson CP, Ferris FL 3rd, Klein RE, Lee PP, Agar- dh CD, Davis M, et al. Proposed international clinical diabetic retinopathy and diabetic macular edema disease severity scales. Ophthalmology 2003; 110: 1677-1682.
2. Benson WE, Brown GC, Tasman W, McNamara JA, Vander JF: Extracapsular Cataract Extraction with placement of a posterior Chamber Lens in Patients with diabetic retinopathy. Ophthalmology; 100: 730-738. 1993
3. Blankenship GW, Flyn HW, Kokame GT: Posterior Chamber intraocular lens insertion during pars plana lensectomy and vitrectomy for complications of proliferative diabetic retinopathy. Am. J. Ophthalmol.;108: 1-5. 1989.
4. Verdaguer J, Arzabe CW. Manual de Retinopatía Diabética. Asociación Panamericana de Oftalmología. Bolivia, 1999.
5. Rosenfeld SI, Blecher MH, Bobrow JC, Bradford CA, Glasser D, Beretstka JS, Basic and Clinical Science Course, Section 11, Lens And Cataract. American Academy of Ophthalmology, 2005.
6. Freitas LL. Cristalino e Catarata: Diagnostico e Tratamento. São Paulo. 2004.
7. The international ARM epidemiological Study Group. An International Classification and grading system for AMD. Surv Ophthalmol 39:367, 1995.
8. Kanski JJ. Oftalmología Clínica. Quinta Edición, Madrid. 2004.
9. Flynn HW, Bressler SB, Brown GC, Neredith T, Regillo CD, Isernhagen RD, Basic and Clinical Science Course. Retina and Vitreous: Section 12. The foundation of the American Academy of Ophthalmology. San Francisco. 2001.
10. Sarks JP, Sarks SH, Killigsworth MC. Evolution of Geographic Atrophy of the Retinal Pigment Epithelium. Eye. 1998; 2: 552-577.
11. Yanuzzi LA, Wong DW, Sforzolini Bs. Polypoidal Choroidal Vasculopathy and neovascularized Age-Related Macular Degeneration. Arch Ophthalmol. 1999; 117: 1503-1510.
12. Piantoni G, Gomez-Ulla de Irazazabal F, Martinez M. Examen del paciente Oftalmológico- Exámenes Oftalmológicos Complementarios. Maestría en Oftalmología a Distancia, Consejo Argentino de Oftalmología – Universidad Católica de Salta. Modulo 2. Salta. 2005.

13. Glaser JS, Savino PJ, Summers KD. The Photo stress recovery Test en the Clinical Assessment of Visual Function. Am J Ophthalmol. 1977; 83: 255-260.
14. Delcourt C, Carrière I, Delage M, Barberger-Gateau P, Schalch W, and the POLA Study Group. Plasma Lutein and Zeaxanthin and Other Carotenoids as Modifiable Risk Factors for Age-Related Maculopathy and Cataract. Investigative Ophthalmology and Visual Science. 2006; 47:2329-2335.
15. Marchi S. Time course of changes in retinal thickness and visual acuity after intravitreal triamcinolone acetonide for diffuse diabetic macular edema with and without previous macular laser treatment. Retina. 2005 Oct-Nov; 25(7):840-5.
16. Cimberle M. Antiangiogenic agents move the target from preservation to improvement of vision. Ocular Surgery News Europe/Asia-Pacific Edition June.2006. http://www.osnsupersite.com/default.asp?ID=retina.
17. Chavers BM, Ramsay R, Steffes MW: Relationship between retinal and glomerular lesions in IDDM patients. Diabetes, 1994; 43:441-46.
18. Chew E: Diabetic Retinopathy and lipid abnormalities. Current Opinion in Ophthalmology. 1997; 8; 111:5962.
19. Fynn HW Jr., Chew EY, Simons RD, et al. Pars plana vitrectomy in the Early Treatment Diabetic Retinopathy Study. ETDRS Report N° 17 Ophthalmology 1992; 99:1351-1357.
20. Klein R., Klein BE, Moss SE, Davis MD, DeMets DL. The Wisconsin epidemiologic study of diabetic retinopathy: II. Prevalence and risk of diabetic retinopathy When age at diagnosis is less than 30 years. Arch. Ophthalmol. 1984; 102:520-6.
21. Klein R, Klein BE, Moss Se, Davis MD, DeMets Dl. The Wisconsin epidemiologic study of diabetic retinopathy: III Prevalence and risk of diabetic retinopathy When age at diagnosis is 30 or more years. Arch. Ophthalmol. 1984; 102:527-32.
22. Klein BE, Moss SE, Klein R. Effect of pregnancy on progression of diabetic retinopathy. Diabetes Care.1990; 13:34-40.
23. The Diabetes Control and Complication Trial Research Group: Klein BE, Moss SE, Klein R. Progression of Retinopathy with Intensive versus Conventional Treatment in the Diabetes Control and Complications Trial. Ophthalmology 1995; 102:647-661.
24. The Diabetic Retinopathy Study Research Group: Photocoagulation treatment of proliferative diabetic retinopathy: Clinical Application of Diabetic Retinopathy Study (DRS) Findings: DRS Report N°8. Ophthalmology. 1981; 88:583-600.
25. The Diabetic Retinopathy Study Research Group: Four risk factors for severe visual loss in diabetic retinopathy: DRS Report N°3 Arch. Ophthalmol. 1979, 97:654-655.
26. The Diabetic Retinopathy Vitrectomy Study Research Group: Early vitrectomy for severe vitreous hemorrhage in Diabetic retinopathy: Two years results of a randomized trial. DRVS Report N° 2, Arch Ophthalmol. 1985; 103:1644-1652.
27. The Diabetic Retinopathy Study research group: Early vitrectomy for severe proliferative Diabetic Retinopathy in eyes with useful vision: results of a randomized trial. DRVS Report n°3 Ophthalmology. 1998; 95:1307-1320.
28. The Early Treatment Diabetic Retinopathy Study Research Group: Photocoagulation for diabetic macular edema. Arca Ophthalmol. 1985; 103:1796-1806.
29. The Early Treatment Diabetic Retinopathy Study Research Group: Early Photocoagulation for diabetic retinopathy. ETDRS Report n°9. Ophthalmology 1991; suppl 98 : 766-785.

89

Síndrome de Pseudoexfoliación

Dr. Arturo Maldonado Junyent

Introducción

El síndrome de pseudoexfoliación está caracterizado por la producción y acumulación progresiva de un material fibrilar extracelular de origen incierto, aunque se cree que está relacionado con la producción basal anormal de las células epiteliales.

Histológicamente es de características similares a los depósitos de amiloides **(Figura 1)**.

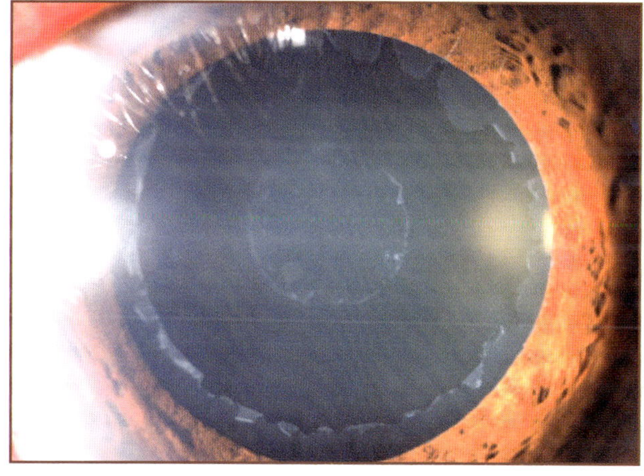

Figura 1. Depósitos de material de Pseudoexfoliación.

En este síndrome se encuentran afectados varios órganos del cuerpo humano como: la piel, el cerebro, el hígado, el corazón, los pulmones y el globo ocular. Se puede relacionar con enfermedades sistémicas como la pérdida de la audición, hipertensión, alteraciones respiratorias, como también cardio y cerebro vasculares, por lo cual el paciente debería ser referido a los especialistas correspondientes.

El glaucoma pseudoexfoliativo es la causa identificable más común en glaucoma crónico de ángulo abierto. Cerca del 20% de los glaucomas tienen como causal a esta patología, y aproximadamente el 30% de los pacientes que tienen el depósito de este material desarrollarán glaucoma en algún momento de su vida. Esto hace que sea un factor importante al momento de estudiar a los pacientes que presenten pseudoexfoliación capsular.

Esta última está relacionada directamente con la edad, y se observa entre un 5 a un 38% aproximadamente de pacientes mayores a 60 años, por lo cual podremos encontrarla muy frecuentemente de forma conjunta con la aparición de cataratas

Como veremos posteriormente durante el desarrollo de este capítulo, las alteraciones que produce la pseudoexfoliación en la zónula, iris, cornea y otras estructuras oculares, hacen que la cirugía de catarata sea de alto riesgo y con mayor tasa de complicaciones de las habitualmente previstas en este procedimiento.

La cirugía de catarata deberá ser planeada de una forma detallada, estudiando minuciosamente a los pacientes, buscando los signos de patología causada por esta enfermedad.

Pasaremos a detallar semiológicamente los signos que debemos diagnosticar previamente a la cirugía de acuerdo a la estructura ocular que estudiemos, para evaluar su estado y planificar los pasos, lo que nos ayudara a disminuir o evitar las posibles complicaciones intra y post quirúrgicas.

Córnea

En la córnea vamos a encontrar depósito de material de pseudoexfoliación **(Figura 2)** y pigmento, que pueden provocar una endoteliopatía. Esta alteración puede provocar una descompensación corneal espontánea en algunos casos particulares, pero habitualmente hay que estudiarla, ya que durante la cirugía de catarata vamos a generar un daño, y debemos previamente determinar la población celular para advertir a los pacientes de esta situación y tomar las medidas necesarias durante la cirugía intraocular para minimizar las repercusiones en la córnea.

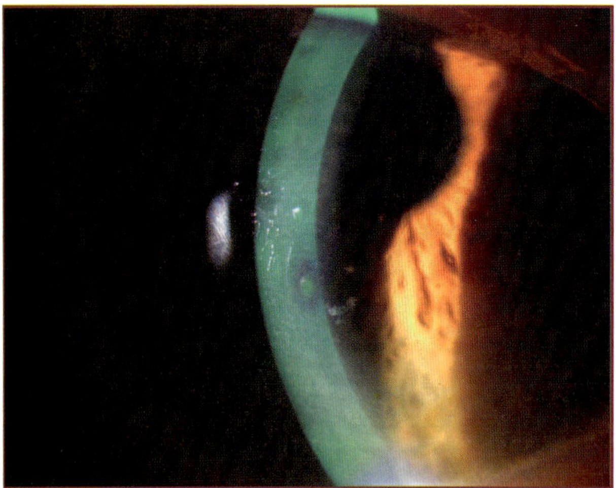

Figura 2. Depósitos de material de pseudoexfoliación en córnea.

Trabeculado

En el trabeculado vamos a observar material de pseudoexfoliación, el cual obstruye la zona de la malla trabecular dificultando la salida del humor acuoso. Este material puede también producirse localmente. Un signo casi patognomónico, que se observa por gonioscopía, es la línea de Sampaolesi **(Figura 3)**, que es una ondulación de depósito de pigmento por encima de la línea de Schwalbe, la cual generalmente tiene un cúmulo de pigmento importante.

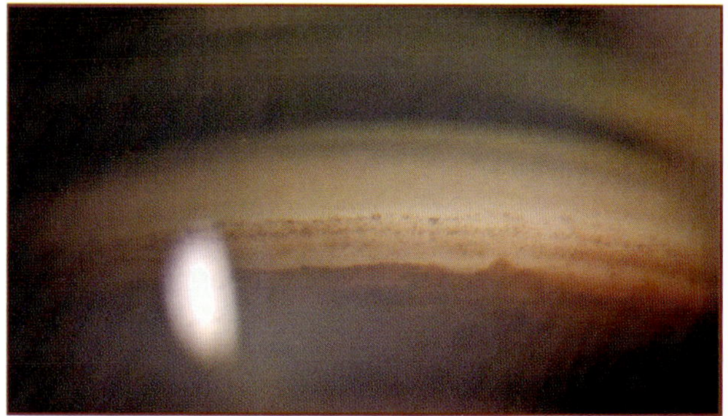

Figura 3. Línea de Sampaolesi.

Esta línea puede ser observada, en casos avanzados en que el pigmento es abundante, en la lámpara de hendidura sin necesidad de practicar una gonioscopía; fue descripta por el Profesor Doctor Roberto Sampaolesi, y es reconocido mundialmente como un signo precoz de esta enfermedad. Esto puede ayudar a un diagnóstico y tratamiento temprano de esta enfermedad.

Iris

Es la primera estructura donde habitualmente se podrá observar el depósito de este material, que fuera descripto en 1917 por Lindbergh y se asemeja a ceniza de cigarrillo **(Figura 4)**.

A nivel de esta estructura, podemos observar mediante retroiluminación una atrofia de la orla pigmentaria pupilar o borde pupilar **(Figura 5)**, que es mayor en esta zona a diferencia del glaucoma pigmentario, en el cual se observa una atrofia más periférica.

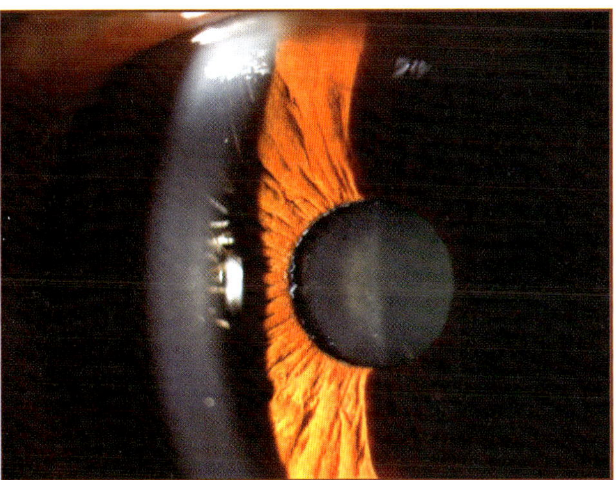

Figura 4. Depósitos de material de pseudoexfoliación en borde pupilar.

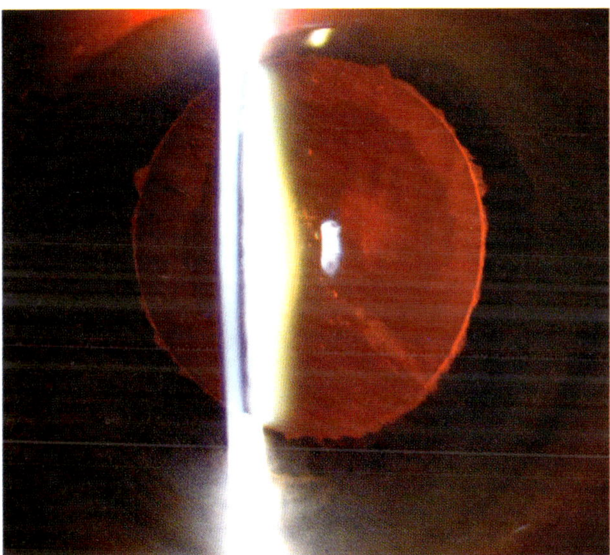

Figura 5. Atrofia de la orla pigmentaria por reto-iluminación.

También se produce una atrofia de la musculatura iridiana, la cual es causante de una pobre dilatacion y esto puede generar complicaciones a la hora de remover la catarata. Existe asimismo una alteración a nivel vascular, alterando el funcionamiento de la barrera hematoocular, con el consiguiente aumento en la liberación de proteínas y otros elementos de la sangre lo cual contribuye a una inflamación post quirúrgica de mayor intensidad a la habitual.

Cristalino y Fibras Zonulares

Este material se deposita en la cara anterior del cristalino generando la característica imagen de las 3 zonas concéntricas **(Figura 6)**. La zona exterior, los puentes y el anillo central, generalmente cerca del borde pupilar.

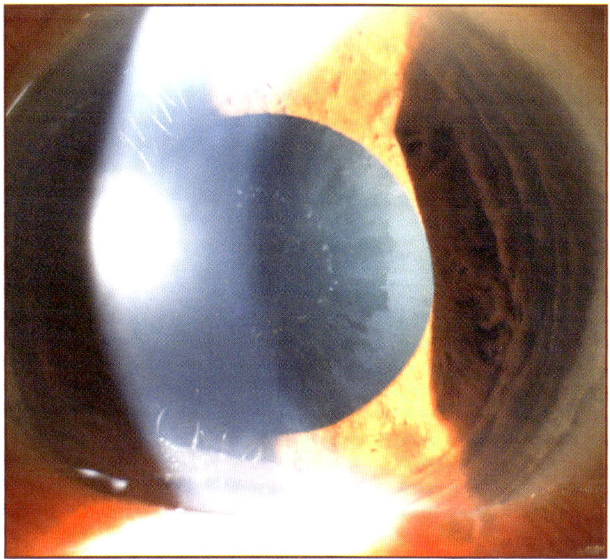

Figura 6. Depósitos con las 3 zonas concéntricas.

Pero nuestra mayor atención debe ser dirigida hacia las alteraciones que produce en las fibras zonulares. En estas estructuras genera una lisis de las mismas, lo cual se puede manifestar en una facodonesis, signo fácilmente evidente en la biomicroscopía, y que debemos investigar para evitar las complicaciones intra y post quirúrgicas. Otro signo de debilidad zonular puede ser la variación en la profundidad de la cámara anterior; ésta puede presentar asimetrías haciéndose más estrecha y en algunos casos más profunda. En algunos pacientes se puede producir una luxación o subluxación espontánea del cristalino **(Figura 7)**.

Es quizá esta alteración de los sostenes del cristalino el mayor reto a la hora de planificar y llevar a cabo la cirugía de catarata por el oftalmólogo, y que pondrá a prueba su idoneidad para lograr una intervención sin sobresaltos.

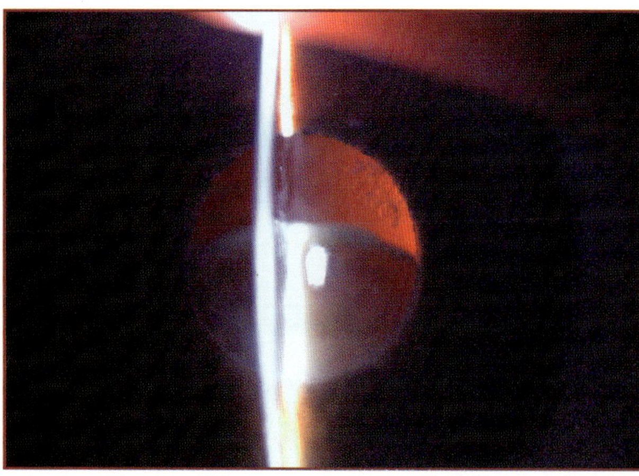

Figura 7. Subluxación espontanea del cristalino.

TÉCNICA QUIRÚRGICA DE FACOEMULSIFICACIÓN EN PSEUDOEXFOLIACIÓN CAPSULAR

Al plantear la cirugía de catarata en un paciente con esta patología, debemos tener en cuenta que representa un desafío para el cirujano debido a todas las alteraciones previamente descriptas. Por esto es de vital importancia planificar detalladamente el acto quirúrgico, teniendo en cuenta cada paso a realizar y probables complicaciones que puedan presentarse durante la extracción de la catarata. En la bibliografía se encuentra mucho material al respecto de esta situación, y todos los autores coinciden en que son cirugías de mayor riesgo y que presentan con más frecuencia complicaciones durante la cirugía que en las cataratas de rutina.

Pasaremos a detallar los objetivos a plantearse en la planificación de la facoemulsificación.

Anestesia

En la actualidad la anestesia más usada en la cirugía de catarata moderna es la anestesia tópica, pero creemos que es conveniente utilizar algunas anestesias que nos permitan realizar la cirugía en estos casos con mayor tranquilidad. En nuestra experiencia la anestesia subtenoniana es la adecuada, ya que brinda suficiente aquinesia y anestesia para manejar las diversas situaciones que puedan presentarse durante la facoemulsificación, como manipulación del iris, desinserción zonular, ruptura capsular posterior, entre ellas. También se puede optar por anestesias retro y peri bulbares aunque nosotros prácticamente no las utilizamos en la actualidad.

Incisión

Habitualmente preferimos la incisión en cornea clara, que ante la aparición de midriasis pobre podemos realizar con un trayecto levemente más largo para evitar la protrusión del iris a través de la misma. En todos los casos preferimos que sea auto sellante.

Manejo de la Pupila

En este libro hay un capítulo dedicado a este tópico, por lo cual no nos explayaremos en el tema, pero la premisa es asegurarnos de tener la mejor dilación posible para visualizar en la mayor extensión al cristalino. En nuestra experiencia los ganchos retractores de iris son de gran utilidad y generalmente nuestra primera elección, ya que no solo ayudan a mantener la dilatación durante todo el acto quirúrgico sino que además pueden ser usados para sostener la cápsula en casos de desinserciones zonulares.

Capsulorexis

La capsulorrexis circular continua tanto en su tamaño como en su centrado es un paso de suma importancia en todas las cirugías de catarata. En la pseudoexfoliación capsular, al comenzar la misma, se puede ver pliegues en la cápsula anterior del cristalino, que es un signo de debilidad zonular.

Al realizar la capsulorrexis se debe tener en cuenta que en esta patología la retracción capsular es más frecuente, produciéndose algunas veces una fimosis capsular anterior, por lo cual se debe tratar de no realizar las capsulorrexis de menos 5.5 mm para minimizar el riesgo de esta alteración que pueden acarrear posteriormente consecuencias en la estabilidad zonular.

Es muy útil, en los casos de pobre reflejo rojo la tinción con azul tripán para realizar la capsulorexis con mayor control y mejor visualización.

Hidrodisección

Esta maniobra es de suma importancia para realizar una adecuada separación del cristalino y la cápsula, facilitando las maniobras de facoemulsificación, pero sobre todo disminuyendo el estrés zonular que se pueden producir si no existe una fácil rotación del núcleo. Habitualmente realizamos hidrodisección e hidrodelineación para trabajar con el núcleo en una primera etapa y luego remover el epinúcleo y los restos corticales.

Facoemulsificación

Al realizar la facoemulsificación de la catarata debemos tener en cuenta diferentes factores. En primer lugar el ultrasonido que se emplea genera un daño endotelial, si el ojo presenta una endoteliopatía previa por la pseudoexfoliación, puede tener mayor repercusión y generar un pérdida extensa de células sino son protegidas correctamente con sustancias viscoelásticas, las cuales deben ser colocadas en repetidas oportunidades tanto para esta función como para mantener una cámara anterior estable.

En segundo lugar se debe realizar la emulsificación del núcleo evitando las maniobras que generen posibles daños en la zónula, y así minimizar la rotura de estas fibras. Se pueden utilizar diversas técnicas, y es recomendable siempre trabajar en el centro de la pupila evitando acercarse a la periferia del cristalino. Con una adecuada dilatación las maniobras de chop horizontal son las que habitualmente utilizamos para disminuir el estrés zonular y el monto de ultrasonido necesario para la remoción de la catarata. Ante pupilas más pequeñas es recomendable la técnica de divide y conquistarás o stop and chop, siempre teniendo la precaución de no desplazar el núcleo durante la creación del surco central, lo que produce daño a nivel zonular.

Durante la extracción de los últimos fragmentos hay que tener especial precaución ya que si la zónula está enferma y más aún si se encuentra una desinserción de la misma, la cápsula posterior tendrá un movimiento anteroposterior mayor con el riesgo de acercarse a la punta del facoemulsificador y producir una ruptura posterior. En este paso muchas veces será necesario colocar anillos de tensión capsular, que idealmente deberían ser los anillos con sujeción para sutura escleral, como el anillo modificado por Cionni o el anillo descripto por el Dr. Jorge Villar Kuri, aunque en opinión de algunos expertos, se puede colocar un anillo regular, en el caso de no contar con uno modificado, y esto facilitará ante la eventual luxación del complejo saco lente, la fijación posterior de éste a esclera.

Implante de Lente Intraocular

Este es el punto que quizás genera mayor controversia y disenso a la hora de las decisiones del tipo y lugar o ubicación final de la lente intraocular.

El tema más discutido es si colocar la lente intraocular en el saco capsular o en el surco ciliar. Existen diversas opiniones al respecto, con profesionales de mucha experiencia a favor y en contra de colocar la lente intraocular donde habitualmente lo hacemos, en el saco capsular, por la posibilidad de una luxación del complejo saco – lente **(Figura 8)**, que se encuentra ya descrita en muchos trabajos científicos y que conlleva a una situación compleja y de difícil solución en gran parte de los casos.

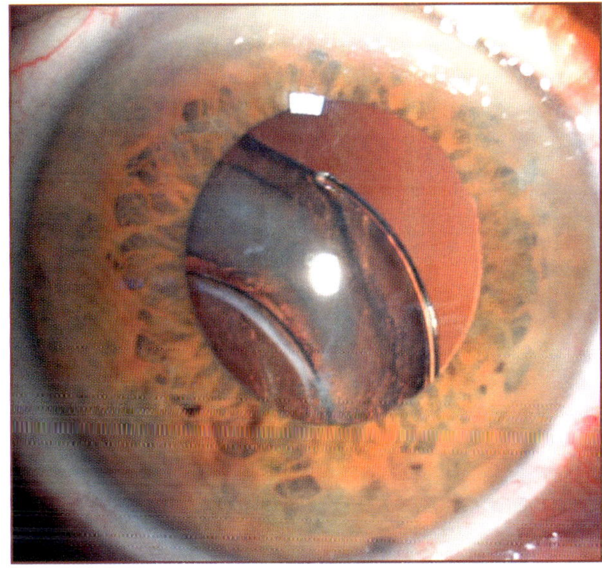

Figura 8. Luxación complejo saco-lente.

En Argentina el Dr. Enrique Malbrán, uno de los más prestigiosos y completos cirujanos oftalmológicos, desde hace muchos años, prefiere colocar la lente en el surco en los casos en que considera puede haber un riesgo mayor de luxación del mismo al vítreo. También en Estados Unidos de norte América el Dr. David Chang ha mostrado la colocación de lentes en este lugar alternativo para prevenir la complicación a la que nos estamos refiriendo.

A la hora de decidir donde implantar la lente se debe tomar en cuenta vario factores como: la edad del paciente y expectativa de vida que son importantes para decidir que ubicación final de la misma, ya que la luxación se produce en un promedio que varía entre los cuatro y ocho años después de la extracción de la catarata. De esta forma un paciente con una expectativa de vida corta puede recibir el implante en su saco capsular sin mayores riesgos de luxación. De otra manera, una persona joven o con una expectativa de vida larga, se debería analizar la colocación de la lente intraocular en el surco ciliar. En este último caso nosotros colocamos LIO de acrílico hidrofóbico de tres piezas con hápticas de prolene.

El grado de pseudoexfoliación y la evaluación del estado zonular son de suma importancia para orientarnos hacia la posible colocación de la lente intraocular en el saco capsular. Si éste se encuentra con una sujeción firme, que es importante evaluar previamente en la lámpara de hendidura y durante el acto quirúrgico, se podrá colocar el implante dentro del mismo. En caso contrario, se debe tener en cuenta que esta ubicación puede tener un mayor riesgo de luxación.

También presenta controversia la colación de lentes intraoculares multifocales o tóricos en estos casos. La exigencia crítica del centrado en los lentes intraoculares multifocales es quizá la mayor contraindicación para colocarlos en esta enfermedad que en muchos casos puede provocar un descentrado temprano o tardío del saco capsular. Aun en el caso de no producirse una luxación, los disturbios visuales que provoca el descentrado de una lente con estas características, es una situación que puede acarrear trastornos importantes en la vida diaria de los pacientes.

De la misma manera, la ubicación final de un lente intraocular tórico es crítica para el funcionamiento del mismo y el tener variaciones en la posición del eje, puede hacer que este pierda su efecto e inclusive genere astigmatismo adicional si el desplazamiento es importante. Nosotros preferimos evitar la colocación de este tipo de lentes y dejar solo en casos puntuales, para pacientes de corta expectativa de vida o de ojos con muy poco riesgo de luxación tardía del complejo saco – LIO.

Complicaciones Post Quirúrgicas

La pseudoexfoliación puede presentar variadas complicaciones tanto en el post quirúrgico temprano como tardío y debemos estar prevenidos de las mismas para el correcto manejo de estas situaciones.

En el post quirúrgico temprano es frecuente observar mayor inflamación que en las cirugías de rutina, con numerosas células en la cámara anterior debido a la alteración de la barrera hematocular. Se obtiene una recuperación visual más lenta y posibles complicaciones derivadas de este proceso inflamatorio de mayor magnitud.

Estos pacientes presentan mayores fluctuaciones de la presión intraocular, tanto en el post quirúrgico temprano como en el tardío, por lo cual requiere de un control frecuente de la presión, para evitar elevadas cifras que pueden presentarse durante las primeras horas posteriores a la extracción de la catarata.

Las complicaciones tardías a las que se tendrá que prestar especial atención e intentar prevenir son la fimosis capsular, la descentración y luxación de la lente intraocular.

La fimosis capsular **(Figura 9)**, que se presenta conjuntamente con la fibrosis de la cápsula anterior y posterior suele en grados avanzados llegar a producir una obliteración casi completa del eje visual por parte de la cápsula.

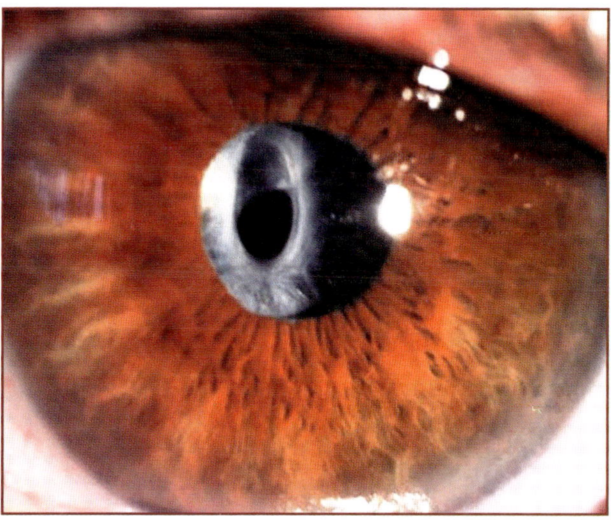

Figura 9. Fimosis capsular posterior.

El mayor daño se produce en las fibras zonulares, ya que esta retracción produce una rotura fibrilar por tracción en la zónula. Ante la menor duda de aparición de este evento, se debe realizar una capsulotomía radial anterior con YAG laser, relajando la tensión que produce la fimosis, y así evitar el daño en los sostenes capsulares.

Cuando se observa la descentración de la lente o el complejo saco – lente, se debe actuar precozmente, fijando el complejo al iris o a la esclera, siendo esta última ubicación la mejor elección debido a la estabilidad y menor posibilidad de generar inflamación y dispersión de pigmento. Se puede utilizar para fijar el complejo a la esclera suturas como el polipropilene o el goretex, los cuales pueden asegurarnos una duración más extensa de la fijación.

Por último, se debe tener en cuenta, que como se mencionó en la primera parte del capítulo, el descenso que se produce en la PIO luego de la facoemulsificación es temporario. Como el material pseudoexfoliativo continua produciéndose, la presión tenderá a subir luego de un periodo de tiempo variable y es imperativo reinstaurar el tratamiento con hipotensores en cuanto esto ocurra.

Discusión

La pseudoexfoliación capsular es una patología que afecta diferentes estructuras oculares, pudiendo provocar alteraciones por si mismas como el glaucoma, descompensación corneal y hasta llegar a la luxación espontanea del cristalino.

Para el cirujano de catarata, el aumento en la incidencia de complicaciones durante la cirugía de extracción del cristalino y posterior a ella, generan un reto importante. Debemos estar preparados para prevenir o solucionar las contingencias que se presenten, y así lograr la menor repercusión a nivel de las estructuras oculares. Esto implica un estudio exhaustivo de cada paciente al que debamos intervenir y que presente pseudoexfoliación, con la consiguiente planificación detallada de nuestro acto quirúrgico previendo todos los medios, instrumental e implementos quirúrgicos para enfrentar las adversidades que puedan acontecer durante la cirugía.

Por último el conocer las complicaciones post quirúrgicas, tanto tempranas como tardías, nos ayudará a prevenir o solucionar las mismas sin que éstas provoquen daños importantes en el funcionamiento del aparato visual.

Bibliografía

Avramides S, Traiainidis P, SakkiasG. Cataract surgery lens implantation in eyes with exfoliation syndrome. J Cataract Refr. Surg. 1997; 23:583-587

Chang DF. Viscoelastic levitation of posteriorly dislocated IOLs from the anterior vitreous. J Cataract Refract Surg. 2002; 28:1515-1519

Davis D., Brubaker J., Epandar L., Stringham J., Crandall A., Werner L., Mamalis N. Late in the bag spontaneuous intraocular lens dislocation. Ophtalmology Vol. 116 Nª 4 2009.

Drolsum L., Rigvold A., Nicolaissen B. Caratact and glaucoma surgery in pseudoexfoliation syndrome: a review. Acta Scand. 2007: 85:810-821Shingleton BJ, Heltzer J, O'Donoghue MW. Outcomes of phacoemulsification in patients with and without pseudoexfoliation syndrome. J Cataract Refract Surg. 2003;29:1080-1086

Jehan FS, Mamalis N, Crandall AS. Spontaneous late dislocation of intraocular lens within the capsular bag in pseudoexfoliation patients. Ophthalmology. 2001; 108(10):1727-1731.

Malbran ES. Comunicación personal

Merkur A, Damji KF, Mintsioulis G, Hodge WG. Intraocular pressure decrease after phacoemulsification in patients with pseudoexfoliation syndrome. J Cataract Refract Surg. 2001 Apr; 27(4): 528-32

Robert Ritch and Ursula Schlötzer-Schrehardt. Exfoliation (pseudoexfoliation)

syndrome: toward a new understanding. Acta Ophthalmol. Scand. 2001: 79: 213–217

Sampaolesi, R. Glaucoma, Ed. Médica Panamericana, Buenos Aires 1991; 607-617.

Schlötzer-Schrehardt U, Naumann GO. Ocular and systemic pseudoexfoliation syndrome. Am J Ophthalmol. 2006 May; 141(5):921-937.

Shingleton BJ, Crandall AS, Ahmed IIK. Pseudoexfoliation and the cataract surgeon: preoperative, intraoperative and postoperative issues related to intraocular pressure, cataract and intraocular lenses. J Cataract Refract Surg 35:1101-1120, 2009.

90

Facoemulsificação em Patologias Corneanas

Dr. Sérgio Kwitko

Existem diversos pacientes que apresentam concomitantemente alterações corneanas e catarata. Isto não significa dizer que se fazem necessárias as duas cirurgias, a facectomia e o transplante de córnea. Abordaremos aqui alguns exemplos em que poderá ser realizada somente a extração da catarata, tomando-se alguns cuidados.

Para os pacientes portadores de patologias corneanas, de uma maneira geral, optamos pelo uso de grande quantidade de visco-elásticos dispersivos para maior proteção endotelial, e pelas técnicas de fragmentação nuclear, principalmente com as manobras de quebra do núcleo sem a utilização de energia ultrassônica (como por exemplo no *"pre-slice"*) e faco pulsátil, para diminuirmos ao máximo a quantidade de energia ultra-sônica intra-ocular.

Em relação ao local da incisão, não há diferença estatisticamente significativa de perda endotelial entre túnel corneano e escleral.

A seguir, algumas situações específicas de patologias corneanas em que a facoemulsificação poderá ser necessária:

Astigmatismo Irregular

Pacientes portadores, por exemplo, de astigmatismo irregular conseqüente a cicatrizes corneanas pós-traumáticas muitas vezes se beneficiam com lentes de contato rígidas gás-permeáveis **(Figura 1)**. Freqüentemente é possível nestes casos proceder-se à facoemulsificação com implante de LIO somente, podendo-se evitar um procedimento cirúrgico corneano.

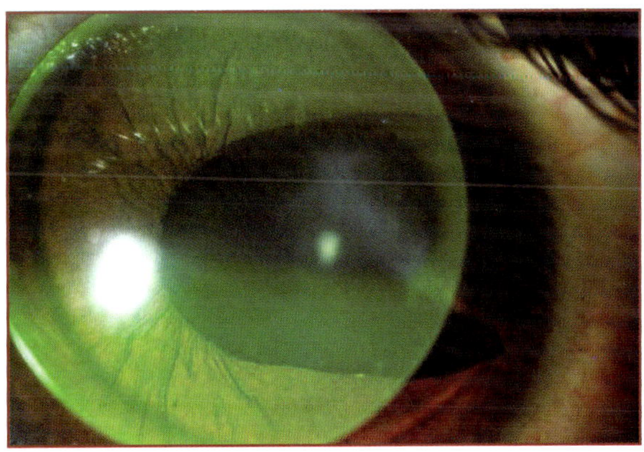

Figura 1. Olho pseudo-fácico com lente de contato rígida gás-permeável para correção de astigmatismo irregular causado à cicatriz linear corneana pós-traumática.

Ceratotomia Radial Prévia

Em pacientes portadores de ceratotomia radial prévia, devemos atentar para a dificuldade do cálculo do poder dióptrico da lente intra-ocular e da possibilidade da hipermetropia progressiva. Existem diversas fórmulas para este cálculo, entretanto preferimos nestes casos adotar a média dos 2mm centrais do Orbscan na fórmula do Duplo-K, que tem fornecido resultados bastante satisfatórios.[1] Em relação ao tipo de incisão, se temos espaço suficiente entre as cicatrizes radiais corneanas, procedemos ao túnel corneano **(Figura 2)**. Caso contrário, realizamos um túnel escleral. Há necessidade, muitas vezes, da sutura da incisão radial próxima à incisão para a facoemulsificação.

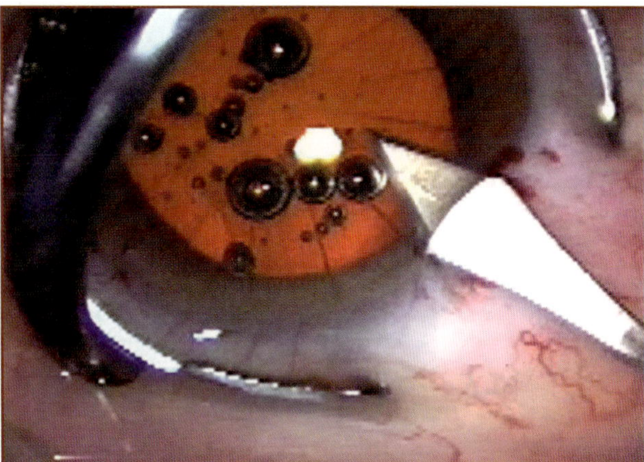

Figura 2. Confecção de túnel corneano em paciente portador de ceratotomia radial prévia.

Ceratocone

Pacientes portadores de ceratocone, se bons usuários de lentes de contato, se beneficiam somente com a facoemulsificação, sem necessidade de ceratoplastia. Aqui também do cálculo do poder dióptrico da lente intra-ocular pode apresentar alguma dificuldade. Utilizamos a curva base da lente de contato que o paciente usa para entrarmos na fórmula SRK-T ou Holladay II.

Transplante de Córnea Prévio

Pacientes com transplante de córnea prévio que necessitam de cirurgia de catarata, além dos cuidados já mencionados anteriormente, merecem uma atenção especial para com o epitélio corneano. Costumamos proteger o mesmo com substância visco-elástica no trans-operatório e com grande quantidade de lágrima artificial sem conservantes no pós-operatório. É muito comum indicarmos o implante de lentes intra-oculares tóricas e/ou incisões relaxantes corneanas, e por vezes suturas compressivas, concomitantes à cirurgia de catarata para reduzirmos o astigmatismo freqüentemente presente nestes pacientes.

Olho Seco

Pacientes portadores de olho seco merecem especial atenção em relação à doença de base que muitas vezes os acompanham, a exemplo de colagenoses. Estes pacientes necessitam de um excelente controle de sua sicca antes de qualquer intervenção cirúrgica, pois muitas vezes a cirurgia da catarata piora o quadro de olho seco. Além da proteção trans-operatória do epitélio corneano com substâncias visco-elásticas, intensa utilização de lágrimas artificiais sem conservantes, soro autólogo, ciclosporina tópica, Omega-2 (tópico e oral) e oclusão dos pontos lacrimais **(Figura 3)**, muitas vezes sõ necessários. Em casos específicos mais severos, o uso sistêmico de hidroxi-cloroquina, corticóides ou imunossupressores são benéficos. Em casos leves de olho seco sem doença do colágeno associada, é possível uma abordagem corneana para a facoemulsificação. Em pacientes portadores de colagenoses, entretanto, a incisão escleral protegida com conjuntiva é a de eleição.

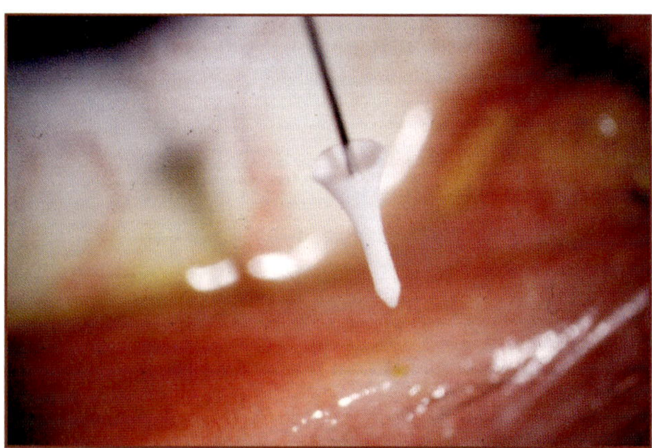

Figura 3. Oclusão de canalículo lacrimal inferior com plug de silicone de Herrick.

Córnea Guttata

Córnea guttata é uma situação relativamente freqüente em pacientes acima de 60 anos de idade **(Figura 4)**. Isto não significa que todos estes pacientes apresentem Distrofia de Fuchs ou que venham a desenvolver descompensação corneana após a facectomia. Uma das maiores dificuldades é avaliar qual o paciente que possui um endotélio resistente ao trauma cirúrgico da facectomia, por menor que este seja, e qual o que irá descompensar a córnea e que necessita, portanto, de indicação de transplante de córnea concomitante à extração da catarata.

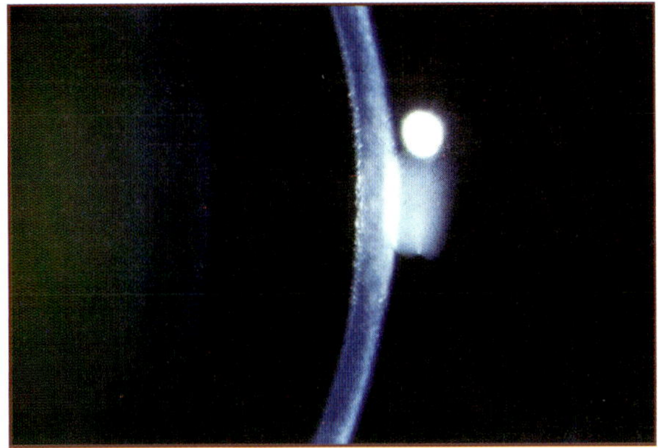

Figura 4. Córnea guttata significativa em paciente portador de catarata nuclear.

Sabemos que as funções endoteliais de barreira e de desidratação ativa constante da córnea dependem de um número mínimo de células endoteliais, sem espaços livres entre elas, e de um perfeito funcionamento da bomba endotelial. [2-4]

A população endotelial normal no ser humano adulto varia de 2.000 a 3.000 céls/mm^2, em média, e é composta de células hexagonais **(Figura 5)** pobremente aderidas entre si e à sua membrana basal, a membrana de Descemet.[6]

Como as células endoteliais humanas não apresentam a capacidade de se reproduzirem, devemos fazer de tudo para preservarmos a população endotelial do nosso paciente, ao realizarmos uma intervenção cirúrgica como a de catarata.

Existem diversos fatores pré, trans e pós-operatórios que podem interferir com o funcionamento normal do endotélio corneano. Discorreremos a seguir sobre os principais.

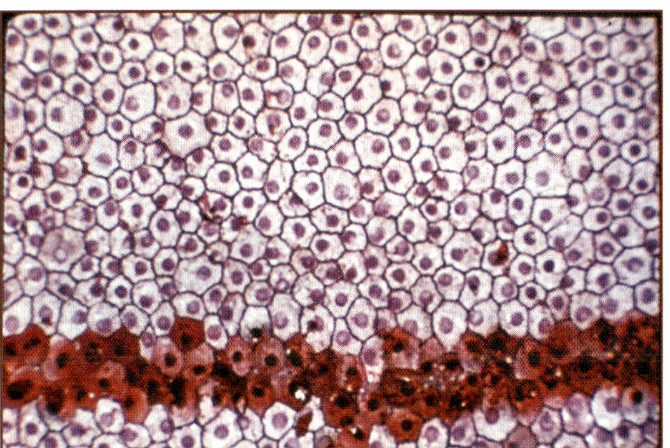

Figura 5. Endotélio corneano normal, visto à microscopia especular corado com azul tripan.

FATORES PRÉ-OPERATÓRIOS

Independentemente da técnica que utilizemos para a facectomia, obviamente a avaliação do endotélio corneano pré-operatoriamente é fundamental. Esta avaliação deve ser realizada de rotina, e é feita facilmente através de duas maneiras:

Avaliação da Anatomia Endotelial

A verificação do número de células e da morfologia do endotélio, através da reflexão especular no exame biomicroscópico em 40x ou através da microscopia especular é fundamental para termos uma idéia da população endotelial daquela córnea, já que sabemos que quanto menor o número destas células, maior a chance de descompensação corneana após a cirurgia. A análise do tamanho das células é um bom indicativo do número de células, pois quanto menor a população endotelial, maior o tamanho das células (polimegatismo), as quais assumirão formatos diversos (pleomorfismo).[7,8] Além disto, podem-se observar falhas, áreas escuras, entre as células endoteliais, indicando a presença de córnea guttata **(Figura 6)**, portanto com comprometimento da função endotelial. Este exame anatômico da população endotelial é, entretanto, uma avaliação indireta do funcionamento destas células, que é o que realmente nos interessa saber. Clinicamente, a melhor maneira que dispomos

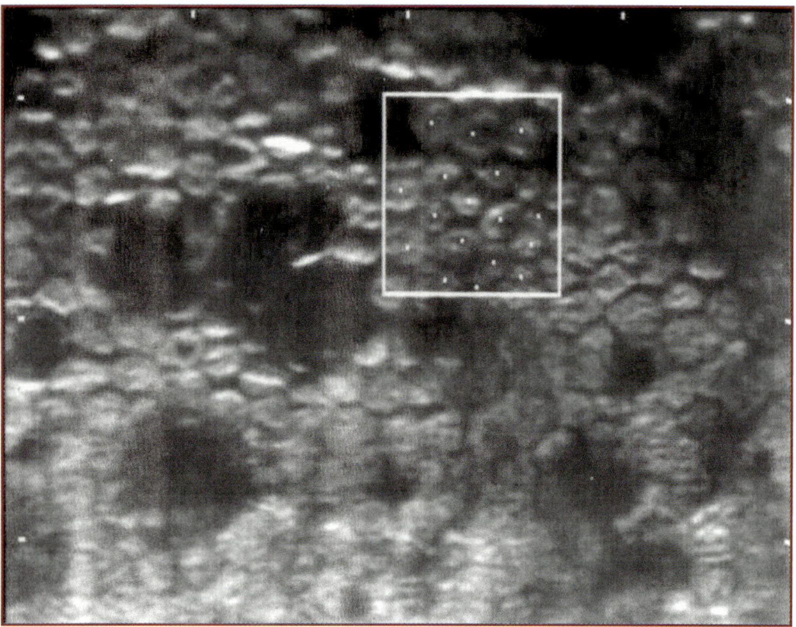

Figura 6. Células endoteliais corneanas de tamanho aumentado, com redução da população endotelial, alteração morfológica celular (pleomorfismo) e guttata (áreas escuras com ausência de células endoteliais).

para avaliarmos a função endotelial é através da verificação da espessura corneana:

Avaliação da Função das Células Endoteliais

Através da paquimetria ultra-sônica, ou seja, medida da espessura corneana. Sabemos que o pobre funcionamento do endotélio corneano leva ao edema de córnea e conseqüente aumento progressivo da espessura corneana. Este exame é também uma avaliação indireta do funcionamento do endotélio corneano, entretanto, mais próximo à realidade do que somente a avaliação da anatomia celular, pois a espessura corneana está diretamente relacionada ao funcionamento das células endoteliais.[7,8]

Existem algumas condições pré-operatórias específicas que diminuem a população endotelial, e portanto, a perda celular após a facectomia será maior nestes casos, os quais requerem cuidados redobrados. Exemplos disto são córnea guttata,[9] cirurgia prévia do segmento anterior como por exemplo transplante de córnea,[8] síndrome de pseudo-esfoliação[10,11] e diabete mélito.[12]

Córnea guttata é uma situação relativamente freqüente em pacientes acima de 60 anos de idade. Isto não significa que todos estes pacientes apresentem Distrofia de Fuchs ou que venham a desenvolver descompensação corneana após a facectomia. Uma das maiores dificuldades é avaliar qual o paciente que possui um endotélio resistente ao trauma cirúrgico da facectomia, por menor que este seja, e qual o que irá descompensar a córnea e que necessita, portanto, de indicação de transplante de córnea concomitante à extração da catarata.

Mais importante que um exame isolado (seja da morfologia ou da função endotelial) é a avaliação periódica deste endotélio ao longo do tempo. É a única maneira de sabermos se aquele endotélio está em sofrimento e em deterioração progressiva. Se acompanharmos este paciente ao longo do tempo, previamente à cirurgia da catarata, saberemos se está havendo alguma alteração endotelial progressiva.

Por exemplo, uma microscopia especular que revela 1800 céls/mm^2 pode ser considerada normal se este paciente nos últimos anos tinha esta mesma contagem. Entretanto, se sua contagem normal era de 2500 céls/mm^2 há 2 anos, isto é um dado objetivo da diminuição da população endotelial deste paciente. O mesmo se aplica à paquimetria, ou seja, uma espessura corneana de 600μ pode ser normal se sua espessura corneana sempre foi esta. Entretanto, se este paciente era acompanhado com paquimetrias periódicas, e sua paquimetria normal era de 500μ, sinal que este endotélio está deficiente, sob o ponto de vista funcional, e não está conseguindo manter a espessura corneana dentro dos padrões de normalidade daquele indivíduo. Ou seja, terá uma grande chance de não resistir ao trauma cirúrgico da facectomia, por menor que ele seja.

Daí a importância de avaliação morfológica (reflexão especular ou microscopia especular) e funcional (paquimetria ultra-sônica) periódica do endotélio em pessoas portadoras de córnea guttata.

É difícil estabelecer um número limite, seja da população endotelial seja da espessura corneana, a partir do qual a córnea irá descompensar após a facectomia, e, portanto estaria indicada a cirurgia tríplice (associada ao transplante penetrante de córnea) e não somente a cirurgia da catarata. Entretanto, sabemos que uma população endotelial com menos de 1000 céls/mm^2 e/ou paquimetrias superiores a 650μ geralmente indicam provável descompensação (imediata ou tardia) da córnea após a cirurgia da catarata. Entretanto, não é raro examinarmos córneas transparentes com menos de 1000 céls/mm^2 e com espessura maior que 650μ.

Como salientamos anteriormente, mais importante que um número isolado, é a documentação da perda progressiva deste endotélio ou do aumento progressivo da espessura corneana ao longo do tempo. Além disto, alguns dados clínicos são extremamente importantes na avaliação pré-operatória do endotélio em paciente portadores de córnea guttata, quais sejam, edema corneano epitelial matinal, com conseqüente sintomatologia (sensação de areia, dor e diminuição da acuidade visual) ao acordar. Isto reflete um aumento de espessura corneana ao acordar, devido ao pobre funcionamento endotelial, com conseqüente maior edema fisiológico noturno.

Optamos, portanto, pela realização de somente a cirurgia da catarata em pacientes com córnea guttata quando:

- não houver perda endotelial progressiva (documentada pela microscopia especular e pela paquimetria ultra-sônica);
- a espessura corneana for inferior a 650μ;
- a contagem celular endotelial for superior a 300 céls/mm^2;
- não houver edema corneano, sensação de areia, dor ou diminuição da acuidade visual ao acordar;
- não houver franco edema de córnea.
- Em qualquer situação oposta às acima, procedemos à cirurgia da catarata combinada com o transplante de córnea, de preferência o endotelial.

FATORES TRANS-OPERATÓRIOS

Independentemente da técnica cirúrgica utilizada, há uma perda celular endotelial média imediata com a cirurgia de catarata moderna, em córneas normais, de 10% a 20%,[13,14] e uma perda progressiva crônica durante no mínimo 10 anos após a cirurgia de 2,5% ao ano.[15,16] Esta perda é 2,5 a 8 vezes maior que a perda anual normal, devido ao envelhecimento, de um olho não operado.[15] A perda crônica endotelial após a facectomia em córnea guttata passa para 7,5% ao ano.[15] Devemos, portanto, estar ciente de todos os fatores potencialmente lesivos ao endotélio corneano durante uma cirurgia de catarata, e protegermos da melhor forma esta camada celular tão importante para a perfeita transparência corneana.

Trauma Cirúrgico

Obviamente que um dos maiores fatores de insulto ao endotélio corneano, independente da técnica cirúrgica, é a pouca habilidade do cirurgião em manipular os instrumentos cirúrgicos e a lente intra-ocular (LIO) na câmara anterior.[8] Este é atualmente um dos fatores mais importantes na lesão endotelial durante a cirurgia da catarata.

A manipulação adequada do instrumental cirúrgico e da LIO pode, por exemplo, provocar descolamento da membrana de Descemet, e consequentemente, perda endotelial progressiva.[8]

Trauma Químico

Perda endotelial pode decorrer de soluções inadequadas infundidas na câmara anterior, tais como, água destilada, soro fisiológico não balanceado, conservantes, resíduos químicos tóxicos de esterilização de material (detergentes, formol, etc.), concentração e/ou pH inadequados de antibióticos, anestésicos, ou qualquer outra solução,[8] para citar alguns.

Aqui vale lembrar o uso de corantes da cápsula anterior, cada vez mais utilizados para a realização da capsulorrexe na ausência do reflexo vermelho. Os menos tóxicos são o azul de tripan 0,1% e a indocianina verde 0,5%.[17-19] Entretanto, aconselhamos a corar a cápsula sob bolha de ar para uma maior proteção endotelial.

O uso também recente de anestésicos intra-camerulares em associação à anestesia tópica tem demonstrado não ser um fator adicional à perda endotelial durante a facoemulsificação.[20-23]

Lentes Intra-Oculares

Sabe-se que as lentes intra-oculares (LIOs) atuais, com bordas bem acabadas, lisas, desenho e polimento adequados, além de materiais biocompatíveis não aumentam em nada a perda endotelial na cirurgia da catarata, desde que adequadamente manipuladas na câmara anterior, sem toque da LIO com o endotélio.[14-26]

As LIOs de câmara anterior (CA) de alças rígidas e/ou fechadas e as LIOs de fixação iriana estão abandonadas devido à grande perda endotelial que provocaram nas décadas de 70 e 80.[26,27]

Já as LIOs de CA de alças flexíveis e abertas, do tipo Kelman multiflex® têm hoje segurança discretamente menor que à das LIOs de câmara posterior (CP), no que diz respeito à agressão endotelial. A perda endotelial com estas LIOs de CA varia de 11,5% a 32%, comparada com 7,6% a 25% das LIOs de CP. [26,28-30]

As lentes de Artisan para afacia são uma opção bastante interessante, pois ficam longe do endotélio corneano, e são associadas a uma menor incidência glaucoma, uveíte e descolamento de retina, quando comparada às LIOs de CP fixadas na íris ou na esclera ou à LIO Kelman multiflex de CA. Além disto, estão associadas a uma perda endotelial de 1% a 8,9%, taxa menor que as LIOs de CA multiflex de Kelman.[31]

Não há diferença na perda endotelial em relação aos diversos materiais utilizados atualmente para a confecção das LIOs (PMMA, poli-hema, acrílico e silicone).[25,32-34] O PMMA é um material utilizado há aproximadamente meio século, já bem conhecido em relação à tolerância das estruturas intra-oculares à ele, a chamada biocompatibilidade. Na realidade, os materiais utilizados atualmente para a manufatura de LIOs dobráveis são até mais biocompatíveis que o PMMA, provocando menor perda celular ao toque direto com o endotélio corneano. Dos materiais utilizados atualmente, o mais biocompatível e, portanto, com menor perda endotelial ao toque direto, é o hidrogel (poli-hema), seguido pelo silicone, acrílico e, por último, o PMMA.

Visco-elásticos

Outro grande avanço no campo da cirurgia da catarata foi o maior entendimento e desenvolvimento de melhores agentes visco-elásticos. Uma das importantes funções dos visco-elásticos é a proteção endotelial às manobras na CA (de facoemulsificação, de implante de LIO, etc.). Os visco-elásticos que melhor protegem o endotélio corneano são os dispersivos, com alta viscosidade e baixa tensão superficial, pois detém a qualidade de manterem-se aderidos ao endotélio corneano durante a movimentação de instrumentos, LIO ou soluções de irrigação na CA.[35-37]

Cabe aqui lembrar que o ar talvez tenha sido o primeiro agente utilizado na tentativa de reduzir o dano endotelial nas cirurgias de catarata.[35] Sabe-se que o ar, entretanto, é discretamente endotélio-tóxico, provavelmente devido à fenômenos de tensão superficial.[39,40]

Facoemulsificação x Extracapsular

Nos primórdios da facoemulsificação, quando se realizava esta cirurgia na câmara anterior sem agentes visco-elásticos adequados, a perda endotelial era bem maior que na extração extracapsular da catarata (7-28% contra 12-38%, respectivamente).[41-43] Com a realização da faco dentro do saco capsular e com adequado agente visco-elástico, a perda endotelial caiu para níveis bem menores (5-15%).[43]

Atualmente a facoemulsificação realizada corretamente proporciona uma menor perda endotelial que a extração extracapsular da catarata, devido a vários fatores, entre eles o menor tempo cirúrgico, a manutenção da câmara anterior fechada durante a cirurgia, e a ausência do toque do núcleo do cristalino com o endotélio durante e a expressão do mesmo na extracapsular.[14,44]

Diversos são os fatores que podem lesar o endotélio durante a facoemulsificação, além dos já citados anteriormente:

a) Tipo de incisão: as incisões em córnea clara induzem discreto aumento na perda endotelial em relação ao túnel escleral, entretanto diferença não significativa.[45-47] Portanto, realizamos túnel escleral em casos onde necessitamos uma maior proteção endotelial, como por exemplos em paciente portadores de córnea guttata ou transplante de córnea prévio.[46]

b) Tamanho da incisão: quanto menor a incisão, menor a perda endotelial.[45]

c) Toque de fragmentos do núcleo: este talvez seja o fator mais importante em relação à lesão endotelial. O contato direto dos fragmentos nucleares com o endotélio durante a facoemulsificação é hoje considerado um dos maiores fatores de agressão ao endotélio, e, portanto, isto está diretamente relacionado à dureza do núcleo.[48]

d) Efeito *"surge"*: após o término da emulsificação e aspiração de um fragmento nuclear com alto vácuo, a desoclusão súbita da ponteira da caneta de vácuo provoca um colapso abrupto da câmara anterior, devido à continuidade instantânea do vácuo previamente formado. Diversos mecanismos foram desenvolvidos nas máquinas modernas de facoemulsificação para controlar este efeito, protegendo, portanto, o endotelio.[19]

e) Tempo de ultra-som, Turbulência ultra-sônica, Movimentação de fluidos: atualmente, as incisões auto-selantes pequenas proporcionam uma menor quantidade de movimentação de fluidos na CA e maior controle da CA. Os facoemulsificadores mais potentes e com controle "anti-surge", associados ao uso de visco-elásticos protetores do endotélio, nos possibilitam uma menor turbulência ultra-sônica na CA.[50,51]

f) Técnicas de faco: a cirurgia moderna de facoemulsificação, especialmente para os núcleos mais densos, deve ser aquela que quebra o núcleo em diversos fragmentos antes da facoemulsificação propriamente dita **(Figura 7)**, para diminuirmos o tempo de faco e a quantidade de fragmentos nucleares lançados contra o endotélio corneano, reduzindo, portanto, a lesão destas células.[13,52] Além disto, os modernos equipamentos de facoemulsificação proporcionam um alto vácuo e eficiente controle *"anti-surge"*, fazendo com que possamos trabalhar com segurança em núcleos duros e com baixo poder ultra-sônico na câmara anterior.

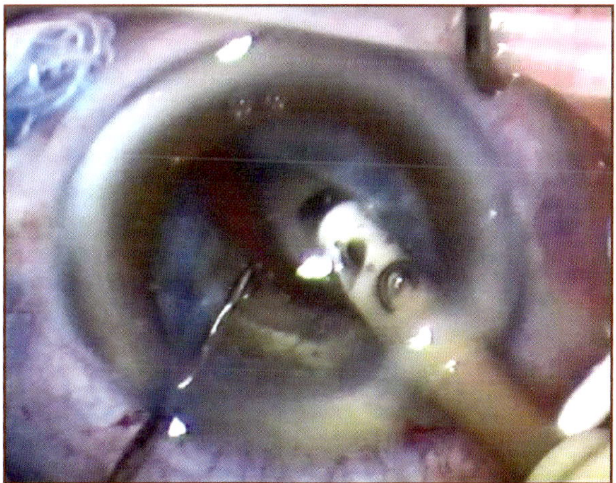

Figura 7. Exemplo de técnica de fragmentação nuclear antes da facoemulsificação do núcleo

g) Angulação da abertura da ponteira de titânio da caneta de faco: além do maior controle *"anti-surge"*, da maior potência dos facoemulsificadores, das melhores técnicas de fragmentação nuclear, a maior angulação da abertura da ponteira de titânio da caneta de faco proporciona uma eficiência maior, diminuindo o tempo de ultra-som necessário para emulsificar um fragmento nuclear denso. Angulações de 90° ou inclinadas como a de Kelman **(Figura 8)** são mais eficientes, mais rápidas, e, portanto induzem à menor perda endotelial que às de 30°.[50]

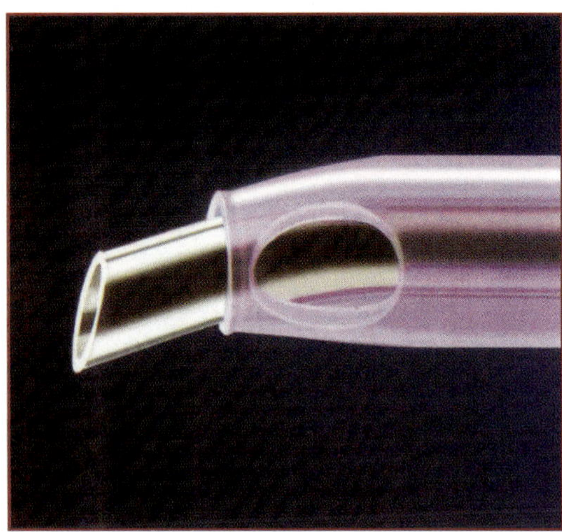

Figura 8. Ponteira de faco de titânio do tipo Kelman.

FATORES PÓS-OPERATÓRIOS

Certas condições pós-operatórias da cirurgia de catarata adicionam risco para a descompensação endotelial, especialmente se o trauma cirúrgico foi maior e/ou se o endotélio apresentava previamente algum grau de sofrimento.

Contato com Outras Estruturas

O contato direto do endotélio corneano com a íris, hialóide anterior e/ou LIO, como mencionado anteriormente, é fator adicional para maior perda celular no pós-operatório da catarata, independente da técnica utilizada.[8]

Hipertensão Ocular

O aumento da pressão intra-ocular para níveis superiores a 40 mmHg, especialmente de maneira prolongada, é também fator adicional para o aumento da lesão endotelial.[8]

Inflamação

Processo inflamatório exacerbado, como por exemplo em pacientes portadores de uveíte, endoftalmite infecciosa ou mesmo asséptica, também é motivo adicional de perda celular endotelial.[8]

Crescimento Epitelial para a Câmara Anterior

Esta complicação é felizmente cada vez menos freqüente com as modernas técnicas de microcirurgia do segmento anterior. Entretanto, a proliferação epitelial para a câmara anterior vai substituindo o endotélio sadio de maneira irreversível e, portanto, comprometendo significativamente sua função de bomba ativa de desidratação corneana.[8]

Concluindo, existem diversas situações clínicas de patologias corneanas concomitantes à catarata em que podemos beneficiar o paciente com a facoemulsificação somente, sem a necessidade de cirurgia corneana, tomando-se algumas precauções pré, trans e pós-operatórias.

Referências

1. Kwitko S, Stoz A. Iris-claw (Artisan/Artiflex) phakic intraocular lenses for high myopia and high hyperopia. Expert Review of Ophthalmology, 6(5), 2011.
2. Davson H. The hydration of the cornea. Biochem J 59:24-8, 1955.
3. Mishima S and Hedby B. The permeability of the corneal epithelium and endothelium to water. Exp Eye Res 6:10-26, 1967.
4. Maurice D. The location of the fluid pump in the cornea. J Physiol 221:43-54, 1972.
5. Buxton JN and Norden RA. Indications and contraindications. In: Brightbill FS. Corneal surgery. CV Mosby, St. Louis, 1986. Chapter 6, pp. 129-40.
6. Klice SD and Bauerman RW. Structure and function of the cornea. In: Kaufman HE, Baron BA, McDonald MB and Waltman SR. The cornea. Churchill, New York, 1988. Chapter 1, pp. 3-54.
7. Steinert RF. Combined cataract extraction and corneal transplantation. In: Steinert RF. Cataract surgery. Saunders, Philadelphia, 1995. Chapter 18, pp. 223-8.
8. Steinert RF. Corneal edema after cataract surgery. In: Steinert RF. Cataract surgery. Saunders, Philadelphia, 1995. Chapter 30, pp. 358-63.
9. Martin T, Reed J, Legault C, et al. Cataract formation and cataract extraction after penetrating keratoplasty. Ophthalmology 101:113-119, 1994.

10. Wirbelauer C, Anders N, Pham DT. Early postoperative endothelial cell loss after corneoscleral tunnel incision and phacoemulsification in pseudoexfoliation syndrome. Ophthalmologe 94:332-6, 1997.
11. Wirbelauer C, Anders N, Pham DT. Corneal endothelial cell changes in pseudoexfoliation syndrome after cataract. Arch Ophthalmol 116:145-9, 1998.
12. Goebbels M and Spitznas M. Endothelial barrier function after phacoemulsification: a comparison between diabetic patients. Graefes Arch Clin Exp Ophthalmol 229:254-7, 1991.
13. Kohlhaas M, Klemm M, Kammann J, et al. Endothelial cell loss secondary to two different phacoemulsification techniques. Ophthalmic Surg Lasers 29:890-5, 1998.
14. Valle D, Sanchez JM, Castillo A, et al. Endothelial damage with cataract surgery techniques. J Cataract Refract Surg 24:951-5, 1998.
15. Bourne W, Nelson BA, Hodge MS. Continued endothelial cell loss ten years after lens implantation. Ophthalmology 101:1014-23, 1994.
16. Werblin TP. Long-term endothelial cell loss following phacoemulsification: model for evaluating endothelial damage after surgery. Refract Corneal Surg 9:29-35, 1993.
17. Georgiadis N, Kardasopoulos A, Bufidis T. The evaluation of corneal graft tissue by the use of trypan blue. Ophthalmologica 213:8-11, 1999.
18. Melles GR, Waard PW, Pameyer JH, et al. Trypan blue capsule staining to visualize the capsulorhexis in cataract surgery. J Cataract Refract Surg 25:7-9, 1999.
19. Horiguchi M, Miyake K, Ohta I, et al. Staining of the lens capsule for circular continuous capsulorrhexis in eyes with white cataract. Arch Ophthalmol 116:535-537, 1998.
20. Elvira JC, Hueso JR, Toldos J. Endothelial cell loss in phacoemulsification. J Cataract Refract Surg 25:640-2, 1999.
21. Carino NS, Slomovic AR, Marcovich AL. Topical tetracaine versus topical tetracaine plus intracameral lidocaine. J Cataract Refract Surg 24:1602-8, 1998.
22. Garcia A, Loureiro F, Limão A, et al. Preservative-free lidocaine 1% anterior chamber irrigation as an adjunct to topical. J Cataract Refract Surg 24:403-6, 1998.
23. Ando E, Ozores D, Simões V. Endotélio na facoemulsificação com anestesia tópica. Rev Bras Oftalmol 58:771-6, 1999.
24. Lindstrom RL. The polimethylmethacrylate (PMMA) intraocular lenses. In: Steinert RF. Cataract surgery. Saunders, Philadelphia, 1995. Chapter 22, pp. 271-8.
25. Lindstrom RL. Foldable intraocular lenses. In: Steinert RF. Cataract surgery. Saunders, Philadelphia, 1995. Chapter 23, pp. 279-94.
26. Arkin MS and Steinert RF. Secondary intraocular lenses. In: Steinert RF. Cataract surgery. Saunders, Philadelphia, 1995. Chapter 24, pp. 302-13.
27. Numa A, Nakamura J, Takashima M, et al. Long-term corneal endothelial changes after intraocular lens implantation: anterior vs posterior chamber lenses. J Ophthalmol 37:78-87, 1993.
28. Koenig SB, Apple DJ, Hyndiuk RA. Penetrating keratoplasty and intraocular lens exchange: open-loop anterior chamber lenses versus sutured posterior chamber lenses. Cornea 13:418-21, 1994.
29. Auffarth GU, Wesendahl TA, Brown SJ. Are there acceptable anterior chamber intraocular lenses for clinical use in the 1990? An analysis of 4104 explanted anterior chamber intraocular lenses. Ophthalmology 101:1913-22, 1994.
30. Coli A , Francis W, William E. Intraocular lens exchange for anterior chamber intraocular lens-induced corneal endothelial damage. Ophthalmology 100:384-93, 1993.
31. Kwitko S, Stoz A. Iris-claw (Artisan/Artiflex) phakic intraocular lenses for high myopia and high hyperopia. Expert Review of Ophthalmology, 6(5), 2011.
32. Amon M, Menapace R, Scheidel W. Results of corneal pachymetry after small-incision hydrogel lens implantation incision poly(methyl methacrylate) lens implantation following phacoemulsification. J Cataract Refract Surg 17:4, 466-70, 1991.
33. Tingey DP, Nichols BD, Jung SE. Corneal endothelial response to polymethylmethacrylate versus hydrogel lens phacoemulsification. Can J Ophthalmol 26: 3-6, 1991.
34. Hayashi K. Corneal endothelial cell loss phacoemulsification surgery with silicone intraocular implantion. J Cataract Refract Surg 22:743-7, 1996.
35. Kwitko S. O viscoelástico. In: Centurion V. Faco total. Cultura Médica, Rio de Janeiro, 2000. pp. 29-34.
36. Arshinoff AS. Dispersive and cohesive viscoelastic materials in phacoemulsification. Opthalmic Pract 13:98-104, 1995.
37. Lane S and Lindstrom RL. Viscoelastic agents: formulation, clinical applications, and complications. In: Steinert RF. Cataract surgery: technique, complications, and management. Philadelphia, Saunders, 1995. Chapter 4, pp. 37-45.
38. Bourne W, Brubaker R, O'Fallon M. Use of air to decrease cell loss during intraocular lens implantation. Arch Ophthalmol 97:1473-5, 1979.
39. Craig MT, Olson RJ, Mamalis N. Air bubble endothelial damage during phacoemulsification in human eye bank protective effects of Healon and Viscoat. J Cataract Refract Surg 16:597-602, 1990.
40. Kim EK, Cristol SM, Geroski DH. Corneal endothelial damage by air bubbles during phacoemulsification . Arch Ophthalmology 115:81-8, 1997.
41. Kraff MC and Sanders DR. Planned extracapsular extraction versus phacoemulsification with IOL implantation comparison of concurrent series. J Am Intraocul Implant Soc 8:38-41, 1982.
42. Bourne W and Kaufman H. Cataract extraction and the corneal endothelium. Am J Ophthalmol 82:44-7, 1976.
43. Graether JM, Davison JÁ, Harris GW. A comparison of the effects of phacoemulsification and nucleus expression or density. J Am Intraocul Implant Soc 9:420-3, 1983.

44. Ravalico G, Tognetto D, Palomba MA. Corneal endothelial function after extracapsular cataract extraction and phacoemulsification. J Cataract Refract Surg 23:1000-5, 1997.
45. Dick HB, Kohnen T, Jacobi FK. Long-term endothelial cell loss following phacoemulsification through a temporal incision. J Cataract Refract Surg 22:63-71, 1996.
46. Kiessling LA, Ernest PH, Lavery KT. Scleral tunnel incision with internal corneal lip in patients with low preoperative endothelial cell counts. J Cataract Refract Surg 19:610-2, 1993.
47. Rezende F e Bernardes F. Estudo paquimétrico do edema iatrogênico em clear corneal. Rev Bras Oftalmol 58:427-31, 1999.
48. Hayashi K. Risk factors for corneal endothelial injury during phacoemulsification. J Cataract Refract Surg 22:8, 1079-84, 1996.
49. Seibel BS. Machine technology. In: Seibel BS. Phacodynamics. 3rd. Ed. Slack, Thorofare, 1999. Section 1, pp. 92-7.
50. Ogino K, Koda F, Miyata K. Damage to cultured corneal endothelium caused by ultrasound during phacoemulsification. Nippon Ganka Gakkai Zasshi 97:1286-91, 1993.
51. Pirazzoli G, Eliseo D, Ziosi M. Effects of phacoemulsification time on the corneal endothelium using phacofracture chop techniques. J Cataract Refract Surg 22:967-9, 1996.
52. Seibel BS. Overview of phacoemulsification techniques. In: Seibel BS. Phacodynamics. 3rd. Ed. Slack, Thorofare, 1999. Section 3, pp. 160-235.
53. Kwitko S. Endotélio e Cirurgia da Catarata - Grandes Desafios. In: Padilha MA. Cirurgia da Catarata. Cultura Médica, São Paulo, 2003. pp 93–100.

91

Facoemulsificação na Alta Miopia e na Alta Hipermetropia

Dra. Amarylis Avakian,
Dr. Flavio Araujo Shinzato

FACOEMULSIFICAÇÃO NA ALTA MIOPIA

A definição de alta miopia pelo comprimento axial varia conforme o estudo considerado, admitindo-se valores maiores que 25.5 mm ou que 26,0 mm, podendo estar associada a doenças sistêmicas como a Síndrome de Stickler, Weill-Marchesani, hemocistinúria e Síndrome de Down. O comprimento axial é um critério melhor para definir alta miopia do que o equivalente esférico ou o poder da lente intra ocular; já que estes podem ser observados em outras situações como nas cataratas nucleares (miopia de índice) ou nos casos de córneas mais curvas como por exemplo no ceratocone (miopia ceratométrica).

Indivíduos com erros refrativos altos têm maior chance de desenvolverem alterações oculares patológicas. No caso da alta miopia, associa-se à degeneração vítrea e retiniana, incluindo vítreo central liquefeito, descolamento de vítreo posterior, rupturas de retina, degeneração lattice, descolamento de retina e catarata, mais comumente subcapsular posterior, cortical e nuclear. Nos pacientes com catarata e miopia, é comum observarmos que a intensidade da catarata aparentemente não justifica a baixa visual encontrada, porém, após a cirurgia, melhora evidente da acuidade visual é constatada.

Segundo alguns relatos, a prevalência de rupturas e buracos na retina em pacientes com alta miopia é maior do que na população normal, com possível correlação entre a prevalência de rupturas na retina e o comprimento axial. Em pacientes com miopia igual ou maior que 12 dioptrias, reportam-se índices de 59,6% de fotocoagulação com laser de argônio para tratamento de degeneração lattice, rupturas da retina ou buracos no pré-operatório da cirurgia de catarata. Nesse estudo, em 1 ano de acompanhamento pós-cirúrgico, outros 17,3% dos pacientes receberam tratamento profilático com laser. No pós-operatório da cirurgia de catarata, olhos longos têm maior chance de apresentarem rupturas na retina; a fotocoagulação profilática das lesões predisponentes é benéfica sendo fundamental sua identificação e tratamento precoces utilizando a oftalmoscopia indireta com identação escleral.

O descolamento de retina (DR) é a complicação mais freqüente em pacientes míopes, havendo correlação entre o grau de miopia e a incidência de DR. Sua prevalência é de aproximadamente 0,3% na população geral e 5% em altos míopes. Outras estimativas de DR em altos míopes não submetidos a cirurgia variam de 0,4 a 0,68% ao ano. Quando comparados com emétropes, pacientes com miopia baixa (1- 3 dioptrias) têm risco 4 vezes maior, e alto míopes (maior que 3 dioptrias) têm risco 10 vezes maior.

Em olhos pseudofácicos a incidência de DR varia de 0,3% a 9,2%, de acordo com diferenças na técnica cirúrgica, tipos e taxas de complicações e lente intra-ocular utilizada. Em pacientes com miopia elevada, a cirurgia de catarata aumenta esse risco para 9,6%; nos casos de ruptura da cápsula posterior acidental ou programada no pós-operatório, a complicação é ainda mais frequente. Há um aumento da incidência de DR (de 3.9 vezes segundo alguns estudos) associada a capsulotomia, bem como relatos de edema macular cistóide e aumento da pressão intra-ocular. A abertura da cápsula posterior provoca um aumento da concentração do ácido hialurônico no humor aquoso, relacionado à mais rápida liquefação vítrea, aumento da tração vitreoretiniana e maior probabilidade de DR. O DR secundário à cirurgia de catarata se origina da perda e avanço do vítreo, já estruturalmente modificado em pacientes míopes, com conseqüente tração vítreo retiniana. Por isso é importante que a barreira fornecida pelo plano capsular-zonular seja mantida intacta (prevenindo o movimento anterior do corpo vítreo, que pode resultar em descolamento do vítreo posterior) sendo fundamental o implante da lente intraocular. Recomenda-se sempre implantá-la nas cirurgias de catarata, mesmo quando não necessária para fins refrativos, porque ela age como uma barreira, contendo e estabilizando o vítreo, reduzindo o deslocamento da cápsula anterior e a tração da base vítrea, diminuindo a incidência de descolamento de retina, de opacidade de cápsula posterior e de capsulotomia com YAG laser. Quanto aos fatores de risco para DR em olhos míopes pseudofacicos podemos destacar a idade (maior risco se menor de 50 anos; menor risco se maior de 70 anos), presença de DVP completo prévio à cirurgia, comprimento axial maior que 27 mm, rotura de cápsula posterior, perda vítrea, afacia e sexo masculino. A terapia profilática com a fotocoagulação prévia à cirurgia tem limitações pois na maioria das vezes o DR é secundário a rotura em areas da retina de aspecto normal antes do vítreo descolar.

Apesar da melhora das técnicas cirúrgicas nos últimos anos, com aparente redução da frequência de rupturas retinianas periféricas, descolamento de retina e edema macular cistóide; pelas alterações anatômicas e patológicas observadas nesses olhos com miopia degenerativa, a cirurgia de catarata ainda é tecnicamente mais difícil e com maior número de complicações nesses casos.

Cálculo da Lente Intra-Ocular na Alta Miopia

A moderna de catarata exige precisão no resultado refracional pós cirúrgico.

O olho alto míope representa um desafio biométrico quando o objetivo é a obtenção da emetropia pela elevada inacurácia da medida do comprimento axial nesses casos. A presença de estafiloma posterior é considerada o maior fator para a falta de precisão da medida do comprimento axial quando utilizada a biometria ultrassonica de contato. Para melhorar a acurácia desse método, é importante que o probe do aparelho tenha luz de fixação; e o paciente deve fixar na luz ao realizarmos a medida, diminuindo a possibilidade de erro nos casos de estafiloma posterior. A utilização da ultra-sonografia modo B para localização da macula e o uso de fórmulas de terceira (SRK-T) e quarta geração (Holladay 2 por exemplo) podem evitar maior imprecisão na medida e cálculo da lente intra ocular (LIO) nesses casos, mesmo assim, a biometria ultrassonica de contato não é o método mais recomendado para olhos com alta miopia.

Ja na biometria óptica, a determinação do comprimento axial utiliza a Interferometria de Coerência Parcial: feixes de luz coaxiais incidem na superfície anterior da córnea e no epitélio pigmentado da retina; método que não exige contato com a superficie ocular, mas necessita de cooperação do paciente na fixação e olhar estável para a mira fixadora por alguns instantes. Tem maior precisão principalmente em olhos com miopia extrema e portadores de estafilomas pois a mensuração é realizada até a área macular. Nos casos de maculopatia ou esclerose nuclear avançada porém, há dificuldade de se obter o comprimento axial por esse método. Dessa forma, o método óptico deve ser preferido ao ultrassônico, mas não substitui totalmente o uso do ultimo em olhos com cataratas mais densas ou pacientes que não colaboram à fixação.

Deve-se objetivar de 0,5 a 1 D de grau miopico residual no pos operatório para evitar surpresas refracionais hipermetrópicas no pós operatório.

Escolha da Lente Intra-Ocular

O implante da lente intra-ocular é sempre recomendado, mesmo se com dioptria negativa ou próxima do zero (lente plana) pois como já citado, reduz a movimentação do vítreo dentro do olho e a incidência de descolamento de retina e de opacidade de cápsula posterior. Em casos de necessidade de capsulotomia com YAG laser, a LIO evita a vinda do vítreo para a câmara anterior, com possível tração da base vítrea.

Em relação à lente intra-ocular a ser utilizada, recomenda-se o uso de LIOs de acrílico hidrofóbico de diâmetro grande (6,0 mm de zona óptica por 13,0 mm) por várias razões. O tamanho do saco capsular é maior nesses pacientes, e o uso de lentes de maior diâmetro evita descentração; o diâmetro pupilar é maior e as lentes de 6,0 mm reduzem os efeitos da borda (glare, etc); em caso de necessidade de cirurgia vitreoretiniana a lente maior facilita sua realização. Deve-se evitar o uso de lentes de silicone pelo maior risco relativo de descolamento de retina nesses olhos, impondo-se por vezes a utilização de óleo de silicone pós vitrectomia.

Deve-se dar preferência às lentes intraoculares com borda quadrada, que reduzam a chance de opacidade de cápsula posterior, já que nos alto míopes a capsulotomia com YAG laser deve ser evitada. Estão disponíveis atualmente no mercado de lentes de baixas dioptrias e lentes negativas.

Anestesia nos Pacientes com Alta Miopia

A perfuração ocular é uma complicação rara, porém grave do bloqueio anestésico ocular. Sua incidência pode ser estimada em 0,1%; o maior comprimento axial e a presença de estafiloma posterior estão entre os fatores de risco relacionados a essa complicação. Por isso, nos pré operatório de olhos alto míopes com visualização do fundo de olho impossível deve-se realizar a ultrassonografia para detectar a presença ou não de estafilomas posteriores. O risco estimado de perfuração nos olhos alto míopes é pelo menos 10 vezes maior que nos olhos de tamanho normal; e os sinais de perfuração incluem hipotonia, perda do reflexo vermelho ou aparecimento de reflexo vermelho escuro; dor súbita severa ocorre se parte do anestésico for injetada dentro do olho. A presença de hemorragia vítrea no pós-operatório deve alertar o cirurgião para a possibilidade de perfuração inadvertida do globo.

Nos casos em que há suspeita de perfuração ocular, deve-se realizar oftalmoscopia indireta no per operatório. Se for observada hemorragia vítrea densa com ou sem descolamento de retina visível, a cirurgia deve ser cancelada e o paciente enviado a um cirurgião de vítreo e retina. Se houver boa visualização do fundo de olho, verificando-se uma lesão mas com retina aplicada, deve-se cancelar a cirurgia e programar laser ou criopexia. Nos casos em que a anestesia estiver adequada, o olho não estiver hipotônico e a catarata for densa impedindo a visualização da retina, alguns autores sugerem que a cirurgia seja realizada com implante da lente intra ocular já que a cirurgia vitreoretiniana, se necessária, pode ser realizada com a lente já implantada.

O prognóstico dos olhos com perfuração durante a anestesia depende da lesão inicial. Nos casos em que a retina não está descolada, observação ou retinopexia com laser ou crioterapia têm bons resultados visuais.

Considerando-se a alta incidência de perfuração em olhos com alta miopia, anestesia geral ou anestesia tópica com sedação deve ser consideradas. Pacientes alto míopes tem mais dor durante a cirurgia com anestesia tópica, daí a importância da sedação ou de associarmos anestésico intracameral (lidocaína 1%.) nesses casos.

Aspectos da Facoemulsificação em Pacientes com Alta Miopia

No pré-operatório deve-se realizar um exame detalhado da retina periférica à procura de lesões predisponentes a rupturas, membranas epi retinianas, degeneração macular miópica, etc porque tais alterações podem limitar o resultado visual pos operatório obtido bem como influenciar no desenvolvimento de complicações como o edema macular cistóide As rupturas sintomáticas necessitam de tratamento profilático, bem como pacientes com descolamento de retina no olho contralateral. É importante sabermos se o vítreo posterior está completamente descolado, pois isso reduz a chance de descolamento de retina no pós-operatório.

A incisão em olhos alto míopes, normalmente grandes, em geral não apresenta dificuldades pela boa exposição. A incisão deve ser realizada próxima ao limbo e o túnel não deve ser muito longo para evitar distorção da córnea à manipulação dos instrumentos durante a cirurgia. Devemos lembrar que a câmara anterior fica anormalmente profunda durante a cirurgia, podendo, em casos de túnel mais longo, distorcer a córnea provocando dobras.

Pacientes míopes normalmente dilatam muito bem. Deve-se tomar cuidado para não realizar uma capsulorexe muito ampla, já que o diâmetro da câmara anterior é maior também. O tamanho ideal é entre 5 e 5,5 mm. A cápsula anterior em altos míopes jovens pode ser muito elástica, com tendência a rasgar em direção à periferia. Não se deve aprofundar muito a câmara anterior com viscoelástico porque isso dificulta a realização da capsulorexe.

À hidrodissecção, os núcleos de menor densidade são muitas vezes trazidos para o espaço supracapsular. Isso facilita a manipulação durante a cirurgia porque a ponteira do facoemulsificador não precisa ficar tão verticalizada. Se na hidrodissecção o núcleo permanecer no saco capsular, recomenda-se a hidrodelineação para delimitar a parte mais densa, na qual a ponteira de facoemulsificação pode ser introduzida. Como a cirurgia é realizada numa angulação maior que o habitual deve-se ter cuidado para não penetrar o epinúcleo e a cápsula inadvertidamente.

Quando a ponteira de facoemulsificação é introduzida no olho com o pedal em irrigação, observa-se um aprofundamento da câmara anterior, abaulamento posterior da íris periférica e dilatação pupilar, em geral acompanhados de dor nos casos de anestesia tópica. Esse fenômeno é chamado Sindrome de retropulsão do diafragma iridocristaliniano, um bloqueio pupilar reverso decorrente de frouxidão no aparato zonular. Nesses olhos, a infusão de líquido na câmara anterior provoca 3600 de contato da íris com o cristalino impedindo que a pressão das câmaras anterior e posterior se igualem. Com isso a íris e o cristalino movem-se posteriormente, aprofundando a câmara anterior e tornando a cirurgia muito instável, dificultando o esculpimento do núcleo. As técnicas de pré fratura (pre slice e pre chop) podem ser úteis nesses casos pois permitem a realização da fratura sem irrigação na câmara anterior. Nesses casos, além de se diminuir a altura da garrafa de irrigação para reduzir a profundidade da câmara, deve-se reverter o bloqueio pupilar separando-se a íris da cápsula anterior com a caneta de faco ou utilizando um segundo instrumento, de forma a assegurar que haja fluido abaixo da íris para igualar a pressão das câmaras anterior e posterior. É também de fundamental importância reduzir o colapso da câmara anterior que ocorre por exemplo na retirado da irrigação do olho; pelo aumento da tração da pars plana e base vítrea nessa manobra, associada tambem, a maior incidência de descolamento de retina. A facoemulsificacao pode ser realizada no plano suprecapsular pela maior profundidade da câmara anterior nesses casos, obviamente com o cuidado de se proteger o endotélio com viscoelastico dispersivo.

Para redução da necessidade de capsulotomia com yag laser é importante, dentre outros fatores, que a capsulorrexe seja cerca de 1 mm menor que o diâmetro da lente a ser introduzida, que uma boa hidrodissecção seja realizada permitindo remoção total do material cortical e que a LIO, de borda quadrada preferivelmente, como já exposto acima, seja implantada no saco capsular.

No pós-operatório precoce deve-se avaliar novamente a retina à procura de lesões predisponentes a descolamento de retina e caso necessário, realizar fotocoagulação profilática.

Vale ressaltar que o DR pode não ocorrer no pós operatório imediato; o tempo médio de surgimento de DR após facectomia é de 39 meses. Outros relatos indicam um risco de 1% no primeiro ano, chegando a 5% nos 10 anos que se seguem ao procedimento. Ressalta-se portanto a importância da monitorizacao regular e a longo prazo dos olhos míopes pseudofácicos ate que ocorra o DVP total.

Recomenda-se essa revisão da retina nos primeiros 30 dias de pós operatório, 6 meses após e a cada ano posteriormente, de preferencia por toda a vida do paciente.

Extração de Cristalino Transparente

A expectativa crescente dos pacientes para a boa visão sem correção óptica gera grande responsabilidade profissional e médico legal para o cirurgião. Olhos sadios, com excelente acuidade visual corrigida representam um grupo diferente daqueles com deficiência visual cujo objetivo cirúrgico é reabilitar a visão. Fatores como idade severidade da ametropia e expectativa do paciente devem ser considerados na indicação e escolha da técnica cirúrgica a ser adotada em cada caso.

As miopias leves a moderadas têm como tratamento cirúrgico de primeira escolha a cirurgia refrativa com o Excimer Laser. No entanto, essa técnica em geral nao oferece resultados refracionais, segurança e estabilidade nas altas miopias. A troca do cristalino com finalidade refrativa (TCR) é uma opção nesse grupo de pacientes acima de 40 anos e com alta miopia, apesar de ainda ser controversa. Importantes desvantagens da TCR são a perda da acomodação nos pacientes jovens e o risco de descolamentos e rupturas de retina nos alto míopes, sendo esperada uma incidência maior de complicações em olhos míopes após extração do cristalino transparente.

A incidência de descolamento de retina (DR) após extração do cristalino transparente em alto míopes varia de 0% a 8,1%, em um período de seguimento de 3 meses a 7 anos. Um estudo prospectivo de 30 pacientes míopes (52 olhos) submetidos a facoemulsificação para extração do cristalino transparente com finalidade refrativa mostrou em 7 anos de seguimento uma incidência de descolamento de retina de 8,1% (4 olhos). Três desses olhos haviam sido submetidos a capsulotomia com YAG laser e em três dos olhos que apresentaram descolamento retina, este ocorreu de 4 a 7 anos de pós operatório. Durante os 7 anos do estudo 61,2% dos olhos necessitaram de capsulotomia com YAG laser.

A troca do cristalino com finalidade refrativa constitui uma opção terapêutica interessante para alguns casos de miopia elevada porém ainda não é aprovada pelo Conselho Federal de Medicina

FACOEMULSIFICAÇÃO NA ALTA HIPERMETROPIA

Os alto hipermétropes caracteristicamente possuem olhos pequenos, sendo também denominados microftálmicos.

O microftalmo é uma condição complexa, rara, ocorrendo em 0,046 a 0,11% dos pacientes oftalmológicos. Engloba os heterogêneos fenótipos de "olhos pequenos", variando do extremo anoftalmo, ao microftalmo simples, microftalmo complexo ou complicado, microftalmo puro ou nanoftalmo, microftalmo parcial, microftalmo posterior e microftalmo anterior relativo. Têm graves seqüelas visuais potenciais.

O microftalmo simples ou isolado é essencialmente um olho pequeno em termos de diâmetro axial total (pelo menos dois desvios padrão abaixo da média para a idade; em adultos olhos menores que 20mm), com aparência morfológica normal (sem outras anomalias oculares ou sistêmicas associadas); o diâmetro antero-posterior é reduzido e o segmento anterior é normal.

O microftalmo complexo está sempre associado a malformações anatômicas adicionais do segmento anterior e posterior do globo ocular, além de doenças sistêmicas ou síndromes. Representa um olho pequeno com malformações anatômicas, incluindo colobomas corioretinianos, persistência de vítreo primário hiperplásico e displasia retiniana.

O nanoftalmo é uma forma rara de hipermetropia congênita, representada por olhos pequenos (14-17 mm) e segmento anterior pequeno (olho pequeno como um todo), hipermétropes de 13 a 18 dioptrias, com microcórnea. Esses olhos também têm cristalinos grandes relativamente ao tamanho do olho e câmara anterior rasa, havendo risco de glaucoma de ângulo estreito. De fato, o glaucoma é muito frequente nessa população e ocorre na maioria das vezes da quarta à sexta década, já tendo sido descrito antes dos 45 anos. O glaucoma pode ser a primeira alteração oftalmológica do paciente e a primeira pista para o diagnóstico de nanoftalmo. Valores ceratométricos muito altos, na faixa de 51.0 dioptrias podem ser encontrados nesses olhos; a esclera é espessada, podendo reduzir a drenagem das veias vorticosas gerando congestão da coróide, efusão uveal e descolamento seroso de retina. A espessura do conjunto esclera-retina-coróide determinada por ecografia B maior que 1,7 mm caracteriza os olhos nanoftálmicos, podendo observar-se associação de maculopatia cistóide, mal direcionamento do aquoso ou glaucoma maligno. Apresentam ainda fenda palpebral estreita e globo ocular profundamente posicionado numa órbita pequena. Não há alterações de fundo de olho características desses olhos, podendo ser encontrados cistos retinianos, hipoplasia macular, retinosquise, dobras papilomaculares, depósitos semelhantes a drusas, retinose pigmentar e drusas do nervo óptico. Alterações do epitélio pigmentar da retina também podem estar associadas.

No microftalmo posterior há um encurtamento desproporcional do segmento posterior. Os pacientes apresentam segmento anterior de dimensões normais, mas têm um encurtamento do segmento posterior ocular, resultando em alta hipermetropia. O diagnóstico é feito por espessamento esclerocoroidal ao ultrassom e comprimento axial posterior reduzido.

No microftalmo anterior relativo os olhos têm comprimento axial normal, porém com segmento anterior pequeno. Nessa entidade, por definição, o diâmetro horizontal da córnea é igual ou menor que 11 mm, a profundidade da câmara anterior é menor ou igual a 2,2mm, o comprimento axial é maior que 20 mm e não há malformações oculares associadas.

O microftalmo está muitas vezes associado a outras alterações oculares. Esses pacientes freqüentemente têm nistagmo concomitante, córnea guttata, sinéquias posteriores, sendo necessária lise das mesmas no intra-operatório. Glaucoma pode também estar associado em 77,4% dos casos, segundo alguns estudos, relatando-se 54,5% de prevalência de glaucoma de ângulo estreito. Esse achado geralmente resulta da combinação de câmara anterior rasa e cristalino relativamente grande; dessa forma, a câmara anterior torna-se mais apertada, podendo-se estreitar e levando a glaucoma de ângulo estreito. A presença de glaucoma de ângulo estreito deve alertar para a possibilidade de microftalmo. Outras formas de glaucoma também podem ser encontradas, como o de ângulo aberto associado à pseudoexfoliação (16,1%). O corpo ciliar pode ser empurrado anteriormente ou rodado por descolamento de coróide associado, levando à associação de ângulo estreito e glaucoma maligno.

Devido ao largo espectro de anomalias do desenvolvimento associadas com subseqüente severidade clínica, a cirurgia de catarata nos casos de microftalmo representa um desafio e requer considerações especiais. O índice de complicações intra-operatórias e pós-operatórias associadas é elevado, sugerindo-se a adoção de medidas profiláticas para prevenir as complicações de efusão uveal e descolamento de retina.

O mecanismo pelo qual ocorre a efusão uveal não está completamente conhecido; a esclera espessada parece ser parte do problema. O espessamento induz efusão coroidal por compressão das vorticosas, impedindo a drenagem venosa ou por redução do fluxo transescleral normal de proteínas a partir do olho. A drenagem venosa é direcionada pela pressão intra-ocular; sendo provavelmente reduzida na diminuição da pressão hidrostática, como por exemplo, na hipotonia induzida cirurgicamente. A técnica de facoemulsificação, por ser realizada em um sistema fechado, está menos sujeita a reduções abruptas da pressão intra-ocular, provavelmente reduzindo o risco de efusão uveal.

A cirurgia de catarata nos olhos com nanoftalmo pode eliminar o glaucoma de ângulo estreito.

Avaliação Pré-Operatória do Paciente com Microftalmo

Olhos com comprimento axial reduzido tornam tanto a avaliação pré operatória, como a cirurgia propriamente dita mais desafiadoras como exemplificaremos a seguir.

O nanoftalmo associa-se a complicações per e pós-operatórias frequentes, sendo imprescindível uma avaliação minuciosa à procura de qualquer sinal de efusão uveal ou descolamento de retina previamente à cirurgia, sendo por vezes necessária a ecografia B.

Nos casos em que a efusão de coróide estiver presente é aconselhável realizar tratamento imediato: esclerectomia ou esclerotomias na pars plana para descompressão das vorticosas e redução da pressão venosa; o uso de esteróides sistêmicos com esse fim também já foi descrito. A reabsorção de fluido ocorre em cerca de 2 semanas, mas aconselha-se esperar 2 meses após a reabsorção para realizar a cirurgia, porque a inflamação pode aumentar o extravasamento de proteínas a partir dos vasos coroidais e desencadear recorrência da efusão. Alguns autores preconizam mesmo nos casos em que não se observa efusão uveal no pré operatório, que a ressecção lamelar escleral profilática com descompressão das vorticosas seja realizada no momento da cirurgia de catarata, para evitar efusão coroidal no pós-operatório.

É importante no pré-operatório avaliar o aspecto da córnea, se há alterações associadas, e observar a profundidade da câmara anterior. A biomicroscopia ultrassônica (UBM) pode confirmar a presença de ângulo estreito, medir a profundidade da câmara anterior e avaliar detalhadamente o segmento anterior. Deve-se observar se a midríase é adequada ou se há sinéquias posteriores para planejamento adequado da técnica cirúrgica, bem como mensurar a pressão intra ocular.

Biometria nos Olhos Alto Hipermétropes

Quanto à medida do comprimento axial nesses olhos, devemos ter em mente alguns pontos importantes. A velocidade normalmente ajustada é a velocidade média para olhos normais. Deve-se corrigir essa variável. A biometria de aplanação facilmente comprime a córnea, induzindo nos olhos pequenos, um erro na medida do comprimento axial. Erros mínimos na medida do comprimento axial podem levar a grandes erros na refração pós-operatória. Deve-se dar preferência à biometria de imersão e, sempre que possível, confirmar o comprimento axial pela interferometria óptica utilizando o IOL Master (Zeiss Humphrey Systems) ou pela reflectometria de baixa coerência óptica- Lenstar (Haag Streit).

Quanto ao cálculo da LIO, as fórmulas de terceira geração induzem um erro quando utilizadas em olhos mais curtos, pois diminuem a profundidade esperada da câmara anterior, já que este é obtido em função do comprimento axial. Para o cálculo da lente intra-ocular mais preciso deve-se dar preferência à fórmula Holladay II que leva em conta, além dos parâmetros tradicionais, a medida de branco a branco do diâmetro corneano, a espessura do cristalino e a profundidade da câmara anterior. Outras fórmulas que podem ser usadas em caso de impossibilidade de utilizar a Holladay II são a Hoffer Q e a Holladay I.

Olhos com microftalmo anterior relativo e microftalmo posterior, que também mereceriam atenção especial na avaliação pré-operatória normalmente são sub diagnosticados, apesar de serem provavelmente muito mais freqüentes que olhos com nanoftalmo. Isso ocorre porque nesse olhos, tanto o comprimento axial como o poder da lente intra-ocular estão no limites da normalidade, não chamando a atenção do cirurgião para a avaliação mais detalhada desses olhos. O grande perigo é que tanto os olhos com microftalmo anterior relativo como os com microftalmo posterior, apresentam as mesmas alterações oculares associadas que os olhos com microftalmo, e portanto, dificuldades e desafios semelhantes à realização da cirurgia intraocular. Em caso de não diagnóstico dessa entidade, o cirurgião não estará adequadamente preparado para a intervenção cirúrgica, podendo decorrer severas complicações.

Procedimento Cirúrgico nos Olhos com Microftalmo

Preconizou-se por muitos anos que o tratamento cirúrgico dos olhos com nanoftalmo deveria ser realizado somente em última instância devido ao grande número de complicações associadas. A hipotonia gerada pela descompressão súbita do globo durante a cirurgia poderia desencadear o desenvolvimento de efusão uveal, com possível descolamento de retina secundário, hemorragia vítrea, glaucoma maligno e perda do olho. Outras complicações possíveis incluem hemorragia supracoroidal, prolapso de íris, síndrome do mal direcionamento do aquoso e edema corneano persistente. Há maior incidência de edema macular cistóide nos olhos nanoftálmicos submetidos à cirurgia de catarata, devendo-se considerar o tratamento profilático para evitar essa complicação.

As primeiras cirurgias de catarata e glaucoma em olhos nanoftálmicos tiveram resultados decepcionantes. Em 1982, de 6 olhos que realizaram cirurgia de catarata com esclerotomia profilática, somente 50% tiveram melhora da acuidade visual. A técnica utilizada na época foi a intracapsular em 5 casos e lensectomia com vitrectomia anterior em 1 caso. Os 3 olhos que não apresentaram melhora visual evoluíram respectivamente para descolamento de retina, edema corneano persistente e atrofia.

Com o advento da extração extracapsular de catarata o prognóstico da intervenção começou a melhorar, tendo sido realizado o primeiro implante de lente intra-ocular de câmara posterior nos olhos com nanoftalmo.

Em 1990 foi realizada a primeira facoemulsificação com implante de lente intra-ocular nesses pacientes e o paciente em questão evoluiu com descolamento de retina e coróide secundário à cirurgia.

Atualmente a cirurgia de catarata por facoemulsificação e o implante da lente intra ocular podem ser realizados com sucesso nos olhos com nanoftalmo; a técnica de pequena incisão é segura e reduz a necessidade de esclerotomias profiláticas.

A cirurgia de catarata em olhos com nanoftalmo reduz o aperto relativo da câmara anterior, controlando a pressão intraocular e melhorando a acuidade visual.

Nos olhos com história de efusão uveal, é prudente considerar a realização de ressecções esclerais lamelares para melhorar o fluxo úveo escleral posterior. Já nos olhos sem história de efusão uveal, a cirurgia de facoemulsificação pode ser realizada de forma segura sem o uso de ressecções lamelares. A ressecção escleral lamelar profilática com descompressão das veias vorticosas, realizada pelo menos 2 meses antes da cirurgia de catarata reduz a incidência de efusão uveal pós operatória.

Para profilaxia da efusão coroidal o uso de esteróides orais, acetazolamida e manitol endovenoso também já foram sugeridos. Pode-se utilizar 24 horas antes da intervenção 40 mg de prednisona oral, e imediatamente antes da cirurgia, 500 mg de acetazolamida e manitol endovenoso.

Muito frequentemente esses pacientes apresentam a desafiadora combinação de órbita profunda e fissura palpebral estreita, além de pressão vítrea aumentada. Por isso, e no intuito de minimizar complicações, muitos autores preconizam o uso de anestesia geral, pois o bloqueio retrobulbar pode produzir congestão orbitária tornando ainda mais desconfortável o manejo desses casos. Se o bloqueio retrobulbar ou peribulbar for realizado é aconselhável o uso de baroftalmo por pelo menos 10 minutos para assegurar um globo ocular não tenso. Nos casos de câmara rasa, o uso de hiperosmótico (manitol EV) 30 a 60 minutos antes do procedimento contribuirá para a redução do volume do corpo vítreo, podendo esse espaço ser convertido em profundidade da câmara anterior por um maior deslocamento posterior do diafragma iridocristaliniano durante a cirurgia. Anestesia tópica não deve ser a primeira escolha devido à presença de uma pupila pequena em geral, com potencial de maior manipulação intra-ocular. A presença frequente de sinéquias posteriores impede a midríase adequada, exigindo o uso de recursos como a espátula de íris para sua liberação. A dilatação pupilar mecânica, utilizando ganchos de íris, anéis dilatadores ou expansores de íris muitas vezes é necessária.

Construção cuidadosa da incisão (bi ou triplanar com tunelizacao levemente mais longa) para minimizar a ocorrência de hernia de íris é um passo fundamental, lembrando-se que frequentemente a câmara anterior é rasa e a pressão vítrea é aumentada. A incisão acessoria deve ser o menor possível no intuito de reduzir o vazamento de fluido e a instabilidade da câmara anterior.

A capsulorexe deve ser de tamanho adequado à colocação de uma ou mais lentes intra oculares, de acordo com o caso. A pressurização da câmara anterior, visando retificar a curvatura anterior do cristalino (reduzindo as forças vetoriais que atuam contra a cápsula anterior) e criar espaço é fundamental Os olhos microftálmicos freqüentemente apresentam a cápsula posterior mais fina e a zônula ser mais frágil, com maior frequência de diálises no intra-operatório.

A hidrodissecção ou hidrodelineação devem ser realizadas com cautela, injetando-se pequeno volume e lembrando que se trata de olhos com espaço reduzido.

A facoemulsificação deve ser realizada sob proteção endotelial com viscoelástico dispersivo utilizando a técnica de rotina do cirurgião adaptada para olhos de tamanho reduzido. Nos casos de câmara anterior muito rasa, uma opção e a realização de uma punção vítrea ou uma "mini" vitrectomia pars plana no intuito de se conseguir aprofundar a câmara anterior.

Quanto ao implante da lente intra ocular (LIO), deve-se sempre que possível dar preferência ao implante de uma só LIO de alto poder dióptrico. O implante de 2 lentes em piggyback deve ser reservado para os casos extremos devido ao segmento anterior desses olhos ser mais apertado, ganhando-se mais espaço no implante de uma só lente. Em caso de piggyback, deve-se colocar uma lente no saco e outra no sulco para evitar o desenvolvimento de opacidade inter lenticular e promover a limpeza meticulosa da cápsula e córtex para reduzir a freqüência dessa complicação. Recentemente, com a evolução das lentes intraoculares, temos LIOS de até 40 D disponíveis para pronta entrega, fato que reduziu sobremaneira a frequência de piggybacks necessários.

Ainda no per operatório, não se aconselha o uso de mióticos intraoculares nos pacientes com microftalmo pelo maior risco de síndrome de mal direcionamento do aquoso.

No pós-operatório deve-se avaliar cuidadosamente a mácula à procura de edema.

Apesar da facoemulsificação promover resultados favoráveis nos casos de nanoftalmo, em casos extremos, com câmara anterior muito rasa, pode ser mais seguro a abordagem via pars plana (lensectomia). Esse método preserva o endotélio corneano, reduzindo a manipulação de instrumentos na câmara anterior.

A cirurgia de catarata nos olhos com microftalmo evoluiu consideravelmente tornando esse procedimento viável nos dias de hoje. Estudos evidenciam o benefício da cirurgia de pequena e microincisão nesses incisão nesses olhos; apesar disso, cada passo do pré e do intra-operatório deve ser planejado e realizado precisamente para assegurar o sucesso do resultado. Deve-se selecionar cuidadosamente o paciente e informá-lo dos riscos potenciais do procedimento.

Extraçao do Cristalino Transparente

Lembrando que olhos com alta hipermetropia apresentam comprimento axial reduzido, córneas planas e angulo da câmara anterior estreito, a Troca do cristalino com finalidade refrativa (TCR) representa uma correção permanente para o problema refracional e anatômico /funcional do angulo da câmara anterior. Quando comparada às demais técnicas para correção da hipermetropia (laser e implante de lentes fácicas), a TCR tem um resultado superior, com redução das aberrações totais de alta ordem observadas após a correção refracional hipermetrópica.

A idade do paciente, juntamente com o grau de hipermetropia são fatores fundamentais a serem considerados na escolha do tratamento. A correção visual com laser é eficaz quando a hipermetropia é até ao redor de 4 D, com redução gradativa do efeito após 5 anos de seguimento. Já o implante de lentes fácicas tem bom resultado nas hipermetropias elevadas nas quais a acomodação está preservada, lembrando que como pré requisito para esse implante, a profundidade da câmara anterior deve ser maior ou igual a 3 mm. A TCR é a técnica mais eficiente e estável naqueles com perda do poder de acomodação, bem como nas hipermetropias elevadas.

Referências Bibliográficas

1. H. Morita, M. Funata and T. Tokoro, A clinical study of the development of posterior vitreous detachment in high myopia. Retina 15 (1995), pp. 117-124.
2. J.M. Celorio and R.C. Pruett, Prevalence of lattice degeneration and its relation to axial length in severe myopia. Am J Ophthalmol 111 (1991), pp. 20-23
3. N.S. Logan, B. Gilmartin, J.E. Marr, M.R. Stevenson and J.R. Ainsworth, Community-based study of the association of high myopia in children with ocular and systemic disease. Optom Vis Sci 81 (2004), pp. 11-13.
4. J.E. Marr, J. Halliwell-Ewen, B. Fisher, L. Soler and J.R. Ainsworth, Association of high myopia in childhood. Eye 15 (2001), pp. 70-74.
5. Risk factors for idiopathic rhegmatogenous retinal detachment. The Eye Disease Case-Control Study Group. Am J Ophthalmol 137 (1993), pp. 749-757.
6. R. Lim, P. Mitchell and R.G. Cumming. Refractive associations with cataract: the Blue Mountains Eye Study. Invest Ophthalmol Vis Sci 40 (1999), pp. 3021-3026.
7. E.S. Perkins, Cataract: refractive error, diabetes, and morphology. Br J Ophthalmol 68 (1984), 293-297.
8. F.E. Jr, O'Donell and A.E. Maumenee, "Unexplained" visual loss in axial myopia: cases caused by mild nuclear sclerotic cataract. Ophthalmic Surg 11 (1980), pp. 99-101.
9. R.G. Michels, C.P. Wilkinson and T.A. Rice, Retinal detachment, Mosby, St Louis, MO (1990) 29-99, 171-241.
10. G.F. Hilton, E.B. McLean and D.A. Brinton In: Retinal Detachment: Principles and Practice (2nd ed), American Academy of Ophthalmology, San Francisco, Ca (1995), pp. 7-39.
11. T.C. Burton, The influence of refractive error and lattice degeneration on the incidence of retinal detachment. Trans Am Ophthalmol Soc 87 (1990), pp. 143-155.
12. E.S. Perkins, Morbidity from myopia. Sightsav Rev 49 (1979), pp.11-19.
13. The Eye Disease Case-Control Study Group, Risk factors for idiopathic rhegmatogenous retinal detachment. Am J Epidemiol 137 (1993), pp. 749-757.
14. M. Sanchez, R. Tourino and C. Capeans, Desprendimiento de la retina en la afaquía y pseudofaquía. In: C. Capeans, Editor, Desprendimiento de la Retina y Vitreoretinoptía Proliferante, Allergan SA, Madrid (1998), chap 9.
15. J. Colin, A. Robinet and B. Cochener, Retinal detachment after clear lens extraction for high myopia: seven-year follow-up. Ophthalmology 106 (1999), pp.2281-2284 discussion by M. Stirpe, 2285.
16. P. Coonan, W.E. Fung, R.G. Webster, Jr, A.W. Allen, Jr and R.L. Abbott, The incidence of retinal detachment following extracapsular cataract extraction; a ten year study. Ophthalmology 92 (1985), pp. 1096-1101.
17. I. Jimenez-Alfaro, S. Migueléz, J.L. Bueno and P. Puy, Clear lens extraction and implantation of negative-power posterior chamber intraocular lenses to correct extreme myopia. J Cataract Refract Surg 24 (1998), pp. 1310-1316.
18. C. Barraquer, C. Cavelier and L.F. Mejía, Incidence of retinal detachment following clear-lens extraction in myopic patients; retrospective analysis. Arch Ophthalmol 112 (1994), pp. 336-339.
19. M. Stirpe, discussion of Colin J, Robinet A, Cochener B. Retinal detachment after clear lens extraction for high myopia; seven-year follow-up. Ophthalmology 106 (1999), p.2285.
20. J.A. Davison, Retinal tears and detachments after extracapsular cataract surgery. J Cataract Refract Surg 14 (1998), pp. 624-632.
21. D.S. Fan, D.S. Lam and K.K. Li, Retinal complications after cataract extraction in patients with high myopia. Ophthalmology 106 (1999), pp 688-692.
22. W.R. Green, Vitreoretinal junction. In: S.J. Ryan, Editor, Retina vol 3, Mosby , St Louis, MO (1989), pp. 13-69.
23. P.U. Fechner, J.Kania and S. Kienzle, The value of a zero power intraocular lens. J Cataract Refract Surg 14 (1998), pp.436-440.
24. K.R. Nissen, J. Fuchs, E. Goldschmidt et al., Retinal detachment after cataract extraction in myopic eyes. J Cataract Refract Surg 24 (1998), pp. 772-776.
25. I.A. Badr, H.M. Hussain, M. Jabak and M.D. Wagoner, Extracapsular cataract extraction with or without posterior chamber intraocular lenses in eyes with cataract and high myopia. Ophthalmology 102 (1995), pp. 1139-1143.
26. S. Fourman and J. Apisson, Late-onset elevation in intraocular pressure after neodymium-YAG laser posterior capsulotomy. Arch Ophthalmol 109 (1991), pp. 511-513.
27. R.F. Steinert, C.A. Puliafito, S.R. Kumar, S.C. Dudak and S. Patel, Cystoid macular edema, retinal detachment, and glaucoma after Nd: YAG laser posterior capsulotomy. Am J Ophthalmol 112 (1991), pp. 373-80.

28. S.R. Left, J.C. Welch and W. Tasman, Rhegmatogenous retinal detachment after YAG laser posterior capsulotomy. Ophthalmology 94 (1987), pp. 1222-1225.
29. J.C. Javitt, J.M. Tielsch, J.K. Canner, M.M. Kolb, A. Sommer and E.P. Steinberg, National outcomes of cataract extraction. Increased risk of retinal complications associated with Nd: YAG laser capsulotomy. Ophthalmology 99 (1992), pp. 1478-1498.
30. S. Fourman and J. Apisson, Late-onset elevation in intraocular pressure after neodymium-YAG laser posterior capsulotomy. Arch Ophthalmol 109 (1991), pp. 511-513.
31. L. Pierro, F.I. Camesasca, M. Mischi and R. Brancato, Peripheral retinal changes and axial miopia. Retina 12 (1992), pp. 12-17.
32. J. Colin and A. Robinet, Clear lensectomy and implantation of low-power posterior chamber intraocular lens for the correction of high myopia. Ophthalmology 101 (1994), pp. 107-112.
33. H. Seward, R. Packard and D. Allen, Controversies in Ophthalmology-management of cataract surgery in a high myope. Br J Ophthalmol 85 (2001), pp. 1372-1378.
34. M.H. Seelenfreund, D.B. Freilich, Retinal injuries associated with cataract surgery. Am J Ophthalmol 89 (1980), pp.654-658.
35. M. Modarres, M.M. Parvaresh, M. Hashemi and G.A. Peyman. Inadvertent globe perforation during retrobulbar injection in high myopes. Int Ophthalmol 21 (1998), pp. 179-185.
36. J.S. Duker, J.B. Belmont, W.E. Benson, H.L. Brooks, G.C. Brown, J.L. Federman, D.H. Fischer and W.S. Tasman, Inadvertent globe perforation during retrobulbar and peribulbar anesthesia. Ophthalmology 98 (1991), pp. 519-526.
37. R.M. Feibel, Current concepts in retrobulbar anesthesia. Surv Ophthalmol 30 (1985), pp. 102-110.
38. W.E. Benson, G.C. Brown, W.S. Tasman and J.A. McNamara, Extracapsular cataract extraction, posterior chamber lens insertion, and pars plana vitrectomy in one operation. Ophthalmology 97 (1990), 918-921.
39. W.S. Grizzard, N.M. Kirk, R. Pavan, M.V. Antworth, M.E. Hammer and R.L. Roseman. Perforating ocular injuries caused by anesthesia personnel. Ophthalmology 98 (1991), 1011-1016.
40. J.S. Rinkoff, B.H. Doft and L.A. Lobes. Management of ocular penetration from injection of local anesthesia preceding cataract surgery. Arch Ophthalmol 109 (1991), pp. 1421-1425.
41. C.T. Ung, J.M. Twomey and R.H. Gray, preoperative management in cataract surgery for high myopes. Br J Ophthalmol 86 (2002), pp. 1459-1460.
42. M.F. Goldberg, Clear lens extraction for axial myopia. An appraisal. Ophthalmology 94 (1987), pp. 571-582.
43. J.C. Javitt, Clear-lens extraction for high myopia. Is this an idea whose time has come? Arch Ophthalmol 112 (1994), pp. 321-323.
44. B.J. Curtin, Ocular findings and complications. In: B.J. Curtin, Editor, The Myopias: Basic Science and Clinical management, Harper & Row, Philadelphia (1985), pp. 277-385.
45. J. Colin and A. Robinet, Clear lensectomy and implantation of a low-power posterior chamber intraocular lens for correction of high myopia: a four-year follow-up. Ophthalmology 104 (1997), pp. 73-77 discussion 77-8.
46. J. Colin and A. Robinet, Clear lensectomy and implantation of a low-power posterior chamber intraocular lens for correction of high myopia. Ophthalmology 101 (1994), pp. 107-112.
47. J. Colin, A. Robinet and B. Cochener, Retinal detachment after clear lens extraction for high myopia: seven-year follow-up. Ophthalmology 106 (1999), pp. 2281-2284. discussion 2285.
48. O.S. Singh, R.J. Simmons, R.J. Brockhurst and C.L. Trempe, Nanophthalmos: a perspective on identification and theraphy, Ophthalmology 89 (1982), pp. 1006-1012.
49. M. Warburg, small eyes: descriptional misconceptions. Am J Med Genet 59 (1995), pp. 388-389.
50. A.H. Weiss, B.G. Koussef, E.A. Ross and J. Longbottom, Simple microphthalmos, Arch Ophthalmol 107 (1989), pp.1625-1630.
51. S. Duke-Elder, Anomalies in the size of the eye. In: S. Duke-Elder, Editor, System of Ophthalmology. Vol 3, Pt 2: Normal and Abnormal Development Congenital Deformities, Mosby, St Louis, MO (1964), pp. 488-495.
52. M. Warburg, Microphthalmos and colobomata among mentally retarded individuals. Acta Ophthalmol 59 (1981), pp. 665-673.
53. M. Khairallah, R. Messaoud, S. Zaouali et al, Posterior segment changes associated with posterior microphthalmos. Ophthalmology 109 (2002), pp. 569-574.
54. G.U. Auffarth, M. Blum and U. Faller et al., Relative anterior microphthalmos: morphometric analysis and its implications for cataract surgery, Ophthalmology 107 (2000), pp. 1555-1560.
55. D.J. Apple, M. Rabb, 1991. Ocular pathology, 4th edn. Mosby Year Book, St Louis, pp. 36-37.
56. D.J. Apple, M. Rabb, 1991. Ocular pathology, 4th edn. Mosby Year Book, St Louis, pp. 82-84.
57. G.O.H. Naumann, 1980. Pathologie des Auges.In: W.Doerr, G. Seifert (eds) Spezielle pathlogische Anatomie, vol 12. Springer, Berlin Heidelberg New York.
58. G.O.H. Naumann (ed) 1997. Pathologie des Auges. Springer, Berlin Heidelberg New York, pp. 1264-1265.
59. J.B. Bateman, Microphthalmos, Int Ophthalmol Clin 24 (1984), pp. 87-107.
60. J.A. Capella, H.E. Kaufman and F.J. Lill et al, Hereditary cataracts and microphthamia, Am J Ophthalmol 56 (1963), pp. 454-458.
61. S. Duke-Elder and C. Cook, Microphthalmos. In: S. Duke-Elder, Editor, System in Ophthalmology, C.V. Mosby Co, St Louis (1983), pp. 488-495.
62. A. Faucher, K. Hasanee and D.S. Rootman, Phacoemulsification and intraocular lens implantation in nanophthalmic eyes: report of a medium-size series. J Cataract Refract Surg 28 (2002), pp. 837-842.
63. R.J. Brockhurst, Eyes for the future, Arch Ophthalmol 93 (1975), p. 583.

64. A.H. Weiss, B.G. Kousseff and E.A. Ross et al, Complex microphthalmos, Arch Ophthalmol 107 (1989), pp. 1619-1624.
65. E.A. Ryan, J. Zwaan and L.T. Chylack, Jr. Nanophthalmos with uveal effusion; clinical and embryologic considerations. Ophthalmology 89 (1982), pp. 1013-1017.
66. S.E. Hirsch, S.R. Waltman and F.G. LaPiana, Bilateral nanophthalmos, Arch Ophthalmol 89 (1973), p 353.
67. W. Wu, D. Dawson, A. Sugar, S.G. Elner, K.A. Meyer, J.B. McKey and S.E. Moroi, Cataract surgery in patients with nonophthalmos- results and complications, J Cataract Refract Surg 30 (2004), pp.584-590.
68. R.B. O'Grady, Nanophthalmos, Am J Ophthalmol 71 (1971), pp. 1251-1253.
69. R.L. Kimbrough, C.S. Trempe and R.J. Brockhurst et al., Angle-closure glaucoma in nanophthalmos, Am J Ophthalmol 88 (1979), pp. 572-579.
70. Y.M. Buys and C.J. Pavlin, Retinitis pigmentosa, nanophthalmos, and optic disc drusen: a case report. Ophthalmology 106 (1999), pp. 619-622.
71. M. Spitznas, E. Gerke and J.B. Bateman, Hereditary posterior microphthalmos with papillomacular fold and high hyperopia, Arch Ophthalmol 101 (1983), pp. 413-417.
72. R.M. Sinskey, P. Amin and J. Stoppel, Intraocular lens implantation in microphthalmic patients, J Cataract Refract Surg 18 (1992), pp. 480-484.
73. J.K. Shugar, C. Lewis and A. Lee, Implantation of multiple foldable acrylic posterior chamber lenses in the capsular bag for high hyperopia, J Cataract Refract Surg 22 (1996) (Suppl 2), pp. 1368-1372.
74. M.I. Othman, S.A. Sullivan and G.L. Skuta et al, Autosomal dominant nanophthalmos (NNO1) with high hyperopia and angle-closure glaucoma maps to chromosome 11, Am J Hum Genet 63 (1998), pp. 1411-1418.
75. J.C. Jin and D.R. Anderson, Laser and unsutured sclerotomy in nanophthalmos, Am J Ophthalmol 109 (1990), pp. 575-580.
76. R.J. Brockhurst, Cataract surgery in nanophthalmic eyes. Arch Ophthalmol 108 (1990),pp. 965-967.
77. T.A. Oetting, Consultation section: cataract surgical problem, J Cataract Refract Surg 26 (2000), 1702-1713.
78. W.E. Hill. Consultation section: cataract surgical problem. J Cataract Refract Surg 26 (2000), 1702-1704.
79. J.C. Jin and D.R. Anderson, Laser and unsutured sclerotomy in nanophthalmos. Am J Ophthalmol 109 (1990), pp. 575-580.
80. R.J. Brockhurst, Vortex vein decompression for nanophthalmic uveal effusion. Arch Ophthalmol 98 (1980), pp. 1987-1990.
81. J.D.M. Gass, Uveal effusion syndrome; a new hypotesis concerning pathogenesis and technique of surgical treatment. Retina 3 (1983), pp. 159-163.
82. J.T. Holladay, J.P. Gills, J.L. Leidlen and M. Cherchio, Achieving emmetropia in extremely short eyes with two piggyback posterior chamber intraocular lenses. Ophthalmology 103 (1996), pp.1118-1123.
83. E.J. Wladis, M.B. Gewirtz and S. Guo, Cataract surgery in the small adult eye, Surv Ophthalmol 51 (2006), 153-161.
84. J.R. Holladay, Achieving emmetropia in extremely short eyes. Presented at the AAO, 1996.
85. B.R. Nihalani, U.D. Jani, A.R. Vasavada and G.U. Auffarth, Cataract surgery in relative anterior microphthalmos, Ophthalmology 112 (2005), pp. 1360-1367.
86. R. Susanna, Jr, Implantation of an intraocular lens in a case of nanophthalmos. CLAO L 13 (1987), pp. 117-118.
87. J.R. Villada, A.A. Osman and J.L. Alió, Cataract surgery in the nanophthalmic eye, J Cataracr Refract Surg 27 (2001), p 968.
88. F.M. Chan and L. Lee, Nanophthalmic cataract extraction, Clin Experiment Ophthalmol 32 (2004), 535-538.

92 Presbicia Diferentes Opciones de Manejo desde el Punto de Vista Intraocular

Dra. María Elena Morales Gómez,
Dr. Leonardo García Rojas,
Dr. Eduardo Chávez Mondragón,
Dra. Daniela Pulido London,
Dra. Guadalupe Márquez

Normalmente, uno puede ver finamente escenas distantes y objetos cercanos al ojo mediante el mecanismo de acomodación.

La acomodación es un fenómeno que permite al cristalino variar de forma, para enfocar a diferentes distancias.

Thomas Young (1773-1829) fue el pionero en la investigación del mecanismo de acomodación del ojo. Esto esencialmente es como una cámara que enfoca objetos cercanos. La acomodación también puede ser mediada a través del incremento en el poder de refracción de sus elementos. El ojo teóricamente puede incrementar su poder a través del acortamiento del radio de curvatura de la cornea o por medio de un cambio axial del cristalino.[1]

La teoria clasica de Helmohotz[2] propone que durante la acomodación, la contracción del músculo ciliar disminuye la tension aplicada a la zonula y a la capsula del cristalino, produciendo un cambio en su forma, de elipsoidal o casi esferica, que permite aumentar su poder optico y enfocar de cerca.[3-4, 7-9] Cuando el músculo se relaja, tracciona la capsula del cristalino a nivel del ecuador, por incremento de la tension zonular, y se disminuye así la curvatura de las superficies anterior y posterior del cristalino. Es claro, que el ecuador del cristalino se aleja de la esclera durante la acomodación y se acerca durante la acomodación **(Figura 1)**.

Recientemente, Schachar[5-6] ha propuesto un nuevo mecanismo para explicar la acomodación según el cual la disposición de la inserción zonular tracciona el ecuador del cristalino hacia la esclera durante la contracción del músculo ciliar, causando aplanamiento de la periferia del mismo, a la vez que aumento de sus curvaturas anterior y posterior. Según esta propuesta, el ecuador del cristalino se acerca a la esclera durante la acomodación[7-8].

Asi mismo, diversas teorias pretenden explicar la disminución de acomodación con la edad o con presbicia. Algunas proponen la perdida de

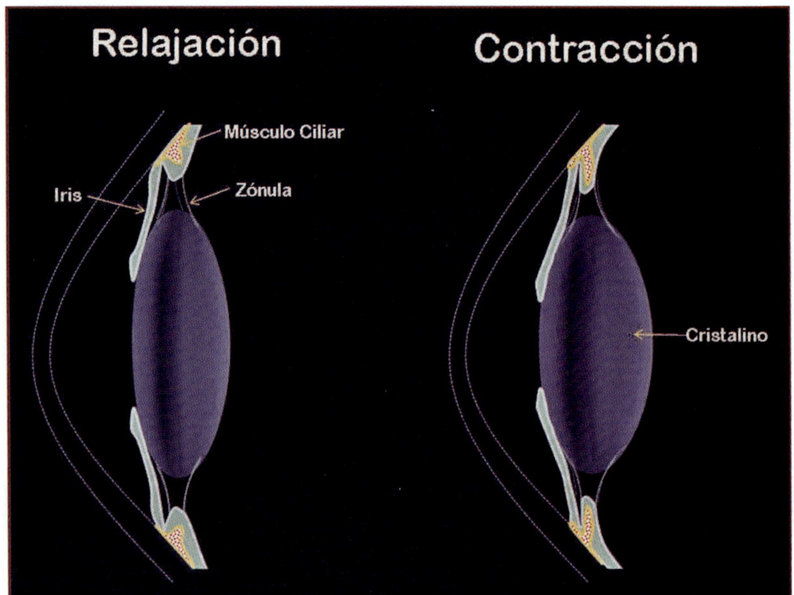

Figura 1.

fibras zonulares o de elasticidad de la capsula del cristalino[8] y otros componentes no lenticulares como atrofia del músculo ciliar **(Figura 2)**.[9]

A la luz de la teoria del Helmhotz, la presbicia se debe a la disminución de elasticidad del cristalino, este endurecimiento le impide cambiar de forma y asi responder al estimulo acomodativo[10] observaciones que han sido corroboradas en estudios recientes.[8] Por su parte, según la teoria de Schahar,[6] la perdida de acomodación con la edad obedece a que el crecimiento continuo del cristalino durante toda la vida aumenta su diámetro ecuatorial y reduce la tension de las fibras zonulares, resultando en la incapacidad de éstas para traccionar suficientemente y producir modificaciones en la curvatura durante la contracción del músculo ciliar.

La recuperción de la visión cercana en los présbitas se ha intentado con diferentes metodos. La correccion con lentes aereos bifocales se utiliza desde finales del siglo XVII,[12] Mas recientemente, el advenimiento de la teconologia de lentes de contacto condujo al diseño de lentes de contacto blandos bifocales[13] que al parecer no han sido bien tolerados.

Por su parte, la cirugía de catarata con implante de lente intraocular monofocal restaura exitosamente la vision de lejos, sin embargo,la vision cercana debe corregirse con la adicion de lentes. Algunos reportes describen algun grado de acomodación en pacientes pseudofacos con LIO monofocal.[14-15]

La observación de que pacientes afacos pue- den presentar buena vision cercana utilizando solamente la correccion para lejos[17] condujo a describir el fenómeno que se ha llamado acomodación aparente. De igual manera, se ha reportado que un porcentaje de pacientes pseudofacos son

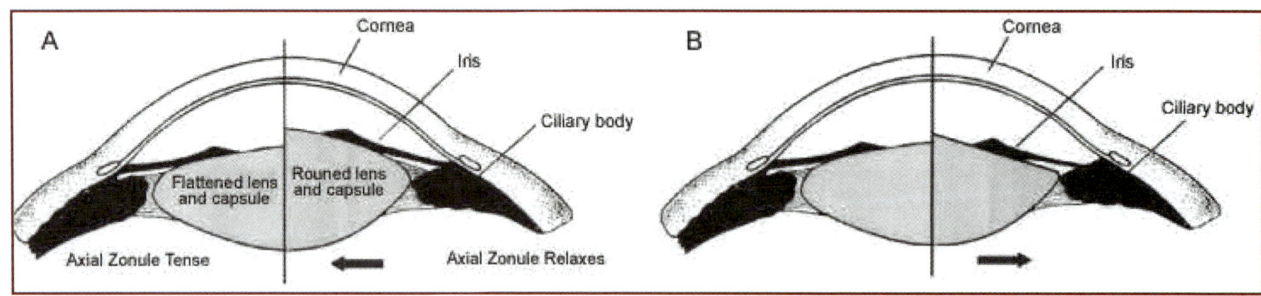

Figura 2.

capaces de leer sin necesidad de adicion.[14-16] hecho atribuido a caracteristicas del sistema óptico como el diámetro pupilar y la profundidad de foco, denominado pseudoacomodacion pseudofáquica,[16-19-23] o a cambios refractivos dinámicos causados por la interacción entre la contracción del músculo ciliar y el sistema constituído por la bolsa capsular, el LIO y la zónula,[18-19] denominado acomodación pseudofáquica.

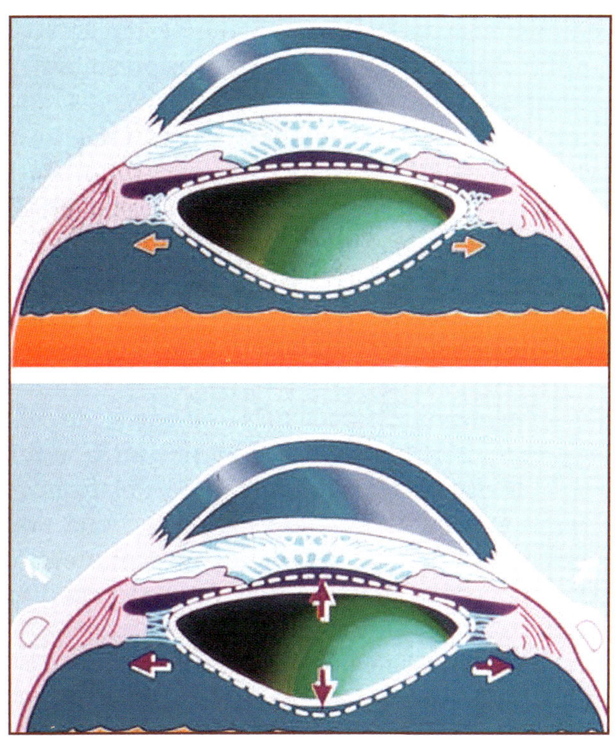

Figura 3.

En el intento de obtener la rehabilitación vi- sual cercana, se han sugerido múltiples procedimientos que pueden ser:

- No quirurgicos
- Quirurgicos

Dentro de los no quirurgicos existen los lentes aéreos bifocales descritos por Benjamín Franklin en 1780 y y posteriormente los progresivos.

Monovisión con lentes de contacto[34] prescribiendo en un ojo la graduación para lejos y en el ojo no dominante la graduación para cerca.

Hablando de los procedimientos quirurgicos tenemos varias alternativas y las dividiremos en: a) esclerales, b) corneales e c) intraoculares.

Dentro de las esclerales mencionaremos la tecnica de expansión escleral, ya sea con bandas o por esclerotomías descritas por Schachar., sin embargo, los resultados no han sido muy alentadores y la información clinica ha sido limitada[25-27] **(Figuras 3 y 4)**.

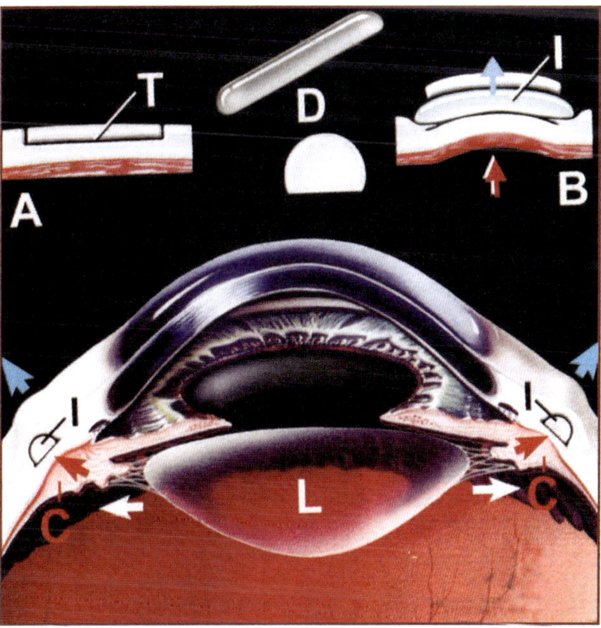

Figura 4. Técnica de Expansión Escleral. *(Figura cortesía de Jaypee Highlights Medical Publishers).*

Algunos investigadores reconocidos no estan de acuerdo con la teoria de la acomodación de Schchar, sin embargo, esta teoria ha estimulado el desarrollo de varios abordajes quirurgicos para el tratamiento de la presbicia como es la esclerotomia ciliar anterior sugerida por la técnica de Spencer Thornton que consiste en realizar incisiones radiales en la esclera sobre la region del músculo ciliar. Esto puede permitir la expansion de la esclera sobre el músculo ciliar, incrementado el espacio entre el ecuador del cristalino y el musculo ciliar. En teoria esto puede producir mas tension sobre la zonula en su porcion ecuatorial, permitiendo el incremento de tension durante la contracción del músculo ciliar. El procedimiento hace la hipótesis de reestablecer la amplitud acomodativa en pacientes presbitas.

Otra opción ha sido realizar cortes esclerales con Laser de estado sólido, esto es, Erbium Yag infrarojo. En el Instituto de Oftalmología, en el departamento de cornea, se realizo un estudio prospectivo siendo la hipótesis que las incisiones con este laser de estado sólido generarían debilitamiento escleral y esto tensaría la zónula.

Se incluyeron 22 pacientes mayores de 48 años con visión de lejos 20-20 y una adición de + 1.50 D. En el ojo no dominante se realizaron 8 incisiones al 70-80% de espesor con una potencia de 20 mJ. Los resultados fueron: ningún paciente perdió líneas de vision de lejos, de cerca los pacientes presentaron en promedio entre J3 YJ4, sin embargo al año de seguimiento todos los pacientes presentaron regresión debido a que las incisiones se cerraron.

Dentro de las complicaciones hubo una microperforación que requirió sutura y otro paciente con isquemia del segmento anterior.

Dentro de los procedimientos corneales, existen múltiples procedimientos refractivos con LASIK como es la monovision,[34-35-38-39] la creación de multifocalidad corneal,[28-31] así como la inducción de astigmatismo miópico.[14-15]

Así pues, alcanzar calidad óptima en la visión tanto lejana como cercana continúa siendo uno de los retos más importantes y la corrección de la presbicia es en este momento la frontera final en el campo de la cirugía de catarata.

Desde el punto de vista intraocular ya sea que el paciente presente catarata o cuando es posible realizar cirugía facorefractiva en cristalino, en la actualidad existen básicamente 2 tipos de de lentes intraoculares para corrección de la presbicia: 1) multifocales e 2) acomodativos.

En relación a los lentes intraoculares multifocales[40-44] algunos utilizan elementos de óptica difractiva: Esto es, al entrar al ojo, ésta se divide en más de un punto focal, lo que causa deslumbramiento que produce disminución de la sensibilidad al contraste.[41] De ahí que los resultados con LIOS multifocales se hayan asociado a fenómenos de disminución en la calidad de imagen por reducción en la sensibilidad al contraste[37,40-41-44-49] y por deslumbramiento.[41-44]

Así mismo, los cambios de poder refractivo dentro del área pupilar en corneas multifocales inducidos mediante cirugía refractiva corneal,[28- 3032-35] explican la buena visión lejana y cercana en pacientes présbitas, aunque la multifocalidad corneal puede tener efectos adversos, como diplopia monocular, deslumbramiento y halos.[31]

En la búsqueda de la rehabilitación visual ideal y el restablecimiento de la acomodación, se introdujo el concepto de lente ACOMODATIVO basado en el principio de cambio de foco, que se fundamenta en la observación hecha por Busaca[50] según la cual la fuerza contráctil del músculo ciliar se transmite a la periferia del vítreo, generando el desplazamiento hacia adelante de la porción central del mismo, movimiento que se imprime a través de bisagras flexibles al óptico del lente, produciendo variación en la profundidad de foco.

PAPEL DEL CUERPO CILIAR EN LA ACOMODACION

En modelos anilmales se encontró que llenando la bolsa capsular con balones hechos de un polímero de gel se pudo determinar las propiedades acomodativas del cristalino.[66-67] Estos estudios presuponen la funcionalidad del cuerpo ciliar, esto es, si se remueve el cristalino el cuerpo ciliar aún responde a un estímulo acomodativo. Aunque es controversial si el músculo ciliar se atrofia con la edad, existen series publicadas donde el músculo ciliar mantiene su fuerza a través de la edad.[68-69]

Estudios recientes utilizando resonancia magnética han mostrado una pequeña disminución de la contracción del músculo ciliar en pacientes de 80 años o mayores.

El Dr. J. Stuart Cumming a través de observaciones clínicas notó que un pequeño número de pacientes operados de catarata eran capaces de ver de cerca con su corrección lejana después del implante de un lente intraocular de plato.

Estos lentes de plato están colocados en contra de la cara vítrea y tienen la habilidad de desplazarse ligeramente hacia delante. Esta observación le hizo pensar que existe una aparente habilidad del músculo ciliar para mover el lente hacia adelante aún en pacientes présbitas. Este concepto se basó en las observaciones de mas de 2000 implantes con hápticas de plato.[70] Esto lo demostró midiendo la cavidad vítrea antes y después de la cirugía de catarata. Por lo tanto, el diseño de plato provee posicionamiento posterior del lente en el espacio de la bolsa capsular. Esto permitiría el movimiento hacia delante del lente cuando existiera contracción del músculo ciliar.

En base a los estudios del Dr.Cumming en el Instituto de Oftalmología en el Departamento de Segmento Anterior llevamos a cabo un estudio valorando el comportamiento de este lente en cirugía de catarata. El lente intraocular que utilizamos fue el C & C vision CrystaLens.

Modelo AT-45, que es un lente de plato modificado de silicón de 3a generación, con un índice refractivo de 1.430 con filtro UV. Este lente contiene 2 bisagras adyacentes a la unión del óptico, con 2, asas de poliamida para fijarse a la bolsa capsular. La longitud total de este lente es de 11.5 mm, de asa a asa y la longitud total donde termina el lente es de 10.5 mm. La zona óptica es biconvexa con 4.5 mm de diámetro. La constante es de 119.0 para colocarse dentro de la bolsa capsular **(Figura 5)**.

Con estos datos realizamos un estudio prospectivo descriptivo y observacional incluyendo un total de 14 pacientes con diagnostico de catarata. Con edades entre 52 y 72 años con promedio de edad de 62 años, a quienes se practico examen oftalmológico completo incluyendo agudeza visual lejana con cartilla de Snellen y cercana con cartilla Jaeguer, refracción, ecografía modo A para cálculo de lente intraocular. A todos los ojos se les practicó facoemulsificación de catarata.

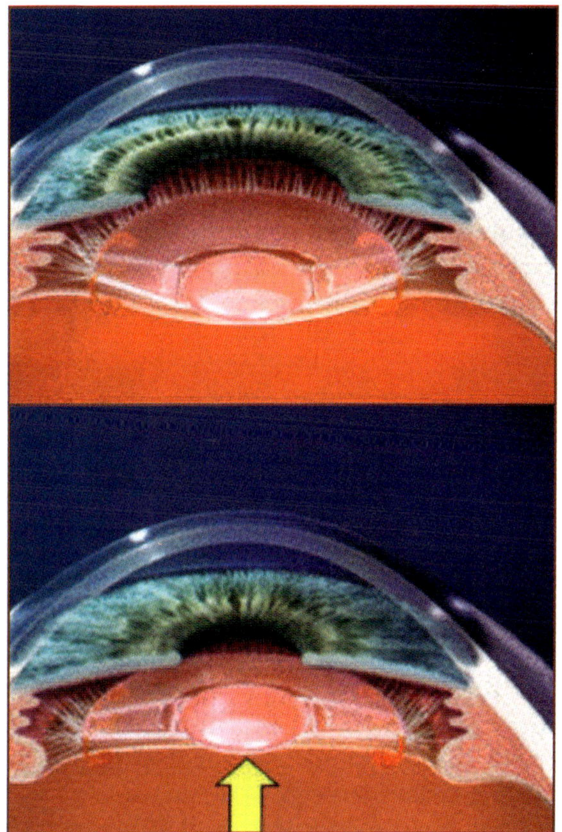

Figura 5.

Se realizó evaluación postoperatoria al primero, 7° dia. Primer, tercero, sexto mes.primer y segundo año. Postoperatorio.

En relación a los resultados visuales encontramos que el 80% (n = 11) tenian A.V de 20/60 o peor en el preoperatorio.

Todos los pacientes (n = 14) presentaron 20/40 o mejor en el primer dia postoperatorio.

Al primer mes todos los pacientes conservaron la misma vision. Y el 71.4% (n = 10) tuvieron 20/25 mejor.

A los 6 meses 10 presentaron 20/40 o mejor y al año 3 pacientes presentaron disminución de la agudeza visual lejana.

A los 2 años 4 pacientes presentaron disminución de agudeza visual lejana a20/70 y 2 pacientes que habían tenido en el preoperatorio 20/25 bajaron a 20/80.

El promedio de refraccion fue de -0.50 equivalente esferico con un rango de -1.00 a +1.00 esf.

En relación a la Agudeza visual cercana sin correccion para lejos: El 35 % (n = 5) presento J4 al mes del postoperatorio y este porcentaje disminuyo al tercer mes postoperatorio a 20% (n = 3) y a a 2 años de seguimiento solo un paciente presentó J3. El resto presentaron J5 o menor.

A la exploracion biomicroscopica encontra- mos que a partir del 3er mes el 80% de los pacien- tes presentaron contracción de la capsula anterior y en 4 pacientes a los 6 meses presentaron opacidad de la capsula posterior. Esto puede explicar la baja de vision que han tendido los pacientes tanto de cerca como de lejos.

Al mismo tiempo que evaluamos el Crysta-lens A-T- 45 y siguiendo los conceptos propuestos por el Dr. K.D. Hanna[51] surgió en el mercado un LIO acomodativo plegable de una sola pieza, de material acrílico hidrofílico: el ICU (HUMAN OPTICS AG, Spadorfer Str. 150, 91054 Erlangen, Alemania) cuyo mecanismo de accion propuesto es el ya mencionado. Con base en el modelo de Gullstrand.[53] el desplazamiento anterior del LIO 1CU, y considerando una disminución de la PCA de 0.78mm o 0.63 mm, ésto permitiría una amplitud de acomodación de 1.4 D o 1.13 D[28] respectivamente. El lente, con contenido de agua del 26% e índice refractivo de 1.46 tiene diámetro total de 9.8 y su óptico esférico biconvexo es de 5.5. mm, tiene 4 hápticas provistas de un mecanismo de bisagra que permite el movimiento anterior del óptico y se introduce con un inyector diseñado específicamente, a través de una incisión de 3 mm.

Llevamos a cabo igualmente el estudio con el propósito de valorar el desempeño de este lente en pacientes con diagnóstico de catarata sometidos a facoemulsificación.

En este estudio prospectivo y descriptivo igualmente incluímos un total 14 ojos con diagnóstico de catarata senil sin patología ocular previa en los que se evaluó principalmente agudeza visual y agudeza visual cercana con la cartilla de Jaeger (J). Al primer día P.O. al 2 años postoperatorio. Con edades entre 49 y 74 años, con un promedio de 71.5 años. Tambien se midió la variación en la profundidad de la cámara anterior en el pre y postoperatorio mediante UBM

Mas del 85% (n = 12) de los pacientes presentó AVMC de 20/40 o menos en el preoperatorio.

Todos los pacientes (n = 14) presentaron AVMC de 20/40 o mejor desde el primer día postoperatorio y en 71.4% (n = 11) fue de 20/25 o mejor. Al mes, todos los pacientes tuvieron AV de 20/40 o mejor y 78.6% (n = 13), de 20/25 o mejor en la totalidad de los pacientes al primer mes.

El promedio de refraccion fue de -0.01= -0.34 x 26 x 110* a *(rango – 0.75 = - 1.00 x 100 * a + 0.50 = - 1.25 x 45 *, con un equivalente esferico promedio de – 0.24 D (rango de -1.25 D a + 0.50 D). En el 35.7% (n = 5) de los pacientes la refraccion fue neutra al mes de la cirugía.

Sin corrección para lejos, el 35% (n = 5) de los pacientes, presento Jaeguer 3 o mejor, al mes de la cirugía, porcentaje que disminuyo a 21% (n = 3) al 3º y 6º mes. Y a los 2 años de seguimiento existió una franca disminución de la agudeza visual cercana a J5 o menos en mas del 50% de los pacientes.

La variación en la profundidad de la cámara anterior (PCA) en los lentes ICU no conservó un patrón uniforme con respecto al dato sin pilocarpina. En los 5 pacientes con J3 o mejor, la PCA después de aplicar pilocarpina fue mayor que la obtenida antes de la aplicación, en todas las valoraciones del postoperatorio.

Que fue lo que encontramos a 2 años de seguimiento con los lentes acomodativos?

Si consideramos los 2 tipos de lentes, esto es tanto con el crystalens como con el Human optics, en la totalidad de los pacientes, la AVMC fue de 20/25 o mejor al primer mes de realizada la cirugia, sin embargo este porcentaje disminuyo con el tiempo, debido probablemente a opacidad de la capsula posterior.

El 35% de los pacientes presentaron visión cercana de J3 o mejor, sin embargo este porcentaje ha disminuído notablemente, encontrando que más del 50% de los pacientes ven J5 o peor a los 2 años de seguimiento debido quizá a contracción de la cápsula anterior, asi como opacidad de la cápsula posterior. Estos datos no concuerdan con los resultados reportados por Cumming y cols.[59] y Mastropasqua y cols.[60] en los que mencionan buenos resultados visuales en la vision cercana.

En nuestro estudio encontramos que el porcentaje de pacientes con J3 que disminuyó al usar la corrección para lejos pudiera explicarse a factores como miopía, cilindro negativo o profundidad de foco, involucrados en los resultados.[16-23-33]

La diferencia que hemos encontrado en resultados tanto de lejos como de cerca en relacion con los estudios de otros autores nos hace pensar que la visión cercana de los pacientes durante los primeros 3 meses se presentó independiente de la contracción del músculo ciliar y mas bien debido a pseudoacomodación pseudofáquica[14-16-18-32-43] y esto ha sido corroborado con el implante de un LIO monofocal al cual hemos miopizado desde el preoperatorio.[14-15-21-22-61-64] Estos estudios sugieren que la pseudoacomodación pseudofaquica depende de diferentes propiedades ópticas del ojo y está influenciada en gran medida por el diámetro pupilar.[21] Por otro lado, tambien se ha atribuído a la acomodación pseudofaquica, en virtud de la cual en el sistema integrado por LIO, cápsula y zónula se desplaza hacia adelante al activarse el músculo ciliar, pero algunos estudios han puesto en duda la la magnitud de dicho movimiento.[21-24-61-64]

Por otro lado, en el caso del Human optics, el resultado de la medición de la PCA después de instilar pilocarpina en algunos casos resultó contrario a lo esperado, ya que aumentó después de aplicar la sustancia. Estos hallazgos difieren de estudios anteriores, que reportan desplazamiento anterior del LIO, con decremento en la profundidad de la camara anterior después de la administración del medicamento.[59-61-65]

Ello refuerza observaciones anteriores que han permitido deducir que dado que el desplazamiento del LIO, no contribuye en gran medida a la pseudoacomodación, se debe pensar que la profundidad de foco, el tamaño de la pupila y el astigmatismo corneal, probablemente sean factores más importantes.[24-64]

De acuerdo a los estudios que el Dr. Baikoff presentó en la 8a Reunión de ESCRS en relación al Human ópticas, las mediciones mostraron que el desplazamiento del óptico del lente variaron de 0 a 450 micrones. Este desplazamiento hacia adelante produjo solo 0.75 D de acomodación, estos 450 micrones pueden ayudar a la visión cercana normal, pero este movimiento está lejos de producir una acomodación constante.

Dentro de los lentes **multifocales** éstos se caracterizan por proveer una visión para lejos y otra para cerca al separar la luz en 2 o mas puntos focales.

En el momento actual, los lentes intraoculares multifocales pueden producir múltiples focos usando principios **refractivos o difractivos.** Tratando de explicar las imágenes producidas por elementos ópticos difractivos, éstos son enfocados por la interferencia constructiva de ondas de luz, de acuerdo a las ecuaciones de Maxwell, y la funcionalidad del lente difractivo se presume ser independiente del tamaño de apertura y centrado. Por el contrario, la función de ópticos refractivos se basa en los conocidos principios de ondulación de las ondas de luz que pasan a través de un medio con diferentes índices de refracción.

Los lentes intraoculares multifocales poseen dos poderes simultáneos y pueden enfocar tanto imágenes lejanas como cercanas en la retina, Cuando se ve una imagen lejana, los rayos incidentes son paralelos pero son llevados al foco principal del foco del sistema óptico, en este caso, la retina. En este sentido, las imágenes cercanas son enfocadas por delante de la retina, en el vitreo, por el poder de adición del lente intraocular, y la imagen resultante está altamente desenfocada cuando su nivel de luz comparte y alcanza la retina. Contrariamente, las imágenes cercanas producen rayos incidentes divergentes que son enfocados por el lente intraocular en la retina mientras los rayos incidentes que emanan de la fuente distante de una imagen posterior de la retina son desenfocados, en el plano de la retina.

Uno de los lentes multifocales que mas se han colocado y de los que tenemos mayor periodo de seguimiento es el lente AMO ARRAY **(Figura 6)**. Este lente es una combinación de superficie esférica posterior y múltiples superficies refractivas esféricas, de 6.5 mm de diámetro con una zona óptica multifocal de 4.7 mm en su superficie anterior, compuesta de 5 zonas progresivas anulares esféricas. Tiene una zona central de 2.1 mm de diámetro para visión lejana, pero incorpora algunas zonas de foco intermedio por fuera del disco central de 1 mm el primer y tercer anillo (nones) funcionan para vision cercana y los anillos 2 y 4 (pares) funcionan para vision lejana. Este diseño da al lente una función multifocal, que en teoría no se afecta por el adecuado centrado del lente ovariación significativa en el tamaño de la pupila.[43]

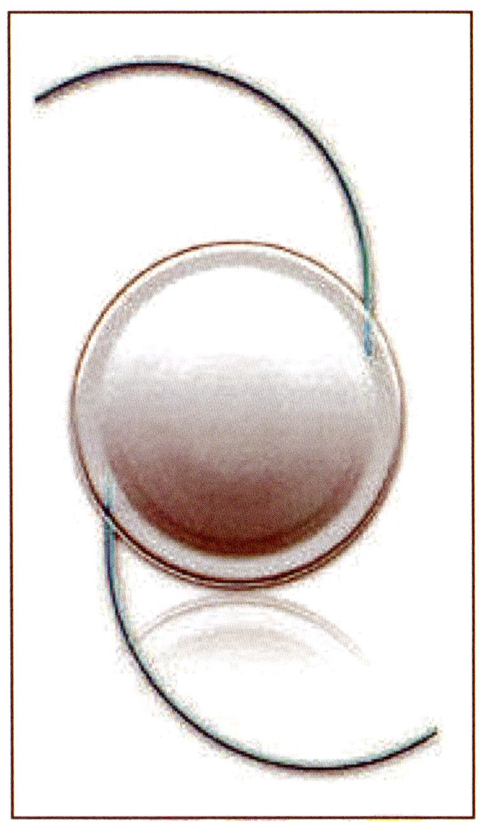

Figura 6.

En el Instituto de Oftalmología Fundación Conde de Valenciana en el Departamento de Segmento Anterior[71] realizamos un estudio clínico, comparativo, prospectivo, longitudinal, transversal y abierto estudiando 22 pacientes sometidos a facoemulsificación de catarata. Para este estudio se realizó una selección muy especifica del paciente eliminando aquellos con personalidad muy detallista, ocupación demandante de buena visión como ingeniero o conductor, ojo único o pacientes diabéticos. Se formaron 2 grupos: Gpo. I con 11 pacientes a los que se practicó facoemulsificación de catarata mas implante de LIO monofocal silicon SI 40. y Grupo II con 22 pacientes con lente intraocular multifocal silicón AMO ARRAY con muestreo aleatorio simple.

En todos los pacientes evaluamos principalemente A.V lejana y cercana en el pre y en el postoperatorio así como,sensibilidad al contraste y un cuestionario después del procedimiento quirurgico.

En el grupo I: **monofocal** el rango de edad fue entre 46 y 90 años con una media de 68 años. En el grupo II **multifocal** el rango de edad fue entre 46 y 86 años con una media de 66 años.

Los resultados de la agudeza visual lejana en ambos grupos fueron satisfactorios desde el primer día postoperatorio, encontrando en el grupo de monofocales 20/40 y en el de multifocales de 20/30 no habiendo diferencia estadísticamente significativa. A los 2 años de seguimiento el promedio de A.V fue de 20/25.

La agudeza visual cercana mostró una diferencia estadísticamente significativa con el grupo de multifocales en la primera semana postoperatoria, con un Jaeguer 3 en el 80% de los casos y un Jaeguer 1-2 en el 20% restante, mientras que en el grupo de monofocales el Jaeguer 6 predominó en todos los casos (100%).

La sensibilidad al contraste en el grupo de monofocales mostró frecuencias espaciales disminuídas en forma generalizada después de la cirugía. En el grupo de multifocales, las frecuencias espaciales estuvieron disminuídas en forma generalizada un poco mas en relación al grupo monofocal, sin embargo, no fue estadísticamente significativo. El deslumbramiento predominó en el 100% del grupo de multifocales contra 87% en los monofocales.

Se aplicó un cuestionario a todos los pacien- tes tanto del grupo I como del grupo II orientado a actividades con visión cercana sin el uso de su corrección final, para determinar el grado de satisfacción, las molestias y la decisión de operarse el otro ojo con el mismo lente. 90 a 95% de los pa- cientes se decidirían por un nuevo lente multifo- cal una vez implantado el primer lente. A 2 años de seguimiento el 83% del grupo de multifocales podía realizar actividades como leer y coser y 32% en el grupo de monofocales podía realizar estas actividades.

En este estudio, a 2 años, los resultados de agudeza visual lejana y cercana fueron muy similares a los reportados por otros autores[72-73-74] aunque otros como Javitt,reportan mejor agudeza visual lejana y cercana con lentes intraoculares multifocales, encontramos que la agudeza visual lejana es similar en ambos grupos y la agudeza visual cercana si es mejor en los pacientes con lentes multifocales, teniendo un Jaeger de 3, lo cual les permitió desarrollar actividades cercanas como coser, o leer el periodico sin uso de corrección óptica.

Una desventaja que encontramos al igual que otras series[75] ha sido la disminución en la sensibilidad al contraste, la cual es inducida por la proyección simultánea de 2 o mas imágenes en la retina.

Quiza la complicación mas frecuente que hemos tenido con este tipo de lente multifocal,al igual que otros autores[75] ha sido la presencia de deslumbramiento en el 100% de los pacientes, así como la presencia de Halos en un 90%) de los pacientes sobre todo en la noche y estos fueron mas importantes cuando el paciente presentaba cierto astigmatismo. Tal es la razón por la que pacientes con astigmatismo mayor de 1 D, no debieramos ofrecercele este tipo de lente.

Encontramos en un paciente del Grupo I y otro paciente del Grupo II la presencia de opacidad de cápsula posterior, sin embargo ésta ha sido periférica por lo que no ha requerido el uso de Yag Laser.

Aún cuando fueron estudiados solo 22 pacientes, la presencia de complicaciones como los halos y deslumbramientos así como la aparición en el mercado de nuevos materiales en lentes intraoculares como es el acrilico perdieron el interes en seguir ofreciendo este tipo de lentes como una opción para mejorar la visión cercana en el postoperatorio de catarata.

Considerando la incidencia tan alta de halos y deslumbramiento con el modelo AMMO ARRAY surgió en el mercado un nuevo lente con el material mas biocompatible que existe en este momento que es el acrílico hidrofóbico de una sola pieza con asas de bordes cuadrados para disminuir la incidencia de opacidad de capsula posterior. De una sola pieza con un diseño óptico difractivo, refractivo apodizado, esto quiere decir que existe un cambio gradual entre una zona óptica y otra con el objeto de disminuír la presencia de halos y deslumbramiento y con un patron difractivo central de 3.6 mm. En el que presenta una adición de + 4.00 D para visión cercana. Esta lente es conocido como ACRYSOF ReSTOR.

Este ùltimo lente lo estamos evaluando actualmente en el Instituto de Oftalmología y lo hemos comparado con los resultados obentidos tanto con los lentes acomodativos como con el multifocal AMO ARRAY.

En relación a la agudeza visual lejana 24 Hs después de la cirugía, la mayor parte de los pacientes tuvieron agudeza visual de 20/40 o mejor, èstos resultados son muy similares con los encontrados en los otros tipos de lentes. Al mes de seguimiento esta visiòn mejorò, llegando prácticamente a la unidad **(Gráfica 1)**.

A los 2 años hemos encontrado una mejor agudeza visual de lejos en el grupo del multifocal Restor **(Gráfica 2)**.

En relaciòn a la agudeza visual de cerca encontramos que a un mes de seguimiento con

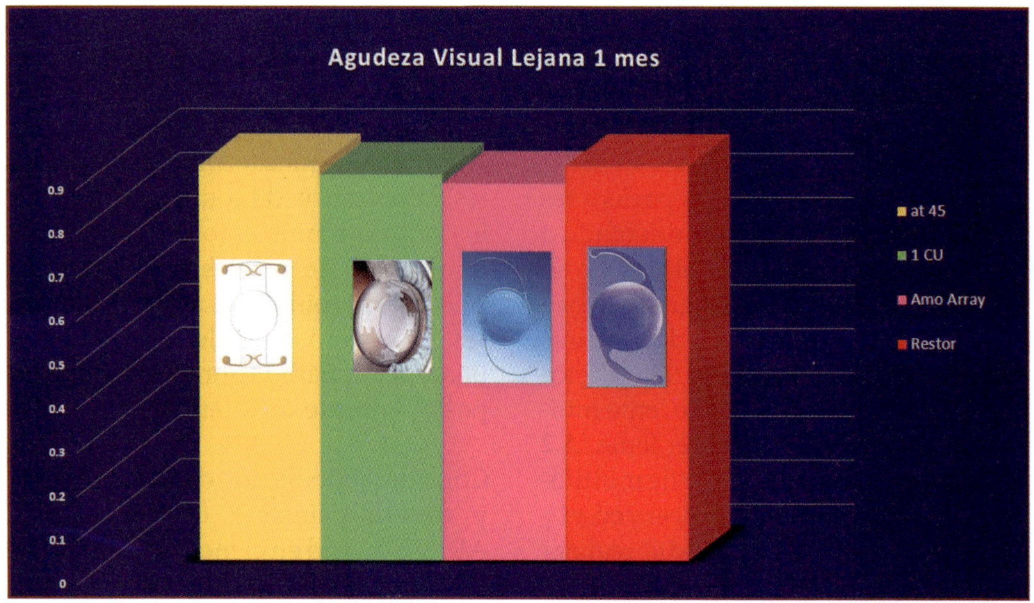

Gráfica 1.

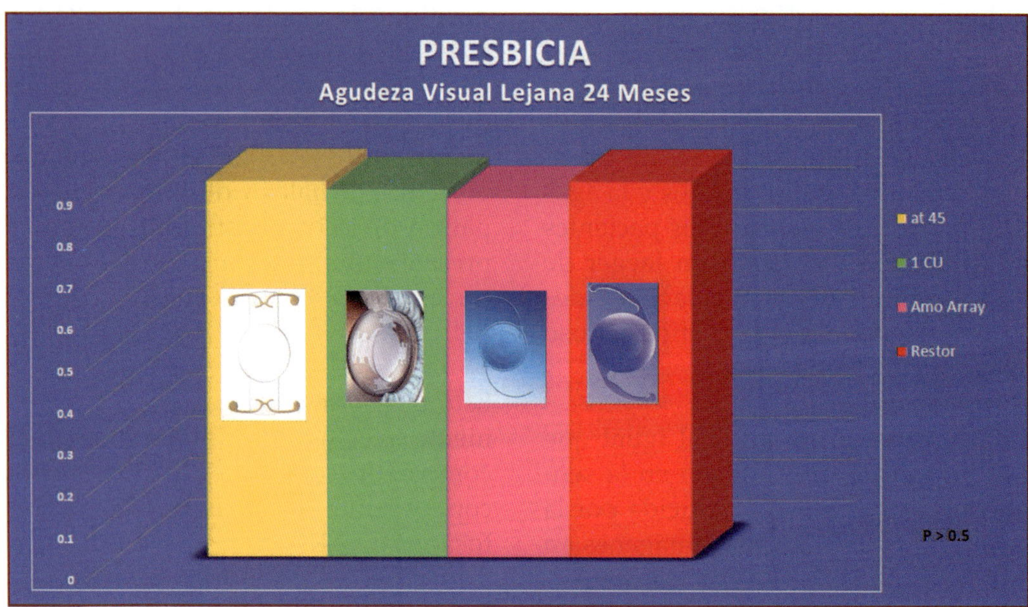

Gráfica 2.

el ReSTOR el 80% de los pacientes presentaban visiones entre J1 a J3. siendo mejor esta visiòn comparada con los lentes acomodativos y el multifocal AMO ARRAY.

A partir del 3 mes ha existido una diferencia estadísticamente significativa entre el grupo de acomodativos que como se vio anteriormente, presentò una disminución en la agudeza visual, siendo menos importante en el grupo de AMO ARRAY.

A los 2 años del postoperatorio, la agudeza visual cercana en el grupo de Restore nos muestra que 60% están entre J1 y J2 y 33% entre J3 y J4 existiendo una diferencia estadísticamente significativa con los lentes tanto acomodativos como con el modelo AMO ARRAY **(Gráfica 3)**.

También hemos analizado las complicaciones y las hemos seguido a 2 años encontrando que la complicación mas frecuente con los acomoda tivos, ha sido la contracción de la cápsula ante-

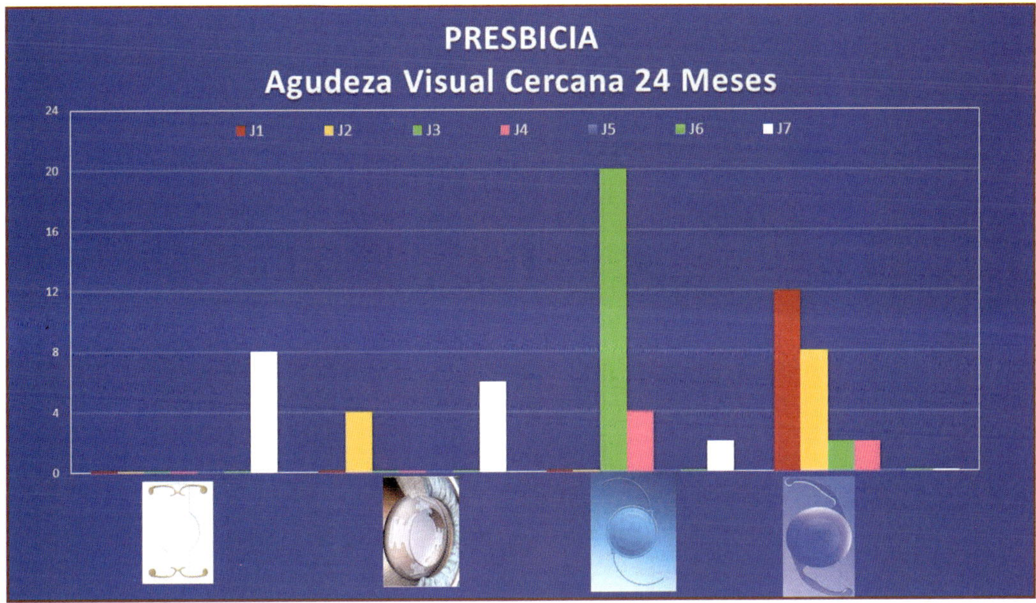

Gráfica 3.

riores el 60%, seguida de opacidad de cápsula posterior en 30%. Alteraciones en la sensibilidad al contraste en 25%. En el grupo de multifocales las alteraciones en la sensibilidad al contraste se presentaron en el 100% de los pacientes, Halo en el 60% y deslumbramiento en el 55% sin embargo estas alteraciones en el grupo ReSTOR han disminuìdo a partir de los 6 meses, incluso desaparecido a partir del primer año de seguimiento **(Gráfica 4)**.

Uno de los aspectos importantes a considerar es la visión intermedia que pudimos evaluar a 2 años y hemos encontrado que con el modelo AMO ARRAY los pacientes presentan mejor visiòn intermedia **(Gráfica 5)**.

Realizamos un cuestionario para ver cuantos pacientes han tenido que depender de sus lentes para cerca después de esta cirugía. Y encontra-

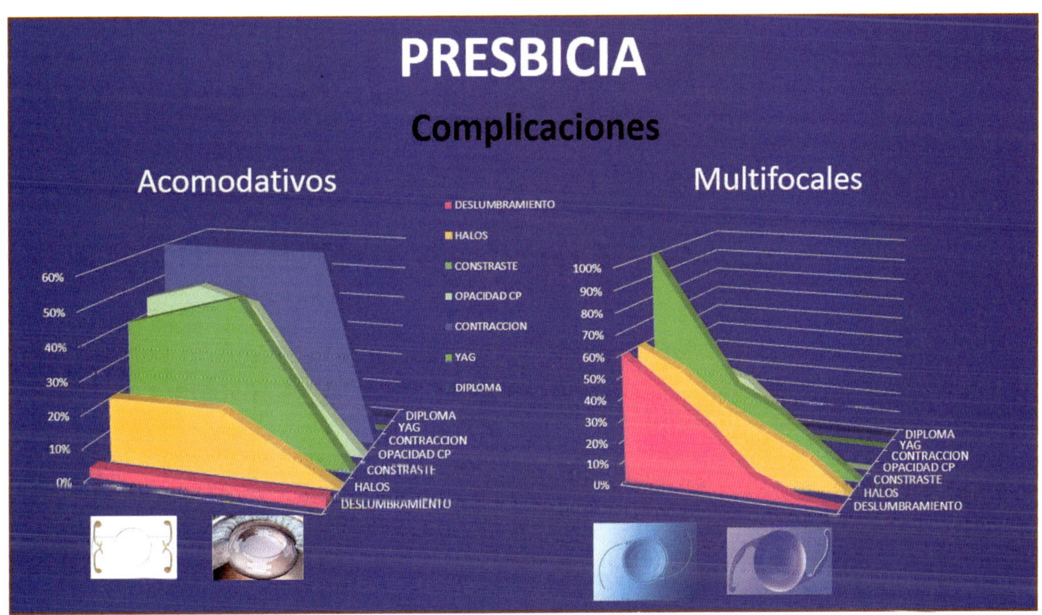

Gráfica 4.

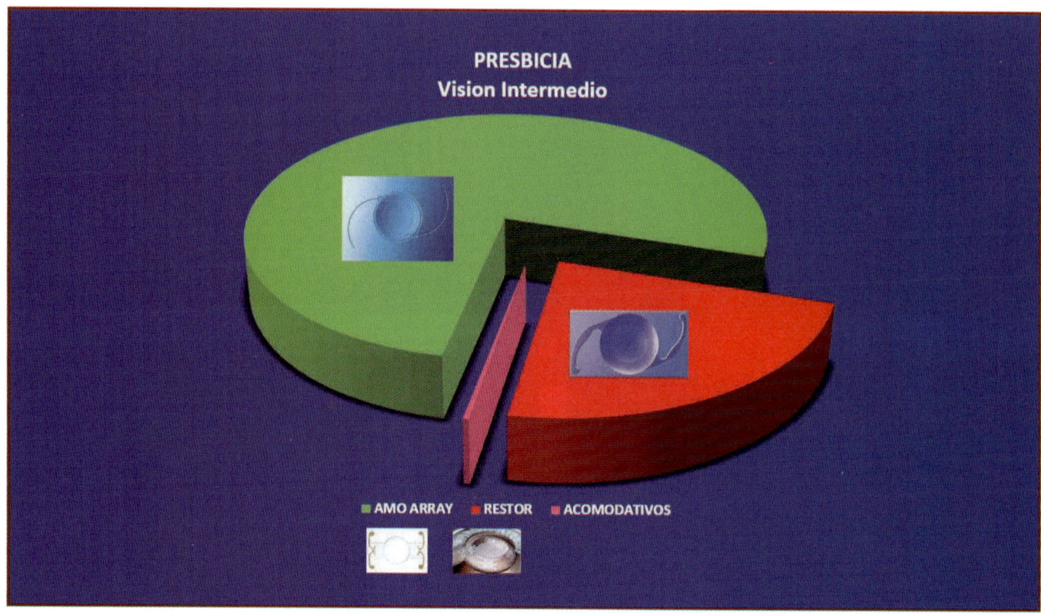

Gráfica 5.

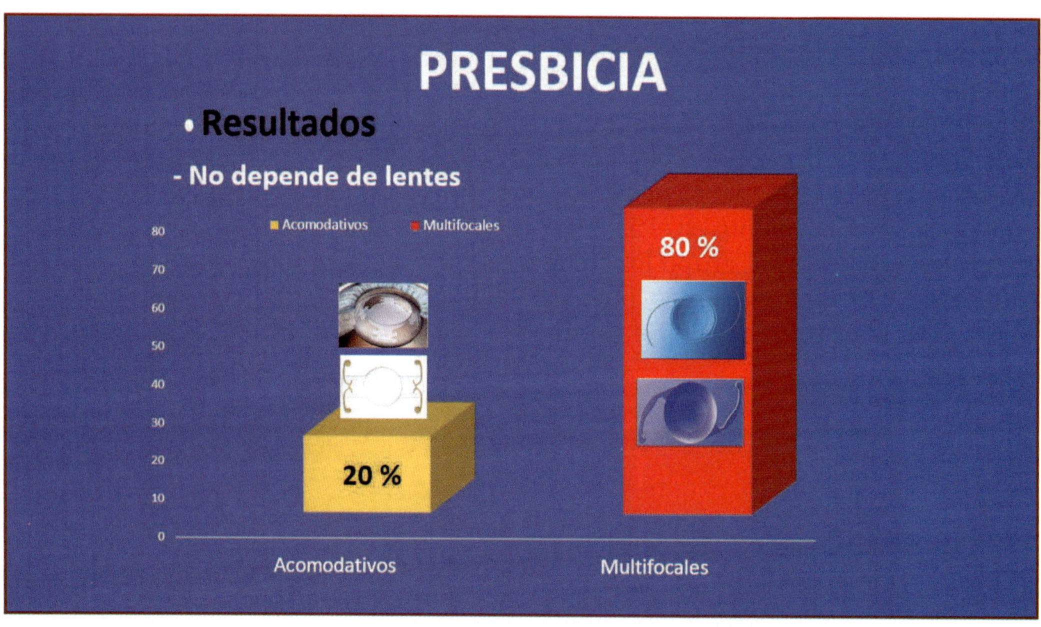

Gráfica 6.

mos que el 80% de los pacientes con lentes multifocales no usan gafas para cerca, en contraste con 20% de los acomodativos que requieren el uso de estos para ayudarse en sus actividades cercanas **(Grafica 6)**.

Despues de analizar estos 2 grupos de lentes intraoculares encontramos que tanto con los lentes acomodativos, como con los multifocales obtuvimos buena visiòn lejana. Los pacientes que presentaron disminución de la visión lejana en los acomodativos se explica por opacidad de la cápsula posterior.

La mejor visiòn intermedia la encontramos con el grupo multifocal AMO ARRAY.

La mejor visiòn cercana ha sido hasta el momento actual con el grupo de mulfifocales sobre todo con el lente ReSTOR.

Hasta este momento pensamos que los lentes acomodativos no han dado los resultados que esperabamos en la mayoría de los pacientes a los que se les ha colocado sobre todo a largo plazo. Si bien es cierto que los mejores resultados en nuestro estudio de visiòn cercana han sido con el grupo de Lente multifocales sobre todo el Restore la presencia de efectos indeseables como los halos y deslumbramiento nos indican que hasta el momento no existe un lente ideal para visiòn cercana que pueda sustituir al cristalino de un paciente joven.

Quiza en un futuro exista un lente intraocular de gel que llene la bolsa capsular y pueda sustituir al cristalino normal.

Referencias

1. Agarwal A. Historia de la Presbicia Texto Quirugico Highlighs of Ophtalmology. Pp 5-6 2002.
2. Hemholtz´s Treatise on Physiological Optics. Traslat- ed from the 3rd German Ed. Southall JPC, ed. New York: Dover Publications, 1962
3. Coleman DJ. Unified model for accommodative me- chanism. Am J Opthalmol 1970; 1063-79
4. Weale R. Presbiopya toward the end of the 20th cen- tury. Survey of Ophthalmology 1995; 27:58-67.
5. Schachar Ra, Black TD, Hash RL, et al. The mecha- nism of accommodation and presbyopia in the pri- mate. Ann Opthalmol 1995; 27:58-67.
6. Schachar RA, Anderson DA. The mechanism of cili- ary muscle function. Ann Opthalmol 1995; 126-32.
7. Glasser A, Campberll MCW. Presbyopia and the op- tical changes in the human cristallyne lens with age. Vision Res 1998; 38:209-29.
8. Rohen JW. Scanning electron microscopic studies of the zonular appatus in human and monkey eyes. In- vest Opthalmol Vis Sci 1979; 18:133-44
9. Fisher RF. The force of contraction of the human ciliary muscle durig accommodation. J Physiol 1977; 270:51-74.
10. Van Heynien R. What happens to the human lens in cataract? Sci Am 1975; 233:70-2, 77-81.
11. Glasser A, Campbell MWC. Biometric, optical and physical changes in the isolated human crystalline lens with age in the relation to presbyopia. Vision Re- search 1999; 39:1991-2015.
12. Kearney J, Tanaka S. Historical image. Opthalmology 2001; 108:1433.
13. Atwood JD. Presbyopia contact lenses. Curr Opin Opthalmol 2000; 11(4): 296-8.
14. Huber C Planned myopic astigmatism as a substitute for accommodation in pseudophakia. J Am Intraocul Implant Soc. 1981; 7:244-9.
15. Humber C Myopic astigmatism: a substitute for ac-commodation in pseudophakia. Doc Opthalmol1981; 52:123-78.
16. Nakazawa M, Ohtsuki K. Apparent accommodation in pseudophakic eyes after implantion of posterior chamber intraocular lenses: Am J Opthalmol 1983; 96: 435-8.
17. Nettman JW. Apparent accommodation in pseudo- phakic eyes. Am J Opthalmol 1950; 33: 921.
18. Nakazawa M, Ohtsuki K. Apparent accommodation in pseudophakic eyes after implantation of posterior chamber intraocular lenses: optical analysis Invest Opthalmol Vis Sci 1984; 25:14858-60.
19. Datiles Mb, Gancayo T. Low myopia with low astig- matism correction gives cataract surgery pacients good depth of focus. Ophthalmology 1990; 97:922-6
20. Hillman JS. Bradbury JA. Apparent accommodation by myopic astigmatism with monofocal intraocular lenses. Eur J Refract Surg 1990; 2:101-4
21. Fukujama M, Ishika T, Amano S, et al. Relationship between apparent accommodation and corneal, multifocality in pseudophakic eyes. Ophthalmology 1999; 106:1178-81.
22. Elder MJ, Murphy C. Sanderson GF. Apparent ac- commodation and depth of field in pseudophakia. J. Catarac Refract Surg 1996; 22:615-9.
23. Langenbucher A, Huber S, Nguyen NW, et al. Mea- surement of accommodation after implantation of an accommodating posterior chamber intraocular lens. J Cataract Refract Surg 2003; 29:677-85.
24. Legeais JM; Werner L, Werner L et al. Pseudoaccom- modation: bioComFold versus a foldable silicone in- traocular lens. 1999; 25:262-7.
25. Qazi MA, Pepose JS, Shuster JJ. Implantation of es- cleral expansion band segments for the treatmwnt of presbyopia. Am J Opthalmol 2002; 134:808-15.
26. Hamilton DR, Davidorf JM, Maloney RK. Abterior ciliary sclerotomy for teament of presbyopia. Opthal- mology 2002; 109: 1970-7.
27. Mathews S, Scleral expansion surgery does not re- store accommodation in human presbyopia. Opthal- mology 199; 106:873-7.
28. MacDonnell PJ, Garbus J, Lopez Pf. Topographic analysisi and visual acuity after radial keratotomy. Am J Opthalmol 1988; 106:692-5.
29. Moreira H, Garbus JJ, Lopez Pf, Multifocal corneal topographic changes after radial keratotomy. Opthal- mic Sur 1922; 23:85-9.
30. Moreira H, Garbus JJ, Fasano A, et al Multifocal cor- neal topographic changes with excimer laser photore- fractive keratectomy. Arch Opthalmol 1992; 110:994- 9.
31. Scher K, Hers Ps Disparity between refractive error and visual acuity after photorefractive keratectomy: multifocal corneal affects. J Cataract Refract Surg 1997; 23:1029-33.
32. Trinidade F, Olivera A, Frasson M. Benedit of agas- ins-the-rule myopic astigmatism to uncorrected near acuality. J Cataract Refract Surg 1997; 23:82-5.
33. Verzella F, Calossi A. Multifocaleffect of agains-the-rule myopic astigmatism in pseudophakic Corneal Surgery 1993; 9(1): 58-61.
34. Jain S. Arora I, Azar DT. Success of monovision inpresbyopes: review of the literature and potential ap- picatons to refractive surgery. Surv Ophthalmol 1996; 40:419-9.
35. Jain S. Ou R, Azar DT. Monovision outcomes in the presbyopic individuals after refractive surgery. Op- thalmology 2001; 108: 1430-30.
36. Boerner CF, Trashers BH. Results of monovision co- rrection in bilateral pseudophakes. J Am Introacul Implant Soc 1984; 10: 49-50.
37. Jacobi FK, Kammann J, Jacobi KW, et al. Bilateral implantation of asymetrical diffractive multifocal in- traocular lenses. Arch Ophthalmol 1999 ; 117 :17-23.
38. Wright KW, Guemes A, Kapadia MS, Wilson SE. Bi- nocular function and patient satisfaction after mono vision induced by miopyc photorefractive keratec- tomy. J Cataract Refract Surg 1999; 25:177-82.
39. Charters L. How to evaluate presbyopic patients for monovision. Ophthalmology Times 2000; 25:109.
40. Shoji N, Shimizu K. Binocular function of the patientwith the refactive multifocal intraocular lens. J Cata-ract Refract Surg 2002; 28:1012-7.

41. Wrghaupt H, Pieh S, Skopik C. Visual properties ofthe foldable Array multifocal intraocular lens J Cataract Refract Surg 1996; 1313-7.
42. Arens B, Freudenthaler N, Quentin CD. Binocularfunction after bilateral implantation of monofocal and reactive multifocal intraocular lenses. J Cataract Refract Surg 1999; 25:399-404.
43. Percival Sp, Setty SS. Prospectively randomized trial comparing the pseudoaccommodation of the AMO ARRAY multifocal lens and a monofocal lens. J Cata- ract Refract Surg 1993; 19:26-31.
44. Steinert RF, Aker BL, Trentacost DJ, et al. A prospec-tive comparative study of the AMO ARRAY zonal- progressive multifocal silicone intraocular lens and monofocal intraocular lens. Opthalmology 1999; 106:1243-55.
45. Akutsu H, Legge GE, Showalter M, et al. Contrast sensitivity and reading through multifocal intraocular lenses. Arch Opthalmol 1992; 110:1076-80.
46. Fritch CD. The clinician´s guide to patient and multi- focal IOL selection Oftalmic Prac 1991; 9:69-73.
47. Zisser HC, Guyton Dl. Photographic simulation of image quality through bifocal intraocular lenses. Am Opthalmol 1989; 108:324-6.
48. Elligson FT. Explanation of 3M diffractive intraocular lenses J. Catarac Refract 1990; 16: 697-702.
49. Grimberl HV, Sanders DR, Raanan MG. Visual and refractive results of multifocal intraocular lenses. Ophthalmology 1991; 98:881-88.
50. Bussacca A. La physiologie du muscle ciliarie étudiée par la gonoscopie. Ann; Ocul 1955; 188:1-21.
51. Nguyen NX, Langerbucher A, Huber S, et al. Short- term blood-aqueous barrier breakdouw after implan- tation of the 1CU accomodative posterior chamber intraocular lens. J Cata Refract Surg 2002; 28:1189-94.
52. Cummings JS, Ritter J. The measurement of vitreous cavity length and its comaparison pre-and posopera- tively. Eur J Implant Refract Surg 1994; 6:261-72.
53. Holladay JT. Refractive power calculations for intra- ocular lense in the phakic eye 1993; 116:63-6.
54. Stark WJ, Worthen DM; Holladay JT, et al. the FDA reporton intraocular lenses. Ophthalmology 1983; 90:311-7.
55. Talamo JH, stark WJ, Gosttsch JD et al. natural history of corneal astigmatism after cataract sugerey. J Cataract Refract Surg 1991; 17:313-8.
56. Pervicial P. Prospective study comparing hydrogel with PMMA lens implants. Ophthalmis Surg 1989; 20:255-61.
57. Daynes T, Spencer TS, Doan K, et al. Three-year clini- cal comparison of 3-piece AcrySof and SI-40 silicone intraocular lenses. J Cataract Refract Surg 2002; 28: 1124-9.
58. Caspini FTosi GM, Quercioli PD, et al. Comparison of Acrysof MA30BA and sensar AR40 acrylic intraocu- lar lenses. J Cataract Refract Surg 2002; 28: 1130-4.
59. Cumming JS, Slade SG, Chayet A, et al, Clinical eval- uation of the model AT-45 silicone accommodating intraocular lens. Opthalmology 2001; 108: 2005-10
60. Mastropascua L, Toto L, Nubile M, et al. clinical study of the 1CU accommodating intraocular lens. J Cataract Refract Surg 2003; 29: 1307-12.
61. Hardman SJ , Rubestein MP, Sneal MP, et al. Pseudo- phakin accommodation? A study of the stability of capsular bag supported, one piece, rigid tripod, or soft flexible implants. Br J Optalmol 1990; 74: 22-5.
62. Ravalico GT, Baccara F. Apparebt accommodation in pseudophakic eyes. Acta Opthalmol (Copenh) 1990; 68:604-6.
63. Sawusch MR, Guytron DL. Optimal astigmatism to enlace depth focus after cataract sugerey. Opthalmol- ogy 1991; 98:1025-9
64. González F, Capeans C, Santos L, et al. Anteropos- terior shift in rigid and soft implants supported by the intraocular capsular bag. Graefes Arch Clin Exp Opthalmol, 1992; 230:237-9.
65. Niessen AGJE, De Jong L, Van der Heijde GL Pseu-doacdcommodation in pseudopakia. Eur J Implan Refract Surg 1992; 4:91-4.
66. Nishi O, Nakai Y, Yamagda Y, Mizumoto. Amplitudes ot accommodation as analiyzed by non linear finite elemental analysis. Comp. Ther 2001; 27(2):122-32.
67. Heafliger E, Parel J, Fantes F, F. Norton E. Phaco-er- satz: Cataract surgery designed to presrve accom- modation. Graetes Arch Clin Exp, Opthalmol 1986; 224-165-173.
68. Fisher R. The force ot contraction ot The human cili-ary muscle during accommodation. J Phisiol 1977; 270:51-74.
69. Fisher R. the ciliary body in accommodation, Tran Opthalmol Soc. UK 1986; 105:208-219.
70. Cumming JS, ritter J. The Measurement ot Vitreous Cavity Length and its Comparison Pre-and Postiper- atively. Eur J. Implant Ref. Surg 1996; 2:1286-1290.
71. Morales ME, Aguilera. Estudio comparative entre lentes intraoculares monofocal y multifocal para vision cercana.
72. Featherston. K. A. Bloomfield J.R.: Lang A.J. y cols: Driving simulation study: Bilateral Array Multifocal versus bilateral AMO monofocal I.O.L. J cataract. Re- fract. Surg 1999; 1254-1262.
73. Haring, G; Gronemeyer , A. Hedderich: Stereoacuity and Aniseikania after unilateral and bilateral implan- tation of the Array refractive I.O.L. J Cataract Refract. Surg 1999; 25:1151-1156.
74. Steinert, R F: Aker, B.L; Debra J, Tratacost B.S. A pro- spective comparative study of the AMO ARRAY zon- al progressive multifocal IOl. Opthalmology, 1999; 106(7): 1243-1255.
75. Drick, B. Krumme naver F; Schwenn, O; Krist, R, Pfeifter, N: Objetive and subjective evaluation ot phonic phenomena monofocal and multifocal IOL. Optalmology. 1999; 106(10):1878-1886.

Desempeño Visual de Dos LIOs Multifocales Apodizados Vs. Refractivo Estudio Comparativo

Introducción

La pérdida de la acomodación es un fenómeno del envejecimiento causado por múltiples factores que afectan a la movilidad del cristalino. Es uno de los defectos refractivos mas frecuentes en el ojo humano, en donde existe un cambio dinámico en el poder dióptrico del ojo, que inicia alrededor de los 40 años y avanza progresivamente hasta los 60 años. En la última década ha aumentado el interés por la corrección quirúrgica de la presbicie y se han descrito diversos procedimientos correctivos de la misma utilizando la córnea, la esclera y el cristalino, se han descrito además, desde hace 20 años las lentes multifocales, se describieron como una alternativa en el tratamiento quirúrgico de la presbicie y actualmente, gracias a las mejoras tecnológicas de las lentes intraoculares multifocales se les han incorporado la apodización, asfericidad y combinación de principios difractivos y refractivos a sus diseños.[1-4]

Todo el avance tecnológico va encaminado a mejorar la calidad de vida de los pacientes operados de catarata, quienes al decidir la alternativa quirúrgica de esta patología buscan cada vez con más frecuencia implantes de lentes intraoculares que les permitan desarrollar al máximo su potencial visual lejano, cercano e intermedio.

Existen diferentes diseños de variadas casas comerciales ofreciendo estas alternativas (lentes esféricas, asféricas, monofocales, multifocales, acomodativas etc). Estas lentes promueven en los pacientes con catarata no solo cantidad sino calidad visual, obligando así a los cirujanos a buscar estas opciones terapéuticas e integrar en su práctica herramientas complementarias para medir objetivamente la calidad visual, ya que la agudeza visual medida con cartilla de Snellen describe insuficientemente la calidad óptica del ojo antes y después de la cirugía de catarata, diversos estudios científicos demuestran la utilidad de la medición de la sensibilidad al contraste como indicador de la calidad de la visión ya que establece límites de percepción visual a través del espectro de diferentes frecuencias espaciales correlacionando eficiencia óptica del ojo con el umbral mínimo retiniano para identificar un patrón, evaluando así la función de un sistema óptico fisiológico como un todo.[5]

Se ha demostrado que aún sin patología ocular existe un deterioro de la sensibilidad al contraste con la edad relacionado con alteraciones en la calidad de las imágenes retinianas causados por cambios en la aberración esférica del cristalino, la cual aumenta con la edad mientras que la aberración esférica corneal permanece constante.[6]

De esta misma forma este fenómeno fisiológico de la sensibilidad al contraste cambia drásticamente posterior a la cirugía de catarata dificultando enfoque de objetos y deteriorando la calidad de vida.[7]

Lentes Intraoculares Multifocales

Los lentes intraoculares multifocales varían de acuerdo a su diseño óptico, material, morfología y características físicas.

El LIO multifocal AcrySof IQ® ReSTOR® SN6AD1 (Alcon® Laboratories, a Novartis® Company, Ft. Worth, Texas) fue aprobado en el año 2008 por la Administración para Alimentos y Fármacos de los Estados Unidos (FDA por sus siglas en inglés). Esta lente intraocular tiene una adición de +3 dioptrías de poder en el plano de la lente, con un rendimiento de +2.5 dioptrías en el plano de anteojos. El diseño óptico de esta lente tiene las características de ser construido de acrílico hidrofóbico, sobre la plataforma AcrySof® consta de una zona óptica de 6 mm y una longitud total de 13 mm, con un óptico asférico, multifocal en su sector central de 3.6 mm y refractivo en el periférico de 2.4 mm; lo que lo hace dependiente del diámetro y función pupilares. La zona multifocal es difractiva y apodizada, lo que, según la casa comercial, reduce las disfotopsias positivas y negativas.[8] La zona difractiva facilita la visión cercana y lejana mediante la difracción luminosa, 41% de los rayos luminosos dirigidos al punto focal cercano, 41% al punto focal lejano y 18% perdiéndose como dispersión. Por otro lado, la zona refractiva periférica facilita la visión a distancia sin pérdida de luz.[9,10]

El lente intraocular AT.LISA® 809M (Carl Zeiss Meditec®) es un lente multifocal, asférico y difractivo con una adición de +3.75 en el plano del lente y +2.8 en el plano de los anteojos. Está construido de acrílico hidrofílico con un contenido de 25% de agua, sin embargo, la disposición de la moléculas de su superficie hace que ésta se comporte como hidrofóbica. Tiene un óptico de 6 mm y una longitud total de 11 mm con cuatro asas. Todo el óptico es multifocal y difractivo, sin una zona puramente refractiva. Consta de una tecnología LISA, por sus siglas en inglés: distribución asimétrica de la luz (Light distributed assimetrically), independiente del diámetro pupilar (Independence from pupil), microfase suave (Smooth Micro Phase) en los saltos de fase de los anillos multifocales y corrección de aberración (Aberration correction) que hace referencia a su asfericidad (-0.18). Este diseño distribuye la luz de forma asimétrica, 65% al punto focal lejano, 25% al cercano y 0% de pérdida luminosa por dispersión.[11]

En el Instituto de Oftalmologìa realizamos un estudio prospectivo, longitudinal y comparativo, evaluando los resultados visuales de pacientes a los que se les realizò cirugìa de catarata e implante de dos diferentes lentes intraoculares multifocales,difractivo (AT.Lisa 809M) y refractivo-difractivo (ReStor SN6D1).

Material y Métodos

Se incluyeron pacientes con catarata con deseo de corrección de presbicia del Servicio de Segmento Anterior del Instituto de Oftalmología Fundación Conde de Valenciana I.A.P., candidatos a cirugía de facoemulsificación con implante de lente intraocular multifocal que cumplieron los criterios de selección. El periodo comprendido entre el 1° de marzo al 1° de diciembre del 2009 se asignó a la implantación del LIO ReStor® SN6AD1; en el segundo periodo, del 1° de mayo al 1° de diciembre de 2011 se asignó a la implantación del AT.LISA® 809M.

Criterios de Inclusión

- Pacientes con diagnóstico de catarata bilateral
- Astigmatismo corneal pre-quirúrgico menor a 1.0 dioptría.
- Exploración oftalmológica completa.
- Consentimiento informado del paciente.

Criterios de Exclusión

Antecedente de patología ocular previa o actual.
- Antecedente de cirugía ocular previa.
- Falta de seguimiento postoperatorio.

Criterios de Eliminación

- Complicaciones quirúrgicas con riesgo a impactar negativamente el desempeño del LIO multifocal o a impedir su colocación.
- Complicaciones pos-quirúrgicas con posibilidad a impactar negativamente en el desempeño visual del paciente.
- Pérdida de seguimiento.

A todos los pacientes se les realizó una evaluación oftalmológica completa previa a la cirugía y se les dio un seguimiento clínico de al menos tres meses después de la cirugía en los días posquirúrgicos: 1, 3, 15, 30, 60 y 90. Se les evalúo mediante biomicroscopía, fundoscopía y agudeza visual lejana (4 m), intermedia (60 cm) y cercana (40 cm) con cartilla ETDRS. Se les evaluó sensibilidad al contraste a ambos grupos en condiciones fotópicas (80-85 cd/m^2), al grupo del LIO ReStor® SN6AD1 mediante la cartilla de Vistech® CSV-100 y al grupo del LIO AT.LISA® 809M mediante la cartilla de Mars® (The Mars Perceptrix Corporation®).

Cálculo del LIO

El cálculo del poder del LIO para lograr la emetropía se realizó mediante interferometría óptica utilizando IOL MASTER® (Carl Zeiss Meditec®)

con la fórmula de Haigis y constantes optimizadas para ambos LIOs.

Técnica Quirúrgica

Se realizó facoemulsificación mediante dos incisiones en córnea clara por delante de la empalizada vascular, el puerto principal de 2.8 mm y el lateral de 1mm. En todos los casos se utilizó azul de trípano, viscoelástico dispersivo y cohesivo DuoVisc® (Alcon® Laboratories, a Novartis® Company, Ft. Worth, Texas), capsulorrexis cercana a 5mm y técnica de fractura "Stop and Chop" con el sistema Infinity Vision System® (Alcon® Laboratories, a Novartis® Company, Ft. Worth, Texas) y ultrasonido torsional. En todos los casos se implantó el LIO dentro de la bolsa capsular con el cartucho e inyector que cada casa comercial recomienda para cada uno de los LIOs multifocales. Se colocó un punto de sutura de Nylon 10-0 en el puerto principal en todos los casos.

Resultados

Se incluyeron 61 ojos de 37 pacientes en ambos grupos. En el grupo del LIO difractivo-refractivo (ReStor® SN6AD1) se incluyeron 30 ojos de 15 pacientes, 10 mujeres y 5 hombres, con una edad media de 61.86 años (rango de 37 a 79). En el grupo del LIO difractivo AT.LISA® 809M se incluyeron 31 ojos de 22 pacientes, 16 mujeres y 6 hombres con una edad media de 65.04 años (rango de 53 a 76 años) **(Tabla 1)**.

La agudeza visual lejana sin corrección (AVLSC) preoperatoria media fue de 0.92 LogMAR (20/165) + 0.58 (rango de 0.09 a MM) y con corrección fue de 0.62 LogMAR (20/80) + 0.56 (rango de 20/20 a MM). La AV lejana no corregida postoperatoria media fue de 0.06 LogMAR (20/23) + 0.09 (rango de 0 a 0.39), la AV lejana mejor corregida media fue de 0.02 LogMAR (20/20) + 0.05 (rango de 0 a 0.17). En la gráfica 1 se puede observar la AV pre y postoperatoria con diferencia estadísticamente significativa $p < 0.05$ **(Gráfica 1)**.

Tabla 1. Datos demográficos.

Datos demográficos	Difractivo AT.LISA®	Apodizado Restor SN6AD1®
Número de ojos	31	30
Edad media (años + DS)	65.04 + 6.70	61.87 + 12.25
Género (M/F)	28%, 72%	40%, 60%
Poder medio del LIO (D + DS)	20.03 + 3.88	21.7 + 2.54
Longitud axial media (mm + DS)	22.95 + 0.74	23.32 + 0.80

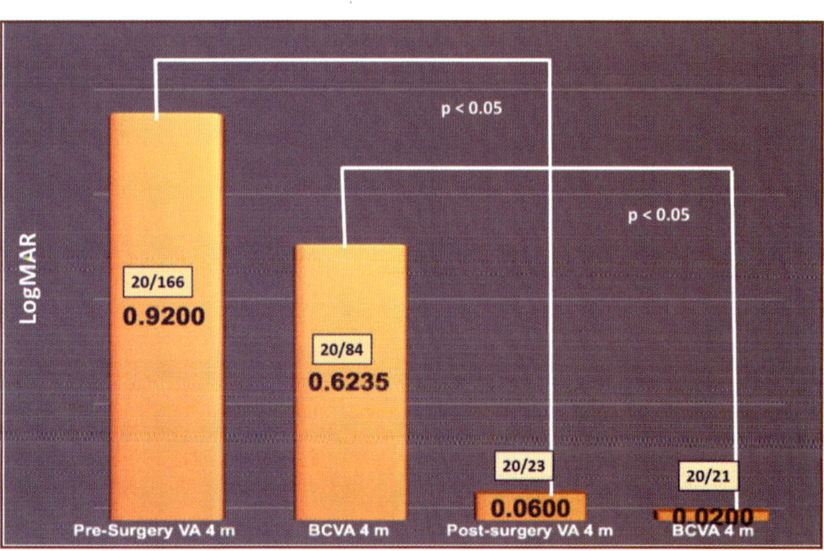

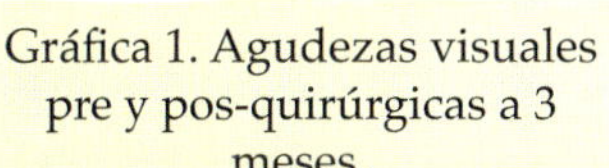
Gráfica 1. Agudezas visuales pre y pos-quirúrgicas a 3 meses.

Las agudezas visuales medias sin corrección para el caso del LIO apodizado lejana, intermedia y cercana fueron 0.4 (20/22), 0.18 (20/30) y 0.03 (20/21), respectivamente. Para el caso del LIO difractivo, fueron 0.06 (20/23), 0.19 (20/31) y 0.22 (20/33), respectivamente. La única AV en donde hubo una diferencia estadísticamente significativa fue en la AV cercana (P < 0.05) **(Gráfica 2)**.

La sensibilidad al contraste a los 3 meses de la cirugía de los pacientes con el LIO multifocal apodizado evaluada con la cartilla Vistech arrojó los siguientes resultados: 4.2, 5.2, 4.4, 3.3 y 0.8 para frecuencias espaciales de 1.5, 3, 6, 12 y 18 ciclos por grado respectivamente **(Gráfica 3)**.

Por otro lado, la sensibilidad al contraste a los 3 meses de la cirugía de los pacientes con LIO multifocal difractivo evaluada con mediante la cartilla de Mars, arrojó un valor medio de 1.36 ±0.11 LogCS DE (rango 1.2 a 1.6) **(Gráfica 4)**.

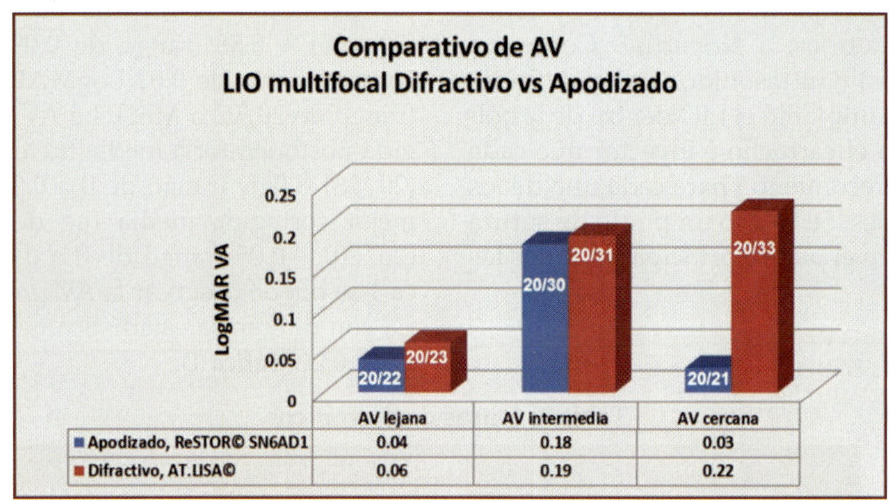

Gráfica 2. Comparativo de agudezas visuales lejana, intermedia y cercana de los LIOs apodizado vs difractivo.

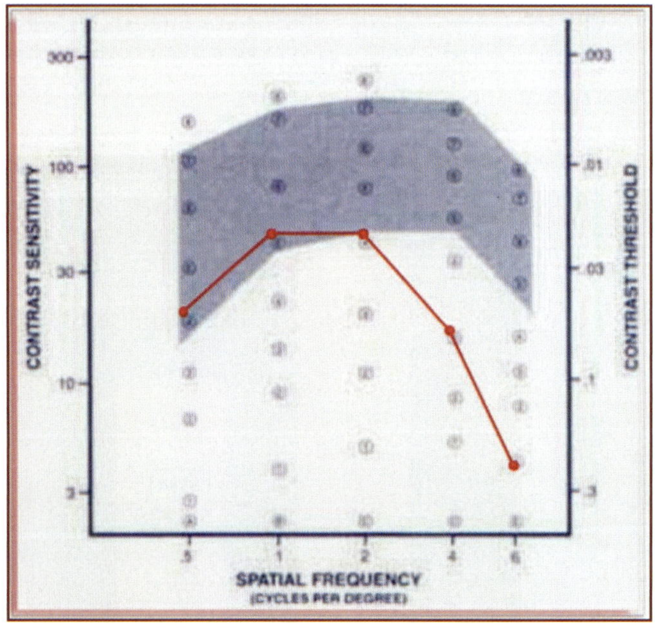

Gráfica 3. Sensibilidad al contraste. LIO apodizado.

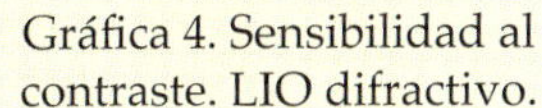
Gráfica 4. Sensibilidad al contraste. LIO difractivo.

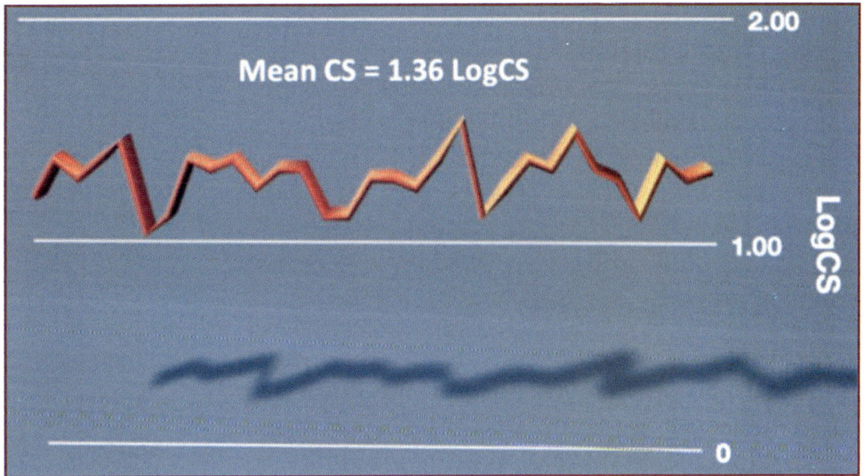

La sensibilidad al contraste fue evaluada a través de procesos diferentes para cada uno de los LIOs multifocales, uno de ellos cualitativo y el otro cuantitativo, motivo por el cual los valores no son comparables.

Discusión

Se han publicado un gran número de estudios descriptivos y comparativos de diferentes LIOs multifocales. La mayoría de los estudios se han realizado en Norteamérica y Europa, dado que en México no se tiene la misma variedad y disponibilidad de LIOs que en dichas zonas geográficas, éste es el primer estudio en nuestro país que compara al LIO multifocal AT.LISA® con otro modelo, en este caso, el Restor® SN6AD1.

El desempeño de ambos LIOs, el apodizado y difractivo, para las agudezas visuales lejana e intermedia fue claramente bueno al mostrar agudezas visuales de 20/22 y 20/23 para la AV lejana, 20/30 y 20/31 para la intermedia, respectivamente. En dichas agudezas visuales, no hubo una diferencia estadísticamente significativa, por lo que en este estudio, ambos LIOs son similares en dicho desempeño.

La comparación de la agudeza visual cercana en este estudio tiene una clara deficiencia, ya que los pacientes con el LIO apodizado fueron evaluados una vez que ambos ojos fueron operados. Por otra parte, no todos los pacientes con el LIO difractivo tenían implante bilateral de este lente intraocular. Como es bien sabido e indicado por las casas comerciales, el máximo desempeño de la agudeza visual cercana es logrado únicamente cuando los LIOs son implantados en ambos ojos. En este modelo de LIO multifocal, AT.LISA 809M, se ha observado en otros estudios que al tener la luz distribuida 65% lejana y 35% cercana disminuye ligeramente la AV monocular mejor corregida pero mejora el foco cercano y los pacientes alcanzan una mejor AV cercana corregida.[17] En nuestros resultados obtuvimos una mejor AV lejana que cercana, lo cuál es comparable con un estudio realizado por Alfonso et al, quien también encontró una pequeña diferencia entre la AV mejor corregida lejana y cercana, siendo menor la cercana.[12]

A diferencia de las agudezas visuales lejana e intermedia, en la cercana si hubo una clara diferencia estadísticamente significativa ($P < 0.05$). El LIO apodizado logró una AV de 20/21, mientras que el LIO difractivo de 20/33, sin embargo, habrá que comparar la AV cercana una vez que los pacientes con el LIO difractivo sean sometidos al implante binocular.

Tanto en nuestro estudio como en otros estudios ya publicados en la literatura la AV cercana es buena, en un estudio publicado por Alfonso JF et al, reportó que más del 95% de sus pacientes tenían una AV cercana monocular no corregida de 20/40 o mejor lo cuál es similar a lo que encontramos en nuestro estudio.[12]

En cuanto a eficacia, el LIO apodizado logró buenos resultados en agudezas visuales a las diferentes distancias. El 100% de los casos logró una AV cercana de 20/25 o mejor y el 93% de los casos logró una AV intermedia y lejana de 20/30 o mejor. El LIO difractivo también logró una buena eficacia; el 93% de los casos obtuvo una AV lejana de 20/30 o mejor, el 75% de los pacientes obtuvieron una AV cercana e intermedia de 20/40 o mejor, Nuestros resultados son comparables de acuerdo a lo publicado previamente tanto por Alfonso JF et al[13] como por Fernández-Vega et al[12] que reportan una AV cercana mejor corregida en el 100% de sus pacientes de 20/25 tanto con el LIO difractivo (AT.LISA ®) como con el apodizado (ReSTOR®).

La sensibilidad al contraste mostró estar disminuida com ambos modelos de LIOs multifocales, hallazgo que coincide con otros estudios publicados que analizan el desempeño de LIOs multifocales. De acuerdo al único metanálisis que compara el desempeño visual de los LIOs multifocales vs los monofocales realizado por el Cochrane Eyes and Vision,[14] debido a la física óptica de los LIOs multifocales, en todos ellos se ha encontrado una disminución de la sensibilidad al contraste en comparación a sujetos con LIOs monofocales. Estudios previos que comparan LIOs multifocales (ReSTOR vs. AT.LISA) reportan sensibilidad al contraste fotópica dentro de los rangos normales para ambos LIOs, pero menores a lo encontrado en LIOs monofocales, tanto al 1er mes como al 6º mes de operados sin encontrar diferencias significativas entre ambos LIOs.[15] En otro estudio publicado por Montés-Micó y Alió[16] encontraron que la sensibilidad al contraste aumenta con el tiempo estabilizándose a los 3 o 6 meses.

Conclusiones

Como es sabido, los LIOs multifocales proveen a los pacientes ventajas y desventajas, este estudio no muestra ninguna excepción a lo reportado previamente en estudios comparativos de diferentes modelos multifocales.

Ambos LIOs multifocales resultaron seguros y eficaces como alternativa para el tratamiento de la presbicie en pacientes sometidos a cirugía de catarata. Ambos tuvieron un desempeño muy similar en las agudezas visuales lejana e intermedia. A pesar de que el LIO ReSTOR® tuvo mejor desempeño en la agudeza visual cercana, una franca debilidad de este estudio es que a diferencia de los pacientes con el LIO ReSTOR®, no todos los pacientes del grupo del LIO AT.LISA® tenían la implantación bilateral de este lente intraocular cuando la agudeza visual cercana binocular fue evaluada.

Como ha sido reportado previamente, los LIOs multifocales èstos proveen de mayor independencia de anteojos a quienes han sido sometidos a su implante bilateral con buenas agudezas visuales cercana, intermedia y lejana. Sin embargo, también han mostrado disminución en la sensibilidad al contraste y experiencia subjetiva de halos.

Bibliografía

1. Thomas K. Multifocal IOL technology: A successful step on the journey toward presbyopia treatment J Cataract Refract Surg December 2008 , Vol.34, No. 12, Pag 2005.
2. Lisa Toto, Gennaro Falconio, Luca Vecchiarino, et.al. Visual performance and biocompatibility of 2 multifocal diffractive IOL Six month comparative study. J Cataract Refract Surg 2007; 33:1419-1425.
3. Souza CE, Muccioli C, Soriano ES, Chalita MR, Oliverira F, Freitas LL, Meire LP, Tamaki C, Belfort R Jr. Visual performance of AcrySof ReSTOR apodized diffractive IOL: a prospective comparative trial. Am J Ophthalmol. 2006 May;14(5):827-832.
4. Fernandez-Vega L, Alfonso JF, Rodriguez PP, Montés-Micó R. Clear lens extraction with multifocal apodized diffractive intraocular lens implantation. Ophthalmology. 2007 Aug;114(8):1491-8.
5. Packer M, Fine IH, Hoffman RS. Wavefront Technology In Cataract Surgery. Curr Opin Ophthalmol 2004;15:56-60.
6. Mester U, Dillinger P, Anterist N. Impact of a modified optic design on visual function: clinical comparative study. J Cataract Refract Surg 2003;29:652-660.
7. Weghaupt H, Pieh S, Skorpik C. Comparison of pseudoaccommodation and visual quality between a diffractive and refractive multifocal intraocular lens. J Cataract Refract Surg. 1998 May; 24(5):663-5.
8. Chiam PJT, Chan JH, Haider SI, Karia N, Kasaby H, Aggarwal RK. Functional vision with bilateral ReZoom and Re- STOR intraocular lenses 6 months after cataract surgery. J Cat- aract Refract Surg 2007; 33:2057–2061
9. Mirshahi A, Terzi E, Kohnen T. AcrySof ReSTOR Pseudo-accommodative IOL. En: Fine IH, Packer M, Hoffman RS, eds, Refractive Lens Surgery. Berlin, Germany, Springer Verlag, 2005; 137–143.
10. Kohnen T, Nuijts R, Levy P, et.al. Visual function after bilateral implantation of apodized diffractive aspheric multifocal intraocular lenses with a + 3.0 D addition. J Cataract Refract Surg 2009; 35:2062–2069.
11. Carl Zeiss Meditec: www.meditec.zeiss.com
12. Alfonso FJ, et al. Quality of vision with the Acri. Twin asymmetric diffractive bifocal intra- ocular lens system. J Cataract Refract Surg 2007; 33:197–202.
13. Montés-Micó R, Alió JL. Distance and near contrast sensitivity function after multifocal intraocular lens implantation. J Cataract Refract Surg. 2003;29:703-711.
14. Leyland M, Pringle E. Multifocal versus monofocal intraocular lenses after cataract extraction. Cochrane Database of Systematic Reviews 2006, Issue 4. Art. No.: CD003169. DOI: 10.1002/14651858.CD003169.pub2
15. Fernández-Vega L, et al. Symmetric bilateral implantation of a distance-dominant diffractive bifocal intraocular lens.J Cataract Refract Surg. 2007 Nov;33(11):1913-7.
16. Alfonso JF et al. Contrast Sensitivity Comparison Between AcrySof ReSTOR and Acri.LISA Aspheric Intraocular Lenses. J Refract Surg. 2010;26(7):471-477.

93 A Troca do Cristalino com Finalidade Refrativa (TCR) e o Implante de LIOs Multifocais

Dra. Edna Almodin,
Dra. Juliana Almodin,
Dra. Flavia Almodin

Introdução

Quando falamos em cirurgia refrativa, inicialmente pensamos em *lasik*, que ainda é o procedimento cirúrgico mais realizado no mundo. Os avanços da técnica e da tecnologia vêm reduzindo as complicações e refinando a acuidade visual (AV) não corrigida, o que explica sua grande divulgação. É uma cirurgia rápida, relativamente sem dor e a rápida reabilitação visual provê uma série de conveniências aos pacientes, porém, como toda cirurgia refrativa realizada na córnea, possui limitações. A cicatrização não uniforme da córnea necessita de melhoria em alguns pacientes, apesar da sofisticação e da acurácia dos *excimer lasers*. A curvatura e espessura da córnea às vezes se impõem como limitações na quantidade do erro refrativo a ser corrigido. Recentemente, *lasik* tem sido apontado como uma técnica que induz alta ordem de aberrações em alguns graus, que podem contribuir para distúrbios visuais noturnos no pós-operatorio.[1] Suas limitações têm induzido alguns cirurgiões a sugerirem que a lensectomia refrativa seja, no futuro, o procedimento de escolha para a correção dos erros refrativos.

Charles Kelman idealizou a facoemulsificação da catarata durante um tratamento dentário, quando fora utilizado um equipamento de ultra-sonografia para a limpeza de seus dentes. O aprimoramento da técnica ofereceu-nos uma cirurgia menos traumática, com rápida reabilitação visual e incisão, astigmatismo e dano endotelial menores.[2]

O primeiro implante de lente intra-ocular (LIO) com finalidade refrativa foi realizada por Fukala em 1890, mas esse conceito somente foi retomado por Paul Koch e Robert Osher em 1980.[3] Nessa época, a cirurgia refrativa foi limitada pela ceratotomia radial e, a seguir, pelo *excimer laser*. Entretanto, temos que reconhecer que recentemente temos aprendido muito acerca de contraste sensitivo, aberrações ópticas de alta ordem, aberrações esféricas e as mudanças das aberrações esféricas com as LIOs. Agarwal, da Índia, criador da técnica bimanual (agosto de 1998), mostra uma melhora de resultados finais com a utilização de duas incisões de 1,2 mm e implante de LIO por uma incisão de 1,5 mm (ThinOptX – acrílica dobrável hidrofílica) e (Acritec – hidrofóbica acrílica).[2] Fine, Hoffman e Packer[4] tambem publicaram sobre a optimização da cirurgia de troca de lentes refrativas com a microincisão bimanual em facoemulsificação.[4]

Recentemente, muitos autores têm afirmado que a resolução dos erros refrativos está na abordagem cirúrgica do segmento anterior, e não na superfície da córnea.[3] Todas as tecnologias têm evoluído para que isso se torne uma verdade disponibilizando-nos equipamentos e insumos mais eficientes e, conseqüentemente, melhorias nas técnicas cirúrgicas e de resultados. Os resultados da cirurgia de catarata são mais previsíveis e reproduzíveis, posicionando a facoemulsificação como uma técnica curativa (quando tratamos à catarata) e refrativa (quando tratamos os erros de refração). Daí o nome lensectomia refrativa, ou *clear* lensectomia, *clearlensfacoemulsificação, clearlensextração*, troca de lentes claras, troca de lentes refrativas.

Atualmente, os candidatos á cirurgia refrativa podem desfrutar de um procedimento refrativo previsível, com rápida recuperação, e dirigido a todos os erros refrativos, inclusive presbiopia, nunca mais desenvolvendo a catarata, além de atingir maior gama de correção (-30D a +10D), sem limitações de espessura ou curvatura da córnea. A cirurgia intra-ocular também produz resultados estáveis, sem regressão, e seu resultado final não depende da cicatrização variável da córnea.[3]

No planejamento pré-operatório da estratégia cirúrgica, por meio de exames específicos, podemos definir com alta possibilidade de êxito os prováveis resultados refrativos, visuais e as possíveis complicações cirúrgicas. Hoje dispomos de análises detalhadas do segmento anterior – tais como profundidade de câmara anterior e tamanho do cristalino – complementada pela topografia e ceratometria, microscopia especular, e, ainda, avaliação de retina e vítreo. O emprego de ecografia em modo B está indicado em casos avançados de catarata, que impeçam o exame da retina, da mesma forma que a prova de potencial de acuidade visual serve para avaliar o prognóstico visual nos casos em que se suspeita de maculopatia.

A biometria óptica partiu do A-scan de aplanação para imersão com melhores resultados. A ultra-sonografia (US) de imersão é um método de alta acurácia para aferir o comprimento axial do olho, mostrando em nossa experiência ser superior ao método de aplanação.[5]

A biometria de imersão é uma evolução da tecnologia por contato, sendo efetuada com a colocação de um arcabouço plástico entre as pálpebras do pacientes, preenchendo-o com solução salina ou metilcelulose e imergindo a sonda dentro do fluído, impedindo o contato direto dela com a córnea e uma conseqüente alteração no comprimento do globo ocular. A melhor precisão da medida resulta em cálculos mais precisos. Porém, a biometria óptica por interferometria empregando o IOL Máster-Zeiss cada vez está ganhando mais adeptos, porque proporciona a medida de comprimento axial com mais rapidez que a US por aplanamento ou imersão, não dependendo da habilidade do examinador.[6] O resultado de cálculo de poder da LIO se mostra bastante semelhante entre a imersão e a interferometria.[7] As últimas fórmulas biométricas, tais como Holladay II, Haigis optimizada, SRK T, e Hoffer Q têm demonstrado seus valores não só nos casos de rotina, mas também em casos especiais, com altos míopes ou altos hipermetropes e de presença de óleo de silicone na cavidade vítrea. Particularmente na cirurgia refrativa intra-ocular, podemos corrigir diferentes deficiências refrativas em pacientes acima de 40 anos, principalmente a presbiopia, com o emprego das lentes acomodativas e multifocais.[3] A tendência de utilizar a propedêutica de não-contato, com a finalidade de investigara anatomia ocular, principalmente do segmento anterior, tem levado ao desenvolvimento de equipamentos como o Pentacan, que emprega o método de Scheimpflug e a tomografia de coerência óptica (OCT) Visante Zeiss de segmento anterior, com o propósito de predizer a posição efetiva da LIO.

A lensectomia refrativa, diferentemente da facoemulsificação para catarata, exige, além de boa técnica cirúrgica, a sistematização de rotina, pré-operatório com propedêutica acurada, para obtenção de resultados precisos e reprodutíveis.

Metodologia

A lensectomia refrativa pode ser realizada através de uma facoemulsificação convencional ou bimanual, com implante subseqüente de LIO. Nossa experiência consta de procedimentos realizados em 120 olhos, utilizando LIOs multifocais: Cristalens-AT 45, Rezoom, Restor e Tecnnis Multifocal. Técnica cirúrgica utilizada: co-axial córnea clara – facobimanual (incisão de 1,4 mm) e o faco tradicional, com incisão de 2,75 mm. Sobre o instrumental para facoemulsificação tradicional não vamos discorrer por já ser do conhecimento de todos; vamos fazê-lo sobre a listagem do instrumental para facobimanual, que se diferenciou da cirurgia tradicional. Utilizamos máquina Sovereign com o programa White Star, sistema capaz de remover o cristalino com baixo poder de energia (faco frio).

Instrumental Cirúrgico

- Bisturi de diamante Fine Bimanual 1,2 mm (Mastel G1770).
- Pinça de capsulorrexe – Asico Fine Ikeda AE – 43895.
- MST Duet bimanual.

Procedimento

Realizamos duas incisões laterais, 60 a 90° separadamente uma da outra.

Para confecção da incisão utilizamos o anel Fine Thorton de 13 mm, visando uma maior estabilidade do olho (Mastel #23116132), e o bisturi de diamante Fine Bimanual 1,2 mm (Mastel G1770).

Anestesia Peribulbar

Xilocaína a 4% - 40 mg/ml (Astra NDC 301860235-03) diluída para 10 mg/ml com BSS, 1/2 cc em uma seringa de cânula de 26 g (Katena K7-5170).

Viscoelástico - Hialuronato de sódio.

Capsulorrexis - Pinça Asico Fine Ikeda AE 43895.

Hidrodissecção e Hidrodelineação

Cânula de irrigação de 26 G (Katena K7-5150) em uma seringa de 3 cc com BSS.

Facoemulsificação

Caneta de faco com ponteira reta, 30°, 20 g e com as luvas cortadas. Remove-se, então, o tubo de irrigação da caneta de faco e o conectamos á caneta bimanual da MST (azul) com o tipo de acordo com a densidade do núcleo.

Núcleo de 2+ a 4+. Fine: vertical chopper (metade azul, metade prata).
Núcleo 1+. Nagahara: chopper horizontal (todo azul).
Núcleo transparente para a extração de lente refrativa: ponteira de irrigação I/A.

Remoção de córtex – I/A - MST Duetbimanual 20 g (DU – 2020) com ponteira de 45°.

Viscoelástico – Metilcelulose.

Para Correção de Astigmatismo Corneano

As incisões relaxantes limbares foram realizadas neste momento. Utilizamos o marcador de Rhein Medical 812111-5 e o bisturi de diamante Rhein Medical AES212 (Figura 1).

Incisão de Lente

Utilizamos novamente o anel de Thorton e o bisturi de diamante de 2,75 mm **(Figura 2)**. A incisão é colocada entre as duas incisões laterais previamente executadas.

Injetor de Lentes

Vários, de acordo com a lente escolhida pelo paciente.

Remoção de Viscoelástico

Com ponteira de metal curva co-axial I/A, pela incisão de 2,75 ou 3 mm.

Miótico

Carbacol, quando necessário. Não é comum.

Hidratação Estromal

Seringa de 3 cc com BSS em uma cânula de 26 g Katena (K7-5150).

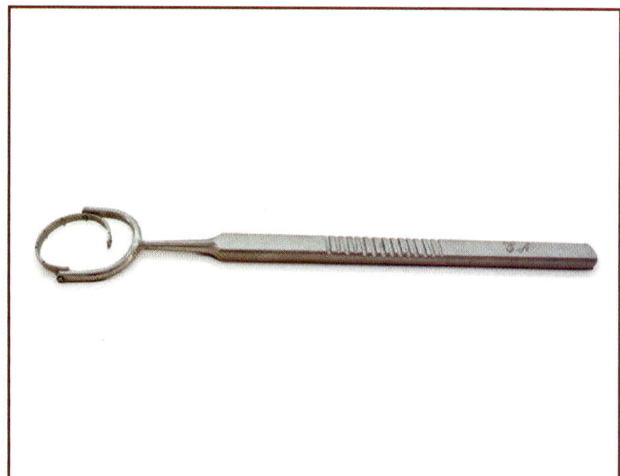

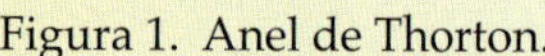

Figura 1. Anel de Thorton.

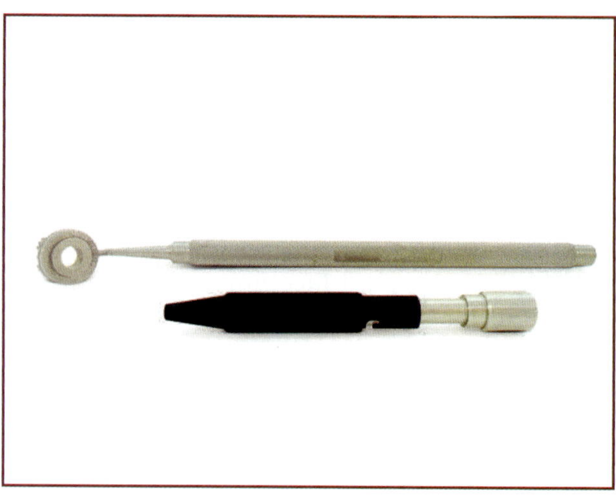

Figura 2. Marcador e bisturi para inicióes de astigmatismo.

RESULTADOS

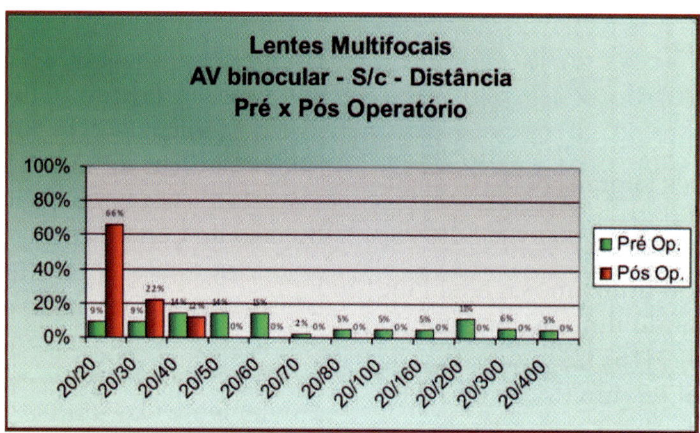

Gráfico 1. Demonstração de melhora acentuada da acuidade visual no pós-operatótio: 66% apresentaram 20/20, 88%, 20/30 e 100%, 20/40. Nenhum paciente perdeu mais que uma liha de visão para longe s/c.

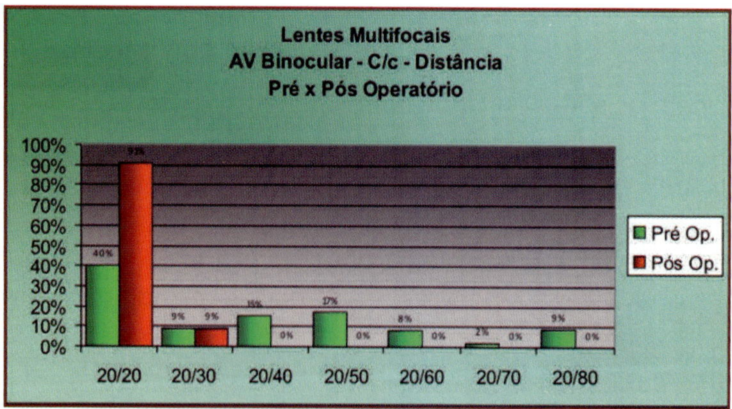

Gráfico 2. Com o uso de lentes corretoras, 100% das pacientes alcançaram 20/30, mostrando-se um ganho de linhas de visão em pacientes amblíopes.

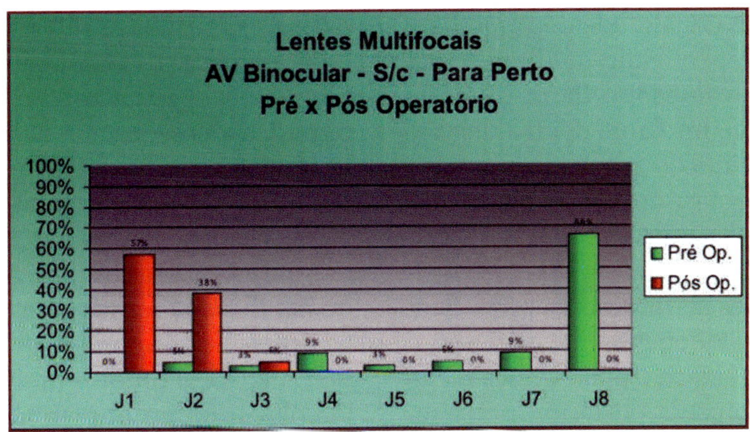

Gráfico 3. O gráfico nos mostra uma inversão de 66% J8 para 57% J1 e um total de 110% de olhos com J3 no pós operatório. J3 é uma visão que permite uma vida independete de óculos para a maioria das atividades habituais do nosso dia-a-dia, necessitando-se de uma lente corretora complementar em leituras prolongadas ou de pequenas letras.

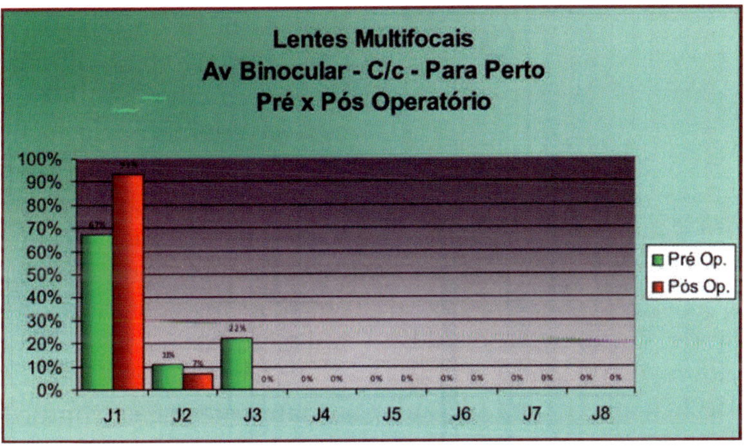

Gráfico 4. Com uso de lentes corretoras complementares 93% apresentou J1 e 7%J2.

Discussão

O principal objetivo da extração do cristalino com finalidade refrativa é obter emetropia de +0.50 D. O paciente precisa ser plano ou ligeiramente hipermétrope para ter boa visão á distância. A acurácia dos resultados permite alcançar os objetivos da visão multifuncional e a obtenção de bons resultados depende da biometria, que exige o uso do IOL Máster e ou de imersão.

Não se devem implantar essas LIOs em pacientes que já tenham perda de sensibilidade ao contraste, p.ex.: degeneração macular ou significante neuropatia óptica por glaucoma.

A utilização de LIOs multifocais e acomodativas exigem período de adaptação visual cortical maior que as LIOs monofocais, devido ás propriedades intrínsecas de cada tipo de lente. A Restor e a Tecnnis oferecem excelente visão para perto, boa para longe e ausência de visão intermediária; a Rezoom possibilita boa visão para longe, perto e intermediária, porém acompanhada de halos e glare noturno. A Cristalens é uma lente acomodativa monofocal que possibilita excelente visão para longe e intermediária, porém é a lente de menor poder efetivo para perto.

A Restor é uma lente acrílica de peça única, difrativa apodizada e pupilodependente, ou seja, possibilita variações na qualidade da visão para longe e para perto, dependendo da intensidade de luminosidade e do tamanho da pupila. Por ser de peça única exige implante dentro do saco capsular, não permitindo o implante no sulco em casos em que ocorra ruptura de cápsula posterior.

A Rezoom é uma lente acrílica de 3 peças, multifocal, também pupilodependente e distribui a visão por meio de cinco zonas ópticas. Em caso de ruptura de cápsula posterior, pode ser implantada no sulco, desde que bem centrada. Devido sua multifocalidade em cinco zonas ópticas, se descentrada altera muito a qualidade de visão do paciente.

Tabela 1.

Visão	Restor	Tecnnis	Rezoom	Cristalens
Longe	+++	+++	++	++++
Perto	++++	++++	+++	++
Intermediária	+	++	++++	++++
Halos/Glare	Pouco presente	Pouco presente	Presente	Ausente

++++: excelente; +++: bom, ++: regular; +: ruim

A Tecnnis é uma lente de silicone com bordos quadrados, portanto dobrável, podendo ser implantada em incisões de 2,75 mm. É uma LIO de três peças, o que permite implantação no sulco em caso de ruptura de cápsula posterior. É difrativa e multizonal, e não oferece visão intermediaria, mas produz um foco de perto mais profundo que a Restor, independentemente do tamanho da pupila.

A Cristalens é uma lente de silicone com bordas quadradas, acomodativamonofocal, portanto não causa halo ou *glarenoturno*. Não é dobrável, mas pode ser implantada por incisão de 2,75 mm com *unfolder*. Possui duas dobradiças e exige mais perícia em sua implantação. Tem de ser implantada no saco capsular, portanto não pode ficar no sulco, onde suas dobradiças não permitem a acomodação para o grau de perto. Sua grande vantagem é que se comporta para longe como qualquer outra LIO monofocal. Não é pupilodependente na distribuição de visão para longe e perto.

Ao implantarmos as LIOs multifocais ou acomodativas, não se deve prometer independência total do óculos. Óculos para perto podem ser necessários a pessoas que necessitam da utilização dessa visão por períodos prolongados ou leitura de impressão em tamanho muito reduzido. Em nossa casuística, o gráfico 5 nos mostra que 50% dos olhos operados obtiveram independência do óculos para perto; para 38% foram prescritos óculos complementares de até + 1,50 D e 12%, de +1,75 D. Porém, em 47% desses pacientes (56 olhos) foram implantadas Cristalens AT 45, que era nossa primeira escolha de LIO, quando não havia disponível a Tecnnis e a Restor. A AT 45 é a LIO que provê visão de perto mais pobre, porém, por ser monofocal, não distorce a visão noturna e nos fornece melhor visão para longe. Com a inclusão no mercado das LIOsTecnnis e Restor, iniciamos o mixandmatch e, assim, utilizamos 60% (38 olhos) com a combinação de Cristalens AT 45 no olho dominante e Tecnis ou Restor no olho contralateral, e 40% (26 olhos) com a combinação da Tecnnis no olho dominante e Rezoom no olho contralateral. Desses pacientes (64 olhos, portanto 32 pacientes), apenas 5% (8 olhos, 4 pacientes) requisitaram a prescrição de óculos complementares de +1,00 D, mas em retornos posteriores relataram não estarem utilizando os óculos.

Atualmente estas condições sofreram muitas alterações devido as novas LIOs introduzidas no mercado. Uma das primeiras alterações foi o lançamenro da Restor+3.00 e mais recentemente a +2.50D. Isto modificou o foco para perto, que era muito próximo (entre 20 a 30cm) para mais distante (40 a 50cm), e com isto melhorando a visão intermediária. As LIOsacomodativas também sofreram alterações e passaram por implante de +1.00D na sua área central, o que trouxe glare e distorção nas imagens de foco destas lentes. Também as modificações de largura das alças, comprometendo sua movimentação e assim diminuindo sua acomodação de grau para perto. Esta LIO passou a ser vendidamais raramente em nosso país, com indicações mais restritas para pacientes diabéticos,glaucomatosos ou com limitações para as LIOs multifocais.

Hoje no Brasil, disponibilizamos das seguintes LIOs prêmios, mais utilizadas na extração do cristalino com finalidade refrativa.

ALCON

	SND1T2	SND1T3	SND1T4	SND1T5	SN6AD1	MN6AD1
Fabricante	Alcon	Alcon	Alcon	Alcon	Alcon	Alcon
Tecnologia	Multifocal	Multifocal	Multifocal	Multifocal	Multifocal	Multifocal
Aberração Esférica	Asférica	Asférica	Asférica	Asférica	Asférica	Asférica
Peças	Única	Única	Única	Única	Única	Três Peças
Implante	Bag	Bag	Bag	Bag	Bag	Sulco/Saco
Óptica	Biconvexa	Biconvexa	Biconvexa	Biconvexa	Biconvexa	Biconvexa
Características	Dobrável	Dobrável	Dobrável	Dobrável	Dobrável	Dobrável
Material Óptico	Acrílico Hidrofóbico	Acrílico Hidrofóbico	Acrílico Hidrofóbico	Acrílico Hidrofóbico	Acrílico Hidrofóbico	Acrílico Hidrofóbico
Zona Óptica	6.00	6.00	6.00	6.00	6.00	6.00
Comprimento Alça	13,0	13,0	13,0	13,0	13,0	13,0
Angulação Alça	0°	0°	0°	0°	0°	10°
Borda	Quadrada	Quadrada	Quadrada	Quadrada	Quadrada	Quadrada
Dioptrias	+6.0 a +30.0	+6.0 a +30.0	+6.0 a +30.0	+6.0 a +30.0	+6.0 a +30.0 (0,5 Dioptrias de incremento) +31.0 a +34.0 (1 Dioptrias de incremento)	+6.0 a +10.0 (1 Dioptria de incremento) +10.0 a +30.0 (0.5 dioptrias de incremento)
A - Constante	118.9	118.9	118.9	118.9	118.9	119.2
Índice Refração	1.55	1.55	1.55	1.55	1.55	1.55

RAYNER

	M – Flex Far	M – Flex Near	M – Flex T (638)	M – Flex T (588)	Sulcoflex Multifocal (653 F)
Fabricante	Rayner	Rayner	Rayner	Rayner	Rayner
Tecnologia	Multifocal	Multifocal	Multifocal	Multifocal	Multifocal
Aberração Esférica	Asférica	Asférica	Asférica	Asférica	Asférica
Peças	Única	Única	Única	Única	Única
Implante	Bag	Bag	Bag	Bag	Sulco
Óptica	Biconvexa	Biconvexa	Biconvexa	Biconvexa	Convexa – ant Côncava - post
Características	Dobrável	Dobrável	Dobrável	Dobrável	Dobrável
Material Óptico	Acrílica Hidrofílica	Acrílica Hidrofílica	Acrílica Hidrofílica	Acrílico Hidrofóbica	Acrílica Hidrofílica
Zona Óptica	5.75 / 6.25	5.75 / 6.25	6,25	5,75	6,50
Comprimento Alça	12.00 / 12.50	12.00 / 12.50	12,50	12,00	14,0
Angulação Alça	0°	0°	0°	0°	10°
Borda	Quadrada 360°	Quadrada 360°	Quadrada 360°	Quadrada 360°	Quadrada 360°
Dioptrias	+10.0D até +30.0D	+14.0D até 25.0D	+14,0 a +32,0 Cil: +2.0D, +3.0D, +4.0D	+14,0 a +32,0 Cil: +2.0D, +3.0D, +4.0D	-3,0D a +3,0D
A - Constante	118,6	118,6	118,6	118,6	118,6
Índice Refração	Baixo Índice Refrativo	Baixo Índice Refrativo	Baixo Índice Refrativo	Baixo Índice Refrativo	Baixo Índice Refrativo

VISTATEK

	Tecnis MF - ZMA00	Tecnis MF - ZMB00
Fabricante	AMO	AMO
Tecnologia	Multifocal - Difratava	Multifocal - Difrativa
Aberração Esférica	Asférica - Periférica	Asférica - Periférica
Peças	Três Peças	Peça Única
Implante	Saco Capsular	Saco Capsular
Óptica	Biconvexa	Biconvexa
Características	Dobrável	Dobrável
Material Óptico	Acrílico Hidrofóbico	Acrílico Hidrofóbico
Zona Óptica	6.0	6.0
Comprimento Alça	13.0	13.0
Angulação Alça	6°	0°
Borda	Optiedge	Borda Protec 360°
Dioptrias	16.0 a 30.0	5.0 a 34.0
A - Constante	119.1	118.8
Índice Refração	1.47	1.47

ZEISS

	AT Lisa Toric 909M	AT Lisa 809M
Fabricante	Zeiss	Zeiss
Tecnologia	Multifocal	Multifocal
Aberração Esférica	Asférica	Asférica
Peças	Única	Única
Implante	Bag	Bag
Óptica	Biconvexa	Biconvexas
Características	Dobrável	Dobrável
Material Óptico	Acrílica Hidrofílica	Acrílica Hidrofílica
Zona Óptica	6.0	6.0
Comprimento Alça	11.0	11.0
Angulação Alça	6°	0°
Borda	Quadrada	Quadrada
Dioptrias	De -10.00 a +32.0	De +0.00 a 32.0
A - Constante	118.3	117.8
Índice Refração	1.46	1.46

Conclusão

Os avanços na segurança, eficácia e tecnologia da cirurgia de catarata justificam a atual transição entre esta e extração de lente refrativa (RLE), que se torna cada vez mais um procedimento refrativo dominante para pacientes acima de 50 anos, pelos quais a cirurgia na córnea passa a ser preterida. Concordamos com as palavras de Dr. Howard Fine quando afirma que os pacientes submetidos á RLE podem aproveitar um procedimento refrativo com recuperação rápida, direcionada a todos os tipos de erros refrativos, incluindo presbiopia se nenhuma chance de virem a desenvolver catarata, portanto, a utilização da mistura e combinação *(mixand match)* dessas lentes nos oferece excelente condição de restaurar boa qualidade de visão em todas as distâncias. A troca do cristalino transparente pelo implante de LIOs multifocais vem crescendo e ocupando um espaço importante dentro da Oftalmologia mundial.

Apesar dos bons resultados que temos obtido, devemos considerar que ainda não dispomos no mercado de nenhuma LIO que nos ofereça o que almejamos. A satisfação do paciente está diretamente relacionada a escolha personalizada da lente. O desenvolvimento de novos materiais e novas LIOs multifocais, provavelmente em um futuro próximo, poderão reunir em uma só lente a qualidade de que necessitamos, ou seja, boa visão para todas as distâncias, sem halo ou *glarenoturno*.

Nos USA e na Europa a cirurgia de troca de cristalino com finalidade refrativa já é um procedimento de rotina, que apresenta níveis de segurança adequados para estar no arsenal terapêutico do tratamento cirúrgico de pacientes acima de 45 ou 50 anos, portadores de miopia elevada com DPV completo, que fogem da zona segura de tratamento com laser, presbiopia associada ou não à ametropia esférica, olhos com hipermetropia moderada a elevada, sempre considerando-se e informando-se ao paciente as vantagens, desvantagens e os potenciais benefícios e riscos do procedimento. Porém no Brasil, até agora esta cirurgia ainda não é considerada segura e ainda não aprovada pelo Conselho Brasileiro de Oftalmologia.[8]

Quanto à cirurgia de catarata é crescente em nosso país o implante de LIO multifocal e as conclusões dos trabalhos publicados são muito semelhantes quanto às discussões e conclusões.

Em conclusão, concordam que a AV para longe com correção nos pacientes com implante multifocal foi semelhante a dos pacientes com implantes monofocais, embora a AV para perto no grupo em que foi implantado LIO multifocal foi bastante superior ao grupo da LIOmonofocal. A sensibilidade ao contraste manteve-se semelhante nos dois grupos, já o ofuscamento ("glaretest") no grupo multifocal foi maior que no grupo monofocal.[9,10]

Acredita-se que a LIO multifocal seja um avanço tecnológico importante para a substituição das funções do cristalino natural, ou seja, restabelecer a visão para longe, intermediária e para perto. Queixas referentes à visão subjetiva de halos e arcos noturnos são frequentemente relacionadas à LIO multifocal. Sendo assim, até hoje, apesar do avanço das LIOs multifocais, ainda devem aparecer melhorias na confecção destas LIOs, pois até na atualidade ainda não existe uma lente perfeita que substitua o cristalino transparente com sua acomodação.

Referencias

1. Probst, L.E. Eye Word. 2004; 9(8): 40-41.
2. Ophtalmology Times – Amar Agarwal, A.Ophthalmology Times - Edição em português.2004. Jul-ag. 8 (4): 35-37.
3. Fine. I.H., Hoffman, RS. Refractive lens surgery, Editora Springer, 2005.
4. Packer M, Fine IH, Hoffman RS.J Cataract Refractive Surg. March 2004; 30:550-554.
5. Almodin E, Radaelli MRM, Franco RL. Excelência em Biometria – VirgilioCenturion – Cultura Médica, 2006.
6. Centurion V. High Lights of Ophthalmology. 2005, 33(6):2.
7. Packer M, Fine IH, Hoffman RS. Immersion A Scan Compared with partial coherence interferometry.J. CataractRefractSurg 2002a; 28: 239-242. 2002b – ASCRS e ESCRS.
8. RezendeF, Rezende BisolR, Bisol T - Troca do cristalino com finalidade refrativa (TCR). Rev. bras.oftalmol. Jan-mai. 2009,68(3).
9. Akaishi L. Rolim de AraújoA, SantosR, Santos P..Acuidade visual em implantes bilaterais de lentes intra-oculares monofocais e multifocais.Arq. Bras. Oftalmol. 2003, 66 (2):
10. CenturionV, Lacava A.C, Caballero J.C. Lente intraocular multifocal difrativa apodizada: resultados. RevBras Oftalmol. 2007; 66 (6): 383-7.

94

Lensectomia Refractiva Para Presbicia y Altas Ametropias

Dr. Paulo Fadel

Introdução

A lensectomia refractiva é definida como a remoção do cristalino e substituição do mesmo por uma lente intra-ocular com o objetivo de corrigir erros refrativos como miopia, astigmatismo, hipermetropia e presbiopia. Os pacientes acima de 40 anos são os que podem obter maior benefício com este tipo de procedimento, melhorando a qualidade de vida. Para aqueles pacientes em que os procedimentos refrativos corneanos são contra-indicados, as cirurgias intra-oculares oferecem visão estável com excelente qualidade de visão.

No momento atual da cirurgia do cristalino transparente, os pacientes com hipermetropia e presbiopia são os que têm os maiores benefícios. Os hipermétropes présbitas geralmente tem boa visão até os 40 anos e após perdem a qualidade de visão para a longe e perto, com piora progressiva. Eles costumam se queixar mais que os míopes na idade da presbiopia. Geralmente compreendem o problema e decidem pela lensectomia refractiva com mais facilidade que os míopes. Os pacientes com miopias acima de 8 graus e já na idade da presbiopia, devem passar antes por um especialista em retina e realizar exames na busca de lesões que possam levar a complicações, como degeneração lattice, por exemplo. Os pacientes com presbiopia que mais buscam a cirurgia são aqueles acima de 50 anos e que não querem depender de óculos para perto para realizar suas atividades. Presbiopia representa uma forma de patologia do cristalino, com piora progressiva. As pessoas buscam melhora da qualidade de vida ao se submeter a este procedimento. Os pacientes com astigmatismos acima de 1 dioptrias, para obter benefícios com estas lentes intra-oculares, em especial as "multifocais", devem ter corrigidos a ametropia, seja através de incisões relaxantes limbares, através de cirurgias corneanas a laser ou com femtolaser ou com lentes intra-oculares tóricas.

Candidatos para lensectomia refrativa são pacientes infelizes com sua correção visual, intolerantes ao uso de lentes de contato e não gostam de usar óculos grossos e antiestéticos. Geralmente a visão periférica não é boa e a qualidade de visão que se pode obter com procedimentos refrativos a laser não é tão bom como o procedimento intra-ocular.

Os pacientes com alta miopia formam uma categoria especial pelo risco de descolamento de retina e por isso devem ser avaliados por um especialista em retina e tratar lesões predisponentes, se necessário. Como cirurgiões de catarata, sabemos que pacientes com alta miopia apresentam mudanças escleróticas no cristalino de forma precoce, o que leva a aberrações óticas importantes, principalmente a partir de 55 anos, conforme relato da literatura. A alta miopia é uma doença de todo o globo ocular, e mesmo com maior incidência de complicações devemos buscar sempre o melhor para facilitar a qualidade de vida e de visão destes pacientes. Com as modernas técnicas cirúrgicas, melhores equipamentos para facoemulsificação, cirurgias com o femtolaser, melhores lentes intra-oculares, melhores antibióticos e antiinflamatórios, a lensectomia refrativa se tornou uma opção cirúrgica extremamente viável para altas ametropias, em muitos casos melhores que as lentes intra-oculares fácicas, principalmente em pacientes acima de 40 anos

Se olharmos a correção refrativa como um espectro, observamos que crianças usam óculos, adolescentes usam lentes de contato, adultos jovens realizam cirurgias refrativas corneanas, pessoas de meia idade utilizam óculos bifocais ou multifocais e pessoas mais velhas realizam cirurgias de catarata. A lensectomia refractiva veio preencher uma lacuna para pacientes acima de 40 anos que querem melhorar a qualidade de visão sem depender de algum artefato para realizar a maioria das tarefas do dia a dia.

Outro fator para se optar pela lensectomia refractiva após 40 anos é que a aberração esférica do cristalino começa a se modificar e piora de forma progressiva por toda a vida. Não interessa que se faça uma cirurgia personalizada na córnea com fins refrativos, pois o resultado vai se degradando a longo prazo por alterações do cristalino a medida em que a pessoa envelhece. A aberração esférica da córnea é estável e não é influenciada por nenhum procedimento intra-ocular quando bem realizado.

Lente Intra-Ocular

O cálculo da lente intra-ocular é um fator muito importante na obtenção do resultado visual, principalmente para as lentes multifocais. Usamos de rotina o IOLMaster da Zeiss e desta maneira temos atingido um nível de acurácia muito maior que outros métodos já utilizados.

Atualmente temos utilizados as lentes ReStor (Alcon), Zeiss (AcriLisa), Tecnis ZM (AMO) de rotina nos casos de lensectomia refractiva **(Figura 1)**. Para casos especiais na qual a dioptria necessária não está disponível em lentes multifocais, damos preferência por lentes monofocais de acrílico hidrofóbico, principalmente nas altas miopias. Mais de 90% dos pacientes com lentes intra-oculares multifocais não utilizam óculos para qualquer atividade, o que promove alto índice de satisfação e melhora da qualidade de vida. A presença de halos noturnos pode incomodar em torno de 13% dos pacientes e temos utilizados Pilocarpina a 1% ou Alphagan Z para diminuir esta queixa, que costuma desaparecer após o sexto mês da cirurgia. Hoje com as novas tecnologias e com as informações prévias passadas ao paciente, estas queixas têm diminuído de forma significativa.

	Zeiss (AcriLisa)	ReSTOR	Tecnis ZM
Distância	Excelente	Excelente	Excelente
Intermediária	Funcional	Deficiente	Deficiente
Perto	Boa	Boa	Excelente
Adição efetiva para perto	+3.5	+3.0	+4.0

Figura 1. Capacidade de correção das lentes intra-oculares multifocais.

Para escolha da lente intra-ocular multifocal se faz necessário entender o estilo de vida do paciente, ocupação, expectativas e atividades preferidas. Quanto mais tempo se conversar com o paciente e explicar os benefícios e limitações da tecnologia antes da cirurgia, menos tempo se gastará após a cirurgia para explicar as dificuldades e queixas sentidas pelo mesmo. Tudo que é antecipado antes da cirurgia acalma o paciente enquanto as queixas não antecipadas deixam o paciente na defensiva e ansioso. Minha estratégia pessoal é prometer menos e entregar mais que o esperado.

É importante que o cirurgião conheça os pontos fortes e fracos de cada lente intra-ocular, em especial as multifocais, para escolher o melhor de acordo com as necessidades do paciente. O cirurgião precisa desenhar todo o procedimento e não somente executa-lo.

Na escolha das lentes, a ReStor **(Figura 2)** e a Tecnis ZM **(Figura 3)** são lentes difrativas e dão excelente visão para longe e perto em condições fotópicas, e são pupilo independentes. A lente Zeiss é uma lente difrativa que dá excelente visão para longe, boa visão intermediária e boa visão para perto. Lentes refrativas (Rayner) não devem ser utilizadas em pacientes com pupilas pequenas, pois não se obtém a multifocalidade. Pacientes com pupilas grandes terão maior queixa de halos com estas lentes **(Figuras 4A-B)**. É importante se conseguir emetropia ou próximo dela quando se utiliza lentes intra-oculares multifocais. A seleção e a informação de como enxergar com estas lentes são fatores importantes na adaptação neurológica e satisfação dos pacientes.

Em muitos casos temos escolhido combinação de lentes intra-oculares conforme a necessidade dos pacientes (Mix and Match). Para pacientes mais idosos ou com dificuldade de deambulação, com poucas atividades externas ao lar, que praticam mais atividades para perto, como leitura intensa, preferimos colocar lentes difrativas nos dois olhos, mesmo sendo de tecnologias diferentes. Desta maneira, temos conseguido um índice de independência de óculos próximo de 100%, com alto índice de satisfação dos pacientes.

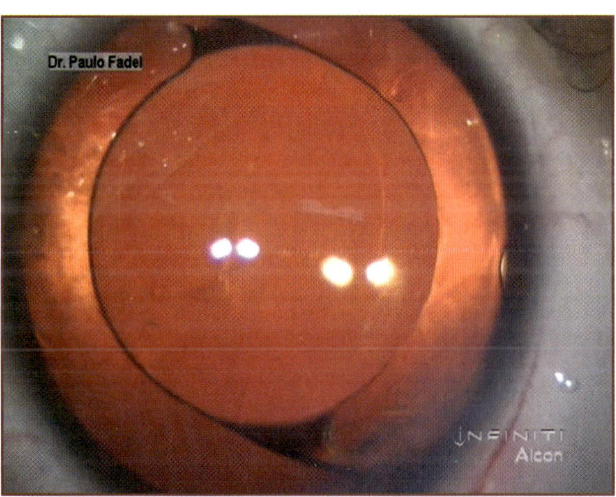

Figura 2. Implante de lente intra-ocular ReStor.

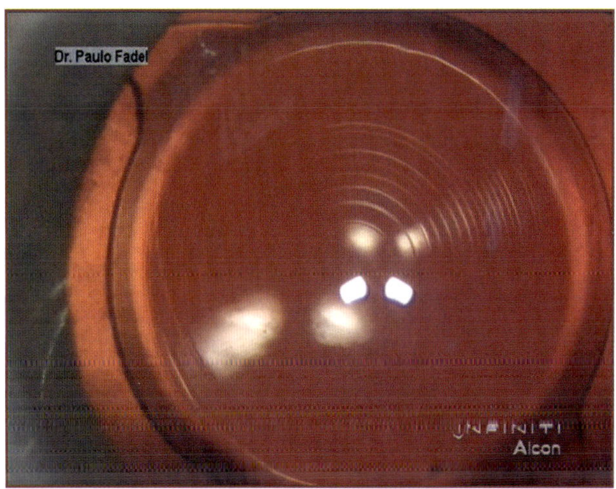

Figura 3. Lente Intra-ocular Tecnis ZM.

A

Imagens Noturnas Comparativas

Monofocal

Refrativa e Difrativa Apodizada

Multifocal Refrativa por Zonas

B

GLARE:

- 75% - nenhum ou pouca queixa
- 25% - queixa moderada
- Mais freqüente em pacientes jovens, míopes e pacientes com pupila ≥ 6mm.

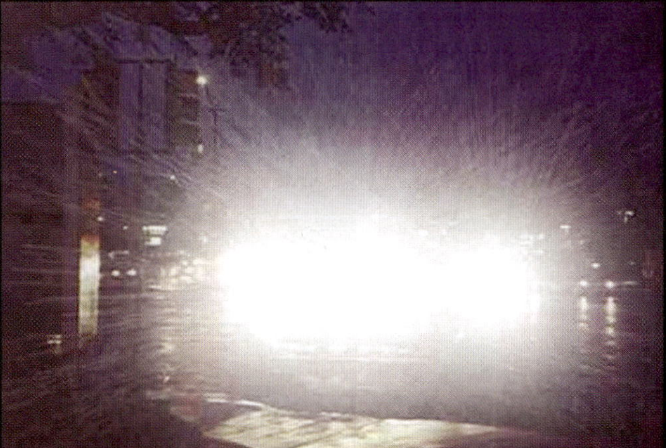

Figura 4A-B. A) Comparativo de qualidade de visão noturna. B) Presença de Glare.

Técnica Cirúrgica

Iniciamos o uso de colírios de antibiótico, corticóide e antiinflamatórios não hormonais 3 dias antes da cirurgia para diminuir a flora local e o risco de infecção. Normalmente realizamos esta cirurgia com anestesia peribulbar, pois não queremos espaço para complicações. São pacientes mais ansiosos por resultados e devemos tomar todas as medidas para evitar intercorrências cirúrgicas.

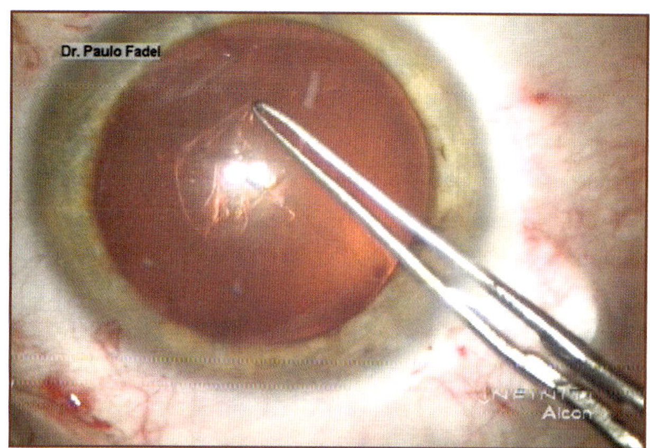

Figura 5. Realização da Capsulorhexis com pinça de Utrata.

Realizamos incisões limbares e temporais com bisturi de diamante crescente (2.2 mm) em plano único e uma incisão side port a 90 graus da incisão principal, de 1 mm. Preenchemos a câmara anterior com substância viscoelástica (DiscoVisc ou Viscoat). Realizamos capsulorhexes (CCC) com pinça de Utrata em torno de 5.0 mm **(Figura 5)**. Após, realizamos hidrodissecção com cânula de Akahoshi ou cânula de Chang e tentamos mobilizar o núcleo dentro do saco capsular. Quando o núcleo é mole, no momento da hidrodissecção ele sai do saco capsular em direção à câmara anterior, o que ocorre na maioria dos casos **(Figura 6)**. Desta forma injetamos mais solução salina balanceada (BSS) dentro de núcleo, quebrando-o em várias camadas. Após, utilizando a plataforma Infiniti (Alcon) fazemos a facoaspiração coaxial do núcleo em mais de 90% dos casos sem utilização de energia ultrassônica **(Figura 7)**. Para núcleos mais densos utilizamos a técnica do Phaco Prechoper com pinças de Akahoshi, como descrito no capítulo referente a esta técnica.

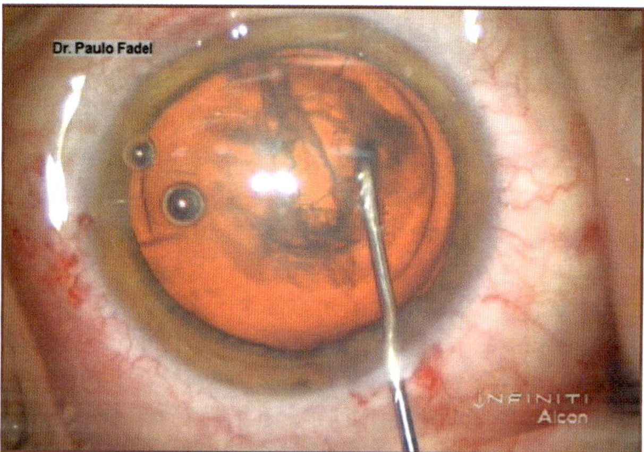

Figura 6. Núcleo mole saindo do saco capsular em direção a câmara anterior.

Em seguida realizamos a aspiração de restos corticais e aderências capsulares com ponteira de irrigação e aspiração de silicone 0.3 mm. Acreditamos que estas ponteiras de silicone são um grande avanço na segurança da técnica, pois podemos aspirar aderências da cápsula posterior e realizar o polimento da mesma com mais segurança **(Figura 8)**. Este tempo cirúrgico é importante na qualidade de visão do paciente no pós-operatório, pois uma boa limpeza da cápsula posterior e com as novas tecnologias de lentes intra-oculares de borda quadrada, retarda-se a opacificação da cápsula, que é a maior complicação desta técnica cirúrgica a longo prazo

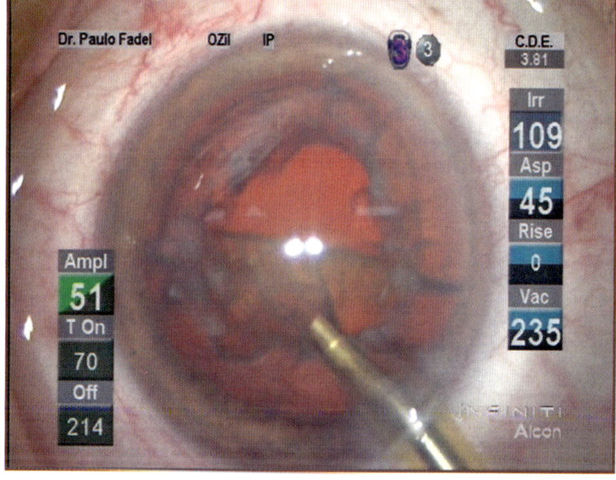

Figura 7. Facoaspiração coaxial.

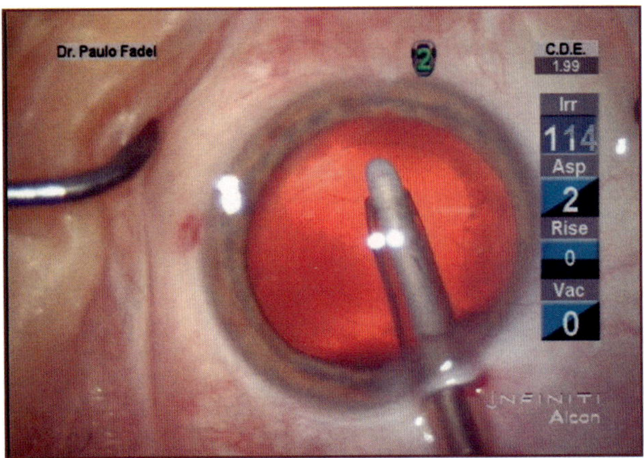

Figura 8. Polimento da capsula posterior com ponteira de silicone

(Figura 9). Após o polimento da cápsula posterior preenchemos a câmara anterior com substância viscoelástica (Vistagel) e implantamos a lente intra-ocular já escolhida previamente.

Realizamos o fechamento da incisão fazendo infiltração dos bordos e do teto da mesma com BSS. Em seguida retiramos o excesso de substância viscoelástica com a caneta de I/A e pressurizamos a câmara anterior com BSS pela side port. Preferimos um olho mais firme que mole para evitar que a incisão trabalhe e aspire algum conteúdo conjuntival, aumentando o risco de infecção.

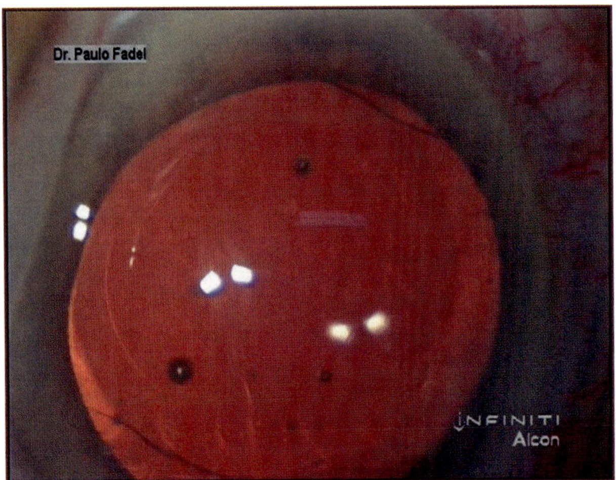

Figura 9. Lente Zeiss AT Lisa 809 dentro do saco capsular.

No pós-operatório utilizamos colírio de antibiótico e corticoide associados (Vigadexa ou Zypred) durante 15 dias, antiinflamatório não hormonal (Nevanac ou Acular LS) durante 60 dias. Como rotina operamos os dois olhos com intervalo de 7 dias.

Discussão

Em pacientes com alta miopia, a lensectomia refrativa promove resultados visuais altamente satisfatórios e com o conhecimento e técnicas atuais, provavelmente não aumenta o risco de descolamento de retina em casos não complicados. São pacientes que obtém novo estilo de vida, com melhor posição social, melhor habilidade para trabalhar e se relacionar com outras pessoas. Em geral, se sentem gratificados por ter realizado a cirurgia. É prudente recomendar ao paciente realizar exames de retina e para controle da pressão intra-ocular anualmente ou na presença de qualquer queixa visual, já que existe relatado na literatura alguns casos de glaucoma em pacientes submetidos a técnicas antigas de extração do cristalino. Na nossa experiência não temos observados esta complicação.

Para pacientes com hipermetropia a lensectomia refrativa não só melhora a visão de longe e de perto com as lentes intra-oculares multifocais, como também diminui a chance de desenvolver glaucoma de ângulo fechado para aqueles que têm câmara rasa devido ao aumento do diâmetro antero-posterior do cristalino. Quando se perde a acomodação, a lensectomia é melhor e mais segura que os implantes fácicos a longo prazo para os hipermétropes. Os pacientes com hipermetropia e presbiopia são os que mais se beneficiam com este procedimento no momento atual.

Para pacientes com presbiopia, a lensectomia refrativa não tem o objetivo de somente atingir a correção refrativa e sim também de prevenir a catarata e as aberrações óticas causadas pela perda de qualidade de visão. O envelhecimento do cristalino se manifesta não somente pela perda da acomodação, mas também pelo aumento da difusão da luz (light scattering) e perda progressiva da função ótica. É importante dar a estes pacientes uma expectativa real da visão que se pode obter após a cirurgia, principalmente para perto, já que a expectativa deles é maior que os pacientes de catarata. A presbiopia é a última fronteira da correção refrativa e talvez a inovação oftalmológica mais importante depois da facoemulsificação. Assim que a tecnologia possibilitar medir aberrações óticas causadas exclusivamente pelo cristalino e não somente pela acuidade visual (tabela de Snellen), os pacientes com presbiopia buscarão a cirurgia de forma mais precoce, sem esperar baixa visual importante, o que leva a acreditar que a lensectomia refrativa seja a cirurgia mais realizada na oftalmologia nos próximos anos.

Comentários Finais

Existem quatro componentes básicos que devem ser perseguidos pelo cirurgião em relação à lensectomia refractiva: previsibilidade (acurácia), estabilidade, segurança e qualidade de visão. Por isso é importante saber se as expectativas do paciente estão dentro da realidade, pois se pode ter a impressão que a cirurgia pode dar visão perfeita a todas as distâncias e em qualquer condição de luminosidade e nenhuma tecnologia tem condições de oferecer isto até o momento.

A realidade atual da lensectomia refrativa permite tolerância zero para complicações. Ela demanda excelente técnica cirúrgica com precisão, pois está se tornando uma cirurgia com comprometimento de resultados. Desta maneira, o cirurgião que pratica esta técnica deve se preparar para oferecer o melhor da evidência científica e tecnológica atual em benefício de seus pacientes, evitando todo tipo de complicações, e em especial a endoftalmite.

95

A Troca de Cristalino com Finalidade Refrativa

Dr. Virgilio Centurión,
Dr. Augusto Cézar Lacava

Definição

Chamamos de *troca de cristalino com finalidade refrativa* (TCR), as cirurgias que visam a correção de ametropias por meio da substituição do cristalino natural por outro artificial, denominado lente intraocular.

A atual denominação da técnica na literatura é referida como Refractive Lens Exchange, o que equivale à Troca do Cristalino com Finalidade Refrativa (TCR), não sendo recomendado denominar a técnica de cirurgia de Fukala ou de extração do cristalino transparente.

Quando e Como Indicar

Ao indicar a correção cirúrgica de uma ametropia é necessário avaliar diversos fatores como:

Idade

Idades mínima, igual ou maior de 21 anos, não somente com o intuito de prevenir problemas legais, como também pelo fato dos míopes terem a sua refração estabilizada na segunda década de vida.

A TCR deve ser indicada preferencialmente após a quarta década de vida em pacientes présbitas, quando a LIO implantada é monofocal e poderá ser indicada, também, em qualquer idade adulta nos hipermétropes, quando o implante for multifocal. Existe ainda a possibilidade da monovisão, que estaria melhor indicada em pacientes que já têm experiência nesta modalidade de correção com uso de lentes de contato.

As novas lentes multifocais difrativas fortalecem as indicações para os hipermétropes e os pacientes acima de 55 anos de idade. As lentes monofocais asféricas melhoram a qualidade dos resultados da TCR.

Ametropia

As **Tabelas 1 e 2** dão uma ideia genérica de quando indicar à cirurgia refrativa seja ela corneana ou TCR.

Assim, miopia acima de -10.0D, não corrigível pelo Lasik, no período da presbiopia é uma boa indicação, ou seja, previsível. Não é incomum a anisometropia nas altas ametropias, o que torna a TCR uma opção na tentativa da recuperação funcional da visão.

Tabela 1. Lasik – Limite de Indicação por Ametropia

Ametropia / Técnica	Miopia	Hipermetropia	Astigmatismo
Lasik	< -10.00 D	< 40a: +3.00 D > 40a: +5.00 D	-6.00 D +3.00 D

Tabela 2. Técnicas Cirúrgicas Refrativas Intraoculares

Ametropia / Técnica	Miopia > -10.00D	Hipermetropia > +5.00 D	Astigmatismo	Presbiopia
LIO Fácica Lasik	< 40a > 40a	< 40a > 40a	Tórica	> 50a

Por outro lado, o hipermétrope, não corrigível pelo Lasik, com +6.00 D ou mais e na quarta década de vida, tem na TCR uma indicação correta.

Outra técnica que ganha força é a denominada de PRELEX – Presbiopic Lens Exchange, cujo objetivo é a correção da presbiopia associada ou não à outra ametropia, por meio da TCR com implante de LIO multifocal.

Indicações para TCR:

- miopia: alta/extrema
- hipermetropia: alta/extrema
- presbiopia – PRELEX

Motivação

Acreditamos ser legítimo o desejo do paciente querer a correção definitiva da sua ametropia. A medicina hoje proporciona esta oportunidade e está nas mãos do médico, com base nas evidências científicas, orientar o que será melhor para cada paciente.[1-4]

Ainda que a cirurgia intraocular tenha atingido níveis de resultados refracionais e visuais altamente previsíveis e com índice de efeitos colaterais mínimos, estes não devem ser omitidos do paciente e, o ato cirúrgico em si não deve jamais ser banalizado.

Justificativas para indicar TCR:

- *Previsibilidade:* devido à evolução da biometria, utilização da interferometria ou do ultrassom de imersão, tanto nas fórmulas (fórmulas de IV a V geração: Holladay II e Haigis) como na metodologia e nos equipamentos (LIO de acrílico, dobrável, difrativa).
- *Reprodutibilidade:* a técnica da facoemulsificação é altamente reprodutível e está ao alcance de qualquer oftalmologista interessado em praticá-la.
- *Segurança:* não só pela melhoria nas linhas de visão e na acuidade visual pós-cirurgia, como também nos índices de complicações extremamente baixos.
- *Custo:* acessível para o médico utilizar a tecnologia envolvida nesta técnica e para o paciente poder usufruí-la.
- Os argumentos a serem considerados para a contraindicação desta técnica, a TCR são:
- *Perda da acomodação:* que poderá ser substituída pela pseudoacomodação por meio da LIO multifocal.
- *Opacificação capsular:* no pós-operatório, cujo tratamento com Nd-YAG laser não está isento de complicações.
- *Risco cirúrgico:* peculiar a cada ametropia como maior incidência de descolamento de retina nas altas miopias e possibilidade de hemorragia subcoróidea nas altas hipermetropias. O risco de complicações catastróficas, ou seja, aquelas em que há comprometimento funcional acentuado e definitivo como infecção, deve ser sempre considerado.

A literatura[5,6] afirma que a probabilidade de descolamento de retina na TCR tem sido reduzida para algo em torno de 1%.

Vicary[5] estudando 138 olhos com equivalente esférico entre -23.75D e +11.62D obteve como complicações: 1 caso de DR (0,7%), 3 casos de explante (2,8%) devido ao poder dióptrico incorreto e 11 casos com opacificação da cápsula posterior (8%), que foram submetidos a Nd-YAG laser e um caso de LIO descentrada (0,7%).

A TCR para o paciente, tem motivação pessoal, psicológica, profissional e funcional. A utilização de lentes de contato por vários anos pode levar à intolerância ao uso, determinando a opção cirúrgica para a correção da ametropia. O médico com base nos seus conhecimentos e no interesse do paciente, deve orientar sobre o ponto de vista técnico e, também, principalmente, humanístico, pois são indivíduos com características oculares muito peculiares. O bom senso deve ser a tônica.

A indicação de TCR deve estar baseada nas condições psicológicas e oculares do paciente, associada aos resultados dos exames complementares.

A orientação do pré-operatório da cirurgia se baseia em:

Condições Básicas

- Saúde física e mental;
- Ausência de patologia ocular;
- Desejo de ser submetido ao procedimento;
- Ter conhecimento de outras opções de correção da sua ametropia, como lentes de contato e óculos;
- Assinar o consentimento informado.

Exames Pré-Cirúrgicos

Exame ocular completo com: história clínica, familiar, antecedentes, AV, biomicroscopia do segmento anterior em midríase, fundo de olho, pressão intraocular, refração e gonioscopia.

Exames Oftalmológicos Complementares

- Oftalmoscopia indireta, gonioscopia, topografia corneana, microscopia especular, biometria, teste de sensibilidade ao contraste e de ofuscamento, motilidade ocular extrínseca, pupilometria.
- *Oftalmoscopia indireta:* de fundamental importância nos altos míopes com o intuito de avaliar o vítreo, o polo posterior e a periferia retiniana, na procura de lesões predisponentes ao descolamento de retina.
- *Gonioscopia:* avaliação do ângulo camerular nos altos hipermétropes, em especial, nos casos de micro ou nanoftalmia.
- *Topografia corneana:* avaliação do astigmatismo ceratométrico e a estratégia cirúrgica a ser utilizada, assim como determinar o poder dióptrico da córnea para a biometria.[7]
- *Microscopia especular:* fundamental em qualquer cirurgia realizada dentro do segmento anterior, a fim de avaliar no pré-operatório o risco corneano e, em especial, para acompanhamento de possíveis complicações relacionadas à cirurgia.
- *Biometria:* exame fundamental para o cálculo do valor dióptrico da lente intraocular. Existem características próprias dos olhos altos míopes, como a presença de estafiloma posterior, que podem induzir a erros de refração no pós-operatório. Nos olhos altos hipermétropes, a indentação pelo método de ultrassom com aplanação é a causa mais frequente de erro biométrico. A introdução da biometria por interferometria, aliada à fórmula de Holladay II tem auxiliado na previsibilidade dos olhos hipermétropes, assim como a fórmula SRKT com o auxílio da ecografia, ajuda no olho alto míope, em especial, na presença de estafiloma posterior.[8,12]
- Em nossa rotina diária temos utilizado sempre que possível à *biometria óptica* (IOL Máster - Zeiss), e o tomógrafo de segmento anterior – Pentacam - Oculus para obtenção dos dados a serem inseridos na fórmula Holladay II para, de acordo com cada caso, fazermos a opção por uma lente multifocal difrativa ou uma lente monofocal asférica.

- *Teste de sensibilidade ao contraste* – teste de ofuscamento: avaliação de qualidade da visão com variação de contraste e luminosidade. Importante na indicação de LIOs multifocais para determinadas profissões.[13]
- *Teste ortóptico:* avaliação da musculatura extrínseca ocular, devido à incidência de forias, tropias e ambliopias nas ametropias elevadas.
- *Pupilometria:* avaliação em condições fotópticas e escotópicas, de extrema importância especialmente em implantes multifocais.
- *Aberrometria:* por meio de um aberrômetro clínico (i-Tracey) avaliamos as aberrações de baixa e alta ordem e sua possível repercussão na qualidade visual.[14]
- *Tomografia de segmento anterior:* por meio do tomógrafo Pentacam - Oculus, baseado no sistema Scheimpflug podemos obter a topografia anterior e posterior, paquimetria topográfica, profundidade da câmara anterior, ângulo camerular, tamanho e densidade do cristalino.[15]

Técnica Cirúrgica

A anestesia deve ser local, injetável ou tópica, dependendo de fatores como a idade do paciente e a experiência do cirurgião. Devido à indicação de ter finalidade refrativa, a postura do cirurgião deve ser de tolerância zero para complicações per cirúrgicas, daí a importância da escolha da anestesia.

A TCR é realizada por incisão corneana de 2,75 a 3,00 mm de largura, o que permite uma técnica cirúrgica em sistema fechado com menor índice de complicações per e pós-cirúrgicas. A capsulotomia de 5 a 5,5 mm de circunferência e, a seguir a hidrodissecção, permite uma boa "limpeza" do saco capsular e previne a opacificação capsular, assim como a aspiração cortical e o polimento do saco capsular. Nos cristalinos transparentes a hidrodelineação facilita e torna mais seguro o procedimento.

A lente intraocular mais recomendada é a de acrílico hidrófobo com acabamento da região óptica em ângulo reto, pelo baixo índice de OCP até presente momento.

Nos casos extremos, com lentes negativas de baixo poder dióptrico (abaixo de -10.0D) ou de dioptria muito elevada (acima de +36.00D), uma opção é a utilização da técnica de implantes múltiplos ou piggyback.

Operar um alto míope exige muito cuidado decorrente do fato da câmara anterior poder ser muito profunda, sendo que no alto hipermetrope é o inverso, câmara rasa com tendência à pupila pequena e prolapso de íris.

Polêmicas

O Descolamento de Retina na Alta Miopia

Desde sua descrição em 1889, por Fukala, a extração do cristalino com finalidade refrativa tem apresentado períodos de euforia na sua indicação e de pessimismo nos resultados devido às complicações retinianas. Porém, com o avanço da técnica e da tecnologia envolvidas nas lensectomias refrativas, está na hora de reavaliar seu uso.

Apesar da incidência do D.R. estar bem definida, estudos mostram que ainda hoje existem pontos polêmicos.

Incidência[1] de descolamento de retina:
- Em olhos normais: 0,0005 – 0,01%
- Em olhos míopes: 6,0%
- Intracapsular: 1,0 – 3,0%
- Extracapsular: 1,4 – 1,7%
- Facoemulsificação: 0,7%
- Assim, a incidência do descolamento de retina no míope é maior em adulto jovem do sexo masculino e poderá ser mais acentuada, em caso de lensectomia, especialmente quando complicada com ruptura capsular. A incidência também aumenta após capsulotomia posterior com Nd:Yag Laser.[16]

Incidências elevadas de descolamento de retina são citadas na literatura, como Barraquer[17] com 7,3% de D.R., sendo que neste estudo os olhos submetidos à lensectomia não receberam implante de LIO, o que é de extrema importância para estabilidade do humor vítreo. A publicação mais conhecida é de Colin[18,19] com incidência de 8,1%, após 7 anos de seguimento, sendo que alguns olhos receberam tratamento focal profilático. Neste estudo o critério de aplicação da fotocoagulação focal se baseia em exame prévio, com critério subjetivo do examinador em relação à lesão predisponente ao D.R., além de apresentar um baixo índice de descolamento de vítreo posterior e elevado índice de opacificação capsular com indicação de capsulotomia posterior com Nd:Yag laser.[20]

Centurion,[21] utilizando o critério de que todo alto míope apresenta mudanças vítreo-retinianas pós lensectomia, fez cerclagem preventiva com fotocoagulação de 360° na periferia retiniana, com índice zero de D.R. Em estudo retrospectivo de longo seguimento, Centurion[22] compara as técnicas EEC e Faco com indicação refrativa, prévia cerclagem e com fotocoagulação sem descolamento de retina.

Moore[23] compara a incidência de D.R. com tratamento focal preventivo (24,0%) e cerclagem com fotocoagulação (0,0%) com 5 anos de seguimento. Em estudo separado, Centurion apresenta um índice elevado de ruptura capsular (6,6%) em olhos altos míopes submetidos a facoemulsificação, porém sem apresentar D.R.

Sabemos por experiência, que a prevalência de D.R. na população geral submetida a facoemulsificação é de 0,49%, sendo que 60,0% destes casos apresentaram ruptura da cápsula posterior.[21]

Finalmente, Fernandes-Vega Sanz[3] apresenta incidência de 2,1% de D.R., porém, alerta que o maior problema seria indicar lensectomia em olhos com Lacquer Crack – maculopatia miópica – pois em 26,66% eles desenvolvem neovascularização subcoróidea foveal, com acentuada queda da visão.[24]

Maloney[25] mostrou que o risco de descolamento de retina em míopes com 10 dioptrias ou mais é de 0,68% ao ano. Entre -5 e -9.75 o risco é de 0,075% por ano e entre 0 e -4.0 dioptrias é de 0,015% ao ano. Os hipermétropes 0 e +4.75 dioptrias tem risco de DR de 0,002% ao ano e os hipermetropes de mais de cinco dioptrias tem risco de 0,0015% ao ano.

O olho alto míope, candidato a TCR, deve ser avaliado com o objetivo de procurar: lesões periféricas predisponentes ao deslocamento de retina; presença de descolamento de vítreo posterior ou, alteração macular. Acreditamos que a cerclagem com fotocoagulação não é uma panacéia e a sua indicação baseia-se na ausência de efeitos colaterais, na fibrose capsular pós-cirúrgica que impede uma boa visualização da periferia no pós-cirúrgico e na ausência ou baixo índice de descolamento de retina nos olhos submetidos à essa técnica.

Sabemos que o descolamento de retina no alto míope é de difícil tratamento e concordamos com a preocupação do especialista em retina em relação ao futuro destes olhos, porém, uma boa seleção dos candidatos torna a TCR miópica muito confiável.[26,27]

Conclusão

A miopia elevada é uma ametropia patológica, com maior possibilidade de eventos retinianos que podem comprometer o resultado visual final a longo prazo de uma TCR, porém, os avanços na técnica cirúrgica, na previsibilidade biométrica, na tecnologia das LIOs e na utilização da cerclagem preventiva por meio de fotocoagulação, fazem da técnica uma alternativa viável para os portadores desta ametropia.[28-39]

A Previsibilidade Biométrica na Alta Hipermetropia

O olho pequeno, ou seja, aquele com comprimento axial igual ou menor a 21 mm pode apresentar índice maior de erros biométricos devido a vários fatores, entre eles: a fórmula biométrica; o método de medida do comprimento axial e as peculiaridades anatômicas.[40,41]

Das fórmulas biométricas, as consideradas como sendo as mais previsíveis nos olhos curtos são a Hoffer-Q e Holladay II.[42-45] Esta última, leva em consideração o comprimento axial, o poder corneano, a distância branco a branco, a espessura do cristalino e a profundidade da câmara anterior que é considerada de tamanho normal em aproximadamente 80% dos olhos hipermétropes, porém em 20% ela é de menor comprimento. Este dado é muito importante e não era considerado em outras fórmulas **(Figura 1)**.

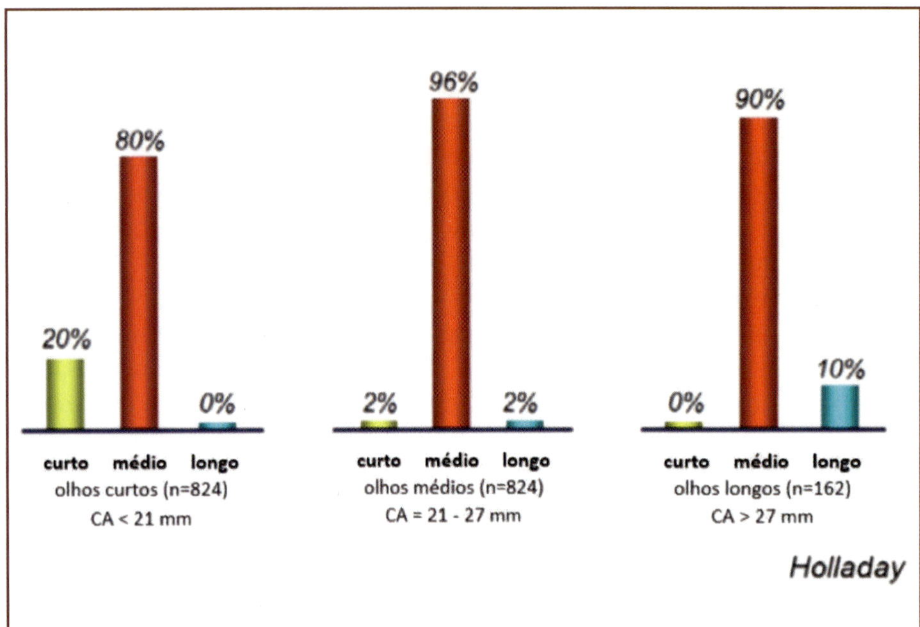

Figura 1. Distribuição do tamanho do segmento anterior em grupos: curto, médio, longos.

Com relação ao método de realizar a biometria, ela pode ser realizada pelo ultrassom e/ou pela interferometria óptica. Os problemas relacionados ao ultrassom de contato são: fácil identação da córnea do olho pequeno e a sonda estar calibrada para olho com comprimento axial normal (22 a 25 mm). Não se pode esquecer que cada milímetro de erro no comprimento axial do olho hipermétrope equivale a +3.75D de erro refracional na refração pós-operatória.

Haigis[46] criou uma fórmula considerada de 5ª geração na qual se tem 3 constantes (a, a0 e a1), para melhor avaliar a posição efetiva da LIO no pós-operatório.

Um grande avanço foi conseguido com a utilização da biometria com IOL Máster - Zeiss, que tem demonstrado grande previsibilidade.

Sobre à técnica cirúrgica, os olhos pequenos e altos hipermétropes são propensos a apresentar efusão coróidea, prolapso de íris e hemorragia expulsiva, assim como as LIOs acima de +40,0 dioptrias apresentam aberração esférica, daí a razão de não serem fabricadas de rotina. Acima de +36,0D deve ser considerada a utilização dos implantes múltiplos conhecidos como Piggyback,[47] sem desconsiderar os possíveis problemas relacionados a esta técnica, como a opacificação interlenticular.[48]

Conclusão

A TCR hipermetrópica é uma técnica que deve ser considerada devido ao alto índice de previsibilidade biométrica associado às vantagens da evolução técnica e tecnológica da cirurgia intraocular.

Peculiaridades em Relação às Lentes Intraoculares

Miopia: nas dioptrias baixas e negativas podem ser utilizadas lentes de acrílico de três peças (até -10.0D) ou de pmma (até -9.0D).

Hipermetropia: dioptrias elevadas, acima de +36.0D, não são produzidas comercialmente, daí a ideia do implante múltiplo.

A TCR com lente multifocal asférica em população miópica e hipermetrópica obtêm bons resultados visuais para longe e perto sob condições fotopicas e mesopicas.[53,54]

As lentes tóricas e multifocais tóricas apresentam-se como boas opções para TCR. Há trabalhos na literatura comparando TCR com lentes fácicas[55] e com Lasik,[56] sendo que a TCR parece oferecer melhores performances visuais.

As lentes multifocais seriam a escolha ideal para a obtenção da emetropia total, ou seja, correção da visão para longe e perto, porém, não estão isentas de efeitos colaterais em especial fotopsias e diminuição da sensibilidade ao contraste.[49,50]

A técnica cirúrgica denominada PRELEX (Presbiopic Lens Exchange) objetiva a correção da presbiopia pela pseudoacomodação com as lentes multifocais ainda que, sem ametropia para longe. Neste momento, as lentes acomodativas estão em franco desenvolvimento.

Os erros refracionais pós TCR podem ser emetropizados por meio de cirurgia refrativa corneal, Lasik, ou por correção ótica por meio de óculos ou lentes de contato.[51]

Aspecto Socioeconômico

No momento desta publicação, existem opiniões que justificam a TCR com os argumentos científicos já citados e enfatizam que, na presença de ametropia, a utilização da técnica pode ser encarada como verdadeira prevenção da catarata, o que pode trazer benefícios socioeconômicos desde que a TCR seja realizada sem cobertura pelos planos de saúde privados ou governamentais, o que diminuiria os gastos com a cirurgia de catarata.

Conclusões Finais

A troca do cristalino com finalidade refrativa é uma opção válida, tanto nos olhos hipermetropes como nos míopes, desde que ao fazer a seleção se respeitem as indicações corretas, as contraindicações e limitações, atitude que, aliás, deve ser seguida em qualquer modalidade de procedimento cirúrgico.[52]

A evolução nos métodos propedêuticos pré-operatórios, a previsibilidade biométrica, os avanços nas técnicas cirúrgicas, o baixo índice de complicações per e pós-cirúrgicos, a possibilidade de correção de refração residual via cirurgia refrativa extraocular, o elevado índice de satisfação dos pacientes e associado à tendência da literatura especializada em insistir numa mudança de atitude em relação à TCR, nos leva a afirmar que deve ser considerada como uma opção viável para tratamento de determinadas ametropias.

Referências

1. Bores L.D. Clear lens extraction for myopia. In: Bores LD. Refractive eye surgery. Boston, Blackwell Scientific, 1993. P.431-456.
2. Buratto Lu, Burato Le. Cataract sugery in axial myopia. Milano, Gredivi, 1994.
3. Fernández-Vega Sanz L. Facoemulsificación y emetropia. S.L.,Secoir, 2002.
4. Seiler T. Clear lens extraction in the 19th century – an early demonstration of premature dissemination. J Refract Surg. 1999; 15: 70-3.
5. Vicary D, Sun X, Montgomery P. Refractive lensectomy to correct ametropia. J Cataract Refract Surg 1999;25:943-8.
6. Werblin TP. Should we consider clear lens extraction for routine refractive surgery? Refract Corneal Surg 1992;8:480-1.
7. Husain SE, Kohnen T, Maturi R, Er H, Koch DD. Computerized videokeratography and keratometry in determining intraocular lens calculations. J Cataract Refract Surg. 1996;22:362-6
8. Lacava AC, Caballero JC, Medeiros AO, Centurion V. Biometria no alto míope. Rev. Bras. Oftal. 1995; 54:61-4.
9. McEwan JR, Massengill RK, Friedel SD. Effect of keratometer and axial length measurement errors on primary implant power calculations. J Cataract Refract Surg 1990;16:61-70.
10. Odenthal MT, Eggink CA, Melles G, Pameyer JH, Geerards AJ, Beekhuis WH. Clinical and theoretical results of intraocular lens power calculation for cataract surgery after photorefractive keratectomy for myopia. : Arch Ophthalmol. 2002;120(4):431-8.
11. Vása M, Kana V, Rozsíval P. Refractive lensectomy with intraocular lens implantation in hypermetropia gravis. Cesk Slov Oftalmol 1997;53:305-8.
12. Zacharias W. Biometria: sua importância. In: Centurion V. Faco total. Rio de Janeiro, Cultura médica, 2000. p.61-88.
13. Centurion V, Lacava AC. Test de glare y sensibilidad al contraste como métodos auxiliares en los procedimientos refractivos. In: Albertazzi R, Centurion V. La moderna cirurgia refrativa. Buenos Aires, S.n. 1999. p. 19-29.
14. Lacava AC, Caballero JC, Centurion V. Oculus pentacam no cálculo da lente intra-ocular. In: Centurion V. Excelência em biometria. Rio de Janeiro, Cultura Médica, p.321-5, 2006.
15. Hamam H. Aberrations and their impact on image quality. In: Boyd BF. Wavefront analysis, aberrameters and corneal topography. Panama Rep., p. 189-216, 2003.
16. Hallaq E, Montad M, Wipplinger M. Retinal detachment after posterior capsulotomy with YAG laser. J Fr Ophthalmol. 1995; 18: 738-45.
17. Barraquer C, Cavelier C, Mejía LF. Incidence of retinal detachment following clear lens extraction in myopic patients. Arch Ophthalmol 1994; 112: 336-9.
18. Colin J, Robinet A, Cochener B. Retinal detachment after clear lens extraction for high myopia. Ophthalmology 1999; 106: 2281-5.

19. Colin J, Kobinet A, Cochener B. Retinal detachment after clear lens extraction for high myopia: Seven – year follow-up. Ophthalmology. 1999; 106: 228-4.
20. Galand A; van Cauwenberge F; Moosavi J. Posterior capsulorhexis in adult eyes with intact and clear capsules. J Cataract Refract Surg; 22:458-61, 1996.
21. Centurion V, Caballero JC, Lacava AC. Extração de cristalino transparente: facoaspiração refrativa no tratamento da alta miopia. Rev. Bras. Oftal 1997; 56:415-9.
22. Centurion V, Lacava AC, De Lucca ES. Facoemulsificação em pacientes portadores de catarata e alta miopia. Rev. Bras. Oftal 1998; 57(11): 831-835
23. Moore, TJ, Nelson S, Morris R, Witherspoon CD, Ferenc P. Kuhn FP. New treatment for the prevention of retinal detachment. Eye World, July 1998.
24. Lacava AC, Medeiros O. Avaliação das alterações corio-retinianas na alta miopia por meio da indocianina verde. Rev. Bras. Oftal 1998; 57: 515-7.
25. Maloney WF. Retinal detachment in myopic RLE overstated. Ocular Surgery News v.22, n.12, p.16, 18-19, 2004.
26. Pruett RC. Complications associated with posterior staphyloma. Curr Opin Ophthalmol. 1998; 9: 16-22
27. Ripandelli G, Bith B, Fedeli R, Stirpe M. Retinal detachment after clear lens extraction in 41 eyes with high axial myopia. Retina. 1996; 16: 3-6.
28. Ceschi GP, Artaria LG. Clear lens extraction (CLE) for correction of high grade myopia. Klin Monatsbl Angenheilkd. 1998; 212: 280-2.
29. Gris O, Giiell JL, Manero F, Muller A. Clear lens extraction to correct high myopia. J Cataract Refract Surg. 1996;22:686-9
30. Izák M, Oslanec J, Gáfriková J, Nikel J. Extraction of a clear lens-catarac as refractive surgery in severe myopia. Cesk Shoy Oftalmol. 1996; 52: 82-7.
31. Jiménez-Alparo J, Miguélez S, Bueno JL, Puy P. Clear lens extraction and implantation of negative-power posterior chamber intraocular lenses to carrect extrema myopia. J Cataract Refract Surg. 1998; 24: 1310-6.
32. Kahezny JJ. Clear lens extraction in high myopia. Klin Ocena. 2000; 102: 29-32.
33. Law RW, Li RT, Ng JS, Tang H, Yan Y, Lam DS. Refractive lensectomy in extreme myopia [Comment]. J Cataract Refract Surg 2001;27:1899-900.
34. Lee KH, Lee JH. Long-term results of clear lens extraction for severe myopia. J Cataract Refract Surg. 1996; 22: 1411-5.
35. Lyle WA, Jin GJ. Clear lens extraction for the correction of high refractive error. J Cataract Refract Surg. 1994; 20: 273-6.
36. Nachiketa N, Munshi V. Refractive lensectomy in extreme myopia [Comment]. J Cataract Refract Surg 2001;27:1900-1.
37. Pucci V, Marselli S, Romanelli F, Pignatto S, Scandellari F, Bellucci R. Clear lens phacoemulsification for correction of high myopia. J Cataract Refract Surg. 2001; 27: 896-900.
38. Vicary D, Sun XY, Montgomery P. Refractive lensectomy to correct ametropia. J Cataract Refract Surg 1999;25:943-8.
39. Wang J, Shi Y. Clear lens extraction with phacoemulsification and posterior chamber intraocular lens implantation for treatment of high myopia.Ching Hua Yen Ko Tsa Chig. 2001; 37: 350-4.
40. Fink AM, Gore C, Rosen ES. Refractive lensectomy for hyperopia. Ophthalmology 2000;107:1540-8.
41. Kolahdouz-Isfahani AH, Rostamian K, Wallace D, Salz JJ. Clear lens extraction with intraocular lens implantation for hyperopia. J Refract Surg 1999;15:316-23. Erratum In: J Refract Surg 1999;15:620.
42. Hoffer KJ. Clinical results using the Holladay 2 intraocular lens power formula. J Cataract Refract Surg. 2000;26:1233-7.
43. Hoffer KJ. Intraocular lens power calculation for eyes after refractive keratotomy. J Refract Surg. 1995;11:490-3
44. Hoffer KJ. The Hoffer Q formula: a comparison of theoretic and regression formulas. J Cataract Refract Surg. 1993;19:700-12.
45. Inatomi M, Ishii K, Koide R, Kora Y, Ozawa T. Intraocular lens power calculation for microphthalmos. J Cataract Refract Surg. 1997;23:1208-12.
46. Haigis W. The Haigis formula. In: Shammas HJ. Intraocular lens power calculations. Thorofare, NJ, Slack, 2004. p.41-57.
47. Centurion V, Lacava AC, Caballero JC. Catarata e alta hipermetropia com implante intra-ocular múltiplo – piggyback. Rev. Bras. Oftal 1999; 58:711-4.
48. Siganos DS, Pallikaris IG. Clear lensectomy and intraocular lens implantation for hyperopia from +7 to +14 diopters. J Refract Surg 1998;14:105-13.
49. Centurion V, Lacava AC, Caballero JC.A performance visual com lente intraocular multifocal refrativa – AMO ARRAY. Rev. Bras. Oftal. 1999; 58:353-9.
50. Dick HB, Gross S, Tehrani M, Eisenmann D, Pfeiffer N. Refractive lens exchange with an array multifocal intraocular lens. J Refract Surg 2002;18:509-18.
51. Probst LE, Smith T. Combined refractive lensectomy and laser in situ keratomileusis to correct extreme myopia. J Cataract Refractive Surg 2001;27:632-5.
52. Kohnen T, Koch MJ. Refractive aspects of cataract surgery. Curr Opin Ophthalmal. 1998;9:55-9.
53. Ferrer-Blasco T; García-Lázaro S; Albarrán-Diego C; Pérez-Vives C; Montés-Micó R. Contrast sensitivity after refractive lens exchange with a multifocal diffractive aspheric intraocular lens. Arq Bras Oftalmol. 2013;76(2):63-8.
54. Ferrer-Blasco T; García-Lázaro S; Albarrán-Diego C; Belda-Salmerón L; Montés-Micó R. Refractive lens exchange with a multifocal diffractive aspheric intraocular lens. Arq Bras Oftalmol. 2012;75(3):192-6.
55. Nanavaty MA; Daya SM. Refractive lens exchange versus phakic intraocular lenses. Curr Opin Ophthalmol. 2012;23(1):54-61.
56. Barisic A; Gabric N; Dekaris I; Romac I; Bohac M; Juric B. Comparison of different presbyopia treatments: refractive lens exchange with multifocal intraocular lens implantation versus LASIK monovision. Coll Antropol. 2010;34(Suppl 2):95-8.

96

Facoemulsificación Post-Cirugía Refractiva Corneal

Dr. Roger Onnis,
Dr. Sebastián Onnis

Actualmente son millones, en el mundo, los pacientes ya sometidos a cirugía refractiva corneal incisional, desde que en los '70, Fiodorov determinó los principios de la cirugía refractiva corneal incisional con precisión (queratotomía radial y astigmática). Luego el desarrollo tecnológico (bisturí de diamante y paquimetría ultrasónica) en Estados Unidos introducido por Leo Bores en 1978 le dio más precisión a esta técnica, lo cual permitió que oftalmólogos de todo el mundo la adoptaran.

El desarrollo del Excimer Láser en la década del 80 amplió el rango de pacientes que podían ser sometidos a cirugía refractiva corneal, ya que permite la corrección de miopías altas que en un principio tenían como límite la cantidad de tejido a ablacionar según la paquimetría de cada paciente.

La demostración de que grandes aplanamientos de la córnea, para corregir altas miopías con Excimer Láser, generan una gran disminución de la calidad visual y que el desarrollo de las lentes intraoculares fáquicas permiten corregirlas sin tocar la córnea, hizo que los cirujanos refractivos pongamos un límite en el grado de miopía a corregir mediante la fotoablación, -8D para la mayoría y para otros es de -6D, además, corrige hipermetropías y astigmatismos de hasta ±5D, con lo cual el número de intervenciones es cada vez mayor y seguramente seguirá en aumento.

Teniendo en cuenta que muchos de los pacientes sometidos a cirugía refractiva incisional tienen más de tres décadas de evolución y los tratados con Excimer Láser un poco menos, es lógico que un alto porcentaje de ellos tengan ya opacidades del cristalino. En mi experiencia personal, operé de cataratas a una paciente de 60 años a la que le había realizado tres años antes (1985) una queratotomía radial, mi sorpresa fue la misma que tuvieron todos los cirujanos, que operaron pacientes con estas características, una hipermetropía de +3D que finalmente se estabilizó en +2D al cabo de tres meses de evolución; recién entonces también aparecieron publicaciones con experiencias similares, el análisis del por qué teníamos estos resultados y se comenzaron a desarrollar numerosas fórmulas de ajuste en las ecometrías para neutralizar este error.

Debemos recordar que en la Cirugía Incisional no se modifica la relación entre la cara anterior y la cara posterior de la córnea, solamente se produce un aplanamiento de la misma en el centro a expensas de un incurvamiento periférico y que en la fotoablación si se cambia la relación entre las caras anterior y posterior de la córnea por adelgazamiento de la misma.

A pesar de que los cambios en la estructura corneal son distintos según el procedimiento utilizado, el error en el cálculo de la lente es muy parecido. En ambos casos se produce un cambio en el índice de refracción corneal que normalmente es de 1.3315 en la cara anterior de la córnea, las principales causas de estos errores son los siguientes:

1. Error en la medición de la curvatura corneal con queratometría convencional.
2. Cálculo inadecuado del poder refractivo corneal utilizando el valor refractivo estándar de la superficie anterior de la córnea, debido al cambio en la relación entre la superficie anterior y posterior de la córnea que los procedimientos fotoablativos generan.
3. Valoración incorrecta de la posición efectiva de la lente (PEL) por las fórmulas de 3ª generación cuando se utilizan solamente los valores queratométricos post-operatorios.

En ojos ya sometidos a cirugía refractiva queda invalidada la queratometría convencional puesto que ésta utiliza un índice refractivo estándar para representar de manera conjunta el poder dióptrico de las superficies anterior y posterior de la córnea, la cual, obviamente ha sido modificada quirúrgicamente.

El error post-QR se basa en el astigmatismo irregular paracentral generado y la dificultad de la medición de la curvatura anterior de la córnea. En cambio, el error post-procedimientos fotoablativos radica en que se modifica la relación entre la cara anterior (se aplana) y la cara posterior (se incurva) de la córnea y esto genera error en la estimación del poder dióptrico de la córnea en la queratometría convencional.

La consecuencia de estos errores es que la biometría tradicional realizada en los pacientes sometidos a cirugía de miopía (aplanamiento corneal) infraestima de manera casi sistemática el poder dióptrico de la lente, dejando al paciente con una hipermetropía post-operatoria.

En los pacientes sometidos a cirugía de hipermetropía (incurvamiento corneal) sobreestima el poder dióptrico de la lente, dejando al paciente con una miopía post-operatoria.

Hoy, esto se presenta como un grave problema ante la exigencia cada vez mayor de los pacientes en la búsqueda de la emetropia.

Se han desarrollado numerosas fórmulas y procedimientos para compensar los errores generados por el mal cálculo del poder dióptrico de la lente. El hecho de que existan tantas fórmulas desarrolladas significa que ningún método nos asegura que el resultado refractivo post-operatorio sea el deseado. Debido a que este tema ya ha sido desarrollado en otros capítulos de este libro, nos limitaremos a mencionarlos y haremos hincapié en el manejo de las expectativas del paciente y en la solución de los problemas o dificultades intraoperatorias y post-operatorios que estos errores nos generen.

Alternativas al Cálculo Habitual del Poder Dióptrico de la Lente Intraocular

Se han propuesto diferentes métodos para mejorar la estimación del poder dióptrico de la córnea en ojos sometidos a cirugía refractiva. Éstos pueden ser clasificados dependiendo de si disponen o no de los datos anteriores a dicha cirugía. Brevemente algunos de los cálculos serían los siguientes:

1. **Método de la Historia Clínica (MHC):** el poder dióptrico corneal post-operatorio se calcula sustrayendo el cambio en la refracción manifiesta en el plano corneal inducido por el procedimiento refractivo quirúrgico de los valores corneales obtenidos antes de dicha cirugía.

$$Kpost = Kpre - SEpre + SEpost$$

A: SEpre: Equivalente esférico pre-operatorio. SEpost: Equivalente esférico post-operatorio.

2. **Método de Feiz-Mannis:** se determina primero el poder dióptrico de la LIO tal y

como si el paciente no se hubiera sometido a cirugía refractiva. A continuación calculamos el poder dióptrico de la LIO utilizando las lecturas queratométricas Pre-Lasik y la longitud axial medida antes de la cirugía de cataratas. A este valor le añadimos el cambio inducido por el LASIK en el error refractivo dividido entre 0,7.

$$LIOpost = LIOpre + (\Delta D/0{,}7)$$

3. **Poder Refractivo Efectivo Ajustado (EffRPadj):** se calcula multiplicando el error refractivo inducido por el LASIK por 0,15 y sustrayendo este valor del medido como poder refractivo efectivo (EffRP) de la topografía corneal.

$$Kpost = EffRPadj = (\Delta D/0{,}15) - EffRp$$

4. **Método de Maloney:** necesitamos también una topografía corneal, pero a diferencia del método anterior no es necesario conocer la historia refractiva previa del paciente. Calculamos el poder dióptrico central de la córnea (EffRp) y lo modificamos de acuerdo con la siguiente fórmula.

$$Kpost = (EffRp \times 1.114) - 6.1$$

5. **Método de la Lente de Contacto (MLC):** el poder dióptrico de la córnea se calcula como la suma de la curva base de una lente de contacto, su poder y su refracción y restándole el equivalente esférico sin la lente de contacto.

$$Kpost = B + P + Rlc - Rg$$

B: Curva base de la LC; P: Potencia de la LC; Rlc: sobrerrefracción con LC; Rg: Refacción con gafas.

6. **Utilización de Factores Correctores:** calculamos el poder dióptrico de la LIO de igual manera que si el paciente no se hubiera sometido a cirugía refractiva y le añadimos una corrección según se especifica en la **Tabla I.**

Tabla I. Ajuste del poder dióptrico de la LIO según el cambio en equivalente esférico (SE) producido

Cambio en SE inducido por la cirugía refractiva	Incremento en el poder dióptrico de el LIO (dioptrías)
+1	+0,53
+2	+1,08
+3	+1,63
+4	+2,19
+5	+2,74
+6	+3,30
+7	+3,85
+8	+4,41
+9	+4,95
+10	+5,51
+11	+5,79
+12	+6,62

7. **Fórmula de Masket:** este método modifica la predicción del poder la LIO utilizando la siguiente ecuación:

$$Ajuste\ de\ la\ LIO = LIOpost + 0.326 \times \Delta MR + 0.101$$

C: Donde LIOpost es el valor K postLasik/PRK y ΔMR el cambio quirúrgico inducido que se manifiesta en la refracción.

8. **Fórmula de Masket Modificada:** la modificación se manifiesta en el incremento de la precisión de la predicción del poder de la LIO según la siguiente ecuación:

$$Ajuste\ de\ la\ LIO = LIOpost + 0.4385 \times \Delta MR + 0.0295$$

9. **Método de Shammas con Análisis de Regresión:** este método estima el poder corneal postLasik/PRK ajustando la medición de la K postLasik/PRK. El calculador Atlas 3-0 se utiliza para conseguir el valor K post-Lasik/PRK:

$$Ajuste\ del\ poder\ corneal = 1.14 \times K\ postLasik/PRK$$

10. **Haigis-L:** este algoritmo modifica la medición del radio de curvatura corneal con IOLmaster basado en el análisis de regresión y cálculo del poder de la LIO utilizando la fórmula de Haigis.

Ahora, también, se puede utilizar la videokeratografía computarizada como el Orbscan II® y el sistema Pentacam Scheimpflug® para calcular adecuadamente el poder de la LIO, seleccionando el valor de la K central de los mapas queratométricos y utilizándolos en fórmulas como SRK-T para calcular el poder de la LIO.

Fórmulas para el Cálculo de la LIO

El fin de cualquier tipo de fórmula es calcular la posición efectiva de la LIO (PEL) tras la extracción del cristalino, siendo necesaria para ello la utilización de las lecturas queratométricas obtenidas previamente a la cirugía de cataratas. En ojos que se han sometido a LASIK, la PEL calculada será erróneamente anterior si se utilizan los valores queratométricos previos a la cirugía refractiva; esto determina una elección de LIO de menor poder dióptrico que la que realmente se necesita, originando un error refractivo hipermetrópico en el postoperatorio de la catarata. Por tanto, o utilizamos una fórmula de 3ª generación con una corrección o utilizamos fórmulas de 4ª generación, que no necesitan dichas lecturas queratométricas, según vemos en la **Figura 1**.

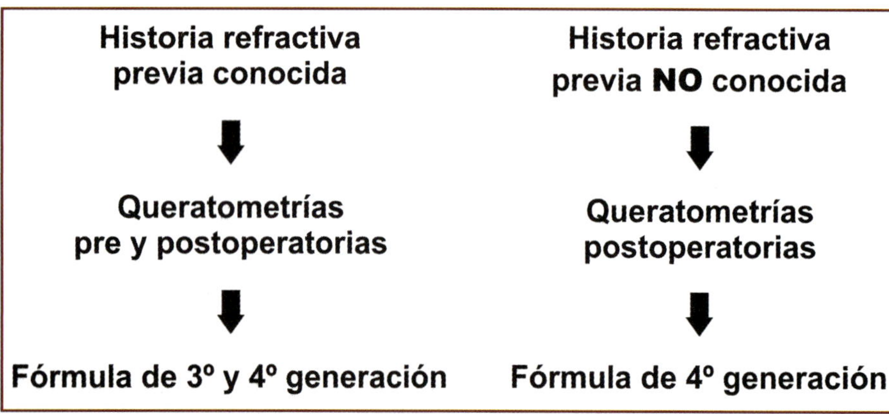

Figura 1. Algoritmo de decisión para el cálculo de la LIO.

Fórmula de 3ª Generación (SRK-T) con Corrección Doble-K

Las fórmulas de 3ª generación asumen una relación proporcional entre los segmentos anterior y posterior del ojo y utilizan una combinación de medida de longitud axial y lecturas queratométricas para estimar la posición efectiva de la lente. Si el poder refractivo de la córnea central es muy bajo, como sucede tras cirugía refractiva, estas fórmulas asumirán que la cámara anterior es poco profunda originando un cálculo erróneo de la LIO.

Por lo tanto, idealmente necesitamos para el cálculo más exacto de la LIO las lecturas queratométricas previas a la cirugía refractiva (Kpre) y las lecturas queratométricas posteriores a la misma (Kpost) para realizar la corrección doble-K si utilizamos una fórmula de 3ª generación o las Kpost si optamos por utilizar una fórmula de 4ª generación.

Fórmula de 4ª Generación (Holladay II o Haigis)

No es necesario realizar la corrección doble-K. El cálculo de acuerdo con la fórmula de Haigis dependerá del índice refractivo de la córnea (1,3315), la distancia entre la córnea y el plano de la gafa (12 mm) y la longitud axial medida con ultrasonidos (LA), con la ACD óptica (d) obtenida por regresión de los datos ultrasónicos preoperatorios:

$$d = a0 + a1\,ACD + a2\,LA$$
$$a0 = ACDconst - 0{,}4\,ACD - 0{,}1\,LA$$

ACDconst= Constante de la LIO

Todas estas fórmulas son de difícil interpretación y explicación para los cirujanos que no disponen de todos los medios para poder aplicarlas.

Consideramos que la calculadora ASCRS para LIO en ojos con queratotomía radial previa es una herramienta de fácil acceso y valiosa.

ASCRS demostró una variación más pequeña y un mayor porcentaje de resultados dentro de ± 1,00 D. Kim y cols., recomiendan utilizar el promedio ASCRS con la adición de 1,00 D a 1,50 D a la predicción del poder del LIO. Sin embargo, se necesitan más estudios para validar estos resultados.

Evaluación de las Expectativas del Paciente

Este puede ser el factor más importante en la relación médico/paciente. Debemos informar detalladamente, al paciente, que será sometido a cirugía de catarata post-cirugía refractiva corneal y que existe la posibilidad de tener un error en el cálculo del poder dióptrico de la lente a pesar de aplicar la fórmula más adecuada de acuerdo a nuestra experiencia para evitar ese error. Explicarle que cualquiera sea el error, puede ser solucionado con una reintervención que tendrá una característica determinada de acuerdo a la magnitud del defecto residual, esto es válido en los casos postLasik/PRK.

En los casos de facoemulsificación post-QR debemos hacer hincapié en que el resultado final puede demorar varias semanas, debido a que durante la cirugía se reactivan las incisiones de la RK que produce un mayor aplanamiento de la córnea, que puede tener una K preoperatoria de 38 y en el postoperatorio inmediato la K puede ser de 34 ó 35, con lo cual el paciente tendrá una importante hipermetropía con mala visión. Si no está advertido de esta situación tendrá una reacción absolutamente negativa porque no se cumplen sus expectativas. Incluso aconsejamos incluir esta probable evolución en el consentimiento informado.

Plan Quirúrgico

Tendremos distintas consideraciones según nos enfrentemos con una catarata post-cirugía corneal incisional o post-procedimientos fotoablativos.

En el caso de facoemulsificación post-fotoablación no tendremos que modificar nuestra rutina quirúrgica habitual ni tener ningún cuidado especial ya que no está presente ninguna modificación en la estructura de la córnea en el lugar del abordaje quirúrgico.

Diferente es el caso de facoemulsificación post-queratotomía radial. Las incisiones llegan casi hasta el limbo esclerocorneal y tienen un 90% de profundidad corneal. El abordaje quirúrgico debe ser, en lo posible, superior y con túnel escleral para tratar de evitar el contacto con las incisiones radiales. En caso de queratotomías radiales con 4 incisiones se puede realizar una incisión escleral entre 2 de las incisiones. Todo esto es con la finalidad de tratar de evitar que estas incisiones radiales se entreabran. Puede suceder que aún tomando todas las precauciones, la alta presión generada por la infusión provoque la apertura total (perforación) de alguna de las incisiones, generalmente las más vecinas a la zona del abordaje quirúrgico **(Figuras 2, 3, 4 y 5)**. Esto genera una dificultad intraoperatoria que nos obliga a suturar esta incisión perforada para concluir la cirugía sin inconvenientes.

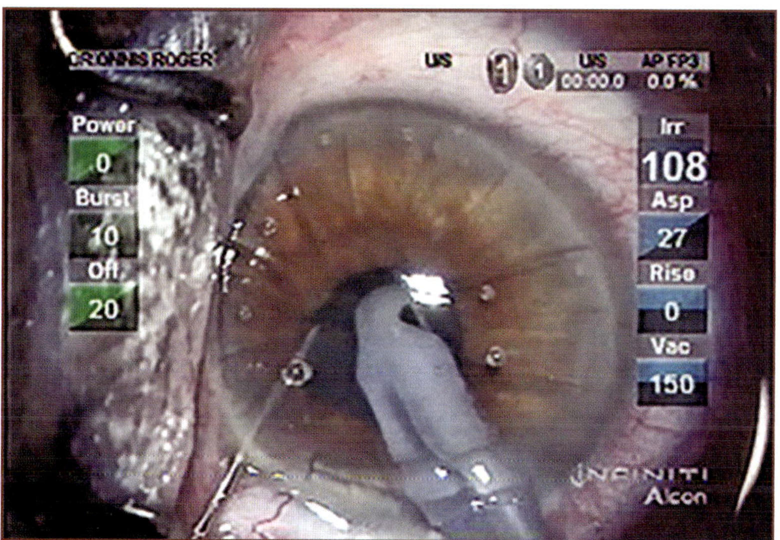

Figura 2.

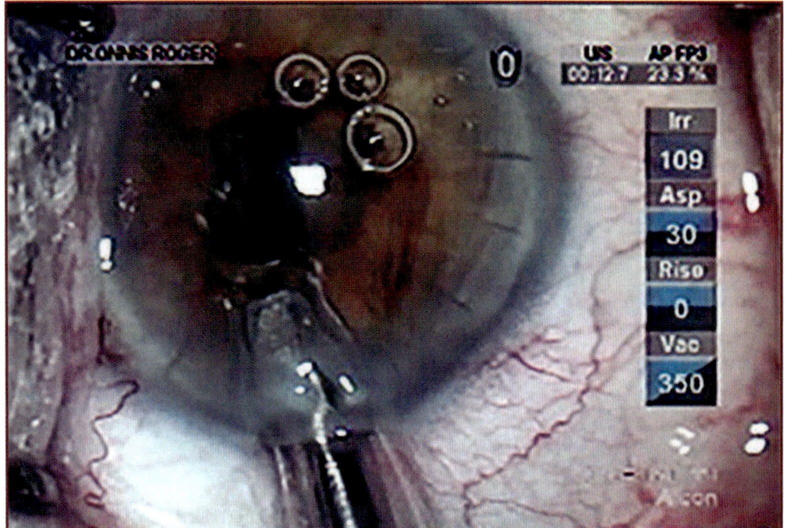

Figura 3.

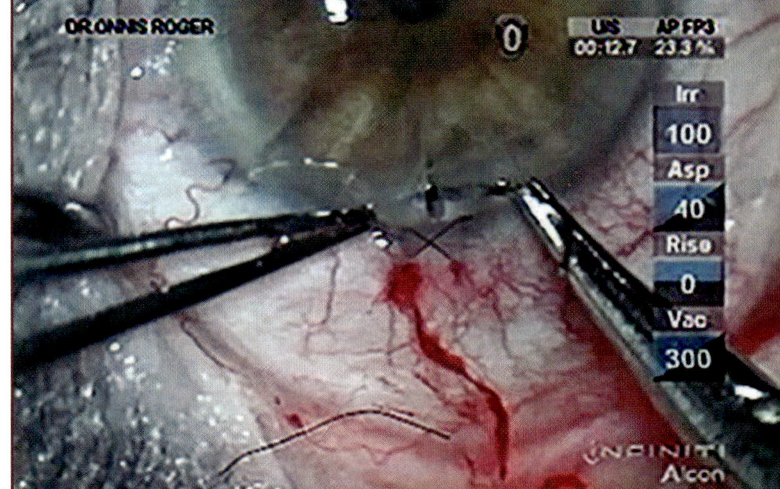

Figura 4.

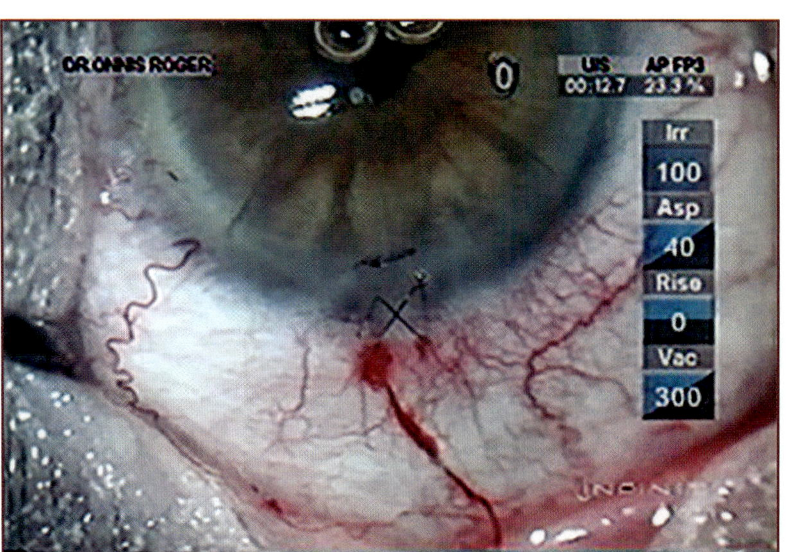

Figura 5.

Una manera de prevenir esta posible complicación es dar antes de comenzar el procedimiento un punto de sutura de seguridad en el extremo paralimbar en las incisiones vecinas al sitio de la incisión tunelizada.

Evolución Post-Operatoria

También es distinta según estemos frente a un caso post-fotoablativo o post-cirugía incisional.

En la facoemulsificación post-fotoablación el resultado refractivo post-operatorio inmediato nos dará una información muy aproximada al resultado final y estará más bien relacionada con el mayor ó menor edema corneal que tengamos.

Como ya dijimos, en la facoemulsificación post-queratotomía radial, aún con un cálculo biométrico exacto nos encontraremos con una hipermetropía importante relacionada con un excesivo aplanamiento de la córnea causado por una "reactivación" de las incisiones radiales previas. Esta aplanación puede ser de varias dioptrías queratométricas y solamente sabremos la realidad del resultado refractivo cuando la queratometría regrese a los valores preoperatorios.

Generalmente el tiempo hasta que esto suceda no es menor de 2 ó 3 meses. Todo esto debe ser advertido claramente al paciente para no generar expectativas de un buen resultado inmediato. Si no queda claro, seguramente tendremos dificultades en la relación médico-paciente.

Tratamiento de los Resultados no Deseados

Existen básicamente tres alternativas quirúrgicas para corregir los defectos refractivos residuales posteriores a la facoemulsificación en pacientes con Cirugía refractiva corneal previa:

- Reemplazo de la lente intraocular una vez que esté estabilizada la refracción;
- *Piggy Bag* en defectos mayores o si el tiempo transcurrido post-facoemulsificación es mayor (por ejemplo, post-cirugía incisional);
- Cirugía refractiva corneal (Lasik o PRK).

Conclusiones

El perfeccionamiento de las fórmulas para eliminar los errores en el cálculo del poder dióptrico de las lentes intraoculares y el desarrollo y difusión de la interferometría óptica que viene preparado con fórmulas de 4ª generación para determinar el valor de la lente a implantar harán que este problema se resuelva con mayor precisión, minimizando la posibilidad de errores en el cálculo de la lente intraocular.

Aún así, debemos estar preparados para resolver el problema cuando se presente. Remarcar nuevamente la importancia del diálogo previo con el paciente, la valoración de sus expectativas, la explicación exhaustiva de los posibles errores refractivos y en el caso de presentarse, sus posibles soluciones.

El cirujano debe conocer las posibles dificultades que puede presentar la facoemulsificación en un paciente con incisiones corneales previas para prevenir o resolver las complicaciones que se puedan presentar durante el acto operatorio y para respetar los tiempos de recuperación de la córnea (queratometría) después de la facoemulsificación.

Y por último, la importancia de disponer de los medios necesarios para corregir el defecto residual.

Bibliografía

1. Feiz V., Mannis M.J. Garcia-Ferrer F. Intraocular lens power calculation after laser in situ keratomileusis for myopia and hyperopia a standardized approach. Cornea 2001; 20:792-797.
2. Koch, D., Wang I. Calculating IOL power in eyes that have had refractive surgery. J Cataract Refract Surg 2003 29(11) 2039-2042.
3. Holladay JT. Consultations in refractive surgery. Refract Corneal Surg 1989; 5:203.
4. Hoffer KJ. Intraocular lens power calculation for eyes after refractive keratotomy. J Refract Surg 1995; 11:490-493.
5. Aramberri J. Intraocular lens power calculation after corneal refractive surgery: Double K method. J Cataract Refract Surg 2003; 29: 2063-2068.

6. Haigis W, Lege B, Miller N, Schneider B. Comparison of immersion ultrasound biometry and partial coherence interferometry for intraocular lens calculation according to Haigis. Graefes Arch Clin Exp Ophthalmol. 2000; 238: 765–773.
7. Haigis W. Corneal power after refractive surgery for myopia: contact lens method. J Cataract Refract Surg 2003 29 (7) 1397-1411.
8. Haigis W. Intraocular lens calculation after refractive surgery for myopia: Haigis-L formula. J Cataract Refract Surg. 2008; 34: 1658–1663.
9. Seitz B. Intraocular lens power calculation in eyes after corneal refractive surgery. J Refract Surg 2000; 16:349-361.
10. Koch DD, MD. Personal communication, April, 2004, Cullen Eye Institute, Baylor College of Medicine, Houston, Texas.
11. Wang L, Booth MA, Koch DD. Comparison of intraocular lens power calculations methods in eyes that have undergone LASIK. Ophthalmology 2004 111(10) 1825-1831.
12. Masket S, Masket SE. Simple regression formula for intraocular lens power adjustment in eyes requiring cataract surgery after excimer laser photoablation. J Cataract Refract Surg 2006; 32(3): 430 - 434.
13. Shammas HJ, Shammas MC, Garabet A, Kim JH, Shammas A, LaBree L. Correcting the corneal power measurements for intraocular lens power calculations after myopic laser in situ keratomileusis. Am J Ophthalmol. 2003; 136: 426–432.
14. Holladay J, MD. Personal communication, April, 2006. Houston, Texas.
15. Hill WE. IOL power calculations following keratorefractive surgery. Presented at Cornea Day of the Annual Meeting of the American Society of Cataract and Refractive Surgery, San Francisco, California, March 17, 2006
16. Holladay JT. Measuring corneal power after corneal refractive surgery. Insert to Cataract and Refractive Surgery Today. January, 2006. 4-6.
17. Walter KA, Gagnon MR, Hoopes PC, Dickenson PJ. Accurate intraocular lens power calculation after myoic laser in sitiu keratomileusis bypassing corneal power. J Cataract Refract Surg 2006 32 (3) 425 - 429.
18. Speicher L. Intra-ocular lens calculation status after corneal refractive surgery. Curr Opin Ophthalmol 2001; 12: 17-29.
19. Hamed AM, Wang L, Misra M, Koch DD. A comparative analysis of the methods of determining corneal refractive power in eyes that have undergone myopic laser in situ keratomielusis. Ophthalmology 2002; 109: 651-658.
20. Zeh WG, Koch DD. Comparison of contact lens overrefraction and standard keratometry for measuring corneal curvature in eyes with lenticular opacity. J Cataract Refract Surg 1999; 25: 898-903.
21. Daniel C, Tuft S, Ionides A, Duncer C. Effect of visual acuity on biometry: prediction error after cataract surgery. J Cataract Refract Surgery 2003; 29: 1365-1369.
22. Cua IY, Qazi MA, Lee SF, Pepose JS. Intraocular lens calculations in patients with corneal scarring and irregular astigmatism. J Cataract Refract Surg 2003; 29: 1352-1357.
23. Argento C, Cosentino MJ, Badoza D. Intraocular lens power calcualtion after refractive surgery. J Cataract Refract Surg 2003; 29: 1346-1351.
24. Clark IH, Shah S, Ilago B. Intraocular lens power calculation after myopic keratorefractive procedures. Eyenews 2001; 8: 7-16.
25. Kim EC, Cho K, Hwang HS, Hwang KY, Kim MS. Intraocular lens prediction accuracy after corneal refractive surgery using values from 3 devices. J cataract Refract Surg 2013; 39: 1640-1646.

97

Catarata pós VVPP

Profa. Dra. Ana Luisa Höfling-Lima,
Dr. Liang Shih Jung

A vitrectomia via pars plana (VVPP), técnica cirúrgica para o tratamento de alterações do vítreo e da retina pode em olhos com e sem catarata acelerar a evolução desta. Alterações de transparência do cristalino podem as vezes ser percebidas durante a própria vitrectomia.

Observa-se em olhos vitrectomizados algumas características peculiares tais como: ruptura de cápsula posterior (provocada por toque inadvertido de qualquer instrumental durante a VVPP), ausência de contra-pressão vítrea sobre o cristalino, fragilidade da zônula e presença de óleo de silicone na câmara anterior. Todas estas situações podem funcionar como verdadeiras armadilhas para o cirurgião de catarata despreparado

A escassez de estudos de série de casos sobre este assunto dificulta a padronização de condutas que devem variar, dependendo das condições intra-operatórias.

Novos cirurgiões vitreo-retinianos são treinados, e com o envelhecimento da população a quantidade de cirurgias do vítreo retineanas é cada vez maior. Novas indicações de tratamento também utilizam a vitrectomia via pars plana como técnica preferencial que com o aprimoramento de equipamentos um menor número de complicações são observadas. Naturalmente o número de cataratas secundárias tem sido maior.

Na VVPP, os substitutos vítreos podem ser: solução salina balanceada, ar, gases (que tardiamente são reabsorvidos, dando lugar para o humor aquoso) e óleo de silicone. Quanto à sua extensão, as VVPPs podem ser classificadas em: total (todo o corpo vítreo é removido) e subtotal (poupa-se a base do vítreo e a hialóide anterior). O tipo do substituto vítreo e a extensão da vitrectomia realizada têm influência direta no planejamento da cirurgia de extração de catarata, uma vez que alterações anatômicas intra-oculares podem estar presentes. O óleo de silicone exerce uma pressão positiva sobre o cristalino , pressão essa menor do que a exercida pelo vítreo original, porém o suficiente para tensionar as fibras zonulares e anteriorizar o diafragma cristaliniano. Numa cirurgia de catarata com a presença de óleo de silicone na cavidade vítrea, a pressão positiva gerada pelo influxo de líquido na câmara anterior compete com a pressão positiva gerada pela presença do óleo na câmara posterior. É possível também que olhos que apresentam a cavidade vítrea preenchida com óleo de silicone tenham pela fragilidade zonular movimentação do óleo para a câmara anterior.

Já no olho vitrectomizado em que a cavidade vítrea foi preenchida por gás ou soluções liquidas, quem ocupa esse espaço tardiamente é o humor aquoso. Nessas condições, o cristalino não possui a sustentação que o vítreo promoveria. Durante a cirurgia de catarata, variações significantes da profundidade da câmara anterior podem ocorrer, dificultando a manipulação da catarata.

Didaticamente, dividiremos os itens a serem considerados em pré e intra-operatórios.

PRÉ-OPERATÓRIO

- Anamnese:
  - Identificar a doença de base que levou à realização da VVPP: DR (alto míope? Trauma?), DM, uveíte etc. Saber a doença de base auxilia também no prognóstico após a cirurgia de catarata.
  - Qual o substituto vítreo utilizado?
  - Identificar o intervalo de tempo entre a VVPP e a piora da visão pela catarata (saber a "história" da VVPP: toque na cápsula posterior?). Intervalo menor do que 1 mês pode indicar ruptura da cápsula, com hidratação do material cristaliniano.
  - Expor claramente ao paciente quanto ao planejamento cirúrgico e prognóstico cirúrgico.

- Exame oftalmológico / planejamento cirúrgico da catarata:
  - Observar a dilatação da pupila. Olhos após quadro inflamatório secundário a uveíte ou em diabéticos tendem a apresentar maior dificuldade de dilatação da pupila. É prudente propiciar ao cirurgião material adequado para se obter uma boa dilatação pupilar no intra-operatório, os mais conhecidos são retratores ou anéis expansores irianos.
  - Observar, se possível, as fibras zonulares e as alterações como facodonese e iridodonese. A zônula no olho vitrectomizado é mais frágil, deve-se portanto observar a altura da solução salina adequada para não tencionar mais as fibras da zônula. Anéis de fixação do saco capsular são importantes para a estabilização do cristalino em sua posição ideal.
  - Nas opacidades de cristalino que não permitam visão do reflexo vermelho pode-se usar corante para a cápsula anterior ou utilização de fonte de luz acessória. Deve-se ter o cuidado de evitar manipulação do saco capsular. Assim, as técnicas de facoemulsificação que não requerem sulcos prévios na catarata (phaco-chop e suas variantes) são as mais indicadas. Observar outras alterações, como subluxação, intumescência, etc.
  - Tonometria: verificar condições favoráveis para a realização da cirurgia de catarata. Se a pressão intra-ocular (PO) estiver elevada, com sinais clínicos de uveíte facoanafilática ou glaucoma facolítico, a conduta é a cirúrgica, visando a retirada da catarata. Se a PIO estiver elevada, mas sem sinais de inflamação intraocular, investigar as causas da hipertensão ocular e tratar clinicamente, antes de planejar a cirurgia de catarata.
  - Mapeamento de retina / segmento posterior: discutir com o especialista da área de retina para esclarecer a necessidade de intervenções combinadas (cirurgia de catarata associada à retirada de óleo de silicone ou reintervenção vítreo-retiniana).
  - Biometria: deve-se sempre realizar a biometria de ambos os olhos, para efeito comparativo. Se possível, por meio de métodos de imersão e/ou interferometria a laser, sendo este último não indicado para casos de opacidade de meios importantes. Se o olho a ser testado está preenchido com óleo de silicone, o biômetro não conseguirá reconhecer os picos ultrassônicos. Recomenda-se que se tenha a biometria ou o comprimento axial desse olho realizado previamente à cirurgia de retinopexia e/ou vitrectomia, planejando para uma provável futura cirurgia de catarata.
  - Lente intra-ocular (LIO): o planejamento de utilização das lentes intraoculares deve levar em consideração todas as situações que o cirurgião de catarata pode

se deparar, ao término da extração de catarata: saco capsular íntegro (LIO de acrílico hidrofóbico dobrável, peça única ou de 3 peças, 5.5 ou 6.0mm de zona óptica), saco capsular rompido (LIO de acrílico hidrofóbico dobrável, 3 peças, de 6.0mm de zona óptica, para implante no sulco ciliar), ausência de saco capsular (LIO de acrílico hidrofóbico dobrável, 3 peças, 6.0mm de zona óptica para fixação iriana, LIO de fixação escleral ou LIO de câmara anterior, apoio angular ou iriano).

INTRA-OPERATÓRIO

A técnica de escolha para a remoção de catarata é facoemulsificação. Vantagens:

- Incisão pequena, promove um sistema verdadeiramente fechado durante uma cirurgia onde existe variação grande da PIO no intra-operatório.
- Implante de LIO no saco capsular, diminui os riscos de toque da LIO na face posterior da íris.
- Menor trauma físico a um olho já previamente manipulado, possibilita recuperação pós-operatória mais rápida.

- Anestesia: pela expectativa de haver oscilação significativa da profundidade da câmara anterior durante a cirurgia, é prudente considerar a possibilidade de se realizar a cirurgia sob bloqueio anestésico, seja peribulbar ou retrobulbar. Durante a cirurgia, o aprofundamento da câmara anterior, a oscilação do diafragma irido-cristaliniano e a variação do diâmetro pupilar podem gerar desconforto ao paciente se a anestesia for apenas tópica. Nesses casos, a sedação sistêmica (sublingual e/ou endovenosa) tem papel importante no conforto do paciente. Além disso, em uma eventual intercorrência intra-operatória (p.ex. luxação do cristalino para a cavidade vítrea), o olho bloqueado apresenta as condições para prosseguir com todas as manobras necessárias.
- Sempre que possível, ter à disposição um cirurgião de segmento posterior na sala ou que possa entrar em campo, quando for necessário. Em algumas situações, a presença desse especialista é fundamental, como p.ex quando há a luxação do cristalino para a cavidade vítrea, ou quando existe a recomendação de se retirar o óleo de silicone associado à facoemulsificação. Para os olhos vitrectomizados sem óleo de silicone e hipotônicos uma alternativa para melhorar a pressão intraocular durante a cirurgia é a instalação da cânula de infusão via pars plana.
- Superfície ocular: Se existe sinal de peritomia 360o previamente, recomenda-se a incisão limbar ou "clear-cornea", evitando as incisões córneo-esclerais
- Incisão: deve-se evitar a depressão da região das incisões, uma vez que o olho encontra-se com preenchimento liquido insuficiente no seu interior. A descompressão brusca que ocorre durante a entrada das lâminas na câmara anterior pode ocasionar uma atalamia importante, anteriorizando estruturas que se encontram no equador do globo ocular.
- Substâncias viscoelásticas: utilizar produtos que tenham propriedades de expansão (coesivos) e também protetores do endotélio (dispersivos).
- Capsulorrexis: Durante essa manobra, principalmente em olhos com câmara anterior profunda, (como olhos vitrectomizados), a incisão pode não ser valvulada, com conseqüente anteriorização do diafragma cristaliniano. Nesse passo cirúrgico, se as fibras zonulares estiverem tensionadas, corre-se o risco de haver a descontinuidade da capsulorrexis, impedindo o bom andamento dos passos seguintes, comprometendo a cirurgia. O correto manuseio do instrumental, de preferência a pinça de utrata e suas variações, podem minimizar esse problema.
- Hidrodissecção: deve-se evitar a realização, até termos certeza de que a cápsula posterior está intacta e que não há história de toque durante a VVPP. Hidrodelineação (separação do núcleo do epinucleo) é mais prudente, uma vez que mantém a proteção promovida pelo epinucleo sobre a cápsula posterior durante a facoemulsificação.
- Os olhos após vitrectomia por não terem mais preenchimento da câmara posterior com o vítreo tendem a facilitar o aprofundamento da câmara anterior que pode ser controlada pela modificação da altura da coluna da solução salina.

- Recomenda-se que a cirurgia seja feita mais lentamente do que a habitual. O "slow motion phaco" define uma série de passos cirúrgicos mais "lentos", desde a incisão, passando pela facoemulsificação em si, até o implante da LIO, evitando situações como aprofundamento da câmara, variação do tamanho pupilar, manipulação excessiva da catarata. Na mesma linha de raciocínio, técnicas que envolvem a realização do sulco na catarata podem ser dificultadas, uma vez que ao infundir liquido, a catarata posterioriza pela falta de sustentação vítrea. Técnicas que não utilizam sulcos, como "phaco-chop" e suas variações, que fazem uso do vácuo alto do aparelho para capturar e conquistar o núcleo são mais eficientes.
- Óleo de silicone: gotículas podem surgir na câmara anterior durante a cirurgia, mesmo com a cápsula íntegra, atravessando a zônula, deve-se aspirar as gotas que surgem durante a facoemulsificação.
- Implante da LIO: se for dobrável, sempre que possível, implantar com injetor próprio, para evitar manipulação excessiva das incisões. Em casos de LIOS rígidas, verificar o tamanho exato da incisão para a entrada da LIO.
- Procedimentos associados à cirurgia de catarata:
    - Retirada de óleo de silicone ;
    - Reintervenção (VVPP) associada à facoemusificação.
    - Trabeculectomia
    - Endociclocoagulação

98

Facoemulsificación en Pacientes con Vitrectomía Previa

Dr. Mateo de Regil Romero,
Dra. Lourdes Fernández de Ortega

Introducción

La vitrectomía para el manejo de diversas patologías vitreoretinianas ha sido favorecida por la sofisticación en las técnicas quirúrgicas y por el empleo concomitante de gas o aceite de silicón.[1]

Una vez que un paciente ha sido vitrectomizado, la posibilidad de desarrollar catarata durante el primer año del postoperatorio puede ser hasta del 80 por ciento, y en pacientes con aceite de silicón hasta del 100 por ciento.[2-3]

Antecedentes

Las indicaciones más frecuentes para la vitrectomía son:[4-5]

- Retinopatía diabética.
- Desprendimiento de retina regmatógeno.
- Agujero macular.
- Membrana epirretiniana.
- Oclusión de vena central de la retina con o sin hemorragia vítrea.

Las causas por las cuales hay progresión o formación de cataratas en pacientes vitrectomizados no han sido bien definidas; sin embargo, se han considerado como posibles los siguientes factores:

Oxidación del Cristalino

El incremento en la autofluorescencia del cristalino se correlaciona significativamente con la edad de los pacientes al momento de la cirugía. Estos hallazgos sugieren que los cristalinos de los pacientes de mayor edad son más vulnerables a cambios del mismo después de la intervención quirúrgica.[6] De Bustros y cols.[2] demostraron que los pacientes jóvenes tienen menor incidencia de esclerosis postoperatoria.

Se sabe que el proceso oxidativo juega un papel importante en la formación de catarata. Se ha demostrado que la oxigenación de las proteínas en los grupos sulfhídrico y disulfuro del cristalino favoreció la formación de esclerosis en pacientes que fueron sometidos a tratamientos con oxígeno hiperbárico. La presión del oxígeno en el humor acuoso es de 30 a 40 mmHg, comparada con 16.7 mmHg en el vítreo anterior; las soluciones de irrigación utilizadas durante la vitrectomía tienen una presión de oxígeno de 150 mmHg, es decir, de 10 a 15 veces mayor, lo que favorece la oxidación del cristalino y, por tanto, la formación de catarata.[7-8]

Asimismo, la remoción del vítreo modifica el microambiente que rodea al cristalino, lo que ocasiona el aumento en la oxidación del mismo. Este incremento está asociado a modificaciones en la permeabilidad de la cápsula posterior y cambios en la composición iónica del vítreo después de la vitrectomía.[9]

Composición Química de las Soluciones de Infusión

En la actualidad, la composición química de las soluciones de infusión busca ser similar a la del humor acuoso, para mantener así la transparencia y funcionalidad de las estructuras intraoculares.

De las soluciones de irrigación utilizadas para vitrectomía, la SSB Plus ha demostrado ser superior a la SSB, la solución Ringer y la salina normal, para mantener la función de las células endoteliales y la transparencia corneal.[10-11]

Sin embargo, hay reportes que señalan que el efecto sobre el cristalino es similar empleando la SSB Plus y la solución de Ringer, ya que ambas favorecen por igual una progresión de la esclerosis nuclear.[12]

Exposición a la Luz del Microscopio

La exposición intensa a la luz del microscopio quirúrgico puede ser un factor que facilite la oxidación de las proteínas del cristalino. Mitchell y Anderson[13] describen que la enzima catalasa, una de las enzimas antioxidantes existentes en el cristalino, es inactivada por la presencia de oxígeno y luz.

La presencia de opacidades difusas se relaciona con la luz ultravioleta emitida por el microscopio, a diferencia de la esclerosis nuclear que se asocia con la vitrectomía.[11]

Edad del Paciente

Un estudio realizado por Thompson,[12] cuya indicación para la vitrectomía fue la de un agujero macular y membrana epirretiniana, demostró un incremento mínimo de la esclerosis nuclear en pacientes menores de 50 años (7 por ciento), a diferencia de un aumento significativo y progresivo en pacientes mayores de 50 años (79 por ciento); mientras que en pacientes de 80 años con esclerosis nucleares previas a la vitrectomía, mostraron una tasa de incremento relativamente constante de su esclerosis pre-quirúrgica, en un seguimiento a dos años post-vitrectomía.

En todos los pacientes la evidencia de progresión de la esclerosis del ojo vitrectomizado tuvo una tasa 6 o 7 veces mayor en comparación con el ojo contralateral, siendo menor en pacientes menores de 50 años, incluyendo pacientes diabéticos aun con retinopatía diabética severa.[3,22]

Sin embargo, en pacientes jóvenes menores de 50 años, cuya indicación para la vitrectomía incluyó trauma y DR, la incidencia de catarata fue de hasta un 60 por ciento, predominando la opacidad subcapsular posterior, asociándose de manera significativa con el uso de gas intraocular a pesar de la edad.[15]

Uso de Gas

El uso de gas intraocular provoca un aumento en la esclerosis hasta un 60 por ciento, comparado con ojos sin uso del mismo.

El uso de gas de larga duración como el perfluopropano en la cavidad vítrea, provoca opacidades subcapsulares posteriores por el contacto directo con la superficie posterior del cristalino. El desarrollo de opacidades posteriores está también relacionado con la falta de posición prona completa de algunos pacientes. Estudios de fluorescencia no demostraron cambios del cristalino con el uso de aire en la cavidad vítrea.[12]

Aceite de Silicón

En estos casos su presencia, además de la opacidad del cristalino, se asocia a metaplasia y la proliferación de células epiteliales del cristalino, la cual pudiera estar ocasionada por la deficiencia en la nutrición del mismo, secundaria a la inhibición del metabolismo del cristalino (glucólisis anaerobia).[16]

Daño Directo Durante la Cirugía

El daño accidental al cristalino durante la vitrectomía es poco frecuente, con una incidencia del 0.8 al 2 por ciento.[3,17]

Tiempo Quirúrgico

No hay estudios convincentes que relacionen el tiempo quirúrgico con una progresión significativa de la esclerosis nuclear.

En un estudio realizado por Chen y cols.,[18] no encontraron diferencia, estadísticamente significativa, en procedimientos con duración promedio de 60 minutos (rango de 45 a 70 minutos).

Diabetes Mellitus

La tasa de extracción de catarata después de una vitrectomía en pacientes diabéticos suele ser menor en pacientes no diabéticos sometidos a una vitrectomía[19] (incidencia de 7 a 17 por ciento).[2,3] La causa más probable es que los niveles de oxígeno en el vítreo de estos pacientes diabéticos es menor, comparados con la población normal.[20]

Sin embargo, cabe mencionar que la tasa de complicaciones en estos pacientes después de la extracción de la catarata suele ser mayor que en los no diabéticos, especialmente en pacientes con retinopatías diabéticas severas y edema macular, que tienden a aumentar después de la cirugía de catarata en pacientes sin control metabólico adecuado previo.[21]

En la mayoría de los reportes, la esclerosis nuclear representa el tipo de catarata más frecuente en el 64 por ciento de los casos, y la opacidad subcapsular posterior en 48 por ciento, asociado al uso de gas en la cavidad vítrea.[22]

Valoración Pre-Quirúrgica

Existen varias situaciones a considerar cuando el paciente tiene vitrectomía previa y necesita cirugía de catarata:

- Si el paciente sólo está vitrectomizado.
- Si el paciente tiene aceite de silicón en cavidad vítrea.
- Si el aceite de silicón se le va a retirar o no.

La valoración preoperatoria de estos pacientes debe enfocarse principalmente en los siguientes aspectos:

- Valoración adecuada del segmento anterior bajo midriasis farmacológica en busca de diálisis o ruptura zonular con o sin facodonesis.
- Densidad del núcleo, ya que en estos pacientes son frecuentes los núcleos muy duros.
- Estado y densidad de las células endoteliales.

Cálculo y Elección de Lente Intraocular (LIO)

El cálculo del poder del LIO en ojos con silicón siempre ha representado un desafío porque los métodos de medición convencionales del eje axial pueden conducir a errores graves ocasionados a causa del índice de refracción del silicón que es de 1.4035, comparado con el del vítreo de 1.33, reduciendo la velocidad de trasmisión del sonido.[23]

Cuando se limita a la medición ecográfica del eje axial en los ojos con aceite de silicón, la velocidad del ultrasonido debe ser ajustada de 1,532 a 987 m/s.[24]

El uso de la biometría óptica coherente ha demostrado ser también de gran utilidad en la predictibilidad del cálculo del LIO en estos pacientes.

En la elección del lente intraocular en pacientes con enfermedad vitreorretiniana de fondo deben excluirse los lentes de silicón por la posibilidad de formar adherencias con el silicón en la cavidad vítrea, imposibilitando una adecuada visualización durante la cirugía cuando ésta se requiera.[25]

El uso de lente de acrílico con bordes rectangulares ha mostrado menor migración en las células epiteliales y mayor biocompatibilidad.[26]

Hallazgos y Consideraciones Transquirúrgicas

En la facoemulsificación a los pacientes con catarata no vitrectomizados, el vítreo da soporte y estabilidad a la cámara anterior al momento de realizar la técnica quirúrgica.

En pacientes con vitrectomía previa, la ausencia de vítreo provoca hipotonía y fluctuaciones en la profundidad de la cámara anterior, así como pérdida de la midriasis, provocando una mala visualización durante el acto quirúrgico.

La hipotonía ocular se presenta en el 7.2 por ciento de los casos y favorece la miosis e incrementa la retropulsión del diafragma irido-cristaliniano, favoreciendo fluctuaciones en la cámara anterior.[27] Se ha reportado que el uso de anestesia retrobulbar es preferible a la peribulbar, ya que la inyección intraconal puede contrarrestar la hipotonía en estos ojos.[28]

En nuestra experiencia, esta cirugía se puede realizar con anestesia tópica más sedación del paciente, tomando en cuenta las consideraciones mencionadas más adelante.

La disminución de la altura de la botella así como en el flujo y vacío minimizan las fluctuaciones en la cámara anterior y miosis intraoperatorias.[4]

En los pacientes con aceite de silicón en la cavidad vítrea a los cuales no se les va a retirar el aceite, es importante mantener los mismos parámetros acostumbrados para mantener la cámara anterior amplia y formada durante el procedimiento, ya que el aceite de silicón flota y tiende a elevar el diafragma irido-cristaliniano y colapsar la cámara anterior. En los casos con lesión zonular el silicón se puede pasar a cámara anterior **(Figura 1)**.

En aquellos pacientes con aceite de silicón en la cavidad vítrea a los cuales se les va a retirar el mismo, es muy conveniente que la extracción la realice un retinólogo antes de la facoemulsificación durante el mismo acto quirúrgico, debido a que aparenta ser un procedimiento sencillo en manos expertas y puede resultar fatal en manos inexpertas **(Figuras 2 y 3)**.

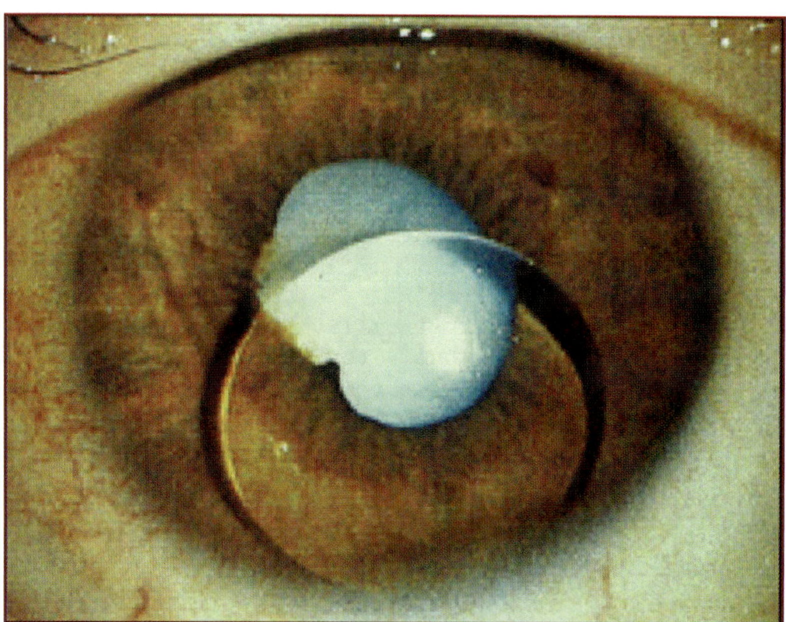

Figura 1. Ojo con catarata total y aceite de Silicon en cámra anterior *(Cortesia del Dr Juan Manuel Jimenez-Sierra).*

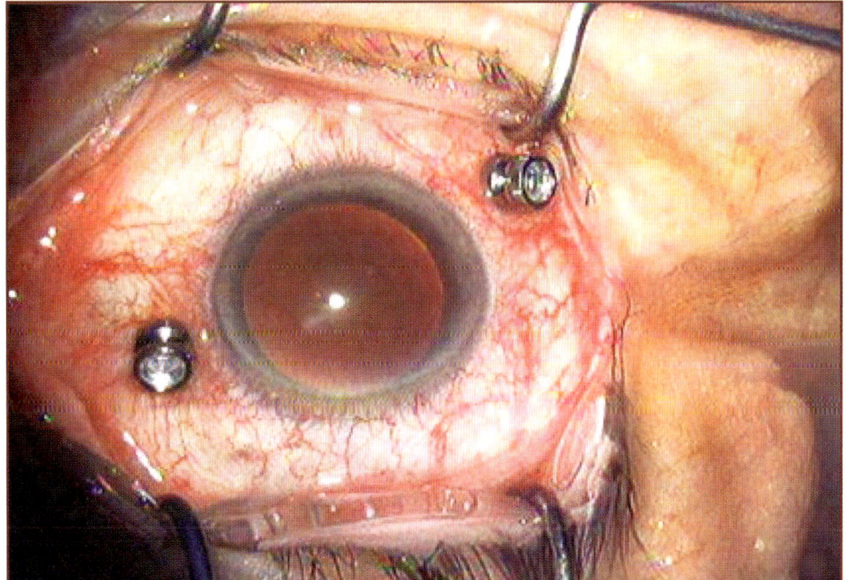

Figura 2. Trocares valvulados calibre 23 en pars plana para extracción de aceite de silicon de cámara vítrea.

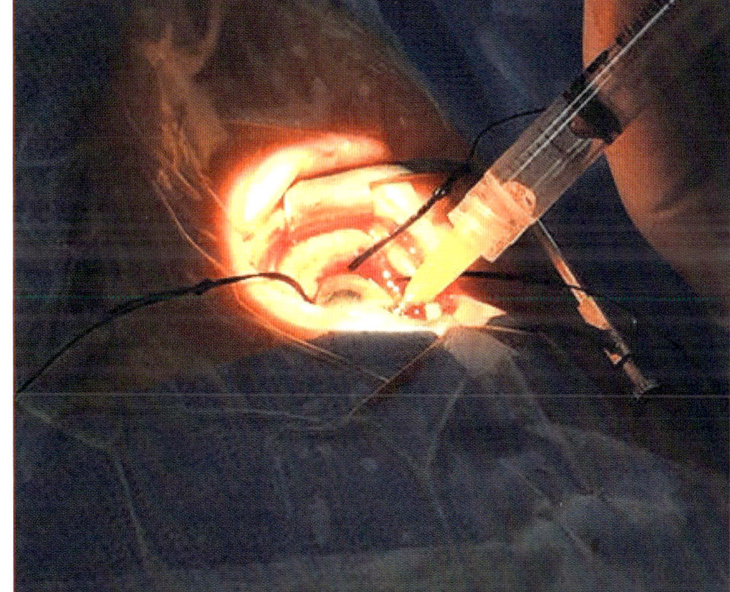

Figura 3. Extracción de aceite de silicon a través de trocar calibre 23 valvulado.

Las dificultades en la técnica quirúrgica en pacientes con vitrectomía previa sin aceite de silicón en la cavidad vítrea están asociadas a una excesiva profundización de la cámara anterior.[4,29] Este comportamiento puede estar asociado a la pérdida del ácido hialurónico y fibras de colágena, que le confieren las propiedades de gel al vítreo, además del posible daño a las fibras zonulares durante la vitrectomía.

El Síndrome de retropulsión del diafragma irido-cristaliniano ocurre con mayor frecuencia en la facoemulsificación de incisión pequeña. Este síndrome se caracteriza por el desplazamiento posterior del diafragma con marcada profundización de la cámara anterior y dilatación de la pupila. A menudo el paciente refiere incomodidad cuando el procedimiento se hace con anestesia tópica.[30]

Una incisión corneal poco biselada evita la formación de estrías corneales que dificultan la visibilidad al tener que angular la pieza de mano a causa de la profundización de la cámara anterior **(Figura 4)**.

En el 60 por ciento de los casos se presentan diámetros pupilares menores a 4 mm, que requieren el uso de ganchos retractores de iris o algún otro aditamento que nos permita mantener una adecuada visualización durante el procedimiento quirúrgico.

El uso de tinción capsular para realizar la CCC, como el azul de tripano, son de utilidad en pacientes sin reflejo de fondo.

Es importante una capsulorrexis circular continua grande, que permita la visualización del segmento posterior para futuras valoraciones y manejo de la patología vítreo-retiniana de fondo.

El uso de anillos de tensión capsular de PMMA en casos de lesión zonular importante está indicado.[28]

La técnica de Faco-Chop horizontal o vertical reduce el estrés zonular y evita la presión sobre el cristalino y por lo tanto, el desplazamiento posterior del diafragma irido-cristaliniano **(Figura 5)**. A diferencia de las técnicas de Stop and Chop o Dividir y Vencer donde una vez

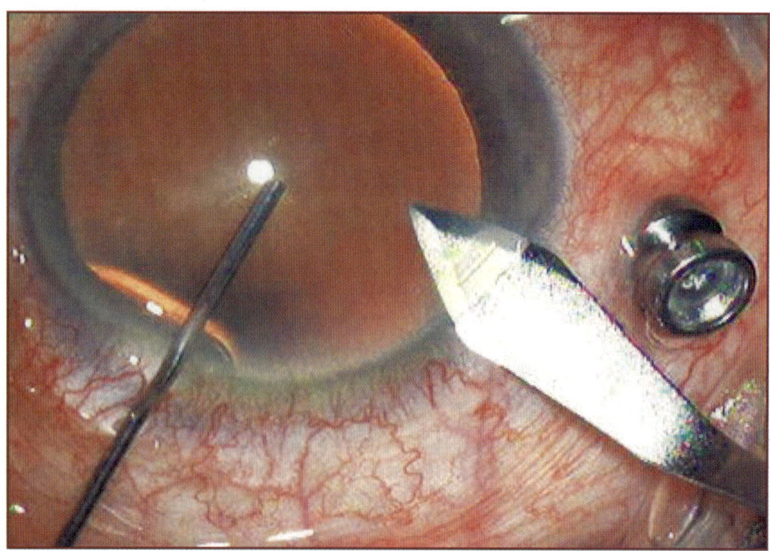

Figura 4. Incisión corneal poco biselada evita la formación de estrías corneales.

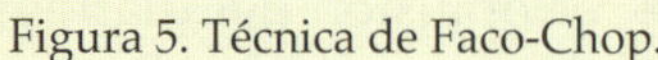

Figura 5. Técnica de Faco-Chop.

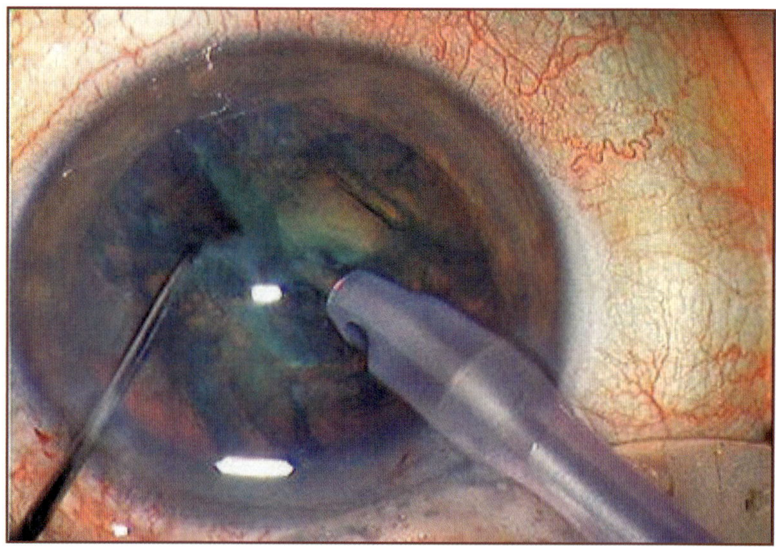

realizado el surco sobre el núcleo se hace presión sobre el cristalino para poderlo dividir.

También se ha demostrado que con la técnica de Faco-Chop se reduce el tiempo y la energía de ultrasonido total durante la emulsificación del núcleo, además de ser independiente del estado de la dilatación pupilar.[31]

Es posible también la luxación del núcleo a cá mara anterior eliminando así tensión adicional en zónulas comprometidas.[32]

La disminución del nivel de vacío al momento de aspirar los restos corticales es aconsejable para evitar la ruptura de la cápsula posterior por la inestabilidad que existe de la misma en estos pacientes.

La implantación del LIO es preferible en la bolsa capsular cuando hay integridad de la misma. En caso de lesión zonular o ruptura de la cápsula posterior, puede hacerse una fijación en sulcus o bien una fijación escleral del mismo en ausencia de soporte capsular adecuado.[33]

La presencia de una placa en la cápsula posterior se presenta principalmente en pacientes con aceite de silicón.[34] Se ha reportado que la hidrodelaminación del núcleo es una técnica más segura, sobre todo en pacientes con metaplasia de la cápsula posterior y debe de realizarse de manera sutil para prevenir lesiones capsulares y que la fractura del núcleo pueda llevarse a cabo con el epinúcleo actuando como protector.[35]

Actualmente, la cirugía combinada de facoemulsificación vía corneal con vitrectomía vía pars plana está indicada en pacientes con opacidad del cristalino que impide valorar adecuadamente el polo posterior. En los casos donde no existe reflejo de fondo por hemorragia vítrea, la tinción con azul de tripano facilita considerablemente la CCC.

Complicaciones

Las complicaciones intraoperatorias más frecuentes son: dificultad para la realización de la capsulorrexis anterior (6 por ciento); ruptura de la cápsula posterior (10 por ciento) y pérdida del núcleo en cavidad vítrea (14 por ciento).[5]

Las complicaciones más frecuentes en el postoperatorio son: opacidad de la cápsula posterior (28 por ciento); aumento de la PIO (20.3 por ciento); defectos en el epitelio corneal (18.9 por ciento); hemorragia vítrea (6.7 por ciento); edema corneal (6.7 por ciento); captura de lente intraocular en iris (5.3 por ciento) y fibrina en cámara anterior (4 por ciento).[36]

Referencias

1. McDermott ML, Puklin JE, Abrams G W, Eliott D. Phacoemulsification for cataract following pars plana vitrectomy. Ophthalmic Surg Lasers. 1997 Jul; 28(7)558-64.
2. de Bustros S, Thompson JT, Michels RG, Enger C, Rice TA, Glaser BM. Nuclear sclerosis after vitrectomy for idiopathic epiretinal membranes. Am J Ophthalmol.1988 Feb 15; 105(2):160-4.
3. Novak MA, Rice TA, Michels RG, Auer C. The crystaline lens after vitrectomy for diabetic retinopathy. Ophthalmology. 1984 Dec; 91(12):1480-4.
4. Grusha YO, Masket S, Miller KM. Phacoemulsification and lens implantation after pars plana vitrectomy. Ophthalmology. 1998 Feb; 105(2):287-94.
5. Biro Z, Kovacs B. Results of cataract surgery in previously vitrectomized eyes. J Cataract Refract Surg. 2002 Jun; 28(6):1003-6.
6. Yuichiro O, Taiji T, Hitoshi I, Nobuchika O. Quantitative Analisis of Lens Changes After Vitrectomy by Fluo-rophotometry. Am J Ophthalmol 1991; 111:179-183.
7. Cotlier, E. The lens. In Moses, RA., and Hart W. M.,Jr. (eds): Alders Physiology of the eye. Clinical Application. St. Louis. C.V. Mosby, 1987, pp. 268-290.
8. Bron AJ, Vrensen GF, Koretz J, Maraini G, Harding JJ. The ageing lens Ophthalmolovica. 2000 Jan-Feb;214(1):86-104.
9. Boscia H Grattagliano 1, venaemiale G, Micelli-Ferrari T, Altomare E. Protein oxidation and lens opacity in humans. Invest Ophthalmol Vis Sci. 2000 Aug;41(9): 2461-5.
10. Benson WE, Diamond JG, Tasman W. Intraocular irrigating solutions for pars plana vitrectomy. Arch Ophthalmol 1981; 99:1013-15.
11. Masatsugu N, Tsutomu N, Mitsushi H. Effects of oxidized glutathione and reduced glutathione on the barrier function of the corneal endothelium. Cornea 1994; 13:493-95.
12. Thompson J. The role of patient age and intraocular gases in cataract progression following vitrectomy for macular holes an epiretinal membranes. Trans Am Ophthalmol Soc 2003; 101:479-492.
13. Mitchell, RL, and Anderson, I.C. Catalase photoinactivation. Scince 150:74,1965.

14. Taylor HR, West SK, Rosenthan FS, et al. Effect of ultraviolet radiation on cataract formation. N Engl J Med 1989; 319(22):1429-1433.
15. Blodi BA, Paluska SA. Cataract after vitrectomy in young patients. Ophthalmology 1997; 104:1092-1095.
16. Borislav D. Cataract after silicone oil implantation. Doc Ophthalmol 1993; 83(l):79-82.
17. Faulborn J, Conway BP, Machemer R. Surgical complications of pars plana vitreous surgery. Ophthalmology. 1978 Feb; 85(2):116-25.
18. Cheng L, / SP, El-Bradey MH, Scholz BM, Chaidhawangul S, Toyoguchi M, Freeman WR. Duration of vitrectomy and postoperative cataract in the vitrectomy for macular hole study. Am J Ophthalmol 2001 Dec; 132(6):881-7.
19. Smiddy WE, Feuer W. Incidence of cataract extraction after diabetic vitrectomy. Retina. 2004.
20. Holekamp NM, Shui YB, Beebe D. Lower intraocular oxygen tension in diabetic patients: possible contribution to decreased incidence of nuclear sclerotic cataract. Am J Ophthalmol. 2006 Jun; 141(6):1027-32.
21. Oyakawa RT, Schachat AP, Michels RG, Rice TA Complications of vitreous surgery for diabetic retinopathy. I. Intraoperative complications. Ophthalmology. 1983 May; 90(5):517-21.
22. Cherfan GM, Michels RG, de Bustros S, Enger C, Glaser BM. Nuclear sclerotic cataract after vitrectomy for idiopathic epiretinal membranes causing macular pucker. Am J Ophthalmol. 1991 Apr 15; lll(4):434-8.
23. Shugar JK, de Juan Jr E, McCuen II BW, Tiedeman J, LandersIII MR, Machemer R. Ultrasonic examination of the silicone-filled eye: theoretical and practical considerations. Graefe's Arch Clin Exp Ophthalmol 1986; 224: 361–367.
24. Ghoraba HH, El-Dorghamy AA, Atia AF, et al.: The problems of biometry incombined silicone oil removal and cataract extraction: a clinical trial. Retina 2002, 22:589–596.
25. Apple DJ, Federman JL, Krolicki TJ, et al.: Irreversible silicone oil adhesion to silicone intraocular lenses. A clinicopathologic analysis. Ophthalmology 1996, 103:1555–1561; discussion 1561–1562.
26. Raj A. Phacoemulsification and intraocular lens implantation following pars plana vitrectomy: a prospective study. Eye (Lond). 2005 Feb;19(2):218; author reply 218-9.
27. Pinter SM, Sugar A. Phacoemulsification in eyes with past pars plana vitrectomy: case-control study. J Cataract Refract Surg. 1999 Apr; 25(4):556-61.
28. Lam DS, Rao SK, Chan WM, Leung AT. Combined phacoemulsification and pars plana vitrectomy. J Cataract Refract Surg. 1999 Oct; 25(10):1309-11.
29. Diaz Lacalle V, Orbegozo Garate FJ, Martinez Alday N, Lopez Garrido JA, Aramberri Agesta J. Phacoemulsification cataract surgery in vitrectomized eyes. J Cataract Refract Surg. 1998 Jun; 24(6):806-9.
30. J C Cionni RJ, Barros MG, Osher RH. Management of lens-iris diaphragm retropulsion syndrome during phacoemulsification. Cataract Refract Surg. 2004 May;30(5):953-6.)
31. Sachdev NSukhija J,et. Al., Phacoemulsification in vitrectomized eyes: results using a 'phaco chop' technique. Acta Ophthalmol. 2009 Jun;87(4):382-5.
32. Alio JL, Mulet ME, Shalaby AM, et al.: Phacoemulsification in the anterior chamber. J. Cataract Refract Surg 2002, 28:67–75.)
33. Glazer LC, Azar DT: Sulcus suture-fixated posterior chamber intraocular lenses. In Intraocular Lenses in Cataract and Refractive Surgery. Edited by Azar DT. Philadelphia: WB Saunders; 2001:171–184.)
34. McDermott ML, Puklin JE, Abrams GW, Eliott. Phacoemulsification for cataract following pars plana vitrectomy. Ophthalmic Surg Lasers. 1997 Jul; 28(7)558-64.
35. Raj A. Phacoemulsification and intraocular lens implantation following pars plana vitrectomy: a prospective study. Eye. 2005 Feb; 19(2):218; author reply 218-9.
36. Demetiades NM, combined phacoemulsification, Intraocular lens implantaiton and vitrectomy for eyes with coexisting cataract and vitroretinal pathology. Am J Ophthalmol 2003; 135:291-296.

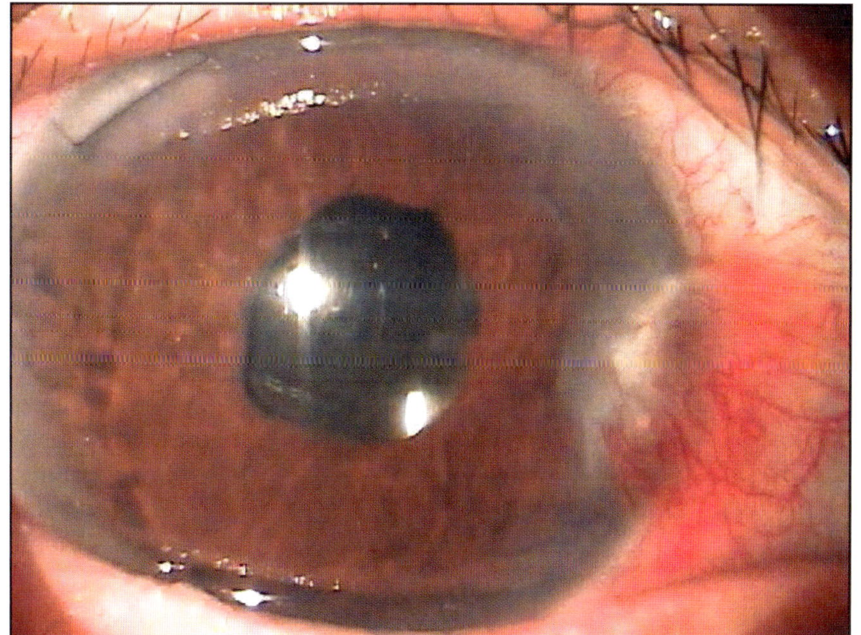

Figura 6. Postquirúrgico inmediato de paciente con pupila pequeña en donde fueron realizadas esfinterotomías en el borde pupilar, se aprecia éste ligeramente irregular, la presencia de lente intraocular y pliegues en Descemet.

Dilatación Pupilar Mecánica Directa

El termino dilatación pupilar mecánica directa (DPMD) consiste en que utilizando dos instrumentos se abra la pupila por medio de la elongación o estiramiento del borde pupilar, se debe realizar con una buena cantidad de viscoelástico en la cámara anterior para que esta se profundice y exista un espacio amplio que nos permita realizar movimientos dentro de ella.

Se recomienda el uso de ganchos rotadores de LIO, de manipuladores del iris, manipuladores de núcleo o cualquier otro instrumento fino que en el extremo tenga una anulación pequeña, en forma de gancho, en "Y" o en T para este propósito se recomienda el uso de los siguientes instrumentos: ganchos de Kuglen, rotador de Bechert, gancho de Sinsky, gancho de (Rentsch **Figura 7)** y en ocasiones hasta un simple "chopper" puede funcionar. Incluso el uso de las

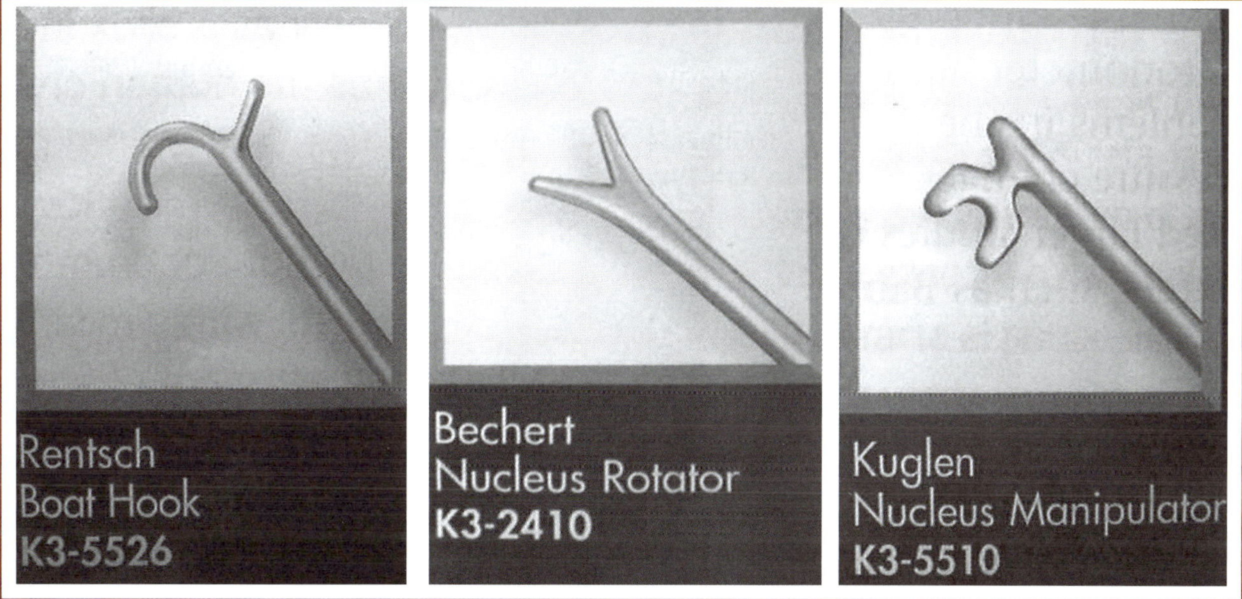

Figura 7. Gancho de Rentsch Boat, manipulador de núcleo de Kuglen y Rotador de núcleo de Bechert, auxiliares en la maniobra de dilatación pupilar mecánica directa.

pinzas finas para la realización de la capsulorrexis con las ramas largas como lo es el caso de pinzas de Utrata puede servir para tomar el borde de la pupila y traccionar hacia la periferia elongando y abriendo así la pupila **(Figura 8)**.

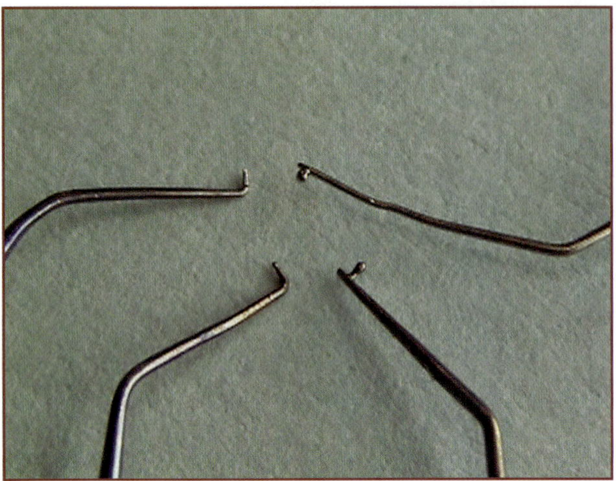

Figura 8. En el extremo derecho se ilustran dos rotadores de Lester, en el extremo izquierdo superior gancho rotador de Sinsky y en el extremo inferior derecho chopper de Nahagara que pueden ser utilizados para la maniobra de dilatación pupilar mecánica directa.

La técnica sugerida consiste que una vez realizados tanto la herida quirúrgica a través de cornea clara así como el segundo puerto lateral y liberadas las sinequias en caso de existir, se introducen los dos instrumentos elegidos a preferencia del cirujano según su experiencia, uno por cada entrada a cámara anterior previo llenado de viscoelástico en la cámara anterior, personalmente recomiendo que la elongación o estiramiento sea en forma cruzada de los dos instrumentos localizando sus puntas o extremos directamente en el borde de la pupila mientras uno de ellos empuja el otro tracciona la pupila dando como resultado la apertura forzada de la misma, esta maniobra se repite varias veces girando y recolocando los instrumentos a diferentes meridianos del borde pupilar con la finalidad de que la apertura sea simétrica y regular. Puede darse el caso de que si la causa de cierre pupilar se deba a la presencia de una membrana vascularizada, en el momento de jalar y traccionar dicha pupila se rompan algunos vasos con el consecuente sangrado a cámara anterior lo que nos obliga a repeler o rechazar dicho sangrado introduciendo nuevamente una cantidad generosa de material viscoelástico dejando nuevamente transparente la zona de manipulación quirúrgica. Pienso personalmente que esta maniobra es de las más útiles y efectivas para aumentar el diámetro pupilar siendo a la vez sumamente accesible y reproducible tanto para los diferentes casos como para los diferentes cirujanos ya que no requiere de instrumentos especializados sino los mismo que utilizamos durante la técnica de facoemulsificación o manipulación del LIO y que además siempre deben de estar en cualquier set quirúrgico de cirugía de segmento anterior.

Dilatación Pupilar Indirecta

La dilatación pupilar indirecta (DPI) es otra forma de abrir la pupila y tener más espacio para la visualización y manejo del cristalino, es básicamente el mismo principio de la Dilatación Pupilar Directa (DPD) pero usando instrumentos diseñados ex profeso para dicho fin. De este tipo de instrumentos contamos con dos principales representantes como lo son el dilatador de Beehler **(Figuras 9 y 10)** construido por varias

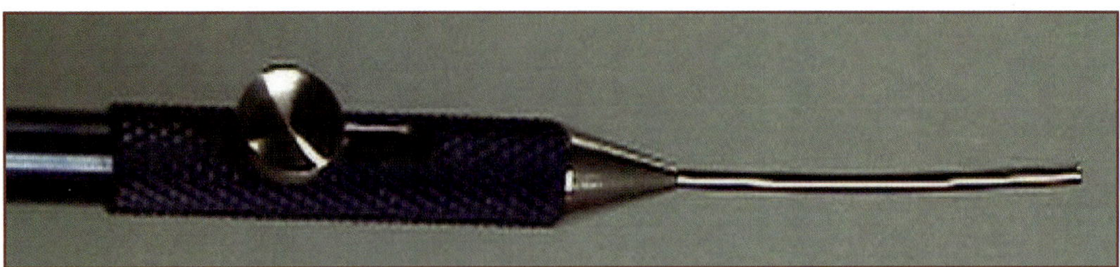

Figura 9. Dilatador de Beehler en su posición cerrado.

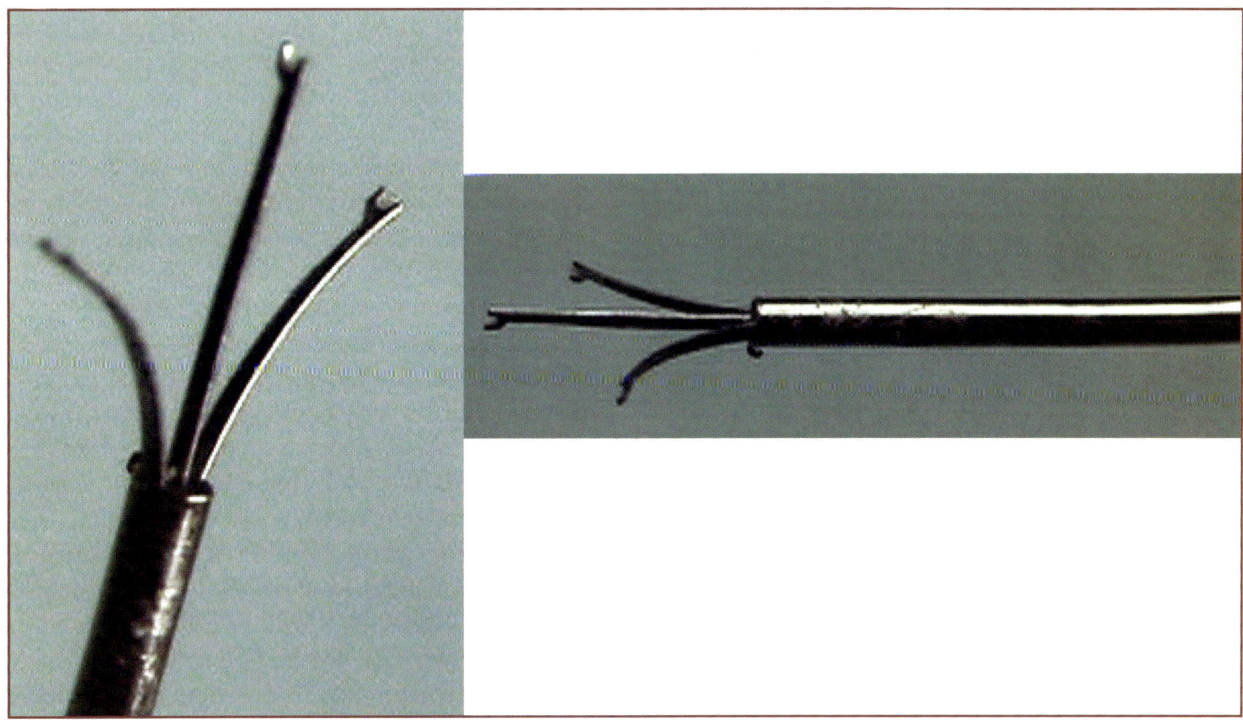

Figura 10. Dilatador de Beehler mostrando sus 3 ramas.

casas comerciales (Moria No. 19009), el cual consiste en una pinza de acción directa con el extremo terminal en forma de tubo coaxial al final de la cual presenta un gancho fijo en el tubo y a través de este salen tres ramas que se extienden hasta obtener un diámetro de extensión pupilar de hasta 6 o 7 mm.

Cada una de estas tres ramas que se abren y extienden presenta en su extremo distal una especie de U o de horquilla que facilita la toma o fijación del borde pupilar a ella. Otro instrumento similar pero con una sola rama o vástago expansor es la pinza dilatadora pupilar de Keuch (Katena K3-4950) **(Figura 11)** la cual solamente expande la pupila en dos puntos uno fijo que es el tubo y otro que es el vástago o rama expansora.

Cualquiera de estos dos instrumentos proporciona el mismo efecto que los ganchos rotadores pero teniendo solo que introducirlo por una sola entrada que por lo menos tendrá que ser de 2.5 a 3 mm. Dando como resultado de una apertura pupilar regular de 6 a 7 mm. Produciendo unas pequeñas rupturas en el esfínter pupilar

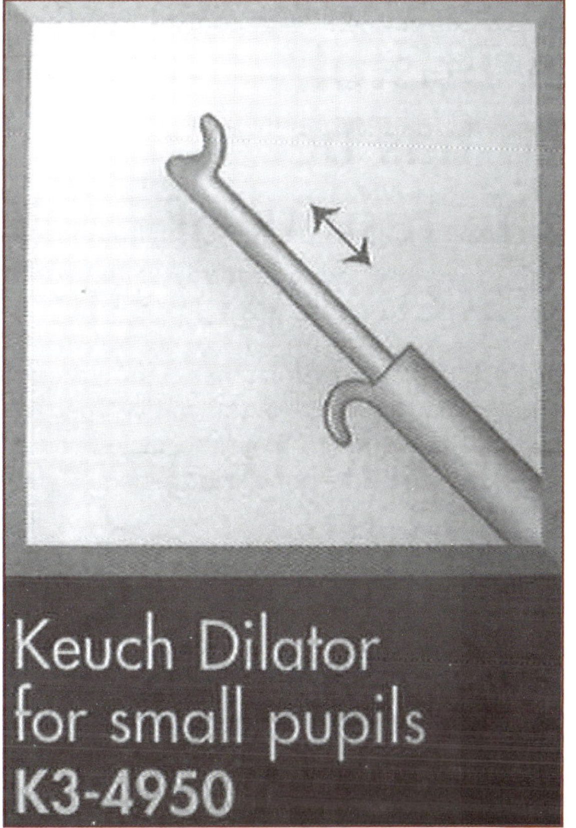

Figura 11. Dilatador de Keuch.

lo cual no impide que esta vuelva a cerrarse y obtener una pupila funcional y cosméticamente aceptable, prácticamente se obtiene el mismo resultado que los ganchos que al igual que con ellos se tendrá que usar una cantidad de viscoelástico suficiente para mantener la cámara anterior amplia y así facilitar las maniobras y proteger las demás estructuras principalmente el endotelio corneal.

Síndrome de Iris Laxo

El síndrome de iris laxo "Floppy Iris Syndrome" o IFIS por sus siglas en inglés, fue reportado por primera vez en 2005 por Chang y Campbell.[18] Los autores describieron una tendencia a la pobre dilatación y una triada de signos intraoperatorios característicos del IFIS: 1) Estroma iridiano flácido u ondulante; 2) Propensión de prolapso del iris hacia la incisión del faco y puerto accesorio y 3) Constricción pupilar progresiva intraoperatoria.

Chang y Campbell reportaron una fuerte asociación con el alfa1-antagonista tamsulosina (Flomax).

Causas de Iris Flácido Intraoperatorio

La incidencia de la hiperplasia prostática benigna es de aproximadamente 50% en hombres mayores de 50 años y 90% en hombres mayores de 85 años.

La tamsulosina es la droga más común prescrita para el tratamiento de síntomas de hiperplasia prostática benigna (HPB) su asociación con IFIS ha sido confirmado por varios artículos publicados.[19]

El estudio prospectivo más grande del manejo del IFIS estudió 167 pacientes consecutivos en 135 pacientes usuarios de tamsulosina que se presentaron para cirugía de catarata en 10 sitios quirúrgicos.[20] El siguiente sistema de clasificación del IFIS fue utilizado: leve (ondulamiento del iris únicamente), moderado (ondulamiento y miosis intraoperatoria) y severa (triada clásica incluyendo prolapso de iris).

Dentro de la fisiopatología por lo menos 3 subtipos de receptor alfa 1 han sido descritos en humanos; ∝1A, ∝1B y ∝1D.[21] Su distribución varía en diferentes órganos y aproximadamente el 70% de los receptores ∝1 en la próstata humana son subtipo ∝1A. Basado en estudios en animales e in vitro, la tamsulosina tiene una afinidad 20 veces mayor por los receptores ∝1A que para los receptores ∝1B. Debido a lo anterior, la tamsulosina es más uroselectiva con menos efectos adversos cardiovasculares que la terazosina y doxazosina, los cuales no son selectivos ∝1.

Existen muchos reportes de IFIS en pacientes bajo tratamiento con antagonistas ∝1 no selectivos, lo cual indica que el IFIS también pude ser una complicación potencial de este grupo de medicamentos.

El síndrome de iris laxo postoperatorio también ha sido asociado con otros tratamientos para la hiperplasia prostática benigna como el finasteride y el remedio herbal Saw Palmetto (Serenoa repens). Ha sido asociado anecdóticamente con otros medicamentos como las drogas antipsicóticas las cuales poseen algunos efectos ∝-agonistas 19 y otros medicamentos que tienen el potencial de inducir relajación del músculo dilatador del iris son los antagonistas de la endotelina-A, antagonistas de la angiotensina y los compuestos donadores de óxido nítrico.[25]

Debido a que los ∝1- antagonistas también son prescritos para la retención urinaria o hipertensión en mujeres, es importante recordar que el IFIS puede encontrarse en cualquier sexo. La tamsulosina frecuentemente es prescrita como un adyuvante de corta duración para el tratamiento de cálculos renales, esto es relevante, debido a que la tamsulosina puede causar IFIS de manera inmediata. Shah et al.[29] publicaron un caso de IFIS que ocurrió dos días después de que fue iniciada la tamsulosina; otro caso fue reportado después de dos semanas del uso de la tamsulosina. Existen múltiples estudios que sugieren que el síndrome de iris laxo aparece menos frecuentemente y de manera menos severa en pacientes tomando un subtipo no selectivo de antagonistas ∝1.

Los inhibidores de la 5-∝ reductasa, finasterida y dutasteride son otra clase diferente de medicamentos aprobados para los síntomas de HPB. Estos medicamentos disminuyen los niveles de la hormona dihydrotestosterona, con la disminución en el tamaño de la próstata; sin embargo el inicio en la mejoría de los síntomas urinarios toma mucho más tiempo y estos medicamentos están asociados con una disminución en la libido reversible, que se atenúa con el tiempo. Un estudio realizado por el instituto Nacional de Cáncer en Estados Unidos, encontró que el finasteride reduce el riesgo de cáncer de próstata en un 25 a 30% en hombres mayores de 55 años. Además de un reporte anecdótico de IFIS asociado a Finasteride, no existen estudios que indiquen un riesgo elevado con este grupo de medicamentos; por lo cual en pacientes con cataratas, finasteride puede tratar los síntomas de HPB y disminuir los riesgos para el cáncer de próstata sin incrementar el riesgo de síndrome de iris laxo.

En la farmacología del síndrome di iris laxo intraoperatoria, Chang y Campbell[18] postularon inicialmente que la tamsulosina sistémica bloque la contracción del músculo liso del dilatador del iris y produce una disminución del tono muscular, lo que ocasiona pobre dilatación, laxitud de iris y una propensión al prolapso. Un factor que influye en la asociación más fuerte con tamsulosina que con los antagonistas ∝1 es que la tamsulosina tiene una afinidad mucho mayor para el receptor ∝1.

Un estudio Alemán utilizo tomografía de coherencia óptica para medir el grosor iridiano en pacientes tomando tamsulosina antes de la cirugía de catarata. El grosor total del iris estaba reducido en comparación con los ojos controles.[19]

Manejo del Síndrome de Iris Laxo Intraoperatorio

Se han descrito diversas estrategias en el manejo del IFIS, estas incluyen una variedad de estrategias farmacológicas, el uso de facoemulsificación bimanual con microincisión, el uso de viscoelásticos, en conjunto con parámetros bajos en la fluídica y la colocación de dispositivos dilatadores mecánicos.

El tamaño de las incisiones debe ser planeado cuidadosamente y realizando una herida anterior a la raíz del iris. La hidrodisección debe ser realizada muy suavemente para evitar prolapso del iris y se debe dirigir la corriente de irrigación flujo lejos del borde pupilar. Se debe considerar disminuir los parámetros de irrigación y aspiración. La facoemulsificación bimanual por microincisión reduce la tendencia al prolapso del iris debido a incisiones más herméticas. Las esfinterotomías de espesor parcial y el stretching pupilar son medidas inefectivas en el síndrome de iris laxo y pudieran exacerbar la condición.[18]

La pobre dilatación preoperatoria es un predictor importante de la severidad del IFIS. El ondulamiento del iris durante la inyección inicial de lidocaína en la cámara anterior también es un indicativo de la severidad del iris.[19]

Medidas Farmacológicas

Se ha descrito la ocurrencia del IFIS incluso en pacientes que han suspendido el uso de la tamsulosina por más de un año, por lo cual debe existir un efecto prolongado o cambios irreversibles en los receptores iridianos.

La suspensión de los alfa bloqueadores antes de su cirugía no ha mostrado una disminución en la incidencia de IFIS por lo que es controversial esta práctica, ya que puede desencadenar un cuadro de retención urinaria aguda.

La inyección intracamerular de medicamentos ∝1 agonistas ha demostrado estimular los receptores del músculo dilatador del iris. Gurbaxani, et al. reportaron el uso exitoso de fenilefrina intracamerular. Shugar[26] en los Estados Unidos fue el primero en reportar la eficacia de la epinefrina intracamerular en pacientes usando tamsulosina. La epinefrina intracamerular dilata la pupila, solo en algunos casos con IFIS, adicionalmente estos medicamentos devuelven la rigidez al iris incrementando el tono del músculo dilatador, lo cual puede disminuir la tendencia al prolapso del iris.

Masket[27] publicó el uso de atropina preoperatoria para maximizar la cicloplegia en ojos en riesgo de IFIS.

Dispositivos Oftálmicos Viscoelásticos

Como inicialmente fue reportado por Osher y Koch[27] el Healon[5] (hialuronato de sodio al 2.3%), por su alta viscosidad puede disminuir el prolapso del iris; sin embargo debe utilizarse con parámetros bajos de flujo (≤25 cc/min) y vacíos bajos (≥250 mmHg) para disminuir su aspiración de la cámara anterior, este puede ser inyectado de manera repetida por razón necesaria.

Arshinoff[28] sugiere la colocación de un viscoelástico dispersivo como el Viscoat (hialuronato de sodio 3.0% y condroitín sulfato 4.0%) en la periferia, junto con Healon[5] en la parte central para crear la técnica de concha suave para IFIS.

Anillos de Dilatación Pupilar

Otra medida útil y efectiva para abrir y sobre todo mantener una pupila durante todo el procedimiento de facoemulsificación es el uso de anillos dilatadores, los cuales se están usando más frecuentemente y con éxito para mantener abierta la pupila más que el de abrirla como lo es el caso en la actualidad del Síndrome del iris laxo o "Floppy Iris Syndrome" o IFIS por sus siglas en inglés.

Precisamente el uso de estos anillos facilita dichas maniobras, contamos con dos tipos de anillos uno, el más usado es el llamado anillo dilatador pupilar de Morcher Type 5S, el cual es una anillo sólido de polimetilmetacrilato (PMMA) que se introduce a la cámara anterior previamente llena de material viscoelástico pudiendo introducirse con pinzas finas y la ayuda de ganchos de Sinsky, este anillo expande la pupila a 300 grados de amplitud con un diámetro de 6 mm, en cada extremo presenta un pequeño anillo para facilitar su implantación y su retiro, también existe un instrumento diseñado por la casa Geuder para implantarlo y retirarlo como si fuera un inyector semejante al que se utiliza para los anillos capsulares, la ventaja de este anillo es que deja una pupila intacta después de usarlo sin necesidad de romper el esfínter y solo lo elonga y distiende respetando la forma de la pupila, en caso de existir sinequias se deberán de liberar para que el borde de la pupila quede libre y sea más sencillo el implantarlo. El siguiente anillo que funciona por el mismo principio es el "Perfect Pupil" el cual es un anillo expansor de material de poliuretano fabricado por la casa BD Ophthalmic Systems diseñado por el Dr. John Milverton en Sydney, Australia. Este anillo mantiene una apertura pupilar de 7 mm de diámetro con 4 fenestraciones que facilitan su maniobrabilidad, así como una amplitud de 315 grados y presenta de la misma manera que el de la casa Morcher un canal externo para que se inserte el borde de la pupila, la gran diferencia con el anterior es que tiene en su extremo proximal un pequeño brazo que facilita su inserción y acomodo en la pupila quedando dicho brazo por fuera del ojo a través de la herido quirúrgica corneal siendo este extremadamente delgado (0.4mm), también existe un inyector para el retiro e implantación del mismo a través de la incisión en cornea clara. El material es sumamente flexible y biocompatible, el brazo que tiene en su extremo permanece a través de la incisión quirúrgica de cornea clara junto a la punta del facoemulsificador, a la cual deja moverse libremente durante el procedimiento.

Ganchos Pupilares

Uno de los primeros instrumentos auxiliares para abrir y mantener la pupila abierta fueron los ganchos de tracción pupilar usados y diseñados para la cirugía de polo posterior y retinólogos. Los iniciales fueron fabricados por la casa Grieshaber **(Figura 12)** y en la actualidad existen ya otras casas comerciales que los fabrican incluso hay cirujanos que fabrican los suyos utilizando sutura de polipropileno de calibre de 2 a 4 ceros, los cuales tienen una forma de bastón con una longitud de aproximadamente 10 mm. En cuyo extremo presenta un dobles curvo en forma de gancho o "J" con un diámetro de 0.4 mm y muy flexibles lo cual facilita su inserción.

La técnica consiste en realizar 4 incisiones equidistantes es decir a 90 grados de distancia entre cada una de ellas, con los cuchilletes convencionales de 1 mm o de 15 grados que se utilizan para la realización de la incisión lateral para el uso de la mano izquierda, previamente se lle-

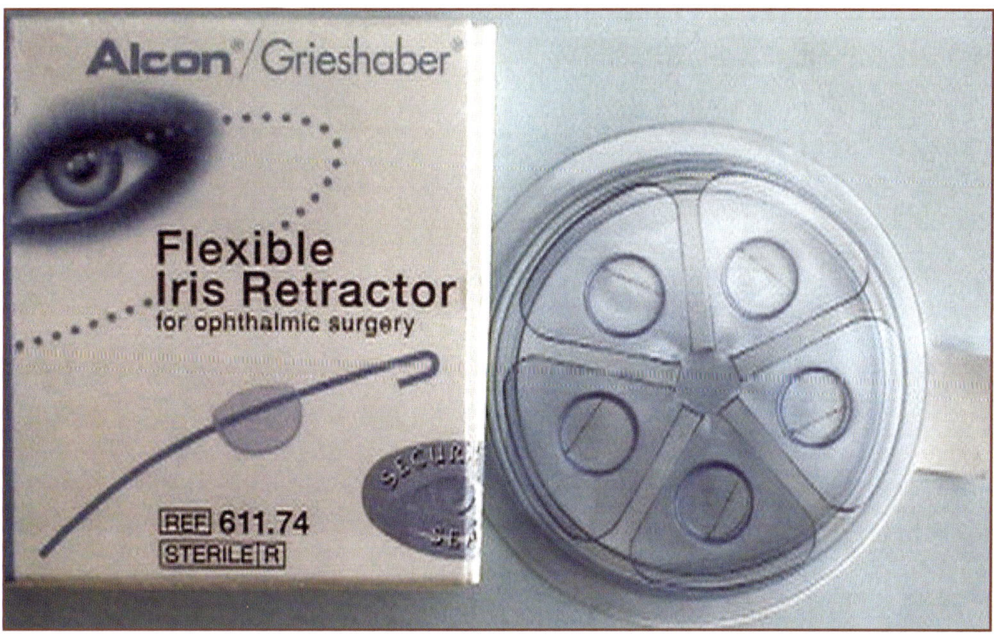

Figura 12. Ganchos retractores de iris (Alcon/Grieshaber)®.

na la cámara anterior de viscoelástico de preferencia de alto peso molecular como lo sería el Healon 5 (Pfizer Ophthalmics, New York. NY USA). Y a través de cada una de estas incisiones se introduce cada uno de los ganchos por el extremo donde se encuentra la "J" y con sumo cuidado para no lastimar la cápsula del cristalino dicho extremo toma el borde pupilar y la tracciona hacia la periferia de la cámara anterior con la finalidad de que esta se abra y se mantenga en dilatación, para darle firmeza a este gancho y mantenga la pupila en la posición deseada y no se mueva el retractor en el extremo opuesto existe un botón de material plástico silicón que es atravesado por el mismo gancho pudiéndolo deslizar hasta que tope con la superficie corneal y se mantenga en la posición deseada. Esta maniobra se repite con los otros tres restantes ganchos retractores de la pupila y una vez que se ha abierto la pupila y se han realizado las maniobras quirúrgicas necesarias, la manera de retirarlos es desengancharlos cuidadosamente del borde pupilar y extraerlos de la manera inversa que se introdujeron, dejando las herida intactas al final de la cirugía o tal vez infiltrándolas un poco con solución salina balanceada para que se hidraten y permanezcan selladas sin la necesidad de tener que aplicar algún punto de sutura. También pueden ser utilizados de la misma manera los ganchos retenedores de cápsula del Dr. Richard Mackool que fueron diseñados para mantener firme la bolsa capsular un caso de pseudoexfoliación o de zónula débil, estos son re-usables de material de titanio.

Existen también retractores re-usables de 4-0 de poliprolileno (Katena Products, FCI and Oasis Medical), los cuales son del mismo tamaño y rigidez que las hátpicas de los lentes intraoculares, pueden ser fácilmente esterilizados en autoclave y más fácilmente manipulables.

Anillo de Malyugin

Dr. Boris Malyugin del Instituto Fyodorov presento un nuevo dispositivo para abrir y mantener abiertas las pupilas en caso de no obtener una buena midriasis para cirugía de catarata, **(Figura 13)** que consiste en un anillo de polipropileno de calibre 2 ó 4-0, cerrado en sus extremos, pero su principal característica es que tiene cuatro anillos creados sobre sí mismos al ser doblados, quedando una especie de cuadrado y en cada esquina se encuentra uno de estos anillos. Se introduce por la herida corneal quirúrgica plegándose sobre sí mismo hasta alcanzar la cámara anterior y expandiéndose sobre la pupila quedando cada uno de estos anillos engarzados

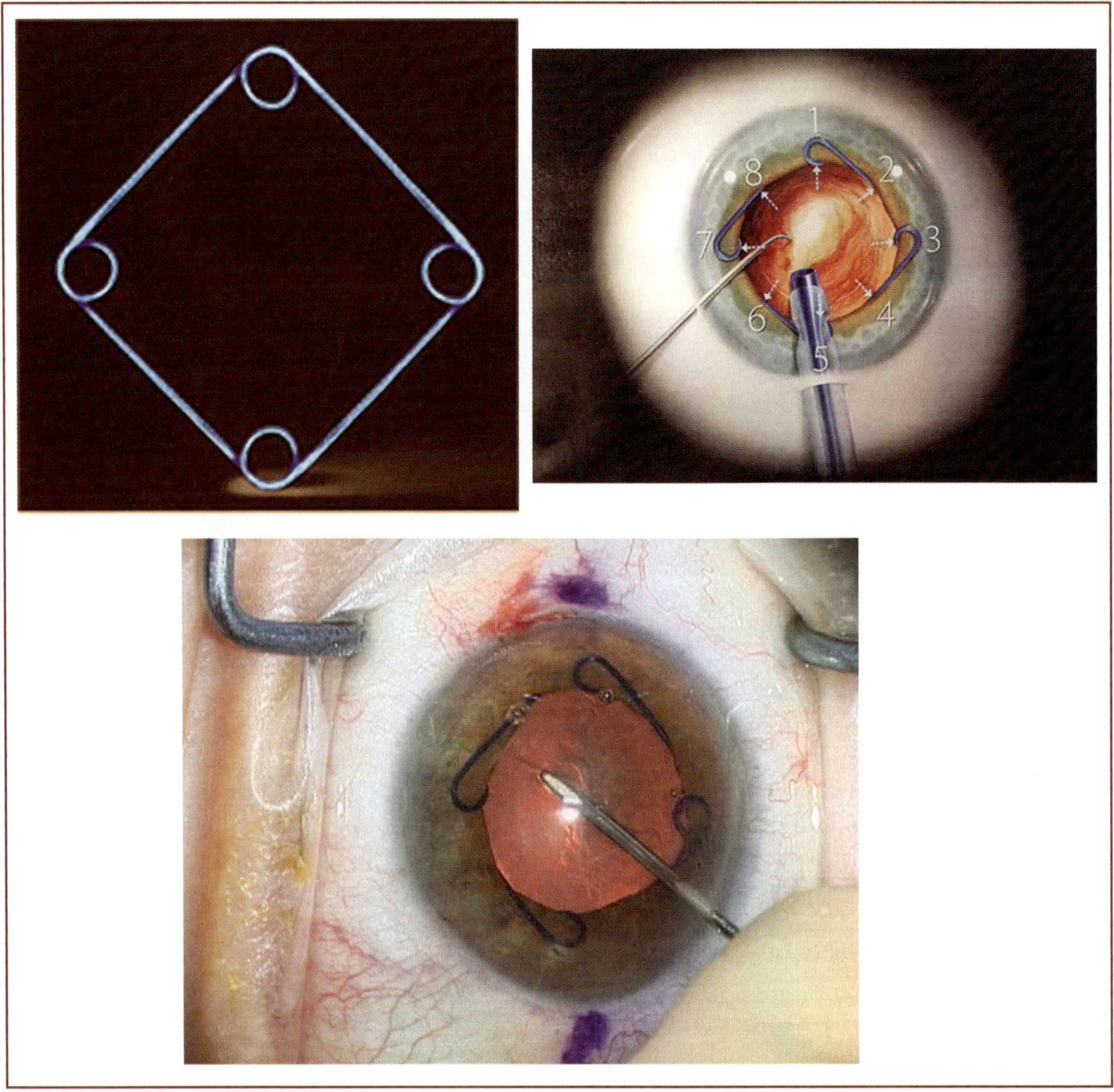

Figura 13. Anillo de Malyugin en un paciente usuario de tamsulosina con síndrome de iris laxo intraoperatorio.
(Fuente: Dr. David F. Chang. M.D.)

sobre el borde pupilar y abriéndola por expansión, dejando una área pupilar de 6 mm para la realización de las maniobras quirúrgicas. Una vez terminada la cirugía, este anillo o cuadrado de polipropileno se extrae por un extremo a través de la misma herida de una manera muy sencilla.

Sea cualquiera de los métodos mecánicos de apertura y mantenimiento pupilar debemos de tener en cuenta de no abrir la pupila a mas de 5.5 mm de diámetro ya que existen publicaciones y está demostrado que si es mas de esta distancia podemos lastimar el músculo del esfínter pupilar dando como resultado una mala función de cierre así como una deformidad de la pupila, por lo tanto si queremos devolver una función y un aspecto cosmético aceptable a nuestros a pacientes debemos de tener cuidado de no abrir o lastimar la pupila.

Los retractores de iris y dispositivos de expansión pupilar pueden proveer una visualización adecuada, incluso en los casos severos de IFIS; estos deben ser considerados para casos severos o cuando otras patologías como un núcleo denso, pseudoexfoliación o debilidad zonular están presentes.

Complicaciones

Los riesgos asociados con el síndrome de iris laxo, incluyen una mayor incidencia e complicaciones quirúrgicas, incluyendo: trauma del iris, aspiración del iris por la punta de faco o la punta de aspiración, iridodiálisis, hyphema, ruptura de cápsula posterior y pérdida de vítreo.[19]

Chang y Campbell[18] encontraron una incidencia el 12% en ruptura de cápsula posterior y pérdida de vítreo en un estudio retrospectivo.

Referencias

1. Kershner, RM. Clear corneal cataract surgery and the correction of myopia, hyperopia and astigmatism. Ophthalmology 1997;104(3):381-389
2. Smith GT, Liu CSC. Flexible Iris Hooks for phacoemulsification in patients with iridoschisis. J Catarct Refrct Surg 2000;26:1277-1280
3. Graether JM. Graether pupil expander for managing the small pupil during surgery. J Catarct Refract Surgery 1996;22:530-535
4. Kershner, RM. Management of the small pupil in clear corneal cataract surgery. J Cataract Refract Surg, 2002;28
5. Howard Fine, Mark Packer, Richard Hoffman. How to handle a small pupil in combined surgery. Ophthalmology Times. Jun 13, 2003
6. Fine IH. Pupilloplasty for small pupil phacoemulsification. J Cataract Refract Surg. 1994;20:192-196
7. Osher RH. Pupillary membranectomy (Videotape). Audiovisual J Cataract Implant Surgery. 1991;7(3).
8. Moreno Montanez J, Vasquez Lopez G. Dilatadores pupilares en Facoemulsificación con pupila estrecha. Archivos de la Sociedad Española de Oftalmología. No. 12- Diciembre 1999.
9. Schlosshardt S. Pupil dilator 5-s. New pupil dilator as temporally implant to make phacoemulsification easy in patients with cataract and small pupil. Información presentada en el congreso de la ESCRS, Goteborg,1996.
10. Eckardt C. A modified technique of pupillary stretching. Dev. Ophthalmol 1987;14:32-36.
11. Akman A, Yilmaaz G, Oto S, Akova Ya. Comparison of various pupil dilatation methods for phacoemulsification in eyes with a small pupil secondary to pseudoexfoliation. Ophthalmology 2005 May;112(5):949-950
12. Diccionario de Especialidades Farmacéuticas. PLM. Edición 51 , 2005. Thomson. México
13. Dada T, Sethi HS, Sharma n. Using nylon hooks during the small pupil phacoemulsification . J Caract Refract Surg. 2003 Feb;29(2):412-413
14. Srinivasan R, Madhavaranaga. Topical fetoralac tromethamine 0.5% versus diclofenac sodium 0.1% to inhibit miosis during cataract surgery. J Cataract Refract Surg. 2003 Mar;29(3):423
15. Oetting TA, Omphroy LC. Modified technique using flexible iris retractors in clear corneal cataract surgery. J Cataract Refract Surg. 2002 Apr;28(4):596 598
16. Vasavada A, Singh R. Phacoemulsification in eyes with a small pupil. J Cataract Refract Surg. 2000 Aug;26(8):1210-1218
17. Yuguchi T , Oshika T, Sawaguchi S. Pupillary functions after cataract surgery using flexible iris retractors in patients with small pupil. Jpn J Ophthalmol. 1999 Jan-Feb; 43(1):20-24
18. Chang DF, Campbell JR. Intraoperative floppy-iris syndrome associated tamsulosin. J Cataract Refract Surg 2005; 31:664-673
19. Chang DF, Braga-Mele R, Mamalis N, et al. ASCRS White Paper: Clinical review of intraoperative floppy-iris syndrome. J Cataract Refrat Surg 2008; 34:2153-2162
20. Herd MJ. Intraoperative floppy-iris syndrome with doxazosin [letter]. J Cataract Refract Surg 2007; 33:562
21. Schwinn Da, Afshari NA. ∝1-adrenergi receptor antagonists and the iris: new mechanistic insights into floppy-iris syndrome. Surv Ophthalmol 2006; 51:501-512
22. Issa SA, Dagres E. Intraoperative floppy-iris syndrome and finasteride intake. J Cataract Refract Surg 2007; 33:2142-2143
23. Goepel M, Hecker U, Krege S, et al. Saw palmetto extracts potently and non-competitively inhibit human ∝1-adrenoreceptor in vitro. Prostate 1999; 38:208-215
24. Shah N, Tendulkar M, Brown R. Should we anticipate intraoperative floppy-iris syndrome (IFIS) even with very short history of tamsulosin? [letter] In press Eye 2008
25. Abdel-Azis S, Mamalis N. Intraoperative floppy iris syndrome. Curr Opin Ophthalmol 20:37-41
26. Shugar JK. Use of epinephrine for IFIS prophylaxis [letter]. J Cataract Refract Surg 2006; 32:1074-1075

27. Chang DF, Osher RH, Wang L, Koch DD. Prospective multicenter evaluation of cataract surgery in patients taking tamsulosin (Flomax) Ophthalmology 2007; 114:957-964
28. Arshinoff SA. Modified SST-USST for tamsulosin-associated intraocular floppy-iris syndrome. J Cataract Refract Surg 2006; 32-559-56.

100

Manejo de la Catarata Traumática

Dr. Noberto Amado,
Dr. Sebastián Amado

Las cataratas que acontecen luego de los traumatismos, se encuentran entre los casos más desafiantes para el cirujano del segmento anterior debido a la gran cantidad de elementos a tener en cuenta para su abordaje.

La historia y las circunstancias del tipo de traumatismo son de vital importancia debido a que serán las que determinarán, junto a un buen examen, nuestro abordaje quirúrgico.

Discernir entre un traumatismo de tipo contuso o penetrante, así como la detección de una injuria asociada de la córnea, iris o retina presente son mandatorias, debido a que determinarán la dificultad de la cirugía y el pronóstico visual.

Se ha demostrado que si el segmento posterior está indemne, el pronóstico visual es muy bueno, con resultados similares a los obtenidos en cirugía de cataratas no complicadas.[1]

Hay que tener en cuenta factores estadísticos como por ejemplo el hecho de que en Estados Unidos cerca de 2.4 millones de injurias traumáticas oculares ocurren anualmente, de las cuales entre 20.000 a 68.000 son lo suficientemente graves como para requerir algún tipo de intervención.[2] De estas, sólo un 7% aproximadamente conlleva a la formación de cataratas.[3] En un estudio del Halifax Infirmary Hospital, un 37% de los pacientes que requirieron la extracción de cataratas preseniles (pacientes entre 20 y 49 años) tenían antecedente de un traumatismo previo.[4] La diferencia de sexo es amplia con un cociente hombre / mujer de 9 : 1.[5] En un estudio realizado en Méjico por el Dr. Villar Kuri y colaboradores, sobre un total de 89 casos hallaron que el tipo de catarata más frecuente fue la total (50,56%), seguida en orden de frecuencia por la subcapsular posterior (40,45%), catarata parcialmente reabsorbida (6,74%) y por último las subluxadas (2,25%).[6]

Lamentablemente en el resto de las Américas no disponemos de datos estadísticos confiables a gran escala.

Fisiopatología

La patogenia de este tipo de cataratas ha sido descripta por Wolter[7] y por Weidenthal y Schepens[8] desde muchos años atrás, relacionando la formación de opacidades cristalineanas, así como a rupturas en su aparato zonular, con los mecanismos de "golpe y contragolpe" y a la expansión ecuatorial del globo ocular.

El "golpe" se refiere a la lesión directa con abrasión o ruptura de la cápsula del cristalino. El "contragolpe" se refiere al daño que acontece en un tejido en el plano que éste recibe ondas de choque por un impacto en un sitio distante (ej.: órbita). Por último, la expansión ecuatorial por una contusión en su eje antero-posterior, puede dar lugar a la ruptura de la cápsula a nivel del ecuador, desinserción de la zónula con subluxación o luxación del cristalino, e incluso permitir el paso del vítreo a la cámara anterior.

Evaluación Preoperatoria

Luego de una minuciosa historia clínica con respecto al tipo de trauma, las circunstancias y objeto implicado, debemos proceder a una exhaustiva evaluación oftalmológica.

Siempre debemos comenzar por la agudeza visual debido a que nos orientará en parte en el pronóstico visual, no es lo mismo un paciente con mala proyección luminosa a uno que posea 3 o 4 décimas de agudeza visual mejor corregida.

La evaluación biomicroscópica debe comprender todo el segmento anterior, comenzando por la conjuntiva en la búsqueda de quemosis hemorrágica o alguna laceración que nos haga suponer una puerta de entrada al globo ocular. Igualmente la córnea, que siempre debe ser teñida con fluoresceína para buscar el signo de Seidel **(Figura 1)**, o la observación de una cámara anterior más plana o más profunda en el ojo traumatizado con respecto al ojo congénere es un llamado de atención. El hallazgo de un esfínter iridiano roto o una corectopia, así como la presencia de hipema o fibrina en cámara anterior deben tomarse en cuenta.[9] Por último, el cristalino debe examinarse para detectar la integridad o no de sus cápsulas,[10,11] la presencia de facodonesis indica la ruptura del aparato zónulo-capsular. Siempre que sea posible, hay que medir su extensión circunferencial con la pupila dilatada y también en posición de decúbito dorsal, ya que existen casos en los que el cristalino se subluxa solamente en esta posición **(Figura 2)**. Si el cristalino se encuentra subluxado en algún sentido, es muy importante tratar de advertir la presencia de vítreo en cámara anterior.

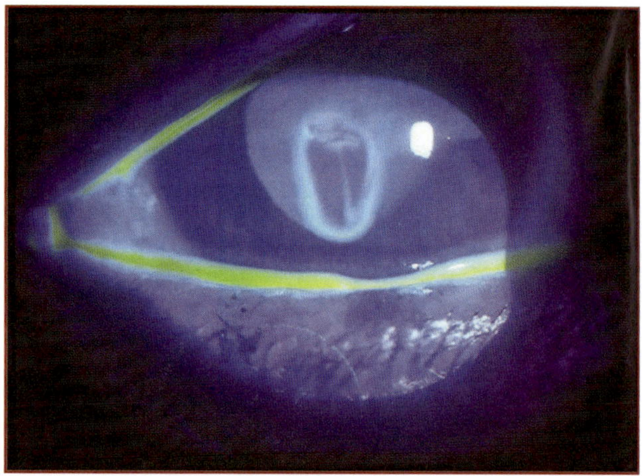

Figura 1. Signo de Seidel positivo, lavado de la fluoresceína por humor acuoso que filtra a través de la herida corneal.

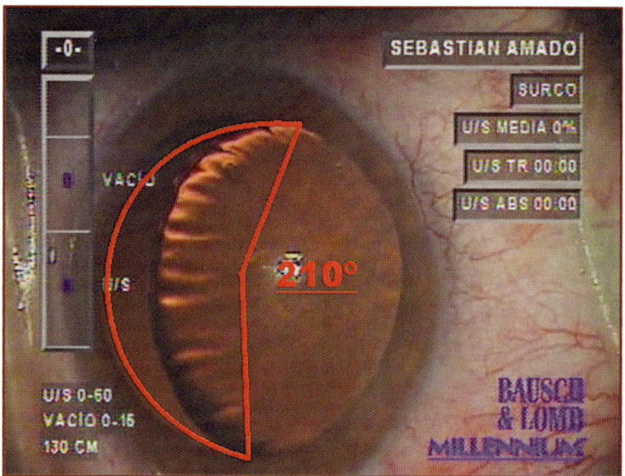

Figura 2. Paciente en decúbito dorsal que demuestra diálisis de 210° y una subluxación del cristalino a cavidad vítrea.

Si bien muchas cataratas traumáticas son visibles desde el primer momento de la evaluación, muchas otras aparecen tardíamente, incluso semanas o meses post-trauma. A veces se hacen lentamente progresivas y requieren solamente control en el tiempo hasta decidir su intervención y otras veces son parciales, sin avances significativos, y por ende no requerirán ser extraídas.

De ser factible, un especialista en retina debe completar una fundoscopía, y en caso de no poder realizarse por opacidad de medios debemos recurrir a los estudios secundarios. Cabe mencionar a la ecografía, la ultrabiomicroscopía y a la radiografía simple de frente y perfil o tomografía axial computada (dependiendo del acceso tecnológico y económico) para completar la evaluación en los pacientes que se sospecha la presencia de desprendimiento de retina, un cuerpo extraño intraocular (CEIO) metálico, una ruptura de la cápsula posterior o de la pared del globo ocular.[12] En el caso de ser de origen metálico el fragmento intraocular, recordar la contraindicación de realizar una resonancia magnética nuclear por su posible migración.

Indicaciones de Cirugía

Obviamente y por razones de espacio nos referiremos exclusivamente a la catarata traumática, dejando de lado el resto de las estructuras oculares que puedan comprometerse.[12] Solamente cabe aclarar que si existe una lesión abierta con ruptura del globo, laceración penetrante con CEIO retenido o perforante (de acuerdo a la clasificación del Birmingham Eye Trauma Terminology), la prioridad será restaurar la integridad del ojo y manejar el proceso inflamatorio o infeccioso con el objetivo de mejorar las condiciones del órgano, para realizar la cirugía de catarata e implante de la lente intraocular en un segundo tiempo.

La cirugía de la catarata se indica siempre que la misma reduzca la agudeza visual a un grado tal que no permita un normal desarrollo de las actividades diarias del paciente, o por ejemplo, si causa trastornos asociados tales como diplopia monocular, halos o deslumbramiento al conducir nocturnamente, etc. Otra importante indicación para la extracción del cristalino traumatizado está dada cuando existe un glaucoma facomórfico o facoanafiláctico, así como una uveítis secundaria a la liberación de parte del contenido cristalineano por ruptura capsular.[13] Asimismo habrá que intervenir todas aquellas opacidades que impidan un adecuado tratamiento quirúrgico o el seguimiento en el tiempo de las lesiones del segmento posterior.

Manejo Quirúrgico

Es de suma importancia recalcar que el oftalmólogo que decide operar estos casos no puede simplemente *"sentarse en el sillón quirúrgico y ver que encuentra para reparar"*; el éxito depende en gran parte de la estrategia que se conciba previamente a la cirugía, y ésta parte del examen en el consultorio.

Este plan quirúrgico será hecho a medida para cada caso, y sabremos entonces con qué elementos debemos contar en quirófano, y de la necesidad o no de ser acompañados por un cirujano de segmento posterior.

Debemos en primera instancia decidir, si el abordaje será por vía anterior o por pars plana, dependiendo de la localización del cristalino; aquellos luxados al vítreo definitivamente serán abordados por pars plana y también es útil este abordaje en los casos de ruptura de la cápsula posterior.[14,15,16,17]

Debemos tener en cuenta algunos cuidados comunes a todas las cataratas traumáticas al ser abordadas por vía anterior.

Utilizar para la incisión el área de anatomía más respetada por el trauma, y si planeamos colocar una lente intraocular de polimetil-meta- acrilato (PMMA) es más adecuada una incisión esclerocorneal a una en córnea clara.

Si la pupila no dilata bien, debemos utilizar los ganchos retractores de iris o algún otro mecanismo que permita una adecuada dilatación pupilar, como por ejemplo el dilatador pupilar de Malyugin.[18,19] Si existen sinequias posteriores debemos intentar despegarlas con una espátula fina o cortarlas con tijeras si son muy adherentes **(Figura 3)**. Ante la presencia de rupturas en el esfínter o raíz del iris, debemos intentar su reparación durante la cirugía con suturas del tipo del prolene 10-0 y que deben estar presentes en nuestro quirófano siempre. Podemos utilizar técnicas de iridoplastia con suturas del tipo Mc Cannel o como la del nudo corredizo de Siepser dependiendo de la preferencia del cirujano, en nuestra experiencia, ambas son opciones viables **(Figura 4)**.[20,21] En casos que no se pueda reparar el iris debemos tener en cuenta el uso de los anillos para aniridia o bien las prótesis de iris artificial **(Figura 5)**.[22]

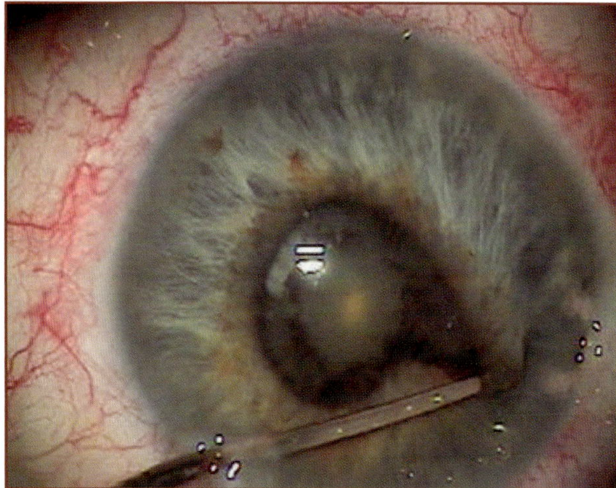

Figura 3. Liberación de sinequias posteriores mediante espátula fina de iris.

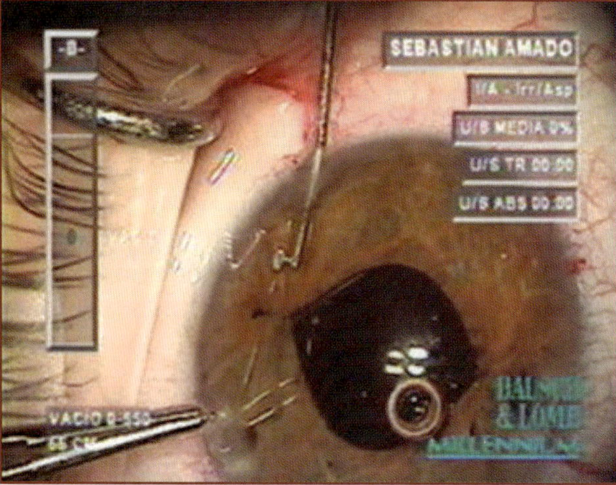

Figura 4. Iridoplastia con sutura de prolene 10-0 y nudo corredizo de Siepser.

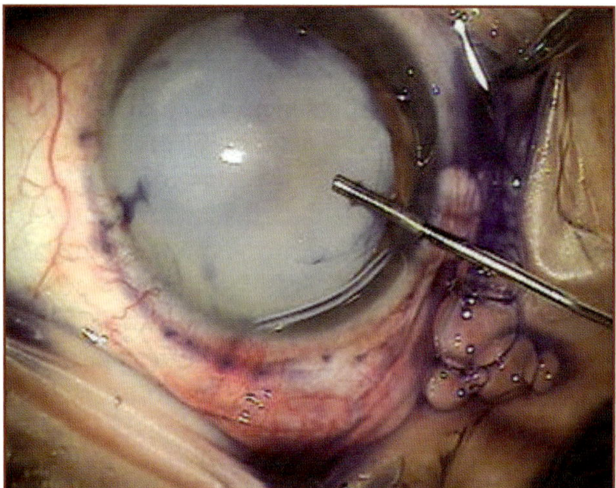

Figura 5. Tinción de la cápsula anterior con Azul de Tripano 0.1% bajo sustancia viscoelástica.

Si existen bridas vítreas en cámara anterior, debemos realizar la extracción de las mismas con el vitréctomo, previamente a la extracción de la catarata para no ejercer tracciones sobre la retina durante la facoemulsificación.

Siempre que se encuentre una catarata sin dislocación y con cápsula intacta, como las mayormente observadas en traumas contusos, el abordaje no variará demasiado con respecto a casos regulares, a excepción de la presencia de pobre reflejo rojo en cuyo caso utilizaremos algunas de las tinciones capsulares que mejoran la visualización de la cápsula anterior durante la realización de la capsulorrexis. La tinción utilizada por nosotros es azul de tripano al 0,1% y en estos casos preferimos realizarla bajo viscoelástico **(Figura 6)**.[23,24,25]

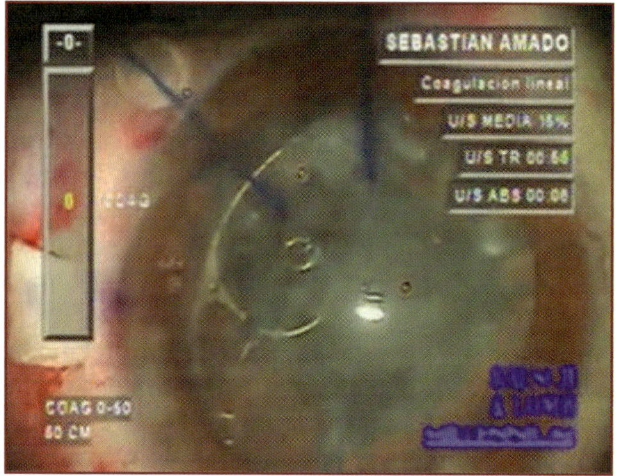

Figura 6. Implante y sutura a esclera con prolene 10-0 de segmento de Ahmed, para centrado del cristalino en diálisis mayores a 180° de arco.

Si encontramos algún grado de dehiscencia zonular, primeramente debemos cuantificar la misma en cantidad de grados circunferenciales con la pupila dilatada; y siempre se debe inyectar viscoelástico dispersivo en el lugar de la ruptura zonular a fin de taponar la zona y prevenir el avance del vítreo a través de la misma.

Ante una ruptura zonular pequeña (ej.: menos de 90°) y saco intacto, se procede a realizar la extracción del cristalino y luego pueden colocarse una lente de tres piezas con las hápticas en el eje paralelo a la diálisis, o bien, una lente mono pieza con un segmento de tensión capsular de Ahmed.[26]

Las diálisis mayores a 180º, serán mejor manejadas, si previamente a la emulsificación nuclear se coloca un anillo de tensión capsular modificado por Cionni o bien el uso de un anillo de tensión capsular asociado a uno o más segmentos de Ahmed, para centrar y estabilizar el cristalino subluxado mediante la sutura del complejo saco-anillo a la esclera con prolene 9-0 ó 10-0 **(Figura 7)**. [27,28]

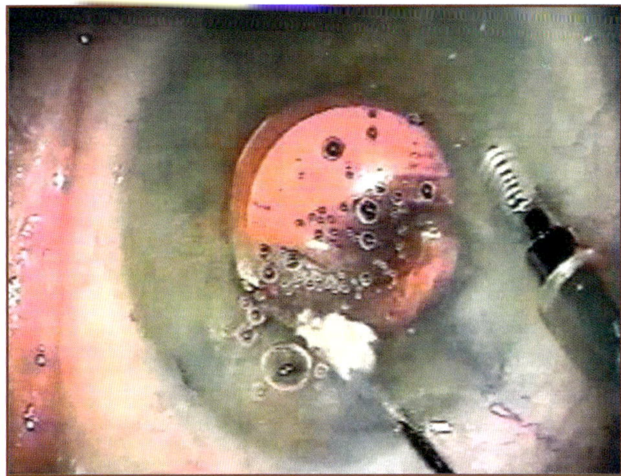

Figura 7. Inyección de acetato de triamcinolona en cámara anterior para correcta visualización de bridas vítreas.

Cuando el cristalino se presente dislocado hacia la cámara anterior, lo cual puede llevar a un bloqueo pupilar, decididamente no debemos esperar para removerlo.[29] Colocar previamente a la intervención colirios de mióticos para que el núcleo no se deslice al vítreo cuando coloquemos al paciente en decúbito dorsal. Si el núcleo es blando puede emulsificarse en cámara anterior por una incisión pequeña, en tanto que si es un núcleo con una esclerosis elevada, lo más seguro para el endotelio será una incisión amplia y extracción manual del mismo.

En todos los casos de ruptura zonular, siempre hay que considerar la posible presencia de vítreo en cámara anterior. Actualmente una forma sencilla y económica de detectar el mismo es mediante la inyección en el segmento anterior de acetato de triamcinolona **(Figura 8)**.[30] Este corticoide permite una fácil visualización de las bandas vítreas que puedan luego quedar adheridas a la herida principal o a las incisiones laterales, y convierte en más simple y efectiva a la vitrectomía anterior.

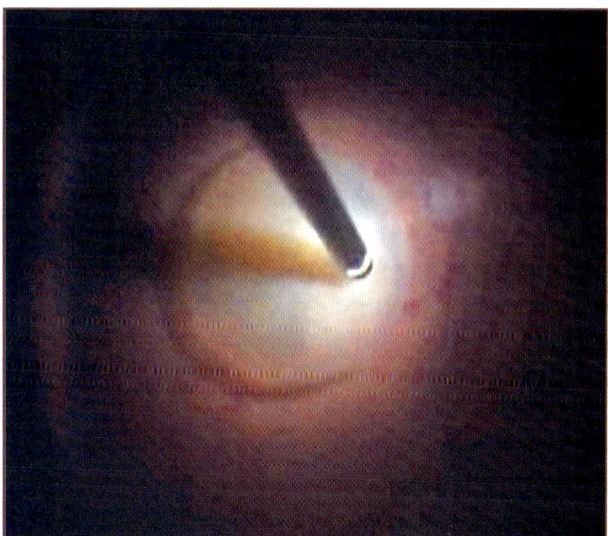

Figura 8. Vitrectomía posterior y facofragmentación del núcleo totalmente luxado al vítreo.

En todos los casos donde el cristalino haya sufrido una ruptura en la cápsula posterior, una subluxación muy importante o completa hacia la cavidad vítrea, el mejor abordaje será, vía la pars plana. Debe realizarse una vitrectomía posterior y extracción completa del cristalino, que si es muy esclerótico deberá ser facofragmentado en la cavidad vítrea **(Figura 9)**. [31,32]

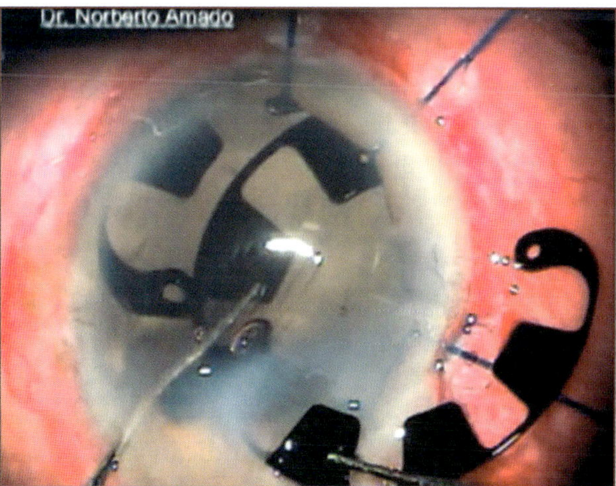

Figura 9. Implante de anillos para coloboma en caso de midriasis traumática.

De más está decir que este abordaje se reserva para aquellos oftalmólogos capacitados en esta área y no lo debe realizar un cirujano con poca experiencia.

Resta considerar un tema no menos importante como es el implante de la lente intraocular, ya que no es una real necesidad su colocación en un primer tiempo, excepto en los casos de traumas en niños para prevenir la ambliopía[33,34,35] o en pacientes que sabemos será difícil que retornen a la sala de operaciones . Si el estado del ojo lo permite hay que aclarar algunas dudas, cuál es el poder dióptrico adecuado?, qué material elegir?, será de tipo monofocal, multifocal o acomodativo?, lo colocaremos en el saco o en el surco? Todos estos interrogantes son válidos a la hora de elegir el lente intraocular para nuestros pacientes con cataratas traumáticas, lo primero dependerá si el trauma ha afectado por ejemplo la córnea y sus diámetros o no. Si por ejemplo, el paciente ha tenido una laceración corneal que produce un astigmatismo irregular lo cual no permite la adecuada valoración queratométrica mediante nuestros instrumentos habituales,[36] debemos entonces tener en consideración la posibilidad de implantar la lente intraocular en un segundo tiempo.[37, 38] Hay reportes de casos en los que se utilizó el ojo congénere para el cálculo del poder dióptrico con errores refractivos de hasta 4 dioptrías, por lo que no sería recomendable este método de cálculo en forma habitual.[39]

En los casos que hay un soporte capsular suficiente, debemos tener en cuenta la alternativa de colocarlo en el sulcus ciliar (es el lugar más estable) con captura de la óptica en la capsulorrexis (de ser posible construir una) si la cápsula posterior está rota, o dentro del saco si la misma está indemne.[40, 41]

Si el soporte capsular es insuficiente podremos colocar en el caso de un paciente añoso, con iris en buen estado y ausencia de hipertensión ocular u otra patología secundaria, una lente de cámara anterior. Sin embargo, como indican las estadísticas, la mayoría de nuestros pacientes serán jóvenes y por tanto una lente de cámara posterior estaría más indicado para proteger el endotelio corneal y prevenir futuras descompensaciones de la córnea. Una alternativa válida será, por ejemplo, una lente de cámara posterior suturada a esclera, o bien con fijación de las hápticas a nivel intraescleral con pegamentos biológicos, que presenta menor tasa de complicaciones **(Figura 10)**.[42,43,44]

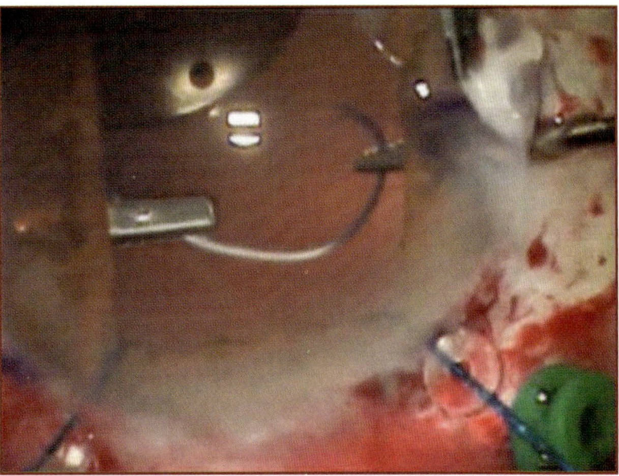

Figura 10. Técnica de "apretón de manos" para la fijación de una lente de tres piezas a la esclera sin suturas.

Con respecto a los materiales, no quedan dudas de que los más recomendables son el PMMA o el acrílico de tipo hidrofóbico, principalmente por la potencial necesidad de colocar aceite de silicón en una futura cirugía vitreorretinal.[45]

Actualmente ha habido un creciente número de reportes acerca del uso de lentes intraoculares multifocales en cataratas traumáticas con resultados favorables,[46] pero aún se requieren mayores estudios con respecto a esto.

Conclusión

La catarata traumática es una causa frecuente de morbilidad ocular en pacientes jóvenes, lo que acarrea no sólo un problema de rehabilitación social de los mismos, sino que también, un problema económico importante para su país debido a que muchos se encuentran en una etapa productiva de sus vidas.

La injuria del cristalino es común en ojos con traumas severos, tanto contusos como penetrantes, pero a veces su presencia es difícil de confirmar en un primer momento debido a la lesión concurrente de otras estructuras oculares, y sólo se debe proceder a una reparación inicial y dejar su intervención para un segundo acto quirúrgico.

Actualmente, con los grandes avances tecnológicos y técnicos en la cirugía oftalmológica, hemos observado una evolución acentuada en lo que a resultados se refiere. Sin embargo, debemos recordar que la evaluación previa a la cirugía y el buen juicio, son las claves que nos permitirán afrontar estos casos desafiantes de la mejor manera para lograr la mejor recuperación anatómica y funcional de nuestros pacientes.

Referencias

1. Gelfand Y, Pikkel J, Millar B. prognostic factors and surgical results in traumatic cataract. Harefuah 1997; 132: 18-21.
2. Dannenberg AL, Parver LM, Brechner RJ, Khoo L. Penetrating eye injuries in the work place: The National Eye Trauma System Registry. Arch Ophthalmol 1992; 110:843-848.
3. Klopfer J, Tielsch JM, Vitale S et al. Ocular trauma in the United States: eye injuries resulting in hospitalization, 1984 through 1987. Arch Ophthalmol 1992; 110: 838-842.
4. Mishra AV, Ramsey MS, Orr AC. Causes of pre senile cataracts extracted at the Halifax Infirmary Hospital, 1976 – 85. Can J Ophthalmol 1989; 24:117-119 .
5. Dannenberg AL, Parver LM, Fowler CJ. Penetrating eye injuries related to assault: The National Eye Trauma System Registry. Arch Ophthalmol 1992; 110: 849-852.
6. Villar Kuri J, Montenegro Tapia T, Martínez Franco C, et al. Resultados visuales y anatómicos en pacientes operados de catarata traumática. Microcirugía Ocular 2003; 3.
7. Wolter JR. Coup-countercoup mechanism of ocular injuries. Am J Ophthlmol 1963; 56: 785-796.
8. Weidenthal DT and Schepens CL. Peripheral fundus changes associated with ocular contusion. Am J Ophthalmol 1996; 62: 465-477.
9. Kwuitko MR, Kwuitko GM. Management of traumatic cataract. Curr Opin Ophthalmol 1990; 1:25-27.
10. Berinstein D, Gentile R, Sidoti P, et al. Ultrasound biomicroscopy in anterior ocular trauma. Ophthalmic Surg Lasers. 1997; 28: 201-207.
11. Boorstein JM, Tielbaum DS, Patel Y, Wong K, Grossman R. CT diagnosis of unsuspected traumatic cataracts in patients with complicated eye injuries: significance of attenuation value of the lens. AJR. 1995; 164: 181-184.
12. Irvine JA, Smith RE. Lens injuries in trauma. En: Shingleton BJ, Hersh PS, Kenyon KR, eds. Eye trauma. St. Louis: Mosby, 1991: 126-135.
13. Epstein DL, Jedziniak JA, Grant WM. Obstruction of aqueous outflow by lens particles and heavy molecular weight soluble lens proteins. Invest Ophthalmol Vis Sci 1978; 17: 272-277.
14. Ryan EJ, Gilbert H. Lensectomy, vitrectomy indications, and techniques in cataract surgery. Curr Opin Ophthlmol 1996; 7: 69-74.
15. Basti S, Ravishankar U, Gupta S. Results of a prospective evaluation of three methods of management of pediatrics cataracts. Ophthalmology 1996; 103: 713-720.
16. Lucy S, Samir S, Ahmed Y. Pars plana versus limbal lensectomy in soft cataract. Metab Pediatr Syst Ophthalmol 1992; 15: 60-63.
17. Blum M, Tetz M, Greiner C, Voelcker HE. Treatment of traumatic cataracts. J Cataract Refract Surg 1997; 23: 681-687.
18. Merriam J, Zheng L. Iris hooks for phacoemulsification of the sub luxated lens. J Cataract Refract Surg 1997; 23: 1295-1297.
19. Chang DF. Use of Malyugin pupil expansion device for intraoperative floppy-iris syndrome: results in 30 consecutive cases. . J Cataract Refract Surg. 2008; 34(5): 835-41
20. Mc Cannel MA. A retrieval suture idea for anterior uveal problems. Ophthalmic Surg 1976; 7 (2): 98-103.
21. Siepser SB. The closed-chamber slipping suture technique for iris repair. Ann Ophthalmol 1994; 26: 71-72.
22. Ozturk F, Osher RH, Osher JM. Secondary prosthetic iris implantation following traumatic total aniridia and pseudophakia. J Cataract Refract Surg 2006;32(11):1968-1970
23. Pandey SK, Werner L, Escobar-Gómez M, et al. Dye – enhanced cataract surgery: Anterior capsule staining for capsulorhexis in advanced / white cataract. J Cataract Refract Surg 2000; 26: 1052-1059.
24. Horiguchi M, Miyake K, Ohta I, Ito Y. Staining of the lens capsule for circular continuous capsulorhexis in eyes with white cataract. Arch Ophthalmol 1998; 116: 535-537.
25. Melles GRJ, se Waard PWT, Pameyer JH, Beekhuis WH. Trypan blue capsule staining to visualize the capsulorhexis in cataract surgery. J Cataract Refract Surg 1999; 25: 7-9.
26. Gimbel HV, Sun R, Heston JP. Management of zonula dialysis in phacoemulsification and IOL implantation using the capsular tension ring. Ophthalmic Surg Lasers 1997; 28: 273-281.
27. Cionni RJ, Osher RH. Management of profound zonular dialysis or weakness with a new endocapsular ring designed for scleral fixation. J Cataract Refract Surg 1998; 24: 1299-1306.
28. Menapace R, Findl O, Georgopoulos M, et al. The capsular tension ring: designs applications and techniques. J Cataract Refract Surg 2000; 26: 898 -912.
29. Netland K, Martínez J, LaCour OR, Netland P. Traumatic anterior lens dislocation: a case report. J Emerg Med 1999; 17: 637-639.
30. Burk SE, Da Mata AP, Anyder ME, et al. Visualizing vitreous using Kenalog suspension. J Cataract Refract Surg 2003; 29: 645-651.
31. Kim JE, Flynn HW, Smiddy WE, et al. Retained lens fragments after phacoemulsification. Ophthalmology 1994; 101: 1827-1832.
32. Yeo LMW, Charteris DG, Luthert PJ, Gregor ZJ. Anterior and posterior segment surgery: mutual problems and common interests. In: Acta of the Fifth International Congress on Vitreoretinal Surgery. Rome: Ophthalmic communications Society; 1998: 89-92.
33. Krishnamachary M, Rathi V Gupta S. Management of traumatic cataract in children. J Cataract Refract Surg 1997; 23: 681-687.

34. Ben Ezra D, Cohen E, Rose L. Traumatic cataract in children: correction of aphakia by contact lenses or intraocular lens. Am J Ophthalmol 1997; 123: 773-782.
35. Pandey S, Ram J, Werner L, et al. Visual results and postoperative complications of capsular bag and ciliary sulcus fixation of posterior chamber intraocular lenses in children with traumatic cataracts. J Cataract Refract Surg 1999; 25: 1576-1584.
36. Navon SE. Topography after repair of full – thickness corneal laceration. J Cataract Refract Surg. 1997; 23: 495-501
37. Mietz H, Konen W, Heimann K. Visual outcomes of secondary lens implantation after trauma or complicated retinal detachment surgery. Retina 1994; 14: 212-218.
38. Lan – Hsin Chuang, Chi Chun Lai. Secondary intraocular lens implantation of traumatic cataract in open – globe injury. Can J Ophthalmol 2005; 40: 454-459.
39. Cohen KL. Inaccuracy of intraocular lens power calculation after traumatic corneal laceration and cataract. J Cataract Refract Surg 2001; 27: 1519-1522.
40. Lamkin JC, Azar DT, Mead MD, Volpe NJ. Simultaneous corneal laceration repair, cataract removal and posterior chamber intraocular lens implantation. Am J Ophthalmol 1992; 113: 626-631.
41. Rubsamen PE, Irvine WD, Mc Cuen II BW, et al. Primary intraocular lens implantation in the setting of penetrating ocular trauma. Ophthalmology 1995; 102: 101-107.
42. Stark WJ, Goodman G, Goodman D, Gottsch J. Posterior chamber intraocular lens implantation in the absence of posterior capsular support. Ophthalmic Surg 1988; 19: 240-243.
43. Hayashi K, Hayashi H, Fuminori N, Hayashi F. Intraocular lens tilt and descentration, anterior chamber depth, and refractive error after trans-scleral suture fixation surgery. Ophthalmology 1999; 106: 878-882.
44. Ganekal S., Venkataratnam S., Dorairaj S., Jhanji V. Comparative evaluation of suture assisted and fibrin glue-assisted scleral fixated intraocular lens implantation. J Refract Surg 2012 Apr; 28(4): 249-252.
45. Khawly JA, Lambert RJ, Jaffe GJ. Intraocular lens changes after short – and long – term exposure to intraocular silicone oil. Ophthalmology 1998; 105: 1227-1233.
46. Jacobi PC, Dietlein TS, Lueke C, Jacobi FK. Multifocal intraocular lens implantation in patients with traumatic cataract. Ophthalmology 2003; 110: 531-538.

101

Corrección del Astigmatismo en la Cirugía del Cristalino

Dr. José A. Cristóbal,
Dra. Mª Ángeles del Buey

1. Introducción

El concepto de cirugía de la catarata ha cambiado en los últimos años. En la actualidad, la tendencia de la mayoría de los oftalmólogos es conseguir la emetropía, por lo que la cirugía de catarata se ha convertido en una **cirugía refractiva,** en la que además de eliminar la opacidad del cristalino, se busca la corrección del defecto tanto esférico como cilíndrico del paciente. Y en muchas ocasiones, además, se persigue la corrección de la presbicia pseudofáquica, con el objetivo de alcanzar una emetropía lejos-cerca, que permita una total independencia de las gafas. Gracias a los recientes avances tecnológicos, los cirujanos oculares tenemos a nuestro alcance recursos para conseguir estos objetivos en un solo acto quirúrgico.

De forma paralela al progreso tecnológico en el mundo de la Oftalmología, también han cambiado las expectativas de los pacientes en cuanto a los resultados refractivos. Así como antaño un paciente con cataratas veía cumplidas sus expectativas visuales con la eliminación de la opacidad, a pesar de necesitar lentes para corregir su presbicia pseudofáquica o su astigmatismo, cada vez es más frecuente enfrentarnos a pacientes que demandan una buena visión de lejos y de cerca sin necesidad de gafas, lo que nos conduce a aumentar nuestros conocimientos y recursos, para poder satisfacer en lo posible sus necesidades. Esta necesidad a su vez, provoca el constante desarrollo de nuevas tecnologías y evolución en el diseño, materiales y características ópticas de las lentes intraoculares (LIOs), de manera que actualmente disponemos de una gran oferta tecnológica, con la que poder realizar una "cirugía a la carta" para satisfacer las necesidades y prioridades de cada paciente.

Las lentes multifocales (MF) ofrecen la posibilidad de la emetropía lejos-cerca, pero la presencia de astigmatismo merma la calidad visual con este tipo de lentes. Por ello, hasta la aparición de las LIOs MF tóricas, la opción de implantar LIOs MF en pacientes con astigmatismo se asociaba la práctica de cirugía incisional o a un ajuste posterior con láser Excimer.

La llegada del láser femtosegundo también ha modificado las expectativas en la corrección del astigmatismo. Si se generaliza su uso, posiblemente se produzca un nuevo salto a la córnea como lugar donde corregir el astigmatismo. Puede que en un futuro la realización de incisiones con estos láseres alcance una mayor precisión y que permita la desaparición del "factor de error humano" del cirujano, que puede presentar la cirugía manual. Como veremos, la aplicación de modelos desarrollados para el estudio de la biomecánica corneal nos permite conocer mejor los efectos de la variación de parámetros en las incisiones. El desarrollo de modelos personalizados, con las condiciones biomecánicas individuales, nos permitirá subsanar el "factor paciente", que correspondería a la respuesta biomecánica del mismo ante las incisiones.

Otro avance notable, en relación con la corrección del astigmatismo en la cirugía de la catarata es la aparición de nuevos aberrómetros intraoperatorios, que nos permiten la comprobación intraoperatoria de los efectos de las técnicas de corrección del astigmatismo, ya sea con lentes intraoculares (LIOs) tóricas, como con incisiones relajantes corneales (IRC).

En este capítulo vamos a tratar, de una forma eminentemente práctica, las principales "armas antiastigmáticas" que podemos utilizar para alcanzar la emetropía en cada caso. La elección de la técnica dependerá del grado de astigmatismo, de factores económicos, de accesibilidad y de los resultados propios del cirujano. Y finalizaremos mencionando los últimos avances en el entorno del tratamiento de astigmatismo asociado a la cirugía del cristalino.

2. Incidencia y Repercusión Visual del Astigmatismo

Considerando algunos estudios publicados, la frecuencia estimada del astigmatismo superior a 0,5 dioptrías (Dp), oscila ampliamente entre uno y dos tercios de la población.[1,2,3] Además, la prevalencia del astigmatismo aumenta en edades maduras, presentando valores superiores a 1 Dp más del 55% de los mayores de 65 años.[4] Si consideramos únicamente a los pacientes que van a ser sometidos a cirugía de catarata, el porcentaje de pacientes que serían subsidiarios de cirugía del astigmatismo asociada a la cirugía del cristalino, se aproxima al 60 % de la población.[5]

Aunque los defectos astigmáticos menores de 1 Dp permiten una buena visión, y en muchos casos los pacientes no demandan su corrección óptica, un error refractivo astigmático en el rango de 1-2 Dp se espera que reduzca la agudeza visual a rangos de 20/30 a 20/50. Y errores superiores a 2-3 Dp, a rangos entre 20/70 y 20/100.[6] Esto se traduce en una necesidad de corrección óptica del defecto en todas las distancias para poder tener una percepción visual de calidad, aun considerando una óptima cirugía de catarata, tanto en la técnica como en el cálculo de corrección esférica.

3. Opciones Quirúrgicas para la Corrección del Astigmatismo. Ventajas, Inconvenientes e Indicaciones

Las técnicas de cirugía astigmática que suelen asociarse a la cirugía del cristalino son las incisiones relajantes corneales (IRC), la aplicación de láser Excimer y la implantación de LIOs tóricas. Aunque se trata de técnicas que ya podríamos denominar "clásicas", veremos a lo largo de este capítulo cómo están en constante evolución, y actualmente pueden resultar más efectivas gracias a los nuevos avances tecnológicos. Cada una de estas técnicas tiene unas ventajas y unos inconvenientes que serán más o menos relevantes según las expectativas visuales de cada paciente, el medio sanitario donde desarrollemos nuestra actividad, nuestras posibilidades técnicas y la accesibilidad que tengamos a cada tipo de tratamiento.

CIRUGÍA INCISIONAL

¿Cuáles son las Ventajas?

De entre las **ventajas** de las incisiones relajantes corneales destacan los siguientes aspectos:

- Se realizan en el **mismo acto quirúrgico** que la cirugía del cristalino, de forma previa o posterior a la facoemulsificación.
- Es una cirugía **sencilla** y con **escasas complicaciones**[7,8,9] aunque precisa de la elaboración de un plan quirúrgico.
- Precisa **escaso instrumental** (cuchilletes, marcador de grados), lo que implica que sean técnicas muy accesibles y sin gran coste adicional.
- **Pueden realizarse** en casos de **sacos capsulares rotos o inestables,** en los que no estaría indicado el implante de una lente tórica.

- Una de las principales ventajas, hasta la aparición de las LIOs MF tóricas, ha sido la posibilidad de reducir astigmatismos preexistentes en casos de implantes de lentes multifocales, corrigiendo el **astigmatismo y la presbicia pseudofáquica en un mismo acto quirúrgico.**

¿Cuáles son sus Inconvenientes?

Los inconvenientes y limitaciones de las incisiones relajantes corneales respecto a otras técnicas son los siguientes:

- **Se precisan conocimientos previos** sobre comportamiento corneal para diseñar el plan quirúrgico, hay que saber sobre qué meridianos debemos actuar y qué incisiones son las más adecuadas, según los efectos que queramos conseguir.
- Los resultados refractivos **no son tan predecibles** como en el caso de los tratamientos con láser o de la implantación de lentes tóricas. Posiblemente, la generalización de uso del láser de corte femtosegundo marcará un resurgir en este tipo de técnicas y la aplicación de modelos biomecánicos para la planificación personalizada podrá conseguir que desaparezca el término "incertidumbre" en el entorno de la cirugía incisional.
- **Pueden producirse regresiones** en el tiempo y en ocasiones encontramos sorpresas refractivas, posiblemente relacionadas con casos de córneas biomecánicamente alteradas en sus propiedades, estructura o curvatura.
- No son técnicas adecuadas en caso de problemas de superficie corneal, úlceras, cicatrices, etc.

¿Cuál Podría ser su Indicación Principal?

Las incisiones relajantes corneales son técnicas gratificantes en casos en los que tratamos de reducir astigmatismos bajos o moderados en la cirugía de catarata habitual, tanto en implantación de lentes monofocales como multifocales, consiguiendo una cirugía refractiva sencilla y sin coste adicional en un solo procedimiento quirúrgico.

LENTES TÓRICAS

¿Cuáles son las Ventajas?

De entre las **ventajas** de la implantación de lentes tóricas caben destacar los siguientes aspectos:

- Se realiza en el **mismo acto quirúrgico** que la cirugía del cristalino.
- Es una cirugía que no difiere de la técnica quirúrgica habitual.
- Se puede realizar con **escaso instrumental** adicional (marcador de grados).
- **No se precisan nomogramas** de efectos, ni cálculos especiales ya que la biometría y la queratometría son suficientes para determinar qué potencia de lente pondremos y en qué localización situaremos la lente.
- Los **resultados** refractivos son **más predecibles** que en el caso de la cirugía incisional, cuando se realiza una implantación adecuada.
- **No se produce regresión** en el tiempo, si la lente está bien implantada y las condiciones intraoculares permanecen estables, la rotación en el postoperatorio tardío es infrecuente.
- Es una técnica **reversible**, ya que no modificamos de forma permanente ninguna estructura ocular, pudiéndose rotar o recambiar la lente si fuera preciso.
- La posibilidad que aportan las lentes tóricas de corregir el astigmatismo sin actuar sobre la córnea las convierte en la técnica idónea para tratar casos de **córneas biomecánicamente alteradas,** tanto en sus propiedades, estructura o curvatura. También estarían más indicadas en caso de problemas de superficie corneal donde serían menos adecuadas técnicas de actuación directa sobre la córnea como la cirugía incisional o el láser.
- La llegada de las **LIOs MF tóricas** nos ofrece la posibilidad de tratar de forma conjunta el astigmatismo y la **presbicia pseudofáquica** en casos de astigmatismo moderado, con incremento de coste adicional.

¿Cuáles son sus Inconvenientes?

La implantación de LIOs tóricas tiene también unos inconvenientes y limitaciones de uso, entre los que se incluyen los siguientes:

- Para realizar una correcta implantación y asegurar una estabilidad postoperatoria es necesaria la **integridad del saco capsular.** Aunque existe alguna lente diseñada para implantarse en sulcus, las lentes tóricas más difundidas están diseñadas para su implantación en saco, y la integridad del mismo y una capsulorrexis adecuada nos va a asegurar la estabilidad postoperatoria de la LIO. Por esta razón no está indicada su implantación cuando existen alteraciones zonulares pre o intraoperatorias que impidan un centrado correcto de la LIO, o que puedan provocar una subluxación postoperatoria.
- En algunas casas comerciales existe una **limitación de potencias.** Algunas casas ofrecen LIOs de alta potencia astigmática, previa petición, lo que suele incrementar el coste de la LIO.
- En cuanto a la posibilidad de rotación de la lente en el postoperatorio, hemos observado que es muy baja. Siempre debemos distinguir si se trata de una verdadera rotación o de una mala implantación.
- **El elevado precio de los implantes,** sobre todo en casos de altos astigmatismos o LIOs tóricas MF. Muchos cirujanos siguen optando por la cirugía incisional en casos de astigmatismos bajos-moderados, asociadas a la implantación de LIOs monofocales o MFs, ya que no presenta coste adicional.

¿Cuál Podría ser su Indicación Principal?

Corrección simultánea del astigmatismo moderado-alto en pacientes con catarata que opten a una lente monofocal.

Casos de alto astigmatismo en el que éste sea causa de gran déficit visual y se acompañe de alteración corneal.

Corrección simultanea de astigmatismo y presbicia en casos de astigmatismo moderado, mediante LIOs tóricas MFs.

LASER EXCIMER

¿Cuáles son las Ventajas?

El tratamiento con láser Excimer tiene unas **ventajas** frente al resto de técnicas antiastigmáticas:

- Es **capaz de corregir defectos esféricos residuales** además del defecto astigmático en pacientes intervenidos con la implantación de cualquier tipo de lente (monofocal, MF o tórica).
- Los **resultados** refractivos son **altamente predecibles**[10,11,12] y **estables** en el tiempo.

¿Cuáles son sus Inconvenientes?

El láser Excimer también presenta también algunas **desventajas**:

- Se trata de un segundo procedimiento que se realiza en un **segundo acto quirúrgico**.
- **Coste económico** adicional y **necesaria accesibilidad** a un aparato. Esto conlleva que estas técnicas no puedan practicarse en según qué entornos sanitarios.
- Aunque sus resultados sean muy predecibles debemos **asegurar su precisión**, ya que el paciente no será capaz de acomodar pequeños defectos residuales debido a la falta de cristalino.
- No está indicada su aplicación en casos **de córneas biomecánicamente alteradas o con espesor insuficiente.**

¿Cuál Podría ser su Indicación Principal?

La corrección de los errores refractivos residuales mal tolerados, tras la cirugía de cristalino con implante de LIO multifocal.

4. Tratamiento del Astigmatismo con Cirugía Incisional

De entre las técnicas quirúrgicas a las que podemos optar para mejorar el astigmatismo de los pacientes que van a ser sometidos a una facoemulsificación de cristalino, las incisiones relajantes pueden ser una alternativa sencilla, eficaz y económica para mejorar sus resultados refractivos.

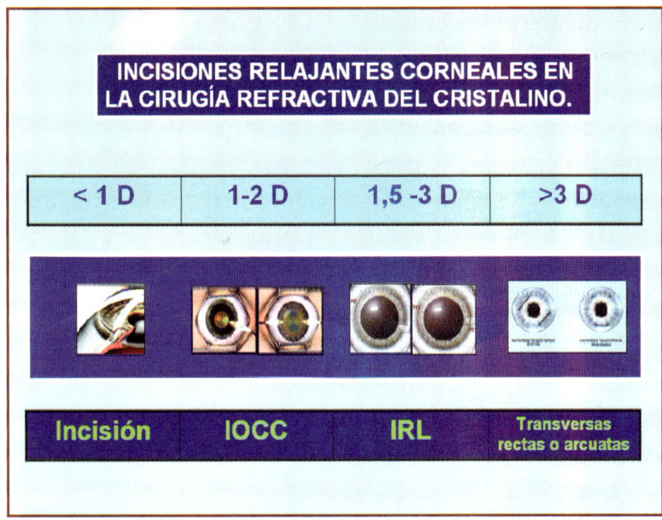

Figura 3. Incisiones relajantes corneales más adecuadas para realizar en la cirugía del astigmatismo.

- Incisiones relajantes periféricas limbares (IRL), para astigmatismos de 1,5 a 3 Dp.
- Incisiones relajantes en media periferia, transversas rectas y arcuatas, para astigmatismos superiores a 3 Dp.

¿Qué Material Necesitamos?

Para poder realizar técnicas de cirugía incisional es aconsejable disponer de cuchilletes de diamante calibrables y marcadores de grados de arco, aunque es posible su realización con materiales más accesibles, como cuchilletes pre-calibrados desechables y un compás de Castroviejo.

¿Qué es un Nomograma?

Aunque el verdadero significado de la palabra sea *"conjunto de líneas acotadas que sirven para resolver gráficamente una ecuación o hallar los valores de una fórmula"*, en el caso de las incisiones relajantes se trata de una serie de tablas de valores corregidos, o representaciones en dibujos, según los resultados de los autores, que nos van a servir de *"ábaco"* personal para la práctica de incisiones. Como hemos explicado anteriormente, el efecto astigmático de las incisiones va a depender de diferentes factores (longitud, profundidad, edad, distancia al centro óptico, etc.) y todos ellos se van a convertir en variables. Los diferentes nomogramas van a modificar alguna de las variables (longitud, profundidad, distancia al centro óptico), permaneciendo las otras estables para poder conocer sus efectos. Dentro de los diferentes nomogramas a los que accedamos, habrá alguno que se adapte mejor a nuestros recursos. Por ejemplo, el disponer de un cuchillete de diamante calibrable nos permitirá aplicar un nomograma que se base en modificar la profundidad de la incisión, si no es así, aplicaríamos un nomograma en el que se varíe la longitud de la incisión o la distancia al centro óptico, a una profundidad establecida previamente, que podamos alcanzar con un cuchillete calibrado desechable.

Los nomogramas sirven de guía general en la práctica quirúrgica, pero en la mayoría de los casos cada cirujano deberá ajustarlos según sus propios resultados. Podemos consultar los nomogramas más extendidos para cada técnica de cirugía incisional en los manuales de astigmatismo y seleccionar los más adecuados para nuestra práctica quirúrgica habitual.[23]

¿Qué Nos Aporta la Topografía?

La topografía corneal nos permite contemplar la córnea en su totalidad, y aunque no sea obligado su uso en casos de astigmatismos congénitos regulares, resulta de gran utilidad en casos más complejos como astigmatismos irregulares, postraumáticos, postquirúrgicos y post-queratoplastia.[24,15] Además la mayoría de los topógrafos nos proporcionan los datos paquimétricos de toda la extensión corneal, que nos determinará la profundidad que podemos alcanzar con nuestras incisiones y la consecuente calibración de los cuchilletes que vamos a utilizar. La topografía corneal ha constituido un gran avance para la planificación de este tipo de cirugía, y para el seguimiento postoperatorio, demostrando mejores resultados que en los casos con planificación y control realizados únicamente con la queratometría.[26,27]

El astigmatismo que precisamos corregir en la práctica de IRC asociadas a la cirugía del cristalino, no es el astigmatismo total que muestra la refractometría (corneal + intraocular), sino el astigmatismo corneal, ya que el intraocular cristaliniano desaparecerá con la cirugía. El astigmatismo corneal lo podemos obtener por diferentes métodos de medida queratométricos, como la queratometría clásica, la que muestra la refractometría, la topografía o la biometría óptica. De entre las diferentes opciones nosotros solemos utilizar las Ks que ofrece la biometría óptica, ya que es la que nos determina la potencia de la lente que vamos a implantar. Nosotros realizamos mediciones manuales, automatizadas y ópticas, concediendo gran importancia a la coherencia de resultados.

Longitud de las Incisiones ¿Milímetros o Grados de Arco?

En la literatura, nos encontramos con nomogramas basados en longitud expresada en milímetros (mm) o en grados de arco, pero es importante saber interpretar sus equivalencias, ya que según en qué zona de córnea actuemos (media periferia o limbo) las variaciones serán importantes.

Lo primero que tenemos que saber al hablar de mm, es si se trata de mm de cuerda o de arco, que como vemos en la **Figura 4**, tendrán valores diferentes. También debemos considerar que los grados de arco tienen una equivalencia en mm distinta, según la distancia al centro de la córnea **(Figura 5)**.

En las incisiones relajantes limbares, en las que nuestra referencia es el limbo y no el centro de la córnea, deberemos medir el diámetro corneal previamente, y consultar equivalencias de grados de arco a mm en las tablas, si no disponemos de marcadores de grado y sólo tenemos compás. No es lo mismo una incisión de 7 mm en limbo de una córnea de 10 mm de diámetro, que realizarla en una de 12 mm de diámetro. Sin embargo, las incisiones de 90º en estas mismas córneas,

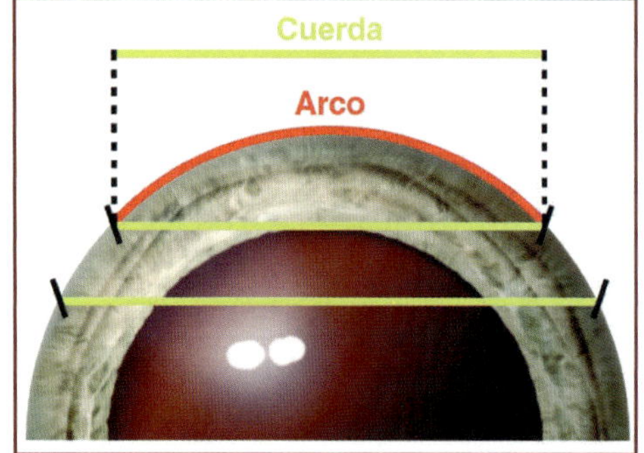

Figura 4. Diferencia entre cuerda y arco.

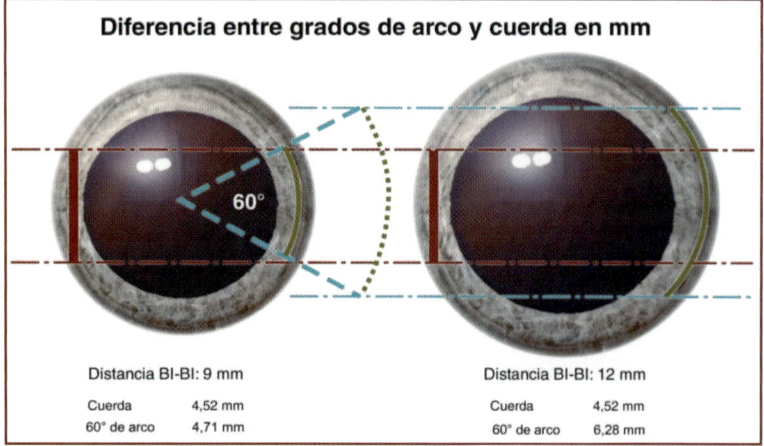

Figura 5. Diferencia entre grados de arco y cuerda en mm en las incisiones relajantes limbares. En las IRL la referencia es el limbo y no el centro de la córnea. No es lo mismo una incisión de 7 mm en limbo de una córnea de 10 mm de diámetro, que realizarla en una de 12 mm de diámetro. Sin embargo, las incisiones de 90º en estas mismas córneas, tendrán diferente tamaño pero un efecto equivalente, al encontrarse a diferente distancia del centro óptico.

tendrán diferente tamaño pero un efecto equivalente, al encontrarse a diferente distancia del centro óptico.

Una vez expuestos los conocimientos básicos necesarios para practicar este tipo de técnicas quirúrgicas, vamos a considerar por separado las incisiones más apropiadas en la cirugía de la catarata. Comenzaremos por aquellas que tratan de disminuir o no aumentar el pequeño astigmatismo previo, como es la propia localización de la incisión, seguiremos por las incisiones perforantes enfrentadas, las incisiones relajantes limbares y las incisiones transversas rectas y arcuatas en córnea clara.

Localización de la Incisión de la Facoemulsificación

Se trata de aprovechar el poder relajante de la propia incisión de la facoemulsificación, realizándola en el meridiano más curvo. En la actualidad el tamaño de las incisiones ha disminuido, y el efecto relajante de una incisión de 1,8 a 2,2 mm es mínimo. En ocasiones, nosotros consideramos una ampliación de la incisión o de la paracentesis al final de la cirugía para aumentar el efecto relajante de las mismas.

En la **Figura 6** se muestra el efecto astigmático de las incisiones de 2,75 a 3,2 mm según el sector dónde se realicen.[28,29]

La propia arquitectura incisional también condiciona el efecto astigmático. Una incisión valvulada y de menor tamaño es menos astigmática y más estanca **(Figura 7)**.

El hecho de practicar 2 incisiones ortogonales de pequeño tamaño (1,4 – 2 mm) en la cirugía microincisional (MICS), condiciona que la acción astigmática de las incisiones quede prácticamente anulada, por lo que las podríamos considerar como incisiones astigmáticamente neutras, muy útiles en caso de cataratas infantiles, en ausencia de astigmatismo previo, o para no modificar

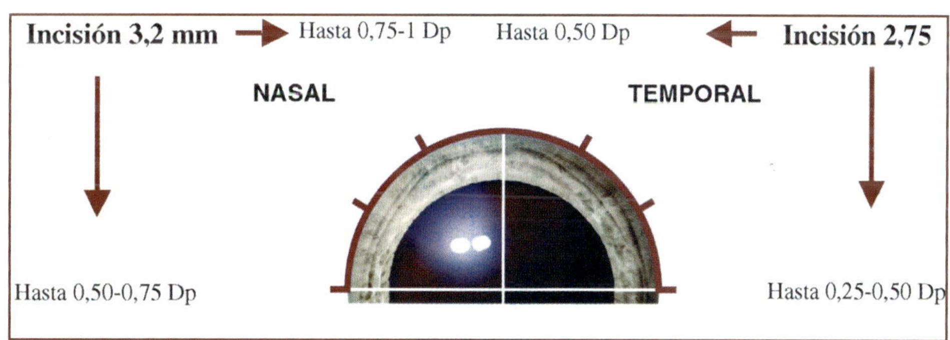

Figura 6. Efecto astigmático de las incisiones para la facoemulsificación.

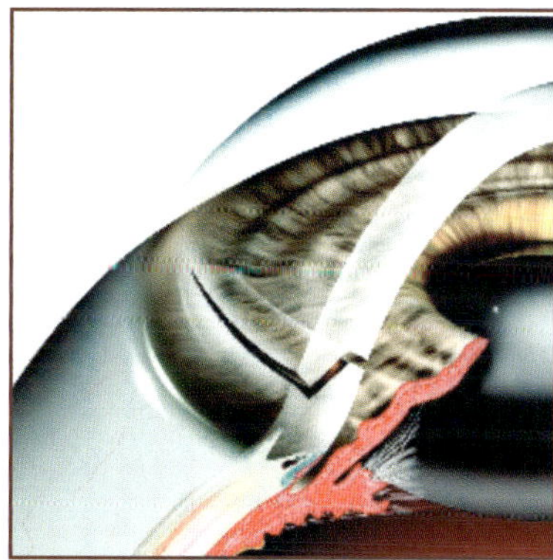

Figura 7. Incisión valvulada principal para la facoemulsificación.

los resultados de otras técnicas antiastigmáticas asociadas[30,31] **(Figura 8)**.

Más del 40% de la población tiene un astigmatismo leve, inferior a 1 Dp, y a la hora de afrontar una cirugía, nuestro objetivo principal deberá ser el de mantener o reducir ese astigmatismo. De este modo, astigmatismos a favor de la regla (0º - 30º y 150º - 180º) se beneficiarán de incisiones situadas en el sector superior. Para astigmatismos en contra de la regla (60º - 120º), el abordaje debería hacerse sobre el eje ortogonal, bien nasal, o bien temporal, y en los oblicuos (31º - 59º y 121º - 149º) en el meridiano oblicuo más curvo **(Figura 9)**.

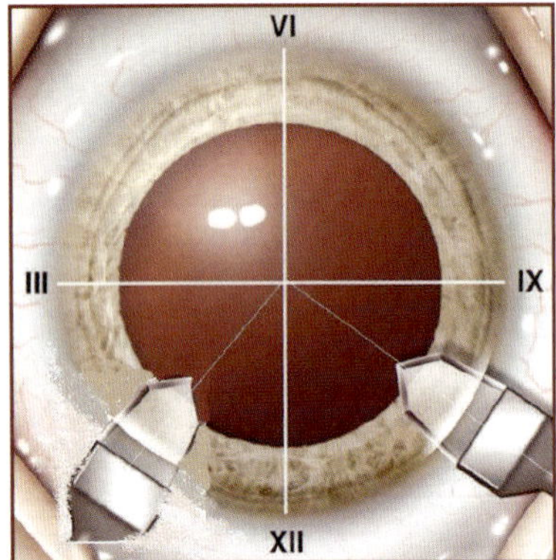

Figura 8. Incisiones ortogonales

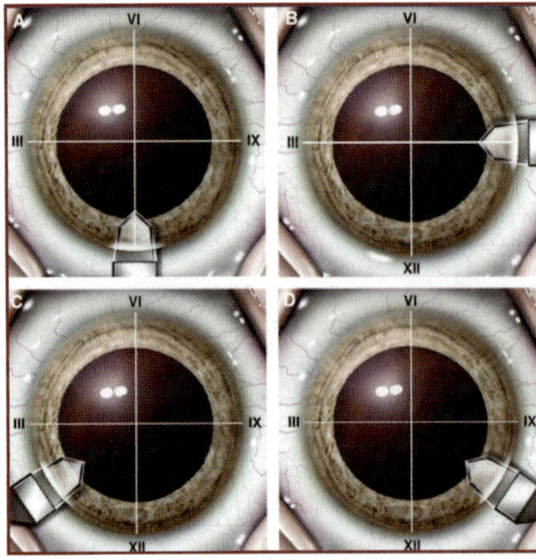

Figura 9. Localización de la incisión: A. Superior. B. Temporal. C y D. Oblicua nasal y temporal.

Incisiones Opuestas en Córnea Clara (ICO) o Incisiones Perforantes Enfrentadas

La técnica consiste en realizar una incisión perforante opuesta a la de la facoemulsificación con el objetivo de relajar los dos extremos del meridiano más curvo **(Figura 10)**. También pueden realizarse de forma independiente a las incisiones de la facoemulsificación cuando se utiliza una cirugía microincisional anastigmática, utilizando una o dos opuestas según el grado de astigmatismo que se quiera corregir. Están indicadas para la corrección de astigmatismos bajos (< de 2 Dp). La técnica es rápida, segura y es posible su realización sin instrumental específico, ya que se puede utilizar el mismo cuchillete que para la incisión principal. Es conveniente que cuando la realicemos, la cámara esté llena de material viscoelástico para proporcionar suficiente tensión a la córnea **(Figuras 11 y 12)**. El aumento del efecto se podrá conseguir aumentando el tamaño o disminuyendo la distancia al centro óptico.

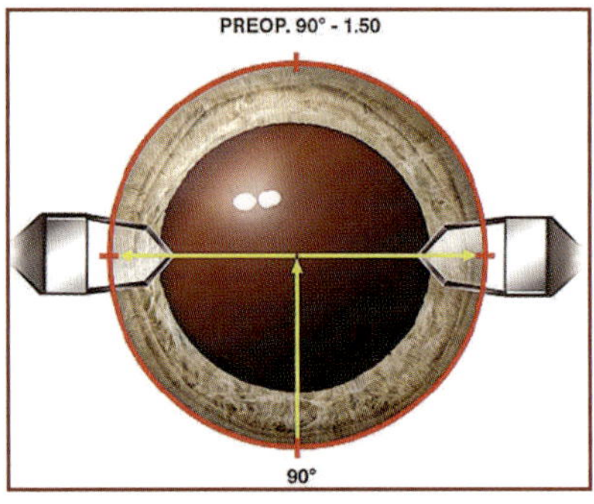

Figura 10. Incisiones perforantes enfrentadas.

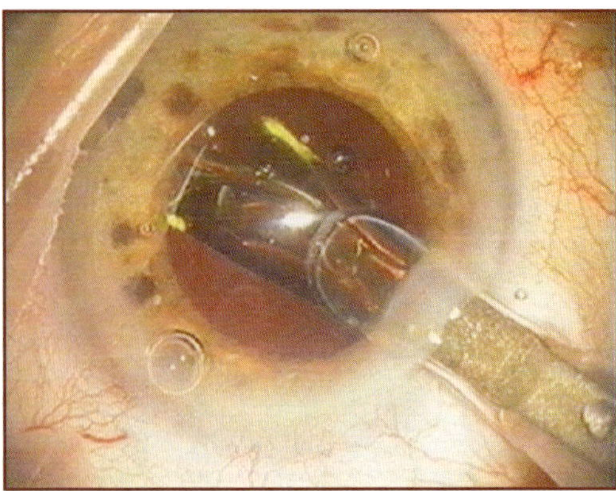

Figura 11. Incisión principal.

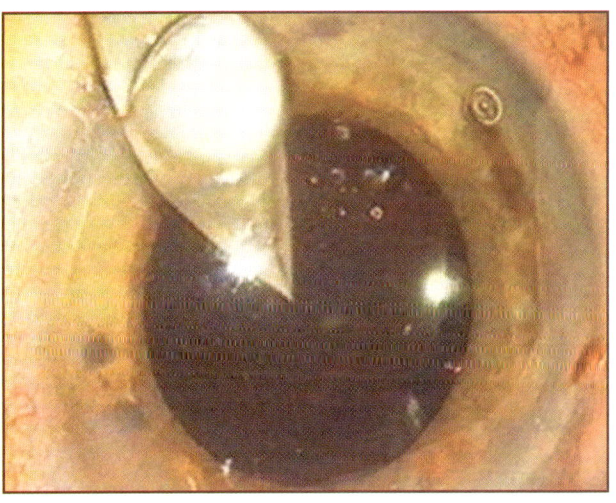

Figura 12. Incisión opuesta.

Existen diferentes nomogramas que podemos consultar.[23] Nosotros utilizamos el nomograma que presentamos **(Tabla 1)** para la disminución de astigmatismos moderados bajos. En estos casos pretendemos una mejoría del astigmatismo preoperatorio con una tendencia a la hipocorrección. Son especialmente útiles para la corrección de pequeños astigmatismos (<1 Dp) en la implantación de lentes MF, ya que su existencia mermaría la efectividad de estas lentes. Consideramos muy útil disponer de un marcador de10 mm para unificar la distancia al eje óptico **(Figura 13)**.

Incisiones Relajantes Limbares (IRL)

Se trata de incisiones no perforantes, realizadas de forma aislada o en parejas enfrentadas, en córnea inmediata a limbo esclerocorneal **(Figura 14)**. El hecho de practicarse a mayor distancia del eje óptico, les confiere un efecto astigmático moderado, pero también más estable. Son incisiones seguras, sencillas y bien toleradas por los pacientes.[32,33] Si las efectuamos con una amplitud entre 30° y 90°, no deben modificar

Tabla 1. Nomograma de Cristóbal / del Buey para incisiones perforantes 2013

Dioptrías astigmáticas	Tamaño del cuchillete (mm)	Número de incisiones a 10mm
0-0,50 D	2,2 - **2,75**	1 en el curvo
0,50-1D	2,2 - **2,75**	2 en el meridiano más curvo
1-1,5 D	2,75 - **3,2**	2 en el meridiano más curvo
>1,5 D	2,75 - **3,2**	2 opuestas en el curvo **(zona óptica menor)**

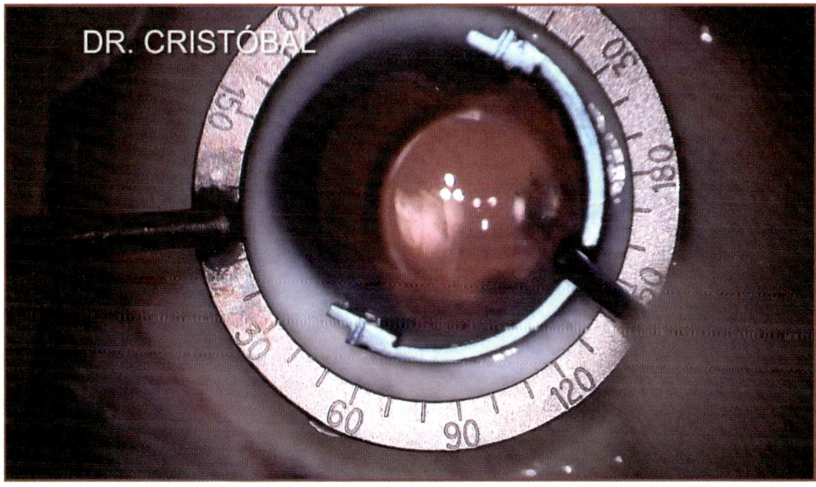

Figura 13. Marcador de Cristóbal de 10 mm para ICOs.

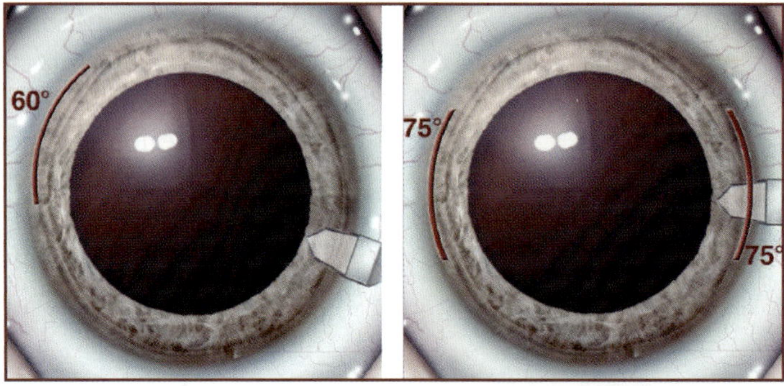

Figura 14. Incisiones relajantes limbares.

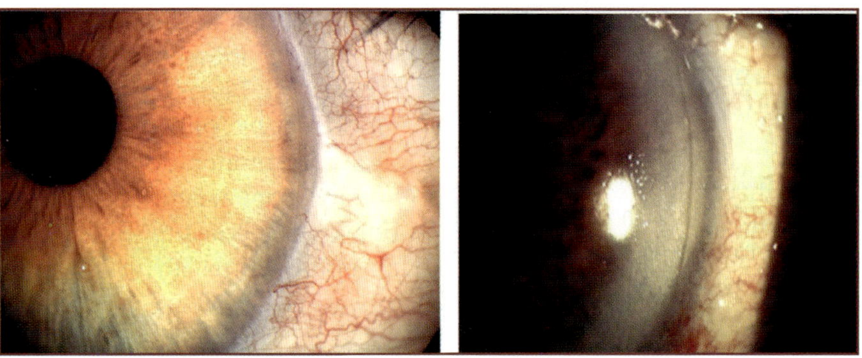

Figura 15. Imágenes postoperatorias de IRLs.

el equivalente esférico (acoplamiento cercano a 1:1), por lo que resulta adecuada su práctica junto a la cirugía de cristalino, bien al inicio o tras la facoemulsificación **(Figura 15)**.

Aunque es aconsejable el uso de cuchilletes de diamante calibrables, también podemos trabajar con cuchilletes pre-calibrados desechables, disponibles en el mercado (400 a 600 micras). Podemos utilizar marcadores corneales de grados (Dell, Méndez, Thorton, etc.), pero pueden sustituirse por un compás de Castroviejo, y una tabla de conversión de grados de arco a mm, según el diámetro de la córnea a tratar **(Figuras 16 y 17)**.

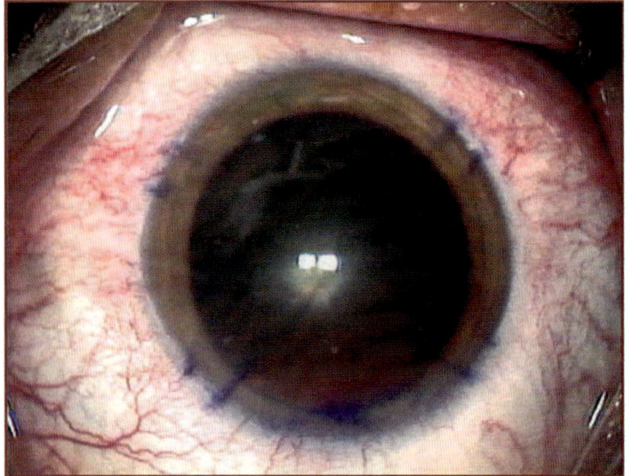

Figura 16. Cornea rotulada.

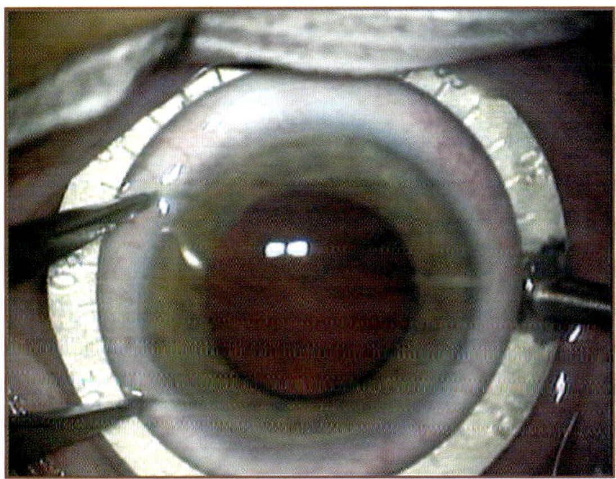

Figura 17. Marcado con compás.

La decisión sobre la longitud y el número de incisiones relajantes a emplear la determinaremos basándonos en nomogramas como el de Gills, Budak, Nichamin, Cristóbal, etc.[34-38]

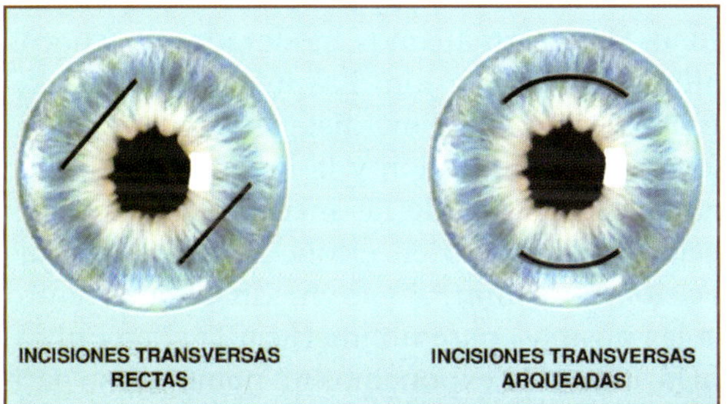

Figura 18. Incisiones transversas rectas o arcuatas.

Incisiones Corneales en Media Periferia. Transversas Rectas o Arcuatas

Son incisiones relajantes realizadas en media periferia corneal, más cerca del eje óptico, con el fin de aumentar su efecto astigmático, y así poder corregir astigmatismos moderados altos superiores a 3 Dp[39,40] **(Figura 18 y 19)**.

Las **incisiones arcuatas** son practicadas con frecuencia en casos de astigmatismo postquirúrgico inducido y postqueratoplastia, ya que la incidencia de astigmatismos altos es mayor que en casos de cirugía del cristalino, en la que la gran mayoría de astigmatismos congénitos presentan valores más moderados.[41,42,43] Por otra parte las incisiones arcuatas son más fisiológicas en relación a la cicatriz de la interfase del trasplante.

Cuanto más cercana sea una incisión al eje visual, el cambio astigmático producido será mayor,[44] pero la zona más indicada para la

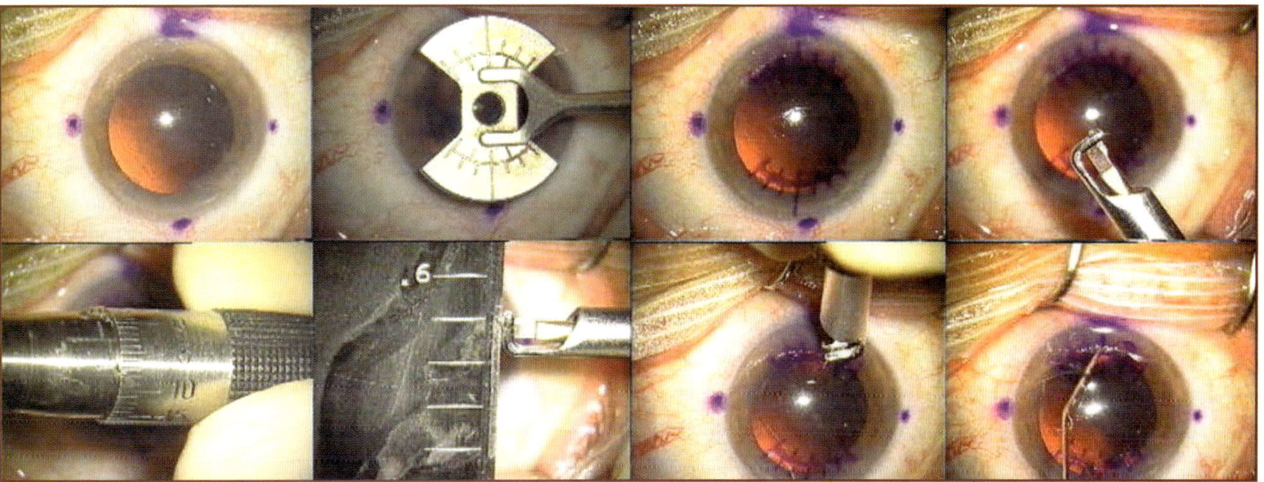

Figura 19. Queratotomías arcuatas, Técnica quirúrgica. Momento quirúrgico: Tras la facoemulsificación del cristalino, previo al implante de LIO, cámara anterior y saco lleno de material viscoelástico. Marcado o desepitelización del centro corneal. Rotulación corneal de la zona a tratar (90º a 7mm de diámetro), calibrado de cuchillete a la profundidad indicada según nomograma y paquimetría. Incisión a mano alzada sobre cornea no hidratada. Limpieza y separación de la herida quirúrgica.

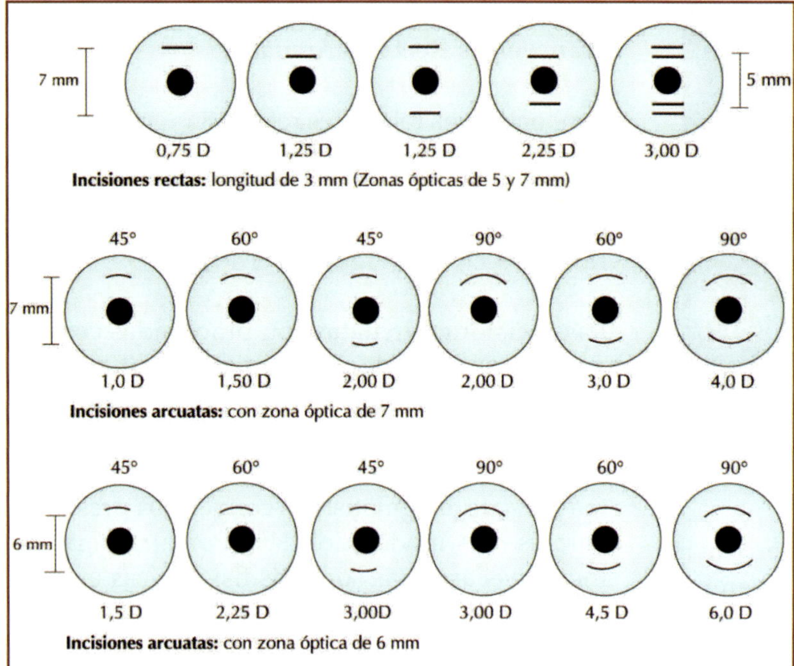

Figura 20. Nomograma de Lindstrom. Profundidad 100% de la paquimetría más baja.

realización de este tipo de incisiones es la intermedia corneal, comprendida entre los diámetros de 5 y 8mm.[45]

Existen distintos nomogramas pero el más generalizado para incisiones arcuatas es el de Lindstrom[46] **(Figura 20)**. La zona óptica empleada es de 5 ó 7 mm cuando se utilizan incisiones rectas y de 6 ó 7mm en caso de arcuatas.[47,48]

Para algunos cirujanos puede resultar difícil la técnica de incisiones arcuatas a mano alzada. En estos casos, pueden realizar **incisiones transversas rectas** que, aunque menos anatómicas, son más sencillas y nos permiten conseguir correcciones de astigmatismos moderados con pocos milímetros de incisión. Las incisiones arcuatas se practican a la misma distancia del centro óptico en toda la incisión y la longitud puede ser mayor. En el caso de las incisiones transversas rectas, el diámetro en el que se efectuarán las incisiones (5-7mm) ha de medirse en el centro de las mismas, para no interferir la zona óptica. En la **Figura 21** exponemos un nomograma para incisiones rectas de 3 o 4 mm de longitud, practicadas en diámetro de 5, 6 ó 7 mm, para corregir astigmatismos bajos-moderados.

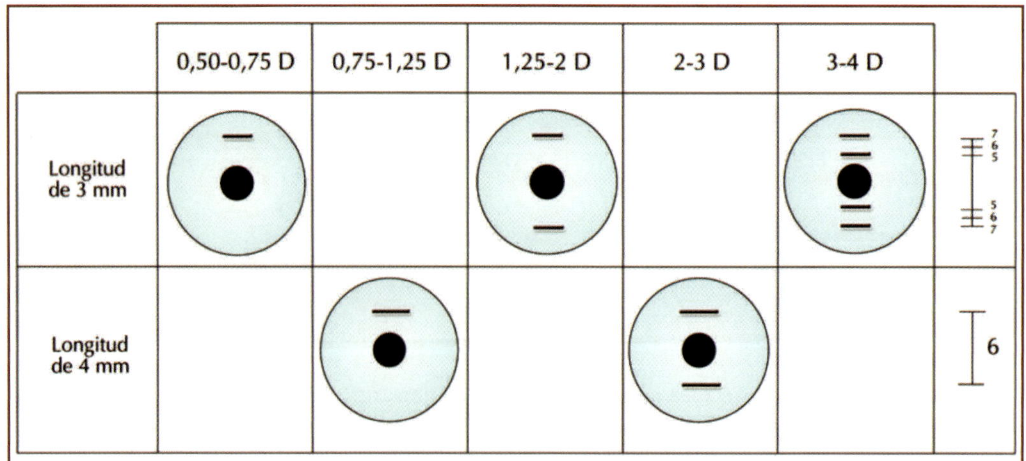

Figura 21. Nomograma para incisiones transversas rectas de Cristóbal 2005.

RECOMENDACIONES PARA CONSEGUIR LOS MEJORES RESULTADOS CON CIRUGÍA INCISIONAL

- Medición adecuada del astigmatismo corneal.
- Elaborar un plan quirúrgico y realizar un correcto marcado corneal.
- Tender a la hipocorrección, evitar sobrecorrección y cambios de eje.

5. Tratamiento del Astigmatismo Mediante la Implantación de LIOs Tóricas

El implante de LIOs tóricas se realiza en el mismo acto quirúrgico que la cirugía de la catarata, y nos posibilita una corrección astigmática sin realizar ninguna técnica quirúrgica añadida. En este caso la técnica no difiere sea cual sea la cantidad de astigmatismo que queramos corregir, aunque deberemos considerar que cuanto mayor potencia astigmática tenga la LIO, más consecuencia refractiva tendría una posible desviación del eje óptimo de implantación.

En cuanto al material, no se requiere de instrumental y tecnología adicional al necesario para efectuar una facoemulsificación. Es útil disponer de un **marcador corneal** de grados y rotuladores para el marcado de los meridianos corneales **(Figura 22)**.

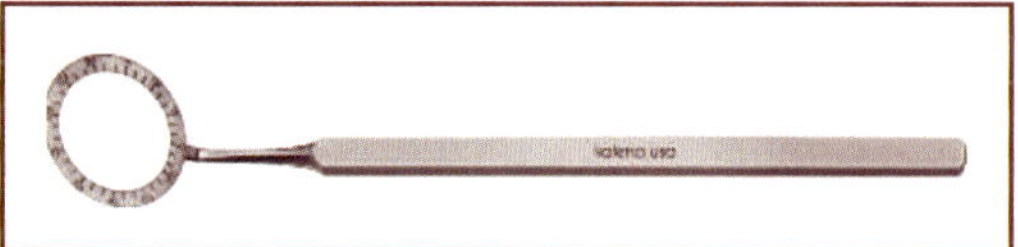

Figura 22. Marcador corneal de grados.

Como hemos comentado con anterioridad, es necesario realizar una correcta **medición del astigmatismo corneal pre-quirúrgico,** que es el que debemos corregir con el toro intraocular. También debemos **conocer el efecto de nuestras incisiones.** Como la práctica quirúrgica de cada cirujano acostumbra a seguir unos patrones de localización y longitud de las incisiones que aporte comodidad y seguridad, no resulta difícil conocer el astigmatismo que inducimos con nuestra actuación quirúrgica en cada caso, y así poder conocer lo que puede modificar el efecto de las lentes tóricas. Este valor de astigmatismo inducido por la incisión lo consideran también las casas comerciales para calcular la potencia de la lente. Existe también la posibilidad de combinar cirugía incisional y lentes tóricas para corregir valores de astigmatismos superiores. Por ejemplo, antes de disponer de lentes de alta potencia, para corregir un astigmatismo de 4,5 Dp utilizábamos una lente SN60T5 de la casa Alcon con capacidad de corregir 3Dp en plano de LIO y 2,06 Dp en plano corneal y una incisión perforante enfrentada en el meridiano más curvo de 2,75 mm a 10 mm que nos completaba la corrección astigmática de 1 a 1,5 Dp según la edad y meridiano.[49]

El correcto marcado corneal cobra mayor importancia en el caso de implante de LIOs tóricas, ya que en la cirugía incisional y el láser el meridiano sirve para centrar la amplitud de tratamiento, pero en las lentes tóricas hay que hacer coincidir los ejes de marcado y posición de la lente. Existen diferentes técnicas de marcado, todas ellas tienen en común que la identificación del meridiano correcto debe basarse en el marcado corneal con el paciente sentado, ya que cuando lo tumbamos se provoca una ciclotorsión que nos modifica la posición del meridiano. Según las condiciones del quirófano, la cercanía de una lámpara de hendidura y las posibilidades técnicas de la consulta podremos optar por varias posibilidades igualmente válidas:

- **Marcado previo de ejes en lámpara de hendidura.** Lo podemos realizar con la hendidura fina rotulando los puntos de intersección con el limbo **(Figuras 23-25)**. Se precisa de la colaboración del paciente y la cercanía de la lámpara al quirófano.
- **Marcadores horizontales.** Pueden realizar un marcado simultáneo de los ejes 0° y 180°, sin necesidad de lámpara de hendidura. Algunos incorporan pesa para alineación **(Figura 26)** y otros más recientes como el Robomarker (surgilum), que incorpora un sofisticado sistema de nivelado y de iluminación.
- **Marcado sobre fotografía corneal previa.** El hecho de realizar una fotografía previa

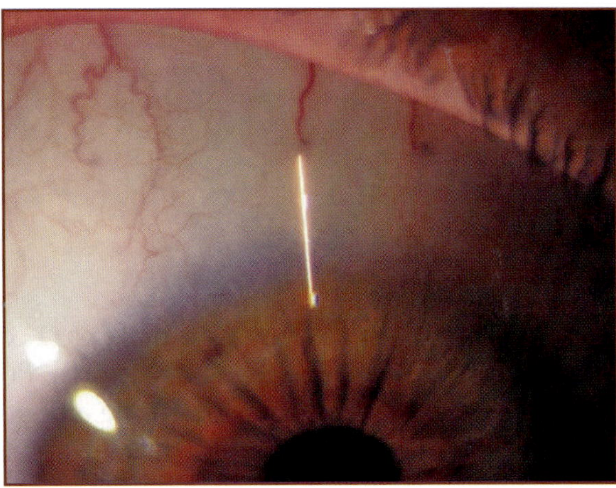

Figura 23. Hendidura fina vertical 90°.

Figura 24. Hendidura fina horizontal 0°.

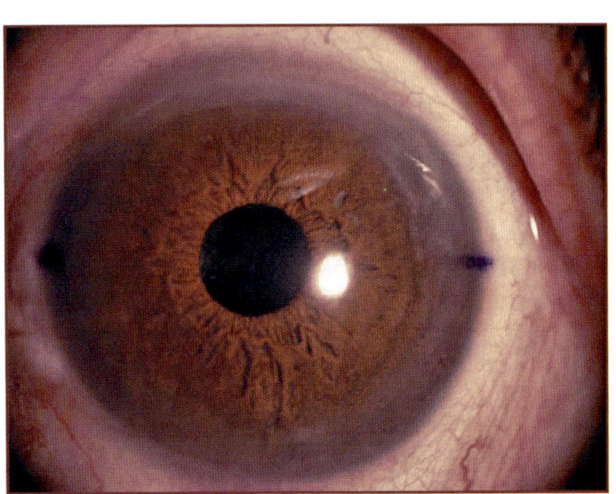

Figura 25. Marcado horizontal 0° y 180°.

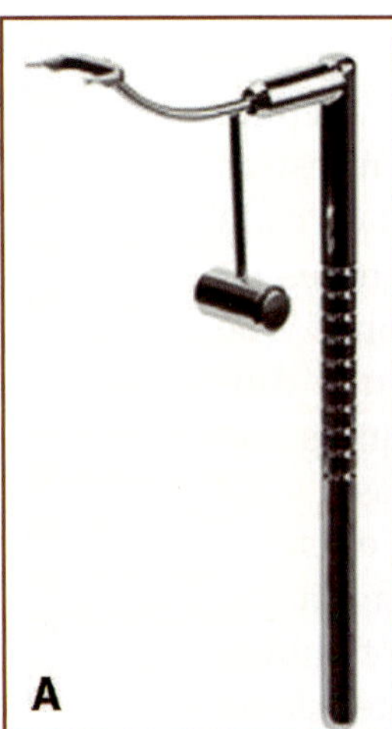

Figura 26. Marcador horizontal de Elíes.

nos brinda la posibilidad de identificar con marcado sobre ella los puntos del meridiano horizontal, el eje de 90° **(Figura 27)** o una marca anatómica y sus grados de localización **(Figura 28)**. Para ello basta con utilizar la inclinación de la hendidura fina de la lámpara sobre el meridiano y registrar los grados de inclinación que aparecen en la zona alta del brazo de la misma **(Figuras 29 y 30)**. Lo realizamos de forma rutinaria en la consulta en todos los pacientes con astigmatismo, ya que nos es útil para cualquier método quirúrgico de corrección que vayamos a realizar (incisiones o LIO tórica). De esta forma podemos identificar los meridianos en cualquier momento del acto quirúrgico y proceder al remarcado si fuera necesario.

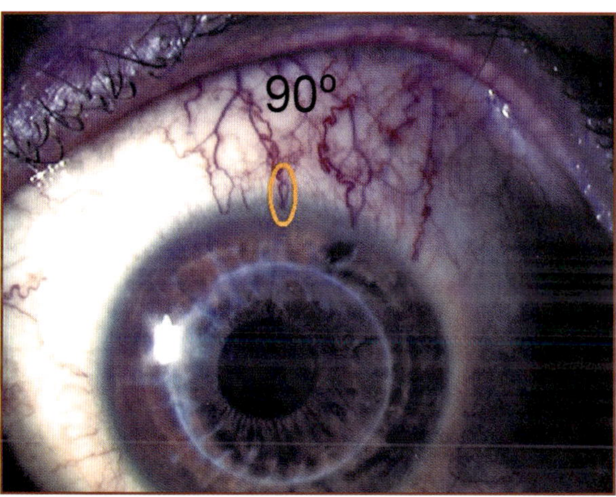

Figura 27. Fotografía con marcado sobre reseña anatómica vascular a 90°.

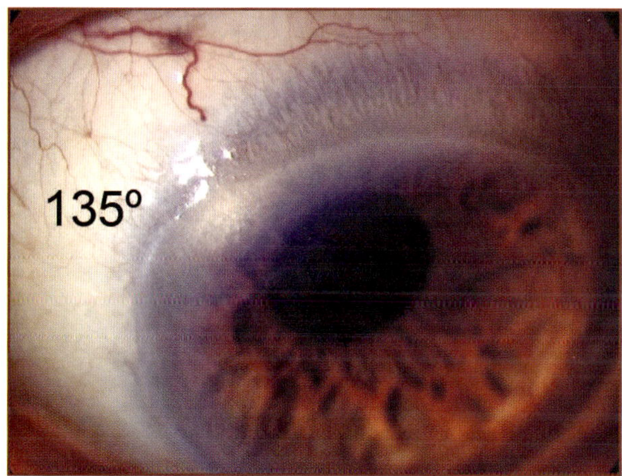

Figura 28. Fotografía con marcado de característica anatómica límbica y los grados a los que se encuentra.

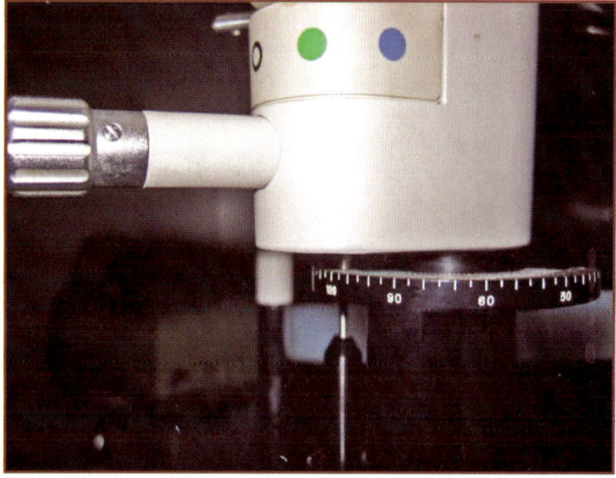

Figura 29. Marcador de grados de lámpara de hendidura con la representación numérica de grados de inclinación del haz de la hendidura

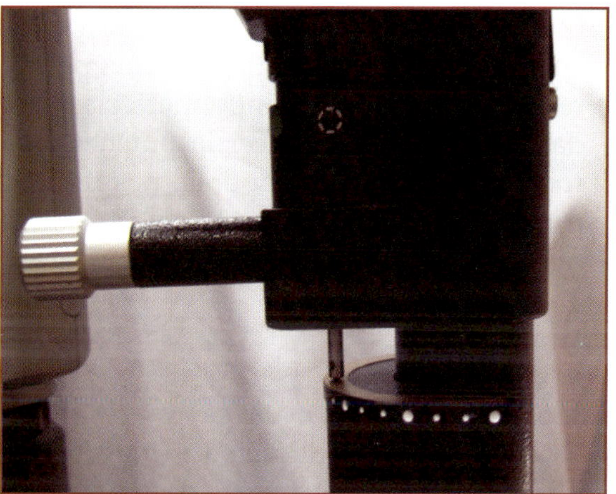

Figura 30. Marcador de grados de inclinación de la lámpara de hendidura por puntos. El punto grueso central está a 90° y existen marcas gruesas orientativas cada 30°, y puntos más finos cada 10°.

- En el caso de no disponer de medios fotográficos simplificamos la técnica realizando un **marcado basado en un dibujo previo** en el que detallamos una marca anatómica o bucle de vaso destacado y los grados en los que se localiza **(Figura 31)**.
- En los últimos años se han producido avances notables, con diferentes tecnologías diseñadas para facilitar la correcta alineación de estas lentes. Algunos dispositivos son sofisticados sistemas guiados por la imagen que se integran al microscopio, y permiten la localización intraquirúrgica de los meridianos correspondientes a los de una fotografía previa del paciente, como el Callisto

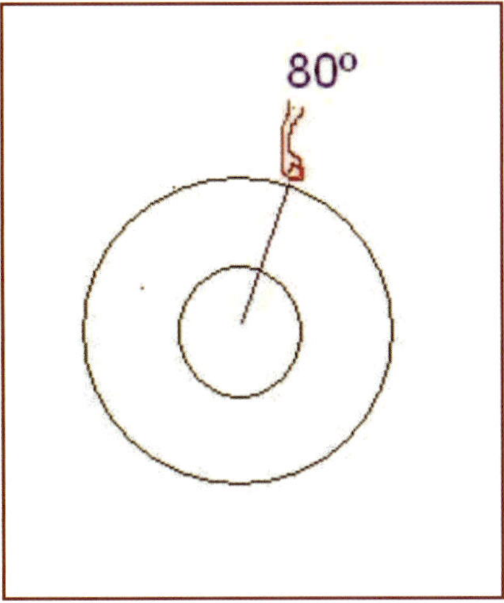

Figura 31. Dibujo de señal anatómica y los grados a los que se encuentra.

(Zeiss®) y Verion de Alcon®. Pero destaca entre todos el ORA System, ya que permite realizar aberrometrías intraopertorias seriadas. Y además de ofrecer la potencia esferocilíndrica de la LIO óptima, nos indica la rotación necesaria para el correcto alineamiento de la lente tras su colocación.

Técnica Quirúrgica

La única particularidad de la técnica, es que precisa una correcta identificación y marcado del meridiano, para conseguir una adecuada alineación de la lente en el compartimiento intrasacular. Básicamente, el obtener un buen resultado refractivo depende de la meticulosidad de esta maniobra y del manejo de las situaciones en que ocasionalmente, se produzca una rotación de la lente durante el postoperatorio.[50] En los fotogramas describimos un procedimiento quirúrgico para la implantación de lentes tóricas **(Figura 32).**

Es importante asegurarnos que la lente quede bien posicionada respecto al meridiano en el que debe ser implantada. Es aconsejable la visión perpendicular de la córnea para controlar la alineación. En casos de cirugía con anestesia tópica la fijación del paciente nos facilita este paso, pero en casos de anestesia retrobulbar en la que no existe fijación, debemos forzar la alineación del eje visual para comprobar la coincidencia de los meridianos.

Para evitar la movilización de las lentes bien alineadas, en la maniobra de extracción del viscoelástico, podemos seguir las siguientes indicaciones:

- Utilizar para su implantación un viscoelástico cohesivo cuya extracción es más controlada y causa menos turbulencias.

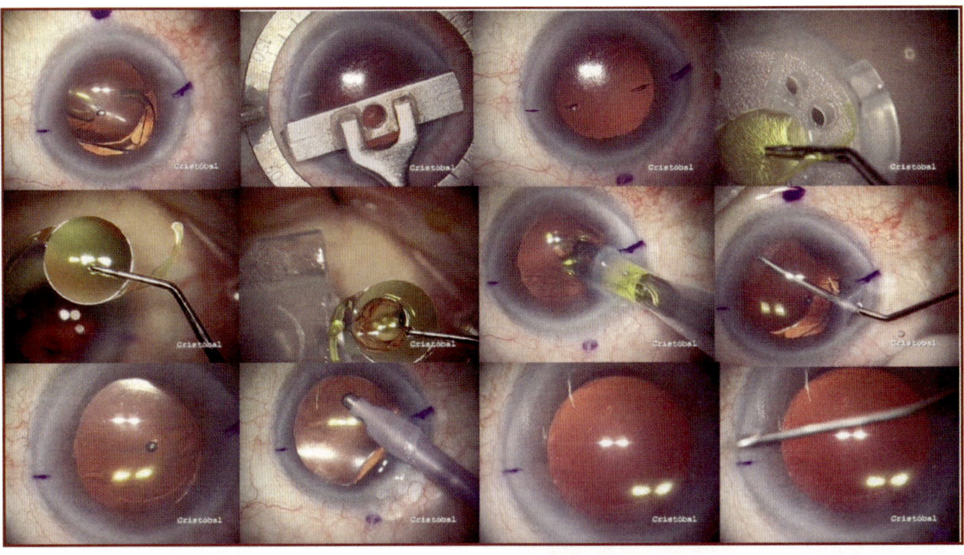

Figura 32. Fotograma de técnica quirúrgica de implantación de LIO tórica. Marcado del meridiano corneal con mayor poder refractivo, implantación de la lente y posterior rotación para alinear las marcas de la lente tórica con las del eje marcado a nivel corneal. Extracción de viscoelástico y comprobación de la correcta posición final.

- Dejar la LIO posicionada en la zona adecuada o ligeramente desplazada hacia zona anti horaria. De desplazarse la lente lo haría en esta dirección por la inclinación y salida de los hápticos.
- Utilizar por la paracentesis una espátula o la vía de irrigación de la doble vía para la sujeción de la lente mientras procedemos a la extracción del viscoelástico. Esto cobra importancia en sacos grandes, que suelen corresponder a ojos miopes.
- Si la lente se ha movilizado debemos manipularla y alinearla siempre con el saco nuevamente lleno de viscoelástico. Si el desplazamiento es pequeño y a favor de la dirección de los hápticos podremos desplazar la lente con el terminal de irrigación manteniendo llena la cámara anterior.

En cuanto a la elección de la potencia y selección de meridianos, son las propias casas comerciales las que nos van a facilitar estos datos a través de su página web. Debemos aportar una serie de datos proporcionados por la queratometría y/o biometría, con el fin de sugerir las potencias esférica y cilíndrica a implantar **(Tabla 2)**. Se proporciona una ficha individualizada con un dibujo que nos orienta claramente sobre la manera de posicionar la lente en el compartimiento endosacular **(Figura 33)**. Las lentes intraoculares tóricas tienen pequeñas muescas en los bordes de la óptica que indican la posición del eje del cilindro positivo, que se encuentra tallado en la superficie anterior de la lente. Estas muescas son lineales o pequeños puntos alineados.

Tabla 2. Datos necesarios para la selección de la LIO tórica.

	mm	Dp	Grados
K_1	7,48	45,12	170°
K_2	7,90	42,75	80°
Longitud axial (mm)			24,01
ACD fáquica (mm)			3,07

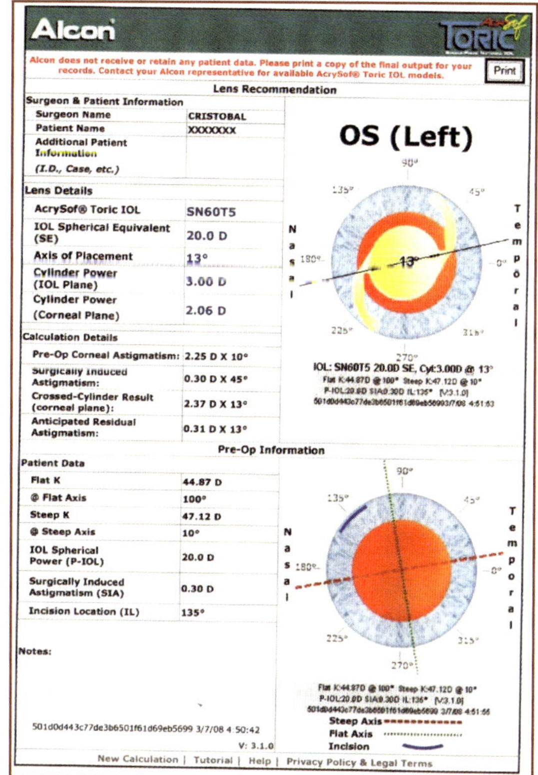

Figura 33. Ficha de la casa Alcon con referencias a la potencia y posición de la lente y al lugar de la incisión que previamente nosotros hemos seleccionado.

Si aparecen **complicaciones durante la facoemulsificación** como la rotura capsular o la desinserción zonular, no es aconsejable la implantación de la LIO tórica por la posibilidad de rotación, inclinación o subluxación, ya que estas lentes precisan una buena alineación y un buen centrado. En el caso de la lente tórica Centerflex de Rayner se han comunicado casos en los que la ruptura de la cápsula posterior del cristalino no permitió el implante de la lente en el saco, y se procedió a implantarla en sulcus, siendo bien tolerado por los pacientes.[51] También se ha comunicado que la implantación de la lente con la superficie tórica pegada a la cápsula posterior (volteada), no provoca cambio refractivo con respecto al esperado.[52]

Mala alineación del cilindro refractivo de la lente. Esta complicación es fácilmente detectable pues conlleva un déficit visual del paciente y la constatación de un error refractivo cilíndrico residual inesperado en la refractometría. Si esto se aprecia en el postoperatorio precoz, puede deberse a una rotación postoperatoria de la LIO tórica,[53,54] pero también hay que pensar en una mala alineación intraquirúrgica de la misma, que nos obligaría a revisar nuestra técnica. Aunque a priori no podemos saber cuál de las dos sería la causa, en el caso de ser un defecto significativo deberemos plantearnos una recolocación de la LIO en su correcto meridiano, que resulta una maniobra sencilla si la realizamos de forma precoz y puede resultar más complicada si la demoramos, ya que el tiempo aumenta la adherencia del saco a la LIO.[55] De producirse una rotación, ésta ocurriría posiblemente en las primeras 24 horas, observándose ya en la primera revisión postoperatoria.[56] Es lógico pensar que la incidencia de rotación de la lente va a depender del diseño de la misma, de la forma de sus hápticos, y del tamaño del saco capsular. Para las lentes tóricas monobloque de la casa STAAR se estimó que de un 15% a un 40% de LIOs sufrían rotación en los primeros días tras su implante[57], hecho que llevó a replantear su diseño. Afortunadamente, para las lentes tóricas actuales con las que nosotros tenemos experiencia esta incidencia ha disminuido, ya que el perfeccionamiento del diseño ha mejorado mucho su estabilidad[58] **(Figuras 34, 35)**.

La consecuencia de la rotación o una mala alineación de una lente tórica será un menor efecto corrector de la potencia cilíndrica de la misma. Una desviación del eje de 5º, 10º, ó 15º producirá, respectivamente, un 17, 33, y 50% de reducción en el efecto astigmático quirúrgico.[59] Se estima una relación de desviación / eficacia aproximada de 1/3.[60] Por cada grado de desviación del eje se pierde el 3,3% de la eficacia, de forma que 10º de desviación disminuyen la eficacia en un 33%, y 30º de desviación tornan la corrección ineficaz.[61,62] Si la desviación es mayor a 30º generaremos mayor error astigmático.[63] Al tratarse de una relación grados/ potencia, las consecuencias de una posible desviación en dioptrías dependerá de la potencia del toro de la lente. Así una desviación de 10º en una lente tórica de 2 Dp reducirá la capacidad de corrección en 0,66 Dp aproximadamente, pero si se trata de una lente de 6 Dp la reducción será de casi 2 Dp.

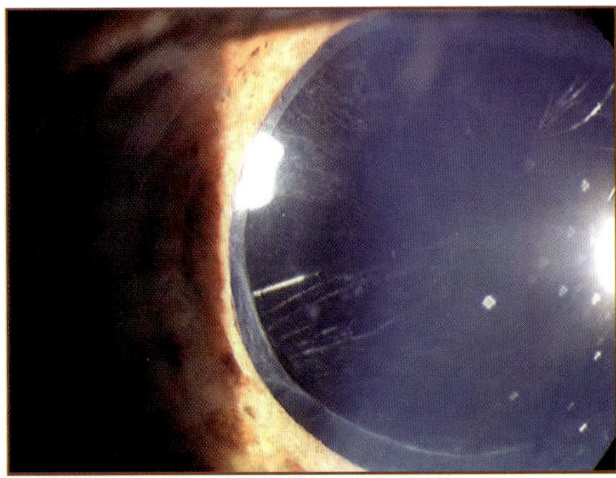

Figura 34. LIO tórica con marcas lineales identificables bajo dilatación.

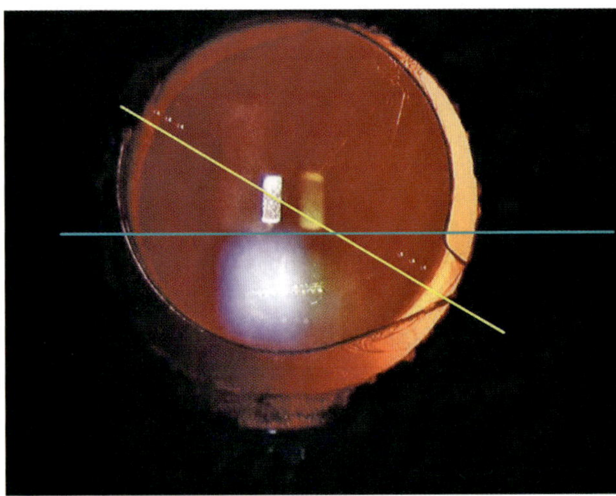

Figura 35. Comprobación de angulación con referencias sobre fotografía.

También se han comunicados sorpresas refractivas tras la implantación de LIOs tóricas[64] y en ocasiones están relacionadas con la posición final de la LIO, o con la relación de profundidad de la amplitud de la cámara anterior y potencia de los meridianos corneales[65] con la influencia del astigmatismo de la cara posterior corneal y con un excesivo tamaño pupilar.[67]

Tenemos que considerar que la implantación de lentes tóricas va a generar una falta de concordancia entre los datos queratométricos y la refractometría, ya que no realizamos ninguna actuación quirúrgica sobre la córnea, y las exploraciones topográficas aisladas, seguirán revelando un astigmatismo corneal.

RECOMENDACIONES PARA CONSEGUIR LOS MEJORES RESULTADOS CON LA IMPLANTACIÓN DE LENTES TÓRICAS

- Correcta técnica quirúrgica de facoemulsificación.
- Medición adecuada del astigmatismo pre quirúrgico.
- Conocer el efecto de nuestras incisiones.
- Correcto marcado corneal previo.
- Comprobar posición final de la LIO.

6. LIOS Multifocales Tóricas

La llegada de las LIOs multifocales (MF) tóricas ha supuesto un gran avance en el tratamiento de la cirugía del cristalino, y en la actualidad ofrece resultados excelentes en la corrección de astigmatismos moderados de forma conjunta al tratamiento de la presbicia pseudofáquica,[68,69] incluso en pacientes con cirugía refractiva corneal previa.[70]

Aunque la mayoría de los cirujanos utilizan técnicas incisionales para la corrección de bajos astigmatismos (menores de 1,25 D), la efectividad y la calidad visual de las lentes MF tóricas compensa el desembolso económico adicional en casos de astigmatismos moderados-altos. La técnica quirúrgica es similar a la descrita. Hay que ser meticuloso para la correcta alineación de los ejes, ya que un astigmatismo residual merma la efectividad y tolerancia de las lentes multifocales.

Para la implantación de este tipo de lentes son necesarios una adecuada indicación y la realización de una "cirugía Premium", con buen centrado y posición de los ejes de la lente por lo que se precisa la integridad del saco capsular y la ausencia de alteraciones zonulares **(Figura 36)**.

En cuanto a los consejos para la implantación de las lentes MF tóricas hay que destacar cuatro puntos básicos ya mencionados para las lentes tóricas monofocales, como son:

- Correcta medición del astigmatismo prequirúrgico.
- Conocer el efecto de nuestras incisiones.
- Correcto marcado corneal previo. Debemos utilizar una técnica de marcado y de identificación de posición de los ejes que nos asegure una posición adecuada y un buen control postoperatorio.
- Comprobar posición final de los ejes de la lente. Evaluar los resultados y la correcta posición en el postoperatorio precoz. En caso de discordancia de resultados hay que valorar la recolocación de la lente.

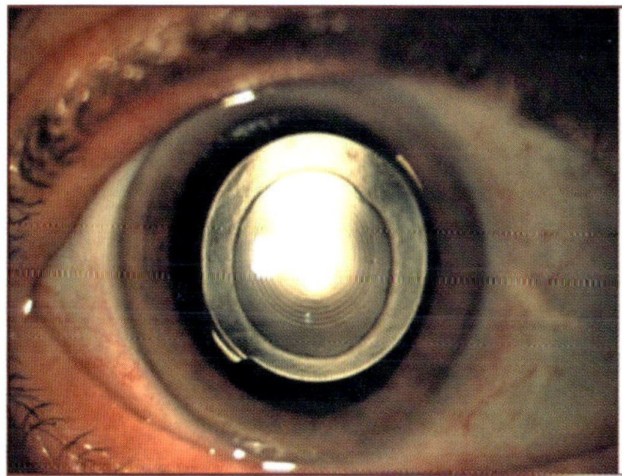
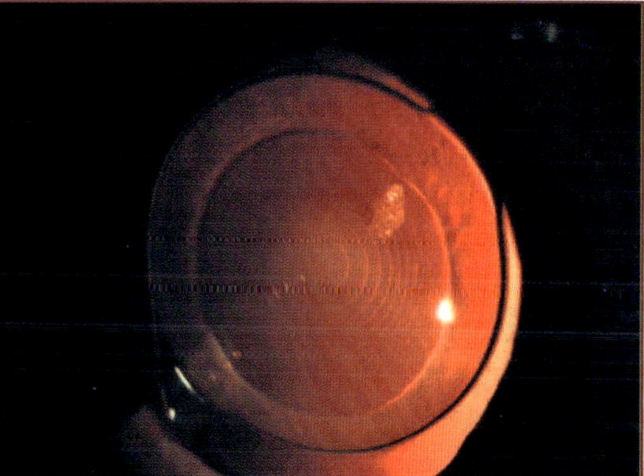

Figura 36. Imágenes postoperatorias de LIOs multifocales tóricas.

Nuestra experiencia con lentes multifocales tóricas comenzó con la lente refractiva tórica M-flex® T Rayner y posteriormente, la aparición en de la LIO AcrySof ReSTOR – Tórica nos posibilitó la implantación de esta lente difractiva apodizada. En la actualidad disponemos de LIOs bifocales sectoriales tóricas (Mplus toric®, Topcon), y de nuevas lentes tóricas difractivas (Tecnis®, Abbott) que también nos proporcionan excelentes resultados y gran estabilidad. Las lentes MF tóricas combinan las características ópticas de sus modelos multifocales y tóricos previos, para proporcionar un resultado multifocal superior con una corrección tórica precisa, previsible y sostenible.

Realizamos análisis de calidad visual para valorar *"in vivo"* la calidad óptica de las lentes multifocales tóricas implantadas, mediante el sistema de doble paso OQAS y los resultados obtenidos en términos de calidad visual en pacientes seleccionados no difieren de los obtenidos con otros pacientes implantados con otro tipo de LIOs monofocales, tóricas o multifocales, corroborando la utilidad de este tipo de lentes "Premium" en casos en que se precise de una corrección de todos los defectos refractivos en un solo acto quirúrgico **(Figuras 37 y 38)**.

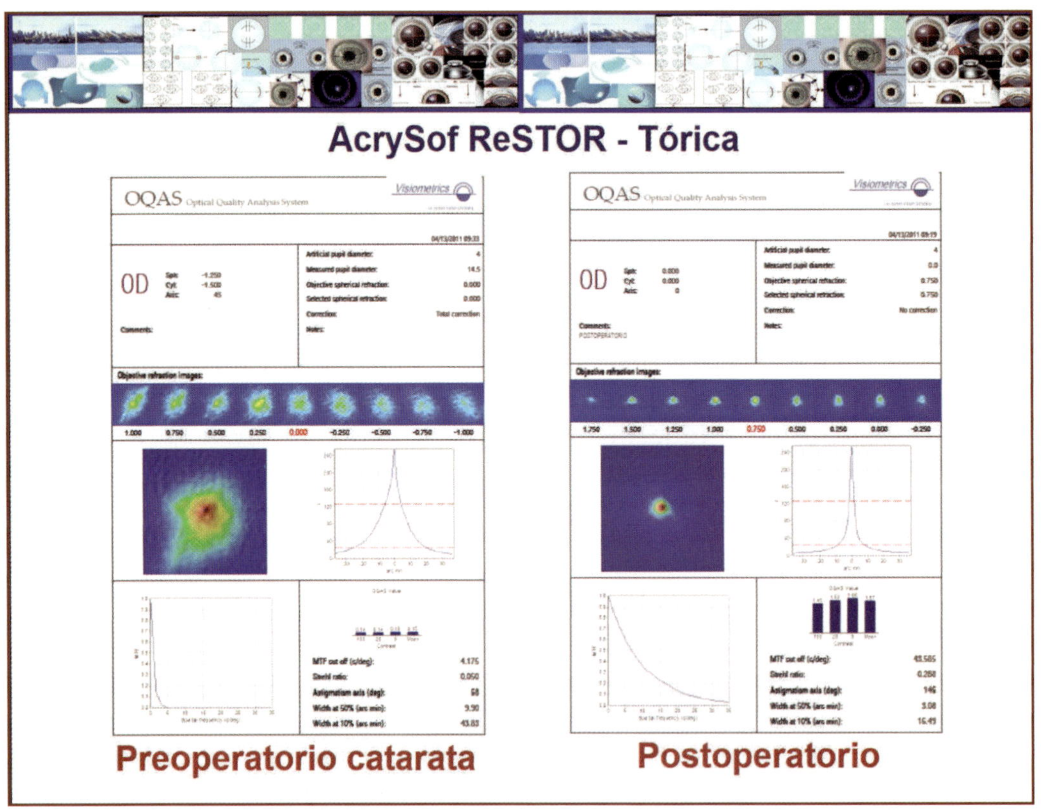

Figura 37. Comparación del análisis de calidad visual OQAS preoperatorio y postoperatorio de paciente intervenido de cataratas con implante de LIO AcrySof Restor-tórica.

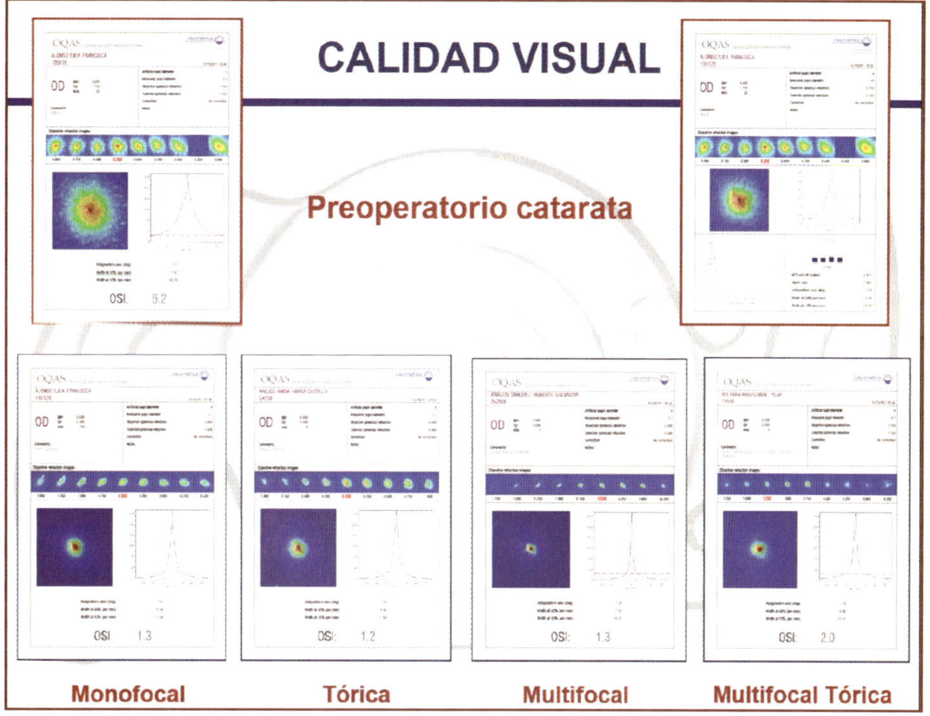

Figura 38. Comparación del análisis preoperatorio y postoperatorio con diferentes tipos de LIOs implantadas, monofocal, tórica, multifocal y multifocal tórica.

7. Láser Excimer

Zaldívar describió la posibilidad de tratar el astigmatismo con el uso combinado del LASIK y la cirugía de la catarata mediante la técnica denominada Bioptics[71,72] en la que una vez calculada la LIO se levanta la charnela corneal volviendo a colocarla después en su lecho, se procede a la facoemulsificación y, unas semanas después, cuando se confirma la estabilidad refractiva, se vuelve a levantar la charnela manualmente para proceder a la ablación del cilindro.[73,74] Pero en la mayoría de las ocasiones se practica una cirugía de superficie o LASIK convencional un tiempo después de la cirugía del cristalino, por lo que debería ser considerado un procedimiento para tratar el astigmatismo postquirúrgico.

Entre las técnicas que intentan regularizar la superficie de la córnea mediante la aplicación de láser Excimer se encuentran la queratectomía fotorrefractiva (QFR o PRK), la queratomileusis in situ asistida con láser (LASIK), y la queratectomía subepitelial (LASEK), o por otros medios (aire, alcohol).

La eficacia del láser Excimer está demostrada en casos de astigmatismos leves y moderados, obteniendo buenos resultados. Pero existe una limitación en cuanto a la cantidad de cilindro que puede corregirse, por lo que en casos de astigmatismos altos se utiliza asociado a otras técnicas de cirugía astigmática, complementándolas.[75-78] Además de su aplicación para corregir errores refractivos tras la cirugía de la catarata convencional, podríamos utilizarlo tras cirugía de la catarata asociada a técnicas astigmáticas incisionales manuales y tras la implantación de lentes intraoculares tóricas o multifocales.

El láser Excimer ha mostrado buenos resultados en la corrección de astigmatismos postoperatorios tras cirugía de cristalino.[79] El procedimiento quirúrgico actual para astigmatismo, sea LASIK, PRK o LASEK, es el mismo que para las ametropías esféricas, variando la programación de cada tipo de láser según los resultados obtenidos. En general, se realiza fotoablación bitórica, aunque algunos autores realizan fotoablación elíptica en casos de astigmatismos miópicos menores de 2 Dp y tórica en caso de ser hipermetrópicos menores de 2 Dp.[80] El láser es especialmente útil en casos de astigmatismos moderados miópicos simples o compuestos, en los que se aplica el haz del láser con el objetivo de aplanar el eje más curvo. El hecho de no precisar microqueratomo hace que la PRK y el LASEK sean más adecuados en casos de incisiones grandes o cirugía incisional asociada en zona de córnea paracentral (queratotomías arcuatas) ya que no hay que considerar una interacción entre el corte del microqueratomo y las incisiones previas, de forma que se podría realizar la cirugía más precoz que con LASIK. Deberemos tener en cuenta que, en estos casos, no existe cristalino capaz de acomodar pequeños defectos residuales, y que aunque las complicaciones no difieren de las clásicas descritas para esta técnica, posiblemente serán peor acogidas por el paciente que considerará esta cirugía un pequeño procedimiento de reajuste de la cirugía previa de la catarata.

RECOMENDACIONES PARA CONSEGUIR LOS MEJORES RESULTADOS CON LASER EXCIMER

- Realizar la técnica con el defecto refractivo estable.
- Descartar la existencia de astigmatismo postquirúrgico de origen intraocular.
- Asegurar una correcta aplicación de tratamiento marcando previamente los ejes.

8. Recomendaciones para Conseguir los Mejores Resultados con Cada Técnica

Como hemos visto cada técnica tiene sus características especiales, y puede ser considerada de elección según el caso a tratar y el entorno sanitario dónde nos encontremos. A modo de resumen queremos destacar una serie de consideraciones especiales para cada técnica, con el objeto de conseguir los mejores resultados.

Recomendaciones para Cirugía Incisional:

- Medición adecuada del astigmatismo corneal pre quirúrgico.
- Elaborar un plan antes de la cirugía.
- Tender a la hipocorrección, ya que es mejor tolerada por el paciente y nos permite una reintervención. Debemos evitar sobrecorregir y los cambios de eje.

Recomendaciones para Implantación de Lentes Tóricas:

- Realizar una correcta técnica quirúrgica de facoemulsificación, asegurar un buen estado de la cápsula y la zónula para evitar desplazamientos posteriores de la lente.
- Medición adecuada del astigmatismo pre quirúrgico.
- Conocer el efecto de nuestras incisiones.
- Correcto marcado corneal previo.
- Comprobar posición final de la LIO.

Recomendaciones para Láser Excimer:

- Realizar la técnica con defecto refractivo estable.
- Descartar la existencia de astigmatismo postquirúrgico de origen intraocular, provocado por una LIO monofocal inclinada o por una LIO tórica rotada, en los que estarían indicados otros procedimientos.
- Asegurar una correcta aplicación de tratamiento marcando previamente los ejes.

9. Nuevos Aspectos en la Corrección del Astigmatismo

En la actualidad se están produciendo avances tecnológicos notables que están logrando una mayor precisión tanto en la técnica como en el conocimiento de los efectos de las distintas formas de tratamiento del astigmatismo asociado a la cirugía del cristalino.

En este apartado vamos a destacar algunos avances tecnológicos y sus aplicaciones, como son los láseres femtosegundo y los modelos biomecánicos de globo ocular para el mejor conocimiento del efecto de las incisiones, la consideración de la cara posterior de la córnea en el cálculo del astigmatismo y los nuevos aberrómetros intraoperatorios.

Láseres Femtosegundo. Actualmente se están utilizando los láseres femtosegundo para la cirugía de cristalino, programando las incisiones corneales, capsulotomía anterior y fragmentación nuclear. Con estos láseres también se pueden programar IRC en la localización, tamaño y profundidad deseada con el objeto de tratar el astigmatismo. Aunque son todavía escasos los resultados en su uso asociado a la cirugía del cristalino, ya se han publicado algunos trabajos con resultados de reducción del astigmatismo con la realización de cortes intraestromales en pacientes con queratoplastia o cirugía refractiva previa, aunque destacan la necesidad de elaboración de nomogramas y nuevos ajustes según los efectos conseguidos con ésta técnica.[81,82]

Aberrometría Intraoperatoria. La última generación de aberrómetros intraoperatorios (ORA System) nos proporciona un gran avance en la precisión en la alineación de las lentes tóricas, y en el conocimiento intraoperatorio de la corrección astigmática de las incisiones IRC. Este dispositivo proporciona el cálculo intraoperatorio de la potencia de la lente a implantar, el cálculo de resultados tras implantación de la LIO (posición efectiva), la determinación del astigmatismo antes y después de implantar la lente o realizar incisiones relajantes. Además indica cómo reposicionar las lentes tóricas, cuanto y hacia dónde debemos girar si la colocación de sus ejes no es la correcta **(Figuras 39 y 40)**.

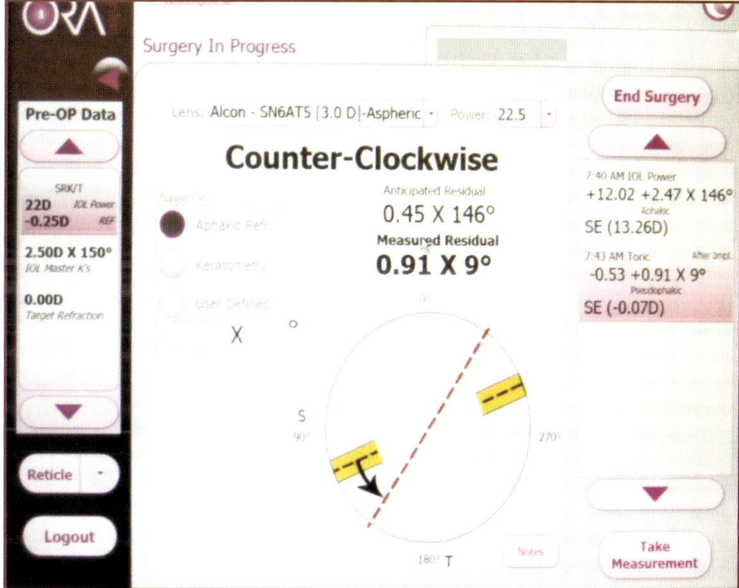

Figura 39. ORA System. Medición intraoperatoria tras el implante de LIO tórica. El dispositivo recomienda la rotación de la lente para conseguir la posición idónea.

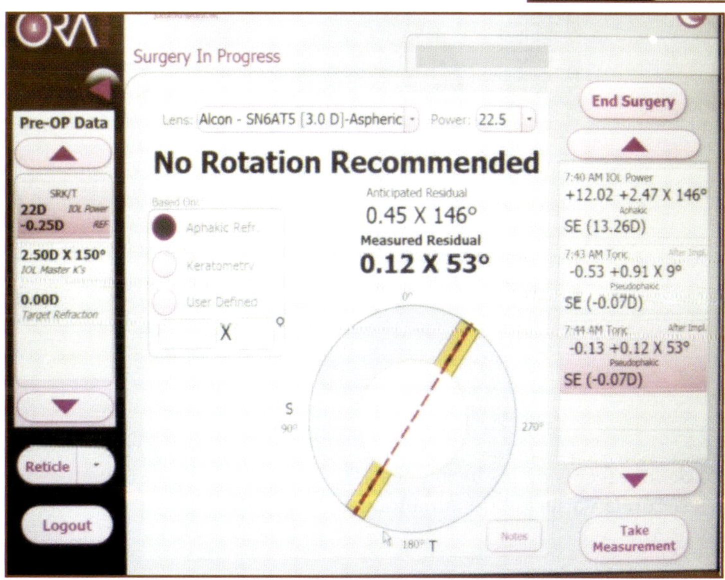

Figura 40. ORA System. Medición intraoperatoria tras el implante de LIO tórica. El dispositivo verifica la correcta posición de la lente.

Aunque son escasos los estudios realizados para valorar su precisión de medida, se ha publicado buenos resultados en el cálculo de la potencia de la lente a implantar en casos de cirugía refractiva previa. [83,84]

Estudio de la Cara Posterior de la Córnea. Los estudios de Koch y col. sobre la influencia del astigmatismo corneal posterior en el cálculo del astigmatismo corneal total, realizados en una amplia población, concluyen que si no se considera el astigmatismo corneal posterior se puede producir estimación incorrecta del astigmatismo corneal total.[85] Esto implicaría que la selección de las LIOs tóricas basados en mediciones de la córnea anterior podría llevar a sobrecorrección en ojos con astigmatismo a favor de la regla y una corrección insuficiente en los ojos que tienen astigmatismo en contra de la regla. En cuanto a la idoneidad de las potencias de toricidad de las lentes a implantar, estos autores indican un reajuste de los nomogramas de implantación según el tipo de astigmatismo que presenten. Koch y col.[65] han publicado otro reciente estudio con la valoración del astigmatismo preoperatorio con diferentes dispositivos y el análisis vectorial del astigmatismo residual tras la implantación de LIOs tóricas, encontrando que todos los dispositivos basados en el cálculo de la cara anterior corneal sobrestimaron en casos de astigmatismo a favor de la regla y subestimaron en casos de astigmatismo en contra de la regla ATR. En vista a estos resultados propone un nuevo nomograma para la implantación de LIOs tóricas considerando las modificaciones que ocasiona la cara posterior. Los topógrafos de última generación son capaces de estimar la potencia de la cara posterior combinando distintas tecnologías (disco de plácido, hendidura y/o analizador Scheimpflug). Un dispositivo de reciente aparición, Cassini (i-Optics), incorpora las medidas de la cara posterior en el cálculo del astigmatismo corneal total, mediante tecnología de trazado de rayos con LEDs multicolor detectando la reflexión punto a punto de la 1ª y 2º imagen de Purkinge.

Biomecánica Corneal. La simulación numérica es una herramienta para el mejor conocimiento de los efectos de la cirugía incisional.[86] Con su práctica se logra predecir el efecto directo de las acciones ejercidas en forma de incisiones sobre el tejido corneal, eliminando las particularidades del cirujano o de la córnea del paciente.[87,88] Un modelo numérico permite simular diversas opciones de tratamiento sobre un mismo ojo, por lo que se pueden analizar las diferencias en los resultados debidas únicamente a las variaciones de los parámetros incisionales aplicados, como número de incisiones, posición, longitud y profundidad **(Figuras 41 y 42)**. Un modelo que consiga la predicción de los efectos de una

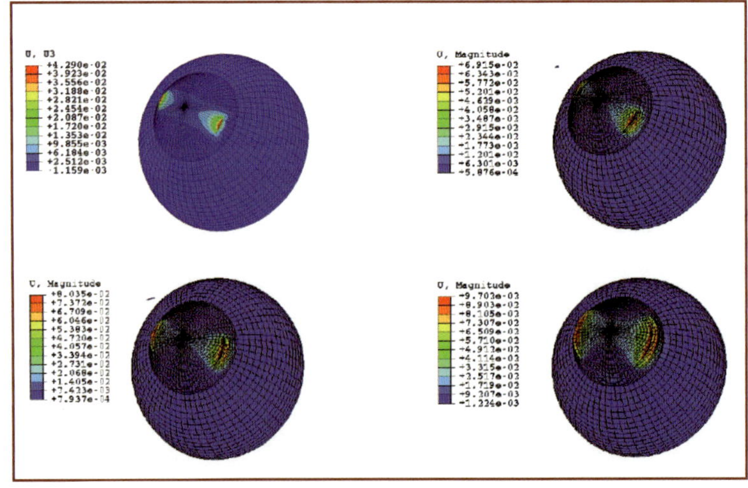

Figura 41. Cálculo de los efectos de las incisiones relajantes limbares según la variación de tamaño.

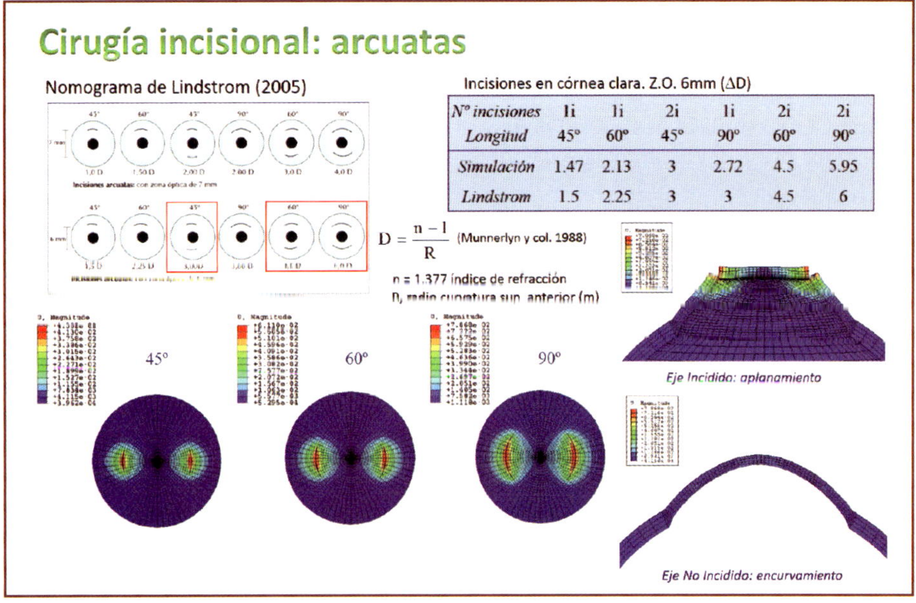

Nº incisiones	1i	1i	2i	1i	2i	2i
Longitud	45°	60°	45°	90°	60°	90°
Simulación	1.47	2.13	3	2.72	4.5	5.95
Lindstrom	1.5	2.25	3	3	4.5	6

Figura 42. Cálculo numérico de los efectos de las incisiones arcuatas sobre modelo biomecánico de globo ocular y comparación de resultados con el nomograma de Lindstrom. Se aprecia la concordancia de valores y los efectos de aplanamiento del eje incidido e incurvamiento del ortogonal.

forma rápida y eficaz, sumado a la eficacia y reproducibilidad que pueden proporcionar los láseres femtosegundo, podremos dejar de referirnos al término "incertidumbre" en el ámbito de la cirugía incisional. Para ello, el uso de herramientas numéricas es fundamental, pues permiten realizar simulaciones sobre un mismo ojo tantas veces como se desee, y con todas las combinaciones de parámetros incisionales que se planteen. Con este fin, la mejora continua de los modelos, actualmente en desarrollo, debe continuar hasta alcanzar el fin de reproducir fielmente el ojo del paciente concreto. Para ello deben ser perfilados algunos aspectos que la investigación actual de la biomecánica corneal persigue con un avance en esa línea de forma continua e irrefrenable.

Como podemos comprobar, las nuevas tecnologías están subsanando los inconvenientes que presentaban cada una de las técnicas astigmáticas, y todas ellas mejoran aquellos aspectos que creaban cierta incertidumbre al cirujano. Aunque en estos momentos algunas técnicas disponibles en el mercado siguen siendo inaccesibles para la mayoría de los oftalmólogos, la experiencia nos indica que lo bueno permanece y acaba incorporándose a la práctica habitual. De esta manera seguimos acercándonos al objetivo actual de la cirugía del cristalino, que es conseguir la emetropía lejos-cerca de nuestros pacientes.

Referencias

1. Hashemi H, Hatef E, Fotouhi A, Mohammad K. Astigmatism and its determinants in Tehran population: the Tehran eye Study. Ophthalmic Epidemiol 2005;12(6):373-81.
2. Garcia CA, Orefice F, Nobre GF, Souza D de B, Rocha ML, Vianna RN. Prevalence of refractive errors in students in Northeastern Brazil. Arq Bras Oftalmol 2005;68(3):321-5.
3. Satterfield DS. Prevalence and variation of astigmatism in a military population. J Am Optom Assoc 1989;60(1):14-8.
4. Cheng CY, Hsu WM, Liu JH, Tsai SY, Chou P. Refractive errors in an elderly Chinese population in Taiwa: the Shihpai Eye Study. Invest Ophthalmol Vis Sci 2003;44(11):4630-8.
5. Cristóbal JA, Mateo A, Faus F. Bases del astigmatismo. En Cristóbal JA. Corrección del astigmatismo. Ed. Mac Line. Madrid, 2006:33-40.
6. Duke-Elder S, StewartS, Abrams D. Opthalmic optics and refraction. System of Ophthalmology. ST louis, Mosby. 1970:274-95.

7. Hardten DR, Chu YR, Lindstrom L. Astigmatic Keratotomy: Techniques, Complications, and results. En: Brightbill FS. Corneal Surgery. Theory, Technique, & Tissue. 3ª ed. Mosby:St. Louis, 1999:655-62.
8. Rashid ER, Waring GO. Complications of radial and transverse keratotomy. Surv Ophthalmol 1989;34:73-106.
9. Price FW Jr., Greene RB, Marks RG, Gonzales JS. Astigmatism reduction clinical trial: A multicenter prospective evaluation of the predictability of arcuate keratotomy. ARC-T Study Group. Arch Ophthalmol1995;113(3):277-82.
10. Argento C, Mendy JF, Cosentino MJ. Laser in situ keratomileusis versus arcuate keratotomy to treat astigmatism. J Cataract Refract Surg 1999;25:374-83.
11. Norouzi H, Rahmati-Kamel M. Laser in situ keratomileusis for correction of induced astigmatism from cataract surgery. J Refract Surg 2003;19(4):416-24.
12. Arne JL, Lesueur LC, Hulin HH. Photorefractive Keratectomy or laser in situ keratomileusis for residual refractive error after phakic intraocular lens implantation. J Cataract Refract Surg 2003;29(6):1167-73.
13. Rowsey JJ, Fouraker BD. Corneal coupling principles. Int Ophthalmol Clin 1996;36(4):29-38.
14. Cristóbal JA, Duran de la Colina J. Incisión suturas y astigmatismo en la cirugía de la catarata. Arch Soc Esp Oftal 1989;56:3-69.
15. Gills JP, Rowsey JJ. Managing coupling in secondary astigmatic keratotomy. In: Gills JP, ed. A complete surgical guide for correcting astigmatism.Thorofare, NJ: Slak Incorporated 2003;131-8.
16. Harto MA, España E, Rodriguez V, Menezo JL. Cirugía del astigmatismo asociado a la cirugía intraocular. En: Menezo JL, Güell JL. Corrección quirúrgica de la alta miopía. Barcelona: Espaxs 2001:381-401.
17. Mateo A, Cristóbal JA, del Buey MA. Modificación del equivalente esférico. En: Cristóbal JA. Corrección del astigmatismo. Ed. Mac Line. Madrid, 2006:191-6.
18. Cristóbal JA, Harto M, Menezo JL. Corrección del astigmatismo postqueratoplastia mediante incisiones corneales. En: Menezo JL y col. Queratoplastia: Aspectos refractivos. Ed. Mac Line. Madrid, 2005:163-86.
19. Cristóbal JA, Mínguez E. Taillede l´incision et astigmatism induit dans la chirugie de la cataracte. J Fr Ophthalmol 1993;16:311-314.
20. Akura J, Matsuura K, Kaneda S, Kadonosono K. Clinical application of full-arc, depth-dependent, astigmatic keratotomy. Cornea 2001 Nov;20(8):839-843.
21. Lindstrom RL. The surgical correction of astigmatism: A clinician´s perspective. Refract Corneal Surg. 1990;6:441-454.
22. Kershner RM. Keratolenticuloplasty: arcuate keratotomy for cataract surgery and astigmatism. J Cataract Refract Surg. 1995; 21: 274-277.
23. Cristóbal JA. Corrección del astigmatismo. Ed. Mac Line. Madrid, 2006:129-141
24. Del Buey MA, Cristóbal JA, Mínguez E. Astigmatismo postoperatorio tras la cirugía del cristalino. En: Cristóbal JA. Corrección del astigmatismo. Ed. Mac Line. Madrid, 2006:141-159.
25. Del Buey MA, Cristóbal JA, Mínguez E, y cols. Perforaciones corneales con cataratas traumáticas: resultados del abordaje quirúrgico en uno o dos tiempos. Microcirugía Ocular 1994; 2: 70-78.
26. Koffler BH, Smith VM. Corneal topography, arcuate Keratotomy, and compression sutures for astigmatism after penetrating keratoplasty. J Refract Surg 1996;12:S306-309.
27. Karabatsas CH, Cook SD, Figueiredo FC, et al. Surgical control of late postkeratoplasty Astigmatism with or without the use of computerized video keratography. Ophthalmology 1998;105:1999-2006.
28. Cristóbal JA, Faus F, Mateo A. Incisiones y efecto astigmático en la cirugía del cristalino. En Cristóbal JA. Corrección del astigmatismo. Ed. Mac Line. Madrid, 2006:129-141.
29. Mínguez E, Del Buey MA, Cristóbal JA. Astigmatismo Inducido y facoemulsificación. CECOIR 1992; (4) 4: 4-5.
30. Del Buey MA, Cristóbal JA. Facoaspiración microincisional. ¿Será el futuro de las cataratas congénitas?. Arch Soc Esp Oftalmol 2004;79:11.
31. Cristóbal JA. Astigmatismo en microincisión: análisis vectorial. En: Soler FL y col. Cirugía microincisional de la catarata. Ed. Mac Line. Madrid, 2004: 301-304.
32. Nichamin LD. Changing approach to astigmatism management during phacoemulsification: peripheral arcuate astigmatic relaxing incisions. Presented at the ASCRS Meeting, May 2000. Boston, Mass.
33. Del Buey MA, Cristóbal JA, Mateo A. Cirugía combinada de astigmatismo y extracción de cristalino con incisiones relajantes corneales. Microcirugía Ocular 2008; 1 (2): 29-44.
34. Gills JP. Cataract surgery with a single relaxing incision at the steep meridian. J Cataract Refract Surg 1994;20:368-9.
35. Budak K, Friedman NJ, Koch DD. Limbal relaxing incisions with cataract surgery. J Cataract Refract Surg 1998 Apr;24(4):503-8.
36. Muller-Jensen K, Fischer P, Tan M. Para-limbic relaxing incisions for reduction of astigmatism within the scope of cataract surgery. Klin Monatsbl Augenheilkd 2000 Nov;217(5):257-62.
37. Thornton SP. Theory behind corneal relaxing incisions / Thornton nomogram. En: Gills JP, Martin RG, Sanders DR. Sutureless Cataract Surgery. Thorofare, NJ. SLACK Incorporated, 1992:123-43.
38. Budak K, Yilmaz G, Aslan BS, Duman S. Limbal relaxing incisions in congenital astigmatism: 6 month follow-up. J Cataract Refract Surg 2001;27:715-9.
39. Binder PS, Waring GO III, Keratotomy for astigmatism. En: Waring GO III. Refractive keratotomy for Myopia and Astigmatism. St. Louis: Mosby – Year Book. 1992;1085-98.
40. Tsioulias G. Arcuate Relaxing Incisions with a 5.00 Optical Zone for the Correction of High Postcataract Astigmatism. Ophthalmologica 2000;214:385-389.
41. Cristóbal JA, Mateo AJ, Faus F. Astigmatismo. Parte I: Facoemulsificación en ojos con astigmatismo. Prevención del astigmatismo. En: Honrubia FM y Cristóbal JA. Complicaciones de la cirugía del cristalino. Ed. Mac Line. Madrid, 2005:11-32.

42. Del Buey MA, Cristóbal JA, Mínguez E. Astigmatismo. Parte II: Astigmatismo postoperatorio tras la cirugía de la catarata. En: Honrubia FM y Cristóbal JA. Complicaciones de la cirugía del cristalino. Ed. Mac Line. Madrid, 2005:33-46.
43. Del Buey MA, Cristóbal JA, Mínguez E. Astigmatismo postqueratoplastia. En: Cristóbal JA. Corrección del astigmatismo. Ed. Mac Line. Madrid, 2006:345-365.
44. Cristóbal JA, del Buey MA, Mínguez E. Opciones quirúrgicas para el tratamiento del astigmatismo en la cirugía del cristalino. En: Cirugía del cristalino. Lorente R, Mendicute J. Ponencia oficial de la SEO. Madrid, MAC LINE SL. 2008: 1435-45.
45. Mendicute J. Incisiones en facoemulsificación. En: Mendicute J, Cadarso L, Lorente R, Orbegozo J, Soler JR. Facoemulsificación. Madrid: CF Comunicación, 1999:113-37.
46. Lindstrom RL: The surgical correction of astigmatism: a clinician's perspective. Refract Corneal Surg 1990;6:441.
47. Lindstrom RL, Agapitos PJ, Koch DD. Cataract surgery and astigmatic keratotomy. Int Ophthalmol 1996; 7(1):75-80.
48. Agapitos PJ, Lindstrom RL, Williams PA, Sanders DR. Analysis of asticmatic keratotomy. J Cataract Refract Surg 1989; 15:13-8.
49. Cristóbal JA, Mateo A, del Buey MA, Mínguez E. Modificación intraoperatoria del astigmatismo en la cirugía del cristalino. En: Alfonso JF. Lentes intraoculares bifocales, multifocales y acomodativas en la cirugía del cristalino. Ed. Mac Line. Madrid, 2007:443-465.
50. Nguyen TM, Miller KM. Digital overlay technique for documenting toric intraocular lens axis orientation. J Cataract Refract Surg 2000; 26:1496–1504.
51. Claoué C. Sulcus fixation of Rayner Centerflex IOL´s in cases of posterior capsule rupture. Comunicación presentada en el Congresos de la ASCRS. San Francisco. Abril,2003.
52. Till JS, Yoder PR, Wilcox TK, Spielman JL. Toric intraocular lens implantation. 100 consecutive cases. J Cataract Refract Surg 2002;28:295-301.
53. Patel CK, Ormonde S, Rosen PH, Bron AJ. Postoperative intraocular lens rotation: a randomized comparison of plate and loop haptic implants. Ophthalmology 1999;106:2190-5.
54. Leyland M, Zinicola P, Bloom P, Lee N. Prospective evaluation of a plate haptic toric intraocular lens. Eye 2001;15:202-5.
55. Schwenn O, Kottler U, Krummenauer F, Dick HB, Pfeiffer N. Effect of large positioning holes on capsule fixation of plate-haptic intraocular lenses. J Cataract Refract Surg 2000;26:1778-85.
56. Gerten G, Michels A, Olmes A. Toric intraocular lenses: clinical results and rotational stability. Ophthalmologe 2001;98:715-20.
57. Chang DF. Early rotational stability of the longer STAAR toric IOL – fifty consecutive cases. J Cataract Refract Surg 2003;29.
58. Lorente R, Moreno C. Lentes tóricas. En: Cristóbal JA. Corrección del Astigmatismo. Ed. Mac Line. Madrid, 2006:277-294.
59. Abrams D. Ophthalmic optics and refraction. En: Duke-Elder SS. Editado por System of Ophthalmology. St. Louis,1970, Mosby; 671-74
60. Gills JP. Managing a Malpositioned Toric IOL. Review of Ophthalmology. Vol. No: 13:01 Issue:1/15/2006.
61. Viestenz A, Seitz B, Langenbucher A. Evaluating the eye's rotational stability during standard photography. Effect on determining the axial orientation of toric intraocular lenses. J Cataract Refract Surg 2005; 31:557–561.
62. Shimizu K, Misawa A, Suzuki Y. Toric intraocular lenses: correcting astigmatism while controlling axis shift. J Cataract Refract Surg 1994;20:523-6.
63. Becker KA, Auffarth GU, Volcker HE. Measurement method for the determination of rotation and decentration of intraocular lenses. Ophthalmologe 2004 Jun;101(6):600-3.
64. Alpins N1, Ong JK2, Stamatelatos G2. Refractive surprise after toric intraocular lens implantation: Graph analysis. J Cataract Refract Surg 2014;40(2):283-94.
65. Savini G, Hoffer KJ, Carbonelli M, Ducoli P, Barboni P. Influence of axial length and corneal power on the astigmatic power of toric intraocular lenses. J Cataract Refract Surg 2013 Dec;39(12):1900-3.
66. Koch DD, Jenkins RB, Weikert MP, Yeu E, Wang L. Correcting astigmatism with toric intraocular lenses: effect of posterior corneal astigmatism. J Cataract Refract Surg 2013;39(12):1803-9.
67. Visser N, Bauer NJ, Nuijts RM. Residual astigmatism following toric intraocular lens implantation related to pupil size. J Refract Surg 2012;28(10):729-32.
68. Alfonso JF, Knorz M, Fernandez-Vega L, et al. Clinical outcomes after bilateral implantation of an apodized +3.0 D toric diffractive multifocal intraocular lens. J Cataract Refract Surg 2014;40(1):51-9.
69. Frieling-Reuss EH. Comparative analysis of the visual and refractive outcomes of an aspheric diffractive intraocular lens with and without toricity. J Cataract Refract Surg. 2013;39(10):1485-93.
70. Khoramnia R, Auffarth GU, Rabsilber TM, Holzer MP. Implantation of a multifocal toric intraocular lens with a surface-embedded near segment after repeated LASIK treatments. J Cataract Refract Surg. 2012;38(11):2049-52.
71. Zaldivar R, Davidorf JM, Oscherow S, Ricur G, Piezzi V. Combined posterior chamber phakic intraocular lens and laser in situ keratomileusis: bioptics for extreme myopia. J Refract Surg 1999;299-308.
72. Velarde JI, Anton PG, de Valentín-Gamazo L. Intraocular lens implantation and laser in-situ keratomileusis (bioptics) to correct high myopia and hyperopia with astigmatism. J Refract Surg 2001;17:S234-7.
73. Nichamin LD. Expanding the role of bioptics to the pseudophakic patient. J Cataract Refract Surg 2001;27(9):1343-44.
74. Pop M, Payette Y, Amyot M. Clear lens extraction with intraocular lens followed by photorefractive keratectomy or laser in situ keratomileusis. Ophthalmology 2001;108:104-11.

75. Nordan LT, Binder PS, Kassar BS. Photorefractive Keratectomy to treat myopia and astigmatism after radial keratotomy and penetrating keratoplasty. J Cataract Refract Surg 1995; 21:268-273.
76. Lazzaro DR, Haight DH, Belmont SC. Excimer laser keratectomy for astigmatism occurring after penetrating keratoplasty. Ophthalmology 1996;103:458-464.
77. Tuunanen TH, Ruusuvaara PJ, Uusitalo RJ. Photoastigmatic keratectomy for correction of astigmatism in corneal grafts. Cornea 1997;16:48-53.
78. Forseto SA, Francesconi CM, Nose RA et al. Laser in situ keratomileusis to correct refractive errors after keratoplasty. J Cataract Refract Surg 1999;25:479-485.
79. Alfonso J F. Lasik después de lensectomía.INSERT. En: Fernández-Vega L. Facoemulsificación y emetropia. Ed. Mac Line. Madrid, 2001:185-187.
80. Alfonso J F. Lasik después de lensectomía. En Fernández-Vega L. Facoemulsificación y emetropia. Ed. SECOIR, 2001:167-183.
81. Venter J, Blumenfeld R, Schallhorn S, Pelouskova M. Non-penetrating femtosecond laser intrastromal astigmatic keratotomy in patients with mixed astigmatism after previous refractive surgery. J Refract Surg 2013;29(3):180-6.
82. Hoffart L, Proust H, Matonti F, Conrath J, Ridings B. Correction of postkeratoplasty astigmatism by femtosecond laser compared with mechanized astigmatic keratotomy. Am J Ophthalmol 2009;147(5):779-87.
83. Ianchulev T, Hoffer KJ, Yoo SH, et al . Intraoperative Refractive Biometry for Predicting Intraocular Lens Power Calculation after Prior Myopic Refractive Surgery. Ophthalmology 2014;121(1):56-60.
84. Canto AP, Chhadva P, Cabot F, et al. Comparison of IOL power calculation methods and intraoperative wavefront aberrometer in eyes after refractive surgery. J Refract Surg 2013;29(7):484-9.
85. Koch DD, Ali SF, Weikert MP, Shirayama M, Jenkins R, Wang L. Contribution of posterior corneal astigmatism to total corneal astigmatism. J Cataract Refract Surg. 2012 Dec;38(12):2080-7.
86. Lanchares E. Modelado biomecánico de los componentes refractivos del ojo humano y tratamientos refractivos asociados. Tesis doctoral 2010. Universidad de Zaragoza.
87. Lanchares E, Calvo B, Cristóbal JA, Doblaré M. Finite element simulation of arcuates for astigmatism correction. J Biomech 2008; 41(4): 797- 805.
88. Cristóbal JA, del Buey MA, Ascaso J, Lanchares E, Calvo B, Doblaré M. Effect of limbal relaxing incisions during phacoemulsification surgery based on nomogram review and numerical simulation. Cornea 2009; 28(9):1042-49.

102

Cirugía Combinada - Triple Procedimiento

Prof. Dr. Arturo Maldonado Bas,
Prof. Dr. Arturo Maldonado Junyent

La combinación de cirugía de catarata con implante de lente intraocular y queratoplastia en un ojo con descompensación corneal y opacificación del cristalino, logra eliminar un procedimiento posterior con lo cual se pondría en riesgo la supervivencia del tejido transplantado. De esta manera se alcanza una mejoría visual en un solo acto quirúrgico con resultados similares a las cirugías secuenciales y como se dijo anteriormente sin poner en riesgo el endotelio donante.

Asimismo se disminuyen los gastos que implicarían dos cirugías separadas y que eventualmente puede ser necesario realizar, ya que en la queratoplastia, con la entrada a cámara anterior y la administración de esteroides es frecuente el desarrollo de catarata, si es que ésta no se encuentra ya instalada en el momento del transplante.

Una de las desventajas de este procedimiento se presenta al momento de realizar el calculo de la LIO, ya que es difícil determinar los valores queratométricos exactos hasta un largo tiempo después de la queratoplástia.

La indicación de un procedimiento triple mas frecuentes es la **distrofia endotelial de Fuchs** la cual presenta variables que debemos analizar. La mas importante de ellas es el estado de las células endoteliales valorado mediante recuento endotelial que habitualmente permite determinar si se realizará una cirugía de facoemulsificación con implante de LIO o cirugía combinada en caso que la población sea menor de 1000 células por mm^2.

Otra variable, aunque esta tiene menor validez, es la medida del espesor corneal mediante paquimetría ultrasónica. Esta solo dará una idea del funcionamiento endotelial, y se presume que el mismo es deficiente cuando se observa un espesor corneal de más de 600 micras como presentamos en el 2005.

Además se debe siempre realizar un examen biomicroscópico minucioso para evaluar la patología del endotelio corneal lo cual permite observar defectos en el mismo, que por si solos no serán indicación de cirugía triple.

En caso que la descompensación endotelial no haya afectado al estroma, cicatrices o neovascularización, una opción es realizar el trasplante endotelial, combinado con la facoemulsificación y el lente intraocular.

Se puede efectuar con el pelado de endotelio (Stripping technique) desarrollado a partir de la técnica de Melles por Terry y Price o un trasplante endotelial automatizado como publicamos en el 2011.

Otras indicaciones son las **queratitis** de origen virósico (entre ellas se destaca la de origen herpético) y bacteriana las cuales provocan cataratas por el proceso inflamatorio que desarrollan en la cámara anterior o el uso de esteroides para atenuar las reacciones anteriormente nombradas.

Las **quemaduras químicas** son causa frecuente de daño corneal grave y por su penetración a la cámara anterior, especialmente las producidas por álcalis son causales de una uveítis aguda que frecuentemente desarrollan opacidad cristalineana.

En el caso de existir un daño de las células germinales en toda la periferia, el tratamiento merece consideraciones especiales que no entran en este capítulo.

Los **traumatismos** pueden dejar como secuela una obstrucción cicatrizal en el eje visual por daño en la cornea y por diferentes mecanismos pueden llevarnos a la producción de una catarata.

Por último las **distrofias y degeneraciones corneales** pueden combinarse con opacidad del cristalino en muchas oportunidades y en especial en los pacientes de mayor edad, presentándose las dos patologías simultáneamente.

Se debe evitar la cirugía combinada cuando se observan úlceras cornales perforadas o en el caso de una queratitis intersticial con liquefacción del estroma o la presencia de penfigoide cicatrizal.

En los casos de retinopatía diabética proliferativa, episodios de uveítis crónica de intensidad moderada o severa y en el glaucoma mal controlado debe tratarse la enfermedad de base y controlar los factores antes mencionados para disminuir las causas de fracaso en este tipo de procedimientos.

Otras patologías para evaluar la realización de la cirugía combinada son queratitis estromales, herpéticas, severas y en los casos que se observe una queratouveítis activa ya que estos factores son mal pronóstico para este tipo de procedimientos.

Técnicas

Las técnicas más frecuentemente usadas en nuestro medio son cirugía de extracción extracapsular de catarata o por facoemulsificación, dependiendo la misma del grado de opacidad corneal.

Siempre es primera opción la cirugía a cielo cerrado con facoemulsificación como describiera Malbrán, ya que ésta elimina durante el procedimiento de extracción de la catarata el riesgo de hemorragia expulsiva, una de las complicaciones mas frecuentes y de una gravedad incomparable para la función visual. Asimismo facilita la realización de la capsulorexis circular continua, la colocación del LIO en el saco capsular, y la contracción de la pupila, pasos que se dificultan en gran manera al no tener la cámara anterior presurizada y en algunos casos presión vítrea positiva.

Ante la presencia de opacidades parciales se puede lograr una buena visualización de la cámara anterior con la remoción del epitelio corneal o disección laminar del estroma y colocación de viscoelástico sobre el lecho estromal.

Si la rexis fuera dificultosa se puede emplear un método de tinción capsular mediante azul tripán para observar con detalle la realización de la misma. Esto facilitará también la facoemulsificación y la colocación de la lente intraocular. Algunos autores proponen la colocación de un injerto o queratoprótesis provisoria en el caso de presentarse opacidades que no nos permiten visualizar las estructuras de la cámara anterior.

En la evaluación del paciente debemos realizar un examen oftalmológico completo con valoración de todas sus estructuras, la presión ocular y demás variables que se analizan antes de planear una cirugía de trasplante de cornea.

En el caso de no poder visualizar el polo posterior y retina del ojo a tratar se debe intentar la evaluación de la función macular mediante métodos como la interferometría láser o similares para conocer la función de la misma. Es mandatorio realizar ecografías para conocer el estado general de la retina y coroides.

El cálculo de la lente intraocular es un problema que se plantea frecuentemente en este tipo de procedimientos ya que como se dijo anteriormente la medida queratométrica es difícil de determinar previamente a la cirugía.

Se debe medir el largo axial y utilizar valores queratométricos que serán discusión en los próximos párrafos.

Uno de los valores habitualmente usado es una queratometría de 43.5 D como valor normal.

En el caso de un cirujano experto en transplantes de cornea, se puede utilizar la constante queratométrica habitual que mediante la experiencia en este tipo de procedimientos el profesional posee por su idoneidad.

Otra opción seria utilizar el valor queratométrico del ojo contra lateral, siempre y cuando este se encuentre sin patología alguna.

Técnica Quirúrgica

Este tipo de procedimientos se puede realizar tanto con anestesia local como general lo que puede variar según la experiencia de cada cirujano y las características del paciente.

En el caso de realizarse una anestesia local, la misma puede efectuarse con una inyección periocular de una combinación de lidocaina al 2% y bupivacaina al 0.75%, la cual habitualmente se complementa de la comprensión ocular con balón de Honan por 15 minutos a 30 mmHg. Esta técnica es la segunda opción, porque tiene riesgos innecesarios, como la herida del globo y el aumento de la presión intraocular.

Según la experiencia de los autores, la opción ideal en la mayoría de estos procedimientos con anestesia subtenoniana de 3 a 5 cc de lidocaína al 2 % la cual se coloca con una cánula curva de diseño propio, 15 minutos antes de la intervención quirúrgica. Esta anestesia no eleva la PIO de la misma manera que lo hacen las anestesias perioculares.

En cualquiera de las opciones anteriores también se complementa la anestesia con osmoterapia la cual se realiza habitualmente con manitol al 15%, de 100 a 300cc, 60 gotas por minuto, una hora antes de la cirugía.

La dilatación pupilar se realiza con drogas tales como la tropicamida, fenilefrina y ciclopentolato.

Luego de la anestesia se realiza la trepanación incompleta de la córnea receptora, y se sugiere previamente a este paso, realizar la presurización de la cámara anterior con elementos viscoelásticos para evitar el daño que se puede producir a sus estructuras por una entrada inadvertida en la misma. En este momento se puede optar, cuando se haga la técnica a cielo cerrado, por entrar a cámara anterior para proceder a la cirugía de catarata realizando una paracentesis en la misma trepanación o en una ubicación diferente tal como se lleva a cabo en la técnica habitual de facoemulsificación para inyectar el viscoelástico.

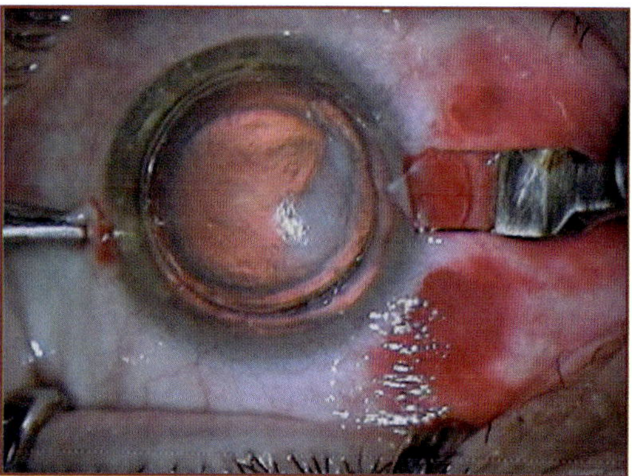

Figura 1. Injerto fallado de 6mm. Trepanación incompleta de 8mm. Paracentesis en hora 3 y entrada con bisturí 3.0 en hora 9 limbares.

Luego se procede a la realización de la capsulorexis circular continua con la cámara anterior presurizada como se indicó anteriormente. Se continua con hidrodisección / delaminación de acuerdo a la técnica convencional.

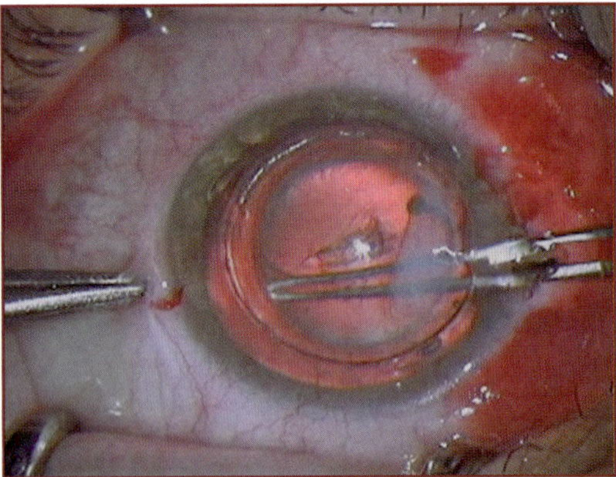

Figura 2. Llenado de la cámara anterior con viscoelástico, capsulorexis anterior continua con pinza de Utrata.

La facoemulsificación debe realizarse con el procedimiento al cual el cirujano esté mas habituado y que permitan las condiciones de cada cirugía, teniendo en cuenta que es aconsejable realizar técnicas supracapsulares para evitar la ruptura de la capsula posterior con la ventaja que se sustituirá el endotelio corneal, lo que permite la manipulación del cristalino cerca del tejido enfermo que será reemplazado posteriormente.

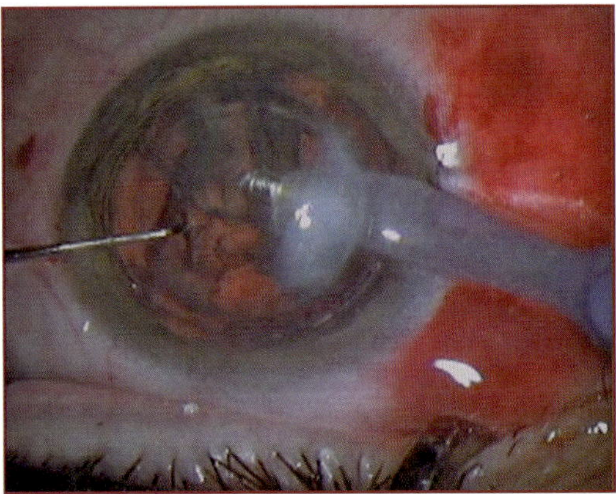

Figura 3. Facoemulsificación con técnica habitual.

Luego se procede a la aspiración de la corteza cristalineana ya sea mediante la bomba de aspiración e irrigación unimanual o por técnica bimanual con vías separadas.

La colocación de la LIO se realiza de acuerdo a las características del mismo. En el caso de LIOS plegables se puede realizar por las paracentesis creadas para la cirugía de catarata, y en el caso de lentes rígidos es preferible ampliar la trepanación hasta lograr el diámetro de la lente. Siempre se prioriza la colocación de la LIO en el saco capsular, si éste y su zónula están indemnes.

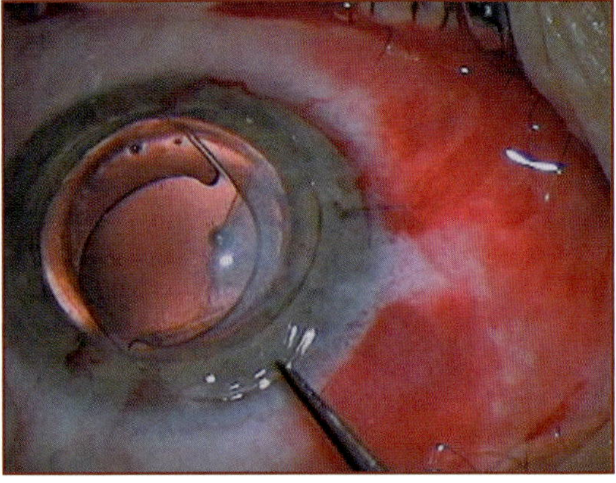

Figura 4. Se implanta la lente intraocular a través de una apertura parcial de la trepanación.

En el caso que la transparencia corneal no permita la visualización de la cámara anterior se debe optar por la técnica extracapsular a cielo abierto que como ya se dijo anteriormente conlleva una serie de dificultades y riesgos mayores a la técnica descripta anteriormente.

En la misma se procede a completar la trepanación corneal en el total de la circunferencia del tejido mediante tijeras curvas, previendo siempre la preparación del tejido donante.

Se realiza la apertura capsular, ya sea mediante capsulorexis circular continua o capsulotomía en abre latas, ya que la primera se dificulta al no poder aplanar la cara anterior del cristalino con la frecuente complicación de extensión periférica de la misma. Luego se extrae el cristalino, maniobra que puede realizarse con ansa o con la sonda del facoemulsificador o crioextractor.

Se realiza la aspiración cortical con la cánula de aspiración e irrigación automatizada o con un sistema de aspiración manual. Esta parte del procedimiento suele ser dificultosa por la presión positiva del vítreo y se debe realizar cuidadosamente para mantener indemne la cápsula posterior.

Se puede usar para facilitar estos pasos de la cirugía los elementos viscoelásticos disponibles.

Posteriormente a completar la aspiración de la totalidad del cristalino se abre el saco capsular y se introduce la LIO en el mismo.

Se procede luego a la colocación de sustancias mióticas para producir el cierre pupilar.

En el caso de la cirugía a cielo cerrado, a continuación de la colocación de la LIO y de lograr la miosis, se completa la trepanación del tejido patológico.

Luego, en ambas técnicas, se realiza una iridectomía periférica, para evitar el síndrome de Urrets Zavalía. A continuación se procede al injerto del botón donante. El mismo se ha trepanado previamente utilizando trépanos manuales convencionales o trépanos de succión – fijación, o láser de femtosegundo lo cual requiere el uso conjunto de una cámara anterior artificial.

El tejido donante en general debe ser 0.25 a 0.50 mm más grande que el botón patológico, lo cual evita un aplanamiento excesivo de la cornea y un estrechamiento del ángulo irido corneano con las consecuencias que esto representa.

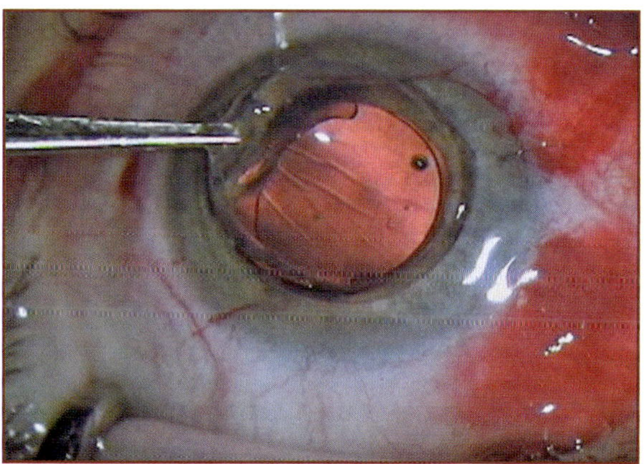

Figura 5. Colocación de tejido donante 0.25 mm mayor que el receptor.

La sutura del tejido donante se realiza habitualmente con 8 puntos separados de nylon 9.0 y luego se completa con una sutura continua antitorque de 8 ó 16 puntos, con nylon 10.0. Esto puede variar de acuerdo a la experiencia personal, pudiendo realizarse variantes en el procedimiento.

En el caso de cirugías complicadas es preferible la colocación de 16 puntos separados.

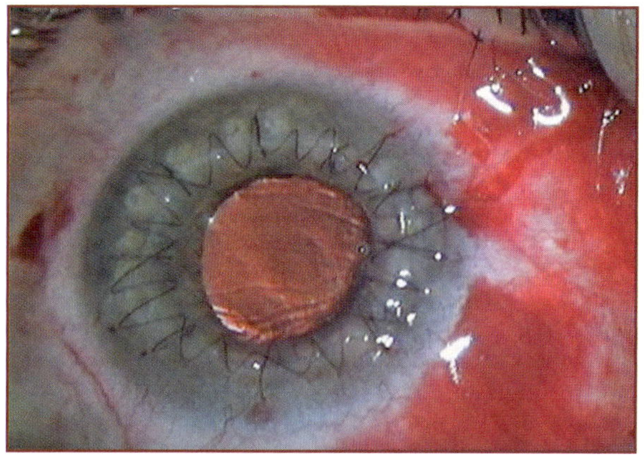

Figura 6. Cirugía terminada. Injerto suturado con 8 puntos separados nylon 9.0 y sutura continua de 16 puntos con nylon 10.0.

Bibliografía

Binder, P. S. The triple procedure: refractive results, 1985 update, Ophthalmology 93 (1986): 1482-1488.

Busin, M. [et al.]. Combined penetrating keratoplasty, extracapsular cataract extraction, and posterior chamber intraocular lens implantation. Ophthalmic Surg. 18 (1987): 272-275.

Davis, E. A.; Stark, W. J. The triple procedure: is it the best approach for the patient? The triple procedure may be superior to sequential surgery. Arch. Ophthalmol. 118 (2000): 414-5.

Groden L. R. Continuous tear capsulotomy and phacoemulsification cataract extraction combined with penetrating keratoplasty. Refract. Corneal Surg. 6 (1990): 458-459.

Hunkeler, J. D., Hyde, L. L. The triple procedure: combined penetrating keratoplasty, extracapsular cataract extraction, and posterior chamber lens implantation: an expanded experience. J. Am. Intraoc. Implant Soc. 9 (1983): 20-24.

Kramer, S. G. Penetrating keratoplasty combined with extracapsular cataract extraction, Am. J. Ophthalmol. 100 (1985): 129-133.

Lindstrom, R. L.; Harris, W.S.; Doughman, D. J. Combined penetrating keratoplasty, extracapsular cataract extraction, and posterior chamber lens implantation. J. Am. Intraoc. Implant. Soc. 7 (1981): 130-132.

Malbran, E. S.; Malbran, E.; Buonsanti, J.; Adrogué, E. Closed system phacoemulsification and posterior chamber implant combined with penetrating keratoplasty. Ophthalmic Surg. 24 (1993): 403-406.

Malbran, E. S.; Malbran, E.; Buonsanti, J.; Adrogué, E. Facoemulsificación e implante de lente de cámara posterior a cielo cerrado combinado con queratoplastia penetrante. Arch. Oftalmol. B. Aires 67 (1992): 158-163.

Malbran, E. S.; Malbran, E.; Malbran, J. In favor of the triple procedure. Arch. Ophthalmol. 119 (2001): 1223-4.

Menapace, R. [et al.]. Modified triple procedure using a temporary keratoprosthesis for closed system, small incision cataract surgery. J. Cataract Refract. Surg. 16 (1990): 230-234.

Menezo, J. L. El triple procedimiento: cirugía combinada de queratoplastia, catarata, y lente intraocular. Arch. Soc. Esp. Oftalmol. 50 (1986): 569-577.

Meyer, R. F.; Musch, D. C. Assessment of success and complications of triple procedure surgery. Am. J. Ophthalmol. 104 (1987): 233-40.

Shimmura, S. [et al.]. Corneal opacity and cataract: triple procedure versus secondary approach. Cornea 22 (2003): 234-8.

Sridhar, M. S. [et al.]. Corneal triple procedure: indications, complications, and outcomes: a developing country scenario. Cornea 19 (2000): 333-5.

Vajpayee, R. B., Angra, S. K. [et al.]. Combined keratoplasty, cataract extraction and intraocular lens implantation after corneo lenticular laceration in children. Am J. Ophthalmol. 15;117:507-11, 1994.

Vajpayee, R. B. [et al.]. Transplante de cornea Highlights of Ophthalmology 2002

Maldonado-Bas A, Muñoz M, Premio Joaquín Rutllan 2005 otorgado por el Instituto Barraquer de Barcelona – Segundo Accesit : Paquimetría ultrasónica en el seguimiento de queratoplastia penetrante. Su utilidad como parámetro de función endotelial. – Barcelona 4 de abril de 2006.

Melles GR, Eggink FA, Lander F, et al. A surgical technique for posterior lamellar keratoplasty. Cornea 1998;17:618–26.

Melles G, Lander F, Van Dooren B. Preliminary Clinical Results of Posterior Lamellar Keratoplasty through a Sclerocorneal Pocket Incision. Ophthalmol 2000; 107: 1850-57.

Busin Massimo, Arffa Robert, Sebastiani Adolfo. Endokeratoplasty as an alternative to penetrating keratoplasty for the surgical treatment of diseased endothelium. Initial Results. Ophthalmology 2000; 107, 11:2077-2082.

Melles GR, Lander F, Nieuwendaal C. Sutureless, posterior lamellar keratoplasty: a case report of a modified technique. Cornea. 2002;21:325–27.

Terry MA, Ousley PJ. Deep lamellar endothelial keratoplasty in the first United States patients: early clinical results. Cornea. 2001;20:239–43.

Price FW, Price MO. Descemet's stripping with endothelial keratoplasty in 50 eyes: a refractive neutral corneal transplant. J Refract Surg. 2005;21:339–45.

Maldonado-Bas A, Maldonado-Junyent A, Maldonado-Junyent A, Endothelial Transplant - Deep Automate Endothelial Keratoplasty (DAEK). Highlights of Ophthalmology • Vol. 39, N° 6, 2011

103

Microftalmos y Nanoftalmos

Dr. Eduardo Chávez Mondragón,
Dr. Juan Manuel Paulín Huerta

DEFINICIÓN

El primer problema al cual nos enfrentamos al estudiar el complejo microftalmos/nanoftalmos es intentar definirlo y clasificarlo. Durante décadas ha existido gran discrepancia entre oftalmólogos y genetistas para determinar las características específicas de esta entidad. Esto se debe a que originalmente se intentó definir una entidad que englobara los hallazgos anatómicos de un ojo anormalmente pequeño pero conforme fueron incrementándose el número de casos reportados se observaron diferentes alteraciones y manifestaciones clínicas. Gracias al desarrollo de nuevas técnicas de imagenología y biometría de alta precisión ha sido posible estudiar con mayor detalle las alteraciones que presentan estos pacientes y los avances en biología molecular y genética han permitido el rastreo de diversos genes involucrados de maneras distintas. La determinación de su variabilidad de expresión puede, en un futuro, explicar de manera más precisa la diversidad de los hallazgos clínicos.

En la **Tabla 1** se presentan de manera enumerada las distintas definiciones que se han utilizado por diversos autores. El lector se dará cuenta que algunas de ellas se refieren a entidades con características distintas considerando diferentes parámetros.

En nuestra opinión la forma más clara y concisa para definir el complejo microftalmos/nanoftlmos, incluyendo los conceptos antes mencionados y diferenciándolas como entidades separadas, es la siguiente:

1. Microftamos simple ó Nanoftalmos

Es una entidad que incluye la presencia de microcórnea (menor a 11mm de diámetro horizontal), cámara anterior estrecha, una relación cristalino/ globo ocular aumentada (el tamaño del cristalino es normal), longitud axial menor a 20 mm y esclera engrosada. Estos pacientes tienden a desarrollar síndrome de efusión uveal y glaucoma de ángulo cerrado. Se ha asociado a

Tabla 1: Definiciones de microftalmos y nanoftalmos

1) Microftalmos es un ojo con una longitud axial menor a 2 Desviaciones Standard con respecto a lo normal de acuerdo al grupo de edad.[1,5]
2) Microftalmos se divide en simple (o puro) *2,3,5* y complejo.[4,5]
   - El simple es un ojo pequeño en ausencia de otras anormalidades oculares.[2,3,5]
   - El complejo es una condición en la cual se asocian otras anormalidades oculares o sistémicas.[4,5,7]
3) Microftalmos se define como un ojo con acortamiento del segmento anterior y posterior.[5]
4) Microftalmos Anterior Relativo. Es un ojo con un diámetro corneal horizontales < 11 mm, longitud axial total > 20 mm y profundidad de cámara anterior de 2 mm.[6]
5) Microftalmos Posterior. En esta entidad se afecta de manera desproporcionada el segmento posterior con una apariencia ocular externa normal.[5]
6) Microftalmos simple y Nanoftalmos se utilizan como términos indistintos.[7]
7) Nanoftalmos se define como un ojo con microftalmos, microcórnea, cámara anterior estrecha, una relación cristalino/ globo ocular aumentada, esclera engrosada y una tendencia a desarrollar síndrome de efusión uveal[5,8,9] y glaucoma.[6,7]
8) Nanoftalmos es una condición en la cual ambos ojos son pequeños, funcionales y sin mayores alteraciones estructurales. La córnea y el cristalino son normales en tamaño y poder refractivo, pero la distancia del cristalino a la retina es inusualmente corta condicionando un error refractivo hipermetrópico que va de + 8.00 a + 25 dioptrías.[11-13] Se considera a la hipermetropía simple como la misma entidad pero en menor magnitud.[10,11,14]
9) El microftalmos el la continuación de un espectro que inicia con anoftalmia y se define como un ojo con una longitud axial menor a 21 mm en el adulto o menor a 19 mm al año de edad.[17]
10) El microftalmos en adultos se define como ojos cuya longitud axial es por debajo de 20.4 mm en hombres y 20.1 en mujeres. En menores de 14 años corresponde a 3 veces la raiz cuadrada de 2/3 por debajo del promedio con respecto a controles de la misma edad.[35]

mucopolisacaridosis, síndrome alcohólico fetal, distrofia miotónica, acondroplasia[4,15,17] criptorquidia,[16] síndrome de Kenny,[20] síndrome de Hallerman Streiff Francois[21] y síndrome oculodentodigital.[22]

2. Microftalmos anterior relativo (alteraciones del segmento anterior)

Consiste en un ojo con un diámetro corneal horizontal < 11 mm, longitud axial total > 20 mm y profundidad de cámara anterior de 2 mm. El segmento anterior pequeño y en especial la cámara anterior estrecha es responsable de una alta incidencia de glaucoma y córnea guttata.[6]

3. Microftalmos posterior (alteraciones del segmento posterior)

Aquí se afecta de manera desproporcionada el segmento posterior con una apariencia ocular externa normal pero con una longitud axial disminuida. Está asociado con hipermetropía alta, pliegues papilomaculares, ausencia de zona foveal avascular, estrías retinianas, pliegues coriorretinianos, efusion uveal, distrofia pigmentaria retiniana, pseudopapiledema y agujero macular.[5,18,26]

4. Microftalmos complejo

Es la continuación de un espectro de alteraciones que inician con anoftalmia como resultado de un defecto en la formación de la vesícula óptica. Esta asociado a otras alteraciones oculares ó sistémicas. Las alteraciones oculares asociadas incluyen catarata, aniridia, coloboma de iris, coloboma retiniano, persistencia de vítreo hiperplásico y displasia retiniana.[4] Las alteraciones sistémicas incluyen el síndrome MIDAS (microftalmos, aplasia dermal, esclerocórnea) y el síndrome CHARGE (coloboma, defectos cardiacos, atresia de coanas, retraso en crecimiento y desarrollo, anormalidades genitourinarias) entre otros.[16,17]

PATRÓN DE HERENCIA

La mayoría de los casos de nanoftalmos reportados en la literatura son esporádicos, pero se han determinado patrones de herencia autonómico recesivo y ocasionalmente autonómico dominante.[3,7,15]

ETIOPATOGENIA

Como se mencionó anteriormente en realidad se trata de alteraciones oculares diferentes y de igual manera la etiología y fisiopatología puede variar de acuerdo a cada entidad.

Se cree que el Nanoftalmos es resultado de una alteración en el crecimiento del globo ocular en la etapa embrionaria. La esclera y la córnea resultan demasiado pequeñas comparadas con el contenido ocular. Se han observado depósitos anormales de glucosaminoglicanos[23,24] y niveles elevados de fibronectina[25] que pueden contribuir a un arreglo irregular de las fibras de colágena.[30] Esto condiciona una falla en el crecimiento escleral y la acumulación de estos productos anormales condicionan un engrosamiento anormal de la esclera.[18] Este crecimiento anormal escleral no afecta al cristalino, quien adquiere un volumen normal originando un relación cristalino/globo ocular aumentada. Una disparidad similar ocurre entre la esclera y la retina[18] ocasionando la formación de pliegues corioretinianos y otras anormalidades del segmento posterior.[18,26]

En el caso del microftalmos complejo el defec- to se encuentra en la formación de la vesícula óptica, copa óptica, mesénquima y crestas neurales[35] siendo la continuación de un espectro que inicia con la anoftalmia. Si el daño se origina antes de la completa invaginación de la vesícula óptica, puede formarse un quiste orbitario. Esta condición se conoce como microftalmos con quiste y puede presentarse como un edema progresivo desde el nacimiento que extenderse a lo largo del nervio óptico. Algunos quistes de gran tamaño pueden requerir de aspiración frecuente e incluso escisión total.[27]

MANIFESTACIONES CLÍNICAS

El nanoftalmos puede condicionar diversas alteraciones visuales importantes. Los individuos con nanoftalmos presentan un defecto hipermetrópico severo debido a una longitud axial disminuida que ocasiona que el punto focal caiga por detrás de la retina. Aunque la presencia de hipermetropía es la regla, en algunos casos puede observarse emetropia e incluso miopía debido a compensación corneal o lenticular.[7]

En la mayoría de los pacientes se presenta glaucoma de ángulo cerrado debido al desplazamiento anterior del iris el cual obstruye el flujo del humor acuoso a través de la malla trabecular, con elevación subsecuente del la presión intraocular.

Las alteraciones del segmento posterior son debidas a que el tejido de sostén del globo ocular alcanza menos de la mitad de su área normal, sin embargo contiene a una retina neurosensorial de crecimiento y dimensiones normales.[10] Esto causa un "amontonamiento" retiniano que origina la formación de pliegues papilo maculares, ausencia de zona foveal avascular, hipoplasia macular, estrías maculares horizontales, palidez papilar, pseudopapiledema, edema quístico y agujero macular. El engrosamiento escleral crea una superficie hidrofílica que obstruye el drenaje vascular supracoroideo. Esto origina una congestión coroidea que puede dañar la bomba del epitelio pigmentario de la retina causando la acumulación de fluido, efusion uveal y el subsecuente desprendimiento coroideo y seroso de la retina. La mácula puede observarse de un tono amarillento aumentado que puede deberse a un incremento en la densidad de pigmento xantófilo de las capas plexiforme interna y externa por compactación y a una ausencia de epitelio pigmentario de la retina con una coriocapilaris anormal.[18]

Es frecuente observar diversas formas de es- trabismo. A pesar de un alto componente hipermetropico se ha observado con mayor frecuencia endotropia no acomodativa y parcialmente acomodativa, siendo la causa principal del estrabismo el eje axial corto.[32]

TRATAMIENTO

Como se mencionó, estos pacientes suelen presentar un defecto hipermetrópico variables y en raras ocasiones emetropia e incluso miopía. En algunas ocasiones el defecto refractivo puede ser tratado con lentes correctivos. El uso de anteojos puede ser limitado por la necesidad de corregir altas graduaciones y la adaptación de lentes de contacto puede dificultarse por la variabilidad extrema de la curvatura corneal. Si no se realiza un diagnóstico y corrección temprana puede desarrollarse ambliopía la cual suele ser irreversible.[7]

La presencia de glaucoma de ángulo cerrado puede ser controlado con el de hipotensores oculares, y puede ser necesaria la realización de iridoplastía e iridotomías con láser para controlar la presión ocular.[7,34]

Se pueden realizar esclerotomías y esclerectomías para el tratamiento de la efusión coroidea y sus complicaciones subsecuentes.[28] En algunos casos se han utilizado esteroides intravenosos con buenos resultados.[29] El desprendimiento de retina puede ser tratado también a través del drenaje de las venas vorticosas y en algunas ocasiones es necesario aplicar fluido o aire en la cavidad vítrea.[31]

CIRUGÍA DE CATARATA

Los grandes avances que se han logrado con las técnicas quirúrgicas modernas, particularmente la Facoemulsificación, han permitido tratar de manera exitosa cada a un cada vez mayor número de pacientes. Sin embargo, debido al amplio espectro de anormalidades oculares y subsecuente severidad clínica que pueden presentarse, tanto los médicos como los pacientes deben de estar conscientes que la extracción de la catarata en ojos microftálmicos sigue siendo un reto difícil que requiere de numerosas consideraciones especiales.

Algunos pacientes pueden presentar nistagmus y córnea guttata. Algunos desarrollan sinequias posteriores por lo que frecuentemente debe realizarse sinequiolisis intraoperatoria. Es frecuente la presencia de glaucoma de ángulo cerrado, lo cual resulta de la combinación de una cámara anterior estrecha y un cristalino aumentado. Esto sin duda dificulta las maniobras intraoperatorias pudiendo aumentar la presencia de complicaciones. Esto debe orientar al cirujano al uso de hipotensores oculares (no prostaglandinas) con el fin de estabilizar el cuadro hipertensivo previo a la cirugía. Puede ser necesaria la realización de iridoplastía e iridotomías para controlar el glaucoma, sin embargo en muchas ocasiones la cirugía por si misma resuelve el ángulo cerrado. Estos pacientes tienen un riesgo elevado de efusión uveal y desprendimiento de retina el cual se exacerba con la cirugía.

Es difícil realizar un adecuado cálculo del poder lente intraocular en estos pacientes. Se han comparado las formulas Holladay II, Hoffer Q y SRK/T observándose mayor precisión en la 2 primeras. Debido a la simplicidad de la fórmula Hoffer Q, ésta suele utilizarse con mayor frecuencia, dejando a la fórmula Holladay II para uso en ojos extremadamente cortos (menores a 18 mm) en los cuales las especificaciones adicionales que requiere la fórmula proporcionan cálculos más precisos.

La elección del lente intraocular es también compleja. Los lentes de PMMA ofrecen poderes altos los cuales son necesarios en estos pacientes, sin embargo requieren de la realización de heridas grandes que aumentan el riesgo de complicaciones postoperatorias y un difícil manejo de astigmatismo postoperatorio además de presentar mayor dificultad técnica para su colocación en cámaras anteriores estrechas.

En respuesta a las complicaciones asociadas a los lentes rígidos, se han utilizado lentes plegables tanto de silicón como de acrílico. Los primeros tienden a desdoblarse de manera rápida y brusca aumentando el riesgo de trauma quirúrgico. Recientemente esto se ha mejorado con el desarrollo de sistemas de inyección. Los lentes de acrílico tienden a desdoblarse de una manera mas controlada y son actualmente el material de elección para la cirugía en estos pacientes.

Frecuentemente los pacientes con nanoftalmos requieren lentes de alto poder (por arriba de 40 dioptrías que es lo máximo disponible de manera comercial). Esto ha obligado a la colocación de 2 lentes intraoculares (piggy back). Se ha descrito la colocación de lentes piggy back tanto bolsa/bolsa como sulcus/bolsa. Sin embargo el primero resulta particularmente difícil debido al poco espacio que existe en la bolsa capsular para la colocación de 2 lentes intraoculares en estos pacientes. Además la colocación bolsa/bolsa suele resultar en un defecto hipermetrópico por desplazamiento posterior del lente posterior y en la formación de perlas de Elschnig entre ambos lentes. La colocación en piggy back en cualquiera de sus formas ofrece la ventaja teórica de lograr el poder refractivo deseado, así como disminuir la aberración esférica que un solo lente de alto poder produce y la presencia de multifocalidad. Sin embargo se observa una alta presencia de opacificación intralenticular y una gran dificultad técnica.

Son muchas las complicaciones intraoperatorias que pueden presentarse. Existe un alto riesgo a desarrollar edema macular cistoide por lo que se recomienda el uso de esteroides y AINEs tópicos, así como AINEs e inhibidores de anhidrasa carbónica vía oral para evitar esta complicación. Puede presentarse una descompresión rápida-del globo ocular que puede condicionar efusión uveal y subsecuentemente desprendimiento de retina, hemorragia coroidea, hemorragia vítrea y glaucoma maligno. Por lo anterior algunos autores han realizado esclerotomías antes y durante la cirugía con buenos resultados. Sin embargo se han reportado series grandes con buenos resulta- dos sin la necesidad de esclerotomías. Esto se ha asociado a la estabilidad y seguridad que ofrece la incisión escleral pequeña lo que alienta al desa- rrollo de técnicas con microincisiones de 1.5 mm y menores en estos pacientes.

Los resultados postoperatorios son diversos, pero cada vez más alentadores. La aplicación de cirugía refractiva láser y queratoplastía conductiva resulta difícil en estos pacientes pero se encuentra en desarrollo. Finalmente la adaptación de anteojos y lentes de contacto pueden contribuir a una mejor capacidad visual final posterior a la cirugía.[33,34]

CONCLUSIÓN

Este capítulo nos ayuda a entender que no es posible englobar en una única patología al microftalmos. Se trata en realidad de múltiples alteraciones genéticas, anatómicas y estructurales que resultan en un ojo de menor tamaño pero con diferentes características aisladas y cada vez más diferenciadas unas de las otras. El mejor entendimiento etiológico de estas entidades nos permitirá no sólo definirlas y clasificarlas con mayor claridad y precisión, sino que permitirá ofrecer el mejor tratamiento a estos pacientes. Es particularmente notable los avances que se han logrado en la cirugía de catarata en estos pacientes. Existen numerosas dificultades técnicas que faltan por mejorar pero podemos decir que, actualmente, con un manejo preoperatorio óptimo, una selección adecuada del lente intraocular, una técnica quirurgica meticulosa y un conocimiento pleno de las posibles complicaciones intra y postoperatorias puede realizarse una cirugía de catarata exitosa en estos pacientes con excelentes resultados.

Referencias

1. Elder MJ. Aetiology of severe visual imparment and blindness in microphthalmos. Br J Ophthalmol 1994; 78:332-4.
2. Weiss AH, Kousseff BG, Ross EA, Longbottom J. Simple microphthalmos. Arch Ophthalmol 1989; 107: 1625-30.
3. Vingolo EM, Steindl K, Forte R, et al. Autosomal dominant simple microphtalmos. J Med Genet 1994; 31:721-5.
4. Weiss AH, Kousseff BG, Ross EA, Longbottom J. Complex microphtalmos. Arch Ophthalmol 1989; 107: 1619-24.
5. Khairallah M. Posterior segment changes associated with posterior microphtalmos. Ophthalmology 2002; 109:569-574.
6. Auffarth GU. Relative anterior microphtalmos: Morphometric analysis and its implications for cataract surgery. Ophthalmology 2000 Aug; 107(8): 1555-60.
7. Othman M. Autosomal dominant nanophthalmos (NN01) with high hyperopia ang angle closure glaucoma maps to chromosome 11. Am J Hum Genet 1998; 63:1411-1418.
8. Brockhurst RJ. Nanophthalmos with uveal efussion: A new clinical entity. Trans Am Ophthalmol Soc 1974; 72: 371-403.
9. Cross HE, Yoder F. Familial nanophthalmos. Am J Ophthalmol 1976; 31:300-6.

10. Olof H. Extreme hyperopia is the result of null mutations in MFRP, wich encodes a Frizzled-related protein. PNAS 2005; 102 (27): 9553-58.
11. Duke-Elder, S. (1970) in Ophthalmic Optics and Refraction, ed. Duke Elder, S. (Mosby, St. Louis), Vol.5, pp. 207-300.
12. Singh, O.S. (1994) in Principles and Practice of Ophtalmology, eds. Albert, D.M. & Jakobiec, F.A. (Saunders, Philadelphia). Vol.3, pp. 1528-1540.
13. Traboulsi, E.I.(1998) in Genetic Diseases of the Eye: A Textbook and Atlas, ed. Traboulsi, E.I. (Oxford Univ. Press, New York), pp. 51-80.
14. Fledelius, H.C., Fuchs, H.J. & Rosenberg, T. (2004) Optom. Vis. Sci. 81, 762-768.
15. Brockhurst RJ. Nanophthalmos. In: Fraunfelder FT, Roy FH, eds. Current ocular therapy. Philadelphia: WB Saunders; 1995: 611-2.
16. Taylor D. Pediatric Ophthalmology, 2nd ed. Blackwell Scientific; 1997: 208-9.
17. Yannoff
18. Serrano, JC. The nanophthalmic macula. Br. J. Ophthalmol. 1998; 82:276-279
19. Barad RF, Nelson LB, Cowchock FS, et al. Nanophthalmos associated with cryptorchidism. Ann Opthalmol 1985; 17:284-8.
20. Boynton J, Pheasant T, Johnson B, et al. Ocular findings in Kenny's syndrome. Arch Ophthalmol 1979; 97: 896-900.
21. Stewart DH, Steeten BW, Brockhurst RJ, et al. Abnormal scleral collagen in nanophtalmos. An ultrastructural study. Arch Ophthalmol 1991; 109: 1017-25.
22. Sugar HS. Oculodentodigital dysplasia with angle closure glaucoma. Am J Ophthalmol 1978; 86:36.
23. Shiono T, Shoji A, Mutoh T, Tamai M. Abnormal sclerocytes in nanophthalmos. Graefes Arch Clin Exp Ophthalmol 1992; 230: 348-51.
24. Kawamura M, Tajima S, Azuma N, et al. Biochemical studies of glycosaminoglycans in nanophthalmic sclera. Graefes Arch Clin Exp Ophthalmol 1995; 233: 58-62.
25. Yue BY, Kurosawa A, Duvall J, et al. Nanophthalmic sclera. Fibronectin studies. Ophthalmology 1988; 95: 56-60.
26. Spitnaz M, Gerke E, Bateman JB. Hereditary posterior microphthalmos with papillomacular fold and high hyperopia. Arch Ophthalmol 1983; 101: 413-17
27. Waring GO, Roth AM, Rodrigues MM. Clinicopathologic correlation of microphthalmos. Am J Ophthalmol. 1976; 82: 714-21.
28. Huang S. The management of secondary glaucoma in nanophthalmic patients. Yan Ke Xue Bao. 2002 Sep;18(3):156-9.
29. Lesnoni G. Nanophthalmic uveal effusion syndrome after prophylactic laser treatment. Eur J Ophthalmol. 1999 Oct-Dec;9(4):315-8.
30. Yamani A. Abnormal collagen fibrils in nanophthalmos: A clinical and histologic study. Am J Ophthalmol 1999; 127(1): 106-7
31. Brockhurst RJ. Vortex vein decompression for nanophthalmic uveal effusion. Arch Ophthalmol. 1980 Nov;98(11):1987-90.
32. Sener et al. Management of strabismus in Nanophthalmic patients. Ophthalmology 2003; 110 (6): 1230-1236.
33. Wladis, et al. Cataract surgery in the small adult eye. Surv Ophthalmol 2006; 51 (2): 153-161
34. Wu, et al. Cataract surgery in patients with nanophthalmos: Results and complications. J Cataract Refract Surg 2004; 30: 584-590.
35. Majima A. Microphthalmos and its pathogenic classification. Nippon Ganka Gakkai Zasshi. 1994;98(12):1180-200. Japanese.

104

Microesferofaquia

Dr. Eduardo Chávez Mondragón,
Dr. Juan Carlos Zenteno,
Dr. Enrique Graue Hernández

GENERALIDADES

Los términos de microfaquia y esferofaquia se utilizan para describir cristalinos que son mas pequeños y esféricos que lo normal. El termino microesferofaquia combina el significado de estos dos, que a su vez han sido utilizados como sinónimos en la literatura **(Figura 1)**.[1]

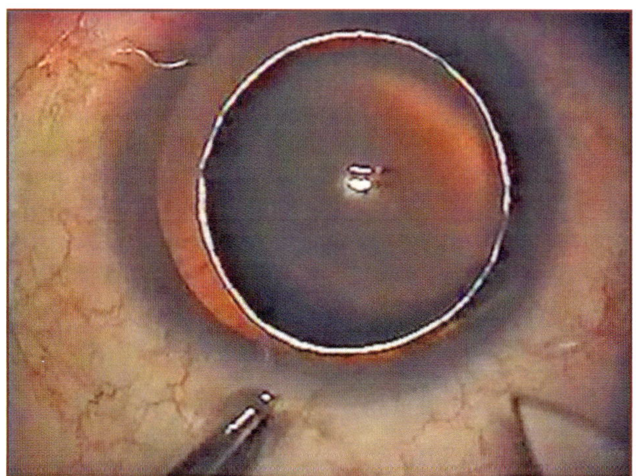

Figura 1. Esferofaquia. El cristalino posee un diámetro transversal pequeño y un diámetro antero-posterior aumentado.

Las características clínicas de la microesfero- faquia son:

1. Generalmente bilateral
2. Cristalinos de diámetros pequeños
3. El eje antero-posterior del cristalino se encuentra aumentado, lo que permite que el cristalino adopte una forma relativamente esférica
4. El cristalino muestra un desplazamiento con la posición del paciente, lo que traduce patología zonular
5. Miopía elevada
6. Acomodación generalmente defectuosa
7. Puede manifestarse con subluxación o luxación del cristalino
8. Es frecuente que exista un glaucoma secundario de ángulo cerrado

Durante el desarrollo embrionario normal el cristalino es casi esférico, al nacimiento tiene un diámetro ecuatorial de 6.5mm y un eje antero-posterior de 3.5 a 4.0mm.[2] La medida ecuatorial del cristalino crece rápidamente y aumenta a 9.0mm a los 15 años de edad. Esta dimensión permanece más o menos estable por el resto de la vida. Por el contrario, el diámetro sagital es de aproximadamente 3.7mm a los 20 años y de 4.0mm a los 50 años de edad, después de lo cual aumenta a entre 4.75 y 5.0mm para los 80 años.[3] En general los cambios que ocurren en la curvatura del cristalino tienen lugar en la superficie anterior y el cristalino va tornándose más esférico con la edad.

DeRose y Austen[4] definieron a la microesferofaquia como una disminución en el 25% del volumen del cristalino con miopía secundaria y ectopia lentis. Nagata y colaboradores midieron un cristalino intacto de un paciente con Síndrome de Weill Marchesani encontrando un diámetro ecuatorial de 6.0mm y antero-posterior de 4.8mm.[2] Por otra parte McGavic encontró que el diámetro sagital de estos cristalinos era 2.5 mayor que lo normal.[5] Estos hallazgos fueron confirmados por Chan y Collin.[6]

Aunque la etiología de la microesferofaquia se desconoce esta postulado que se puede deber a un alto en el desarrollo de las fibras secundarias y/o a la inserción anómala de fibras secundarias, esto como consecuencia de una alteración nutricional por defectos en la túnica vasculosa lentis, probablemente alrededor del quinto o sexto mes de vida intrauterina. Otra teoría, alterna, pero con igual derecho al sustento, sugiere que la microesferofaquia es causada por una deficiencia o ausencia en la tensión de las fibras zonulares, lo que en consecuencia detiene el crecimiento del cristalino provocando así una forma esférica.[7] Esta teoría es consistente con la luxación del cristalino que con frecuencia se observa en estos pacientes. El diámetro sagital del cristalino cambia poco durante la infancia y pubertad debido a que las fibras zonulares restringen la expansión del cristalino en el plano sagital. Un defecto en las fibras zonulares puede en consecuencia permitir que el cristalino permanezca relativamente esférico en vez de adquirir gradualmente una forma biconvexa.

Una tercera teoría se basa en la asociación entre microesferofaquia y alteraciones generales del mesodermo, como en los síndromes de Weill Marchesani y Marfan. Esta teoría sugiere que la etiología de la microesferofaquia es una anomalía de las porciones mesodérmicas del cuerpo ciliar y la zónula, apoyada por un modelo animal de síndrome de Marfan y microesferofaquia que demuestra fragilidad zonular, un cuerpo ciliar hipoplásico y un iris con estroma disminuido.[8]

Nagata,[2] demostró por histopatología de cristalinos microesferofaquicos en humanos, que la zónula es rudimentaria, muy larga, y en algunas porciones degenerada. Por si fuera poco describieron también que las fibras secundarias se encontraban mal desarrolladas y distribuidas. Este hecho hace pensar que la microesferofaquia se gesta en el periodo prenatal inmediato o postnatal temprano, a diferencia de la teoría que supone inicia en el quinto o sexto mes de la vida embrionaria.[9]

La microesferofaquia es una condición rara que puede ocurrir de forma aislada, familiar o asociada a alteraciones sistémicas. Su asociación con el síndrome de Marfan y especialmente con el de Weill Marchesani ha sido reportada en numerosas ocasiones, pero también se ha asociado a otros síndromes como el de Alpont, hiperlisinemia, síndrome de Lowe, anomalía de Meter, síndrome de Klinefelter, disostosis mandibulofacial y la forma rizomélica de la condrodisplasia punctata entre otras.

MICROESFEROFAQUIA FAMILIAR

Este tipo de microesferofaquia no se asocia a anomalías sistémicas. En la mayoría de los casos el patrón de herencia es autonómico recesivo[10] pero también se ha reportado un pedigrí autonómico dominante.[11]

Este síndrome se caracteriza por tener otras malformaciones oculares como ectopia lentis con desplazamiento superior, miopía lenticular, creciente escleral, estafiloma posterior, creciente miópica, pupila ectópica, desprendimiento de retina y glaucoma.[10,11]

SÍNDROME DE WEILL-MARCHESANI

Es un síndrome poco frecuente con múltiples alteraciones del tejido conectivo que se caracteriza por estatura pequeña, braquidactilia, rigidez articular y alteraciones del cristalino. La forma autosómica recesiva es la más frecuente y se hamapeado al cromosoma 19. El gen responsable de la enfermedad se conoce como ADAMTS-10 y esta localizado en el cromosoma 19p13.3-p13.2.[12] Existen algunos reportes de una forma autosomica dominante, de presentación fenotípicamente muy similar. En una familia con esta variedad se demostró que la enfermedad era causada por una mutación en el gen de la fibirlina -1 (el gen del síndrome de Marfan), localizado en el cromosoma 15.[13]

Manifestaciones Clínicas

Primero Weill[14] en 1932 y después Marchesani[15] en 1939 describieron el síndrome que hoy lleva su nombre. Holstein y Meyer[7] describieron una familia de cuatro hermanos afectados cuyos padres eran familiares. Esta familia tenía estatura baja, esferofaquia, glaucoma y braquidactilia. Faivre[13] en 2003, realizó una revisión de la literatura de 128 casos de Weill Marchesani, incluyendo 57 casos con herencia autonómica recesiva, 50 con autosómica dominante y 21 casos esporádicos, encontrando que la microesferofaquia estaba presente en el 94% de los casos con herencia autosómica recesiva, mientras que en los casos con herencia autosómica dominante solo se presentó en el 74% de ellos. Lo contrario sucede con la ectopia lentis, rigidez articular y anomalías cardiacas, manifestaciones más frecuentes en los casos dominantes.

Genética Molecular

Para el 2004, ya se habían descrito más de 100 genes localizados en la región crítica del sindrome de Weill-Marchesani en el cromosoma 19p13. Cinco de ellos fueron considerados como posibles candidatos en base a la función que desempeñan. En uno de estos genes, denominado ADAMTS-10, se identificaron un total de 3 mutaciones puntuales distintas en dos familias consanguíneas y en un caso esporádico de la enfermedad. ADAMTS-10 se expresa en piel, condrocitos fetales, corazón adulto y fetal y probablemente juegue un papel muy importante en el desarrollo de la piel, cristalino y corazón en el humano.[12]

EL SÍNDROME DE MARFAN

Es un síndrome autosómico dominante, caracterizado por anomalías cardiacas, esqueléticas y musculares.[16] Las alteraciones cardiacas pueden ser en forma de aneurismas de la aorta ascendente, y regurgitación aórtica. Las anomalías esqueléticas incluyen extremidades largas, aracnodactilia, paladar arqueado, laxitud articular, estatura alta y deformidades del esternón. El sistema muscular se encuentra subdesarrollado y se manifiesta en forma de hernias y piel elástica.

En estos casos, la ectopia lentis es más frecuente que la microesferofaquia. Es bilateral y simétrica en el 80% de los pacientes. También en el 80% de los pacientes esta subluxado hacia el sector superior. El 75% de ellos tiene algún tipo de anomalía en el ángulo, como puede ser la presencia de procesos iridianos prominentes y láminas trabeculares engrosadas. Por estas razones es frecuente que se presenten con glaucoma, ya sea secundario a la luxación del cristalino o a las alteraciones angulares. Otras manifestaciones oculares son la miopía axial, desprendimiento de retina, hipoplasia del músculo dilatador y escleras azules. El síndrome de Marfan se debe a mutaciones heterocigotas (dominantes) en el gen de la fibrilina, localizado en el cromosoma 15q21. La fibrilina es una glicoproteína que se asocia a microfibrillas y que forma parte primordial de tendones, piel, músculo, pulmones, vasos sanguíneos y ligamen- to suspensorio del cristalino. Este amplio patrón de expresión de la fibrilina explica la afectación de diversos aparatos y sistemas en pacientes con síndrome de Marfan.[17]

MANEJO QUIRÚRGICO DE LA MICROESFEROFAQUIA. EXPERIENCIA DEL INSTITUTO DE OfTALMOLOGÍA fUNDACIÓN CONDE DE VALENCIANA

Manejo del Cristalino Subluxado

El compromiso zonular, ya sea congénito, iatrogénico, traumático, o debido a una enfermedad sistémica representa un reto para el cirujano de segmento anterior. Cada paso del procedimiento, desde la capsulotomía hasta el retiro de viscoelástico debe ser realizado con los más amplios cuidados para evitar complicaciones.

Indicaciones para la Intervención

El primer paso en el manejo de estos pacientes, que con frecuencia son niños, es la observación, siempre y cuando el cristalino no se ha desplazado anterior o posteriormente y en los que el tratamiento de la ambliopía ya se ha establecido. Sin embargo, si la ambliopía no puede ser tratada efectivamente con lentes aéreos, lentes de contacto, parche o cualquier combinación de ellos, la extracción del cristalino pudiera ser una opción a considerar para lograr la rehabilitación visual de estos pacientes. En nuestra experiencia este razonamiento no ha sido opción quirúrgica a la fecha.

El aumento sostenido de la tensión intraocular con la consiguiente alteración de la relación copa-disco no siempre corroborado por campimetría debido frecuentemente a la poca cooperación del paciente de corta edad ha sido en nuestra experiencia motivo de intervención quirúrgica. La etiología vista como el desplazamiento mecánico anterior del cristalino, con el consiguiente mecanismo de bloqueo angular explicaría los cambios paulatinos en el seguimiento a lo largo de los primeros años de vida de estos pacientes.

Esta explicación pudiera ser válida en algunos casos, los cuales han respondido en el mediano plazo al tratamiento quirúrgico, requiriendo menor terapia hipotensora y estabilidad en la relación copa-disco.

Es importante mencionar que hemos fracasado en algunos otros pacientes sometidos a cirugía, en los que a pesar de haber desplazado posteriormente el diafragma iridiano la hipertensión intraocular ha sido la regla. Las alteraciones estructurares del ángulo que pueden acompañar la enfermedad explicarían este comportamiento. Estos casos han sido llevados posteriormente a cirugía filtrante, con pobres resultados en trabeculectomía requiriendo prótesis valvular para el control de la TOA.

Hemos concluido en el Instituto en base a los casos descritos que el comportamiento inicial cuando existe alteración de presión debe ser facoemulsifiación con implante de anillo de tensión capsular e implante de LIO, seguida de cirugía filtrante valvular en los casos refractarios.

Técnica Quirúrgica

El examen clínico exhaustivo es indispensable para que los cirujanos establezcan los puntos críticos de la cirugía. Se debe notar el defecto zonular en cuanto a su tamaño en grados, su localización, la presencia o no de vítreo, y/o de facodonesis. Esta última debe examinarse sin dilatación pues la dilatación pupilar puede estabilizar la zónula y enmascararla.

La preparación preoperatoria de estos casos con cámaras anteriores muy estrechas pueden facilitar aunque sea solo de manera parcial la manipulación del cristalino en el segmento anterior. Los agentes hiperosmoticos aplicados 30 minutos antes de iniciar, manteniendo la dosis durante el transoperatorio es nuestra recomendación más practica.

La incisión debe ser lo más pequeña posible y debe realizare en el lado opuesto a la zona defragilidad zonular lo que reduce el estrés provocado por la pieza de mano en acción. No debemos escatimar en el uso de agentes viscoelásticos dispersivos, previendo la necesidad de varios de estos, siendo junto con la preparación preoperatoria con agentes hiperosmóticos la manera de limitar el prolapso anterior del cristalino. La capsulorrexis es un reto, ya que los preparativos antes mencionados solo mejoran parcialmente la profundidad de la cámara anterior. La capsula de estos casos tiene caracteristicas físicas diferentes a las que acostumbramos, la esfericidad probablemente le confiere propiedades de gran elasticidad y resistencia, por lo que recomendamos iniciarla con aguja fina en el centro seguido de una cuidadosa capsulorrexis, recordando que la misma forma esférica y la inserción anómala de la zónula predispone al desgarro periférico si pasamos de la zona central media **(Figura 2A-B)**.

La hidrodisección generalmente no permitirá la rotación de un núcleo que quirúrgicamente no existe en la edad de los pacientes, por lo que la recomendación es la núcleo-expresión en la escasa cámara anterior **(Figura 3A-C)**.

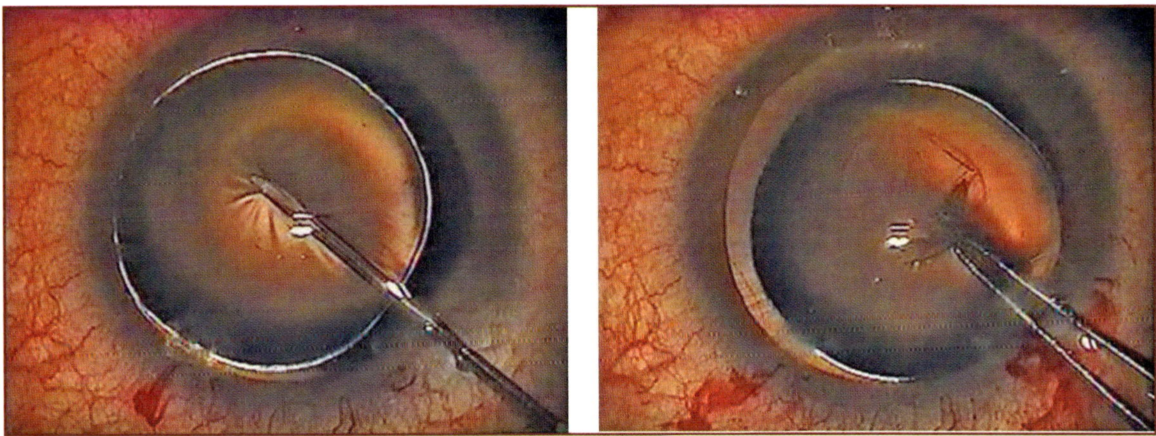

Figura 2. Capsulorrexis. La cápsula en estos pacientes tiende a ser más dura y elástica.

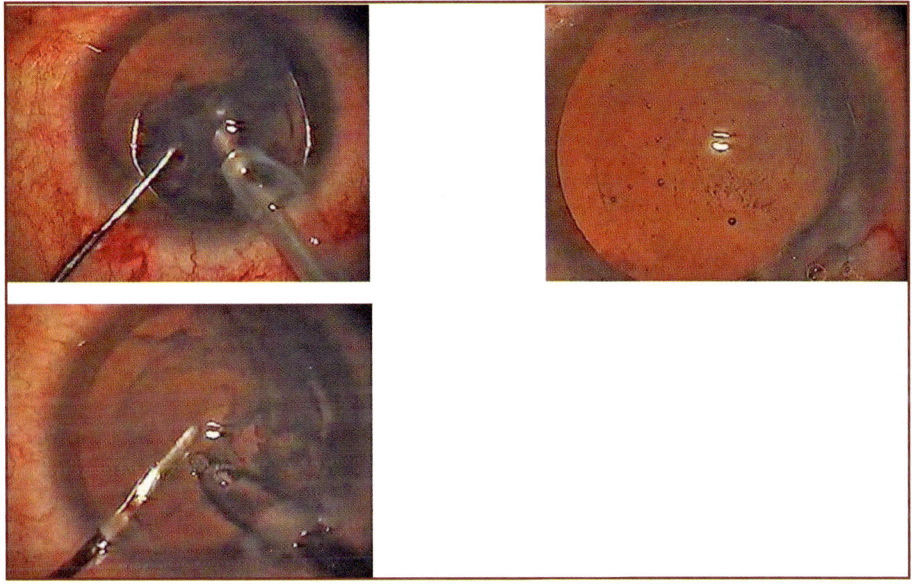

Figura 3. Facoemulsificación y aspiración de núcleo.

La emulsificación del núcleo debe ser realizada con parámetros de vació y aspiración bajos y solo para el cristalino central, que incluso se puede optar por remover con la pieza de irrigación-aspiración (IA) junto con la corteza periférica. Es recomendable regular la altura de la botella a una posición tal que nos brinde la posibilidad de man- tener una cámara anterior suficientemente "amplia" para realizar manobras seguras en cámara anterior.

Para estabilizar la cápsula se pueden utilizar ganchos retractores del iris que se colocan sobre el borde anterior de la rexis[18] o en la zona más débil de esta. Otra estrategia, igual o más popular entre los cirujanos de segmento anterior es la colocación de un anillo de tensión capsular. Estos anillos hechos de PMMA pueden ser insertados en la cápsula en cualquier momento, siempre y cuando se haya completado la rexis. Se colocan utilizando fórceps o bien el inyector ex profeso. La acción de estos anillos es estabilizar y expandir la cápsula adecuadamente.[19]

Desde nuestro punto de vista, en los casos de debilidad zonular, es prioritario el implante de un anillo de tensión capsular como en la patología que nos ocupa. El momento del implante es motivo de controversia **(Figura 4A-B)**. Básicamente existen dos situaciones a examinar para tomar la decisión. La primera, en la que existe debilidad localizada, como en los casos de diálisis traumá-

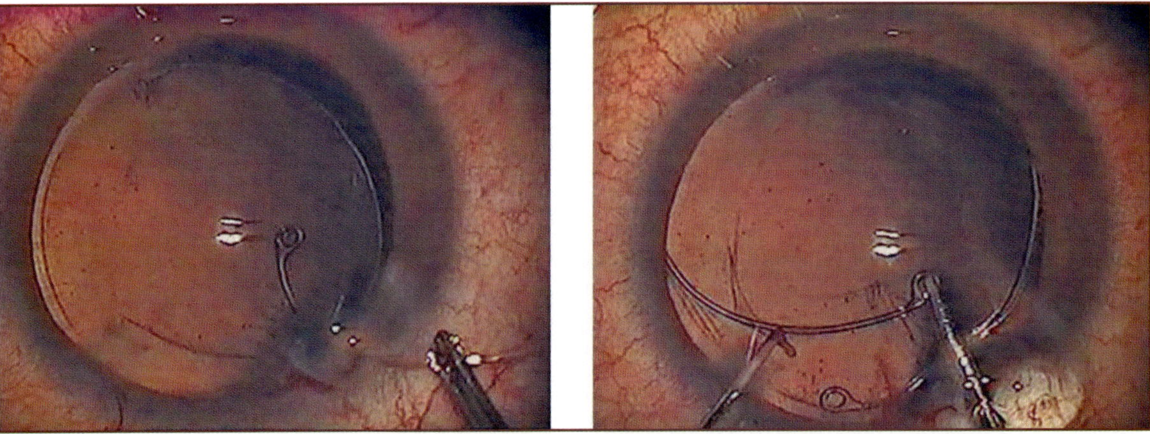

Figura 4. Colocación de un anillo de tensión capsular.

tica. La segunda, cuando la debilidad es manifiesta en la totalidad de las fibras zonulares.

En este último caso el implante temprano si bien es cierto estabiliza el diafragma y permite una extracción segura del núcleo, dificulta enormemente el retiro de las fibras de corteza periférica que quedan atrapada entre el mismo anillo y el ecuador interno de la bolsa. Nuestra recomendación es implantar cuando se ha retirado la totalidad de los restos de corteza y previo a la aplicación del LIO **(Figuras 5, 6)**.

En los casos en los que se sospeche de una debilidad progresiva es posible colocar un anillo de tensión capsular modificado.[20] Estos últimos tienen un ojal que sobresale por encima del borde anterior de la rexis y que permite el paso de una sutura que lo fije a esclera. Esto permite realizar una facoemulsificación más segura y disminuye la probabilidad de un descentramiento del lente intraocular en el futuro.

Manejo del Glaucoma

Los pacientes con esferofaquia frecuentemente se presentan con glaucoma agudo de ángulo cerrado con bloqueo pupilar, secundario al desplazamiento anterior del cristalino que a su vez depende de la integridad zonular. Cuando las zónulas se encuentran intactas, la curvatura anterior del cristalino y la posición anterior de

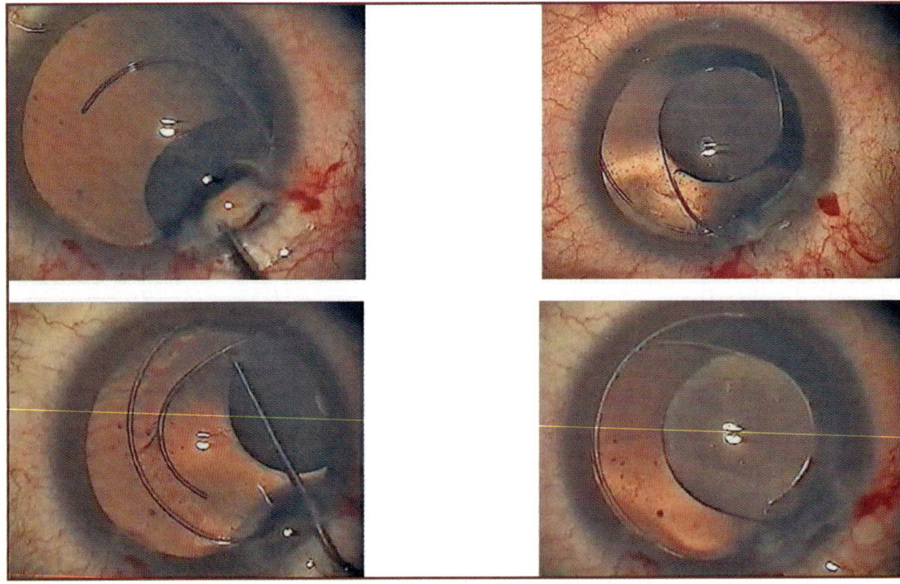

Figura 5. Secuencia de colocación del lente intraocular.

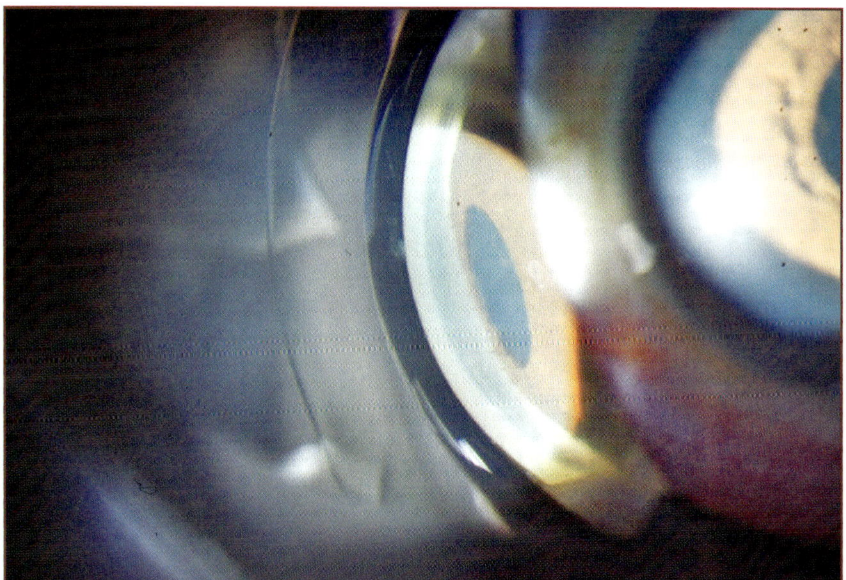

Figura 6. Glaucoma secundario de angulo cerrado en un paciente con Síndrome de Weill-Marchesani.

éste, predisponen al contacto iridolenticular y bloqueo pupilar. En estos pacientes, específicamente aquellos con síndrome de Weill Marchesani, las zónulas son largas lo que permite que el cristalino se desplace hacia delante y provoque un bloqueo pupilar. Este bloqueo es un tanto especial ya que se exacerba con mióticos y desaparece con midriáticos, fenómeno que se conoce como bloqueo inverso.[21] Los ciclopléjicos relajan el músculo ciliar, aumentan la tensión zonular y desplazan posteriormente al cristalino. Si los mióticos no producen una elevación en la presión intraocular, lo más probable es que el paciente tenga un cristalino subluxado.

El glaucoma de ángulo cerrado con bloqueo pupilar generalmente es tratado y curado con iridotomías periféricas con láser o quirúrgicas. Sin embargo, en los pacientes con esferofaquia, hay una alta incidencia de complicaciones, la más importante de ellas es el desplazamiento del vítreo a la cámara anterior por que la hialoides no se encuentra protegida por la periferia del cristalino.

Aún y cuando se hayan realizado exitosamente los procedimientos anteriores, no es raro que se desarrolle un bloqueo crónico. En estos casos es factible realizar una prueba de posición supina que en caso de resultar positiva (aumento de la presión intraocular) puede ser considerada como una indicación para lensectomía.[22] Sin embargo cuando hay un cierre angular extenso (> 270 grados) lo mas probable es que se requiera de un segundo procedimiento como una trabeculectomía que ya mencionamos en nuestra experiencia con pobres resultados. Para evitar este segundo procedimiento y potencialmente evitar complicaciones serias como atalamia, maculopatía, flebitis etc., esta descrito realizar goniosinequiolisis antes o después de la lensectomía. Este procedimiento ha demostrado ser de utilidad en el manejo de la presión intraocular de estos pacientes.[23]

GENÉTICA OfTALMOLÓGICA. EXPERIENCIA DEL INSTITUTO DE OfTALMOLOGÍA FUNDACIÓN CONDE DE VALENCIANA

La microesferofaquia puede presentarse de manera aislada o como parte de diversos síndromes dismórficos genéticos. La microesferofaquia aislada (sin anomalías asociadas) se ha descrito en algunas familias en la que la alteración se transmite de manera autosomica recesiva.[24,25] Entre las entidades genéticas que pueden incluir a la microesferofaquia como parte de sus manifestaciones fenotípicas se encuentran principalmente, como ya se menciono, al síndrome de Weill-Marchesani, heredado de manera autosómica recesiva y al síndrome de Marfan, transmitido familiarmente de manera autosómica dominante. Sin embargo, existen otras enfermedades menos frecuentes que también pueden presentar esferofaquia, como el síndrome de microesferofaquia, deprendimiento de retina y hernias inguinales,[26] el síndrome de microesferofaquia y displasia metafisiaria,[27] y el síndrome de microesferofaquia, glaucoma, ectopia lentis y talla baja.[28] Aunque existe evidencia del origen genético en estos 3 últimos síndromes, aun no se ha identificado el gen responsable de ninguno de ellos.

En nuestra experiencia en la consulta de Genética del IOCV, las dos principales entidades clínicas asociadas a microesferofaquia son el síndrome de Weill-Marchesani y el síndrome de Marfan. En un estudio en nuestro hospital en 4 familias no relacionadas con síndrome de Weill-marchesani, hemos detectado una mutación recesiva en el gen ADAMTS-10. En las otras tres familias aun no se ha logrado identificar mutaciones en este gen y se continúa con el análisis de la secuencia completa para identificar las alteraciones genéticas responsables de la enfermedad. La gran longitud de este gen (25 exones) dificulta el análisis. Es importante considerar que en los casos de síndrome de Weill-Marchesani es frecuente el antecedente de consanguinidad entre los padres o por lo menos de un origen geográfico cercano de ambos padres.

Referencias

1. Duke Elder S. System of Ophthalmology Vol III. Normal and abnormal development. Part 2. *Congenital deformities.* St Louis. The CV Mosby Co, 1963: 694- 696.
2. Nagata M, Takagi S, Yamasaki A, Tsunematsu S, Kumagami T, Itamochi C, Tamai A. Histopathological study of microspherophakia in the Weill-Marchesani syndrome. *Jpn J Ophthalmol.* 1995; 39(1):89-95.
3. Pierscionek BK, Weale RA. The optics of the eye-lens and lenticular senescence – a review. *Doc Ophthalmol* 1995; 89 N.321-335.
4. DeRose CJ, Austen J. Uncontrolled glaucoma secondary to an arteriovenous malformation in a Weill-Marchesani patient. *Optometry* 2001; 72Ñ 641-648.
5. McGavc JSWeill-Marchesani syndrome. Brachymorphism and ectopia lentis. *Am J Ophthalmol* 1966: 62: 820 -823.
6. Chan RT, Collin HB. Microspherophakia. *Clin Exp Optom.* 2002 Sep; 85(5):294-9.
7. Meyer SJ, Holstein T. Spherophakia with glaucoma and brachydactilia. *Am J Ophthalmol* 191; 24:247-257.
8. Pessier AP, Potter KA. Ocular pathology in bovine Marfan ́s syndrome with demonstration of altered fibrillin immunoreactivity in explanted ciliary body cells. *Lab Invest* 1996; 75: 87-95.
9. Mullaney J. *Normal development and developmental anomalies of the eye.* New York: Dekker. 1982.
10. Kanski JJ. *Clinical Ophthalmology,* 2.Ed. Oxford: Butterworth-Heinemann, 1989.
11. Johnson VP, Grayson M, Christian JC. Dominant microspherophakia. *Arch Ophthalmol* 1971, 85: 534-542.
12. Dagoneau N, Benoist-lasselin C, Huber C, et al. ADAMTS mutations in autosomal recessive Weill-Marchesani syndrome. *Am J Hum Genet.* 75: 801-806, 2004.
13. Faivre L, Megarbane A, Alswaid A, et al. Homozygosityu mapping of a Weill-Marchesani syndrome locus to chromosome 19p13.3-p13.2. *Am J Hum Genet.* 123A: 204-207, 2003.
14. Weill, G. Ectopie du cristallins et malformations generales. *Ann Oculist* 169: 21-44, 1932.
15. Marchesani O. Brachydakylie und angeborene Kugellinse als Sustemerkrakung. *Klin Mbl Augenheik.* 103: 393-406, 1939.
16. De Paepe, A.; Devereux, R.B.; Dietz, H.C.; Hennekam, R.C.M.; Pyeritz, R.E. Revised diagnostic criteria for the Marfan syndrome. *Am. J. Med. Genet.* 62: 417-426, 1996.
17. Ades, L.C.; Holman, K.J.; Brett, M.S.; Edwards, M.J.; Bennetts, B. Ectopia lentis phenotypes and the FBN1 gene. *Am. J. Med. Genet.* 126A: 284-289, 2004.
18. Novak J. Flexible iris hooks for phacoemulsification. *J Cataract Refract Surg.* 1997;23:828-831.
19. Cionni R, Osher R. Management of zonular dialysis with the endocapsular ring. *J Cataract Refract Surg.* 1995; 21:245-249.
20. Cionni R, Osher R. Management of profound zonular dialysis or weakness with a new endocapsular ring designed for scleral fixation. *J Cataract Refract Surg.* 1998; 24:1299-1306.
21. Asaoka R, Kato M, Suami M, Usami Y, Hotta Y, Sato M. Chronic angle closure glaucoma secondary to frail zonular fibres and spherophakia. Acta Ophthalmol Scand. 2003 Oct; 81(5):533-5.
22. Willoughby CE, Wishart PK. Lensectomy in the management of glaucoma in spherophakia. J Cataract Refract Surg. 2002 Jun; 28(6):1061-4.
23. Kanamori A, Nakamura M, Matsui N, Tomimori H, Tanase M, Seya R, Maeda H, Negi A. Goniosynechialysis with lens aspiration and posterior chamber intraocular lens implantation for glaucoma in spherophakia. J Cataract Refract Surg. 2004 Feb; 30(2):513-6.
24. Fleischer, B. Abnorme Kleinheit und Kugelgestalt der Linse bei zwei Geschwisterpaaren. *Arch. Augenheilk.* 80: 248, 1916.
25. Franceschetti, A. Ueber Mikrophakie und deren Erbgang. *Klin. Mbl. Augenheilk.* 85: 285, 1930.
26. Johnson V.P., Grayson M., Christian J.C. Dominant microspherophakia. *Arch. Ophthal.* 85: 534-537, 1971.
27. Verloes A., Van Maldergem L., de Marneffe P., Dufier J.L., Maroteaux P. Microspherophakia-metaphyseal dysplasia: a 'new' dominantly inherited bone dysplasia with severe eye involvement. *J. Med. Genet.* 27: 467-471, 1990
28. Verloes A., Hermia J.-P., Galand A., Koulischer L., Dodinval P. Glaucoma-lens ectopia-microspherophakia-stiffness-shortness (GEMSS) syndrome: a dominant disease with manifestations of Weill-Marchesani syndromes. *Am. J. Med. Genet.* 44: 48-51, 1992.

105

Catarata Polar Posterior

Dr. Virgilio Centurión,
Dr. Augusto Cézar Lacava

A catarata polar posterior se apresenta como um desafio ao cirurgião, apesar do avanço das técnicas cirúrgicas e da melhora da previsibilidade dos resultados, pois o índice de ruptura da cápsula posterior é alto em relação às outras formas de catarata.[1]

O diagnóstico da catarata polar posterior com grande déficit visual não é raro, mas a não-concretização desse diagnóstico pode levar à perda de vítreo ou de núcleo no vítreo durante a cirurgia.[2]

Existem dois subgrupos de cataratas polares posteriores: o tipo estacionário e o progressivo.[1,2,3]

Segundo Antonio Jordão Jr. (comunicação pessoal), a denominação dos dois subgrupos é: capsular pura (estacionária) e cápsulo-lenticular (progressiva). Em sua casuística esse autor refere que o cápsulo-lenticular é o mais frequente.

A catarata polar posterior estacionária ou capsular pura3 é decorrente de incorreta reabsorção da artéria hialoidea em seu ponto de fixação do cristalino, sendo muitas vezes confundida com restos. Normalmente, o comprometimento visual é menor. Já a catarata polar posterior cápsulo-lenticular ou progressiva seria decorrente de distúrbios na reabsorção da túnica vasculosa lentis ou da invasão do cristalino por tecido mesoblástico, que perfurariam a cápsula posterior e provocaria alterações nas fibras cristalinianas.

Entre os diagnósticos diferenciais, poderíamos citar o lenticonus. No **quadro 1**, citamos as principais diferenças.

Quadro 1. Anomalias da cápsula posterior.

Posterior	Aparição	Clínica	Incidência	Sexo
Lenticonus	Esporádica	Permeável	Unilateral	Feminino
Catarata polar	Autossômica dominante	Compacta, densa	Bilateral	Sem preferência

Berry[4] acredita que o gene PITX3 seja um fator importante no aparecimento das cataratas congênitas, em particular no fenótipo polar posterior, em múltiplas estrias.

Burdon[5] observou que a catarata polar posterior congênita, em múltiplas linhas ancestrais de descendência, é causada por inserção de 17bp no exon 4 (porção do DNA que codifica uma parte do RNA mensageiro) do gene PITX3, mas que apesar disso, essa mutação não é causa comum de catarata congênita no cristalino nem o gene PITX3 tem significante contribuição na catarata congênita polar posterior. Berry[13] discorda e apresenta uma nova mutação no gene PITX3 causando uma catarata polar posterior isolada.

Vasavada[6] acredita que a catarata capsular posterior deva ser tratada através da facoemulsificação, ao invés da extração extracapsular convencional, pois a cirurgia em câmara anterior fechada possibilita um melhor controle da técnica para evitar a ruptura de cápsula posterior. Este mesmo autor confirmou essa assertiva fazendo uma pesquisa em artigos no PUBMED e MEDLINE anos depois.[14]

Osher[1] acredita que a predisposição para ruptura da cápsula posterior na catarata polar posterior se deva a dois fatores: excessiva aderência da opacidade cristaliniana à cápsula posterior normal e cápsula posterior usualmente muito fina nesses casos.

Centurion[7] em estudo de 14 olhos de 11 pacientes, com idade entre 3 e 66 anos, realizou facoemulsificação endocapsular em 100% dos casos. Em todos os olhos, a incisão foi corneana. Após a capsulorrexe, foi realizada a hidrodelineação, evitando-se a hidrodissecção. Na maioria dos olhos, o núcleo era mole, permitindo a faco-aspiração ou emulsificação, com parâmetros baixos de poder de faco (< 30%), de fluxo (< 30 ml/m), de vácuo (< 200 mmHg), sendo a placa central da catarata polar posterior a última a ser retirada. Na presença de ruptura da cápsula posterior, foi realizada a vitrectomia anterior. A lente intraocular foi implantada em todos os olhos, no sulco ciliar ou no saco capsular.

Osher,[1] estudando 31 olhos de 22 pacientes, apresenta incidência de RCP de 26%. Vasavada,[6] estudando 25 olhos, mostrou que RCP ocorreu em 32%. Já Centurion[7] mostra RCP em 35,71% portanto, de acordo com a literatura. Stanic[15] mostra ruptura da cápsula posterior em 28,5%.

A característica clínica da catarata polar posterior **(Figura 1)** assemelha-se a uma opacificação espiralada em forma de "anel de cebola" ou impressão digital no polo posterior do cristalino e alta porcentagem de defeitos ou afinamento na cápsula posterior podendo ser encontrada.[8] A queixa mais frequente é de adultos jovens, com baixa da acuidade visual e ofuscamento. Nosso estudo fez que dois dos autores classificassem

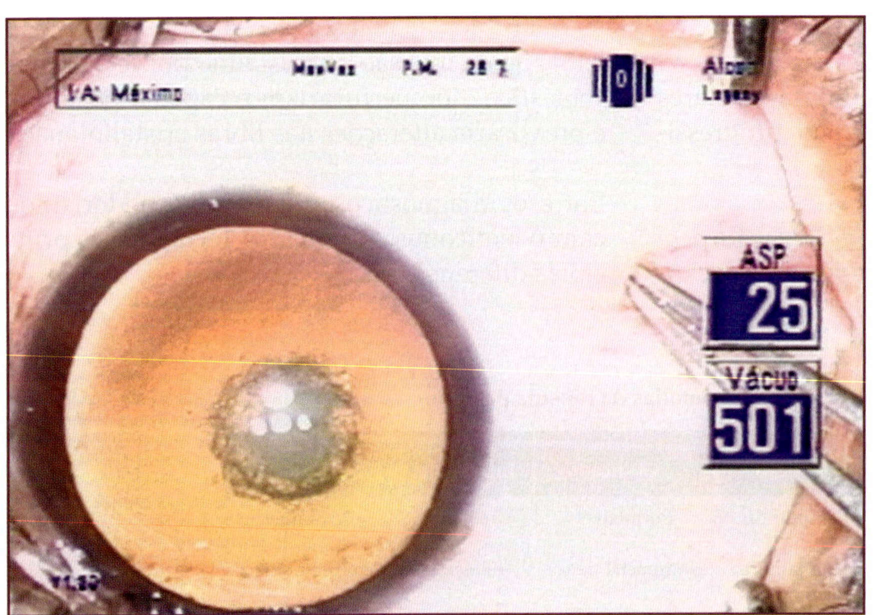

Figura 1. Exame clínico da catarata polar posterior.

todas as cataratas no pré-operatório. Devemos ter em mente da possibilidade de CPP em adultos jovens, em especial quando a opacificação nuclear não permite uma correta visualização da cápsula posterior.

Cionni[8] sugere que se realize a facoemulsificação usando baixa aspiração, baixo vácuo e baixa altura do soro.

Vasavada[6] acredita que a hidrodissecção esteja contraindicada na catarata capsular posterior, mas que a hidrodelineação seja obrigatória, além de ser feito um esforço para minimizar os movimentos sobre o complexo cápsula/zônula. Devemos tomar medidas necessárias para evitar a hipertensão na câmara anterior durante a cirurgia, pois ela pode precipitar ou favorecer a ruptura capsular. Menor quantidade de viscoelástico durante a capsulotomia, menor altura do líquido de infusão ou incisão um pouco mais ampla, permitindo vazamento maior da irrigação, são medidas de ordem prática que devem ser consideradas durante a cirurgia, na tentativa de prevenir a RCP. Evitar polir a cápsula posterior dando preferência por fazer Nd:Yag laser no pós-operatório. Em olhos com defeito capsular posterior implantar a lente intraocular no saco capsular somente se puder criar a capsulorrexe posterior. A LIO de escolha é de peça única AcrySof® e se o defeito capsular for grande, implantar uma lente de três peças.[16]

Vasavada[6] descreveu que de 25 pacientes, 18 (72%) atingiram acuidade visual entre 20/20 e 20/30 e que todos foram submetidos a laser Nd:YAG.

Centurion[7] mostra a MAVC de 20/20 em 50% dos olhos, sendo que somente 3 olhos foram submetidos a capsulotomia com a laser Nd:YAG.

É importante o diagnóstico preciso, devendo tomar-se o cuidado de não confundi-lo com catarata capsular ou subcapsular posterior.

Colitz[9] afirma que a persistência do vítreo primário hiperplástico e hiperplasia da túnica vasculosa lentis podem levar à formação de catarata. Yamada[10,11] afirma que a catarata polar posterior se deve à heterogeneidade de herança autossômica dominante em seu estudo a partir de uma grande família japonesa de 37 membros, na qual a catarata polar posterior foi transmitida de modo autossômico dominante durante quatro gerações.

Referências

1. Osher RH, Yu BCY, Kock DD. Posterior polar cataracts: a predisposition to intraoperative posterior capsular rupture. J Cataract Refract Surg 1990;16:157-162.
2. Osher RH. Slow motion phacoemulsification approach. J Cataract Refract Surg 1993;19:667.
3. Duke-Elders S. Posterior polar cataract. In: Duke-Elders S, ed. System of Ophthalmology: Normal and abnormal development, congenital deformities. St Louis, CV Mosby, 1964. v.3, pt.2, p.723-6.
4. Berry V, Yang Z, Addison PK, Francis PJ, Ionides A, Karan G, Jiang L, Lin W, Hu J, Yang R, Moore A, Zhang K, Bhattacharya SS. Recurrent 17 bp duplication in PITX3 is primarily associated with posterior polar cataract (CPP4). J Med Genet 2004;41:e109.
5. Burdon KP, McKay JD, Wirth MG, et. al. The PITX3 gene in posterior polar congenital cataract in Australia. Molecular Vision 2006;12:367-71.
6. Vasavada A, Singh R. Phacoemulsification in eyes with posterior polar cataract. J Cataract Refract Surg 1999;25:238-45.
7. Centurion V, Lacava AC, Caballero JC. Catarata polar posterior. Rev. Bras. Oftal. 2001;60(11):806-9.
8. Cionni RJ. Challenging phacoemulsification procedures. In: Masket S, Crandall AS, ed. Atlas of Cataract Surgery. Londres, Martin Dunitz, 1999: p.241-53.
9. Colitz CM, Malarkey DE, Woychik RP, Wilkinson JE. Persistent hyperplastic tunica vasculosa lentis and persistent hyperplastic primary vitreous in transgenic line TgN3261Rpw. Vet Pathol 2000;37:422-7.
10. Yamada K, Tomita HA, Kanazawa S, Mera A, Amemiya T. Niikawa N. Genetically distinct autosomal dominant posterior polar cataract in a four-generation Japanese family. Am J Ophthalmol 2000;129:159-65.
11. Yamada K, Tomita H, Yoshiura K, Kondo S, Wakui K, Fukushima Y, Ikegawa S, Nakamura Y, Amemiya T, Niikawa N. An autosomal dominant polar posterior cataract locus maps to human chromosome 20p12-q12. Eur J Hum Genet 2000;8:535-9.
12. Centurion V, Caballero JC, Fry LL, Osher RH. Posterior polar cataract [video]. Video Jornal of Cataract and Refractive Surgery. v.17, n.2, 2001.

13. Berry V, Francis PJ, Prescott Q, Waseem NH, Moore AT, Bhattacharya SS. A novel 1-bp deletion in PITX3 causing congenital posterior polar cataract. Mol Vis. 2011;17:1249-53.
14. Vasavada AR, Raj SM, Vasavada V, Shrivastav S. Surgical approaches to posterior polar cataract: a review. Eye (Lond) 2012;26(6):761-70.
15. Stanic R, Bucan K, Stanic-Jurasin K, Kovacic Z. Phacoemulsification in eyes with posterior polar cataract. Acta Clin Croat. 2012;51(1):55-8.
16. Vasavada AR, Vasavada VA, Raj SM. Approaches to a posterior polar cataract. Saudi J Ophthalmol. 2012;26(1):51-54.

106

Manejo Moderno de la Catarata Polar Posterior

Dr. Luis J. Escaf,
Dra. Juana Londoño,
Dra. Luz M. Melo.

La catarata polar posterior aparece cuando el cristalino presenta una adherencia de la densa placa circular a la cápsula posterior produciendo un adelgazamiento y fragilidad de la misma, factores responsables de ruptura capsular posterior, potencial pérdida de vítreo y luxación del cristalino al vítreo.

Morfología

Las cataratas polares posteriores están asociadas con remanentes del sistema hialoideo o la túnica vasculosa lentis. Estas cataratas también se pueden presentar sin ninguna relación a los remanentes hialoideos y aparecen como opacidades circulares o en forma de rosetas; son hereditarias y usualmente transmitidas como un rasgo dominante.[1]

Los locus para las cataratas polares posteriores autosómicas dominantes han sido trazados a los cromosomas 1p36, 11q22-q22.3, 16q22, and 20p12-q12. Pero existe evidencia de heterogenicidad genética de la catarata polar posterior autosómica dominante.[2]

La incidencia va de 3 – 5 por 1000[3,4] es bilateral en el 65-80% de los casos y no tiene predilección por género.

Duke-Elder clasificó la catarata Polar posterior de forma estacionaria y progresiva. La estacionaria, que es la mas común (cerca del 65%) es una opacidad circular bien circunscrita localizada en el porción central de la cápsula posterior. Los anillos concéntricos engrosados alrededor de la opacidad dan una apariencia de ojo de toro. A veces la opacidad está camuflada por una esclerosis nuclear. A veces hay una lesión satelital en forma de roseta adyacente a la opacidad central. La progresión puede comenzar en cualquier década. En el tipo progresivo, una opacificación blanquecina aparece en la corteza posterior en forma de una opacidad radiada. Tiene bordes festoneados y en forma de pluma, pero no comprometen el núcleo. Las cataratas polares estacionarias y progresivas pueden volverse sintomáticas.[5] ***Singh*** clasificó las cataratas polares posteriores en:[6]

Tipo 1: La opacidad polar polar posterior asociada con catarata subcapsular posterior.

Tipo 2: Opacidad redondeada u ovalada bien definida con aspecto anillado como una cebolla con o sin machas grisáceas en el borde.

Tipo 3: Opacidad redondead u ovalada bien definida con manchas blancas densas en el borde a menudo asociadas con cápsula posterior delgada o ausente. Estas manchas blancas densas son un signo de filtración de la cápsula posterior y de fragilidad extrema (signo de Daljit Singh).

Tipo 4: Combinación de los tres tipos anteriores con núcleo esclerosis.

Schroeder, por otro lado[7] clasificó las cataratas polares posteriores en sus pacientes pediátricos de acuerdo a la obstrucción del área pupilar con la prueba del reflejo rojo así:

Grado 1: una pequeña opacidad sin ningún efecto en la calidad óptica de la parte transparente del cristalino.

Grado 2: una obstrucción de dos terceras partes sin otro efecto.

Grado 3: una opacidad en forma de disco en la cápsula posterior rodeada por un área de mayor distorsión óptica. Solamente al dilatarse la pupila se evidencia un reflejo rojo claro rodeando esta zona.

Grado 4: la opacidad es totalmente oclusiva; no se evidencia reflejo rojo suficiente al dilatar la pupila.

Evaluando la Catarata Polar Posterior

Es importante, como siempre, la elaboración de una historia clínica completa. Los síntomas por lo regular consisten en la disminución de agudeza visual acompañada de destellos frecuentes que pueden ser mas significativos al conducir. Si es visualmente significativa en la niñez se puede presentar con estrabismo indicando ambliopía en ese ojo.

Un buen examen en la lámpara de hendidura con retroiluminación pupilar son esenciales para una adecuada evaluación. Cuando está completamente formada se presenta con una opacidad central con anillos concéntricos alrededor de la misma. Puede estar rodeada de vacuolas o áreas mas pequeñas de material degenerativo del cristalino. También se debe revisar el vítreo anterior ya que se pueden apreciar partículas aceitosas lo que sugeriría la posibilidad de una ruptura capsular prexistente.[5]

¿Cuándo Operar?

Hay que sopesar riesgos y beneficios. Tener presente las limitaciones del paciente por su compromiso visual versus los potenciales riesgos de ruptura de la cápsula posterior y sus consecuencias. En los niños si hay compromiso visual significativo sí se debe operar tempranamente por el riesgo de ambliopía.

Tiempo de Sillón

El cirujano debe informar al paciente y explicarle el tipo de catarata que presenta con sus potenciales complicaciones, la posibilidad de ruptura de cápsula posterior, de afaquia, de otros procedimientos por parte del departamento de vítreo y retina, de una recuperación visual mas prolongada y se debe consignar en el consentimiento informado.

Existen varios estudios publicados en la literatura donde se reporta incidencia de ruptura de cápsula posterior desde valores muy bajos, hasta un 26% reportado por el Dr. Osher[10] y un 36% reportada por Vasavada.[11]

Procedimiento

Anestesia

Puede utilizarse anestesia local o tópica o peribulbar.

Hay múltiples artículos en la literatura que hablan de una RCP entre el 7 y el 35% durante la facoemulsificación. Esta ruptura se puede presentar en cualquier momento de la faco, pero principalmente por la hidrodisección que es la fase de la faco donde hay mayor aumento de la presión intraocular como lo demostraron el Dr. Fine[8] y el Dr. Vasavada[9] en unos trabajos **(Tabla 1)**.

La técnica quirúrgica debe estar orientada a preservar el mayor tiempo posible la integridad de la cápsula posterior. En nuestras manos esto se logra si hacemos una técnica antibloqueo

Tabla 1. Fluctuaciones de la Presión Intraocular Durante la Facoemulsificación

Inyección viscoelástico	163	mmHg
Irrigación/aspiración	82	mmHg
Implante de lente intraocular	121	mmHg
HYDRODISECCIÓN	223*	mmHg "PELIGRO"

* J.CATARACT REFRACT SURG –VOL 32,FEBRUARY 2006. Intraocular pressure during phacoemulsification. Howard Fine et al.

* AJOC, 2010, pg 4-6 - Real –Time-Intraocular Pressure (IOP) Measurement During Phacoemulsification:Randomized,Clinical Trial. Vasavada et al.

descrita por el, Dr. Luis Escaf, que consiste en luego de la capsulorrexis realizar un surco profundo con el ultrachopper en el centro de la catarata, respetando la placa posterior, y solamente separar las dos mitades en sus extremos, de manera que se crea una comunicación entre la abertura de la capsulorrexis y la cápsula posterior, respetando el sitio donde la placa está adherida a la cápsula posterior. Luego se procede hacer la hidrodisección y el líquido inyectado fluye a través del surco respetando el área donde la placa está adherida a la cápsula posterior, logrado de esta forma disminuir la presión ejercida por la onda de agua sobre la cápsula posterior. Ya en este momento hay diferentes estrategias si la catarata polar es blanda (1 a 2+ Clasificación LOCS III) o si la catarata polar es dura (3+ o más Clasificación LOCS III) **(Figura 1A-F)** (*Ver video en:* **www.youtube.com/watch?v=jAPpddDgk-g&feature=youtu.be**).

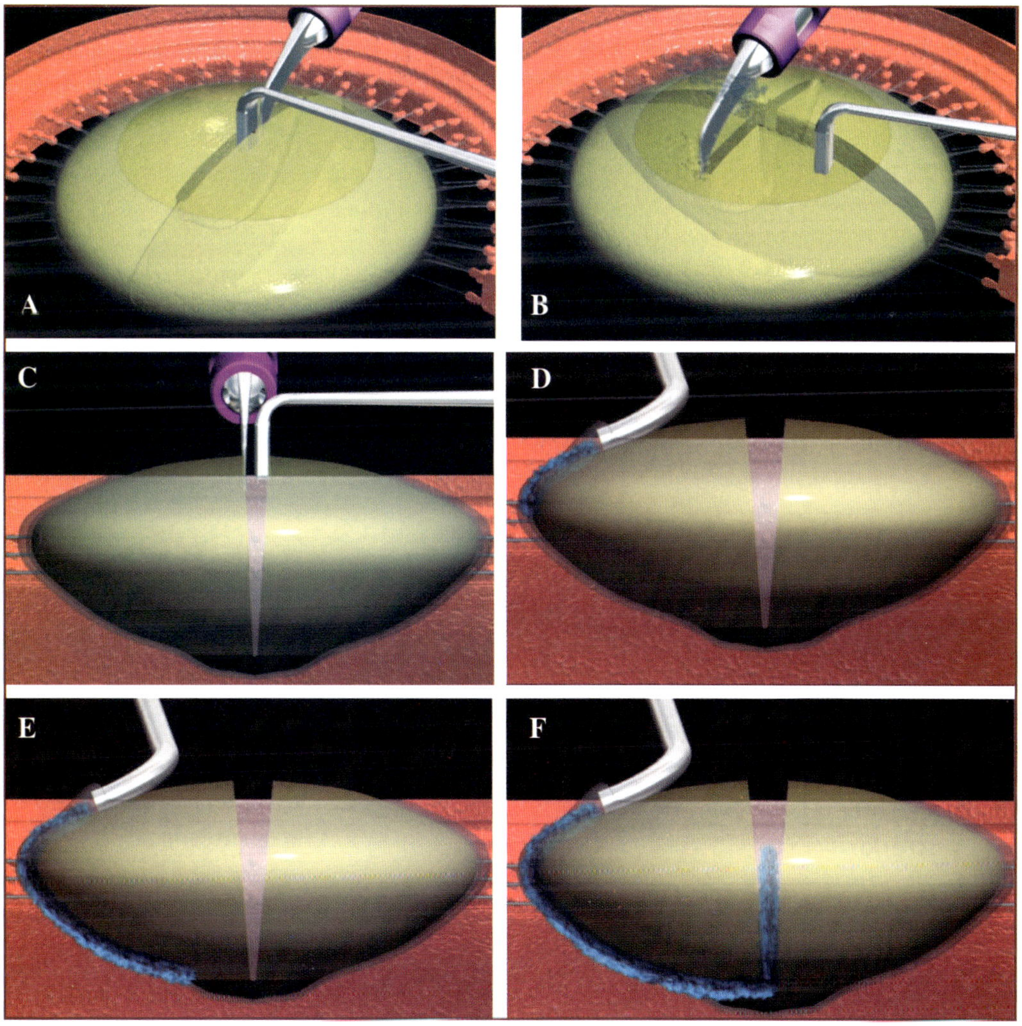

Figura 1A-F. Técnica Antibloqueo utilizando el Ultrachopper.

Catarata Blanda

Si es blanda, hacemos el surco profundo con ultrachopper con una cánula se introduce en la mitad del surco realizado para hacer una hidrodelaminación del núcleo, el cual se extrae por aspiración o por facoemulsificación dejando solamente la corteza adherida a la cápsula posterior. Se procede a hacer una viscodisección con viscoelástico dispersivo con el fin de despegar la placa de la cápsula posterior de una manera más suave y protectora. El viscoelástico desplaza el material cortical hacia delante y protege la cápsula posterior, el cual procedemos a facoemulsificarlo bajando los parámetros y la altura de la botella **(Figura 2)**.

Describiendo el procedimiento paso a paso:

Incisiones y Capsulorexis

Bajo anestesia tópica y a través de una paracentesis en córnea clara se inyecta anestesia intracamerular y luego azul tripán, el cual se lava con solución viscoelástica (Hialuronato de Sodio 3.0% o Sulfato de Condroitín 4.0%), procurando ejercer la menor presión posible. Una vez reformada la cámara anterior se realiza la incisión principal a 4 horas de la paracentesis, y a través de esta una capsulorrexis circular continua de 5 mm con ayuda de una pinza.

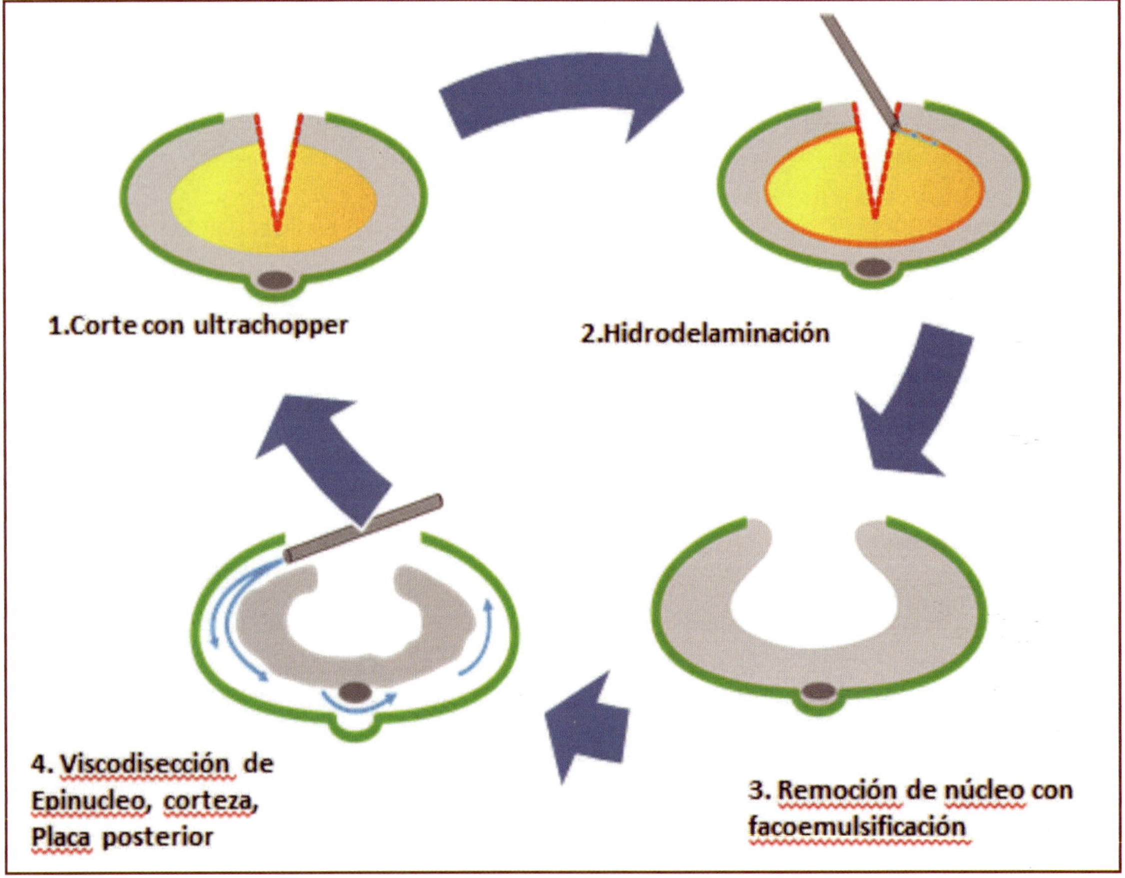

Figura 2. Técnica de catarata polar posterior en núcleos blandos.

Hidrodelaminación (Técnica Antibloqueo)

A través de la paracentesis se introduce el divisor de Escaf y por la incisión principal en irrigación continua el Ultrachopper previamente montado en la pieza de mano (Alcon). Deben estar los parámetros con un poder longitudinal fijo de 60%, vacío de 0, aspiración fija de 60 cc/min y altura de la botella menor a 90. Cero de torsional en el caso de disponer sistema Ozil.

Con el Ultrachopper en posición 3 del pedal se procede a realizar un corte longitudinal, central y profundo del cristalino, hasta obtener la profundidad deseada (aprox. 75% del grosor total del núcleo), se coloca el divisor de Escaf en uno de los bordes del corte y se fractura el núcleo haciendo un movimiento cruzado de ambos instrumentos dentro de la ranura del corte, de manera que se pueda fracturar preservando únicamente el epinúcleo posterior y la placa de la catarata.

Posteriormente se retiran los instrumentos y se realiza la hidrodelaminación inyectando solución salina balanceada puede ser a través del surco en el cristalino, de manera que se pueda separar el núcleo del epinúcleo.

No se realiza hidrodisección ni rotación del núcleo.

Facoemulsificación

El Ultrachopper montado en la pieza de mano se reemplaza por una punta de facoemulsificación Kelmann (Alcon) o Akahoshi (Asico) y se calibra nuevamente. Los parámetros para remoción de los fragmentos, deben tener el poder longitudinal fijo de 25% en modo continuo, poder torsional fijo de 70%, vacío lineal desde 200 a 400 mmHg y aspiración fija de 27 cc/min.

Por la paracentesis se introduce el manipulador de Escaf y por la incisión principal la punta de facoemulsificación. Se realiza la facoemulsificación solo de los dos fragmentos de núcleo con ayuda del manipulador, respetando el epinúcleo hidrodelaminado.

Viscodisección y Facoemulsificación del Epinúcleo

La viscodisección consiste en separar el epinúcleo y la placa de la corteza y la cápsula posterior inyectando hidroxipropilmetilcelulosa al 5% entre estos, de modo que el epinúcleo pueda ser facoemulsificado posteriormente cambiando los parámetros a modo epinúcleo.

Aspiración de la Corteza

Con ayuda de una cánula de irrigación-aspiración y los parámetros en modo corteza se realiza primero la aspiración de los restos corticales de la periferia tratando de preservar los restos del polo posterior y la placa hasta el final de la aspiración.

Inyección de Lente Intraocular, Remoción de Viscoelástico y Cierre de la Herida

Se expande el saco capsular con viscoelástico y se inyecta el lente intraocular plegable dentro del saco capsular. Luego se procede lavar todo el material viscoelástico y cierre incisión principal con un punto de sutura de hilo Nylon 10-0.

Catarata Dura

Si es dura, hacemos la capsulorrexis, el surco profundo con ultrachopper, dividimos la catarata en dos hemi mitades conservando la placa posterior y solamente comunicando la parte posterior y anterior por los extremos.

Procedemos a hacer la hidrodisección, rotación y la dividimos en cuatro a seis fragmentos los cuales procedemos a facoemulsificar en sus extremos y disminuir el grosor de la catarata. Luego buscamos un espacio para introducir viscoelástico dispersivo y poder rechazar hacia delante la placa posterior y proteger el área débil donde estaba la adherencia de dicha placa. Logrado el objetivo de liberar la placa posterior de la cápsula emulsificamos los restos córticonucleares con la punta de facoemulsificación convencional, utilizando parámetros como disminuir la altura de la botella. En nuestras manos, en el último año y medio hemos realizado unas 120 cirugías y solamente se hemos tenido tres rupturas de cápsula posterior, una en el momento de la colocación del LIO **(Figuras 3 y 4)**.

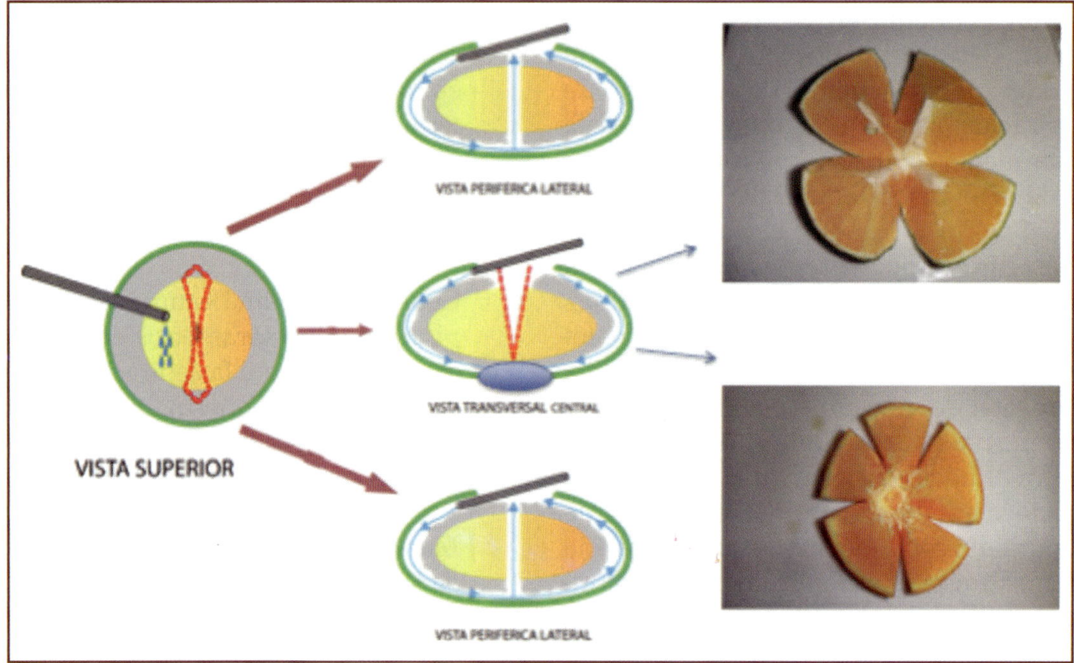

Figura 3. Técnica polar posterior antibloqueo en núcleos duros.

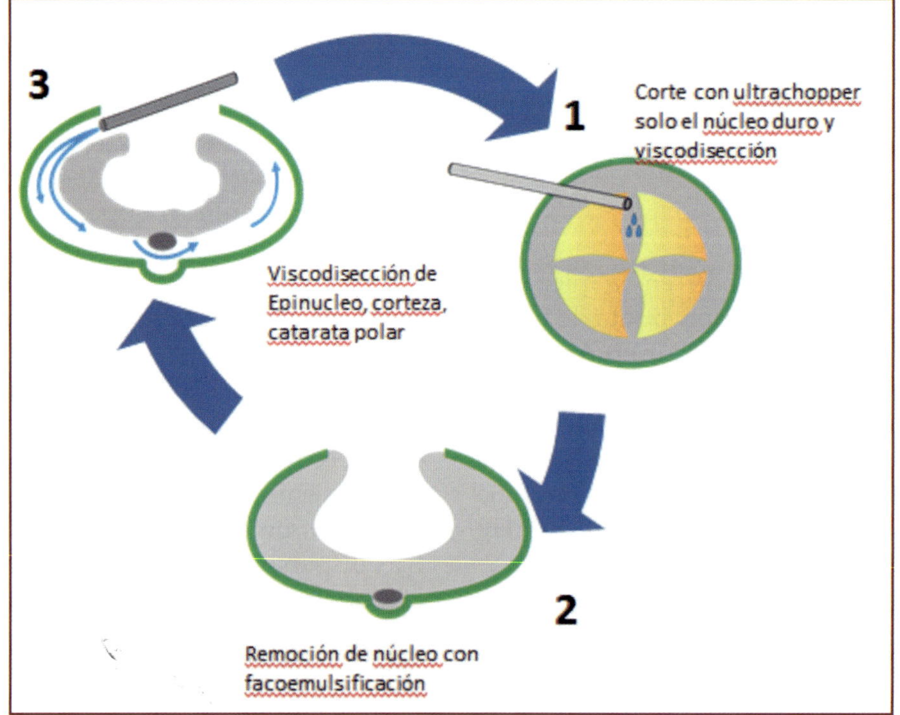

Figura 4. Técnica de catarata polar posterior en núcleos duros.

Describiendo el procedimiento paso a paso:

Incisiones y Capsulorexis

Bajo anestesia tópica y a través de una paracentesis en córnea clara se inyecta anestesia intracamerular y luego azul tripán, el cual se lava con solución viscoelástica (Hialuronato de Sodio 3.0% o Sulfato de Condroitín 4.0%), procurando ejercer la menor presión posible. Una vez reformada la cámara anterior se realiza la incisión principal a 4 horas de la paracentesis, y a través de esta una capsulorrexis circular continua de 5 mm con ayuda de una pinza.

Hidrodelaminación e Hidrodisección (Técnica Antibloqueo)

A través de la paracentesis se introduce el divisor de Escaf y por la incisión principal en irrigación continua el Ultrachopper previamente montado en la pieza de mano (Alcon). Deben estar los parámetros con un poder longitudinal fijo de 60%, vacío de 0, aspiración fija de 60 cc/min y altura de la botella menor a 90. Cero de torsional en el caso de disponer sistema Ozil.

Con el Ultrachopper en posición 3 del pedal se procede a realizar un corte longitudinal, central y profundo del cristalino, hasta obtener la profundidad deseada (aprox. 75% del grosor total del núcleo), se coloca el divisor de Escaf en uno de los bordes del corte y se fractura el núcleo haciendo un movimiento cruzado de ambos instrumentos dentro de la ranura del corte, de manera que se fracturar pueda preservando únicamente el epinúcleo posterior y la placa de la catarata.

Posteriormente se retiran los instrumentos y se realiza una hidrodisección suave e hidrodelaminación.

Fractura del Cristalino en Cuatro partes

Se reforma la cámara con viscoelástico para realizar una rotación delicada de 90º del núcleo de manera que pueda realizarse un corte perpendicular al primero de la misma manera introduciendo el divisor de Escaf por la paracentesis y el Ultrachopper por la incisión principal, con el pedal en posición tres se realiza un corte de las mismas características separando estos fragmentos con la precaución de preservar intacto el epinúcleo posterior y la placa para así obtener cuatro fragmentos del núcleo separados anteriormente y unidos parcialmente en la parte posterior.

Facoemulsificación

El Ultrachopper montado en la pieza de mano es reemplazado por una punta de facoemulsificación Akahoshi (Asico) y se calibra nuevamente. Los parámetros deben ser el poder longitudinal fijo de 25% en modo continuo, poder torsional fijo de 70%, vacío lineal desde 200 a 400 mmHg y aspiración fija de 27 cc/min.

Por la paracentesis se introduce el manipulador de Escaf y por la incisión principal la punta de facoemulsificación. Se realiza la facoemulsificación de los cuatro fragmentos de núcleo con ayuda del manipulador. A diferencia de la catarata blanda el epinúcleo está más adherido al núcleo, quiere decir que será más difícil preservar solo el epinúcleo, de todas maneras el éxito del procedimiento consiste es preservar la placa hasta el final.

Viscodisección y Facoemulsificación del Epinúcleo

La viscodisección consiste en separar el epinúcleo y la placa de la corteza y la cápsula posterior inyectando hidroxipropilmetilcelulosa al 5% entre estos, de modo que el epinucleo pueda ser facoemulsificado posteriormente cambiando los parámetros a modo epinúcleo.

Aspiración de la Corteza

Con ayuda de una cánula de irrigación-aspiración y los parámetros en modo corteza se realiza primero la aspiración de los restos corticales de la periferia tratando de preservar los restos del polo posterior y la placa hasta el final de la aspiración.

Inyección de Lente Intraocular, Remoción de Viscoelástico y Cierre de la Herida

Se expande el saco capsular con viscoelástico y se inyecta el lente intraocular plegable dentro del saco capsular. Luego se procede lavar todo el material viscoelástico y cierre incisión principal con un punto de sutura de hilo Nylon 10-0.

Consideramos este abordaje de las cataratas polares posteriores una estrategia lógica, efectiva, segura, y reproducible para el manejo de estos casos.

Bibliografía

1. MW Lee and JC Lee, Phacoemulsification of posterior polar cataracts—a surgical challenge Br J Ophthalmol. 2003 November; 87(11): 1426–1427.
2. Posterior polar cataract: genetic analysis of a large family. Finzi S, Li Y, Mitchell TN, Farr A, Maumenee IH, Sallum JM, Sundin O Ophthalmic Genet. 2005 Sep;26(3):125-30 The Johns Hopkins Service for Hereditary Eye Diseases, The Johns Hopkins Medical Institutions, Baltimore, MD, USA.
3. Lee, MW, Lee YC, Phacoemulsification of posterior polar cataracts, Br. Journal of Ophthalmology, 2003; 87:1426-7.
4. Masket S Consultation Section: Cataract Surgical Problem, J. Cataract Refractive Surgery 1997; 23: 819-24.
5. Titiyan, Jeewan. Pearls for the Management of Posterior Polar Cataract.
6. Masket S. ConsultationSection: Cataract Surgical Problem. Journal of Cataract and Refractive Surgery1997;23: 819-824.
7. Schroeder HW. The management of posterior polar cataract: the role of patching and grading. Strabismus 2005; 13 (4):153-156.
8. Howard Fine et al, J. Cataract Refractive Surgery, volume 32, February 2006, Intraocular pressure during phacoemulsification.
9. Vasavada et al, AJOC, 2010, pg 4-6 Real Time Intraocular Pressure (IOP) Measuement During Phacoemulsification: Randomized Clinical Trial.
10. Osher et al (Osher RH, Yu BC, Koch DD. Posterior polar cataracts: a predisposition to intraoperative posterior capsular rupture. J Cataract Refract Surg 1990;16:157–62).
11. Vasavada and Singh (Vasavada A, Singh R. Phacoemulsification in eyes with posterior polar cataract. J Cataract Refract Surg 1999;25:238–45).

107

Síndrome del Iris Flácido Intraoperatorio

Dr. Ramón Lorente, MD, PhD,
Dra. Victoria de Rojas, MD, PhD,
Dra. Betty Lorente, PhD,
Dra. Laura Rojas, PhD

Introducción

El síndrome de iris flácido intraoperatorio (IFIS de la denominación en inglés *intraoperative floppy-iris-syndrome*) es una complicación que se engloba dentro del grupo de síndromes de "pupila estrecha". Descrito por Chang y Campbell,[1] se caracteriza por una triada que ocurre durante la cirugía de catarata: iris flácido, prolapso del mismo por las incisiones y miosis progresiva. Su principal causa es el tratamiento sistémico con bloqueantes α1-adrenérgicos para el tratamiento de la hipertrofia prostática benigna, muy especialmente la tamsulosina. Una dilatación pupilar adecuada es esencial para realizar la cirugía de forma segura y el prolapso del iris hacia las incisiones puede dar lugar a daños en el mismo, por lo que la cirugía de estos casos realizada en ausencia de medidas adecuadas para combatirlo, se acompaña de un índice más elevado de complicaciones.[2] Teniendo en cuenta la prevalencia de la catarata y el número de pacientes tratados con antagonistas α1-adrenérgicos, el síndrome puede darse en un número significativo de pacientes.

Tras su descripción, su etiología, profilaxis y manejo han sido objeto de numerosas publicaciones. Las medidas empleadas eran variadas y no existía acuerdo en la más adecuada.[2,3] Una encuesta de la ASCRS reveló que la mayoría de los cirujanos empleaban múltiples estrategias en casos de IFIS y que los consideraban más complicados.[4] Tanto es así que opinaban que los médicos prescriptores de este tipo de medicación debían ser alertados para realizar un estudio oftalmológico previo en sus pacientes antes de ponerlos bajo tratamiento con tamsulosina y que en caso de existir catarata, ésta debería ser intervenida primero. Más aún, un 64% de los encuestados evitarían tomar tamsulosina o se operarían antes de la catarata.[4] El síndrome fue motivo de un White Paper de la ASCRS[2] y de una alerta de esta sociedad en colaboración con la AAO y la American Urological Association en 2006 así como de una alerta de la Agencia Española del medicamento en el año 2007[3] y de una actualización de nuevo en 2008 de la ASCRS y la AOO para los miembros de la American Academy of Family Physicians.[2]

La situación ha cambiado desde la publicación por Lorente et al[5] de una medida realmente eficaz y fácil de usar para la profilaxis y que además permite la reversión del síndrome: la administración de fenilefrina intracameral. Es además la primera y única estrategia cuya eficacia ha sido demostrada en un estudio prospectivo, randomizado y en el que se empleó como control el ojo contralateral del mismo paciente.

En este capítulo revisaremos las manifestaciones del IFIS, su etiología y prevalencia, la identificación de los casos de riesgo así como las estrategias descritas para su prevención y tratamiento, describiendo en detalle la que hoy se considera la más eficaz, la fenilefrina intracameral, cuyo empleo hace innecesario el uso de las demás como veremos.

Hallazgos Operatorios del IFIS

El síndrome de IFIS se caracteriza por la presentación de la siguiente triada intraoperatoria: estroma del iris flácido que se ondula y bambolea en respuesta a las corrientes de fluido intraoculares habituales, propensión del estroma del iris a prolapsar por la incisión principal y la paracentesis a pesar de una adecuada construcción de las mismas y miosis intraoperatoria progresiva con las medidas farmacológicas habituales **(Figura 1 A-D)**.[1]

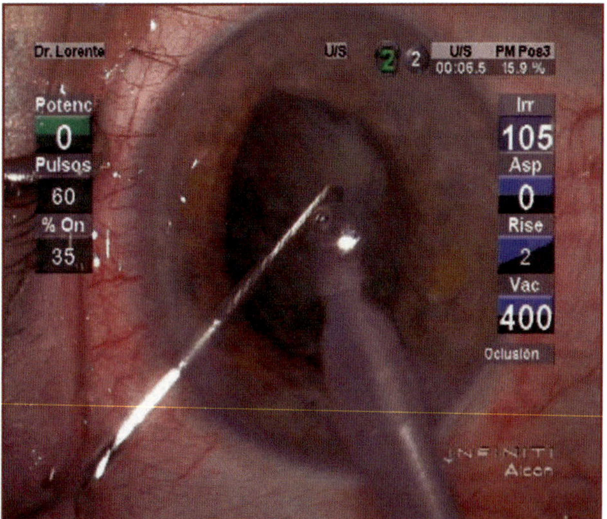

A

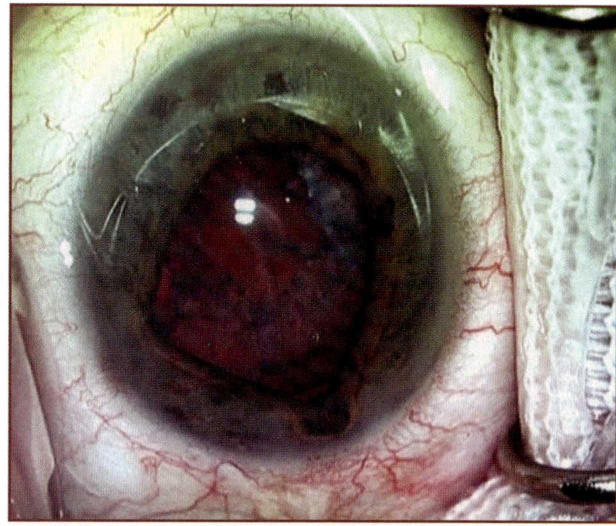

B

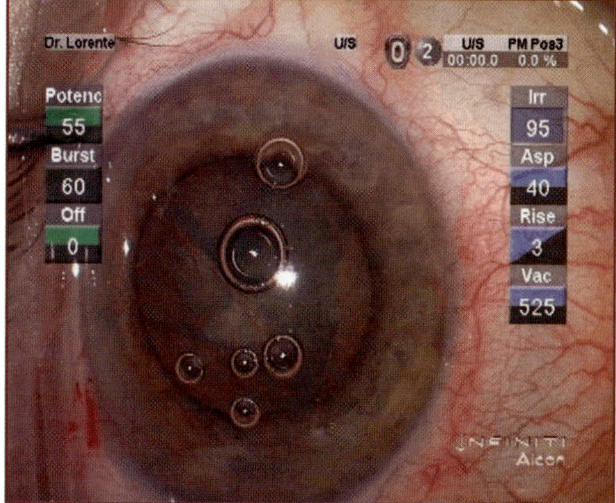

C

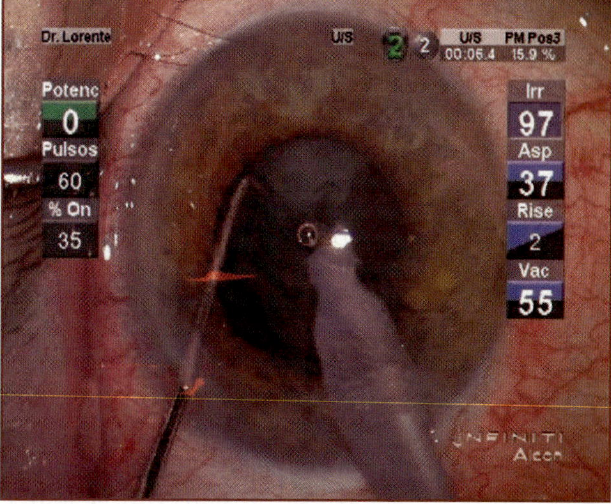

D

Figura 1 A-D. Triada del IFIS. A) Bamboleo del iris en respuesta a la irrigación normal durante la facoemulsificación. B) Prolapso del iris por las incisiones, en mayor medida cuanto más limbares y mayor es la pérdida incisional. C-D) Miosis progresiva durante la facoemulsificación.

Estos tres hallazgos se pueden dar conjuntamente o de manera aislada, encontrando incluso que pacientes que toman medicaciones sospechosas de producir un IFIS no manifiestan ninguno de los tres.[6,7,8] Típicamente, y ya desde el inicio de la facoemulsificación, se produce una miosis que incluso empeora con el uso de esfinterotomías o con maniobras de estiramiento pupilar.[1,3]

Los signos del IFIS suelen iniciarse durante la hidrodisección, especialmente si tenemos excesivo viscoelástico en cámara anterior o la hacemos de un modo agresivo, produciéndose un prolapso del iris hacia las incisiones y una posterior miosis **(Figura 2 A)**. A partir de este momento la cirugía se hace más compleja con atrapamientos repetidos del iris tanto por la punta de ultrasonidos como por la de aspiración **(Figura 2 B)** y continuos enclavamientos del iris tanto en la paracentesis como en la incisión principal. Aunque es menos frecuente, también puede suceder al realizar la capsulorrexis, especialmente si la hacemos con abundante viscoelástico cohesivo que tiende a salir por la incisión arrastrando el iris.

Las manifestaciones de IFIS se han clasificado de dos formas.[6,8] La clasificación que nosotros empleamos es la de Cheung[6] **(Tabla 1)**:

Tabla 1. Clasificación del síndrome de iris flácido intraoperatorio (IFIS) según Cheung et al[6]

Grado 0	Ninguna manifestación del síndrome
Grado 1	Aparición de un signo de IFIS
Grado 2	Aparición de dos signos de IFIS
Grado 3	Aparición de tres signos de IFIS

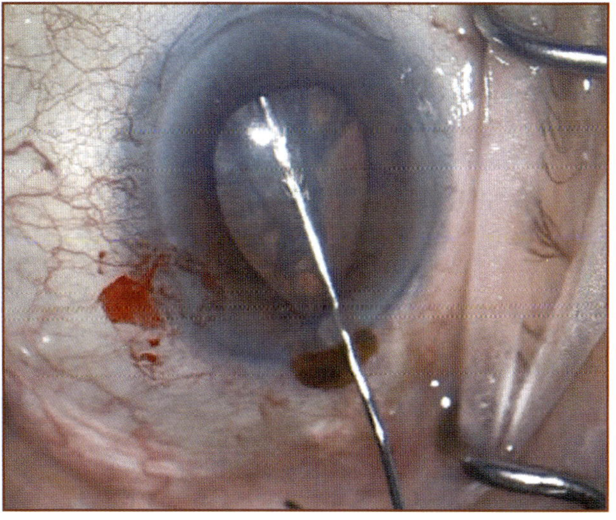

A

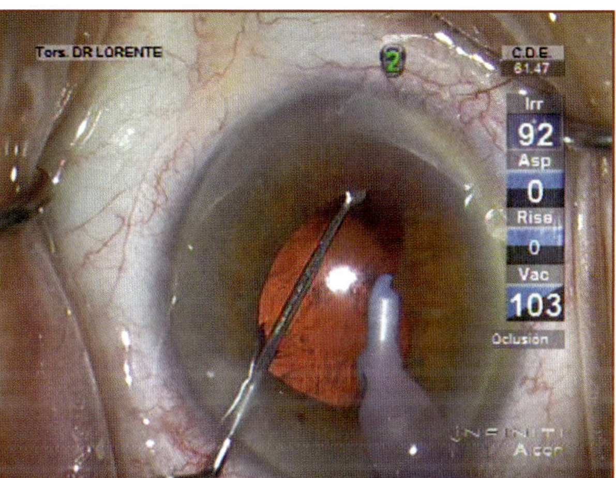

B

Figura 2 A-B. Signos de IFIS. A) El prolapso del iris puede producirse durante la hidrodisección. B) La flacidez del iris hace que sea atrapado fácilmente por la punta de irrigación / aspiración o facoemulsificación.

Etiopatogenia y Prevalencia del IFIS

Este síndrome de pupila estrecha se ha asociado con la administración sistémica de tamsulosina y en menor medida, con otros antagonistas de los receptores α1-adrenérgicos tales como alfuzosina, terazosina y doxazosina.[1,8,9] Este tipo de fármacos se prescriben para el tratamiento de la hipertrofia prostática benigna. También se administra como adyuvante en la obstrucción por cálculos renales y en algunos casos de incontinencia urinaria en mujeres por prolapso uterino[10] por lo que podría presentarse en mujeres (0.8% según Neff[9]). Además, dado que la contracción del músculo liso vascular también está mediada por los mismos receptores, la terazosina y la doxazosina también se administran para el tratamiento de la hipertensión arterial.

Se han descrito tres tipos de receptores α1-adrenérgicos: α1A, α1B y α1D.[11] La distribución de estos receptores varía según el tejido de tal forma que aproximadamente el 70% de los receptores de la próstata son del subtipo α1A.[12] Los antagonistas α1-adrenérgicos pueden ser subtipo selectivos o no. Los primeros presentan mayor afinidad por los receptores del tipo α1A, por lo que maximizan su acción sobre el flujo urinario mientras que minimizan sus efectos adversos vasculares, tal como la hipotensión postural. La tamsulosina tiene una afinidad 20 veces superior por los receptores α1A que por los α1B[11] y también es uroselectivo la silodosina.

La distribución exacta de los subtipos de los receptores α1 en el músculo dilatador del iris no se conoce pero existe evidencia indirecta de estudios animales que muestran que el subtipo α1A es el predominante en el iris, tanto en el músculo dilatador como en la fibra lisa de las paredes de los vasos del iris.[13] Chang y Campbell[1] propusieron la hipótesis de que la tamsulosina sistémica bloquea la contracción de la fibra lisa del músculo dilatador del iris y que un tono muscular deficiente llevaría a una mala dilatación del iris, iris flácido y propensión al prolapso. La mayor preponderancia de receptores del tipo α1A en el iris junto con la mayor afinidad de la tamsulosina por este tipo de receptores explicarían que los bloqueantes uroselectivos se asocien con mayor riesgo de IFIS y de su severidad. Algunos autores postulan que el mecanismo del iris flácido podría deberse al bloqueo de los receptores de la fibra muscular lisa de la pared de los vasos del iris, que actuaría como un esqueleto del iris y resultaría dañado entonces.[14] La posible interacción de los fármacos con la melanina, ocasionando atrofia del músculo dilatador también se ha propuesto como posible mecanismo.[15,16]

La mayor asociación de la tamsulosina y el desarrollo de IFIS que con otros antagonistas no selectivos[17] se ha mostrado en numerosos estudios retrospectivos y prospectivos.[1,2,4,7,18] La incidencia de IFIS en pacientes que toman tamsulosina varía entre un 43% y un 90%[1,7,8,18,19] en comparación con 0% a 19% en pacientes que toman otros antagonistas no selectivos.[1,7,18]

Un meta-análisis mostró un riesgo 40 veces mayor de desarrollar IFIS con tamsulosina que con alfusozina, encontró niveles de riesgo similar con alfusozina y terazosina, mientras que la doxazosina no alcanzaba niveles estadísticamente significativos.[20] Algunos autores postulan que este mayor riesgo asociado con tamsulosina está en relación con otro receptor presente en el iris por el que ésta tendría una afinidad especial.[17]

No se encontró relación en este meta-análisis del IFIS con la diabetes aunque sí con la hipertensión arterial,[20] y el estudio de Neff confirma la relación del síndrome con la hipertensión arterial.[9] Chang et al tampoco encontraron asociación del síndrome con la diabetes ni con el color del iris o pseudoexfoliación.[1] No obstante, otros autores no han encontrado relación con la hipertensión arterial.[21]

Estudios mediante OCT han mostrado una reducción del espesor del iris en pacientes que toman antagonistas α-adrenérgicos,[22,23] mientras que otro no.[24] Los resultados de anatomía patológica muestran que el grosor del músculo dilatador del iris era igual en 16 pacientes que tomaban tamsulosina que en pacientes normales (Kim, T. "The Effect of a1-Adrenergic Receptor Antagonist Tamsulosin (Flomax) on Iris Smooth Dilator Muscle Anatomy," poster presented at the ASCRS Symposium on Cataract, IOL and Refractive Surgery, San Francisco, California, March 2006), coincidiendo con los resultados del último estudio mediante OCT.[24]

Se han publicado casos de IFIS que sucedieron tan sólo 2 días y 2 semanas después de exposición a la medicación,[25,8] por lo que el efecto de la medicación se instaura de forma rápida.

El síndrome de iris flácido se ha asociado con menor frecuencia con otros fármacos. En un estudio reciente se observó IFIS en pacientes bajo tratamiento crónico con losartán, aspirina, clorpromazina y metformina.[21] No obstante, el porcentaje de pacientes bajo este tipo de tratamiento que desarrollaron IFIS fue similar a la de los pacientes que no tomaban ningún fármaco, por lo que la relación es especulativa.

Se ha implicado a otra serie de medicaciones antipsicóticas que tienen además actividad antagonista de receptores α1-adrenérgicos tales como zuclopentuxol, mianserín, clorpromazina, ropinirole, imipramina, labetalol. También puede encontrarse con tratamientos con actividad colinérgica empleados en el Alzheimer y ciertos fármacos empleados en el tratamiento de la hipertrofia prostática benigna como finasteride y serenoa repens. Se ha descrito también en casos pediátricos.[2,3,21]

No obstante, y a pesar de publicaciones que relacionan del síndrome con otros fármacos diferentes de los bloqueantes α1 adrenérgicos, el carácter anecdótico de las mismas no permite establecer una relación de causalidad segura. De hecho el estudio de Neff sobre 899 ojos confirma fármaco que tenga un cierto grado de selectividad sobre los receptores adrenérgicos α-1A de la fibra lisa del iris será susceptible de producir cuadros de IFIS.[3]

En relación a la incidencia de IFIS, nos referiremos a los datos sobre la tamsulosina, dado que es el fármaco con el que se relaciona más frecuentemente y del que se disponen más datos **(Tabla 3)**. Lorente et al[26] han encontrado una frecuencia de ingesta de tamsulosina en su población de cataratas de un 3.2% que está de acuerdo con los datos previamente publicados en USA[1] y Japón[18] y más alta que la de Reino Unido.[6]

El porcentaje de pacientes que toman tamsulosina en Japón es de un 2.5% y Oshika encuentra

Tabla 2. Principales fármacos asociados con IFIS

Relación demostrada (en orden de importancia)
Antagonistas de receptores α1A adrenérgicos selectivos: Tamsulosina y silodosina
Antagonistas de receptores α1 adrenérgicos no selectivos: Alfusozina y terazosina
Relación no demostrada (publicaciones anecdóticas)
Antagonistas de la angiotensina *Senaloa repens* Antipsicóticos Relajantes musculares Zuclopentuxol, mianserín, clorpromazina, ropinirole, imipramina, labetalol Fármacos colinérgicos tratamiento Alzheimer

la asociación del síndrome con tamsulosina y en menor medida con otros bloqueantes α1 adrenérgicos, descartando asociación con antagonistas de angiotensina, anticolinérgicos, agonistas colinérgicos, relajantes musculares, medicaciones con óxido nítrico o *saw palmeto*,[9] lo cual coincide con nuestra experiencia **(Tabla 2)**.

Curiosamente, la instilación tópica de colirios de antagonistas α-1 no selectivos, no se ha asociado con la aparición de cuadros de IFIS,[26] lo que hace pensar que cualquier

Tabla 3. Porcentaje de pacientes bajo tratamiento con tamsulosina e incidencia de IFIS

Autor	País	% Pacientes bajo tratamiento tamsulosina	% IFIS en pacientes con tamsulosina	Grado IFIS
Chang 2005[1]	EEUU	3%	63%	0.10-0.70
Cheung 2006[6]	Reino Unido	0.6%	66%	
Chang 2007[8]	EEUU		90%	17% leve 30% moderado 43% grave
Oshika 2007[18]	Japón	2.5%	43.1%	
Bidaguren 2007[19]	España		67%	10% grado 1 47% grado 2 10% grado 3
Chadha 2007[7]	Reino Unido	1.2%	57%	28.57% completo 28.57% incompleto
Lorente 2011[26], 2012[5]	España	3.2%	88.9%	
Haridas 2013[27]	Reino Unido	1.9%	48%	0.90-1.60

una incidencia de IFIS de un 1.1%,[18] menor que la publicada por Chang de un 2.2%.[1] Además, entre los pacientes que toman tamsulosina, la incidencia de IFIS fue de un 43.1%,[18] respecto al 63% de Chang.[1] Esto puede deberse a las menores dosis de tamsulosina oral empleadas en Japón. Según Cheung et al,[6] en Reino Unido, un 0.6% de pacientes toman tamsulosina y de los que toman tamsulosina, un 66% desarrollan IFIS. Otro estudio en Reino Unido muestra un porcentaje de pacientes bajo tratamiento con tamsulosina de un 1.9% y una incidencia de IFIS en este grupo de 48%, en comparación de un 3.9% y 16% para la doxazosina en el mismo país.[27]

La incidencia de IFIS en pacientes que ingieren tamsulosina fue de un 63% en el estudio retrospectivo de Chang,[1] 67% en un estudio prospectivo de Bidaguren,[19] 90% en otro estudio prospectivo de Chang[8] y 88.09% en nuestro estudio prospectivo.[5] Las diferencias en incidencia de IFIS entre estudios puede deberse a diferencia en los criterios empleados para identificarlo y al diseño, prospectivo o retrospectivo de los mismos. De todos los pacientes que desarrollan la complicación no todos muestran el cuadro completo. Del 65% de afectados de Chang,[1] un 17.5% tuvo sólo flacidez, otro 17.5% presenta tendencia al prolapso y un 30% sufren el síndrome completo. Lorente el al encontraron que un 83% de los pacientes que sufren IFIS tienen flacidez, un 76.19 % prolapso y un 69% miosis.[5]

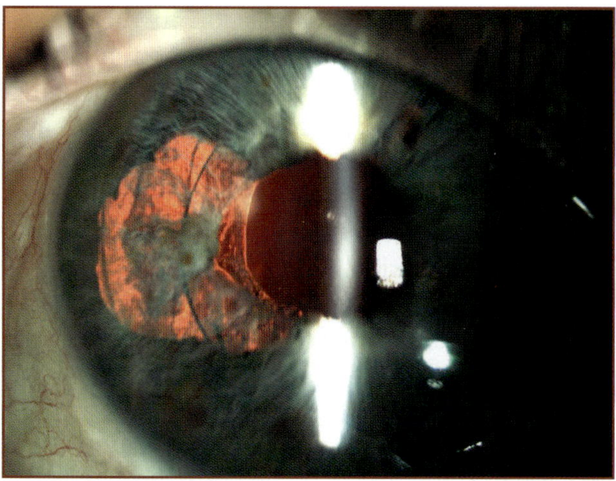

A

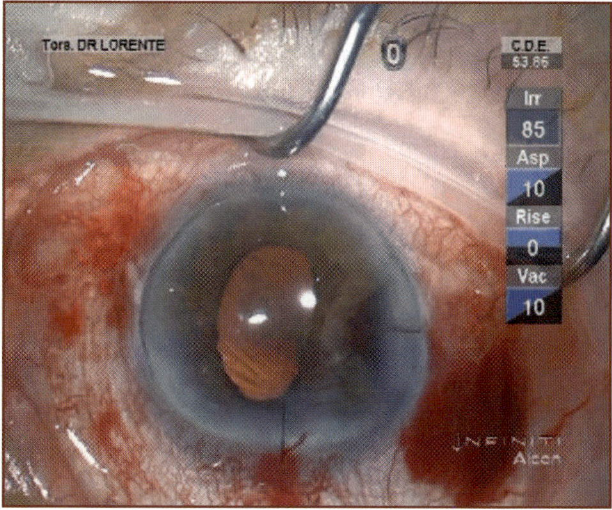

B

Figura 3 A-B. Complicaciones del IFIS. A) Atrofia sectorial del iris en la zona subincisional. B) Iridodiálisis debido al exceso de manipulación del iris.

Complicaciones del IFIS

La presencia de IFIS durante la cirugía conduce a un mayor porcentaje de complicaciones durante la misma que incluyen principalmente daño del iris **(Figura 3)** y rotura de cápsula posterior. Chang publicó una incidencia de rotura capsular de hasta un 12%[1] aunque el mismo Chang encuentra que dicha tasa baja a un 0.68% si se anticipa el IFIS y se pone en marcha alguna estrategia para compensarlo.[8] El daño del iris está causado por el prolapso del mismo a través de las incisiones, la aspiración del iris por la punta del faco o ambos y pueden consistir en defectos de transiluminación, desgarros de iris e incluso diálisis **(Figura 3A-B)**. Haridas et al[27] encuentran una mayor tasa de complicaciones en pacientes que toman tamsulosina que en pacientes del grupo control o pacientes bajo tratamiento con doxazosina, no existiendo diferencias estadísticamente significativas en complicaciones entre los pacientes que toman doxazosina y el grupo control. En este estudio la complicación más frecuentemente recogida fue el daño del iris que se produjo en un 10% de los casos, siendo la tasa total de complicaciones de un 13.5%. La mayor tasa de complicaciones en el grupo de pacientes bajo tratamiento con tamsulosina se produce a pesar de usarse diferentes medidas para tratar el IFIS –a diferencia de lo publicado por Chang que no encuentra mayor índice de complicaciones entre el grupo de pacientes con IFIS y el control si se ponen en marcha estrategias para combatirlo-[8], y en contraste con un 22 % de roturas capsulares en la revisión de cataratas de residentes del Eye and Ear Infirmary de 2001 a 2006.[8] Las medidas incluyeron en el estudio de Chang:[8] atropina tópica preoperatoria, anillo expansor del iris, retractores de iris, Healon 5® y en el estudio de Haridas:[27] fenilefrina intracameral al 0.625%, Healon 5® o Healon GV® y retractores de iris.

Nguyen et al[28] publicaron una tasa de 7% de rotura de cápsula posterior en 600 casos de IFIS enviados a una encuesta nacional en Reino Unido.

Se ha descrito también una mayor pérdida de células endoteliales en pacientes bajo tratamiento con tamsulosina durante la cirugía de catarata en dos estudios, siendo la diferencia estadísticamente significativa en uno de ellos (12% tamsulosina vs 3% controles)[29] pero no en el otro.[19]

Lorente et al[5] en un estudio publicado recientemente sobre pacientes bajo tratamiento con tamsulosina en el que muestra la eficacia profiláctica del 100% de la fenilefrina intracameral al 1.5% no han detectado ninguna complicación intra ni postoperatoria. Por tanto, con esta medida profiláctica en concreto, no es de esperar un mayor número de complicaciones lo cual no es sorprendente ya que esta estrategia es cien por cien eficaz en la prevención del IFIS. Además en su estudio no encuentra diferencias estadísticamente significativas en densidad de células endoteliales entre pacientes tratados con fenilefrina y pacientes del grupo control.

Identificación de Casos de Riesgo

La identificación de casos de riesgo es importante porque permite aplicar una medida realmente eficaz, la administración de fenilefrina al 1.5% que previene la presentación del IFIS.[5]

Historia Clínica y Examen Preoperatorio

En el preoperatorio debemos indagar por la ingesta de medicaciones de riesgo de desarrollo de IFIS, especialmente tamsulosina. Es importante preguntar también si las ha tomado en el pasado ya que se han descrito casos de IFIS después de varios años de cese de la ingesta de la medicación.

En el examen preoperatorio es importante evaluar el grado de dilatación pupilar, ya que la mala dilatación preoperatoria se asocia con un mayor riesgo de presentar el síndrome **(Figura 4)**.[30]

Algunos estudios han intentado investigar si existe una relación entre el diámetro de la pupila y el riesgo de desarrollar IFIS. Se ha visto que la pupila es similar a la de ojos normales en condiciones escotópicas (PE) pero menor en condiciones fotópicas (PF) con una relación PE/PF mayor en casos de tratamiento con tamsulosina.[24]

La velocidad de constricción pupilar es también menor.[22]

Conviene también prestar atención a otras alteraciones tales como cámara estrecha o pseudoexfoliación que pueden añadir más complicaciones a la cirugía **(Figura 4)**. La presencia de atrofia sectorial del iris en el ojo contralateral ya intervenido de catarata debe alertarnos de la posibilidad de IFIS.[3]

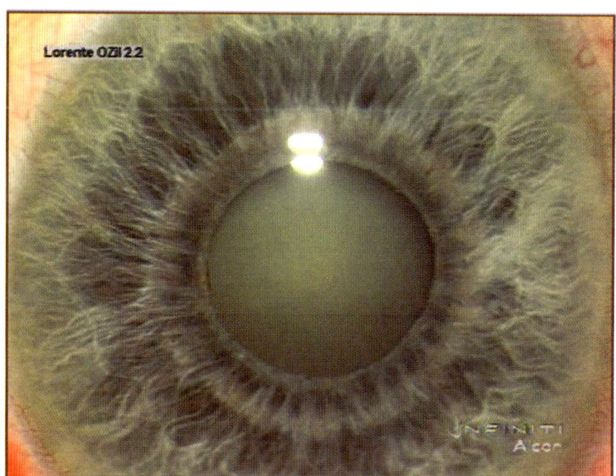

Figura 4. La pseudoexfoliación y/o mala dilatación son signos de una posible severidad del IFIS.

Estrategia de Prevención y Manejo del IFIS

Las estrategias descritas para prevenir el IFIS han sido variadas y hasta recientemente no había consenso en la medida más eficaz[2] y según la encuesta de la ASCRS del año 2008, los cirujanos empleaban varias de ellas.[4] En el año 2012 Lorente et al[5] publicaron un estudio en el que prueban la eficacia al 100% de la fenilefrina intracameral con un diseño prospectivo, randomizado y empleando como control el ojo contralateral del mismo paciente.

A continuación revisaremos las medidas que se han descrito para tratar el IFIS deteniéndonos con más detalle en la fenilefrina intracameral. Las estrategias podrían dividirse en cuatro categorías principales:[2,3] farmacológicas (atropina preoperatoria,[31] adrenalina intracameral,[31,32] fenilefrina intracameral,[5,26,33-34] viscoelásticos (hialuronato sódico al 2.3% (Healon 5®)),[35] empleo de sistemas mecánicos para dilatar y sujetar el iris[2,36] expansores pupilares, retractores del iris) y modificación de parámetros para minimizar las turbulencias en cámara anterior. Además se ha considerado también la posibilidad de la suspensión de la medicación previa que no es eficaz ni aconsejable.[2,3]

Suspensión de la Medicación Asociada con Riesgo de IFIS

La medida de suspender la medicación antagonista α1-adrenérgica fue propuesta por Chang.[1] No obstante, se han producido casos de IFIS años después de suspender la medicación y no todos los pacientes que toman la medicación manifiestan IFIS. Tampoco está claro cuánto tiempo es necesario tomar la medicación para que se produzca la complicación. Se han descrito casos de IFIS después de tomar la tamsulosina durante 2 días.[2,3]

No es útil por tanto suspender la medicación e incluso resulta peligroso, sobre todo si se administra atropina en el preoperatorio ya que pone al paciente en riesgo de desarrollar una retención urinaria aguda.

Medidas Farmacológicas

Atropina Tópica Preoperatoria

Se ha recomendado realizar la preparación quirúrgica desde dos días antes con atropina y brimonidina,[3] aquélla como dilatadora potente y mantenida y ésta como agente alfa-agonista. En el caso de la atropina, se debe controlar su uso dado que estamos tratando con una población susceptible de padecer una retención prostática y a la que además se le ha podido eliminar su tratamiento específico.

El uso de la atropina como antagonista de los receptores colinérgicos, ha sido preconizado con distintas posologías. Así Masket[31] publica que una gota cada 12 horas, durante 3 días era suficiente para controlar la pupila. Posteriormente Bendel[37] publica que con 1 gota cada 12 horas, diez días antes de la cirugía, no tuvo que tomar ninguna otra medida en el 81% de los pacientes y en el resto utilizó retractores de iris.

En nuestra experiencia, además de las molestias que ocasiona la atropina durante tantos días, no resulta efectiva más que en casos leves por lo que actualmente no la utilizamos. Chang et al la consideraron la medida menos efectiva.[2,3]

Adrenalina Intracameral

Joel Shugar[32] publica muy buenos resultados con el cóctel que él llama «Epi-Shugarcaine» que consiste en mezclar 9cc de BSS plus, 4cc de adrenalidna sin conservantes al 1:1000 y 3cc de lidocaína al 4% sin conservante. Se inyecta 1 cc, esperando 30" antes de inyectar el viscoelástico. Con este cóctel no ha tenido ningún problema en 71 ojos consecutivos en pacientes con tamsulosina, sin la necesidad de utilizar ganchos de iris ni viscoelásticos altamente cohesivos. Considera importante para subir el ph final a 6,9, utilizar BSS Plus en vez del BSS normal. Es importante destacar la desventaja de la corta estabilidad de la preparación.

Como hemos comentado anteriormente, Masket[31] preconiza combinar la instilación de atropina al 1%, 3 veces al día dos días antes de la cirugía con epinefrina intracamerular al 1/2.500, de manera que se combina la acción pupiloplégica de la atropina con la superestimulación del músculo dilatador del iris que produce la adrenalina. Estos autores encontraron que la combinación de ambos fármacos era más efectiva que la adrenalina sola. No obstante, en su estudio y en contra de la experiencia de Shugar,[32] la adrenalina no revertía el IFIS una vez establecido.[33]

Otros autores que emplean adrenalina muestran resultados contradictorios con Schulze[38] confirmando los resultados de Shugar[32] mientras que Chen[30] no encuentra que la adrenalina prevenga el síndrome. Este último autor estima que sus resultados pueden estar sesgados por el tamaño de la pupila preoperatoria.

Fenilefrina Intracameral

Manvikar y Allen[33] y Gurbaxani y Packard[34] publicaron por primera vez el éxito de la fenilefrina intracameral (0.3125% y 0.625%, respectivamente) en la prevención del IFIS en dos series cortas de pacientes. Lundberg y Behndig[39,40] habían comunicado previamente que la xilocaína intracameral con fenilefrina al 1.5% proporcionaban dilatación intraoperatoria adecuada durante la facoemulsificación. Por tanto, Lorente planteó que la fenilefrina intracameral al 1.5% podría ayudar a prevenir el IFIS.[26] Después de revisar sus resultados en una pequeña serie retrospectiva, decidió evaluar la eficacia en un estudio prospectivo no comparativo.[26] En este estudio prospectivo se incluyeron 250 ojos de 210 pacientes y no se produjo IFIS en ningún caso, no requiriéndose el empleo de retractores ni expansores pupilares. La eficacia de la medida se comprobó luego en un estudio prospectivo randomizado en el que se empleó uno de los dos ojos de cada paciente como control.[5] El diseño se hizo así para minimizar el efecto de la variabilidad individual en la presentación del síndrome en los resultados. Es difícil evaluar la eficacia real de una medida para prevenir el IFIS sin un estudio randomizado prospectivo ya que la gravedad del IFIS varía entre pacientes. Este estudio es la primera y única investigación en la que una medida para prevenir o tratar el IFIS se evalúa de forma prospectiva randomizada y en comparación con el ojo contralateral como control. Se incluyeron 42 pacientes. Un ojo de cada pacientes recibía de forma randomizada 0.6 ml de fenilefrina intracameral al 1.5% libre de bisulfitos y conservantes (grupo 1) o solución salina balanceada (grupo 2) al comienzo de la cirugía. Si se producía miosis o prolapso significativo, se administraba fenilefrina intracameral durante la facoemulsificación en el grupo 2 **(Figura 5 A-F)**.

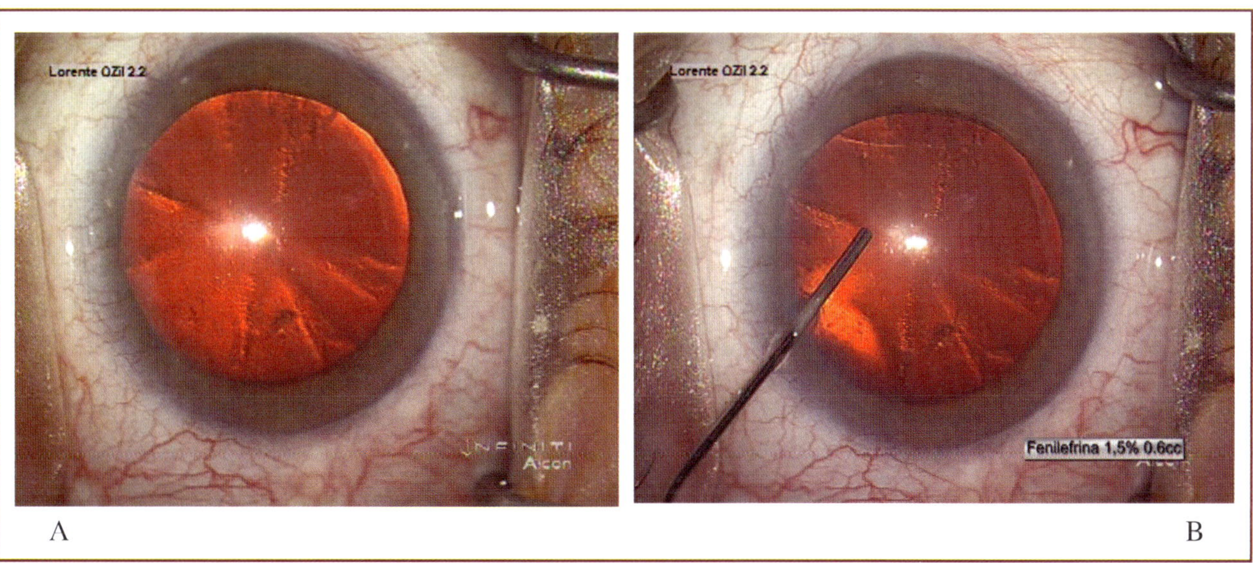

Figura 5 A-B. Eficacia de la fenilefrina 1.5%. Paciente intervenido de catarata en el que se inyectó fenilefrina 1.5% intracameral al inicio de la cirugía. Imagen al principio (A), en el momento de la administración de la fenilefrina (B)

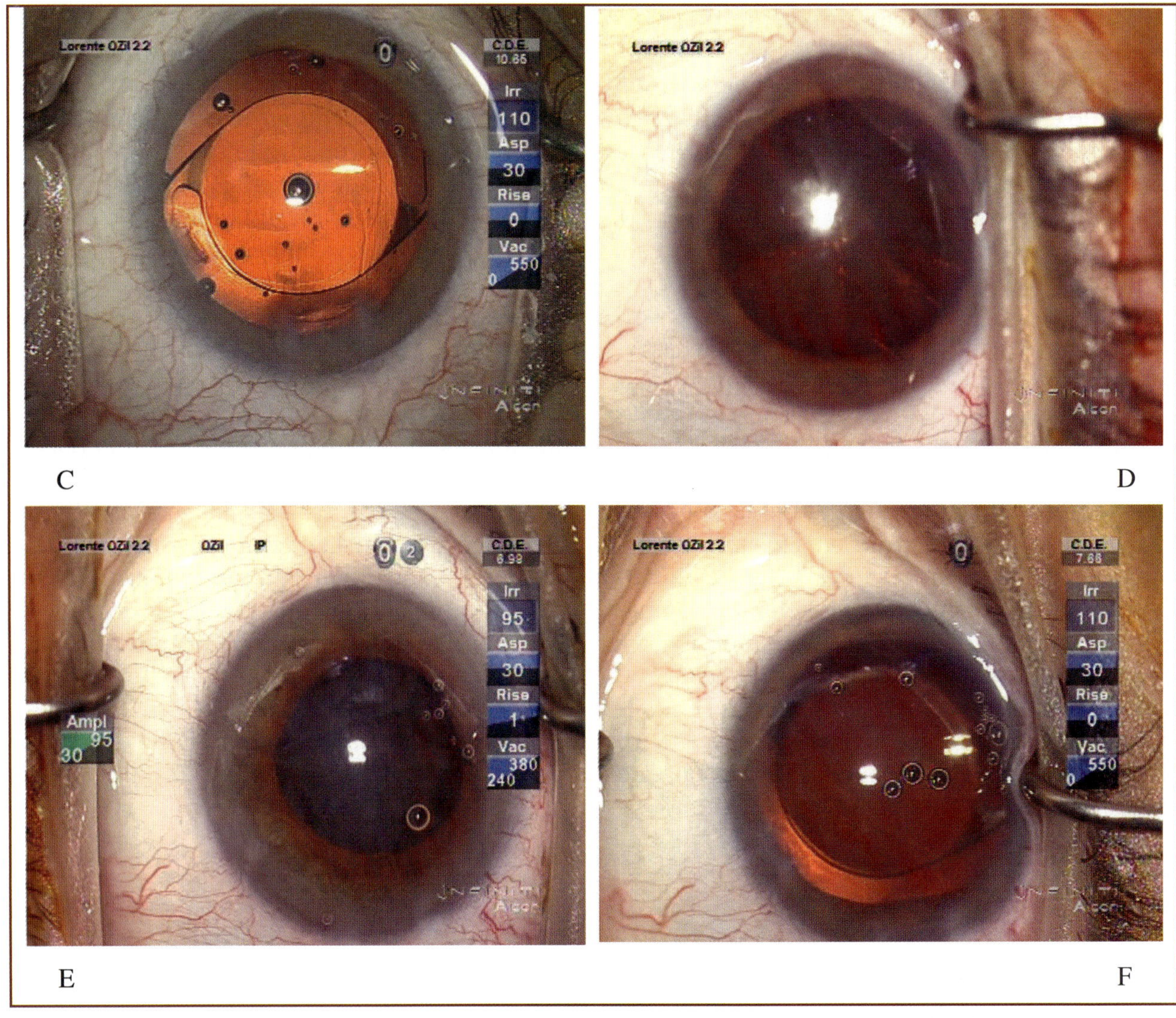

Figura 5 C-F- . Al final de la cirugía (C). (D). Ojo contralateral intervenido 5 días después, sin fenilefrina al principio de la cirugía, en el que se observa una buena dilatación pupilar al inicio de la cirugía. (E). Se produce una miosis progresiva durante la facoemulsificación. (F). Tras inyectar fenilefrina al 1.5% intracameral se revierte el cuadro con recuperación del diámetro pupilar tal como muestra la imagen final de la cirugía.

No se realizó ningún cambio en los viscoelásticos ni en los parámetros de la fluídica habituales de los cirujanos ni en la construcción de las incisiones. Se instilaron los midriáticos tópicos habituales (fenilefrina 10% y tropicamida 1%). Las cirugías se grabaron y se analizaron posteriormente los signos de IFIS. Se registraron además los siguientes parámetros: complicaciones quirúrgicas, efectos adversos, presión arterial y pulso pre y postoperatorio y agudeza visual corregida postoperatoria. Se observaron signos de IFIS en un 88.09% de los ojos en el grupo 2. No se detectaron signos de IFIS en el grupo 1 **(Tabla 4)**. Miosis o prolapso significativos ocurrieron en un 54.76% de los casos en el grupo 2 aunque todos revirtieron con la inyección intracameral de fenilefrina **(Tabla 5)**. No se produjeron complicaciones intraoperatorias y no se detectaron diferencias estadísticamente significativas en densidad endotelial, agudeza visual con corrección o presión intraocular entre los ojos tratados con fenilefrina y los no tratados. La presión arterial y la frecuencia cardíaca no se alteraron tras la administración de fenilefrina intracameral.[5]

Tabla 4. Grado de severidad del IFIS y signos de IFIS en los grupos 1 y 2

Grado IFIS	Grupo 1		Grupo 2	
	Nº. ojos	%	Nº. ojos	%
0	42 /42	100	5 / 42	11.9
1	0	0	4 / 42	9.5
2	0	0	7 / 42	16,6
3	0	0	26 / 42	61.9
Signos de IFIS				
Bamboleo			35 / 42	83
Prolapso			32 / 42	76.19
Miosis			29 / 42	69

Tabla 5. Diámetro pupilar medio en los ojos del grupo 2 que precisaron fenilefrina intracameral (IPH) debido a miosis pupilar significativa o prolapso de iris: preoperatorio, antes de la administración de IPH y al final de la cirugía

	Preoperatorio	Antes de la administración de IPH	Postoperatorio	
Diámetro pupilar medio (mm) Grupo 2 IPH	7.15 ± 1	4.77 ± 0.88	6.68 ± 0.93	p=0.000
Fase de la cirugía durante la que se administró la IPH				
Después de la hidrodisección	2 caso			
Durante la facoemulsificación	21 casos			
IPH: fenilefrina intracameral				

Así la fenilfrina intracameral es altamente eficaz para profilaxis del IFIS. Es más, puede revertir el IFIS, restableciendo la rigidez del iris y haciendo que la pupila recupere su diámetro preoperatorio **(Figura 6 A-F)**.[5] Aunque Shugar había señalado que la adrenalina podía revertir el IFIS[32] esto no se confirmó en otro estudio.[31]

Manvikar y Allen[33] encontraron que la fenilefrina intracameral, a diferencia de la adrenalina, era efectiva para revertir la constricción de la pupila. Los resultados de Lorente et al confirman estos hallazgos.[5]

No obstante, aunque la medicación puede revertir el IFIS, su administración como profilaxis es más eficaz que esperar a que se produzca el IFIS para revertirlo. El tamaño de la pupila final en el grupo 1 no fue significativamente diferente de la preoperatoria a diferencia del tamaño en el grupo 2 **(Figura 7)**.[5] Por ello y dada la ausencia de efectos adversos, pensamos que la fenilefrina debe emplearse al principio de la cirugía en todos los pacientes que toman antagonistas de los receptores $\alpha 1$ adrenérgicos, en lugar de administrarlo sólo en los casos en los que se produce el síndrome durante la cirugía.

Es importante señalar que la fenilefrina intracameral no aumenta la dilatación conseguida con los midriáticos tópicos habituales por lo que en aquellos casos que muestren una midriasis insuficiente al inicio de la cirugía (pupilas menores de 4.5-5 mm) será preciso recurrir a la dilatación mecánica del iris.

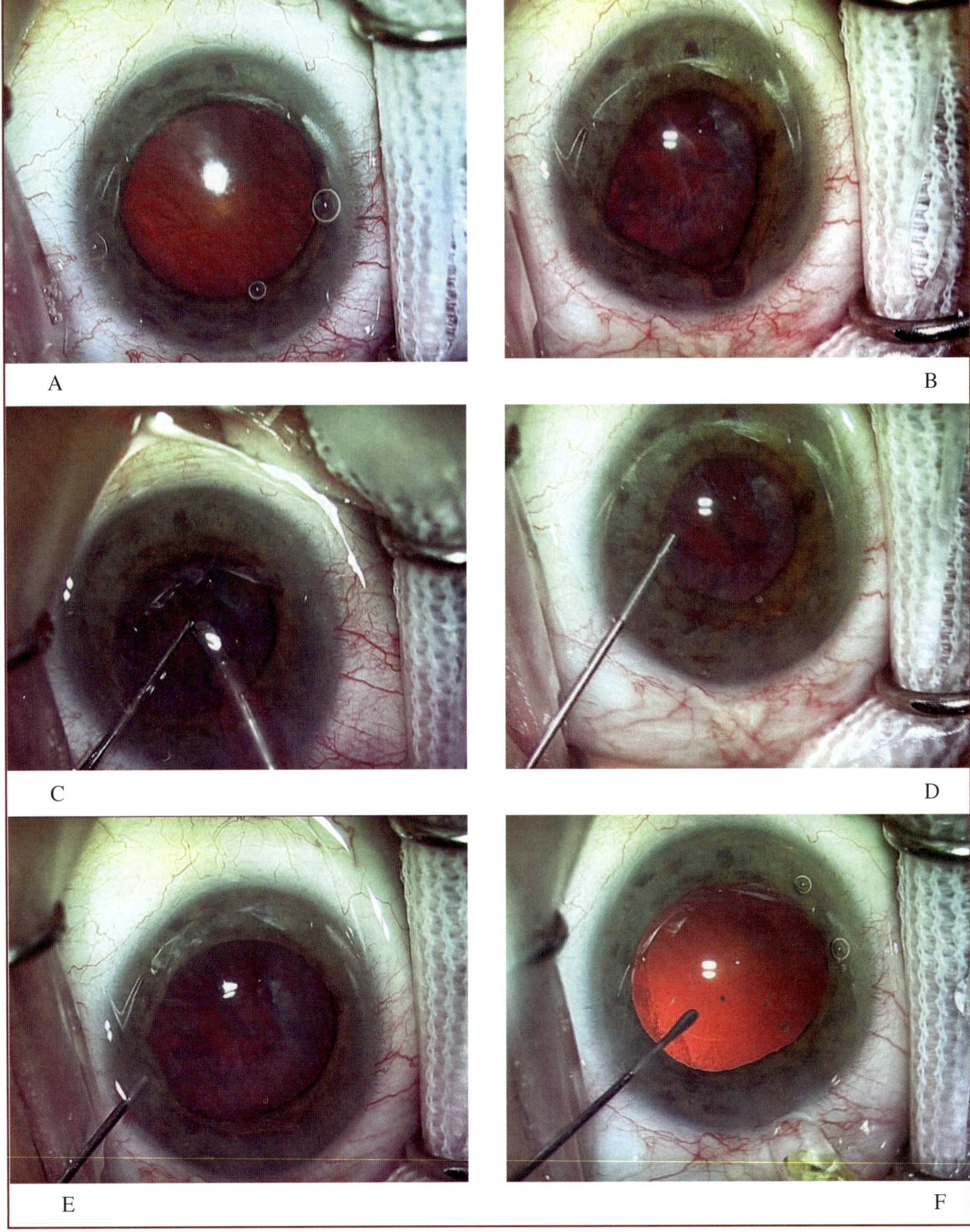

Figura 6 A-F. Reversión del IFIS. A). Dilatación inicial. B). Prolapso del iris por la paracentesis e incisión principal. C). Miosis pupilar. D). Inyección de 0.6% de fenilefrina 1.5% intracameral. E y F). Se restablece la rigidez del iris y la dilatación pupilar.

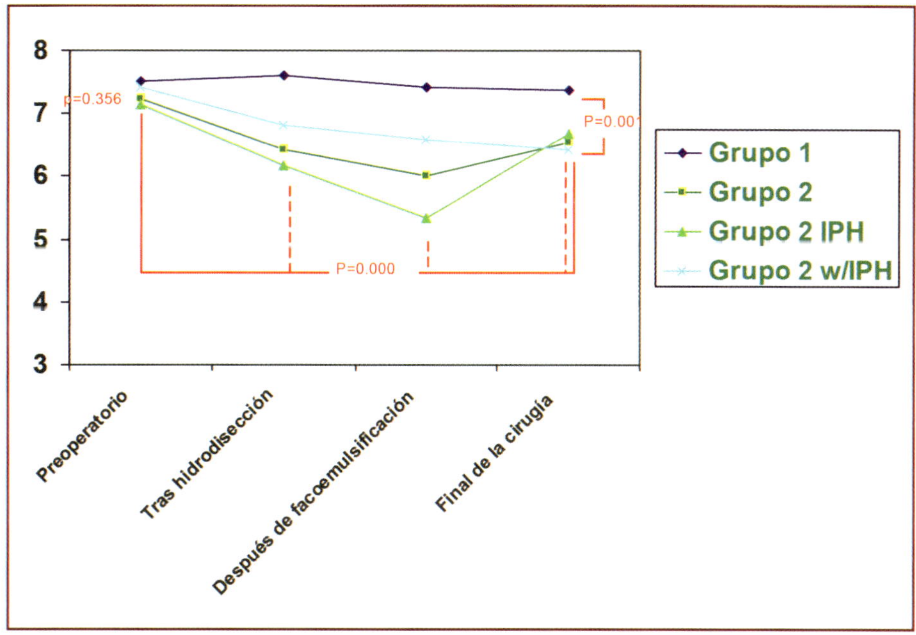

Figura 7. Dilatación pupilar media en el grupo 1 (inyección fenilefrina al inicio de la cirugía), grupo 2 en global (sin inyección de fenilefrina al inicio de la cirugía), grupo 2 IPH (que recibió fenilefrina intracameral durante la cirugía por miosis o prolapso significativos) y grupo 2 w / IPH (ojos que no recibieron fenilefrina ni al inicio ni durante la cirugía). El tamaño pupilar postoperatorio final fue significativamente mayor en el grupo 1 que en el grupo 2.

Merece especial atención la preparación de la dilución de fenilefrina. González et al compararon el pH y la osmolaridad de 3 soluciones diferentes de fenilefrina al 1.5% (agua destilada, suero fisiológico al 0.9% o solución salina balanceada como disolventes) (González N, Pena I, González-Barcia M, Chuclá MT. Assay of stability of phenylephrine hydrochloride 1.5% in different conditions of elaboration. Poster presented at: the Spanish Society of Hospital Pharmacology, 2009). Aunque la estabilidad de la preparación no difiere significativamente entre las tres soluciones, el pH y los valores de osmolaridad de la solución en BSS resultaron los más compatibles con los recomendados para administración intracameral. También es preciso asegurarse de que la preparación está libre de bisulfitos y otros conservantes ya que son potencialmente tóxicos para el endotelio.[41] Es por ello que no puede partirse para su preparación de soluciones ya disponibles de fenilefrina ya que todas ellas llevan bisulfitos, haciendo obligatorio recurrir al polvo de fenilefrina. Además la preparación ha de realizarse en farmacia bajo campana de flujo lamiar. El detalle del método de preparación puede observarse en la **Tabla 6**.

La fenilefrina intracameral presenta varias ventajas sobre otros métodos de prevención y tratamiento del IFIS, además del más importante que es su alta eficacia. Es un método más simple, menos traumático y más rápido que colocar retractores de iris. La solución es fácil de preparar y puede almacenarse hasta dos meses a temperatura ambiente.[5] Además, sirve para evitar el uso de midriáticos tópicos antes de la cirugía **(Figura 8 A-C)**.

Tabla 6 - Preparación de Fenilefrina

PREPARACIÓN FENILEFRINA INTRACAMERAL 1.5%
PRINCIPIOS ACTIVOS Y EXCIPIENTES
A- Fenilefrina polvo 750 mg B- BSS csp 50 mL
CARACTERÍSTICAS
1 ORGANOLÉPTICAS -COLOR: Incoloro -OLOR: No se aprecia -CUERPOS EXTRAÑOS: Límpido (no contiene) 2 FÍSICAS -Vol=2 mL ± 0.1 mL 3 QUÍMICAS
MATERIAL Y COMPONENTES
Viales vidrio topacio tipo I estériles, elastómeros estériles, cápsulas metálicas, matraz aforado 50mL estéril, vaso de precipitado 100 mL estéril, filtro millipore de 0.22 micras Balanza analítica, cabina de flujo laminar horizontal, bala de nitrógeno, sistema estéril para gasificación
MODUS OPERANDI
1 Pesar A 2 Añadir 1 al matraz aforado y disolver con B. Mezclar de forma homogénea 3 Vaciar el contenido de 2 en el vaso de precipitado 4 Cargar 3 con jeringa estéril de 20 mL 5 Incorporar a 4 filtro estéril de 0.22 micras 6 Incorporar 5 en los viales, previamente gasificados con nitrógeno líquido 7 Gasificar al final de la operación cada vial
ENVASADO
En cabina de flujo laminar vertical (CFLH), en salas limpias
CONTROLES
pH: 5.2 Partículas: Exento Volumen: 2 ± 0.1 mL Microbiológico: Negativo Riqueza: 100% ± 0.1 mL
CADUCIDAD
2 meses
TERAPÉUTICA
Indicaciones: (en quirófano) Es una fenolamina adrenérgica vasopresora con actividad simpáticomimética. De utilización exclusiva en quirófano de oftalmología a estas concentraciones. Se utiliza administrando directamente 0.25 mL de fenilefrina 1.5%. Cada vial es apto para ocho administraciones, desechar el vial una vez utilizado en las 24 horas siguientes a su apertura. Se usa en pacientes a tratamiento con inhibidores de la testosterona 5 alfa reductasa
CONSERVACIÓN
Temperatura ambiente. Proteger de la luz. Ambiente seco

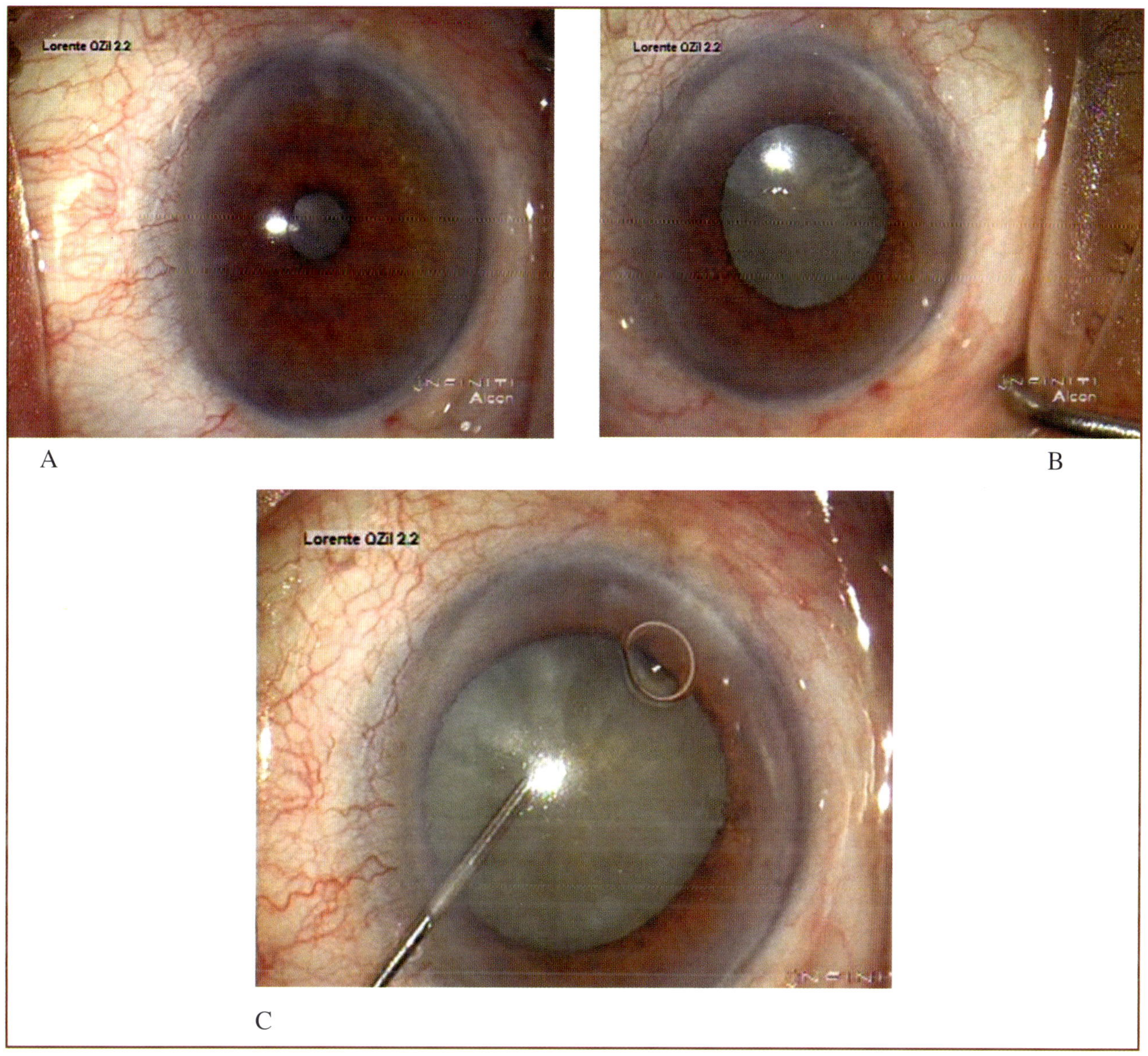

Figura 8 A-C. Dilatación pupilar intracameral, sin empleo de midriáticos tópicos. A). Aspecto inicial. B). Tras inyección de 0.3 cc de lidocaína 2%. C). Tras inyección de 0.6 cc de fenilefrina 1.5%.

Viscoelásticos

Se han empleado varias técnicas y combinaciones de viscoelásticos para minimizar el IFIS, pero sin que ninguna fuera realmente efectiva aunque pueden ser de ayuda en casos leves.[35]

Se han empleado para combatir el IFIS viscoelásticos de alta densidad, especialmente hialuronato sódico al 2,3% (Healon 5®) o una combinación de varios.[35] La forma más eficiente es utilizar el Healon 5® y el Viscoat® simultáneamente, bien con la última técnica del escudo de Arshinoff[37] **(Figura 9)** o la del donut de Scout.[42] Esta modificación consiste en inyectar primero Viscoat®, después Healon 5® que desplaza el Viscoat® hacia endotelio (para que proteja en todo momento el endotelio) y hacia periferia (para que impida la salida del Healon 5® por las incisiones). Finalmente un poco de BSS o lidocaína entre cápsula y Healon 5® creando un espacio que facilita la maniobra de la capsulorrexis.

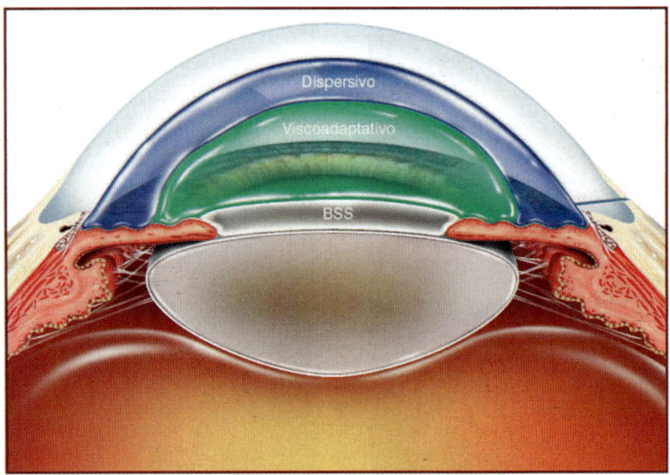

Figura 9. Técnica *soft shell bridge* diseñada por Arshinoff para combatir el IFIS: Primero se inyecta un viscoelástico dispersivo, a continuación un viscoadaptativo y posteriormente BSS.

La técnica *donut*[42] con el Healon 5® consiste en inyectar éste en la periferia sobre el iris y rellenar el centro con un agente dispersivo que resiste mejor su aspiración durante la cirugía, retrasando su evacuación. Cuando utilizamos Healon 5® exclusivamente, debemos realizar inyecciones adicionales durante la cirugía ya que tiende a salirse de cámara anterior. Asimismo debemos evitar parámetros altos de flujo y vacío con la misma finalidad. Es importante tener en cuenta que este tipo de viscoelásticos puede obstruir la punta del faco, por lo que, de no tomar medidas, podría producir una quemadura incisional.

Particularmente preferimos inyectar primero únicamente Viscoat®, no mucha cantidad, para realizar la capsulorrexis, posteriormente dejamos salir parte del viscoelástico, para realizar la hidrodisección con poca cantidad de Viscoat® en cámara anterior, de manera que resulta una maniobra menos agresiva. A continuación, antes de empezar la facoemulsificación, inyectamos Healon 5® que desplaza el Viscoat® a endotelio y periferia. En cualquier grado de IFIS debemos utilizar el Healon 5®, solo o asociado a Viscoat®, ya que conseguimos una viscomidriasis adicional y un mayor bloqueo del prolapso de iris.

No obstante, en nuestro estudio con fenilefrina intracameral, esta medida fue eficaz para prevenir el IFIS sin realizar ninguna modificación en los viscoelásticos ni parámetros de fluídica habituales y por ello ahora no empleamos ninguna de estas dos estrategias.

Dilatación Mecánica del Iris

Es un método que tiene el 100% de efectividad, pero con el inconveniente de que alarga el tiempo quirúrgico y aumenta el grado de inflamación postoperatoria.

¿Cuándo usar la dilatación mecánica del iris? Debido a la elevada eficacia de la fenilefrina intracameral, no empleamos ningún dispositivo mecánico para dilatación del iris excepto en casos en los que la dilatación pupilar preoperatoria no supere los 4.5-5 mm, dado que la administración de fenilefrina no va a aumentar esta dilatación y la facoemulsificación ya no es segura en casos con diámetro pupilar tan reducido **(Figura 10)**.

Tenemos diversas opciones, maniobras de estiramiento, los ganchos de iris, los expansores pupilares, el anillo de Malyugin, etc.[36]

En caso de ser necesario colocar retractores, hemos de recordar poner uno bajo la incisión principal para evitar el prolapso del iris a través de la misma. En relación con las maniobras de estiramiento, se ha considerado que no sólo no son eficaces para combatir el IFIS sino que lo aumentan produciéndose una miosis mayor después de realizarlas.[1,2] Esto es así si no empleamos ninguna medida adicional. Nosotros hemos realizado este tipo de maniobras para dilatar pupilas estrechas en pacientes con riesgo de IFIS al principio de la cirugía tras la administración de fenilefrina intracameral sin producirse las consecuencias deletéreas descritas con anterioridad, conservándose la midriasis conseguida y el tono del iris en ausencia de retractores.[36]

Modificación de Parámetros para Minimizar las Turbulencias en Cámara Anterior

Se había recomendado la modificación de los parámetros de fluídica, bajándolos respecto a los casos normales para minimizar las turbulencias en cámara anterior. Así mismo también se puso énfasis en la construcción bien valvulada y dimensionada de las incisiones, así como su realización más corneal para evitar el prolapso y algunos autores recomiendan técnicas microincisionales por lo mismo. No obstante, el estudio de Lorente et al ha mostrado que ya no es necesario realizar ningún cambio en los parámetros de facoemulsificación con los que trabajamos normalmente si empleamos la fenilefrina intracameral y ya no los modificamos.[5]

Conclusiones

El síndrome de IFIS se caracteriza por la aparición de la triada de iris flácido, prolapso del mismo a través de las incisiones y miosis progresiva durante la cirugía y se asocia con un mayor índice de complicaciones quirúrgicas. Se produce fundamentalmente por el tratamiento sistémico con antagonistas de los receptores α1-adrenérgicos, fundamentalmente con la tamsulosina. Este fármaco lo toman un 3.2% de pacientes programados para cirugía, el 88.09% de los cuales desarrollarán IFIS en grado variable en ausencia de medidas de profilaxis. La principal medida preventiva con una eficacia de un 100% es el empleo de fenilefrina intracameral, la cual ofrece varias ventajas en comparación con otro tipo de estrategias, además de su eficacia: es fácil de usar, rápida y resulta menos traumática que los retractores. Su uso hace innecesario el empleo de parámetros de fluídica o viscoelásticos diferentes a los habituales. Los sistemas de dilatación mecánica quedan relegados a casos en los que la dilatación inicial tras la instilación de colirios habituales no es suficiente para realizar la cirugía ya que la fenilefrina intracameral no la aumenta.

Referencias

1. Chang DF, Campbell JR. Intraoperative floppy iris syndrome associated with tamsulosin. J Cataract Refract Surg 2005; 31: 664–673.
2. Chang DF, Braga-Mele R, Mamalis N, et al for the ASCRS Cataract Clinical Committee. ASCRS white paper: Clinical review of intraoperative floppy-iris syndrome. J Cataract Refract Surg 2008; 34: 2153-2162.
3. Soler F, Lorente R. Síndrome de iris flácido intraoperatorio: IFIS. In: Lorente R, Mendicute J, eds. Cirugía del cristalino. vol 2. Madrid, Spain: Sociedad Española de Oftalmología. 2008; vol II, capítulo 88: 1016 –1030.
4. Chang DF, Braga-Mele R, Mamalis N, et al, ASCRS Cataract Clinical Committee. Clinical experience with intraoperative floppy-iris syndrome: results of the 2008 ASCRS member survey. J Cataract Refract Surg 2008; 34: 1201–1209.
5. Lorente R, de Rojas V, Vázquez de Parga P, Moreno C, Varela J, Landaluce L, Méndez J, Lorente B. Intracameral phenylephrine 1.5% for prophylaxis against intraoperative floppy iris syndrome: prospective, randomized fellow eye study. Ophthalmology 2012; 119: 2053-2058.
6. Cheung CM, Awan MA, Sandramouli S. Prevalence and clinical findings of tamsulosin-associated intraoperative floppyiris syndrome. J Cataract Refract Surg 2006; 32: 1336 –1392.
7. Chadha V, Borooah S, Tey A, Styles C, Singh J. Floppy iris behaviour Turing cataract surgery: associations and variations. Br J Ophthalmol 2007; 91: 40-42.
8. Chang DF, Osher RH, Wang L, Koch DD. Prospective multicenter evaluation of cataract surgery in patients taking tamsulosin (Flomax). Ophthalmology 2007; 114: 957–9 64.
9. Neff KD, Sandoval HP, Fernández de Castro LE, Nowacki AS, Vroman DT, Solomon KD. Factors associated with intraoperative floppy iris syndrome. Ophthalmology 2009; 116: 658–663.
10. Osher R. Association between IFIS and Flomax. J Cataract Refract Surg 2006; 32: 547.
11. Foglar R, Shibata K, Horie K, Hirasawa A, Tsujimoto G. Use of recombinant α1-adrenoreceptors to characterize subtype selectivity of drugs for the treatment of prostatic hypertrophy. Eur J Pharmacol 1995; 288: 201-207.
12. Roehrborn CG, Schwinn DA. α1-adrenergic receptors and their inhibitors in lower urinary tract symptoms and benign prostatic hyperplasia. J Urol 2004; 171: 1029-1035.
13. Schwinn DA, Afshari NA. α1-adrenoreceptors antagonist and the iris: new mechanistic insights into floppy-iris syndrome. Surv Ophthalmol 2006; 51:501-502.

14. Friedman AH. Tamsulosin and the intraoperative floppy iris syndrome. JAMA 2009; 301: 2044-2045.
15. Goseki T, Ishikawa H, Ogasawara S, Mashimo K, Nemoto N, Taguchi Y, et al. Effects of tamsulosin and silodosin on isolated albino and pigmented rabbit iris dilators: possible mechanism of intraoperative floppy-iris syndrome. J Cataract Refract Surg 2012; 38: 1643–1649.
16. Goseki T, Shimizu K, Ishikawa H, Nishimoto H, Uga S, Nemoto N, Patil PN. Possible mechanism of intraoperative floppy iris syndrome: a clinicopathological study. Br J Ophthalmol 2008; 92: 1156–1158.
17. Palea S, Chang DF, Rekik M, Reignier A, Lluel P. Comparative effect of alfuzosin and tamsulosin on the contractile response of isolated rabbit prostatic and iris dilator muscles; possible model for intraoperative floppy-iris syndrome. J Cataract Refract Surg 2008; 34: 489-496.
18. Oshika T, Ohashi Y, Inamura M, et al. Incidence of intraoperative floppy-iris syndrome in patients on either systemic or topical α1-adrenoceptor antagonists. Am J Ophthalmol 2007; 143: 150-151.
19. Bidaguren A, Irigoyen C, Mendicute J, Gutiérrez E, Gibelalde A, Úbeda M. Floppy-iris syndrome associated with tamsulosin. A prospective case-control study. Arch Soc Esp Oftalmol 2007; 82: 349-54.
20. Chatziralli IP, Sergentanis TN. Risk Factors for Intraoperative Floppy Iris Syndrome: A Meta-Analysis. Ophthalmology 2011; 118: 730–735.
21. Ozer PA, Altiparmak UE, Unlu N, Hazirolan DO, Kasim R, Duman S. Intraoperative Floppy-iris Syndrome: Comparison of Tamsulosin and Drugs Other than Alpha Antagonists Current Eye Research 2013: Online, 1–7.
22. Prata TS, Palmiero PM, Angelilli A, et al. Iris morphologic changes related to alpha(1)-adrenergic receptor antagonists implications for intraoperative floppy iris syndrome. Ophthalmology 2009; 116: 877–881.
23. Reichenberger V, Schmidt W, Reichenberger F, and Jacobi F. Atrophie des Musculus dilatator pupillae durch selektive alpha1A-Adrenozeptorantagonisten zur Behandlung der benigen Prostatahyperplasie. [Reduced Iris Thickness on Therapy with Selective Alpha1A-adrenergic Receptor Antagonist Tamsulosin as a Cause for IFIS], poster presented at the 104th Annual Meeting of the Deutsche Ophthalmologische Gesellschaft, Berlin, Germany, September 2006.
24 Tufan HA, Gencer B, Kara S, Comez AT, Kurt HA, Alan C. Alterations in Iris Structure and Pupil Size Related to Alpha-1 Adrenergic Receptor Antagonists Use: Implications for Floppy Iris Syndrome Journal of Ocular Pharmacology And Therapeutics 2012; 00: 1-4.
25. Shah N, Tendulkar M, Brown R. Should we anticipate intraoperative floppy-iris syndrome (IFIS) even with very short history of tamsulosin? (letter) 2009 Mar;23(3):740.
26. R Lorente, MV de Rojas, P Vázquez de Parga, C Moreno, J Varela, L Landaluce, J Méndez, B Lorente. Prevention of tamsulosin-associated IFIS with intracameral phenylephrine 1.5% in 250 eyes. J Emmetropia 2011; 2: 59-63.27.
27. Haridas A, Syrimi M, Al-Ahmar B, Hingorani M. Intraoperative floppy iris syndrome (IFIS) in patients receiving tamsulosin or doxazosin—a UK-based comparison of incidence and complication rates. Graefes Arch Clin Exp Ophthalmol (2013) 251:1541–1545
28. Nguyen DQ, Sebastian RT, Kyle G. Surgeon's experiences of the intraoperative floppy iris syndrome in the United Kingdom. Eye. 2007; 21:443–444.
29. Storr-Paulsen A, Jørgensen JS, Norregaard JC, Thulesen J. Corneal endothelial cell changes after cataract surgery in patients on systemic sympathetic a-1a antagonist medication (tamsulosin) Acta Ophthalmologica 2013: 1-5.
30. Chen AA, Kelly JP, Bhandari A, Wu MC. Pharmacologic prophylaxis and risk factors for intraoperative floppy-iris syndrome in phacoemulsification performed by resident physicians. J Cataract Refract Surg 2010; 36: 898-905.
31. Masket S, Belani S. Combined preoperative topical atropine sulphate 1% and intracameral nonpreserved epinephrine hydrochloride 1: 4000 [corrected] for management of intraoperative floppy-iris syndrome. J Cataract Refract Surg 2007; 33: 580-582. Erratum in: J Cataract Refract Surg. 2007; 33: 1145.
32. Sugar JK. Use of epinephrine for IFIS prophylaxis (correspondence). J Cataract Refract Surg 2006; 32: 1074-1075.
33. Manvikar S, Allen D. Cataract surgery management in patients taking tamsulosin: staged approach. J Cataract Refract Surg 2006; 32: 1611-1614.
34. Gurbaxani A, Packard R. Intracameral phenylephrine to prevent floppy-iris syndrome during cataract surgery in patients on tamsulosin. Eye. 2007; 21: 331-332.
35. Arshinoff SA, Norman R. Tri-soft shell technique. J Cataract Refract Surg 2013; 39: 1196–1203.
36. Cristóbal JA, Lorente R, del Buey MA, de Rojas MV, Lorente B. Cirugía de cataratas en pupilas estrechas. In: Belmonte J, Campos E, Belmonte J. Atlas de técnicas complejas en la cirugía del segmento anterior. Monografía SECOIR Elsevier Barcelona 2013: cap 2: 23-51.
37. Bendel RE, Philips MB. Preoperative use of atropine to prevente intraoperative floppy iris syndrome in patients taking tamsulosin. J Cataract Refract Surg 2006; 32: 1603-1605.
38. Schulze R Jr. Epi-Shugarcaine with plain balanced salt solution for prophylaxis of intraoperative floppy-iris syndrome [letter]. J Cataract Refract Surg 2010; 36: 523.
39. Lundberg B, Behndig A. Intracameral mydriatics in phacoemulsification cataract surgery. J Cataract Refract Surg 2003; 29: 2366 –71.
40. Lundberg B, Behndig A. Separate and additive mydriatic effects of lidocaine hydrochloride, phenylephrine, and cyclopentolate after intracameral injection. J Cataract Refract Surg 2008; 34: 280 –3.
41. Hull DS, Chemotti MT, Edelhauser HF, et al. Effect of epinephrine on the corneal endothelium. Am J Ophthalmol 1975; 79: 245–50.
42. Bissen-Miyajima H. Ophthalmic viscosurgical devices. Curr Opin Ophthalmol 2008; 19: 50-4.

108

Glaucoma y Catarata

Dr. Daniel Badoza,
Dra. Melisa Moreno

El glaucoma y la catarata son patologías que muy frecuentemente coinciden en el mismo paciente, lo cual motiva una serie de preguntas sobre cuál es la mejor conducta a tomar para el manejo de las mismas. Es mejor hacer la cirugía combinada? Es suficiente para regular la presión intraocular (PIO) con sólo realizar la facoemulsificación? Cuándo realizar solamente cirugía de glaucoma, ya sea trabeculectomía o esclerectomía profunda? Si luego de la trabeculectomía fuera necesario operar la catarata, el buen funcionamiento de la ampolla corre riesgo?

Evaluación Preoperatoria

El examen preoperatorio completo nos permite determinar la conducta a seguir. La agudeza visual de lejos y cerca sin y con corrección, y la perimetría computarizada (teniendo en cuenta la sensibilidad de los 5 puntos centrales) nos darán una idea del pronóstico visual de la facoemulsificación.[1,2] La interferometría (test de Lotmar, Potencial Acuity Meter) no es muy confiable en los pacientes glaucomatosos porque frecuentemente presenta falsos positivos.[3]

Es necesario realizar correctamente la biomicroscopía de la catarata, considerando especialmente la presencia de intumescencia y la profundidad de la cámara anterior.

Se debe medir la dilatación pupilar máxima, ya que muchos de estos pacientes recibieron tratamiento crónico con pilocarpina o presentan pseudoexfoliación, y es muy frecuente la presencia de sinequias posteriores, en pacientes previamente trabeculectomizados, o con antecedentes de glaucoma agudo. En los pacientes con pseudoexfoliación hay que descartar signos de debilidad zonular, fundamentalmente facodonesis o iridodonesis.

Es importante realizar un examen completo del glaucoma, evaluando el tipo de glaucoma a través de una gonioscopía,[53] la curva diaria de PIO registrando las medicaciones que usa el paciente, el estado del nervio óptico y del campo visual.

Técnicas Quirúrgicas

Se presentan varias opciones quirúrgicas apropiadas para cada caso en particular.

A – Facoemulsificación Primaria (FP).
B – Procedimientos Combinados.
C – Cirugía Secuencial.

La decisión de la técnica a realizar en cada paciente está muy influida por la experiencia de cada cirujano, pero fundamentalmente surgirá de la estimación de:

1. El tipo de glaucoma.
2. La PIO target que creamos necesaria de acuerdo al nivel de daño glaucomatoso existente.
3. El grosor de la catarata y la profundidad de cámara anterior.

A – Facoemulsificación Primaria

Indicamos facoemulsificación primaria (es decir, sin combinación con procedimientos antiglaucomatosos) cuando el paciente presenta PIO controlada con 1 ó 2 medicaciones, sin presentar daño importante en el nervio óptico, especialmente en glaucomas de ángulo estrecho o pseudoexfoliativo. Sólo debemos considerar esta indicación cuando realizamos FP a través de incisión en córnea clara temporal con implante de lente intraocular (LIO) plegable. De otra forma podemos comprometer la conjuntiva superior, lo cual puede reducir las posibilidades de éxito de la una cirugía de glaucoma futura.

Las ventajas de la FP son su rapidez de realización, la rápida recuperación visual y la poca inflamación que produce. Su principal riesgo es el pico hipertensivo de las primeras 24 horas.

El promedio de descenso de la PIO con la FP es entre 1.5 a 2.5 mmHg, aunque Hayashi y col[4] han obtenido un promedio de hasta 7.2 mmHg en glaucomas de ángulo estrecho. Se ha reportado que 1mmHg de incremento en la PIO preoperatoria se asocia a 0.33 mmHg de descenso de PIO en el postoperatorio, y se mantiene al menos durante 1 año.[50, 54]

En un reporte con seguimiento a 2 años, hemos obtenido un descenso promedio de 1.67 mmHg en pacientes normales, mientras que en pacientes glaucomatosos el fue de 2.23 mmHg, descendiendo las medicaciones utilizadas de 1.47±0.88 a 0.18±0.40 (Badoza DA, Julián K, Traveletti E. Effect of phacoemulsification on intraocular pressure in normal and glaucomatous patients. American Society of Cataract and Refract Surgery. San Francisco, 2003). En la **Tabla 1** se sintetizan los reportes iniciales sobre el efecto de la FP en pacientes normales y glaucomatosos.

El aumento del grosor cristaliniano en pacientes con catarata desplaza el iris hacia delante, generando un estrechamiento del ángulo con bloqueo pupilar relativo y un cierre aposicional del seno camerular. Mediante UBM, Kurimoto y col[8] observaron que en general el iris hacía contacto estrecho con el cristalino pero no con el LIO. Luego de la FP la cámara anterior se profundiza y el ángulo se abre. El iris cae hacia

Tabla 1

Autor	↓ PIO (mmHg)		Medicaciones		Según (años)
	Normales	Glaucomatosos	Pre-FP	Post-FP	
Shingleton[5]	2.05	1.11	1.31±0.93	0.65±0.61	1
Pohjalainen[6]	No evaluado	3.4 (*)	1.7	1.3	1-3.7
Hayashi[4]	No evaluado	5.3(*)-7.2(**)	1.4(**)-1.3(*)	0.9(**)-0.5(*)	2

(*) Glaucoma de ángulo abierto.
(**) Glaucoma de ángulo estrecho.

atrás en el ojo pseudofáquico porque la LIO es significativamente más delgada **(Figuras 1A y 1B)**. Estos cambios son asociados positivamente con reducciones de la PIO luego de la FP, que ocurren incluso en ojos normales.[50, 55] Es por ello que el descenso de la PIO que produce la FP es más pronunciado en los pacientes con cámara estrecha y / o glaucoma de cierre angular [4]. Además la cirugía de catarata con implante de LIO incrementaría la tensión zonular con ampliación de los espacios en la malla trabecular y disminución de la resistencia de salida del humor acuoso.[54]

La FP regularía mejor la PIO que la iridectomía periférica en pacientes con glaucoma agudo, fundamentalmente cuando no hay daño trabecular ni sinequias anteriores periféricas.[9,10] La desventaja de la FP en pacientes jóvenes es la mayor invasividad y la pérdida de la acomodación, así como su mayor costo.

En la pseudoexfoliación la FP también es muy útil, debido a que el alto flujo y vacío produce una "limpieza" del trabeculado similar a la aspiración trabecular propuesta por Jacobi.[11] De todas formas, es requisito que en casos con pseudoexfoliación el daño glaucomatoso sea mínimo. Debido a la agresividad del glaucoma pseudoexfoliativo, en casos con daño severo es conveniente la cirugía combinada.

En nuestra serie[56] evaluamos el efecto según el tipo de glaucoma, obteniendo una reducción de PIO luego de la facoemulsificación entre 1.5 a 2.3 mmHg con un reducción media de medicaciones entre 1.1 a 1.8, con seguimientos de hasta 8 años en glaucoma de ángulo estrecho (GAE) y glaucoma de ángulo abierto (GAA) y 5 años en glaucoma pseudoexfoliativo (GP). En nuestros casos la FP fue muy efectiva para reducir la PIO en los glaucomas de ángulo estrecho y pseudoexfoliativo y moderada en el glaucoma de ángulo

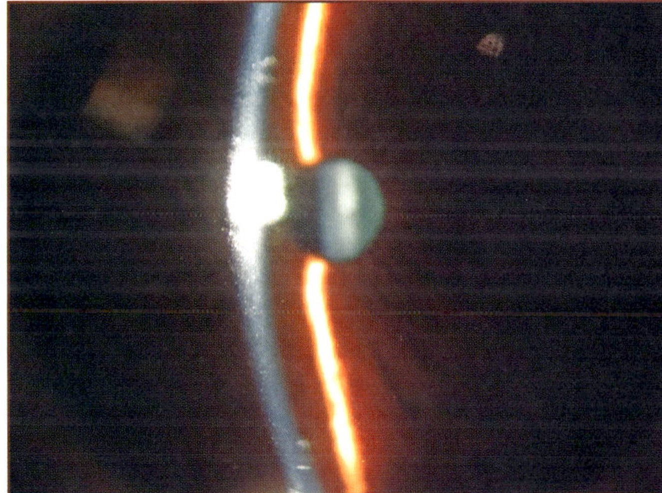

A

B

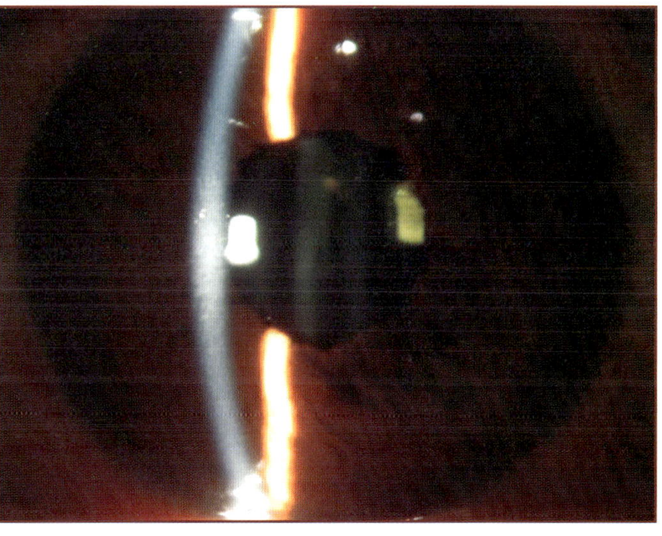

Figuras 1A y 1B. Profundización de la cámara anterior luego de la facoemulsificación.

abierto, con una importante reducción de NM en los glaucomas de ángulo estrecho, como se observa en la **Tabla 2**.

En cuanto a las LIOs, en caso de astigmatismo mayor a 1 D utilizamos lentes tóricas independientemente del estado del nervio óptico y de la presencia de pseudoexfoliación. La tecnología multifocal la dejamos reservada para aquellos ojos que tienen nulo o poco daño en su nervio óptico y campo visual y una evolución controlada de su glaucoma, sin evidencia de signos de pseudoexfoliación. En pacientes que presentan pseudoexfoliación y/o el daño glaucomatoso elevado en un solo ojo, hemos implantado LIO multifocal en el ojo contralateral, con resultados visuales muy satisfactorios e independencia al uso de anteojos (Badoza D. Monocular implantation of multifocal intraocular lens. International Society of Refractive Surgery of the American Academy of Ophthalmology Regional Meeting. Cancún, mayo de 2008).

El principal peligro de la FP es el pico hipertensivo inicial, que puede provocar mayor daño del nervio óptico, asociado a una obstrucción del trabeculado por el viscoelástico.[12] En nuestros casos, la PIO al primer día postoperatorio fue mayor a 21 mmHg en el 35.7% de los pacientes glaucomatosos, en contraste con el 10.33% de los pacientes normales. Es de gran ayuda llenar el saco capsular con viscoelástico con propiedades cohesivas antes de implantar la LIO, luego aspirarlo lo más completamente posible e indicar medicación antiglaucomatosa en el postoperatorio. Si bien se han reportado buenos resultados con timolol 0.5% combinado con dorzolamida 2% o con latanoprost 0.05% al finalizar la cirugía, en los pacientes glaucomatosos preferimos indicar acetazolamida 500mg VO cada 8 horas hasta el primer control postoperatorio.[13,14]

Cimetta et al[45] estudiaron el efecto de la facoemulsificación con incisión por cornea clara en pacientes con pseudoexfoliación. Demostraron una reducción de 3.5 mmHg de PIO en pseudoexfoliación versus una reducción de 0.48 mmHg en pacientes control en 1 año de seguimiento.

Singleton at el[46] en un análisis retrospectivo de 1122 ojos con pseudoexfoliación, con y sin glaucoma en quienes se realizó facoemulsificación, demostró que los pacientes con pseudoexfoliación tuvieron mayor incidencia de picos de hipertensión ocular (mayor a 30 mmHg) en el primer día postoperatorio en comparación con los controles. Adicionalmente pacientes con PIO alta preoperatoria mostraron reducciones postoperatorias mayores. La tasa de progresión del glaucoma en ambos grupos fue baja, indicando un potencial afecto protector con la simple extracción de la catarata.

Poley[47] en un análisis retrospectivo de 588 ojos normales y con hipertensión ocular, con seguimiento a 10 años, demostró que el grupo de pacientes con niveles más altos de PIO preoperatoria, consiguió la reducción promedio de presión intraocular a largo plazo más marcada.

Mierzejewski[48] analizó 100 ojos con glaucoma, agrupados según la anatomía del ángulo camerular, en quienes se realizó facoemulsificación. GAA mostraron reducción de la presión intraocular de 4.5 mmHg y GAE de 6 mmHg con seguimiento de 6 a 39 meses. El subgrupo con GP mostró mayor reducción de PIO. Los autores concluyeron que la facoemulsificación en glau-

Tabla 2

Tipo de Glaucoma	PIO		Medicaciones		Seguimiento
	Preop	Último control Postop	Preop	Último control Postop	
Ángulo Abierto	17.0±3.20	15.5±1.5	1.6±0.9	0.5±0.9	8 años
Ángulo Estrecho	16.5±2.7	14.2±2.2	1.9±0.7	0.3±0.8	8 años
Pseudoexfoliación	16.0±2.9	14.0±2.9	2.2±0.8	0.4±0.9	5 años

coma da la oportunidad de reducir o discontinuar la medicación antiglaucomatosa.

Lam[(19)] en un estudio prospectivo y randomizado en 62 pacientes con glaucoma agudo de ángulo estrecho y Hata en un análisis en 50 pacientes con glaucoma de ángulo estrecho demostraron que la facoemulsificación temprana es más efectiva y segura que la iridoplastia periférica con láser para reducir la presión intraocular en un seguimiento de entre 18 meses y 6 meses respectivamente.

Caso Clínico

Paciente femenina de 70 años, derivada para realizar facotrabeculectomía en ojo izquierdo (OI). Había sufrido un ataque de glaucoma agudo 5 años atrás. La agudeza visual de ese ojo era 20/30 con corrección (-1.25). La PIO era 18 mmHg OI con betaxolol y latanoprost. El ángulo camerular era estrecho.la perímetros automática estándar mostraba un aumento del defecto medio sin daño escotomatoso significativo **(Figura 2a)**. Se decidió facoemulsificación primaria. La agudeza visual en el primer día postoperatorio fue 20/25 con corrección (-0.25 a 60°), obteniendo una PIO de 14 mmHg, sin requerir medicación antiglaucomatosa tras 8 años de seguimiento. Tras la cirugía, todos los campos visuales tuvieron resultado normal **(Figura 2b)**.

Figura 2a. SAP (Standard Automated Perymetry) preoperatorio. Se observa aumento del defecto medio (pérdida difusa) por la catarata, con poco daño escotomatoso.

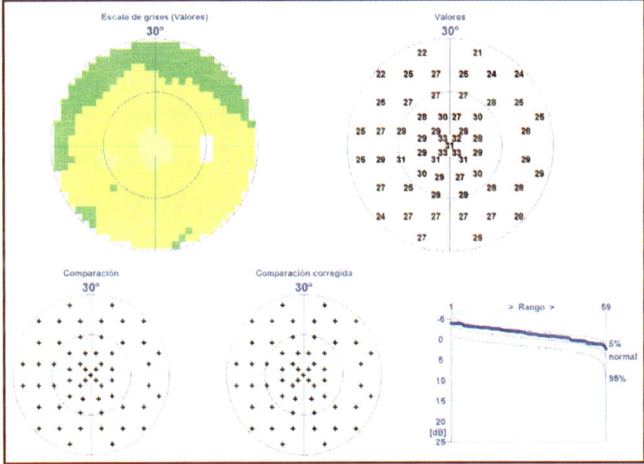

Figura 2b. Mejoría del defecto medio con normalización del campo visual en el postoperatorio de facoemulsificación.

B – Procedimientos Combinados

1 - Indicaciones

a) Pacientes glaucomatosos con síntomas visuales debidos a catarata que presentan:
   - PIO mayor a 21 mmHg con más de 2 medicaciones y/o daño al menos moderado del nervio óptico y del campo visual, especialmente si el ángulo es abierto, donde la facoemulsificación sola no descendería la PIO al nivel objetivo que planteamos.

- PIO bien regulada con medicación y daño severo del nervio óptico, en los que queremos prevenir la posible progresión del daño causada por un pico hipertensivo inicial luego de la facoemulsificación.

b) Pacientes con severo daño glaucomatoso y mal control de la PIO sin síntomas visuales asociados a la catarata, con cámara plana preoperatoria o ligera intumescencia.

2 – *Facotrabeculectomía*

Presenta las siguientes opciones técnicas:

a) Tipo de abordaje: puede ser de 1 vía (trabeculectomía e incisión de la faco superiores) o de 2 vías (trabeculectomía superior y faco en córnea temporal).
b) Tipo de flap conjuntival: base fornix o base limbo.
c) Uso o no de antimetabolitos (mitomicina o 5-fluorouracilo).
d) Trabeculectomía convencional[15] o con punch.[16]

Con respecto al tipo de abordaje, las diferencias halladas entre 1 vía o 2 vías no han sido estadísticamente significativas en cuanto al control de la PIO,[17-20] aunque Wyse y col reportaron menor uso de medicación antiglaucomatosa con el abordaje a 2 vías. Con este último la facoemulsificación se facilita por el abordaje temporal y la conjuntiva se manipula menos, pero requiere que el cirujano cambie su posición varias veces durante la cirugía, como veremos al describir la técnica. También la PIO postoperatoria ha sido similar con flaps base limbo o fórnix[21,22,23] siendo la realización de este último más rápida pero con una menor hermeticidad de la ampolla.[23]

En cuanto a los antimetabolitos, distintos reportes confirman una mayor reducción de la PIO con el uso de mitomicina, con la desventaja de mayor incidencia de complicaciones, especialmente endoftalmitis e hipotonía.[24-26] Con las inyecciones postoperatorias de 5FU no se obtendría una reducción significativa de la PIO[27,28] si bien Gandolfi reportó buenos resultados.[29] Por el contrario, el uso intraoperatorio de 5FU reduciría la PIO como la mitomicina pero con menor incidencia de efectos secundarios.[30-32]

Si bien la trabeculectomía con punch es más rápida y sencilla, la filtración obtenida sería menor .[33]

Nuestra técnica de elección en la cirugía combinada es la facotrabeculectomía por 2 vías con 5-FU intraoperatorio bajo anestesia subtenoniana.

Los pasos son los siguientes:

1. Apertura de conjuntiva base limbo y cauterización de la esclera **(Figura 3a)**
2. Tallado de la tapa escleral **(Figura 3b)** y de la trabeculectomía **(Figura 3c)**.
3. Colocación de esponja embebida con 5FU 50mg/ml por debajo de la tapa escleral durante 2 minutos. Lavado profuso del mismo con solución Ringer lactato.
4. Incisión en córnea clara temporal de 3.2 mm **(Figura 3d)**.
5. Capsulorrexis.
6. Hidrodisección con o sin hidrodelaminación.
7. Facoemulsificación **(Figura 3e)**.
8. Aspiración de masas corticales (preferimos la técnica bimanual).
9. Colocación de LIO plegable - preferimos acrílico hidrofóbico.
10. Trabeculectomía según Cairns **(Figura 3f)**.
11. Iridectomía periférica (este paso puede obviarse).[34]
12. Sutura de tapa escleral con Nylon 10/0 y de Tenon y conjuntiva con sutura continua de polyglactin 10/0 (Biosorb 10/0, Alcon).
13. Aspiramos el viscoelástico y reformamos la cámara anterior a través de la paracentesis.

Durante los pasos 1- 3 y 10-13 el cirujano se sienta en posición superior, en los pasos 4-9 en posición temporal.

En nuestros casos de cirugía combinada por dos vías con seguimiento mínimo de 24 meses (70.8±37.9 meses, rango 124 - 5), con PIO preoperatoria de 21.2±8 (rango entre 40 y 13 mmHg) y NM de 0.72±1.19, La PIO postoperatoria descendió a 13.18±4.19 (rango 22-8 mmHg) y el NM a 0.9±1.22.

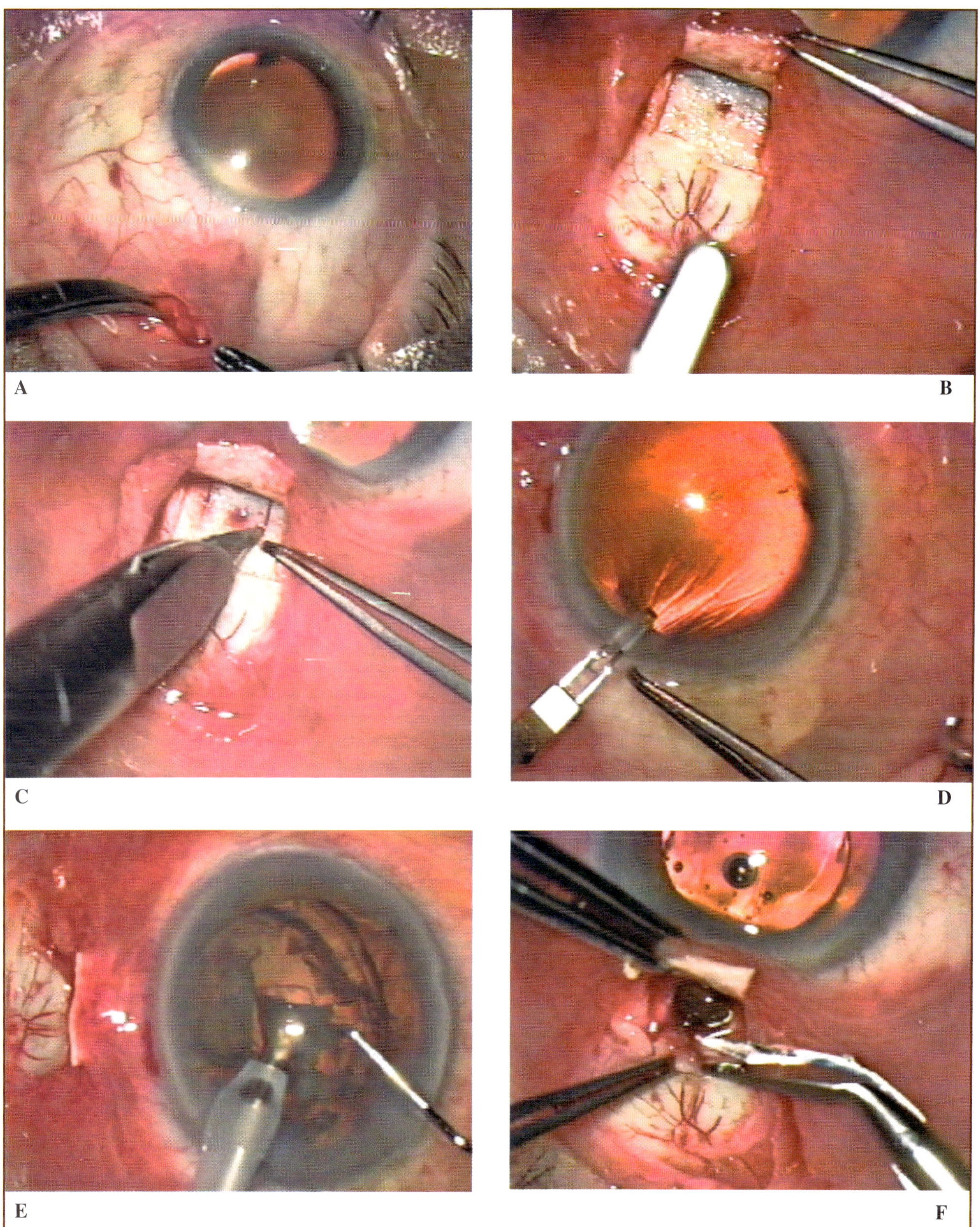

Figura 3 A-F

Caso Clínico

Paciente femenina de 70 años que consulta por mala visión en ojo izquierdo (OI). Presenta una agudeza visual en OI de 20/50 con corrección. La PIO en OI es de 16 mmHg y está medicada con 3 drogas. En lámpara de hendidura se observa catarata con dureza nuclear 3+. Se observa daño glaucomatoso severo en nervio óptico **(Figura 4a)** con defecto escotomatoso con reducción de sensibilidad central en la perimetría automática **(Figura 4b)**. Se decidió realizar facotrabeculectomía por dos sitios con 5FU intraoperatorio. Permanece con AV de 20/30 a 9 años de seguimiento y con una PIO de 10 mmHg en el último control con medicación. Luego de la cirugía y hasta el último control, se recuperó la sensibilidad de los 5 grados centrales y se frenó la progresión e el defecto escotomatoso preexistente **(Figura 4c)**.

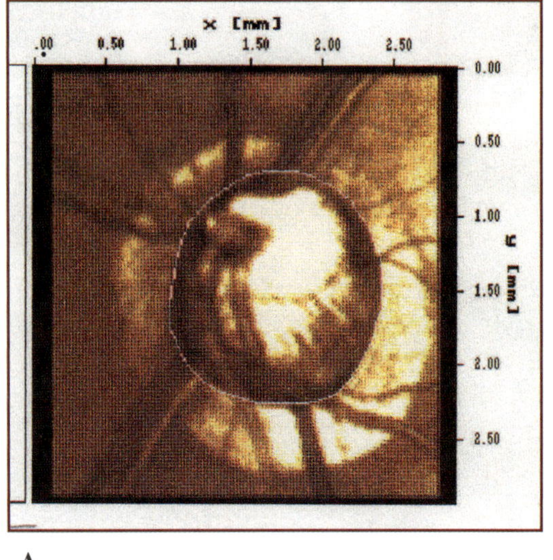

A

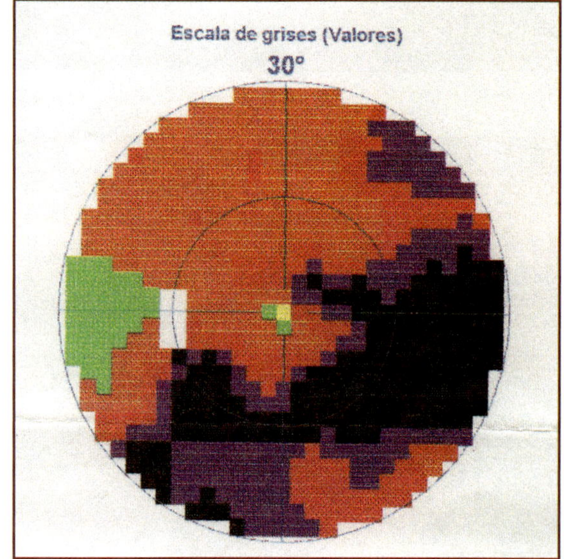

B

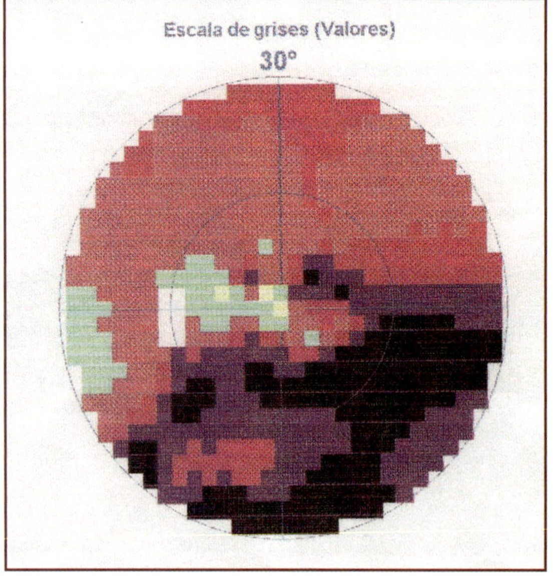

C

Figura 4a-c. a) HRT preoperatorio. b) SAP (Standard Automated Perymetry) preoperatorio con defecto difuso y escotomatoso marcado. c) SAP (Standard Automated Perymetry) posterior a facotrabeculectomía, con mejoría de la sensibilidad central pero manteniendo el defecto escotomatoso preoperatorio.

3 – Otras Opciones en Cirugía Combinada

En casos con glaucoma de ángulo abierto que no regulan la PIO, con daño leve a moderado de nervio óptico, en los que se requiere un descenso de la PIO mayor que la obtenida con la FP, pero no tan pronunciado como con la facotrabeculectomía, la facoesclerectomía[35,36] y la faco combinada con trabeculotomía ab externo[37,38] son una buena opción, con menos complicaciones que las asociadas a la facotrabeculectomía (fundamentalmente hipotonía, hipotalamia y desprendimiento coroideo). En casos con uveítis, glaucoma neovascular o queratoplastia previa, sería más conveniente la cirugía combinada con implantes valvulares.

Bajo el nombre genérico de MIGS *(micro incision glaucoma surgery)* se agrupan distintos dispositivos que se insertan a través de una pequeña incisión corneal bajo control gonioscópico. Como son procedimientos que no comprometen la conjuntiva, no se oponen a una futura trabeculectomía. Posiblemente, en un tiempo no muy lejano, reduzcan significativamente la indicación de facotrabeculectomía.

Podemos clasificarlos en:

1- Procedimientos que mejoran el flujo de salida trabecular (ab interno)

a) iSTENT (Glaukos Corporation, Laguna Hills, California, USA).
Es un stent trabecular en forma de L fabricado en titanio que se inserta dentro del canal de Schlemm y sirve para eludir la resistencia trabecular facilitando el flujo de salida del humor acuoso.[51]

b) TRABECTOME (Neodemix, Tustin, California, USA). Es un dispositivo diseñado para cauterizar y remover una tira de la malla trabecular de la pared interna del canal de Schlemm mejorando el flujo de salida trabecular sin filtración externa.[44,51]

c) HYDRUS (Ivantis Inc., Irvine, California, USA) Es un dispositivo semejante a un canal de Schlemm con tres ventanas posteriores.[51]

2- Procedimientos que mejoran el flujo de salida uveo escleral

CYPASS (Transcend Medical Inc., California, USA). Es un micro stent que se implanta debajo del espolón escleral en el espacio supraciliar, promueve el drenaje del humor acuoso desde el segmento anterior al espacio supracoroidal. [51,52]

3- Procedimientos ab externo

CANALOPLASTIA (iScience Interventional Corp., Menlo Park, California, USA). Es una técnica en donde el canal de Schlemm es cateterizado y dilatado circunferencialmente utilizando un microcateter flexible, posteriormente se coloca una sutura de tensión que distiende la malla trabecular. Esto permite mejorar el flujo de salida trabecular, sin formación de una ampolla de filtración.[51]

De todas maneras faltan trabajos con seguimiento prolongado que demuestren la efectividad de estos diversos procedimientos para lograr PIO objetivos bajas. Por ejemplo un análisis reciente con el Trabectome[44] concluyó que es una nueva opción para reducir la PIO y el NM, pero la mayoría de los pacientes no logró una reducción de PIO menor a 18mmHg o una reducción del 20% o más en los niveles de PIO luego de los 24 meses postoperatorios. Por lo tanto se recomienda sólo si se necesita lograr reducciones modestas de PIO, con PIO meta de 21 mmHg o mayor.

C – Cirugía Secuencial

1 – Primero la trabeculectomía y luego la facoemulsificación

En aquellos casos con glaucoma de ángulo abierto y severo daño de nervio óptico que no regulan con máxima medicación, con riesgo de pérdida completa de la visión, preferimos realizar trabeculectomía solamente, ya que la PIO se descendería más que con la facotrabeculectomía.[39,40]

Se postula que la facoemulsificación podría alterar el buen funcionamiento de la ampolla,[41] aunque hay varios reportes que afirman lo contrario, por lo que la evidencia al respecto no es fuerte.[42,43] Para disminuir el riesgo de falla de una trabeculectomía previa, esperamos al menos 6 meses para realizar la facoemulsificación, a través de córnea clara temporal con LIO plegable evitando manipular la ampolla. De esta forma en nuestros casos no hemos evidenciado alteración en el control de la PIO ni necesidad de aumentar medicación. Las dificultades posibles en estos casos son la hipotonía al hacer la incisión, las sinequias pupilares (lo más frecuente de hallar) y el balonamiento de la conjuntiva por filtración de solución balanceada a través del ostium.

Caso Clínico

Paciente femenina de 70 años con antecedentes de glaucoma neovascular en su OI. Presenta una agudeza visual corregida en OD de 20/60. En biomicroscopia se observa catarata nuclear 2+. En OI la visión es nula. La PIO en OD es de 28 mmHg con 3 drogas. En **Figuras 5a y b** se observan daño glaucomatoso avanzado tanto en nervio óptico como en el campo visual. Se realizó **trabeculectomía** base limbo con 5FU intraoperatorio en su OD. A los 48 meses postoperatorios la agudeza visual en OD permaneció sin cambios, con una PIO de 10 mmHg, sin requerir medicación antiglaucomatosa.

A

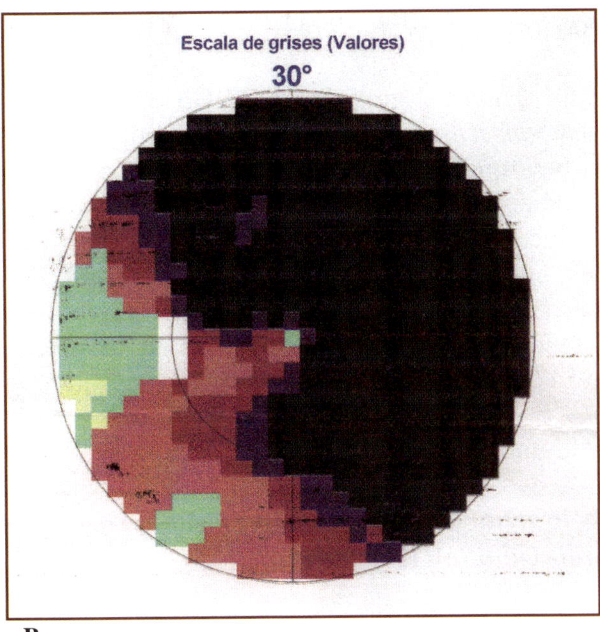

B

Figura 5a-b. a) Nervio óptico. b) SAP (Standard Automated Perymetry) pre trabeculectomia en ojo único.

2 – Primero la facoemulsificación y luego la filtrante

Cuando la PIO alcanzada con la FP no fue satisfactoria, realizamos el procedimiento filtrante, considerando el uso de antimetabolitos para asegurar un mejor resultado.

Conclusiones

Los avances tecnológicos y del conocimiento en las técnicas de cirugía de catarata y glaucoma, a saber la facoemulsificación en córnea clara temporal con LIO plegable, el uso de antimetabolitos en la trabeculectomía o de técnicas alternativas como la esclerectomía o la trabeculotomía, nos permiten encontrar la mejor solución posible en cuanto a recuperación visual y control de la PIO para cada uno de nuestros pacientes con glaucoma y catarata, según sea su estado preoperatorio de la PIO, el daño en el nervio óptico y el tipo de glaucoma que presente.

La facoemulsificación por córnea clara con el implante de un lente plegable, es una opción quirúrgica razonable en pacientes donde coexisten la catarata con glaucoma bien controlado, en especial en pacientes con glaucoma de ángulo estrecho o pseudoexfoliativo. Otorgando una rápida rehabilitación visual con baja incidencia de complicaciones, con este procedimiento obtenemos un discreto pero sostenido descenso de la PIO, pero reduciendo significativamente el número de medicaciones. Esto redunda en una mejora de la calidad de vida de los pacientes.

Cuando estimamos que la facoemulsificación no será suficiente para obtener la PIO objetivo, debemos realizar un procedimiento combinado, asociado a mayores riesgos que la facoemulsificación. El futuro dirá qué lugar puedan llegar a ocupar las técnicas microinvasivas de cirugía de glaucoma.

Bibliografía

1. Chen PP, Budenz DL. The effects of cataract extraction on the visual field of eyes with chronic open-angle glaucoma. Am J Ophthalmol 1998; 125:325-333
2. Guthauser U, Flammer J. Quantifying visual field damage caused by cataract. Am J Ophthalmol 1988;106:480-4
3. Stewart WC, Connor AB, Hunt HH. Prediction of postoperative visual acuity in patients with total glaucomatous cupping using the Potential Acuity Meter and automated perimetry. Ophthalmic Surg 1993 Nov;24(11):730-4
4. Hayashi K, Hayashi H, Nakao F, Hayashi F. Effect of cataract surgery on intraocular pressure control in glaucoma patients. J Cataract Refract Surg 2001; 27:1779-1786
5. Shingleton BJ, Gamell LS, O'Donoghue MW, et al. Long-term changes in intraocular pressure after clear corneal phacoemulsification: Normal patients versus glaucoma suspect and glaucoma patients. J Cataract Refract Surg 1999; 25:885-890
6. Pohjalainen T, Vesti E, Uusitalo RJ, et al. Acta Ophthalmol Scand 2001: 79:313-16
7. Badoza D. Glaucoma y catarata. En: Yankelevich JL, Grigera D, Casiraghi J. Glaucoma. Buenos Aires: Consejo Argentino de Oftalmología 2003: pp 535-545 (Maestría de Oftalmología a distancia, Modulo 3)
8. Kurimoto Y, Park M, Sakaue H, Kondo T. Changes in the anterior chamber configuration after small-incision cataract surgery with posterior chamber intraocular lens implantation. Am J Ophthalmol 1997; 124:775-80
9. Jacobi PC, Dietlein TS, Lüke C, et al. Primary phacoemulsification and intraocular lens implantation for acute angle closure glaucoma. Ophthalmology 2002; 109:1597-1603
10. Roberts TV, Francis JC, Lertusumitkul S, et al. Primary phacoemulsification for uncontrolled angle-closure glaucoma. J Cataract Refract Surg 2000;25:1012-6
11. Jacobi PC, Dietlein TS, Krieglstein GK. Comparative study of trabecular aspiration vs trabeculectomy in glaucoma triple procedure to treat pseudoexfoliation glaucoma. Arch Ophthalmol 1999 Oct;117:1311-8
12. Benson FG, Patterson MM, Epstein DL. Obstruction of aqueous outflow by sodium hyaluronate in enucleated human eyes. Am J Ophthalmol 1983; 95:668-672
13. Rainer G, Menapace R, Findl O, et al. Intraindividual comparison of the effects of a fixed dorzolamide-timolol combination and latanoprost on intraocular pressure after small incision cataract surgery. J Cataract Refract surg 2001; 27:706-710
14. Fry LL. Comparison of the postoperative intraocular pressure with Betagan, Betoptic, Timpotic, Iopidine, Diamox, Pilopine Gel, and Miostat. J Cataract Refract Surg 1992; 18:14-19
15. Cairns JE. Trabeculectomy. Preliminary report of a new method. Am J Ophthalmol 1968 Oct;66(4):673-9
16. Rasouli H, Foets B, Goethals M, Riestra J. Modified phacotrabeculectomy with Crozafon punch. Bull Soc Belge Ophtalmol 1996;261:59-63
17. Borggrefe J, Lieb W, Grehn F. A prospective randomized comparison of two techniques of combined cataract-glaucoma surgery. Graefes Arch Clin Exp Ophthalmol 1999; 237:887-892
18. Rosseti L, Bucci L, Miglior S, Orzalesi N. Temporal corneal phacoemulsification combined with separate-incision superior trabeculectomy vs standard phacotrabeculectomy; a comparative study. Acta Ophthalmol Scand Suppl 1997; 224:39-43
19. El Sayyad F, Helal M, El-Maghraby A, et al. One-site versus 2-site phacotrabeculectomy: a randomized study. J Cataract Refract Surg 1999; 25:77-82
20. Wyse T, Meyer M, Ruderman JM, et al. Combined trabeculectomy and phacoemulsification: a one-site v two-site approach. Am J Ophthalmol 1998; 125:334-339
21. Lemon LC, Shin DH, Kim C, et al. Limbus-based vs fornix-based conjunctival flap in?
22. Shingleton BJ, Chaudhry IM, O'Donoghe MW, et al. Phacotrabeculectomy; limbus-based versus fornix-based conjunctival flaps in fellow eyes. Ophthalmol 1999; 106:1152-1155
23. Kozobolis VP, Siganos CS, Christodoulakis EV, et al. Two-site phacotrabeculectomy with intraoperative mitomycin-C: fornix- versus limbus-based conjunctival opening in fellow eyes. J Cataract Refract Surg 2002 Oct;28(10):1758-62
24. Carlson DW, Alward WLM, Barad JP, et al. A randomized study of mitomycin augmentation in combined phacoemulsification and trabeculectomy. Ophthalmology 1997; 104:719-724
25. Lederer CM Jr. Combined cataract extraction with intraocular lens implant and mitomycin-augmented trabeculectomy. Ophthalmology 1996; 103:1025-1034
26. Belyea D, Dan JA, Lieberman MF, Stamper RL. Midterm follow-up results of combined phacoemulsification, lens implantation, and mitomycin-C trabeculectomy procedure. J Glaucoma 1997; 6:90-98
27. O'Grady JM, Juzych MS, Shin DH, et al. Trabeculectomy, phacoemulsification, and posterior chamber lens implantation with and without 5-fluorouracil. Am J Ophthalmol 1993; 116:594-599
28. Ren J, Shin DH, O'Grady JM, et al. Long-term outcome of primary glaucoma triple procedure with adjunctive 5-fluorouracil. Graefes Arch Clin Exp Ophthalmol 1998;236:501-506

29. Gandolfi SA, Vecchi M. 5-fluorouracil in combined trabeculectomy and clear-cornea phacoemulsification with posterior chamber intraocular lens implantation; a one-year randomized, controlled clinical trial. Ophthalmology 1997; 104:181-186
30. WuDunn D, Cantor LB, Palanca-Capistrano AM, et al. A prospective randomized trial comparing intraoperative 5-fluorouracil vs mitomycin C in primary trabeculectomy. Am J Ophthalmol 2002 Oct;134:521-8
31. Singh RP, Goldberg I, Mohsin M. The efficacy and safety of intraoperative and/or postoperative 5-fluorouracil in trabeculectomy and phacotrabeculectomy. Clin Experiment Ophthalmol 2001 Oct;29(5):296-302
32. Singh K, Mehta K, Shaikh NM, et al. Trabeculectomy with intraoperative mitomycin C versus 5-fluorouracil. Prospective randomized clinical trial. Ophthalmology 2000 Dec;107(12):2305-9
33. Crestani A, De Natale R, Steindler P. Phacotrabeculectomy with or without punch: preliminary results comparing the two techniques. Ophthalmologica 1997;211(2):72-4
34. Shingleton BJ, Chaudry IM, O'Donoghe MW. Phacotrabeculectomy: peripheral iridectomy or no peripheral iridectomy? J Cataract Refract Surg. 2002 Jun;28:998-1002
35. Gimbel HV, Anderson Penno EE, Ferensowicz M. Combined cataract surgery, intraocular lens implantation and viscocanalostomy. J Cataract Refract Surg 1999; 25:1370-1375
36. Gianoli F, Schnyder CC, Bovey E, Mermoud A. Combined surgery for cataract and glaucoma: phacoemulsification and deep sclerectomy compared with phacoemulsification and trabeculectomy. J Cataract Refract Surg 1999; 25:340-346
37. Gimbel HV, Meyer D. Small incision trabeculotomy combined with phacoemulsification and intraocular lens implantation. J Cataract Refract Surg 1993; 19:92-96
38. Tanito M, Ohira A, Chihara E. Surgical outcome of combined trabeculotomy and cataract surgery. J Glaucoma 2001; 10:302-308
39. Caprioli J, Park HJ, Weitzman M. Temporal corneal phacoemulsification combined with superior trabeculectomy: a controlled study. Trans Am Ophthalmol Soc 1996; 94:451-63
40. Derick RJ, Evans J, Baker ND. Combined phacoemulsification and trabeculectomy versus trabeculectomy alone: a comparison study using mitomycin-C. Ophthalmic Surg Lasers 1998; 29:707-13
41. Chen PP, Weaver YK, Budenz DL. Trabeculectomy function after cataract extraction. Ophthalmology 1998; 105:1928-35
42. Manoj B, Chako D, Khan MY. Effect of extracapsular cataract extraction and phacoemulsification performed after trabeculectomy on intraocular pressure. J Cataract Refract Surg 2000; 26:75-8
43. Friedman DS, Jampel HD, Lubomski LH, et al. Surgical strategies for coexisting glaucoma and cataract. An evidence-based update. Ophthalmology 2002;109:1902-1915
44. Ahuja Y, Khin Pyi SM, Malihi M, Hodge DO, Sit AJ. Clinical Results of Ab Interno Trabeculotomy Using the Trabectome for Open-Angle Glaucoma: The Mayo Clinic Series in Rochester, Minnesota. AM J Ophthalmol 2013;156:927–935.
45. Cimetta DJ, Cimetta AC. Intraocular pressure changes after clear corneal phacoemulsification in nonglaucomatous pseudoexfoliation syndrome. Eur J Ophthalmol 2008; 18:77–81.
46. Shingleton BJ. Effect of phacoemulsification on intraocular pressure in eyes with pseudoexfoliation: single surgeon series. J Cataract Refractive Surg 2008; 34:1834 – 1841.
47. Poley BJ. Long term effects of phacoemulsification with intraocular lens implantation in normotensive and ocular hypertension eyes. J Cataract Refractive Surg 2008; 34:724–742.
48. Mierzejewski A. Cataract phacoemulsification and intraocular pressure in glaucoma patients. Klin Oczna 2008; 110:11–17.
49. Lam DS. Randomized trial of early phacoemulsification versus peripheral iridotomy to prevent intraocular pressure rise after acute primary angle closure. Ophthalmology 2008; 115:1134–1140.
50. Yang HS, Lee J, Choi S. Ocular Biometric Parameters Associated With Intraocular Pressure Reduction After Cataract Surgery in Normal Eyes. Am J Ophthalmol 2013;156: 89–94.
51. Augustinus CJ, Zeyen T. The effect of phacoemulsification and combined phaco/glaucoma procedures on the intraocular pressure in open-angle glaucoma. A review of the literature. Bull. Soc. belge Ophtalmol., 320, 51-66, 2012.
52. Hoeh H, Ahmed IIK, Grisanti S, Grisanti S, Grabner G, Nguyen QH, Rau M, Yoo S, Ianchulev T. Early postoperative safety and surgical outcomes after implantation of a suprachoroidal micro-stent for the treatment of open-angle glaucoma concomitant with cataract surgery. J Cataract Refract Surg 2013; 39:431–437.
53. Fellman RL, Spaeth GL, Starita RJ. Gonioscopy: key to successful management of glaucoma. Focal Points: Clinical Modules for Ophthalmologists. San Francisco: American Academy of Ophthalmology; 1984, module 7.
54. Mansberge S, Gordon MO, Jampel H, Bhorade A, Brandt J, Wilson B, Kass MA, for the Ocular Hypertension Treatment Study Group. Reduction in Intraocular Pressure after Cataract Extraction: The Ocular Hypertension Treatment Study. Ophthalmology 2012;119:1826–1831.
55. Shingleton B, Pasternack J, Hung J, O'Donoghue M. Three and Five Year Changes in Intraocular Pressures After Clear Corneal Phacoemulsification in Open Angle Glaucoma Patients, Glaucoma Suspects, and Normal Patients. J Glaucoma 2006;15:494–498.
56- Badoza DA. Facoemulsificación en pacientes con glaucoma: efecto a largo plazo sobre la presión intraocular. Oftalmol Clin Exp 2009:3(1); 4-8.

109

Catarata y Pseudoexfoliación

Dr. Luis W. Lu,
Dra. Blanca Alzamora,
Dr. Ricardo Glikin

Introducción

El Síndrome Pseudoexfoliativo o pseudoexfoliación (PEX) es un desorden de la matriz extracelular, caracterizado por la producción y acumulación progresiva de material fibrilar extracelular en diferentes tejidos.

Inicialmente descrito por Lindberg,[1,2] oftalmólogo finlandés que construyó su propia lámpara de hendidura para estudiar esta entidad y describir los depósitos de las escamas grisáceas en la superficie del cristalino en 1917. En base a esto, notó asimismo que el 50% de los pacientes presentaba glaucoma.

En 1953, la Dra. Georgiana Dvorak–Theobald del servicio de patología ocular de la Universidad de Illinois, presentó las pruebas patológicas para diferenciar este síndrome del verdadero Síndrome Exfoliativo, que se manifiesta en los sopladores de vidrio *(glass blowers)*; produciendo una delaminación en capas de la cápsula anterior, causada por el calor y/o por el efecto de los rayos infrarrojos en la cápsula anterior del cristalino.[3] De allí proviene el nombre de Pseudoexfoliación, para diferenciarlo de la verdadera exfoliación **(Figura 1)**.

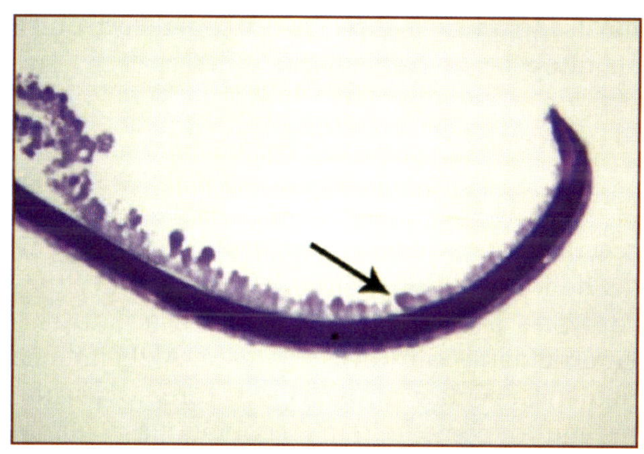

Figura 1. Material amorfo de pseudoexfoliación sobre la cápsula.

Actualmente, la PEX es considerada como una enfermedad sistémica relacionada a la edad, de causa aún desconocida. Se manifiesta primariamente en los ojos y se caracteriza por la acumulación de un material microscópico granular de fibras de proteína parecidas al amiloide, sustancia blanquecina de microfibrillas aparentemente de elastina, similar a la membrana basal celular. Esta sustancia se deposita en los tejidos oculares como la córnea, el cristalino, el cuerpo ciliar y la zónula **(Figura 2)**, el iris, la malla trabecular, el polo posterior, e inclusive se puede evidenciar

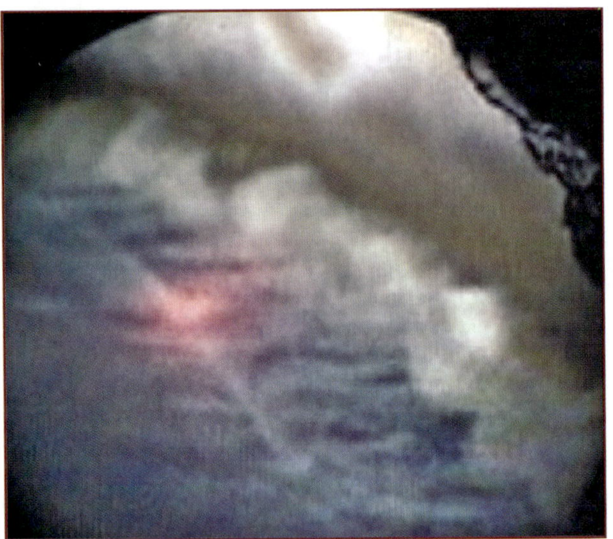

Figura 2. Material pseudoexfoliativo sobre el cuerpo ciliar y las zónulas.

en la conjuntiva; así como también en depósitos extraoculares como la piel, el corazón, pulmón, el hígado, riñón, la vejiga y las meninges (demostrado a través de la microscopía electrónica en autopsias de pacientes con PEX).

El material fue encontrado en tejido conectivo de órganos viscerales, frecuentemente en la periferia de los vasos sanguíneos, y que parecía originarse en los fibroblastos de las células de los músculos estriado y liso, y de células cardiacas.[4] Asimismo, PEX ha sido asociado a las enfermedades cardiovasculares, al Alzheimer, la demencia senil y otros eventos cerebrovasculares agudos como la trombosis, embolias y hemorragias.[5-8]

Las alteraciones oculares predisponen a complicaciones que incluyen la subluxación del cristalino, facodonesis, glaucoma de ángulo abierto, glaucoma de ángulo cerrado secundario a bloqueo pupilar y ciliar, dispersión de pigmento, atrofia peripupilar, pupilas asimétricas, midriasis limitada, asimetría de presión intraocular (PIO), aumento de la PIO tras dilatación pupilar y de la permeabilidad hemato-ocular, sinequias posteriores y descompensación corneal.[9-12] Esta serie de alteraciones evidencia el amplio rango de complicaciones que ocurren durante una cirugía intraocular; incluyendo la dehiscencia zonular, pérdida de vítreo, subluxación del implante intraocular, menor dilatación, hifema, mayor inflamación, aumento de la presión intraocular y descompensación corneal, entre otras.

Epidemiología

Aparentemente su incidencia es mayor en mujeres; sin embargo, no existe predominio por el sexo. Asimismo es más frecuente después de los 60 años y la incidencia varía en las diferentes poblaciones humanas, como en Escandinavia donde la prevalencia es mayor. La población mundial ha mostrado un cambio demográfico, y la PEX se ha convertido en un tema de actualidad **(Figura 3)**.[1,13,14]

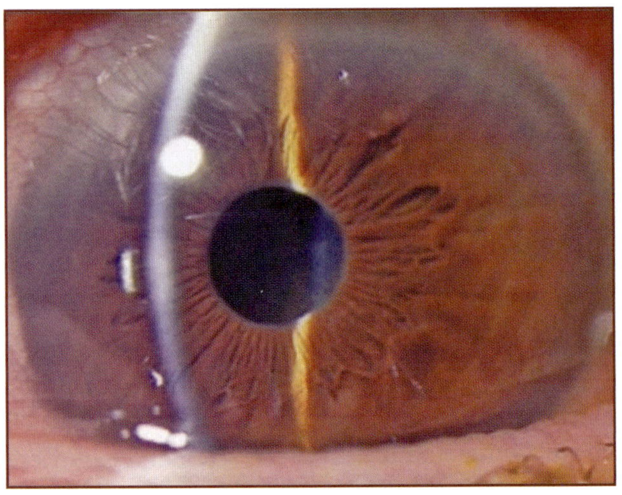

Figura 3. Pseudoexfoliación.

Predomina en la raza blanca con un 75% de bilateralidad, aunque en forma asimétrica respecto al grado de afectación.[15] PEX está presente en un 12% de los pacientes con glaucoma.[16] En el estudio Franingham, la prevalencia fue de un 1.8%, y la incidencia de 1.6% en el sureste de los EE. UU.[17] Sin embargo, en Europa se ha registrado alrededor de un 4.7% en Inglaterra, 6.3% en Noruega, 4% en Alemania, 1.1% en Grecia y 5.5% en Francia.[18] Así también, se encontró en un 8.2% de los pobladores de las tribus Bantú de Sudáfrica,[19] 3.4% en Japón, 6.45% en Pakistán, 7.4% en India y 0.4% en pacientes mayores de 60 en China.[4] Aunque aparece virtualmente en todas las áreas del mundo, existe una considerable prevalencia de glaucoma por PEX. Por otro lado, en los países escandinavos, más del 50%

de los casos de glaucoma de ángulo abierto son causados por PEX.

La presencia del PEX no es frecuente en los afroamericanos y esquimales, de la misma manera que nunca se ha observado entre los pobladores del Ártico Canadiense. La prevalencia existente es de un 13% en Arabia Saudita, y un 3.6% en los hispanoamericanos de Nuevo México.[4]

Este síndrome se encuentra con mayor frecuencia en pacientes de más de 50 años, en aquellos con hipertensión ocular, con diagnóstico de glaucoma, pacientes con glaucomas sometidos a cirugía, con ceguera debido al glaucoma y con glaucoma absoluto.[4]

Algunos autores han encontrado asociación entre el PEX y Alzheimer, demencia senil, atrofia cerebral, isquemia cerebral crónica, accidente cerebrovascular, ataques isquémicos transitorios, enfermedad cardíaca y pérdida de audición.

Recientemente, se ha hallado que los niveles de homocisteína están elevados en estos pacientes.[20] La elevación plasmática de los niveles de homocisteína, ha sido descrita como factor de riesgo de enfermedad cardiovascular. Aumento en la concentración de homocisteína ha sido reportado en las lágrimas y plasma de pacientes con glaucoma pseudoexfoliativo.[21]

Alteraciones Oculares y Evaluación Clínica

Los pacientes con PEX pueden ser asintomáticos o presentar una disminución de la agudeza visual secundaria a una catarata o cambios glaucomatosos en el campo visual. El síndrome de pseudoexfoliación es diagnosticado clínicamente en la lámpara de hendidura, con un 85% de sensibilidad y un 100% de especificidad. El material pseudoexfoliativo se puede percibir en el borde pupilar del iris sin dilatación; no obstante, el hallazgo más conocido es el signo de los 3 anillos en la cápsula anterior del cristalino, formado por un disco central, un anillo periférico y una zona clara que separa a estos dos. Esta zona clara varía en diámetro y muestra bordes rizados. El disco central mide entre 1–2.5 mm en diámetro y tiene bordes bien demarcados. El anillo periférico típicamente es visto después de la dilatación pupilar; su tamaño es variable y su borde interno tiene muchas estrías radiales. Posiblemente, la zona traslúcida es creada por el roce fisiológico de la superficie posterior del iris contra el cristalino. Este roce resulta en un síndrome de dispersión pigmentaria secundaria, con pérdida de melanina del epitelio pigmentario del iris en el borde pupilar, adoptando la forma en serrucho **(Figura 4)**. Los gránulos de melanina se acumulan en la malla trabecular, produciendo una atrofia del iris peripupilar. Esto se visualiza mejor por transiluminación.

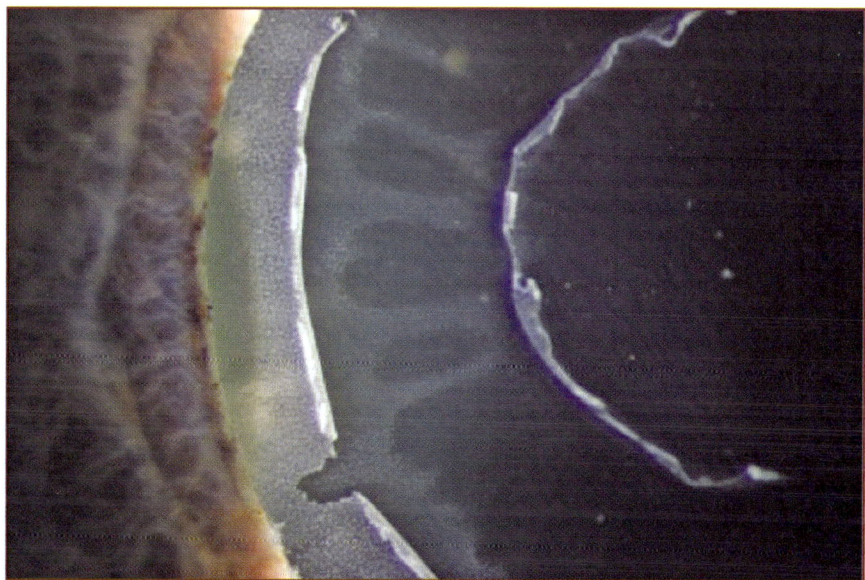

Figura 4. Cápsula anterior del cristalino en PEX.

La gonioscopía mostrará una pigmentación discontinua de la malla trabecular, generalmente, menos densa que en casos de glaucoma pigmentario.

Resulta característico el pigmento que se deposita en la línea de Schwalbe o anterior a ella (Línea de Sampaolesi).[22,23] La presión intraocular (PIO) se eleva generando el glaucoma en un 50%, inclusive se ha reportado que se convierten de PEX a glaucoma por PEX en un 3.2% al año[24] y que la probabilidad es de 44% en 5 años y 55.1% después de 8.7 años.[25,26]

Otros signos de PEX incluyen:

- La escasa midriasis farmacológicamente inducida, con liberación de pigmento
- La presencia de sinequias posteriores, de depósitos de pigmento sobre la superficie del iris, el depósito de pigmento y/o de material pseudoexfoliativo sobre cuerpo ciliar y zónula, así como sobre el endotelio corneal.
- La queratopatía o distrofia de Naumann[27-29]
- La descompensación endotelial, debida a que los depósitos del mencionado material *(de pseudoexfoliación)*, resultan tóxicos para el endotelio y entorpecen el funcionamiento normal de la bomba sodio-potasio
- Facodonesis, subluxación del cristalino y una catarata nuclear pueden estar presentes.

Aunque clínicamente el ojo congénere está comprometido en un 40%, el material de pseudoexfoliación casi siempre se encuentra mediante microscopía confocal (electrónica en el ojo opuesto), y también por biopsia conjuntival.

La PEX está asociada a una reducción en el flujo sanguíneo del ojo, hipoperfusión en el iris e hipoxia de la cámara anterior. Se ha reportado una disminución en la concentración de ácido ascórbico[30] y aumento en el 8-iso-Prostaglandin F2a y de Malondialdehyde.[31]

El diagnóstico precoz es importante para reducir las complicaciones intraoperatorias, desde que el cuadro clásico es considerado un estadio tardío. Inicialmente en la PEX, la cápsula anterior presenta una capa homogénea mate antes de la formación de los típicos depósitos, y a medida que esta se torna más gruesa, se forman los defectos focales en la periferia media por los movimientos del iris. Comienza generalmente por el cuadrante nasal superior, para posteriormente progresar hasta que los diferentes defectos focales se vuelven confluentes.[4] La zónula es afectada en los períodos tempranos de la PEX, como se ha demostrado a través de la ultrabiomicroscopía (UBM).[34-36]

Causas

No es precisa la causa de esta condición, si forma parte de un proceso genético o por asociación a otras enfermedades. El agregado familiar mantiene la noción de que puede ser transmitido como un gen autosómico dominante con penetración incompleta. Es probable que los factores predisponentes incluyan la luz ultravioleta, el vivir en latitudes del norte y en altitud sobre el nivel del mar. El origen del material es desconocido; sin embargo, se cree que la PEX es algún tipo de elastosis que afecta las microfibrillas elásticas.

En un estudio realizado en Islandia y Suecia a pacientes con glaucoma por PEX (Thorleifsson *et al.*, 2007), se encontró la presencia de una proteína semejante a la lysil oxidase (gen LOXL1);[32] lo cual podría representar mayor susceptibilidad a tener PEX. Esto ha sido corroborado en los Estados Unidos, y eventualmente localizado en el cromosoma 15q24–q25.[33]

Se ha reportado que la molécula TGF-B1 (factor de crecimiento transformante, beta 1 humano) estaría involucrada en la patogénesis de PEX.[4]

Glaucoma

Aun cuando el riesgo de glaucoma en ojos con PEX varía dependiendo de la población, la enfermedad parece estar basada en un mecanismo de glaucoma secundario de ángulo abierto en la mayoría de los casos.[37] La elevación de la PIO es el resultado del bloqueo en la malla trabecular, tanto por pigmento como también por material pseudoexfoliativo en los espacios intertrabeculares. El glaucoma es frecuentemente asociado a una PIO elevada, la cual en la mayoría de ocasiones es difícil controlar. Se ha notado mayor relación con pérdidas de campo visual, alta variación en PIO y un daño más pronunciado en el nervio óptico en pacientes con glaucoma asociado a PEX, comparado con pacientes que tienen glaucoma primario de ángulo abierto (POAG). Estudios adicionales han mostrado elastosis de la lámina cribosa, sugiriendo una vulnerabilidad pre-existente del nervio óptico.[37-39]

Recientemente, el síndrome pseudoexfoliativo ha sido implicado como una de las causas de glaucoma de ángulo cerrado agudo y crónico. Los mecanismos sugeridos incluyen el movimiento anterior del cristalino a causa de la debilidad zonular; como también la formación de sinequias posteriores por la adherencia entre el iris y el cristalino, debido al material de pseudoexfoliación.[37] Una iridotomía o la extracción del cristalino podría ser adecuada para proteger al paciente de un glaucoma de ángulo cerrado crónico.

El tratamiento del glaucoma pseudoexfoliativo es similar al del glaucoma primario; habiéndose encontrado que la terapia antiglaucomatosa con latanoprost reduce las concentraciones de TGF-B1 en pacientes con glaucoma secundario a PEX.[1] Sin embargo, los múltiples estudios han demostrado que la terapia médica tiene la tendencia a fallar en este grupo de pacientes[37] **(Figura 5)**.

Por otra parte, la trabeculoplastía selectiva suele ser efectiva, debido al aumento de pigmentación en la malla trabecular. Los resultados de trabeculectomías en este grupo son comparables o mejores que en pacientes con POAG.[40,41]

Aunque en la mayoría de pacientes con PEX que presentan catarata y glaucoma se cree conveniente una cirugía de catarata, existen pacientes con glaucoma por PEX no controlado y catarata, los cuales podrían ser candidatos a una cirugía combinada. Actualmente, en pacientes en que coexisten ambas entidades, se sugiere realizar la cirugía de catarata en forma precoz. Los pacientes con catarata y el glaucoma controlado presentan la tendencia a tener elevaciones de PIO postoperatoria que, en algunos casos, podrían requerir de una eventual cirugía de glaucoma.

En cuanto a la cirugía combinada, se ha sugerido la facoemulsificación más una esclerectomía profunda no perforante, como también la combinación con trabeculectomía, y la combinada con un shunt (ExPress) o un MIGS (Minimally Invasive Glaucoma Surgery). Sin embargo, las cirugías combinadas presentan complicaciones con un mayor riesgo de edema macular cistoide, agujero macular, maculopatia hipotónica y membrana epiretinal.[15,44]

Catarata

La catarata se presenta precozmente y avanza de manera más rápida que en el ojo normal senil.[42-44] En casos donde clínicamente pareciera

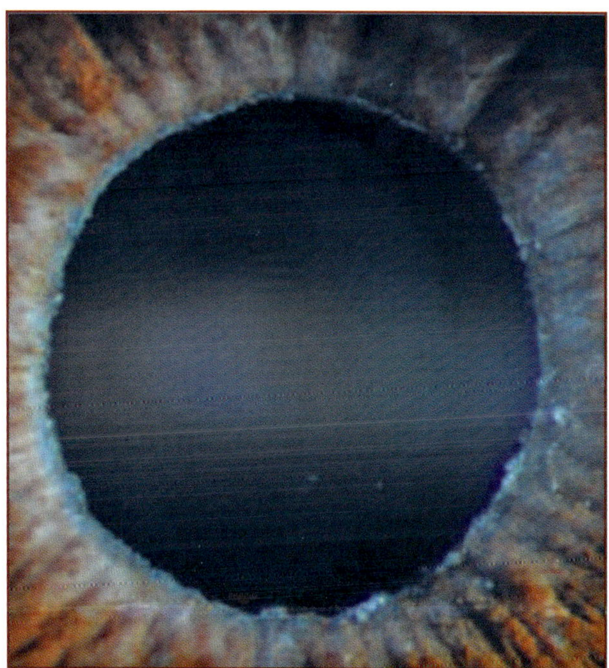

Figura 5. Paciente con glaucoma pseudoexfoliativo.

ser unilateral, la catarata está más avanzada en el ojo con PEX;[41] y a mayor cantidad de material pseudoexfoliativo, también estará más desarrollada[44] **(Figura 6)**.

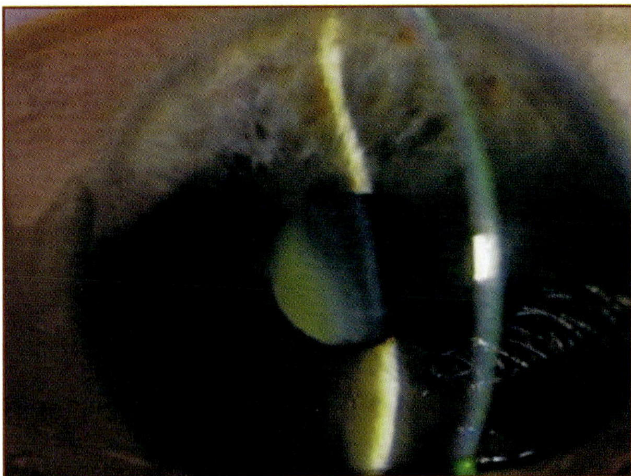

Figura 6. Catarata nuclear densa en un paciente con PEX.

La cirugía de catarata presenta al cirujano una serie de desafíos particulares a esta condición. En adición a la alta incidencia de glaucoma, estos pacientes evidencian la pérdida de la integridad zonular, ocasionalmente asociada con subluxación del cristalino y pupilas que dilatan menos. A pesar de que el uso de la facoemulsificación en manos experimentadas ha resultado en una baja incidencia de complicaciones intraoperatorias y postoperatorias, es necesario tener mayor cuidado en estos pacientes.[45,46]

Técnica de Cirugía de Catarata en Pseudoexfoliación

La evaluación clínica detallada y el conocimiento previo de las posibles complicaciones, generarán que esta cirugía consiga excelentes resultados en la mayoría de los pacientes con PEX. Se necesitará realizar un examen biomicroscópico preciso del segmento anterior, teniendo en cuenta que la asimetría sugiere una debilidad zonular. Asimismo, se debe evaluar la pupila y su dilatación, la PIO y la malla trabecular, el endotelio corneal y el cristalino con su cápsula anterior; además de realizar oftalmoscopía directa e indirecta detallada.

Los exámenes complementarios deben incluir la gonioscopía, HRT u OCT del nervio óptico; campo visual si el glaucoma fuese avanzado, UBM del segmento anterior, OCT del segmento posterior, y microscopía especular endotelial.

Clínicamente, hemos intentado clasificar el grado de compromiso por PEX en estos pacientes en cuatro categorías. La categoría I comprende el grupo de aquellos con engrosamiento de la cápsula anterior; el grupo II muestra zonas de lagunas no abiertas de adelgazamiento por contacto iris-cristalino; el III corresponde al grupo que muestra la exfoliación; y el IV tiene complicaciones clínicas como facodonesis, glaucoma, etc.

La facoemulsificación utilizada en la PEX, representa un desafío para el cirujano. La incidencia de complicaciones intraoperatorias y postoperatorias, como la diálisis zonular, la ruptura capsular, la pérdida de vítreo y la descentración del implante intraocular (LIO) pueden disminuirse si se presta atención cuidadosa a la técnica quirúrgica.

La introducción de nuevos equipos como el Infiniti y el Centurión, los nuevos lentes intraoculares, los anillos y segmentos de soporte capsular, y las nuevas técnicas de dilatación pupilar intraoperatorias, ofrecen al cirujano la capacidad de realizar una técnica más segura para este grupo de pacientes **(Figura 7)**.

Anestesia

La anestesia tópica con o sin anestesia intracamerular es rutinaria, pero cuando la catarata es densa, o se ha observado dehiscencia zonular, dilatación pupilar pobre, facodonesis y cámara anterior estrecha; se preferirá utilizar anestesia subtenoniana, retrobulbar o anestesia con máscara laríngea, según la complejidad y prolongación de la cirugía que se anticipa.

Incisión

Aunque la incisión principal puede realizarse en cualquiera de los meridianos, la preferencia es hacer una cirugía temporal, en córnea clara. Se tratará de dejar la parte superior del globo libre,

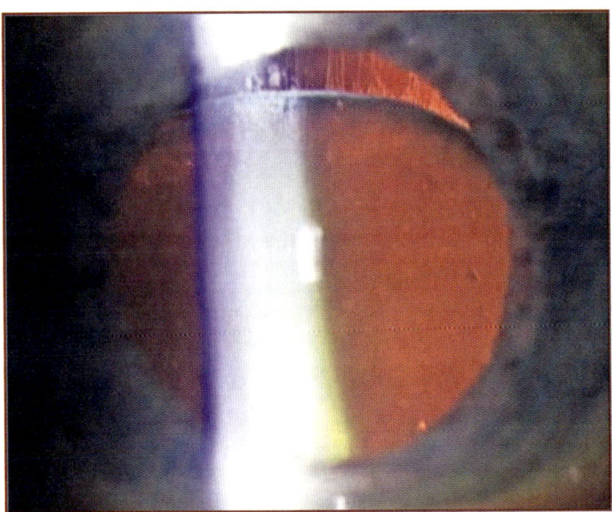

Figura 7. Subluxación del cristalino en PEX.

por la posibilidad de una futura cirugía de glaucoma. Esta puede también combinarse con incisiones limbales o corneales relajantes, o asistidas por el láser de femtosegundo para la corrección simultánea del astigmatismo corneal. Se pueden realizar incisiones de 1.6 mm para cirugía bimanual, o de 2.2 mm para la cirugía coaxial (Intrepid) en casos grado I-II de PEX; y es más recomendable las incisiones de 2.8 mm para los casos III y IV, con el fin de inyectar un implante de tres piezas si fuese necesario.[47,48]

Dilatación Pupilar

Efectivamente, la cirugía compleja de catarata genera mayores riesgos. En algunos casos, la dilatación pupilar previa a la cirugía con tropicamida al 1%, ciclopentolato al 1% y fenilefrina al 2.5% son suficientes para obtener una adecuada dilatación; pero si se considera que no la es, se deben realizar ciertas maniobras en secuencia. Primero, es necesario comprobar la existencia de sinequias del iris al cristalino; si hubiera, se pueden liberar con la espátula de Barraquer[44] o con el gancho de Kuglen.[49] Luego, se debe intentar usar la adrenalina 1/100,000 0.1 ml o fenilefrina al 1.25% intracamerular ambos sin conservantes, considerando que en ciertos casos ha habido buena respuesta; si esto no sucede, no se cree indicado realizar maniobras como dilatación mecánica con ruptura de esfínter o esfinterotomías con tijeras pues de ser así, aumentarán la alteración en la barrera hemato-acuosa, notaran el alargamiento de las esfinterotomías y aparecerá una inflamación postoperatoria extrema, por la presencia de un iris comprometido por la PEX.

Si las medidas conservadoras fallan en obtener una pupila de tamaño adecuado, los retractores de iris pueden servir de ayuda, siendo removidos después de la extracción del viscoelástico; o con el uso del anillo de expansión de Malyugin que no requiere de incisiones adicionales, pero debe ser extraído antes de la remoción del viscoelástico[49] **(Figura 8)**.

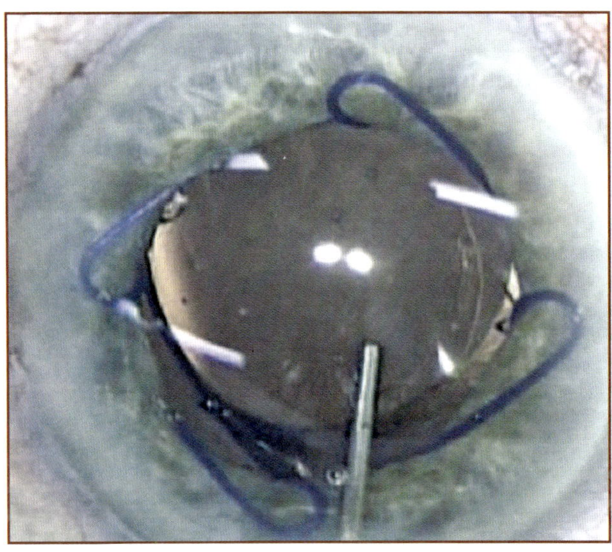

Figura 8. Anillo de Malyugin en posición.

Viscoelástico

Se sugiere el uso de un viscoelástico dispersivo para la cirugía de estos pacientes, sin producir una sobre expansión de la cámara anterior e inducir tracción zonular.[46] La técnica de escudo de Arshinoff es de utilidad en casos de sospechar alteraciones endoteliales existentes.

Capsulotomía

La capsulotomía curvilínea continua (CCC) debe ser realizada cuidadosamente para evitar un cuadro de contracción capsular.[50] Una capsulorrexis de 6 mm de diámetro es ideal en estos pacientes, considerando que se dejara menor cantidad de células epiteliales lenticulares, con la consecuente menor producción de metaplasia y menor fibrosis capsular.[51] En pacientes con PEX en los que se espera una cirugía compleja, la tinción capsular con el azul tripán es recomendada. Se prefiere incluir el anillo periférico de la PEX durante la CCC, puesto que puede ser usado como referencia para obtener un óptimo centrado de esta maniobra quirúrgica.[44]

Al momento de la capsulorrexis se debe observar si existen pliegues capsulares **(Figura 9)** que suponen una debilidad capsular mayor, e indicar la colocación de un anillo endocapsular; con el propósito de centrar la bolsa y disminuir la contracción capsular. La capsulotomía es realizada de manera habitual, con aguja, pinzas u otros instrumentos. Si una facodonesis es notada, se decide si se debe colocar algún dispositivo especial para continuar con la cirugía. Se opta por alguna maniobra de capsulotomía diferente para PEX (a dos manos usando fuerzas tangenciales de Neuhann), a la inserción de un anillo endocapsular de Morcher al completar la capsulotomía, o mejor aún el anillo de Henderson;[52] así como también se decide el uso de los ganchos de Mackool, los ganchos de Ahmed-MST[52] o los de Yaguchi-Kazawa,[53] indicados para sostener la cápsula.

Si se localiza una zonulolisis parcial, el segmento de fijación de Cionni o el segmento modificado de Ahmed es insertado, y se continúa la cirugía una vez que la cápsula es considerada fija.

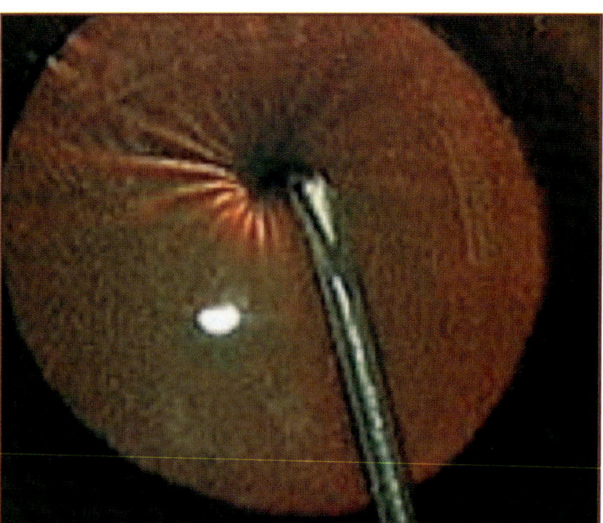

Figura 9. Pliegues durante la capsulotomía.

Hidrodisección e Hidrodelineación

La separación de la corteza de la cápsula requiere maniobras cuidadosas en estos pacientes, especialmente cuando se descomprime la bolsa después de haber observado la ola posterior del fluido. La descompresión excesiva podría destruir más fibras zonulares que ya se encuentran débiles. Por otro lado, la hidrodelineación es una técnica necesaria en PEX, teniendo en consideración que forma una cubierta epinuclear que servirá de protección en la cirugía. Durante estas manipulaciones se debe evitar el sobre-llenado de la cámara anterior.
En algunos pacientes se ha observado un debilitamiento central de la cápsula posterior.[54] De la misma forma, se han evidenciado caídas del núcleo durante la hidrodisección, sobre todo cuando las capsulotomías son pequeñas; por lo tanto, se recomienda facilitar lentamente la salida del líquido detrás del cristalino, como también presionar el labio posterior de la segunda incisión para evitar una cámara demasiado profunda.

Facoemulsificación

Los dos problemas más importantes que el cirujano encuentra en la PEX, durante la facoemulsificación, son la dilatación pupilar y la inestabilidad del complejo capsular. Ambos deben ser considerados dentro de la estrategia quirúrgica. En cuanto a la dilatación pupilar, es recomendable evitar realizar el estiramiento de la pupila, ya que se puede volver sumamente laxa. Aunque en pacientes con PEX es frecuente encontrar fibrosis del borde pupilar, generalmente el músculo es fuerte; sin embargo, los pacientes pueden tener un IFIS (Intraoperative Floppy Iris Syndrome) al mismo tiempo. La mejor manera de expandir estas pupilas es con el uso del sistema de Malyugin (MST), si es que se tiene acceso a este, o con el uso de los ganchos de iris. La expansión de la pupila a 5-6 mm será suficiente para una capsulotomía y la facoemulsificación.

En la PEX se puede tener un depósito marcado del material pseudoexfoliativo; sin embargo, no necesariamente se tiene problema durante la cirugía y viceversa. Lo importante es ir a la sala de operaciones teniendo en cuenta que el paciente presenta esta condición.

Es necesario un mayor cuidado durante la manipulación del núcleo para no desinsertar la zónula. Al realizar los surcos se recomienda evitar empujar el núcleo debido a la tendencia natural de presionar hacia la parte posterior. Se prefiere evitar el esculpido vertical al poner tracción innecesaria a la zónula subincisional; al haberse notado la mayor incidencia de desinserción en la parte superior zonular.[49]

Si se evidencia en la catarata una zona debilitada, las opciones pueden ser las siguientes:

— Traer el núcleo por delante de la capsulorrexis y realizar una facoemulsificación supracapsular. Esta luxación anterior del núcleo solo puede realizarse si la capsulotomía ha sido amplia.[44,55]

— Colocar fijadores de cápsula como los de MST (Micro Surgical Technology), Mackool CSS (Capsular Support System), los de Yaguchi-Kazawa[56] o los de Nishimura;[57] y si los anteriores no están disponibles, se pueden colocar con sumo cuidado los retractores de iris para estabilizar la bolsa capsular.[58]

— Implantar un anillo de tensión capsular (anillo endosacular) antes, durante o después de la facoemulsificación del núcleo, el cual tensa la cápsula y distribuye las tracciones sobre la zónula.[59]

El anillo de tensión capsular disminuye la posibilidad de incremento de la desinserción zonular, reduce la incidencia de ruptura de la cápsula posterior, mejora el centrado del lente intraocular y los pacientes presentan menor reacción inflamatoria en el periodo postoperatorio inmediato.[60,61] Diferentes técnicas de inserción han sido descritas[62] como variedades de anillos, desde el CTR (Capsular Tension Ring) original de Morcher, el anillo de Henderson, Cionni y sus variantes,[63] y el de Malyugin; dependiendo de la necesidad de inducir solo tensión capsular o tensión capsular en combinación con fijación escleral.

Aunque se conoce la importancia de colocar un CTR en la bolsa capsular[64] por la conocida localización superior de la diálisis zonular cuando está presente[65] y la ventaja de tener un anillo cuando se debe suturar el complejo lente intraocular–bolsa capsular a la esclera, no existe un consenso claro si se debe implantar o no un anillo endosacular en todos los casos de PEX.[63]

Actualmente, se sugiere que ante la existencia de debilidad zonular de dos horas, se puede prescindir del anillo de tensión capsular (CTR). Si existe una debilidad capsular de 2-4 horas, se debe colocar un CTR preferible del tipo Henderson para facilitar la remoción de la corteza. Pero si existe más de 4 horas de desinserción, se recomienda el uso del anillo endocapsular (endosacular) con fijación escleral. Cuando está indicado el anillo endosacular, se debe aplicar lo más tardíamente posible, pero de ser perentorio debe ser colocado sin demora (Arbisser, Fine, Ahmed).

En cuanto a la técnica de facoemulsificación, es preferible evitar el esculpido vertical desde horas 12, considerando que las diálisis zonulares son siempre superiores tras la cirugía en estos casos.[65] En núcleos blandos se sugiere realizar una facoemulsificación supracapsular; en una catarata de grado I y II, un pre–chopping; en grado III, un chopping vertical; reservando la formación del cráter con un chopping vertical para casos de núcleos densos o grado IV.

Sin embargo, existen casos anómalos en los que la bolsa capsular tiene que ser removida y un lente intraocular (LIO) de cámara anterior, un LIO de cámara posterior suturado al iris o un lente Artisan anterior o posterior al iris, deberá ser colocado **(Figura 10)**.

Debido a los diferentes reportes que indican alta incidencia de pérdida de vítreo durante la cirugía en pacientes con PEX,[65-71] se recomienda el uso de técnicas de chopping en presencia de PEX y de estas, las de tipo vertical, ya que se ha demostrado que tienen menor incidencia de complicaciones por la mejor visibilidad y menor presión sobre la zónula, resultando en una cirugía de menor riesgo.[71]

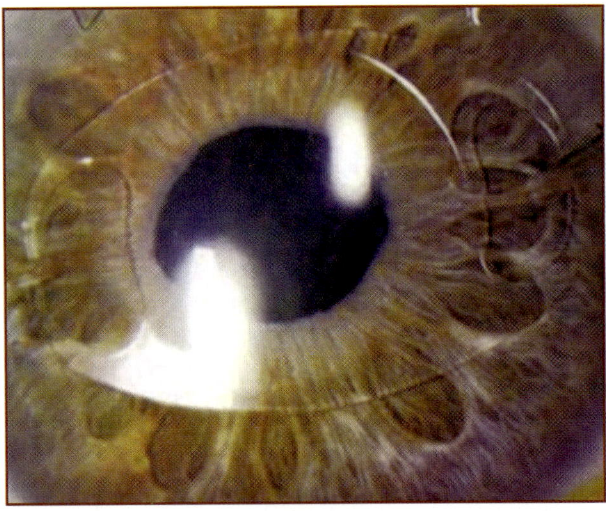

Figura 10. Implante Artisan en PEX tras remoción de la bolsa capsular.

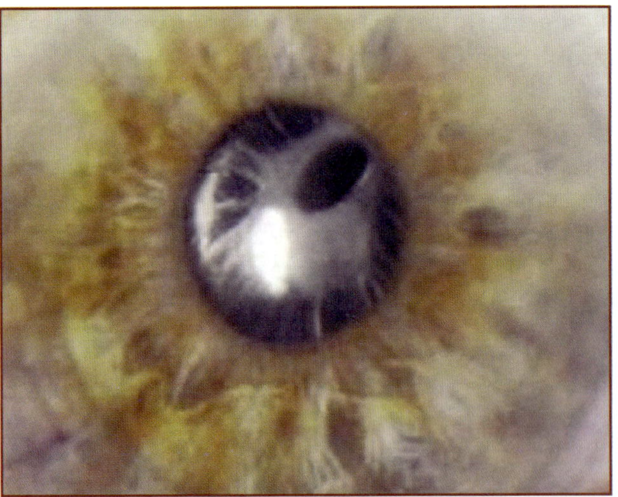

Figura 11. Fimosis capsular.

Limpieza de la Cápsula Anterior

Se recomienda realizar el pulido de la superficie posterior de la cápsula anterior virtualmente en todos vuestros pacientes; en los casos que lo permitan, antes de la implantación de la lente intraocular. La metaplasia de las células epiteliales residuales y la fibrosis contribuyen al estrechamiento y cierre de la capsulotomía anterior[64] **(Figura 11)**. La respuesta es aún mayor en pacientes con PEX debido a la alteración en la barrera hemato–acuosa existente en estos pacientes. La limpieza de la cápsula anterior puede evitar o disminuir la contracción capsular; incluso en pacientes con pupila pequeña en que se eleva el iris con una mano y se realiza el pulido con la otra. Es interesante observar la cantidad de epitelio lenticular que emerge del raspado. Nosotros utilizamos el pulidor de Shepherd o sus variantes como el Whitman–Shepherd o el Shepherd–Rentsch, con los que se puede llegar casi hasta el ecuador de la bolsa capsular y limpiar casi 360 grados.

Realmente, una adecuada capsulorrexis y limpieza de la cápsula debe ser otra de vuestras prioridad.

Lente Intraocular

Pensando en la manera de disminuir el riesgo de dislocación tardía del complejo bolsa capsular–LIO, se ha llegado a debatir sobre el material, tipo de implante, el lugar y cuándo colocarlo.[72-74] Aparentemente, se ha encontrado que el material acrílico hidrofóbico es el mejor tolerado en comparación con los lentes de silicona que inducen mayor contracción capsular que los acrílicos;[72,75] que la opacificación de la cápsula posterior es más frecuente en estos pacientes y por ello, es importante implantar una lente intraocular de bordes rectos o cuadrados si se va a insertar en la bolsa capsular.[76] Si a ello se agrega el hecho de que a mayor proceso inflamatorio se observa menor biocompatibilidad, se debe tomar todas las precauciones para minimizar el exceso de inflamación en estos pacientes. Es necesario evitar los implantes acomodativos en estos casos, debido a que la bolsa capsular puede no resultar estable en el proceso postoperatorio.

Si la cirugía es realizada en un paciente con PEX grado I o II sin complicaciones y la zónula se encuentra en buen estado, o se ha implantado un anillo de tensión capsular por haberse encontrado una cápsula laxa, se puede colocar el implante intraocular (LIO) en la bolsa, preferiblemente de material acrílico hidrofóbico. Actualmente, se presupone que en estos casos posiblemente sea mejor la inserción de una lente acrílica hidrofóbica de tres piezas, ya que las asas del LIO son rígidas y deben resistir mejor la contracción capsular, incluso con la ventaja de que si se observa una subluxación en el futuro, el cirujano tendría la opción de suturar las asas a la esclera.[77]

En pacientes con grado III y IV en los cuales encontramos una franca PEX, o se observa algún signo de debilidad zonular y no es posible el uso de un anillo endocapsular, preferimos la inserción en el sulcus de una LIO acrílica hidrofóbica de tres piezas atrapando la zona óptica en la zona de la capsulotomía, todo ello si no se presenta contraindicación alguna. Este tipo de inserción puede también ser usado en casos de ruptura de cápsula posterior.[78]

En pacientes con grado III y IV de PEX en los que no se puede realizar la maniobra anterior, consideren preferible la inserción de un anillo de tensión capsular, realizar una buena limpieza de las células epiteliales remanentes si es posible, e insertar un implante acrílico hidrofóbico. El anillo de tensión capsular puede ser el standard de Morcher o de Henderson; los anillos modificados de Cionni, Ahmed o Malyugin; o los segmentos de Cionni, Ahmed o Assia suturados a la esclera; dependiendo de la extensión de la desinserción zonular hallada. En la actualidad, la manera menos laboriosa y rápida de suturar el complejo cápsula-anillo-LIO a la esclera es bajo un colgajo escleral.

Estas maniobras no necesariamente previenen una subluxación, pero las posibilidades son menores **(Figura 12)**.

Se ha sugerido también que se debe tratar de no suturar a sulcus muy anteriormente, pues se han encontrado depósitos de material pseudoexfoliativo en la zona óptica de las LIOs suturadas muy cerca del iris.[44,79] Se especula que ya que estos pacientes con PEX tienen una alteración de la barrera hemato–acuosa, toda intervención realizada sin cautela aumentará la inflamación y por consecuencia, los problemas postoperatorios. Es necesario remover completamente el material viscoelástico para evitar los picos de elevación en la PIO.

Cierre de la Incisión y Postoperatorio

Las incisiones son en su mayoría autosellantes. Infiltración estromal con BSS es realizada y las incisiones son examinadas en caso de fuga. Cualquier indicio de inestabilidad merece ser atendida y la herida, suturada.

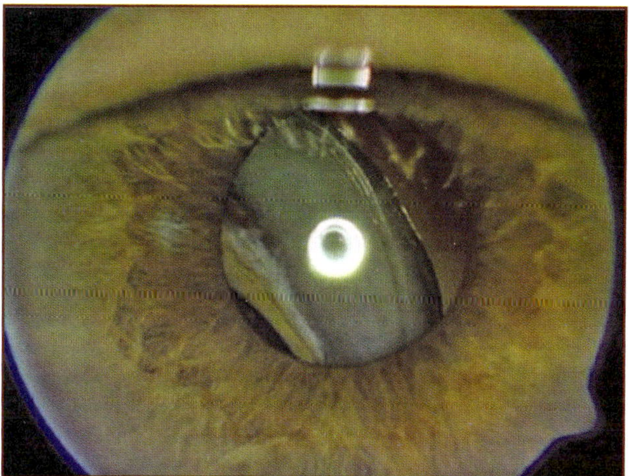

Figura 12. Complejo bolsa capsular-LIO-anillo endocapsular subluxado.

El uso de antibióticos intracamerulares es decisión del cirujano, el tratamiento postoperatorio es con esteroides tópicos y en muchos de estos pacientes se espera picos de elevación de la presión intraocular. Se debe considerar la asociación de esteroides tópicos con gotas de AINEs (antiinflamatorios no esteroideos) por 4–6 semanas, antibióticos tópicos por dos semanas y beta bloqueadores. Si existen contraindicaciones, se sugiere inhibidores de la anhidrasa carbónica vía oral, si no hay contraindicación sistémica o endotelial.

Complicaciones Postoperatorias

Las complicaciones tardías postoperatorias más importantes consisten en la fimosis capsular, la cual debe ser tratada tempranamente; y la subluxación o luxación del complejo bolsa-LIO o bolsa capsular-LIO-anillo endocapsular, siendo esta última una complicación mayor que aparece en un promedio después de 8 años postoperatorios, aunque la incidencia exacta es desconocida[80] **(Figura 13)**.

La subluxación del complejo LIO-bolsa capsular es una complicación tardía de la cirugía de catarata, reportada con mayor frecuencia en los últimos años. PEX, uveítis, miopía y otras enfermedades asociadas con debilidad zonular y contracción capsular, son las condiciones predisponentes. Es conocido que los anillos de tensión capsular ayudan pero no previenen esta complicación.[81,82]

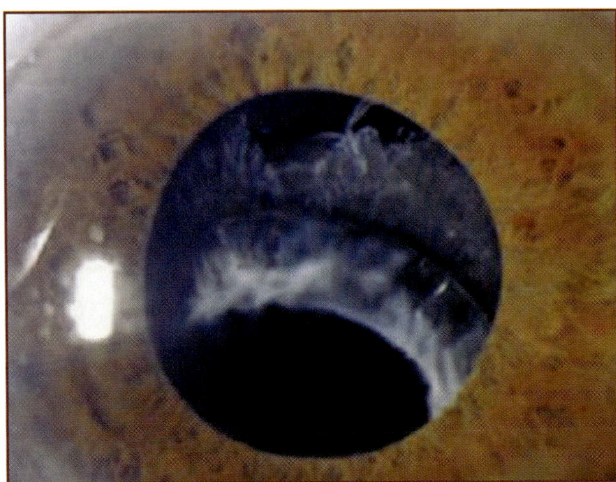

Figura 13. Subluxación del complejo bolsa capsular–LIO en PEX.

Los riesgos postoperatorios incluyen el edema macular cistoide, picos de elevación de la PIO, edema corneal, *flare*, depósitos sobre el lente intraocular, fimosis de la cápsula anterior, sinequias posteriores, opacificación de la cápsula posterior, la subluxación del complejo bolsa capsular–LIO y glaucoma.[83]

En conclusión, pacientes con el síndrome de pseudoexfoliación tienen el compromiso bilateral, hacen una catarata nuclear tempranamente, pueden presentar facodonesis, subluxación de cristalino, hipertensión ocular, glaucoma secundario de ángulo abierto, glaucoma de ángulo cerrado agudo o crónico, sinequias posteriores, descompensación corneal y tienen una alteración de la barrera hemato-acuosa. Sufren de una debilidad zonular, dispersión de pigmento e inadecuada dilatación pupilar, por lo que muchos presentan dificultades al someterse a cirugía.

Desde que esta patología se presenta mayormente después de los 60 años de edad, la remoción temprana de la catarata, con la consecuente disminución en la formación de material pseudoexfoliativo y reducción de la liberación de pigmento, llevaran a tener menor dificultad y complicaciones quirúrgicas, con mejores resultados postoperatorios en estos pacientes.

Revisión de la patología, descripción de los pasos a seguir para evitar mayores complicaciones y las indicaciones para obtener un buen resultado han sido expuestas. Sin embargo, es importante la explicación detallada del problema al paciente que lo padece y que el cirujano intentará resolver. La finalidad es que el paciente esté adecuadamente informado, que no conserve falsas expectativas y que valore la relevancia del control médico multidisciplinario periódico.

Referencias

1. Pons ME. In Pseudoexfoliation Glaucoma. (ed.) Hampton Roy. (Aug 4, 2011). Medscape. Retrieved 2011-08-15.
2. Damji K. F. Progress in understanding pseudoexfoliation syndrome and pseudoexfoliation-associated glaucoma. Can J. Ophthal. 2007; 42 (5): 657–658.
3. Dvorak-Theobald G. Pseudoexfoliation of the lens capsule: Relation to True Exfoliation of the Lens Capsule as Reported in the Literature, and Role in the Production of Glaucoma Capsulocuticulare. Trans Am Ophthalmol Soc. 1953; 51: 385-407.
4. Urrutia–Breton IP. Síndrome de Pseudoexfoliación. Revisión Bibliográfica. Rev Mex Oftalmol. 2009; 83 (2): 57-66.
5. Cahill M., Early A., Stack S., Blayney A. W., Eustace P. Pseudoexfoliation and neurosensorial hearing loss. Eye 2002; 16: 261-266.
6. Sekeroglu MA, Bozkurt B., Ireck M. et al. Systemic associations and prevalence of exfoliation syndrome on patients scheduled for cataract surgery. Eur J. Ophthalmol. 2008; 18 (4): 551-555.
7. Tarkkanen A., Reunanen A., Kivela T. Frequency of systemic vascular diseases in patients with primary open-angle glaucoma and exfoliation glaucoma. Acta Ophthalmol. 2008; 86 (6): 598-602.
8. Ritland JS, Egge K., Lydersen S., Juu R., Semb SO. Exfoliative glaucoma and primary open-angle glaucoma: associations with death causes and comorbidity. Acta Ophthalmol Scand. 2004; 82: 401-404.
9. Ritch R., Schlotzer-Schrchardt U. Exfoliation syndrome. Surv Ophthalmol. 2001; 45: 265-315.
10. Lindberg JG. Clinical investigations on depigmentation of the pupillary border and translucency of the iris. Acta Ophthalmol Scand. 1989; 67 (supl. 190): 1–96.
11. Rich R. Exfoliation syndrome. Beyond glaucoma (Editorial). Arch Ophthalmol. 2008; 126 (6).
12. Schlotzer-Schrchardt U., Naumann GOH. Ocular and systemic pseudoexfoliation. Am J Ophthalmol. 2006; 141 (5):921–937.
13. Ringvold A. Epidemiology of the pseudoexfoliation syndrome. Acta Ophthalmol Scand. 1999; 77: 371–375.
14. Forsius H., Forsman E., Fellma J., Eroksson AW. Exfoliation Syndrome: frequency, gender distribution and association with climatically induced alterations of the cornea and conjunctiva. Acta Ophthalmol Scand. 2002; 80: 478-484.
15. Scorsetti DH. Síndrome pseudoexfoliativo. Noticiero ALACCSA-R. 2012.
16. Roth M., Epstein DL. Exfoliation syndrome. Am J. Ophthalmol. 1980; 89 (4) 477-481.

17. Cashwell LF Jr., Shields MB. Exfoliation syndrome in the southeastern United States. Prevalence in open-angle glaucoma and non-glaucoma populations. Acta Ophthalmol Suppl. 1988; 184: 99-102.
18. Bhat, S. Pseudoexfoliation syndrome: An identifiable cause of open angle glaucoma. Kerala J Ophthalmol. 2010; XXII (4): 330-335.
19. Bartholomew RS. Pseudocapsular exfoliation in the Bantu of South Africa. Occurrence and prevalence. Br J. Ophthalmol. 1973; 57 (1): 41-45.
20. Vessani RM, Ritch R., Liebmann JM, Jofe M. Plasma homocysteine is elevated in patients with pseudoexfoliation syndrome. Am J Ophthalmol. 2003; 136 (1):41-46.
21. Roedl JB, Blelch S., Reulbach U., Rejdak R, Komhuber J., Kruse FE, et al. Homocysteine in tear fluid in patients with pseudoexfoliation glaucoma. J. Glaucoma. 2007; 16 (2): 234–239.
22. Sampaolesi R. Deux nouveaux signes qui precisent le syndrome dit de l` exfoliation capsulaire du cristallin. Annales d`oculistique, t. CLXXXXII, nº II. 1959 : 839-848.
23. Sampaolesi R, Zarate J, Croxato O. The chamber angle in exfoliation syndrome. Acta oftalmologica. 1988; 66 (Suppl 184): 48-53.
24. Puska PM. Unilateral exfoliation syndrome: conversion to bilateral exfoliation and to glaucoma, a prospective 10–year follow–up study. J Glaucoma. 2002; 11 (6):517–524.
25. Jeng SM, Karger RA, Hodge DO, Burke JP, Johnson DH, Good MS. The risk of glaucoma in pseudoexfoliation syndrome. J. Glaucoma. 2007; 16 (1): 117–121.
26. Grodum K., Heiji A., Bengtsonn B. Risk of glaucoma in ocular hypertension with and without pseudoexfoliation. Ophthalmology. 2005; 112 (3): 386–390.
27. Naumann GOH, Schlötzer-Schrehardt U, Küchle M: Pseudoexfoliation syndrome for the comprehensive ophthalmologist. Ophthalmology. 1998; 105: 951-968.
28. Naumann GOH, Schlötzer-Schrehardt U. Corneal endothelial involvement in pseudoexfoliation response. In reply. Arch Ophthalmol. 1994; 112: 297-298.
29. Naumann GOH, Schlötzer-Schrehardt U. Keratopathy in pseudoexfoliation syndrome as a cause of corneal endothelial decompensation. Ophthalmology. 2000; 107: 1111-1124.
30. Kollakos GG, Konstas AG, Schlotzer-Schrehardt U., Bufidis T., Georgladis N., Ringvold A. Ascorbic acid concentration is reduced in the aqueous humor of patients with exfoliation syndrome. Am J. Ophthalmol. 2002; 134(6): 879–883.
31. KollakosGG, Konstas AG, Schlotzer–Schrehardt U., Holio G., Katsimbris IE, Georgladis N. 8-isoprostaglandin F2a and ascorbic acid concentration in the aqueous humour of patients with exfoliation syndrome. Br J. Ophthalmol. 2003; 87(3): 353–356.
32. Fingert JH, Alward WL, Kwon YH, Wang K., Streb LM, Sheffield VC, et al. LOXL1 mutations are associated with exfoliation syndrome in patients from the midwestern United States. Am J. Ophthalmol. 2007; 144 (6): 974-975.
33. Kenyon K., Modi WS, Contente S., Friedman RM. A novel human cDNA with a predicted protein similar to lysil oxidase maps to chromosome 15q24-q25. J Biol Chem. 1993; 268 (25): 18435-7.
34. Schlotzer-Scredardt U., Naumann GOH. A histopathology study of zonular instability in pseudoexfoliation syndrome. Am J Ophthalmol.1994; 118: 730-743.
35. Inazumi K, Takahashi D, Tanigushi T, Yamamoto T. Ultrasound biomicroscopy classification of zonules in exfoliation syndrome. Jpn J Ophthalmol. 2002; 46: 502–509.
36. Sbeity Z., Dorairaj SK., Reddy S. et al. Ultrasound biomicroscopy of zonular anatomy in clinically unilateral exfoliation syndrome. Acta Ophthalmol. 2008; (86) 5: 565–568.
37. Ritch R, Schlotzer–Schrehardt U. Exfoliation syndrome. Surv Ophthalmol. 2001; 45 (4); 265–315.
38. Tezel G, Tezel TH. The comparative analysis of optic disc damage in exfoliative glaucoma. Acta Ophthalmol. 1993; 71 (6): 744-750.
39. Netland, PA, Ye H., Streeten BW, et al. Elastosis of the lamina cribosa in exfoliation syndrome with glaucoma. Ophthalmology. 1995; 102(6)878–886.
40. Konstas AG, Jay JL, Marshall GE, et al. Prevalence, diagnostic features, and response to trabeculectomy in exfoliation glaucoma. Ophthalmology.1993; 100 (5): 619–627.
41. Minnal V., Bell NP. Exfoliation syndrome. Glaucoma Today. 2013; 11 (6): 24–32.
42. Moreno–Montanes J. El síndrome y glaucoma pseudoexfoliativo. Pamplona: EUNSA; 1995.
43. Moreno–Montanes L. Lajara J. IgG, albumin and total IgG index in the aqueous humour of eyes with pseudoexfoliation syndrome. Acta Ophthalmol. 1995; 73: 249-251.
44. Moreno–Montanes J., Zarranz J. Cirugía de cataratas en ojos con pseudoexfoliación. En Cirugía del Cristalino. Lorente R., Mendicute J. (Eds.). 2008. MAC LINE S. L. España.
45. Osher RH, Cionni RJ, Gimbel HV, Crandall AS. Cataract surgery in patient with pseudoexfoliation syndrome. Eur J. Implant Ref. Surg. 1993; 5: 46-50.
46. Fine IH, Hoffman RS. Phacoemulsification in pseudoexfoliation. In: Lu LW, Fine IH (Eds.) Phacoemulsification In Difficult and Challenging Cases. Thieme. New York. 1999; 91–97.
47. Moreno–Montanes J. Microincisión en casos de pseudoexfoliación. In: Soler F, Lorente R, Asis O (Eds). Cirugía microincisional de la catarata. McLine SL. Madrid, 2004: 257–259.
48. Lu LW. Cirugía de catarata en síndrome pseudoexfoliativo. Noticiero ALACCSA-R. 2012.
49. Ahmed I. Advanced techniques for complex cataracts. EyeWorld. 2013; 18 (10):70–71.
50. Joo CK, Shin JA, Kim JH. Capsular opening contraction after continuous curvilinear capsulorhexis and intraocular lens implantation. J Cataract Refract Surg. 1996; 22: 585–590.
51. Ishibashi T., Araki H, Sugai S., et al. Anterior capsular opacification in monkey eyes with posterior chamber intraocular lenses. Arch Ophthalmol. 1993; 111: 1685-1690.
52. Masket S. Cataract surgery with capsular support hooks. Eye Tube. 2012.capsule_support_hooks.mov.flv

53. Fram N., Masket S. LenSx management of a subluxated cataract in Weill–Marchesani syndrome. Eyetube.net 2012.
54. Ota I., Miyake S., Miyake K. Dislocation of the lens nucleus into the vitreous cavity after standard hydrodissection. Am J Ophthalmol. 1996; 121: 706–708.
55. Drolsum L., Ringvold A., Nicolaissen B. Cataract and glaucoma surgery in pseudoexfoliation syndrome. A review. Acta Ophthalmol Scand. 2007; 85: 810-821.
56. Masket S. Intraoperative capsular support devices for PFX zonulopathy. 2013. ascrs13.expoplanner.com/.../001407_1538577_Masket_Intraoperative
57. Nishimura E., Yaguchi S., Nishihara H, Ayaki M, Kozama T. Capsular stabilization device to preserve lens capsule integrity during phacoemulsification with a weak zonule. J Cataract Refract Surg. 2006; 32: 392–395.
58. Novak J. Flexible iris hooks for phacoemulsification. J Cataract Refract Surg. 1997; 23: 828–831.
59. Moreno–Montanes J., Rodriguez–Conde R. Capsular tension ring in eyes with pseudoexfoliation. J Cataract Refract Surg. 2002; 28: 2241–2242.
60. Bayraktar S., Altan T., Kucuksumer Y., Yilmaz OF. Capsular tension ring implantation after capsulorhexis in phacoemulsification in cataracts associated with pseudoexfoliation syndrome. Intraoperative complications and early postoperative findings. J Cataract Refract Surg. 2001; 27; 1620–1628.
61. Auffarth GU, Tsao K., Wesendahl TA, Sujita A. Apple DJ. Centration and fixation of posterior chamber intraocular lenses in eyes with pseudoexfoliation syndrome. An analysis of explanted autopsy eyes. Acta Ophthalmol Scand. 1996; 74: 463–467.
62. Moreno-Montanes J., Heras H., Fernandez-Hortelano A. Extraction of endocapsular tension ring after phacoemulsification in eyes with pseudoexfoliation. Am J Ophthalmol 2004; 138: 173-175.
63. HasaneeK, Butler M, Ahmed II K. Capsular tension rings and related devices: current concepts. Curr Opin Ophthalmol. 2006; 17: 31–41.
64. Moreno-Montanes J., Sanchez-Tocino H., Rodriguez-Conde R. Complete anterior capsule contraction after phacoemulsification with acrylic intraocular lens and endocapsular ring implantation. J Cataract Refract Surg. 2002; 28: 717–719.
65. Hayashi H., Hayashi K., Nakao F., Hayashi F. Anterior capsule contraction and intraocular lens dislocation in eyes with pseudoexfoliation syndrome. Br J Ophthalmol. 1998; 82: 1429–1432.
66. Stanila A. Extracapsular extraction of the crystalline lens. Oftalmol Buchar Rom. 1996; 40 (3): 264–273.
67. Seland JH, Chylack LT Jr. Cataracts in the exfoliation syndrome (fibrillopathiaepitheliocapsularis). Trans Ophthalmol Soc UK. 1982; 102(3): 375–379.
68. Scorolli L., Campos EC, Bassein L., Meduri RA. Pseudoexfoliation syndrome: a cohort study on intraoperative complications in cataract surgery. J Ophthalmol Z Fur Augenheilkd. 1998; 212(4)278-280.
69. Kuchle M, Viestenz A Martus P, Handel A, Junemann A, Naumann GO. Anterior chamber depth and complications during cataract surgery in eyes with pseudoexfoliation syndrome. Am J Ophthalmol. 2000; 129(3): 281–285.
70. Lumme P, Laatikainen L. Exfoliation syndrome and cataract extraction. Am J Ophthalmol. 1993; 116(1): 51–55.
71. Datti N, Kanthamani K, Prashanth K, Tejal SJ, Karnath P. Comparison of phaco-nucleotomy techniques in management of pseudoexfoliation syndrome. J Clin Biomed Sci. 2013; 3(3); 117–121.
72. Ravalico G, Tognetto D., Baccara F. Heparin-surface-modified intraocular lens implantation in eyes with pseudoexfoliation syndrome. J Cataract Refract Surg. 1994; 20: 543–549.
73. Abela-Formanek C., Amon M., Schauersberger J., Schild G., et al. Uveal and capsular biocompatibility of two foldable acrylic intraocular lenses in patients with uveitis or pseudoexfoliation syndrome: comparison to a control group. J Cataract Refract Surg. 2002; 28: 1160–1172.
74. Richter-Mueksch S, Kahraman G., Amon M., Schild-Burggasser G., et al. Uveal and capsular biocompatibility after implantation of sharp-edged hydrophilic acrylic, hydrophobic acrylic, and silicone intraocular lenses in eyes with pseudoexfoliation syndrome. J Cataract Refract Surg. 2007; 33:1414-1418.
75. Conway RM, Schlotzer-Schrehardt U. Kuchle M., Naumann GO. Pseudoexfoliation syndrome: pathological manifestations of relevance to intraocular surgery. Clin Experiment Ophthalmol. 2004; 32: 199–210.
76. Kuchle M., Amber A., Martus P., Nguyen NX, Naumann GO. Pseudoexfoliation syndrome and secondary cataract. Br J. Ophthalmol. 1997; 81: 862–866.
77. Chang DF. Comparing the cataract challenge. EyeWorld. Sept 2013. http://eyeworld.org/article.php?sid=4345
78. Gimbel HV, DeBroff BM, Intraocular lens optic capture. J. Cataract Refract Surg. 2004; 30:200-206.
79. Park KA, Kee C. Pseudoexfoliative material on the IOL surface and development of glaucoma after cataract surgery in patients with pseudoexfoliation syndrome. J Cataract Refract Surg. 2007;33:1815-1818.
80. Schmidbauer JM. Apple DJ, Aurffath GU, et al. Komplikationsprofile von Hinterkammerlinsesn; eineAnalyse 586 faltbrer and 2.077 rigider (PMMA-) explantierterIntraokularlinsen. Ophthalmologe 2001; 98: 1029–1035.
81. Gimbel HV, Condon GP, Kohnen T, Olson RJ, Halkiadakis I. Late in-the-bag intraocular lens dislocation: incidence, prevention and management. J Cataract Refract Surg. 2005; 31: 2193–2204.
82. Balestrazzi A., Tosi GM, Alegente M, Mazzotta C., Esponti PL, Berni E., Michieletto P., Caporossi T. Spontaneous intraocular lens luxation into the vitreous cavity: last stage complication of pseudoexfoliative syndrome after phacoemulsification. Ophthalmologica. 2009; 223(5): 339–342.
83. Shingleton BJ, Crandall AS, Ahmed IK. Pseudoexfoliation and the cataract surgeon: preoperative, intraoperative, and postoperative issues related to intraocular pressure, cataract, and intraocular lenses. J Cataract Refract Surg. 2009; 35: 1101–1120.

Sección XI

ASPECTOS SOCIOECONÓMICOS DE LA CIRUGÍA DE CATARATA

110

La Cirugía de Catarata – Exigencia de Pocos, Necesidad de Muchos

Dr. Francisco Contreras Campos

La catarata en el mundo y en nuestra región, Latino América, adquiere cada vez más importancia no solamente como problema mayoritario de salud ocular, sino por las profundas implicancias familiares, sociales, económicas y aún políticas.

Demos una breve mirada a nuestra población y a algunas de sus características relacionadas con la salud ocular.

Latinoamérica es una región pluricultural y multiétnica con más semejanzas que diferencias y con problemas parecidos.[1]

Tenemos una población estimada al 2010 en 580 millones de habitantes, de los cuales 165 millones tienen menos de 15 años de edad. Alrededor de 140 millones son mayores de 45 años y 55 millones, son mayores de 60 años.[2]

Según las proyecciones estadísticas, el número de personas mayores de 45 años se va a duplicar para el año 2020 y los adultos mayores de 60 años aumentarán 3 veces más.

También se aprecia la explosiva migración rural en toda Latino América, engrosando los cinturones citadinos que disponen de limitados servicios básicos de vivienda y salud.

La Organización Mundial de la Salud (OMS)[3] ha adoptado los siguientes parámetros para definir a la persona ciega y deficiente visual (visión subnormal o baja visión):

- Considera ceguera cuando la persona ve menos de 20/400 pies (3/60 metros) en el mejor ojo, con la visión mejor corregida.
- Se considera visión sub-normal o baja visión cuando la persona ve entre 20/60 a 20/400 pies o (entre 3/6 a 3/60 metros) en el mejor ojo.

La prevalencia de ceguera para Latino América según la Organización Panamericana de la Salud (OPS)[4] se estima en 0.5% como promedio siendo de 0.3% para la población citadina y 1% para la población rural. En general, la Baja Visión es 5 veces más frecuente que la ceguera.

En relación a los grupos etarios,[5] se calcula que en Latino América actualmente la tasa de ceguera en los adultos mayores de 60 años es de 4% y de 0.06% en niños.

En cuanto a los niños, aunque el número es pequeño, los años de ceguera significan cuando menos diez veces más de vida que la de los adultos mayores; de allí su carga social, económica y familiar tan gravativa.

El porcentaje de ceguera es mucho mayor en los adultos mayores de 60 años y este grupo etario se triplicará en los próximos 20 años.

Las principales causas de ceguera en nuestra región son:

- Catarata 50–60%
- Glaucoma 10–15%
- Retinopatía diabética 8–10%
- Degeneración macular relacionada con la edad 5–8%

Puede deducirse fácilmente que la pérdida de la visión en gran parte es por causas prevenibles o curables. El 80% se presenta en las áreas rurales.

Asimismo, la OPS advierte que el número de ciegos en Latino América se duplicará para el año 2020 si no se toman las medidas adecuadas y oportunas.

Entre los factores que contribuyen a este alto índice de ceguera en nuestro medio, están:

1. La escasa información de la población sobre el cuidado de la salud en general y más aún de la salud visual, especialmente en las áreas rurales.
2. Los programas de atención ocular no tienen prioridad en los presupuestos de los organismos gubernamentales.
3. El bajo ingreso económico per cápita. Alrededor del 30-40% viven en pobreza y la mitad de este porcentaje está en extrema pobreza. El masivo desplazamiento de las poblaciones rurales en busca de mejores condiciones de vida ha ocasionado densos cinturones de pobreza y extrema pobreza en la periferia de nuestras principales ciudades con acentuado desbalance del ecosistema.
4. La orientación académica en la gran mayoría de las Facultades de Medicina es terapéutica y no preventivo-promocional.

Frente a este panorama que compromete seriamente la calidad de vida así como la equidad social y económica de los ciegos y severamente limitados visuales, cuáles son los agentes principales con que contamos para encarar este reto y superar esta situación.

- Los organismos gubernamentales, en nuestro hemisferio coordinados por la Organización Panamericana de la Salud (OPS), rama de la Organización Mundial de la Salud (OMS) que asesora los programas y sugiere las estrategias en nuestros países.
- Las organizaciones no gubernamentales nacionales e internacionales dedicadas a la salud ocular, asociadas en su mayoría a la Agencia Internacional para la Prevención de Ceguera (IAPB).
- El personal de salud y educación.

Sin duda, el agente principal en el cuidado de la salud visual es el oftalmólogo, que coordina las actividades de los demás miembros del personal de salud y educación, agentes casi tan importantes como el oftalmólogo.

Teniendo en cuenta estos elementos, permítanme compartir con ustedes, la problemática de la mayor causa de ceguera en nuestra región: la Catarata.

Esta condición tendrá mayor incidencia con el incremento de los años de vida. Al fin y al cabo, todos tendremos cataratas si vivimos lo suficiente para que se desarrollen.

Aunque por ahora no somos capaces de prevenirla, podemos curar quirúrgicamente la ceguera por catarata de manera efectiva.

Veamos los estimados de operaciones obtenidos por el Comité de Evaluación de la Agencia Internacional para la Prevención de la Ceguera – Vision 2020 en nuestros países:

El 60% de los ciegos en nuestra región, es decir 1.5 millones son los que requieren cirugía de catarata con 20/400 de visión en el mejor ojo. Si consideramos la tasa de 20/200 aumenta el número al doble y a 12 millones si pedimos el requerimiento de 20/60 que se solicita usualmente para los exámenes de manejo.

En el 2005 alcanzaba a algo más de 1500 intervenciones por millón de habitantes por año. En el 2012 esta cifra se elevó en nuestra región a 2,500 procedimientos en promedio **(Tabla I)**. Sin embargo hay que tener en cuenta que estas cifras no se aplican solamente para los pacientes con diagnóstico de ceguera por catarata, sino también con deficiencia visual por catarata.

Podemos afirmar que la tasa de cirugías de catarata ha aumentado mejorando la calidad de vida de los ciegos y deficientes visuales, en proporciones que debemos investigar, en cada país.

Las personas mayores cada vez tienen participación más activa en la vida diaria. Existe un incremento de demanda por mejor visión, especialmente por la información periodística, televisión, etc. El sistema de vida familiar se ha transformado, ya que la limitación en tiempo es cada vez mayor para la dedicación a las personas de la tercera edad.

Este es el escenario de la cirugía de catarata que nos compete y que tenemos que resolver con eficiencia, y calidez.

Si nos referimos a los recursos humanos, en casi todos los países de Latinoamérica contamos con un número suficiente de cirujanos-oftalmólogos.

Tabla 1.

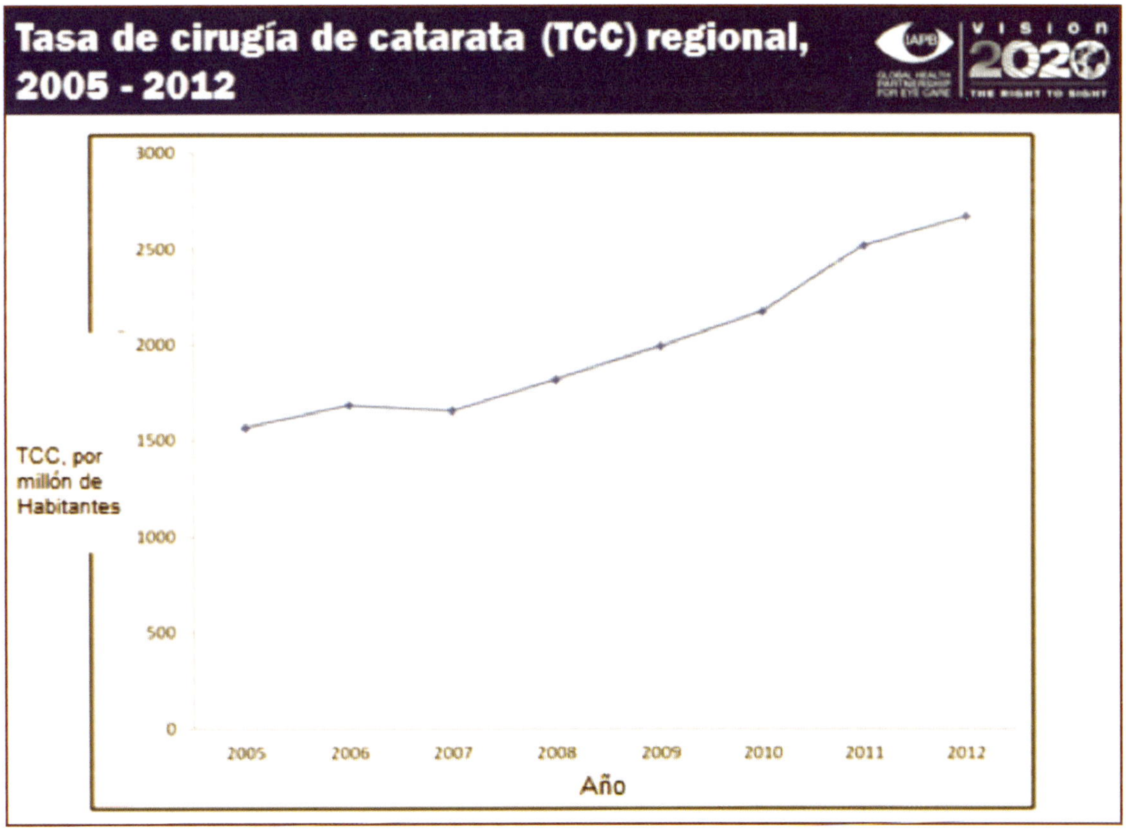

Tasa de cirugía de catarata (TCC) regional, 2005 - 2012

VISION 2020 THE RIGHT TO SIGHT

TCC, por millón de Habitantes

3000
2500
2000
1500
1000
500
0

2005 2006 2007 2008 2009 2010 2011 2012

Año

(Cortesía Dr. Van Lansingh)

En 1992 contábamos con menos de 30 oftalmólogos por millón de habitantes.[5,6] En el 2005 aumentó a cerca de 40 oftalmólogos por millón de habitantes. Actualmente en Latino América tenemos un promedio estimado de 48 oftalmólogos por millón de habitantes **(Tabla II)**.

Si hablamos de personal asistente de salud ocular se observa que existe gran limitación en número. La colaboración de asistentes en la proporción adecuada otorga más tiempo al oftalmólogo y baja el costo del servicio. Si el oftalmólogo realiza labores de campo, el asistente es un recurso aún más valioso en las actividades de información, promoción, despistaje y referencia.

Quisiera referirme brevemente a las barreras culturales y geográficas.

En Latino América[7] tenemos en promedio un oftalmólogo por cada 21,000 habitantes, pero la distribución de recursos humanos y materiales es tan desigual en beneficio de las ciudades más importantes que en algunas áreas de nuestra región existe solamente un oftalmólogo por 200,000 hasta 400,000 habitantes, sin considerar que muchos colegas en las áreas rurales tienen limitaciones, ya sea por el aislamiento o por la falta de equipos y material.

El desarrollo de una estrategia de difusión sobre el cuidado de la salud ocular en general y de las ventajas de la cirugía de catarata con resultados visuales aceptables es altamente beneficioso en muchos aspectos, pero los organismos gubernamentales y la comunidad deben tomar conocimiento de ello.

Los problemas, quizás más críticos, de costo y tecnología aplicables en la cirugía de catarata, y en otras causas de ceguera están íntimamente relacionados con los pacientes y con nosotros mismos.

El desarrollo científico, la explosión tecnológica, la prestación de servicios gubernamentales y privados hacia una comunidad cada vez más diferenciada desde el punto de vista socio-económico, con pocos que exigen lo mucho y los muchos que necesitan lo mínimo, ha producido

Tabla II

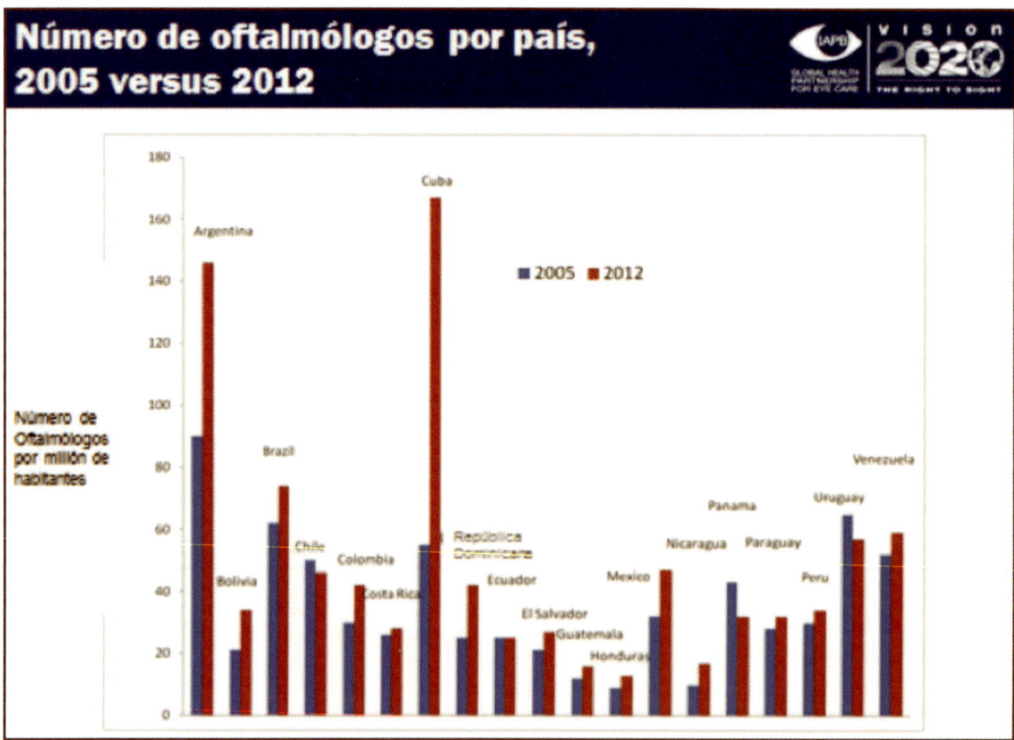

(Cortesía Dr. Van Lansingh)

cambios insospechados en el sistema de salud que cualquier predicción puede no ser certera.

Sin embargo, la tecnología debe ser un factor nivelador que proporcione mejor calidad de vida al mayor número de personas. Esto ha sido demostrado una y otra vez en el curso del tiempo. La tecnología oftalmológica no puede ser una excepción. Nuestro paradigma debe ser: No pacientes ni oftalmólogos de segunda clase.

Para que este proceso de cambio pueda darse satisfactoriamente, tienen que concurrir varios elementos, algunos ya mencionados, que trabajen como un equipo.[6]
Estos son:

- Los oftalmólogos y los asistentes oftálmicos,
- Las organizaciones gubernamentales y privadas,
- La industria oftálmica,
- La comunidad.

Contamos con excelentes oftalmólogos de primer nivel. No obstante, se debe promover mayor capacitación en el área gerencial y administrativa para manejar el costo-beneficio de los nuevos equipos y materiales.

Los oftalmólogos jóvenes deben construir su futuro, mejorando sus técnicas de diagnóstico y quirúrgicas a través de los cursos de educación continua de manera que manejen con habilidad la tecnología más apropiada.

Los programas de Residencia en Oftalmología, las Sociedades Nacionales de Oftalmología y la Asociación Panamericana de Oftalmología tienen la responsabilidad de cooperar con este permanente proceso educacional.

No menos importante es fomentar la creación de mayor número de centros de capacitación para asistentes oftálmicos, dirigidos por oftalmólogos. Este personal nos permitirá dedicarnos a labores de mayor complejidad.

Las organizaciones gubernamentales están generalmente más comprometidas con problemas de salud integral y mortalidad no prestando mucha atención al cuidado de los ojos.

Sin embargo, es muy importante informar e incentivar a estas organizaciones gubernamentales sobre las ventajas de la tecnología apropiada y del costo-beneficio de la cirugía de catarata al proveer mejor calidad de servicio y mayor número de intervenciones, si se usan adecuadamente los recursos de acuerdo a las diversas circunstancias.

Las organizaciones no gubernamentales brindan principalmente asesoría técnica y en algunos casos apoyo financiero. Muchas de ellas ofrecen oportunidades al oftalmólogo para poner al día sus conocimientos en cuanto al manejo y financiamiento de los nuevos equipos y materiales.
Actualmente, tampoco son ignoradas por algunas instituciones políticas que han tomado en cuenta que la OMS señaló en 1997 que la relación costo-beneficio de la cirugía de catarata es uno de los procedimientos de atención de salud más ventajosos. Debemos incentivar este conocimiento.

La industria oftálmica muestra una tendencia creciente a contribuir con estos programas. Si el fabricante ofrece mejores precios probablemente habrá mayor volumen de ventas.

Otro enfoque sería la producción local de consumibles de alta calidad como lentes intraoculares, suturas, colirios e instrumentos, como sucede en otras partes del mundo. Por otro lado, hay que considerar que en los productos de alta tecnología, la concentración produce más ventajas que la expansión. Por eso es necesario que el mercado de Latinoamérica llegue a estar globalizado para obtener costos más bajos y servicios de mantenimiento más eficientes.

La comunidad tiene que jerarquizar el cuidado de la salud, la preservación y restauración de la visión y valorizarlos como calidad de vida.

Actualmente la salud en general y menos aún la salud ocular ocupan lugar poco preferente en la cultura de base de la población Latinoamericana.

La promoción de la salud ocular, utilizando todos los medios de comunicación, es una de las tareas primordiales no solo de los oftalmólogos sino de las Sociedades Nacionales de Oftalmología.

Por último, no podemos dejar de mencionar el rol del Estado y el rol cada vez más activo de las instituciones privadas, conjugándose como agentes proveedores de servicios de salud a una comunidad que está en evolución.

Actualmente los programas de Cirugía de Catarata ofrecen un reto y a la vez oportunidad y esperanza.

Frente a esta realidad, expuesta a grandes rasgos, no existen soluciones prontas ni fáciles. América Latina puede cumplir con el programa de la eliminación de ceguera evitable para el año 2020, especialmente de la causa más numerosa y recuperable: la catarata. En gran parte, está en nuestras manos, los oftalmólogos.

Es nuestra problemática y nuestra responsabilidad por vocación y por servicio.

Permítanme citar las palabras del Dr. Alfred Sommer,[8] Decano del Wilmer Eye Institute del Johns Hopkins:

"Solo los oftalmólogos en el campo de la salud visual pueden diseñar estrategias de servicio efectivas y eficientes. Quizás no pueden decidir, pero si estimular un debate amplio y franco sobre lo que se debe actuar. Cuanto más pronto será más beneficioso para la población".

Habría que añadir que si nosotros los oftalmólogos no tenemos liderazgo y asumimos nuestra responsabilidad en la solución de esta problemática, otras personas e instituciones lo resolverán.

Referencias

1. La Salud en las Américas, publicación de la Organización Panamericana de la Salud (OPS), Washington DC, septiembre 2012.
2. Celade. División de población de la CEPAL. Revisión 2012.
3. Organización Mundial de la Salud. Global Data on Blindness: an update. Ginebra, Organización Mundial de la Salud, 1994:4-10 (OMS/PBL/94.40).
4. Organización Panamericana de la Salud: Global Initiative for the Elimination of Avoidable Blindness: Vision 2020 Latin America: Reporte para el Taller de la OPS/OMS/IAPB. New York, Julio 10-12, 1999.
5. Silva JC, Bateman B, Contreras F. Eye Disease and Care in Latin America and the Caribbean. Survey of Ophthalmology 47:3, 267-274, 2002.
6. Agencia Internacional para la Prevención de Ceguera – Vision 2020-LA, 2012
7. Ellwein L, Kupfer C. Strategic Issues in Preventing Cataract Blindness in Developing Countries. Boletín de la OMS, 1995, 73 (5): 681-690.
8. Sommer A. Health, Medicine and Ophthalmology: Facing the Facts and Paying the Piper LVI Edward Jackson Memorial Lecture, 1999.

111

Custos em Cirurgia de Catarata

Prof. Dr. Newton Kara-Junior

Introdução

Atualmente a cirurgia de catarata com implante de lente intraocular (LIO) é um dos procedimentos cirúrgicos mais realizados no mundo e a recuperação da visão decorrente da cirurgia produz benefícios econômicos e sociais para o indivíduo, sua família e comunidade.

Quando novas tecnologias são agregadas ao tratamento cirúrgico, é necessário que o gasto governamental com a cirurgia de catarata seja reavaliado, de modo a justificar para a sociedade, o emprego de mais investimentos, que poderiam eventualmente ser empregados em outras ações de saúde.

As técnicas mais utilizadas, no momento, para a cirurgia de catarata são a extração extracapsular manual do cristalino (EECP) e a facoemulsificação (FACO).

No momento atual, a FACO é a técnica mais utilizada na maioria dos países desenvolvidos, devido à possibilidade de rápida recuperação visual e ao reduzido índice de complicações per e pós-operatórias.

Nos Estados Unidos, em 1998, aproximadamente 94% dos cirurgiões usavam a técnica de FACO em, pelo menos, 95% das cirurgias de catarata realizadas. No Reino Unido, em 1998, 77% das cirurgias de catarata realizadas no sistema de saúde nacional foram por FACO. Na Suécia, em 2000, 98% das cirurgias de catarata foram por FACO.

No Brasil e em outros países sul-americanos acredita-se que o gasto para aquisição e manutenção dos aparelhos e insumos necessários, talvez seja o fator mais limitante para que a técnica de FACO seja difundida. Porém, se analisados o gasto financeiro direto e indireto para hospital, governo e paciente, observamos que o custo da FACO não é muito superior ao custo da EECP.

Custo da Cirurgia de Catarata Para o Hospital

Em um hospital universitário da Espanha, os gastos totais (despesas com ato cirúrgico e retornos pós-operatórios) com a utilização da técnica de FACO foram apenas 4,87% maiores do que os gastos com a técnica de EECP. Em estudo realizado na Inglaterra, foi demonstrado que os maiores gastos com o ato cirúrgico, quando da utilização da técnica de FACO, eram compensados pelos reduzidos gastos durante o período pós-operatório.

No Brasil, Kara-Junior et al 2004, realizaram no Hospital das Clínicas da Faculdade de Medicina da Universidade da São Paulo (HCFMUSP) análise dos custos diretos associados à ambas as técnicas cirúrgicas. Os valores dos custos estimados das cirurgias e do acompanhamento pós-operatório, em ambos os grupos (FACO e EECP), são apresentados nas **(Tabelas 1-6)** abaixo.

Tabela 1 Estimativa dos custos variáveis de cada procedimento, em ambos os grupos (FACO e EECP). Hospital das Clínicas da Faculdade de Medicina da Universidade de São Paulo - 2002

Gastos	FACO (R$)	EECP(R$)
Insumos utilizados para o preparo do paciente e da equipe cirúrgica	2,96	3,16
Insumos utilizados para limpeza da sala cirúrgica	0,51	0,51
Insumos utilizados para a anestesia	0,29	1,85
Insumos utilizados para a cirurgia	464,65	254,44
Total	468,92	259,96

Tabela 2 Estimativa dos custos fixos do Centro Cirúrgico Ambulatorial (CCA) para ambos os grupos (FACO e EECP). Hospital das Clínicas da Faculdade de Medicina da Universidade de São Paulo - 2002

Gastos do CCA (por sala/dia)	FACO (R$)	EECP (R$)
Recursos humanos	338,35	338,35
Depreciação de equipamentos	130,00	61,25
Espaço físico e consumo de água e de energia elétrica	119,78	119,78
Total	588,13	519,38

Tabela 3 Estimativa das despesas com o acompanhamento pós-operatório, em ambos os grupos (FACO e EECP). Hospital das Clínicas da Faculdade de Medicina da Universidade de São Paulo - 2002

Gastos	FACO (R$)	EECP(R$)
Recursos humanos - componentes:		
Médicos(*)(por consulta)	3,06	3,06
Não médicos(+)(por consulta)	0,60	0,60
Espaço físico e consumo de água e energia elétrica(#)(por consulta)	3,90	3,90
Total para cada consulta	7,56	7,56
Total para o acompanhamento pós-operatório completo(Δ)	22,68	39,08

(*)Estimou-se que a etapa da consulta realizada exclusivamente pelo oftalmologista foi de, em média, aproximadamente 9 minutos, em ambos os grupos (FACO e EECP); (+)Estimou-se que o sujeito permaneceu por aproximadamente 30 minutos no ambulatório para a admissão e marcação do retorno, respectivamente antes e depois de ser atendido pelo oftalmologista; (#)Estimou-se que o sujeito permaneceu por aproximadamente 39 minutos no ambulatório; (Δ)Considerou-se a realização de, em média, 3,00 consultas no grupo FACO e 5,17 no grupo EECP

Tabela 4 Estimativa dos custos de cada procedimento, em ambos os grupos (FACO e EECP). Hospital das Clínicas da Faculdade de Medicina da Universidade de São Paulo - 2002

Custos	FACO (R$)	EECP (R$)
Cirúrgicos		
Custos variáveis	468,92	259,96
Custos fixos	36,75	39,95
Período pós-operatório	22,68	39,08
Total	528,35	338,99

Nos últimos anos, praticamente em todos os países desenvolvidos, tem ocorrido rápida mudança na técnica utilizada para a cirurgia de catarata, com aumento progressivo de cirurgias realizadas pela técnica de FACO. Porém, o emprego dessa técnica, no sistema público de saúde, acarreta aumento de custos, levando à diminuição da realização de outros procedimentos.

Para a implantação de um novo procedimento, é necessário estudo de sua eficiência, eficácia e efetividade. A eficiência de um procedimento é medida pela reação na qualidade de vida do paciente e pelo impacto econômico no sistema de saúde, pois novos gastos pressupõem redução de recursos destinados a outras áreas.

Na pesquisa de Kara-Junior et al 2004, os gastos estimados com os insumos utilizados para as cirurgias (custos variáveis), em ambos os grupos (FACO e EECP), foram de R$ 468,92 (U$ 195) no grupo FACO e R$ 259,96 (U$ 108) no grupo EECP, a diferença de R$ 208,96 (U$ 87) reflete despesas com materiais mais dispendiosos, utilizados para as cirurgias no grupo FACO. Os gastos com os insumos para a cirurgia aumentaram cerca de 80% quando a técnica de FACO foi utilizada. A possível diminuição das despesas com insumos e materiais descartáveis, quando comparadas com outros hospitais e clínicas, deve-se a medidas, como aquisição de materiais em concorrência pública em grandes quantidades e o uso máximo de insumos (colírios e substâncias anestésicas são utilizados em mais de um procedimento).

No estudo do HCFMUSP, os gastos com a manutenção do CCA-HCFMUSP (custos fixos) foram semelhantes para ambos os grupos; porém, como as cirurgias do grupo FACO requerem aparelhagem específica (facoemulsificador), o custo operacional da sala cirúrgica destinada à realização das cirurgias deste grupo foi acrescido do custo de depreciação do equipamento. Estimando-se que o período útil do Centro Cirúrgico Ambulatorial (CCA-HCFMUSP) para a realização das cirurgias é de 10 horas por dia, o tempo médio de permanência do paciente na sala cirúrgica é de aproximadamente 26 minutos no grupo FACO e de aproximadamente 35 minutos no grupo EECP e o tempo necessário para a limpeza da sala após cada procedimento é de aproximadamente 10 minutos, infere-se que, nas condições do estudo, possam ser realizadas 16 cirurgias do grupo FACO e 13 cirurgias do grupo EECP por dia, no CCA-HCFMUSP. Estima-se que, no grupo FACO, a eficiência do CCA-HCFMUSP foi 23% maior que a do grupo EECP. A otimização da unidade cirúrgica, no grupo FACO diminui o custo fixo de cada procedimento, uma vez que a despesa operacional do CCA é a mesma, independente do número de procedimentos realizados. Infere-se assim, que a economia com a otimização do CCA, no grupo FACO, não só compensou o capital investido com o equipamento adicional como também tornou o custo fixo de cada procedimento por FACO inferior ao por EECP.

A maior eficiência no uso da estrutura física e dos recursos humanos já existentes (capacidade instalada), com aumento do número de cirurgias, reduz o custo individual da cirurgia.

No tocante ao acompanhamento pós-operatório, estimou-se que a despesa do HCFMUSP com cada consulta de retorno foi de aproximadamente R$ 7,66 (U$ 3). Considerando-se que o grupo FACO necessitou, em média, de 3 retornos pós-operatórios e o grupo EECP, em média, de

5,17 retornos, infere-se que as despesas hospitalares com o acompanhamento pós-operatório sejam, em média, R$ 16,40 (42%), menores no grupo FACO.

Estima-se que as despesas associados à cirurgia e ao período pós-operatório no grupo FACO, após 3 meses da cirurgia, no HC-FMUSP em 2002, foram, em média, de R$ 528,35 (U$ 220), enquanto que no grupo EECP, foram de R$ 338,99 (U$ 141). Os gastos totais no grupo FACO foram, em média, R$ 189,07 (U$ 79) (56%), maiores do que no grupo EECP.

O reembolso do SUS para a cirurgia da catarata por FACO com implante de LIO dobrável é de R$ 643,00 (U$ 268) e o por EECP com LIO rígida é de R$ 422,00 (U$ 176) (Secretaria da Saúde, 2002). A diferença de reembolso entre ambos os procedimentos é de R$ 221,00. Assim sendo, estima-se que, para as condições do HCFMUSP, em 2002, a realização da cirurgia por FACO, em larga escala, era economicamente vantajosa, uma vez que a diferença entre a receita e a despesa com cada procedimento foi, em média, de R$ 114,65 (U$ 48) na FACO e de R$ 83,01 (U$ 36) na EECP. No momento atual, em que o SUS passa a financiar a realização da cirurgia de catarata por FACO, torna-se imperativo avaliar a exeqüibilidade econômica desse procedimento. O estudo da USP ressalta a exeqüibilidade da cirurgia por FACO.

Considera-se, também, que o reembolso do SUS para cada consulta pós-operatória com tonometria (apenas do olho operado) é de R$ 5,92 (U$ 2,4) e que os gastos do HCFMUSP com cada retorno foram estimadas em R$ 7,66 (U$ 3). Nessas condições, em que a despesa com os retornos pós-operatórios é superior à receita, fica, também, evidenciada a vantagem econômica para o hospital, com a utilização da FACO, por requerer menor número de consultas após a cirurgia. Embora alguns autores relatem que a utilização de tecnologia sofisticada, aplicada na promoção da saúde ocular no Sistema Público de países em desenvolvimento, seja inviável, especialmente com relação à cirurgia da catarata, a qual consome uma expressiva parcela do orçamento destinado à saúde pública, o estudo brasileiro demonstrou que, para a realidade do HCFMUSP, em 2002, a técnica de FACO foi economicamente viável, oferecendo inclusive vantagens econômicas para o hospital.

Os aspectos econômicos são importantes instrumentos para nortear as decisões políticas. Porém, a saúde do idoso, também, deve ser considerada um bem econômico e ser valorizada pela sociedade.

Economia em saúde não se faz gastando menos, mas gastando-se melhor, isto é, obtendo-se os maiores benefícios sociais aos menores custos incorridos em sua consecução. A utilização da moderna tecnologia para a cirurgia da catarata em países em desenvolvimento deve resolver mais problemas do que criá-los.

Custo da Cirurgia de Catarata para a Sociedade

No Brasil tem havido um aumento progressivo do número de cirurgias de catarata realizadas pela técnica de FACO com implante de LIO dobrável, em relação à de EECP, de 64.761 em 2006 para 130.498 em 2007. Embora o Sistema Público de Saúde Brasileiro (SUS) financie a cirurgia de catarata por FACO desde 2001, a um custo superior ao da EECP, poderia haver dúvidas sobre suas vantagens e desvantagens sociais em detrimento da técnica de EECP, uma vez que o orçamento destinado à saúde é limitado e o aumento do gasto com um determinado procedimento pressupõe redução de outras ações.

No Hospital das Clínicas da USP, Kara-Junior et al 2010, compararam o impacto econômico da cirurgia de catarata segundo as técnicas FACO e EECP para a sociedade.

Custos para o Paciente

Em relação à situação ocupacional dos pacientes por técnica cirúrgica, no grupo FACO, 16,8% dos pacientes estavam empregados e apenas 5% estavam à procura de trabalho, mesmo sendo portadores de deficiência visual. No grupo EECP, 13,5% estavam empregados e apenas 3,8% estavam à procura de trabalho. Ambos os grupos eram constituídos predominantemente por pacientes economicamente inativos e não motivados a procurar emprego.

Tabela 5 Situação ocupacional de pacientes segundo tipo de técnica de cirurgia de catarata. São Paulo, SP, 2002. (N = 205)

Situação ocupacional	Faco		EECP		Total	
	n	%	n	%	n	%
Aposentado	49	48,0	53	52,0	102	100,00
Do lar	25	43,9	32	56,1	57	100,00
Empregado	17	54,8	14	45,2	31	100,00
PE	5	55,6	4	44,4	9	100,00
NE/NPE	5	83,3	1	16,7	6	100,00

P = 0,12
Faco: facoemulsificação; EECP: extração extracapsular;
PE: procurando emprego; NE/NPE: não empregado/nem procurando emprego.

O salário médio dos pacientes com vínculo empregatício não apresentou diferença estatisticamente significativa entre os grupos (p = 0,13). Os pacientes FACO possuíam salário médio de R$ 195,42 (DP = 51,81) e os EECP, R$ 216,97.

Embora a cirurgia tenha sido oferecida gratuitamente pelo Sistema Público de Saúde, os pacientes tiveram gastos durante o período pós-operatório. Os gastos pessoais com transporte e alimentação nos retornos pós-operatórios foram, em média, de US$ 11,00 na FACO e US$ 18,92 na EECP, respectivamente.

Na comparação dos gastos médios estimados para a aquisição de óculos após a cirurgia, observou-se que, apesar de os gastos terem sido maiores no grupo EECP (US$ 136,00 vs. US$ 129,20), essa diferença não foi estatisticamente significativa (p = 0,3). Tendo em vista que 33,0% dos indivíduos do grupo FACO e 37,6% do grupo EECP necessitaram de novas lentes corretoras após 180 dias da cirurgia, o gasto médio com troca de lentes foi de US$ 14,80 no grupo FACO e US$ 17,95 no grupo EECP, totalizando despesa média com óculos, nos seis primeiros meses após a cirurgia, de US$ 144,00 no grupo FACO e de US$ 152,82 no grupo EECP.

Os valores de cilindro prescritos nas lentes corretivas variaram entre uma e duas dioptrias em 33,7% e 46,2%, nos grupos FACO e EECP, respectivamente. As dioptrias cilíndricas maiores de três graus foram prescritas em 6,0% dos casos no grupo FACO e em 2,9% dos casos do grupo EECP.

Custo para a Sociedade

A estimativa do prejuízo médio dos empregadores dos pacientes que trabalhavam e foram submetidos à cirurgia, nos primeiros 15 dias após de pós-operatório, foi de US$ 16,44 e US$ 16,33 por paciente, respectivamente, nos grupos FACO e EECP. Considerando-se o número de retornos para cada grupo e que o acompanhante, quando trabalhasse, perdeu um dia de trabalho em cada consulta pós-operatória, estimou-se que o prejuízo médio dos empregadores dos acompanhantes com a ausência no trabalho foi de US$ 9,11 e US$ 9,40, respectivamente, nos grupos FACO e EECP, por paciente operado.

Custo para a Precedência Social

O gasto médio da Previdência Social, para cada indivíduo empregado após 15 dias de afastamento, foi estimado em US$ 39,08 no grupo

FACO (seis dias) e de US$ 380,07 por sujeito empregado no grupo EECP (47 dias), considerando que após EECP o paciente permanecia 60 dias afastado do emprego, até a prescrição dos óculos. Considerando a porcentagem de sujeitos com vínculo empregatício em ambos os grupos (16,8% no grupo FACO e 13,5% no grupo EECP), o gasto médio da Previdência Social foi estimado em US$ 6,57 por paciente no grupo FACO e US$ 51,15 no grupo EECP.

Na comparação, entre os grupos, do custo médio total do pós-operatório para os pacientes, para o sistema empresarial (empregadores) e para a Previdência Social, o custo total para EECP foi maior (U$ 248,62 vs. U$ 187,12).

Tabela 6 Comparação do custo médio total estimado para os empregadores, paciente e Previdência Social, com o acompanhamento pós-operatório. São Paulo, SP, 2002.

Sujeito	Faco (US$)	EECP (US$)
Empregadores	25,55	25,73
Pacientes	155,00	171,74
Previdência Social	6,57	51,15
Total	187,12	248,62

P = 0,10
Faco: facoemulsificação; EECP: extração extracapsular.

A maioria dos países desenvolvidos tem adotado recentemente a técnica FACO para a cirurgia de catarata. Contudo, questiona-se a viabilidade econômica do emprego dessa técnica no sistema público de saúde de países em desenvolvimento, devido ao possível aumento nos custos. Nesse contexto, o deslocamento de recursos financeiros para esse procedimento poderia resultar em menor disponibilidade financeira para outras necessidades, diminuindo a efetividade do sistema de saúde.

Enquanto em países desenvolvidos, como Japão, Canadá e França, o sistema público de saúde gasta entre US$ 1.000 e US$ 1.500 por pessoa/ano, no Brasil são gastos US$ 80 por pessoa/ano, quantia aquém da necessária para se oferecer um tratamento médico adequado. Isso torna ainda mais relevante a premência de se minimizarem os custos dos tratamentos, sem comprometer a qualidade do serviço prestado.

Na rotina do atendimento público existem inúmeras barreiras para o acesso à cirurgia de catarata, como, por exemplo, tempo de espera para a triagem pelos setores primários e secundários até chegar ao hospital, retardando ainda mais o tratamento. Os projetos comunitários são fundamentais, pois minimizam as dificuldades de acesso da população a cirurgia de catarata, proporcionando que no mesmo dia os pacientes tenham o seu diagnóstico realizado e o dia de cirurgia agendado.

Para aqueles que não exerciam atividade remunerada antes da cirurgia, em parte causada pela deficiência visual associada à catarata, houve um estímulo a retornar ao trabalho novamente após o procedimento cirúrgico, mesmo considerando uma idade média superior a 68 anos entre os analisados. Esse fato pode ser considerado importante, pois reconduz uma parcela economicamente inativa da população de volta ao mercado de trabalho.

A economia média total dos sujeitos do grupo FACO em relação aos do grupo EECP foi de US$ 16,74. A despesa adicional gerada pelo maior número de retornos no grupo EECP, assim como a disponibilidade de acompanhante, pode dificultar o seguimento pós-operatório do paciente submetido a essa técnica. Embora a diferença do custo médio estimado por indivíduos, de ambos os grupos, não tenha sido estatisticamente significante, considera-se que o valor absoluto (US$ 16,74) tenha sido alto para uma amostra composta predominantemente de pessoas aposentadas e economicamente inativas.

Para o sistema empresarial, o tipo de técnica é indiferente para seu ônus. A única vantagem é que os empregados submetidos à FACO retornam antes ao trabalho, se comparados aos submetidos à EECP. Por outro lado, o gasto médio estimado para a Previdência Social foi muito maior no caso de pacientes submetidos à EECP.

A diferença expressiva de US$ 44,58 por paciente deve ser computada na somatória dos custos públicos totais da cirurgia de EECP.

Embora o custo da cirurgia da catarata por FACO com implante de LIO dobrável seja maior do que pela EECP com LIO rígida, a diferença de US$ 101,37, no reembolso entre ambos os procedimentos deve ser contrastada com os custos pós-operatórios.

Esta linha de estudos estima que o custo social pós-operatório total da cirurgia de catarata pela técnica de FACO foi de US$ 187,12, enquanto pela técnica de EECP foi de US$ 248,62. Considerando o reembolso do SUS para ambos os procedimentos, estima-se que o ônus social com a realização da FACO tenha sido de apenas US$ 39,87 superior em relação à EECP, valor aceitável quando são consideradas as vantagens clínicas da FACO para os pacientes operados.

Em ambos os grupos, a maioria dos indivíduos empregados referiu melhora na produtividade após a cirurgia. Esse fato, por si só, pode indicar o retorno do investimento do Estado com o procedimento cirúrgico, assim como melhora na qualidade de vida dos pacientes.

Um dos princípios fundamentais de economia em saúde pública é o de implantar ações racionalizadas, que propiciem redução de custos, sem aumentar os riscos à saúde. Em geral, avanços nas modalidades de tratamento demandam recursos progressivamente maiores; portanto, decisões em saúde pública devem ser respaldadas na avaliação da eficiência de cada procedimento, o que é primordial para sua implantação. A eficiência de um procedimento é medida pela melhora na qualidade de vida do paciente e pelo impacto econômico no sistema de saúde, pois novos gastos pressupõem redução de recursos destinados a outras áreas.

Conclui-se que o incentivo e o investimento governamental para a realização da FACO no Sistema Público de saúde Brasileiro esteja socialmente justificado.

Referências

1. Javitt JC, Wang F, West SK. Blindness due to cataract: epidemiology and prevention. Annu Rev Public Health 1996;17:159-77.
2. Thylefors B, Négrel AD, Pararajasegaram R, Dadzie KY. Global data on blindness. Bull World Health Organ 1995;73:115-21.
3. Sommer A. Organizing to prevent third word blindness. Am J Ophthalmol 1989;107:544-6.
4. Arieta CEL, Kara-José N, Alves MR. Estratégias para a ação contra a catarata. In: Kara-José N, Delgado AMN, Arieta CEL, Rodrigues MLV, Alves MR, editores. Prevenção da cegueira por catarata. Campinas: UNICAMP; 1996. p.19-35.
5. Temporini ER, Kara-José N, Kara-Junior N. Catarata senil: características e percepções de pacientes atendidos em projeto comunitário de reabilitação visual. Arq Bras Oftalmol 1997;60:79-83.
6. Kara-José N, Temporini ER. Cirurgia de catarata: o porquê dos excluídos. Rev Panam Salud Publica 1999;6:242-8.
7. Kara-Junior N, Temporini ER, Kara-Jose N. Cataract surgery: expectations of patients assisted during a community project in São Paulo, State of São Paulo, Brazil. Rev Hosp Clín Fac Med S Paulo 2001;56:163-8.
8. Temporini ER, Kara-Junior N, Holzchuh N, Kara-José N. Popular beliefs regarding the treatment of senile cataract. Rev Saúde Pública 2002;36:343-9.
9. Kara-Junior N, Arieta CEL. Catarata senil. In: Kara-Jose N, Almeida GV, editores. Senilidade ocular. São Paulo: Roca; 2001. p.99-107.
10. Kara-José N, Contreras F, Campos MA, Delgado AMN, Mowery RL, Ellwein LB. Screening and surgical intervention results from Cataract-free-zone projects in Campinas, Brasil and Chimbote, Peru. Int Ophthalmol 1990;14:155-64.
11. Kara-Junior N, Schellini SA, Silva MRBM, Bruni LF, Almeida AGC. Projeto Catarata - Qual a sua importância para a comunidade? Arq Bras Oftalmol 1996;59:490-6.
12. Kara-Jose N, Delgado AMN, Arieta CEL. Exeqüibilidade da cirurgia de catarata em hospital-escola: em busca de um modelo econômico. Rev Assoc Med Bras 1994;40:186-8.
13. Arieta CEL, Kara-José N, Carvalho-Filho DM, Alves MR. Optimization of a university cataract-patient care service in Campinas, Brasil. Ophthalmic Epidemiol 1999;6:113-23.
14. Minassian DC, Rosen P, Dart JK, Reidy A, Desai P, Sidhu M, et al. Extracapsular cataract extraction compared with small incision surgery by phacoemulsification: a randomized trial [Comment on Br J Ophthalmol 2001;85:765-6].. Br J Ophthalmol 2001;85:822-9.
15. Leaming DV. Practice styles and preferences of ASCRS members-1998 Survey. J Cataract Refract Surg 1999;25:851-9.
16. Castells X, Comas M, Castilla M, Cots F, Alarcón S. Clinical outcomes and cost of cataract surgery performed by planned ECCE and phacoemulsification. Int Ophthalmol 1998;22:363-7.

17. Chang DF. Factoring cost, is phacoemulsification still the procedure of choice? Br. J. Ophthalmol 2001:85:765-6.
18. Kara-Junior N, Santhiago MR, Parede TR, Espindola RF, Mazurek MG, Germano R, Kara-José N. Influência da correção cirúrgica da catarata na percepção laborativa. Arq Bras Oftalmol. 2010;73(6):491-3.
19. Kara-José Junior N, Avakian A, Lower LM, Rocha AM, Cursino M, Alves MR. Facoemulsificação versus extração extracapsular manual do cristalino: análise de custos. Arq Bras Oftalmol. 2004;67(3):481-9.
20. Kara-José N, Bicas HE, Carvalho RS. Cirurgia de catarata: necessidade social. São Paulo: C&D - Editora e Gráfica; 2008. p. 45-6.
21. Kara-Junior N, Espíndola RF. Evolução e viabilização de um centro cirúrgico ambulatorial para cirurgias de catarata em larga escala em um hospital universitário. Arq Bras Oftalmol. 2010;73(6):494-6.
22. Kara-Junior, N Sirtoli MG, Santhiago MR, Parede TR, Espíndola RF, Carvalho R de S,. versus extracapsular extraction: governmental costs. Clinics (São Paulo). 2010;65(4):357-61.
23. Kara-Junior N. Importância do centro cirúrgico ambulatorial para realização de cirurgias de catarata em larga escala. Rev Bras Oftalmol. 2011;70(2):75-6.
24. Kara-Junior N, Parede TR, Santiago MR, Espindola RF, Mazurek MG, Carvalho RS. Custo social de duas técnicas de cirurgia de catarata no Brasil. Rev Saúde Pública. 2010;44(5):957-62.
25. Kara-Junior N, Santhiago MR, Espindola RF. Facoemulsificação vs Extração Extracapsular do Cristalino: Análise de Custos para o Hospital, para o Governo e para a Sociedade. Rev Bras Oftalmol. 2012;71(2):115-124.

112

VISIÓN 2020: El Derecho a Ver, una Revisión y Actualización

Dr. Juan Batlle, Dr. Van C. Lansingh, PhD
Dra. Kristen A. Eckert, MPhil.

Introducción

La iniciativa VISIÓN 2020: El Derecho a Ver (V2020), es el esfuerzo mundial para eliminar la ceguera evitable y fue lanzada en 1999 a través de una asociación entre Organización Mundial de la Salud (OMS) y la Agencia Internacional para la Prevención de la Ceguera (IAPB).[1] Hace casi 9 años, el programa V2020 Latinoamérica (V2020 LA) fue establecido en Buenos Aires por la IAPB, la Organización Panamericana de la Salud (OPS) y la Asociación Panamericana de Oftalmología (PAAO). Se han logrado importantes avances para V2020 por los socios desde la última edición publicada de esta obra.[2] A nivel mundial, en Mayo del 2009, la Asamblea Mundial de la Salud de la OMS (WHA) aprobó la Resolución WHA62.1 para dar pie al primer Plan de Acción de la OMS en la Prevención de la Ceguera Evitable y Discapacidad Visual (A62/7).[3] Este plan de acción se actualizó en Marzo del 2013 para el periodo 2014-2019 y fue aprobado mediante la Resolución WHA66.4, sugiriendo la reducción del 25% de la ceguera mundial evitable utilizando la línea de base del 2010 para el 2019.[4,5] A nivel regional, la OPS elaboró y aprobó un plan de acción regional para las Américas en el 2009 (CD49/19),[6] que está siendo actualizado para el periodo 2014-2019 en respuesta al plan de acción mundial de la OMS (GAP).

IAPB ha aprobado asimismo un nuevo marco estratégico para el periodo 2013-2017 que alinea su planificación estratégica con el nuevo GAP de la OMS. El objetivo de la IAPB es que "el acceso a la salud de los ojos, sobre todo en los países más marginados, se incrementa significativamente, cumpliendo su derecho a ver", y el marco estratégico tiene el mismo de la OMS que se dirige a reducir la ceguera evitable en un 25% a través de 3 objetivos estratégicos basados en la promoción, el conocimiento/habilidades/rentabilidad, y la reasignación de la estrategia.[7]

Después de más de una década de programación y planificación mundial, la iniciativa V2020 de la OMS y la IAPB mantiene la misma estructura **(Figura 1)**, que se lleva a cabo por los 6 grupos de coordinación regionales para África, las Américas, el Mediterráneo Oriental, Europa, Sudeste de Asia y la Región del Pacífico Occidental. Más recientemente, el grupo de coordinación regional de las Américas se ha dividido en V2020 LA y V2020 Norte América y el Caribe. V2020 no

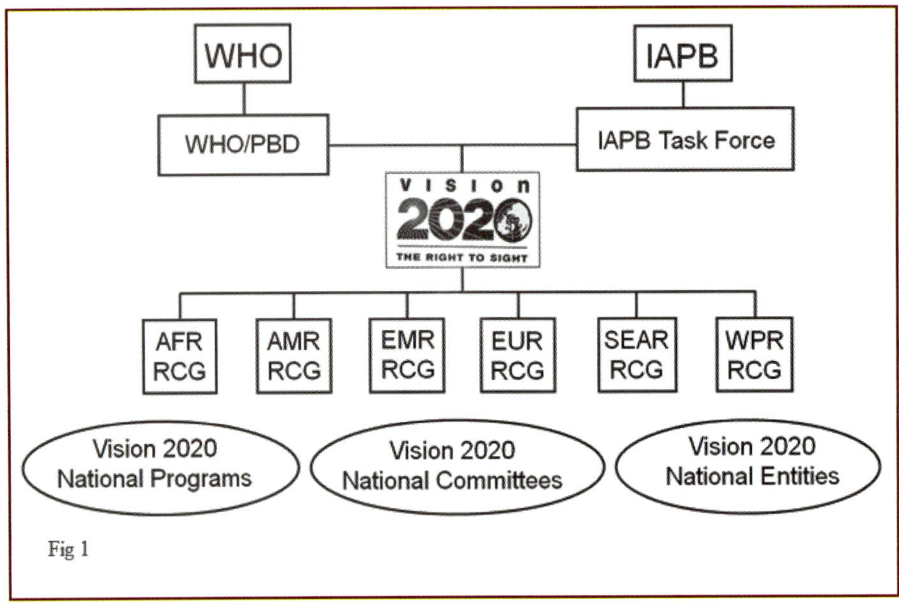

Figura 1. Estructura de VISIÓN 2020, Año 2000.
Leyenda: OMS: Organización Mundial de la Salud; PBD (Departamento de Prevención de la Ceguera OMS); IAPB: Agencia Internacional para la Prevención de la Ceguera; AFR RCG: Grupo de Coordinación Regional Africana VISIÓN 2020; AMR RCG: Grupo de Coordinación Regional de las Américas VISIÓN 2020; EMR RCG; Grupo de Coordinación Regional para el Mediterráneo Oriental VISIÓN 2020; EUR RCG: Grupo Europeo de Coordinación Regional VISIÓN 2020; SEAR RCG: Grupo de Coordinación Regional del Sudeste Asiático VISIÓN 2020; WPR RCG: Grupo de Coordinación Regional del Pacífico Occidental VISIÓN 2020.

es una prescripción "unitalla", sino más bien un marco en el que las cuestiones de la ceguera evitable se pueden abordar. Es probable que cada país tenga diferentes situaciones en cuanto a la prevalencia de enfermedades oculares, recursos, infraestructura y finanzas disponibles para el manejo de la enfermedad ocular. El programa V2020 Latinoamérica (V2020 LA) ha experimentado un notable aumento de las actividades y la colaboración de los socios dentro de los 19 países Iberoamericanos del grupo de coordinación regional. Desde el 2010, la organización internacional no gubernamental (ONG) ORBIS ha co-financiado generosamente con actividades y entregables IAPB V2020 LA. Un desarrollo importante es la reciente alianza estratégica entre IAPB, la OPS y la PAAO, que ha asegurado la mayor cooperación y participación de la comunidad oftalmológica regional en la prevención de la ceguera. Cada país ha desarrollado un plan nacional que integra la salud ocular o se centra exclusivamente en la misma. Casi todos los países tienen un comité nacional para la prevención de la ceguera y/o un comité nacional V2020. Los subcomités técnicos V2020 LA existen para abordar las prioridades regionales de cataratas, retinopatía diabética, retinopatía del prematuro, defectos de refracción, baja visión, y glaucoma, además de los otros subcomités para la promoción y la movilización de recursos, que se dirigen a los gobiernos, ONG's y el sector privado. Las actualizaciones en estas áreas se difunden a través de las Noticias de la IAPB y el boletín trimestral V2020 LA, que se puede encontrar en el sitio web V2020 LA: www.v2020la.org.

En Mayo del 2012, el *Plan Estratégico de VISIÓN 2020 Latinoamérica, 2013 a 2016* se finalizó después de una reunión de planificación estratégica de más de 50 agentes regionales y socios en Lima, Perú, en Marzo de ese mismo año.[8] El plan incluye la visión de un *mundo en el que nadie tenga discapacidad visual evitable, curable y tenga la misión de mantener y fortalecer la alianza estratégica para implementar programas de salud ocular sostenibles y sistemas dirigidos a las poblaciones marginadas.* Las prioridades de V2020 LA son los mismos que las de la OPS (CD49-19) e incluyen: cataratas, diabetes, glaucoma, defectos de refracción en niños, baja visión y ceguera infantil. Los cinco objetivos estratégicos centrados en la promoción, comunicación y visibilidad, creación de capacidad y desarrollo de las instituciones, investigación y manejo de recursos incluyen actividades estratégicas con el objetivo primordial de eliminar la ceguera evitable causada por las prioridades regionales para el año 2020. La estrategia regional enfatiza alta tasas de éxito en términos de visión restaurada y resultados de calidad de vida, servicios económicos y accesibles (especialmente para las poblaciones marginadas), y la aplicación de medidas para superar las barreras y aumentar el uso de los servicios. Lo más importante es el objetivo de los servicios oftalmológicos integrales sostenidos y equitativos a nivel distrital.

El apoyo mundial para los objetivos de V2020 en los diferentes niveles de gobierno es un proceso continuo, y la reciente aprobación de la Resolución WHA66.4 seguirá facilitando la prevención de la ceguera evitable y los objetivos de la discapacidad visual contenidas en V2020. El desarrollo de modelos sostenibles de atención oftalmológica para implementar las metas de V2020 sólo será posible cuando todos los gobiernos nacionales se comprometan, y esto incluye tanto a los países desarrollados, como los países en desarrollo.

Objetivos del Programa VISIÓN 2020 con Respecto a la Catarata

Aproximadamente 39 millones de personas en el mundo son ciegas y 246 millones tienen discapacidad visual moderada y grave (MSVI).[9] La causa principal de la ceguera evitable es la catarata, que representa el 51% de los casos reportados a nivel mundial y un tercio de la discapacidad visual. Las tasas nacionales estandarizadas de prevalencia de ceguera para la población ≥50 años en Latinoamérica fueron estimadas por el Estudio Mundial de Carga de la Enfermedad 2010.[10] Los autores estiman que la prevalencia de la ceguera varía desde 1.1% en Uruguay hasta el 3.8% en Guatemala y la prevalencia de MSVI varía desde 7.5% en Argentina hasta el 4.4% en Brasil.[9]

Como se mencionó anteriormente, hay un subcomité técnico V2020 LA con el objetivo principal de eliminar la ceguera por catarata en Latinoamérica en el año 2020. El subcomité de cataratas ha trabajado hacia el desarrollo de los recursos regionales para orientar a los gobiernos y los programas de cuidado ocular en el aumento sostenible y de alta calidad en la prestación de servicios quirúrgicos. El comité ha publicado recientemente guías de cataratas para Latinoamérica y un manual Latinoamericano para la ceguera por cataratas.[11,12] Estos recursos buscan educar e informar a la comunidad regional del cuidado de los ojos en la prevención y tratamiento de la ceguera por catarata a través de los programas de intervención a gran escala orientados a la comunidad para aumentar la conciencia pública de la enfermedad ocular, hacer hincapié en el aumento de la productividad quirúrgica y mejorar los resultados quirúrgicos, así como proporcionar una mejor distribución de los servicios de cirugía de catarata en las poblaciones más vulnerables y marginadas de la región.

Tasas de Cirugía de Catarata en las Américas

La tasa de cirugía de catarata (CSR) es el número anual de cirugías de cataratas realizadas por cada millón de habitantes en un país y sirve como un indicador de consumo de los servicios de cirugía de catarata. Desde el 2005, representantes de los países latinoamericanos de los comités nacionales de V2020, comités nacionales para la prevención de la ceguera, sociedades nacionales de oftalmología, y/o los ministerios de salud han reportado CSR anuales y número de oftalmólogos por país que están disponibles, así como otros datos clave sobre el número de personal de salud ocular, infraestructura, precios y datos socio-económicos y demográficos por país que se actualizan periódicamente en el sitio web de V2020 LA: http://www.v2020la.org/StatPlanet/StatPlanet.html.

Casi todos los países han aumentado su CSR entre 2005 y 2012. Guatemala y Honduras son los únicos países con una disminución de la CSR **(Figura 2)**, aunque Panamá y Uruguay no informaron una CSR en el 2005 (sus CSR han aumentado desde el año 2006). En 10 países, la

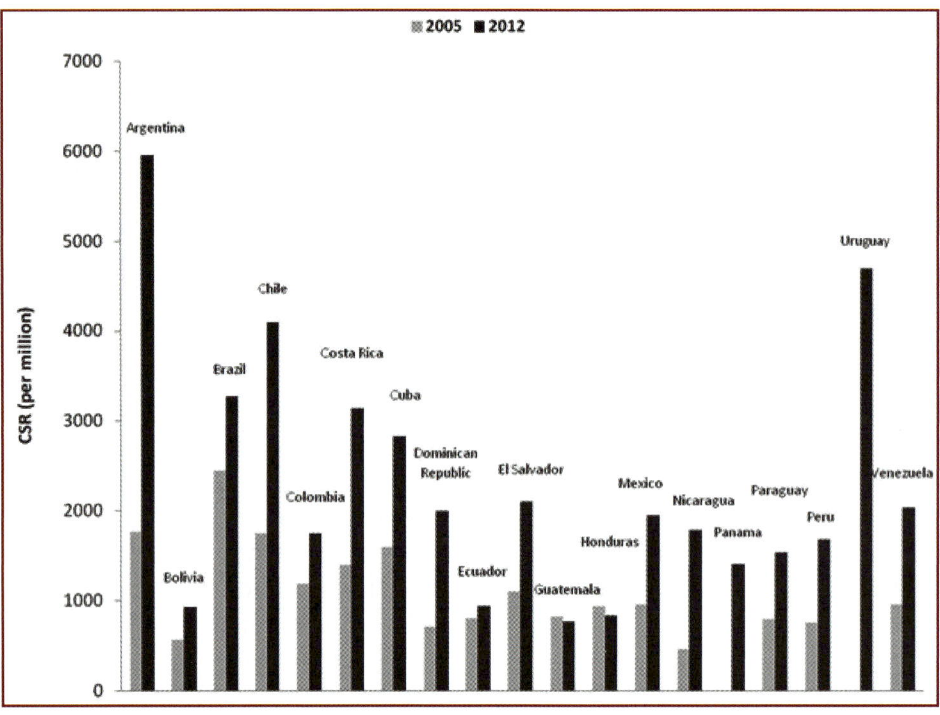

Figura 2. Tasas de Cirugía de Catarata en los países Latinoamericanos, 2005 vs 2012.

CSR se ha duplicado; Argentina cuenta con un impresionante aumento del 263.5%! Sin embargo, el aumento drástico de la CSR en Argentina es más probable que se atribuya al hecho de que las cirugías de cataratas se subregistraron por oftalmólogos en los últimos años.[14] La CSR regional media ponderada para Latinoamérica era de 1,562 en 2005 y 2,672 en 2012, lo que indica un aumento impresionante del 70%.

La CSR en Paraguay aumentó 2 veces de 800 en el 2005 a 1,593 en el 2012 **(Figura 2)**. En esta edición, presentamos también un capítulo sobre la epidemiología de la ceguera y la discapacidad visual en Latinoamérica. Un estudio epidemiológico reciente de Paraguay merece mayor discusión,[15] ya que demuestra el progreso integral realizado en los últimos 15 años para manejar mejor las cataratas, debido a que la primera Evaluación Rápida de los Servicios Quirúrgicos para las Cataratas (RACCS) en Latinoamérica se realizó en Paraguay.[16] En 2011, se llevo a cabo una encuesta de la Evaluación Rápida de la Ceguera Evitable (RAAB) en Paraguay como seguimiento de la RACSS de 1999.[15] La encuesta de 2011 mostró resultados muy prometedores y alentadores. La prevalencia de ceguera disminuyó en 3 ocasiones desde el 3.1% en 1999 al 1.0% en el 2011. La prevalencia de ceguera por catarata se redujo en un impresionante 71% desde el 2.0% en 1999 al 0.3% en 2011. El número de personas con catarata bilateral que fueron sometidas a cirugía aumentó casi 5 veces. Aproximadamente el 77% de las operaciones de cataratas tuvieron buenos resultados quirúrgicos, un aumento del 37% desde la encuesta de 1999. Los autores concluyeron que la catarata es ahora más o menos manejable en Paraguay.[15]

Factores que Impactan las CSRs

El ejemplo de Paraguay se destacó anteriormente porque los progresos realizados hasta la fecha en el manejo de la catarata demostraron efectivamente que los esfuerzos de eliminación no sólo se preocupan por aumentar las CSRs o los resultados quirúrgicos en la región. La cobertura quirúrgica de cataratas (CSC) y los resultados quirúrgicos son 2 importantes indicadores de cataratas que reflejan, respectivamente, la equidad de los servicios quirúrgicos de cataratas y la calidad de los servicios. La CSC es la "proporción anual de personas, ciegas o con deficiencia visual secundaria a catarata, que han sido operadas en uno o ambos ojos."[17] La CSC es tan baja como el 15% en El Salvador[18] y tan alta como el 77% en Uruguay (Gallarreta M, comunicación por correo electrónico, 2 de diciembre del 2013), la última tasa de CSC es más o menos lo que uno podría encontrar en los sistemas de salud ocular desarrollados. Las CSRs pueden ser engañosas, porque si bien las CSRs reportadas en los países pueden ser altas, la mayoría de cirugías se pueden realizar en los centros urbanos, donde se concentran la infraestructura de toda la salud ocular, los servicios públicos y los recursos humanos. Las tasas quirúrgicas locales pueden ser considerablemente más bajas en localizaciones remotas y rurales que tienen más dificultades de acceso a los servicios de cirugía de catarata. Así, una parte de la población se puede dejar sin cobertura adecuada, que se entiende mejor cuando se analizan los datos de población regional.

La Tabla 1 proporciona información demográfica para los países de Latinoamérica con el número de oftalmólogos por millón de población reportada por representantes de los países en el 2012. Guatemala y Honduras tienen el menor número de oftalmólogos en 13 y 16 por millón, respectivamente. Por lo tanto, no es sorprendente que esos 2 países también tengan CSRs inferiores. Sin embargo, la mayoría de los países tienen un alto número de oftalmólogos, lo que sugiere que debe haber una CSC adecuada en la región. El problema es que la mayoría de los oftalmólogos no operan cataratas y casi todos se concentran en los centros urbanos. Todos los países, con excepción de Guatemala (donde la relación de la población urbano:rural es de 1:1), tiene la mayoría de su población concentrada en las zonas urbanas **(Tabla 1)**. Casi toda la población de Argentina (92.7%), Uruguay (92.6%) y Venezuela (93.7%) vive en zonas urbanas. Los datos demográficos regionales sugieren que casi todos los oftalmólogos viven en las zonas urbanas al igual que la población (teniendo un mejor acceso al sistema de salud ocular). Sin embargo, la Tabla 1 también demuestra la enorme brecha entre las poblaciones rurales y urbanas. En Brasil, donde se encuentra el 84.9% de los 198.4 millones de la población residente de las zonas urbanas y un alto número de oftalmólogos (74 por millón), casi 30 millones de personas viven en zonas rurales. Para ponerlo en perspectiva, más personas viven en las zonas rurales de Brasil, en donde no pueden acceder a los servicios de cirugía de catarata, que las poblaciones totales combinadas de El Salvador, Costa Rica, Nicaragua, Panamá y Honduras. Además, 1 de cada 5 personas tienen 50 años o más en Brasil, lo que sugiere que hay posiblemente millones de ciegos por catarata en el país con necesidad de cuidado ocular accesible. Un estudio reciente[21] confirmó la disparidad geográfica de oftalmólogos en Brasil, donde la mayor parte se concentra en los estados urbanos más ricos del sur, mientras que los estados del norte, más empobrecidos y remotos, tienen mucho menos número de oftalmólogos. Se encontró una correlación significativa entre el Producto Interno Bruto del estado y el número de oftalmólogos. La amplia gama de cobertura en la región indica claramente que aún queda trabajo por hacer para distribuir mejor los servicios de cirugía de catarata en Latinoamérica y garantizar el acceso equitativo a la atención.

Un buen resultado quirúrgico es una agudeza visual (AV) post-operatoria (después de la operación) >6/18 o > 20/60, mientras que un mal resultado se define como un post-op AV <6/60 o <20/200 (con la corrección disponible).[22] Los buenos resultados visuales son esenciales para aumentar la productividad quirúrgica y mejorar la cobertura, así como los malos resultados de un programa de cuidado ocular son un obstáculo importante para la captación de cirugía de catarata por la población local. Por desgracia, no es raro encontrar resultados quirúrgicos menos que satisfactorios en los programas regionales de salud ocular.[23] Aunque los resultados visuales en Paraguay han mejorado como se mencionó anteriormente, otras encuestas recientes sugieren que todavía hay una gran cantidad de trabajo por hacer en la capacitación de los cirujanos de cataratas para mejorar la calidad de la atención. Por ejemplo, una encuesta RAAB del 2011 en El Salvador encontró que sólo el 56% de los pacientes operados por cataratas presentaron buenos resultados, mientras que casi 1 de cada 4 tuvo malos resultados visuales.18 Resultados similares se observaron después de una encuesta RAAB en el 2010 en Chiapas, México, donde el 61% de los pacientes tuvo buenos resultados y el

Tabla 1. Demografía de la Población y el Número de Oftalmólogos en Latinoamérica, 2012.

País	Población millores[20]	Población ≥50 años[21] (%), 2010	% Población Urbana	% Población Rural	Número (#) de Oftalmólogo Total Población	# por 1 Millón	Referencia
Argentina	41.1	24.5	92.7	7.3	6,003	146	Nano ME, comunicación por correo electrónico, Marzo 2013
Bolivia	10.3	13.6	67.2	32.8	348	34	Moya Saldias J, comunicación por correo electrónico, Marzo 2013
Brasil	198.4	19.9	84.9	15.1	14,679	74	Arieta C, Zin A, and Furtado F, comunicación por correo electrónico, Marzo 2013
Chile	17.4	24.3	89.4	10.6	807	46	Barria F, Meza P, comunicación por correo electrónico, Marzo 2013
Colombia	47.6	17.5	75.6	24.4	1,997	42	Peña FY, Silva JC, comunicación por correo electrónico, Marzo 2013
Costa Rica	4.8	19.2	65.1	34.9	134	28	Martínez J, comunicación por correo electrónico, Marzo 2013
Cuba	11.3	28.6	75.1	24.9	1,879	167	Rio Torres M, comunicación por correo electrónico, Marzo 2013
República Dominicana	10.2	16.9	70.3	29.7	428	42	Battle J, comunicación por correo electrónico, Marzo 2013
Ecuador	14.5	16.9	68.0	32.0	372	25	Chiriboga F, comunicación por correo electrónico, Marzo 2013
El Salvador	6.3	16.2	65.3	34.7	169	27	García M, comunicación por correo electrónico, Marzo 2013
Guatemala	15.1	11.6	50.2	49.8	242	16	Yee M, comunicación por correo electrónico, Marzo 2013
Honduras	7.9	12.0	52.7	47.3	103	13	Alvarado D, comunicación por correo electrónico, Marzo 2013
México	116.2	17.4	78.4	21.6	5.459	47	Gómez P, Martínez-Castro F, comunicación por correo electrónico, Marzo 2013
Nicaragua	5.6	12.8	57.8	42.2	101	17	Rivas F, comunicación por correo electrónico, Marzo 2013
Panamá	3.6	18.2	75.9	24.1	116	32	López M, comunicación por correo electrónico, Marzo 2013
Paraguay	6.7	14.9	62.5	37.5	214	32	Quintana LM, comunicación por correo electrónico, Marzo 2013
Perú	29.7	16.6	77.6	22.4	1,011	34	Montjoy E, comunicación por correo electrónico, Marzo 2013
Uruguay	3.4	29.2	92.6	7.4	193	57	Gallarreta M, Balier A, comunicación por correo electrónico, Marzo 2013
Venezuela	29.9	17.1	93.7	6.3	1,764	41	Bermúdez I, Belisario M, comunicación por correo electrónico, Marzo 2013

21% resultados malos.[24] Los buenos resultados de la cirugía de cataratas no exigen necesariamente el acceso a la última tecnología, pero algunas facetas de detección y complicaciones postoperatorias pueden ser mejor manejadas con equipos especializados. La formación continua y la educación en las técnicas modernas de oftalmología para los oftalmólogos y especialmente para su personal de apoyo es imprescindible, pero puede ser difícil de lograr sin la ayuda del gobierno y las organizaciones internacionales.[25]

Los malos resultados quirúrgicos no son el único obstáculo para la captación de cataratas; los pacientes también informan de otras barreras quirúrgicas de cataratas en los cuestionarios distribuidos para estudiar poblaciones durante los estudios RAAB. Ya hablamos anteriormente de que la falta de conocimiento y la conciencia de la enfermedad de cataratas y los temores del paciente por la cirugía, de perder totalmente la visión, y de los malos resultados quirúrgicos, son las principales barreras informadas por los pacientes de cirugía de cataratas.[2] De las más recientes encuestas RAAB, la falta de conciencia/conocimiento de la enfermedad de cataratas y la cirugía siguen siendo el obstáculo principal, así como el costo de la cirugía, incluyendo los gastos de transporte y alojamiento que el paciente y/o su acompañante deben llevar para asistir a la cirugía.[15,18,24,26] La cuestión de la financiación y la accesibilidad sigue siendo un desafío en toda la región. En muchos sistemas de salud, especialmente en los países en desarrollo, los costos financieros de las operaciones médicas afectan principalmente a los pobres, y por lo tanto, sin algún tipo de subsidio los sectores más pobres de la sociedad serán los menos atendidos. Este factor ha sido citado en numerosos estudios.[16,27-30] La UNESCO recolectó datos sobre el precio de la cirugía de cataratas en los sectores público y privado de los países Latinoamericanos para el año 2008 **(Tabla 2)**.[31] En más de la mitad de los países que reportaron datos, el costo de la cirugía privada fue de al menos US$1,000. Sin embargo, incluso los precios del sector público eran todavía de $200 en Brasil, Colombia y Panamá. Esperar que un paciente pobre pague más de $200 para una cirugía de catarata no es realista, ya que incluso cuando se les proporciona cirugía gratuita a los pacientes, todavía citan el costo como una barrera debido a los gastos relacionados con la asistencia a la cirugía, como se señaló anteriormente. Las finanzas casi siempre limitan las opciones en las intervenciones médicas fuera del sector privado: cada grupo de intervenciones médicas compite por los mismos fondos y recursos. Si se tomaran las decisiones para llevar a cabo las operaciones médicas únicamente en la medicina basada en la evidencia, en el que la rentabilidad sea una parte importante, la cirugía de cataratas estaría en un nivel muy alto, ya que es una de las intervenciones quirúrgicas más rentables.[32,33] Sin embargo, este no es siempre el caso. Por otra parte, en los países en desarrollo, como Brasil, existe el temor de que los recursos asignados a la salud pública son a menudo mal manejados e insuficientes.[34]

Las barreras para mejorar la CSRs no son intratables, pero hay que reiterar que se requiere una amplia cooperación entre en el país, organizaciones gubernamentales y externas, el desarrollo de soluciones creativas a los problemas financieros y de equipo, y amplias campañas de divulgación.

Tabla 2. Precio de la Cirugía de Cataratas (USD) con Lente Intraocular, 2008.

País	Precio en el Sector Público[31]	Precio en el Sector Privado[31]
Argentina	0	1,245
Bolivia	76	695
Brasil	220	1,278
Chile	0	1,167
Colombia	229	582
Costa Rica	0	1,200
Cuba	___a	___
República Dominicana	___	___
Ecuador	0	1,000
El Salvador	0	750
Guatemala	0	700
Honduras	25	800
México	___	___
Nicaragua	0	700
Panamá	250	1,925
Paraguay	170	1,200
Perú	88	938
Uruguay	27	1,420
Venezuela	0	1,135

__ indica que no hay datos disponibles.

Recursos y Soluciones para Mejorar las Tasas de Cirugías de Cataratas, Cobertura y Resultados

Para superar las barreras quirúrgicas de cataratas en las finanzas y la accesabilidad, existen varias soluciones. Una opción es la de colaborar con las muchas ONG's internacionales que existen en el campo de la oftalmología, incluyendo la misión Christoffel Blinden (CBM), ORBIS, Fundación Internacional de Clubes Leones, Fundación Internacional del Ojo, Lighthouse International, Ulls del Món, Fundación Mirada Solidaria, SEE International y Visión Paraguay. La asociación entre estas ONG's y los programas de atención ocular locales a menudo se basan en el establecimiento de programas de atención ocular sostenibles con mecanismos de recuperación de costos y buenos modelos de negocio.

También hay ONG's regionales que colaboran con la programación V2020 LA, como la Fundación Oftalmológica del Valle en Ecuador, Fundación Oftalmológica Hugo D. Nano en Argentina, Fundación Visión en Paraguay, Visualiza en Guatemala, y los Centros Cristianos de Servicios Médicos del Hospital Elías Santa de República Dominicana. Al asociarse con estas organizaciones en los esfuerzos regionales en la prevención de la ceguera, tanto el conocimiento como la participación del gobierno ha mejorado los programas de cirugía de cataratas a través de la puesta en común de recursos y experiencia.

Otra estrategia es la creación de una estructura de precios diferenciados que maximiza los ingresos de la institución que realiza la cirugía al solicitar los pacientes más ricos para ayudar a subsidiar a los más pobres. Al establecer un precio más alto por un servicio más amplio para los pacientes ricos y tratar de recuperar algún subsidio para los pobres, ya sea de fuentes gubernamentales o de ONG's, los pacientes pobres pagan sólo un derecho de protección y se establece un modelo de negocio de recuperación de costos en el centro quirúrgico.

El problema de la distribución desigual de los oftalmólogos es un derecho fundamental que repercute negativamente en el resultado quirúrgico de la catarata y su cobertura; pocos especialistas oftálmicos quieren vivir en zonas rurales. Las necesidades de los pacientes se deben cumplir, y se debe llegar a ellos. Los programas de extensión rural son una solución integral implementada por los programas regionales de atención ocular. Los programas de extensión incluyen a los residentes en formación, que pasan su tercer año en las zonas rurales y remotas a cambio de incentivos monetarios que se proporcionan una vez que han realizado un número mínimo de operaciones de cataratas, por ejemplo. El concepto de la detección móvil y de la unidad quirúrgica evita que el paciente gaste tiempo y dinero viajando a una institución lejana, y es una característica común del paisaje oftalmológico en la India. Sin embargo, las unidades móviles también han sido probadas en los países desarrollados, en donde han sido duramente criticadas.[35] El alcance no es un proceso simple. Para llegar a las poblaciones rurales sobre una base regular, los equipos integrados por miembros de instituciones oftalmológicas deben viajar regularmente a las zonas de influencia de los países para llevar a cabo pruebas de detección de cataratas en conjunto con los centros de salud locales disponibles. Si el transporte a los centros de cirugía urbana para pacientes posteriormente identificados como candidatos a la cirugía debe realizarse, o el uso de los centros quirúrgicos móviles utilizarse, es una decisión que debe ser tomada por el Comité Nacional V2020 en conjunto con los departamentos gubernamentales pertinentes.

Una buena planificación así como la utilización óptima de los recursos pueden dar lugar a buenos resultados quirúrgicos en la mayoría de los casos en un programa de extensión rural.[36] La integración de servicios entre la optometría y oftalmología puede resultar en un aumento de la productividad quirúrgica y una mayor eficiencia en el alcance.[37] Sin embargo, un aspecto importante de los programas de extensión que conviene destacar es que son más eficaces cuando se llevan a cabo en zonas rurales y remotas. Se han encontrado beneficios menores en los entornos urbanos donde los servicios públicos son más accesibles.[38] Dicho esto, la reducción de los programas de divulgación en las comunidades urbanas metropolitanas pueden tener un impacto negativo en la población mayor, que son más vulnerables a la catarata y se enfrentan con obstáculos aún mayores de accesibilidad relacionados con la distancia del centro quirúrgico y la falta de compañero de viaje que sus contrapartes más jóvenes. Este fue el caso inicial en

Nepal, donde hubo una disminución significativa en el número de pacientes de 70 años o más en el primer año después de reducir un programa de alcance local a la mitad con el fin de que se ejecutará de manera más eficiente y rentable.[39] Se deben tomar mayores esfuerzos para lograr que los servicios de cirugía de catarata sean más accesible a la población mayor para evitar una disminución en la ejecución de la cirugía de cataratas. Otros factores que afectan la ejecución quirúrgica en los programas de extensión para los pacientes incluyen si un paciente fue o no intervenido previamente por el programa y si se da o no un seguimiento regular.[40] Estos factores son los que generan confianza a los pacientes en los proveedores, una vez más, al vincular la importancia de ofrecer cirugía de alta calidad. Las lecciones clave aprendidas de la experiencia global en relación al alcance son la familiarización con el equipo, el seguimiento y la resolución de las complicaciones postoperatorias, y la planificación anticipada y la coordinación con los asistentes en las zonas a visitar. La clave del éxito de las campañas de difusión es un programa regular de visitas al mismo sitio para proporcionar la detección y el seguimiento de los casos postoperatorios.

La formación continua de los oftalmólogos y del personal de apoyo puede ser respaldado a través de una variedad de mecanismos. Los talleres y cursos sobre Salud Ocular Comunitaria (CEH) y prevención de la ceguera, visitas de los oftalmólogos de enseñanza, y prácticas en entidades de formación, como el hospital satélite ORBIS, han sido utilizados en la programación V2020 LA. Los programas de aprendizaje a distancia también tienen utilidad en la adquisición de técnicas oftalmológicas más avanzadas. La introducción de la perspectiva de la CEH en programas de oftalmología de pregrado/postgrado, que ahora están oficialmente reconocidos por la Asociación Panamericana de Oftalmología en el plan curricular para los residentes, ha contribuido a que nuevos oftalmólogos comprendan que la clave para mejorar la atención oftálmica es un enfoque basado en la comunidad. En el 2013, se estableció formalmente el Consorcio de Formación Regional V2020 LA que consta de 8 programas oftalmológicos de compresión regional de formación que tienen un enfoque en la CEH en 6 países de Latinoamérica. Las instituciones participantes son: Centro Cristiano de Servicios Médicos (Santo Domingo, República Dominicana: http://ccsm.do.mmint.org/), Fundación Oftalmológica del Valle (Ecuador), Instituto de la Visión de la Universidad de Montemorelos (Montemorelos, México: http://hospitallacarlota.com/institutodelavision/), Fundación Visión (Asunción, Paraguay: http://www.fundacionvision.org/en/), Instituto Nacional de Oftalmología (Lima, Perú: http://www.ino.org.pe/), Divino Niño Jesús (Lima, Perú: http://www.divinoninoperu.org/), y el Instituto Regional de Oftalmología (Trujillo, Perú: http://irotrujillo.org/). Estos centros de formación trabajan hacia la cooperación regional en el intercambio de residentes, becarios y profesores así como de actividades de e-learning; los resultados previstos son el aumento de la educación de los profesionales de la visión regional sobre CEH, mejorando el manejo de los programas de atención ocular sostenibles, y la existencia de más programas de residencia con un enfoque en CEH.

La estrategia final para mejorar las CSRs, CSC, y los resultados quirúrgicos en la región es aumentar la eficiencia de los centros de cirugía de cataratas. Esto se puede hacer en cada centro y puede aumentar sustancialmente el resultado. El aumento de la eficiencia se puede obtener en una variedad de maneras. En Brasil, por ejemplo, un enfoque integral de los servicios de catarata de un hospital universitario público resultó en 25% más de pacientes seleccionados y 40% más de cirugías de cataratas.[34] Este enfoque incluía una combinación de mejoras y cambios: (1) se aumentó el número de citas; (2) el flujo de pacientes fue reorganizado mediante la contratación de un residente de cuarto año y añadiendo funciones adicionales al técnico oftálmico para que los datos pre-quirúrgicos de los pacientes estuvieran disponibles para los médicos tratantes; (3) se añadió un internista para mejorar el examen previo a la cirugía y el seguimiento; y (4) el número de operaciones programadas se incrementó mediante la reorganización y la utilización de la capacidad máxima de las salas de operaciones. La adecuada organización de los miembros del personal de la unidad de cirugía de cataratas se puede lograr, por ejemplo, a través del modelo de ICARE, que define las funciones y responsabilidades de manera adecuada y reconoce que todos los miembros de un equipo de cirugía de cataratas son igualmente importantes.[35] La compra de materiales y suministros a granel, como es el caso de las instituciones que lo hacen conjuntamente al comprar materiales de uso común, o equipos de uso compartido, puede conducir a importantes ahorros de costes.

Conclusiones

La implementación de V2020 sobre una base nacional en Latinoamérica sigue avanzando con una mayor colaboración entre los actores regionales, aumentando las oportunidades de formación y de salud ocular de la comunidad, la expansión de los programas de atención integral ocular, y el fortalecimiento de los sistemas de salud ocular sostenibles. Por otra parte, el GAP OMS aprobado para 2014-2019 facilita los esfuerzos regionales de vigilancia para la eliminación de la ceguera evitable solicitando que todos los países informen anualmente los indicadores de salud ocular, incluyendo la prevalencia y las causas de la discapacidad visual, el número de profesionales de salud ocular en cada país, la CSR, y el CSC.[4]

Sin embargo, el logro de las metas V2020 con respecto a la catarata, en especial el aumento de la CSR y CSC, y la mejora de los resultados quirúrgicos, todavía requiere un mayor esfuerzo para resolver el atraso de cirugía de catarata y mantener el ritmo en el aumento de la incidencia anual de casos de cataratas a medida que la población envejece. ¿Cómo vamos a saber lo bien que estamos actuando al respecto? Con el trabajo en equipo a nivel nacional y los enfoques basados en la comunidad, se puede lograr mucho en los próximos 6 años para eliminar la ceguera evitable secundaria a catarata.

Referencias

1. Pizzarello L, Abiose A, Ffytche T, et al. VISION 2020: The Right to Sight. Arch Ophthalmol. 2004;122:615-620.
2. Duerksen RD, Lansingh VC. VISION 2020: The right to sight. In: ALACSSA, ed. Libro del cristalino de las Américas. 1st ed. Sao Paulo, Brazil: Editora Santos; 2007:923-929.
3. World Health Organization (WHO). Action plan for the prevention of avoidable blindness and visual impairment. A62/7. April 2, 2009. www.who.int/blindness/publications/wha62_1_eng.pdf. Accessed December 2, 2013.
4. WHO. Universal eye health: a global action plan 2014-2019. A66/11. March 28, 2013. www.who.int/blindness/EyeHealth ActionPlanWHA66.pdf. Accessed December 2, 2013.
5. WHO. Resolution WHA66.4 Towards universal eye health: a global action plan 2014-2019. www.who.int/blindness/ResolutionWHA66.pdf. Accessed December, 2, 2013.
6. Pan American Health Organization, WHO. Plan of action on the prevention of avoidable blindness and visual impairment. CD49/19. July 22, 2009. www2.paho.org/hq/dmdocuments/2010/CD49-19.pdf. Accessed December 2, 2013.
7. International Agency for the Prevention of Blindness (IAPB). Strategic Framework 2013-2017. September 17, 2013. www.iapb.org/sites/iapb.org/files/IAPB%20Strategic%20Framework%202013-2017_pdf. Accessed December 2, 2013.
8. IAPB. VISION 2020 Latin America Strategic Plan 2013 to 2016. www.v2020la.org/images/Plan2013_2016.pdf. Accessed December 2, 2013.
9. Pascolini D, Mariotti SP. Global estimates of visual impairment: 2010. Br J Ophthalmol. 2012;96(5):614-618.
10. Stevens GA, White RA, Flaxman SR, et al. On behalf of the Vision Loss Expert Group. Global prevalence of vision impairment and blindness: magnitude and temporal trends, 1990-2010. Ophthalmology. doi:10.1016/j.ophtha.2013.05.025
11. Furtado JM, Lansingh VC, Yaacov Peña F, Yee Melgar M, Barría F. [Guía práctica de catarata senil para Latinoamérica.] July 2012. www.v2020la.org/images/Guia_practica_catarata_por_catarata.pdf. Accessed December 2, 2013.
12. Arieta CE, Duerksen R, Lansingh V. [Manual de ceguera por catarata en América Latina.] 2011. www.v2020la.org/images/Manual_de_ceguera_por_catarata.pdf. Accessed December 2, 2013.
13. Gogate P. Clinical trial of manual small incision surgery and standard extracapsular surgery. Commun Eye Health. 2003;16:54-55.
14. Lansingh VC, Nano ME, Carter MJ, Zarate N, Resnikoff S, Eckert KA. Complexities and challenges of cataract surgical data collection: comparison of cataract surgery rates in all provinces of Argentina, 2001 vs 2008. Arq Bras Oftalmol. 2013; in press.
15. Duerksen R, Limburg H, Lansingh VC, Silva JC. Review of blindness and visual impairment in Paraguay: changes between 1999 and 2011. Ophthalmic Epidemiol. 2013;20(5):301-307.
16. Duerksen R, Limburg H, Carron JE, Foster A. Cataract blindness in Paraguay – results of a national survey. Ophthalmic Epidemiol. 2003;10:349-357.
17. Limburg H, Meester W. RAAB 5. Rapid Assessment of Avoidable Blindness. Version 5 for Windows®. Octo-

ber 2012. www.cehjournal.org/wp-content/uploads/raab/English/Manuals/RAAB%205%20 Manual%20 Eng.pdf. Accessed November 22, 2013.
18. Rius A, Guisasola L, Sabido M, et al. Desigualdades sociales y ceguera evitable en El Salvador, 2011. Cátedra UNESCO de Salud Visual y Desarrollo. http://www.salud.gob.sv/servicios/descargas/documentos/Investigaci%C3%B3n-y-estudios/Estudio-Desigualdades-Sociales-y-Ceguera-Evitable-en-El-Salvador-2011/. Accessed December 3, 2013.
19. United Nations (U.N.) Statistics Division. Social Indicators. U.N., 2012. http://unstats.un.org/unsd/demographic/products/socind/. Accessed October 16, 2013.
20. U.N. Department of Economic and Social Affairs. Division, Population Estimates and Projections Section. World Population Prospects: the 2012 Revision. U.N., 2013. http://esa.un.org/wpp/unpp/panel_indicators.htm. Accessed December 6, 2013.
21. Carvalho Rdes S, Diniz AS, Lacerda FM, Mello PA. Gross Domestic Product (GDP) per capita and geographical distribution of ophthalmologists in Brazil. Arq Bras Oftalmol. 2012;75(6):407-411.
22. WHO. Informal consultation on analysis of blindness prevention outcomes. Geneva: WHO, 1998.
23. Furtado JM, Lansingh VC, Carter MJ, et al. Causes of blindness and visual impairment in Latin America. Surv Ophthalmol. 2012;57:149-177.
24. Polack S, Yorston D, Lopez-Ramos A, et al. Rapid assessment of avoidable blindness and diabetic retinopathy in Chiapas, Mexico. Ophthalmology. 2012;119(5):1033-1040.
25. Cano M. Establishing a Vision 2020 committee in Paraguay. Commun Eye Health J. 2005;18:124-125.
26. Ministry of Health of Peru. Evaluación rápida de la ceguera evitable en personas mayores de 50 años en el Perú, 2011. Lima: Ministry of Health; 2013. National Library of Peru publication 2013-06690.
27. Taylor HR. Cataract: how much surgery do we have to do? Br J Ophthalmol. 2000;84:1-2.
28. Broman AT, Hafiz G, Muñoz B, et al. Cataract and barriers to cataract surgery in a US Hispanic population. Arch Ophthalmol. 2005;123:1231-1236.
29. Kara-Jose N, Temporini ER. Cataract surgery: or why are there some patients excluded. Rev Panam Salud Publica. 1999;6:242-248.
30. de Lima DM, Ventura LO, Brandt CT. Barriers in the access to senile cataract treatment at Altino Ventura Foundation. Arq Bras Oftalmol. 2005;68:357-362.
31. Cátedra UNESCO de Salud Visual y Desarrollo. SAVIM. Trabajos de investigación, a nivel regional, sobre el acceso de los colectivos vulnerables a los servicios de salud visual. Universitat Politécnica de Catalunya. Barcelonatech. http://unescovision.upc.edu/materiales/materiales-de-la-catedra/investigacion/savim. Accessed November 18, 2013.
32. Lansingh VC, Carter MJ, Martens M. Global cost-effectiveness of cataract surgery. Ophthalmology. 2007;114:1670-1678.
33. Brown GC, Brown MM, Menezes A, Busbee BG, Lieske HB, Lieske PA. Cataract surgery cost utility revisited in 2012. A new economic paradigm. Ophthalmology. 2013;120:2367-2376.
34. Arieta CEL, José NK, Filho DMC, Alves. Optimization of a university cataract-patient service in Campinas, Brazil. Ophthalmic Epidemiol. 1999;6:113-123.
35. Kelly SP. Cataract care is mobile. Is the direction correct? Br J Ophthalmol. 2006;90:7-9.
36. Vivekanand U, Shetty A, Kulkarni C. Cataract surgery outcome at a rural eye care hospital in India. Trop Doct. 2011;41(4):253-256.
37. Turner AW, Mulholland WJ, Taylor HR. Coordination of outreach eye services in remote Australia. Clin Experiment Ophthalmol. 2011;39(4):344-349.
38. Gruen RL, Weeramanthri TS, Knight SE, Bailie RS. Specialist outreach clinics in primary care and rural hospital settings. Cochrane Database Syst Rev. 2004;1:CD003798.
39. Kandel RP, Rajashekaran SR, Guatam M, Bassett KL. Evaluation of alternate outreach models for cataract services in rural Nepal. BMC Ophthalmol. 2010;10:9.
40. Finger RP, Kupitz DG, Holz FG, et al. Regular provision of outreach increases acceptance of cataract surgery in South India. Trop Med Int Health. 2011;16(10):1268-1275.
41. Shamanna BR, Nirmalan PK, Saravanan S. Roles and responsibilities in the secondary level eye care model. Commun Eye Health J. 2005;18:120-122.

Agradecimientos

Los autores desean agradecer a las siguientes personas por proporcionar datos de cuidado de la vista de sus respectivos países: María Eugenia Nano, Argentina; Dr. Joel Moya Saldías, Bolivia; Drs. Carlos Arieta, Andrea Zin, y João Furtado, Brasil; Drs. Fernando Barría y Patricio Meza, Chile; Drs. Fernando Peña y Juan Carlos Silva, Colombia; Dr. Joaquín Martínez, Costa Rica; Dr. Marcelino Río Torres, Cuba; Dr. Felipe Chiriboga, Ecuador; Dr. Milton García, El Salvador; Dr. Mariano Yee, Guatemala; Dr. Doris Alvarado, Honduras; Drs. Pedro Gómez y Francisco Martínez-Castro, México; Dr. Francisco Rivas, Nicaragua; Dr. Maritza López, Panamá; Dr. Luz Marina Quintana, Paraguay; Dr. Enrique Montjoy, Perú; Drs. Marcelo Gallarreta y Alicia BALIER, Uruguay; y los Dres. Israel Bermúdez y Magally Belisario, Venezuela.

113

Proyecto Catarata en la Universidad

Prof. Dr. Newton Kara-Junior

Introdução

A catarata é considerada a principal causa de cegueira, sendo responsável por cerca da metade do número de cegos no mundo, cerca de 20 milhões de pessoas. Devido ao aumento da população idosa, estima-se que a prevalência da cegueira por catarata duplique até o ano de 2010.

A cegueira por catarata incapacita o indivíduo, aumenta sua dependência, reduz sua condição social e resulta em aposentadoria profissional precoce. A recuperação da visão pela cirurgia de catarata produz benefícios econômicos e sociais para o indivíduo, sua família e comunidade.

Atualmente a cirurgia de catarata com implante de LIO é um dos procedimentos cirúrgicos mais realizados no mundo, graças aos benefícios conferidos aos operados.

Considera-se que para a solução da problemática da cegueira por catarata no Brasil, não seja suficiente apenas oferecer o tratamento gratuito, mas necessário, também, adotar medidas educativas junto à população. Faz-se necessário a criação de condições que facilitem o acesso à cirurgia, pois, mesmo que esta seja gratuita, o paciente não estará isento de gastos financeiros nos dias das consultas.

Situação da Cegueira por Catarata no Brasil

Foram realizadas, no Brasil, entre 1996 e 1998 e financiadas pelo governo, por meio do Sistema Único de Saúde (SUS), em média, 132 mil cirurgias de catarata por ano, proporção essa, insuficiente até mesmo para compensar os novos casos surgidos nesse período.

Em 1998 foi instituída a Campanha Nacional de Catarata (CNC), mobilizando mais de 3.500 oftalmologistas, que realizaram na rede pública de saúde, nos 3 anos subseqüentes, uma média anual de 263 mil cirurgias de catarata, praticamente o dobro do que era realizado nos anos anteriores. Para que esse número adicional de cirurgias fosse possível, bastou o Projeto-Catarata facilitar, em todo o país, o acesso ao tratamento. Ao Governo Federal, coube permitir que o financiamento das cirurgias pelo SUS fosse em forma de "extra-teto" para as instituições credenciadas. Na organização desse projeto, foi importante a experiência adquirida previamente pela UNICAMP, que havia estudado e introduzido em hospital público o uso rotineiro de cirurgia ambulatorial sob anestesia local, com otimização do centro cirúrgico ambulatorial.

O Serviço de Oftalmologia do Hospital das Clínicas da Faculdade de Medicina da Universidade de São Paulo (HCFMUSP), por exemplo, elevou o número de médicos residentes de 5 para 14, ao ano, e aumentou o número de cirurgias de catarata realizadas anualmente de 836 em 1998 para 3.868 em 2002, graças a características de gerenciamento do Serviço de Oftalmologia. Estimulou a produtividade dos médicos e do pessoal auxiliar envolvido no atendimento, otimizou o centro cirúrgico e facilitou o acesso da população necessitada ao hospital, por meio de mutirões continuados, para triagem (Projeto-Catarata).

Em 2006 o Governo Federal alegando falta de verba, descontinuou o repasse "extra-teto" e desestimulou a realização dos Projetos Catarata. Esta medida causou impacto negativo na progressão do número de cirurgias realizadas anualmente no país. Em 2006 foram computadas somente 171.831 facectomias realizadas pelo SUS, reduzindo assim, a utilização da capacidade instalada para cirurgia de catarata nos hospitais públicos e voltando a impor mais uma barreira ao acesso da população necessitada à cirurgia corretiva: a limitação da oferta cirúrgica.

Em 2010, decorrente, principalmente, de ações e projetos específicos na região nordeste, o número de facectomias realizadas pelo SUS aumentou para 346.125. A progressão do número de cirurgias se manteve, e em 2011 foram financiados pelo governo 413.416 procedimentos.

Por ocasião do IV Fórum Nacional de Saúde Ocular, realizado em Brasília em 2012, o atual Ministro da Saúde, considerando o processo de envelhecimento por que passa a sociedade brasileira e as atuais necessidades populacionais, admitiu que o Brasil teria que realizar cerca de um milhão de cirurgias de catarata por ano para garantir a manutenção da qualidade visual dos cidadãos.

Dificuldades de Acesso ao Tratamento de Pacientes com Indicação de Cirurgia de Catarata nos Sistemas de Saúde Público e Privado

Nos países em desenvolvimento, mesmo nas grandes capitais, o acesso de pacientes necessitados à cirurgia de catarata é dificultado devido à fatores socioeconômicos e culturais, além de obstáculos criados pelo próprio Sistema de Saúde, o que impede a realização de mais procedimentos cirúrgicos. Até mesmo em países desenvolvidos existem barreiras para a realização da facectomia, sendo que a falta de recursos financeiros e de seguros médicos são apontados como significantes obstáculos.

Em 1998 foi instituída a Campanha Nacional de Catarata. O acesso ao tratamento foi facilitado com a realização de Projetos-Catarata em todo o país e o Governo Federal determinou que o financiamento das cirurgias pelo SUS fosse em forma de "extra-teto" para as instituições credenciadas, garantindo o financiamento de todas as cirurgias realizadas. O Projeto Catarata procura eliminar obstáculos logísticos para que o indivíduo deficiente visual por catarata receba o tratamento necessário mediante a facilitação do acesso ao exame oftalmológico e à cirurgia, assim como por meio de processo educativo da população. Contudo, em 2006 o Governo Federal alegando falta de verba, descontinuou o repasse "extra-teto" e desestimulou a realização dos Projetos Catarata.

Objetivando estimar o valor dos Projetos Catarata para a comunidade, identificando características e dificuldades de acesso ao diagnóstico e ao tratamento da catarata na rotina de atendimento de diversos Sistemas de Saúde, em pacientes que somente acessaram a cirurgia por meio de Projetos Catarata, Kara-Junior et al realizaram um estudo transversal somente entre pacientes com diagnóstico de catarata e indicação cirúrgica, durante um Projeto Catarata em agosto de 2005, no Hospital das Clínicas da Universidade de São Paulo (HC-FMUSP).

Foram avaliados 627 pacientes com diagnóstico de catarata, destes 373 (59%) eram do sexo feminino. A idade variou de 40 a 96 anos, com média de 67,8 ± 8,2 anos. Quanto à escolaridade, grande parte dos entrevistados 348 (55%) possuía até o ensino fundamental.

A maioria 595 (95%) já havia consultado um oftalmologista antes, sendo que em 63% dos casos (375 pacientes) a consulta havia sido realizada há menos de um ano.

Com relação à última avaliação oftalmológica, aproximadamente metade dos casos (52%) foi realizada pelo Sistema Único de Saúde (SUS). Na ocasião desta consulta o diagnóstico de catarata com indicação cirúrgica havia sido feito em 86% dos casos (514 pacientes).

Em relação ao motivo da não realização da cirurgia no serviço de origem, dentre aqueles que procuraram o SUS, a maioria não a fez devido à fila de espera; dos que procuraram o atendimento particular, a não realização se deu por causa do custo da cirurgia; e dentre aqueles que foram avaliados pelo sistema de saúde suplementar, o custo da lente intraocular (LIO) foi o maior obstáculo.

No caso dos pacientes que procuraram inicialmente um serviço privado (202 indivíduos), somente uma parcela foi apta a responder sobre o custo da cirurgia de catarata (56 indivíduos). A maioria desses (51,7%) informou que o custo situava-se entre R$ 2.000 e R$ 4.000 (U$ 833 e U$1.666); 19 pacientes (34,0%) informaram que o custo era menos de R$ 2.000 (U$ 833) e 8 indivíduos (14,3%) afirmaram que o custo era superior a R$ 4.000 (U$ 1.666).

Dentre os pacientes que possuíam convênio/seguros de saúde (82 indivíduos), a maioria informou que o custo da LIO foi determinante para a não realização da cirurgia. Dentre estes, somente uma parcela foi apta a responder sobre o custo do insumo cirúrgico (34 indivíduos). A maioria desses (53,0%), informou que o custo situava-se entre R$ 1.000 e R$ 1.500 (U$ 417 e U$ 625), 8 pacientes (23,5%) informaram que o custo situava-se entre R$ 500 e R$ 1.000 (U$ 208 e U$ 417) e 8 indivíduos (23,5%) informaram ser o custo superior a R$ 1.500 (U$ 625).

A **Tabela 1** demonstra o gasto médio dos pacientes para participar da campanha de catarata (alimentação/transporte).

Tabela 1

Tabela 1 Gasto médio (transporte/alimentação) dos pacientes selecionados para a cirurgia de catarata para participar da campanha no HC-FMUSP (n=627)

Gastos	n	%
Sem gastos	262	41,8
Até R$ 10	215	34,3
Entre R$ 10 e R$ 20	78	12,4
Mais de R$ 20	72	11,5

A intervenção pública de saúde na forma de projeto comunitário para a reabilitação da visão produz resultados que, além de prevenir a cegueira, tem impacto sobre a qualidade de vida dos indivíduos, com importantes benefícios sociais.

Estimativas apontam que o Brasil não consegue realizar o número de cirurgias de catarata necessárias para compensar o surgimento de novos casos, com isso cresce a importância dos Projetos-Cataratas e da otimização dos centros cirúrgicos ambulatoriais para as cirurgias em larga escala.

Assim como em outros estudos, a maioria dos pacientes atendidos na campanha da USP apresentava baixa escolaridade e já havia sido examinado em outro serviço oftalmológico, sugerindo haver facilidade de acesso à consulta oftalmológica, porém dificuldade em se acessar a cirurgia corretiva. Esta pesquisa estima que, principalmente para população dependente do SUS, as campanhas comunitárias realizadas para triagem e tratamento da catarata são importantes para compensar alguns obstáculos logísticos de acesso à cirurgia, considerando-se que 52% destes pacientes com indicação cirúrgica já haviam procurado atendimento público, e não haviam sido operados.

Os principais motivos para a não realização da cirurgia de catarata no atendimento inicial foram a falta de recursos financeiros (serviços particulares e convênios) e para aqueles atendidos pelo SUS, a fila de espera foi apontada como a principal causa. É importante notar, que embora a maioria já possuísse o diagnóstico de catarata, muitos esperavam o chamado para a cirurgia. As campanhas possuem um papel importante no combate a cegueira, pois em um mesmo dia os pacientes são diagnosticados e têm o dia da cirurgia agendada, diminuindo retornos desnecessários ao hospital e minimizando o tempo para o tratamento.

Estudo realizado na região nordeste do Brasil, também constatou que metade dos pacientes avaliados já havia procurado o Sistema Público de Saúde e que 40% dos atendidos foram a um serviço privado, porém ainda não haviam sido operados. Nota-se, portanto, que tanto na região sudeste como na nordeste, apesar de possuírem realidades diferentes, o acesso à consulta oftalmológica não se mostrou um problema, mesmo assim os pacientes continuavam com baixa visão devido a catarata, demonstrando uma baixa resolutividade, tanto do sistema público como do privado.

Para comparecer ao Projeto Catarata, a maioria dos indivíduos (76,1%) teve despesas de até R$10 (U$ 4), relativa a gastos com transporte e alimentação. Como no dia da campanha são realizados todos os exames necessários para a cirurgia, os pacientes não precisam retornar ao hospital até a data marcada para o procedimento, reduzindo-se, assim, algumas barreiras para a realização da cirurgia (falta às consultas, gastos extras, disponibilidade de acompanhante, etc.).

Com relação aos indivíduos que possuíam condições de atendimento pelo Setor Privado de Saúde, o Projeto Catarata foi importante para suprir as necessidades daqueles que não puderam arcar com os custos da cirurgia. Alguns indivíduos que possuíam convênio/seguro saúde, também procuraram a campanha comunitária devido ao custo do insumo cirúrgico (lente intraocular-LIO), que para a maioria dos entrevistados situou-se entre R$ 1.500 a R$ 2.000.

Assim, resultados do estudo da USP sugerem que a rotina de atendimento oftalmológico no Sistema Público de Saúde, em São Paulo, não está preparada para atender a demanda por cirurgias de catarata. E que o Sistema de Saúde Privado ainda exclui uma parcela da população que tem acesso à consulta clínica, da cirurgia de catarata. Enfatizando a necessidade de continuar a realização de campanhas comunitárias para atender a população que não teria como acessar a cirurgia pelas vias convencionais.

Importância e Viabilização do Centro Cirúrgico Ambulatorial para a Realização de Cirurgias de Catarata em Larga Escala

Para aumentar a quantidade de cirurgias de catarata realizadas, é necessário aumentar a demanda nos serviços especializados, agindo tanto por meio de ações facilitadoras do acesso de pacientes ao tratamento, como de otimização da capacidade cirúrgica dos hospitais.

Assim, com relação aos pacientes, faz-se necessário:

- Conscientizar a população sobre a doença e a possibilidade de cura, estimulando a procura pelo tratamento;
- Promoção de cirurgia economicamente acessível;
- Oferta de cirurgia de boa qualidade, que proporcione resultados satisfatórios, utilizando novas tecnologias, e estimule a procura pelo tratamento.

Para melhorar a eficiência dos serviços especializados, por meio de otimização de recursos, são necessários:

- Distribuição de maior número de cirurgias para cada cirurgião;
- Aumento de número de procedimentos em cada sala cirúrgica.

Arieta et al. (1996), a fim de otimizar o aproveitamento do primeiro centro cirúrgico ambulatorial para cirurgias de catarata do Brasil, propuseram em 1992, no Hospital de Clínicas da Faculdade de Ciências Médicas da Universidade de Campinas (HC – UNICAMP), a adoção de algumas medidas:

- Aumento no número de consultas de triagem pré-cirúrgicas;
- Maior flexibilidade da equipe cirúrgica, com inclusão de cirurgiões substitutos;
- Marcação de cirurgias adicionais para substituírem as suspensas;

Quanto ao resultado da adoção dessas medidas, houve um aumento de 39,9% no número de cirurgias de catarata realizadas. Tais cirurgias adicionais não aumentaram os custos hospitalares fixos, tendo sido apenas consequência da maior eficiência no uso dos recursos já existentes. O aumento no número de cirurgias realizadas reduz o custo unitário da cirurgia, possibilitando assim, o aumento do volume cirúrgico com mínimo aumento das despesas.

Em 1998, o acesso ao tratamento foi facilitado com a realização de Projetos-Catarata em todo o país e o Governo Federal garantiu o financiamento de todas as cirurgias realizadas. Com o intuito de colaborar com a política nacional e a necessidade social de diminuir a prevalência da cegueira por catarata, além do interesse em melhorar as condições de ensino da cirurgia, foi criado, no Hospital das Clínicas da USP, em 1999, um centro cirúrgico ambulatorial (CCA). Esta unidade era especializada em cirurgias de catarata por facoemulsificação em larga escala, oferecendo à população necessitada, tratamento com os melhores insumos disponíveis e oportunidade de treinamento supervisionado e de qualidade para novos cirurgiões. Em 10 anos de funcionamento, 201 oftalmologistas foram treinados no CCA para realizar cirurgias de catarata.

Contudo, em 2006 o Governo Federal alegando falta de verba, descontinuou o repasse "extra-teto" e desestimulou a realização dos Projetos Catarata.

Em 2011, Kara-Junior et al realizaram um estudo para analisar a evolução do número de cirurgias realizadas no CCA e avaliar sua viabilidade financeira, durante e após a mudança da política governamental.

Estudos anteriores analisaram gastos com recursos humanos e materiais, e inferiram que o custo fixo de uma sala cirúrgica do CCA por dia foi de R$ 588,13. Avaliando que era possível realizar 16 cirurgias por dia (facoemulsificação) em uma sala do CCA, foi estimado o custo fixo relativo por cirurgia de R$ 36,75. Assim, considerando o custo variável de cada cirurgia de R$ 468,63 e o reembolso do Sistema Único de Saúde (SUS) para cada procedimento de R$ 643,00, na situação de otimização máxima do CCA, o lucro para o hospital com cada cirurgia era de R$ 137,62.

Neste contexto, ao reduzir a eficiência do CCA realizando-se, por exemplo, 8 cirurgias por sala, o custo fixo por cirurgia passaria a ser de R$ 73,51 e o lucro do hospital seria de R$ 100,87 por procedimento. No caso da realização de 4 cirurgias por sala, o custo fixo seria de R$ 147,03, o que reduziria o lucro do hospital para R$ 27,33. Desta forma, infere-se que "4" seria o número mínimo de cirurgias por sala, que propiciaria lucro ao hospital e, consequentemente, viabilidade financeira da FACO.

Baseado nas características físicas, nos recursos humanos e materiais do CCA, bem como no custo financeiro das cirurgias, e considerando que as 5 salas cirúrgicas fossem destinadas à facoemulsificação, seria necessária a realização de pelo menos 400 cirurgias mensais para garantir a viabilidade financeira do CCA.

O número de cirurgias realizadas anualmente no CCA a partir de 2005 é demonstrado na **Tabela 2**.

Estão diariamente presentes no CCA: 3 residentes de cada ano (R1, R2 e R3), um preceptor ou ex-residente, o coordenador do dia cirúrgico, além de um número variável de estagiários do Setor de Catarata.

Tabela 2

Tabela 2 Distribuição do número de cirurgias realizadas anualmente no centro cirúrgico ambulatorial (CCA) a partir do ano de 2005

Ano	Número de cirurgias (média mensal)
2005	5.078 (423,2)
2006	4.950 (412,5)
2007	6.092 (507,7)
2008	4.447 (370,6)
2009	4.668 (390,1)

Tabela 3

Tabela 3 Número de estagiários que ingressaram anualmente no Setor de Catarata

Ano	Número de estagiários
2005	4
2006	13
2007	19
2008	17
2009	3

O número de estagiários que ingressaram no Setor de Catarata, permanecendo por pelo menos dois anos na Clínica, variou anualmente em decorrência da necessidade de atendimento à demanda cirúrgica do Serviço. Cada estagiário opera uma vez por semana no CCA **Tabela 3**.

A partir de 1998, estimulados pela Campanha Nacional de Catarata (CNC), o Serviço de Oftalmologia do Hospital das Clínicas da Universidade de São Paulo elevou o número de médicos residentes de 5 para 14 ao ano e aumentou o número de cirurgias de catarata realizadas anualmente de 836 em 1998, para 5.078 em 2005. Estimulou a produtividade dos médicos e do pessoal auxiliar envolvido no atendimento, otimizou o centro cirúrgico e facilitou o acesso da população necessitada ao hospital por meio de mutirões continuados (Projetos-Catarata).

Em 2006, quando o Ministério da Saúde descontinuou a CNC sob a alegação de falta de verbas para custear o número adicional de cirurgias obrigou os hospitais a voltarem a ter cotas limitadas para a realização dos procedimentos cirúrgicos, causou impacto negativo na progressão do número de cirurgias realizadas anualmente no país, reduzindo assim, a utilização da capacidade instalada para cirurgia de catarata nos hospitais públicos.

Como as vantagens socioeconômicas para o governo e para a sociedade da cirurgia de catarata por facoemulsificação já foram evidenciadas em estudos nacionais, acredita-se que a priorização do financiamento federal para cirurgia de catarata pelo SUS seja mais uma opção política do que técnica.

Embora, no plano nacional a quantidade de facectomias realizadas pelo SUS tenha diminuído logo após o fim da CNC, observou-se que o número de cirurgias de catarata realizadas pelo CCA nos dois anos seguintes ao encerramento da campanha pouco variou. O motivo foi o sucesso de parcerias firmadas pelo hospital universitário com prefeituras de cidades vizinhas e organizações não governamentais para financiamento de cirurgias. Contudo, foi em 2008 com a proibição da realização de mutirões para triagem e captação de portadores de catarata nas dependências do hospital, que o acesso da população necessitada ao tratamento foi dificultado, e o número de cirurgias realizadas diminuiu drasticamente.

Na época de vigência da CNC, as 5 salas do CCA eram utilizadas para cirurgia de catarata na maior parte do tempo. A partir de 2008, para evitar prejuízo econômico ao hospital, as facectomias foram concentradas em duas salas, e as demais utilizadas por outras clínicas cirúrgicas.

Também para adequar-se ao novo cenário em 2009, o número de estagiários que ingressaram no Setor de Catarata foi reduzido de 17 para 3, diminuindo de 18 para 15 o número de oftalmologistas diariamente presentes no CCA e, consequentemente, reduzindo a atuação na formação de recursos humanos.

Assim, conclui-se com este estudo que o principal fator para a redução no número de cirurgias de catarata realizadas no CCA da instituição em questão, após a suspensão da CNC, foi a dificuldade de acesso da população necessitada ao hospital, decorrente de restrições à realização de projetos de triagem. A maior utilização das salas cirúrgicas por outras clínicas e a diminuição na admissão de novos cirurgiões, adequou e viabilizou o CCA para a nova realidade político-econômica.

Porém, é possível que estas soluções apresentadas para sustentabilidade financeira da capacidade cirúrgica instalada não tenham sido exequíveis em outras instituições que, estimuladas pelos incentivos da CNC, tenham ampliado sua estrutura física e de recursos humanos, resultando em possível prejuízo financeiro, o que poderia dificultar a aceitação de futuras ações de incentivo à cirurgia de catarata por parte dos gestores hospitalares.

Conclusão

Desde que os primeiros estudos epidemiológicos para caracterização da cegueira por catarata na população brasileira foram realizados em 1986 pelo Prof Newton Kara-José na Unicamp, foi evidenciado que o principal obstáculo ao tratamento era o acesso do paciente necessitado à cirurgia, e que os projetos comunitários para diagnóstico e tratamento da catarata seria a melhor solução. Passado-se 25 anos, todos os estudos subsequentes confirmaram e reforçaram esta percepção. Para que a rotina dos hospitais públicos terciários seja efetiva neste caso, faz se necessário a adoção de medidas especiais de encaminhamento e de atenção, considerando dificuldades inerentes desta população.

No contexto da política em Saúde Pública, muitas vezes a problemática da cegueira por catarata permanece em segundo plano devido a diversos fatores, entre eles, o isolamento social do deficiente visual. Assim, cabe a comunidade oftalmológica, por meio de estudos clínicos, fornecer evidencias para basear gestores sobre a situação visual da população, alem de sugerir e articular soluções.
Projetos comunitários localizados podem até aumentar o número absoluto de cirurgias realizadas, porém não garante acesso homogêneo a toda população. Nossa sugestão seria a realização sistemática de Projetos-Catarata em nível nacional, até que a rotina dos hospitais públicos de referência seja adequada e não haja limite para a realização de procedimentos.

Adicionalmente, é importante também considerar o resultado pós-operatório em longo prazo, com atenção a situações que podem acarretar em nova diminuição da visão, como: dependência e dificuldade na aquisição de lentes corretoras; mudança no grau refratomérico; e opacidade de cápsula posterior,

Referências

1. Javitt JC, Wang F, West SK. Blindness due to cataract: epidemiology and prevention. Annu Rev Public Health 1996;17:159-77.

2. Thylefors B, Négrel AD, Pararajasegaram R, Dadzie KY. Global data on blindness. Bull World Health Organ 1995;73:115-21.
3. Sommer A. Organizing to prevent third word blindness. Am J Ophthalmol 1989;107:544-6.
4. Arieta CEL, Kara-José N, Alves MR. Estratégias para a ação contra a catarata. In: Kara-José N, Delgado AMN, Arieta CEL, Rodrigues MLV, Alves MR, editores. Prevenção da cegueira por catarata. Campinas: UNICAMP; 1996. p.19-35.
5. Temporini ER, Kara-José N, Kara-Junior N. Catarata senil: características e percepções de pacientes atendidos em projeto comunitário de reabilitação visual. Arq Bras Oftalmol 1997;60:79-83.
6. Kara-José N, Temporini ER. Cirurgia de catarata: o porquê dos excluídos. Rev Panam Salud Publica 1999;6:242-8.
7. Kara-Junior N, Temporini ER, Kara-Jose N. Cataract surgery: expectations of patients assisted during a community project in São Paulo, State of São Paulo, Brazil. Rev Hosp Clín Fac Med S Paulo 2001;56:163-8.
8. Temporini ER, Kara-Junior N, Holzchuh N, Kara-José N. Popular beliefs regarding the treatment of senile cataract. Rev Saúde Pública 2002;36:343-9.
9. Kara-Junior N, Arieta CEL. Catarata senil. In: Kara-Jose N, Almeida GV, editores. Senilidade ocular. São Paulo: Roca; 2001. p.99-107.
10. Kara-José N, Contreras F, Campos MA, Delgado AMN, Mowery RL, Ellwein LB. Screening and surgical intervention results from Cataract-free-zone projects in Campinas, Brasil and Chimbote, Peru. Int Ophthalmol 1990;14:155-64.
11. Kara-Junior N, Schellini SA, Silva MRBM, Bruni LF, Almeida AGC. Projeto Catarata - Qual a sua importância para a comunidade? Arq Bras Oftalmol 1996;59:490-6.
12. Kara-Jose N, Delgado AMN, Arieta CEL. Exeqüibilidade da cirurgia de catarata em hospital-escola: em busca de um modelo econômico. Rev Assoc Med Bras 1994;40:186-8.
13. Arieta CEL, Kara-José N, Carvalho-Filho DM, Alves MR. Optimization of a university cataract-patient care service in Campinas, Brasil. Ophthalmic Epidemiol 1999;6:113-23.
14. Minassian DC, Rosen P, Dart JK, Reidy A, Desai P, Sidhu M, et al. Extracapsular cataract extraction compared with small incision surgery by phacoemulsification: a randomized trial [Comment on Br J Ophthalmol 2001;85:765-6].. Br J Ophthalmol 2001;85:822-9.
15. Leaming DV. Practice styles and preferences of ASCRS members-1998 Survey. J Cataract Refract Surg 1999;25:851-9.
16. Castells X, Comas M, Castilla M, Cots F, Alarcón S. Clinical outcomes and cost of cataract surgery performed by planned ECCE and phacoemulsification. Int Ophthalmol 1998;22:363-7.
17. Chang DF. Factoring cost, is phacoemulsification still the procedure of choice? Br. J. Ophthalmol 2001:85:765-6.
18. Kara-Junior N, Santhiago MR, Parede TR, Espindola RF, Mazurek MG, Germano R, Kara-José N. Influência da correção cirúrgica da catarata na percepção laborativa. Arq Bras Oftalmol. 2010;73(6):491-3.
19. Kara-José Junior N, Avakian A, Lower LM, Rocha AM, Cursino M, Alves MR. Facoemulsificação versus extração extracapsular manual do cristalino: análise de custos. Arq Bras Oftalmol. 2004;67(3):481-9.
20. Kara-José N, Bicas HE, Carvalho RS. Cirurgia de catarata: necessidade social. São Paulo: C&D - Editora e Gráfica; 2008. p. 45-6.
21. Kara-Junior N, Espíndola RF. Evolução e viabilização de um centro cirúrgico ambulatorial para cirurgias de catarata em larga escala em um hospital universitário. Arq Bras Oftalmol. 2010;73(6):494-6.
22. Kara-Junior, N Sirtoli MG, Santhiago MR, Parede TR, Espíndola RF, Carvalho R de S,. versus extracapsular extraction: governmental costs. Clinics (São Paulo). 2010;65(4):357-61.
23. Kara-Junior N. Importância do centro cirúrgico ambulatorial para realização de cirurgias de catarata em larga escala. Rev Bras Oftalmol. 2011;70(2):75-6.
24. Kara-Junior N, Parede TR, Santiago MR, Espindola RF, Mazurek MG, Carvalho RS. Custo social de duas técnicas de cirurgia de catarata no Brasil. Rev Saúde Pública. 2010;44(5):957-62.
25. Kara-Junior N, Santhiago MR, Espindola RF. Facoemulsificação vs Extração Extracapsular do Cristalino: Análise de Custos para o Hospital, para o Governo e para a Sociedade. Rev Bras Oftalmol. 2012;71(2):115-124.

114

Desafíos Económicos del Femtosegundo en Cirugía de Catarata

Dr. José Luis Rincón,
Dra. Libe Leizaola,
Dra. Marina Rodriguez

La catarata es una de las patologías oftalmológicas más frecuentes, es responsable de la mitad de los casos de ceguera en el mundo. En Latinoamérica representa el 50-60% de los ciegos, es decir, 3 mil ciegos por millón. Afortunadamente es la más fácil de tratar y curar. La cirugía de catarata es el procedimiento quirúrgico más frecuente, en el año 2011, la OMS reportó 19 millones de cirugías de catarata en el mundo y 3.3 millones sólo en EEUU.[1] En Latinoamérica también existe un incremento sustancial del número de cirugías, en el Informe del día mundial de la visión del 2013 se indicó una tasa de cirugía de catarata de 1500 o más en México y una media de 4000 en Chile[2] por citar algunos ejemplos.

La cirugía de catarata se ha convertido en uno de los procedimientos más seguros y efectivos, sobretodo por los avances en los últimos años. Desde la cirugía Intracapsular, Extracapsular, Facoemulsificación, hasta la Cirugía de Micro Incisión. Todos los cambios y avances suscitan una mejoría de los resultados quirúrgicos. La OMS señaló que la relación (costo/beneficio) de la cirugía de catarata es uno de los procedimientos de atención de salud más ventajosos.[3]

Hoy en día existe un incremento de la demanda por una visión de alta calidad ya que nos enfrentamos a una población creciente más joven que accede a la cirugía con fines refractivos buscando independencia de los anteojos y de personas mayores quienes cada vez tienen una participación mas activa y exigente en la vida diaria.

Por esto los cirujanos y la industria oftalmológica, se esfuerzan continuamente para mejorar los resultados mediante la optimización de las técnicas quirúrgicas y las innovaciones en la tecnología. Con la introducción de cualquier nuevo equipo, su estatus en la medicina moderna debe justificarse demostrando ser rentable y mostrando avances significativos respecto a las técnicas convencionales.

Uno de los avances tecnológicos más recientes es la incorporación del Láser de Femtosegundo como parte del procedimiento en la Cirugía de catarata. Existen varias investigaciones que demuestran que provee ventajas en comparación a la cirugía de cataratas manual convencional entre los cuales tenemos la formación de una capsulotomía precisa y reproducible y la fragmentación segura del cristalino además de la reducción de la dureza de su núcleo, lo que da como resultado piezas que se aspiran más fácilmente con reducción del tiempo de facoemulsificación efectiva y por consiguiente del daño celular endotelial. La evidencia también sugiere beneficios refractivos como una posición efectiva del lente intraocular más precisa, así como la reducción de las aberraciones corneales, lo que indica una mejor calidad visual.[4-6]

Por todas estas ventajas, el Láser de femtosegundo mejora la precisión de la cirugía de catarata y minimiza los riesgos de complicaciones. Cuando se incorpora una nueva tecnología uno se pregunta, "Porque tengo que incorporar ésta tecnología en mi practica". La respuesta debería ser, porque creo que va a resultar beneficioso para mis pacientes.

El uso de esta tecnología sin embargo aumenta los costos debido a que se tiene que invertir en el equipo y los dispositivos que requiere, además de mantener unas condiciones ambientales adecuadas para su buen funcionamiento. En promedio el desembolso de capital para comprar un laser de femtosegundo es de US$438.000, lo cual incluye el hardware, entrenamiento, software y servicio de mantenimiento, ademas de un costo de alresedor de US$325 por caso en cosumibles.[7]

Se tienen que realizar estrategias específicas para reducir los costos, por ejemplo; tener dos espacios en quirófano, uno para la realización del Láser y otra para la cirugía, puede resultar oneroso, ésto pensamos por los momentos hasta que los equipos estén integrados, es decir el Laser y el Facoemulsificador, dónde el procedimiento sa haga mas sencillo. Por ahora, contar con personal entrenado distinto al cirujano para aplicar el láser de femtosegundo a los pacientes mientras en la sala de cirugía se realiza el resto del procedimiento aumenta su efectividad. Si además logramos una distribución del área de quirófano de forma de incrementar la efeciencia en el manejo y traslado de los pacientes entre las áreas, obtenemos un procedimiento rápido y eficaz que mejora el rendimiento, lo que se traduce en reducción de los costos.

A pesar de todo lo expuesto, por ser una tecnología que se está abriendo paso recientemente en el mercado latinoamericano, hay escepticismo por parte de algunos oftalmólogos quienes consideran que su impacto en los resultados clínicos y su costo-efectividad no lo hace indispensable.

En un articulo de Abell RG y Vote BJ concluyen que a pesar de la potencial mejoría en cuanto a resultados visuales y tasas de complicación, la cirugía de catarata con Laser no es mejor desde el punto de vista (costo/efectividad) en relación a otras intervenciones médicas incluyendo la facoemulsificación, sin embargo una reducción sigificativa a los costos del paciente (reduciendo el precio de los consumibles) podría incrementar la tendencia a considerar la cirugía con Laser.[8]

Se estan manejando 3 estructuras de precio en las prácticas dónde se ha comenzado con la cirugía con Laser:

1) No cobrar extra por la aplicación del Laser. Esta modalidad se utiliza fundamentalmente en hospitales cuya estructura de costos puede absorber este incremento dónde el beneficio se deriva en el aumento del número de casos.

2) Cirugía por demanda. Utilizada en los centros en los cuales el paciente puede optar a utilizar el Laser de acuerdo a su capacidad pago, sin embargo el manejo de éste método es complejo y produce confusión en los pacientes al tener que tomar la decisión de utilizar el Laser o no es su cirugía.

3) Precio global dónde el centro pone un paquete general para la cirugia refractiva de Catarata que incluye el uso del laser como parte del procediento.[7]

Es necesario lograr reducir los costos en los equipos y productos asociados a la realidad de nuestros países, sin embargo ésta tarea es difícil y requiere de apoyo de todos. Los organismos gubernamentales deben conocer las ventajas de esta nueva tecnología y de la rentabilidad (costo/beneficio) al proveer mejor calidad de servicio para que puedan acceder a ella una mayor cantidad de personas. Parece una meta muy lejana ya que la mayoría de los hospitales de América Latina cuentan con recursos económicos limitados y no tienen la mejor dotación de insumos o equipos.

Bibliografía

1) Contreras F(2007). La cirugía de catarata: exigencia de pócos, necesidad de muchos. El libro del cristalino de las Américas(pp.887- 890)
2) Informe del dia mundial dela visión 2013: Hacia la salud ocular universal (Pag web en línea www.v2020la.org)
3) Kara-Junior N. Custos em cirurgia de catarata. El libro del cristalino de las Américas(pp 907-922)
4) Hatch KM, Taloma JH. Laser-Assisted Cataract Surgery: Benefits and Barriers. Curre Opin Ophthalmol 2014 Jan;25(1):54-61
5) Conrad-Hengerer I, Al Juberi M, Schultz T, Hengerer FH, Dick HB. Corneal endothelial cell loss and corneal thicknes in conventional compare with Femtosecond Laser-Assisted Cataract Surgery: 3 month follow up. J Cataract Refrac Surg 2013 Sep;39(9):1307-1313
6) Kendall E Dondson, Rosa Braga-Mele, Florence Cabot, Richard Davidson, Deepinder K Dhaliwal, Rex Hamilton, Mitchell Jackson, Larry Patterson,Karl Stonecipher, Sonia H Yoo. ASCRS Refractive Cataract Surgery Subcommittee. Femtosecond Laser-Assisted Cataract Surgery. J Refract Cataract Surg 2013 Nov;39(11):1753-1763
7) John P.Berdahl, Matthew P.Jensen. The business of Refractive Laser Assisted Cataract Surgery(ReLACS). Curr Opin Ophthalmol. 2014;25(1):62-70
8) Abell RG, Vote BJ. Cost-Effectiveness of Femtosecond Laser- Assisted Cataract Surgery versus Phacoemulsification Cataract Surgery. Ophthalmology. 2013 Oct 10.pii:S0161-6420(13)00696- 9.doi:10.1016/j.ophtha.2013.07.056

115

Desafíos Económicos del Femtosegundo en Cirugía de Catarata

Dr. Claudio Orlich

La catarata sigue siendo la principal causa reversible de disminución en la visión. Una vez finalizada la segunda guerra mundial, en Latinoamérica así como en los Estados Unidos y Europa, se dio una "explosión" en la natalidad, a esta población los americanos los llaman "Baby boomers". El promedio de hijos a finales de los años cuarenta y principios de los sesenta era de 8 hijos por pareja, hoy en día en muchos países no llega ni a la tasa de remplazo del 2.1. Esto genera que la pirámide poblacional se está invirtiendo, cada vez la población es mayor y los ciudadanos tienen mayor expectativa de vida, aumentando significativamente la cantidad de personas que pueden requerir de una cirugía de catatara.

Las compañías involucradas en el mercado de la cirugía de catarata estiman un crecimiento anual del mercado del 10%. Se estima que en los próximos años la cantidad de pacientes que requerirán de cirugía de catarata se duplicará o triplicará.

No sólo tenemos un incremento en el número de pacientes, sino que éstos han cambiado, sus expectativas son cada vez mayores con niveles muy bajos de tolerancia a efectos adversos de una cirugía y complicaciones derivadas de éstas. Son necesarias técnicas quirúrgicas con gran precisión, mínima variabilidad en los resultados y que proporcionen una excelente calidad de visión para satisfacer las necesidades actuales de los pacientes.

Aquí es donde el láser de femtosegundo tiene una gran oportunidad, mejorando la variabilidad entre cirujanos y perfeccionando algunos de los pasos más importantes de la cirugía de catarata como es la capsulotomía anterior **(Figura 1)**.

Sin duda la principal limitación en este momento para la implementación universal de esta tecnología es su costo.

El panorama general de la cirugía de catarata es muy similar alrededor del mundo, instituciones gubernamentales con mucha limitación económica, compañías aseguradoras que quieren disminuir costos, fundaciones y asociaciones de bien social que ofrecen cirugías a bajos costos y una medicina privada que para competir debe ofrecer a los pacientes un mejor servicio acompañado de ser posible con mejores resultados que la competencia.

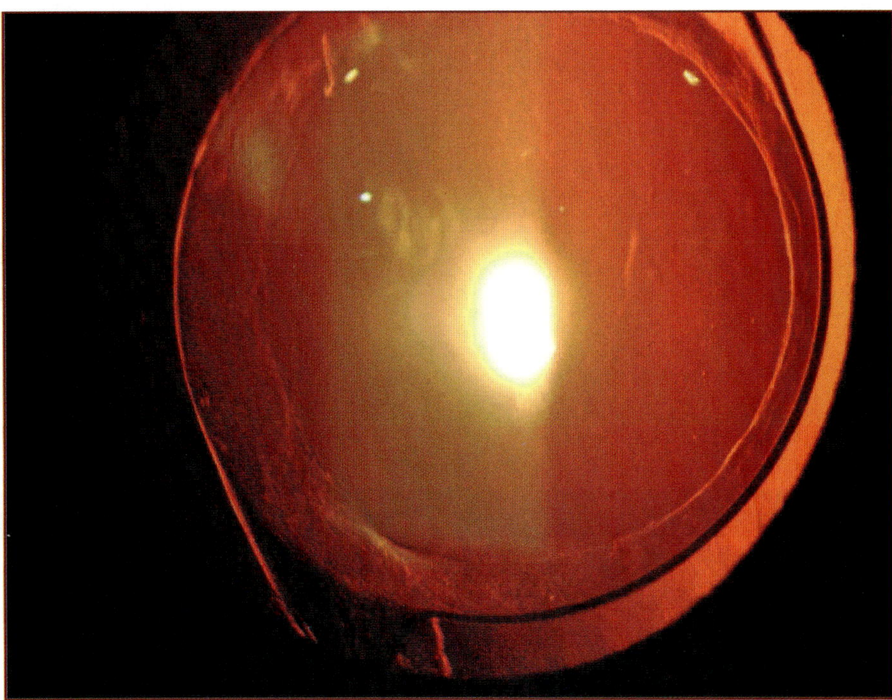

Figura 1. Capsulotomía anterior con láser, 2 años después del procedimiento, el borde anterior de la capsulotomía cubre la óptica del lente asegurando su posicionamiento en la bolsa capsular y una adecuada posición efectiva del lente.

El modelo económico de cada país es diferente y no existe una fórmula única para enfrentar los retos económicos que presenta el láser de femtosegundo para la cirugía de catarata.

Si dejamos de lado el aspecto económico, con la evidencia presentada hasta el momento, podríamos afirmar que en la actualidad la técnica ideal para realizar una cirugía de catarata es asistida por el láser de femtosegundo. De aceptar esta realidad debemos plantearnos la necesidad de ofrecerle a nuestros pacientes cirugías con la mayor seguridad y los mejores resultados posibles. ¿Cómo podemos afrontar este desafío, que aumenta significativamente los costos de un procedimiento en el cual cada vez se quiere invertir menos?

El costo en promedio de un láser de femtosegundo es de alrededor de medio millón de dólares. La mayoría de las compañías cobran un adicional por el uso del equipo por medio de las interfaces requeridas para el procedimiento además de un contrato de mantenimiento, repuestos y servicios.

Esto encarece el procedimiento en promedio entre $800 a $1000 dólares por cirugía. En centros de alto volumen este sobreprecio puede ser menor, pero en centros con poco volumen puede ser aún mayor. En general un centro que realiza al menos mil procedimientos de catarata al año tiene la capacidad de tener un láser de femtosegundo, siempre y cuando tenga una tasa de conversión de facoemulsificación tradicional a facoemulsificación asistida con láser de femtosegundo en al menos 30% de los casos. En la práctica se ha observado que en centros con muchos cirujanos el porcentaje de conversión es bajo y la aceptación de esta nueva tecnología es lenta; en centros de un sólo cirujano o grupos pequeños, la tasa de conversión es muy alta y la adopción de la tecnología es casi inmediata. Son pocos los sistemas de seguridad social y de interés social que han adquirido equipos de láser de femtosegundo para catarata por su elevado costo, siendo el sector privado el mayoritario en adquirir esta tecnología.

En la actualidad existen seis equipos que permiten realizar algunos de los pasos de la cirugía de catarata. El **intralase iFs** de Abbott, fue el primer equipo aprobado por la FDA para realizar colgajos para queratomileusis in situ. Este equipo permite realizar las incisiones primaria y secundaria además de incisiones arqueadas para corregir el astigmatismo en cirugía de catarata, pero no cuenta con un sistema de visualización del segmento anterior como un OCT o una cámara de Scheimpflug, motivo por el cual no puede realizar la fragmentación del cristalino como los otros equipos. El láser **Z8** de la compañía **Ziemer**, es el más reciente en incorporarse a la lista de equipos de femtosegundo para catarata; tiene como particularidad el ser portátil y además con el mismo equipo se pueden realizar procedimientos en córnea. Su desventaja en este momento es que aún se encuentran en desarrollo los diferentes pasos de la cirugía de catarata y está siendo utilizado sólo en centros de investigación, no cuenta con la aprobación de la FDA en este momento. Los otros cuatro equipos son el **LenSx** de Alcon, el **Catalys** de Abbott, el **Lensar** de la compañía Lensar y por último el **Victus** de la compañía Bausch & Lomb.

El **LenSx** fue el primer equipo aprobado por la FDA para cirugía de catarata, cuenta con un OCT integrado y utiliza dos interfases, una rígida que se utiliza para colgajos en córnea y una blanda (Softfit) para cirugía de catarata. Dentro de sus ventajas tiene la incorparción reciente del sistema Verion, un equipo que permite tomar imágenes del segmento anterior y planea la cirugía según características individuales de cada paciente, determinando la posición de la capsulotomía en forma automática y la localización de las incisiones. Por medio de este sistema se pueden comunicar el láser de femtosegundo, el equipo de facoemulsificación de Centurión y el microscopio. El sistema Verion es muy útil para la implantación de lentes multifocales y tóricas para su adecuada orientación dentro de la bolsa capsular **(Figura 2)**.

El **Victus** también tiene la ventaja de realizar cirugía de catarata y córnea con el mismo equipo, con la desventaja que tiene una única interfase rígida. Las interfaces rígidas producen pliegues endoteliales que afectan la calidad de la capsulotomía dejando adherencias o capsulotomías incompletas **(Figura 3)**, factor que mejoró el LenSx de Alcon al incluir una interfase blanda para la cirugía de catarata. Tanto el **Lensar** como el **Catalys** utilizan interfaces líquidas, lo que les permite realizar capsulotomías perfectas sin adherencias, con la

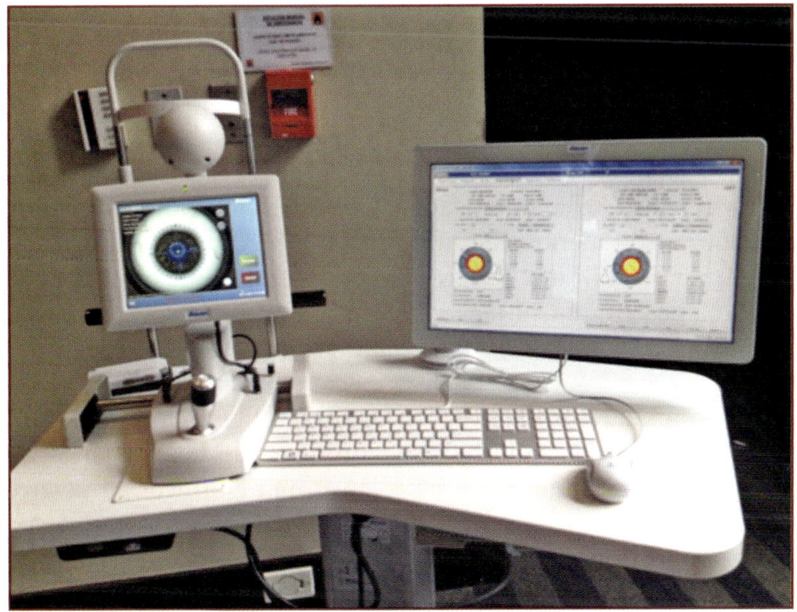

Figura 2. Equipo Verion de Alcon, permite centrar la capsulotomía en forma automática tomando como referencia el eje visual, el centro pupilar o el centro de la bolsa capsular.

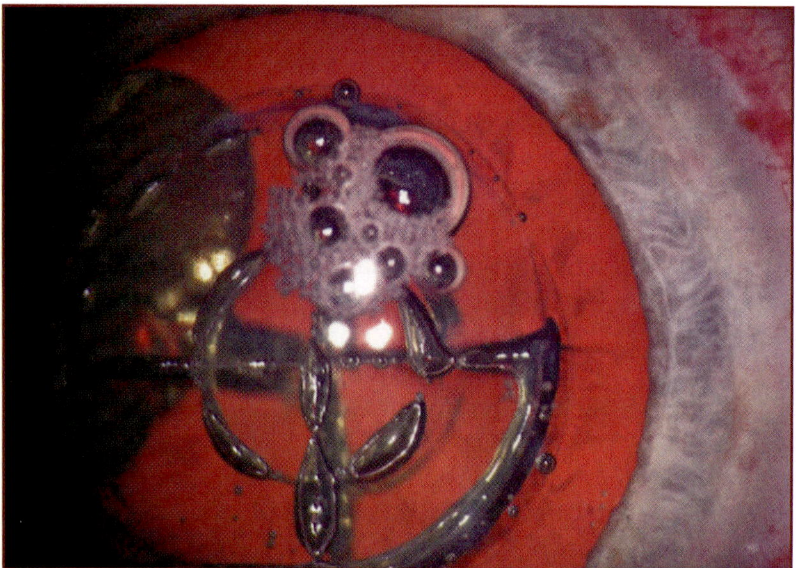

Figura 3. Adherencias en la capsulotomía resultado de los pliegues endoteliales producidos por una interfase rígida.

desventaja que no pueden utilizarse para procedimientos en córnea, requiriendo otro equipo de femtosegundo para este propósito.

Cada cirujano interesado en incorporar esta tecnología a su práctica debe realizar una investigación de cuáles son sus necesidades y qué beneficios puede darle cada una de estas diferentes máquinas disponibles en el mercado, siempre tomando en cuenta el servicio de la compañía y la necesidad de un contrato de mantenimiento anual.

En la actualidad se han incorporado equipos de este tipo prácticamente en todos los países del continente Americano.

En general, antes de incorporar esta tecnología a su práctica, es necesario estudiar cuantos casos de catarata hace al año, si son menos de mil, sería conveniente analizar la posibilidad de asociarse con un grupo de colegas en una situación similar.

La economía se repone lentamente de la crisis económica mundial que comenzó en el año 2008 y que fue originada en los Estados Unidos.

La tecnología de femtosegundo para cirugía de catarata enfrenta grandes desafíos. Hasta el momento las compañías han invertido gran cantidad de recursos para el desarrollo de esta tecnología y los cirujanos han tenido que realizar un gran esfuerzo para poder acceder a ésta.

Para que esta tecnología llegue a ser el estándar de oro en cirugía de catarata serán necesarios algunos cambios en los próximos años. Las interfaces deberán bajar sus precios para poder mejorar las tasas de conversión, en este sentido la competencia dentro de la industria está participando, equipos como el Z8 de Ziemer prometen una reducción significativa en los gastos de las interfaces, lo que podría repercutir en la decisión de los usuarios al inclinarse por un equipo u otro, esto en definitiva debería reflejarse en una reducción del costo de las interfaces de los diferentes equipos. Con el tiempo, como ha ocurrido con otras tecnologías los precios deberán ser más accesibles para un mayor número de cirujanos, siendo regulados por la ley de la oferta y la demanda hasta alcanzar un equilibrio.

Como conclusión podríamos afirmar que el principal reto de la cirugía refractiva de catarata con láser para llegar a convertirse en el estándar de oro es el factor económico, para esto se requiere de un esfuerzo en conjunto tanto de los pacientes, quienes cada vez al estar mejor informados solicitan más que su cirugía sea realizada con láser, de los cirujanos que debemos buscar la forma de ofrecer a nuestros pacientes la alternativa más segura y eficaz para corregir su problema y la industria que debe buscar la fórmula para hacer estos equipos más accesibles para el sector, una vez se alcance este equilibrio que podría durar aún algunos años, sin duda la técnica de elección para realizar cirugía de catarata será con láser de femtosegundo.